急诊超声医学

EMERGENCY ULTRASOUND

·第 4 版·

主译 胡惠娟 彭宇华 刘景艳

主编 [美]奥·约翰·马(O. John Ma)

[美]詹姆斯·R. 马蒂尔(James R. Mateer)

[美]罗伯特·F. 里尔登(Robert F. Reardon)

[美]唐纳德·V. 贝厄斯(Donald V. Byars)

[美]巴里·J. 纳普(Barry. J. Knapp)

[美]安德鲁·P. 劳登巴赫(Andrew P. Laudenbach)

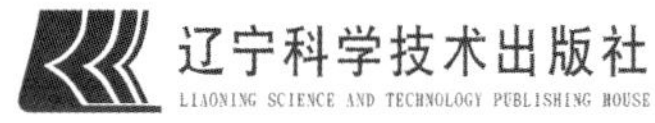

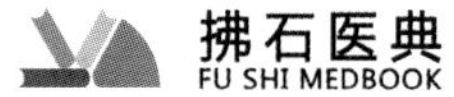

图书在版编目（CIP）数据

急诊超声医学：第 4 版 /（美）奥·约翰·马等主编；胡惠娟，彭宇华，刘景艳主译．—沈阳：辽宁科学技术出版社，2024.1
ISBN 978-7-5591-3319-9

Ⅰ．①急…　Ⅱ．①奥…②胡…③彭…④刘…　Ⅲ．①急诊—超声波诊断　Ⅳ．① R445.1

中国国家版本馆 CIP 数据核字（2023）第 221653 号

O. John Ma
Ma and Mateer's Emergency Ultrasound, Fourth Edition
ISBN 9781260441819

著作权号：06-2022-27　　版权所有　侵权必究

出版发行：辽宁科学技术出版社
北京拂石医典图书有限公司
地址：北京海淀区车公庄西路华通大厦 B 座 15 层
联系电话：010-57262361/024-23284376
E-mail：fushimedbook@163.com
印 刷 者：汇昌印刷（天津）有限公司
经 销 者：各地新华书店

幅面尺寸：210mm×285mm
字　　数：1150 千字　　印　　张：41
出版时间：2024 年 1 月第 1 版　　印刷时间：2024 年 1 月第 1 次印刷

责任编辑：李俊卿　陈　颖　　责任校对：梁晓洁
封面设计：潇　潇　　封面制作：潇　潇
版式设计：天地鹏博　　责任印制：丁　艾

如有质量问题，请速与印务部联系　　联系电话：010-57262361

定　　价：268.00 元

主译简介

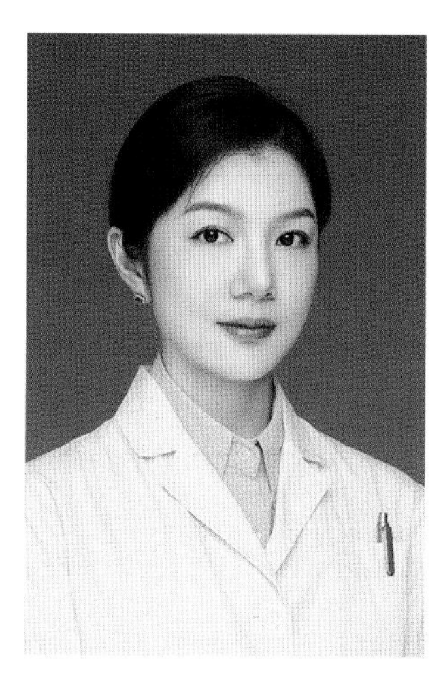

胡惠娟　超声医学科主治医师，毕业于徐州医科大学医学影像学系，现任杭州市红十字会医院（浙江省中西医结合医院）健康事业发展部主任、门诊部主任。在超声诊断和治疗方面有着深厚的理论基础和丰富的临床经验。她擅长各种类型的超声检查，包括腹部超声、妇产科超声、心血管超声、浅表器官超声等。特别是在肌骨超声诊疗方面，她具备精湛的技能和独特的见解，能清晰地显示肌肉、肌腱、骨骼、血管、神经和关节等病变，其诊断准确率可与磁共振相媲美。她在临床实践中不断探索和创新，积极推动便携式超声在临床上的应用，这对常见的肌腱、韧带、神经、血管断裂损伤，关节创伤，骨关节炎，周围神经卡压，四肢肿块等疾病的诊疗具有重大意义。她在超声引导下的穿刺注射治疗方面也有着高超的技术和丰富的经验，通过超声精确的定位和操作，确保了注射的准确性，为胸廓出口综合征、跖管综合征、肩关节周围炎、髋关节炎等疾病患者提供了安全、有效的治疗。

曾参与编译《浅表淋巴疾病超声诊断》《脊柱结核外科治疗学》《生物电子学在医疗器械领域的应用》等多部医学专著，并担任《便携式超声检查技术》主译、《轻松掌握床旁即时超声》副主译。主持厅局级课题 1 项，发表中文核心期刊 6 篇。

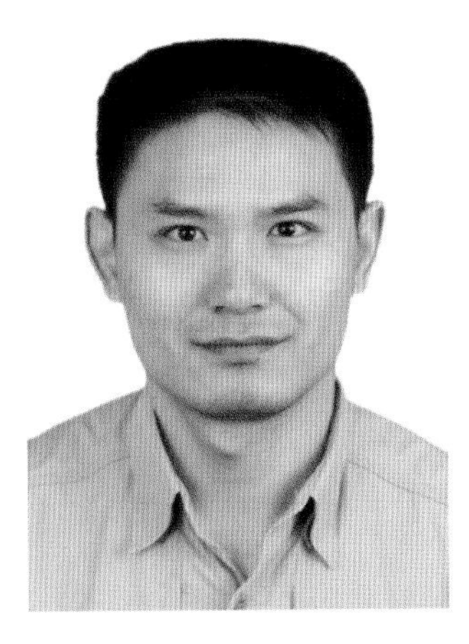

彭宇华　副主任医师，毕业于广东医学院。现工作于广州医科大学附属第三医院。擅长重症超声、超声血流动力学、院前急救、急危重症救治、急救知识普及。现任广东省医师协会急诊医学分会委员，广东省医学会急诊医学分会心肺复苏学组成员，广州市医师协会危重症分会委员，广州市 120 院前急救医疗系统急救技能培训导师，AHA（美国心脏协会）基础生命支持导师。已获得院前创伤生命救援术（PHTLS）合格证书、中国医师协会急诊医师分会的 ITEACHER（卓越住院医师规范化培训启发式教学师资证）、RCDC（Responsse to a Chemical Disaster Course）导师证。2012 年曾获得新疆喀什地区优秀援疆干部称号。共发表论文 4 篇。参与编写《产科急救快速反应团队演练及技术操作示范》，参与翻译《产科急救情况与创伤医疗管理：实用管理方法（第 4 版）》。

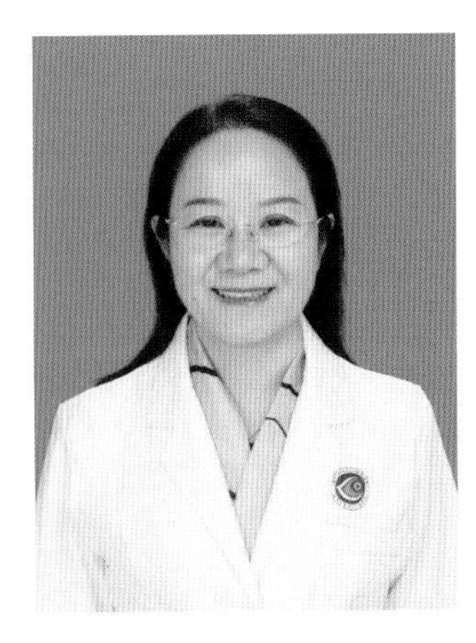

刘景艳　山东省临沂市，毕业于山东大学，博士，主任医师。现任香港中文大学（深圳）附属第二医院 / 深圳市龙岗区人民医院急诊科主任。

专业方向：擅长急危重症、急性中毒、呼吸危重症的救治工作。

学术任职：深圳市医学会急诊专业委员会委员、深圳市龙岗区急诊分会副主任委员。

学术成就：主持省部级科研课题 1 项，市级科研课题 2 项，区级科研课题 1 项，参与课题 10 余项；获国家实用新型专利 / 发明专利 3 项；发表论文 20 余篇；参编著作 1 部，参译著作 1 部。2019 年获得山东省科技成果奖 1 项。

翻译委员会

主　译　胡惠娟　彭宇华　刘景艳

副主译　孙建新　王　哲　王卫红　张　莹　曾贤梁　刘晓春

译　者　（按姓氏笔画排序）

于天琢　浙江省中西医结合医院（杭州市红十字会医院）
王卫红　联勤保障部队北戴河康复疗养中心
王　莹　杭州市老年病医院
王　哲　联勤保障部队北戴河康复疗养中心
刘晓春　武警广东省总队医院
刘景艳　香港中文大学（深圳）附属第二医院 深圳市龙岗区人民医院
孙建新　联勤保障部队北戴河康复疗养中心
严罗平　东莞东华医院
芦中林　解放军总医院
张　莹　浙江省中西医结合医院（杭州市红十字会医院）
陈佩君　浙江省中西医结合医院（杭州市红十字会医院）
林　婷　浙江中医药大学
赵　宇　北京大学深圳医院
胡惠娟　浙江省中西医结合医院（杭州市红十字会医院）
俞跃辉　杭州师范大学
姜　竹　郑州大学第三附属医院
袁　方　南京医科大学校门诊部
徐恒毅　清华大学
彭宇华　广州医科大学附属第三医院
童嘉辉　杭州市第一人民医院
曾贤梁　惠州市第一人民医院

原著序

200 多年前，为改善医疗水平，Rene Laennec 发明了一种帮助收集患者信息的设备，即首个听诊器，可以让我们对比生理性的或病理性的声音。虽然这个听诊器最初设计粗糙，使用时还需要大量培训，但现在已成为许多医务工作者使用的基本工具之一，它可以让医务工作者能够尽早、无创地了解更多的患者信息。

超声检查的历史较短，但发展轨迹相似。超声基础物理学在 1800 年前就已经存在，但直到 1942 年超声才在医学上开始应用。最初的设备很大，使用具有挑战性，其诊断结果往往与病理状况或所需的治疗方案和护理不一致。在之后的几十年里，这一切都发生了改变——新设备层出不穷，其中一些是口袋大小的，有各种不同的硬件和软件包，可以在手指间快速和详细地进行解剖学和生理学评估。

急诊科医生最初反对使用超声检查，直到 20 世纪 80 年代他们才开始认可并接受超声检查技术。一些有前瞻性眼光的急诊界精英意识到，急症救治中需要更好、更快速地获得诊断结果，超声检查的仪器应该像 Laennec 发明的听诊器一样简单且便携。在过去的 30 年里，经过几代人的努力、设备的进步、大量的实用研究以及大量培训急诊医生使用床旁超声，开创了一个新的局面：床旁即时超声检查已成为诊断和治疗的基本工具。通过在急诊科和其他院前初级救治机构使用超声检查，我们更好地完善了最初的关键救治步骤。许多急诊患者或危重症患者均可以受益——而不仅仅是那些首先采用此技术的外伤或妇科疾病患者。目前，其他医学领域也在使用超声，包括医学影像科，正是得益于他们的协助及合作，才推进了床旁即时超声的使用。

本书条理清晰，内容编排合理，涵盖专题广泛，文字简洁明了，配有大量的插图和视频，以及关键的学习要点和线上视频资料。Ma 和 Mateer 博士是急诊医学领域的著名医师，他们将超声技术出色地应用于急诊医学领域，并做出了杰出的贡献。急诊科医师将会发现本书对于他们的日常临床工作非常有帮助；从事家庭医疗、内科、重症监护和外科的医师们也会发现本书在不同医疗场景有很好的参考价值。

Donald M. Yealy, MD

Chair, Department of Emergency Medicine

University of Pittsburgh/University of Pittsburgh Physicians

Senior Medical Director, Health Services Division

Vice President, Emergency and Urgent Care Services, UPMC

Professor of Emergency Medicine, Medicine, and Clinical and Translational Sciences

University of Pittsburgh School of Medicine

原著前言

众所周知，超声检查可以提高患者的医疗服务质量和安全性，已被广泛应用于各医学专业领域或医院。大大小小的医疗中心已经将超声检查纳入了临床诊疗工作之中。各医学院现在以多学科的方式将超声纳入教育课程。在院前和医院环境以及战区前线工作的医疗人员均已学会使用便携式超声。几乎所有医学专业和全球各地的临床研究人员都已发表了关于床旁即时超声应用的研究。

这本教科书是由参与患者医疗服务的临床医生编写的。我们选择了一些具有代表性的并且是在急诊或急危重症监护中最常遇到的临床问题，目的是满足具有不同背景和受过不同临床培训的临床医生的需求。急诊医生会发现这本书对他们的日常临床实践非常有帮助，从事家庭医学、内科、重症监护、儿科和普通外科的医生也会发现本书在不同的医疗场景都有很好的参考价值。我们相信，相关医学领域的权威人士也会发现这本教科书的益处。

本书增加了经食管超声心动图，危重症复苏，区域麻醉，图像生成原理和肌肉骨骼等几个新章节。这些补充突出了床旁即时超声已经渗透到临床医疗活动的方方面面。如果说一幅图胜过千言万语，那么一段视频可能价值更高。本书的特色是视频与图片相结合，并且可以用智能手机通过二维码快速访问；视频内容包括专家评论，多个扫查角度，以及大量正常和异常的检查结果。

本书第 4 版增加了三位急诊超声学科带头人作为新版本的共同主编。Don Byars 博士是东弗吉尼亚医学院超声教育项目的医学主任和急诊医学超声研究室主任。Barry Knapp 博士是东弗吉尼亚医学院超声教育的助理院长和项目主任，急诊医学的杰出教授。Andrew Laudenbach 博士是 Hennepin 医疗保健公司急诊医学超声研究的联合主任，也是明尼苏达大学急诊医学助理教授。

《急诊超声医学》第 4 版是 Mateer 医学博士作为主编联合署名的最后一版。在 20 世纪 80 年代，Mateer 博士还只是一名初级急诊科医生，但他很有远见，他认为床旁即时超声一定会成为一种提高急诊病人救治能力且安全有用的工具。他通过在学习班的独立学习提高了超声技能，并于 1991 年在德国科隆接受了超声研究培训。1993 年在威斯康辛医学院，Mateer 博士开创并指导了第一个美国急诊医学超声研究。他发表了许多关于床旁即时超声的早期开创性论文，包括 1994 年的《急诊医学超声培训模型课程》。急诊医学界应感谢 Mateer 博士，他被公认为是急诊超声之父，因为他在促进该领域的教育和培训方面做出了里程碑式的贡献。

O.John Ma，医学博士

译者序

在医学快速发展的今天，急诊超声作为一种高效、便捷的诊断工具，其在临床急诊领域的应用日益广泛。随着医疗技术的不断进步，超声检查不仅在院内得到广泛应用，更在院前急救、战区前线等环境中发挥着至关重要的作用。从医学院的多学科教育到临床医生的日常实践，超声技能已成为现代医学不可或缺的一部分。

本书是一部系统介绍急诊超声技术与应用的专业著作，内容翔实，章节安排合理，从急诊超声的仪器设备、培训与认证入手，逐步深入到超声图像的生成原理、图像伪差的识别，再到具体的临床应用。无论是经胸超声心动图、经食管超声心动图等心脏疾病的诊断，还是胸部超声、危重症复苏、创伤处理等急诊场景的应用，本书都进行了详尽的阐述。此外，书中还涉及了急性腹痛、主动脉急症、肝胆系统、肾脏等多个领域的超声检查方法，以及超声在儿科、妇产科、肌肉骨骼系统等领域的应用，为读者提供了丰富的急诊超声知识。值得一提的是，本书还特别关注了超声在医疗资源匮乏情况下的应用，以及院前急救环境中的超声检查。这对于提高急诊医生的诊疗水平、优化医疗资源配置具有重要意义。此外，书中还介绍了超声引导下的区域麻醉、穿刺等技术，为临床操作提供了有力的技术支持。

本书汇集了众多参与患者医疗服务的临床医生的智慧和经验，所选主题均代表了急诊或急危重症救治中最常遇到的临床问题。无论是急诊医生、家庭医生、内科医生、重症护理人员、儿科医生还是普通外科医生，都能从这本书中找到优化患者救治的超声检查方法。

在翻译过程中，我们力求保持翻译的准确性和逻辑性，同时注重语言的流畅性和易读性，对于医学领域的专业术语和复杂概念，进行了反复推敲和查证。同时，我们也尽力将原文的精髓和风格传达给读者，让读者在阅读过程中能够感受到原作的魅力和价值。

总之，《急诊超声医学》是一部集理论、实践于一体的急诊超声专业著作。我相信，本书将为广大急诊医生、超声医生以及相关专业人员提供宝贵的参考和借鉴，促进急诊超声技术的普及和发展。同时，我们也希望本书能够激发更多读者对急诊超声技术的兴趣和热爱，共同推动急诊超声医学事业的发展。

胡惠娟　彭宇华　刘景艳

2023 年 12 月

原著主编简介

O. John Ma, MD
Professor and Chair Emeritus
Department of Emergency Medicine
Oregon Health & Science University
Portland, Oregon

James R. Mateer, MD, RDMS
Clinical Professor
Department of Emergency Medicine
Medical College of Wisconsin
Milwaukee, Wisconsin

Robert F. Reardon, MD
Professor of Emergency Medicine
University of Minnesota Medical School
Assistant Chief, Department of Emergency Medicine
Hennepin County Medical Center
Minneapolis, Minnesota

Donald V. Byars, MD, RDMS, RDCS, RPVI, RMSK
Associate Professor
Department of Emergency Medicine
Eastern Virginia Medical School
Norfolk, Virginia

Barry J. Knapp, MD
Distinguished Professor in Emergency Medicine
Program Director, Emergency Medicine Residency Program
Assistant Dean of Ultrasound Education
Eastern Virginia Medical School
Norfolk, Virginia

Andrew P. Laudenbach, MD
Assistant Professor of Emergency Medicine
University of Minnesota Medical School
Department of Emergency Medicine
Hennepin County Medical Center
Minneapolis, Minnesota

原著编委会

Alyssa M. Abo, MD
Division of Pediatric Emergency Medicine
Children's National Hospital
Washington, DC
Pediatric Applications
Vascular Access

Srikar Adhikari, MD, MS
Professor with Tenure
Chief, Section of Emergency Ultrasound
Department of Emergency Medicine
University of Arizona
Tucson, Arizona
Testicular
Soft Tissue Infections

David P. Bahner, MD
Professor
Ultrasound Division Chief
Department of Emergency Medicine
The Ohio State University
Columbus, Ohio
The Science of Image Generation

Christian L. Ball, MD
Staff Physician
Emergency Services Institute
Cleveland Clinic
Cleveland, Ohio
First Trimester Pregnancy

Ryan M. Barnes, DO
Assistant Professor, Emergency Medicine
Emergency Ultrasound Fellowship Director
Medical University of South Carolina
Charleston, South Carolina
Transthoracic Echocardiography

Jimmy Bliss, MBChB
Staff Specialist in Emergency Medicine and Prehospital and Retrieval Medicine
Aeromedical Operations
New South Wales Ambulance
Department of Emergency Medicine
Liverpool Hospital
Clinical Lecturer
Sydney Medical School, Faculty of Medicine and Health
New South Wales, Australia
Prehospital and Austere Environments

Caroline Brandon, MD
Assistant Professor
Emergency Department
Keck School of Medicine of University of Southern California
Los Angeles, California
Renal

Gavin Budhram, MD
Associate Professor
University of Massachusetts—Baystate Campus
Chief, Division of Emergency Ultrasound
Department of Emergency Medicine
Baystate Medical Center
Springfield, Massachusetts
Resuscitation of the Critically Ill

Donald V. Byars, MD
Associate Professor
Department of Emergency Medicine
Eastern Virginia Medical School
Norfolk, Virginia
Second and Third Trimester Pregnancy
Ultrasound-Guided Regional Anesthesia

Michelle E. Clinton, MD
Assistant Professor
Department of Emergency Medicine
Virginia Tech Carilion School of Medicine
Roanoke, Virginia
Aortic Emergencies

Thomas G. Costantino, MD
Professor
Chief, Division of Emergency Ultrasound
Director, Emergency Medicine Ultrasound Fellowship
Department of Emergency Medicine
Lewis Katz School of Medicine at Temple University
Philadelphia, Pennsylvania
Deep Venous Thrombosis

Rick Davis, DO, CAQSM, RMSK
Emergency Medicine Ultrasound Director
Ultrasound Fellowship Director
Core Faculty, Geisinger Commonwealth School of Medicine Faculty
Emergency Medicine
Geisinger Medical Center
Danville, Pennsylvania
Musculoskeletal

Kenneth W. Dodd, MD
Clinical Assistant Professor
University of Illinois at Chicago
Director of Research, Department of Emergency Medicine
Intensivist, Department of Internal Medicine
Advocate Christ Medical Center
Oak Lawn, Illinois
Resuscitation of the Critically Ill

Stephen J. Dunlop, MD, MPH
Assistant Professor
Co-Director, Global Health Course
University of Minnesota Medical School
Director, Global Emergency Medicine Fellowship
Department of Emergency Medicine
Hennepin County Medical Center
Minneapolis, Minnesota
Ultrasound in Low-Resource Settings

Kean O. Feyzeau, MD, RDMS, RDCS
Assistant Professor
Assistant Director of the Ultrasound Fellowship
Eastern Virginia Medical School, Emergency Medicine
Norfolk, Virginia
Second and Third Trimester Pregnancy

Jason W. Fischer, MD, MSc
Division Head, Division of Emergency Medicine
Associate Professor of Paediatrics
University of Toronto
The Hospital for Sick Children
Toronto, Canada
Pediatric Applications

J. Christian Fox, MD
Professor and Chair
Department of Emergency Medicine
University of California, Irvine
Orange, California
Equipment

Anst Gelin, MD
Assistant Professor
University of Minnesota Medical School
Department of Emergency Medicine
Hennepin County Medical Center
Minneapolis, Minnesota
Ultrasound in Low-Resource Settings

Harry J. Goett, MD
Associate Professor of Emergency Medicine
Lewis Katz School of Medicine
Temple University
Philadelphia, Pennsylvania
Deep Venous Thrombosis

Kimberly Heller, MD, RDMS, RDCS
Ultrasound Director
Department of Emergency Medicine
Ascension Macomb-Oakland Hospitals
Madison Heights, Michigan
Transthoracic Echocardiography

Jamie M. Hess, MD
Associate Professor of Emergency Medicine
Director of Quality, Patient Safety, & Interprofessional Education
University of Wisconsin School of Medicine & Public Health
Madison, Wisconsin
First Trimester Pregnancy

John L. Hick, MD
Professor
University of Minnesota Medical School
Department of Emergency Medicine
Hennepin County Medical Center
Minneapolis, Minnesota
Prehospital and Austere Environments

Bryson Grant Hicks, MD
Assistant Professor
Director of Emergency Medicine Fellowship
Department of Emergency Medicine
Oregon Health & Science University
Portland, Oregon
Equipment

Timothy Jang, MD
Professor of Clinical Emergency Medicine
University of California Los Angeles
David Geffen School of Medicine
Director of Emergency Ultrasonography
Harbor-UCLA Medical Center
Torrance, California
Sonographic Approach to Acute Abdominal Pain
Gastrointestinal and Abdominal Wall

Robert Jones, DO
Professor
Case Western Reserve University
Director, Emergency Ultrasound
Assistant Dean for Clerkship Education
The MetroHealth System/CWRU
Department of Emergency Medicine
MetroHealth Medical Center
Cleveland, Ohio
Musculoskeletal
Additional Ultrasound-Guided Procedures

Tarina Kang, MD
Associate Professor of Clinical Emergency Medicine
Keck School of Medicine of University of Southern California
Los Angeles, California
Airway and Facial Applications

Andrew W. Kirkpatrick, MD, MHSc
Professor of Critical Care Medicine and Surgery
Foothills Medical Centre
Calgary, Alberta
Trauma

Barry J. Knapp, MD
Distinguished Professor of Emergency Medicine
Program Director, Emergency Medicine Residency Program
Assistant Dean of Ultrasound Education
Eastern Virginia Medical School
Norfolk, Virginia
Second and Third Trimester Pregnancy

Andrew P. Laudenbach, MD
Assistant Professor of Emergency Medicine
University of Minnesota Medical School
Department of Emergency Medicine
Hennepin County Medical Center
Minneapolis, Minnesota
Transthoracic Echocardiography

Kjell Lindgren, MD, MS, MPH, MHI
Astronaut
Lyndon B. Johnson Space Center
National Aeronautics and Space Administration
Houston, Texas
Prehospital and Austere Environments

Matthew Lyon, MD
Professor
Vice Chair for Academic Programs and Research
Director, Center for Ultrasound Education
Department of Emergency Medicine
Medical College of Georgia
Augusta University
Augusta, Georgia
Ocular

O. John Ma, MD
Professor and Chair Emeritus
Department of Emergency Medicine
Oregon Health & Science University
Portland, Oregon
Trauma
Sonographic Approach to Acute Abdominal Pain
Gastrointestinal and Abdominal Wall

Thomas Mailhot, MD
Adjunct Clinical Associate Professor
Director of Emergency Ultrasound
Department of Emergency Medicine
LAC+USC Medical Center
Keck School of Medicine of University of Southern California
Los Angeles, California
Hepatobiliary
Renal

Inder Raj S. Makin, MBBS, PhD, RDMS
Professor
School of Osteopathic Medicine in Arizona
A.T. Still University of Health Sciences (ATSU)
Mesa, Arizona
The Science of Image Generation

Jennifer Marin, MD
Associate Professor of Pediatrics and Emergency Medicine
University of Pittsburgh School of Medicine
Pittsburgh, Pennsylvania
Point-of-Care Ultrasound Coding, Billing, and Reimbursement

Marc L. Martel, MD
Professor
University of Minnesota Medical School
Department of Emergency Medicine
Hennepin County Medical Center
Minneapolis, Minnesota
Ultrasound-Guided Regional Anesthesia

James R. Mateer, MD, RDMS
Clinical Professor
Department of Emergency Medicine
Medical College of Wisconsin
Milwaukee, Wisconsin
Trauma

Lisa D. Mills, MD
Professor
Department of Emergency Medicine
Director, Division of EM Ultrasound
UC Davis School of Medicine
Medical Director, UC Davis Fire Department
Sacramento, California
Thorax

David Murray, MD
Department of Emergency Medicine
John H. Stroger, Jr. Hospital of Cook County
Chicago, Illinois
Hepatobiliary

Irene Mynatt, DO
Assistant Professor
Department of Emergency Medicine
The Ohio State University
Columbus, Ohio
Gynecologic Concepts

Mark Noble, MD, RDMS, RDCS
Clinical Instructor
Department of Emergency Medicine
Eastern Virginia Medical School
Norfolk, Virginia
Ultrasound-Guided Regional Anesthesia

Vicki Noble, MD
Professor
Case Western Reserve School of Medicine
Vice Chair and Program Director
Department of Emergency Medicine
University Hospitals Cleveland Medical Center
Cleveland, Ohio
Training and Credentialing

Jonathan Nogueira, MD
Assistant Professor
Department of Emergency Medicine
Virginia Tech Carilion School of Medicine
Roanoke, Virginia
Aortic Emergencies

Joseph Novik, MD
Assistant Professor
University of Minnesota Medical School
Department of Emergency Medicine
Hennepin County Medical Center
Minneapolis, Minnesota
Transesophageal Echocardiography

Eleanor Ross Oakley, MD, MA
Clinical Faculty
Department of Emergency Medicine
Harbor UCLA Medical Center
Los Angeles, California
Sonographic Approach to Acute Abdominal Pain
Gastrointestinal and Abdominal Wall

Thomas Pahl, PA-C, CAQ-EM
Director of Emergency Ultrasound
Assistant Medical Director
Department of Emergency Medicine
Glacial Ridge Health System
Glenwood, Minnesota
Transthoracic Echocardiography

Christopher Partyka, MD
Attending Emergency Physician
Prehospital & Retrieval Medicine
Sydney, Australia
Prehospital and Austere Environments

Arielle Chudnofsky Paul, MD
Clinical Assistant Professor
Keck School of Medicine of University of Southern California
Los Angeles, California
Airway and Facial Applications

Lindsay Reardon, MD
Assistant Professor
Assistant Director of Emergency Ultrasound
Department of Emergency Medicine
University of Vermont Medical Center
Burlington, Vermont
Transthoracic Echocardiography
Transesophageal Echocardiography

Robert F. Reardon, MD
Professor of Emergency Medicine
University of Minnesota Medical School
Assistant Chief, Department of Emergency Medicine
Hennepin County Medical Center
Minneapolis, Minnesota
Transthoracic Echocardiography
Transesophageal Echocardiography
Resuscitation of the Critically Ill
Aortic Emergencies
First Trimester Pregnancy

Matthew Riester, MD
Regional Ultrasound Director
Emergency Department
HCA Mission Health
Asheville, North Carolina
Ocular

Mark Robidoux, MD
Attending Emergency Physician
Alaska Native Medical Center
Anchorage, Alaska
Prehospital and Austere Environments

John S. Rose, MD
Professor
Department of Emergency Medicine
University of California, Davis Health
Sacramento, California
Vascular Access

William Scruggs, MD
Attending Emergency Physician
Adventist Health Castle
Kailua, Hawaii
Equipment

Dina Seif, MD, MBA, RDMS
Emergency Physician
Department of Emergency Services
St. Joseph Health, Mission Hospital
Laguna Beach, California
Renal

Elaine Situ-LaCasse, MD
Assistant Professor
Department of Emergency Medicine
University of Arizona
Tucson, Arizona
Soft Tissue Infections

Adam B. Sivitz, MD
Associate Professor of Emergency Medicine
New Jersey Medical School
Rutgers University
Medical Director, Pediatric Emergency Medicine
Co-Director, Emergency Ultrasound Fellowship
Children's Hospital of New Jersey
Newark Beth Israel Medical Center
Newark, New Jersey
Pediatric Applications

Robert Strony, DO
Medical Director, Provider Network Management
Geisinger Health Plan
Medical Director, Point of Care Ultrasound
Department of Radiology
Core Faulty, Department of Emergency Medicine
Clinical Associate Professor of Medicine
Geisinger Commonwealth School of Medicine
Associate Professor (Adjunct)
Lewis Katz School of Medicine Temple University
Danville, Pennsylvania
Additional Ultrasound-Guided Procedures

Stuart P. Swadron, MD
Clinical Professor of Emergency Medicine
Keck School of Medicine of University of Southern California
Los Angeles, California
Renal

Patrick J. Sylvester, MD
Clinical Instructor-House Staff
Emergency Medicine/Internal Medicine
The Ohio State University Wexner Medical Center
Columbus, Ohio
The Science of Image Generation
Vascular Access

Anthony J. Weekes, MD, MSc
Professor
Director, Emergency Medicine Research
Department of Emergency Medicine
Carolinas Medical Center at Atrium Health
Charlotte, North Carolina
Resuscitation of the Critically Ill
Transthoracic Echocardiography

Leigha J. Winters, MD
Global Ultrasound Fellow
Department of Emergency Medicine
University of California, Davis
Sacramento, California
Thorax

Stanley Wu, MD
Assistant Professor of Emergency Medicine
Baylor College of Medicine
Houston, Texas
Point-of-Care Ultrasound Coding, Billing, and Reimbursement

Janet S. Young, MD
Associate Professor
Department of Emergency Medicine
Virginia Tech Carilion School of Medicine
Roanoke, Virginia
Aortic Emergencies

视频

要访问本书的视频集合，请扫描下面的二维码或访问 www.mhprofessional.com/mamateer4e

目 录

第1章
仪器设备

William Scruggs, J. Christian Fox, and Bryson Grant Hicks

床旁即时超声（POCUS）在过去的20年中发展迅速。几乎所有医学领域的临床工作者已经将超声图像采集和解读从超声诊室转移到患者床边。不出所料，超声设备市场以惊人的速度发展，为临床医生提供了大量可选择的超声设备。

一、总体要求

（一）便携性

制造商已经突破了超声设备的常规尺寸界限。以往影像科的高端超声仪器通常是大型固定设备（尽管这些仪器也可以由单人轻松移动），而现在医院和门诊中更小和更轻便的便携式超声仪都很常见。耐用的手持超声可用于院前和战场急救[1,2]。最近，小到可以装进临床医生白大褂口袋的超声设备包括一些可以直接插入医生手机的设备，已经被引入市场。

设备系统的大小在采购决策中有重要作用。根据临床环境不同，推车、手持和混合系统都值得考虑。混合系统包括了手推车，可从推车上移除手持部件，以方便运输。一般来说，推车式系统是提供更好成像和更多软件选项的高端超声仪器。然而，推车式超声仪器和手持超声仪器之间的性能差距正在缩小[3]。

急诊科（ED）和重症监护室一般使用推车式超声仪，因为超声在急诊科和重症监护室的应用日益增多，可能需要配置多个探头。有时，在检查时妥善地放置手持超声仪器很困难。推车式超声仪器常需要附带一定的存储空间，能放置一些检查所需的附件、材料，包括超声耦合剂、探头保护套、打印机、存储设备及清洁剂。

当医院的其他区域未达到技术要求或推车式超声仪无法进入装满设备和病人的治疗室角落时，便携式超声就可以发挥作用。手持超声更适合小诊所、院前和军队医务工作者，因为功能改善虽然也很重要，但在更有限的环境下尺寸小具有绝对的优势。

（二）电源

电源通常不是临床医生在购买超声设备时首先考虑的因素，然而超声仪器的电池功率选择和启动时间可能会成为在实践中设备被经常使用还是不常使用的原因。许多公司提供的产品既可以通过壁式插座供电，也可以通过可充电的电池组供电。带电池的产品可以在临床医生快速切换患者的情况下实现无缝衔接。

仪器的启动时间是一个重要的考虑因素。如果超声仪器从开启到能够使用需要超过30秒，就不适合在ED和重症监护室使用。除了在危急情况下无法快速应用这一明显的缺点外，启动时间长还会使医生急躁而不愿使用该设备。没有临床医生愿意因等待仪器启动而承担其他责任，特别是在紧急复苏的情况下。

另一个重要的考虑因素是电源线本身。ED 的仪器被许多不同临床医生在患者之间快速移动，他们对仪器的关注程度也有所不同。当电源线被碾压或从墙上拉下来时，电源线及其与仪器的连接处可能会受到很大的损坏。超声设备应该有一个特定的地方来存储电线或能够完全收回电线。许多制造商由于担心隐藏传染源而选择避免使用可伸缩的电源线。为了解决这一问题，一些仪器有一个对接底座，无需充电线。

（三）辅助设备电源

大多数设备都提供用于辅助设备（热敏打印机、录像机或耦合剂加热器）的电源插座，有些设备还需要专门的专有适配器。如果你计划将图像/视频存储在仪器的硬盘或其他设备（USB 驱动器）上，专用适配器可能不是问题，但要意识到，如果插座或专用接口太少，你的选择可能会受到限制。

（四）超声探头转换器

超声探头的选择因临床应用而异，因此临床医生快速切换超声探头的能力很重要。许多基于推车式的超声仪都有几个“活动”端口，允许用户通过按键就可以实现探头切换。使用时只需激活一个探头工作，而其他不用的探头则放置在备用接口上。

在 ED 或重症监护室充分了解超声仪器至关重要。急诊医生进行多种超声扫查，并且通常是快速连续的。在频繁的扫查和不同病员之间的切换需要快速连贯性，因此必须解决解开缠绕的电线和更换超声探头等耗费时间的令人沮丧的问题。当临床医生诊疗创伤患者时，需要在线阵探头（评估气胸并获得中心静脉通路）和小型相控阵探头（评估腹腔积血、心包积血和血胸）之间无缝衔接，这一点尤为重要。

一些制造商已经融合了多种探头类型的形状/类型，以减少对超声探头更换的需要。这方面的一个例子是小型凸阵探头，它可以用于腹部或胸部成像，而无需更换超声探头。

二、基本优化功能

许多不同类型的超声设备都有同样的基本操作系统。有经验的超声医生应该会使用不同型号的超声仪器，不论是医院哪个科室的仪器，还是其操作面板如何复杂。下一章将阐述超声仪器的基本功能，从临床医生口袋中的单探头设备到影像科的机载设备。

（一）控制面板

超声仪器的控制面板各不相同。大型的超声仪器往往有更多的按键或按钮，更复杂的控制面板可能会吓到那些新入职的临床医生。随着平板设备和其他手持电子设备的用户界面向缺少按钮的方向发展，便携式超声设备也在向这个方向发展。只使用触摸屏而没有物理“按钮”的超声仪器正变得越来越普遍。

使用前应关注制造商所进行的耐久性测试结果。有更多按钮和旋钮的仪器意味着可能有更多的接缝和裂缝，液体可能通过这些缝隙进入并破坏设备的功能或成为传播感染的污染物。另一个小问题与轨迹球和轨迹板的区别有关，轨迹球一般比轨迹板更灵活，移动更快速，尤其是当医生的手套被超声耦合剂弄湿后。然而，轨迹球有时会因沾上耦合剂或其他物质而变得不灵活，需要移除和清洗。

（二）声功率

声功率（也称为输出功率）与超声探头产生的声波振幅相关，决定了超声图像的亮度及成像质量。增加声功率将会提高声波的振幅，增加回波强度和显示屏的明暗对比度，并提高图像质量。增加声功率可以通过增加显示器上的光区域和暗区域之间的对比度来提高图像质量。然而，如果功率过高，侧向和纵向分辨率将会降低。

声功率与强度直接相关。超声波的强度，即在给定区域的能量强度，决定了超声波的生物效应。当超声波强度增加时，其对组织的产热也相应增加，这可能会导致组织损伤。然而目前尚无研究结论肯定诊断性超声检查会对人体（包括胎儿）产生有害的影响。诊断性超声仪器使用时要遵循 ALARA 的原则，即在获得满意图像的情况下，尽可能设置最低的声功率。对于孕妇和眼睛的扫查时，关注超声的潜在生物学效应尤为重要。一般而言，产科和眼科超声仪器设置的输出功率都严格控制在 FDA 允许的范围内。

大多数超声仪器都允许使用者调节声功率，但便携式超声仪器的主控制面板上通常没有声功率控制装置。对于更基础的仪器，声功率只能通过预设来调整。

（三）增益

超声医生用来调节亮度的主要方法是增益。当回波从身体反射到超声探头时，其振幅在仪器可接收的范围内，超声仪器将振幅的变化转化为显示屏上亮度的变化。临床医生调整所有反射回波的亮度，从而调整整个屏幕的亮度。应该注意不要过度增益图像，因为这会限制图像的可解释性。尽管许多超声操作新手认为越亮越好，但增加增益可能会导致细微病变的图像显示不清。

可以通过调节声功率和增益来调节超声图像的亮度。声功率通过改变进入人体及探头所接收声波的波长来调节亮度，而增益是通过调节超声探头所接收的回波电信号的振幅来调节亮度（图 1-1）。因此，当图像亮度不够时，应首先调整增益以改善图像。

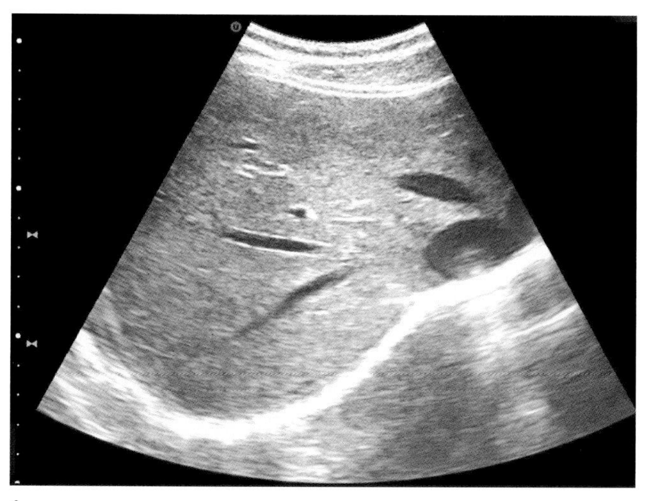

A

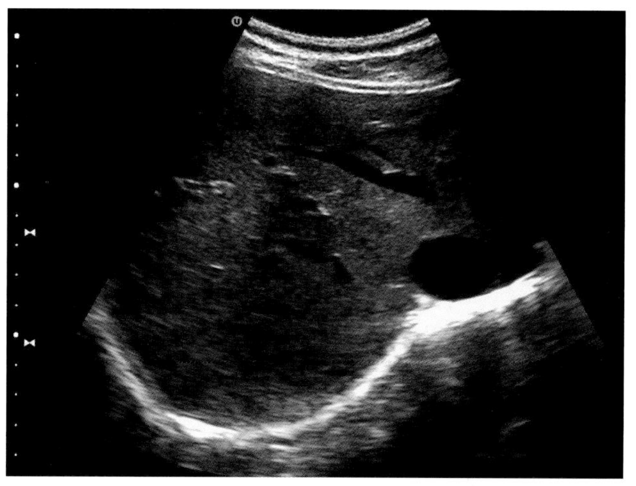

B

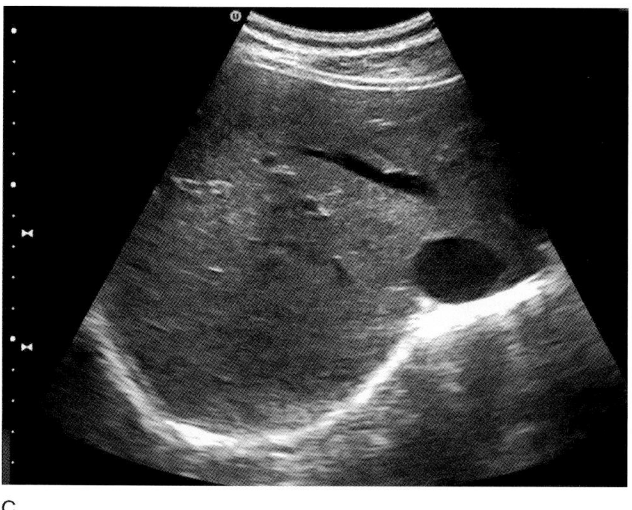

C

图 1-1　增益——过度调节，增益不足，正确增益调节。（A）增益过度调节图像。（C）相比图像增益过度，在没有回波的地方显示了回波。（B）（增益不足）图像获取不足。图像的外围非常暗，可能会给准确的诊断带来困难。（C）（正确增益调节）增益调节恰当。

图像以 256 级灰度显示在屏幕上，其中 0 表示无回声（黑色），256 级为最大强回声（明亮 / 白色）。不产生内部回声的结构（如膀胱等充满液体的结构）允许声波轻松通过，而致密的结构（如骨骼）对超声波具有高反射性，因此呈强回声。当调整增益时，操作者应该利用这个 256 级色调光谱，通过调整增益，使充满液体的结构表现为无回声，而致密的结构表现为强回声。有些仪器集成了一个“一键优化”按钮来自动调整这些设置。

（四）时间增益补偿

时间增益补偿（TGC）功能用于调节不同深度的图像亮度。要理解 TGC，我们需要先引入衰减的概念。衰减是随着成像组织深度的增加超声波强度逐渐递减的表现，是远离探头的声能吸收、反射和散射。如果对超声仪器不加调节，其显示的原始图像表现为从浅表组织到深层组织逐渐变暗。因此，超声设备通过增加身体深处结构显示的亮度来补偿衰减，以便创建从顶部到底部具有相同回声反射性的图像。

由于人体不同组织对声波的衰减程度不一样，超声仪器有时会错误地表现组织的回声强度。例如，经腹盆腔窗口显示膀胱后方（深度）为非常明亮的图像，因为声波在通过尿液等液体时不会减弱（或衰减）太多。因此，回波是以比通过软组织的声波高得多的振幅返回，超声显示为，膀胱后壁有相对于邻近组织更强的反射体，这是一种被称为“后方回声增强”的伪影。

超声医生可以调整 TGC 以纠正此类伪影（图 1-2）。最简单的调节方式是通过两个旋钮调节，一个用于调节近场增益，一个用于调节远场增益。更复杂的仪器有一系列的滑动杆，它们对应于显示器上的不同深度。因此，使用者能够通过调整增益更顺利地获得图像，虽然这也导致超声新手常犯一个错误，即在检查开始时未能认识到 TGC 控制调整不良，从而导致图像被穿过的暗带和 / 或亮带劣化。现在的新技术允许一些仪器通过按下一个按钮来评估和更好地优化图像亮度。

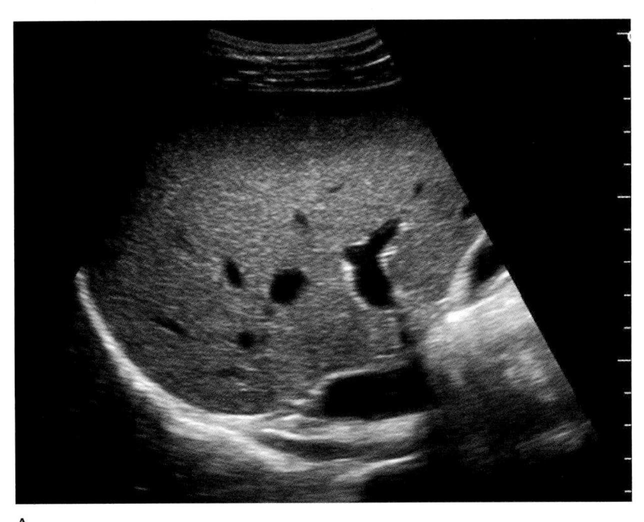
A

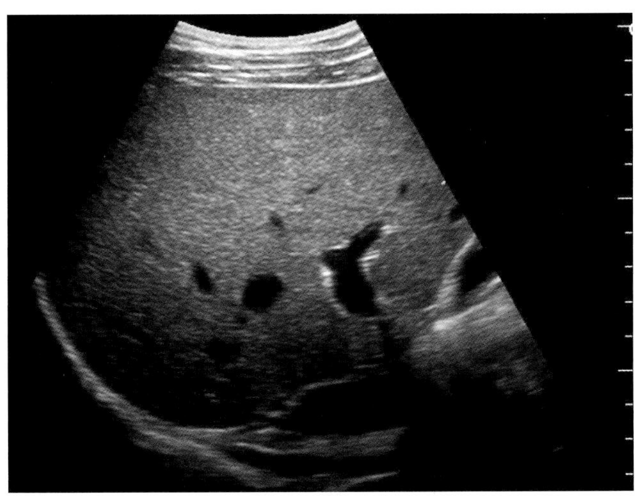
B

图 1-2　**时间增益补偿（TGC）——近场、远场。与图 1-1（C）相比，（A）近场增益不足，（B）远场增益不足。图 1-1（C）是一个合适的图像，从近场到远场亮度均匀。**

（五）深度

所有超声仪器都具备的一种最常用的调节方式，即图像深度调节。深度功能可调整图像显现身体结构的深度。优化深度有两个重要因素，首先，显示器的尺寸是有限的，成像越深，图像所显示的组织结构就会相应缩小，在显示器上呈现的信息就会更多。如果超声医生关注的并不是图像的深部结构，深度过大就浪费了屏幕的有效显示范围。减少深度，显示的区域则更小，可使得所显示的结构在屏幕上相对较大（图 1-3）。

其次，调节深度能改变超声仪器接收回波的时间。如果成像深度增加，超声仪器用于收集深层结构回波所需的时间也会延长，这样会降低总的帧频。降低帧频可能减小时间分辨率使图像显示不够平滑，并会对超声诊断的准确性及超声定位的精准性产生不利影响。

深度转换率是指当超声医生调节仪器的深度调节按钮时，仪器创建新图像所需的时间。高端的超声仪器会在调节后瞬时即可转换图像，而低端的仪器往往有一段明显的延迟时间。

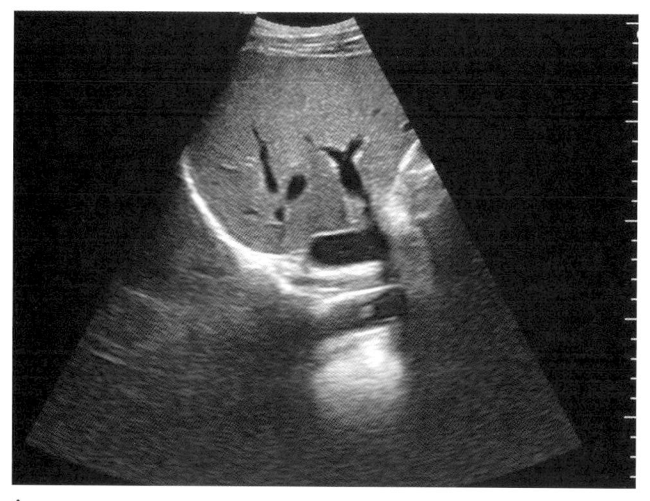

A

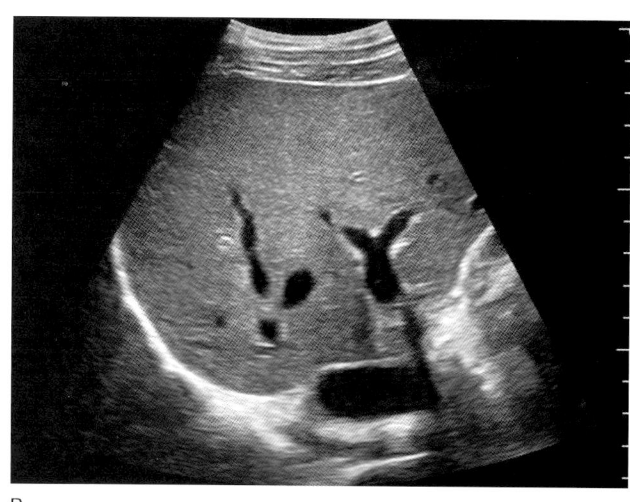

B

图 1-3 深度——远场，正确。（A）深度设置太深，浪费了显示屏上的有效成像区域。（B）深度设置恰当，在所有重要结构之间达到平衡，同时利用了整个显示器的空间。

三、局部放大

大多数超声仪器具有“局部放大”功能，能获取某个断面图像并加以放大。放大区域的图像分辨率不变，即其内的成像像素量并未增加。相反，局部放大功能只是图像被放大。当超声医生希望专注于更深层次的细微结构时，局部放大功能最有用（图 1-4）。

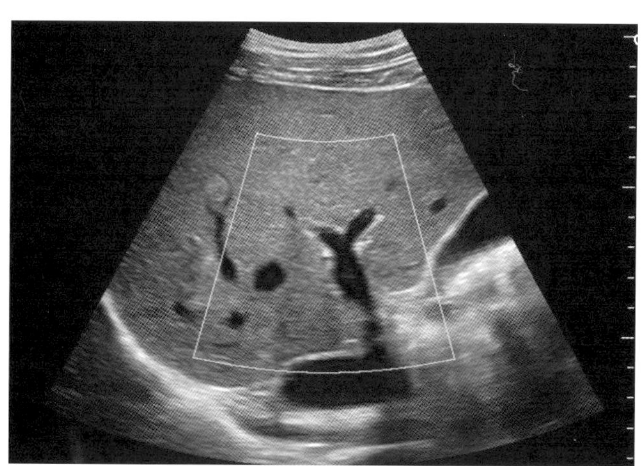

A

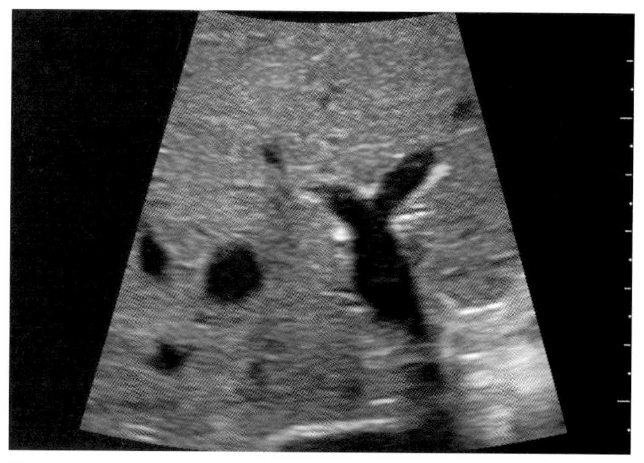

B

图 1-4 局部放大。（A）在放大功能激活之前选择图像的一个区域。（B）放大功能被激活，有效放大肝静脉及周围结构。

“局部放大”与“深度调节”的原理完全不同，只要有可能，应该首先改变深度以优化图像。局部放大功能可放大收集到的原始数据（后处理）。深度调节实际上改变的是图像的成像方式（前处理）。减少成像深度，可以使仪器在更小的区域上投入更多的像素，从而提高分辨率。只有当他们关注图像的细微结构时，才使用局部放大功能。

（一）图像冻结

通过冻结按钮可在显示器上保存图像。大多数仪器还能在内存中保存冻结前数秒钟的连续图像（即“视频回放功能”），因此，当超声医生冻结图像后，他们可以观看这些保存的图像。保存在当前内存中的图像数量因设备而异。随着这些图像循环缓冲区持续时间的增加，它们使超声医生可以通过冻结和“回放”来捕捉最初遗漏的图像，甚至在手术完成后捕捉超声引导手术所需的图像。

（二）测量和计算

超声仪器的测量功能是非常重要的。几乎所有的超声设备都配有电子标尺，允许超声医生进行精确测量。许多仪器还提供软件包，使用测量值进行重要的临床计算，能自动测量某些临床重要参数，如面积、体积、顶臀长、双顶径及心输出量等。根据所使用的图像存储库，在超声检查结束前直接在机器上执行这一点非常重要，因为只有某些图像存储库才有能力进行事后测量。

四、扩展优化功能

（一）M 型超声

M 型（运动模式）超声用于观察体内组织结构的运动状况。将仪器聚焦在反射回波的狭窄区域。机器在 y 轴上映射反射回波，并在 x 轴上绘制时间图（图 1-5 和图 1-6）。心脏超声医生使用 M 型超声来精确评估心脏瓣膜和结构的运动。紧急情况下的常用用途包括评估气胸和量化胎儿心率。

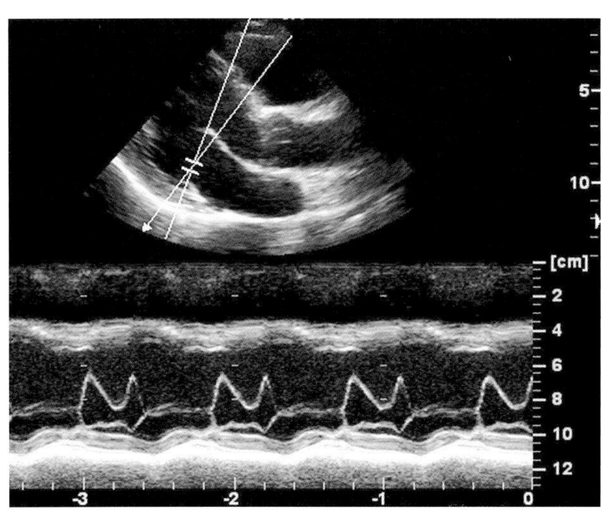

图 1-5 M 型心脏超声。取样线置于二尖瓣，其下方所显示的曲线表示取样区瓣膜随时间运动的轨迹情况。

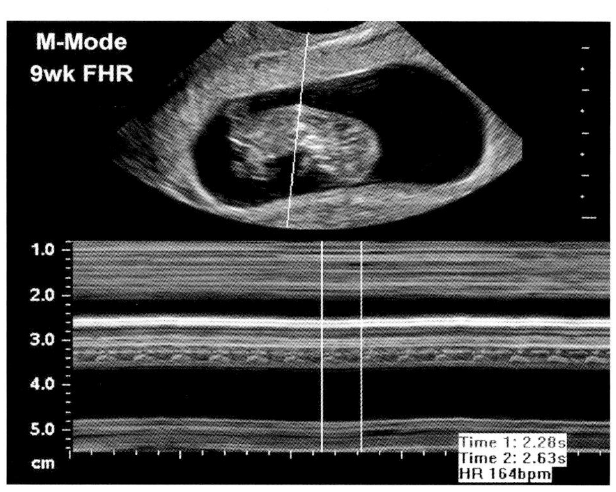

图 1-6 M 型超声显示胎儿心脏。图中 M 型超声的取样线置于胎儿心脏所在的切面，在 M 型图上，显示心脏位于距离探头接触面约 3.4cm 处，从而计算出其心率约为 164 次/min。

（二）多普勒超声

多普勒超声的原理是利用运动体反射声波产生的频移来观察和描述该运动。多普勒频移是指运动体反射的声波频率与原始声波频率之间的差异。频移的大小与被观察目标运动的速度有关。多普勒超声能以声音的形式简单地表达多普勒频移。便携式超声多普勒仪能实时显示浅表血管或胎儿心脏的搏动性血流，在医院里应用较广。大型的超声设备还能提供更先进的多普勒技术，直观显示多普勒频谱，可测量血流速度。

（三）彩色血流和能量多普勒

双向多普勒超声是目前最常用的一种多普勒超声。该技术检测观察对象的多普勒频移，并用不同的色彩表示朝向或背向探头的血流方向，通常用红色或蓝色显示，这取决于机器。彩色取样框叠加在灰阶图像上，能以周围的解剖结构为参照物来评价取样框内的血流情况（图 1-7）。

对于某些初学者而言，需要着重指出的一点是：彩色多普勒图像上显示的红色或蓝色与动脉、静脉无关。当彩色多普勒被激活时，超声设备将在显示器的角落显示一个彩色标尺，通过调节键（scale）显示对应于朝向超声探头血流和远离超声探头的血流流速对应的颜色。彩标顶部显示的颜色表示指向超声探头的血流，而彩标底部显示的颜色对应于远离超声探头的血流。多普勒超声中有速度和方差模式。速度模式表示朝向或远离探头的移动速度。多普勒图上每种颜色（通常是红色和蓝色）的明亮阴影均代表较高的流速。方差模式用以显示是否存在湍流（图 1-8）。超声设备在同一图表上显示湍流和水平轴上的速度。右边的颜色表示更多的湍流，而左边的颜色是层流。方差模式通常用于综合超声检查，以评估通过心脏瓣膜的血流量或流经血管的血流量。

能量多普勒显示血流时不考虑血流方向，与彩色多普勒以两种颜色来区分血流方向不同，其用深浅不同的一种颜色（一般为橙色）叠加于灰阶图像，显示运动体或血流的频移（图 1-9）。能量多普勒对于轻微的移动更敏感，可用于显示慢速血流，但同时也会产生运动伪像。此外，与彩色多普勒受超声声束与血流方向夹角的影响不同，能量多普勒受血流角度的影响较小。

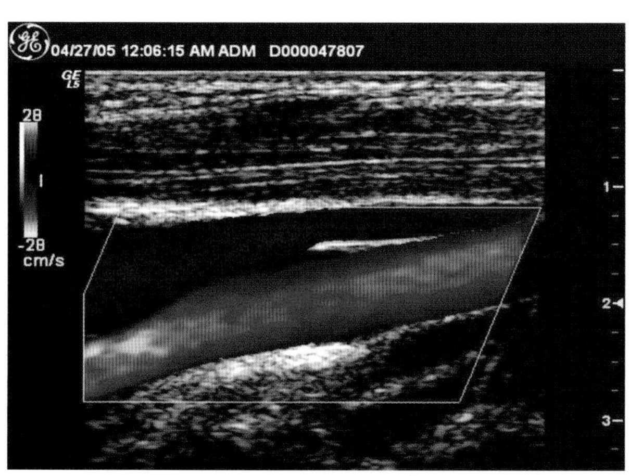

图 1-7　彩色多普勒。彩色多普勒测量频移，并在灰阶图像上显示为彩色。注意超声图像左侧的彩标。顶部的蓝色表示：朝向探头的血流被标记为蓝色。

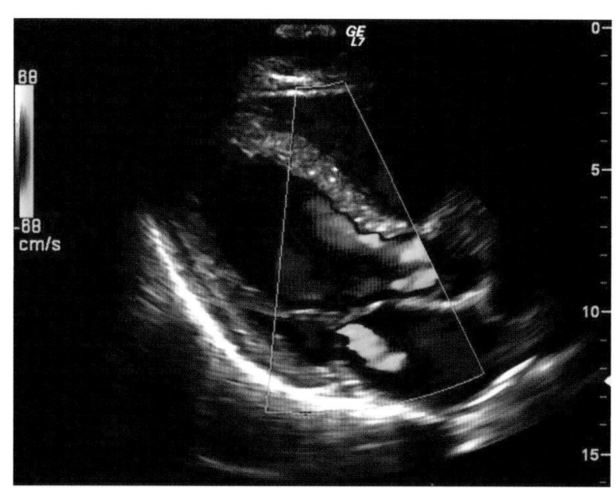

图 1-8　方差模式。图像左上角的彩标指示超声心动图所显示的颜色。其左侧显示为红色表示血流方向朝向探头，而蓝色表示血流方向背离探头，彩标右侧以绿色表示湍流。

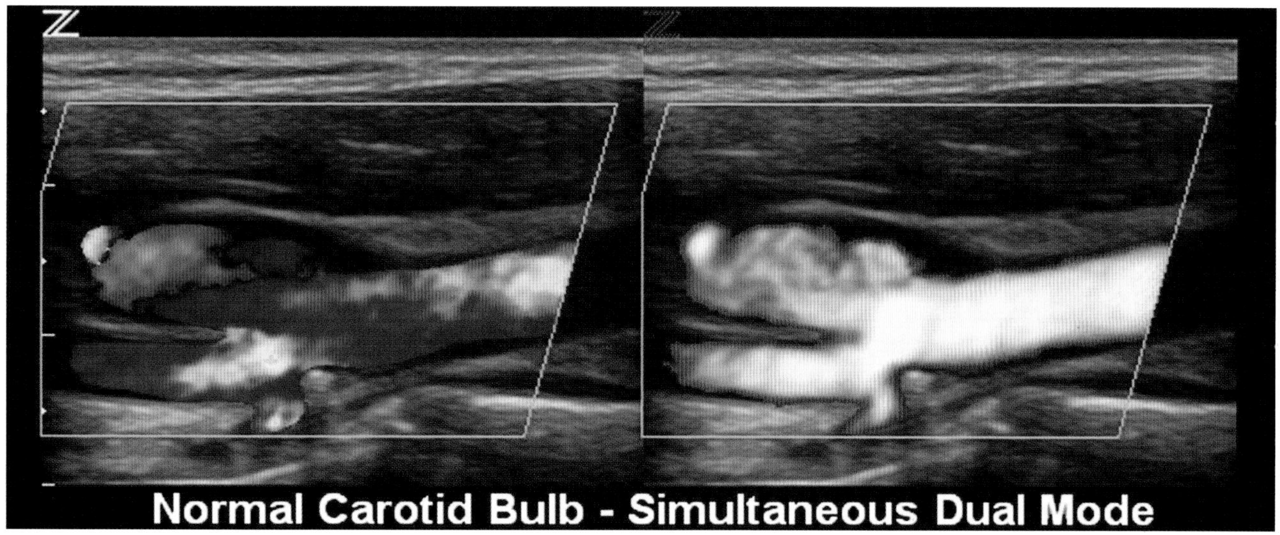

图 1-9　彩色多普勒与能量多普勒的对比。左图用彩色多普勒显示正常颈动脉窦的彩色血流，右图为能量多普勒同步双模式显示血流，能量多普勒超声以单色显示所有方向的血流，而彩色多普勒以两种颜色分别表示朝向及背向探头的血流。

多普勒超声通过多种方法进行优化，其中一些方法非常复杂。常用的方法包括调整彩色增益、脉冲重复频率（PRF）、转向和壁滤波。彩色增益调整彩色多普勒模式中显示的颜色量，其方式与增益调整B型超声图像亮度的方式相同。用于调整彩色增益的方法因机器而异，但通常涉及在彩色多普勒模式下转动仪器上的“增益”旋钮。如果彩色增益设置过高，则会显示过多的噪声并有损图像。如果彩色增益设置得过低，则血流可能根本不显示。

PRF是探头发出声脉冲的频率，它直接影响多普勒对血流的灵敏度。低PRF将更好地显示低流量状态，如通过静脉的血流。然而，对动脉血流使用低PRF可能会导致显著的混叠（限制准确测量流速能力的伪影）。高PRF设置将适当地显示无混叠的快速移动，但它可能不会显示较低速度的血流。幸运的是，大多数制造商都允许对低、中或高流量状态进行优化选择。

超声束的转向是必要的，因为如果超声束垂直于血流方向，多普勒超声就不会显示血流。因此，设备允许超声医生改变超声束从探头发射的角度。

血管壁滤波用于优化血管壁多普勒成像的清晰度。当多普勒显示血流时，血管壁的运动会产生伪影。壁滤波器通过抑制由该运动引起的低水平多普勒频移来减少伪影。

（四）脉冲波或频谱多普勒

脉冲波是一种多普勒频谱（定量），其纵轴表示移动物体（例如红细胞）的运动速度，横轴表示时间（图1-10）。根据频谱图能准确定量血流。它通常用于详细评估通过血管和心脏的血流。

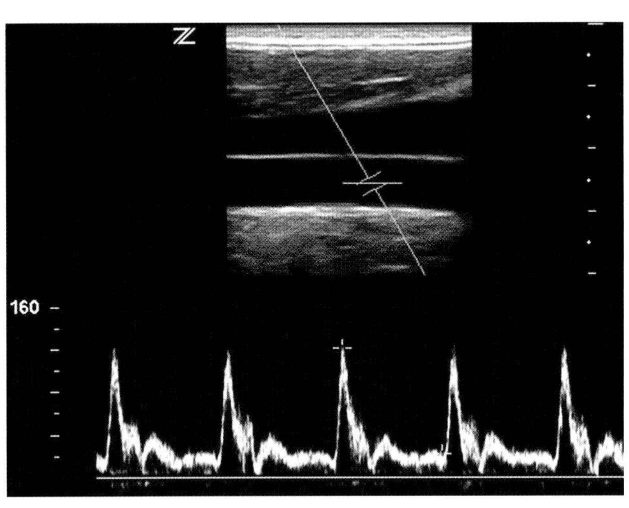

A

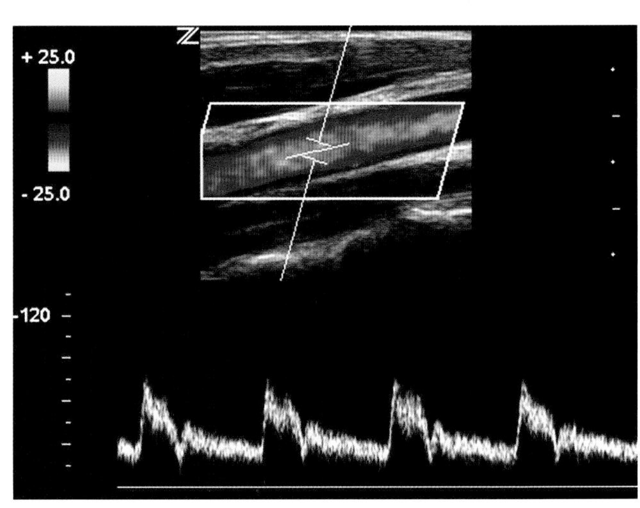

B

图1-10 双功能超声与三功能超声。（A）双功能超声能同时显示灰阶超声及彩色多普勒的图像，或灰阶超声与多普勒频谱图像；（B）三功能超声在同一幅图像上显示：灰阶图像、彩色多普勒及频谱多普勒图像。

“双功能”和“三功能”超声指的是多普勒超声显示多少“层”超声成像。双功能超声将二维（2D）超声的解剖图像与彩色多普勒或表示频谱多普勒的图形结合在同一显示器上。三功能超声仪器能同时提供多普勒频谱波形、彩色多普勒及灰阶超声图像。通常屏幕被划分为两部分，上方显示的是灰阶或彩色多普勒的图像，下方显示多普勒频谱。双功能和三功能超声是确定血管位置和血流模式的有用工具。

（五）聚焦

超声探头可有效地传输沙漏形的声波。在沙漏的尖端（最狭窄处）分辨力最强，该处即为聚焦区域。许多设备提供了电子调整一个或多个聚焦区域的能力。焦点由图像左侧或右侧的小箭头或线条表示，可以上下移动与感兴趣的结构对齐。聚焦标志的箭头所指示的位置横向分辨力最好。高端超声仪器具有多点聚焦功能，即能同时提供多个聚焦点，从而提高图像的总体横向分辨力。但是，增加聚焦点会使仪器接收回波及相应成像的时间延长，从而降低图像的时间分辨率（帧率）。

（六）组织多普勒

脉冲波多普勒和彩色多普勒是通过超声波来显示液体（通常是血液）的流动和运动，而另一种称为组织多普勒（TD）的设置可以用来测量非流体结构的流动/运动情况。TD以颜色定性地表示组织运动，也可以用来绘制定量的运动速度，通常以cm/s为单位表示。这在一些先进的超声心动图技术中是有用的。

（七）视野

每个探头都有一个固有的视野，即“FOV”，这可以想象为超声波阵列从探头发射的宽度或角度。例如，90°的FOV表示四分之一的圆。与调整深度一样，调整FOV也会影响所产生的输出帧频。较宽的视野将产生较低的帧频。另外，狭窄的视野将产生更高的帧频，使对快速移动的结构的显示更加可靠。例如，缩小视野以评估二尖瓣，特别是存在严重心动过速时。

（八）谐波

所有的超声设备都能以一个基础频率向人体发出超声脉冲波，并接收同样频率的回波。理想情况下，压电晶体仅接收检查目标的回波，然而，压电晶体也会接收到周围其他组织散射产生的回波，而这些散射降低了图像的总体质量。

当回波被反射时，以基础频率和谐波频率返回。谐波频率为原始频率的倍数（包括2倍、4倍、8倍等）。谐波的散射或旁瓣伪像较少，能生成较清晰的图像。相对于基波而言，谐波被组织吸收而产生的衰减较少，因而高频的声波能到达人体组织较深的部位，产生高分辨率的图像。组织谐波成像（THI）滤去基波回声，仅用谐波成像。THI对成像困难的患者非常有用。然而，在某些患者中，图像质量实际上可能会下降，超声医生应该在适当条件下关闭该功能。许多机器都在预设中列出了这些信息，比如“Gen”用于一般成像，“Pen”用于低频和更深的穿透。也可能有“H-Gen”和“H-Pen”的设置来激活THI。

（十）优化键

许多超声仪器均有“一键优化”功能，可能在不同的仪器上命名不同，但所指的都是同一项基本功能，即一键化地利用上述提及的所有功能，及其他更先进的功能来产生“理想的图像”。优化键能简便而有效地提高图像的总体质量，但其并不是提高图像质量的唯一途径。超声医生应该能够单独使用上述功能调整图像。

（十一）预设置

预设置能设定声功率、增益、聚焦、扫描线数、扫查角度及其他设置来创建最有利的图像。产科超声预设置要将胎儿超声检查仪器的声功率输出减低到FDA允许的程度。心脏超声预设置旨在牺牲图像质量以提高帧速率，以最大限度地提高评价心脏运动的能力。除了成像差异，一些仪器的预设置还包括设定一些特定的测量方法，例如在产科超声模式下胎儿的双顶径或顶臀长的测量等。许多超声仪器也允许超声医生建立自己个性化的预设置。

（十二）容积超声或三维超声

随着计算机处理技术的发展，容积和三维（3D）超声也获得了技术上的发展。容积超声中，超声波束通过较宽的扫查平面，使整个容积的数据都被收集（图1-11）。然后对数据进行处理，可以从任何角度操作和查看。正如计算机断层扫描（CT）给放射界带来革命性变革，三维超声的出现有望为超声界带来全新的面貌。

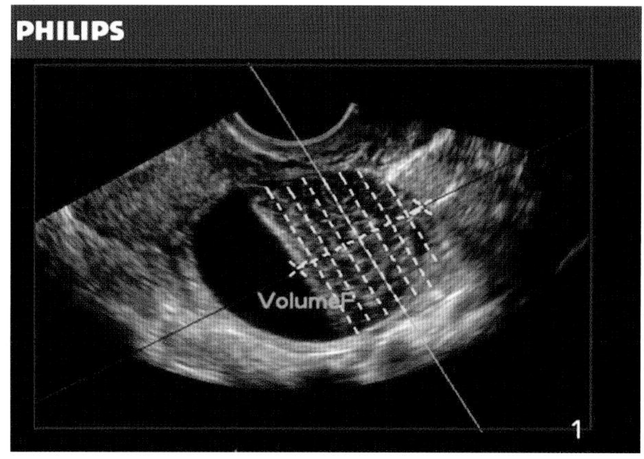

图1-11 **容积扫查。容积扫查采集整个容积而非单个切面内的数据信息，成像后能显示容积内任一扫查平面的图像信息。**

用于诊断目的或介入引导作用的三维超声成像是许多领域的新兴技术，但临床应用仍然非常有限（图1-12）。使用3D技术对POCUS的研究有限，美国医学超声协会（AIUM）认为三维超声是二维超声的辅助手段[5]。

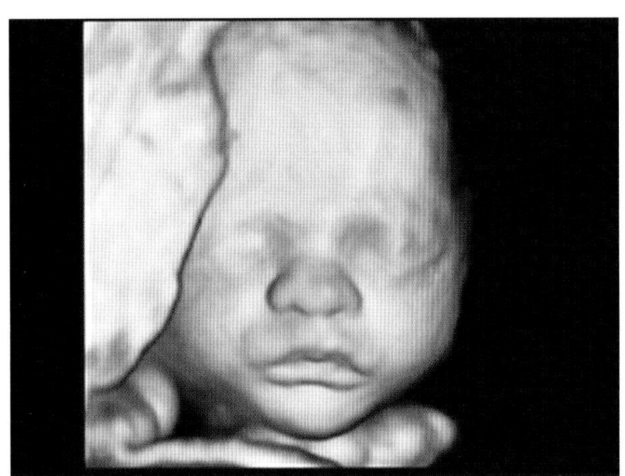

图 1-12　三维超声。三维超声技术能提供不可思议的超声图像，比如这张胎儿的面部图像，但目前诊断作用有限。

五、超声探头

（一）基础知识

超声探头由多层结构组成，压电晶体是探头的有效成分，能将电能转换为声波形式的机械能，而当声能返回探头时，压电晶体又能将机械能转换为电能。匹配层是形成压电晶体与人体之间的阻抗层（减少声波在介质中的声阻抗），因此匹配层非常重要，因为不同的介质之间声阻抗差异过大可能会引起声波反射。压电晶体的阻抗约为人体组织的20倍，这种差异会导致80%的声波反射回人体[6]。匹配层能显著降低这种反射效应。

匹配层后方的材料抑制晶体振动，减少电流对压电晶体产生的阻力，增加压电晶体接收的回波。探头表面的保护层能保护探头内部的结构免受外界损坏，也能使超声检查时患者接触部位与探头内部的带电结构绝缘。

探头的维护非常重要。探头外壳破裂时，切勿使用探头。受损外壳可能会使超声医生和患者受到电击。破损的探头应当从超声仪器上替换下来并送给制造商进行维修。

耐用性是探头选择的另一重要因素，尤其对于某些相对复杂的使用环境更为重要，如急诊室。可以咨询制造商，他们是如何测试探头和机器的耐久性的。此外，使用时应该谨慎小心，以防止损坏探头，探头损坏后会降低图像质量，而损坏晶体则会导致图像质量的严重下降和伪影。

（二）探头清洁

切勿对超声探头进行高压灭菌。压电晶体在高温高压下会被极化使其性质不稳定，这意味着它们将不能再随压力或电压而发生形态改变，从而失去了作用。

只接触完整皮肤的超声探头被认为是非污染物，应用肥皂和水，低或中级消毒剂（如季铵喷雾剂），或制造商指定的湿巾清洁。

接触体液、不完整皮肤和/或黏膜（腔内超声探头）的超声探头被认为是半污染物，需要采取更严格的消毒措施。在使用前用非渗透性屏障覆盖与黏膜接触的探头，应首先用非腐蚀性的肥皂及清水清洁，然后用高浓度消毒剂（如戊二醛产品、Cidex OPA 或 7.5% 过氧化氢消毒液）对探头进行消毒[7,8]。更多详细的信息可以参照 FDA 的网站[9]。制造商会提供一份允许使用的清洁解决方案，而不会损坏探头。

虽然指导清洁消毒的数据有限，但一些医院已经制定了对接触黏膜表面的超声探头的消毒灭菌策略，如腔内超声探头。一些医院可能需要对探头进行灭菌，例如在中央无菌处理部门进行消毒灭菌。还有一些商用探头消毒设备可在几分钟内提供高水平的消毒。

（三）频率

大多数的超声探头为宽频探头，可选择多个诊断频率。一般探头允许选择 2 ～ 3 个预设频率，例如 2 ～ 4MHz 的腹部探头可以在 2MHz、3MHz 或 4MHz 的频率间转换。频率越高，分辨率越高，但深度和穿透力下降。低频探头可显示人体更深部位，但分辨率较差。对应成像所需深度可使用最高的频率。

（四）探头接触面

探头接触面是超声波发射并随后返回到探头的区域。更大的接触面可增加成像深度，但难以克服皮肤表面的隔音屏障，如胸腹扫查中的肋骨（图 1-13）。小接触面的探头通过一个较小的声窗发出超声波，能方便地在肋骨间进行超声扫查，但由于其声束偏离焦点，其远场分辨力较差。

A

B

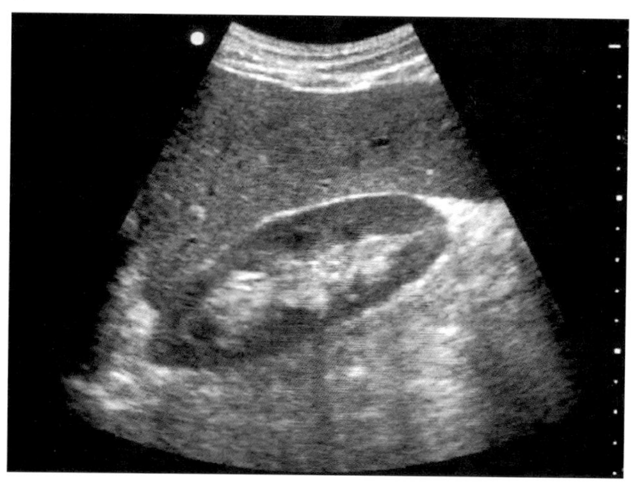

C

图 1-13　**凸阵探头：60mm，30mm，15mm。这三个弯曲的阵列探头都有不同的接触面（A）。注意较小的探头具有更紧密的曲率。创建的扇区都是饼状的。较小尺寸探头（B）的近场成像范围更小，比更大尺寸探头更容易在肋骨间扫查（C）。**

（五）阵元排列探头

现代超声探头都使用电子阵元技术，其内的压电晶体或压电晶体组都沿着探头的接触面排列。通过改变压电晶体的激活顺序，超声探头能机械性地调节及聚焦超声波。发自不同压电晶体的超声波在这个过程中可能会互相干扰，产生叠加或削减的效应。因此需要精确设定各个晶体的发射时间，一组晶体的故障会改变整个声束的方向和焦点。阵元排列探头有多种类型，各具优缺点。

（六）线阵探头

线阵探头表面平坦，压电晶体依次排列于其下方（图 1-14）。超声成像面积与探头的接触面大小一致，线性探头通常用于显示浅表组织结构，所以线阵探头通常频率较高。然而，产生较低频率的较大的线性探头有时用于更深的腹部检查。用于引导穿刺的探头体积较小（25mm 宽），频率大于 8MHz；用于 POCUS 的线阵探头大小约为 40mm，频率为 5 ～ 10MHz。

（七）凸阵探头

凸阵探头的压电晶体沿着其弧形表面排布，从而产生扇形且大于探头接触面的图像（图 1-13）。目前有多种凸弧形探头，通常低频凸阵探头用于检查深部脏器如胸、腹部及膀胱，高频凸阵探头用于腔内扫查，如经阴道或经直肠超声检查。具有大接触面的凸阵探头在特定频率下横向分辨力较高，而较小接触面凸阵探头能更方便地应用于肋间的扫查。

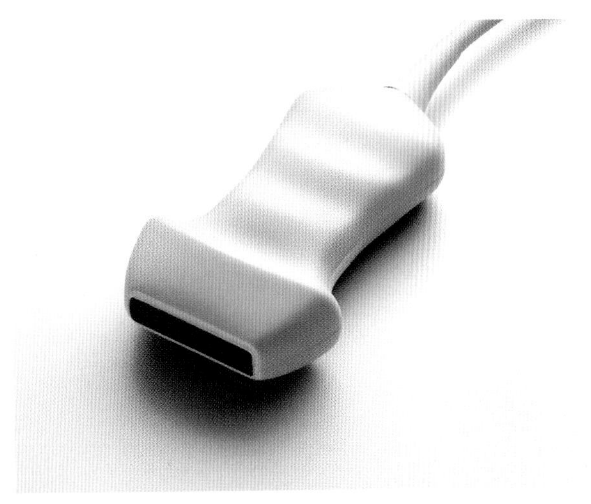
A

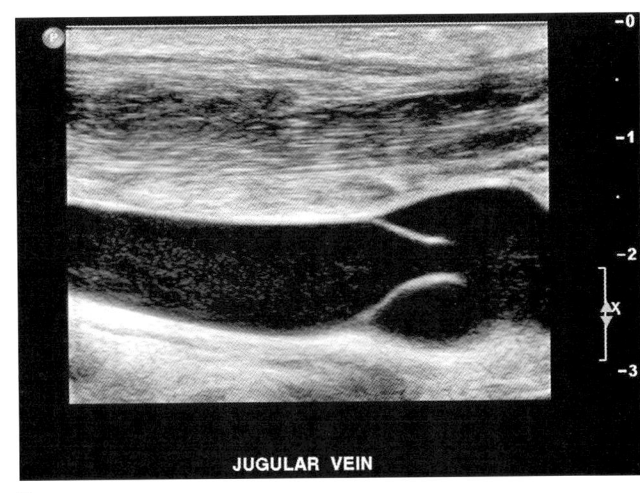

B

图 1-14 **线阵探头、线阵成像。高频线阵探头显示浅表结构分辨率较好（A）（Sonosite 公司仪器），其图像的宽度与探头接触面的大小是相同的（B）。**

腔内探头常为棒状的凸阵探头（图 1-15）。能进入体腔更清晰地观察目标，其视角可达 180°，由于不需要很高的穿透力，其频率常较高（8～13MHz），分辨率也较高。经阴道超声是最常见的腔内超声检查项目，泌尿科医生也可以用同样的探头做经直肠超声检查评估前列腺。在急诊室，口腔超声多用于观察扁桃体周围脓肿及引导脓肿引流。

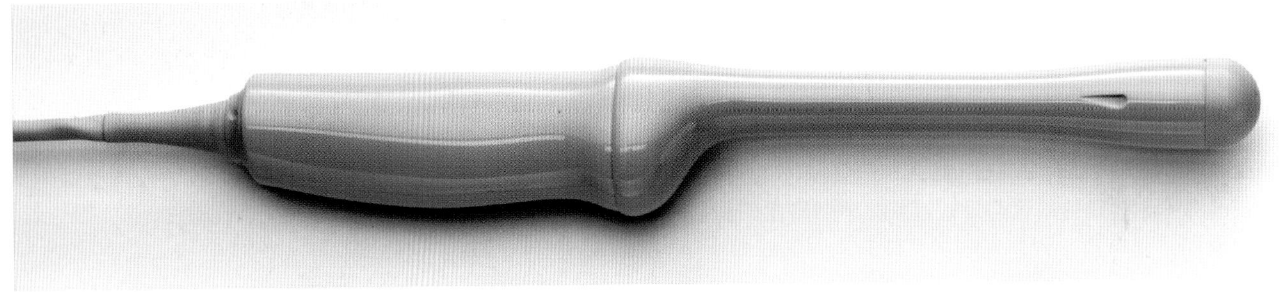
A

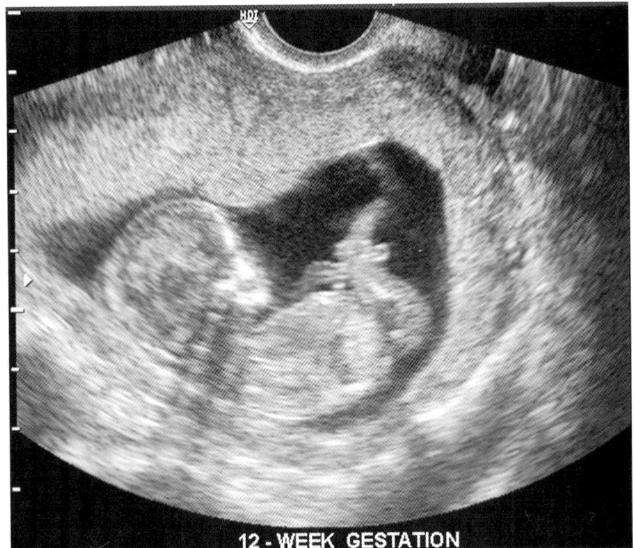

B

图 1-15 （A，B）：腔内探头，阴道内成像。腔内探头具有非常宽的视野。注意这张 12 周胎儿的超声图像视角接近 180°。

（八）相控阵探头

相控阵探头接触面较平坦，类似于线阵探头（图 1-16），其内部的压电晶体聚集在一个较小的范围内。相控阵探头用每个阵元发射脉冲声波进行成像，压电晶体在不同的时段依次发出脉冲波，最后形成的图像呈扇形。相控阵探头由于探头接触面小而平坦，能以最小的压力与皮肤紧密接触，多用于心脏超声肋间扫查。另外，相控阵探头具有出色的深度成像和多普勒功能，应用广泛。相控阵探头的限制因素包括浅表声场较小，显著近场伪影，以及在一定程度的深度上聚焦能力受限。

（九）扇形探头

扇形探头也称扇形阵列探头，可调整和聚焦超声波束，其成像范围呈梯形且大于探头接触面（图 1-17）。扇形探头常用于扫查那些面积大于线阵探头接触面的浅表脏器，常用于检查甲状腺、睾丸、大的脓肿及其他浅表组织结构。

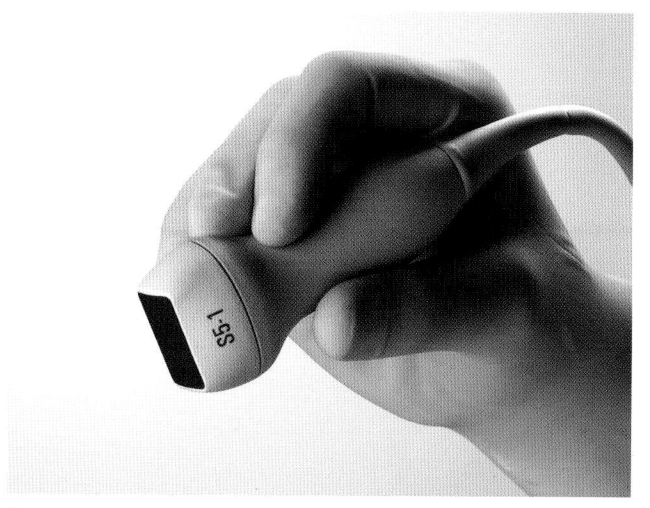

A

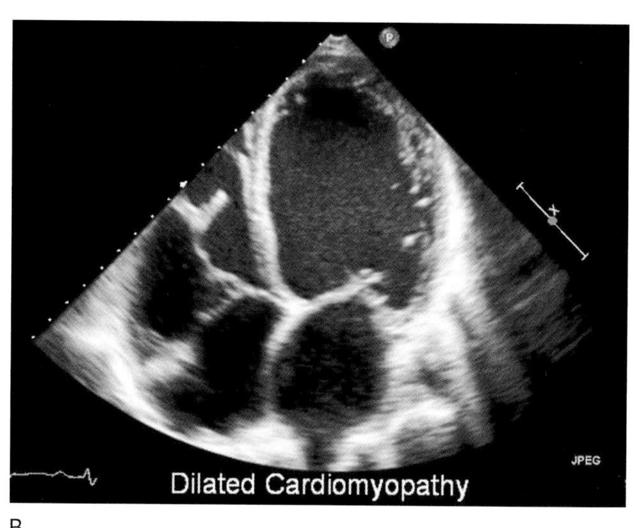

B

图 1-16　**相控阵探头、相控阵成像。A. 相控阵探头接触面较小而平坦，能获得扇形图像。B. 图像显示很窄的近场，而远场显示范围较大。**

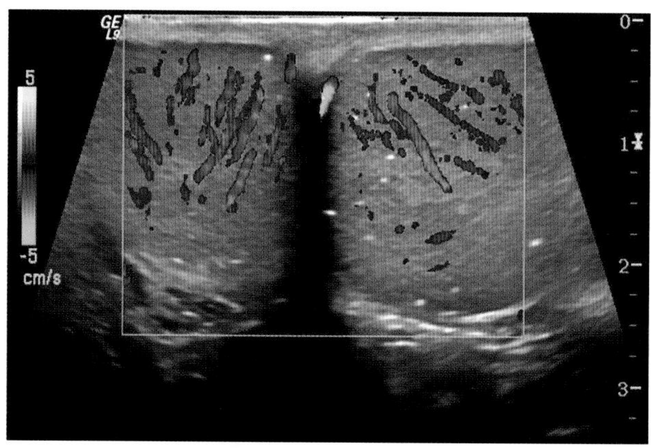

图 1-17　**扇形探头。扇形阵列技术能利用线阵探头产生梯形图像，这幅图像用彩色多普勒显示了睾丸的血供。**

六、其他配件

（一）耦合剂

耦合剂用于超声探头与皮肤或黏膜之间，用于减少探头接触面与患者之间的空气。任何在层间具有不同阻抗的界面都会引起声波的反射，随着这种阻抗不匹配的增加，反射和伪影也会增加。空气的声阻抗比探头或皮肤都要低得多，而这种“阻抗不匹配”如果不通过使用耦合剂来解决，就会导致超声波的反射和显著的伪影。而使用这种阻抗介于探头匹配层与人体皮肤之间的耦合剂，能让探头发出的超声波更多地进入人体，也能提高探头匹配层对于超声波的穿透力。

当然，在如下两种情况下不能使用常规的耦合剂：第一，目前商用的耦合剂仅供外用，不能用于黏膜 [11]。只有无菌和无刺激的耦合剂才能用于腔内超声检查和眼部检查，如在直肠或盆腔检查时，用于接触黏膜的耦合剂应使用单独消毒包装。第二，常规使用的耦合剂不是无菌的 [12]。一些公司已为超声引导手术提供了无菌耦合剂。

（二）保护套

当进行无菌操作或腔内超声检查和对被血液或分泌物污染的部位进行成像时，需要使用探头保护套。无菌保护套可用于侵入性手术，如中心静脉导管插入术，而非无菌保护套可用于非无菌手术，如脓肿引流。由于乳胶避孕套的破损率和污染率低，因此是一种价廉物美的超声探头保护套[13]。目前市场上已有专用的超声探头保护套，但其较易破损及污染[14]。不管使用何种探头保护套，都应该事先排除患者乳胶过敏的可能性，避免由于黏膜接触乳胶而产生严重的过敏反应[15]。

（三）消毒隔离

超声介入引导过程中，基本的消毒隔离物件包括：手术服、口罩、手套等。目前市场上能买到的消毒包内有保护套及耦合剂，使用覆盖探头线的保护套和特定的耦合剂将有助于超声引导手术操作。（图 1-18）。

（四）穿刺针引导架

已有很多市售的引导穿刺针的配件（引导架），能固定于探头表面，在穿刺过程中引导穿刺路径及深度（图 1-19）。引导架指引穿刺针朝向探头长轴（接触面）的中间位置行进，使操作者更容易观察到完整的针头，在短轴上，不同部位或不同深度的脏器都有其特定的引导架，从而保证针尖不会超越超声声束所在的平面。

制造商正在努力优化超声引导时穿刺针的可视化，以使针头在屏幕上回声更强（更亮）。3D/4D 超声波很有前景，但也受到几个因素的限制。最好是超声引导手术中能够在一个显示屏上展示整个针头。几家公司最近开发的技术中，使用嵌入在针头中的磁性探头来感知针的相对位置，可检测并在显示器上显示针相对于探头的位置（图 1-20）。

（五）头戴式超声显示屏

超声介入的过程有时非常困难，技术上具有挑战性。对于单人操作的情况，医生一只手控制超声探头，另一只手掌握穿刺针，为了观察超声显示屏

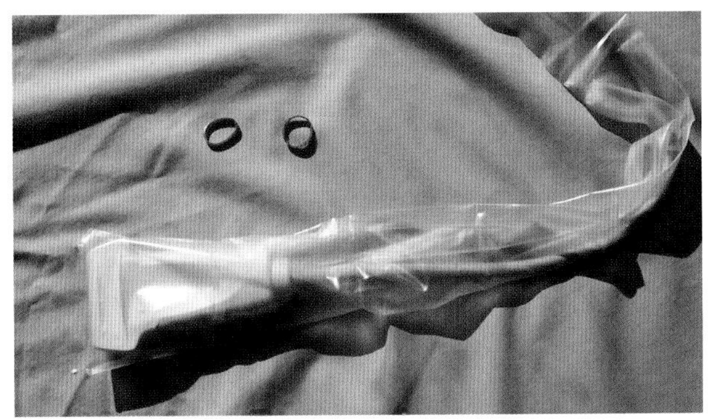

A

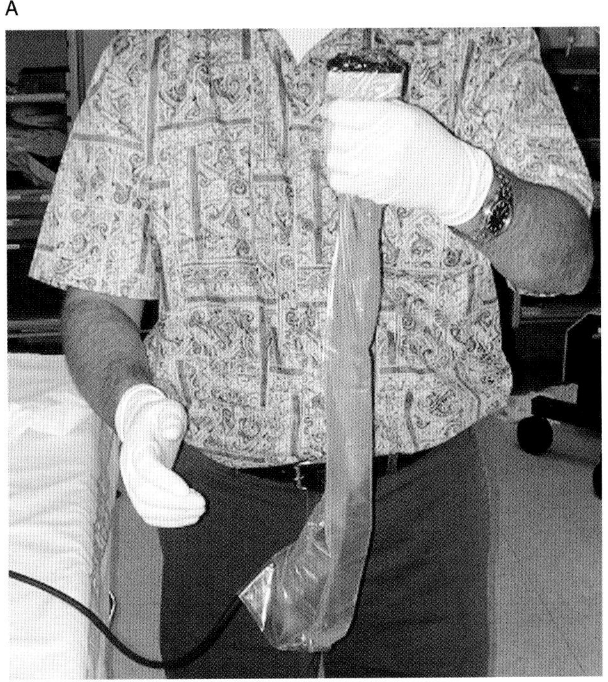

B

图 1-18　（A、B）：无菌保护套。专门为超声探头制造的无菌保护套，能包被超声探头和探头线。

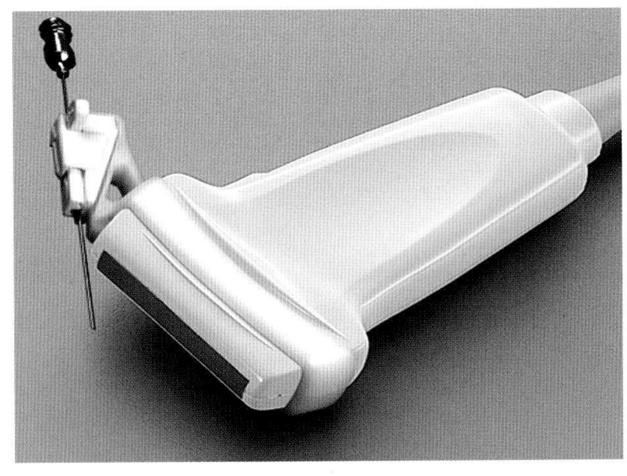

图 1-19　穿刺针引导附件。许多公司可提供穿刺引导架。

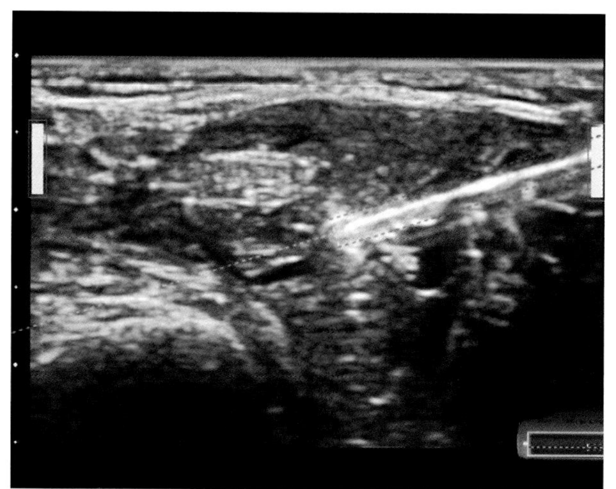

图 1-20　**穿刺针引导系统。许多公司都在努力改进针头引导。该图像显示长轴上的针，并提供方向指示。同时还能显示穿刺针相对于探头的位置，探头显示在屏幕的右下象限。**

幕及穿刺部位，其头部要不停地来回摆动。头戴式超声显示屏能减少操作者头部的摆动及由此可能引起的并发症。超声图像能通过置于操作者眼睛上方的一个小屏幕显示，操作者的目光能在显示屏与穿刺部位之间来回观察，而无需转动头部或肩部。

（六）超声造影剂

超声造影剂是通过外周静脉注射的微泡类超声显影剂。微泡对超声能量的反射性很强，增加了图像的整体对比度，改善了灰阶图像和多普勒信号。超声造影通常用于超声心动，以更好地评估心脏结构，同时对评估实体器官病变也很好（图 1-21）。造影剂具有评估实体器官损伤的潜力。研究表明，当使用造影剂时，即使没有腹腔积血，临床医生也可以准确识别实体器官损伤[17,18]。

七、图像显示及数据存储

对于任何超声检查而言，显示及储存图像是非常重要的。显示器的性能是一个重要的因素，其好坏直接影响图像的显示质量及在有限时间内查看图像的人员数量。存储的图像或视频对于保证诊断质量、归档患者记录及教学和满足计费要求具有重要意义。数字化的存储对图像归档及质量保证提供了更为方便和有效的工具。

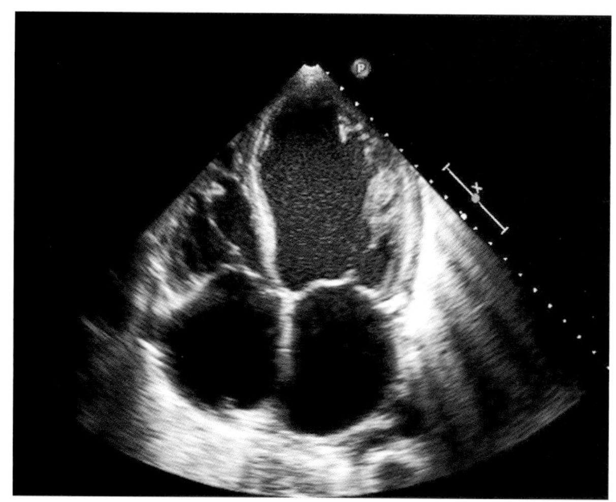

A

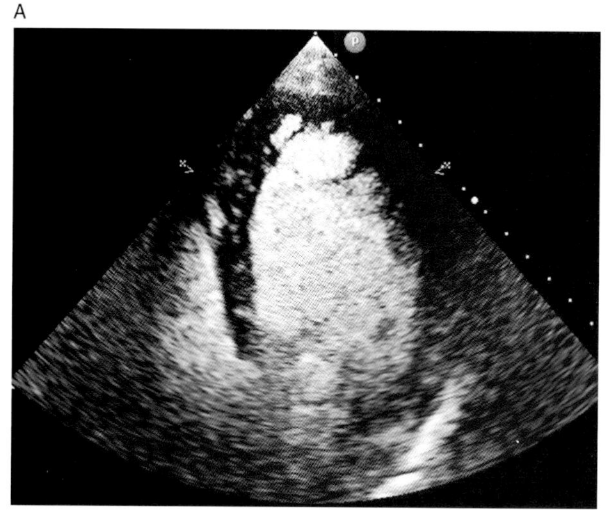

B

图 1-21　**超声造影剂。超声造影剂是由回声极强的微泡组成。图像（A）为心尖超声心动图。图像（B）显示使用静脉造影剂的左心室心尖。**

（一）显示屏

大多数的超声仪器具有高质量的显示屏。选择显示屏的考虑因素包括显示器尺寸、视角和显示器亮度。大多数新仪器都配备了平板显示器，而以前的一些仪器则配备了阴极射线管（CRT）显示器。平板显示器可以提供高质量的图像，并且重量远低于 CRT 显示器。

对于液晶显示屏而言，观看显示屏的角度是非常重要的。较低档的液晶屏可能会使位于其侧面或周边的人看不清楚图像，而高端的液晶屏能提供 180° 的观察角度。

不同超声仪器显示屏的大小差别也很大。便携式超声仪器的显示屏一般为较小的 5 ～ 8 英寸液晶显示屏。而大型超声仪器显示屏为 12 ～ 15 英寸，观察图像更清晰。某些便携式超声仪器在以下情况也能和大屏幕的显示屏连接起来，如一些新的商用探头可以直接连接用户的手机或平板电脑，将手机变成设备显示器。

不管使用何种显示屏，在做“床旁即时超声”检查时，要记得把房间内的灯光调暗，一个明亮的房间可能难以识别细微的变化，在治疗危重或创伤患者时，调暗灯光可能不是一个合适的选择。彩色 B 超可能有助于在这些情况下进行可视化，彩色 B 超将各种色调分配给灰阶像，可以更好地识别微小的病理异常。

（二）打印机

便携式超声仪通常使用热敏打印机打印超声图像。热敏打印机提供了低成本和高质量的超声图像副本，可供回顾性分析、教学或存档医疗记录。如果能正确保存，热敏打印机使用的典型胶片能高质量地保存超声图像达 10 余年。影像科所用的胶片成本较高，但保存时间更长。随着数字时代和电子病历的出现，打印超声图像将逐渐被淘汰。

（三）录像保存

大多数超声仪器都允许用户记录从几秒钟到几分钟不等的视频。视频通常存储在机器的存储器中，如何通过无线连接上传到外部服务器，从而保证超声设备上的存储空间可用于保存新的信息？以前的做法是通过外部设备，如 DVD 来保存的视频信息。值得一提的是，视频可以让以后的读片者身临其境，感受到超声检查的过程，对教学、认证和质量保证均很有价值。

（四）电子化的存储及传输

事实上，现今制造的所有超声仪器都支持各种数据传输方法。以往的仪器一般用模拟数据通过 S-video 或 VGA 接口传输；较新的仪器能用 USB、IEEE，HD 标准传输，甚至无线传输。种类繁多的传输方式也使图像的保存方式变得多样化，包括 CD、DVD、数字化录像、CF/SD 卡及院内的 PACS 系统。

PACS 系统是一项综合的数字化技术，能用于保存及传输医学影像。PACS 系统最早使用于医学影像部门，临床医师也能在 PACS 系统内添加超声图像，使超声图像在临床医生及其他医疗专业人员之间得到共享，共同对患者的诊断加以讨论。医学图像数字化成像及传输格式（DICOM）是数字化医学图像保存及传输的标准格式，也是 PACS 系统的标准数据格式。目前新一代的便携式超声仪器也配备了 DICOM 格式保存图像的功能。

参考文献

完整的参考资料可在网上找到：www.mhprofessional.com/mamateer4e.

第2章
培训与认证

Vicki Noble

参加一个针对性强的“床旁即时超声”培训项目（POCUS）是令人兴奋的，同时也是非常必要的。目前，超声检查对于临床诊疗的影响日益明显，许多临床医生在完成了超声基础技能培训后，已将超声看作是一项临床必不可少的检查手段。本章列出了建立“床旁即时超声”培训项目的详细步骤，并探讨了在这个全新的尝试过程中可能遇到的一些常见问题。

POCUS 检查由临床医生在床旁进行，回答具体的临床问题，使患者得到及时有效的诊疗。这些研究并不是为了提供解剖区域的全面检查，也不仅仅是体检的延伸[1]。POCUS 是一种诊断性工具，用于诊断或排除需要及时治疗的特定疾病，以维护患者生命安全。因此，这些检查需要高水平的能力、准确性和临床思维。

在过去的 10 年里，像美国急诊医生学会（ACEP）等全国性组织提出了一些指导方针，以增加 POCUS 的一致性和可靠性[1]。这些指导方针旨在帮助标准化 POCUS 的实践。这些指南不应该只被视为一个认证门槛，而是旨在帮助项目开展和标准化实践以改善病人护理。临床超声认证计划（CUAP）可以帮助指导新项目的建立[2]。

一、建立床旁即时超声项目的步骤

为了建立高质量的 POCUS 项目，建议遵循以下步骤：

1. 选择 POCUS 指导者。
2. 确定检查项目。
3. 建立培训实施计划。
4. 获得实施计划的批准。
5. 购置超声仪器。
6. 培训学员。
7. 激励小组成员完成培训和资格认证。
8. 继续教育和持续的质量改进（CQI）。

二、选择 POCUS 项目指导者

超声项目指导者应具备 POCUS 专业知识，负责监督培训项目。理想情况下，应该是完成了 POCUS 培训的医生。住院医师培训项目应该有一名接受过专科培训或满足相同培训要求的超声项目指导者，因为他们正在培训下一代临床医生。ACEP 及其 CUAP 建议，超声主任应已经完成了管理课程或以 POCUS 管理为重点的管理课程。

在某些情况下，超声主任可以来自小组外部，按小时雇佣。只要有可能，在小组中设立这个角色是非常有帮助的，因为培训其他小组成员的过程是连续的，有超声主任在场时更容易完成。小组内应该理解，超声主任在初始培训中投入相当多的时间，因此应该得到必要的补偿。

三、确定检查项目

随着技术的进步和操作人员专业知识的提高，POCUS 的应用范围在不断扩大。对于一个新项目，从开展最多的应用项目开始是有意义的，例如，在一个小型社区医院中，对心脏停搏的评估可能比创伤评估更有益。同样，在没有 24 小时超声服务的中心，学习 POCUS 对于评估异位妊娠和胆囊炎可能是必要的。我们建议从急诊科(ED)特有的应用项目开始，因此“床旁即时超声”培训项目最好集中在尚未开展的超声检查项目上，包括大多数介入超声的操作和危急的急诊病例，如创伤（FAST，创伤超声重点评估）、心脏停搏、原因不明的低血压等。此外，手术应用，如静脉注射、穿刺、胸腔穿刺、脓肿定位和引流，都是非常有用的[3-5]。然而，急诊医学住院医师的培训应涵盖所有主要的应用项目，并包括新应用的介绍（表 2-1 和 2-2）。

表 2-1 核心的急诊超声应用项目

创伤
宫内妊娠
腹主动脉瘤（AAA）
心脏
胆囊
泌尿系统
深静脉血栓形成
软组织 / 肌肉骨骼
眼部
胸部
膀胱
项目指导

美国急诊医师学会政策声明：超声指南：急诊、床旁即时超声和临床超声医学指南，2016 年 6 月批准。

虽然一个新培训计划可培训多个应用项目或只培训几个应用项目，但在编写实施计划时，必须考虑所有可能的和未来的应用项目，使培训计划可以在购买初始设备之前确定需求，并避免在项目启动不久再申请额外的资金。允许该项目在 POCUS 中获得全面授权，并允许项目主管管理培训和具体应用项目。大多数成功的培训计划的推出都会选择同时专注于一个或两个 POCUS 应用项目，使临床医生能够集中精力精通每一种应用项目，并了解这些应用项目所固有的技术缺陷。通过让整个培训组接受相同的应用项目培训，超声主任可针对特定的

表 2-2 急诊超声一些有针对性的检查项目

其他应用项目	
腹部	阑尾炎
	胆囊体积
	疝
	肠套叠
妇产科	附件肿块
	妊娠创伤
	宫内节育器定位
	胎儿活力
心胸	室壁运动
	严重瓣膜病
	胸腔积液
	气胸
	异物诊断
软组织 / 骨科	皮肤脓肿诊断
	肛周脓肿诊断
	深静脉血栓
血管	下腔静脉容积测定
眼科	视网膜脱离
	玻璃体出血
常规操作	膀胱抽吸
	骨折复位
	经静脉起搏器植入
	脓肿引流
	清除异物
	腰椎穿刺
	关节穿刺术
	胸腔穿刺术
	穿刺术
	周围神经阻滞
	血管通路

应用项目，以特定案例来教育和培训每个人并开展CQI。达到足够的技能水平后，再以类似的方式一次开展一项新的应用项目培训，使超声可以安全有效地应用到临床工作中。

四、建立培训实施计划

培训计划涵盖了超声培训项目的所有方面。该计划是超声培训师进行项目管理及教学的指导，也是设置培训要求的参考。建立培训计划最简单的方法就是借鉴他人已有的模式，然后根据医院自身的政策及临床特色做相应的修改。很多医院的住院医师培训计划都能提供借鉴。

许多前人都愿意分享他们的方案。很多国立组织有这些文件，可用作模板的通用形式[2]。表2-3列出了项目计划应该包含的元素。

表2-3　项目计划应包含的内容

定义权限
培训
记录结果的方法
持续的质量改进计划
继续医学教育的要求

五、获得实施计划的批准

在医院进行POCUS检查时，该项目必须得到医院的批准。通过这样的审批过程增加部门以外的人对计划的审查，并可能给培训带来额外的投入。来自他人的监督也可使培训在落地前获得更仔细的内部审查，使其成为更好的项目计划。与整个项目设计一样，医院的提案可以以其他机构的成功案例为模板。

获得医院对超声项目的批准类似政治提案过程。在公开讨论之前，知道哪些医生团体支持提案，哪些反对提案，可以帮助批准过程。最支持的临床医生是那些也想建立超声项目的人。POCUS的倡导者因医院而异，需进行仔细调查再做出决定。

以下内容在提案中可供参考：

1. 专业学会关于使用POCUS的声明。在急诊医学方面，ACEP、急诊医学协会（SAEM）和美国急诊医学学会（AAEM）都支持在ED中集中使用超声[1,6,7]。

2. 美国医学协会（AMA）第H-230.960条建议，个别专业有权决定如何在其临床实践中适当地使用超声[8]。

3. 操作和解读POCUS被认为是急诊医学住院医师培训的核心竞争力[9]。

4. 与全面的超声检查相对照，许多研究已证明了POCUS的安全性和有效性[10-12]。

六、超声执业授权审批

授权是以医院为基础的批准过程，它给出了医务工作者可提供的临床职责的范围。没有医院授权的临床医生不应该进行POCUS或记录相应的检查。许多医院使用由国家专业组织制定的培训指南来定义临床医生的授权。对于超声，美国医学协会长期以来一直支持专业组织定义POCUS授权[8]，急诊的临床实践模式决定了POCUS应作为重要的培训项目[13]。急诊医学住院医师应接受POCUS方面的培训，并将其纳入到他们未来的临床实践中。研究生医学教育认证委员会（ACGME）现在已将POCUS教育计划作为他们培训计划审查的一部分。急诊医学住院医师应在毕业前完成至少150项有记录的POCUS考试。2008年以后接受培训的急诊医学医生将通过“住院医师规范培训”达到该专业的培训标准。2008年后毕业的急诊住院医师要有一份案例日志和项目主管的一封信，概述他们的培训情况。大多数医院在授权审批时认可此文件。

2008年之前毕业的医生可以分为两类：一些医生将POCUS作为其培训项目的一部分，因此可以提供案例日志和项目主管的信件，类似于那些在2008年后毕业的住院医师。另一类是ACEP所提及的“实践者”，他们参加了16个小时的继续医学教育（CME）认证的超声课程，完成了150～200例有记录且有上级医师监督的超声检查。该超声记录没有严格定义，但在每个应用培训项目中，应包括25～50次检查[1]。值得注意的是，其他专业，如儿科、家庭医学和重症护理医学都有指南，使用类似“实践者”的方案来培训他们的临床医生。这些其他专业可能有略微不同的“核心”应用项目，并有不同的培训检查数量范围，但它们的主旨都是相对一致的[14]。因此，从来没有一个方法能够明确定义完成多少 POCUS 培训代表医生已能胜任[15]。随着医学教育培训指南在全国范围内的发展，基于完成超声检查的数量来判定能力已经开始不再受欢迎。许多医疗委员会现在使用一些基于实践操作的“能力”评估，包括考核、观察实践，并包含识别和纠正实践错误的持续质量改进（continuous quality improvement）机制。

在为医院认证委员会制定授权文件时，建议项目监督应继续由超声部门的项目主任负责，文件应概述实现全面授权的过程。其中，细节包括超声应用类型、医生培训评估、图像存档和 CME 要求，这些应由 POCUS 超声项目主任而不是医院授权委员会来负责。随着项目的成熟，新应用项目的加入和操作培训人员的到来，对大多数医院来说，为特定的应用项目授权成为一个繁琐的过程。医疗中心更希望看到，对于如何在临床实践中实施和使用 POCUS，应该有一个详细、谨慎的和基于国家实践指南的流程。获得授权请求的有用资源可以在 https://www.acep.org/cuap/ 上找到。

对于寻求通过“实践者途径”获得认证的临床医生来说，培训时，他们在上级医师监督下进行超声检查。临床医生应向患者明确说明，除非有授权医生直接审核检查结果，否则这些培训中的检查结果不会用于临床决策。对正在接受培训的住院医师也是如此。否则会将他们的患者置于风险之中，并将为此类沟通导致的任何误解或结果承担法律责任。一旦临床医生获得了医院的授权，他们就可以开始使用超声进行临床决策。如果是通过认证项目，临床医生可在某些临床适应证中使用 POCUS，但对于其他适应证则仍被认为是“在培训中”。

七、历史反思

在过去的 20 年里，随着新的临床技能的增加，国家培训建议发生了很多变化。作为一个重要的辅助检查，这并不是 POCUS 所独有的问题。当外科医生将腹腔镜手术作为一种新技术的发展，使手术的侵入性更小、更安全时，人们就如何培训那些没有在住院医师培训中学习过腹腔镜手术的医生进行了类似的讨论。做多少例手术才被认为具备相应的能力？需要多少继续教育学时？因此，这些讨论在医学上并不是新现象。与任何“侵入性”技术一样，对患者安全的担忧导致了一些有争议的初步建议的出台。

之前国家组织制定了超声培训综合检查的指南，而不是只评估某一项检查。由美国放射学会、美国超声医学研究所和美国超声心动图学会提供的全面培训指南[16,17]给非常规用户提出了挑战。随着 POCUS 的出现，很明显这些指南不适合 POCUS 实践模式。此外，它们没有包括重要的急诊药物应用，如胸部、眼部和低血压的系统评估。1994 年，急诊医学学会发布了第一份急诊超声培训示范课程[18]。2001 年，ACEP 发布了最初的紧急超声指南，给出了 6 个“主要应用”和操作指导。急诊医学住院医师主任委员会（CORD）在 2008 年概述了急诊医学住院医师项目的超声培训标准。ACEP 发布了关于超声培训的修订指南，将“核心超声应用项目”扩展到 11 项（表 2-1）。虽然这份清单包括了拓展应用，但应该认识到，并非所有机构都需要在其临床实践中使用所有应用项目。

以往，许多 POCUS 专家认为有必要对培训标准进行外部验证，因为 POCUS 的实践中没有一个内部的培训验证机制。医学超声检查注册最初是要通过为超声技术人员设计的考试。许多 POCUS 医生最初使用这项考试作为相应能力的证明。鉴于 POCUS 领域日渐成熟、过去十年已建立起培训指南和各种标准，这种考试不再被认为是证明 POCUS 能力的必要条件。

八、培养 POCUS 医生

超声主任在设计培训标准时应考虑 ACEP 和 CORD 指南[1,13]。鉴于所有急诊医学培训项目目前都应遵循这些指导方针，以下每个组成部分现在都有良好的标准：

- 缩短理论学习时间至最短。
- 减少理论学习内容至最少。
- 减少要完成的超声检查至最少。
- 减少要完成的与某一病变相关的理论学习至最少。

- 减少要完成的某一病变超声检查的数量至最少（阳性或阴性病例）。
- 减少要完成阳性病例的超声检查至最少。

超声培养师在培训中经常遇到两个主要问题：首先是很难说服小组的所有成员参加培训，其次是在漫长的辅导阶段保持学员的热情。在繁忙的 ED 轮班期间，急诊医生面临着将超声检查培训与病人护理相结合的困难，使超声检查培训推迟。以下是帮助避免这些问题的一些策略：

1. 方便易得。超声仪器越容易使用，使用的频率就越高。将仪器放置在“安全”但不方便获得的地方不利于使用超声仪器，要将超声仪器放在病房附近，并在视野范围内。这不仅会提醒临床医生使用仪器，而且有助于发现病房内没有超声仪器。这在重症监护环境中尤其重要，比如对低血压和心脏停搏患者的救治中。

2. 检查效率。POCUS 检查可增加 5 ～ 10 分钟的患者检查时间（但通常会减少患者在 ED 的总住院时间）。如果临床医生认为超声检查浪费了大量的时间，他们将不会进行这一检查。在预计将行超声检查时，提前将仪器放置在患者的房间，这样可以提高效率。如果在早期评估中发现 POCUS 在技术上具有挑战性，则应终止检查并转给影像学专家。POCUS的目标不是做所有的检查，而是做那些需要立即得到结果的检查或那些可以立即操作的检查。

3. 便于培训考试。如果要求学员将培训记录保存在记录本上或保存电子记录，那么项目执行可能会遇到困难，因为记录本或 U 盘可能会被遗忘或丢失，使学员感到沮丧。在数字时代，应可随时在超声系统和 / 或工作站上查看所有小组成员的超声检查（以便同事 / 顾问可以查看扫查结果）。设置一个指定的电脑以及办公室来审核、存储和备份检查资料至关重要。

4. 引入竞争机制。如果应用得当，竞争是一个有效的激励因素。定期公布学员的进度，让他们了解自己与他人的比较情况，可以鼓励那些可能感到迷茫的人。至少，它可提醒每个人继续练习超声技能。引入阶段式成就体系也是有益的，特别是如果在短时间内可以通过第一阶段的考核。对经验不足学员的认可，也可以激励那些达到一定培训水平的学员。

5. 为记录下来的研究提供个人反馈。一些鼓励可以提高超声检查的数量。发现学员正确捕捉的标志或病理图像，并让他们知道，这是令人振奋的。将屏幕截图和“这是一个很好的发现……”的话语发送电子邮件给学员，都会激发学员更多积极的结果。

许多在 2008 年之前接受培训的急诊医生已经具备了不包括 POCUS 的实践技能。除非认证是强制性的，否则医生不会及时完成认证要求，这就是为什么一个超声培训项目必须得到部门领导的全力支持和积极帮助的原因。对于执业医生来说，激励措施可以包括将财务奖金与完成认证流程联系起来，或者展示投资回报，无论是减少住院时间，增加相对价值单位（RVUs），还是其他运营效果，这有时会激励学员的后续实践。

九、购买超声设备

当选购超声仪器时，最佳的方法是将不同厂商的产品作比较，就像比较汽车一样。在不同的系统上有各种各样的附加功能。同样，每个制造商的成本也会有很大的差异。可以考虑找两到三家公司，借一台超声仪器使用几天；另一种选择是咨询值得信赖且有经验的同事，了解他们喜欢和不喜欢的机器。在选择特定的制造商时，租用设备可能是一个明智的选择。

一个新的问题是高质量 POCUS 成像仪的普及。传统上综合和 POCUS 都是在手推式仪器系统上进行的。然而，新的便携式和更便宜的仪器可由单人临床医生操作。然而，无论图像是在哪个平台上执行，管理 POCUS 的规则都是相同的。无论图像是在手持仪器上获取，还是通过手推式仪器获取，培训、计费和报告 / 存档的要求都是相同的。

（一）检查报告

保存超声检查结果有多种方法，包括两方面的内容：①如何保存诊断文字结果以及如何保存超声图像，后者尤为重要，将会影响到超声仪器的选购。②诊断的文字结果能简单地以图表的形式保存，或完整地录入医疗机构内共享的信息系统内保存。有时为了便于超声检查收费，要求为每项急诊超声检查都出一份单独的书面报告，相应的解决方案是建立急诊超声单一项目的检查结果表格，并将其纳入急诊病史保存。表格可以被设计成只对某些临床医生有权限开放。表格示例如图 2-1 所示。

急诊超声检查：结果仅供参考

医疗中心，____________________ 急诊科

日期：____________________

检查者：____________________
(姓名)

____
(签名)

级别1

外伤
- ☐ 腹腔积液
- ☐ 不确定
- ☐ 未见腹腔积液

胆囊
- ☐ 胆囊结石
- ☐ 不确定
- ☐ 未见胆囊结石

心脏
- ☐ 心包积液
- ☐ 不确定
- ☐ 未见心包积液

盆腔
- ☐ 确定的IUP
  （宫内胚芽或宫内原始心管搏动）
- ☐ 不确定

腹主动脉
- ☐ 腹主动脉瘤_____cm
- ☐ 不确定
- ☐ 未见腹主动脉瘤

（相关超声图像粘贴于报告反面）

级别2

外伤
- ☐ 显示满意
- ☐ 显示不满意
- ☐ 腹腔积液
- ☐ 未见游离积液

胆囊
- ☐ 显示满意
- ☐ 显示不满意
- ☐ 胆囊结石
- ☐ 胆囊窝游离积液
- ☐ 未见上述异常
  CBD_____mm
  胆囊壁厚_____mm

心脏
- ☐ 显示满意
- ☐ 显示不满意
- ☐ 心包积液
- ☐ 未见心包积液

盆腔
- ☐ 经腹部超声检查
- ☐ 经阴道超声检查
- ☐ 显示满意
- ☐ 显示不满意
- ☐ 确定的IUP
  （宫内胚芽或宫内原始心管搏动）
- ☐ 确定的宫外孕（宫外胚芽或宫内原始心管搏动）
- ☐ 附件包块
- ☐ 盆腔和腹腔积液
- ☐ 未见上述异常

腹主动脉
- ☐ 显示满意
- ☐ 显示不满意
- ☐ 腹主动脉瘤____cm
- ☐ 未见腹主动脉瘤

肾积水
- ☐ 显示满意
- ☐ 显示不满意
- ☐ 右侧/左侧肾积水
- ☐ 未见肾积水

备注：
(以上仅为本部门初步诊断，结果尚需结合临床做进一步确定)

所有的急诊超声检查都仅供参考，检查结果并不排除上述记录以外的其他病变存在。有疑问时，应进行全面的超声检查。

图 2-1　POCUS 报告单示例。

有几个保存图像选项。前几代的 POCUS 仪器包括热敏打印机（某些场合仍在使用），但现在所有的新仪器都有数字记录功能。目前的“最佳操作”是将数字图像集成到图像存档和通信系统（PACS）或一些其他图像系统中，这有助于 POCUS 检查的计费，因为同时需要“单独的书面报告”和图像存档方法[19]。如果图像与病历分开存档，则可以使用数字存储或录像，但是，在医疗记录之外的图像存档造成了医疗记录机密性和其他临床医生无法访问的合规性问题。随着 POCUS 项目的成熟，让其他临床医生可以看到图像变得越来越重要，简化了其他诊断成像顺序，并提高了医院 POCUS 项目系统的可信度和有效性。

（二）持续质量改进

所有新的 POCUS 项目都应该强调持续质量改进（continuous quality improvement，CQI），包括及时审查存档图像，并在部门日志中记录准确性（真阴性、假阳性等），这将帮助 POCUS 主管确定团队在培训或能力建设上的缺陷。CQI 项目可协助发现存在的问题，并可提供更多的教学机会。超声检查中伪像是很常见的，可以此作为起点，进行回顾分析和学习。而且如果有任何关于 POCUS 项目的政策变化或实践要求，成形的概述 CQI 过程和培训过程的文档将是无价的。

在激发学员们学习热情的过程中，POCUS 数量众多，理论上不可能回顾分析每一例检查，因而如何作回顾分析至关重要，包括指定病例回顾或随机抽查回顾。指定病例回顾多用于一些特定情况，例如当超声诊断结果与最终的诊断结果或术中表现存在差异时，或当某个同事质疑超声检查结果时。随机抽查回顾往往随机选择一定数量或一定比例的超声检查，评价其整体质量。

（三）CQI 随访

CQI 过程中发现的问题需要一种机制来确保个人和系统都得到优化。仔细记录图像审查结果，以证明该计划的安全和卓越。下面介绍一种分级方法。

一级：轻度

这个级别的偏差主要是由超声检查技术上的原因引起的（例如增益调节过高）或由于诊断标准不同（例如将内径为 6.5mm 的胆总管诊断为轻度扩张，但结合患者的年龄，也可以认为是正常大小）。该级别的偏差并不影响到患者的治疗。一般存在此类偏差时，需提供书面或电子记录。这类问题不能认为是“假阴性或假阳性”，因为临床问题得到了适当的回答，而反馈意见可使临床医生成为一个更好的超声医生。

二级：中度

这个级别的偏差主要为超声诊断报告与 CQI 回顾分析结果之间的差异，并非重要的误诊或漏诊。例如，超声检查报告提示患者有胆囊结石，而 CQI 随访分析发现了一个新手常犯的错误，即把十二指肠内气体的强回声误诊为胆囊结石。一般发现该级别的偏差后，会翻看患者的病史，评价该患者后续治疗是否恰当。根据后续的随访情况及患者当时的病情状况，采取相应的修改或补救措施。然后，这种反馈被记录为该临床医生的“错误诊断”。

三级：重度

这个级别的偏差主要为超声诊断报告与 CQI 回顾分析的结果之间存在严重的差异。通常是伴随着临床的严重后果。例如盆腔超声检查结果提示患者为宫内妊娠，而 CQI 回顾分析时并未在宫内发现妊娠迹象，只发现附件有一个 3cm×4cm 的肿块，并伴有盆腔游离积液。这种“错误诊断”有可能产生严重的临床后果。对这个临床医生的反馈是，如果其临床操作确实有问题，应立即补救并改变临床权限。

十、继续医学教育

目前的培训目标尚未明确“床旁即时超声”培训必须达到的医学继续教育（CME）学习要求。合理数量的医学教育时间、配合一定数量的“床旁即时超声”实践，能帮助学员在短期内获得必需甚至更高的诊疗技能。一项对于 42 家急诊超声培训的调查显示：当问及“需要设置多少 CME 学时才能提高超声技能”时，回答介于 0 ～ 30 个学时，其中位数为 8 学时。超声培训师在设置 CME 学时之前，要考虑上述因素。一些国家培训组织提出的建议，可以用来指导这一决定 [1]。

十一、专科急诊超声医师的重点实践指定

2019 年，美国医学专业委员会批准了高级急诊医学超声检查（AEMUS）的重点实践指定（FPD）。FPD 明确了具有高级急诊超声综合认证的急诊医生应该掌握的专业知识。最终，只有已经完成了美国急诊医学委员会（ABEM）的超声专科培训或经过 AOBEM 认证的（或合格的）医生才有资格获得这一称号。最初，有两种认证途径：①有时间限制的培训加实操途径；②只进行实操的途径。考生必须通过笔试才能获得此项认可。新的 FPD 对超声专科培训项目影响较大。与住院医师项目不同，在 FPD 下的专科培训项目的批准不属于 ACGME 的管辖范围。新组建的急诊超声研究认证委员会（EUFAC）将根据 AEMUS 项目的要求对培训项目进行认证。常规要求可以在 ABEM 的网站上查看：https：//www.abem.org.

十二、床旁即时超声培训的成本

临床医师针对“床旁即时超声”培训最常见的问题是需要多少经费。有关这方面公开发表的资料较少。有些成本容易估算（如设备及耗材费用、人员培训费用），有些则难以估算（如项目设计、临床实践费用）。设立培训项目的管理人员应该认识到 POCUS 有助于患者的安全和护理，许多研究如证明了其对患者周转率和住院时间的积极影响 [20-22]。全国各地的许多急诊科都进行了投资回报计算 [23]。

参考文献

完整的参考资料可参考网站
www.mhprofessional.com/mamateer4e

第 3 章 超声图像生成原理和图像伪差

David P. Bahner, Patrick J. Sylvester, and Inder Raj S. Makin

一、概述

本章主要介绍临床医生在医疗时如何获取最佳的超声图像并进行分析的过程。超声波图像生成背后的科学是一段发现之旅，最初超声是用于体检，现在已发展为能够听到和看到体内结构的状态。其中包括被描述为固体、液体和气体的人体组织的物理特性，这些概念是建立在我们描述机械波的物理学和这些波受到组织边界的各种表面的阻碍而衰减的基础之上的。比较各种类型的医学图像的声波频率可以帮助操作者理解图像是如何生成的以及各种医学成像技术的安全范围。开发基于数字原理的技术以优化产生高质量的图像，并建立一种通用的语言来操作探头和处理图像，可以减少超声对操作员个人技术的依赖性。

二、图像生成的历史

18 世纪，Joseph Leopold Auenbrugger 观察到他的父亲通过敲打木桶，来了解桶里的液体是满的还是空的，由此他开始了对患者体内结构的人工显像的探索。Leopold 通过这个观察结果指出叩诊可以作为患者体格检查的关键部分。Rene Laennec 把他的耳朵直接放在病人的胸部来检查病人体内是否有液体、空气或疾病。通过观察孩子们用木头和大头针放大了声音，他“发明”了听诊器。

1895 年 11 月 8 日，威廉·伦琴（William Roentgen）观察到电磁辐射使铂板发出荧光使医学成像得到了发展。一个月后，他第一次使用这一原理使他妻子的手显像，成为了放射学和医学影像的起源。正如放射学和透视技术使用电磁辐射对人体中的软组织、骨骼、气体和液体进行成像，计算机技术的出现为影像学扩展到计算机断层扫描（CT）奠定了基础，并提高了成像的清晰度。20 世纪，影像科学传播到世界各地，X 光成为一个现代奇迹，使临床医生能够透视人体表面下的结构，如肠道、大脑和心脏等，期间解剖学和病理学也有了飞跃性的发展。

CT是计算机和伦琴发现的X射线技术的结合。从多条视线上成像人体，然后将数据整合为“断层扫描”，从 20 世纪 70 年代的第一代扫描仪开始，现在扫描可以在几秒钟到几分钟内完成，然后重建人体组织内部的详细图像。这些 CT 扫描在创伤等领域的使用越来越多，在这些领域，“泛扫描”是应用于怀疑有多发性创伤患者的一种检查方法。随着 CT 使用的增加，以及已知的电离辐射风险，已经制定出相应的指南和标准，以帮助安全地使用这种敏感的诊断成像方式。

声纳（声纳导航和测距）可用来定位潜艇，在工业中检测缺陷，20 世纪中期，早期的先驱们将其用于医学。与以前的成像方式一样，计算机技术的发展使超声成为一种“安全”的检查方式，且没有电离辐射的困扰。然而，在大量新用户中它的安全性仍需要加以考虑，这些新用户可能并不总是接受有关这种在早期和今天被称为“21 世纪的听诊器”的设备的细微差别的培训。

本章向读者介绍一些超声成像的基本概念，并说明了一些学习者在进行超声检查时可以应用的标准原则。超声波是一种高频（2 ～ 15MHz）的机械能，通过生物介质传播，根据各种组织的物理性质（密度、声速、衰减、阻抗）产生图像。随着高效探头、更快的计算机速度、复杂的信号处理和小型化设备的出现，这一过程得到了极大的改进。随着价格的大幅下降，这些设备已经在世界各地的医疗机构中无处不在，甚至在太空中应用。

2011 年，“床旁即时超声”（POCUS）一词被用于描述不同科室的临床医生在多个专科进行的超声。许多内科医生和非内科医生都看到了使用超声这一安全有效的方式来可视化体表下结构的好处。随着越来越多的操作人员使用 POCUS，理解图像生成的基本原理是非常必要的，包括超声波的物理原理，生物组织的性质，以及如何用声波生成图像的技术。

三、次声波、声波、超声波和电磁频谱

以赫兹（周期 / 秒）为单位的频谱存在于机械波（如超声波）和电磁波（光波）中（图 3-1）。机械波需要介质来传播，最常见的介质是液体、固体和气体。例如，人类对声音的听觉感知是通过空气传播、骨骼传导，以流体波的形式传播，这样我们每天可以听到别人说话或听到音乐。这些声音振动由我们的外耳、中耳和内耳处理，我们将声音的频率感知为音调。人类对于声音的感知就是我们的耳朵能在自然界、音乐中或日常语言中听到的低音和高音。这些被感知的声波的频率在 20 ～ 20000Hz 之间。在 0 ～ 20Hz 范围内的次声波低于人的听力范围。超过人类耳蜗可以处理的频率被认为是超声波，即超过 20 000Hz 的频率。在医学领域，诊断性超声波包含的频率范围在 200 万至 1500 万周期 / 秒（2 ～ 15MHz）之间，远高于人类听力的范围。单一探头所覆盖的频率范围称为带宽，例如，可以覆盖 2 ～ 5MHz。电磁波通过真空和物质介质传播，在真空中以 3×10^8m/s 的速度传播（作为比较，超声在软组织中的速度是 1540m/s）。我们都知道电磁波谱（EMS），这些波的范围从低频无线电波到微波、红外、光（ROYGBIV）、紫外线、X 射线到高频伽马波（图 3-1）。正如机械波会衰减和减弱一样，电磁波也是如此，这就是为什么像 X 射线这样的高频电磁波会随着距离迅速消散的原因，所以检查人员可以站在后面，而不会将自己暴露在电离辐射中。

四、图像生成的原理

所有的波都有相似的特征，可以用它们的频率（波 / 秒）和能量（J）来描述。波场随传播距离而衰减或减弱。这种衰减是由四种基本的现象引起的：吸收、散射、反射和折射。

描述超声成像的基本方法是脉冲回波原理。简单地说，脉冲声波由超声波源产生，在介质中传播，随着飞行时间的推移而发生偏移，并被同一设备接收。声纳可以作为诊断超声的一个例子。声纳通过发出超声波脉冲信号（100 ～ 250kHz）来定位潜艇。由于金属表面与海水的阻抗不同，该信号从海底表面反射回来。通过海水中的声速，可以计算出目标的距离。超声辐射器由压电陶瓷材料制成，既能发送也能接收超声信号。早期的发明家借用了相同的原理研发出了超声设备，利用声束与胆结石、婴儿、心脏等物质之间的反射来分析人体结构。

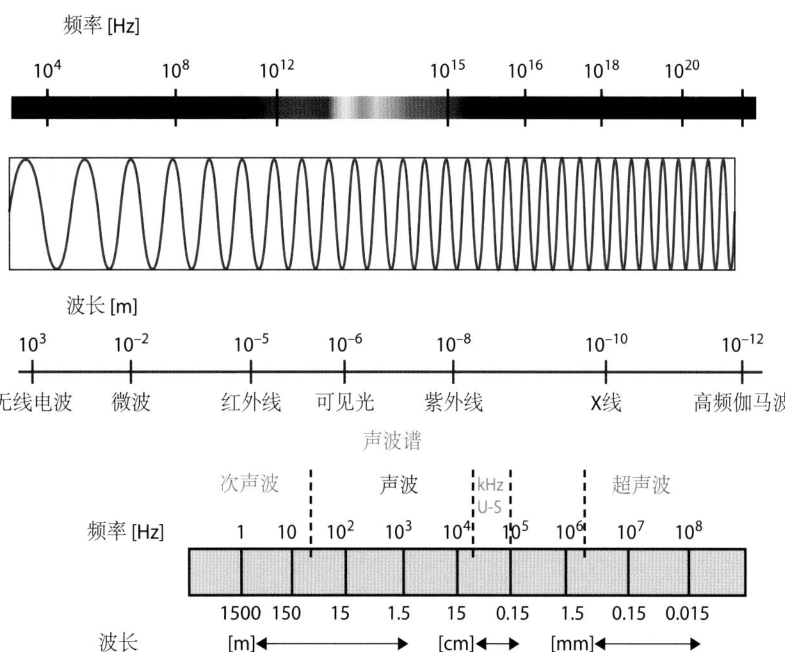

图 3-1 电磁辐射和声辐射的光谱示意图，显示了它们各自的实际频率范围。请注意，电磁光谱波长（在真空中）是基于光速 3×10^8m/s。对于医疗超声波应用（2 ～ 15MHz），以水中的传播速度 1500m/s 作为预测标准。

时间 - 谐波超声信号具有利用多普勒原理检测介质内运动目标的能力。当一个已知频率的声音信号从一个移动目标反射回来时，反射信号的频率或音调会发生偏移，这取决于超声源和反射目标之间的相对速度。在速度为正的情况下，信号的频率（基音）上移；当相对速度为负时，频率为负。这就是著名的多普勒效应，当一列火车鸣笛向静止的听者移动时，音调会增加；而当火车远离听者时，音调会减弱。这种多普勒频移是相对于移动的火车的速度和听者的位置，我们每天都经历这种多普勒效应——无论是在看天气变化还是站在繁忙的街角，身边有一辆经过的救护车时。

利用脉冲回波对静态界面（如组织边界）进行测距或定位，并利用多普勒效应对运动物体（如血管中的红细胞）进行检测，超声成像仪可以提供人体内部结构的信息。这些相同的原理可在 EMS 技术中交替应用，如雷达（无线电波测距）、激光雷达（光波测距）和激光多普勒流量测量，并依赖于生成图像使用的频谱。

五、超声波的物理特性

（一）振幅、波长、周期和频率

为了理解超声在介质中的传播，可以考虑如图 3-2 所示的时间 - 谐波振荡源在管口处的运动。这个振荡源的运动导致了物质的周期性扰动，由此产生的波通过介质传播。假设介质是生物组织，在组织介质中传播的超声能量由一系列周期性的压缩带和稀薄带表示。由于传播的方向与振源的运动方向一致，就产生了纵波。压缩带或稀薄带的大小可以用压力单位表示，作为空间的函数。这种波从压力峰值到峰值的周期性是波长 λ 。

压力扰动每单位时间的重复次数称为频率 f。此外，请注意压力波传播的速度，即声速（c），取决于介质。对于声源，频率 f 和波长 λ 的乘积等于声速（c）。因此，如果已知辐射源通过介质的频率，则波长与频率成反比。

六、声阻抗、吸收、散射和衰减

材料介质的一个重要特性是声阻抗。声阻抗 Z 等于介质的密度（r）和声速（c）的乘积。两种介质之间的声阻抗不匹配决定了通过第二种介质（传输）传播的声能量，以及被反射回来的部分。在第二介质阻抗比第一介质大或小得多的情况下，大部分能量在两种介质之间的界面上反射。声音在介质中传播时，会在源频率处产生周期性的材料振动。由于内部热黏滞效应，粒子振动导致能量净损失作为传播距离的函数。因为声能转换成热能，这种能量损失是不可逆的，对于组织介质，吸收以对数方式降低声能。此外，能量吸收与频率有关，并随着源频率的增加而增加。如果波长大于组织介质界面的大小，如组织细胞和红细胞，则通过组织介质的声波能量会散射。除其他因素外，组织介质中的散射会产生超声图像中的经典斑点。超声衰减是一个常用的术语，它表示由于吸收、散射和局部阻抗失配损失导致的声能累积减少。

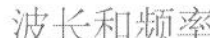

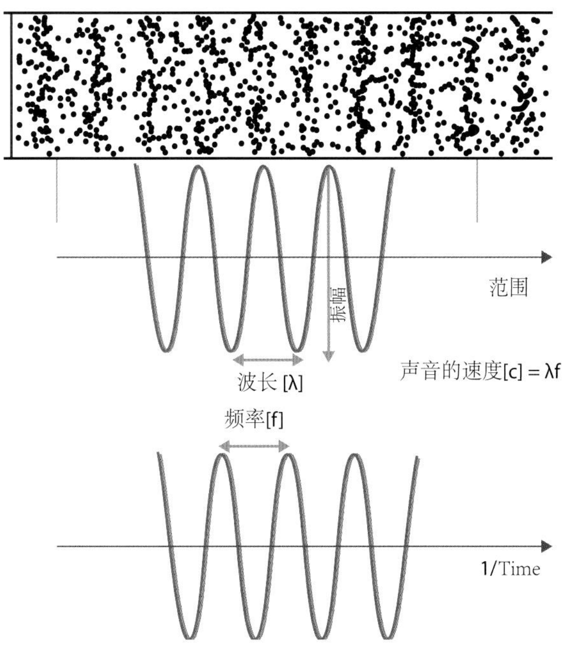

图 3-2 **纵向波通过材料介质传播示意图，以及频率、波长和振幅之间的关系。**

（一）与实践的关系

上述简单的物理概念在超声诊断中具有实际意义。表 3-1 描述了这些参数的一些相关物理值。医学成像中使用的探头的频率范围通常为 2 ～ 15MHz。在声速为 1540m/s 的情况下，诊断超声应用的对应波长范围为 0.77 ～ 0.10mm。由于任何波的最大空间分辨率是由其波长决定的，超声成像提供了在亚毫米尺度上解析组织结构的能力。

在考虑超声在多种介质中的传播时，重要的是要考虑介质的阻抗（密度和声速的乘积）。表 3-2 列出了一些介质的密度、声速和阻抗值，由于软组织层之间的阻抗相似，超声波在软组织层的传播是相当有效的。由于组织 - 空气和组织 - 骨之间的阻抗相差较大，最小的能量才能被传输到远端介质，因此，在实践中，当软组织的“声窗”可用时，如左肝或肋间间隙，对感兴趣的区域进行超声成像是最好的。扫查不仅可以在近场找到黑色或灰色结构的声窗，还可以将入射角最大化到 90°。在临床影像学中，声场垂直于两个介质之间的组织界面是很少见的。当声波与传播界面相遇时，会根据两种介质的声速比进行折射（图 3-3）。入射场和折射场之间的角度关系称为斯涅尔定律（折射定律）。

表 3-1 （A）表总结了一些与超声成像相关的常见的基本的数学公式

声速	频率 × 波长	$f \times \lambda$
声阻抗	密度 × 声速	$\rho \times c$
声强	在一定范围（z）内超声能量的大小	$I(z) = I_0 e^{-a(f)z}$
衰减	频率依赖性	$a = a_0 f^{1.1}$
折射率	斯涅尔定律	$\sin(\theta_r)/\sin(\theta_i) = c_r/c_i$

表 3-1 （B）表列出了超声医学感兴趣的频率范围内的频率、波长和时间周期的物理值

频率（MHz）	波长（mm）（平均组织：c=1540m/s）	时间段（μs）
1	1.54	1.0
5	0.31	0.2
10	0.15	0.1
15	0.102	0.07

表 3-2 普通组织介质的密度、声速和阻抗的列表

介质	密度（kg/m^3）ρ	声速（m/s）c	阻抗（MRayls）Z
水	1000	1480	1.48
血液	1060	1584	1.68
脂肪组织	950	1450	1.38
肌肉	1050	1580	1.66
平均组织	1055	1540	1.62
骨	1920	3635	6.98
空气	1.21	343	0.0004

Data from International Commission on Radiation Units and Measurements（ICRU）, Report 61, ISBN 0-913394-60-2.

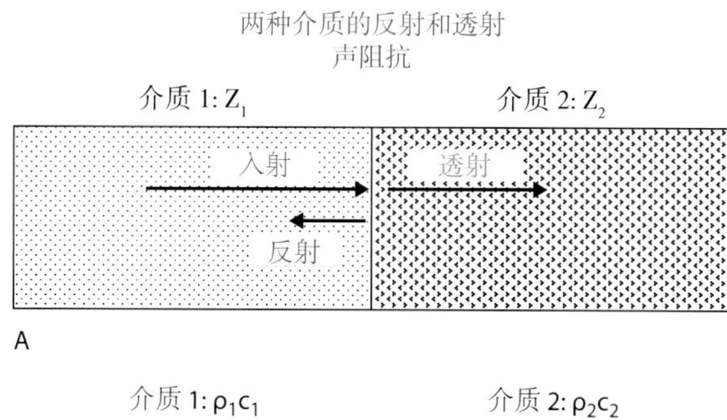

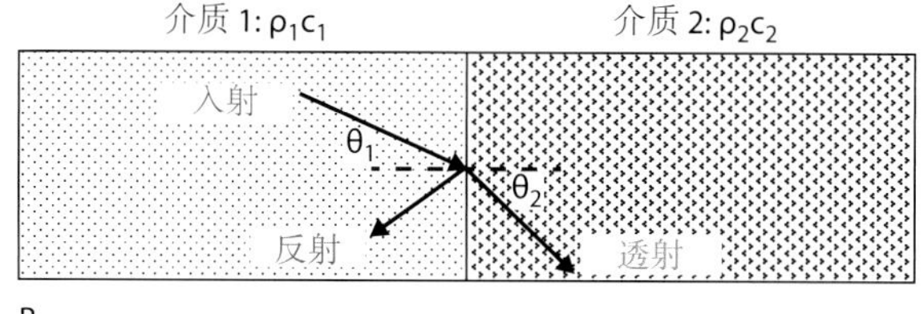

图 3-3　**声波通过两种介质传播的示意图：（a）正常入射和（b）以一定角度入射。声波波前的透射和反射是由两种介质的阻抗比决定的。**

虽然更高的源频率会带来更高的分辨率，但频率相关的吸收在组织中也相应增加，限制了创建图像的声能传播的深度，在理想的分辨率和深度之间的平衡决定了探头频率的选择和适当的穿透深度。由于声能以对数级衰减，声能损失迅速增加。表 3-3 为各种组织的衰减系数及其在液体、固体和气体中的衰减系数。软组织中的标准化成像深度和衰减系数见表 3-4。最终，声场在介质中的传播由其所穿过介质的相应声阻抗和衰减系数决定。表 3-5 列出了超声扫查过程中常见介质的声阻抗和衰减系数。

表 3-3　代表组织介质的衰减系数 *

介质	衰减系数 α（dB/cm）
水	0.002
血液	0.15
脂肪组织	0.3
肌肉	0.75
平均组织	0.6
骨	18.0
肺 **	37.0

*International Commission on Radiation Units and Measurements（ICRU）, Report 61, ISBN 0-913394-60-2.

**Goss SA, Johnston RL, Dunn F: Compilation of empirical ultrasonic properties of mammalian tissues. II. J Acoust Soc Am 68（1）:93-108, 1980.

表 3-4　医学超声频率范围（2 ～ 15MHz）的标准化组织的正常成像深度，对应频率的衰减系数

源频率(MHz)	衰减系数（dB/cm）	有效深度(cm)
2.0	1.0	30
3.5	1.8	17
5.0	2.5	12
7.5	3.8	8
10.0	5.0	6
15.0	7.5	4

表 3-5　常用成像组织介质的衰减系数和阻抗 *

介质	阻抗	衰减系数（dB/cm/MHz）
水	1.48	0.002
血液	1.68	0.15
脂肪组织	1.38	0.3
肌肉	1.66	0.75
平均组织	1.62	0.6
骨	6.98	18.0
肺 **	0.0004	37.0

*International Commission on Radiation Units and Measurements（ICRU）, Report 61, ISBN 0-913394-60-2.

**Goss SA, Johnston RL, Dunn F: Compilation of empirical ultrasonic properties of mammalian tissues. II, J Acoust Soc Am. 1980 Jul;68（1）:93-108.

（二）超声波束

在 2 ～ 15MHz 频率范围内工作的超声波源可以成像身体内部几毫米到数厘米深处的软组织结构。此外，在兆赫频率工作范围内，超声可用于解析人体亚毫米结构。对于诊断超声应用，通常超声源（探头）的波长大于工作频率相关的波长。因此，发射的超声更像一个定向光束，或从手电筒发射的直线光束。诊断超声源像一个光源，发出的声束可以通过物理声学透镜聚焦，或声束可以电子聚焦。图 3-4 是一个矩形探头在距离超声源约 5cm 处聚焦能量的模拟波束图。请注意，虽然声束的主瓣是显著的，但由于超声波从探头边缘绕射，会产生旁瓣。

图 3-5 显示了一些相关的声束参数，这些参数可以优化超声源的图像生成。超声源的轴向和横向

分辨率是分辨两个相邻结构的能力，这两个结构分别沿着或垂直于声束轴。轴向和横向分辨率参数都与声源的波长成正比。因此，发射源的频率越高（波长越短），系统的轴向分辨率越好。此外，在给定的声源驱动频率下，轴向分辨率是发射脉冲周期的函数。与相同频率的长周期脉冲相比，较短脉冲的探头可以更好地分辨两个轴向定位的结构。超声源的尺寸、频率和焦点处的波束宽度决定了横向分辨率。与较小的声源相比，在给定的频率下，由于聚焦能力更好，较大的声源可以获得更高的横向分辨率。

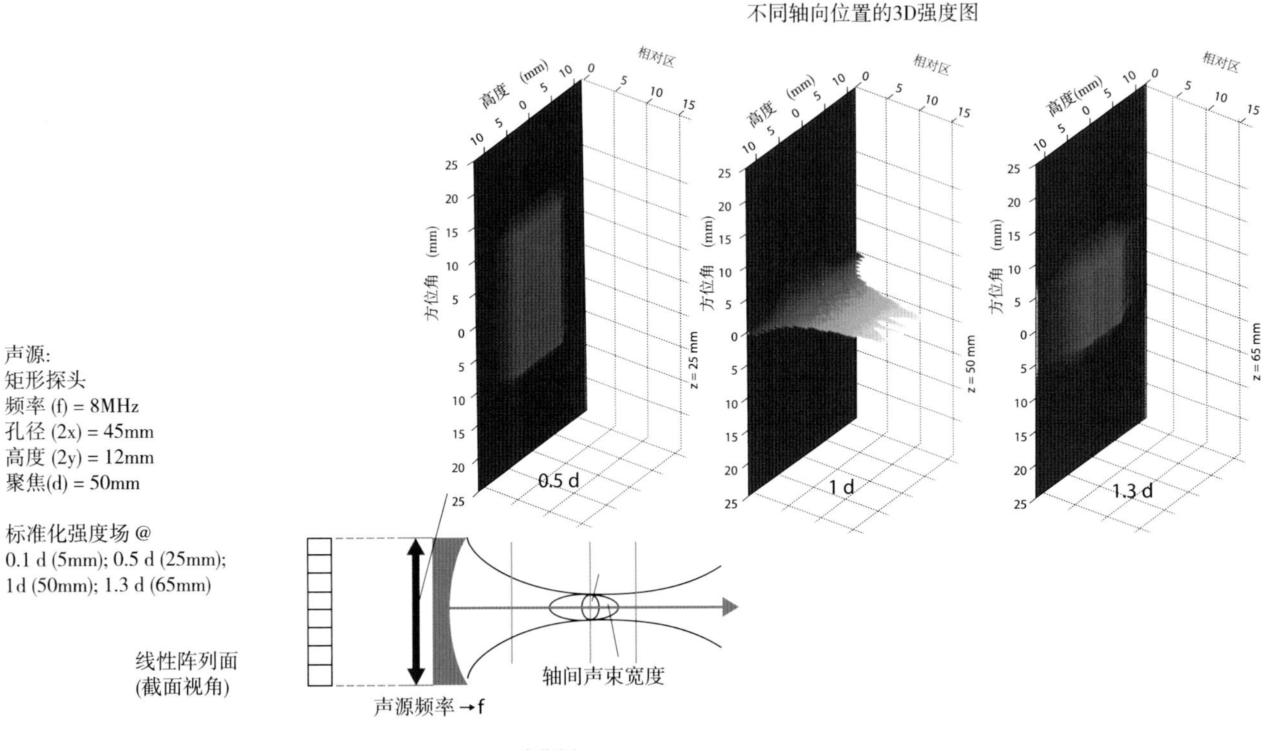

图 3-4　具有实际应用价值的聚焦线性阵列数值模拟，图尺寸为 45mm ×12mm，工作频率为 8MHz，聚焦频率为 50mm。注意焦平面上的旁瓣，有降低探头空间分辨率的趋势。

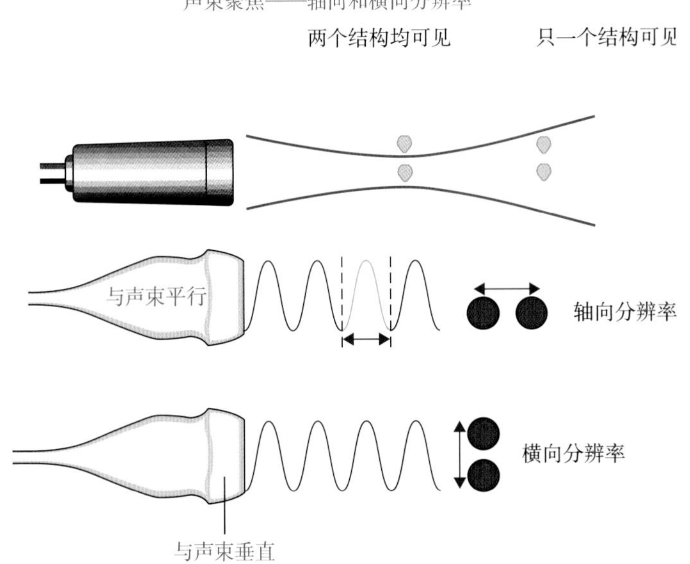

图 3-5　决定图像生成质量的焦点声束的特性。关键特征是轴向、横向和时间分辨率。这些都取决于声源频率、探头的尺寸和发射的脉冲长度。

（三）与实践的关系

在诊断超声应用中，由于声源的标称波长远小于声源的尺寸，与衰减和光速衍射有关的光波原理也适用。目前的超声探头都具有独特的形状和声源特性，如频率、尺寸、声源脉冲和聚焦，并考虑到特定的临床应用。图 3-6 显示了通常用于 POCUS 的三种类型探头的示意图。凸阵探头具有广阔的扫查范围，3 ～ 6MHz 的频率范围可用于腹部成像。与凸阵探头相比，线阵探头的视场更小，在目前的系统中工作频率从 7MHz 到 15MHz，主要用于浅表成像、肌肉骨骼和血管成像。心脏探头通常使用 2.5MHz 左右的频率（2 ～ 4MHz）工作，具有较大的成像深度，而且由于其体积小，可以方便地放置在胸肋间隙。

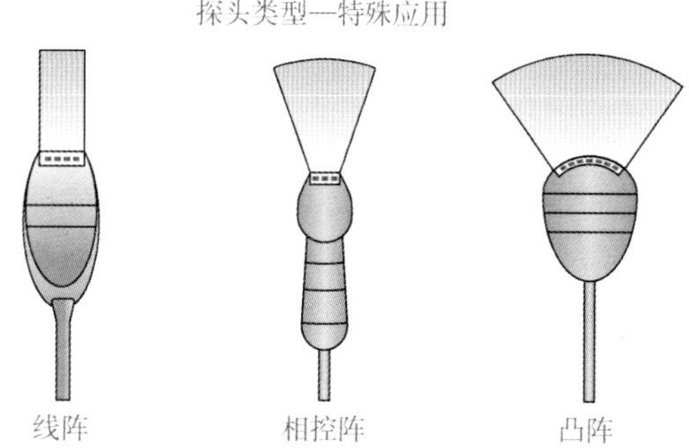

图 3-6　用于 POCUS 的三种常用的探头示意图。线阵探头用于浅表血管和 MSK 成像；凸阵探头用于腹部或妇产科等深部结构成像；小面积相控阵探头用于心脏成像。

（四）移动目标的超声成像

从组织内运动目标反射的超声场，如从血红细胞反射的信号能显示出声源频率的变化，这取决于运动目标是朝着超声波束的方向移动还是远离。流速越快，接收信号的频移越大。对于发射到移动的红细胞上的声束来说，反射信号的频移由多普勒方程决定，如图 3-7 所示。多普勒频移的幅度，除了取决于流速外，还取决于血管处的超声角度。基于余弦函数，当声束平行于血管（0° 或 180°）时，可以实现最大多普勒频移，这是血管内超声的工作原理，但对于传统超声扫查来说是不现实的。表 3-6 给出了波束角的范围及影响多普勒频移的因素。在实际应用中，如果探头与血管平齐，使波束与血管的角度在 30° ～ 45° 之间，则可以获得误差最小的探头位移。

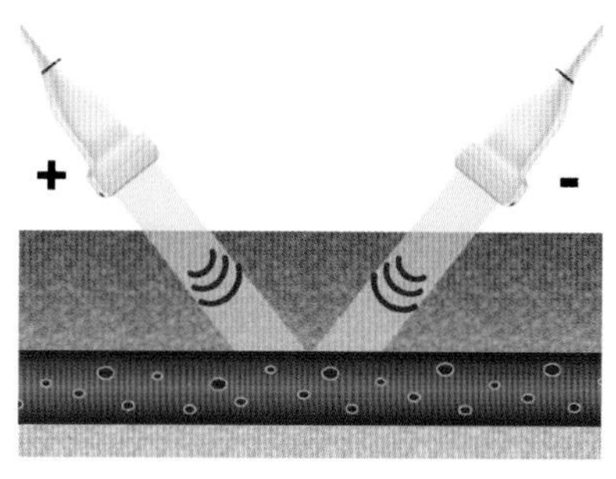

图 3-7　多普勒超声血流成像的示意图。多普勒信号的强度由声源频率的方向频移来表示。

表 3-6　超声多普勒测量流速的准确性及入射角的函数

超声波角度（°）	cos（θ）	注释
0°	1.00	最大多普勒信号
30°	0.87	实际的入射角度范围
45°	0.71	
60°	0.50	波束角上限
90°	0.00	无多普勒信号

（五）与实践的关系

在实践中，多普勒超声成像可覆盖各种结构和组织界面的标准超声图像。扫查目标的流动或运动，如血液流动，根据其流向或远离探头，以颜色编码的方式表示，基于频移幅度的运动目标速度图以从蓝色到红色的颜色像素值表示。使用脉冲信号定向到血管内的一个选择性采样体积，血液速度可以显示为时间的函数。这种模式被称为频谱多普勒，是评估心血管疾病或创伤引起的血流变化的有价值的工具。如果彩色图出现斑纹或光谱轨迹被切断，用户应该注意多普勒脉冲的脉冲重复频率（PRF）是否足够高，以准确地表示特定速度下的血管流量。在一个特定的流量水平下，较低的 PRF 会导致信号的“混叠”、被干扰的彩色图像和被截断的多普勒频谱跟踪结果。

（六）超声波能量的产生

超声波能量主要是通过压电效应来产生的，目前用于产生压电效应的材料是由锆钛酸铅（PZT）组成的晶体陶瓷。图 3-8 是 PZT 元件的原理图。当在元件上施加电压时，压电陶瓷材料与施加的电压同相振动，导致辐射场通过接触压电陶瓷的介质。因此，以 PZT 材料作为探头时，可将电能转换为机械能。此外，当邻近介质的机械压力干扰入射到压电陶瓷表面时，压电陶瓷材料会产生同步电响应。因此，压电现象是“双向的”。压力波可以转化为电波，而电波也可以转化为压力波。

对于诊断超声成像，很少使用单一的 PZT 元件。超声探头多由一系列较小的压电元件组成，这些压电元件排列成“阵列”，以符合特定的应用，例如线性阵列、曲线阵列或相控阵列。通过这个压电元件，利用几何形状产生定向声束，单个阵列元素可以被电子激活实现聚焦声束或声束转向（图 3-9）。

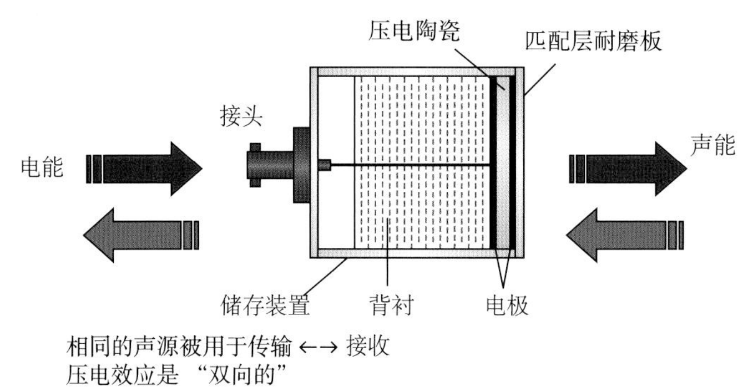

图 3-8 压电探头的各种组件，以及“压电效应”，这是产生超声场的基础。

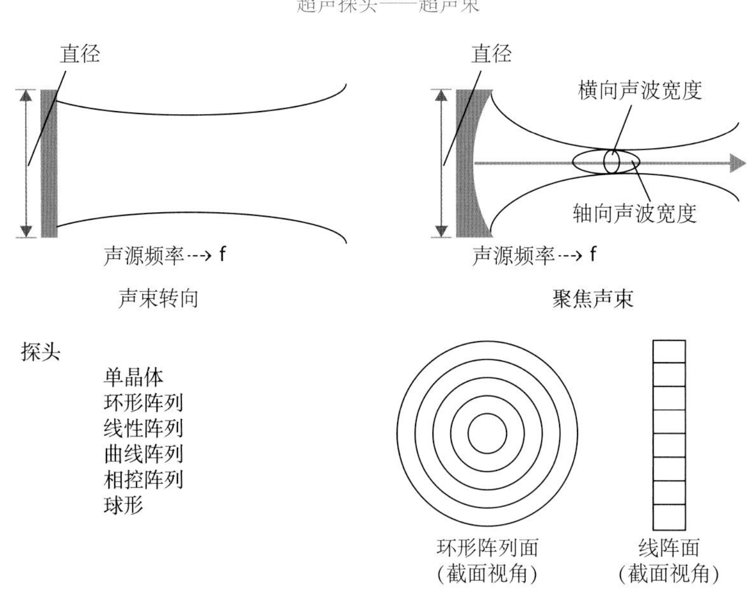

图 3-9 用于超声成像的各种探头类型。

压电技术在过去的三十年里经历了重大的进步，为终端用户提供了带宽更宽、频率更高、更高效的探头，以及具有更多压电单元数量的复杂阵列，包括二维（2D）阵列。这些发展使超声检查可获得更高的分辨率，特定频率下更深的穿透能力，增强的对比度和复杂的扫查技术，如谐波成像，扩展视场，图像合成等。大多数基于 PZT 的探头已经用于操作简便的 POCUS 仪器。

在过去的15年里，随着临床检查设备的发展，硅基微机械超声探头系统领域的超声发展终于取得了成果。与基于PZT的超声探头不同，硅基微加工单元完全是在一个硅衬底上制作的。该系统是蜂窝状充满空气的电容腔，空隙很小，由一层薄硅膜覆盖。高偏置电压下，电容器积累电荷（能量）。在时变信号存在的情况下，腔体共振并产生超声场。电容式微机械超声探头（CMUT）的设计与基于PZT的探头相比有几个潜在的优势。CMUT探头的带宽较宽，即可用于低频、深部结构扫查，也可用于浅层结构的成像。CMUT探头降低了制造成本。由于CMUT单元可以很容易地连接到前端成像电子设备，这些系统具有更大的小型化潜力。最后，该探头结构具有与组织更好的声学匹配，从而可将超声能量传播到组织中实现更好的耦合[7,8]。

（七）超声图像生成

为了利用超声能量形成图像，从探头表面发射几个周期长的短脉冲声信号，穿过各层组织，在每个组织界面上将部分能量反射回探头（图3-10）。在每个脉冲发射后，探头处于接收模式，记录来自各个层面的反射脉冲信号。由于声音在组织中的速度是已知的，以每个接收到的信号之间在时间上的延迟，作为探头距离的函数，可以标记特定组织的位置。驱动超声探头的控制器将接收到的模拟信号转换为数字灰度值，显示在显示器上。作为时间（和范围）的函数，接收到的模拟“振幅”信号的线性轨迹被称为“A扫查”，接收信号的空间标记灰度“亮度”称为“B扫查”。超声探头由一组单元组成，每个单元被驱动发射独特的发射脉冲。沿着探头表面整合所有的发射—接收信号，完成对组织结构的2D成像（B扫查）。为了生成最佳图像，驱动超声探头的控制器具有定时和协调发射单个阵列元素的能力，以聚焦和引导声束，在获取反射信号的同时，跟踪接收到的各种组织结构的回声的飞行时间和空间方向。

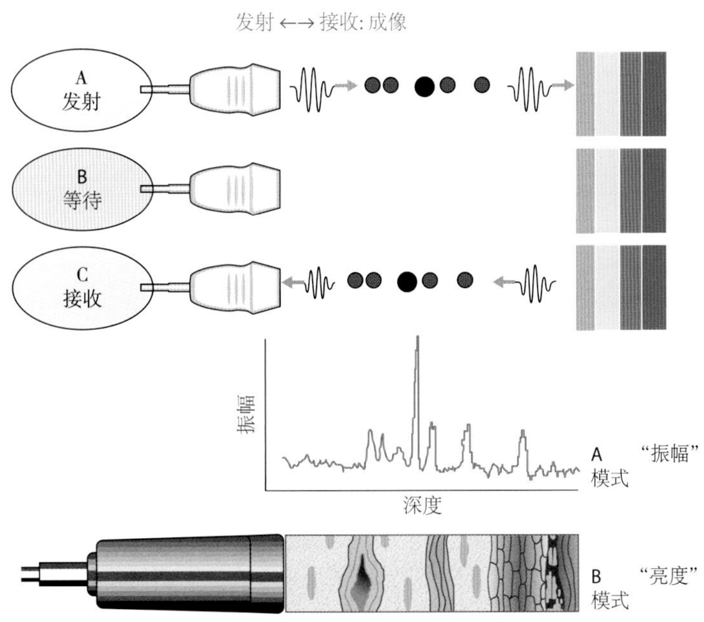

图3-10 超声波脉冲发射后，接收来自各组织层的反射脉冲存在时间延时，形成扫查线上的A模式结果，并通过探头的电子元件形成二维亮度模式图像。

（八）与实践的关系

形成灰度亮度图是现有超声仪器中基本的扫查功能（图3-11）。强反射面结构表现为“高回声”，而弱反射面或衰减区较暗，表现为“低回声”。高分辨率、高对比度的临床图像的生成是发射和接收波束的复杂波束形成，以及排除噪声和增强各种组织边界的带宽信号的结果。目前的 POCUS 仪器有基于特定成像应用的内置成像预设，最大限度地减少了用户调节的需求，并使临床医生能够将注意力集中到临床扫查任务上。

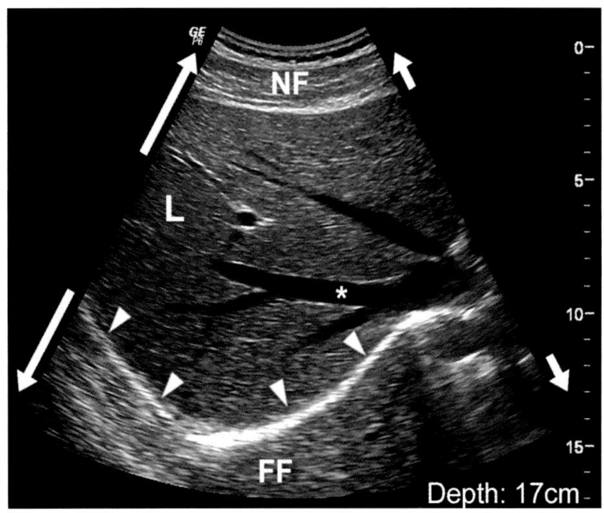

图 3-11 **具有代表性的肝脏、横膈和门静脉的肋下切面，显示了B模式图像中灰度的各种特征。高回声横膈(无尾箭)呈明亮高回声，而低回声血液（星号）呈黑色。等回声肝实质（L）为中间灰色阴影。长箭头 = 前缘，短箭头 = 后缘，NF= 近场，FF= 远场。**

七、设备操作基础知识和超声成像模式

诊断性超声成像一直以来都严重依赖于操作者的个人技能和判断力，因此很多新手在初期学习时会对超声设备、显示器和控件存在恐惧感。通过学习一些基本的概念和练习，每个机构的老师都可以帮助初学者了解他们使用的机器以及如何优化图像操作。首先是启动设备的开 / 关按钮。打开机器是第一步，并确认已插好电源，以确保它能生成图像。确保所有部件连接紧密，可以使操作人员有效地操作机器。接下来，操作者需要选择正确的探头、应用程序和模式，并在设备的显示器上验证这些信息。一旦操作者看到图像，就可以通过稳定的压力和足够的耦合剂，在与被扫查结构的最佳共振角度（90°）下对图像进行优化。额外的优化还可以使用设备上的物理键、按钮和模拟旋钮或电子按键进行。

八、成像模式

如上一节所述，亮度模式或 B 模式可以生成二维超声图像。这种“2D”层析成像切片在急诊超声检查评估病人时是最常用的。M 模式，或“运动模式”，可以同时显示二维 B 模式图像和解剖运动界面（如胸膜表面或心脏瓣膜）的特征波形（图 3-12）。M 型波形描述了相对于探头垂直轴上组织的运动或偏转，以水平轴表示时间。例如，在心脏周期变化期间，它可以用来证明病变的发生，例如确定继发于心脏压塞的右心室舒张性塌陷。同样，使用 M 模式也可以这种方式记录肺滑动。M 型技术在妊娠期间的急诊和急症护理中也有价值，并可精确测量和记录胎儿心脏活动。M 模式是安全的检查方式，可以提供体内组织结构运动的生理信息。

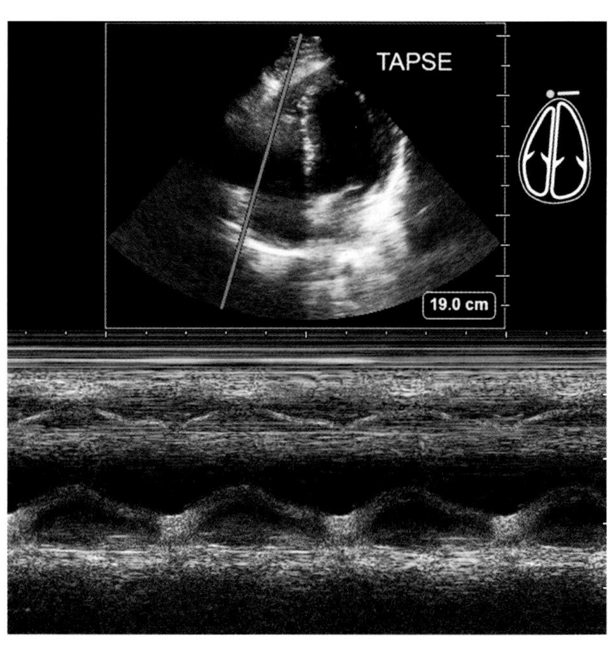

图 3-12 **心尖四腔切面的运动模式（M 模式）显示三尖瓣环处右心室壁运动偏移。TAPSE：三尖瓣环平面收缩偏移。**

多普勒成像依赖于对来自血管内血细胞等移动散射体的发射和接收多普勒信号之间的“频移”的信号转换。多普勒信号可以有几种不同的形式。彩色多普勒是 2D 成像以红色和蓝色显示的方向和平均流速，但它不能显示瞬时峰值速度，也不能真正

量化。色条顶部的颜色表示流向探头的液体，色条底部的颜色表示远离探头的液体。它对探头的位置很敏感（图 3-13）。频谱多普勒可产生特征波形，定量评估感兴趣区域的血流速度。由此产生时间 - 速度图，显示被检查血管的每搏血流速度。基于预期的血流速度，多普勒设置中的脉冲重复频率应该设置得足够高，以避免人为的多普勒信号"混叠"。能量多普勒图像是在感兴趣区域估测血流的速度，因此不能显示血流的方向。能量多普勒信号对低速血流或低血容量状态（如卵巢或睾丸扭转）有更好的敏感性。它之所以能做到这一点，是因为它比较或平均了几帧图像，这些图像存储了多个心脏周期的累积流量。与彩色多普勒相比，这种模式的角度依赖性更小，但也确实需要额外的处理时间，并减慢采集图像的速率。

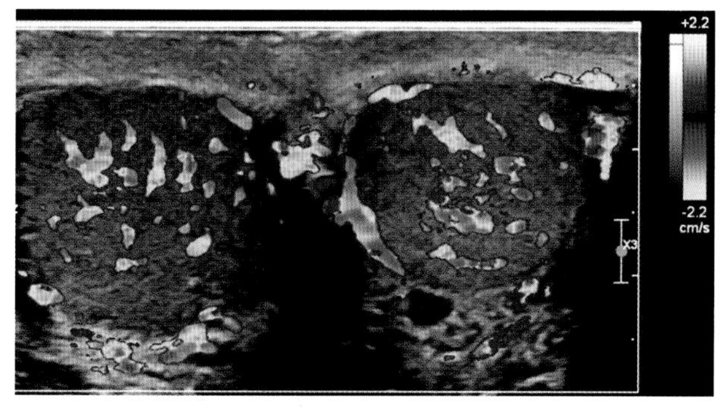

图 3-13　双侧睾丸彩色血流多普勒图像。流量显示在图像右侧的彩色光谱条上，传统的排列方式是蓝色远离探头，红色朝向探头。

每种形式的多普勒都有其优点和局限性，操作均较为简单。多普勒信号处理和速度测量的全面讨论超出了本章的范围。

九、三维结构的二维成像

二维图像（B 模式或灰阶图像）是根据接收信号的方向和发射与返回信号之间的时间间隔在显示器上生成的。回声度是指从一个给定结构反射的信号的振幅（亮度）与周围结构反射的信号的振幅的比。高回声、低回声和等回声结构如图 3-11 所示。无回声指的是没有回声。通常，充满液体的结构表现为无回声（或黑色）。

探头是连接患者和图像的纽带。声束来自探头，并在体内不同的组织面衰减。为了创建 2D 图像，来自患者的数据被探头转导，生成一个二维平面图，在显示器上显示为四边图像。图片包括顶部、底部、左侧和右侧。

探头是一个矢量，它有一个指示标记，用以标记屏幕左右两侧，为前缘。每个供应商都会设置一个指示标志，可以是一个圆，也可以是他们的品牌 LOGO 作为标志，熟练的操作人员将耦合剂涂在探头上，触摸有指示标志的一侧，并查看图像以确认探头的前缘。与探头前缘相对的是后缘，后缘没有指示标志。

离探头表面最近的部分显示在图片的顶部，称为近场，而探头声束远端部分显示在图片的底部，称为远场（图 3-11 和图 3-14）。

在近场和远场之间是图像中分辨率最高的焦点区。在某些仪器上，焦点区域显示为深度标记旁边的一个小插入符号。

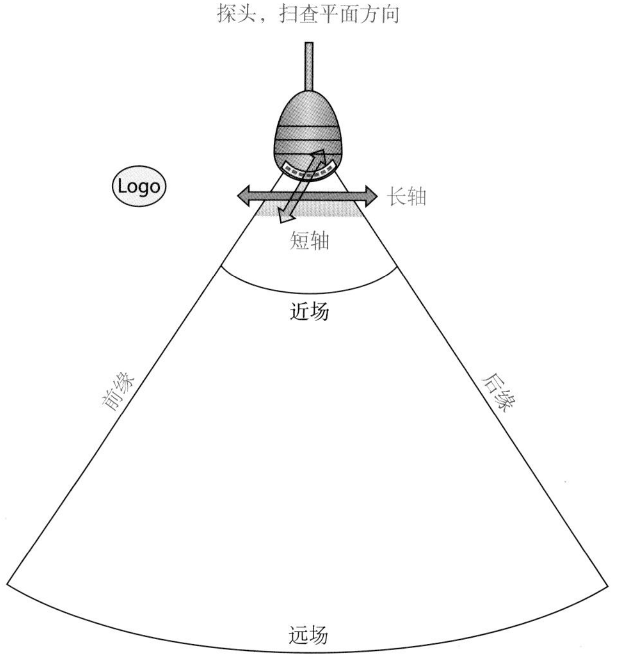

图 3-14　扫查平面的方向——前缘和后缘、近场和远场，以及超声探头的各种尺寸。

十、探头移动和操作

为了获得高质量的 B 模式成像，探头的最佳角度要与感兴趣结构成 90° 角。操作探头可能会让新手感到困惑，因为指导人员经常使用诸如"移动”、“向上”或“向下”等术语，而这些词根据所成像的区域可能有不同的含义。图 3-15 可帮助了解探头的移动方向，以及超声图像的采集和解读[9]。理解探头移动首先需要了解每个探头都有一个长轴和一个短轴。长轴描述了（通常较长的）探头的尺寸，对应于屏幕上的前缘和后缘。探头短轴垂直于显示器，包括前缘和后缘之间的区域（图 3-14）。大多数探头短轴对应探头较短的部分（相控阵探头长短轴相等）。

在长轴上操作探头，同时保持与目标结构垂直称为滑动。改变角度或在长轴上旋转称为摆动。因此，当观察居中的目标时，可以摆动或滑动探头。

在短轴上操作探头，同时保持与目标结构垂直称为扫查。在短轴上改变入射的角度被称为扇扫，此时顶部图像保持相对静止，而底部或远场图像移动。因此，通过大范围或扇扫来检查结构，操作者可以在屏幕上检查解剖结构的各个层面。

最后，第五个基本操作是旋转，它允许操作者从短轴斜切旋转为长轴。所有的结构在二维超声均出现在长、短轴或斜切轴上。当操作人员旋转探头时，目标会多次消失，因为声束偏离了平面，探头扇扫声束会把目标带回到视野中。因此，当操作员遇到一个结构出现在斜切轴上，可通过探头扇扫和旋转将图像从短轴调整到长轴。

扫查病人时有三个主要的注意事项。首先是找到一个声窗，即一个均匀、低衰减的组织。一旦找到声窗，就可以在远场中识别目标，并通过摆动或滑动探头使目标居中。一旦目标居中，操作者就可确定是哪个平面：短轴、长轴还是斜切平面。从数量上看，斜切面最常见，操作者需要旋转和扇扫来调整探头声束，以定位显示目标解剖的理想平面。

例如，长轴上的一条动脉在前缘和后缘会显示为口径相同的无回声管腔。在斜轴上，边缘则会逐渐变细。在短轴上，显示为一个圆。相比之下，肌肉表现为低回声结构，其中有高回声条纹沿长轴方向穿过图像。在短轴上，这些高回声条纹以点的形式出现。在斜轴上，这些条纹则表现为不同长度的短线。身体的每个结构都会有一个长轴外观，一个短轴外观，以及各种斜切外观。

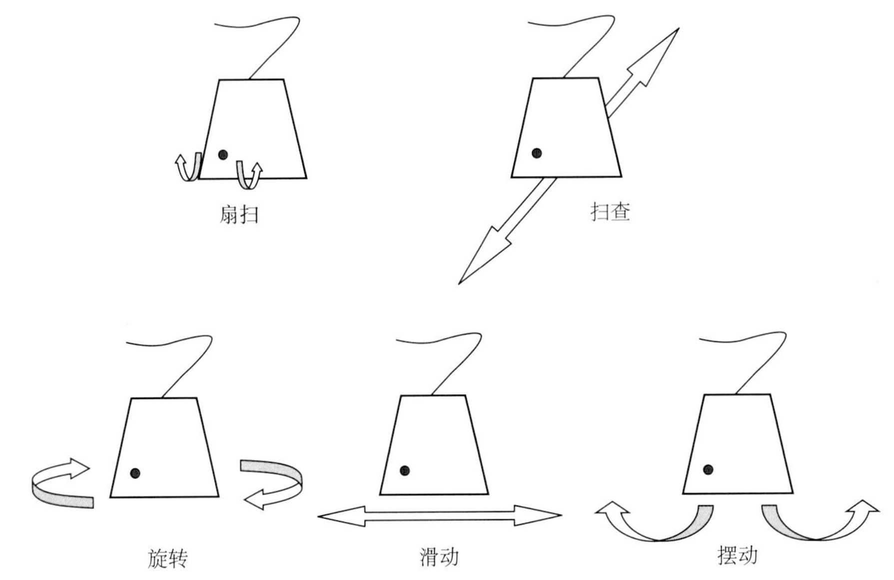

图 3-15　**探头沿长轴运动（滑动和摆动）或短轴运动（扫查或扇扫），及由长轴转到短轴（旋转）。**

十一、图像优化

在操作员可以通过优化探头的位置，使图像居中，并确保在正确的平面上检查结构后，开始优化图像。调整可用设置的技巧和学问在口语中被称为"优化"（knobology），后续将使用这一词汇。优化图像应以一种循序渐进的方式进行，以下为几种可能的系统方法（图 3-16）。

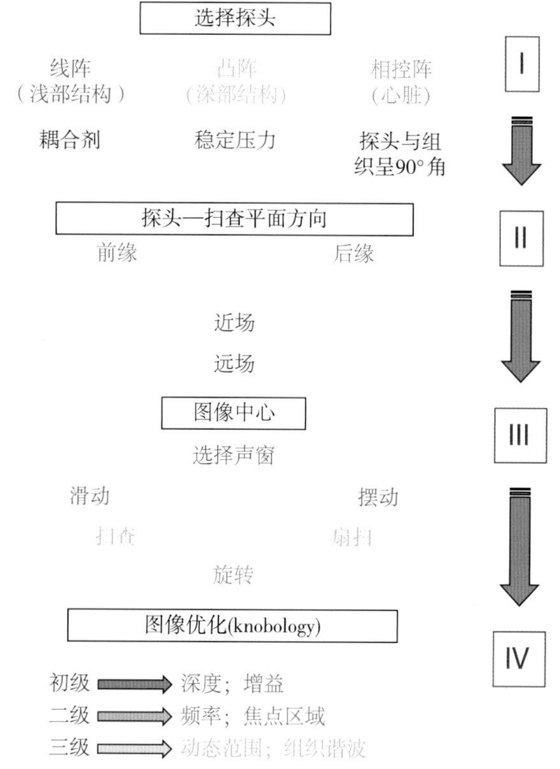

图 3-16　获得最佳超声图像相关的步骤。

初级优化（knobology）。调整深度和增益。如果没有使用远场，可通过调整深度，使目标结构尽可能大。对于整体增益，可以把它想象成亮度。如果黑色结构有回声（如膀胱或血管），则调低增益。大多数图像都是超增益的，所以从低增益开始，然后调高增益。在较低增益时，其他结构的灰色阴影可接受，而当增益过高时，图像就会不清晰，像"暴风雪中的北极熊"。如果整体增益没有帮助，一些设备有分段的近场和远场增益。这种分段增益［在一些机器中称为时间增益补偿（TGC）］可调整图像的一部分，使操作者根据预期的整体效果更自由地调整图像分段的增益。

二级优化（knobology）。调整和优化深度和增益后，操作者应调整频率和焦点区域。频率越高，分辨率越高；频率越低，穿透度越大。POCUS 机器有软键（通常在显示屏下方）用于调高或降低频率，或者有控制键如 GEN（中频）、PEN（穿透或低频）和 RES（分辨率或更高频率）来调节探头的频率。焦点区域是近场和远场之间的区域，在许多机器上，由靠近深度标记的插入符号指定。同样，许多设备有软键用于这一功能，应将焦点区间放在或位于感兴趣区域之下。因此，如果要对胆囊成像，聚焦区应该位于胆囊的正下方，这样声束就会汇聚到聚焦区，并在远场发散，使聚焦区具有最高分辨率。

三级优化（knobology）。在操作者优化了深度和增益，调整了频率和焦点区域后，三级优化可以包括以下内容：动态范围（DR）和组织谐波。

DR 是一个灰度谱，较高的 DR 灰度更深，而较低的 DR 对比度更高。有人认为 DR 就像蜡笔盒里的蜡笔。高 DR 有更多的"蜡笔"，因此图像更平滑；而低 DR 有更少的"蜡笔"，因此图像的像素更高。

对于一个给定频率的声源，当诊断超声束通过组织传播时产生组织谐波。例如，一个宽频带源在组织谐波成像（THI）模式下发射频率为 3MHz，接收频率为 6MHz 的回波。随着基频信号的过滤，更高频率的回波信号提供了更大的空间分辨率并提高了图像的横向分辨率。THI 经常用于需要大穿透深度扫查的患者，有助于减少近场混响。

总的来说，应该使用一种循序渐进的方法来获取图像，然后对其进行优化。如图 3-16 所示。最终，在它被用于临床之前，最好了解它的优化和各种细节调试方法。在扫查模型或正常人中进行练习，可以让操作者熟练调整按钮和优化设置，为临床获得最佳成像做准备。

记住，掌握图像优化的关键是，如果有按钮，就按它，如果有旋钮，就拧它！

十二、图像伪影和解读的注意事项

超声图像的生成是超声在非均匀组织中传播

时反射 / 透射、散射、吸收和折射的累积结果。伪影是超声系统在图像生成时由于设计限制而产生的错误显示的图像区域或结构。伪影在任何成像过程中都会出现。虽然未被识别的伪影经常造成误导信息和误诊，但一些伪影也是识别特定病变的关键。准确的超声图像的解读需要识别我们期望的解剖信号，图像和非解剖信号造成的伪影。伪影为不符合精确解剖信息的任何回声。伪影的来源可能来自患者体内，可能是衰减或折射的结果，也可能是体外，或操作失误的结果。

十三、声影

声影是超声诊断中最常见的成像伪影之一。当声音遇到高反射（高衰减）的表面时，声影经常发生。当成像声束通过多层传播并遇到强反射界面或强衰减界面时，该界面远端存在低超声信号，表现为低回声(暗)区。“清晰”声影为肋骨、胆结石等钙化结构所致（图 3-17）。“模糊”声影是由于组织 - 空气界面的声学不匹配造成的，最常见的原因是肠道气体。在人体中，气体的存在是正常的，但在不应该出现气体的区域出现气体可能是病变的表现。

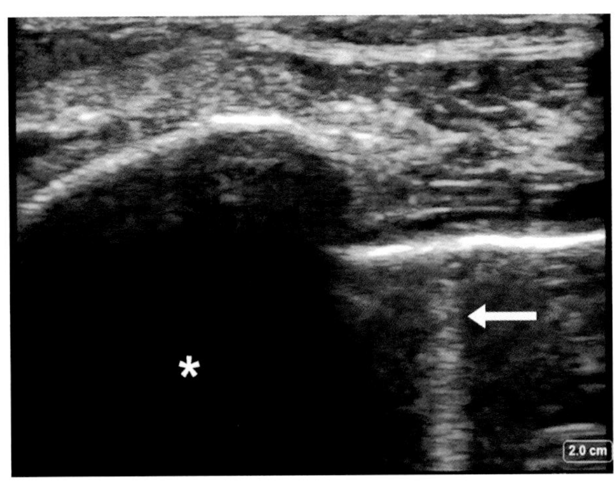

图 3-17 彗尾征或病理的 B 线起源于胸膜线，是混响伪影（箭头）。星号表示来自肋骨的后部声影，是反射在后部留下的阴影。

十四、折射——“边缘伪影”

无回声通常是由于超声束越过血管或组织的弯曲边缘时所发生的变化。当声束穿过具有不同传播速度的组织边界或撞击弯曲结构时，声束入射角倾斜，导致声束方向发生改变。当声束穿过这个边界时，声束方向发生变化产生声影。后方的声影，例如，肋骨和边缘伪影都表现为无回声的黑色垂直线。我们可以沿着黑线找到它们的原点，如果有高回声结构，如骨或结石，则提示这是一种反射误差，即后方声影。如果黑色垂直线起源于弯曲的血管壁、胆囊或肾脏的下缘，则这是一种折射误差，称为边缘伪影。

十五、回声增强

声波通过衰减较低的区域时会引起后方增强。人体的单纯性囊肿是后方增强很好的示例。区域的回声增强是超声波束在其路径中遇到低声衰减结构的结果。当声音通过低衰减脏器（黑色或灰色结构，如单纯性囊肿、充盈胆汁的正常胆囊、膀胱和某些类型的固体组织），信号的衰减较小，导致沿声束路径传输的声能更大。这种声学能量的增加导致了紧接在信号衰减较少的区域后面回声强度（高回声）的相应增加。当观察后侧有回声增强时，临床医生可以推断伪影前的结构是充满液体的。例如，单纯性囊肿是光滑无回声的，并有后方回声增强。

十六、混响效应

当声音在两个高反射物体之间“反弹”时会出现混响效应。混响伪影表现为与探头等距离间隔的周期性明亮弧线。当进行超声引导、显示针头的远端或存在异物（如植入物）时，这种伪影会频繁出现。这种混响伪影可能严重到足以抹去远端 B 型影像。此时调整深度、TGC、探头定位、病人体位或探头发射频率可以减少混响伪像的出现。然而，它们的存在不太可能与病变图像相混淆（图 3-18）。

十七、镜像伪差

镜像表现为强反射界面两侧的影像。这些伪影，特别是在胸部和肺部周围很常见，可以提供有关肺正常充气的重要信息。

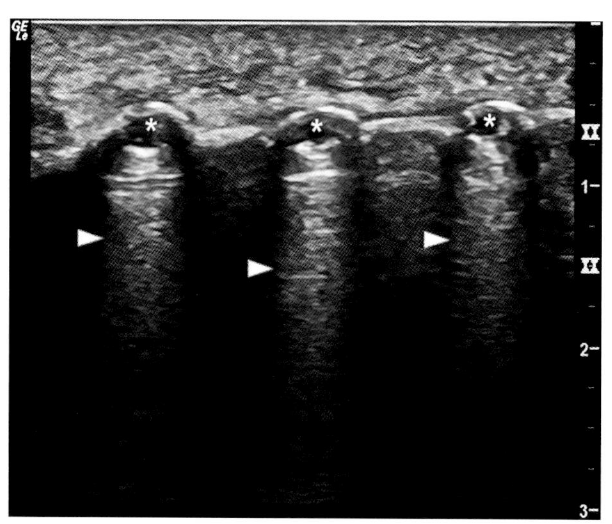

图 3-18　腿部金属矫形植入物（星号）与探头表面之间的多次反射造成的混响伪影（无尾箭）。

这一伪影的发生是由于反射声束的变化以及反射到探头所需的时间。超声阵列的假设是声音在一条直线上传播，反射的距离（或深度）与返回所需的传播时间成正比。当超声束在返回过程中遇到强反射时，会出现对信号时间的错误解释，导致强反射界面近端的结构复制到强反射界面远端（例如，隔膜）。这种结构的复制被称为镜像伪影。过多的后部回声信息是“假”回声。镜像伪影常见于膈周围，膈两侧均可见肝或脾结构（图 3-19）。在 FAST（创伤超声聚焦评估）检查中，膈上方出现肝脏或脾脏镜像伪影是正常的，可以排除积液，如胸腔积液或血胸。事实上，典型 FAST 视图可以看到肾脏的头侧为胸膜腔，在腋窝后线有一组标准的表现。胸幕是在病人呼吸时胸膜界面投射的一个回声“幕”。这个“幕”位于近场。镜像伪影位于横膈上方远场的前缘。脊柱位于远场，表现为高回声反射，带有后侧声影。胸腔的正常影像包括胸幕、镜像伪影和脊柱（CMS）。如果出现胸腔积液，胸幕会朝向积液，镜像伪影会消失，脊柱通常不会出现在膈膜上方，积液允许声波的传播，而正常肺中的空气使声波高度衰减。镜像伪影是正常胸像中常见的伪影。它的缺失可以突出显示异常液体聚集。

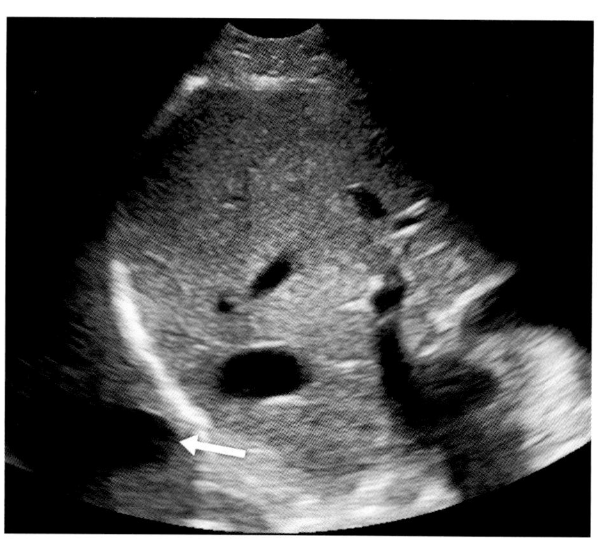

图 3-19　由于下肺充满空气，脊柱显影应止于横膈处。镜像伪影（箭头）位于弯曲的高回声横膈上方。横膈可充当一个强反射器，将声束经过较长的路径返回探头，从而在横膈上方显示肝脏和下腔静脉的镜像。IVC = 下腔静脉。

十八、旁瓣或栅瓣

数值模拟的聚焦线阵的强度图显示空间非均匀声束时，有一个中心主瓣和旁瓣。探头尺寸与波长比较高时产生衍射效应，从而导致带有旁瓣（栅瓣）的非均匀场模式。由于其能量含量低，栅瓣通常影响不大。然而，当声束出现在高反射界面附近时，返回的声束造成旁瓣，这是另一个需要考虑的伪影。这种旁瓣伪影可能由于声反射的斜向高回声线造成。改变入射角度，通常可证实这些回声是伪影、侧瓣或栅瓣。表 3-7 列出了一些常见的超声成像伪影及其临床表现，参考文献[10]对伪影进行了总结。

十九、维护和质量保证

超声波系统和探头的性能会随着时间的推移而改变，特别是在多人使用同一设备的情况下。模拟诊断超声校准组织或测试体模“Phantoms”，可用于记录可重复的标准，以确保超声系统和部件在产品制造商定义的性能水平上运行。测试体模“Phantoms”可以评估探头参数、测量校准、聚焦区、轴向和横向分辨率、灵敏度、功能分辨率、灰阶显示、探头声束轮廓和多普勒测量。

表 3-7 常见伪影及其生物物理学基础

伪影	临床表现	生物物理学基础
声影	骨或气体界面远端明显的低回声区域	显著的阻抗不匹配导致大部分能量的反射，界面远端存在低超声信号
混响	声束穿过刚性或软组织的组织边界界面时出现的图像	声信号在声学不匹配的反射界面与超声探头面之间的连续反射
回声增强	图像中紧邻充满液体的囊肿或血管的高回声区	在声束通过低衰减区后，可增加信号强度
镜像	位于高反射界面（如横膈）结构附近的"镜像"图像	当声束从两个介质之间阻抗差别较大的界面完全被反射时，形成的反射图像
旁瓣	囊性结构后壁稀薄低回声或"披纱"征	如果衍射声束以一定角度入射强反射目标，则衍射声束内旁瓣的回波产生的图像伪影就更频繁
混响	彩色多普勒或血管的截断频谱多普勒波形的多色伪影	多普勒成像的脉冲重复频率（PRF）设置得太低——低于 Nygtlist 采样定理决定的速度上限（PRF ≥最大脉冲位移）

20 世纪的超声检查是一台机器配一个操作员。在这种情况下，患者只能到成像室进行超声检查。随着便携式超声技术的出现，POCUS 可以做到一台机器，多个操作员，并且机器可以到达病人的床边。无论谁负责设备，患者的安全、隐私，仪器的清洁和可操作性对在患者之间有效使用超声波都是至关重要的。最近一篇文章聚焦于机器的内稳态，对于一台超声设备来说，前一个使用者是否做好了超声仪的清洁工作，直接关系到下一个使用者的机器使用状态。缩写"CLEAR"可以用来强调仪器维护的基本要素，包括清洁机器、定位机器、插入电源、添加耦合剂以便随时使用，以及移除病人标识。因为超声设备的使用在整个医疗过程中变得越来越广泛，探头的感染控制将成为未来工作的重点。

随着超声作为一种辅助病人护理的床边操作越来越被广泛接受，医疗机构必须考虑的其他潜在问题是，如何为收费和质量保证过程存储图像。早期的便携式超声设备依赖于静态图像打印并放置在病人的病历中。新一代的机器已经扩展了这一能力，提供了可移动的数字存储选项和连接，如 WiFi，促进了图像和视频片段的共享。拥有此类设备的机构现在必须认识到，需要将便携式超声设备集成到现有的图像存档和通信系统（PACS）中，或者开发用于图像存储和从头审查的安全系统。

二十、成像方式的生物学效应和安全性

随着计算机处理能力、小型化和探头技术的进步，超声成像作为一种临床评估和诊断工具在过去的十年中有了显著的发展。由于更小、"更智能"和更经济的便携式超声的出现，使越来越多的临床医生愿意在他们的实践中使用超声成像作为辅助。在超声作为成像手段广泛应用的过程中，应将安全、谨慎和适当地使用超声成像作为使用者临床培训的一个组成部分，这非常重要。

X 线和 CT 扫描使用电离辐射产生图像，它们对生物组织的影响是剂量依赖的，并有可能诱发细胞发生突变。为了让人们意识到 X 射线和荧光检查的潜在生物学效应，美国放射学会（ACR）、北美放射学会（RSNA）、美国放射技术学会（ASRT）、美国医学物理学家协会（AAPM）联合发起像 Image wise 这样的项目。该方案提高了卫生专业人员和患者的认识，旨在减少辐射暴露，审查成像方案，监测辐射剂量指数，并通过优化利用辐射的成像策略，将患者的健康和安全放在首位。

与电离辐射类似，值得注意的是，超声也是一种能量形式，因此，每次超声扫查都应注意将有限的、安全的能量输入患者体内，超声成像在医疗实践中有着长期的安全使用记录。然而，研究超声能量的潜在生物效应是一个正在进行的研究领域。诊断超声应与治疗应用相区分。治疗应用，如高强度聚焦超声（HIFU），冲击波碎石或其他超声应用，以达到明确的组织效果，如凝固坏死或组织解体，其强度比诊断性超声扫查高几个数量级。治疗超声的应用正在不断扩大，已有很多有关其安全性和有

效性的研究报告[12]。

在扫查过程中，超声医生应该采用“合理适时低剂量（ALARA）”的原则，类似于其他基于能量的成像模式。如前所述，超声在组织中的传播由于吸收而产生的热效应虽然很小，但超声场中也存在由于声压的压缩—稀疏交替出现而产生的非热效应。在主动扫查时，诊断超声设备有一个强制性的要求，即显示热指数（TI）和机械指数（MI）。TI为用户提供组织温度升高的指示，MI为非热生物效应可能性的指示。对于诊断超声的最终用户，关于超声能量的安全使用和潜在生物学效应的信息可从美国超声医学研究所（AIUM）和英国医学超声学会（BMUS）[13-19]等机构获得。作为科学指南和来自专业组织的参考，超声成像应仅在有需要时进行，并始终在训练有素的人员监督下进行。一些解剖区域和组织更容易受到超声的影响，如眼、肺和孕期前三个月的胎儿扫查应仅在有需要时才进行。考虑到超声的热效应和非热生物效应，诊断超声的使用应始终持以谨慎的态度，那种“所有超声都是安全”的论调是极其不负责任的表述。

谨慎和适当使用超声波的最后一个方面是，便携式和手持超声成像仪的超声检查容易获得且患者可负担得起，其应用领域不断扩大，培训超声成像的使用以及临床图像解读往往取决于当地条件。POCUS应由临床医生开具医嘱，针对明确的目的，临床医生才可以使用POCUS作为有用的诊断成像工具。目前关于POCUS是否能辅助身体检查尚存在争议，但它的功能更像传统医学影像而非“听诊器”。超声成像的安全使用取决于临床医生是否具备适当的、应用相关的能力，最好是具备某种形式的认证/证书。在这一领域还有更多的工作要做，因为超声的应用范围广泛，面对的临床情况也多种多样。尽管它很容易获得，但是可靠的超声成像是高度依赖操作者的个人水平的，因此，迫切需要培训。在这个快速发展的临床领域，目前正在制定以专业为基础的专业指南[20,21]。遵循相关的文献和指南对于临床医生在实践中使用POCUS是非常有用的。

推荐阅读

Wolbarst AB: Looking Within, How X-Ray, CT, MRI, Ultrasound and Other Medical Images Are Created and How They Help Physicians Save Lives. Berkeley, CA: University California Press, 1999.

Edelman SK: Understanding Ultrasound Physics. 4th ed. The Woodlands, TX: ESP Ultrasound, 2012.

Zagzebski JA: Essentials of ultrasound physics. Maryland Heights, MO: Mosby, 1996.

Fenster A, Lacefield JC: Ultrasound Imaging and Therapy. Boca Raton, FL: CRC Press, 2015.

Kremkau FW: Diagnostic Ultrasound: Principles and Instruments. 6th ed. Philadelphia, PA: WB Saunders, 2002.

Kurtz AB, Middleton AB: Ultrasound: The Requisites. Philadelphia, PA: WB Saunders, 1996.

Lin GS, Milburn DT, Briggs S: Power Doppler: How it works, its clinical benefits and recent technological advances. J Dent Med Sci 14:45–48, 1998.

Nielsen TJ, Lambert MJ: Physics and instrumentation, in: Ma OJ, Mateer JR (eds.): Emergency Ultrasound. New York, NY: McGraw Hill, 2003.

Nilsson A, Ingemar LI, Nirhov N, et al.: Power Doppler sonography: Alternative to computed tomography in abdominal trauma patients. J Ultrasound Med 18:129–132, 1999.

Rumack CM, Levine D: Diagnostic Ultrasound. 5th ed. Amsterdam, The Netherlands: Elsevier, 2017.

Gill K: Abdominal Ultrasound: A Practitioner's Guide. Philadelphia, PA: WB Saunders, 2000.

Bahner DP, Hughes D, Royall NA: I-AIM: A novel model for teaching performing focused sonography. J Ultrasound Med 31(2): 295–300, 2012.

Izadifar Zahra, Babyn P, Chapman D: Mechanical and biological effects of ultrasound: A review of present knowledge. Ultrasound Med Biol 43(6):1085–1104, 2017.

Stephen E, Felkel S: Ultrasound safety mechanical and thermal indices: A primer. J Dent Med Sci 15:98–100, 1999.

Goodsit MM, Carson JY, Witt TG, et al.: Real-time B-mode ultrasound quality control test procedures. Report of AAPM Ultrasound Task Group No. 1. Am Assoc Phys Med 27:23–25, 1998..

参考文献

完整的参考文献列表可以在www.mhprofessional.com/mamateer4e网址上找到。

第 4 章
床旁即时超声编码、计费和报销

Stanley Wu and Jennifer Marin

由于本章原文内容对中国读者无参考价值，因此本章翻译内容从略。

视频

第5章 经胸超声心动图

Robert F. Reardon, Andrew P. Laudenbach, Kimberly Heller, Ryan M. Barnes, Lindsay Reardon, Thomas Pahl, and Anthony J. Weekes

经胸超声心动图（TTE）是诊断许多心脏异常的金标准。床旁即时超声（POCUS）由临床医生进行操作和判读，在30年前的急诊医学文献中已有描述[1-3]。从那时起，已经积累了大量的数据证明POCUS可改善对患者的护理[4-73]。现在POCUS在急诊和重症监护医学实践中很常用[43,74,75]。

虽然许多临床医生以非常简单的方式使用POCUS（如确定是否有心包积液），但也有一些临床医生使用POCUS的更高级的功能，但目的都是为了实时优化患者管理[76]。

一、临床概况

TTE是一种理想的诊断工具，可在床旁诊断危及生命的疾病[3,53,55-57]。其他诊断方法则太慢，需要在医院里来回移动患者，这对于病情不稳定的患者来说并不适合。侵入式检查虽然可以为危重或创伤患者提供重要的临床数据，但POCUS可以更快速、更容易地获取大部分相同的数据。

没有POCUS，临床医生就只能通过有关心脏结构和功能的间接信息来管理危重病人。“传统的”体检结果往往无从获得，对重要诊断也不可靠。心电图在某些情况下是非常有用的，但大多数危重患者的心电图表现都是非特异性的。胸片对诊断威胁生命的心血管疾病的作用有限。

在心脏停搏伴无脉搏电活动（PEA）时，关键是要确定患者是真正的电机械分离（EMD）伴心脏停搏，还是假EMD伴机械性心脏收缩，机械性心脏收缩太弱而无法产生可测得的血压。许多PEA患者有严重的低血容量，心脏压塞，大面积肺栓塞（PE）或严重左室功能障碍。所有这些情况都可以通过POCUS快速明确诊断。只要检查本身不干扰复苏，超声心动图可在危急复苏中连续进行。经食道超声心动图（TEE）在急诊医学和重症监护中的使用越来越普遍，在进行胸外按压、除颤和其他治疗时，TEE可以持续评估心功能[7,78-81]。

对于病情稳定的患者，可使用POCUS筛查临床无症状的心脏异常患者。这些患者通常表现非特异性症状，如不适、头晕或呼吸困难，POCUS是筛查这些患者是否存在严重疾病的唯一合理方法。心力衰竭（HF）是一种全球常见疾病，全世界至少有2600万人受到影响，而且发病率仍在上升[82]。一项研究显示，近9%的45岁及以上的成年人患有中度或严重的收缩期或舒张期左室功能障碍，但这些患者中只有不到一半的人诊断为HF[83]。因为患者不易通过其他方法获得诊断，用POCUS进行筛查是可行且重要的，一旦患者发展为临床心衰，90 天死亡率为 10%，1 年死亡率为 35%[44,52,72,82,84–91]。此外，心包积液在发生心脏压塞之前通常是无症状的，早期心脏压塞患者通常有非特异性的症状，如心脏不适和呼吸困难[92,93]。再次强调，在这样的患者中进行 POCUS 非常重要，因为没有其他合理的方法来筛查此类患者。最后需要强调的是，在 POCUS 中，右心测量常被忽视，但由于肺动脉高压（PH）和右心室（RV）功能障碍在急诊患者中非常普遍，应关注右心筛查，而且简单的右心测量并不难学。一项研究表明，使用 POCUS 筛查 PH 和右心室功能障碍是可行的。在因呼吸困难而就诊于急诊科（ED）的患者中，计算机断层扫描（CT）肺血管造影阴性的患者中，急诊医学（EM）医生能够准确诊断 25% 的 PH 或 RV 功能障碍，这些发现在临床上很重要，因为这些病人有很高的急诊科再诊率和再入院率[94]。

二、临床适应证

任何有潜在心血管异常的患者都适用于 POCUS 检查。严重疾病的表现各不相同，从心脏停搏到乏力、厌食、头晕、呼吸困难或胸痛等不典型症状。

POCUS 的主要适应证包括：

- 心脏停搏
- 不明原因的低血压，呼吸困难，虚弱或意识模糊
- 心包积液和心脏压塞
- 大面积肺栓塞
- 左心结构和功能评估
- 心肌缺血和梗死
- 心肌病
- 右心结构和功能评估
- 瓣膜功能和结构异常评估
- 容量状态和液体反应性
- 近端主动脉夹层
- 指导紧急心脏起搏和心包穿刺

（一）心脏停搏

POCUS 对于指导心脏停搏或接近心脏停搏状态的诊疗是非常有价值的。在 20 世纪 80 年代以前，所有无脉搏但有节奏的电心律都被认为是 EMD。在 20 世纪 80 年代中期，通过动脉导管和超声心动图，医生发现许多明显 EMD 的病人有机械收缩，这些收缩太弱以至于不能产生可测量到的血压[1,2,10,77,95]。

1988 年的一项研究描述了两种截然不同的 EMD：“真正”EMD 和有机械性心脏收缩的 EMD。研究发现“真正的”EMD 或心脏停搏的患者预后不良，与心搏停止的预后相似[2]。几项研究显示，超过一半的 PEA 患者有机械性心脏收缩[10,13,73,96]。此外，多项研究报告，最初认为心搏停止的患者可能有心脏收缩[13,73,97]。

研究已经证实，脉搏触诊用于评估心脏功能和血压不可靠。一项研究质疑颈动脉、股动脉或桡动脉脉搏是否与某些血压测量相关[98]。研究发现，随着收缩压下降，桡动脉脉搏总是在股动脉脉搏之前消失，股动脉脉搏总是在颈动脉脉搏之前消失。令人惊讶的是，特定位置的脉搏消失与绝对血压无关，但差异很大，例如，一些患者具有可触知的颈动脉搏动，测量的收缩压在 30 ～ 60mmHg 之间。更令人不解的是，这些患者中约有 10% 的人没有可触及的颈动脉脉搏，测量的收缩压在 50 ～ 80mmHg 之间[98]。

由于颈动脉搏动已被证明不是用于确定真正心脏停搏的可靠手段，美国心脏协会提出的基本生命支持指南已经不再强调非专业救援人员和医护人员的颈动脉脉搏检查[99]。在心肺复苏（CPR）期间进行颈动脉脉搏检查时，医护人员通常对检查结果不确定[96]。POCUS 可帮助临床医生直接可视化心脏并确定心脏停搏期间机械性心脏功能的存在和质量。如果颈动脉搏动消失，无论是由于医学原因还是创伤，如超声心动图显示心脏机械功能正常或心脏跳动剧烈，则临床医生应进行积极的复苏，并考虑停止胸外按压。

几项研究已经探讨了 PEA 中的 POCUS 是否可以预测心脏停搏复苏的结果。2016 年发表的大型多中心前瞻性试验——REASON 试验发现，最能预测自主循环恢复（ROSC）、存活至入院或 PEA 停搏患者出院的标准的单一变量是超声上心脏活动的存在。超声上心脏活动的存在，在该研究中定义为“心肌的任何可见运动，不包括心腔内的血液运

动或孤立的瓣膜运动。”该研究发现，54% 的 PEA 患者有心脏活动，10% 的心脏停搏患者也有心脏活动。他们的数据显示，有心脏活动的 PEA 患者中有 51% 发生了 ROSC，而无心脏活动的患者中有 14.3% 发生了 ROSC，有心脏活动的患者中有 28.9% 存活至入院，而无心脏活动的患者中有 7.2% 存活至入院，有心脏活动的患者中有 3.8% 存活至出院，而无心脏活动的患者中有 0.6% 存活至出院 [100]。2012 年的一项研究报告称，24% 的心脏停搏患者出现了心脏搏动；40% 有心肌收缩的患者和 3%（1 例患者）的心脏停搏患者存活至入院 [101]。在一项多中心试验中，32% 的 PEA 患者有机械性收缩，73% 的机械性收缩患者发生了 ROSC，没有心脏停搏患者发生 ROSC[62]。2010 年的一项研究表明，35% 的最初诊断为心搏停止的患者和 58% 的 PEA 患者有协调的心脏运动。他们还报道，早期超声心动图改变了 78% 的心脏停搏或休克患者的治疗方案 [13]。一项研究在高级生命支持（ALS）治疗中使用心脏超声识别“假性 PEA”患者（心脏收缩但没有可触知的脉搏）[102]。当有心脏收缩时，他们将脉搏检查从 10s 延长到 25s，并立即给予 20 单位的加压素，然后再次检查脉搏。16 例患者中有 15 例（94%）发生了 ROSC，8 例患者（50%）的神经系统功能良好。

在目前的实践中，许多急诊医生在终止所有心脏停搏的复苏之前使用超声心动图来确认心脏停搏。对于 PEA 和心脏停搏（真 EMD）患者，考虑终止复苏可能是合理的。然而，重要的是要理解，虽然一些研究均表明 PEA 伴心脏停搏是致命的，但其他研究表明在初始心脏停搏后住院的存活率为 3% ～ 8%[8,13,62,73,101,100]。这种差异可能是由于“心脏停搏”的不同定义导致的。

除了预测复苏的结果外，超声心动图对于快速确定心脏停搏的原因也至关重要。具有不可电击复律的无脉患者通常有可逆性疾病，如果早期发现这些疾病，可以获得治疗成功 [77]。表 5-1 列出了 PEA 的最常见原因 [77]。POCUS 可以发现低血容量、心脏压塞、大面积肺栓塞（PE）和大面积心肌梗死，根据具体诊断可以对这些疾病进行早期积极治疗 [13,38,101,103-105]。

表 5-1　无脉电活动的最常见原因

低血容量
缺氧性酸中毒
低 / 高钾血症
低血糖
低体温
药物过量
心脏压塞
张力性气胸
大面积心肌梗死
大面积肺栓塞

心脏超声应按照符合 ALS 的方式使用，使超声不会中断或延迟标准 ALS 的治疗 [13,14,102,106]。根据 ALS 方案仅在脉搏检查期间进行心脏超声 [14]。2017 年和 2018 年发表的研究表明，在 CPR 暂停期间使用超声与更长时间 CPR 暂停相关，这引起了人们的关注 [107,108]。在这些研究中，减少 CPR 暂停相关的因素包括在暂停 CPR 之前将探头放置在患者胸部，由团队成员和更有经验的超声医师进行检查。虽然在大多数临床条件下，增加团队成员来进行超声检查是不现实的，但临床医生应该认识到这些研究结果的意义，并尽一切努力最大限度地减少 CPR 暂停的时间。

使用 POCUS 要回答的第一个问题是，心脏停搏的病因是心源性还是非心源性？严重 LV 功能障碍（如果存在）的症状是明显的。一些研究者报告使用类似的方法来确定低血压是否有心源性或非心源性病因。作者将 2D 超声心动图与肺动脉导管的血流动力学测量结果进行了比较，发现 86% 的病例由超声心动图确诊了休克的病因是心源性还是非心源性的 [109]。此外，研究表明急诊医生可以准确评估 LV 功能，尤其是在 LV 功能障碍严重时 [44,52,58,110]。

由于严重低血容量导致的 PEA 心脏停搏患者在 POCUS 上表现为一个小而空的心脏 [103]。右心室和左心室均充盈不良，RV 几乎完全塌陷，LV 通常是收缩有力的。下腔静脉（IVC）直径较小，且管腔在吸气时（或使用正压通气时）完全消失。这些 POCUS 结果应提示临床医生积极维持液体容量，并考虑低血容量的病因。

POCUS 在心脏停搏期间最直接的应用之一是评估心包积液[2,56,57]。心包积液表现为心脏周围的无回声条带，如果积液很多引起心脏压塞，则条带更明显。这提示临床医生立刻进行超声引导下的心包穿刺。心包穿刺可以挽救生命，即使抽出少量液体也可以显著改善心输出量（CO）[1,2,41,104]。在 REASON 试验中，在 PEA 停搏情况下同心脏压塞接受心包穿刺术患者的出院存活率为 15.4%，而所有 PEA 停搏患者的出院存活率为 1.3%[100]。

在临床上怀疑为原发性心脏病导致的心脏停搏中约 10% 是由大面积 PE 引起的[111,112]。在心脏停搏中常规使用 POCUS 可立即诊断出大面积 PE，即使对临床上的非疑似病例也是如此[26,32,38,39,113,114]。重要的是要立即认识到 PE 是心脏停搏的原因，因为早期溶栓治疗已被证明可显著提高 ROSC 的机会[115]。对 60 例由大面积 PE 引起的心脏停搏病例的回顾分析发现，接受早期溶栓治疗的患者中 81% 的患者在治疗过程中出现 ROSC，而未接受治疗的患者出现 ROSC 的比例仅为 43%[111]。在 REASON 试验中，在 PEA 心脏停搏的情况下接受溶栓治疗的疑似 PE 患者的出院存活率为 6.7%，而所有 PEA 心脏停搏患者的出院存活率仅为 1.3%[100]。

尽管目前在 ED 中大多数心脏停搏患者使用 TTE，但毫无疑问，TEE诊断此病因时更有优势[81,116-119]。此外，TEE 在 ED 中的广泛使用并非不现实，因为其变得更便宜，培训可以在短短几个小时内完成，即使是没有经验的操作者也可生成高质量的图像（见第 6 章“经食管超声心动图”）。

（二）不明原因的低血压、呼吸困难、虚弱或意识模糊

POCUS 最重要的应用之一是诊断具有不明原因症状和体征的患者，这些症状和体征可能由急性危及生命的疾病引起。这些患者通常表现为非特性症状，如呼吸困难、虚弱或意识模糊，以及不明确的查体结果。在这些患者中使用 POCUS 可使临床医生能够快速诊断可能具有相似临床表现但治疗策略完全不同的疾病[51]。心脏检查是危重患者 POCUS 检查的第一步，无论是做出精确诊断还是仅有助于缩小鉴别诊断范围，其价值都非常宝贵。POCUS 对心脏之外其他器官的检查可用于进一步明确患者的病因[49,74]。

心脏压塞、大面积 PE、严重 LV 功能障碍或显著低血容量在 TTE 上显示很明显[5,38,44,49,52,56-58,61,104,120-122]。临床医生使用聚焦心脏超声来区分休克状态，必须认识到患者可能有一个以上的病因，或者他们的发病是因为急性疾病叠加在慢性心脏病上。与所有超声心动图结果一样，诊断需要结合临床，但总体来说心脏疾病与休克是相关的。

超声检测能很容易发现严重到足以引起低血压的心包积液[55,123,124]。超声诊断心包积液的灵敏度接近 100%。当低血压患者检测到心包积液时，问题是积液是否会导致心脏压塞[46,125]。心脏压塞的诊断和进行心包穿刺术的决定是基于症状、体格检查结果和超声检查结果的综合判断（见“心包积液和心脏压塞”一节）。

POCUS 对于快速诊断大面积 PE 至关重要[26,32,39,114]。根据定义，因 PE 而休克的患者存在大面积 PE[126-132]。这些患者的死亡率非常高，并且明显受益于快速诊断和积极的药物或手术治疗[11,127-134]。大面积 PE 的超声心动图检查结果通常是直观的，包括大面积右心室扩张和右心衰竭伴小而剧烈的左心室收缩[11,38,114,135]。潜在疾病，如肺气肿，会引起慢性右心劳损，使急性肺心病的诊断变得困难和不可靠（见“大面积肺栓塞”一节）[136]。在病因诊断不明确的情况下，可能需要进一步进行 CT 检查，然而，当大面积 PE 的诊断明确时，应立即进行积极的治疗[137]。

心源性休克比较常见，发生在 5%～8% 的 ST 段抬高型心肌梗死的住院患者中。大多数心源性休克患者存在中度或重度左心室收缩功能障碍[138-140]。孤立的舒张功能障碍可引起心力衰竭症状，但大多数心源性休克患者存在明显的左心室收缩功能障碍，通过 POCUS 可轻易诊断。标准床旁 2D 超声心动图可用于快速评估 LV 收缩功能（另见“左心室结构和功能评估”部分）。许多研究表明，可简单目测左心室射血分数（LVEF）是确定 LV 收缩功能的可靠方法[141-144]。此外，一些研究表明，急诊医生可以通过目测准确评估 LVEF[44,52,72,84,88-90,145]。

患者治疗取得良好效果的关键包括快速诊断和立即开始治疗以维持血压和心输出量。首先使用正性肌力药，然后使用紧急心导管插入术和主动脉内球囊反搏[138,146]。重要的是要认识到左室收缩功能障碍也可以由各种其他病因引起，如败血症、代谢紊乱、应激性心肌病或任何导致休克的疾病[147-152]。早期诊断并积极治疗左室功能障碍引起的休克是降低病死率的关键[13,77,102,153]。心源性休克患者如能迅速确诊，并积极治疗，则预后良好。

一些心源性休克患者存在LV流出道梗阻，见于肥厚型心肌病（HCM）、应激性（Takotsubo）心肌病或心尖心肌梗死伴剩余心肌运动过度[140]。紧急治疗包括容量复苏和必要时主动脉内球囊反搏。正性肌力药会加重梗阻，并可能导致病情快速恶化和死亡。α-受体激动剂可用于增加后负荷和减少梗阻[140]。

心肌梗死的机械性并发症导致12%的心源性休克病例[140]。这些并发症包括室间隔（IVS）、游离壁或乳头肌断裂。POCUS可以快速诊断大多数异常[56,154]。急性二尖瓣反流的诊断需要使用彩色血流多普勒。急性二尖瓣反流可由乳头肌/腱索断裂引起，这在下壁心肌梗死或伴随二尖瓣装置扩张的LV扩张中更常见。疑似乳头肌/腱索断裂的患者应进行急诊手术会诊。

低血容量是低血压患者的常见表现。LV和IVC的POCUS可用于快速诊断低血容量。急性出血和脓毒症是低血容量症最常见的病因，无论潜在病因如何，早期积极的液体治疗是初步的诊疗措施，在进行初始液体复苏的同时，进一步的超声检查可以帮助确定出血性休克的病因。在感染性休克患者中，可以通过连续测量液体反应性来确定持续的液体需求(另见“容量状态和液体反应性”章节)。

高动力性LV功能常见于低血压患者，通常被认为是血容量不足的指标。通过POCUS主观评价高动力心功能和左室收缩性萎陷，是一个比中心静脉压更好的低血容量指标[155,156]。在一项使用POCUS评价急诊非创伤性、原因不明的低血压患者的左心室功能的研究中，已经证明高动力LV是脓毒症导致休克的特异指标[33]。然而，心脏检查只是使用POCUS辅助休克诊断的一部分[1,2,49,53,55-57,61,74]（见第8章“危重症复苏”）。

（三）心包积液和心脏压塞

1992年，Plummer报告在他的急诊医师小组开始用POCUS检查穿透伤患者后的前6年内，应用POCUS诊断心包积液的灵敏度为100%。更重要的是，POCUS将诊断时间和将患者转移至手术室的时间从42分钟显著缩短至15分钟，同时患者存活率从57%提高至100%[55]。目前POCUS常规用于潜在心脏穿透伤患者（图5-1）[123,124,157]。

非创伤性心包积液的患者更难以诊断，因为临床体征和症状缺乏特异性。大多数具有临床意义的心包积液患者表现为非特异性症状，如心动过速、呼吸困难、胸痛、咳嗽或疲劳[92,93,158-160]。由于心脏压塞进展迅速，甚至发生在慢性心包积液患者中，更需谨慎而快速地做出诊断。表5-2列出了使患者面临心包积液风险的疾病[92,161]。与肿瘤或细菌、真菌或HIV感染相关的积液进展为心脏压塞的风险更高[161]。此外，近期接受过心脏导管手术（如冠状动脉造影或安装起搏器/除颤器）或心胸外科手术的患者，心包积液进展为心脏压塞的风险增加[93,162]。

任何心包积液患者都有发生心脏压塞的风险，这是一种危及生命的疾病，当心包积液对心脏的压力导致CO减少时，就会发生心脏压塞。当心包积液发展迅速时，即使当前只有150mL的积液也会发生心脏压塞。由于心包膜腔可随时间推移而伸展，因此慢性积液可在积液量大于1000mL时也不引起压塞。心包积液相对于心包舒展性的比率是关键因素（图5-2）。心包压力-容积曲线十分陡直，使心脏压塞形成特殊的“最后一滴”现象，最后几毫升的液体积聚产生临界的心脏压迫，而最初几毫升的引流能产生最大的相对减压[92,161]。心脏压塞可表现为非特异性的症状和体征，如果不及时诊断和治疗，可迅速发展为低血压、PEA和死亡[92,93,158-160,163]。超声心动图已成为心包积液或心脏压塞的最佳成像方式[74,160,162,164]。此外，超声引导下的心包穿刺术是经皮引流大量心包积液的最佳治疗[160,162,164]。

心包积液通常无症状或伴有非特异性症状。一项研究通过POCUS对103例不明原因呼吸困难的患者进行检查，发现14例有心包积液，4例有大量积液，需要心包穿刺，3 例有中等量的积液，接受了保守治疗。对于不明原因呼吸困难的急诊患者，应明确是否存在心包积液[6]。另一项研究评估了急诊医生行 POCUS 诊断心包积液的准确性。高危症状包括不明原因的低血压或呼吸困难、充血性心力衰竭（CHF）、癌症、尿毒症、红斑狼疮或心包炎。他们在这些高危人群中发现了 103 例心包积液，急诊医生的 POCUS 诊断准确率为 97.5%[40]。

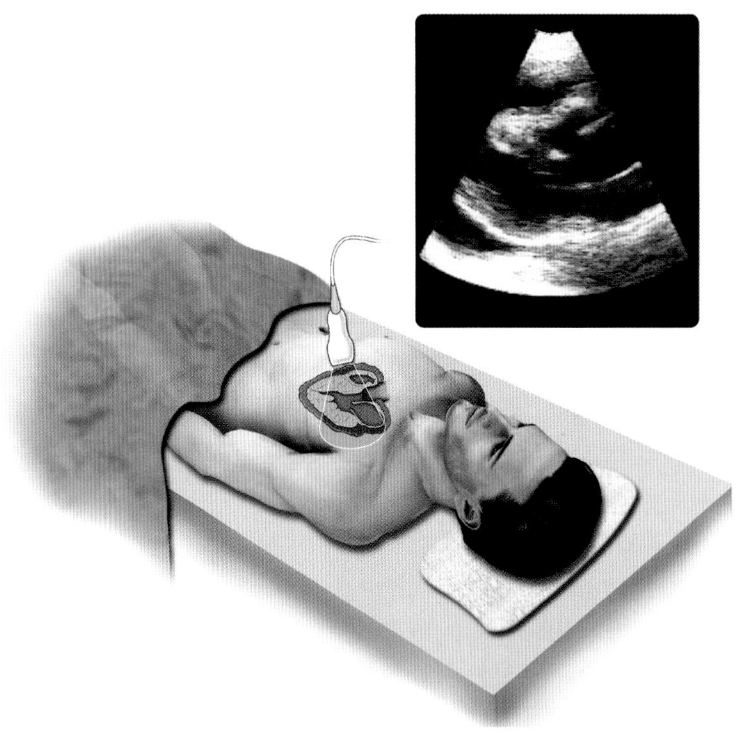

图 5-1　心包积液 / 压塞。超声技术和结果概述在本章的相应部分。

既往，心脏压塞的诊断是基于症状和体格检查结果的临床诊断[92]，然而，心脏压塞的症状和体格检查结果表现多样[125]。奇脉可能是最有用的体征，但仅凭这项体征做出诊断并不准确[165]。在做出心脏压塞的诊断时，需要考虑临床和超声心动图结果（表 5-3）。

大多数导致心脏压塞的非出血性心包积液为中到大量（300 ～ 600mL）[92]，因此，急诊心包穿刺术的适应证是心脏压塞患者中发现中或大量的心包积液。大量的心包积液包绕整个心脏，而少量的积液可能先聚集在活动的心室周围[57]。积液可根据心包回声带的最大宽度进行分类。回声带＜ 10mm 为少量，10 ～ 15mm为中等量，＞ 15mm为大量[6]。这些是大体测量值，与积液量不完全对应。此外，出血性积液可发生在非创伤的患者，并且有可能会出现迅速少量积聚就导致心脏压塞。

表 5-2　心脏压塞的常见原因及危险因素

心脏压塞的常见原因
肿瘤：占所有压塞病例的 50% 以上
肺：占所有肿瘤病例的 70%
乳腺
肾
淋巴瘤
白血病
病毒感染
人类免疫缺陷病毒（艾滋病毒）：
在年轻人中，特别是当 HIV 感染有症状时
柯萨奇病毒 B 组
流感病毒
埃可病毒
疱疹病毒
细菌感染
金黄色葡萄球菌
结核分枝杆菌
葡萄球菌：较罕见

续表

心脏压塞的常见原因
真菌感染
荚膜组织胞浆菌病
组织胞浆菌病
芽生真菌病
药物引起
肼苯哒嗪
盐酸普鲁卡因
异烟肼
米诺地尔
创伤：占所有胸部穿透伤患者的 2%
心肌梗死：梗死壁破裂后＜ 7 天
Dressler 综合征
结缔组织疾病
系统性红斑狼疮
风湿性关节炎
皮肌炎
医源性原因
CV 手术：术后
中心静脉导管
冠状动脉介入治疗：冠状动脉夹层、穿孔
起搏器导联
心包穿刺术
放射治疗
尿毒症
心脏压塞的特发性原因
心包积气
机械通气
胃瘘或食管瘘
甲状腺功能减退
常见危险因素
心包炎病史
钝性或穿透性胸部创伤
心内直视手术或心导管插入术
已知或疑似胸内肿瘤
疑似夹层主动脉瘤
肾衰竭或透析

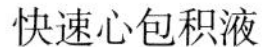

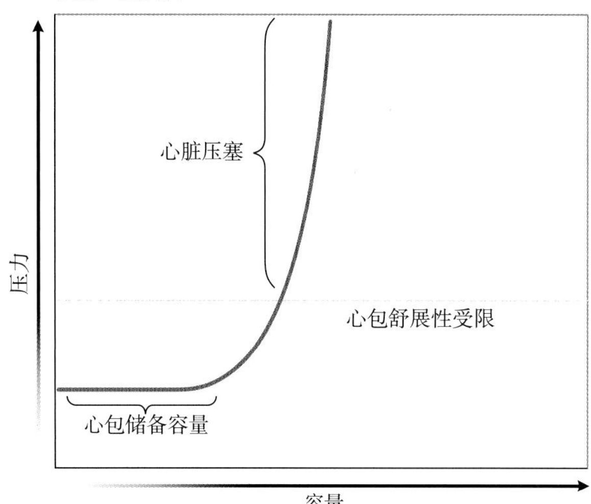

A

缓慢心包积液

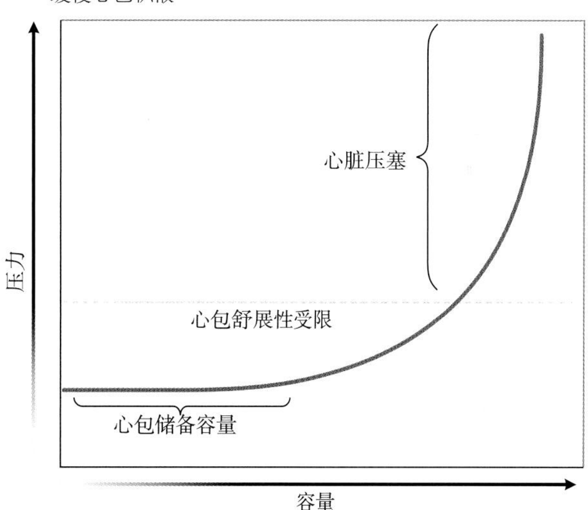

B

图 5-2　**心脏压塞生理学。心脏压塞中快速心包积液和缓慢心包积液的压力 - 容积曲线。（A）在心包液快速积聚的情况下，心脏储备（曲线上的初始平坦段）被快速超过，并且此后压力随着心包积液的小幅增加而升高。（B）当心包积液逐渐发生时，心包能够适应和伸展；然而，随着时间的推移，达到了心包伸展的极限，并且额外的液体积聚导致心包内压力增加。**

（四）大面积肺栓塞

美国每年有多达 90 万人受到深静脉血栓（DVT）或 PE 的影响[166,167]。PE 每年导致高达 100 000 例死亡，25% 的 PE 患者在心脏停搏前没有症状[167]。在 PE 诊断时，血流动力学稳定的患者预后良好，但是那些有大面积肺栓塞并血流动力学异常的患者死亡率为 25% ～ 50%[168]。出现濒死状态的患者需要快速干预，因为 70% 死于肺栓塞的患者在发病后的第一个小时内死亡。这就需要早期溶栓治疗或栓子清除术，紧急的诊治通常不包括一些耗时的影像学检查[127,169-175]。

表 5-3 心脏压塞的超声心动图征像[46,165]

•呼吸时心室大小异常变化
•右心房压迫
•右心室舒张期塌陷
•呼吸时三尖瓣和二尖瓣流速的异常变化
•IVC 扩张无吸气塌陷
•左心房压迫
•左心室舒张期压迫
•心脏摆动

POCUS 可用于快速确定大面积 PE 的诊断，并缩短患者就诊和治疗之间的时间[26,32,39,114]。大面积 PE 的超声心动图结果并非难以捉摸，包括 RV 大面积扩张和右心衰竭伴剧烈收缩但体积缩小的 LV（图 5-3，视频 5-1）[38]。2018 年的一项研究发现，急诊医生通过 POCUS 诊断中心性肺栓塞的灵敏度为 100%[176]。

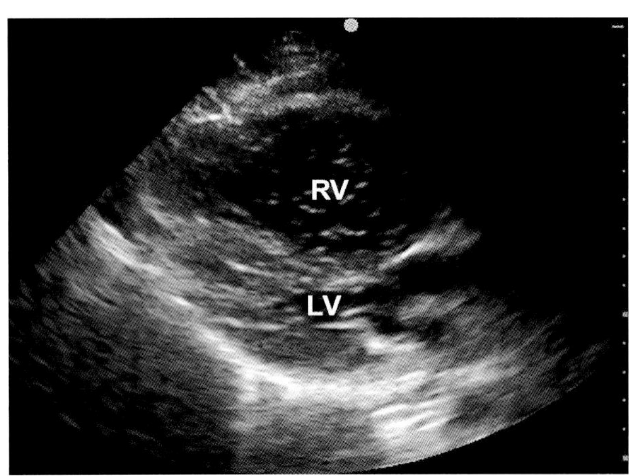

图 5-3 大面积肺栓塞。胸骨旁长轴切面显示严重失代偿的右心室比左心室大得多。相应视频（视频 5-1）PSSA 切面显示右心室显著扩张和室间隔变平"D 征"。RV= 右心室，LV= 左心室。

在极少数情况下，TTE 可发现 IVC、右心房、RV 或肺动脉干内移动的血凝块。即使发现了移动的凝块，临床上重点是确认右心负荷的增加。POCUS 还可以帮助排除具有类似 PE 症状的其他疾病，例如心脏压塞、气胸或 LV 功能障碍[74]。重要的是要了解患者是否患有其他导致慢性右心劳损的基础疾病，在这些患者中诊断急性肺源性心脏病较为困难且易误诊[136]。更有经验的 POCUS 操作者可通过测量右心室壁厚度和右心室收缩压（RVSP），以帮助区分急性和慢性肺心病，因为 RV 肥大和压力明显升高需要时间。RV 壁厚度＞5mm 且 RVSP ＞ 60mmHg 提示慢性 RV 衰竭。通过测量三尖瓣反流梯度（TRG）和肺动脉瓣加速时间（PVAT），"60/60 征"对肺栓塞诊断的特异性为 94%。当 TRG ≤ 60mmHg（但＞ 30mmHg）且 PVAT ≤ 60ms 时，说明存在 60/60 征[177]。

PE 发生概率较高的患者中若超声发现明显的 RV 衰竭，则患者处于较高风险，应接受溶栓治疗或外科栓塞术[178,179]。大面积PE患者通常表现为晕厥、低血压、心源性休克和心脏停搏。2012 年美国胸科医师学会（ACCP）循证临床实践指南推荐对急性PE和低血压患者开展纤溶（2C级证据）治疗[137]。欧洲心脏病学会指南建议对急性肺栓塞伴休克或低血压患者进行溶栓治疗[180]。一项大型随机试验发现，对中度肺栓塞风险的患者进行溶栓治疗显著降低了血流动力学失代偿的风险（安慰剂组失代偿率为 25%，溶栓组为 8%）[181]。

尽管急性肺栓塞和血流动力学不稳定的患者被归类为大面积肺栓塞，但这种分类可能过于简单化。PE 严重程度和不良结局的风险分层基于就诊时的临床稳定性、相关风险因素和 RV 功能障碍评估（通常基于 CT 对心脏大小的评估）、心脏生物标志物水平或超声心动图。虽然 RV 扩张或损伤的失代偿表现和生物标志物水平对诊断有一定程度的帮助，但超声心动图可以提供 RV 收缩功能障碍的直接证据。Weekes 等的一项研究表明，POCUS 的诊断作用等同于综合超声心动图，可用于诊断潜在 PE 患者的 RV 功能障碍，而肌钙蛋白、脑钠肽水平和 CT 显示 RV 扩张的诊断准确性较低[182]。

一旦诊断为大面积或亚大面积 PE，对患者的优先处理包括：①避免 RV 前负荷的突然变化；②增加 RV 收缩力；③降低 RV 后负荷。尽管液体复苏通常是处理休克的初步措施，但当存在 RV 扩张和功能障碍时，应避免过度积极的液体复苏。右心室功能不佳和右心室流出道梗阻时积极液体复苏可能会增加室间隔向左偏移，影响左室充盈。除非患者有明显的低血容量症状，或尽管有 RV 扩张伴或不伴 RV 收缩功能障碍，但 IVC 异常变小或有较大塌陷，否则应避免积极的液体复苏。

由硝酸甘油、吗啡或芬太尼等药物引起的右心室前负荷突然下降可能导致临床症状突然恶化。PE 患者出现严重缺氧可能是由于急性 RV 衰竭和 RV 流出道梗阻。因此，机械通气可能不会改善缺氧或其他临床指标。此外，快速诱导插管（RSI）药物可能导致严重亚大面积 PE 患者出现心脏停搏。在一项研究中，RSI 的麻醉诱导导致 19% 的大面积 PE 患者立即心脏停搏，另外 17% 的大面积 PE 患者在插管后不久发生心脏停搏 [183,184]。因此，对这类患者应限制插管，并通过面罩或鼻导管高流量吸氧以纠正缺氧。

急性 RV 功能障碍患者的主要治疗目标是通过改善 RV 收缩力和降低 RV 后负荷来改善 RV 功能。可以通过推注肾上腺素或滴注去甲肾上腺素来增加 RV 收缩性。降低右心室后负荷可以通过溶栓或外科取栓。溶栓可以是全身给药或通过导管直接给药。慢性血栓的溶栓效果可能受到影响。慢性血栓可能有硬化的纤维蛋白网，妨碍快速溶栓。在这种情况下，快速降低 RV 后负荷可以通过手术取栓术来完成，理想情况下是在稳定的 PE 患者中进行，因为已知取栓术的麻醉诱导会引起心脏停搏。

在为 PE 患者制定治疗方案时，应注意区分两点。第一，区分临床状态，第二，区分 RV 功能障碍的严重程度。大面积 PE 患者具有休克、收缩压低于 90mmHg 或基线收缩压下降 40mmHg，以及重度 RV 功能障碍的临床表现。相比之下，亚大面积肺栓塞患者血流动力学稳定，仅有轻度右心室功能障碍。然而，亚大面积和大面积 PE 的临床表现严重程度不同，RV 功能障碍本身的严重程度也不同。警惕最初被归类为亚大面积 PE，但伴有中重度 RV 功能障碍或血流动力学状态恶化的高风险患者。PE 患者的栓塞面积经常从亚大面积变为大面积，这种变化可能是渐进的或突然发生。重要的是要理解，对于 PE 引起的 RV 功能障碍，RV 扩张障碍先于 RV 收缩功能障碍，因此当临床不能确诊时，评估应包括 RV 功能而不仅仅是 RV 扩张。

血流动力学稳定但超声心动图显示严重右心室衰竭患者的处理 [137] 措施存在争议。尽管 ACCP 指南建议不对无血流动力学异常的患者进行溶栓治疗。但是他们同时指出，溶栓药物是血压正常的急性 PE 和 RV 功能障碍患者的一种选择，这些患者出血风险较低（2C 级证据）[137]。关键点是，若超声心动图发现明显右心衰竭的患者有巨大的血凝块，无论是否存在低血压，死亡风险都非常高。急诊医师对 POCUS 的回顾性研究显示，RV 劳损是患者不良结局的强预测因子 [185]。在 2009 年的一项前瞻性研究中，Kline 等的研究显示，27% 未接受溶栓治疗的亚大面积 PE 患者存在 6 个月随访时 RVSP 升高，其中约一半患者在休息时呼吸困难或运动不耐受；溶栓治疗组 RVSP 降低，有症状者较少。

有充分证据表明，手术取栓术可降低大面积和亚大面积 PE 患者的死亡率 [132,133,178,186,187]。手术取栓术的缺点是需要调动大量资源，在大多数机构中不易实现。如果手术取栓术是一种选择，POCUS 对于快速诊断非常重要，以便快速治疗，避免患者出现不可逆的心力衰竭。

PE 严重程度和不良结局的风险分层基于就诊时的临床稳定性、相关风险因素和右心室功能障碍（RVD）评估（通常基于 CT 对心脏大小的评估、心脏生物标志物水平或超声心动图结果）。尽管急性肺栓塞和血流动力学不稳定的患者被归类为大面积肺栓塞，但这种分类可能过于简单化，临床医生应意识到严重右心室功能障碍的稳定患者应考虑溶栓治疗 [188]。

在具有多种潜在休克病因的患者中，PE 可能不是血流动力学不稳定的主要原因。脓毒症患者出现 PE 症状，即便处于休克状态，但也可能没有发生大面积 PE。大面积 PE 是指主要由肺动脉阻塞引起的血流动力学不稳定状态。因此，在血流动力学不稳定的患者中，确定急性 RV 功能障碍的存在是诊断大面积 PE 的先决条件。相比之下，血流动力学稳定的急性 PE 患者中存在 RV 功能障碍，提示患者存在亚大面积PE恶化的风险较高。

使用POCUS诊断亚大面积或大面积PE不应与使用超声心动图评价较小PE的稳定患者相混淆。大量数据表明，超声心动图用于排除无严重症状或血流动力学异常的稳定患者的PE时，灵敏度较差[189,190]。一项急诊医生使用POCUS诊断PE的研究发现，RV扩张和功能障碍对PE诊断具有较高特异性，但灵敏度较差[191]。相反，在新诊断的PE患者中，RV功能良好是一个重要的预后指标，可以帮助确定门诊PE治疗的方案[180,192–194]。

（五）左心结构和功能评估

心力衰竭患者可表现为相对非特异性的临床表现，并且通常不伴收缩或舒张功能障碍病史[83]。无论其表现如何，中度至重度LV功能障碍患者的并发症风险较高[83,195]。左室收缩功能衰竭患者的短期、长期死亡率与初始左室收缩功能障碍程度和二尖瓣反流程度相关[139]。虽然POCUS以前主要关注于确定LV收缩功能，但临床医生应该认识到射血分数（EF）正常并不能排除心力衰竭的可能。超过50%的明显CHF患者有孤立性LV舒张功能障碍-射血分数正常性心力衰竭（HFpEF）[83,196–198]。此外，临床医生应敏锐地意识到LV舒张功能障碍的致命性。几项大型研究表明，HFpEF与射血分数降低的心力衰竭具有相同的严重预后[83,199–202]。此外，无HF体征或症状的LV舒张功能障碍是常见的，并且与较高的死亡率相关[83]。最后，PH在HFpEF患者中很常见且症状严重，并且是这些患者死亡率的独立和强有力的预测因子[203–206]。

目测是简单估计LVEF、确定LV收缩功能的可靠方法[141–143]。几项研究表明，即使培训时间仅为3小时，不同专业的操作者均可通过目测准确评估LVEF[44,52,72,84,88–90,145]。

此外，POCUS可用于快速区分原发心脏泵功能衰竭患者与其他潜在低血压原因的患者[120]。

一项研究表明，急诊医生可以可靠地使用目测来定性评估低血压ED患者的左心室收缩功能[72]。他们将目测的LVEF与缩短分数的测量进行了比较，发现两者具有良好的一致性。结果还表明，缩短分数测量和目测收缩功能的系列检查具有可重复性。

除了目测，还有几种技术可用于获得LV功能的定量测量：E点间隔距离（EPSS）、缩短分数、通过二维双平面法（改良Simpson法）测定的LV容积、二尖瓣环平面收缩期偏移（MAPSE）以及每搏输出量（SV）和CO的计算。

EPSS是一种简单快速的测量方法，能可靠地估计左心室功能（图5-4，视频5-2）[66,207–209]。研究表明，具有POCUS经验的急诊医生可以获得急性呼吸困难患者的EPSS测量结果[66]。这些测量结果与具有丰富超声经验的临床医生对LVEF的目测评估结果密切相关。一般而言，EPSS > 7mm提示LV功能障碍，EPSS > 12mm提示重度功能障碍[66,207,210,211]。EPSS在评估二尖瓣、主动脉瓣、二尖瓣（MV）环扩张［重度主动脉瓣反流（AR）或扩张型心肌病（DCM）］的疾病状态时可能不准确。例如，在二尖瓣狭窄（MS）中，二尖瓣开口减小将导致E波较小（并增加EPSS），但这是瓣膜病变的结果，不一定提示低EF[184]。在主动脉瓣反流中，尽管EF正常，射血可以向下推二尖瓣前叶（AMV），也会减小E波大小。

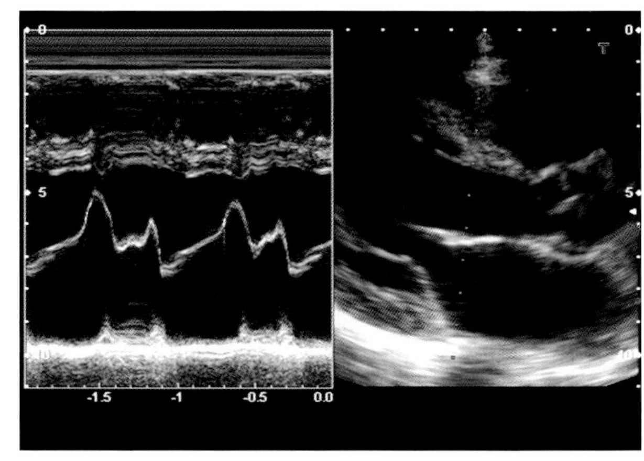

图5-4　E-点室间隔距离（EPSS）和相应的视频（视频5-2）。EPSS是在左心室被动充盈时二尖瓣前叶与室间隔之间的距离。左心室功能降低时，瓣膜开口减小，EPSS增加；左心室功能正常时，EPSS ≤ 7mm。（参见“二维测量”，“M型模式”，查看图5-57可了解更多细节）

缩短分数是一种基于舒张期和收缩期LV的一维（1D）测量值评估心脏收缩力的简单技术。

通过2D胸骨旁长轴和短轴图像在乳头肌水平用M模式测量左室舒张末期内径（LVEDD）和左心室收缩末期内径（LVESD）缩短分数 = 100 ×（LVEDD−LVESD）/LVEDD[52,72,212]。与心脏病学全部解读相比，急诊医生测量的短轴缩短分数具有可重复性和准确性[52,72]。

缩短分数不应与射血分数混淆。缩短分数的正常值大于25%，LVEF正常值为大于55%[213]。此外，缩短分数小于15%提示严重的LV功能障碍，相当于LVEF小于30%[213]。大多数现代超声仪器可以通过测量缩短分数计算LVEF。这些计算假设的LV具有“正常”形状和对称功能，因此，这种确定LVEF的方法在具有局部室壁运动异常（RWMA）或心室形状异常的患者中可能是不准确的。如果M模式光束不完全垂直于隔膜和后壁，也会造成结果不准确。

测量左心室射血分数的最佳方法是使用二维双平面法（改良Simpson法）[213]。这涉及在舒张期和收缩期追踪心内膜边界，以便计算机可以计算左心室容积的变化。在两个正交平面［心尖四腔（A4C）切面和心尖两腔（A2C）切面］进行测量结果最准确，这种方法被称为二维双平面法[213]。当今大多数超声仪可从一个平面（通常为心尖四腔切面）计算LVEF，这在床旁应用时可能更实用。

如果没有获得标准的心尖切面，并且测量了LV的透视短缩（倾斜）切面，则通过双平面法计算的LVEF不准确。而且，即使获得了良好的图像，也常常难以显示心内膜边界。许多超声心动图室常规使用造影剂来改善心内膜边界的检查。超声造影显著提高了LVEF测量的准确性和可重复性[214,215]。超声造影对肥胖患者和伴有肺部疾病的患者很有帮助[216]。由临床医生进行的心脏超声尚未进行充分研究，但已发现在重症监护室中23%的标准超声心动图检查无法诊断LVEF，13%的谐波超声心动图检查无法诊断LVEF，超声心动图造影就不存在这个问题（图5-5）。

缩短分数和LVEF是LV大小变化的测量值，而不是SV和CO的测量值。SV/CO受多个血流动力学参数的影响，包括前负荷、后负荷和收缩性[217]。

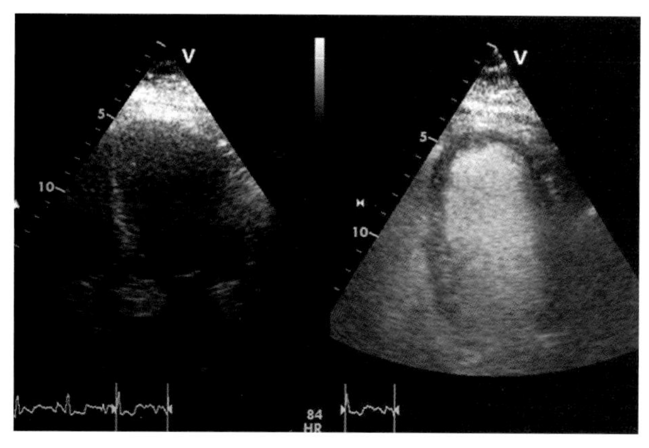

图5-5 超声心动图造影。图像显示了静脉注射造影剂（Definity®）前（左图）和后（右图）左心室的心尖切面。心内膜边界、左心室腔和心肌的显影的改善是显著的。超声心动造影对危重患者尤为重要，可在条件（位置、设备、人员）不理想的情况下获得最大限度的信息。

对于有瓣膜病变或左心室肥厚（LVH）的患者，LVEF可能不是一个很好的CO指标[218]。每搏量可以用两个变量来衡量：①左心室流出道（LVOT）的面积；②收缩期通过主动脉瓣血流的速度时间积分（VTI）（图5-6）。当这些参数与心率一起被记录下来时，超声仪器就会计算出CO（表5-4）。测量每搏输出量和CO在POCUS中变得更加普遍，这对于已经学会获取标准超声心动图像的医务工作者来说并不困难。并非所有危重患者都需要CO监测，但它对已知或疑似心源性休克、肾功能衰竭或难治性休克患者的复苏特别有帮助。被动抬腿试验和CO测量可以帮助指导这些患者的液体管理，在这些患者中，大量液体复苏会使心脏和呼吸功能恶化。

MAPSE是一种LV功能评分的简单方法。它与LVEF和其他几种用于左室功能评估的技术（心脏磁共振成像（MRI）和斑点追踪超声心动图（STE）作用很相似[219，220]。已证明这是一种快速和可重复的评价方法，即使在无法获得最佳切面时也是如此[220-222]。MAPSE是对纵向纤维的测量，而缩短分数是对径向/周向纤维的测量。MAPSE测量以M模式进行，在A4C切面中，光束越过室间隔或侧二尖瓣环，或在A2C切面中，光束越过前或后二尖瓣环。测量环形环的位移大小（图5-7）。正常的MAPSE（＞10mm）相当于LVEF＞55%，而 MAPSE ＜ 7mm 相当于 EF ＜ 30%[222]。MAPSE 降低对房颤（AF）、心肌梗死、心力衰竭和败血性休克患者的主要心脏事件和死亡率有预后意义[220,222,223]。

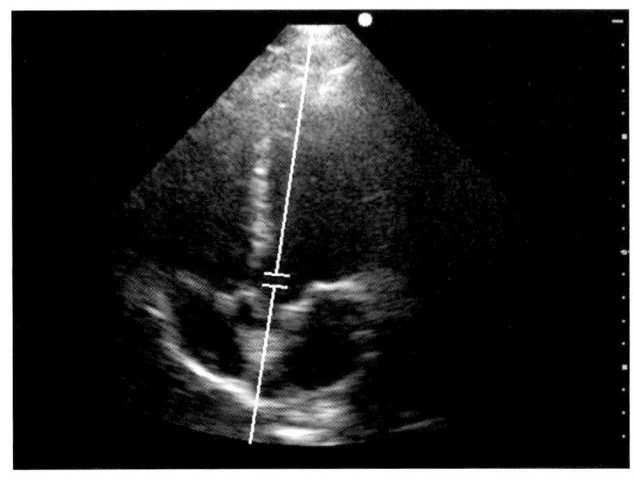

A

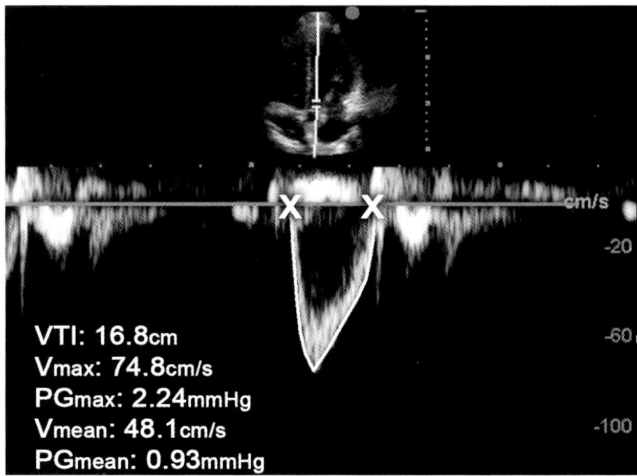

B

图 5-6 脉冲（PW）多普勒显示左心室流出道（LVOT）的血流图。（A）PW 的定位多普勒取样门进入 LVOT 的心尖五腔切面。（B）追踪 PW 多普勒波形（两个 x 之间的白线）使计算机可以计算速度时间积分（VTI）。

表 5-4 心脏超声计算公式[213,325,330]

左心室质量	$= 0.8 \times \{1.04 \times [(LVIDd+PWTd+SWTd)^3 - (LVIDd)^3]\} + 0.6g$
缩短分数*	$= \dfrac{LVEDD-LVESD}{LVEDD} \times 100$
射血分数（%）	$= \dfrac{LVEDV^2-LVESV^2}{LVEDV^2} \times 100$
每搏输出量（mL）	$=CSA_{LVOT} \times VTI_{LVOT}$
心输出量（L/min）	$= \dfrac{SV \times HR}{1000}$
心指数（L/min/m²）	$= \dfrac{CO}{BSA}$
主动脉瓣面积（cm²）	$= \dfrac{VTI_{LVOT}}{VTI_{AV}} \times CSA_{LVOT}$
左心室流出道截面积	$=\pi \times \left(\dfrac{D_{LVOT}}{2}\right)^2$
二尖瓣面积（cm²）	$= \dfrac{VTI_{LVOT}}{VTI_{MV}} \times CSA_{LVOT}$
跨瓣压	$=4 \times (V_2^2 - V_1^2)$
右心室收缩期压力（mmHg）	$=4 \times V_{TR}^2 + RAP$

BSA= 体表面积，CSALVOT= 左室流出道横断面积，CO= 心输出量，HR = 心率，LVEDD = 左室舒张末期内径，LVEDV = 左室舒张末期体积，LVESD= 左室收缩末期内径，LVESV = 左室收缩末期体积，LVIDd = 舒张期左心室内径，PWTd = 舒张期后壁厚度，RAP= 右心房压（通常为估计值），SV= 每搏输出量，SWTd= 舒张期室间隔厚度，V_{TR}= 三尖瓣反流峰值速度（m/s），VTI_{AV}= 主动脉瓣开放时测量的速度时间积分，VTI_{LVOT}= 左室流出道速度时间积分，VTI_{MV}= 二尖瓣开放时速度时间积分。* 大多数现代超声机器报告的射血分数是基于缩短分数的测量和计算。

虽然严重 LV 收缩功能障碍（LVEF ＜ 30%）通常在心源性休克和严重心脏衰竭时表现明显，但心脏功能并不仅包括 LV 收缩性。LV 舒张功能不全是心脏衰竭的一个重要原因。超过 50% 的心力衰竭患者存在正常或轻度降低的 EF（HFpEF）[197]。二维检查结果提示临床医师应考虑 HFpEF 的可能性包括 LVH，左心房增大（LAE）和二尖瓣环运动减少。左心房（LA）填充压力升高是心力衰竭的代偿反应以维持收缩期或舒张期心力衰竭时的心输出量，可通过既往用于舒张功能评估的频谱多普勒进行评估。

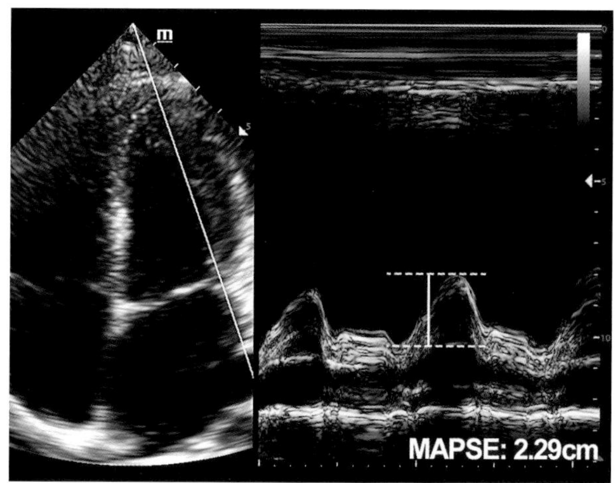

图 5-7　心尖四腔切面显示二尖瓣环面收缩偏移（MAPSE）测量。图中通过二尖瓣环形平面测量，MAPSE 为 2.29cm，表明左室射血分数（LVEF）＞ 55%。

以前认为舒张功能评估只能由有经验的心脏超声医生完成。然而，研究表明，接受过专门训练的急诊医生可以快速、准确地使用脉冲多普勒评估急性呼吸困难患者的心脏舒张功能，医务人员对射血速度进行简单的多普勒测量，并注意是否存在限制性充盈状态。结果显示，限制性充盈状态比目测 LVEF 降低（波士顿标准）或 N 末端激素原脑利钠肽（NT-proBNP）在鉴别左室心力衰竭时敏感性和特异性更高。随后的研究证实，在标准训练要求之外进行最小量的额外训练，急诊医生有能力使用频谱多普勒评估舒张功能不全。与 LVEF 相比，舒张功能不全与心脏充盈压力增加的相关性更密切，并具有多种预后意义。

目前美国超声心动学会推荐评估左室舒张功能的参数为二尖瓣环 e’ 速度、e /e’ 比值、LA 最大容积指数和三尖瓣反流峰值（TR）速度。获得这些参数需要结合脉冲多普勒透射流和组织多普勒成像（TDI）二尖瓣环测量[196,225-229]，以及连续（CW）多普勒评估 TR。对于有丰富超声经验的临床医生来说是合理的，并不难学。然而，当舒张功能不全被定义为 e'_A ＜ 9m/s 时，一种简化的方法（使用 TDI 测量二尖瓣环处平均组织峰流速）已被证明是筛查明显舒张功能不全的实用方法。

左心房增大（LAE）是左侧心脏疾病的重要标志，是 CHF、住院率、中风和死亡的强有力预测因子[213,231-234]。LAE 通常是左室舒张功能障碍引起的充盈压力升高的结果，但它也可以由瓣膜反流和高输出状态如慢性贫血的容量过载引起[213,235-238]。在多个心脏切面，通过目测对比右心房可清晰诊断 LAE。在胸骨旁长轴（PSLA）切面上测量收缩期末心房内径可快速诊断。如果该测量值大于 4cm 或明显大于主动脉近端直径，则可诊断为 LAE（图 5-8A）。可测量单平面面积，但评估 LAE 的最佳方法是使用双平面面积长度法或 Simpson 法测量左房容积。

左心室肥厚（LVH）是一个重要的阳性发现，超声测量左室肥厚与随后的冠状动脉疾病、猝死和其他不良临床事件之间有很强的相关性[249-252]。同心 LVH 是心室壁整体增厚而腔室大小正常。左室质量增加，相对室壁厚度（RWT）增加。同心左心室肥厚通常是由全身性高血压引起的压力负荷过重或主动脉瓣狭窄（AS）引起的。偏心性肥厚，心室增大但室壁厚度相对正常，常见于反流性瓣膜病变引起容量过载的患者[253]。偏心性肥厚的超声心动图表现为壁厚正常，左室增大，左室质量增加，RWT 降低。同心圆重构是慢性压力或体积过载的晚期反应，会导致壁厚增加、正常或较小的左室大小、正常的左室质量和增加的 RWT。LV 质量可以通过绘制在列线图上的 PSLA 切面的简单测量来确定。正常的左室质量因患者体型和性别而异，但一般舒张末期左室内径超过 5.5 ～ 6.0cm 或壁厚≥ 12mm，提示左室肥大（图 5-8B）[213,240,242,246,247,255]。

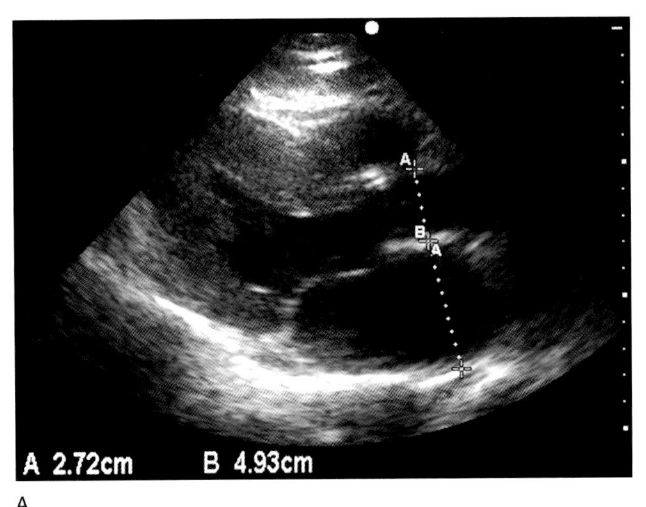

A

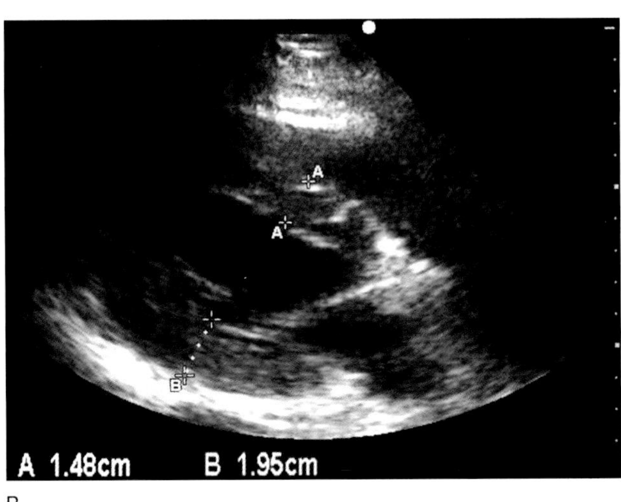

B

图5-8　（A）左心房增大。左心房增大（LA＞4cm）患者的主动脉和左心房大小测量（Ao/LA＝2.7/4.9）。（B）左心室肥厚，胸骨旁长轴切面。在舒张期测量室间隔（1.48cm）和后壁（1.95cm）＞12mm。

（六）心肌缺血和梗死

TTE 是诊断急性心肌缺血的准确工具。经验丰富的医生采用 TTE 诊断整体心室功能不全和 RWMA 具有高度的敏感性和特异性 [256-259]。在首次心电图无 ST 段抬高的患者中，急诊时的心脏超声显像比常规临床检查和心电图检查可提供更多的诊断和预后信息 [257]。二维超声心动图已被证实能改善心电图对急性心肌梗死（AMI）区域的定位 [256,259]。虽然静息超声心动图不够敏感，不能单独用于排除心脏缺血，但 TTE 和心脏生物标志物检测的结合可以帮助将有并发症风险的患者进行分层，加快急诊入院的速度 [258,260-262]。

超过 40% 的急性冠状动脉闭塞患者的心电图有轻微或无 ST 段抬高 [263-265]。初始肌钙蛋白水平和其他心脏生物标志物水平在急性期通常无法协助诊断 [264]。心电图无异常和心脏生物标志物阴性的患者往往由于诊断延误和再灌注延迟，导致发病率和死亡率升高。相反，局部室壁运动的变化发生在冠状动脉闭塞后和细胞坏死前的几秒钟内。通过超声心动图发现急性胸痛患者的 RWMA 是心肌梗死的一个敏感预测因子。一项研究显示，高达 94% 的心肌梗死患者在二维超声心动图上出现即刻 RWMA。TTE 可评估左心室功能，揭示收缩期室壁运动异常，并在心肌梗死前定位急性闭塞区域 [258]。它还具有潜在揭示急性胸痛的其他心血管病因的优势，包括心包积液、主动脉夹层和 HCM[258]。

在已知心肌梗死患者中，TTE 在左室收缩功能不全，左心室血栓，二尖瓣反流或室间隔、游离壁或乳头肌破裂等并发症的无创评估中起着重要作用 [154]。一项关于急诊患者的研究报告了 6 例急性心肌梗死后心肌破裂伴心包膜出血的病例。其中 4 例患者符合急诊溶栓治疗标准，超声心动图上的这些发现显著改变了急诊治疗策略 [56]。慢性并发症，如心包炎、心包积液、左室动脉瘤和左室血栓，也可通过超声心动图进行评估。

局部室壁运动的目测评估具有局限性。如果不回顾以前的超声心动图，可能很难区分新旧室壁运动异常 [256,259]。为了准确起见，图像必须是高质量的，并清晰地显示心内膜边界。左束支传导阻滞、心脏起搏器或有心脏手术史可能导致室间隔壁运动异常 [266-268]。左束支传导阻滞患者在胸骨旁短轴（PSSA）切面上有特征性的过度收缩期旋转或扭曲外观特征。此外，患有右心室疾病的患者起搏常伴有慢性局部室壁运动改变，可能易与急性心功能异常相混淆 [269,270]。

将斑点追踪超声心动图（STE）添加到标准二维成像中是一种客观量化心肌应变的新兴方

法。心脏病专家仅使用目测评估检测室壁运动异常的准确性较低[263]。既往研究已证实，STE作为POC超声心动图的一部分，使用客观的计算机测量优于室壁运动的目测评估[263,264,271]。一项研究发现，在非ST段抬高型心肌梗死（NSTEMI）患者中，通过斑点追踪软件获得的应变超声心动图诊断冠状动脉闭塞的敏感性为90%，特异性为88%，而心脏病专家的定性目测评估遗漏了这些患者中30%的RWMAs[265]。目前斑点追踪已成功被急诊医生使用，并有可能改善NSTEMI患者的管理[272,273]。

（七）心肌病

心肌病是心肌的原发疾病[274]。最初的病理损伤起源于心肌细胞，随后改变了心脏的结构和功能。重要的是，这些病理生理学的改变并不是由缺血、高血压或瓣膜病等继发性因素引起的[275-277]。虽然病因广泛，但其独特的形态学表现，有助于诊断和初步分类心肌病[275,276]。

扩张型心肌病（DCM）导致左室明显扩张，而肥厚型心肌病（HCM）导致左室腔缩小和肥大[275]。其他心肌病，如限制性心肌病（RCM）和致心律失常性右室心肌病（ARVC）表现出更微小的形态变化，如分别导致双房扩大和右心室扩张[275]。虽然结构变化有助于对疑似心肌病的初步分类，但功能紊乱是导致临床症状并触发对这些疾病研究的首要原因。

超声心动图适用于疑似心肌病的患者，并在检查和诊断中起着核心作用[278]。B型成像用于腔室定量和功能评估。多普勒被用于筛查舒张功能不全、梗阻和瓣膜病。更先进的模式，如斑点追踪，可进一步协助诊断。最终确诊通常需要结合临床检查，包括导管检查、心内膜活检和进一步成像（CT/MRI）[279-282]检查。

DCM是最常见的心肌病，通常表现为CHF[283,284]。病因包括遗传性疾病、感染、全身性疾病、药物/毒素、内分泌/代谢紊乱和妊娠[282,285]。超声心动图的特征性表现是左室明显扩张，且收缩功能整体降低（图5-9，视频5-3）。这种特殊的形态学改变可以在缺血性心脏病和晚期瓣膜病中看到，因此需仔细地鉴别诊断。超声心动图诊断DCM的标准是LVEDD＞预测值的112%，射血分数＜45%或短轴缩短分数＜25%[286-289]。LVEDD大于均值2个标准差也符合DCM的诊断标准[287]。所有腔室测量值均应根据年龄、性别和体表面积（BSA）进行校正。重要的是，对于DCM的诊断，上述标准适用于没有继发性病因的情况下，如局部缺血和严重二尖瓣或主动脉瓣反流。收缩功能可以通过多种方法来量化，包括缩短分数、Teichholtz或Simpson双平面法。

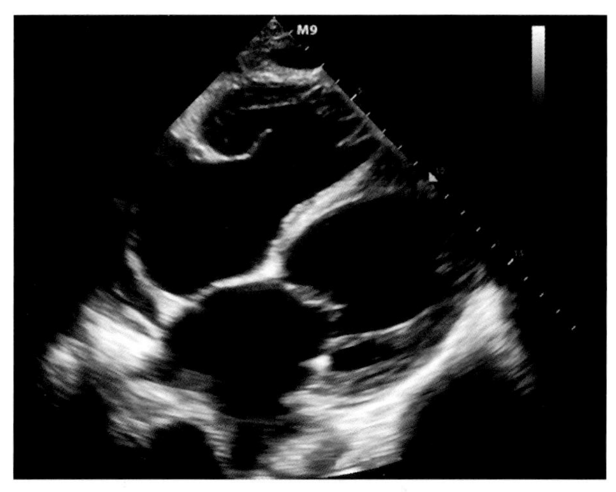

图5-9 扩张性心肌病（DCM）肋下四腔切面。显示明显扩张的腔室以及相对较薄的室壁。相应的视频（视频5-3）显示胸骨旁长轴切面左心室（LV）扩张和整体性左心室射血分数降低（LVEF）。

DCM还有许多其他的超声心动图表现，包括舒张功能不全、左心房增大（LAE）、右心室功能衰竭、二尖瓣反流和左心室血栓[287,289,290]。DCM经常观察到的二尖瓣反流是功能性的(继发性的)，由左室的形状改变引起。腱索张力和隆起导致瓣膜闭合不全和位于中心的反流[289]（图5-10）。B型超声识别心室血栓有困难，可能需要超声造影或更进一步的成像（CT/MRI）来识别心室血栓。

超声心动图有助于评估预后和指导后续治疗。左心室扩张、射血分数降低、舒张功能不全、LAE和右心室功能衰竭与不良预后相关[244,291-293]。

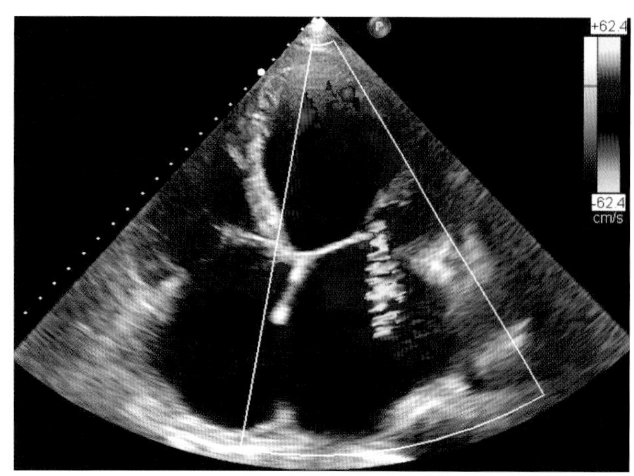

图 5-10　**心尖四腔切面显示扩张型心肌病伴二尖瓣反流。**

HCM 在临床上常表现为呼吸困难、胸痛和晕厥[294]。症状可由运动引起，HCM 是运动员心源性猝死的主要原因[295,296]。大多数病例是由常染色体显性基因突变引起的[297]。常规的超声心动图显示为非对称性室间隔肥大，伴或不伴有 LVOT 梗阻(图 5-11，视频 5-4)。运动员型心脏、高血压、主动脉瓣狭窄和浸润性心肌病均可见心脏肥大的形态学改变，因此需仔细鉴别。

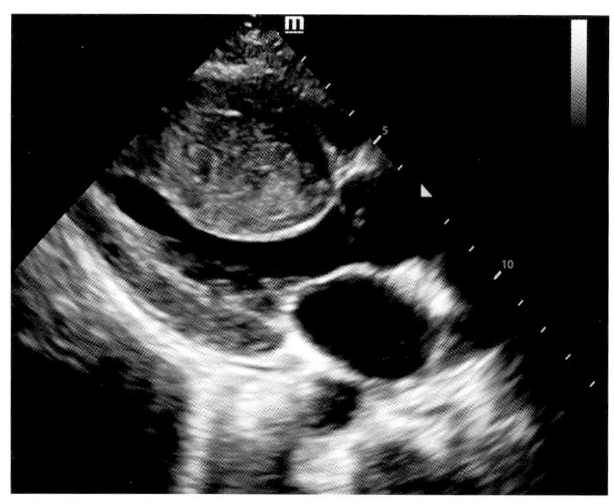

图 5-11　**胸骨旁长轴切面显示非对称性室间隔肥厚型心肌病。相应视频(视频 5-4)从 PSSA 切面到胸骨旁长轴切面，显示左心室严重肥大。**

没有明确的继发病因时，超声心动图诊断 HCM 的最大心室壁厚度至少为 15mm[279,281]。在儿科患者中，最大心室壁厚度大于平均值 2 个标准差（以年龄、性别和 BSA 校正后）才满足 HCM 的超声心动图诊断[279,281]。几乎所有的 HCM 病例都表现为非对称性心壁肥厚，通常发生在室间隔[297]。室间隔肥厚最常见的特征是反向弯曲，中间和 S 状弯曲型[294]。此外，不常见的形态学变化包括心室中部和心尖肥大。识别这些独特的变异可能需要超声造影或更进一步的影像学检查（CT/MRI）[279,294]。

HCM 患者有可能发展为 LVOT 梗阻。三分之一的病例在静息条件下发生梗阻，三分之一在受到刺激时梗阻，三分之一无梗阻[279,281,297,298]。梗阻的原因通常是多因素的。HCM 与二尖瓣瓣叶伸长和乳头肌位置异常有关[279,294]。室间隔增厚减少 LVOT 直径，收缩晚期高速血流可使二尖瓣前叶朝向室间隔。这种现象被称为二尖瓣收缩期前向运动（SAM），是梗阻的关键因素[281]（图 5-12）。

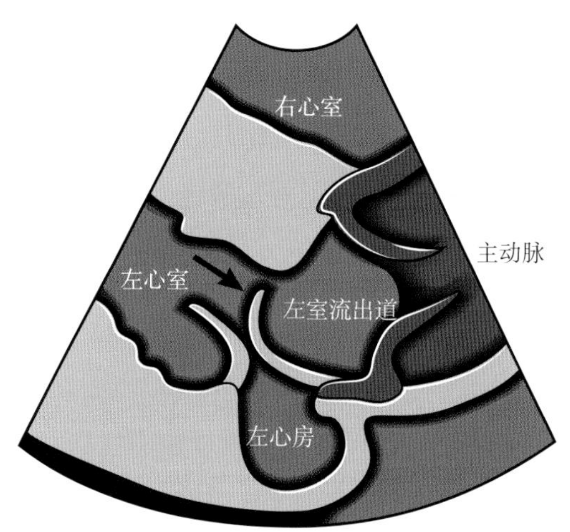

图 5-12　**肥厚型心肌病伴二尖瓣前叶收缩期前向运动。注意二尖瓣前叶前移（箭头），左心室流出道功能性狭窄。**

HCM 病例还有各种其他的超声心动图表现，包括舒张功能不全、LAE 和二尖瓣反流[279,281,294,297]。几乎所有的 HCM 病例中均发生舒张功能不全，如运动员的心脏[294,299]，这有助于鉴别诊断。HCM 中的二尖瓣反流与二尖瓣的 SAM 机制相关。LVOT 的血流遇到二尖瓣，分离两个小瓣叶，导致下外侧或后向的反流（图 5-13）[297]。HCM 也可发生心尖室壁瘤，但在心室中腔 / 心尖变异中更常见，通常需要超声心动图造影或其他影像学检查（CT/MRI）[279] 识别。虽然罕见，但晚期 HCM 可表现为左室扩张和收缩功能不全，即“衰竭”期[297]。

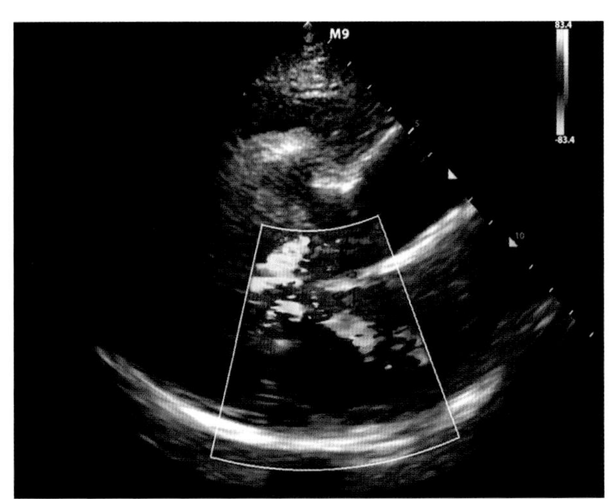

图 5-13 彩色多普勒显示典型的肥厚型心肌病的后向二尖瓣反流束。

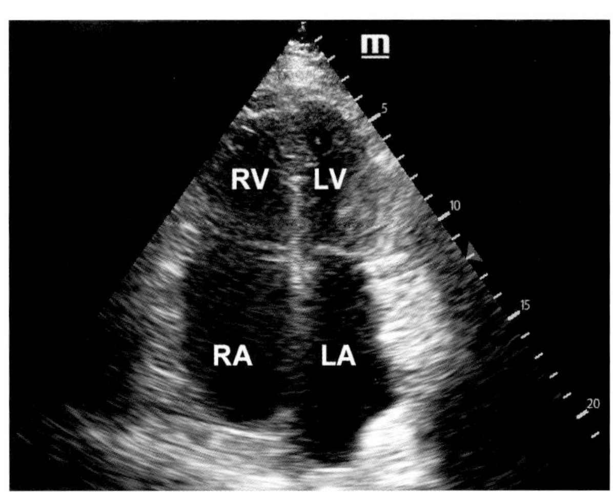

图 5-14 心尖四腔切面显示双心房明显扩大，是限制性心肌病的特征。

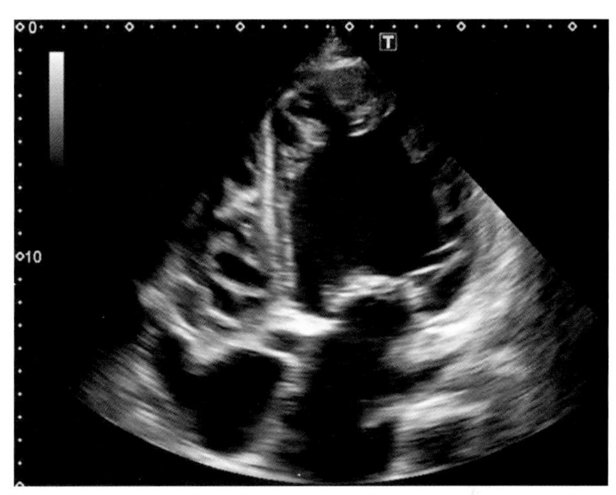

图 5-15 左心室致密化不全，心尖四腔切面，以及相应视频（视频 5-5）。注意左心室（LV）突出的小梁和深隐窝，与 LV 腔相通。

超声心动图对 HCM 的预后和治疗具有重要意义。高危超声心动图特征包括“大面积”左室肥厚＞30mm，流出道梗阻＞30mmHg 和 LAE[279,294,300-303]。室间隔肥厚＞30mm 是心源性猝死的独立危险因素，是植入式心律转复除颤器（ICD）的适应证[281,295,302,304]。有症状的患者通常开始接受药物治疗（β 受体阻滞剂），但那些有持续症状和高度梗阻（峰值压差＞50mmHg）的患者可能需要通过导管定向酒精消融或手术切除术减小室间隔厚度[279,281,294,297]。

RCM，顾名思义，以生理性受限、舒张功能不全和明显的双心房扩大为特征（图 5-14）[275]。RCM 中左室的形态因病因而异，浸润性疾病（淀粉样变性）可导致左室肥厚，而非浸润性疾病通常表现为左室壁厚度正常[284]。两种类型的左室壁通常都保留收缩功能，但晚期可表现为扩张和射血分数降低。从缩窄性心包炎中排除 RCM 是很重要的[279]。

左心室致密化不全（LVNC）心肌病超声心动图常表现为肥厚型改变。功能不全性胚胎发育导致的左室小梁增厚是该疾病的特征[275,305]。功能不全经常发生于收缩期，晚期可见扩张（图 5-15，视频 5-5）。需要与其他病理形式的肥厚如 HCM 和 DCM（晚期）鉴别。

应激性心肌病或 Takotsubo 心肌病的典型表现为心尖扩张和运动功能减退（图 5-16，视频 5-6）[276]。确切病因尚不清楚，但理论上是由儿茶酚胺水平激增和血管痉挛引起[306]。这种心肌病与急性冠状动脉综合征相似，患者需要缺血性疾病相关检查。幸运的是，大多数患有这种类型心肌病的患者都能康复。

虽然左心室是大多数心肌病的主要受累部位，但右心室也可累及。ARVC 是由右心室心肌纤维脂肪替代引起的。超声心动图表现为右心室扩大、功能不全和局部室壁瘤（图 5-17，视频 5-7）[307]。重要的是将其与更为急性的导致右心室衰竭的病因相鉴别。

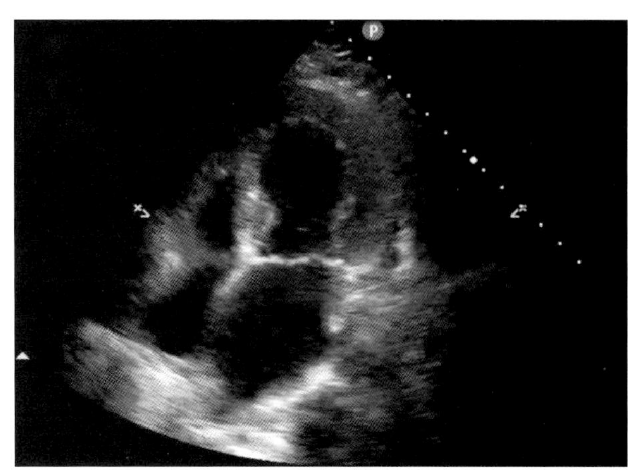

图 5-16 应激性（Takotsubo）心肌病。心尖四腔显示心尖部膨隆，左心室（LV）壁厚度正常。对应的视频（视频 5-6）显示左心室基底部充分收缩，心尖部运动较差。

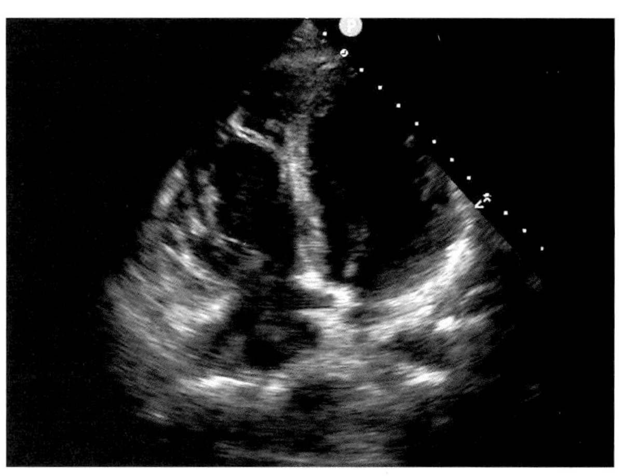

图 5-17 心尖四腔切面和相应视频（视频 5-7）显示右心室心肌重度小梁形成，是致心律失常性右室心肌病（ARVC）的典型特征。

（八）右心结构和功能评估

通常在 POCUS 的检查中，除了可能的 PE 患者外，都忽略了右心。最近，医务人员已认识到 PH 和右心室功能不全也很常见，它们预示着严重的疾病状态和较高的死亡率 [203,308-315]。右心压力和右心室功能测量直接且具有临床重要意义，特别是对于危重症或创伤患者，其复苏策略可能因右心异常而复杂化和重新调整 [310,312,314,315]。

重要的是要理解右心室和左心室不是独立的器官，而是协同工作的。它们共享 IVS，左心室功能占右心室收缩功能的 30% ～ 50%[316,317]。由于心室相互依赖，因此当右心室压力和 / 或容积超负荷导致右心室扩张时，左室舒张容积也随之减小。此外，由于右心室和左心室是串联排列的，左心室充盈需要右心室输出，因此导致右心室输出减少的疾病（PE、右心室梗死、脓毒症引起的右心室衰竭）会减少 CO。

研究表明，右心室功能不全和 PH 在临床常见，通常未被明确诊断。一项研究表明，在大量退伍军人中，PH 诊断不足，发病率较高 [318]。几项研究结果表明，约 25% 的肺动脉 CT 扫描阴性的呼吸困难患者到急诊室就诊时可使用 POCUS 诊断为孤立性右心室功能不全或 PH[94,319,320]。因此，对于未明确病因的呼吸困难、晕厥、其他 PH 或有右心室功能不全征象的患者，应评估右心室功能和右心压力 [315]。PH 或右心室衰竭的急诊患者有较高的复发率和再入院率，因此，急诊筛查和专科转诊是合适的 [94]。由于 PH 的致命性，急症救治人员需要尽可能了解诊断 PH 的重要性。一项研究表明，PH 患者 30 天的死亡率为 13%，1 年死亡率为 36%，5 年死亡率为 62%[321]。研究表明，PH 的发病率和患病率正在增加，这些患者的专科转诊时间往往较迟，并且是在患者被误诊和接受不适当治疗之后 [321,322]。

正常条件下右心室是一个相对薄壁的低压腔室，右心室前负荷和后负荷的突变会严重影响右心室的大小、形状和功能。因此，许多疾病与 PH 和右心室扩张 / 右心室衰竭有关（表 5-5）。世界卫生组织提出了五种类型的 PH：①肺动脉高压（PAH）；②与左心疾病相关；③与肺疾病和 / 或缺氧相关；④慢性血栓栓塞性 PH 和其他肺动脉阻塞；⑤病因不明确或多因素（结节、血管炎、肾脏疾病、血液疾病）。2 型和 3 型 PH 的死亡率最高，1 型死亡率最低 [321]。

与左室衰竭相关的 PH 是目前最常见的类型，由于人口老龄化和左室衰竭患者（HFrEF 和 HFpEF）数量增加，这一问题越来越严重 [321]。左室收缩功能衰竭患者的发病率和死亡率与射血分数的降低有关。然而，超过 50% 的心力衰竭患者患有 HFpEF，这些患者的右心室衰竭和 PH 程度（TR 射流峰值速度）是疾病严重程度的主要指标 [323]。此外，一项研究表明，在左室功能衰竭（包括 HFrEF 和 HFpEF）患者中，收缩期肺动脉压

（SPAP）是明确的死亡预测因子，并可独立于其他已知的预后预测因素提供增量的临床相关预后信息[309]。

表 5-5　右心室扩张 / 衰竭的病因

肺栓塞
压力超负荷
肺动脉瓣狭窄
慢性肺动脉高压
原发性肺实质疾病（COPD、ILD）
急性右心室衰竭
脓毒症引起
右心室梗死
心肌功能不全
心律失常性右心室心肌病（ARVC）
心室心肌功能不全类癌性心肌病
急性呼吸窘迫综合征
机械通气
呼气末正压、潮气量增加
肺血管床狭窄 / 闭塞
缺氧、酸中毒、血栓、水肿
容量超负荷
严重三尖瓣反流
房间隔缺损
室间隔缺损
LV 衰竭（HFrEF 和 HFpEF）

在危重患者中，右心室功能衰竭反映了心血管储备功能的丧失，由于右心室是液体反应性的主要限制因素，右心室功能衰竭时患者的液体复苏无反应。因此，右心室功能衰竭与这些患者的预后不良相关。识别危重症患者的 PH 或右心室功能不全是至关重要的，因为这些发现将使对患者的管理变得更加复杂化，并改变管理优先级[315,324]。这些患者可能不能耐受液体复苏，并可能需要早期使用血管加压药。此外，由于右心室输出量改变驱动左心室输出量的动态变化，因此在右心室功能衰竭患者中，预测液体反应性的每搏输出量变异性测量值（或替代测量值）的准确性较低[324]。

通过评估右心室扩张、壁厚、右心压和右心室功能等参数可以帮助临床医生确定疾病的严重程度，区分急性疾病和慢性疾病，并指导临床管理。对右心的评估应从对右心室大小和功能的定性评估开始。右心室显著扩张定义为右心室与左室的比值为 1 ： 1 或右心室基础直径＞ 42mm，右心室肥厚定义为舒张末期游离壁厚≥ 5mm[325]。

右心室扩张是引起三尖瓣反流最常见的原因。通过右心室进入 RA 的压力梯度增加可以用彩色多普勒识别，并用连续波多普勒测量。肺动脉高压通过三尖瓣反流速度反映的高压来诊断。三尖瓣反流峰值速度＞ 2.8m/s，SPAP ＞ 25 ～ 35mmHg，进而诊断 PH（假设正常的 RA 压力为 3 ～ 5mmHg）[325]。如果三尖瓣（TV）反流峰值射血速度＞ 3.9m/s 或 TV 压差＞ 60mmHg，则认为 PH 更有可能是慢性 PH，而非急性 PH。

另一种确定慢性 PH 的方法是测量 PVAT。PVAT 由脉冲多普勒（PW）决定。在肺动脉瓣［PSSA 切面中右心室流出道（RVOT）］通过取样门测量达到 RVOT 速度峰值所需的时间。在突然闭塞时，PVAT 很短。慢性 PH 的 PVAT ＜ 100ms。而急性肺动脉栓塞时，可在更短的时间内突然达到峰值速度（通常＜ 60ms）。包括测量 TRG 和 PVAT 的“60/60 体征”可用于帮助诊断肺栓塞，当 TRG ≤ 60mmHg（但＞ 30mmHg），PVAT ≤ 60ms 时，60/60 体征为阳性，对肺栓塞的诊断特异性为 94%[177]。当 SPAP 无法测量时，PVAT 具有额外价值（即当心尖切面难以清晰显示或 TR 难以评估或不存在时）[326]。此外，流速包络简单直观的评估也有助于鉴别继发于 PAH 的 PH 与其他病因。但这一点的价值不能被夸大，因为 PAH 的治疗方法是独特的，可能对 PVH 所致的 PH 患者有害。流速包络中存在收缩中期切迹应提醒临床医生进一步评估 PAH 继发的 PH[327]。

右心室功能与其大小无关，右心室扩张发生在右心室功能衰竭之前，尤其是急性右心室衰竭的患者。因此，即使是右心室严重扩张的患者，评估右心室的功能也很重要。大多数测量右心室功能的方法都集中在右心室的纵向收缩上，导致右心室游离壁的基底段或三尖瓣环向心尖移位。在无心肺疾病的正常心脏中，沿右心室长轴的三尖瓣环运动比二尖瓣环运动大 60%。右心室游离壁环的纵向位移被称为三尖瓣环收缩期位移（TAPSE）。TAPSE 的测量最好采用心尖四腔切面（图 5-18）。正常的 TAPSE ＞ 20 ～ 30mm，右心室收缩期衰竭时 TAPSE ＜ 16mm。

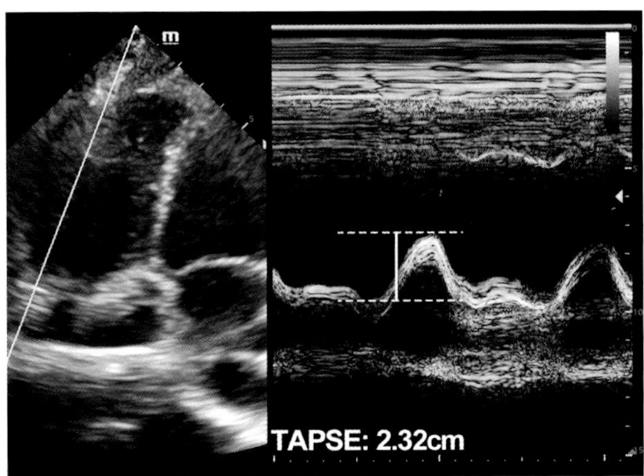

图 5-18　三尖瓣环收缩期位移（TAPSE）测量。M 型模式光束指向三尖瓣外侧瓣环，并测量最大瓣环位移。

另一种评估右心室收缩功能的方法是使用组织多普勒成像（TDI）来测量右心室基底游离壁的纵向收缩速度。收缩压峰值速度，S'（称为"S prime"）测量 RV 收缩的爆发力。

S' 测量结果＜ 10cm/s 提示右心室功能不全[325]。还有其他更复杂的方法来测量右心室功能，包括右心室心肌性能指数（RIMP）和斑点跟踪，但这些技术更耗时，不太可能用于床旁环境。

RV 过载的终点称为"解偶合"。右心室通过增加收缩力来适应增加的肺血管负荷以维持血流，被称为"偶合"，右心室发生扩张和肥厚以维持每搏输出量。然而，达到一定阈值后，这种代偿失败，右心室与肺循环"解偶合"，其特征是右心室进行性扩张、右心室衰竭和无法维持肺血管血流[328]。

（九）瓣膜功能和异常评估

一般来说，瓣膜评估被排除在床旁检查之外。这可能是由于需要进行多普勒评估。急性瓣膜破裂可能是急性血流动力学损害的主要原因，及时发现这些病变可以挽救生命。同样，严重的瓣膜功能不全也会显著影响复苏过程中的血流动力学。在学习如何识别瓣膜异常时，更好的方法是通过二维检查发现结构异常，然后是彩色血流多普勒检查，最后是频谱多普勒评估。

主动脉瓣狭窄是最常见的原发性心脏瓣膜疾病。AS 最常见的原因是三尖瓣和二尖瓣钙化，其次是风湿性心脏病[329]。在美国和欧洲，二尖瓣瓣膜疾病约占所有 AS 瓣膜置换术的 50%[330]。风湿性疾病几乎总是首先影响二尖瓣，所以风湿性主动脉瓣狭窄的患者也可能有二尖瓣狭窄。主动脉瓣狭窄可导致心绞痛、晕厥，并最终导致心力衰竭。症状出现后，平均生存期为 2 ～ 3 年[331]。其中 25% 的患者因心律失常而猝死。在急诊情况下识别 AS 患者至关重要，因为这种情况受到瓣膜负荷参数和整个瓣膜的压力梯度的显著影响[329]。随着 AS 的恶化，LVH 导致舒张功能不全和前负荷的代偿性增加，以维持 CO。在急性危重症期间，严重 AS 患者增加心输出量的能力有限。心动过速和低血容量可降低前负荷，并可导致血流动力学衰竭。例如，大多数出现 CHF 的患者应该使用利尿剂和血管舒张剂进行治疗。严重 AS 患者对硝酸盐制剂的耐受性不佳，因为前负荷降低可能导致严重的低血压[332]。危重 AS 患者的治疗重点应该是避免过度的心动过速和低血压。POCUS 上显示严重狭窄病变可帮助在这些情况下指导血管升压药和诱导剂的选择。

从二维成像的瓣膜钙化和运动检查可以明确 AS。主动脉瓣的显示最好在胸骨旁长轴和短轴切面完成。正常的瓣叶菲薄，回声均匀，且运动不受限。在心脏舒张期，瓣尖附着在主动脉根部的中心，在收缩期，它们突然打开并平行于主动脉壁。大多数 AS 患者有明显的钙化和主动脉瓣瓣叶增厚，活动受限，瓣叶分离减少（图 5-19，视频 5-8）。仅发现瓣叶增厚不能诊断 AS，因为 25% 的 65 岁以上成年人患有 AS（不规则瓣膜增厚，无左心室流出道梗阻）。如果发现房室的二维（B 型）成像异常，建议使用多普勒超声对另外三个参数进行进一步评估：峰值流速、平均压差和主动脉瓣面积[329]。测量 AS 严重程度最简单的方法是峰值流速。最大流速随着狭窄程度的增加而增加；速度＞ 4m/s 可诊断为严重 AS[332]。采用连续性方程计算主动脉瓣面积。为了获得瓣膜面积，必须测量的三个参数是 LVOT 直径，VTILVOT 和 VTIAV。此外，严重的 AS 通常会导致向心性 LVH 和弥漫性左室壁增厚。

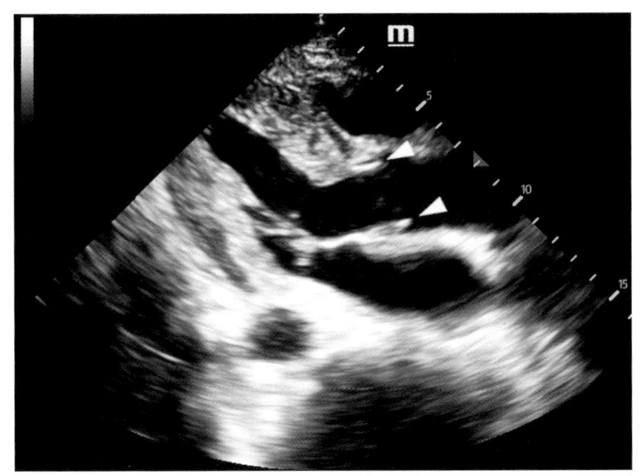

A

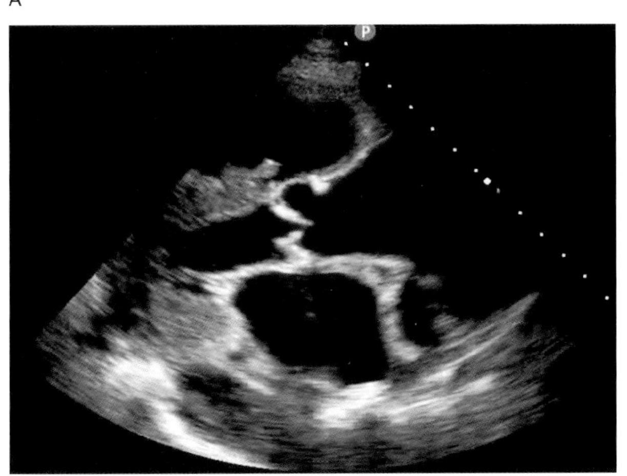

B

图 5-19 在正常胸骨旁长轴切面（A），主动脉瓣瓣叶（箭头）较薄，并且处于相对于主动脉壁接近平行的位置。在主动脉瓣狭窄时，瓣膜增厚，回声增强，活动能力降低（B）。钙化通常会引起混响伪影延伸到左心房。相应的视频（视频 5-8）比较了正常的主动脉瓣（左）和狭窄主动脉瓣（右）。

风湿性疾病是引起二尖瓣狭窄（MS）的主要因素[330,333]，在美国不常见，但发展中国家的风湿性心脏病患病率很高。因此，MS 在重症监护室的发生率低于 AS。由于通常存在明显的 MS，二尖瓣开口的大体检查在 PSLA 切面观察最佳。正常瓣膜在舒张期完全开放，伴随左室被动充盈，并再次出现心房收缩。如果 LVEF 和瓣膜功能正常，二尖瓣前叶将靠近室间隔。狭窄瓣膜会出现增厚，活动性降低。前叶通常被描述为具有“曲棍球棒”的外观（图 5-20，视频 5-9）。当心动过速时，这可能很难理解，因此可以将图像变慢或冻结。MS 另一个重要的二维特征是左心房（LA）扩大，通常伴有房颤。40% 的 MS 患者会发生房颤[330,333]。在急性疾病中，心动过速会降低左室充盈和 CO，因此控制患者心率是主要的治疗措施。扩大的 LA 也可以出现腔内涡流，导致超声检查时出现自发显影现象，这已被证明是比 LA 大小更好的血栓栓塞风险预测因素[330]。应密切观察在左心耳和肺静脉是否存在血栓[334]。确诊 MS 后，应评估三尖瓣是否狭窄或反流。PH 会随着 LA 压力的升高而发展，可以用 TR 血流的 V_{max} 测量（参见“右心室收缩压和肺动脉高压”章节）。

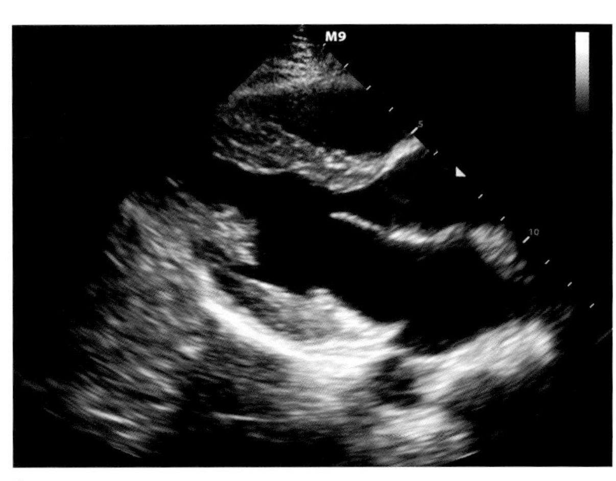

A

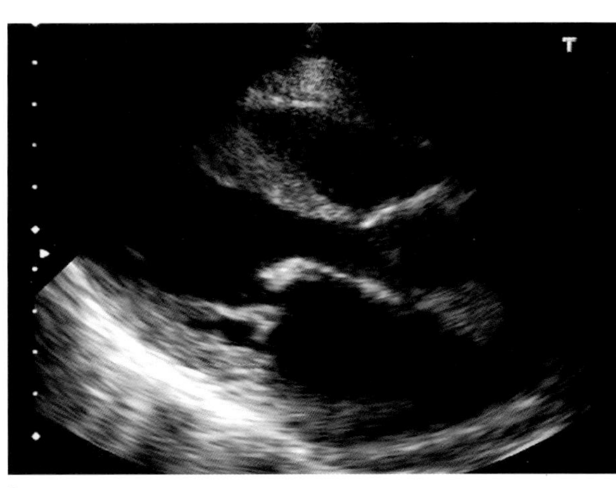

B

图 5-20 正常胸骨旁长轴切面（A），二尖瓣前叶较薄，开放时接近室间隔。二尖瓣狭窄（B），二尖瓣前叶（AML）增厚，活动性降低。外观通常被描述为类似曲棍球棒。左心房也会扩张。相应的视频（视频 5-9）比较了正常二尖瓣（左）和狭窄二尖瓣（右）。

如果发现二尖瓣的异常二维成像，请在 PSLA 和 A4C 切面中通过彩色多普勒检查瓣膜。图像显示湍流将通过瓣膜进入左室。二尖瓣面积（MVA）可以通过 PSSA 切面中的直接面积测量法来测量，并可提供有关狭窄严重程度的信息（图 5-21）。正常的 MVA 为 4 ～ 6cm^2。当 MVA ＜ 1.5cm^2 时，就会发生严重的 MS[330]。通过 MV 的连续波多普勒和频谱多普勒将获得平均压差、减速时间（DT）和压力减半时间（PHT）。DT 和 PHT 与 MVA 呈负相关。重要的是要记住，当左室功能严重受损（EPSS 增加）时，二尖瓣可能不会完全打开。这是由于心功能不全和血流动力学不良导致，而非原发性瓣膜病变。

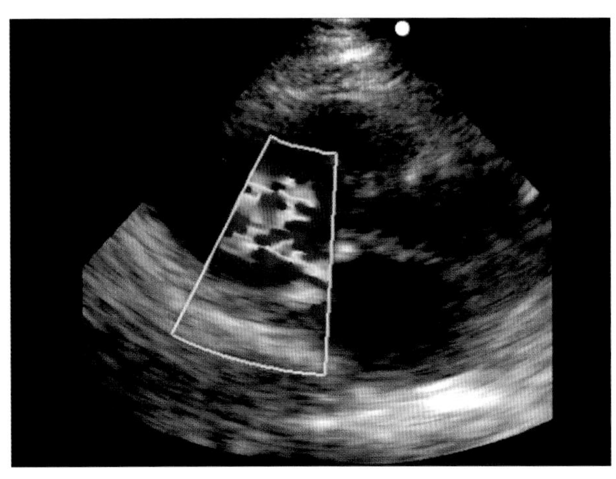

A

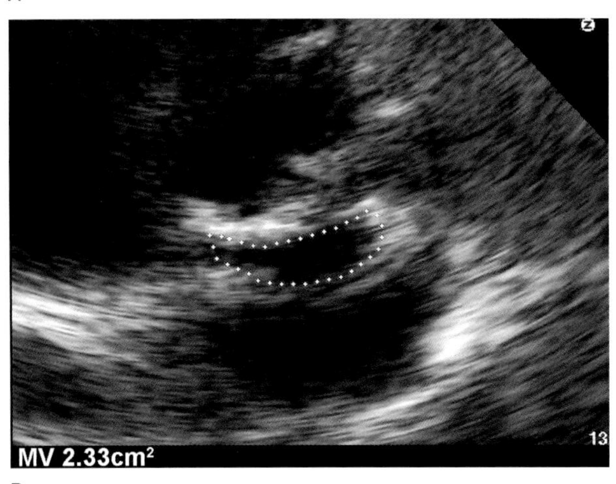

B

图 5-21　**二尖瓣狭窄。通过瓣膜处放置的彩色多普勒显示湍流血流进入左心室（A）。PSSA 切面测量显示瓣环面积为 2.33cm^2，符合中度狭窄诊断（B）。**

主动脉反流在大约 20% 的病例中急性发病。当鉴别诊断包括主动脉夹层、感染性心内膜炎（IE）、胸部创伤和伴有结缔组织疾病患者的胸痛时，应考虑使用 POCUS 进行主动脉瓣评估。在 PSLA 切面使用 B 超进行常规筛查，筛查是否存在主动脉根部扩张、夹层、赘生物、瓣膜增厚、瓣膜运动异常（脱垂、对合不良等情况）。如果发现这些异常，应行彩色血流多普勒检查主动脉瓣关闭不全。LV 中可见反流束。急性主动脉瓣功能不全时，左室功能衰竭发展迅速，即使进行强化药物治疗，肺水肿和心脏停搏的死亡率仍很高。这些患者生存的关键是快速诊断并进行紧急手术。与慢性主动脉瓣反流患者不同，急性瓣膜损伤患者在二维成像上通常表现为正常大小的左室和较薄瓣叶。比较最大近端血流宽度和 LVOT 直径是主动脉瓣严重反流的最佳筛查方法。比值≥ 65% 可诊断为严重的主动脉瓣反流 [335]。如果彩色多普勒识别出反流束，则可以用频谱多普勒进行进一步评估。

慢性主动脉瓣反流患者更有可能出现瓣膜和心腔的改变。在慢性反流状态下，左心室存在容积和压力超负荷。左心室有扩张的时间，并可维持左室功能。随着病情进展，这些代偿措施失效导致左室功能不全和心力衰竭。当这些患者出现休克时，重要的是发现慢性主动脉瓣反流，因为这些病变会影响患者康复。

二尖瓣反流，又称二尖瓣关闭不全，是一种常见的疾病。急性二尖瓣反流是由腱索断裂、乳头肌功能不全、二尖瓣退行性疾病和感染性心内膜炎引起的 [336,337]。这些过程可导致急性连枷样二尖瓣和严重的二尖瓣反流。患者出现急性呼吸困难、肺水肿和心源性休克。缺血性破裂最可能是下壁心肌梗死累及右冠状动脉所致。急性连枷样二尖瓣是不明原因呼吸困难患者常见的漏诊原因 [337]。快速诊断和急诊手术是这些患者生存的关键。慢性二尖瓣反流最常见的原因是二尖瓣脱垂、局部缺血、风湿性疾病和心内膜炎 [338]。慢性二尖瓣反流患者会出现慢性容量负荷过重，导致左室偏心性肥厚和心室扩张。最初，左室将能够维持 CO，但随着疾病进展，最终出现左室功能衰竭。此外，慢性反流进入左心房会导致 LA 扩张，增加房颤和肺动脉高压的风险 [338]。

在 PSLA 和 A4C 切面对二尖瓣进行常规二维评估。二尖瓣的两个瓣叶通常在这些切面上清晰可见。正常的瓣叶菲薄，回声均匀，且运动不受限。如果整个乳头肌断裂，其中一个二尖瓣瓣叶的断裂通常会导致清晰可见的连枷瓣叶。感染性心内膜炎与瓣膜上游侧附着的肿块 / 赘生物有关。彩色血流多普勒是检测反流的关键，也是半定量评估反流严重程度的最简单方法。如果中心定向反流束面积填充超过左房 40%，则提示二尖瓣重度反流（图 5-22，视频 5-10）[339]。二尖瓣和肺静脉的频谱多普勒可以补充关于反流严重程度的其他信息。

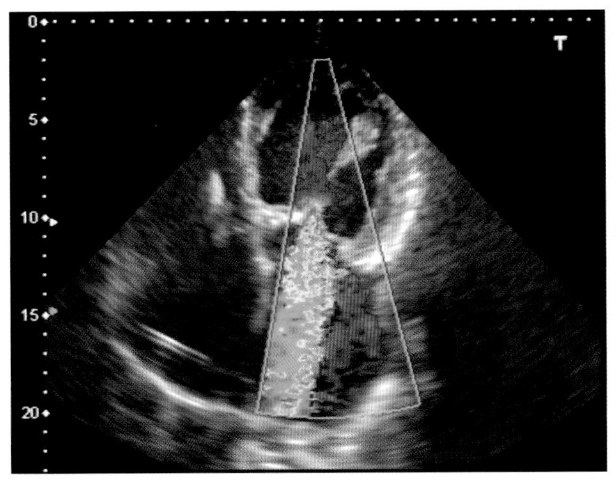

A

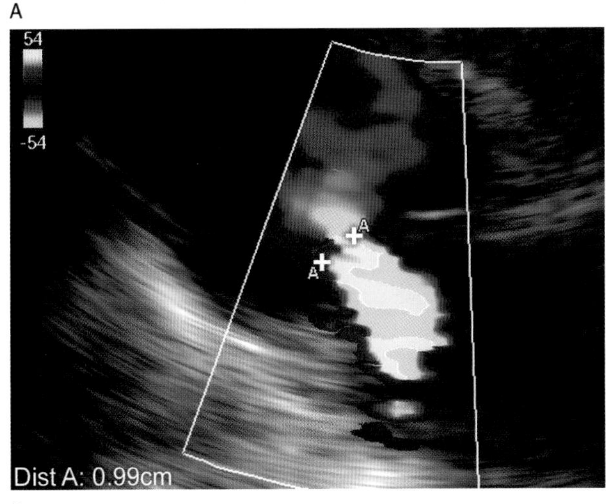

B

图 5-22　彩色血流多普勒显示严重的二尖瓣反流。左心室和左心房顶部显示湍流充满整个左房（A）。胸骨旁长轴切面使用局部放大模式测量反流直径（B）。相应的视频（视频 5-10）显示二尖瓣严重反流，反流束面积占左心房的 50% 以上。

右心瓣膜异常通常无症状，不太可能是孤立的病变或引起急性失代偿。然而，有研究表明，三尖瓣疾病对发病率和死亡率有显著影响[340]。

大多数成年人都有一些轻微的三尖瓣反流。TR 最常见的原因是右心室和三尖瓣环状扩张所致的功能性反流（75% 病例）。结构性 TR 的原因包括左侧心力衰竭和右心室超负荷（肺动脉高压）[340]。TR 的结构性原因发生在 25% 的病例中，可以是获得性或先天性疾病（心内膜炎、类癌心脏病、风湿性心脏病或三尖瓣下移畸形）[339]。通过观察瓣膜位置、运动以及识别异常心腔大小，较容易诊断几种遗传性瓣膜异常（图 5-23，视频 5-11）。

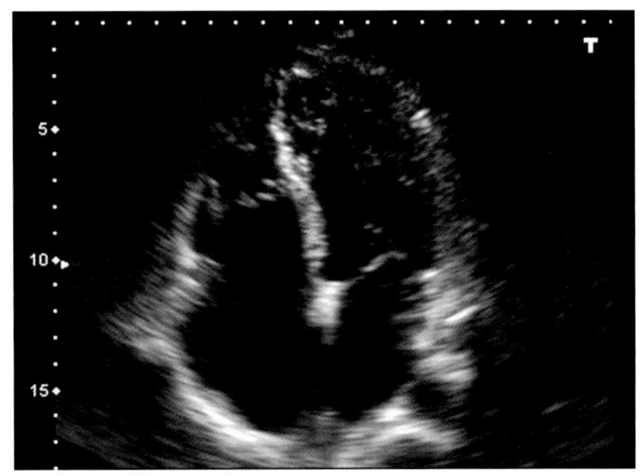

图 5-23　三尖瓣下移畸形。心尖四腔切面显示三尖瓣明显移位（视频 5-11）。这种先天性异常导致三尖瓣狭窄和反流，通常需要手术修复。

三尖瓣狭窄（TS）并不常见，但最常见的原因是风湿性疾病。TS 可以通过 B 型超声发现瓣膜增厚，舒张期心腔的活动受限，瓣叶分离减少，右心房扩大[330]。初步评估三尖瓣的最佳切面是主动脉瓣水平的肋下四腔（SC-4C），胸骨旁短轴（PSSA-AV）和 A4C。

肺动脉瓣是超声最难观察的瓣膜，需要寻找其他伴随的异常，如右心室增大和肥厚更实用。肺动脉瓣最好使用胸骨旁纵向右心室流出道切面或基础 PSSA 切面（在主动脉瓣水平）进行观察。肺动脉狭窄几乎都是先天性的，所以不太可能是一个新的或孤立的病变。肺动脉反流最常见于肺动脉高压患者，通常与肺动脉、右心室、右心房和肝静脉扩张有关[339]。

在急诊或重症监护室评估瓣膜异常时应评估是否存在感染性心内膜炎（IE）。虽然 TEE 具有较高的敏感性，但应使用 TTE 检查，特别是当临床高度怀疑 IE 时。使用注射药物、二尖瓣脱垂、人工瓣膜、起搏器 / 除颤仪、心室辅助装置和先天性心脏病患者应考虑 IE 可能。IE 阳性的 TTE 表现如下：心内结构或人工瓣膜上摆动的赘生物 / 肿块，人工瓣膜断裂或心脏脓肿[341,342]。赘生物的形状不规则，且通常与心肌回声相同。赘生物的位置可能出现在心脏的任何地方，但更常见于瓣叶、植入的心脏器械或反流束路径。IE 最严重的两个并发症是人工瓣膜断裂和心脏脓肿。所有疑似病例都应进行 TEE 和心血管内科会诊。

（十）容积状态和液体反应性

早期积极液体复苏是休克管理的关键部分，适用于大多数脓毒症的病例[343]。临床医生面临的挑战是确定哪些患者在接受标准 30mL/kg 的给药后病情可以得到改善。"液体反应性"是指对液体治疗的积极血流动力学反应[155,344–349]。补晶体液（500～1000mL）后，心输出量（CO）增加超过 15%，表明血流动力学得到改善[350,351]。只有 50% 的患者在输入大量液体时 CO 会增加[352–357]。并非所有患者都受益于积极的液体复苏。有大量证据表明，液体复苏过度和超载可能会增加发病率和死亡率[71,152,354,358–364]。

经过充分的临床研究证明，POCUS 可以帮助指导休克患者的液体复苏。超声检查可快速、无创地评估血管内容量状态，并可以预测患者是否会因补充液体而好转[47,155,156,345,346,348,351,352,361,365–367]。"拯救脓毒症活动"（2001 年和 2008 年）建议基于 CVP 和中心静脉氧饱和度静态测量值进行液体复苏[368,369]。自从这些建议发表以来，已研究多种方法来取代有创血流动力学监测。尽管以前广泛使用 CVP 监测，但现在有大量数据表明，心脏充盈压的静态测量［CVP 和肺毛细血管楔压（PCWP）］与实际容量状态的相关性较差[71,349,352,370–379]。2016 年"拯救脓毒症活动"指南建议使用超声进行动态监测，具有更高的诊断准确性[380]。我们始终建议采用 POCUS 检查多个指标（心脏、肺、IVC）来预测危重患者是否具有"液体反应"，以及可能更重要的"液体耐受性"。来自心脏、肺和 IVC 超声的信息将指导对不明原因休克患者的液体复苏。

POCUS 可提供患者的容积状态、液体反应性和液体耐受性等关键信息。对疑似低血容量患者进行评估的三个关键指标包括左心室大小和功能、IVC 大小和动力学，以及是否存在肺间质性液体。几十年来，以超声评估 IVC 一直是重症监护研究中的一个主要主题，但目前它的实用性存在争议。一些学者强烈支持 IVC 指数的价值，而另一些则反对它的使用。我们的建议是根据现有文献和我们自己的经验提出的。我们认为，虽然 IVC 超声可能不是适用所有病例的可靠方法，但有几个参数可用于指导液体治疗决策。本质上，超声评估 IVC 只是一个依据，不应该单独用于诊断。

其他衡量血管内容量的有意义指标包括左心室大小和功能。心脏充盈不足或高动力状态的出现迫切需要进一步的液体治疗。高动力心功能、左室舒张末期面积和左室收缩期塌陷是低血容量的可靠预测因素[156,381]。最后，应评估是否存在间质性肺水肿，将 B 线的出现作为液体治疗的终点[382,383]。以这种方式评估容积状态、液体反应性和液体耐受性不仅在脓毒症中很重要，在创伤、心力衰竭、儿童脱水、血液透析[9,17,37,42,121,122,348,384–390]等情况下也很重要。

1. 下腔静脉参数：直径、塌陷性和扩张性

评估 IVC 超声在预测液体反应性方面的作用的研究存在巨大的异质性，这使得确定其准确性成为挑战。三个主要参数已得到全面研究：IVC 绝对直径、IVC 塌陷性（或腔静脉指数）和 IVC 扩张性。在自主呼吸患者中，胸腔容积的增加和胸腔内压力的减小导致 IVC 直径随吸气而塌陷。在机械通气患者中，胸腔内压力的增加导致 IVC 随着肺充气而扩张。随呼吸变化的最大直径和最小直径的差异即是自主呼吸患者的 IVC"塌陷性"（或腔静脉指数），以及通气患者的"扩张度"。标准的 IVC 切面可在仰卧位患者的肋下窗中找到。通过垂直于长轴切面的测量，评估距离右心房交界处 1～2cm 的最大 IVC 直径[213,354,391]。所有的 IVC 研究均认为大小、塌陷度和扩张度的测量在极端情况时更准确。

CVP 升高（＞15mmHg）患者的 IVC 绝对直径一般较大（呼吸各阶段＞2cm），低血容量患者的 IVC 绝对直径较小（呼吸各阶段＜1cm）[47,122,213,354,392–397]。一项研究发现，IVC 大小与 CVP 或右心房压力（RAP）之间存在一致的正相关性[391]。IVC 最大直径＜1.5cm 的危重症患者很可能会对额外的液体复苏有反应。相反，较大的 IVC

（> 2.5cm）可能反映了液体超负荷状态，这些患者不太可能对更多容量做出反应[71,354,360,398]。连续性 IVC 参数的数据很少，但这可能是一项有用的技术[71,354,360,398]。连续监测可有助于指导何时限制液体治疗。一般来说，如果 IVC 保持平稳和可塌陷性，则可给予更多液体。当 IVC 变大且不可塌陷时，明智的做法可能是限制液体量或考虑实施其他监测技术。

虽然 IVC 大小可用以估计右心充盈压，但静态测量并不总是反映容量状态。在一些临床情况下，评估 IVC 大小和塌陷性可能会引起混淆或误导。在右心衰竭患者中，尽管血管内容量不足，但 IVC 可能较大且不易塌陷。与体液超负荷无关的右心压力升高的原因包括：肺动脉高压、瓣膜功能不全、PE、心脏压塞和缩窄性心肌病[71,354]。其他人群包括机械通气患者、年轻运动员、腹内压升高的患者和房颤患者，其 IVC 大小可能与体液状态不一致[354,391]。同样，在临床必须考虑 IVC 的绝对直径。单独的IVC测量值不应用于确定患者的体液状态[71]。

自主呼吸（非插管）的患者 CVP 正常（< 10mmHg），吸气时 IVC 塌陷≥ 50%[47,58,73,325,394,396,397,399–408]。有研究将 IVC 的呼吸变异（cIVC，或腔静脉指数）定义为（IVC_{max}–IVC_{min}）/IVC_{min}，其他研究定义为（IVC_{max}–IVC_{min}）/IVC_{max}，还有研究定义为（IVC_{max}+IVC_{min}）/2[72,352,357,360,391,409]。文献中的临界值变化较大。一项研究发现 cIVC > 40% 与液体的反应性有关[409]。另一项研究认为，最佳的 cIVC 为 24.6%；因此，IVC 塌陷< 25% 的患者不太可能对进一步的静脉输液有反应。若他们的 cIVC 基线测量曲线下面积（AUC）为 0.84，提示有液体反应性，理想状态下可作为液体复苏的临床意义终点[352]。一项荟萃分析报道，若合并的受试者工作特征曲线下面积（AUROC）为 0.84，在 cIVC 指导下的液体复苏是可行和可靠的。其临界值范围为 12% ～ 40%[410]。2018 年的一项荟萃分析发现，IVC 直径对预测接受机械通气的循环性休克患者的液体反应性的诊断准确性的合并 AUROC 为 0.82%，临界值范围为 8% ～ 21%[411]。

相比之下，2018 年的一项荟萃分析发现了极不一致的结果，但发现在急诊与 ICU 的研究中下腔静脉指数的敏感性更高。作者得出结论，IVC 直径和 cIVC 都不是基于合并 AUROC 为 0.75 的预测液体反应性的可靠方法[356]。该技术往往是不准确的，混杂因素使 IVC 不能可靠反映液体状态[354]。同样，这些结论并不适用于所有患者，必须结合患者的情况考虑。重要的是要认识到不同形式的血流动力学监测（包括 IVC 指数）的优势和局限性。

在机械通气患者中，呼吸周期中 IVC 直径变化与自主呼吸期间变化相反。随着静脉回流减少和胸外静脉血容量增加，IVC 在吸气过程中不会塌陷，而是扩张[360]。使用 M 型模式，可以测量扩张幅度。扩张指数（dIVC=IVC_{max}–IVC_{min}/IVC_{min} × 100%）反映了机械通气时 IVC 直径呼吸变异百分比。一项研究发现，dIVC > 18% 可预测液体反应性[412]。另一项研究计算扩张指数的方法为 dIVC=IVC_{max}–IVC_{min}/IVC_{mean} × 100%，发现 dIVC > 12% 是液体反应性的非常准确的预测因子[360]。

通过测量 IVC 扩张性来预测液体反应性有几个局限性：①只对与呼吸机完全同步（或瘫痪）的机械通气患者才有临床意义[360,398,412]；②患者必须接受至少 8 ～ 10mL/kg 潮气量的正压通气；③患者必须处于窦性心律状态，并且不能有严重的右心衰竭。

急性呼吸衰竭时，IVC 测量可能有助于协助心力衰竭的诊断。在一项表现为急性呼吸困难的急诊患者的研究中，IVC 塌陷率< 33% 对诊断急性心力衰竭的敏感性为 80%（但特异性较差）。IVC 塌陷性< 15% 和 IVC 直径与主动脉直径（IVC/ 主动脉）比值> 1.2 均对急性心力衰竭的诊断具有高度特异性（特异性均为 96%）[413]。

一项研究表明，在儿科有自主呼吸的脓毒症儿童中，仅 IVC 直径的呼吸变异度是液体反应性的不良预测因素[414]。IVC/ 主动脉比值已被证明是比绝对测量值更有效的容量状态指标[17,36,385]。研究发现，IVC/ 主动脉比值≤ 0.8 是重度脱水的一个较好的指标，敏感性为 86%，但特异性仅为 56%[17]。有研究显示了相互矛盾的数据。一项对 70 例儿童患者的研究发现，对于 CVP < 8mmHg，IVC 塌陷指数的诊断特异性为 92%，IVC/ 主动脉比值的诊断特异性为 87.5%[415]。然而，一项对 51 名受试者的研究发现，小儿危重症患者的 IVC 塌陷指数或 IVC/ 主动脉比值与 CVP 之间并没有相关性[416]。虽然 IVC/ 主动脉

比值可能有助于评估儿童重度脱水，但可能需要更大样本量的更大规模研究来阐明其真实的准确性。

2. 血容量不足时左心室的改变

高动力左室功能常见于低血压患者，是低血容量的良好指标。高动力左室指“左室腔接近或完全闭塞”，即间隔壁和后壁的心内膜表面彼此密切接触[71]。心动过速不是诊断指标。在 PSSA 切面中，高动力心脏在收缩期可能有“乳头肌亲吻”征。在胸骨旁长轴、心尖四腔或肋下切面观察时，左心室舒张末期容积可能较低或缺失。

非创伤性不明原因低血压患者的高动力左室对判断脓毒症是休克的病因具有高度特异性[35,417,418]。使用 POCUS 主观评估高动力心功能和左心室收缩塌陷是比包括 CVP 在内的静态测量更好的判定低血容量的指标[381]。对过度收缩的左室功能的目测评估可预测心脏停搏后的容积反应性，敏感性为 71%～100%[419]。左室高动力可能预示预后不良[418]。在一项对接受 TTE 治疗的 ICU 患者的研究中，与 LVEF 正常的患者相比，高动力 LVEF 更常出现在脓毒症患者中，并导致 28 天死亡率[418]升高。

左室容积和舒张末期面积与左室前负荷相关，可通过目测直观评估以帮助指导液体治疗[71,420]。左室舒张末期面积是严重血容量不足的可靠指标[421-424]。通过在短轴和长轴切面中评估左室腔的大小来主观评估左室容积，通常足以指导心脏充盈和功能极限时的补液治疗[156]。严重的血容量不足也可以通过单次测量左室横截面面积（CSA）来评估。这是通过在左心室中部（乳头肌）水平的短轴切面上追踪舒张末期的心内膜边界来测量的。舒张末期 LV CSA 值小于 10cm^2 提示血容量不足（图 5-24A）[156,213,425]。

常用收缩末期左室腔的主观评价来判断血容量状态。左室腔收缩期完全闭塞，在左心室中段水平短轴成像（也称为“乳头肌亲吻征”）通常被认为是严重血容量不足的准确预测指标（图 5-24B，视频 5-12）[156]。虽然通常是正确的，但应注意左室收缩期闭塞也反映了正性肌力增加，并不一定是低血容量[426]的特异性反应。无论如何，这一表现应该被认为是一个“警报”，强烈提示血容量严重不足。

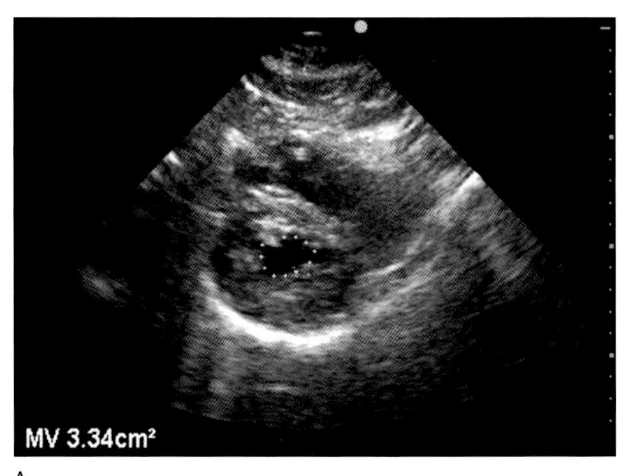

A

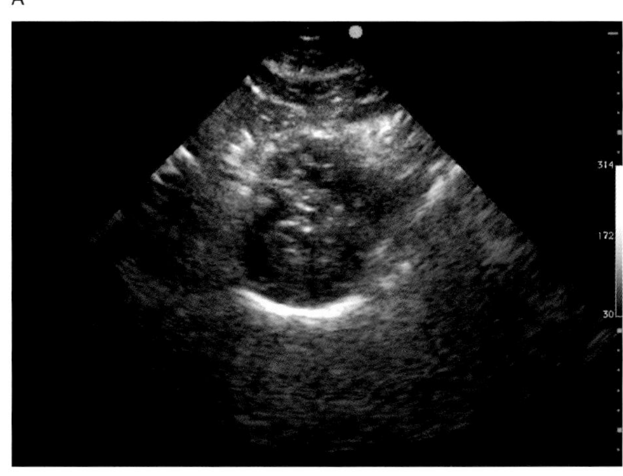

B

图 5-24　严重低血容量，PSSA 切面。（A）舒张期左心室（LV）横截面积较小（< 10cm^2），收缩期（B）左心室完全闭塞。相应视频（视频 5-12）显示 PSSA 切面中高动力左室，乳头肌“亲吻”征。

在急性血管内容量衰竭的情况下，一些患者有发生左室流出道梗阻的风险。这种现象通常见于 HCM，但低血容量状态如脓毒症、左心室运动过度和低左室后负荷可能诱发动态流出道阻塞。向心性 LVH、心尖部心肌梗死或 Takotsubo 心肌病患者暴露于脱水、后负荷降低和儿茶酚胺刺激下，发生动态流出道梗阻的风险更高[427-433]。

左室充盈不足会导致收缩期流出道明显狭窄[425,434]。一项关于脓毒症 ICU 患者的研究报告指出，22% 的患者继发于左心室较小和收缩过度的左心室内血流动力学障碍。平均舒张末期 LV 面积为 4.7cm^2/m^2，96% 的患者 LVEF ≥ 70%。虽然左室梗阻的 ICU 患者死亡率在统计学上更高，但这些患者也有较高的液体反应率[434]。这在没有超声检查的情况下很难明确诊断，因为虽然是严重的低血容量，但充盈压力［CVP和肺动脉压（PAP）］可能会升高，如果增加升压药物并维持体液容量，患者病情可能会迅速恶化。应谨慎解释左心室面积或容积较大的结果，因为这并不一定表明伴有左心室功能不全的低血压患者有足够的充盈压力（前负荷）。

一个不被普遍理解的重要概念是，当心脏血容量相对不足时，心脏更难以进行超声显像。当心脏充盈不足时，即使是经验丰富的心超医生也可能难以获得高质量的图像。

3. 容量状态和液体反应性的定性和定量评估

虽然可以获得许多测量值来确定容积状态和心功能，但很明显，临床医生通常可以使用简单的目测估计来评估血流动力学状态。在急诊比较低血压患者IVC塌陷性和左室收缩功能的一系列定性和定量评估得出结论是：主观评估基本上等同于测量值[44,71]。

4. 血管外肺水

肺部POCUS被认为是诊断血管外肺水（EVLW）的首选方法。B线伪影来源于肺泡壁和塌陷/充满液体的肺泡之间的空气/液体界面的反射。B线的数量和分布直接对应于肺组织单位体积EVLW的进行性增加。例如，正常肺的B线液体小于5%或小于500mL，而严重肺水肿EVLW时可能大于90%或大于2000mL[435-438]。POCUS可以指导液体管理，因为它可以实时检测到液体推注时EVLW的增加，以及液体排出后EVLW的减少[439,440]。

大型多中心试验和荟萃分析表明，B线对急性心源性肺水肿的诊断具有高度准确性。已发表的灵敏度和特异性分别高达97%和97.4%[435,441,442]。在心源性休克的情况下，弥散性B线伪影通常与低CO和左室收缩力减退有关。进一步进行超声心动图检查可以说明患者是否患有舒张期功能不全或瓣膜异常。在认识到间质水肿的心源性原因后，可以补充额外的液体来代替正性肌力药物和血管升压药。

在低血容量性和分布性休克的病例中，患者最初主要表现为A线型，表明肺部干燥。这些患者很可能受益于早期和积极的液体治疗。当给予液体时，临床医生可以实时监测B线的出现，这是液体过载的敏感指标。从A线为主变为B线为主发生在肺楔压18mmHg时，可以被认为是液体治疗的终点[382,383]。

Lichtenstein介绍了一种由肺超声引导的液体复苏技术，液体管理受到肺超声（FALLS）方案的限制。根据FALLS方案，当怀疑低血容量性休克且肺部超声显示A线占优势时，应给予补液。如果A型为主变为B型为主，而没有临床改善的迹象，那么患者可能存在分布性（感染性）休克，应该开始使用血管升压药物[383]。这种方法有局限性，如在急性呼吸窘迫综合征（ARDS）和慢性间质性肺疾病的病例中，患者可能以B线为主要表现，但仍存在低血容量。这再次证明了使用上述三个参数——评估心脏、肺和IVC——指导液体管理的重要性。

5. 动态测量预测液体反应能力

动态测量被认为是指导液体管理的最佳方法。动态技术包括测量血液动力学参数的变化，在被动抬腿之前和之后，小容量液体挑战后，呼吸周期的变化。这些技术被重症监护医生广泛接受，但它们确实存在缺点。因只适用于一小部分患者，一些技术的适用范围有限。此外，通常操作需要额外的时间和高超的超声熟练程度[398]。

6. 被动抬腿试验

被动直腿抬高是一种不用考虑通气模式或心脏节律的预测液体反应性的技术[443-446]。被动抬腿基本上是通过有效地增加中心血容量和充盈压力来产生内源性液体测试[445-447]。通常患者处于仰卧位，被动地将双腿抬至30°～45°，患者可将约300mL的血液从下肢回流心脏。然后，通过超声测量CO的增加，或测量CO的其他替代指标（VTI、主动脉血流速度、颈动脉多普勒血流、外周动脉峰值速度），从而预测对液体的反应[353,355,362,448]。同样，超声测量被动直腿抬高前后的每搏输出量，可以让临床医生准确预测哪些患者会有液体反应[449-453]（图5-25）。一项研究发现，被动抬腿时每搏量增加≥18%的患者有液体反应，敏感性为89%，特异性为91%[443]。2016年的一项荟萃分析证实了这一点，该分析表明，被动抬腿试验中CO的变化可以预测液体反应性，综

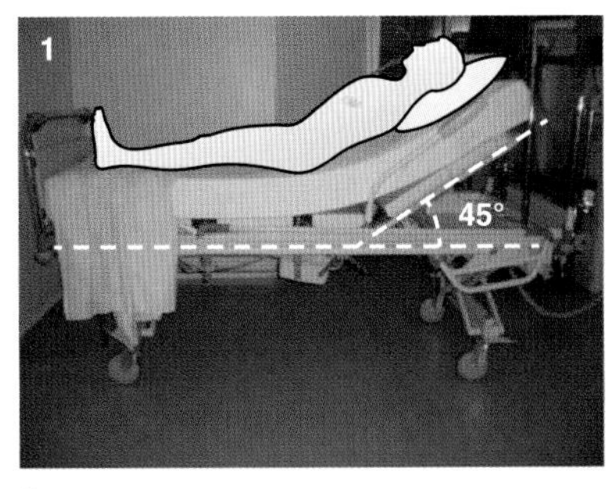

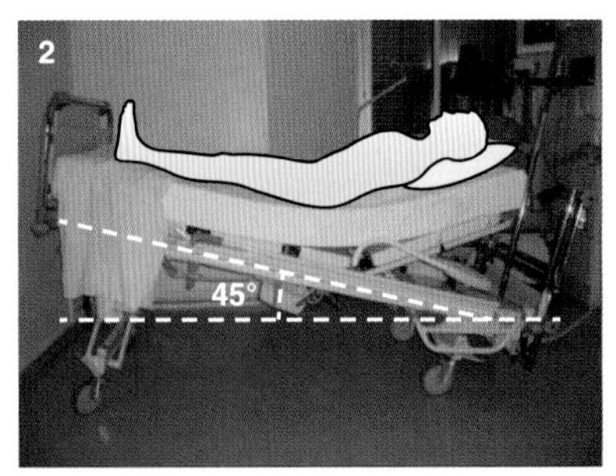

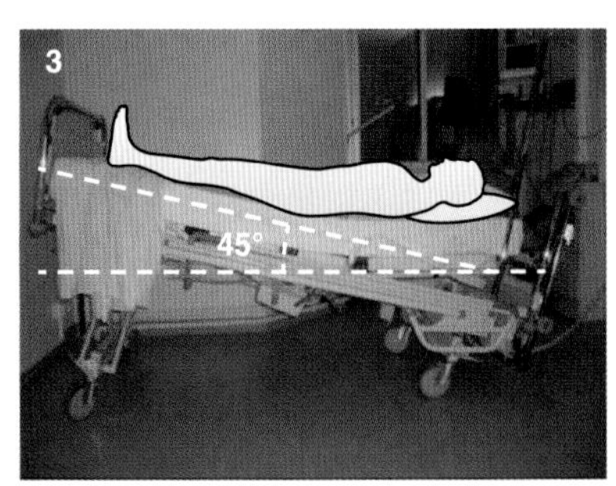

A

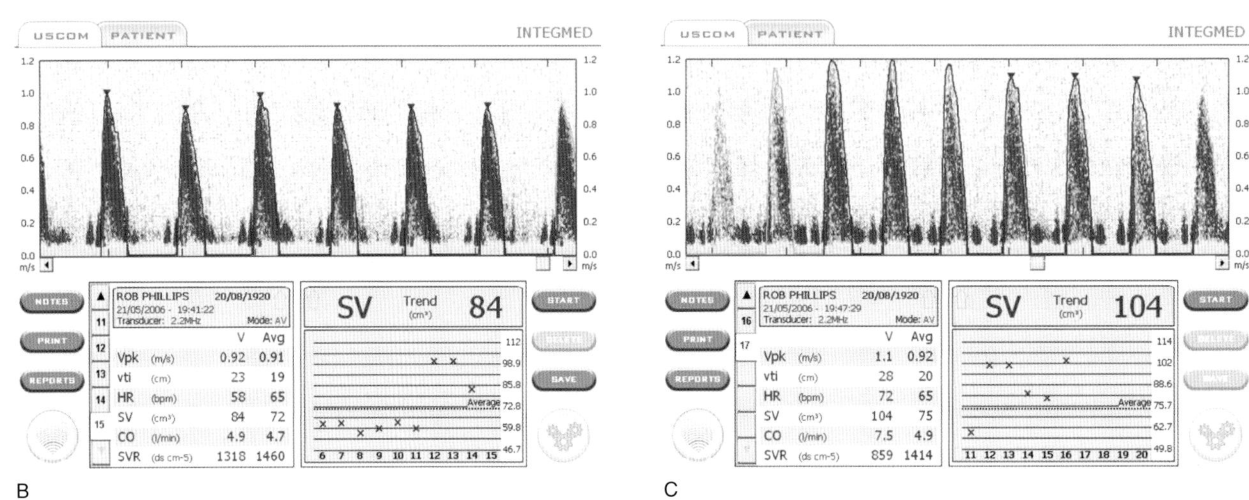

图 5-25　（A）被动抬腿手法分三步：第一步，基线时患者以半卧位平躺，患者躯干水平呈 45° 向上；第二步，旋转整个床，使床头部向下倾斜 45°；第三步，调整床头，使躯干严格水平。在被动抬腿动作之前（B）和之后（C），用超声 CO 监测仪（USCOM，悉尼，澳大利亚）测量每搏量，显示抬腿动作后每搏量增加了 21%（从 84 到 104），这准确地预测了液体反应[290，296]。带有扇形探头和频谱多普勒的标准超声仪器也可以用来测量被动抬腿前后的每搏量（或主动脉血流速度）。

合敏感性为 85%，特异性为 91%[447]。被动抬腿是一种被广泛接受的预测液体反应性的测试方法。

7. 机械通气病人的呼吸变异

间歇性正压通气引起左室搏出量的周期性变化，导致机械充气时最大搏出量，呼气时最小搏出量[454]。每搏量随呼吸变化的大小是双室前负荷依赖的一个指标，也是液体反应性的一个强预测指标[345,348,349,454]。主动脉血流速度和脉压的呼吸变化准确地反映了每搏量变化的幅度，因此测量这些指标，也可以可靠地预测液体的反应性[349,372,374,455]。TTE 或 TEE 可用于测量每搏量变化和主动脉流速度变化[450,456-459]。此外，POCUS 还可用于测量外周动脉峰值速度的变化[460,461]。

使用每搏量和主动脉血流速度的呼吸变化来预测液体反应性有一些明显的局限性。首先，患者必须进行机械通气，并与呼吸机完全同步。他们必须接受正压通气，潮气量至少为 8 ～ 10mL/kg[462,463]。最后，对于心律失常的患者，无法分析每搏量的呼吸变化，因此患者必须处于窦性心律状态[374]。

复苏时应采用连续评估，连续肺部超声在确定液体复苏终点方面与心脏超声同样重要[382,383,464,465]。

（十一）近端主动脉夹层

当主动脉内膜受累时，就会发生主动脉夹层，血液进入中膜，造成内膜层和外膜层的分离。常见的撕裂部位包括升主动脉和动脉韧带区域。Stanford 分型将主动脉夹层分为 A 型（累及升主动脉）和 B 型（只累及降主动脉）。

通过 PSLA 和胸骨上切面的 TTE 可发现主动脉夹层和壁内血肿。线形回声膜，提示主动脉夹层，可以在主动脉腔内任何位置发现。在 PSLA 切面中，主动脉根部（升主动脉近端）通常清晰可见，但只能看到心脏后方的一小部分降主动脉

（横切面上）。大多数患者使用胸骨上窝切面可以显示主动脉弓，但图像质量取决于患者身体条件和操作者的经验[466-469]。通过腹部超声检查，可发现延伸到横膈膜以下的夹层。如果TTE发现异常，对诊断非常有价值，但由于TTE对检测胸主动脉夹层不敏感，因此不应用该方法来排除这一诊断。

TEE比TTE提供了更好的分辨率和可视化的主动脉夹层，并可用于排除这种诊断。螺旋CT、TEE和MRI已被证明具有相当的敏感性和特异性，准确率接近100%[466-469]。一项研究发现，所有三种模式的敏感性都接近100%；螺旋CT、TEE和MRI的特异性分别为100%、94%和94%[470]。

主动脉夹层需要解决的重要问题包括：①存在心包积液，若不立即手术将导致患者快速死亡；②在升主动脉受累，无心包受累；③有无孤立性降主动脉受累；④管壁破裂位置；⑤有无累及主要分支血管[466-469]。

（十二）紧急心脏起搏和经静脉起搏器放置

经皮心脏起搏是血流动力学不稳定的心动过缓的常用治疗方法。外部起搏装置的应用和使用很简单，但评估使用起搏器后的机械性室性夺获比较困难。如果起搏器装置应用在有心电监护的患者，起搏装置可以帮助正确评估心电夺获。尽管有起搏信号，波峰也可以掩盖自身的QRS波群，造成有心电夺获的假象。另一种评估心电夺获的方法，是触诊脉搏是否与起搏器输出相吻合。然而这也有难度，尤其当起搏器造成明显的骨骼肌收缩时。使用POCUS来评估起搏器的夺获效果很简单[4]。一项研究表明，临床医生使用POCUS确定机械心脏夺获是可靠且可重复的[471]。

POCUS也可用于帮助指导临时经静脉起搏导管的放置。急诊医生可使用超声引导将起搏导管放置于心室尖部，并成功地确认了心室机械夺获[4]。经静脉起搏在急诊科适用于血流动力学不稳定的心动过缓患者，特别是当需要延长起搏时间，或经皮起搏无效或清醒患者不能忍受时。传统的经静脉起搏导管经连接在心电监测导线的起搏导线引导。在紧急情况下，这可能太耗时和不准确。在低血压患者中，低流量状态可能会使起搏导管更难以自然地流入右心室。急诊医生可成功使用超声引导将起搏导管置入右心室顶端，并确认心室机械夺获[4,472]。一项研究发现，与透视检查相比，当使用超声引导时，从决定放置起搏器到主动起搏的时间显著减少：超声引导用时22分钟，透视引导用时43分钟。此外，同样的研究发现，超声引导与并发症发生率显著降低相关：超声引导的发生率为15%，透视引导的发生率为29%。许多心脏病学小组已经转向主要使用超声引导进行经静脉起搏器放置，特别是在美国以外的地区，心脏病学家更频繁地采用超声引导手术。

超声波在放置或排除经静脉起搏器方面的益处有几个方面。它可用于协助正确地放置经静脉起搏导管。可以用来直接确认不能夺获的起搏器导线的位置。它可以用来确认由心脏起搏器导致的心肌收缩（夺获）。

（十三）心包穿刺术

心脏压塞危及患者生命，由于液体在心包腔积聚，导致心室充盈减少和血流动力学异常。诊断心脏压塞经典的Beck三联征（低血压、颈静脉扩张和心音低弱）仅适用于心包内压力快速增加的患者[473]。即使在这一急症人群中，Beck三联征也只出现在35%的患者中，通常是在心脏停搏之前[474]。当怀疑有心包积液时，可选择超声作为诊断和引导心包穿刺的标准工具[55,123,164,475-477]。心包穿刺术盲穿是危险的，有15%发生严重并发症的风险[478]。一项研究表明超声引导心包穿刺术的成功率为97%，发生严重并发症的风险为1.2%[162]。即使是在很紧急的情况下，也应采用超声引导心包穿刺术（取代盲穿）。

心包穿刺术的临床指征包括休克、心脏压塞或即将发生心脏压塞的症状，包括呼吸困难、焦虑或精神状态改变。POCUS可用于发现即将发生的压塞，有利于早期干预和预防临床恶化[46]。此外，即使患者存在休克的其他潜在病因（如败血症），通过心包引流去除明显的心包积液以鉴别诊断也是合理的。紧急心包穿刺术的唯一绝对禁忌证是，该手术会延迟必要的和可立即开展的开胸或心包切开手术[479,480]。

三、解剖概要

（一）心脏

超声医生需要理解三个基本的概念。第一，心脏的左右两侧并不是独立的器官，而是在生理上有相互作用，在功能上相互依赖的。它们同时收缩并共享室间隔，约 25% 的右心室功能是由左心室收缩产生的。此外，血液从右侧向左串联流动，因此，右侧 CO 决定了左心室前负荷，左心室衰竭导致右心室后负荷增加，最终导致右心室衰竭。第二，心脏被心包和胸腔所包围，对心脏功能有很大的影响。这些间隙内的压力增加或降低会压缩或扩张心脏和胸腔内血管，从而影响前负荷、后负荷和 CO。第三，心脏在胸腔内相对于体表标志的位置因患者的体型、年龄、体位和肺容量而有很大差异。这种影响表现为心脏压塞或肺恶性膨胀时 CO 降低，以及呼吸力或机械通气增加时每搏量变化。儿童的心脏在胸部的位置较高（锁骨下方），而老年患者、哮喘或慢性阻塞性肺病（COPD）等肺病理性膨胀患者的心脏位置要低得多（在上腹部和胸部的边界）。

（二）胸腔

胸腔为超声准确地观察心脏提供了窗口，同时也阻碍了心脏的显示。因为肋骨、胸骨和肺的围绕，心脏的超声窗口非常少，常见的窗口包括胸骨旁、心尖、肋下和胸骨上窝。左侧胸骨旁间隙为纵隔提供了小的超声窗口。腹部的上侧面也允许通过肝左叶的软组织进行观察。左侧卧位时，心脏更靠近胸壁。

（三）心轴和扫查窗

所有标准心脏图像的探头位置都是相对于心脏本身的长轴和短轴获得的，而不是相对于躯干。一般来说，心脏的长轴是从右肩到左髋关节，短轴是从左肩到右髋关节（图 5-26），但心轴可以因体型和年龄的不同，而与躯干的相对位置发生显著变化。

要获得标准的经胸心脏切面，请了解三个主要心轴（长轴、短轴、四腔）和三个主要心脏窗口（肋下、胸骨旁和心尖）（图 5-27、图 5-28 和 5-图 29）。

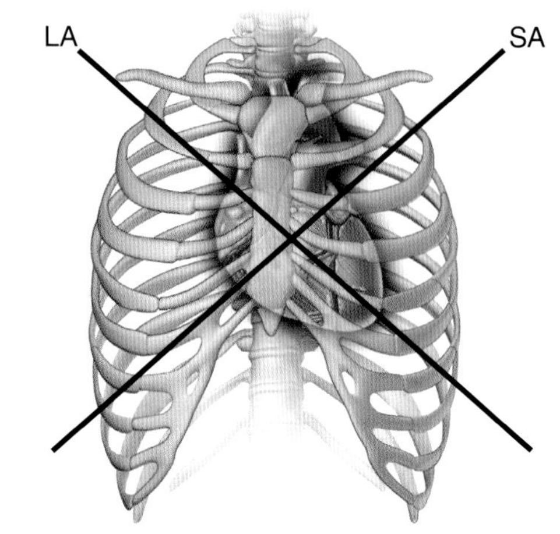

图 5-26 **相对于躯干的心脏长轴（LA）和短轴（SA）。**

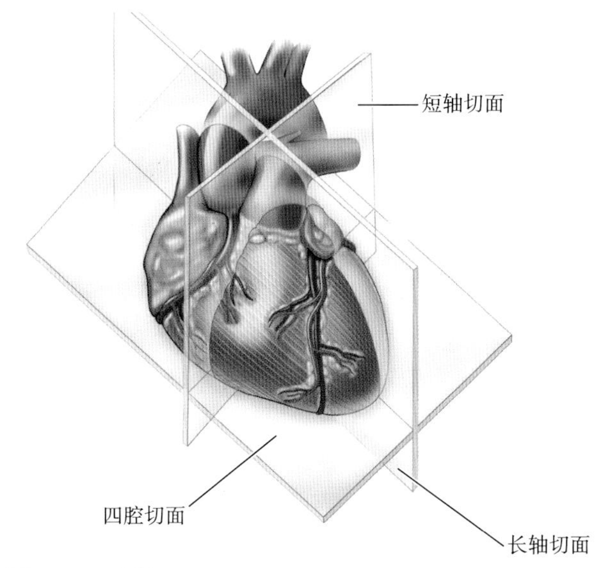

图 5-27 **心轴。**

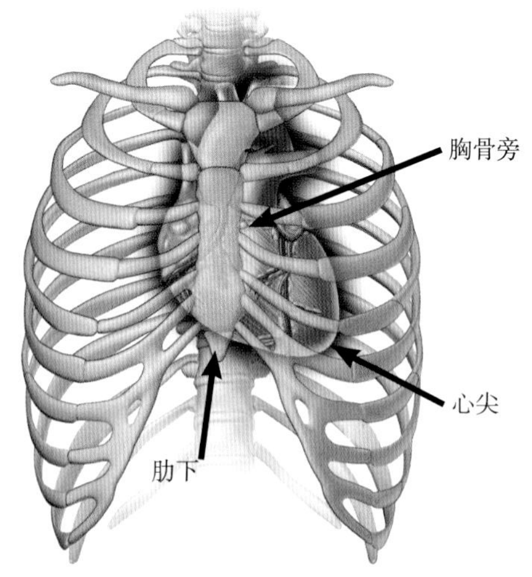

图 5-28 **心脏超声窗口。从肋下窗和心尖窗可获得四腔切面，从胸骨旁窗或肋下窗可获得短轴切面，从胸骨旁窗或心尖窗可获得长轴切面。**

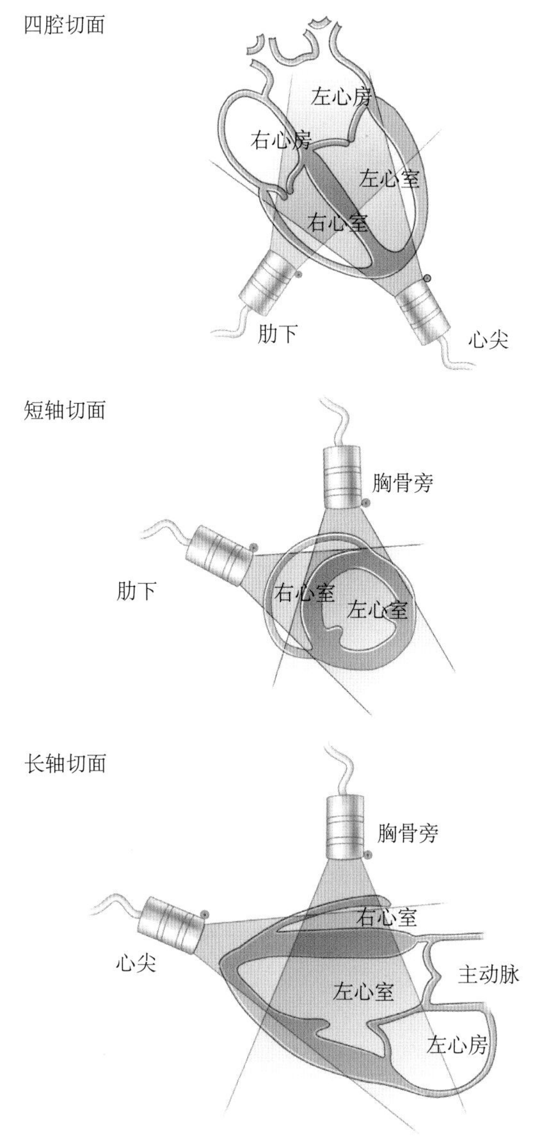

图 5-29 标准经胸心脏超声图。展示了探头相对于心脏的位置和方向。

四、新手指南

新手操作人员应该了解，他们可以在接受基础培训后开始使用 POCUS 的基本应用（心包积液和大体心功能检查）。医生只需要针对一到两个心脏超声切面（肋下四腔和 PSLA）几个小时的培训，就可以获得临床有用的信息。新手操作员不应被本章中描述的大量细节所淹没，本章是为中级和高级用户准备的，同时可作为参考材料。重要的是要了解，大多数急诊医务工作者可以非常有效地使用 POCUS 进行二维成像、目测估计，完成某些具体测量。表 5-6 列出了 POCUS 的基本目标。

表 5-6 床旁即时心脏超声的基本目标

目标	最佳切面
确定中度或大量心包积液	肋下切面
确定大体心脏活动或心脏停搏	肋下或胸骨旁切面
评估相对和总腔大小	心尖四腔切面
目测方法评估射血分数	多切面观察可更好评估
EPSS 评估射血分数	胸骨旁长轴切面
评估瓣膜功能	胸骨旁长轴切面
通过下腔静脉的大小和动态变化评估容积状态	肋下矢状切面

临床医生在学习超声时可能会发现 TTE 最初很难学习，因为心脏的复杂解剖结构和周围充满空气的肺部而难以获得标准图像。心脏的长轴与躯干的长轴有夹角（图 5-26）。心脏的长轴在矮胖的患者中更水平，而在高瘦的患者中更垂直。心脏的标准图像通常从胸壁上和以下的三个解剖位置获得：肋下窗、胸骨旁窗和心尖窗。在年轻、肥胖和仰卧位的患者中，心脏位于胸腔的较高位置，在老年、较瘦和那些直立坐位的患者中，心脏位于胸腔较低的位置。在正常的年轻患者中，心尖多偏向内侧，而在心脏病患者中，心尖多偏向外侧。胸骨旁和心尖图像在肺过度扩张的患者中可能很难获得。

虽然大多数心超医生喜欢从患者左侧扫查，但也有许多临床医生喜欢从患者右侧扫查。如果超声仪上有心脏预设值，需要进行选择。病人的体位和配合吸气、呼气动作的能力是获得良好图像的关键。肋下切面最好在仰卧位获得，胸骨旁切面可以在仰卧位或左侧卧位获得，心尖切面通常在左侧卧位获得。将病人的左手置于脑后，可以稍微拓宽肋间隙。病人体位的任何变化都可以改善心脏窗口和获得良好图像的能力。当患者深呼吸时，肋下心脏图像通常更好，当患者呼气时，胸骨旁和心尖图像通常更好。

拥有适当的设备以及合理地对设备设置和调参是获得良好图像的关键。比如，在超声心动图中，采用相控阵心脏探头优于凸阵探头。相控阵探头可在肋骨之间成像，对 PSSA 和所有心尖切面尤其重要。对于经胸超声心动图研究，使用中位频率约为 3.5MHz（2.5 ～ 5.0MHz）的探头。大多数现代超声机允许操作人员对每种特定类型的检查使用预设值。使用心脏预设值会产生最好的效果。此外，现代超声仪允许操作员改变超声波探头的频率范围，并通过触摸按钮激活组织谐波。在每次检查中测试不同的频率范围并激活组织谐波可以优化图像。

总体增益和时间增益补偿也很容易调整，并可以用于优化每个图像。理想的设备设置产生的图像中，解剖结构的边缘界限清晰，心腔显示为黑色，而不是灰色。

超声心动图有几个潜在的窗口和切面，将在下面详细描述。从实践的角度来看，对于急诊和危重症护理医学的临床决策，通常一个窗口和一个或两个切面提供的信息即可。同时应学习如何从所有三个标准的解剖位置（不仅仅是肋下窗口）获得图像，因为对任何患者，可能只有一个窗口可以产生良好的图像，而其他窗口则不太理想。每个患者都有独特的解剖结构，没有一个解剖位置可以使所有患者都获得良好图像。

五、检查技术和正常超声检查

对于心脏超声，显示器上的方向标记（右/左指示器）通常指向图像的右侧，这与腹部和盆腔成像的方向相反。这可以通过心脏预设自动设置或手动更改。

表 5-7 提供了使用心脏预设和腹部/盆腔预设的成像技术的比较。无论显示器上指示灯的方向如何，关键是要使探头定向，以便产生本章所示的标准图像。这有助于识别正常的心脏解剖结构和功能，帮助临床医生和相关人员发现病理改变。

表 5-7 仰卧位患者经胸探头定位

超声机器预设	超声心动图	腹部/盆腔
仪器/探头位置	在病人的左侧	在病人的右侧
显示屏标记点	图像右侧	图像左侧
肋下	探头标记指向病人的左侧	探头标记指向患者右侧
心尖四腔	探头标记指向左侧	探头标记指向右侧
	探头指向右肩	探头指向右肩
胸骨旁长轴	探头标记指向患者右肩（10 点钟方向）	探头标记指向患者左髋关节（4 点钟方向）
胸骨旁短轴	探头标记指向患者左肩（2 点钟方向）	探头标记指向患者右髋关节（8 点钟方向）

（一）经胸超声心动图

1. 肋下四腔切面

肋下切面常是 POCUS 最有用的切面。从肋下窗扫描不影响复苏操作，如胸造口术、CPR、锁骨下穿刺或气管插管。该切面容易学习并且可重复操作，可作为心脏和创伤超声评估的一部分。

在腹部剑突下位置进行肋下观察（图 5-30A，视频 5-13）。保持探头与胸壁成 15° 角，并将探头标记对准患者的左侧（使用心脏预设）。探头根据胸腔的深度向上或向下倾斜，以获得心脏跳动的图像。调整深度以在显示器下方显示心房。最初质量较差的图像可以通过使用适量的超声耦合剂改善，探头在胸壁稍稍倾斜成角，将探头向右移动以使用肝左叶作为显示窗，并将剑突移到较低的肋间隙来成像前后直径较大的桶状胸患者。

肋下四腔位主要是心室、心房、心包和肝左叶的对角线切面（图 5-30B，C）。如果探头的角度较小，从剑突下位置进入上腹部，则可以看到肝左叶、IVC 和肝静脉。

2. 肋下短轴切面

从四腔切面逆时针旋转探头 90° 即可获得肋下短轴切面（图 5-31）。图像将类似于 PSSA 图像，它们可能提供几乎所有相同的信息。因为肺的病理性膨胀将心脏移到肋下区域，使得胸骨旁和心尖切面难以获得，所以这种方法对 COPD 患者特别有用。

3. 下腔静脉肋下矢状切面

近端下腔静脉位于肋下正中矢状面，它经过肝脏后方并进入右心房。通常在其与心房交界处远端 3 ～ 4cm 处测量，或在肝静脉入口远端 2cm 处测量 [37,397,481]。前后直径可在肝静脉与左肾静脉之间的任何位置的矢状面或横切面上测量 [37,69,404,482]。

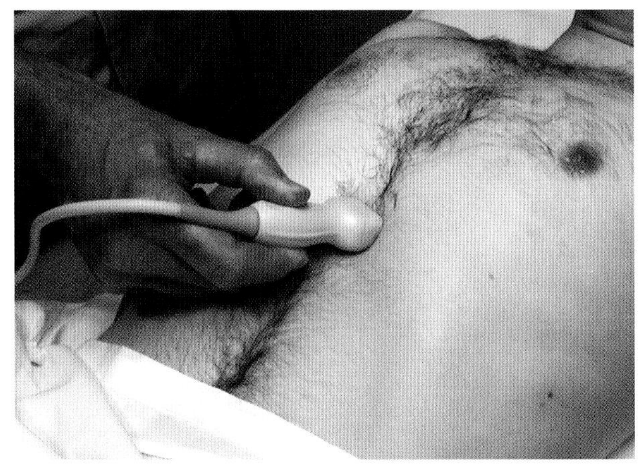

A

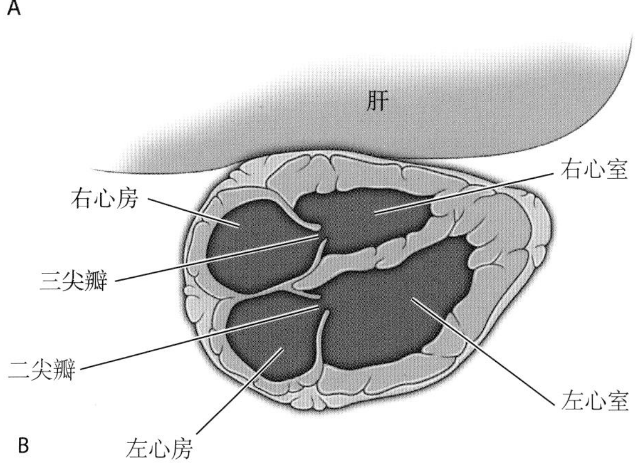

B

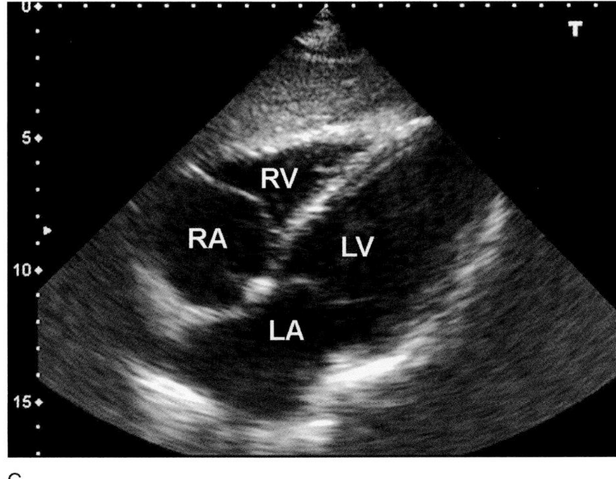

C

图 5-30　肋下四腔切面探头位置（A）。相关解剖结构（B）。肋下四腔正常超声（C）。相应的视频教程（视频 5-13）演示并讨论了肋下四腔心切面。RA= 右心房，RV= 右心室，LA= 左心房，LV= 左心室。

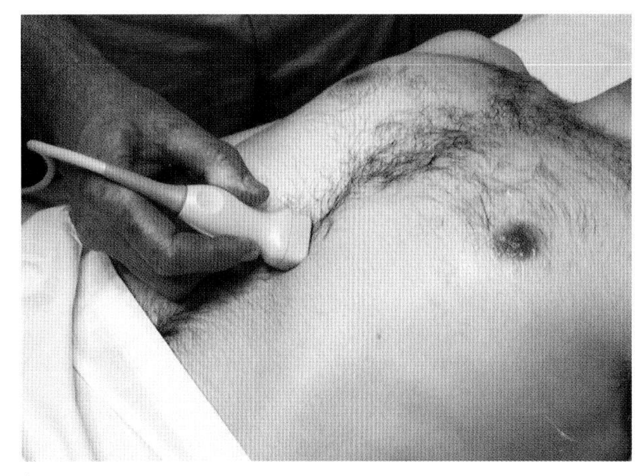

A

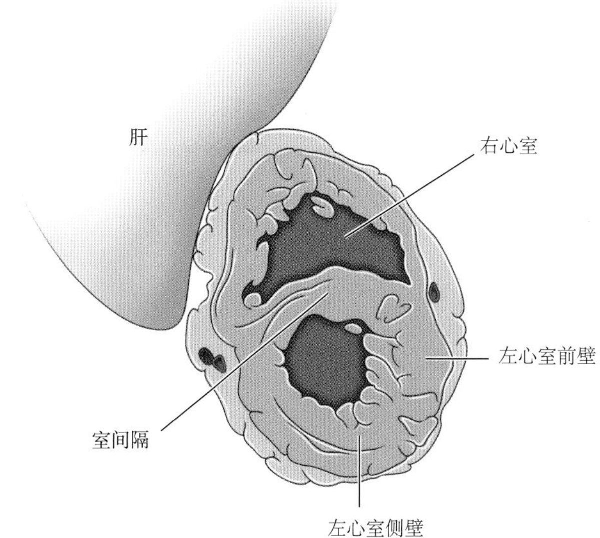

B

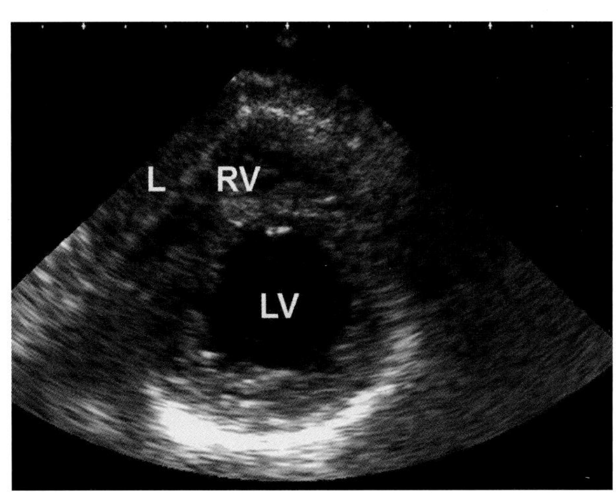

C

图 5-31　肋下短轴切面探头位置（A）。相关解剖结构（B）。肋下短轴正常超声（C）。L = 肝脏，RV = 右心室，LV = 左心室。

探头被放置在肝脏的中线上，并与身体的矢状面平行。一些 POCUS 用户将探头标记对准患者的脚（使用心脏预设）（图 5-32A，视频 5-14）。这将把心房 / 横膈膜放置在屏幕的左侧，作为腹部纵向成像的标准。心脏病学家用屏幕右侧的探头标记物指向头侧和心房 / 隔膜来定位这个图像。任何方向都是可以接受的，并提供相同的信息。中线矢状面切面可显示心脏、肝左叶、IVC 静脉和肝静脉（图 5-32B）。此切面可用于评估呼气和吸气时近端 IVC（图 5-32C、D）。呼气时近端下腔静脉前后直径约 1.5 ～ 2.0cm，随吸气塌陷。吸气时塌陷大于 50% 提示正常（低）右侧充盈压力。

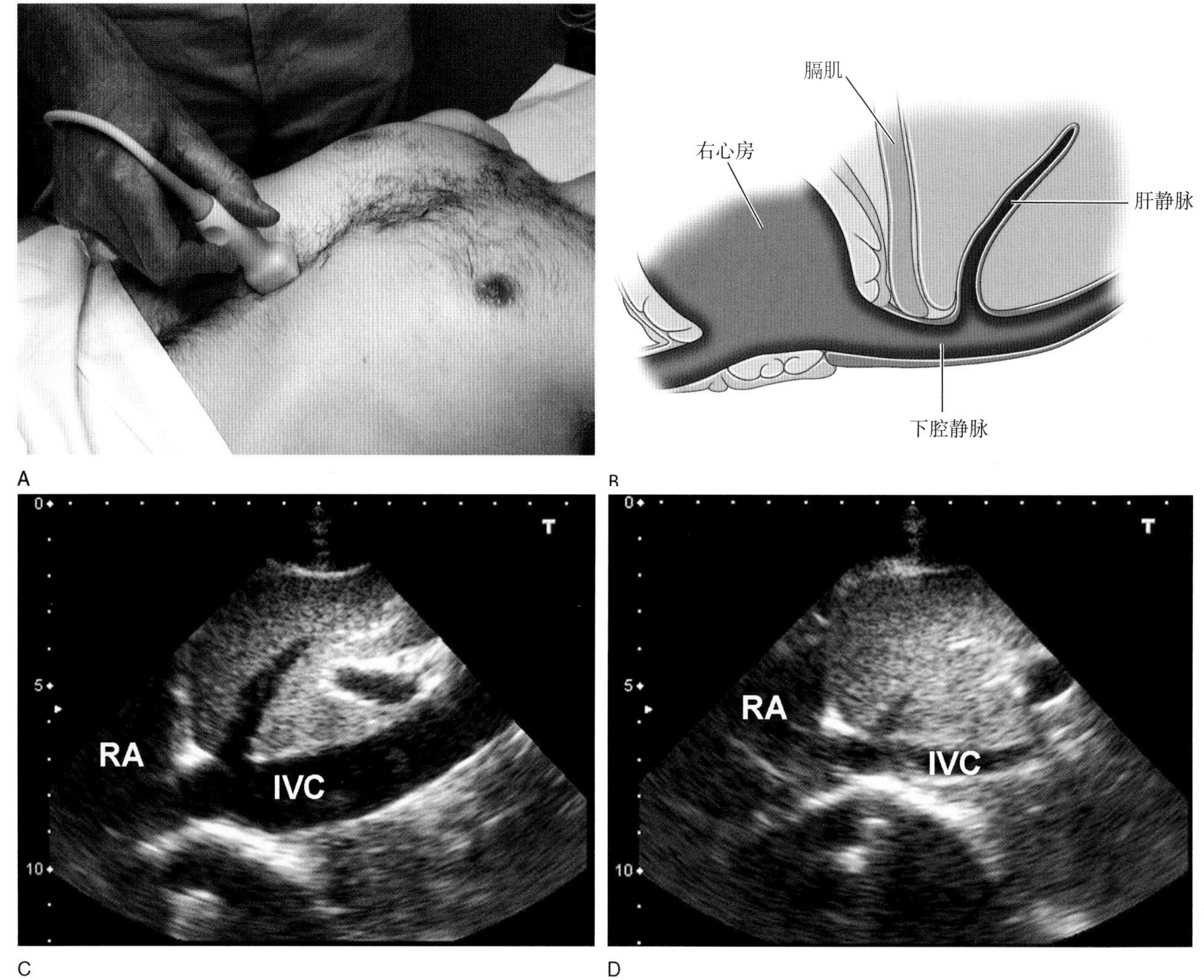

图 5-32　IVC 的肋下矢状切面探头位置（A）。相关解剖结构（B）。呼气（C）和吸气（D）时的 IVC 图像。相应的视频教程（视频 5-14）演示并讨论了肋下切面的 IVC 图像。IVC = 下腔静脉，RA = 右心房。

虽然许多研究使用 M 模式来测量 IVC 的大小和变化的幅度，但值得注意的是，没有证据表明它优于二维成像。因为更容易在二维图像中找到合适的测量位置，二维成像可能更好。此外，IVC 的横向成像也是可以接受的，但要在横向面上找到最佳的测量位置也更加困难。

4. 胸骨旁长轴切面

通过将超声平面对准 LV 长轴获得 PSLA 切面（图 5-26）。将探头垂直于胸壁放置在紧接胸骨左侧的第三或第四肋间隙处，探头标识指向右肩（使用心脏预设）（图 5-33A，视频 5-15）。在显示器上从前到后可见如下结构：右室游离壁、右室腔、IVS、左室腔、左室后壁（图 5-33B）。在图像的右侧，主动脉瓣、二尖瓣、近端主动脉、左心房通常清晰可见。此外，降主动脉横切面通常位于左心房深处（图 5-33C）。旋转探头以获得查看这些结构的最佳切面。可能需要调整角度和倾斜角度，但比短轴切面倾斜的少。适当调整深度可以更好地显示相关结构。扩大视野（扇形宽度）可以同时显示左心房和整个左室。

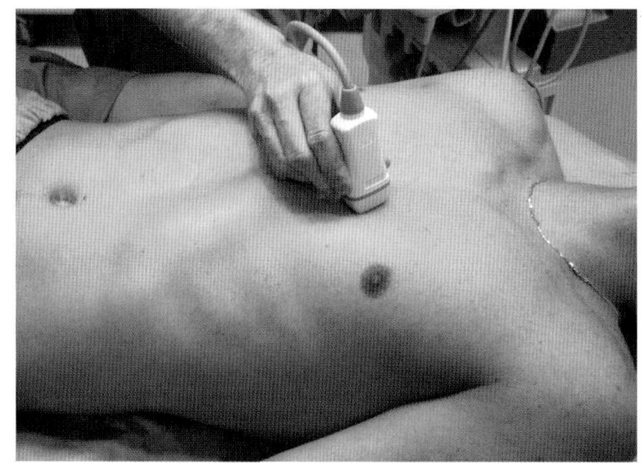

A

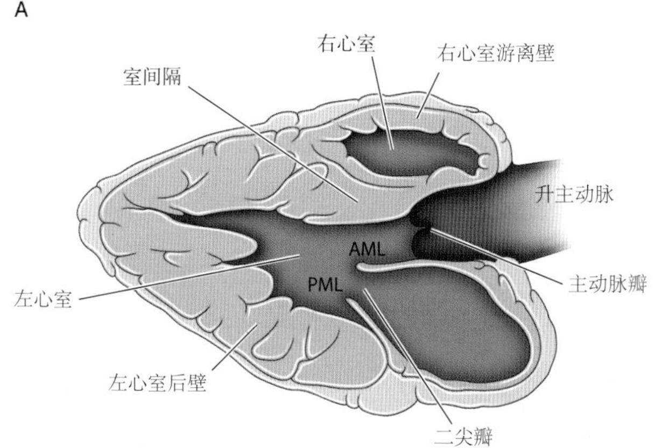

B

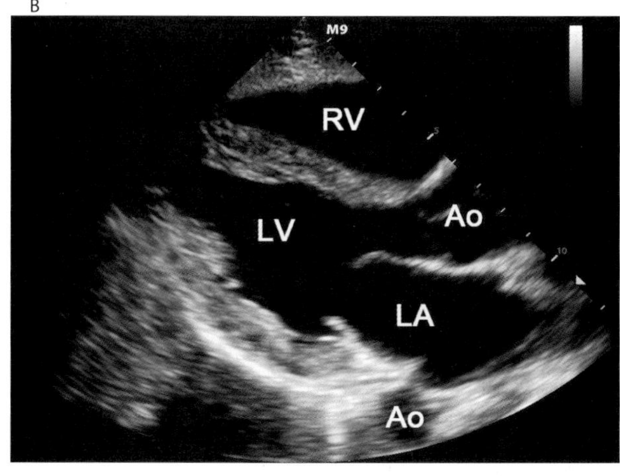

C

图 5-33 胸骨旁长轴切面探头位置（A）。注意：可能需要左侧卧位。胸骨旁长轴图（B）。胸骨旁长轴正常超声（C）。相应的视频教程（视频 5-15）演示并讨论了胸骨旁长轴切面。AML= 二尖瓣前小叶，PML= 二尖瓣后小叶，RV= 右心室，Ao= 主动脉，LV= 左心室，LA= 左心房。

5. 改良胸骨旁长轴切面（RV 流入道和流出道切面）

传统的 PSLA 切面包括 LVOT 和近端主动脉。定位探头，使超声波束指向患者右髋（IVC）。探头的这种调整消除了 LVOT 和近端主动脉的切面，而提供了 RV 流入道切面。右心室入口切面（图 5-34）包括右心房、三尖瓣和右心室内有乳头状肌肉的部分。传统的胸骨中长轴切面显示近端 RVOT。PSLA-RV流出道切面是改良的PSLA切面，其超声波束朝向右肩。

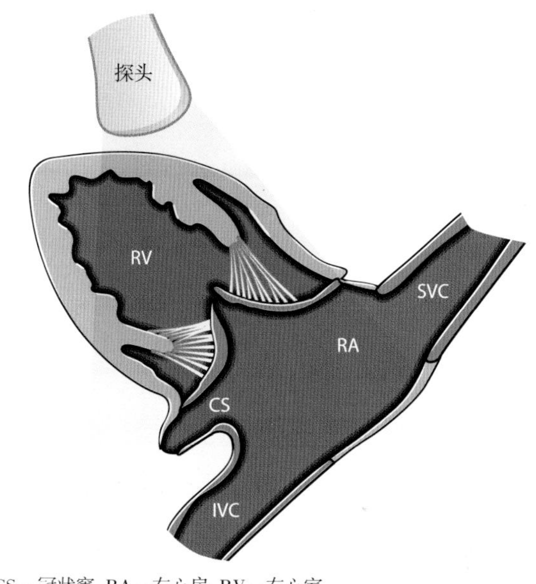

CS – 冠状窦, RA – 右心房, RV – 右心室,
IVC – 下腔静脉, SVC – 上腔静脉

A

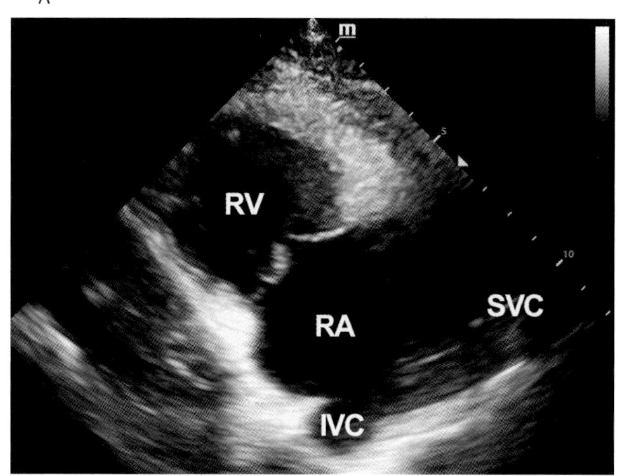

B

图 5-34 胸骨旁长轴右心室流入道切面。相关解剖图（A）胸骨旁长轴右心室流入道正常超声图（B）。RA= 右心房，RV= 右心室，IVC= 下腔静脉，SVC= 上腔静脉。

6. 胸骨旁短轴切面

PSSA 切面的成像平面从左肩到右髋（图 5-26），应该在胸骨左侧的第三或第四肋间隙获得（图 5-35A，视频 5-16）。如果 PSLA 切面已经可视化，通过向左肩顺时针旋转探头标记 90°（使用心脏预设）获得 PSSA 切面。如果探头处于此位置，通过将其从顶端倾斜到底部，可以获得几个不同的短轴切面（图 5-35B）。有四个离散的水平可以获得 PSSA 切面：①在心脏底部主动脉瓣水平；②在左室底部的二尖瓣水平（图 5-36）；③在左室中部乳头肌水平（图 5-37）；④ LV 顶端（图 5-38）。

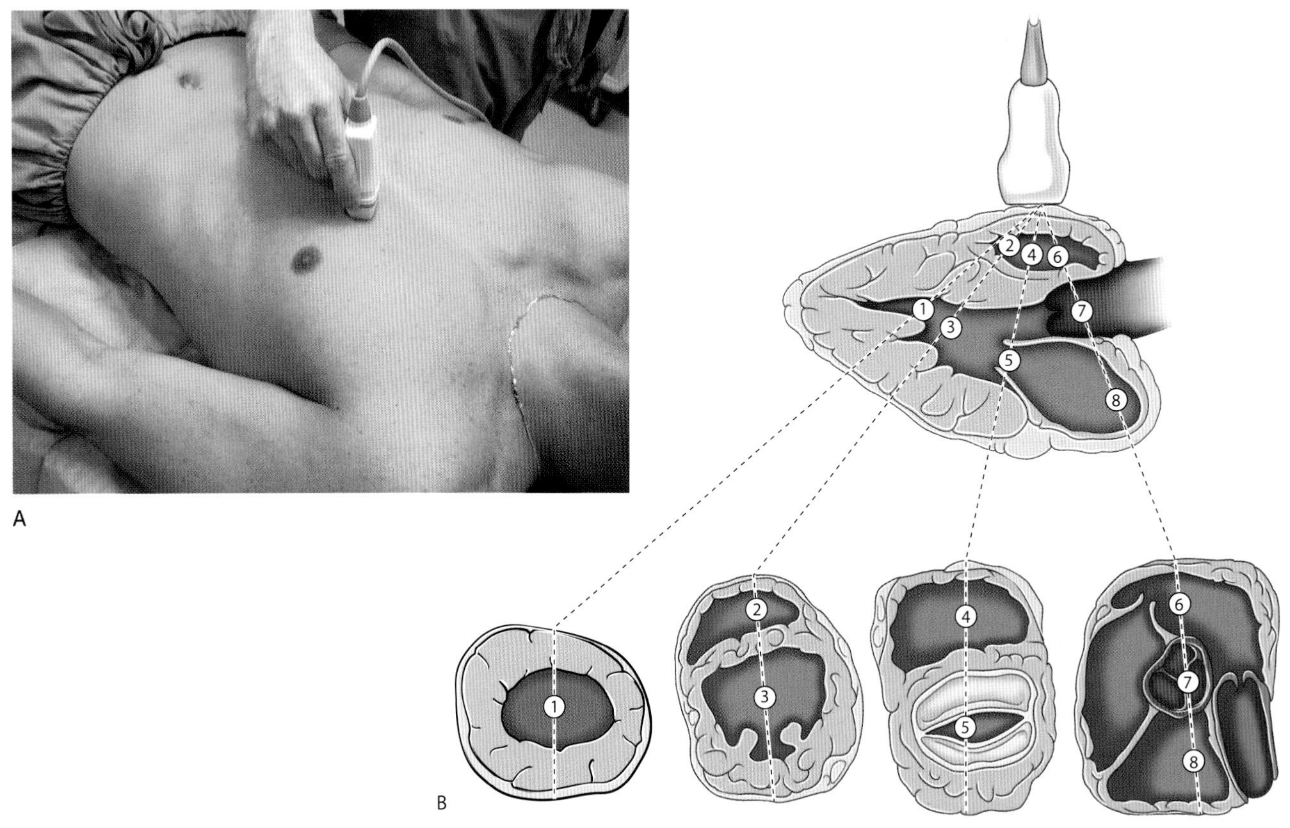

图 5-35　PSSA 切面的探头位置（A）。注意：可能需要左侧卧位。从顶点到底部的短轴观（B）。相应的视频教程（视频 5-16）演示并讨论了 PSSA 切面。

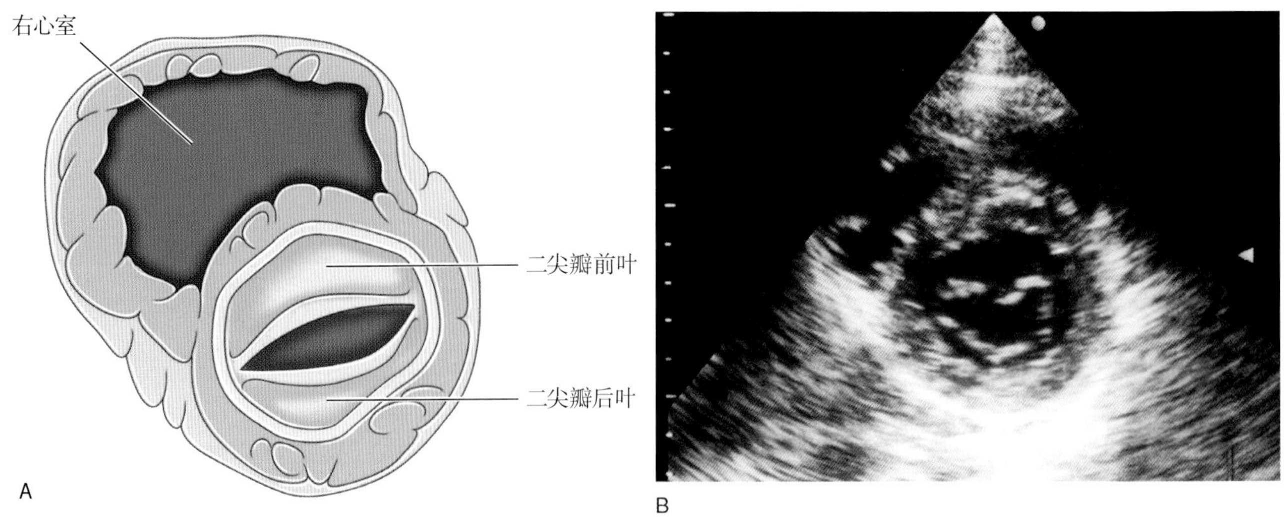

图 5-36　左室 / 二尖瓣底部的 PSSA 图（A）。左室 / 二尖瓣底部的 PSSA 正常超声图像（B）。

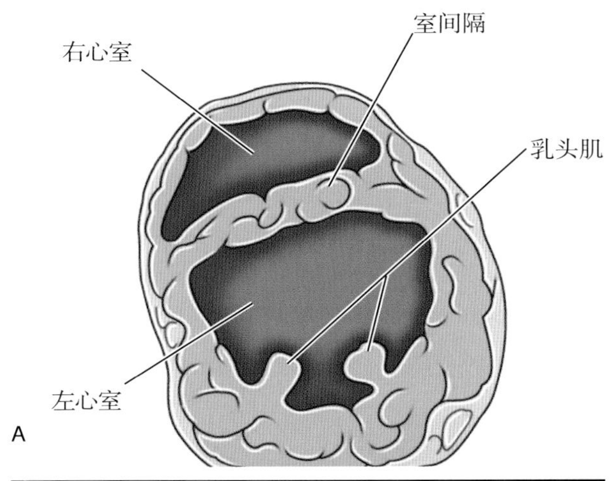

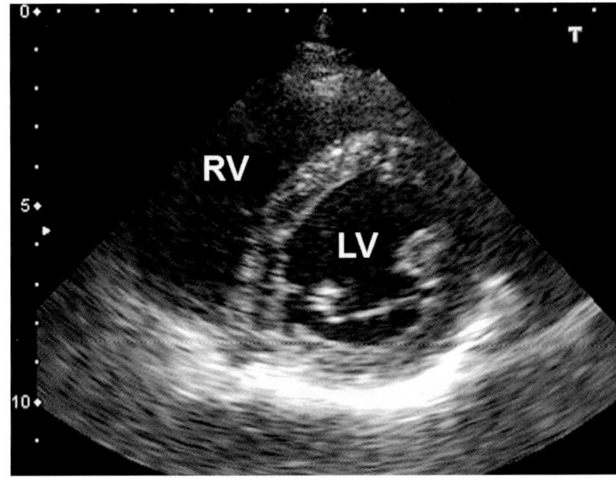

图 5-37　左室正中 PSSA 图（A）。左室正中 PSSA 正常超声（B）。RV = 右心室，LV = 左心室。（B：经 Hennepin 医疗中心许可使用）

在心脏底部的理想短轴切面（图 5-39）可以看到环绕主动脉瓣的左心房、右心房、右心室流入道和三尖瓣、右心室、RVOT 和肺动脉瓣，这在图像中间的横截面上可以看到（参见“瓣膜异常”部分）。

7. 心尖四腔切面

心尖四腔切面是心脏的冠状切面，在一个平面上显示所有四个腔室。其他心尖切面包括心尖五室（A5C）切面、心尖双室切面、心尖长轴或心尖三室（A3C）切面。心尖四室切面可以找到所有其他心尖切面的起点。首先将探头放置在左侧胸壁的最大脉冲点（PMI），通常在第五肋间隙或更低，使用心脏预设时将探头标记对准左后腋窝（图 5-40A，视频 5-17）。尽可能将患者置于左侧卧位，以减少肺伪影，使心脏更靠近胸壁。可能需要进行一些旋转，使所有四个腔室都能够显示出来。左室应该很长，呈子弹形。若探头在胸壁上的位置偏头侧或内侧，左室可能显像为短而圆形（“前缩短”）。

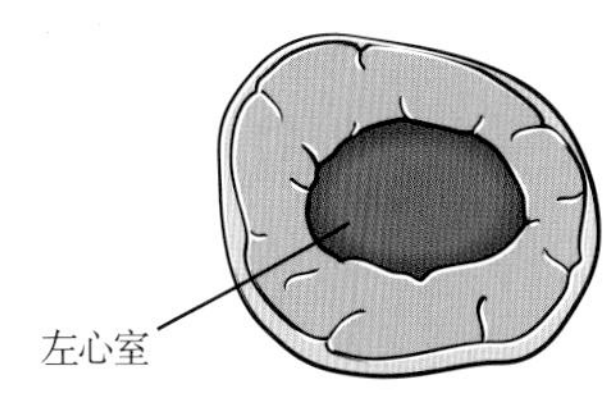

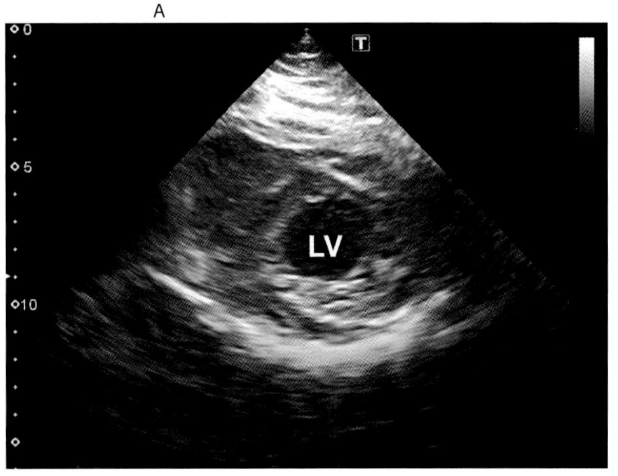

图 5-38　心尖处 PSSA 图（A）。心尖处 PSSA 正常超声（B）。LV = 左心室。

在四腔心切面上，可显示右室及其侧壁、室间隔壁、左室及心尖和侧壁、两个心房、房间隔和肺静脉（图 5-40B，C）。这种切面有利于评估左室功能和相对腔室大小。

多普勒研究通常采用心尖切面，因为当探头置于心尖时，血流与超声束平行（直接朝向或远离探头）。当图像扇区从四室切面向前扫查时，左室流出道和主动脉瓣进入视野（五室）。

8. 聚焦右室的心尖四腔切面

大多数右心室大小和收缩功能测量是在右心室聚焦的心尖四腔切面中进行的。传统的心四腔切面聚焦于左室，右室游离壁边界和三尖瓣环运动可能不在视野之内。探头从传统的心尖四腔切面调整后的轻微横向策动至 RV 聚焦的心尖四腔切面，显示 RV 的小梁部分。虽然心尖四腔切面可以观察右心室的形状和测量其收缩功能，但它不能评估右心室的流入及流出道区域。

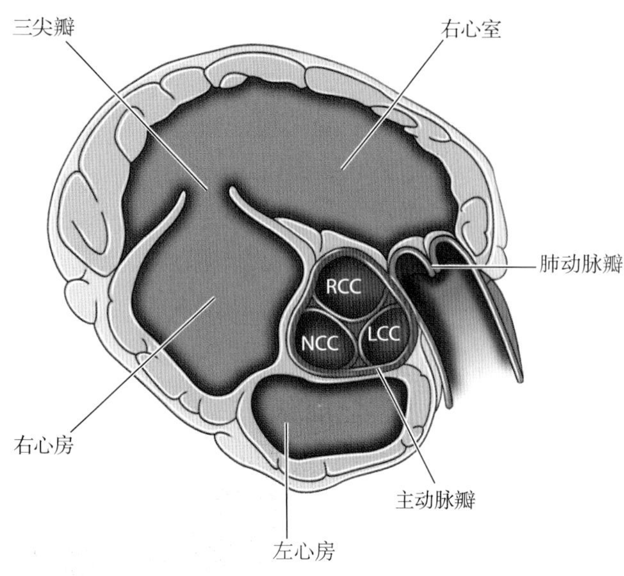

A

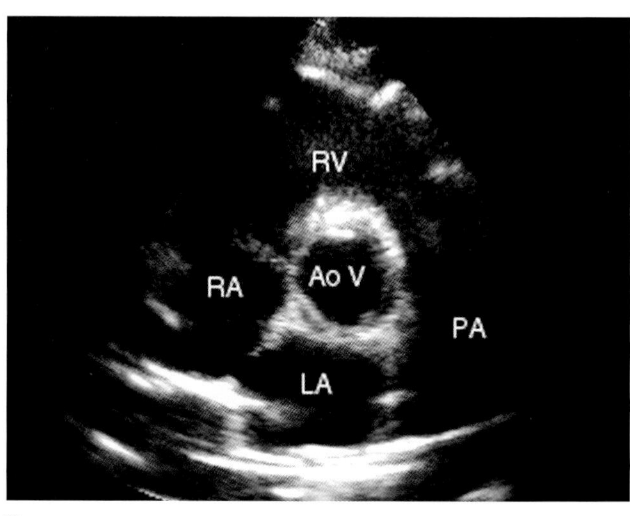

B

图 5-39 主动脉瓣处 PSSA 图（A）。主动脉瓣处 PSSA 正常超声（B）。NCC = 无冠瓣，RCC = 右冠瓣，LCC = 左冠瓣，RV = 右心室，RA = 右心房，LA = 左心房，PA = 肺动脉，Ao V = 主动脉瓣。

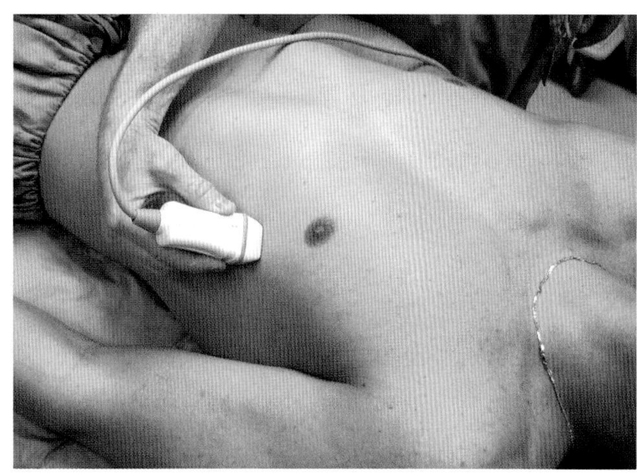

A

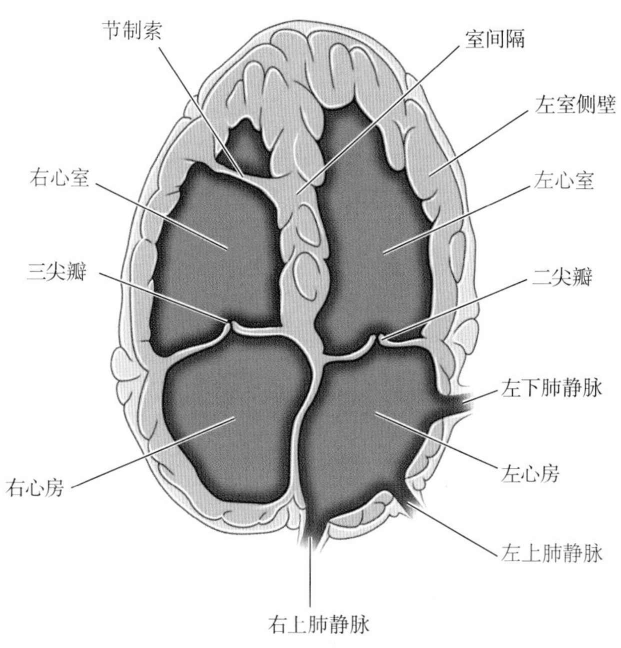

B

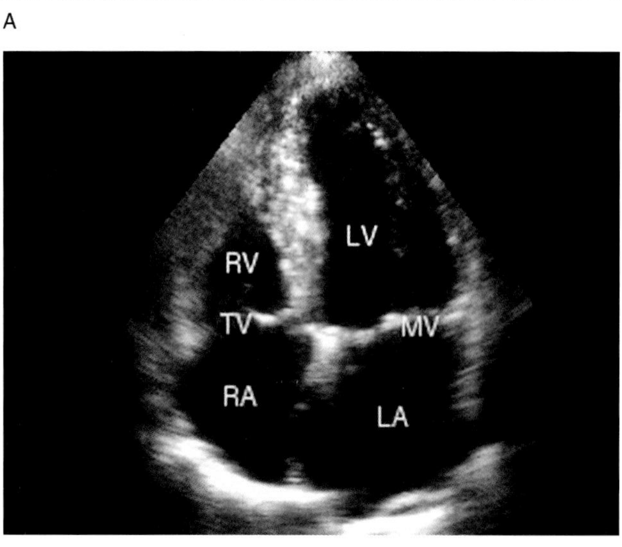

C

图 5-40 心尖四腔切面探头的位置（A）。注意：可能需要左侧卧位，左臂抬高。心尖四室切面（B）。心尖四腔正常超声（C）。相应的视频教程（视频 5-17）演示并讨论了心尖四室图。RV = 右心室，LV = 左心室，MV = 二尖瓣，LA = 左心房，RA = 右心房，TV = 三尖瓣。

9. 心尖五腔切面

心尖五腔与心尖四腔切面的探头位置和方向几乎相同。从心尖四腔开始，稍微倾斜探头，以便显示 LVOT（近端主动脉和主动脉瓣），即“第五”腔（图 5-41）。

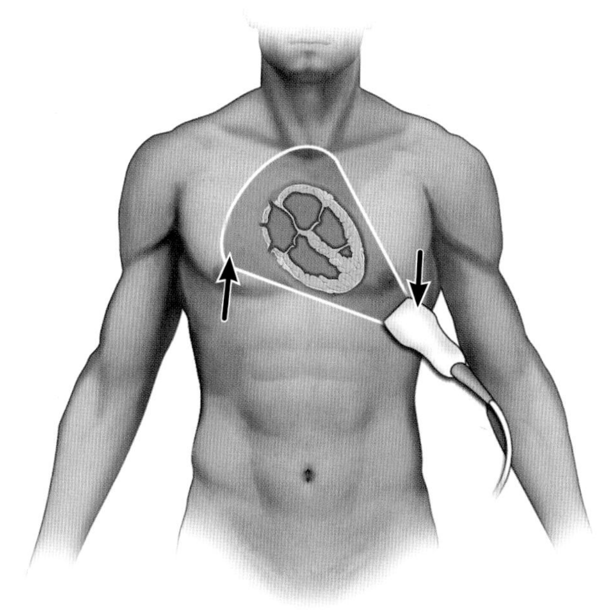

A

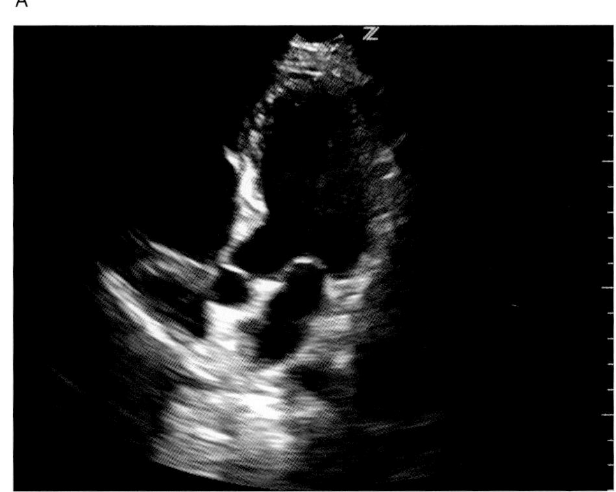

B

图 5-41　移动探头（前倾，不旋转）从心尖四腔切面到心尖五腔切面（A）。心尖五腔心切面正常超声图像（B）。

该切面可以在垂直方向上很好地显示主动脉瓣和 LVOT，这是测量血流的理想切面。是用于测量 LVOT 上的多普勒血流和计算每搏量和 CO 的主要切面，也可帮助临床医生获得心尖四腔切面，在混淆左右方向时，便于区分左右。当二尖瓣和主动脉瓣同时可见时，哪个心室是左室是毫无疑问的。因为主动脉瓣在二尖瓣的前面，所以心尖四腔和心尖五腔图像的区别仅仅是探头轻微的前倾。主动脉瓣和 LVOT 将出现在图像的中心，在二尖瓣和三尖瓣之间。如上所述，确保探头位于心尖，并且 LV 看起来很长且呈子弹状。这将使 LVOT 垂直对齐，这样通过主动脉瓣的血液流动就会直接远离探头。这将优化多普勒血流测量的准确性，当血流直接流向或远离探头时，多普勒血流测量的准确性最好。

10. 心尖两腔心切面

若要获取心尖双腔切面，需先获取心尖四腔切面，然后将探头逆时针旋转 60° 左右(图 5-42A)。该切面可以显示左室前壁和下壁，作为评估室壁运动和功能的心尖四腔切面的补充（图 5-42B、C）。从两腔切面进一步逆时针旋转探头（30°）就会出现心尖三腔切面。

11. 三腔心切面

心尖长轴或三腔切面从不同的有利位置提供了与 PSLA 切面基本相同的切面，首先获得心尖四腔切面，然后在心尖二腔切面额外再逆时针旋转，直到在图像右侧可见主动脉瓣(图 5-42A，图 5-43)。像心尖五腔切面一样，这张图使二尖瓣和 LVOT 在垂直方向上对齐。在这个位置，进出左室的血液直接流向和远离探头方向，这是多普勒血流测量的最佳位置。心尖长轴切面提供了与 PSLA 切面相同的结构可视化，包括 IVS 和后壁，并能更好地显示心尖。

12. 胸骨上窝切面

胸骨上窝切面可以显示主动脉弓的三个主要分支：无名动脉、左颈总动脉和左锁骨下动脉。将探头置于胸骨上窝中，探头标记指向患者左侧肩胛骨（使用心脏预设），探头尽可能对准前方（图 5-44）。这种位置可以检测到主动脉瘤或夹层。右肺动脉的横切面见于主动脉弓下方。如果探头旋转 90° 以显示主动脉弓，可以更好地看到左肺动脉。在升主动脉外侧偶尔可显示上腔静脉。

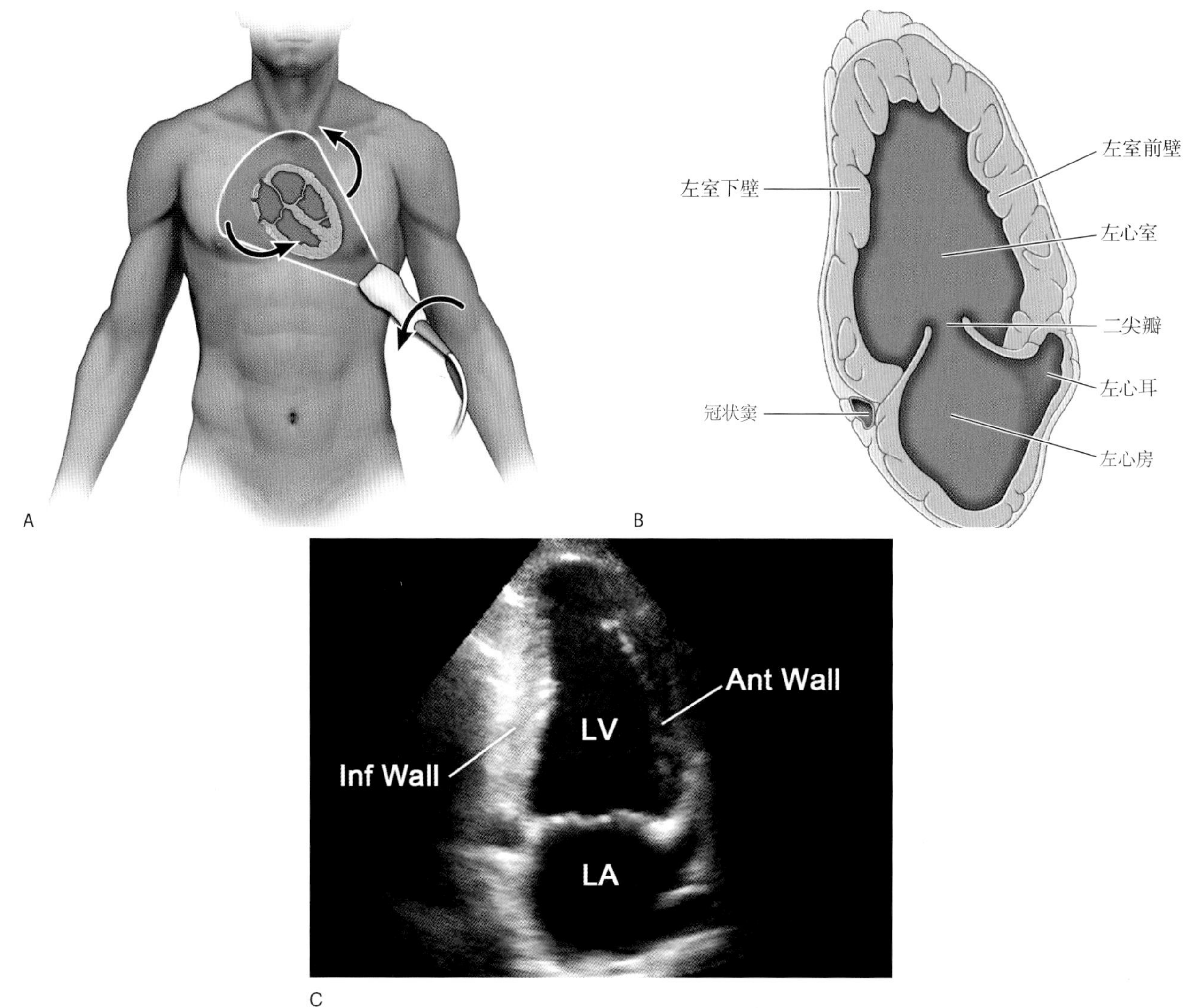

图 5-42 **旋转探头（逆时针）以获得双腔和长轴的心尖切面。从心尖四腔切面开始，旋转约 60° 得到心尖两腔切面，再旋转约 30° 得到长轴心尖切面（A）。心尖两腔图（B）。心尖两腔正常超声（C）。LV = 左心室，LA = 左心房。**

六、测量

大多数急诊工作者不需进行任何具体测量，仅使用对心脏结构和功能的目测估计即可有效地使用 POCUS，并且大多数测量不被认为是基本心脏超声检查的一部分（表 5-6）。

对于新手来说，进行 2D 测量或使用 M 模式或多普勒功能是有一定难度的。下面描述的一些测量技术很容易学习，初学者也可以使用，而有些则只对中级或高级使用者有用。

（一）左心室结构和功能的测量

有几种测量左心室结构和功能的方法，将在以下章节中介绍。二维（B 型）评估包括目测估计射血分数、左室面积 / 容积测量和左房容积测量。

采用 M 模式计算 EPSS、缩短分数、MAPSE 和左室质量测量值。频谱多普勒用于计算每搏量、CO、左室舒张压测量（透射 E/A 测量、E/ATDI 测量），并获得左心房充盈压力。大多数超声仪的软件可以通过一些简单的测量来计算这些指标，但是每个计算软件包是不同的，所以要了解计算软件的细节。此外，虽然计算出射血分数的值可能令人满意，但研究已经表明，目测估计射血分数与计算出的射血分数一样好，甚至更好。目测估计也更容易和快速，因此是目前临床使用最频繁的方法。

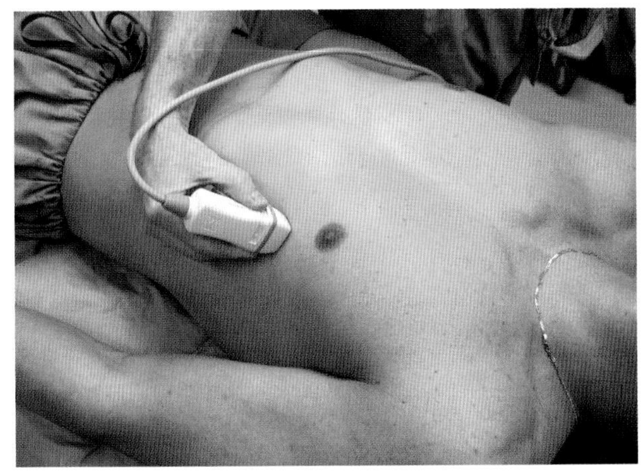

A

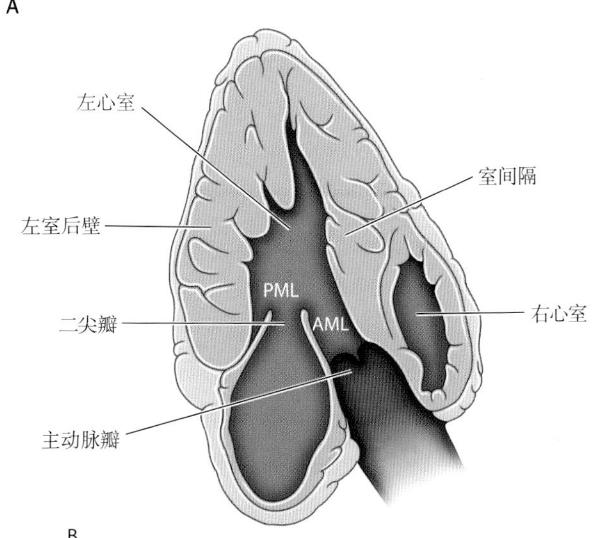

B

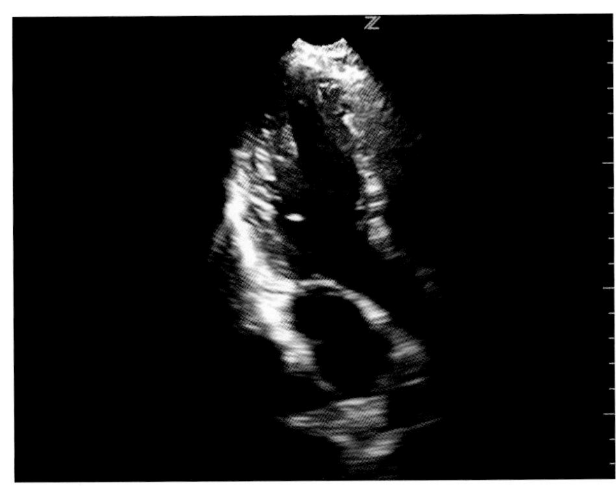

C

图 5-43 心尖长轴切面的探头位置（A）。心尖长轴示意图（B）。心尖长轴（三室）正常超声图（C）。PML = 二尖瓣后叶，AML= 二尖瓣前叶。

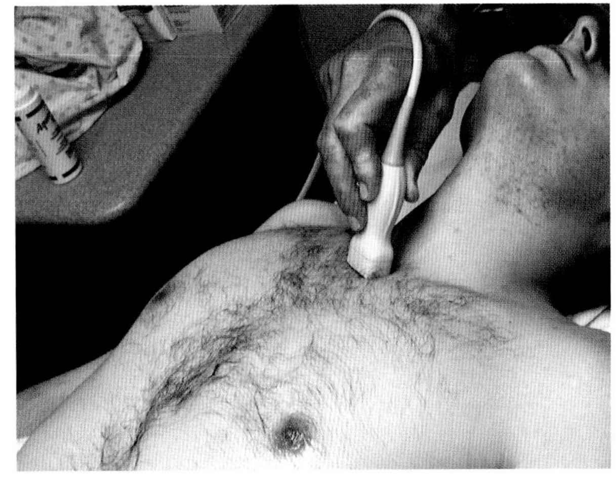

A

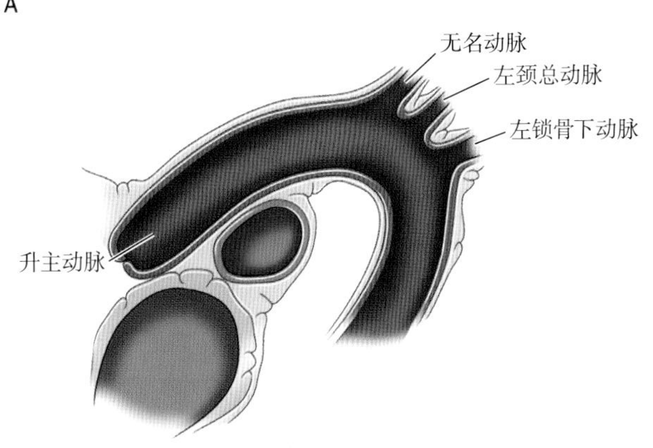

B

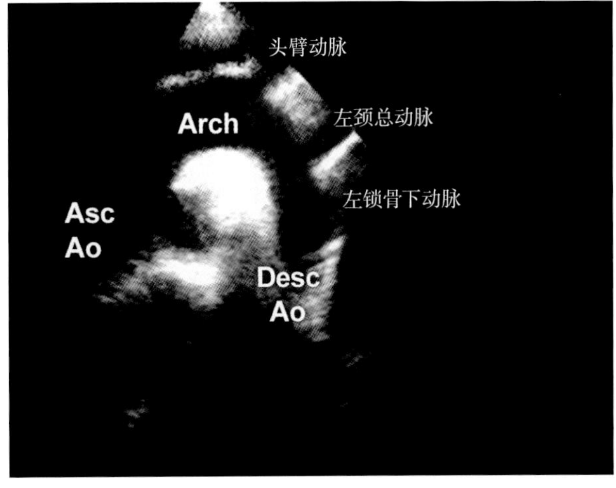

C

图 5-44 胸骨上切面探头位置（A）。从这里，向左肩胛骨方向旋转指示器以获得主动脉弓的长轴切面。胸骨上图（B）。胸骨上正常超声（C）。在图中，分支动脉可能很接近，但在一些患者中，分支动脉可能分散，如超声图所示。Asc Ao = 升主动脉，Desc Ao = 降主动脉。

无论如何，学习测量心脏结构和功能是提高心脏超声技能和学习获得高质量标准图像的有用方法。如果心脏切面是斜的、预先缩短的或其他质量较差的情况，则对射血分数的测量和目测评估将是不准确的。此外，RWMA、心动过速和束支传导阻滞也会使准确估计和测量射血分数变得困难。

频谱多普勒测量可用于计算每搏量和 CO（图 5-6）。这些数值提供了不同类型的信息，并不一定与射血分数相关。这些参数的测量已经变得越来越普遍，特别是在评估液体反应性方面。频谱多普勒也用于评估左室舒张功能和充盈压力（图 5-45 至 5-47）。

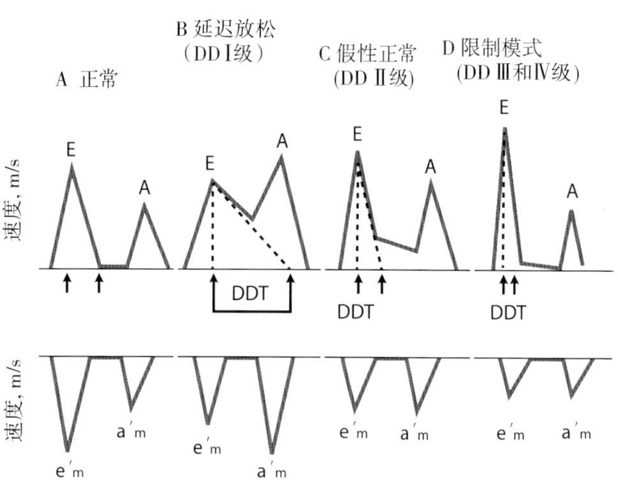

图 5-45 **左心室充盈模式。经频谱多普勒血流（上）和二尖瓣环组织多普勒血流（下）与正常和逐渐恶化的舒张功能相关。**

（二）二维测量

测量腔室的内径和大小，应在与相应腔室的长轴成直角的切面上进行。测量腔室大小、壁厚和左室功能对诊断十分重要。通过测量收缩期和舒张期左室内径，可以手动或使用超声计算机软件包计算射血分数。二维测量的关键是能够可视化心内膜和电影记录，以便用回放功能找到正确的心动周期测量点。表 5-8 列出了常用心脏测量异常值。

1. *左心室直径和壁厚度*

LV 的简单线性测量可用于计算 LV 质量和射血分数（缩短分数）。这些测量是在左室乳头中部区域进行的，就在二尖瓣小叶的顶端。

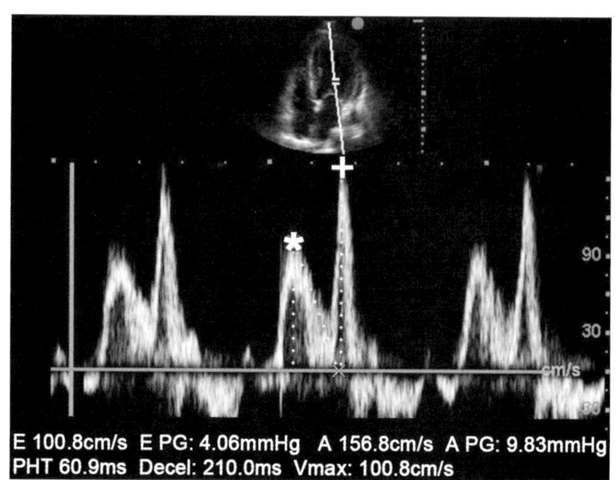

A

E 87.0cm/s E PG: 3.03mmHg A56.9cm/s A PG: 1.30mmHg
PHT 39.2ms Decel: 135.0ms Vmax 87.0cm/s

B

E 144.3cm/s E PG: 8.33mmHg A 74.7cm/s APG: 2.23mmHg
PHT 34.8ms Decel: 120.0ms Vmax: 144.3cm/s

C

图 5-46 **舒张功能不全伴异常多普勒血流模式。舒张受损，正常 E/A 模式逆转（A）。假性正常化 E/A 模式，短减速时间 = 135m/s（B）。严重舒张功能障碍，限制性模式，E/A 比≥ 2，极短减速时间 =120ms（C）。**

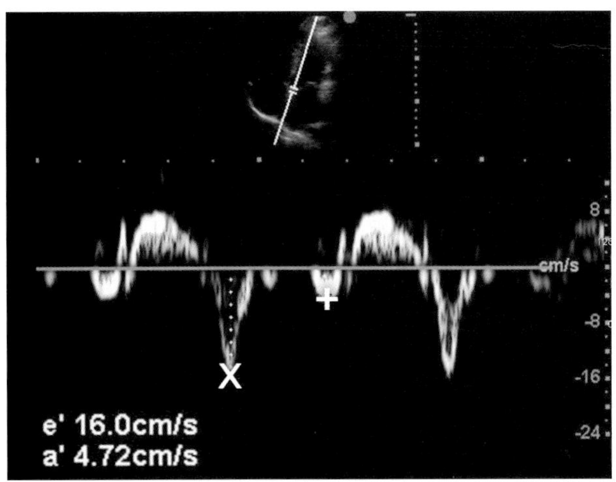

A

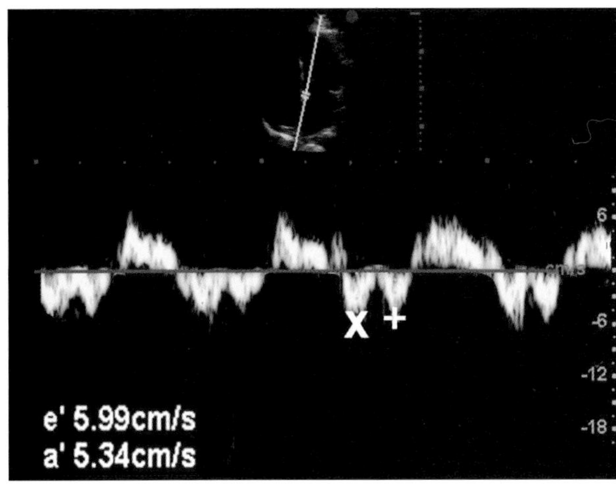

B

图 5-47 **正常（A）和异常（B）组织多普勒成像（TDI）的二尖瓣环的间隔部分。正常心脏早期舒张充盈导致二尖瓣环快速向下运动（e′ = 16cm/s）（A）。二尖瓣环运动减少（e′ ≤ 7cm/s）是舒张功能障碍的诊断依据（B）。**

通过简单测量舒张期的 IVS、左室内径（LVID）和左室后壁（LVPW），即可计算左室质量，诊断向心性或偏心性 LVH（表 5-4，图 5-48）。可以使用 2D 图像来快速测量腔室的大小。冻结 2D 图像，通过视频回放向回滚动寻找舒张期，并进行适当的测量。将腔室或室壁与图像尺度进行比较，目测评估通常已足够，也可以使用卡尺测量。最精确的通常使用 M 型图像进行测量（参见下一节中的 M 型模式测量）。如果这些测量是在舒张期和收缩期同时进行，则可以计算出 LVEF（缩短分数，详见“M 模式”部分）。

表 5-8 **心脏超声测量异常值** [213, 222, 325, 483, 484]

	异常值
左心室	
内径大小 / 舒张直径，PLA 切面	> 5.3cm（♀）；> 5.9cm（♂）
室间隔厚度，舒张期 PLA 切面	> 1.2cm（♀）；> 1.3cm（♂）中等
后壁厚度，舒张期 PLA 切面	> 1.2cm（♀）；> 1.3cm（♂）中等
LV 质量 - 来自 PLA 线性大小	> 190g（♀）；> 260g（♂）中等
LV 质量 - 来自 PLA 线性大小	> 95g/m^2（♀）；> 115g/m^2（♂）
E 点间隔距离（EPSS）	> 7mm（> 12mm = EF < 35%）
二尖瓣环位移（MAPSE）	< 10mm（< 7mm = EF < 30%）
缩短分数，PLA 切面	< 25%
射血分数、心尖观最好	< 55%
心输出量（CO）	< 4L/min
左心房	
内径大小 / 直径，PLA 切面	> 4.0cm
面积，心尖四腔切面观	> 20cm^2
容积，心尖四腔和两腔心切面观	> 55mL
右心室	
游离壁厚度，剑突下四腔心	> 5mm（> 7mm 严重）
右心室中径，心尖四腔切面观	> 3.5cm
右心室基底径，心尖四腔观	> 4.0cm
右心室长度，心尖四腔观	> 80mm
RVOT 宽度，PSSA 切面	> 30mm
右心室与左心室基底径比，心尖四腔观	> 0.6（≥ 1.0 严重）
RV：RA 压力梯度	> 25mmHg（> 40mmHg 严重）
肺动脉瓣加速时间（PVAT）	< 120ms（< 80ms 严重）
三尖瓣环平面位移（TAPSE）	< 17mm（< 10mm 严重）
收缩期偏移速度（S′）	< 10m/s 严重
面积变化分数（FAC）%	32% ~ 60%（< 18% 严重）
主动脉	
升主动脉直径，PLA 切面	> 3.5cm

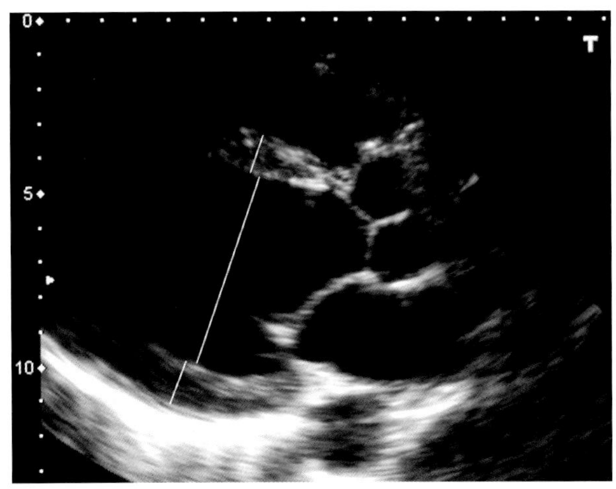

图 5-48　**胸骨旁长轴切面线性测量室间隔（IVS），左室内径（LVID）和左室后壁（LVPW）。以电影模式适当调整舒张期和收缩期。这些测量值用于计算左室质量和左室射血分数（LVEF）（详见“M 模式”）。**

2. 左心室容积和射血分数

目测是估计 LVEF 最有效的方法。观察左室心内膜边界，评估左室收缩期和舒张期大小的变化。高动力射血分数的心室壁几乎相互接触，消除了心室腔内的空间。严重降低的射血分数会使壁变薄，室壁很少增厚或向内移动。低压腔的腔室大小变化最小。另一个有助于估计射血分数的简单方法是目测二尖瓣叶的运动。正常的二尖瓣前叶在舒张期迅速开放和关闭，接近室间隔。严重降低的射血分数会使 AMV 小叶的运动减弱，看起来缓慢地开放和关闭，并且 AMV 小叶在舒张期（EPSS 定量评估的参数）不靠近室间隔。对患者左室功能的粗略估计通常可以指导临床医生进行适当的初始治疗；不一定需要测得精确的数值。大多数左室功能的定量测量被认为是更先进的技术，对基本的 POCUS 可能不适合或不需要。

双平面测量法（改良 Simpson 法）的定量测量可能对危重患者的持续治疗有用，可以通过在心尖四腔切面和心尖两腔切面上追踪心内膜边界来测量左室大小。左室舒张末期容积（LVEDV）是在左室最大时，即房室开放前，通过追踪心内膜边界获得的。左室收缩期末容积（LVESV）是在左室容积最小时测量的，此时正好是左室开放前。由计算机软件计算 LV 体积，该软件采用单平面描记填充跟踪区域并计算体积，如图 5-49 所示。

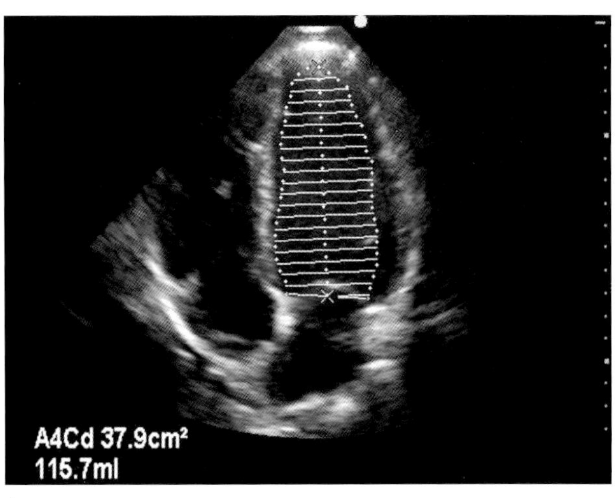

A

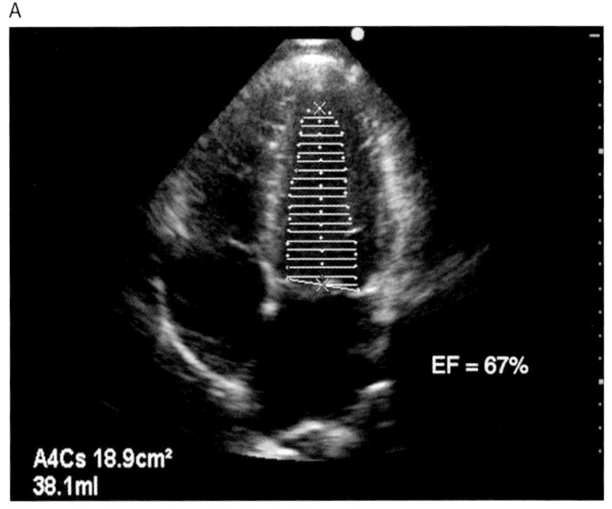

B

图 5-49　**用单平面法测量左心室容积计算射血分数。心内膜边界在舒张期（A）和收缩期（B）分别显示，计算机计算射血分数。这里只显示了心尖四腔切面，但如果在心尖两腔切面中也进行测量，则射血分数更准确。**

超声仪通过这些测量值自动计算 LVEF。如果体积测量在心尖四腔和心尖两腔切面，射血分数的测量是最准确的，但大多数机器在只获得一个切面时显示射血分数，获得真正的心尖切面是很重要的，此时左室是长子弹状的，而不是缩短或倾斜的，并且通过心室长轴的中心绘制的一条线与探头的中心相交。这种技术的使用可能受到时间和图像质量的限制。即使在良好的视野下，通常也很难看到心内膜边界，超声心动图造影显著提高了测量 LVEF 的准确性和再现性 [214,215]，特别是在肥胖患者和肺部疾病患者中 [216]。

3. 左心室流出道、主动脉根部、左心房内径

从 PSLA 切面获得 LVOT、主动脉（Ao）根部和左房内径（或尺寸）的简单线性测量（图 5-50）。测量距房室环近端 1cm 的 LVOT（图 5-51）。然后计算机计算 LVOT 的横截面积（CSALVOT）。LVOT 测量用于计算 SV/CO 和主动脉瓣狭窄（见“每搏量”和“瓣膜异常”章节）。Ao 直径应于房室环远端测量，主动脉根部正常上限为 3.5cm。

主动脉根部扩张可与主动脉瘤或夹层有关，并提示需进一步用彩色/频谱多普勒评估主动脉反流。左房内径从 Ao 壁到左心房后壁测量。通常仅通过一次测量就可以诊断 LAE，但正常心房内径并不能排除 LAE，因为心房通常在其他维度上扩张，而 AP 直径保持正常。左房直径正常上限为 4.0cm。

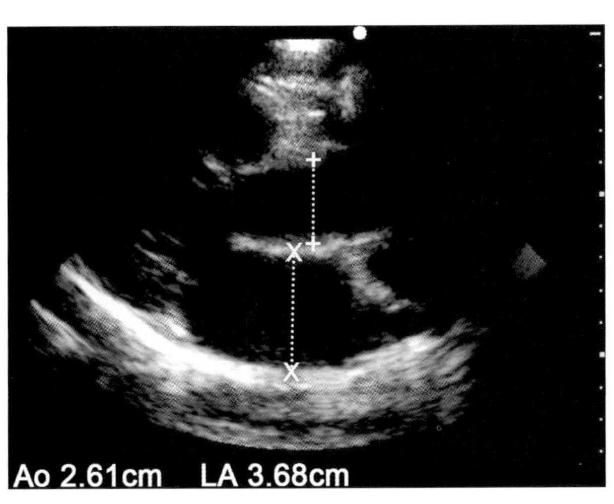

图 5-50 胸骨旁长轴切面主动脉根（Ao）和左心房（LA）直径的线性测量。在心房最大时测量。对于二维测量，使用 cine 模式调整帧至收缩末。

4. 左心房面积和容积

在心尖四腔和心尖两腔切面测量左心房大小是最准确的，在心室收缩期结束时，二尖瓣开放前，冻结心尖四腔切面并追踪左心房面积（图 5-52A）。左心房面积正常的上限为 20cm²。测量左心房容积有几种方法。双平面面积 - 长度法测量体积包括追踪心房边界和测量从二尖瓣环中心到心房下部的垂直长度（图 5-52B）。

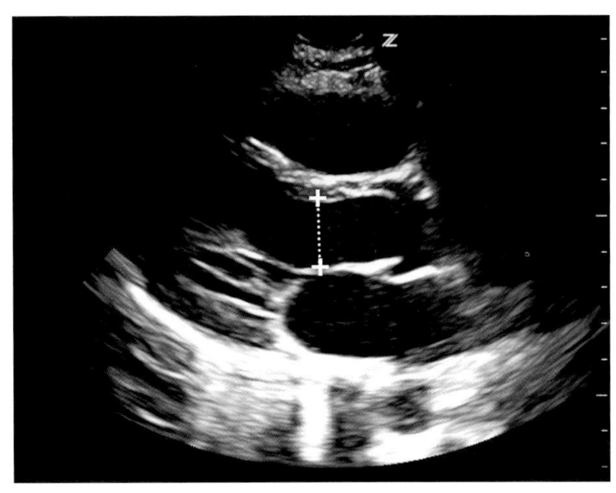

图 5-51 左心室流出道（LVOT）的测量。在胸骨旁长轴切面测量，并放置光标距离主动脉瓣环近端 1cm 处。

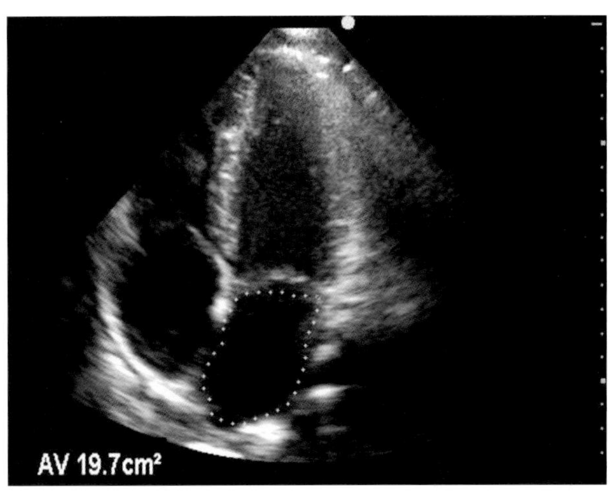

A

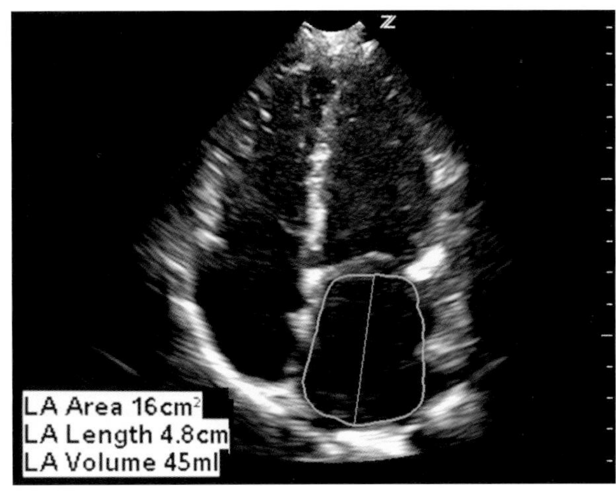

B

图 5-52 用简单的心房边界描记法测量左心房面积（A），用双平面法测量左心房容积（B）。在收缩时左心房最大时测量，如果同时在心尖四室腔（如图所示）和心尖两腔切面中测量左心房，则测量更为准确。

5. 右心室内径

右心室增大通常很明显，不需要测量。右室通常比左室小，因此在心尖四腔切面中快速目测比较这两个心室是有帮助的。当右心室的大小等于或大于左心室时，很容易识别右心室增大（图 5-53）。在更细微的情况下，测量 RV 是有用的（图 5-54）。右心室中部内径正常测量值小于 3.5cm，右心室基底部内径＜ 4.2cm。肺心病患者的测量值明显大于正常值（图 5-55）。右心压力显著升高常导致室间隔弯曲和明显的三尖瓣反流，因此如果右心室扩大，寻找这些阳性表现是有用的（图 5-56）。

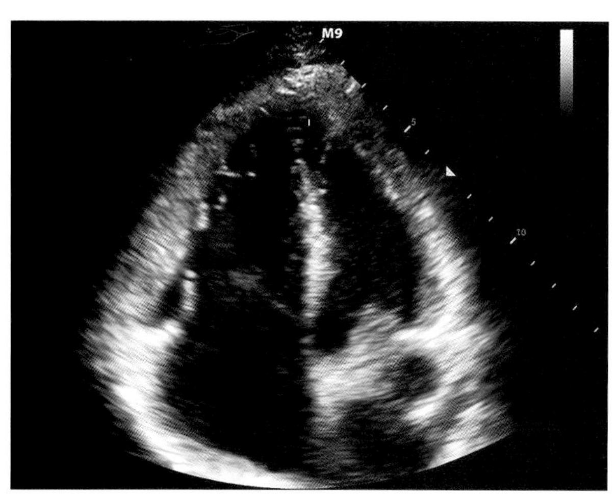

图 5-53　**心尖四腔切面显示右心室扩张，室间隔向左心室弯曲。**

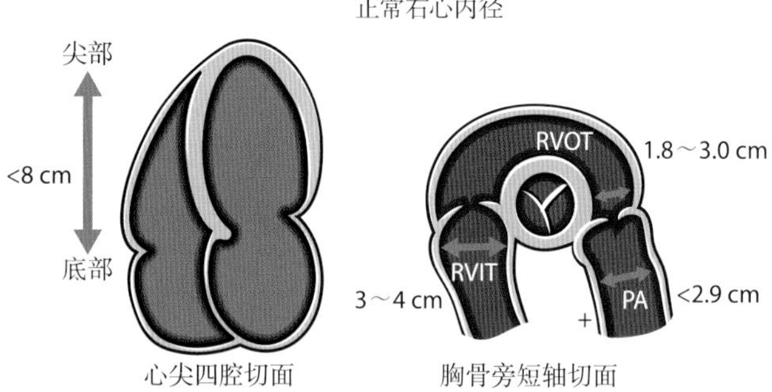

图 5-54　**右心正常大小的位置和测量值。PA= 肺动脉，RVIT = 右心室流入道，RVOT = 右心室流出道。**

（三）M 模式

M 模式允许随时间推移对脏器结构进行一维追踪。M 模式可以记录结构运动的细微变化，这

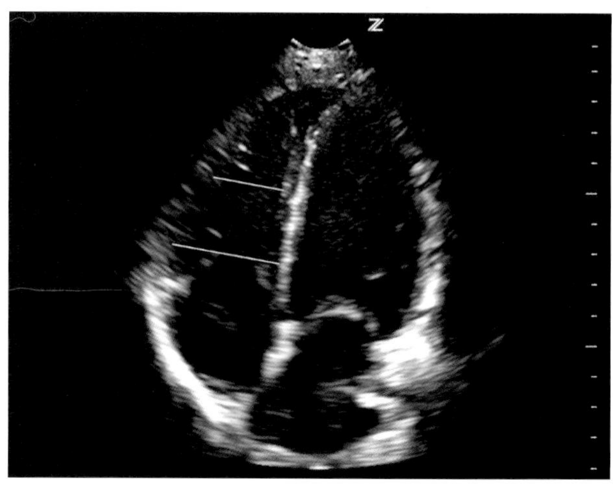

图 5-55　**心尖四腔切面右心室（RV）的测量。在舒张期间测量右心室中部和基部。单次测量通常定位在开放的三尖瓣叶的顶端。**

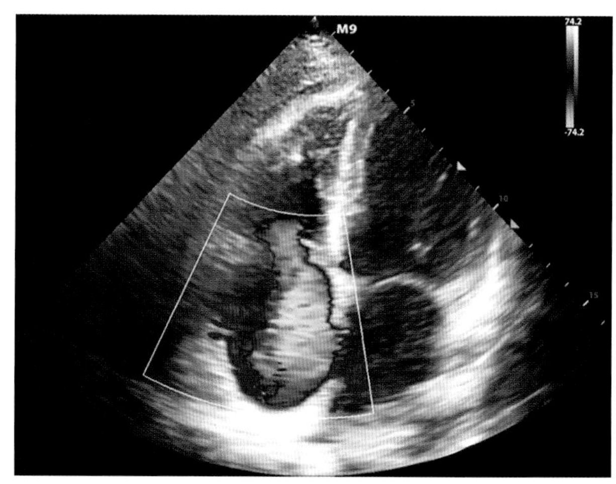

A

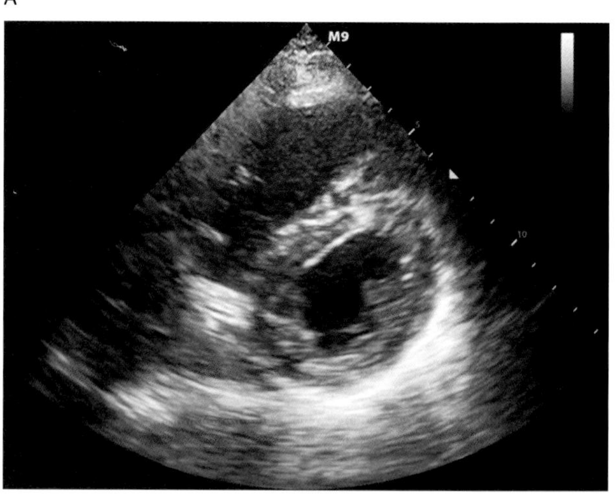

B

图 5-56　**彩色多普勒显示三尖瓣反流。反流充满大部分右心房，提示严重反流（A）。PSSA 图像显示室间隔弯曲，表现为室间隔变平（B）。**

些结构的移动速度通常人眼无法识别。M 型追踪有几种用途，但在心脏 POCUS 中最常见的是通过左室追踪来测量左室的大小和功能，并确定是否存在心包积液。

1. E 点间隔距离

在 PSLA 切面中，二尖瓣水平处的 M 模式追踪可以测量右室游离壁、室间隔、二尖瓣瓣叶、左室后壁和心包膜。通过二尖瓣前叶的 M 型示踪可形成双峰型（图 5-57）。第一个峰为 E 点，是由舒张早期左室被动充盈引起的。第二个峰是 A 点，是由心房收缩引起的。E 点到 IVS 的距离为 EPSS。EPSS 大（没有二尖瓣狭窄）反映左室收缩功能障碍、左室扩张或主动脉反流。正常 EPSS ≤ 7mm[211]。EPSS ＞ 7mm 表示射血分数 ＜ 50%，EPSS ＞ 12mm 表示射血分数≤ 35%。请记住，当使用 EPSS 时，瓣膜病变或瓣环扩张可能使这种测量在评估 LVEF 时不准确。

2. 缩短分数

缩短分数（FS）可通过胸骨旁长轴或短轴切面进行测量。M 型光标直接通过左室的中乳头肌水平，就在 MV 瓣叶尖端的远端。使用计算光标对 IVS、LVID 和 LVPW 进行测量。目前，超声仪器在测量 LVID 的舒张和收缩期时计算 FS 和 EF。

3. 左心室质量

PSLA 切面也是测量左室质量和壁厚度的推荐切面。对 LVPS 和 IVS 的 M 模式测量可用于同心或偏心 LVH 的诊断。通过这些测量可以计算出左室质量，但在紧急情况下作用不大（图 5-48，表 5-3 和表 5-6）。

4. 二尖瓣环平面收缩期偏移

MAPSE 测量是在 A4C 或 A2C 切面中进行。在 A4C 切面，M 模式光标放置在室间隔或二尖瓣外侧环上（图 5-7）。测量收缩期的瓣环运动的总距离。在 A2C 切面中，光标放置在前壁或后壁瓣环上。MAPSE ＞ 10mm 与 LVEF ＞ 55% 相关，＜ 7mm 与 LVEF ＜ 30% 相关[221,222]。

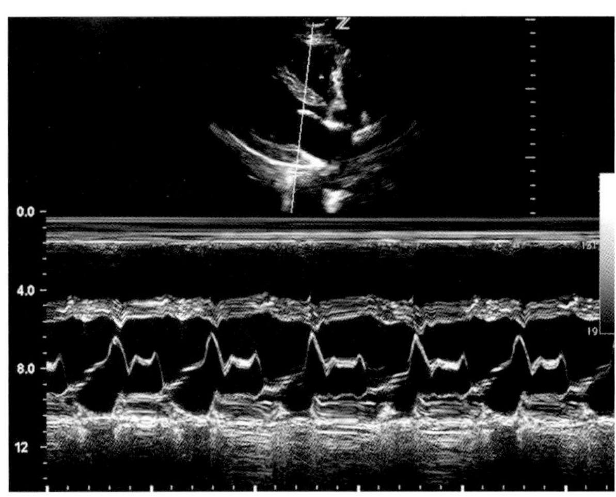

A

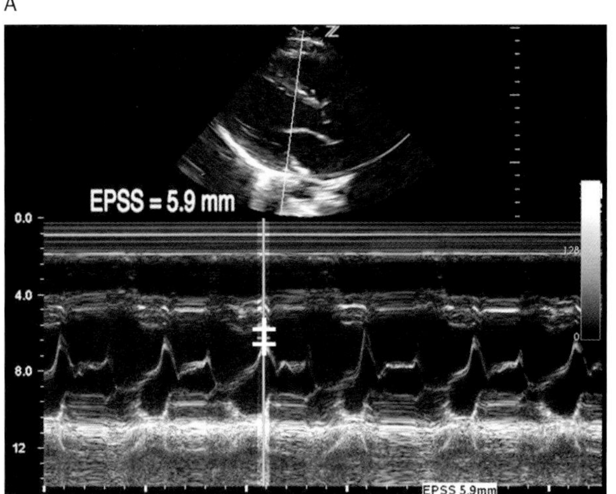

B

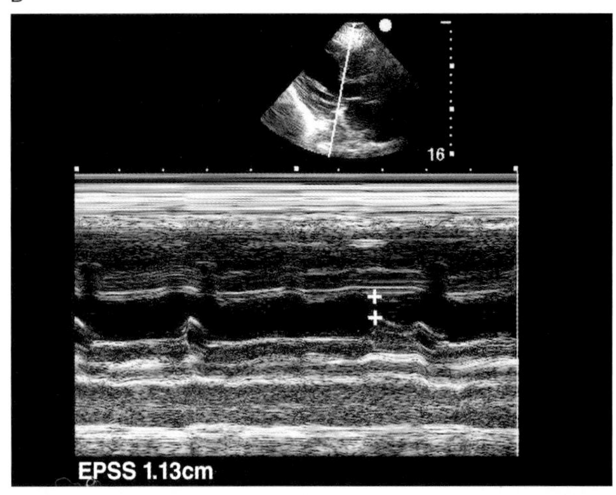

C

图 5-57　胸骨旁长轴切面的二尖瓣叶 M 型 E 点间隔距离（EPSS）。EPSS 可以直观估计（A），特别是当左室功能良好时，或者可以通过仔细测量（B）。EPSS 升高表明左室功能障碍加重（C）。

5. 三尖瓣环形平面收缩期偏移

TAPSE 的测量是在 A4C 中聚焦在 RV 上进行的。在 A4C 切面中，M 模式光标被放置在外侧三尖瓣环上（图 5-18）。测量收缩期环状运动的总距离。运动≥ 23mm 为正常，＜ 16mm 符合右心室功能障碍特征 [325]。

6. IVC 的 M 模式评估

IVC 的 M 型超声可以对整个呼吸周期的直径进行目测评估和测量。CVP 可以通过测量非插管患者 IVC 的直径和吸气变化来估计（表 5-9）。一般来说，如果 CVP 正常（＜ 10mmHg），IVC 塌陷会超过 50%。如果 CVP 升高（＞ 15mmHg），IVC 将会较大（＞ 2cm），并且不会因吸气而塌陷（图 5-58）。

表 5-9　下腔静脉（IVC）评估右心房（RA）压力 [213,325,396,400,402]

右心房压力	mmHg	下腔静脉大小	下腔静脉塌陷率
正常	3	＜ 2cm	＞ 50%
中间	8	＜ 2cm	＜ 50%
	8	＞ 2cm	＞ 50%
高	15	＞ 2cm	＜ 50%

（四）多普勒原理和测量

多普勒超声成像需要更高级的技能，通常不被认为是 POCUS 检查的一部分（表 5-6）。然而，多普勒成像（如射流）的应用已被证明对紧急护理工作者是有用的。中级和高级用户应该能够在他们的实践中采用多普勒超声。利用这一特性的关键是了解多普勒超声背后的基础物理学和超声仪器的图像优化方法。使用多普勒超声的第一步应该是学习如何获得最佳的多普勒图像，识别伪影，以及如何在伪影发生时纠正它们。多普勒超声使用“多普勒效应”来识别或量化运动。多普勒效应（或多普勒频移）指声音信号相对于接收器移动的频率变化。在超声波中，声音信号的来源是红细胞或组织的运动，而接收器是探头。利用这一原理，多普勒超声可以用来识别和量化血液或组织的运动。当血液或组织直接朝向或远离探头时，多普勒超声检测最灵敏和准确；因此，在使用多普勒时，探头定位很重要。如果探头与红细胞运动呈 90°角将不会检测到

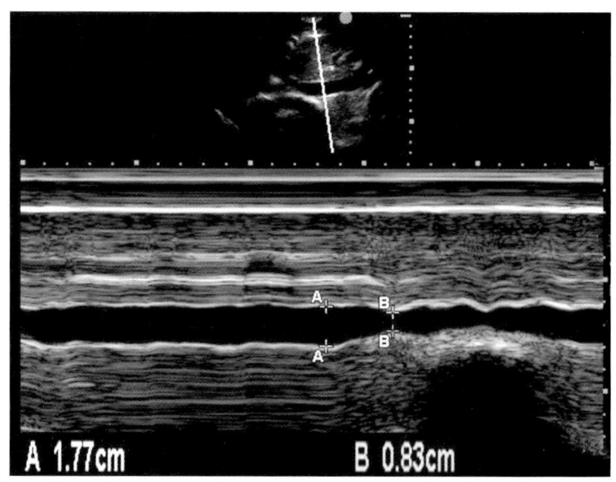

A

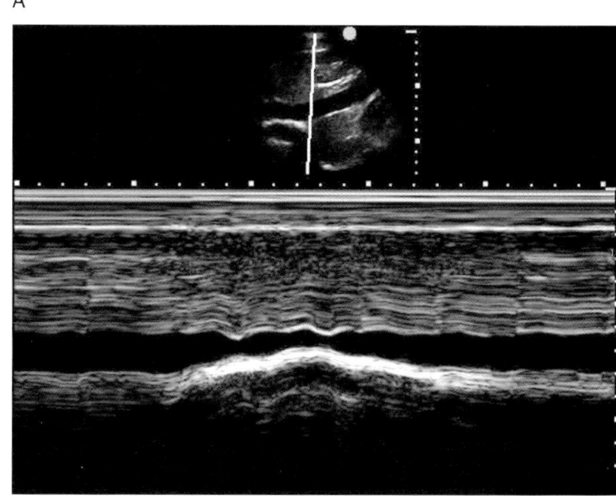

B

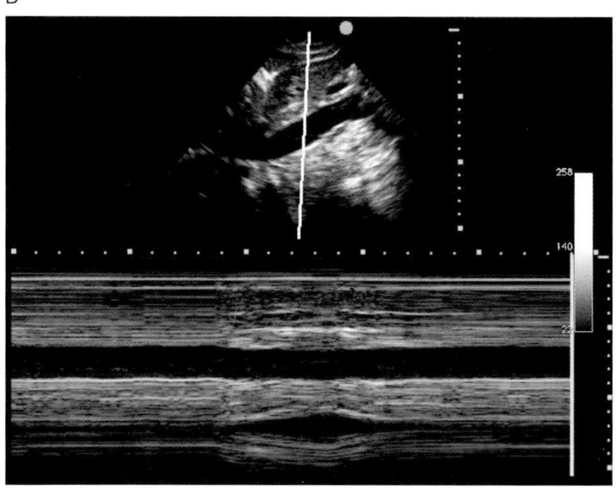

C

图 5-58　从剑突下长轴切面进行下腔静脉（IVC）的 M 模式评估，下腔静脉的大小和动态变化可以仔细测量（A）或目测（B，C）。下腔静脉通常在吸气时塌陷 50%（A，B），但在中心静脉压升高时没有吸气塌陷（C）。

血流。血液或组织的运动可以使用彩色显示器或频

谱显示器上的波形来显示。血液通过心室和血管的运动受到心脏周期的各个阶段、血管的大小/形状以及是否存在狭窄/反流瓣膜的影响。在心脏周期的初始收缩期和进入主动脉时，血流显示为射流。因为所有的血液都以相同的速度移动，射流的频谱多普勒显示有一个窄带，当血液通过中等大小的血管时，表现为层流（或抛物流），血液的速度中心最高，在外围最慢。因此，多普勒上频谱频带将会更宽。通过狭窄瓣膜或假体瓣膜的湍流具有最高的流速。

（五）彩色多普勒

彩色多普勒血流成像是一种脉冲多普勒检查，显示不同血流速度，以不同颜色显示血流的不同方向。按照惯例，红色表示血流流向探头，蓝色表示远离探头（图5-59）。红色和蓝色并不一定表示动脉或静脉血流或特定的血管。所有脉冲多普勒超声心动图，包括彩色多普勒，都受到样本体积内最高可测量速度（奈奎斯特极限值）的限制。速度尺度（或脉冲重复频率）是红细胞的多普勒频率的采样率。任何红细胞以比设定速度更高的速度移动都会出现相反的颜色（颜色混叠）。为了优化彩色多普勒，将速度尺度设置在任何给定深度的最高值。

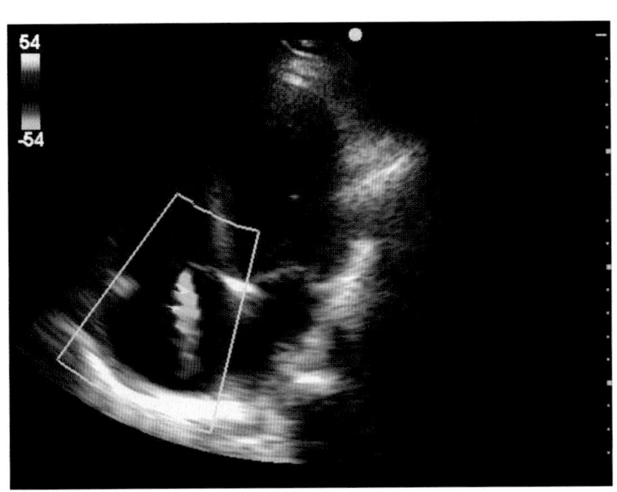

图5-59 彩色多普勒超声的心尖切面。这是彩色多普勒识别三尖瓣反流的例子。反流的方向远离探头，所以通常是蓝色的。

减小取样框的大小也会增加脉冲重复频率，减少伪影。速度的尺度以红色和蓝色阴影显示。狭窄/反流瓣膜周围的湍流以不同方向和速度流动，故以多种颜色出现，包括蓝色、绿色、黄色、橙色和红色。在评估腔室内和瓣膜周围的血流时，应首先采用彩色多普勒（见“瓣膜异常”部分）。当使用频谱多普勒时，以彩色多普勒作为放置采样门的指南。

（六）频谱多普勒

频谱多普勒是以y轴表示流速和方向，x轴表示时间的超声图像。PW多普勒、CW多普勒和TDI都以这种方式显示。频谱多普勒在基线上方/下方产生一个白灰色显示，并提供关于速度范围、特定速度下的血细胞百分比、血流方向和样本体积内的血流类型（射流、抛物流、湍流）的信息[485]。PW多普勒的样本体积更小，在任何给定的时间点都比CW多普勒的速度范围更小。PW多普勒测量采样门内的流量，可以调整到所需的深度，而CW多普勒测量沿取样线的所有流量的速度，但它不能确定沿该线的流量的确切位置。基线以上的波形表示血液流向探头，基线以下的波形表示血液远离探头。PW和CW都需要使用连续性方程来测量瓣膜的面积。PW多普勒用于测量瓣膜压差，获得射流模式，并测量通过LVOT的流量，以计算左室每搏量和CO。由于狭窄/反流瓣膜周围的红细胞速度较高，因此使用CW多普勒来评估这些异常。TDI（主要是组织的PW多普勒）用于评价左心室舒张功能和右心室收缩功能。

1. 瓣膜压差测量

瓣膜压差是通过放置平行于射流方向的连续波多普勒穿过瓣口，并测量射流的峰值速度来确定的。大多数现代仪器使用修正的伯努利方程自动计算跨瓣压差（表5-4）。

2. 瓣膜面积测量

瓣膜面积的测量需要同时使用PW和CW。首先，将PW采样门置于瓣环水平（前置孔），并跟踪波形，以测量VTI。进而测量穿过瓣口的连续波波形，并再次跟踪VTI。大多数现代仪器使用连续性方程自动计算出面积（表5-4）。

3. 心搏量

左室心搏量是通过测量 LVOT 的面积和通过 LVOT 的多普勒流量来确定。LVOT 的横截面积（CSA）通过简单的线性测量方法计算（图 5-51）。通过 LVOT 的血流量在心尖五腔或心尖长轴切面使用脉冲多普勒测量，追踪多普勒波形并由计算机得出 VTI（图 5-6）。LVOT 的 VTI 与 CSA 的乘积等于心搏量（表 5-4）。

V_{peak}（或 V_{max}）为脉冲多普勒血流的峰值速度，与心搏量呈线性相关。在被动抬腿、呼吸或液体刺激后，目测或测量 V_{peak} 的变化可能有助于预测液体反应性。

4. 二尖瓣血流

采用脉冲多普勒法测量射流血流，以确定左室舒张功能。PW 多普勒放于心尖四腔切面，采样门放置于左室内的二尖瓣叶尖端以外。舒张期形成两种不同的多普勒波形，分别对应左心室的被动充盈和心房收缩。在正常健康心脏中，大部分左室充盈发生在舒张期早期（E 波），少量充盈发生在心房收缩（A 波）（图 5-60）。透射流最重要的方面是 E/A 模式、E/A 比和 E 波减速时间的测量。E/A 比正常为 1 ～ 2，减速时间通常为 160 ～ 240ms（异常填充模式见“舒张期功能异常”部分）。

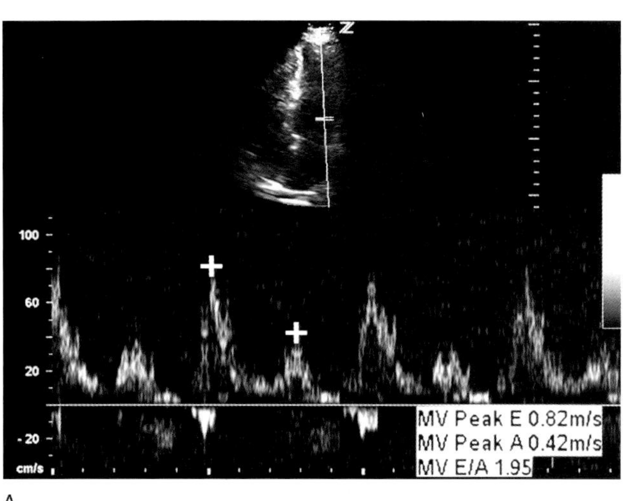

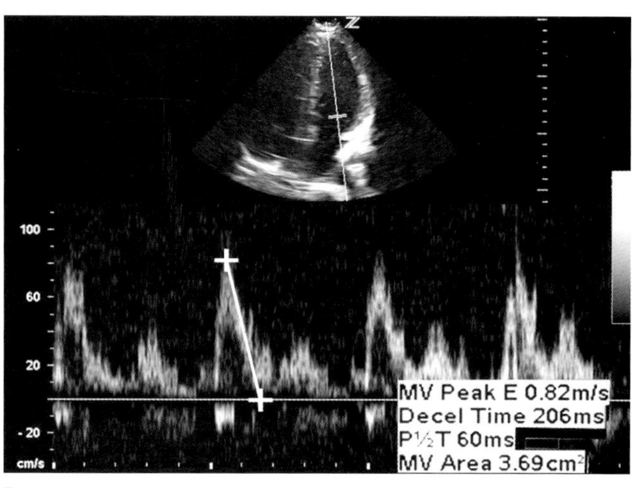

图 5-60　心尖切面显示正常多普勒血流。（A）左心室的充盈主要发生在舒张早期，因此 E 波比 A 波更明显。（B）E 波峰值到基线的时间间隔（减速时间）是心室正常充盈的重要指标。

5. 右心室收缩压（肺动脉收缩压）

RVSP 和 SPAP，或肺动脉收缩压（PASP），在没有 RVOT 阻塞的情况下相等，这种情况较为罕见。测量三尖瓣反流峰值（TR V_{max}）用于计算 RVSP。通常使用 CW 多普勒，但 PW 多普勒也可以使用。CW 多普勒使用二维和彩色多普勒流引导来测量反流（图 5-61）。测量 TR V_{max} 后唯一还需要测量的数据是右心房压力（RAP）。

RAP 是通过评估肝静脉处下腔静脉压力来估计。如果 IVC ＜ 2cm，吸气时塌陷＞ 50%，则 RAP 估计为 3mmHg。如果 IVC 扩张＞ 2cm 且呼吸变化最小，则 RAP 约为 15mmHg。如果 IVC 位于这两个极端之间，则 RAP 约为 8mmHg。RVSP 计算公式为：4（TR V_{max}）^{2}+RAP（ 表 5-4）。

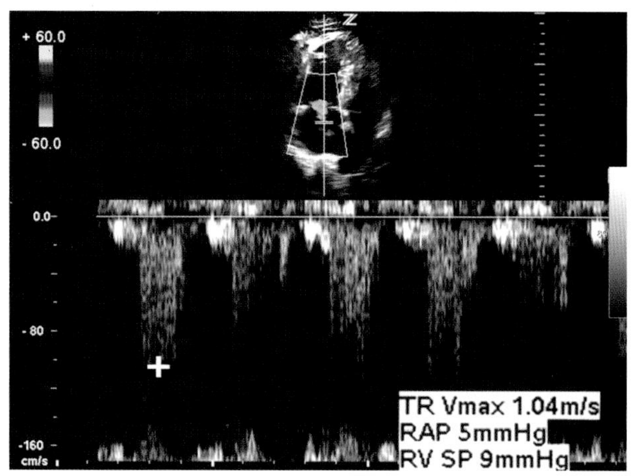

图 5-61　从心尖切面测量三尖瓣反流峰值速度（TRV_{max}）当右心房压已知或估计为 5mmHg 时，通过计算机计算右心室收缩压（RVSP）（9mmHg）。

TR V_{max} > 2.8m/s 或 RVSP（SPAP）> 35mmHg 提示肺动脉高压。

6. 肺动脉瓣加速时间

PVAT 时间有助于估算右心压力（RVSP/SPAP），以帮助区分急性 PE 和慢性肺动脉高压（伴 60/60 征）[177,326]。为了测量 PVAT，获得 PSA 切面，可将 PW 多普勒取样门放置在肺动脉瓣环的水平。PVAT 从流动波形开始到峰值进行测量（图 5-62）。

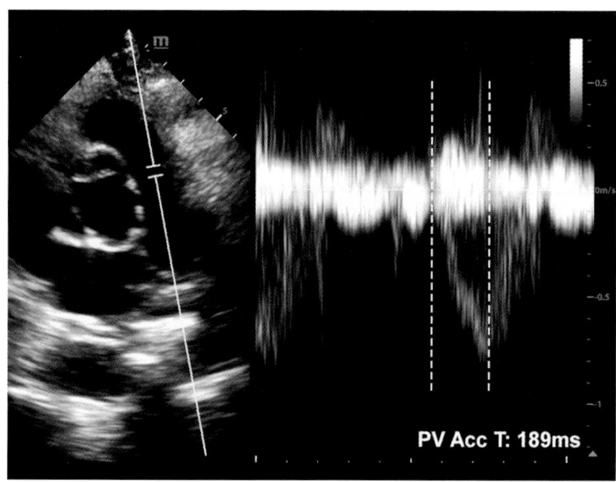

图 5-62　肺动脉瓣加速时间。从底部的 PSSA 切面，脉冲波多普勒取样框被放置在肺动脉瓣环上，并测量由此产生的波形从开始到峰值的持续时间。

PVAT 正常值 > 130ms，80 ～ 100ms 表示轻度 / 中度 SPAP 升高，< 80ms 表示 SPAP 严重升高。当 PVAT < 60ms，TR 压差 < 60mmHg（但 > 30mmHg）时，出现“60/60 征”，对 PE 的诊断特异性为 94%[177]。

（七）组织多普勒成像（TDI）

TDI 是一种敏感、准确的心功能定量评估工具[486]。它采用脉冲多普勒分析心脏组织（通常是瓣膜环或心肌）的速度、位移和变形。这是评估左心室舒张功能和右心室功能的标准方法[224,325]。

为评价左室舒张功能，需要测量二尖瓣环舒张期偏移速度。TDI 模式被激活，将 PW 多普勒取样门放置在室间隔或外侧二尖瓣环以可重复模式以记录舒张早期（e'）和舒张晚期（a'）峰值速度（e' 是主要测量指标）。异常值（提示舒张功能不全）是指室间隔环 e' < 7cm/s，外侧环 e' < 10cm/s[224]。

为评估右心室功能，需要测量三尖瓣外侧环收缩速度（S'）。激活 TDI 模式，进行 PW 多普勒检查，将取样门放置在三尖瓣外侧环或右心室基底部外侧游离壁上。以可重复的模式记录，并测量收缩期峰值速度（S'）。正常平均值约为 15cm/s，S' < 10cm/s 提示右心衰竭[325]。

请注意 TDI 测量与角度相关，因此取样应与左室或右室的纵轴平行（0° ～ 15°）。

七、普通急症和危重病症

（一）心脏停搏

心脏停搏和真正的 EMD 在超声上表现为心肌收缩消失。在这些情况下，可以看到血池，甚至出现有回声的凝血块（图 5-63）。对是否存在协调性心肌收缩（或心肌壁运动）的主观评估和左室功能的评估往往改变临床管理，是重要的预后指标[6,13,102]。瓣膜的运动可来自正压通气，在没有心肌收缩的情况下不应被误认为是自发性循环。

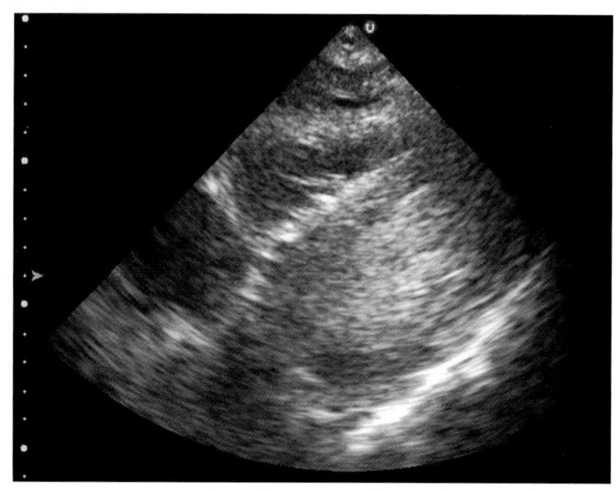

图 5-63　心脏停搏肋下四腔切面。左心室的凝血提示心肌完全没有收缩。

（一）心脏压塞

心脏压塞的发生并不取决于心包积液的量，而是取决于心包腔内液体积聚的速率（图 5-2）。心脏压塞超声心动图的表现可通过目测，检查结果包括心包积液、心室收缩期右心房塌陷、右心室舒张期塌陷（图 5-64，视频 5-18），以及 IVC 和肝静脉无呼吸变异。交替的右心房和右心室游离壁塌陷，是明显的压塞生理学表现。在局部积液或严重肺动脉高压的患者中，很少表现为孤立的左心房或左心室塌陷。M 型模式评估可以通过二尖瓣 E-A 波识别舒张期（图 5-65）。在某些情况下，由于心动过速，右心室塌陷可能是轻微或难以识别的，但通过逐帧回放录制的视频可能更为明显。舒张期可以二尖瓣开放到二尖瓣关闭判定，而收缩期为主动脉瓣开放到关闭期。在心脏压塞时，心尖切面显示经二尖瓣和三尖瓣的 PW 多普勒血流随吸气变化增加。在心脏压塞的自发呼吸中，经瓣膜血流呼吸变化增加。压塞时，二尖瓣流量下降＞ 25%，而三尖瓣流量增加＞ 40%（图 5-66）。机械通气、肾上腺素能药物治疗或严重低血压可减少压塞时的流量变化。

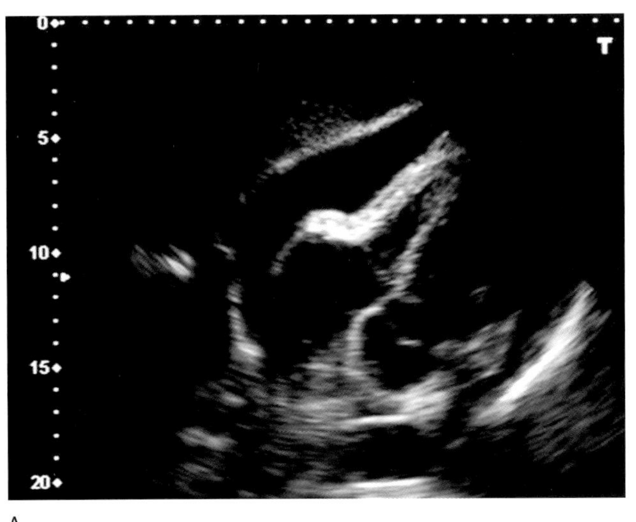

A

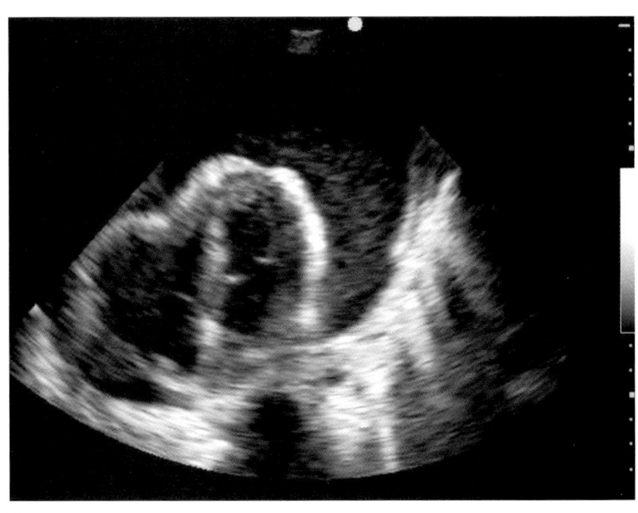

B

图 5-64 心脏压塞。（A）肋下四腔切面显示中度心包积液和右心室舒张期塌陷。（B）心尖四腔切面见大量积液和右心室舒张期塌陷。相应的视频（视频 5-18）显示心脏压塞。

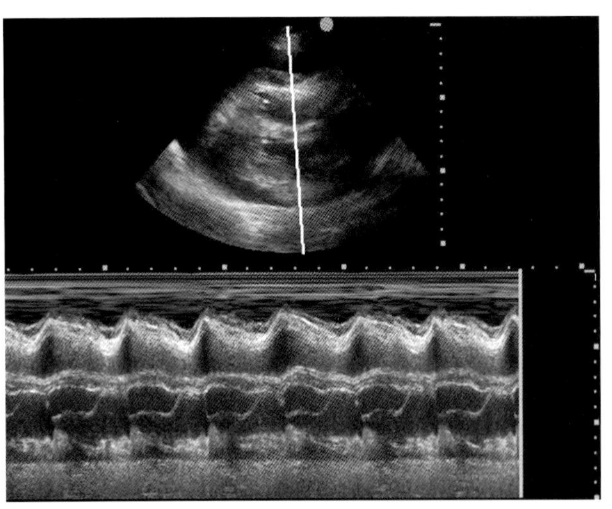

图 5-65 M 型图像显示右心室舒张期塌陷。胸骨旁长轴切面，M 型取样线穿过右心室游离壁和二尖瓣。当二尖瓣在舒张期开放时，右心室游离壁向二尖瓣方向塌陷。

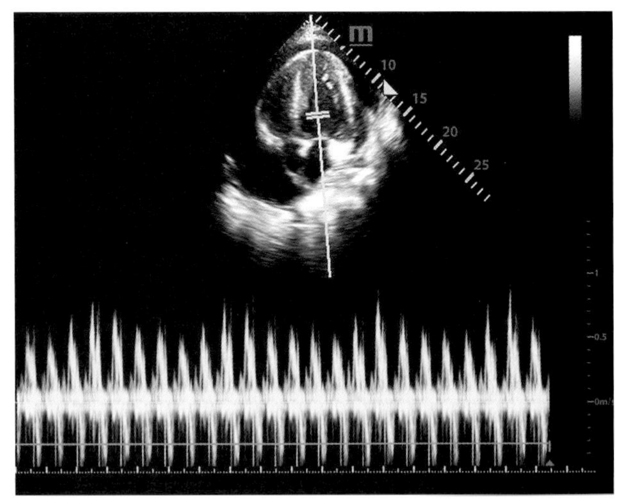

图 5-66 心脏压塞。心尖四腔显示大量心包积液和右心房塌陷。脉冲波多普勒显示＞ 25% 的呼吸变异，支持心脏压塞的诊断。

（二）心包积液

心包积液的典型特征是心包壁层和脏层之间的无回声积液（图 5-67 和图 5-68）。实际情况下，TTE 都无法显示心包脏层。但心包壁层和脏层黏合在一起的接触面却是有回声的。

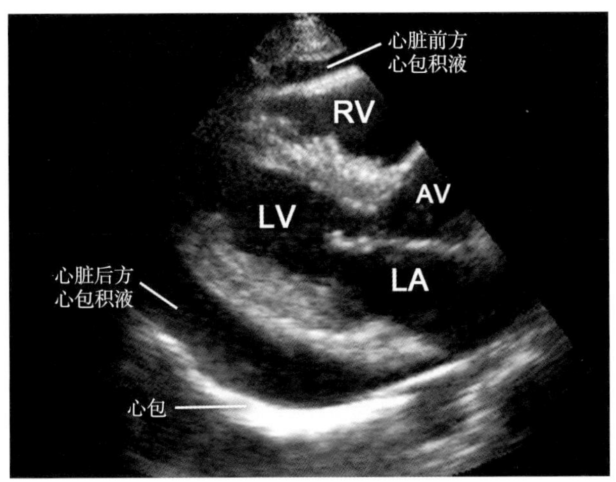

A

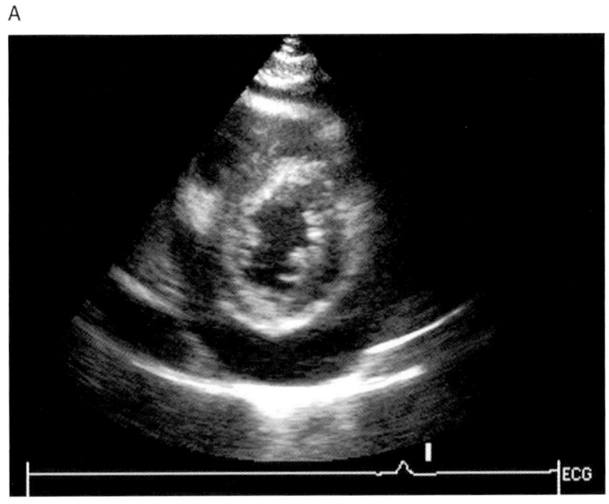

B

图 5-67　在 PSLA（A）和 PSSA 切面（B）显示的心包积液。RV= 右心室，LV= 左心室，AV= 主动脉瓣，LA= 左心房。

TTE 可判断心包积液的量。少量心包积液为厚度< 1cm 的无回声区，通常局限在心包后部和左室心外膜之间。大量积液表现为厚度> 1.5cm 的无回声区，通常完全包围心脏。在大量积液的患者中，心脏可在心包内自由摆动（图 5-69）。

心包容量达 50mL 可以为正常的；然而，病理积液如果进展缓慢，可能会积聚数百毫升。心包积液通常为无回声，但渗出性积液，如脓液、恶性积液、含纤维素的积血等可能会表现为有回声（图 5-70）。

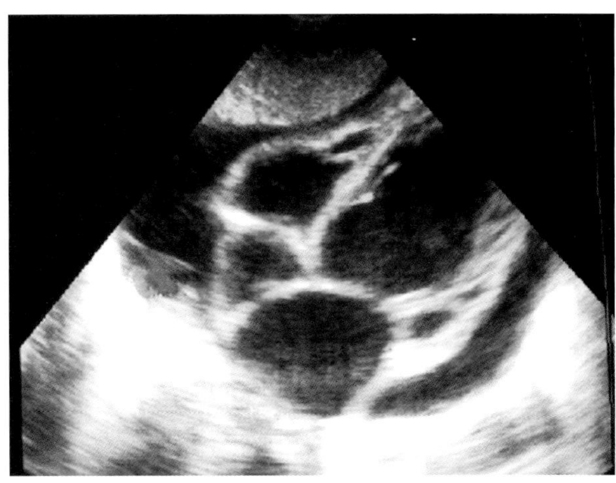

图 5-68　慢性心包积液（肋下四腔切面）。

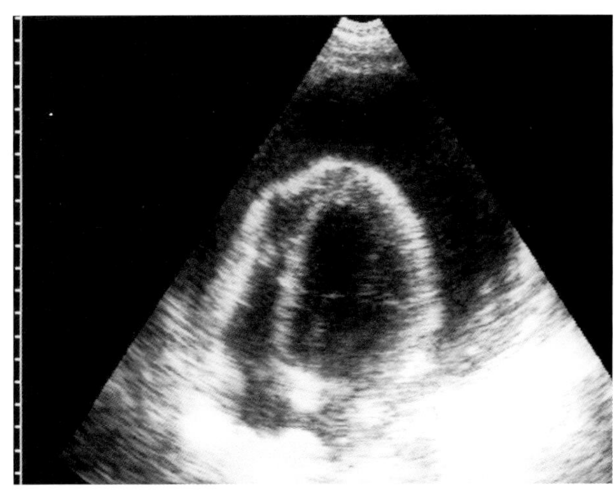

图 5-69　大量积液（心尖部）。

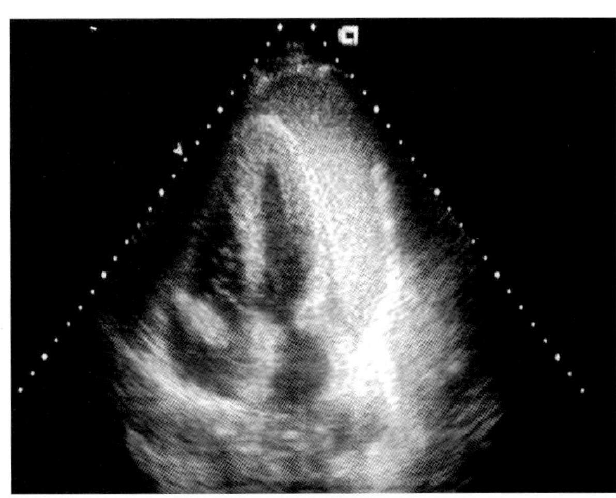

图 5-70　渗出性心包积液（心尖四腔切面）。

（三）大面积肺栓塞、肺动脉高压和右心室衰竭

虽然有时可以在右心内看到流动的血栓，但大多数超声心动图上可检测到的变化都是间接征象。即肺内固定的血凝块所导致的右心衰的张力改变。这些改变包括右心室扩张、右心室运动减弱、三尖瓣反流和异常的室间隔运动。正常的右心室舒张末期内径在心尖四腔切面测量中于右心室中部 ≤ 3.5cm，在心室基底部 ≤ 4.0cm（图 5-55）。正常的右心室与左心室比值并无统一标准，一般认为 0.5 ～ 1.0 为正常，＞ 1.0 则为右心室明显增大。

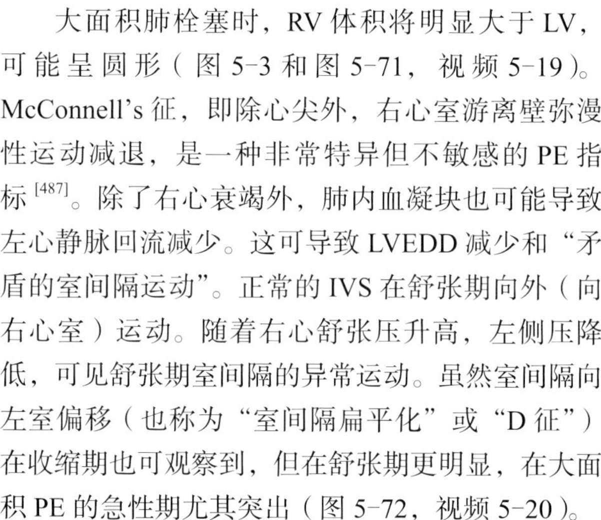

大面积肺栓塞时，RV 体积将明显大于 LV，可能呈圆形（图 5-3 和图 5-71，视频 5-19）。McConnell's 征，即除心尖外，右心室游离壁弥漫性运动减退，是一种非常特异但不敏感的 PE 指标 [487]。除了右心衰竭外，肺内血凝块也可能导致左心静脉回流减少。这可导致 LVEDD 减少和“矛盾的室间隔运动”。正常的 IVS 在舒张期向外（向右心室）运动。随着右心舒张压升高，左侧压降低，可见舒张期室间隔的异常运动。虽然室间隔向左室偏移（也称为“室间隔扁平化”或“D 征”）在收缩期也可观察到，但在舒张期更明显，在大面积 PE 的急性期尤其突出（图 5-72，视频 5-20）。

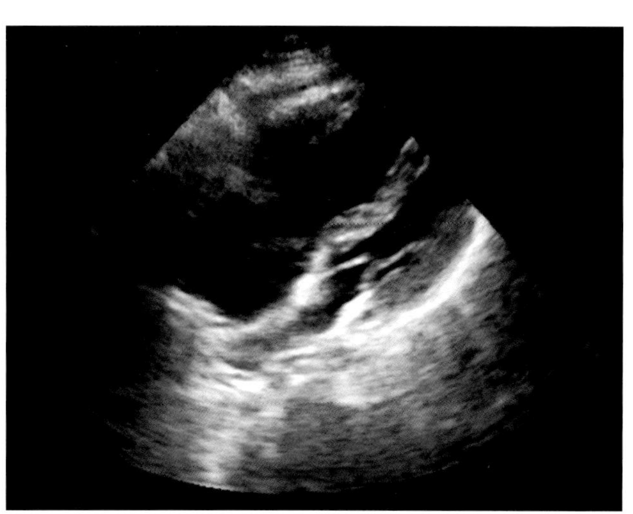

A

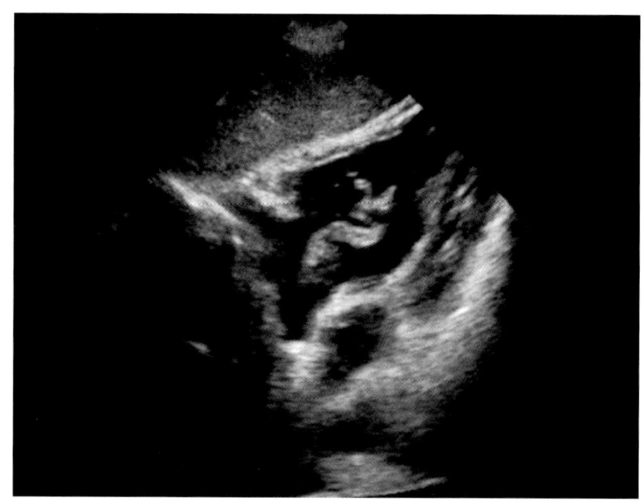

B

图 5-71　**大面积肺栓塞。（A，B）肋下切面显示右心室明显扩张，室间隔弯曲，左心室充盈不足。相应的视频（视频 5-19）显示右心室扩张和运动减退，而心尖不受影响，这一现象称为 McConnell 征。图 B 显示一血栓通过三尖瓣进入右心室。**

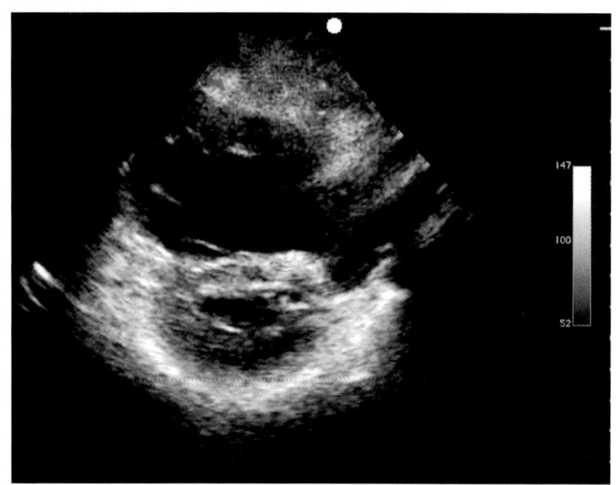

图 5-72　**大面积肺栓塞伴 D 征。肋下短轴切面和相应的视频（视频 5-20）显示右心室明显扩大（上）和左心室塌陷。由于右心高压，室间隔变直 / 弯曲，形成典型的“D 征”。**

当肺动脉压力超过右心室舒张末期（右心房）压力时，可能会出现三尖瓣反流 TR。需要频谱多普勒测量三尖瓣反流速度，通常使用连续多普勒在心尖四腔切面进行测量。该值用于计算 RA 和 RV 之间的压力阶差（表 5-4）。虽然许多健康人也有轻微的三尖瓣反流，但高达 90% 的 PE 患者会有可测量到的三尖瓣反流。正常肺动脉收缩压（PASP）＜ 25mmHg，对应的 TR 射流速度＜ 2m/s。TR 射流速度＞ 3m/s 对应的肺动脉压力为 46mmHg。针对诊断 PE 临界值的研究通常将速度超过 2.5 ～ 2.7m/s 视为升高（图 5-73）。

除 PE 外，其他可能发生 RV 应变的情况包括 COPD、HFpEF 和原发性肺动脉高压，这对于临床医生区分急性和慢性病变很重要。急性衰竭的右心

通常没有足够的肌肉量来产生极高的压力。因此，PASP ＞ 60mmHg 可能至少有部分为慢性衰竭。右心室压力缓慢升高的另一迹象是右心室肥大。右室游离壁正常厚度为（2.4 ± 0.5）mm，当右室游离壁≥ 5mm 时可诊断右室肥大（图 5–74）。

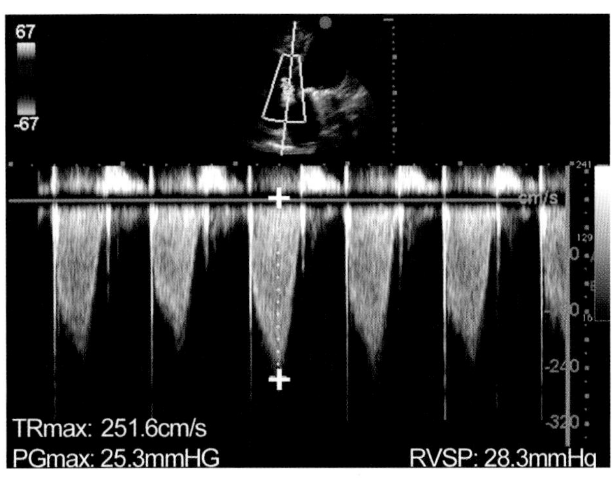

图 5–73 通过测量三尖瓣反流峰值速度（TR_{max}）确定右心室收缩压（RVSP）升高。该患者 RVSP 为 25.3mmHg+ 右心房压力（RAP）=28.3mmHg（RAP 约为 3mmHg）。

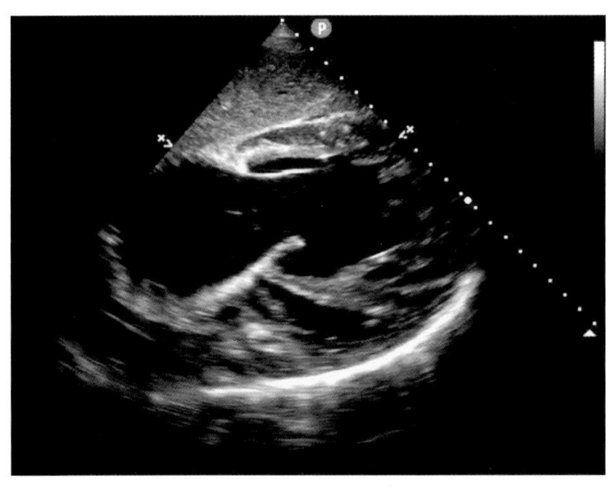

图 5–74 右心室肥大。肋下四腔切面显示右心室（RV）和右心房（RA）扩张，右心室心肌明显增厚。

右心室功能的测量包括 TAPSE、收缩期峰值速度（S'）和面积变化分数（FAC）（表 5–8）。这些测量均采用心尖四腔切面，应避免缩短或倾斜切面而导致低估右心室功能。

TAPSE 用 M 型测量，S' 用 TDI 测量，它们都是非常简单的测量。FAC 的测量对于临床医生来说意义不大，因为它涉及在收缩期和舒张期对 RA 边界的追踪，并且更容易出现测量误差。严重的右室功能不全在右室扩张后的晚期才表现出来，尤其是急性起病时，应该予以积极治疗，TAPSE ＜ 10mm、S' ＜ 10m/s 或 FAC ＜ 18% 可诊断为严重右室功能不全。

（四）左心室收缩功能不全

在紧急情况下，目测是评估左心室功能的最佳方法。目测 LVEF 时，应观察左室的心内膜边界。左心室的所有区域在收缩期都应增厚并向内移动。故应评估左心室在收缩期和舒张期之间的心室大小变化。LVEF 严重降低的左心室室壁薄，在收缩期很少向内运动（图 5–75，视频 5–21）。通过多切面（至少两个）观察左室，以便能够准确地评估整个心室的功能。结合检查结果来获得最准确的整体心功能数据，包括左室功能的目测、EPSS、瓣膜的目测检查、IVC 大小和塌陷率、肺超声检查结果，以及收缩或舒张功能的简单测量。LVEF 降低的患者通常有舒张功能受损，获得舒张功能参数可以估计左室充盈压力 [197]。

EPSS 是对左室功能的定量测量，对于那些缺乏左室功能目测经验的人尤其重要。EPSS 异常增大提示左室功能不全，而 EPSS 的增加与功能不全的恶化相关（图 5–76，视频 5–22）。正常的 EPSS 值≤ 6mm[211]。EPSS ＞ 7mm 提示射血分数＜ 50%，EPSS ＞ 12mm 提示射血分数＜ 35%[210]。

左室功能不全也可以通过测量舒张期和收缩期左室容量的变化来诊断（图 5–77）。追踪心内膜边界后，用双平面法 / 改良 Simpson 法计算体积。如果在心尖四腔和两腔切面都进行测量，计算结果是最准确的。

（五）左心室舒张功能不全

在所有心衰患者中，有一半是单纯的舒张功能不全，但左心室收缩功能正常 [197]。老年高血压合并左心室肥厚患者更易出现舒张功能不全。舒张功能不全是 LAE 最常见的病因。因此，LVH 和 LAE 是诊断舒张功能不全的依据之一（详见“左心室肥厚”和“左心房扩大”部分）。左室充盈的多普勒成像（即经二尖瓣或二尖瓣流入道的血流）和二尖

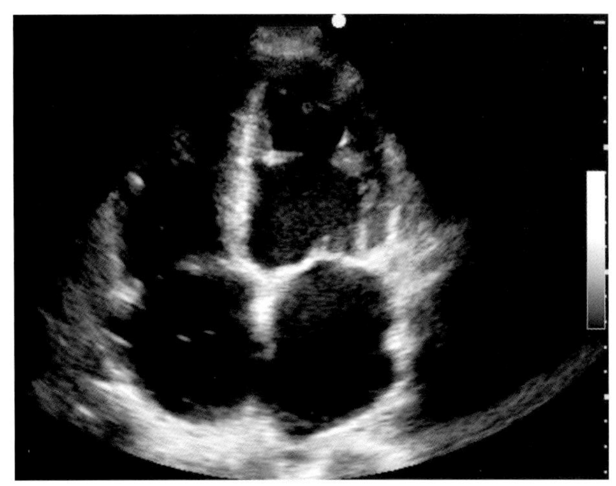

A

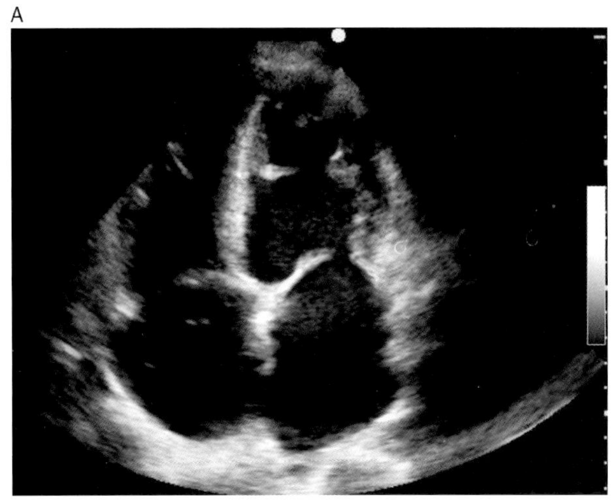

B

图 5-75 严重的左心室收缩功能不全。用心尖四腔切面观察左心室功能和相应的视频（视频 5-21）。这是一个射血分数< 10% 的患者，因此在收缩期（A）和舒张期（B）之间，左室面积 / 体积的变化很小。

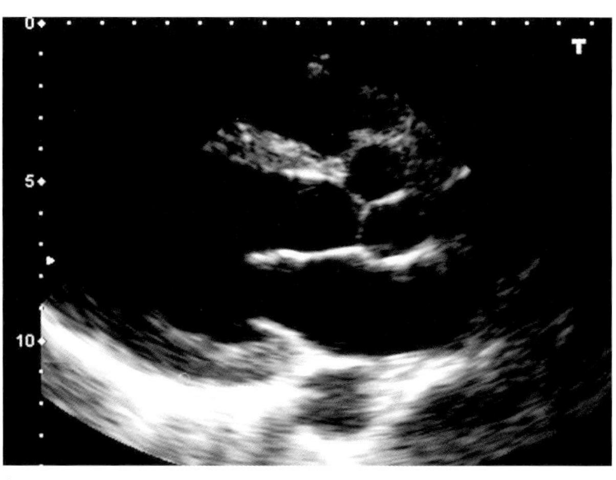

A

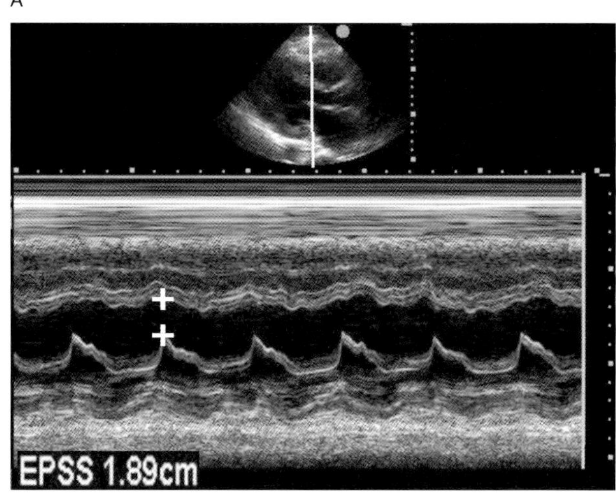

B

图 5-76 在胸骨旁长轴切面，以左心室异常 E 点间隔距离（EPSS）确定严重左心室功能不全，特别是明显异常时；EPSS 可以目测估计（A），然而，经常通过 M 型超声（B）测量和记录。视频 5-22 显示严重左心室（LV）收缩功能不全时，LVEF 与二尖瓣开放相关。

瓣环的 TDI 被广泛用于识别和确定舒张功能不全的严重程度，并可用于估计左室充盈压力（图 5-45）[45,48]。采用脉冲多普勒方法测量心尖四腔或心尖两腔血流。取样门放置在左室二尖瓣叶尖端。舒张期的心室充盈有两个组成部分：舒张早期被动充盈（e 波）和由心房收缩引起的舒张晚期充盈（a 波）。在舒张早期，充盈取决于心肌舒张和左心房充盈压力。舒张期充盈取决于左室顺应性和心房收缩。当心脏超负荷运转时，会变得僵硬，失去舒张能力。因此，心室的吸力随之减少。随着舒张功能不全的进展，通过增加前负荷来增加 LA 充盈压力作为代偿。在没有舒张期功能不全的正常心脏，大部分心室充盈发生在舒张早期，心室吸力正常，所以 E 大于 A。由于心室快速松弛，E/A 比> 1，减速时间较快（< 220ms）（图 5-60）。舒张功能不全早期（舒张功能受损），吸力降低，但心房收缩弥补了舒张功能受损，因此前负荷或充盈压力没有增加。特征性值 E/A 比值出现了反转，且 E 值小于 A 值（图 5-46A），E/A 比< 1。此外，受损的舒张功能可能会导致 E 波的减速时间延长（> 240ms）（图 5-45）。随着舒张功能不全的进一步加重，身体通过液体潴留和前负荷的增加来进行代偿，这增加了充盈压力。E/A 比再次反转，E 大于 A，被称为“伪标准化”（图 5-46B）。E/A 比值在 1 ～ 2 之间。区分正常 E/A 比和假性正常 E/A 比的最简单方法

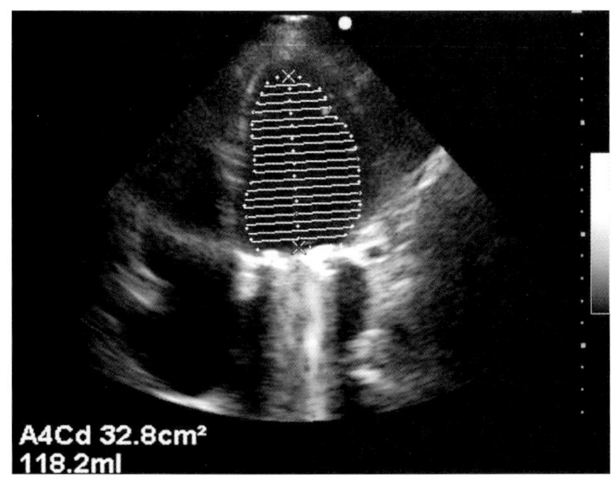

A

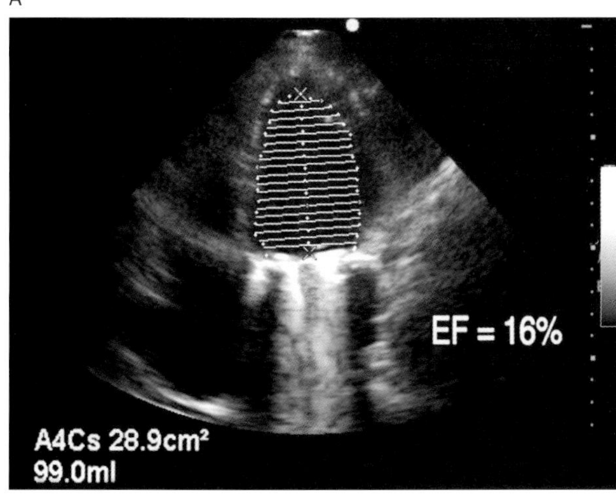

B

图 5-77　心尖切面显示严重左心室功能不全。该患者的射血分数为 16%，在舒张期（A）和收缩期（B）描记心内膜边界后，由计算机计算得出。患者还有一个人工二尖瓣，由此产生的图像伪影显示在左心房。

是二尖瓣环的运动减少（使用 TDI）。严重舒张功能不全的特征是限制性充盈，E 波明显高于 A 波（E/A 比值＞ 2），减速时间非常短，＜ 160ms（图 5-46C）。当舒张功能不全发展到此阶段，左室内的压力非常高，以致于心房收缩无效。A 波基本消失。

二尖瓣环的运动是通过心尖四腔切面，将 TDI 取样门放置在二尖瓣环的室间隔或外侧来测量的。正常左室充盈时，二尖瓣环以大于 8cm/s 的速度快速下降，这种运动通过 TDI 很容易测量，称为 e'（图 5-45）。当 e'≤ 7cm/s 可诊断舒张功能不全(图 5-47)。

使用 E 和 e' 的测量值，可以估计左心室舒张末期压（LVEDP）。E/e' 比小于 8 提示正常的充盈压力，而 E/e' 比大于 14 提示充盈压力升高 [488]。使用 POCUS 来识别升高的充盈压力不仅有助于诊断急性心力衰竭和需要利尿治疗的患者，还可以用于监测治疗反应。与充盈压力升高相一致的是平均 LA 体积＞ 34mL/m^2，和 V_{max}TR ＞ 2.8m/s[488]。

肺静脉频谱多普勒可以在 A4C 切面中获得，PW 取样本门置于进入肺静脉 1 ～ 2cm 处。正常的肺静脉（PV）模式包括收缩波（S）、舒张波（D）和逆行心房波（A）。一个正常的 PV 模式以 D 波为主，其 S/D 比值＜ 1。当发生严重的舒张功能不全时，S 波钝化，逆行 A 波增大。

（六）左心室肥厚（LVH）

LVH 可以是向心性或偏心性。向心性肥厚患者左室壁较厚，偏心性肥厚患者 LVID 较大。对于左室壁明显增厚（图 5-78A）或 LVID 显著增大的患者，无需测量，即可诊断。LV 壁厚＞ 12mm 或 LVID 在女性＞ 5.3cm 或男性＞ 5.9cm（舒张期）提示 LVH（图 5-78B 和表 5-8）。诊断 LVH 最常用的方法是测量左室质量（采用面积 - 长度法或截椭圆法），并除以体重指数；然而，此操作需要适当的计算软件。一种更简单的识别和分类 LVH 的方法是使用列线图。IVS、LVID 和 LVPW 在舒张期使用 M 模式测量（图 5-78C），并应用列线图判定（图 5-79）。

（七）肥厚型心肌病（HCM）

HCM 是导致青春期前和青少年儿童心源性猝死的主要原因。可分为梗阻型和非梗阻型（图 5-80 和 5-81）。不对称室间隔肥厚（梗阻性型）患者存在 LVOT 动态梗阻的风险。然而，有或没有不对称室间隔肥厚的患者均有心律失常性猝死的高风险。超声心动图诊断 HCM 需要心室壁厚度至少为 15mm，而无明确的继发原因 [276,281]。量化不对称的指标为室间隔与左室后壁的厚度之比为 1.3。几乎所有的 HCM 病例都为不对称肥大，通常发生在室间隔 [297]。最常见的室间隔肥厚类型为反向弯曲型、中间型和 S 状弯曲型 [294]。

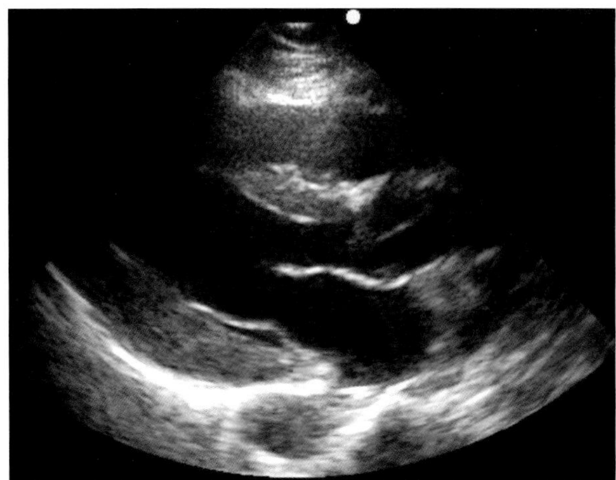

A

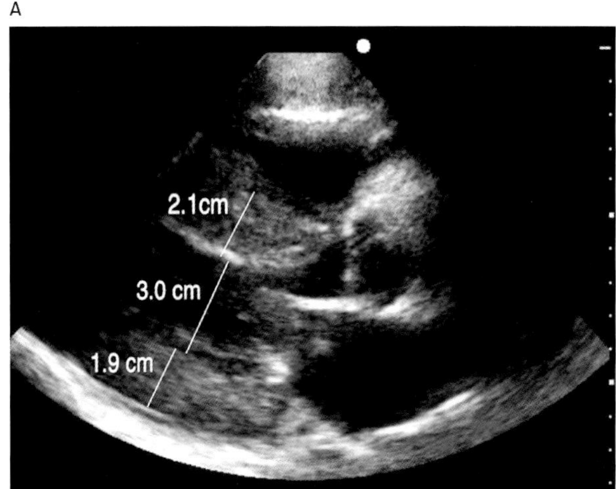

B

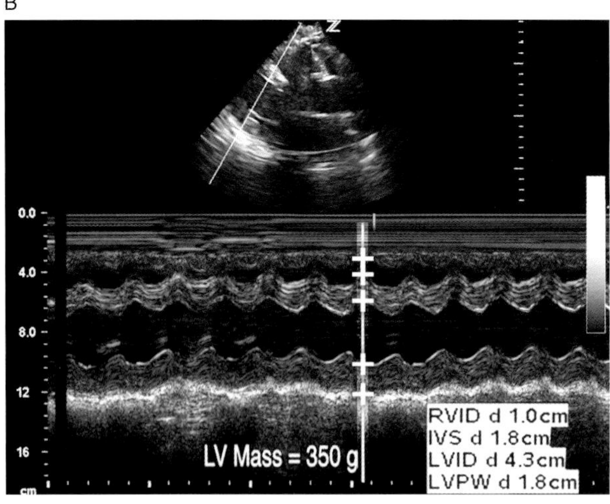

C

图 5-78　胸骨旁长轴切面显示左心室肥厚（LVH）LVH 可以通过目测（A）或简单的 2D 测量室间隔（IVS）、左室内径（LVID）和左室后壁（LVPW）（B）来识别，但 M 型测量（C）通常用于诊断。

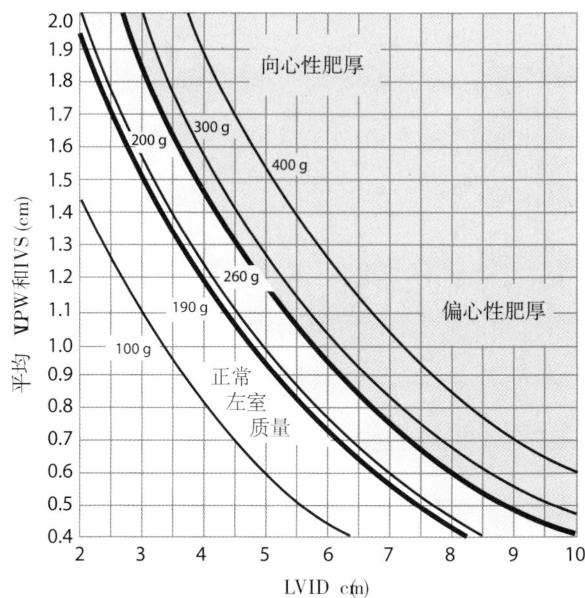

图 5-79　用于左心室质量测定的列线图[255]。使用舒张末期 M 型测量，纵轴为室间隔（IVS）和左心室后壁（LVPW）厚度的平均值，横轴为与左心室内径（LVID）以成年女性 190g，成年男性 260g 为标准，轴线灰色区代表左心室肥厚（LVH），相当于中度 LVH，灰色区上部代表向心性肥厚，灰色区下部代表偏心性肥厚。

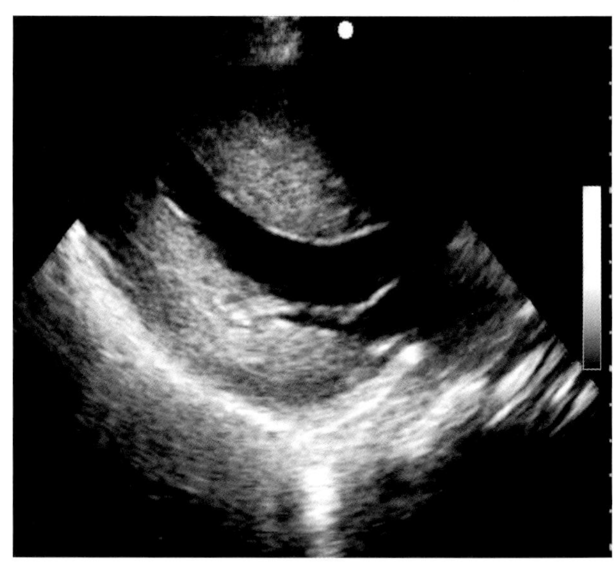

图 5-80　胸骨旁长轴切面，显示肥厚型心肌病，非梗阻型。肥厚型心肌病是导致青春期前和青少年儿童心源性猝死的主要原因。这是一个 12 岁女孩严重弥漫性肥厚的病例，不伴梗阻或杂音，但仍有心律失常性猝死的高风险。

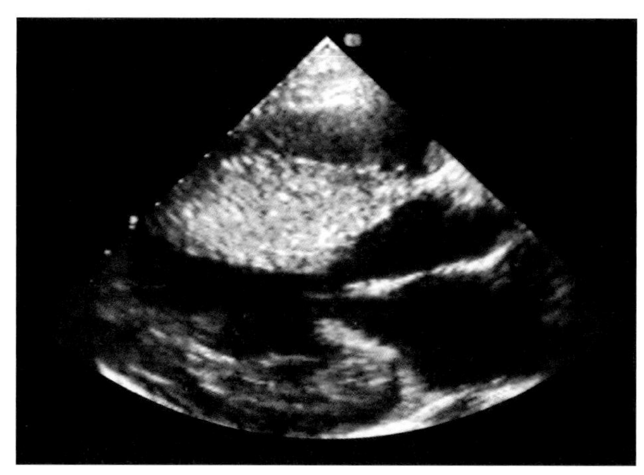

图 5-81　**肥厚型心肌病，梗阻型，伴不对称室间隔肥大。重要的发现是，室间隔的厚度是后壁的两倍多。该患者在收缩期有左心室流出道梗阻和心律失常猝死的风险。**

最好在舒张末期从 PSSA 切面测量壁厚（图 5-82）。室间隔测量是通过将卡尺放置在左室壁两侧进行的。避免因右心室小梁，导致室间隔的测量值过大。

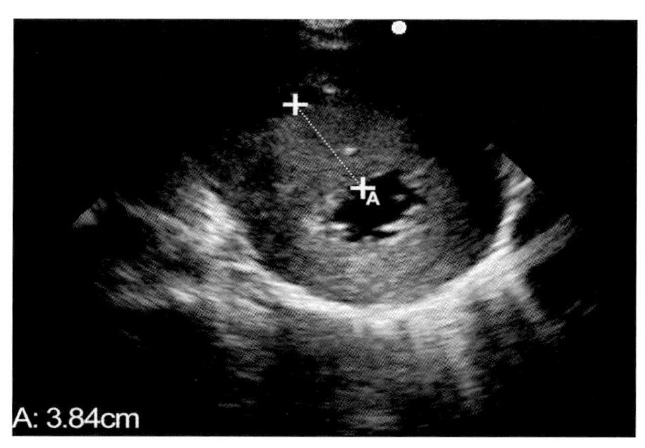

图 5-82　**PSSA 切面显示肥厚型心肌病患者的室间隔壁厚度。**

梗阻的原因通常是多样的。HCM 与二尖瓣叶伸长和乳头肌位置异常有关。室间隔增厚可减小 LVOT 的直径，收缩晚期的高速血流可使二尖瓣前叶朝向室间隔。这种现象被称为二尖瓣 SAM 征，是梗阻的关键因素（图 5-12）。

B 型和 M 型成像用于定性分析梗阻，而频谱多普勒成像用于定量评估。随着梗阻而发生的高速流会导致彩色多普勒上的混叠，可以用来指导频谱多普勒取样门的放置。PW 多普勒可以量化整个心室特定位置的血液速度，而 CW 多普勒可以量化穿过多普勒线的最高速度。多普勒评估应从心尖三腔或五腔切面进行，从 CW 多普勒分析获得更多的信息。

HCM 伴梗阻显示匕首状 CW 多普勒包络，收缩晚期呈现高峰。应避免与二尖瓣或三尖瓣反流相混淆，因为这些波形与 LVOT 梗阻波形相似。记录最大速度，并代入改良的伯努利方程（$4 \times V^2_{max}$），以计算最大压力梯度。这个值反映梗阻的严重程度，大于 30mmHg 的梯度被认为是严重梗阻。静息状态的病人可能无梗阻症状。刺激迷走神经的操作和药物，如硝酸戊酯可用于诱发梗阻，但这些操作和用药应该由经过适当训练的人员在监控下进行。

（八）扩张性心肌病（DCM）

超声心动图诊断 DCM 的标准是 LVEDD > 112%，射血分数 < 45% 或 FS < 25%。当纳入 BSA 时，LVEDD > 64mm 也符合 DCM 诊断的扩大标准。重要的是，对于 DCM 的诊断，上述标准必须适用于没有继发性病因的情况下，如局部缺血和严重的二尖瓣或主动脉反流。DCM 还有许多其他的超声心动图表现，包括舒张功能不全、LAE、二尖瓣反流和左室血栓。1/3 的 DCM 患者也伴有右心室功能衰竭。因为左室的形态变化，DCM 经常观察到的二尖瓣反流（MR）具有功能性（继发性 MR）（图 5-9 和图 5-10）。腱索张力和膨隆可导致瓣口不完全关闭和位于中心位置的反流。用 B 型和超声心动图造影来识别血栓较为困难，或者可能需要更先进的成像手段（CT/MRI）来排除这种可能性。

（九）左心房扩大（LAE）

LAE 是一种与左室充盈压增高相关的严重病变，常由舒张功能不全或二尖瓣反流引起。记录 LAE 最简单的方法是在收缩期（MV 开放前，左房处于最大值）的 PSLA 切面中测量左房直径（大小）。左心房直径 > 4.0cm 提示 LAE（图 5-83）。诊断 LAE 最准确的方法是使用心尖四腔切面和心尖两腔切面（图 5-52），但严重的 LAE 可能很明显（图 5-84）。

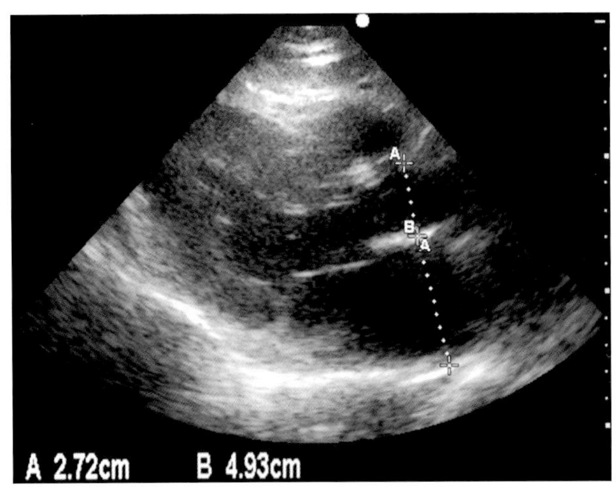

图 5-83 左心房扩大（LAE）。胸骨旁长轴切面测量的左心房（LA）直径（大小）为 4.93cm。LA 直径＞4.0cm，与 LAE 一致。

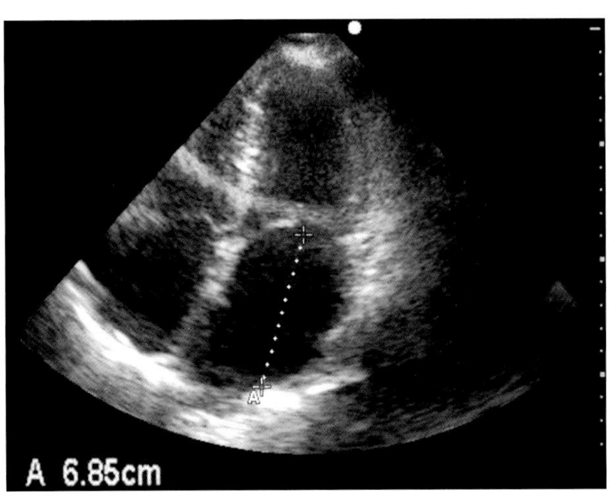

图 5-84 左心房扩大（LAE）。左心房在心尖四腔切面明显大于左心室，因此可以通过目测来诊断 LAE。另外，左心房的长径＞6cm，提示 LAE。

（十）容量状态和液体反应性的测量

有几种方法可以确定容量状态和液体反应性。传统上，临床医生仅使用 IVC 的成像来估计 CVP（表 5-9）。虽然 IVC 成像对 CVP 的总体估计有一定的帮助，但有明确的证据表明 CVP 与液体反应性没有很好的相关性。使用超声波来指导初始液体管理的一个更好的方法是将心脏、肺和 IVC 一起成像，并使用这些信息来估计患者是否有容量消耗的迹象，或者至少可以耐受最初的液体复苏。

心脏超声显示的显著血容量不足的征象是高动力的左心室伴有小的左心室舒张末期面积（$< 10cm^2$）和/或左心室在收缩期完全闭塞（图 5-85，视频 5-23）。此外，在呼吸周期（自主呼吸的患者在呼气时，机械通气的患者在吸气时），下腔静脉最大直径＜1cm，也提示严重的血容量不足（图 5-86）。

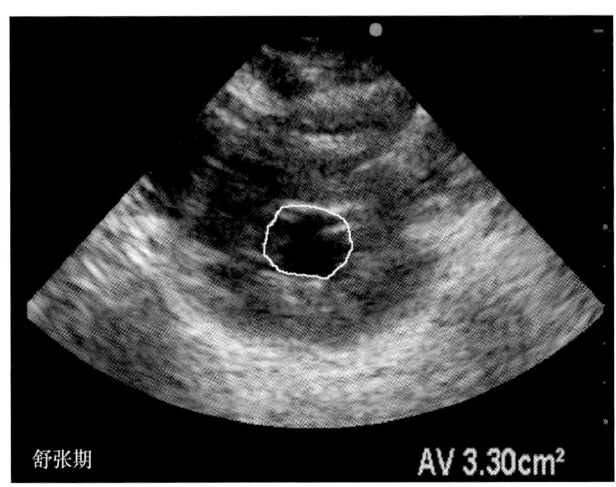

A

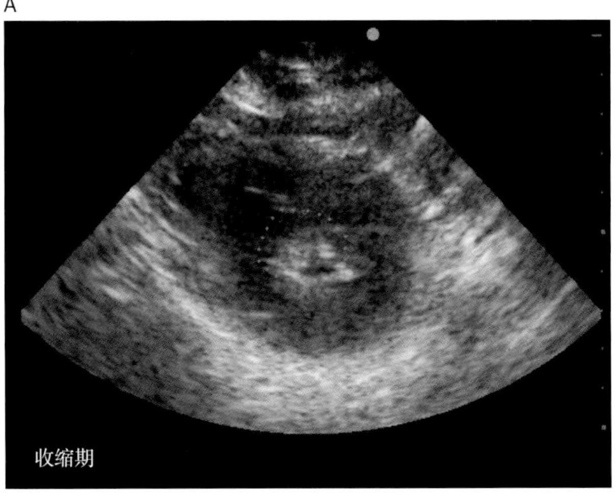

B

图 5-85 短轴切面显示容积明显衰竭患者的高动力心脏。（A）较小的左室舒张末期面积（$3.3cm^2$）。（B）在收缩期，左心室几乎完全闭塞。视频 5-23 显示，在收缩期，左心室几乎完全消失。

要制定最复杂和最准确的液体管理策略，尤其是在初始复苏后，就需要使用可以预测液体反应性的测量指标。容量反应性是指静脉推注 500mL 晶体液时出现的血流动力学阳性反应（每搏输出量增加≥15%）。目前唯一被证实可预测容量反应性的 IVC 测量方法是气管插管患者的 IVC 机械充气扩张。在插管的患者中，没有吸气塌陷，而机械充气有相反的效果（扩张）；这可能是微妙的，最好使用 M 模式测量。充气时下腔静脉扩张 18% 可高度预测容量反应性（图 5-87）。预测插管患者液体反应性的另一种方法是测量机械通气期间胸腔内压变化引起的每搏量（或峰值流速或 VTI）变化（图 5-88）。呼吸周期的每搏量变异度＞ 12% 可预测液体反应性。

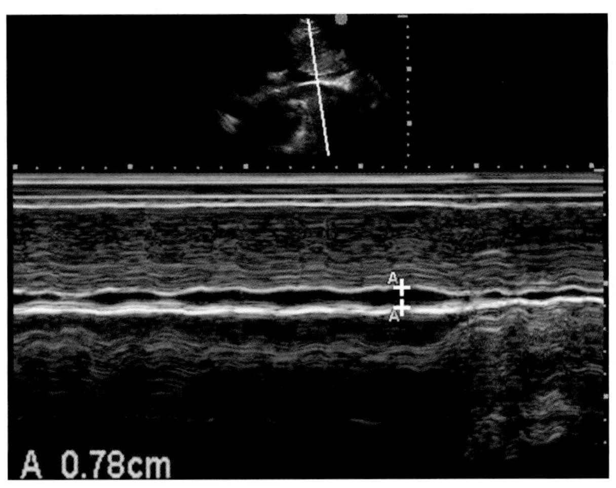

图 5-86 小的下腔静脉（IVC）。容量明显不足的患者，IVC 的 M 型模式。在呼吸周期中，IVC 的最大直径＜ 10mm（0.78cm），提示容量不足。

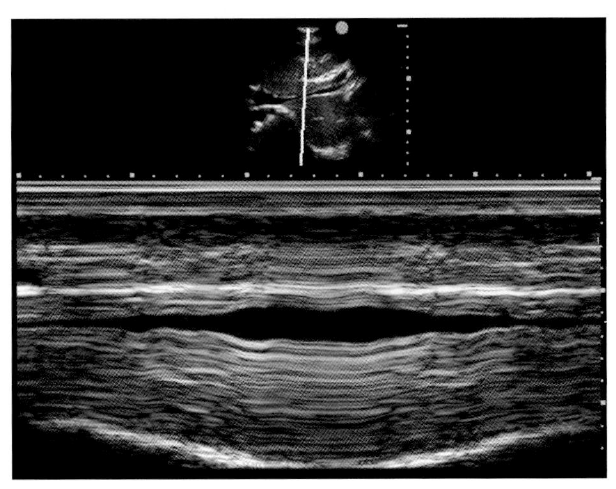

图 5-87 下腔静脉（IVC）扩张。机械通气患者 IVC 的 M 型模式。在通气过程中，下腔静脉扩张＞ 18 %，可预测液体的反应性。

所有类型患者（是否插管）的心脏超声预测液体反应性的最佳方法是在被动抬腿试验前和试验后测量心搏量（或峰值流速或 VTI），因为这项试验可为患者提供内源性液体推注，在液体有反应的患者中，每搏输出量增加 15% 以上（图 5-25）。

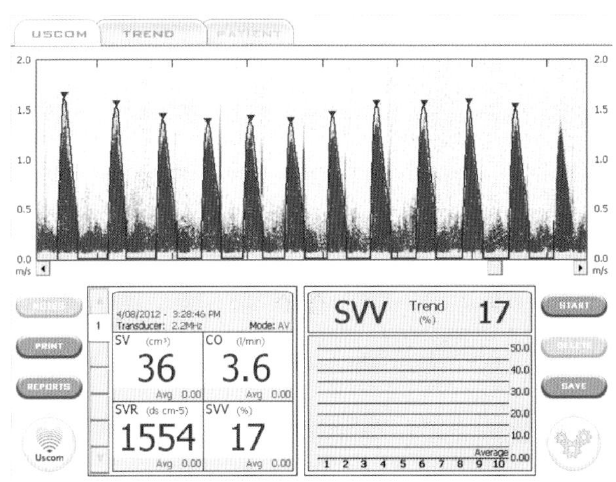

图 5-88 每搏量变异度（SVV）。图像显示了使用 USCOM 装置测量 SVV 的情况，USCOM 装置使用非成像笔形探头和连续多普勒测量左心室流出道的流量。机械通气时＞ 12% 的 SVV 可预测液体反应性。

（十一）瓣膜异常

1. 主动脉瓣狭窄

主动脉瓣的二维评估使用PSLA和PSSA切面。评估瓣尖数量、瓣膜增厚、钙化和瓣尖的活动度。在 PSLA 切面上，主动脉瓣的两个尖部（右冠状尖和无冠状尖）通常可以很好地显示，一个开放的瓣膜很容易识别（图 5-51）。在 PSSA 切面中，可以在开放和关闭的位置看到主动脉瓣的所有三个尖部（图 5-89）。在排除二叶式主动脉瓣时，重要的是观察瓣膜开放的位置，因为二叶式主动脉瓣的左右冠状动脉瓣常融合，中间缝取代了下连合，因此瓣膜在关闭的位置可能看起来正常。与正常瓣膜相比，狭窄的瓣膜通常有明显的增厚和钙化，并出现高回声（图 5-19）。一旦医师了解了正常的瓣膜运动是什么样子，就很容易识别出狭窄瓣膜中存在的瓣膜运动减少；其他与 AS 相关的 2D 异常包括狭窄后主动脉扩张和向心性 LVH。

如果发现异常的二维（B 模式）图像，在 PSLA、A5C 和 A3C 切面中将连续多普勒穿过主动脉瓣。通过狭窄瓣膜的血流会导致与升主动脉的湍流血流模式一致的颜色混叠。用光谱多普勒测量的 3 个参数是峰值射流速度、平均压力梯度和主动脉瓣口面积，使用连续波多普勒可以获得穿过 AV 的峰值射流速度和平均压力梯度（图 5-90）。峰值射流速度是可以从任何窗口在主动脉瓣区域测量的单个最高射流速度。

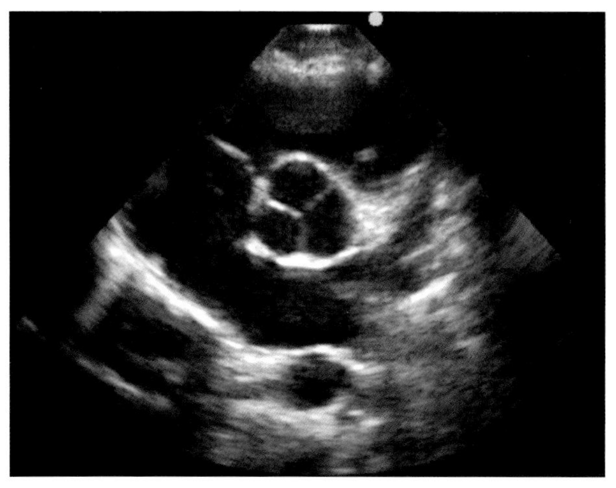

A

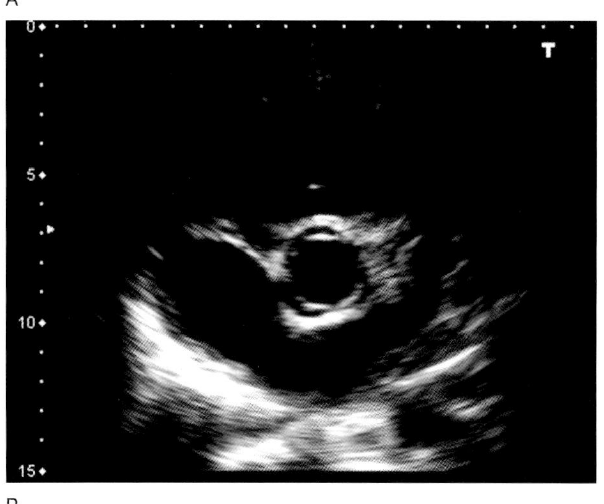

B

图 5-89 在 PSSA 切面中的主动脉瓣。（A）闭合时外观正常（“奔驰标志”）。二尖瓣口在关闭时可能具有类似的外观。（B）开放时排除二叶式主动脉瓣和主动脉瓣狭窄。

最大射流速度为 2.0 ～ 3.0m/s 提示轻度主动脉瓣狭窄，3.0 ～ 4.0m/s 为中度狭窄，＞ 4m/s 可诊断为严重主动脉瓣狭窄[330]。平均梯度是通过追踪横跨 AV 的频谱多普勒包络线的外边缘来计算的，称为 VTI。平均梯度＜ 20mmHg 符合轻度狭窄，20 ～ 40mmHg 为中度狭窄，＞ 40mmHg 为重度狭窄。主动脉瓣面积的计算通过三个测量来完成：房室的连续多普勒测量，LVOT 的 PW 多普勒测量，以及使用 CSA 公式计算左心室流出道横截面积：$CSA_{LVOT}=\pi(D_{LVOT}/2)^2$（图 5-91）。将这些测量值放入连续方程中，计算瓣口面积（表 5-4）。主动脉瓣面积 1.0 ～ 1.5cm² 为轻度狭窄，0.75 ～ 1.0cm² 为中度狭窄，＜ 0.75cm² 为重度狭窄。

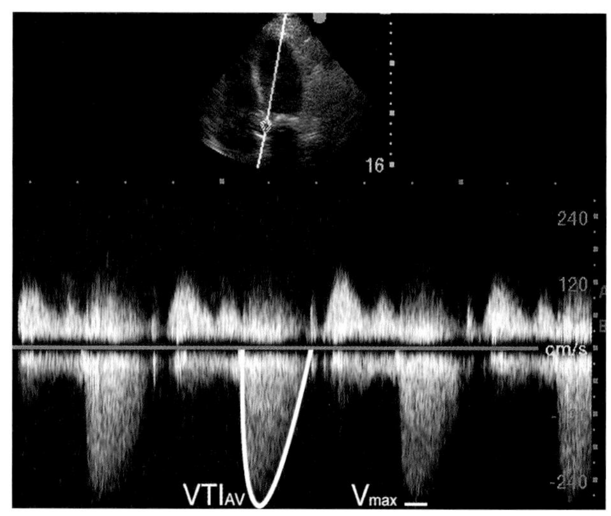

图 5-90 连续（CW）多普勒通过主动脉瓣，追踪波形以计算速度时间积分（VTI_{AV}）。

一种可能更容易诊断严重 AS 的方法是用连续多普勒测量最大主动脉流速或使用 M 型成像的最大主动脉瓣尖分离。最大射流速度是使用连续多普勒从任何窗口测量到的主动脉瓣区域的单一最高流速。最大射流速度 2 ～ 3m/s 提示轻度主动脉瓣狭窄，而最大射流速度＞ 4m/s 则提示重度主动脉瓣狭窄[330]。通过测量主动脉瓣最大分离度来评估主动脉瓣面积，需要在超声图像上获得高质量的 PSLA 切面，使主动脉瓣和近端主动脉水平对齐。将 M 型光标置于主动脉瓣尖。正常的主动脉瓣在 M 型上表现为开放时靠近近端主动脉壁，闭合时汇合在主动脉中部（图 5-92）。主动脉瓣尖最大间距＞ 15mm 为正常，12 ～ 15mm 为轻度主动脉瓣狭窄，＜ 8mm 为重度主动脉瓣狭窄[489]。注意，当 CO 低时，诊断 AS 的简化方法可能不准确。

2. 二尖瓣狭窄

直接评估二尖瓣狭窄的方法通常是目测。二尖瓣通常在 PLSA 切面中显示的最好，而广泛开放的瓣膜和“曲棍球棒”形状的前叶明显狭窄很容易区分（图 5-20）。此外，通过二维平面测量法可以很

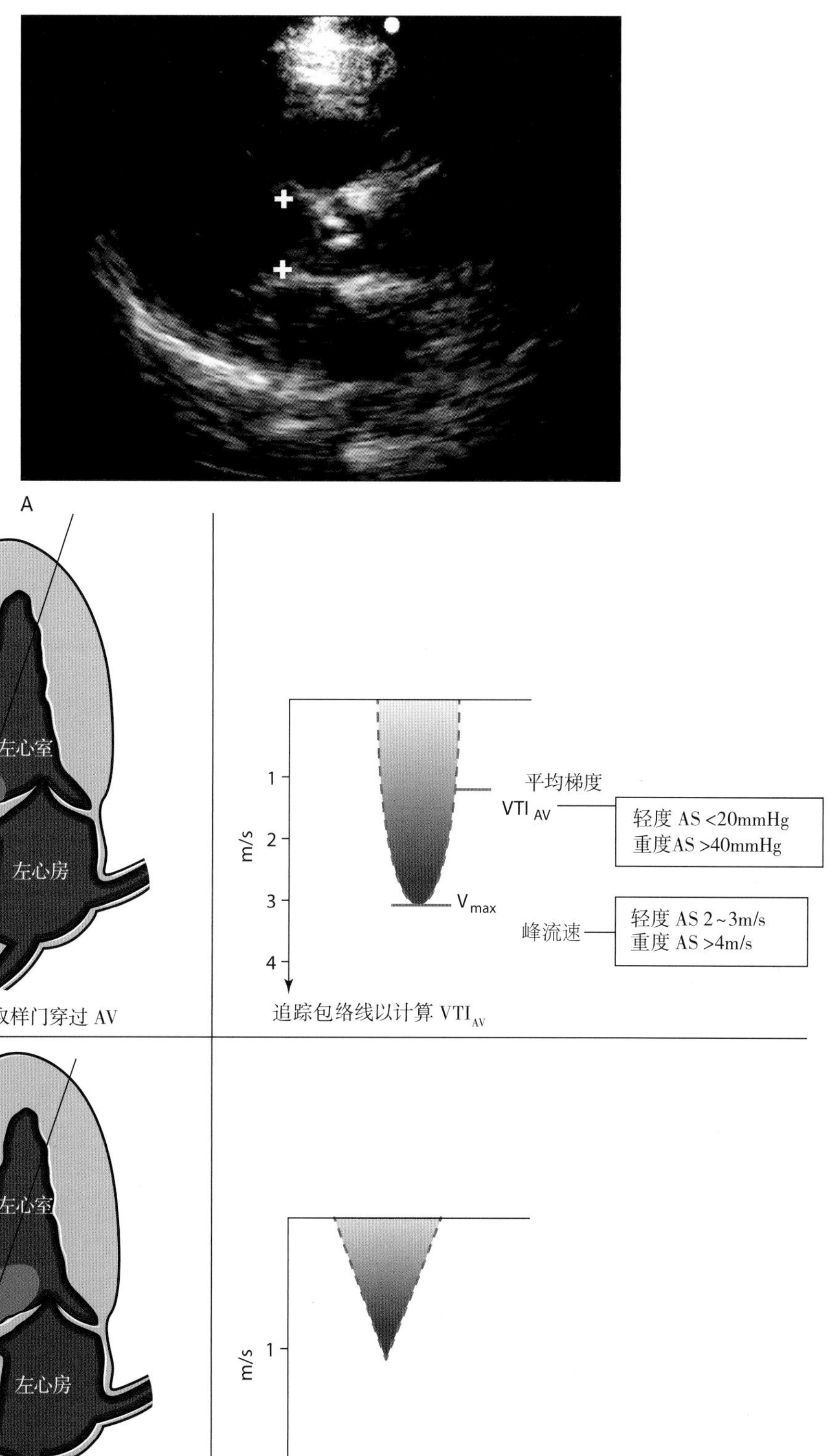

图 5-91　在胸骨旁长轴切面（A），测量左心室流出道（LVOT）直径，并使用 CSA 公式计算左心室流出道横截面积（CSA）= π（D_{LVOT}/2）^{2}（A）。在心尖五腔切面（B），记录了两个额外的光谱多普勒测量值。CW 多普勒穿过主动脉瓣和追踪波形提供了速度时间积分（VTI_{AV}）。PW 多普勒在 LVOT 和追踪包络波形提供了左心室流出道 VTI。这 3 个参数用于计算主动脉瓣面积（AVA）=（VTI_{LVOT}/ VTI_{AV}）× CSA_{LVOT}。

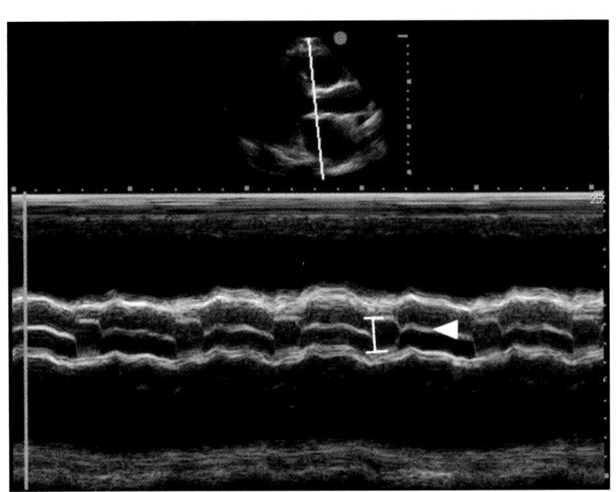

图 5-92 主动脉瓣 M 型示踪。在胸骨旁长轴切面，M 型光标通过主动脉瓣瓣尖指示瓣膜处于开放（测量）和关闭（箭头）的位置。通过测量主动脉瓣最大尖瓣分离可以估算出主动脉瓣面积。

容易地测量二尖瓣口的面积。为了用平面测量仪测量瓣膜，需要获得 PSSA 切面，并在最大开放点，即二尖瓣尖端的水平处追踪二尖瓣（图 5-93）。正常的 MVA 面积为 4 ～ 6cm^2，瓣口面积为 1.0 ～ 1.5cm^2 提示中度狭窄，面积＜ 1.0cm^2 为重度狭窄。狭窄的瓣膜会出现增厚、钙化（高回声），活动度下降。与二尖瓣狭窄相关的其他二维异常包括二尖瓣前叶呈“曲棍球棒”状和LA扩大（图 5-20B）。扩大的 LA 可能有自发的回声增强表现，LA 的所有区域都应密切评估是否存在血栓。

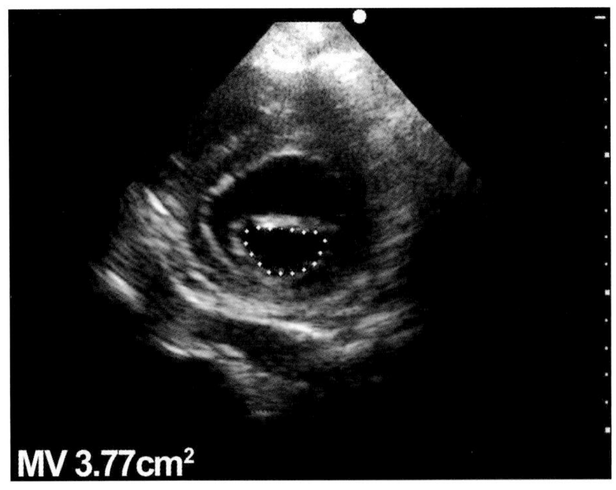

图 5-93 在 PSSA 切面二尖瓣面积为 3.77cm^2，符合轻度 / 中度二尖瓣狭窄。

如果可见 MV 的二维异常，则在 PSLA、心尖五腔、心尖四腔切面中使用彩色多普勒。这些切面将显示瓣膜进入左室的湍流增加。使用彩色多普勒将连续多普勒取样门放置在最高流速区。连续多普勒穿过二尖瓣，用于计算平均压力梯度、DT 和 PHT（图 5-94）。在舒张期中追踪包络波形，得到平均压力梯度。梯度＜ 5mmHg 与轻度的二尖瓣狭窄相关，＞ 10mmHg 与严重的二尖瓣狭窄相关。DT 和 PHT 会随着狭窄程度的加重而增加。轻度二尖瓣狭窄的 PHT ＜ 150ms，而严重多发性硬化症的 PHT 延长时间＞ 220ms[330]。

重要的是要认识到左室功能的下降会导致二尖瓣开放度的减少，这就是为什么 EPSS 是有用的原因（图 5-76）。因此，医生必须通过评估舒张期的心室和瓣膜的外观来区分二尖瓣狭窄和严重的左室功能不全。同样，狭窄的二尖瓣有一个独特的外观，球囊和“曲棍球棒”形状的前小叶。

3. 三尖瓣狭窄（TS）

对于三尖瓣的二维评估，使用 SC-4C、A4C 和 PSSA-AV 切面。异常的瓣膜会出现增厚，活动性降低或外观固定，瓣叶距离减小，舒张期呈圆顶状，也常伴有 RA 和下腔静脉扩大。TS 常伴有反流，彩色多普勒显示 TV 瓣膜两侧的彩色混叠。TS（有或无 TR）的定量测量包括平均压力梯度和峰值流速。通过连续多普勒测定，狭窄瓣膜的跨瓣流速增加。通过追踪包络线可以得到平均压力梯度，从而得到 VTI。＜ 4mmHg 的压力梯度提示轻度 TS，＞ 7mmHg 的压力梯度提示重度 TS[490,491]。

4. 瓣膜反流

反流性瓣膜异常可为急性或慢性过程。急性反流时，心室大小通常是正常的，而慢性瓣膜反流时，更常见心室增大和功能不全。显示心室血流的彩色多普勒可以用来确定瓣膜反流的存在和方向。正常的“生理性”反流（短而细的反流束）常见于正常健康个体的二尖瓣和三尖瓣，临床症状不明显。大的反流束面积（长而宽的射流）提示中度或重度二尖瓣或三尖瓣反流。超过左心房面积 40% 和/或延伸到心房顶部的反流被认为是严重反流（图

5-95 和图 5-96）。利用多角度以优化彩色多普勒检查。调高多普勒增益，直到周围结构中出现伪影，然后稍微减小以获得最佳增益设置。减少取样门的大小将增加速度尺度，这将减少颜色混叠。将奈奎斯特极限设置在 50 ～ 70cm/s 之间。

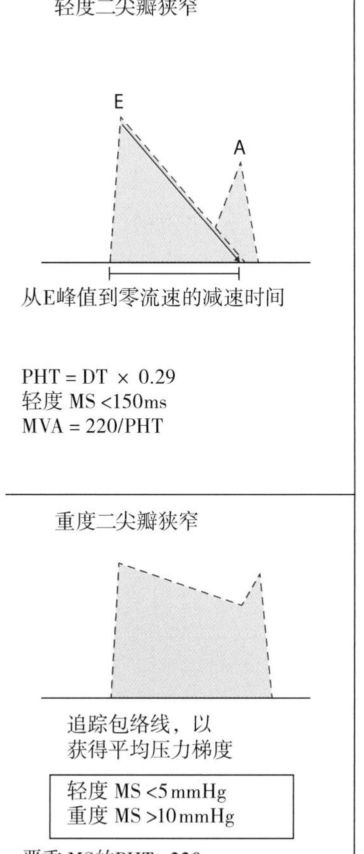

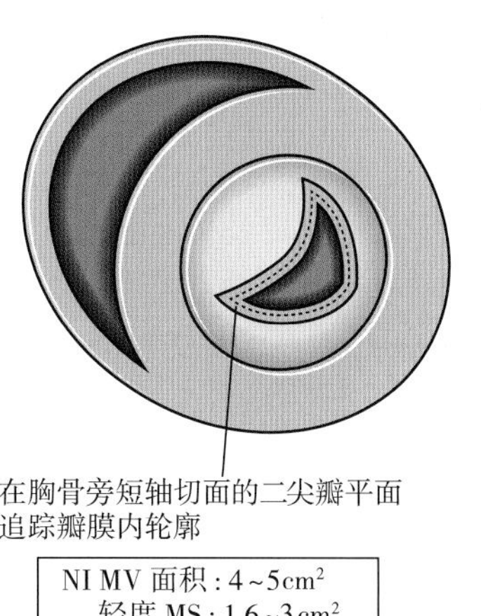

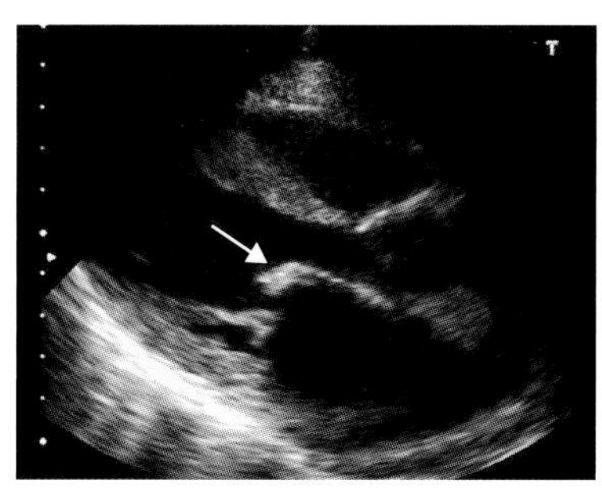

图 5-94　使用连续多普勒检查二尖瓣血流计算二尖瓣面积（MVA），通过平面测量法测量 MVA，以及具有“曲棍球棒”状前叶的狭窄二尖瓣的 PSLA 切面。减速时间（DT）是通过测量峰值流量到零流量的时间获得。随着二尖瓣狭窄加重，减速时间和压力半衰期（PHT）增加。

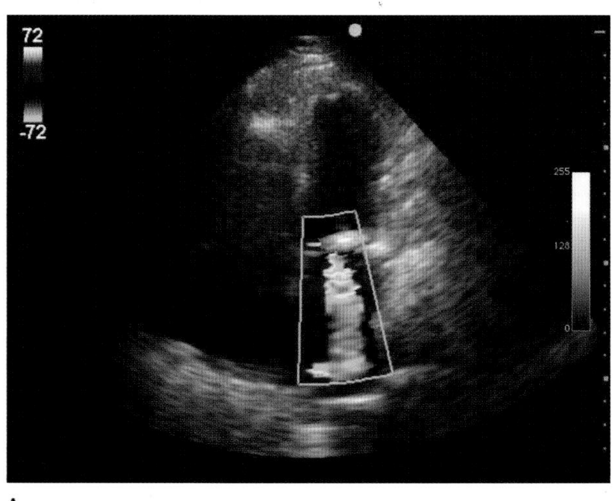

A

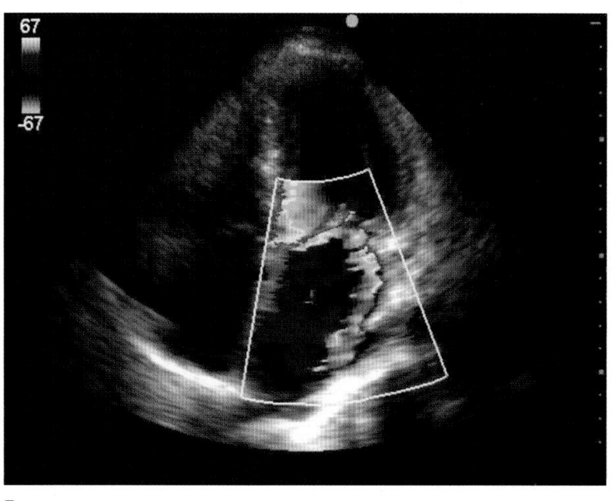

B

图 5-95　二尖瓣反流。心尖四腔切面显示中心性（A）和偏心（B）反流。（A）中心性射流出现在心房中心，更容易量化轻度或重度反流，因为它在心房中心清晰可见。（B）偏心射流通常见于连枷瓣叶或瓣叶脱垂，并直接进入室壁。即使在反流口面积相同的情况下，偏心射流的面积也比中心性射流小，因此可能会误判其血流动力学作用。

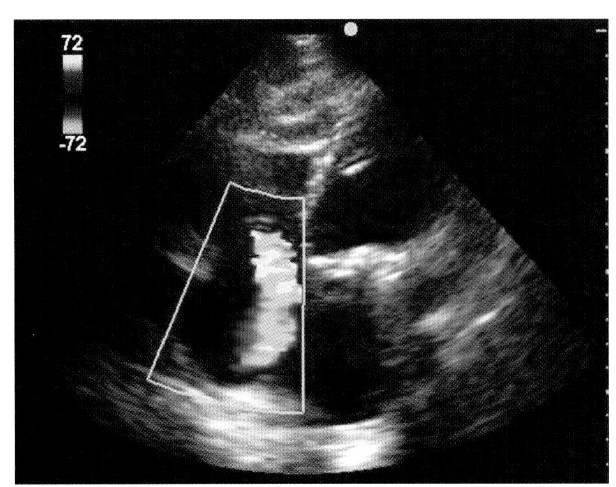

图 5-96　中、重度三尖瓣反流。在心尖四腔切面中，穿过三尖瓣的彩色多普勒显示一个偏心射流，有一个宽的大静脉收缩（颈部）延伸到心房的顶部。

5. 主动脉瓣反流（AR）

AR 在正常的健康个体中很少见。评估疑似 AR 的第一步是主动脉根部和瓣膜的二维成像。主动脉瓣评估最好是在 PSLA 切面。寻找瓣膜增厚 / 钙化、肿块 / 赘生物以及瓣膜小叶运动异常（运动受限，缺乏适应能力）的征象。与 AR 相关的其他结构异常包括主动脉根部扩张、主动脉内膜夹层皮瓣和 LA/LV 增大（慢性 AR）。彩色多普勒扇区应放置在 PSLA 切面中，以评估反流束的大小和方向（图 5-97，视频 5-24）。近端射流宽度和静脉收缩是评估 AR 的两个主要参数 [339]。在 AV 的 1cm 范围内测量近端射流宽度，并与 LVOT 宽度进行比较。主动脉反流的严重程度是基于射流宽度与 LVOT 宽度的比值。反流束小于 LVOT 直径 25% 认为是轻微反流，大于LVOT直径65%认为是严重反流[330]。

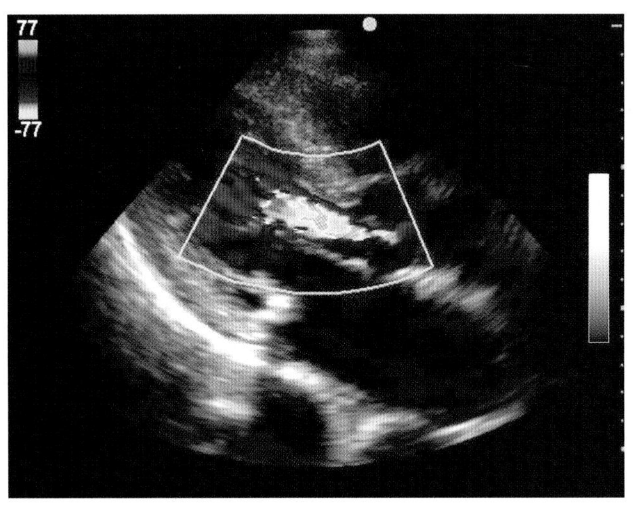

A

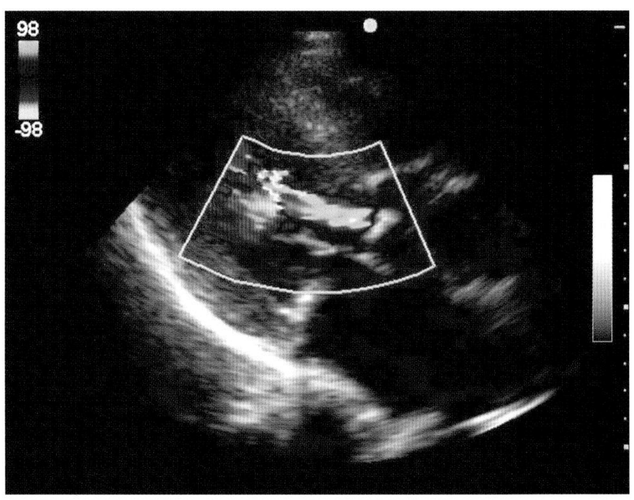

B

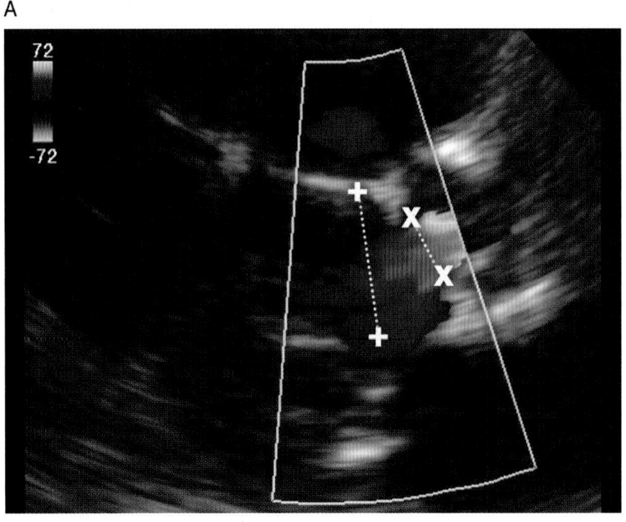

C

图 5-97　胸骨旁长轴（PSLA）切面中的严重主动脉瓣反流，以及相应的视频（视频 5-24）。（A，B）这些图像来自同一患者，表明将彩色多普勒刻度调整到可能的最高速度的重要性。当标度设置为 -77 ～ 77 时，由于高速血流混叠，反流束是多种颜色的混合物（A）。当颜色标度向上调整时，蓝色的反流束更能代表流量的大小和方向（B）。在该患者中，反流束几乎占据了左心室流出道的整个宽度（LVOT，＞ 65%）。使用缩放模式测量主动脉瓣近端射流宽度，并与 PSLA 的 LVOT 直径进行比较（C）。

使用缩放模式测量 PSLA 切面中的静脉收缩宽度。随着反流的严重程度增加，静脉收缩的宽度也增加。静脉收缩宽度＜ 3mm 与轻度 AR 相关，＞ 5mm 与严重 AR 相关。随着 AR 严重程度的增加，降主动脉的 PW 多普勒将显示出舒张期血流逆转速度和持续时间的增加（图 5-98）。

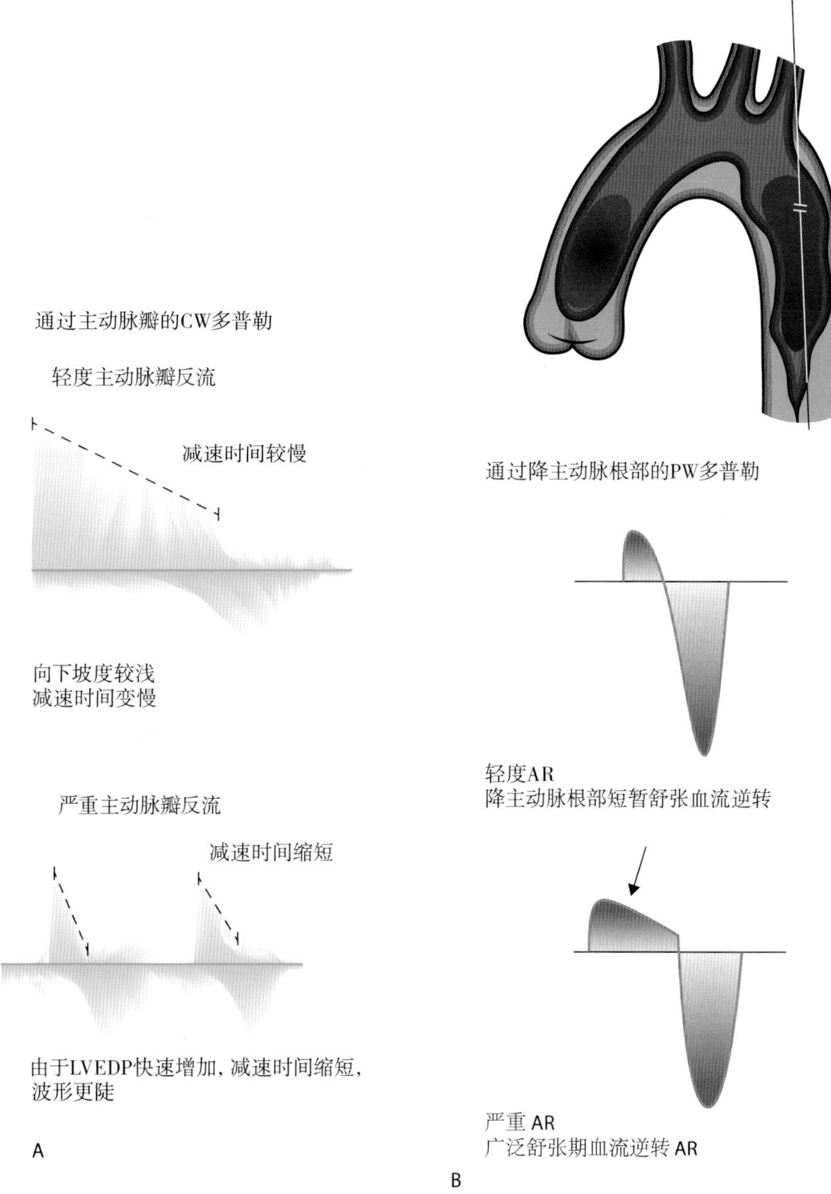

图 5-98　（A）通过反流主动脉瓣的连续（CW）多普勒波形示意图。在轻度主动脉瓣反流（AR）时，反流束的减速时间将较慢（向下坡度较浅），随着 AR 的恶化，减速时间缩短（坡度更陡）。（B）胸骨上窝切面，显示轻度（短暂舒张血流逆转）和严重（广泛舒张血流逆转）的脉冲（PW）多普勒波形。

6. 二尖瓣反流

二尖瓣的最佳评估是在心尖四腔切面或 PSLA 切面。二尖瓣的 2D 评估应观察二尖瓣前后叶的外观。正常的小叶应该很薄，自由活动，二尖瓣前叶接近 IVS。如果瓣膜看起来增厚、钙化或有黏附的肿块/病变，会导致额外的彩色/频谱多普勒图像。正常接合的瓣口，尖端彼此接触，不延伸到 LA。腱索断裂会导致缺乏正常的接合，其中一个小叶脱垂到 LA，称为侧翼小叶。彩色多普勒的扫查区应放置在左心房。测量二尖瓣反流严重程度的参数是反流束面积和静脉收缩宽度。将射流区域与左心房区域比较是一种半定量的技术，不应该仅仅用于确定二尖瓣反流的严重程度。

一般而言，占 LA 面积＜ 20% 的小型中央定向反流认为是轻度 MR；占 LA 面积＞ 40% 或穿透至肺静脉的中央定向反流认为是重度 MR（图 5-99A，视频 5-25）。严重的、慢性的 MR 通常也与 LA 增大有关。血管收缩宽度应在 PSLA 切面中测量，使用缩放模式。静脉收缩宽度＜ 3mm 为轻度 MR，＞ 7mm 为重度 MR（图 5-99B）。二尖瓣的频谱多普勒提供了基于波形密度和形状的定性信息。轻的、不完全的抛物线形波形提示轻度 MR，而致密的三角形波形提示重度 MR。重度 MR 的 PW 多普勒显示肺静脉血流反转（图 5-100）。

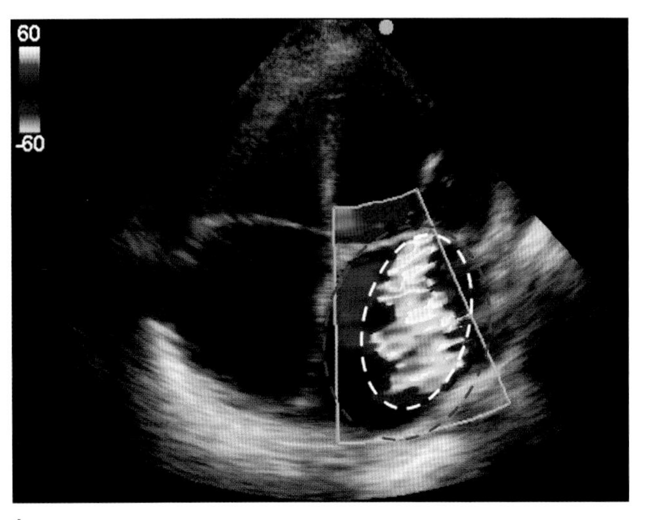

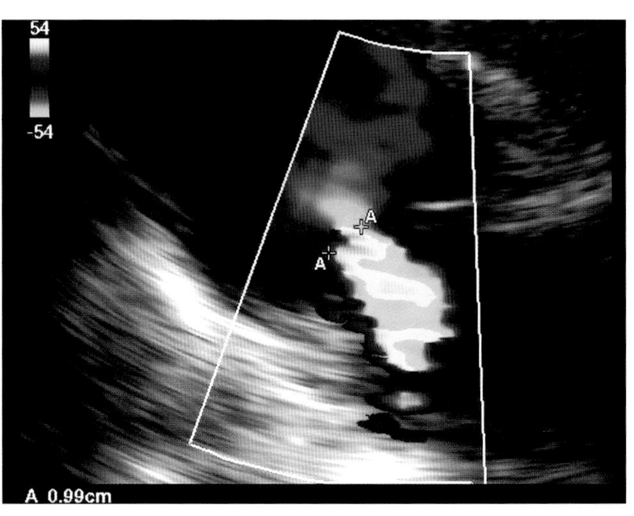

A　B

图 5-99　二尖瓣反流的相应视频（视频 5-25）。射流区（白色虚线）占左心房（LA）面积（红色虚线，A）的 40% 以上，收缩静脉宽度为 0.99cm（B）。这些发现提示二尖瓣严重反流。

7. 三尖瓣反流（TR）

TV 可以在心尖四腔切面或 PSSA 切面中进行评估。与三尖瓣反流相关的二维表现为对合缺失、瓣叶赘生物 / 肿块、三尖瓣环钙化、除颤器或起搏导线存在、右心室 / 右心室扩大 / 功能不全[492]。彩色多普勒评估进入 RA 的反流应在几个切面进行。可以直观地估计射流的方向和大小，在后续的测量中应使用射流最大的切面。一般情况下，射流向翼缘延伸越远，反流越严重。如果反流束延伸到 RA 后壁或充满 RA 腔，应对收缩静脉进行定量测量。为了评估收缩静脉，放大三尖瓣，测量瓣膜远端彩色血流的宽度。收缩静脉宽度＞ 7mm 则提示重度 TR[339，492]。在 TR 射流处放置连续波多普勒，以评估速度曲线的轮廓和形状。轻度 TR 将具有较低强度的抛物线形状，而严重的 TR 具有致密的三角形形状。严重 TR 时，肝静脉 PW 多普勒显示收缩血流逆转（图 5-101）。

（十二）感染性心内膜炎评估

如果临床高度怀疑感染性心内膜炎，则从二维评估开始，对容易看到赘生物的区域进行评估：出现异常的原生瓣膜、人工瓣膜和起搏器 / 除颤器设备。寻找形状不规则的心内肿块（有或无振荡）附着在这些结构的表面（图 5-102，视频 5-26）。如果发现了赘生物 / 肿块，在异常区域放置彩色多普勒取样框，以评估反流束。一般来说，TV 赘生物将大于 AV 或 MV 赘生物。超声心动图的一些特征与并发症的高风险和需要手术干预相关：包括赘生物直径＞ 10mm、伴有急性心衰征象的严重瓣膜反流、瓣膜周围扩张、心脏脓肿形成和人工瓣膜裂开[341]。如果发现赘生物或新的反流，需要紧急会诊和全面的 TEE 检查。

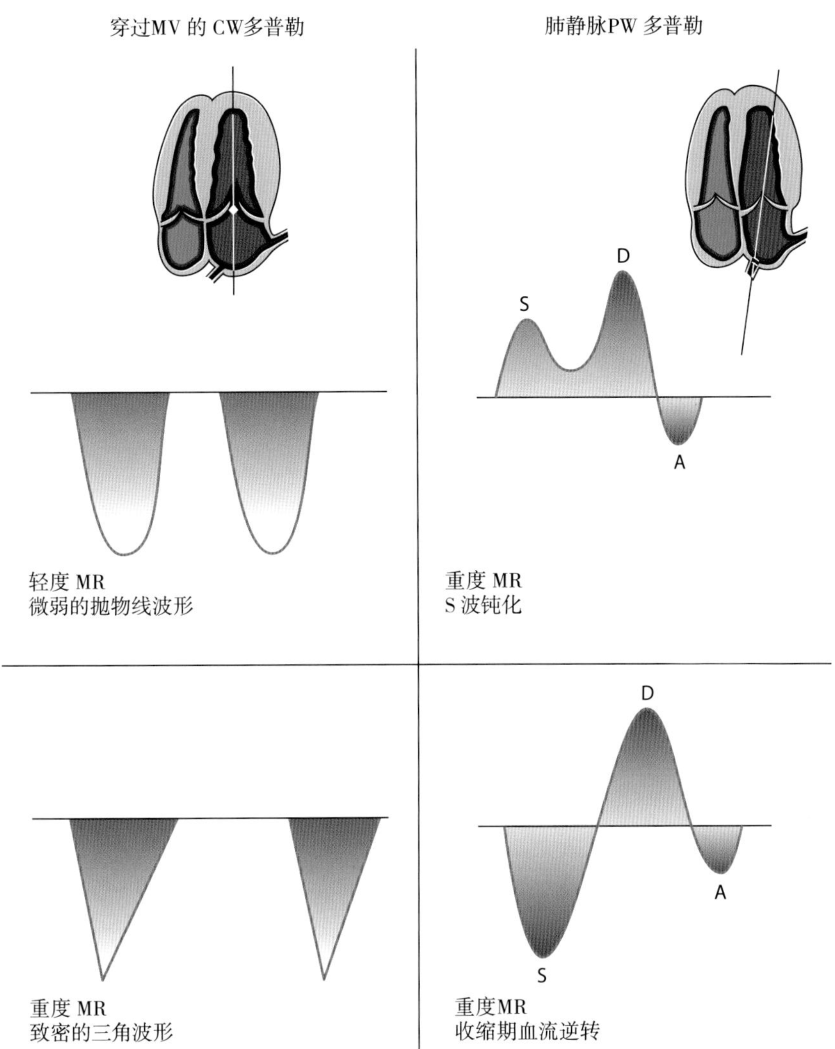

图 5-100 **轻度和重度二尖瓣反流（MR）的多普勒检查结果。连续波（CW）多普勒对二尖瓣血流的检查在轻度 MR 中形成微弱的抛物线波形，在重度 MR 中产生致密的三角波形。脉冲波（PW）多普勒对肺静脉的检查在轻度 MR 中产生 S 波钝化，而重度 MR 会出现收缩期血流逆转。**

（十三）心肌缺血

在临床实践中，可以通过可视化评估左室各节段的壁增厚和心内膜运动来评估局部心肌功能。正常的室壁运动模式表现为所有心内膜区域均向左室腔中心运动[256]。节段性室壁运动异常（RWMAs）可表现为明显的室壁功能不全或节段性室壁运动障碍，通常与冠状动脉血管分布有关。需要左心室的多视角和冠状血管解剖的知识确定受影响的区域，并将检查结果与心电图相关联（图 5-103 和图 5-104）

在 PSLA、短轴和心尖四腔、三腔、两腔切面上观察局部室壁运动[493]。美国超声心动图学会（American Society of Echocardiography）和欧洲心血管成像学会（European Association of Cardiovascular Imaging）建议将左心室划分为与冠状动脉区域相对应的 17 节段模型[213,494]。以乳头肌作为解剖标志，左室的三个层次被分为三个节段，基底水平包括二尖瓣环到乳头肌的尖端；乳头肌的中部；从乳头肌的底部到左室的顶端。第 17 节段是心尖[213,494]。

可对每个节段收缩功能不全的严重程度进行目测评分：①正常瓣膜收缩或运动过度；②运动功能减退（心室壁增厚和运动减少）；③运动消失（无心室壁增厚和运动）；④运动障碍（壁的反常运动 - 收缩期向外运动）；⑤室壁瘤形成[213,256,495,496]。整体室壁运动评分可根据 17 个节段读数的平均值计算，该值与功能损害程度相关。

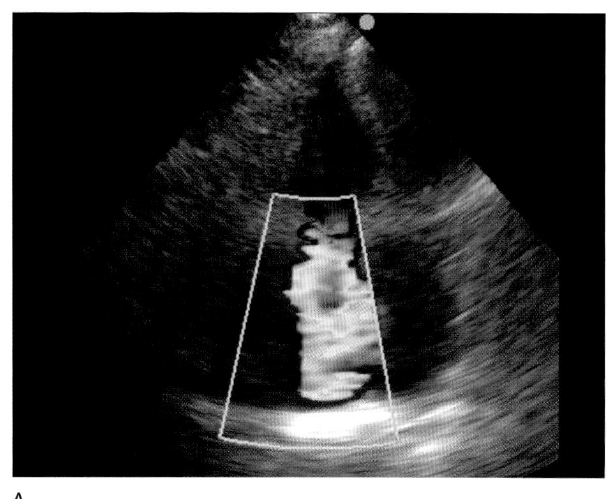

A

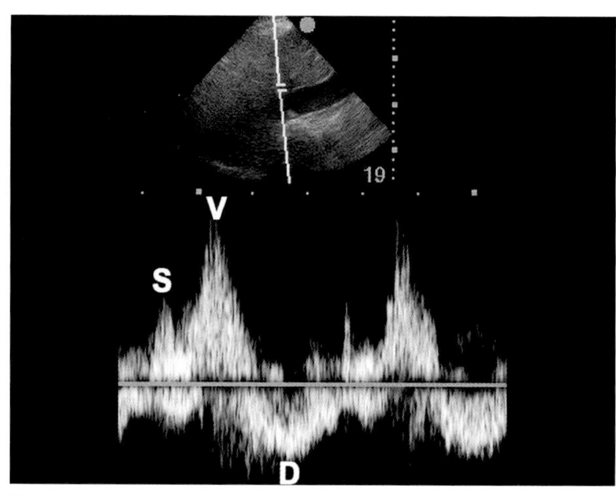

B

轻度三尖瓣反流

轻度TR为微弱的抛物线波形
穿过三尖瓣的CW多普勒

A－RA 收缩将血液推入 IVC
S－RV 收缩
V－过渡期
D－RV 舒张

A V
S D

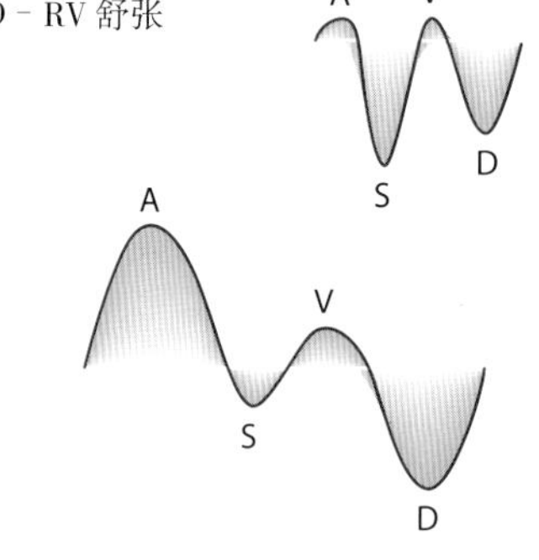

轻度TR为从肝静脉和IVC流出的钝化S波形
穿过肝静脉的PW多普勒

NI肝静脉PW多普勒波形

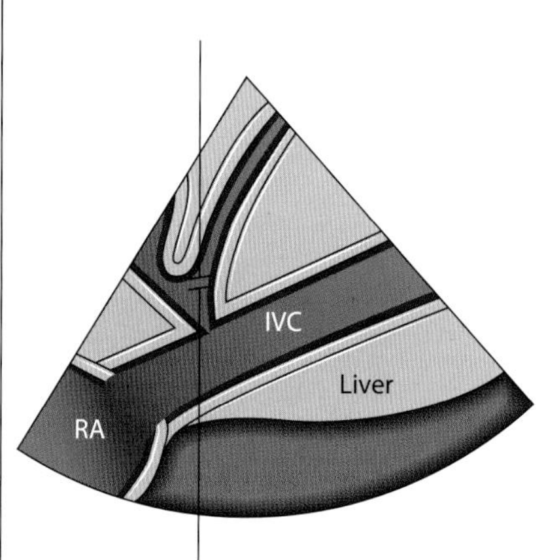

肝静脉PW多普勒取样门

重度三尖瓣反流

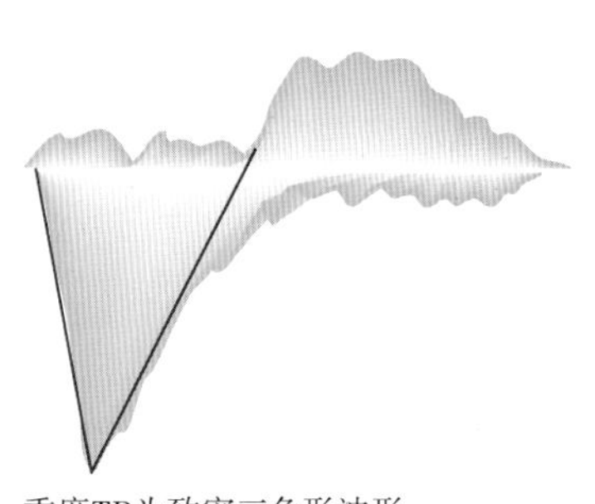

重度TR为致密三角形波形

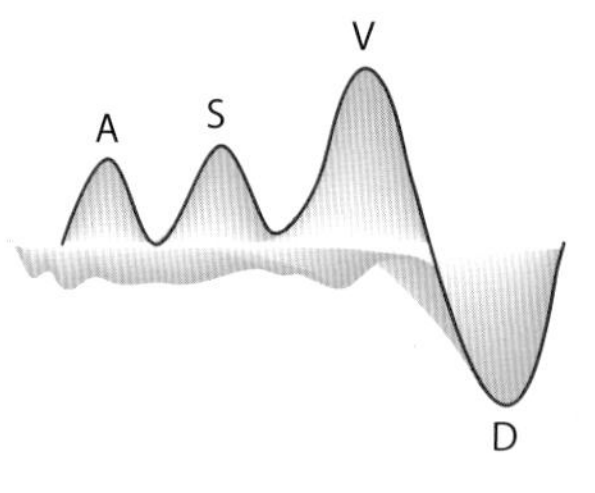

严重TR为右心室收缩期朝向肝静脉和
IVC的反向S波。右心室过渡期，TR将
更多血液推向IVC，增大V波

C

图 5-101　三尖瓣彩色多普勒显示充满右心房并撞击后壁的射流区，提示重度 TR（A）。频谱多普勒检查示心室收缩期和过渡期反向 S 波和 V 波（向肝方向）（B）。这种模式被称为肝静脉血流逆转，见于严重的 TR。（C）轻度和重度 TR 中三尖瓣连续波（CW）多普勒检查和肝静脉脉冲波（PW）多普勒检查所产生的波形图示。

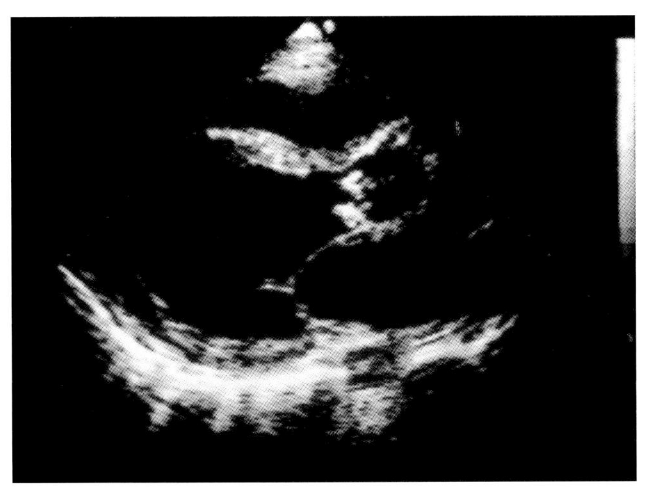

A

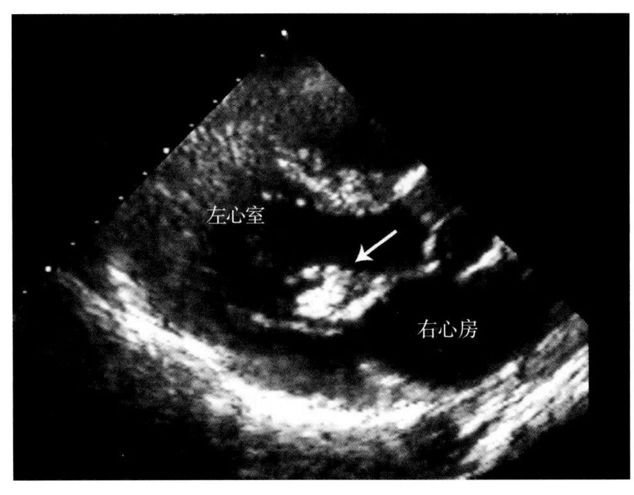

B

图 5-102　心内膜炎胸骨旁长轴切面显示主动脉瓣瓣叶（A）和二尖瓣瓣叶上有回声性的可移动赘生物（B，箭头）。

正常左室的室壁运动评分为 1 分，随着 RWMAs 严重程度的增加，该评分也随之增加 [493]。慢性左室梗死的超声表现包括左室扩张，整体室壁运动异常伴心室壁变薄（＜ 7mm 或比邻近正常心室壁减小 30%），以及纤维化改变导致的节段回声增强。

评估室壁增厚需要超声显示心肌和心内膜，这对于典型的急诊或危重患者有明显限制。对比超声心动图可以更好地评估整体和局部室壁运动[497,498]。除了改善心内膜边界和心肌的可视化外，静脉造影剂的注入还可以评估局部心肌灌注，对评估因胸痛到急诊科就诊的患者提供了重要的额外信息和价值 [497]。

（十四）斑点追踪超声心动图（STE, 应变分析）

斑点追踪应变分析可帮助医护人员更有信心且比心脏病专家更准确地识别 RWMAs[263,265,499–505]。标准的灰阶超声图像是由小的像素簇或斑点组成 [263]。斑点跟踪软件识别这些斑点，并跟踪它们彼此移动时的关系，以测量心肌应变。“应变”是一种对组织变形的无量纲测量方法，显示为变形的百分比变化[263,499]。斑点追踪可以实现对三维应变的自动测量：纵向，圆周或径向（图 5-105）[499,500]。

心脏病学文献集中在整体纵向应变（GLS）研究，因为纵向应变被认为是更具可重复性的 [500]。然而，区域周向应变分析似乎有望检测急性冠脉综合征（NSTEMI）患者的 RWMAs[265]。一项对接受冠状动脉造影的疑似非 ST 段抬高急性冠脉综合征（NSTEACS）患者的研究中，在 1 小时内进行 STE。圆周应变测量对冠状动脉闭塞的敏感性分别为 90% 和 88%，而常规超声心动图遗漏了 30% 的 RWMAs。PSSA 切面的高灵敏度是可以理解的，因为在心肌中部缺血从心内膜传播到心外膜[265,506]。

斑点追踪是通过在三个心尖切面（纵向应变）或三个 PSSA 切面（圆周应变）追踪心内膜边界来进行的。然后，计算机分析心肌，并图形化地显示每个节段在整个心脏周期中的应变，x 轴为时间，y 轴为峰值应变（图 5-106）[502,503]。峰值纵向应变的正常值小于 −16%，峰值圆周应变的正常值小于 −21%[507]。闭塞的冠状动脉的分布段会出现明显异常的峰值应变（＞ −10%）[265]。

虽然在评估冠状动脉闭塞时，使用区域应变是有直观意义的，但大多数关于 STEMI 和 NSTEMI 应变的研究使用的是整体应变的测量。在分析左室的所有三个切面（纵向应变：心尖四腔、二腔、三腔或在基底、中部和心尖短轴切面进行周向应变）后，计算机创建一个目标图，以直观的方式显示 16 个左室段的峰值应变（图 5-107），并计算整体峰值应变；小于 −20% 的值可准确排除冠状动脉闭塞 [500,502,503]。

（十五）近端主动脉夹层

近端胸主动脉夹层的患者通常会有扩张的主动脉根部（＞ 3.5cm），这是在 PSLA 切面上显示的。

在扩张的主动脉根部内有时可以看到内膜瓣（图 5-108，视频 5-27）。在二尖瓣后侧的 PSLA 横截面上也可以看到降主动脉。使用胸骨上窗的 TTE 可以看到主动脉弓。在此切面中可以看到主动脉弓或胸降主动脉内的夹层（图 5-109，视频 5-28）。除纤细膜样回声外，超声心动图显示主动脉夹层的特征是有真假两腔，血流模式不同。我们可以用 TTE 来最好地证明这一点。

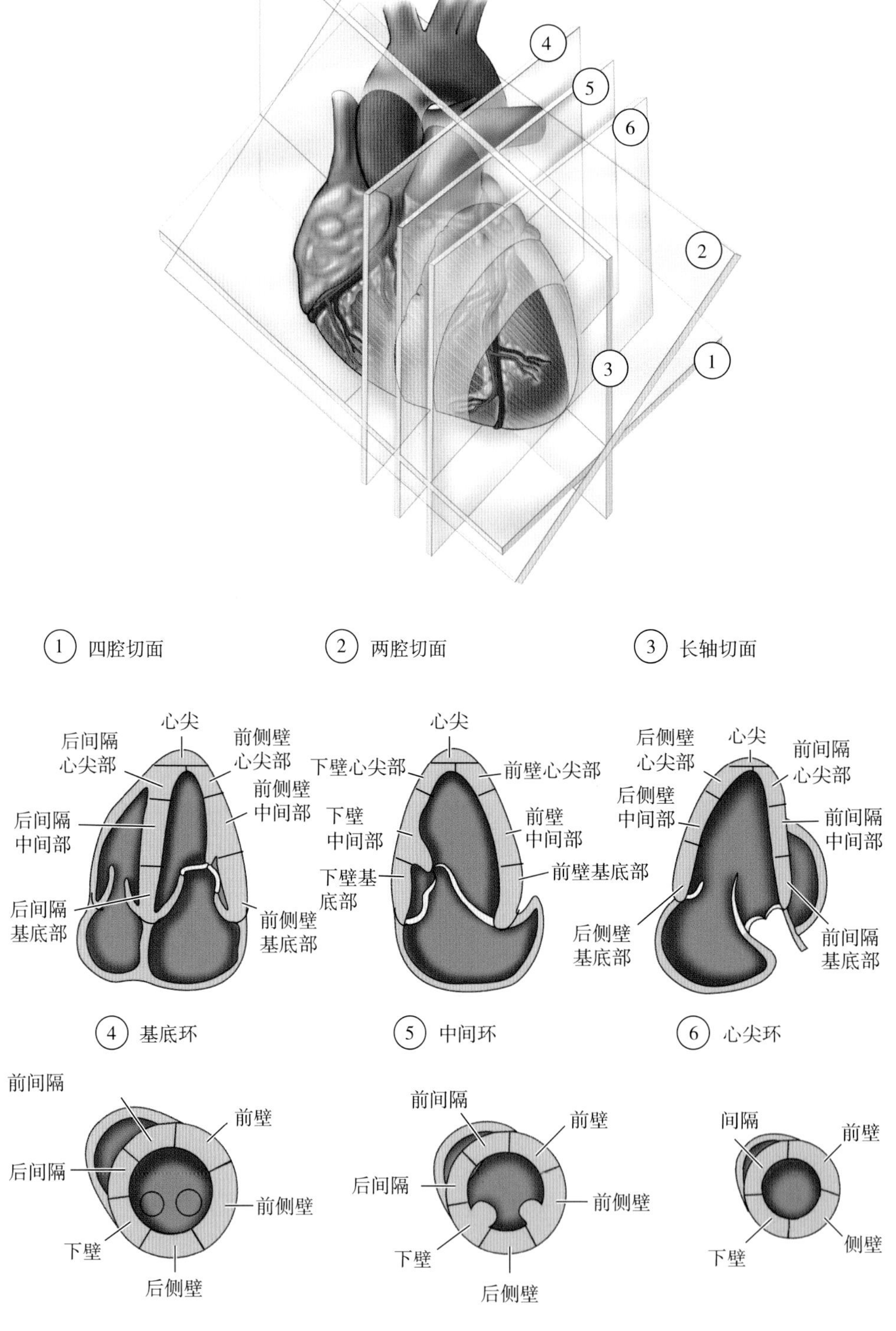

图 5-103 **不同心脏超声切面显示的左心壁节段。**

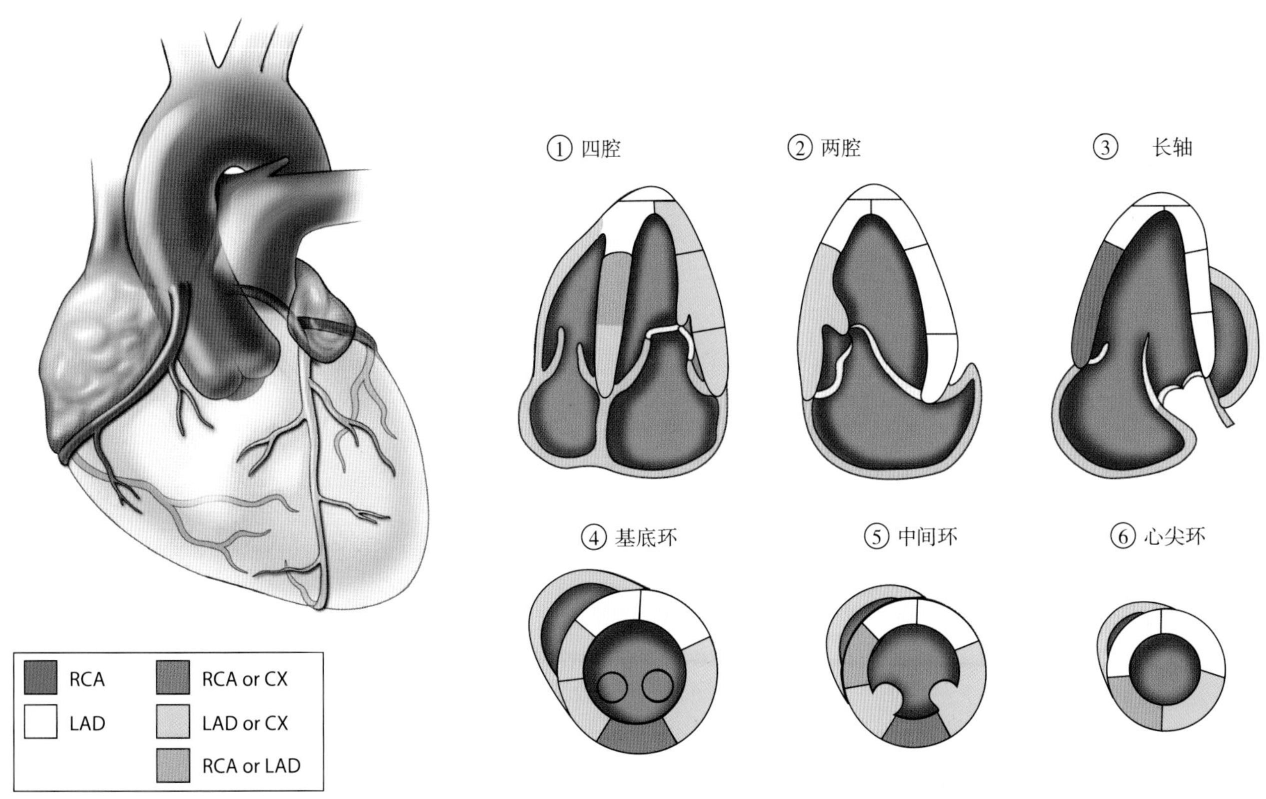

图 5-104　**心脏超声观察的基于不同心肌壁段的冠状动脉灌注。不同患者的冠状动脉分布也有所不同。**

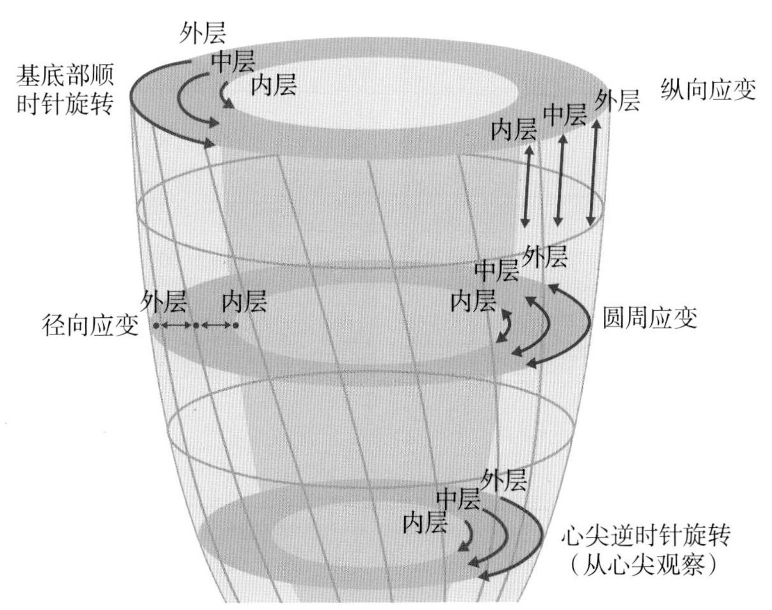

图 5-105　**收缩期心肌（应变：心尖部>基底部）。**

八、常见变异和特定异常

（一）升主动脉瘤

升主动脉的扩张程度超过正常的 1.5 倍，可能存在动脉瘤性改变（图 5-110）。真性升主动脉动脉瘤累及血管壁全层。假性动脉瘤只涉及破损处的内膜和中膜层。大多数胸主动脉瘤呈梭状，但也可以是囊状的，同时可伴有主动脉夹层。

在超声心动图上，主动脉通常在几个位置进行测量：主动脉瓣环、主动脉瓣叶尖端、升主动脉、主动脉弓和降主动脉。重点观察主动脉长度和扩张的水平。与腹主动脉一样，如果胸主动脉内径为 5～6cm，则进行心胸外科会诊。

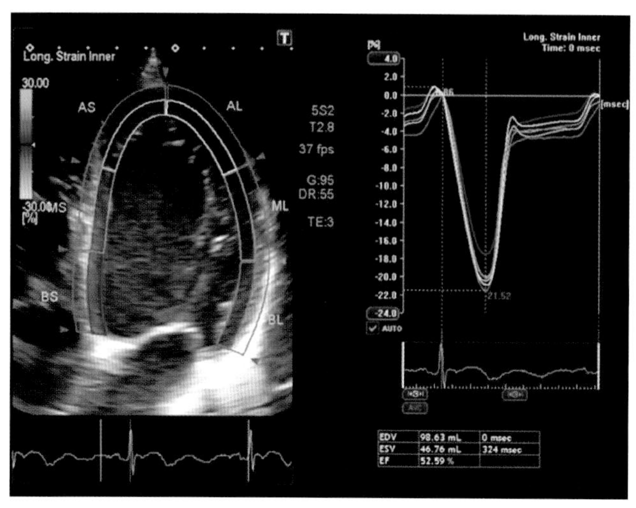

A

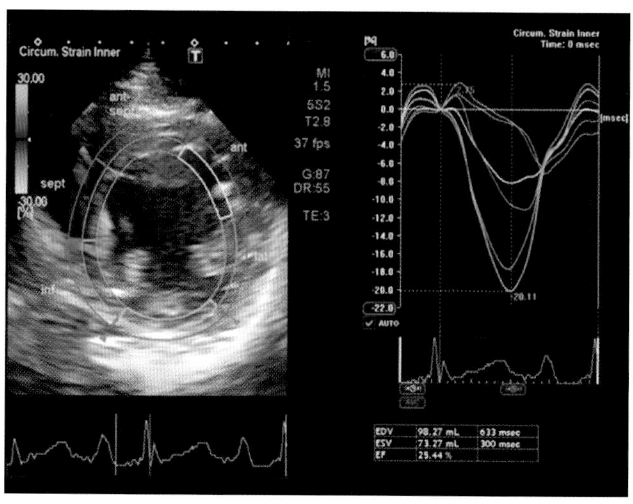

B

图 5-106 通过斑点追踪显示心肌应变。请注意，每个心肌节段分别用颜色编码。（A）心尖四腔切面的纵向应变，六个节段均为正常应变（< -18.5%）。（B）PSSA 切面的圆周应变，前 / 间隔（近端 LAD）分布的大面积室壁运动异常（RWMA）。

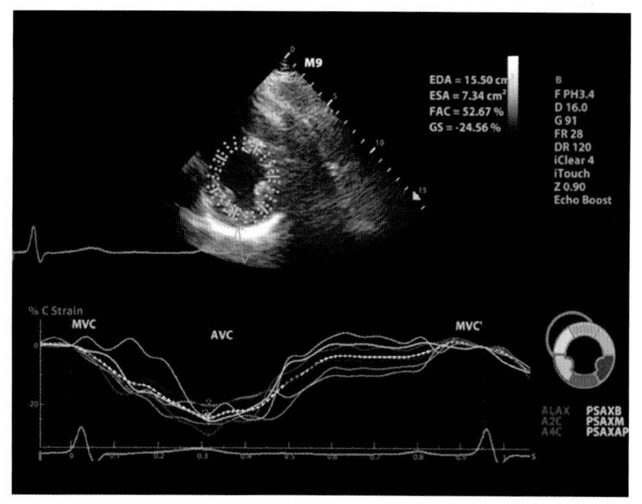

A

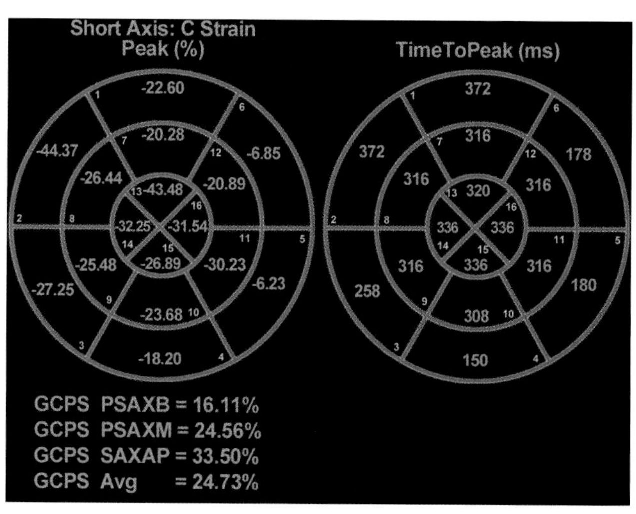

B

心尖两腔
心尖长轴
心尖四腔
1 2 3 4 5 6 7 8 9 10 11 12 13 14 15 16
左前降支
右冠状动脉
回旋支

C

图 5-107 （A）PSSA 切面左心室（LV）的圆周应变。（B）牛眼图，心脏正常的患者，记录了整体圆周间峰值应变（GCPS）：24.73%。（C）牛眼图显示正常的冠状动脉区域。所有 16 个节段都可以使用心尖切面或短轴切面进行可视化分析。

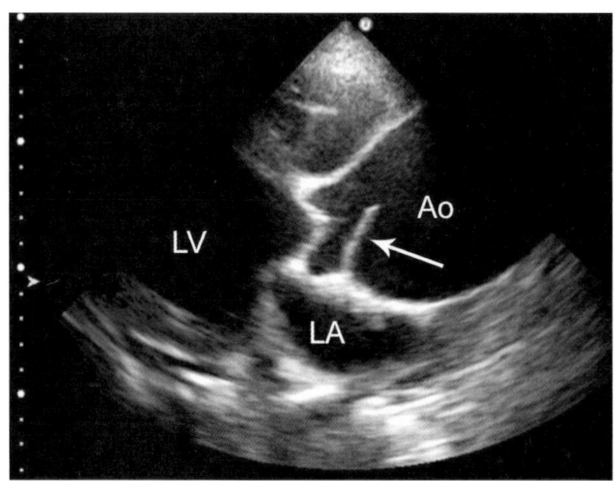

图 5-108　近端主动脉夹层。胸骨旁长轴切面显示主动脉根部扩张和内膜瓣（箭头）。Ao= 主动脉，LV= 左心室，LA= 左心房。

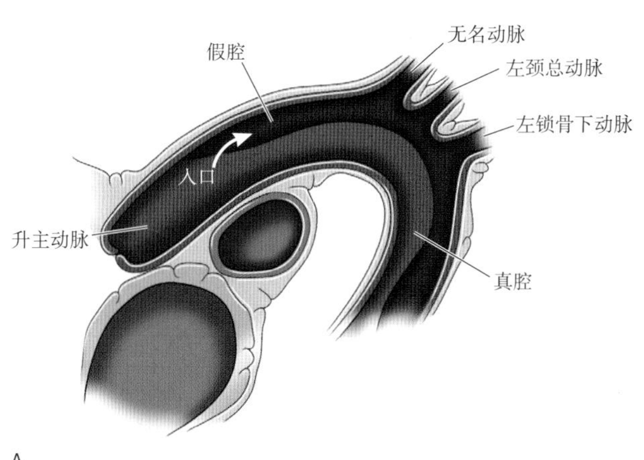

A

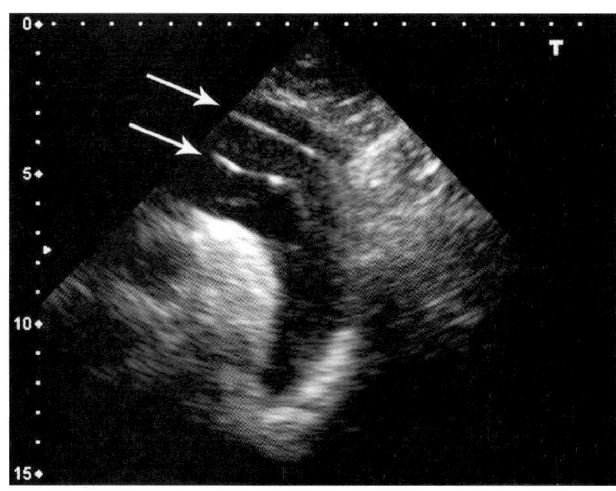

B

图 5-109　A 型主动脉夹层图（A）。胸骨上窝超声显示主动脉弓（B）及相应视频（视频 5-28）。成像平面在两个位置穿过内膜瓣（箭头）。

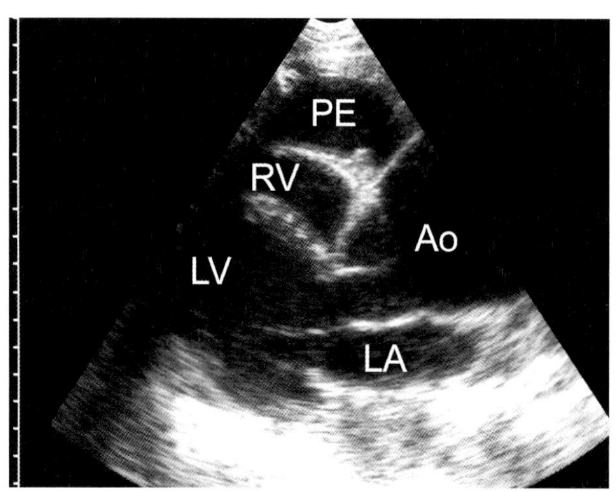

A

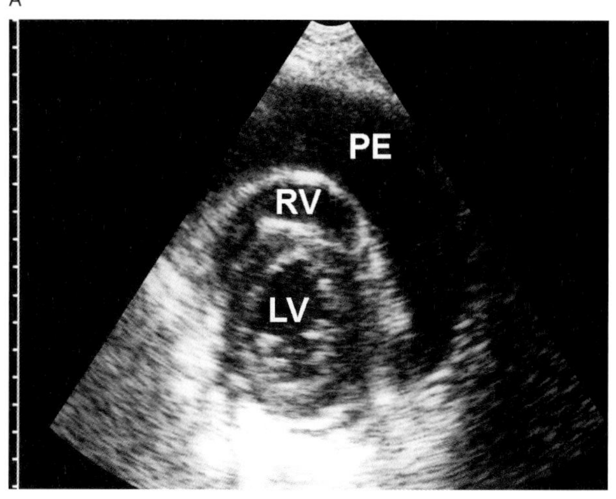

B

图 5-110　主动脉瘤。胸骨旁长轴显示在升主动脉有一个 6cm 长的动脉瘤（A）。心包积液积聚在前方。扩大的主动脉将左心室推向后侧心包。在 PSSA 切面最为明显（B）。TEE 检查未见内膜瓣。Ao= 主动脉，LA= 左心房，LV= 左心室，RV= 右心室，PE= 心包积液。

因主动脉弓和降主动脉在许多切面上的深度不能完全显示，TTE 的作用有限。由于肋间隙和空气的影响，透气条件差，很难显示后壁内膜。TEE、CT 和 MRI 对主动脉瘤检测和评价的准确性相似，如果在 TTE 之外还需要进一步的评估，应遵医嘱进行。

（二）心脏内的回声物质

超声心动图发现右心细微、可移动但半栓性的强回声物质的鉴别诊断包括终末嵴、Chiari 网（高回声且可移动，位于右心房内的任何位置）和欧氏瓣（Eustachian 瓣）（通常位于腔静脉和右心房交界处附近）（图 5-111，视频 5-29）。瓣膜附近较大的可移动回声物质的鉴别诊断包括血块、赘生物和心内肿瘤（图 5-112）。血栓可发生在任何心室；低血压和低血流量的患者发生血栓的风险更大。血栓在外观上可能是高回声，等回声，甚至是低回声（图 5-113，视频 5-30）。它通常紧贴并平行于室壁。血栓通常是质地均匀，边界不规则，并可能占据心室的顶端或附着于室壁或心房的瓣膜。可能需要调节近场或时间增益补偿以显示可疑区域。

利用接近心腔的心脏扫描窗的高频探头可以提供最好的成像。虽然心房的血栓检测需要经食道探头，但在许多情况下，经胸扫查足以检测心室内的血栓。如果有彩色多普勒，漩涡状的血流可能提示血栓的存在。左心耳、右房 Chiari 网、RV 调节束等正常结构必须与血栓相鉴别。

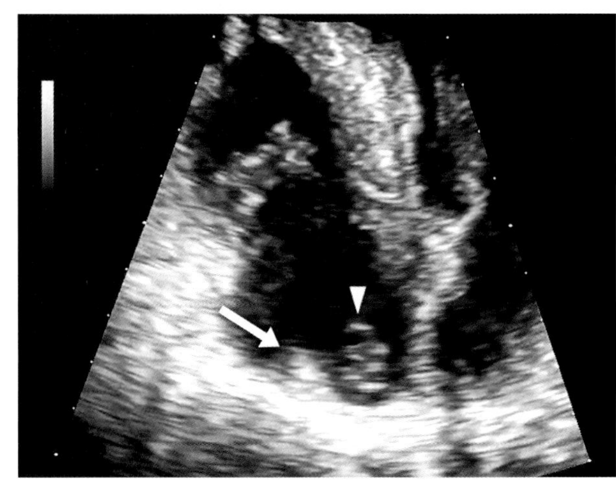

图 5-111 心尖四腔切面显示终末嵴（无尾箭）和突出的 Chiari 网（箭头）。来自同一患者的视频 5-29 展示了这些发现。

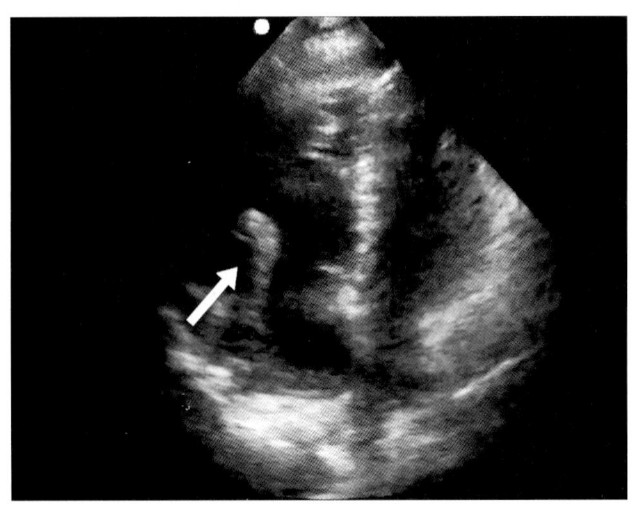

A

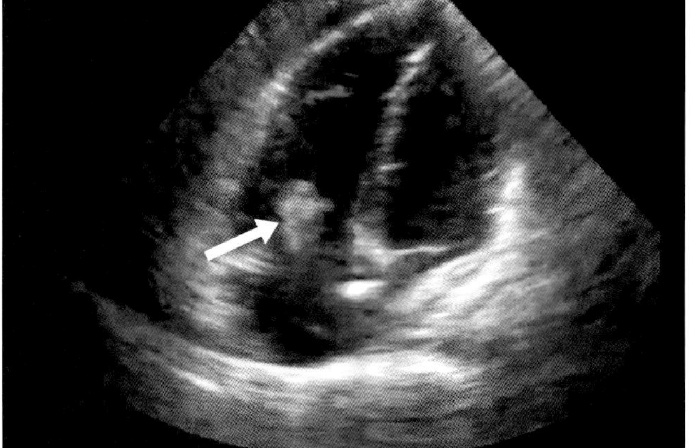

B

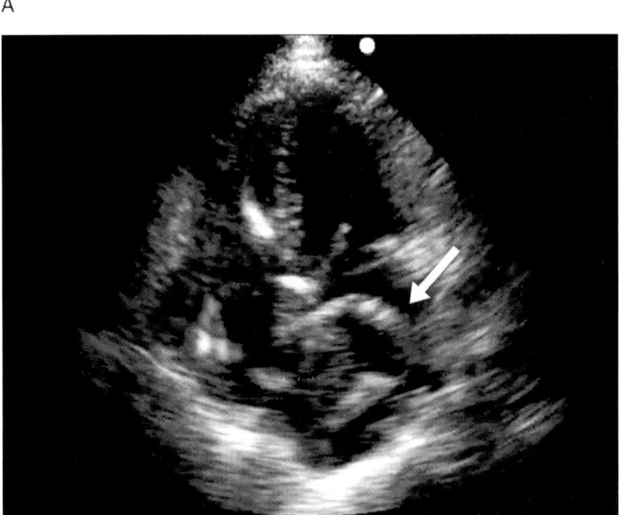

C

图 5-112 瓣膜附近较大的可移动回声物质的鉴别包括血凝块（箭头、A）、赘生物（箭头、B）和心内肿瘤（箭头、C）。

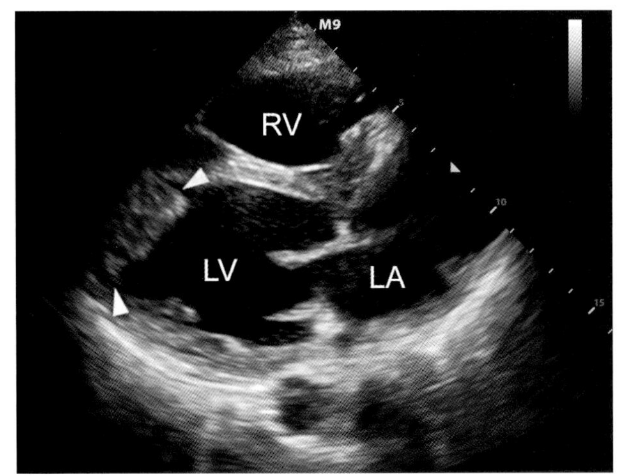

A

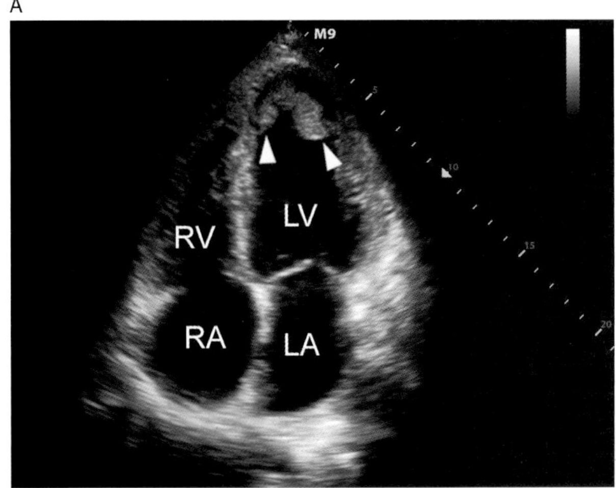

B

图 5-113 左心室血栓（箭头）位于心尖；胸骨旁长轴切面（A）和心尖四腔切面（B）。相应的视频（视频 5-30）显示左室血栓。LV= 左心室，LA= 左心房，RV= 右心室，RA= 右心房。

（三）限制性心肌病（RCM）

限制性心肌病，顾名思义其特征是心脏功能受限、舒张功能不全和明显的双房增大。RCM 中左室的形态因病因而异。浸润性疾病（淀粉样变性）导致 LVH，而非浸润性疾病表现为左室壁正常厚度（图 5-14）。两种形式通常都保留收缩功能，但晚期疾病可表现为扩张和射血分数降低。

（四）左心室致密化不全心肌病（LVNC）

LVNC 的特征是存在双层心肌，由于胚胎发生功能不全，小梁突出，深凹（图 5-15）。目前尚无统一的诊断标准，因此，人们担心太多正常患者被诊断为 LVNC。虽然诊断的预后价值尚不明确，许多患者从未出现症状，但它可能与心力衰竭、血栓栓塞和猝死等严重疾病有关[508]。

（五）心律失常的右心室性心肌病（ARVC）

ARVC 是由右心室心肌的纤维脂肪替代引起的。超声心动图表现为右心室增大、功能不全和局限性动脉瘤（图 5-17）。重要的是要将这种疾病与更急性的导致 RV 衰竭的病因相鉴别。

（六）黏液瘤

黏液瘤是一种少见的良性纤维性肿瘤，黏液瘤通常呈高回声、球形、光滑。蒂连接于室壁时可能能看到，也可能看不见。它们通常附着于心房壁，最常见的是左心房（图 5-114）。

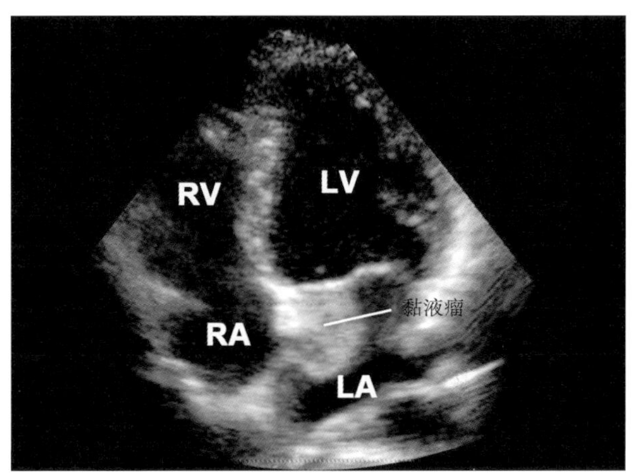

A

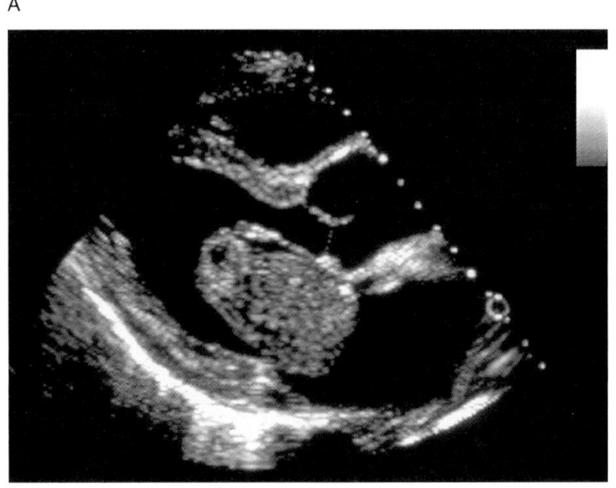

B

图 5-114 心尖四腔切面显示左心房黏液瘤（A）。另一例患者胸骨旁长轴切面显示左心房黏液瘤（B）。实时检查显示肿块可移动并脱出进入左心室。RV= 右心室，RA= 右心房，LV= 左心室，LV= 左心房。

（七）紧急经静脉起搏器置入

在 20 世纪 70 年代二维超声心动图出现后不久，这项技术就开始广泛用于检测和定位心脏起搏导管[509]。以往心脏病专家是在透视下放置经静脉起搏器，但有充分的证据表明，特别是在紧急情况下[510-512]，超声引导可能更优越。此外，急诊医生报告说，使用超声引导置入经静脉起搏器的成功率很高（90%），而使用盲法时成功率低得多（30%）[4,472,513]。

以下是超声引导下置入经静脉起搏导管的方法：

1. 采用线阵探头超声引导置入导管鞘，右颈内静脉最好，左锁骨下静脉次之。

2. 将起搏导管放置在患者胸部的无菌纱布上，并处于插入后的大致位置，使其弯曲度与患者的解剖结构正确对齐。在插入过程中小心保持导管的正确方向。

3. 将导管连接到起搏器上，并以最大输出量和每分钟 100 次的节律设置非同步起搏。

4. 将导管插入防污罩（大多数组件提供），然后进入导管鞘。当球囊深达 20cm 时，如果需要，可以给球囊充气。

5. 当导丝插入更深时，尝试通过获得肋下或心尖四腔切面进行观察。或者从 PLSARV 入口切面或基底层上的 PSSA 切面（图 5-115）观察可能会有所帮助。尽管也可以使用低频凸阵探头，但相控阵心脏探头是理想选择，导管最初可能出现在平面外，可能需要通过心房进行扇扫来观察导管。

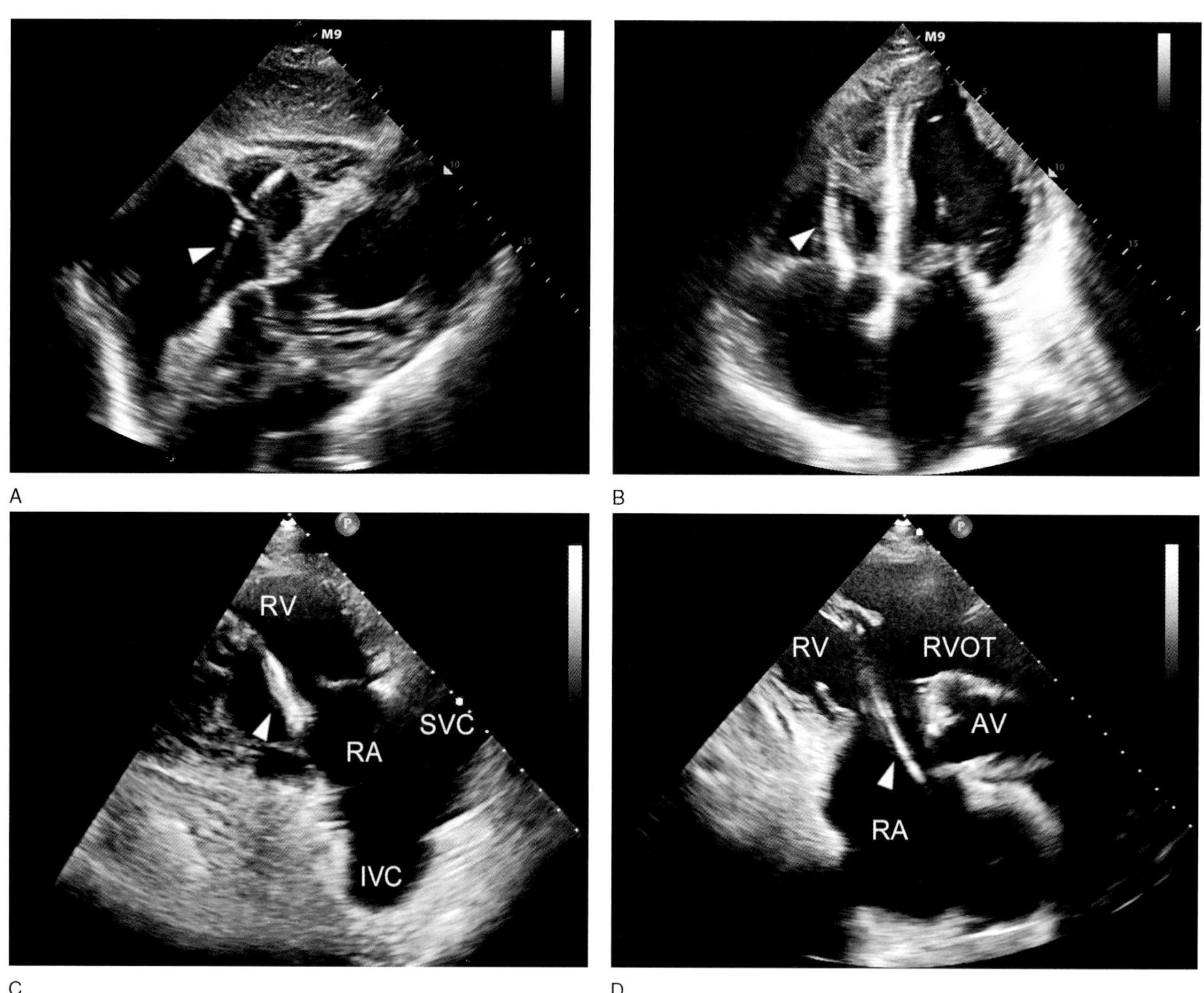

图 5-115 起搏器导丝（箭头）通过三尖瓣进入右心室（RV），剑突下四腔切面（A），心尖四腔切面（B），胸骨旁长轴右心室入口切面（C），基底水平的 PSSA 切面（D）。RA= 右心房，RV= 右心室，SVC= 上腔静脉，IVC= 下腔静脉，RVOT= 右心室流出道，AV= 主动脉瓣。

6. 如果观察到起搏导管已进入右心房，然后通过三尖瓣进入 RV。一个常见的问题是 RA 中出现导管的盘绕，特别是在使用细软的（3Fr）导管时。首选采用 5Fr 起搏导管。如果导管卷曲，将其拉直后再推进，直到通过三尖瓣。

7. 如果导管推进至 35cm 深度，在 RA 或 RV 中仍未见导管，则将其拉回 10cm 深度再推进。重复此步骤，同时改变导管曲线的方向，直到其出现在 RA 中（图 5-115）。

8. 将起搏导管（将球囊向上）通过三尖瓣进入右心室。观察导管进入右心室的顶端。机械捕获可以通过直接观察心肌收缩来确认。

对于肥胖患者，获得高质量的 TTE 图像和可视化导管可能具有挑战性。在这种情况下，使用双腔和经食道四腔切面的 TEE 成像将是一个很好的选择。最后，在手术完成后，进行仔细的 POCUS 检查，以寻找手术并发症的迹象，特别是由游离壁穿孔导致的心包膜血肿。

九、紧急心包穿刺术

心包穿刺术首选超声引导，因为如果采用盲法穿刺，无论是在床旁还是在心导管室进行，都与显著的发病率和死亡率相关[164,,478,514,515]。即使使用超声引导，当操作者使用传统的剑突下入路而不是选择最靠近积液的穿刺部位，或者只使用一根裸针而不是放置鞘或导管时，刺破心脏的概率亦较高[164,516–518]。

Callahan 和 Tsang 等介绍了现代超声引导心包穿刺术[162,164,514,515]。他们发表了几个大型病例系列研究，介绍了他们对包括儿童在内的患者群体的治疗经验[93,160,162,164,514,515,517,519–522]，结果显示成功率为 97%，主要并发症的发生率为 1.2%，包括 17 例腔室穿刺。11 例腔室穿刺患者仅行心包引流，5 例需要手术，1 例肺动脉高压患者接受右心室穿刺并在术前死亡[162]。

以下是手术成功和保证安全性的关键[162,164]：

- 利用超声引导确定理想的进针部位和针道，以最接近皮肤表面的最大积液处为目标。将针放在探头附近并与探头角度完全相同。
- 使用聚氯乙烯护套针。为避免刺穿心腔，将鞘推进心包，在心包穿刺后，大量液体排出之前立即拔出针。如果只是使用裸针，在清除积液时，针尖总是会接触心脏表面。
- 在进针过程中，针沿直线前进，不需要左右操作调整。

在 80% 的病例中，前胸壁（胸骨旁或心尖，而不是剑突下区域）是最好的进针部位[162,164]。此外，最好在进针后立即将鞘（或导管）推进心包，以便立即取出针[164]。

（一）超声引导心包穿刺术的步骤

1. 使用相控阵、微凸或凸阵探头。

2. 确认是否存在心脏压塞——右心室舒张性塌陷（图 5-116，视频 5-31），收缩期右心房塌陷（图 5-117），IVC 扩张并无吸气塌陷（图 5-118）。

3. 选择进针部位，寻找最靠近皮肤的最大液体处，通常位于胸骨旁和心尖之间的前胸部（图 5-119）。从进针点观察积液，确保充气的肺和其他重要器官不在进针的路径上。

4. 应避免损伤浅表血管包括乳腺内动脉（胸骨旁外侧 3 ～ 5cm）和肋间动脉（位于肋骨下缘）。如果时间允许，可以考虑标记乳腺内动脉的位置。

5. 无菌准备和铺巾（如果时间允许）。

6. 将探头放入无菌探头套中（如果时间允许）。

7. 如果病人清醒，可以考虑局部麻醉。如果病人无法配合，可以考虑采用限制、镇静或插管。如果需要插管，在使用诱导药物后立即进针。

8. 以与超声探头完全相同的角度进针（覆盖特氟隆导管）。针头的可视化不是必需的。

9. 如果再次出现血性液体，做气泡测试以确保针尖在心包间隙而不是心脏内，用注射器抽取出 3 ～ 5mL，然后迅速再重新注入。在针尖所在的空间，超声可以看到一团微小的气泡（图 5-120）。如果液体没有血，可以放心地跳过气泡测试。

10. 当液体回流时，①将导管通过穿刺针推入心包，②放置导丝，做一个小切口，放置扩张器，并将猪尾导管放入心包。在推进导管或导丝之前，不要清除大量的液体，否则针尖可能会与心脏接触。

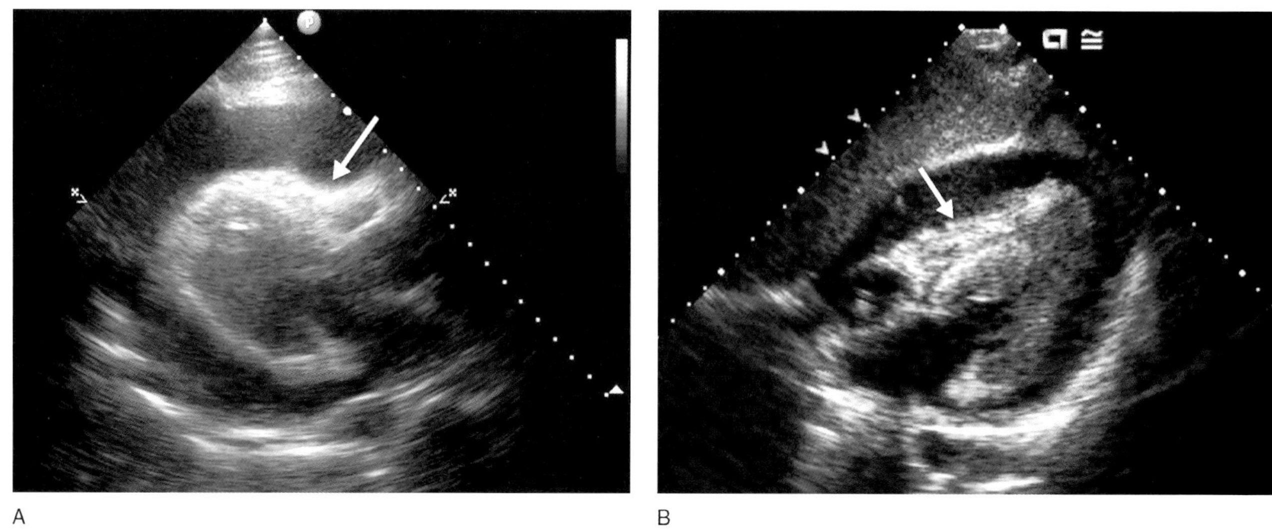

A B

图 5-116 心脏压塞相应的视频（视频 5-31）。中 / 大量心包积液和右心室舒张期塌陷患者的胸骨旁长轴（A）和剑突下切面（B）（箭头）。

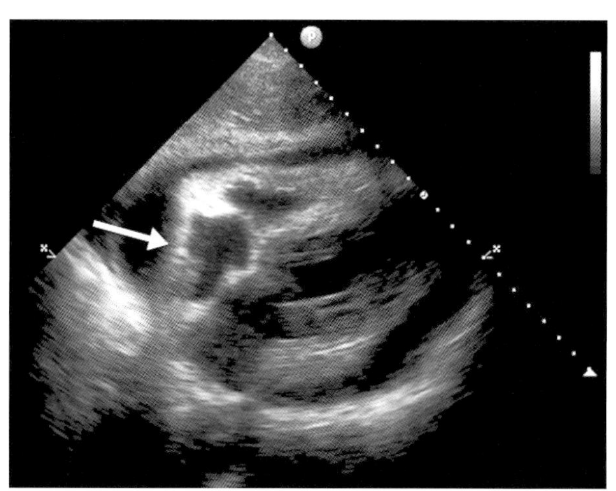

图 5-117 心室收缩期——肋下窗显示的心包积液和右心房塌陷（箭头）。

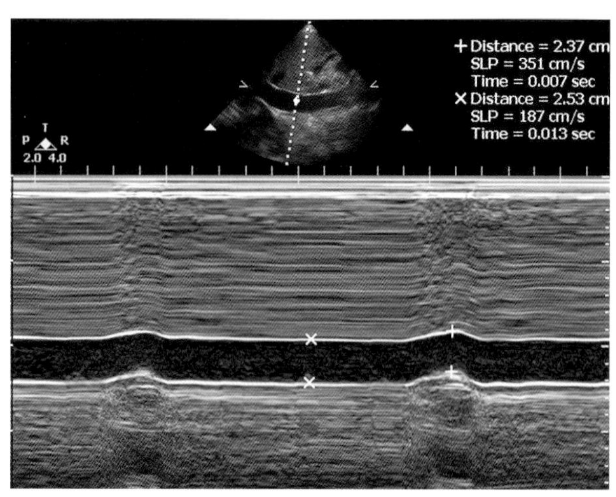

图 5-118 肋缘下矢状窗伴下腔静脉扩张，M 型无呼吸变异。

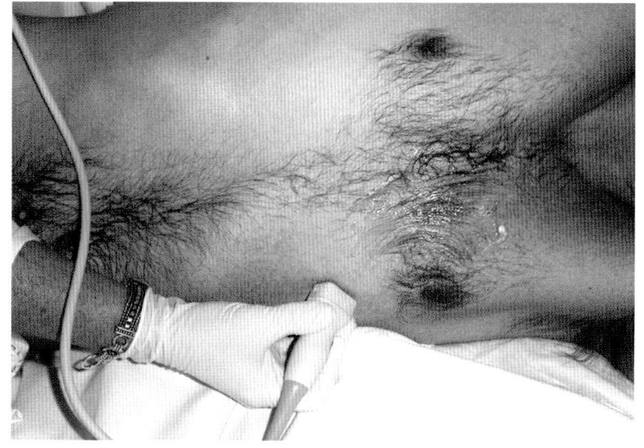

A

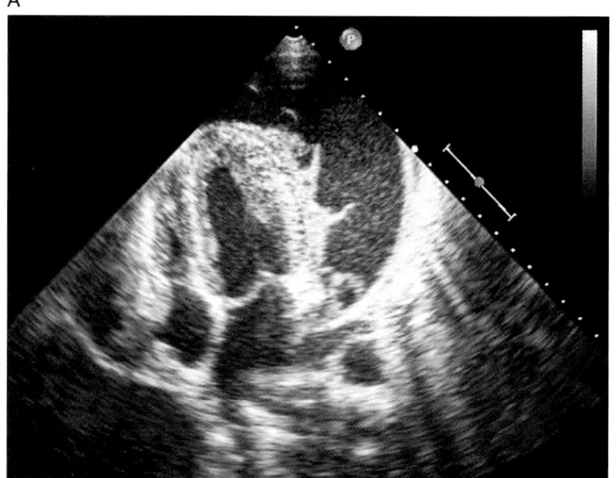

B

图 5-119 心尖四腔切面的探头放置（A）。对于直接的穿刺针引导，探头应逆时针旋转 90° 至心尖长轴切面。（B）心尖窗伴大量有回声性心包积液。探头位于左前心尖（在本例中旋转为四腔切面）。左侧卧位患者最大的液体量常位于此区域。注意在预定的穿刺区域没有肺伪影。

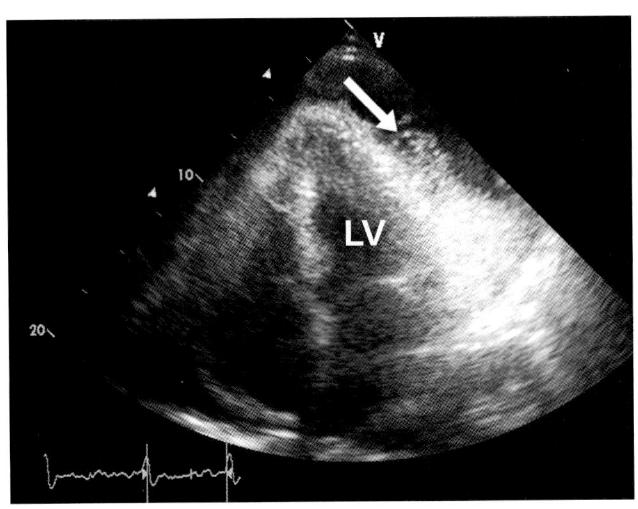

图 5-120 **心尖四腔切面，心包积液内注入生理盐水后出现气泡（箭头）。LV= 左心室。**

11. 如果最初置入鞘，则将导丝穿过鞘，并使用 Seldinger 技术如上所述置入猪尾导管。同样，这些都应该在清除大量液体之前完成。如果没有专门的心包穿刺包和导管，任何中心静脉导管都可以使用 Seldinger 技术放置。

有时胸骨旁窗和心尖窗不理想，最好的穿刺针道是从肋缘下窗。将探头放置在肋下间隙，超声束直接进入患者的左胸部。这个窗口将提供心脏的四腔切面（图 5-121）。由于当心脏位于远场时，肝脏可能出现在近场的位置，因此当使用肋下入路时，穿刺针可能必须在到达积液之前穿过其他结构。

虽然 Tsang 等报道静态技术的巨大成功，他们用记号笔标记最佳进针点，并在没有超声引导的情况下完成了其余的手术过程，但我们强烈建议使用连续实时超声引导。大多数 POCUS 医生对使用实时超声引导进行中心静脉导管、神经阻滞、穿刺等较熟悉，因此他们应该也可使用这种熟悉的技术进行心包穿刺。使用实时超声引导的原因之一是可以在进入心包后立即看到针尖或导线。此外，可以在穿刺针进入心包后立即进行一项简化的气泡试验（取出几毫升心包积液，然后迅速重新注入），以证明针尖在心包内。当心包积液带血时，这一点尤为重要。凸阵探头既可以获得良好的心脏图像，又可以更好地显示针尖。

平面内心包穿刺术可能是那些已经掌握了其他平面超声引导手术的 POCUS 医生的首选。在整个过程中针尖可视化可保证穿刺过程非常安全，几乎没有并发症。

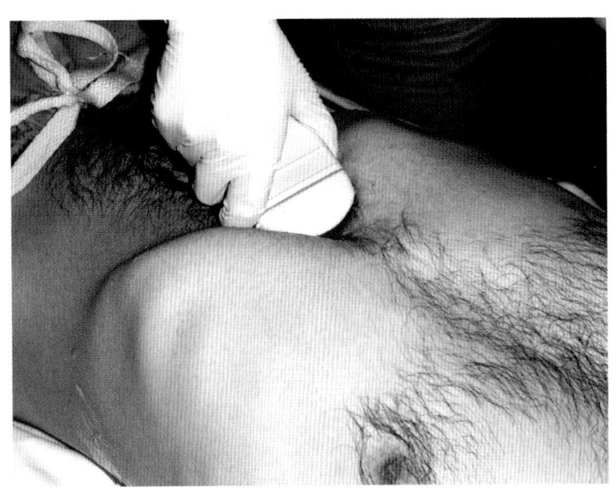

A

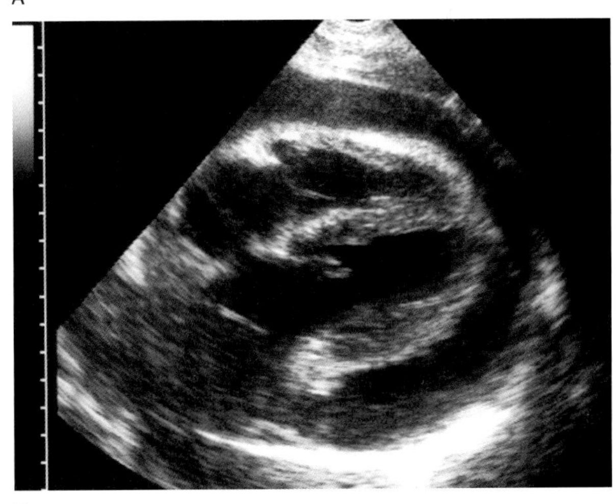

B

图 5-121 **（A）探头位于剑突窗口。（B）四腔肋下窗。中度心包积液。**

有报告介绍了急诊医生使用 5 ～ 2MHz 凸阵探头进行横向的平面内心包穿刺术 [523]。他们能够可视化进针及导丝进入心包的整个过程，并顺利完成整个过程且无并发症。

另一项研究回顾了 11 例急诊医生进行平面外心包穿刺的病例 [524]。他们在左侧胸骨旁边缘使用了 4 ～ 12MHz 的线性探头，并检测出该位置胸壁下方的积液。进针部位位于胸骨外侧，用彩色多普勒识别并避开乳腺内动脉（图 5-122）。在整个手术过程中可以看到针尖，并看到心包内的导丝和导管。此外，他们还记录了皮肤到心包的平均距离只有 1.5cm，最大距离 2cm，针头插入的平均时间为 1 分 50 秒，平均放置导管的时间仅为 3 分 30 秒，成功率 100%，没有任何并发症。

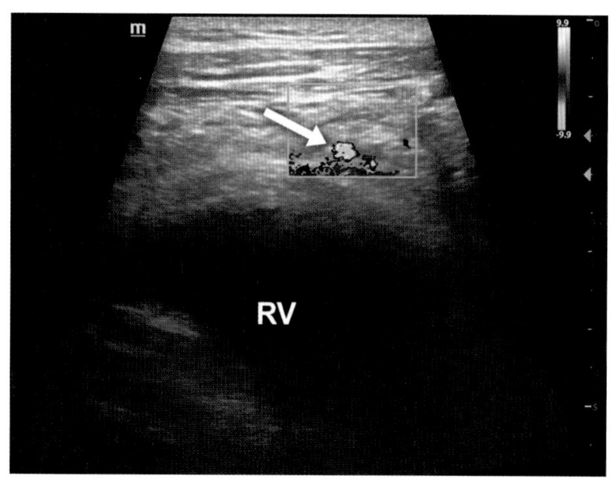

图 5-122 用彩色多普勒来识别乳腺内动脉（箭头）。该患者没有心包积液。RV= 右心室。

十、注意事项

1. 禁忌证。TTE 不存在禁忌证，除非 TTE 的使用妨碍了挽救生命的操作和治疗。

2. 无法获得足够的视野。一些患者不能很好地用 TTE 成像。这些患者包括皮下肺气肿、心包气肿、前后胸围较大和胸壁畸形。改善图像采集的建议包括保持探头与胸壁的接触；使用足够多的耦合剂；使用相邻的心脏窗口；并在必要时调整、旋转和倾斜探头。患者可转向左侧卧位，使心脏更靠近前胸壁。

（1）肋下窗是危重病人复苏时 POCUS 检查的主要窗口。改进这一切面图像采集的建议包括确保探头与身体平面呈锐角（一般为 15°），并在肋下将探头移动到患者的右侧，而不是更直观的左侧。这有助于避免充满空气的胃，并利用肝左叶作为软组织窗口。此外，要求患者深吸气，或者如果患者插管，提供一个较大的潮气量将有助于将心脏推向肋下。

（2）胸骨旁切面成像通常受到胸骨后的空气或解剖结构改变的影响。将探头向左移动，然后沿着前后轴上下移动，可能有助于获得更好的视野。

（3）通过改变角度，将探头对准头部或右肘关节，而不是右肩，可以改善心尖切面。

3. 扭转方向。正确的成像需要了解探头的方向。扭转方向可能导致临床医生将心室扩大误认为是正常的，反之亦然。例如，一个扩张的右心室是大面积 PE 的重要线索，但如果在显示屏的另一面看到一个正常的左心室，可能会被错误地识别为正常的结构。当心室大小相似时，通过心尖四腔切面显示三尖瓣比二尖瓣更靠近心尖，可以识别右心室。另一种用心尖四腔切面确定正确方向的简单技术是将探头向前倾斜，以显示主动脉流出道，从而获得心尖五腔切面（图 5-123）。

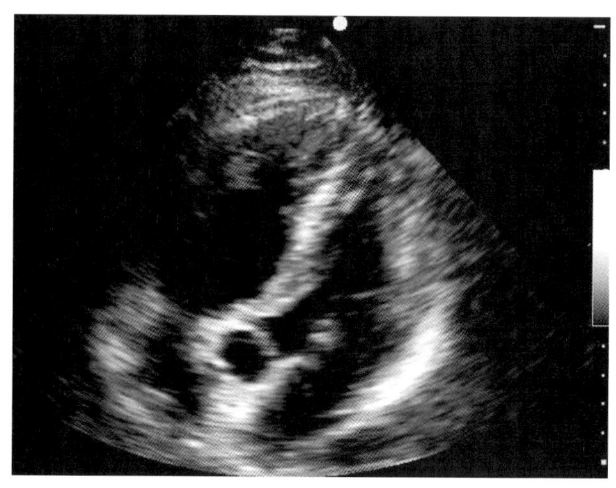

图 5-123 右心室增大患者的心尖五腔切面。左心室流出道的显像证实了左右方向正确。

4. 液体与血凝块或脂肪。液体（浆液性心包液或去纤维血）表现为无回声。然而，血凝块最初可能是强回声（图 5-124）。血块的边缘通常有一条薄薄的、无回声的条纹。查看其他窗口可有助于识别心包其他方面的游离液体。脂肪通常位于心前间隙。在部分患者中，似乎呈低回声，并可能被误认为是液体或血肿。鉴别的方法是脂肪表现为轻度回声分隔。

5. 增益问题。调整增益使心脏的后部具有最高的时间增益补偿。心室应无回声，心脏结构应有回声。

6. 调整深度以观察相关心脏结构的后部。如果可以调节，则将焦点放在感兴趣的结构上。过多的放大倍数会改变正确的显影，而过浅的深度会减少病理发现。如果深度不足以捕获整个心脏，临床医生可能会错过大量的心包积液，而将肋下切面右心室壁和隔膜之间的大的液体条纹误认为是右心室。

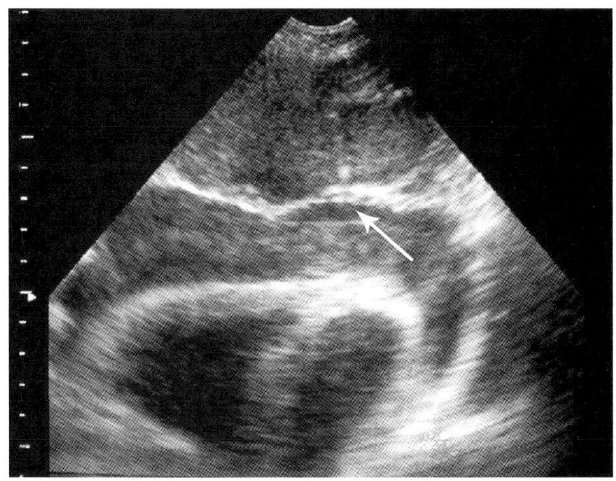

图 5-124 **心包积血。肋缘下可见强回声凝固的血液和细条状的液态血（箭头）。**

7. 动态范围。许多用于 POCUS 的机器都是之前用于腹部检测的；包括仪器的动态范围设置。在心脏超声波中，图像更加黑白分明。动态范围应低于腹部或盆腔成像中使用的设置。

8. 左室的倾斜或缩短导致左室功能判断错误（图 5-125，视频 5-32）。

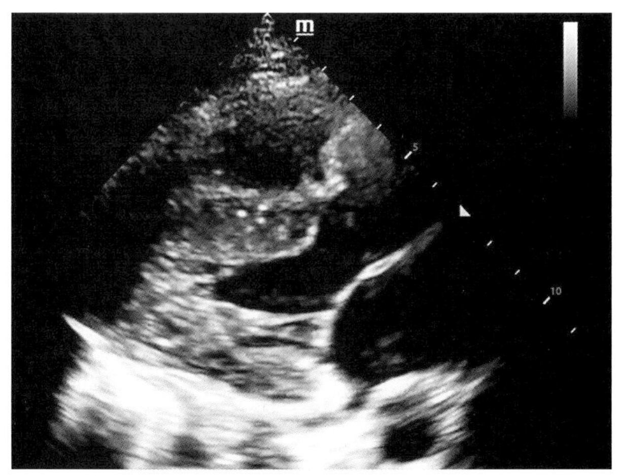

图 5-125 **胸骨旁心脏长轴斜切面可导致高估左心室射血分数。视频 5-32 显示了同一名患者的并排片段，这些片段是分开拍摄的。图左左心室射血分数正常，但图右斜切面可能导致临床医师认为左心室功能高动力。**

9. 彩色多普勒的注意事项

（1）由于多普勒方程和多普勒角存在角度高度依赖性，要求超声束接近平行的对准方式。可通过改变探头的角度或色框的角度来优化对齐。超声束对准不良将导致与瓣膜病变相关的定量计算误差。

（2）混叠是很常见的，可以通过增加速度标尺（或脉冲重复频率）来修正。

（3）优化颜色增益，以避免高估 / 低估射流颜色尺度（反流性瓣膜病变）。打开颜色增益，直到颜色伪影开始出现在 B 模式结构中，然后稍微返回以获得最佳的增益设置。

10. 脉冲多普勒的注意事项

（1）PW 多普勒与彩色血流多普勒有相似的混叠现象。如果血流速度高于奈奎斯特极限，就会表现为被切断且低于基线。增加速度标尺和降低基线可以纠正这一点。

（2）将滤波按钮设置在“高”，可以消除基线周围的低 / 中流速，以优化 PW 波形。

（3）多普勒增益应优化，以避免频谱波形出现在基线上方和下方作为镜像图像的串扰。这可以通过降低多普勒增益来校正。

11. 瓣膜评估的注意事项

（1）测量主动脉瓣狭窄的严重程度时需要正确地对准超声波束，以获得正确的峰值射流速度和平均梯度测量。偏离平行对准会导致速度低估。主动脉瓣面积的计算需要 LOVT 直径，VTI_{LOVT} 和 VIT_{AV}。增加计算所需的参数数量会增加测量 / 操作员误差的可能性[330]。

（2）用平面测量法评估二尖瓣狭窄需要最佳增益设置。瓣叶的过度增生和 / 或严重钙化会导致狭窄口的低估。左心房顺应性和舒张性可影响压力半衰期。LVH 患者松弛不正常，而延长减速时间，将导致对二尖瓣面积的低估，此外，在严重 AR 患者中，LVEDP 的增加会降低 P1/2t，导致高估 MVA[334]。

（3）主动脉瓣反流评估比瓣膜狭窄评估更容易受彩色多普勒影响。射流尺寸容易受到速度标尺［脉冲重复频率（PRF）］设置的影响。中心导向的射流看起来比偏心（或贴壁）射流更大。射流宽度 /LVOT 直径评估在偏心定向射流中无效[339,492]。

（4）同样，二尖瓣反流评估必须使用优化的彩色多普勒设置，以获得正确的射流大小。在偏心射流中，射流面积和射流面积 /LA 面积的评估会低估反流的严重程度。

12. 心包穿刺术的注意事项

（1）在选择入路点时，一定要考虑乳腺内动脉和肋骨下方的神经血管束的位置。

（2）如果超声不能充分观察到针尖，则在获得血性液体时无法确认针尖的位置。

（3）如果胸骨旁入路有明显的肺组织遮挡，应考虑其他入路。

参考文献

完整的参考资料列表可在网上找到
www. mhprofessional. com/mamateer4e.

视频

第 6 章
经食管超声心动图

Joseph Novik, Lindsay Reardon, and Robert F. Reardon

一、临床概况

经食管超声心动图（TEE）的历史可以追溯到20 世纪 70 年代初到 80 年代[1-4]，但直到 20 世纪 90 年代中期，心脏病专家才开始常规使用[5]。20 世纪 90 年代末到 21 世纪初，随着 TEE 在心肺复苏及确定心脏停搏起因方面的应用[7-9]，TEE 的安全性才得到了广泛的认可[6]。

首例急诊医生使用 TEE 管理心脏停搏的报告发表于 2008 年[10]。近年来，因为有价值、开创性的文献发表及精准模拟器的出现，由急诊医生开展的复苏性 TEE 技术得到迅猛发展[11-17]。2018 年，国家急诊 TEE 应用指南发布，介绍了培训、认证和目标导向方案[18]。急诊 TEE 的快速发展和兴起不仅是因为其突破了经济和政治方面的障碍，更重要的是因为它可以发挥令人难以置信的实际作用。

二、临床适应证

复苏性 TEE 临床适应证与急诊经胸超声心动图（TTE）相似（见第 5 章“经胸超声心动图”）。然而，当 TTE 成像效果不佳或经患者胸部的扫查声窗受限，并且临床医生需要精细的图像质量才能做出或排除特定诊断，或者临床医生希望持续监测心脏功能时，TEE 尤其适用。复苏性 TEE 的具体临床适应证包括：

- 心脏停搏
- 心室颤动
- 大面积肺栓塞
- 局部室壁运动异常
- 心包积液和心脏压塞
- 急性主动脉夹层
- 休克处理
- 引导操作

（一）心脏停搏

心脏停搏会致使脑血流中断，导致患者在 6 秒内失去意识[19]。如果大脑持续缺氧时间超过 4 分钟，脑细胞将死亡[23]，这就突出了有效心肺复苏（CPR）、快速确定可逆病因并恢复自主循环（ROSC）的重要性。

一些人认为，在急诊科，心脏停搏是使用复苏性 TEE 最有价值的适应证。这种操作技术需要培训（和进一步的研究），以在病人治疗中获得最好的治疗效果。大多数心脏停搏检查忽略了确定心脏活动的存在和程度的重要性。在成人和儿童患者中进行脉搏检查耗时且不可靠[21,22]。

TEE 能够使临床医生即刻确定心脏是否存在活动，与 TTE 相比，检查时间更短、更精准（图 6-1，视频 6-1）[14,23]。在 CPR 过程中 TEE 通常更容易获得连续的高质量图像。

目前有两种主要的理论来解释胸外按压的有效性，对决策的理解非常重要：一个是胸腔泵或“风箱”理论，即经胸腔压力变化促使血液流动，一个是心脏泵理论，即直接按压心脏促进血液流动。动物和人体试验都支持这两种观点，表明它们都可以起到一定的作用。患者体型（如桶状胸）会影响选择哪种方式对患者最为有利[7,24-26]。

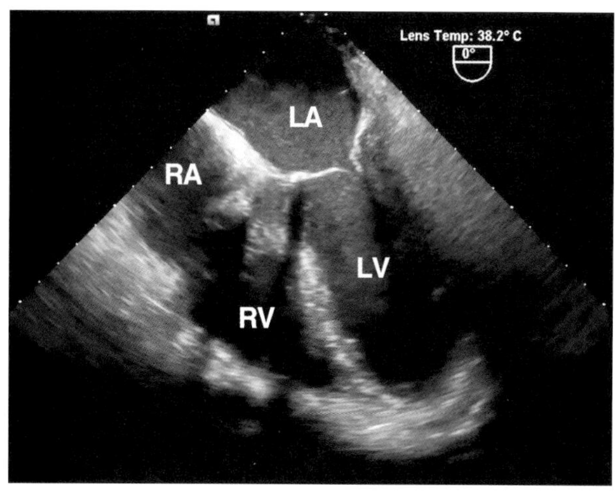

A

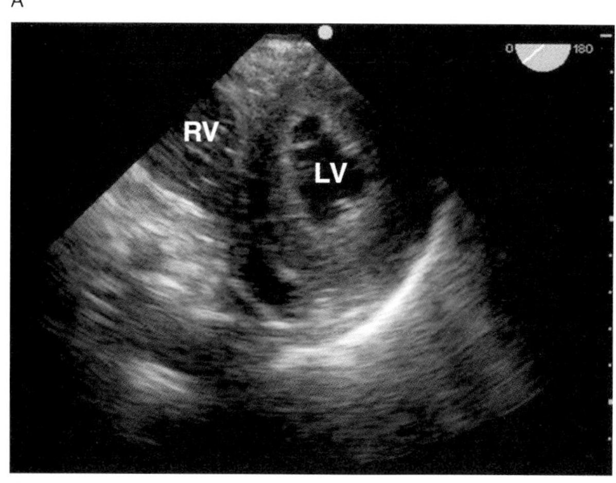

B

图 6-1 （A）食管中部五腔切面及相应的视频显示，无规律的心脏活动，瓣膜运动不足（视频 6-1A）。（B）经胃短轴切面及相应的视频显示，心脏活动消失，随后恢复胸外按压（视频 6-1B）。LA= 左心房，LV= 左心室，RA= 右心房，RV= 右心室。

TEE 通过评估以下四个方面，为优化 CPR 机制提供了机会：

1.左心室（LV）在胸部按压时是否“充分”受压？

2. 在受压时，左心室流出道（LVOT）或近端主动脉是否存在外源性梗阻？

3. 右心室（RV）是否出现充盈不足或过度充盈？

4. 瓣膜是否通过按压作用开启和关闭？

在 CPR 过程中持续监测心脏功能变化，还存在一系列尚未解决的新问题。

在临床实践中，TEE 没有发现在心肺复苏中是何种机制致使左室充分舒张、收缩和瓣膜完美的启闭。更合理的解释是，左室受压大，瓣膜的开放可能就更好。病例报告显示，CPR 期间心输出量（CO）的增加与 CPR 按压阶段主动脉瓣开放持续时间的增加有关[27,28]。笔者所在机构全面评估了心肺复苏术中左室容积和瓣膜启闭的关系，认为当主动脉瓣和二尖瓣没有开放和闭合，或心肺复苏术中左室流出道与左室相比不成比例的压缩时，左室射血分数（EF）会小于 25%。TEE 可以从各个角度评估整体左室结构的变化（图 6-2 至图 6-4）。

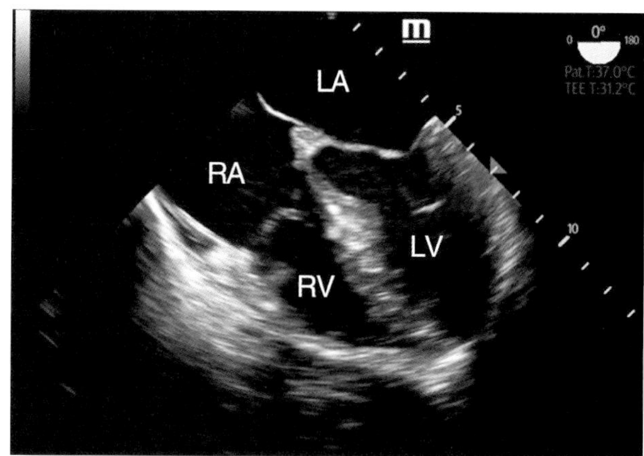

图 6-2 食管中部四腔切面。LA= 左心房，LV= 左心室，RA= 右心房，RV= 右心室。

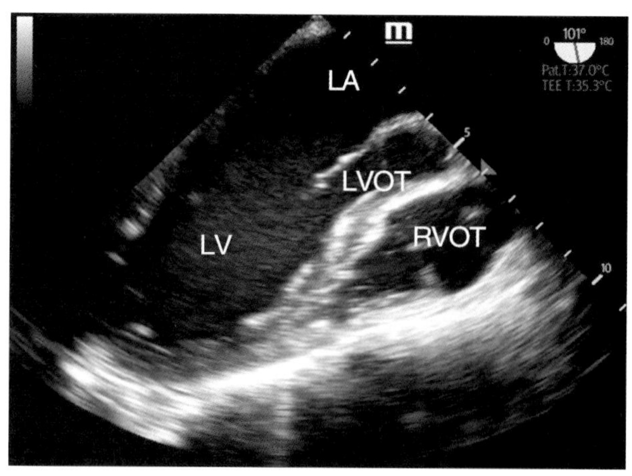

图 6-3 食管中部左心室长轴切面。LA= 左心房，LV= 左心室，LVOT= 左室流出道，RVOT= 右室流出道。

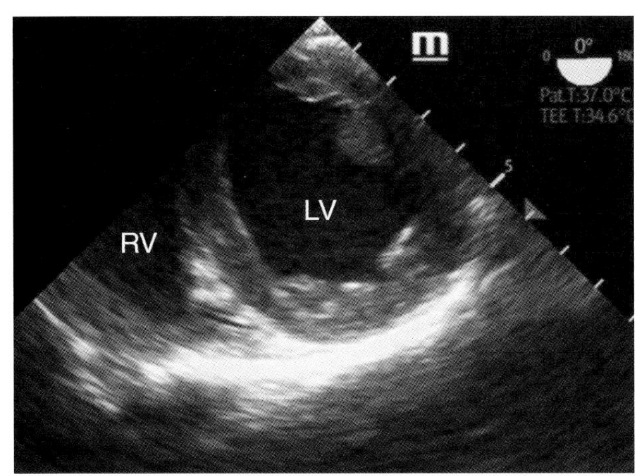

图 6-4　**经胃短轴切面。LV= 左心室，RV= 右心室。**

美国心脏协会（AHA）建议在胸骨下缘上方 2 ～ 3cm 处进行胸外按压[29]。心肺复苏期间的 TEE 数据显示，该部位的压迫导致左室流出道和近端主动脉狭窄，阻碍了左室流出量和每搏输出量（SV）。在左室流出道或主动脉根部发现的最大压迫面积（AMC）分别为 41% 和 59%[30]。有研究提出改变 CPR 位置，使用连续 TEE 调整 AMC，以增加左室输出量，同时将左室流出道和主动脉压缩降至最低（图 6-5，视频 6-2）。如果观察到瓣膜通过压缩（主动脉瓣开放和二尖瓣关闭）可以正常启闭而发挥作用，这表明可以使用 TEE 对 CPR 进行优化[13,27]。迄今为止，还没有临床数据来支持这一理论。在中线外进行胸部按压可能会改善心室压迫，但会增加肋骨骨折的风险，从而降低了基于胸腔泵理论的 CPR 的有效性[26,31]。如果在复苏期间尝试进行 AMC 操作，但未发现 LV 变形或其他灌注指标（如 $ETCO_2$，血压）有所改善，我们建议恢复标准 CPR 位置，以避免损害胸腔泵。需要进一步的研究来检验这些有意义的理论和 TEE 成像数据相关的临床应用。

如果恢复自发性心脏收缩，则应评估心肌收缩力和脑灌注。通常，在自主呼吸循环恢复之后，TEE 可以观察接下来的动态变化。目测左室收缩力和瓣膜功能是快速做出判断的最佳方法。当自发性心脏收缩不足时，即使有规律的节律，也要准备恢复胸外按压。我们的经验是，静推一定剂量的肾上腺素可以用来预防或延迟心脏损伤。通过 TEE 密切观察自主循环是否有下降的迹象。

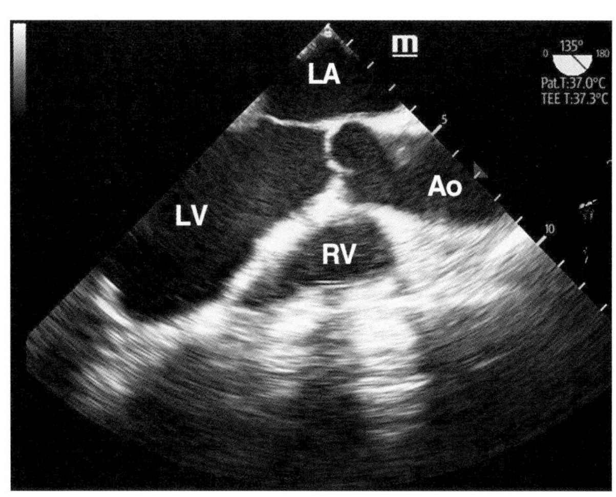

图 6-5　**胸外按压时食管中部左心室长轴视图。相应的视频显示左心室、左心室流出道和主动脉根部均已受压（视频 6-2）。Ao= 主动脉，LA= 左心房，LV= 左心室，RV= 右心室。**

其他灌注指标包括超声心动图估计 CO、有创动脉血压测量和脑灌注监测[32]。如何综合使用这些参数和其他参数来评估脑动脉和冠状动脉灌注是否充分，还需要进一步的研究。

（二）心室颤动

心室颤动（VF）是心脏停搏时常见的症状，但心脏监测常常无法识别。TTE 和 TEE 都可以用来区分细微的心室颤动和心脏停搏（图 6-6，视频 6-3）[10,33]。TEE 可以提供更高的心肌清晰度，并使鉴别心室颤动和心脏停搏更加简单直观[13]。

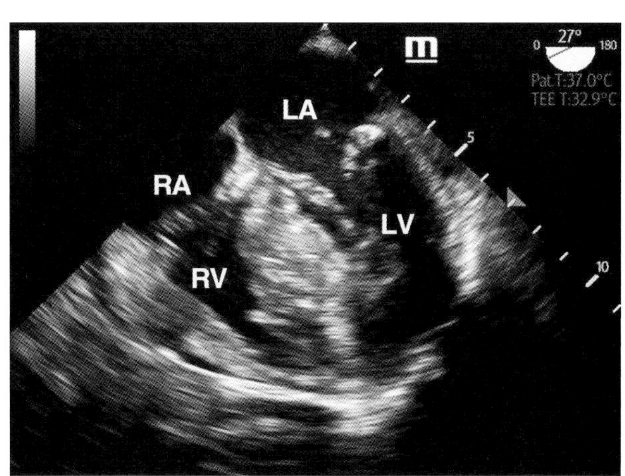

图 6-6　**食管中部四腔切面和相应的心室颤动演示视频（视频 6-3）。LA= 左心房，LV= 左心室，RA= 右心房，RV= 右心室。**

研究发现隐匿性低振幅 VF 极易被误诊。多项研究表明，心电图观察到的节律与超声心动图观察到的节律存在差异。这一发现与其他发现一起，推动了广泛应用 TTE 直接观察心脏停搏期间的心肌活动。根据首次报道的急诊医师使用 TEE 的病例，很明显，TEE 在区分心脏停搏和 VF 方面明显优于 TTE[10]。2019 年在一项对 33 例院外心脏停搏患者的研究中，TEE 在 4 例患者中发现了 VF，所有这些患者最初都被标准的心脏监测认为是心脏停搏 [13]。

（三）大面积肺栓塞

与肺栓塞（PE）相关的发病原因是患者的肺部血栓及其心肺储备功能相互作用的复杂结果。中度的 PE 可能对潜在右心衰竭患者有严重的影响 [34]。公认的重度 PE 指征包括动脉收缩压低于 90mmHg，有休克迹象（即精神状态改变，周围循环衰竭），以及新发的严重右心室衰竭。大面积 PE 严重危及生命，住院死亡率高达 25% ～ 65%[35]。由于登记处未能收集到就诊前死亡的患者，因此公布的数据可能低于真实的死亡率。一些资料显示，高达 67% 的重度 PE 患者在 1 小时内死亡，这使得快速诊断和干预变得至关重要 [36]。

由于心肺活动停止或濒于停止，许多患者需要紧急气道处理。在这种紧急情况下，TEE 的优势包括能够获得高质量的图像，用于评估急性肺源性心脏病，持续监测右心室衰竭的状态或发展，并实时观察干预措施的效果。

除非能看到急性血栓，否则 PE 可能很难与其他原因引起的肺源性心脏病相鉴别；因此，了解临床病史是至关重要的。肺心病的主要表现是右心室负荷过重。超声心动图表现包括（严重程度逐渐增加）右心室增大、右室游离壁收缩力降低、室间隔运动减弱和室间隔偏曲（图 6-7，视频 6-4）。麦康奈尔征（McConnell 征），即局限性右心室运动减弱和心尖部过度收缩，是不明原因肺心病中 PE 的不良预测因素 [37]。使用二维（2D）和多普勒功能的定量方法来评估右心室应变，在第 5 章“经胸超声心动图”中进行了描述。然而，通过肉眼进行的大体评估与定量测量有很好的相关性，并表现出良好的可靠性 [38]。使用 TEE 四腔切面，中部横截面直径 RV/LV 比值大于 1 表明 RV 应变，根据我们的经验，这是最早的表现。我们相信对右心室应变的大体评估最适合于这种超紧急情况。

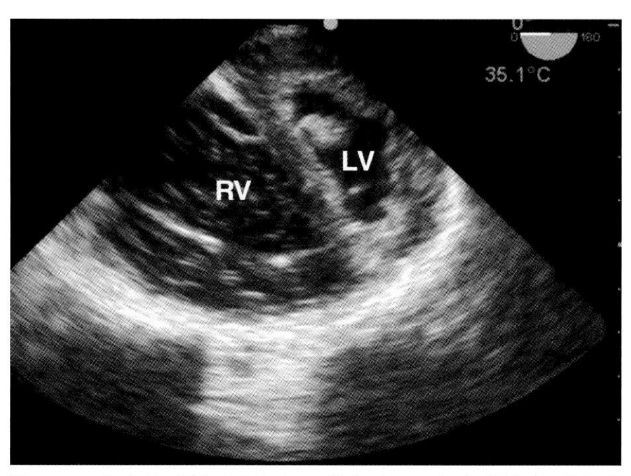

图 6-7　经胃短轴切面和相应的视频。肺动脉栓塞引起的右心室衰竭很明显，表现为右心室增大和室间隔偏曲。右心室内明显可见生理盐水与血液混合的湍流（视频 6-4）。LV= 左心室，RV= 右心室。

有人认为，没有右心室扩张就可以排除 PE 这一临床上很重要的疾病的诊断。然而，我们已经看到一些病例，在伴有重度 PE 和血容量不足的低血压患者中，右心室扩张并不明显，只是在补液后才显示出来。相反，一些数据表明，在无 PE 的心脏停搏患者中，可能存在右心室扩张 [39]。由于这些原因，我们建议在任何考虑到大面积 PE 的情况下，在补液过程中，对右心室应变和左心室充盈进行持续的 TEE 评估。

与 TTE 相比，TEE 更有可能直接显示右心房、右心室或肺动脉中的血栓。一项研究比较了常规使用 B 模式和彩色多普勒模式 TEE 观察肺动脉的能力。主肺动脉和右肺动脉检出率分别为 96.1% 和 94.1%。虽然只有 47% 的患者（由于支气管阻塞）发现了左肺动脉近端段，但 92% 的患者可见其远端部分。在 TEE 过程中，88.2% 的患者可见两侧大叶动脉近端部分。虽然这些结果不适用于急诊患者，但为该研究的潜在可行性提供了一个参考。一项对 44 例疑似 PE 患者的研究中，30 例患者被发现患有急性肺心病，并接受了 TEE 检查以确定有无血栓。TEE 检测近端 PE 的敏感性为 84%；然而，该检查对所有急性肺心病患者的肺栓塞病例的敏感性仅为 58%[40]。

在有肺源性心脏病表现的不稳定患者中，识别肺栓塞是提高确定性诊断的一种好方法，特别是当考虑在 CT 证实前进行溶栓治疗时。使用 TEE，可以在右心房、右心室、肺动脉主干和近端分支中寻找血栓（图 6-8，视频 6-5）。

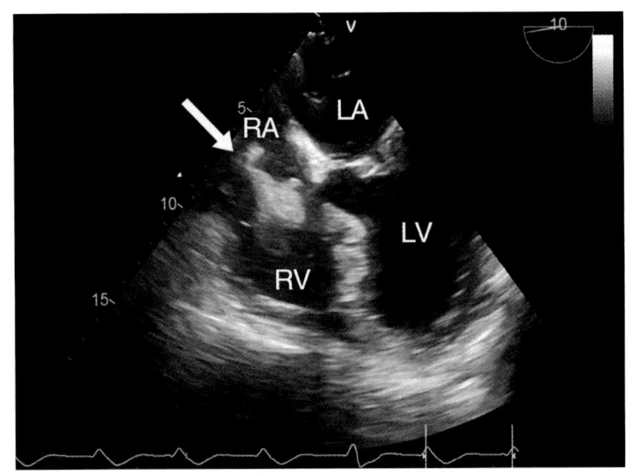

图 6-8 **食管中部五腔切面和相应的视频（视频 6-5）显示右心室血栓（RV）。LA= 左心房，LV= 左心室，RA= 右心房。**

除了诊断大面积 PE 外，临床医生以最佳方式管理患者血流动力学的各个方面至关重要。对大面积肺栓塞患者进行大量补液治疗可能会导致右心室缺血、加重心脏负荷，进而导致左室充盈和心输出量减少。治疗的重点是通过使用升压药（通常为去甲肾上腺素输注）改善右心室功能，进而改善肺动脉血流，维持冠状动脉灌注的后负荷，并通过使用溶栓药物或栓子取出术来减少肺动脉阻塞。TEE 可以对右心室和左心室大小进行连续成像，同时干预的效果是显而易见的，对临床很有帮助。

（四）局部室壁运动异常

TTE 和 TEE 对整体和局部室壁运动的评估是相似的[41]（图 6-9）。TEE 对室壁运动异常且不稳定的患者最有帮助。患者通常因左室功能不良而导致心源性休克，但也可能有急性二尖瓣关闭不全、主动脉瓣关闭不全或左室流出道梗阻；分别由乳头肌破裂、主动脉夹层或室壁运动异常引起。

（五）心包积液和心脏压塞

由于相对简单、安全性极佳和高灵敏度，TTE 是诊断心包积液或填塞的首选影像学检查方法[42-45]。通过 TEE，探头在食管中的定位提供了更高频率的成像和更好的心脏后部结构的显示。心内直视手术后，多达 85% 的患者会出现心包积液，约 1% ～ 3% 的患者会发生心脏压塞。从缝合线、胸骨切口、心脏小的撕裂伤和其他并发症中缓慢渗出的液体可能导致局部积液。右心房与上腔静脉（SVC）的连接处和后部腔室位于经胸超声的“盲点”内，因此 TTE 可能不会发现这些部位的局部积液。这些术后局部积液很少见，但术后一旦发生，用 TEE 检查是可以发现的[46-49]。一项研究报告称，59%TTE 未发现心脏压塞的患者中，经 TEE 可显示早期和晚期心脏压塞（图 6-10，视频 6-6）[48]。一个病例报告显示，TTE 未发现心尖处 700mL 的化脓性局部心包积液，却在经胃短轴切面的 TEE 检查中发现[49]。

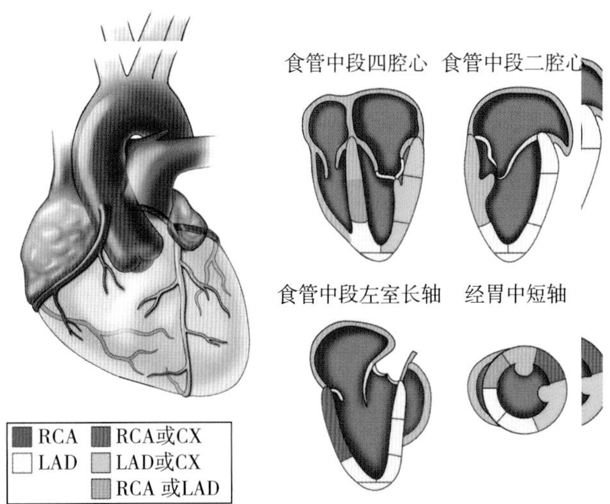

图 6-9 **典型经食管切面的冠状动脉灌注的分布。动脉分布因患者而异，导致心肌节段具有不同的灌注。**

CX= 回旋支，LAD= 左前降支，ME= 食管中段，RCA= 右冠状动脉，TG= 经胃

心脏破裂是急性心肌梗死（MI）的严重并发症。最常见的是心脏破裂导致急性心脏压塞和心源性猝死。在某些情况下，心肌梗死后的心脏破裂可导致缓慢进展的积液或假性动脉瘤，逐渐渗入心包形成不易被 TTE 发现的血栓[46]。这种现象也见于

其他急症，如升主动脉夹层破裂进入心包间隙。

一些患者因为术后通常放置导管，使用呼吸机、仰卧位、肥胖、胸部畸形、放疗、肺过度膨胀和皮下气肿等，导致 TTE 成像困难或显示不清。如果 TTE 提供的诊断图像不满意，那么就需要考虑 TEE[46,47,49]。

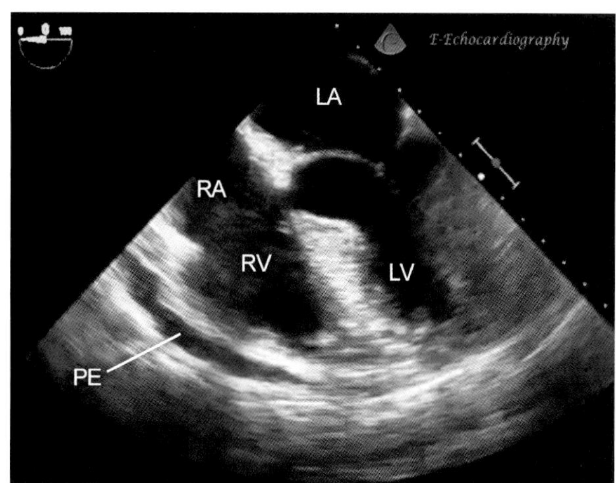

图 6-10　食管中部的五腔切面和相应的视频（视频 6-6）显示心包积液（PE）伴早期心脏压塞。注意右心房游离壁的矛盾运动。

LA= 左心房，LV= 左心室，RA= 右心房，RA= 右心室。

（六）急性主动脉夹层

急性主动脉夹层在最初的 24 ～ 48 小时内的死亡率约为每小时 1%[50,51]，对于急诊医生来说是一个诊断挑战。单独使用 TTE，由于受到肺和胸腔骨结构的干扰，胸降主动脉、远端升主动脉和主动脉弓很难完整显示 [52,53]。TEE 可以更好地显示主动脉夹层，与 TTE 相比具有许多优势。由于食管在解剖上靠近主动脉，因此可以对胸主动脉进行几乎完整的评估，并且 TEE 可以快速检测到 A 型和 B 型主动脉夹层（图 6-11，视频 6-7）[51,52]。TEE、螺旋 CT、核磁共振成像（MRI）已被证明具有相当的敏感性和特异性，准确率接近 100%[54-56]。有研究发现，三种方法的敏感性都接近 100%；螺旋 CT、TEE 和 MRI 的特异性分别为 100%、94% 和 94%[57]。尚未研究急诊医生实施复苏时 TEE 对胸主动脉夹层的敏感性。

螺旋 CT 具有应用广泛、检查快速，相对独立的优点，通常能够识别内膜撕裂的部位 [52]。但 CT

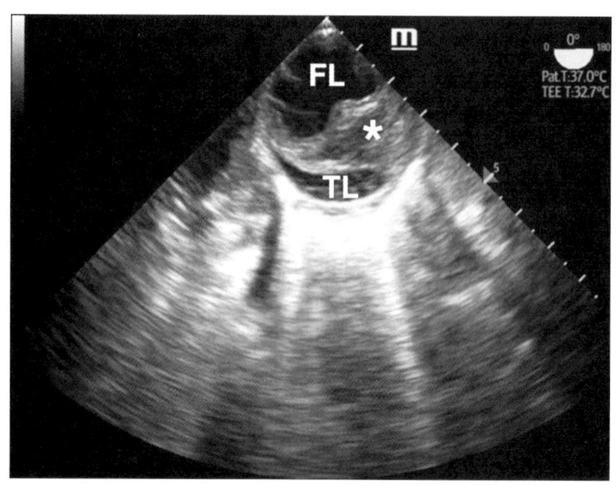

A

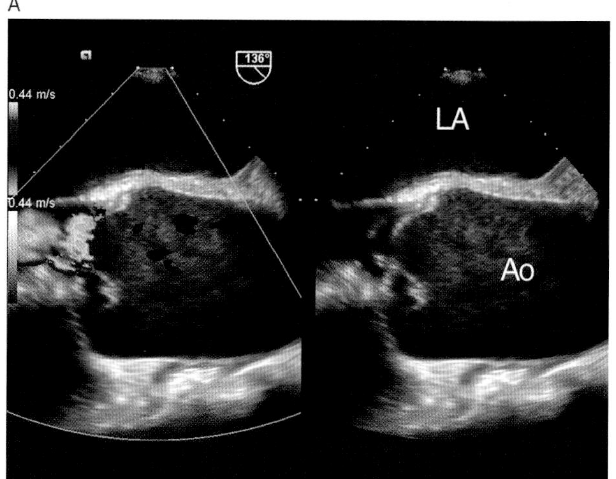

B

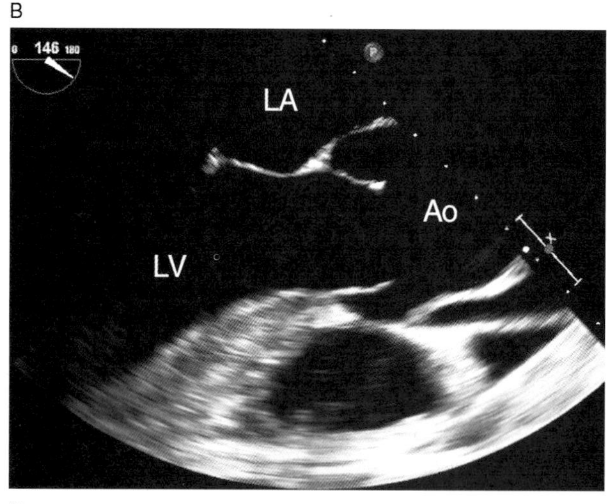

C

图 6-11　（A）降主动脉短轴切面显示主动脉夹层，血栓（*）介于真腔（TL）和假腔（FL）之间。（B）窦管连接处水平的主动脉根部夹层与相应的视频。注意彩色多普勒显示大量反流（视频 6-7A）。（C）食管中部左室长轴切面显示主动脉根部夹层与相应的视频（视频 6-7B）。Ao= 主动脉，LA= 左心房，LV= 左心室。

检查可能不适用于血流动力学不稳定的患者和肾衰竭患者，并且评估急性夹层的心脏并发症（即心脏压塞、主动脉瓣关闭不全和心肌梗死）的能力有限。相比之下，TEE 安全且便携，是对不稳定患者进行现场评估的理想方法。TEE 不需要造影剂，对于不复杂的远端主动脉夹层患者，只需不到 15 分钟即可完成检查[51,52]。不需要检查后分析，TEE 操作医生可在检查过程中做出诊断[51]。

一般而言，理想的成像检查旨在明确主动脉夹层的病变范围、主要内膜撕裂的部位、心脏主要分支血管受累情况，以及主动脉破裂的存在[52]。急诊成像应首先集中于危及生命的急性心脏并发症。通过识别分离真假腔的撕裂内膜片来确认解剖部位。在超声上，这表现为主动脉腔内的线样高回声。最常见的夹层位置是主动脉壁应力最大的位置：左锁骨下动脉起点的远端、主动脉根部窦管连接处的正上方[52]。TEE 是验证急性主动脉夹层的诊断和识别相关心脏并发症的敏感方法。

心脏并发症可涉及心包、心肌、心内膜和瓣膜结构，导致心脏压塞、冠状动脉夹层和急性心肌梗死。心包积液的存在通常表明主动脉破裂进入心包间隙。TEE 可以显示积液的多少，并快速识别压塞程度（图 6-12，视频 6-8）。局部室壁运动异常可能提示冠状动脉灌注受损或夹层延伸至冠状动脉[52]。夹层也可能通过多种机制破坏正常的瓣膜附着，导致急性心梗[52]。通过彩色多普勒可能显示这种紧急并发症，检查到主动脉瓣口呈偏心喷射反流。

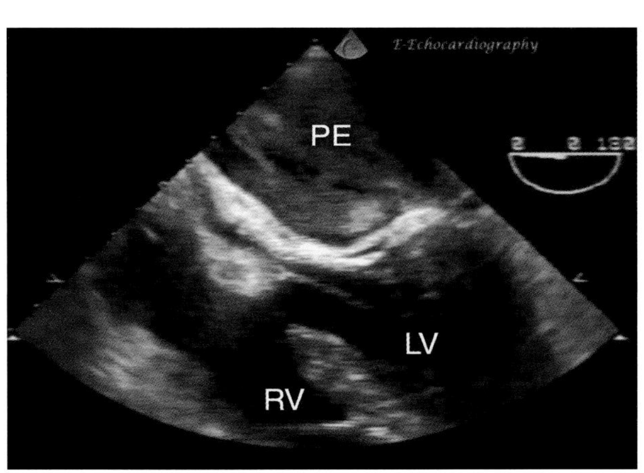

图 6-12　食管中部四腔切面和相应视频（视频 6-8）显示主动脉夹层的并发症：心包凝血块和心脏压塞。LV= 左心室，RV= 右心室，PE= 心包积液。

与床旁 TTE 相比，TEE 检查通常需要使用镇静剂和插管，特别是在急诊不稳定的患者中。由于远端气管和主干支气管产生的盲点，限制了对远端升主动脉和近端主动脉弓的评估。来自左心房前壁的混响伪影类似于剥离内膜，高达 25% ～ 50% 的检查可能显示为线性伪影[52]。假腔的血栓形成可能掩盖夹层，而 TEE 对分支血管的成像能力有限。

（七）休克处理

休克的处理中 TEE 可评分以下参数：
①容量反应性评估
②左心室功能评估
③右心室功能评估
④心脏瓣膜病变评估

1. 容量反应性评估

液体超负荷可导致肺水肿、急性呼吸窘迫综合征（ARDS）、长期需要机械通气[58] 和死亡[59]。因此，应慎重地给予补液，治疗目的是补充丢失的容量，增加 CO，并改善组织的氧输送。液体反应性定义为在注射 500mL 的晶体液后，SV 或 CO 增加了 10% ～ 15%[60–62]。评估容量反应性最简单的方法是评估左心室的大小和功能。高动力性左室（EF ＞ 70%）、小左室舒张末期面积（TG 中短轴视野为＜ 10cm^2）或左室收缩期完全闭塞，是低血容量和容量反应性的良好指标（见第 5 章经胸超声心动图和图 5-24）。其他常用于预测容量反应性的测量方法依赖于机械通气过程中左心室每搏输出量和上腔静脉直径的周期性变化，这在不通过补液获益的患者中变化更为明显。数据表明，在插管和呼吸肌麻痹的患者中，接受至少 8mL/kg 的潮气量，15% 或更大的 SV 变化提示容量反应性。

确定液体反应性的最佳研究方法可能是测量 SVC 直径的变化，在需要补液的患者中，SVC 随着正压通气而塌陷（图 6-13）。SVC 随着呼吸循环的反应性塌陷程度被描述为塌陷指数（CI_{SVC}）；由吸气和呼气横截面直径的差值除以呼气（最大）直径而获得。在一项对 66 例接受机械通气的脓毒症患者的研究中，CI_{SVC} 为 0.36 或更高预测扩容后心脏指数（心输出量 / 体表面积）可提高 11%[61]。另一项研究表明，目测＜30%、30%～60% 或＞60% 的 CI_{SVC} 与定量评估一样准确，且对于预测容量反应性一样具有临床实用性[38]。容量反应性尚未与任何临床上重要的以患者为中心的结果联系起来，因此，尽管对 SVC 塌陷的评估是一项最先进的方法，但应该认识到它对发病率或死亡率的影响尚未得到证实。

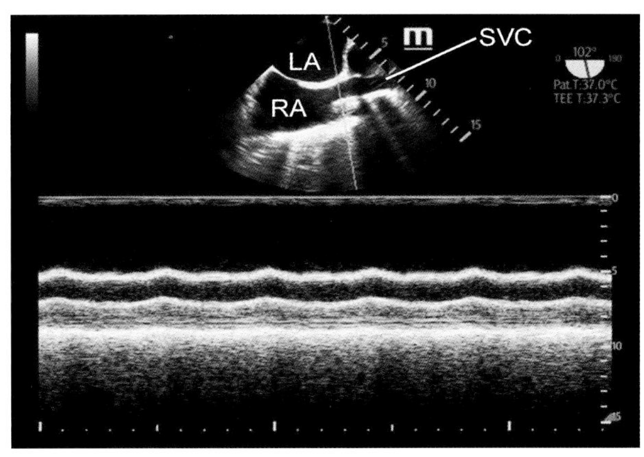

图 6-13 脓毒症患者通过上腔静脉（SVC）的 M 型模式显示无呼吸变异性。注意心脏收缩脉冲产生的有规律的周期性波动。LA= 左心房，RA= 右心房。

对患有心功能不全和慢性肺源性心脏病患者的容量反应性评估可能更具挑战性，因为这些患者可能对致动脉粥样硬化性高容量血症更敏感。因为 SVC 可能长期扩张。这些患者不适合进行 CI_{SVC} 评估，对于这些患者，最好通过以下方法预测容量反应性：测量 SV 或 SV 替代物的变化；LVOT 速度时间积分（VTI_{LVOT}）。一项研究表明，补液 100mL 后 VTI_{LVOT} 增加超过 10% 是液体反应性的一个相当敏感和特异的标志（敏感性 95%，特异性 78%）[62]。

为了测量 SV，可以从食道中段（ME）五腔切面粗略地测量 LVOT 直径和 VTI_{LVOT}。

经胃深部切面收集的脉冲多普勒数据更准确，但对于新手医生来说，收集这些数据具有挑战性，并且在复苏过程中更难以保持连续测量。无论使用何种方法，由于 LVOT 直径被假定为常数，因此只需重复测量 VTI_{LVOT} 即可进行一系列的评估（图 6-14，视频 6-9）。

2. *左心室功能评估*

对心脏的持续超声评估可以快速检测心脏功能，并制定不同的治疗方案，包括扩容、使用强心注射剂或升压药。心排血量下降，通常表明需要容量复苏。左心功能不全可能是急性或慢性的，这通常可以通过临床表现和病史来确定。对于慢性左心功能衰竭和休克的患者，应考虑容量反应性的测量。此外，应考虑测量 CO，因为左心室射血分数（LVEF）可能低估了 CO，特别是在扩张型心肌病中，SV 增加可能补偿 EF 的降低。

在扩张型心肌病患者中，左室评估有助于区分左室功能减退和亢进。既往对功能减退和亢进均有报告[63-67]。一项对 183 例在重症监护病房（ICU）接受 TEE 检查的扩张型心肌病患者的研究中，功能减退的心肌病的发生率（＜3L/min/m^2）为 35%[68]。部分功能减退心肌病患者只有在补液或给药后才被发现。出现心功能亢进患者与那些心功能减退患者相比，死亡率更高[68]。虽然没有已知的研究对此进行报告，但我们怀疑心功能亢进在急诊中更常见，因为 ICU 接收了至少部分容量复苏的患者。无论表现如何，容量体积替换都应该以容量反应指标来指导。对无容量反应且其临床状况支持需要补液的患者应同时开始输注血管升压剂。通过评估肺水肿，可以进一步帮助决定是否继续补液（见第 7 章和第 8 章）[72]。

在检测到 LVEF 和 CO 变化之前，心肌应变成像也可检测出扩张型心肌病的变化[69,70]。然而，这种早期发现在临床治疗中的价值尚不确定。据我们所知，在扩张型心肌病中增加 CO 检测与临床患者预后没有相关联性[71]。

不考虑休克的病因，对 LVEF 进行目测评估是对危重患者最合适的首选方法，并且已经证明可以正确的将心功能分为减低、中度减低和正常[38,72]三类。鉴于 TEE 提供了持续监测的机会，我们的研究小组探索了使用 2D 心功能和相关的 LVOT 血流速度脉冲多普勒的连续双重监测。这可以在 2D 变化出现之前提供左心室收缩性的定量数值，同时也为快速计算 VTI 和 CO 提供了机会。在重症监护环境中，VTI＞18cm 被认为是正常 CO 的替代指标[63,73]。这是通过心尖切面测量的理想指标，它使血流与多普勒脉冲一致。如前所述，尽管相对于

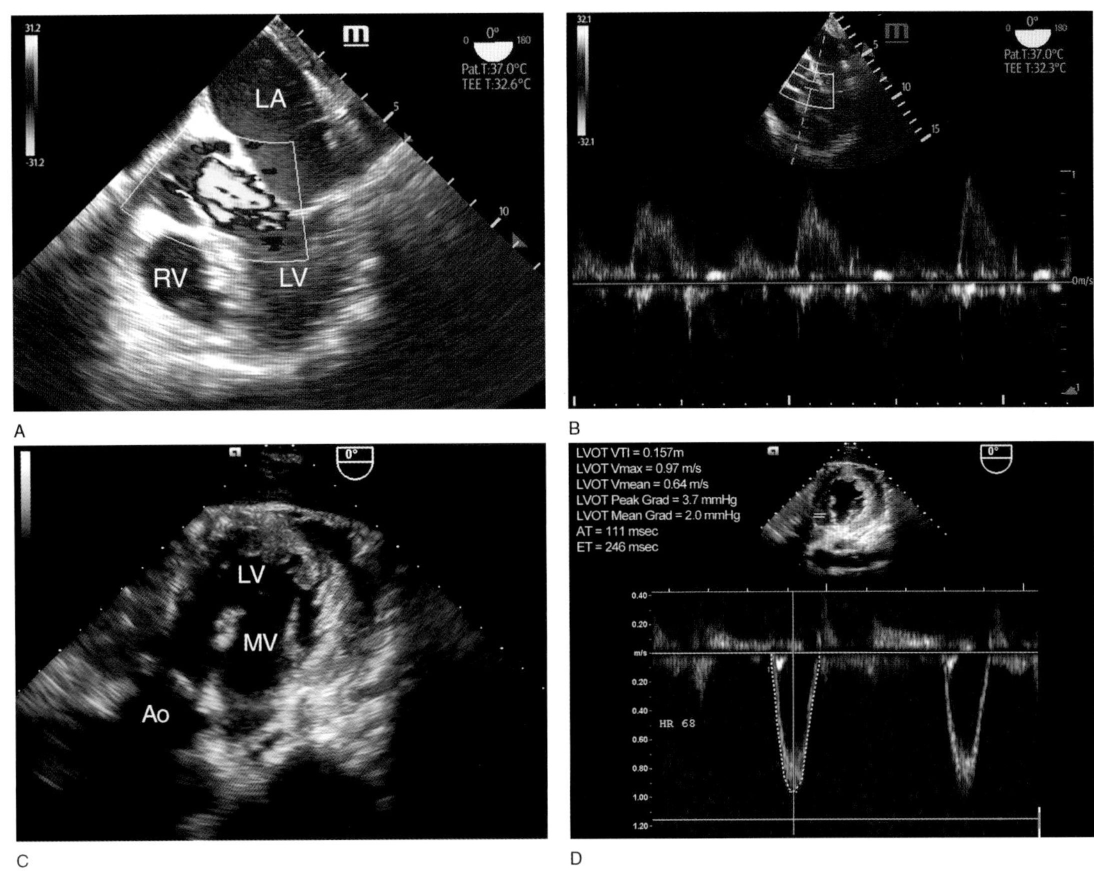

图6-14　（A）食管中部五腔切面和相应的视频（视频6-9A）。（B）食管中部五腔切面，显示用脉冲波多普勒测量VTI_{LVOT}。（C）经胃深部切面及相应的视频（视频6-9B）。（D）经胃深部切面，使用脉冲波多普勒测量VTI_{LVOT}和LVOT峰值速度。Ao= 主动脉，LA= 左心房，LV= 左心室，MV= 二尖瓣，RV= 右心室。

LVOT 倾斜的多普勒角度可能会降低准确性，但仍然可以使用 ME 心尖五腔切面来测量。

3. 右心室功能评估

右心室评估主要是一个定性的过程，评估右心室大小、游离壁运动和室间隔运动。一些研究指出，如果没有检测到增大的右心室，休克一定是由右心室衰竭以外的其他原因引起的。在部分复苏的患者中，这种情况可能是真实的[74]。根据我们的经验，有一组患者表现为右心室功能正常，直到液体复苏才发现潜在的病变，如急性或慢性肺心病。来自重症监护机构的研究可能低估了这一现象，因为患者通常出现在接受复苏干预（包括容量扩张）的 ICU。因此，在复苏过程中应连续进行右心室评估，最好是与 TEE 一起连续进行。

ME 四腔和经胃中短轴切面适合右心室评估。定量扩张定义为 RV/LV 舒张末期面积比＞ 0.6 或中横截面直径 RV/LV ＞ 1.75[75]。对于出现右心室舒张末期面积大于左心室舒张末期面积的不稳定患者，则考虑急性肺心病，它是休克的一种可能病因。值得注意的是，患有导致慢性肺心病如慢性阻塞性肺病（COPD）的患者例外。通过观察右心室壁增厚，很容易识别出慢性肺源性心脏病。对室间隔矛盾运动的评估有助于识别右心室超负荷和右室压力升高。

4. 心脏瓣膜病变评估

排除急性瓣膜病变（特别是严重的反流）应该是不稳定患者 TEE 评估的一部分。任何足以导致休克的瓣膜病变都应通过肉眼检查或彩色多普勒检查来识别（图 6-15，视频 6-10）。通过有限的调节，ME 四腔和五腔切面可充分显示所需的超声平面，从而对二尖瓣、主动脉瓣和三尖瓣血流进行粗略评估。肺流出道成像需要在其他切面进行检测，通常在一些简化的操作指南中没有更多的介绍（图6-16，视频6-11）[11,13,18]；但是，对于具有一般经验的操作者来说，这些切面很容易显示。

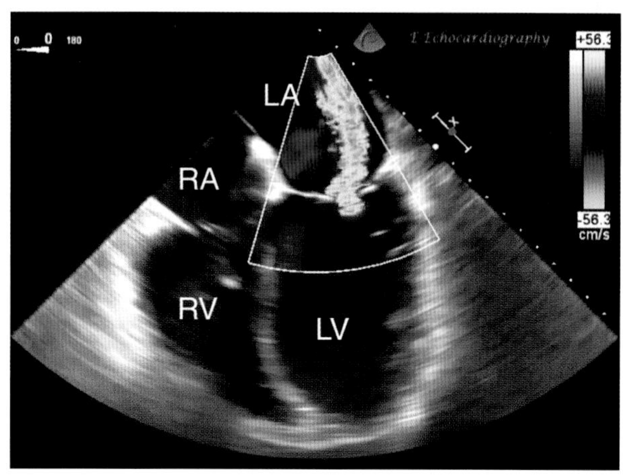

图6-15　食管中部四腔切面及相应的视频显示扩张型缺血性心肌病导致的二尖瓣反流（视频6-10）。LA=左心房，LV=左心室，RA=右心房，RV=右心室。

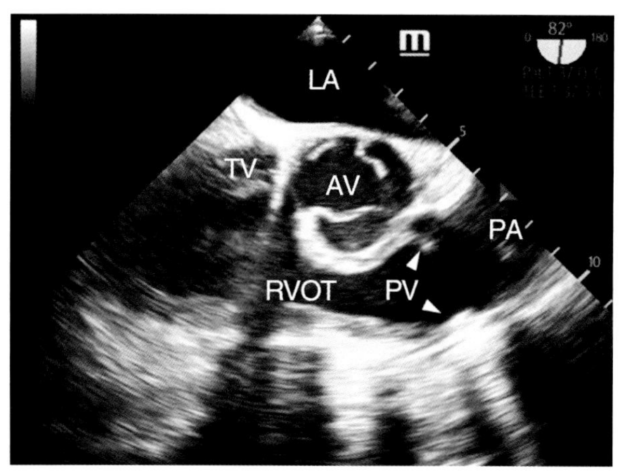

图6-16　主动脉瓣处的食管中部切面及相应的视频。主动脉瓣（AV）位于由三尖瓣（TV）、右心室流出道（RVOT）、肺动脉瓣（PV）和近端肺动脉干（PA）围绕组成的空间中（视频6-11）。LA=左心房。

（八）引导操作

TEE为引导操作提供了独特的可能性。在中心静脉导管放置过程中，操作者可以直接观察到SVC-RA连接处的导线，避免出现罕见但严重的并发症，如心律失常、穿孔或导线尖端堵塞[76]。体外膜氧合（ECMO）导线和导管、主动脉球囊泵、经静脉起搏导管和主动脉复苏血管内球囊闭塞（REBOA）装置可通过TEE进行引导和确认[13,17,18,77]。与TTE一样，即使没有直接观察到导管本身，盐水冲洗试验后的右心室微泡和湍流成像也可以可靠地确认导管尖端在主动脉内（图6-17，视频6-12）[78]。

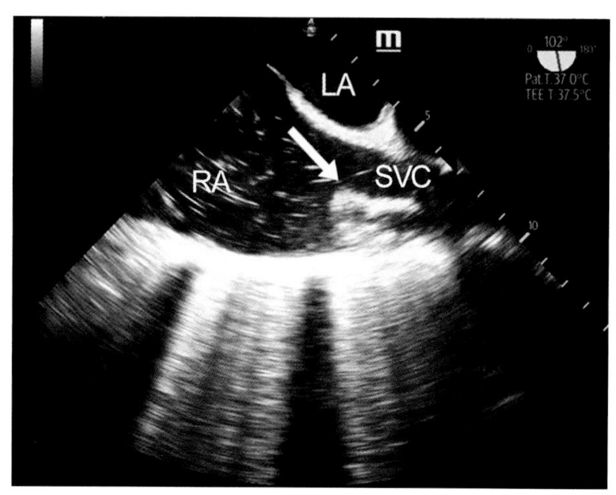

图6-17　心脏停搏期间的上腔静脉切面和相应视频，通过盐水冲洗试验确认中心导管线（箭头）的放置。注意生理盐水和血液混合形成的湍流模式，没有正向流动（视频6-12）。LA=左心房，RA=右心房，SVC=上腔静脉。

三、解剖概要

食管紧邻心脏和主动脉，可提供无阻碍的高分辨率心脏成像。食管与心脏的解剖关系存在个体差异；在一些患者中，食管直接位于左心房的后部，而在另一些患者中，食管与房室沟的外侧部分相邻。远端气管和左主支气管位于食管和远端升主动脉（包括头臂干）之间，造成主动脉评估的盲点（图6-18）。这可以通过在支气管内气囊导管注水试验来解决[79]。更简单地说，可以通过TTE使用胸骨上或右胸骨旁的切面来观察该区域（图5-44）。食管和胃内的四个标准探头位置包括食管、胃内、胃底和经胃深部[80]。虽然简化的TEE指南没有介绍食管上段和经胃深部窗口，但随着使用复苏性TEE的经验不断增加和新应用的引入，这种情况可能会获得显著改善。

四、检查前准备

根据我们的经验，实施复苏TEE需要精细的探头操作。与其他普通超声应用相比，声窗采集是在探头放置后立即进行的，无需对探头控制器进行任何操作，即可以获得高质量的食管中部四腔切面。也就是说，知道如何操作探头控制器是很重要的。

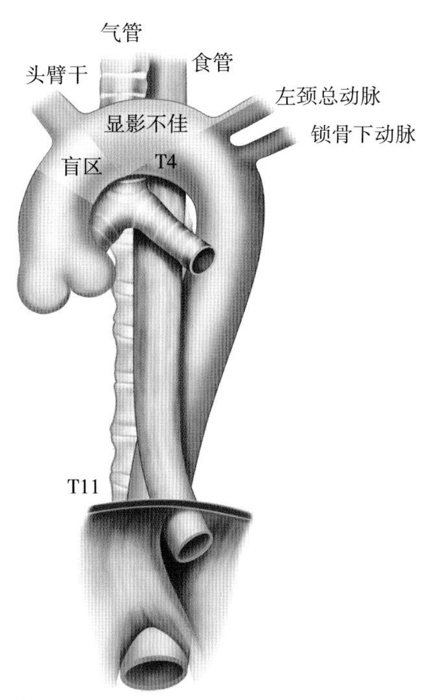

图 6-18 **主动脉成像的 TEE“盲点”示意图，远端气管和左主支气管位于食管和远端升主动脉（包括头臂干）之间，造成主动脉评估的盲点。**

（一）探头控制器

与传统的探头不同，TEE 探头需要专门的控制器来操纵食道和胃内的探头。与内窥镜非常相似，压电探头尖端位于软管的一端，控制装置和手柄位于另一端（图 6-19）。多平面相控阵技术允许图像平面通过 180° 的弧线扫查。在 0° 时，波束从垂直于轴线的探头尖端发出，标记指向左侧。将扫描平面角度增加到 90°，会使扫查平面平行于轴线旋转，标记指向头侧。将扫查平面角度增加到 180°，完成弧形扫查，使标记指向患者的右侧，扫查平面再次垂直于轴线。这个位置生成在 0° 下收集的扫查图像的镜像。

扫查平面应根据仰卧位患者的解剖位置显示和描述。成像平面从食管通过心脏指向前方（图 6-20）：远端表示深入食管，近端表示退出，而上方朝向头部，下方朝向足部，后方朝向脊柱，前方朝向胸骨。右侧和左侧分别表示患者的右侧和左侧[80]。

TEE 操作前准备

将探头牢固地连接在一个环形或一个有延展性的软管上，并悬挂在静脉输液（IV）架上。一些超声机器配有合适的探头支架。无论采用何种悬挂方式，它都应使操作人员能够自由地操作探头，而不会使其撞到地面，并提供一种保持探头位置的方式，以便进行持续监测。将大量无菌润滑剂（非床旁超声耦合剂）涂抹在探头尖端和远端软管上以及患者的口腔顶部，以便探头无摩擦地进入食道并排除小气泡。

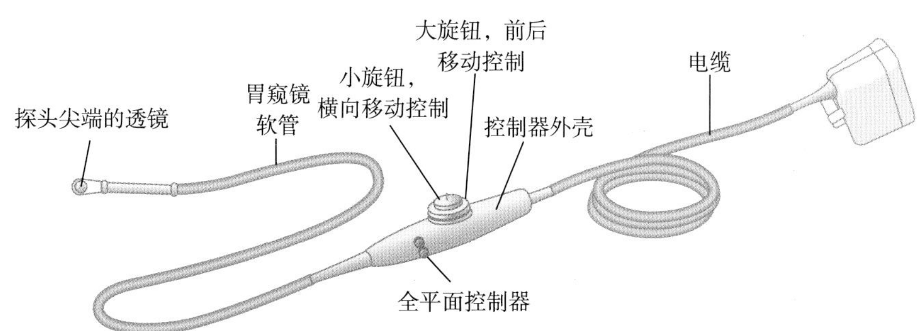

图 6-19 **TEE 探头控制器示意图。远端软管的横向和前后移动由大、小旋钮控制，类似于支气管镜。全平面角度由邻近的电子按钮进行控制。**

在实施复苏 TEE 之前，患者必须建立通畅的气道。如果有足够的资源，TEE 可以与其他复苏措施同时进行，包括胸外按压，病人应处于仰卧位。关于颈椎屈曲或伸展，何种姿势有利于探头通过，存在截然相反的意见。我们采用了中立位，因为这通常是患者插管后的体位，而且很少有通道失败的情况。

（二）TEE 探头进入

TEE 探头进入可以盲插，也可以使用直接喉镜或视频喉镜显示。采用盲法操作时，将气管内导管移至患者口腔的一侧。用非惯用手向前抬起下颌，用拇指固定气管内导管。用力将患者枕部从担架上抬起，患者取中立体位，用惯用手沿着硬腭、软腭、口咽和食管入口的自然路径，将TEE探头轻轻滑入食管。当探头通过喉后部时，可能会感觉到一些阻力。为了避免食道损伤，动作应轻柔，避免用力。如果感觉到阻力，通过向左或向右方向旋转探头，重复上述过程。助手可以进行下颌前推，以帮助进一步移动口腔软组织，并减轻食管的阻塞。在需要固定颈椎时，由一名助手保持颈椎对线，另一名助手前推下颌，同时取下颈托。推进探头，然后更换颈托。有经验的操作者可以通过轻轻弯曲和伸展探头尖端来引导探头进入食管。如果探头进入食管的条件不佳，不建议新手操作。

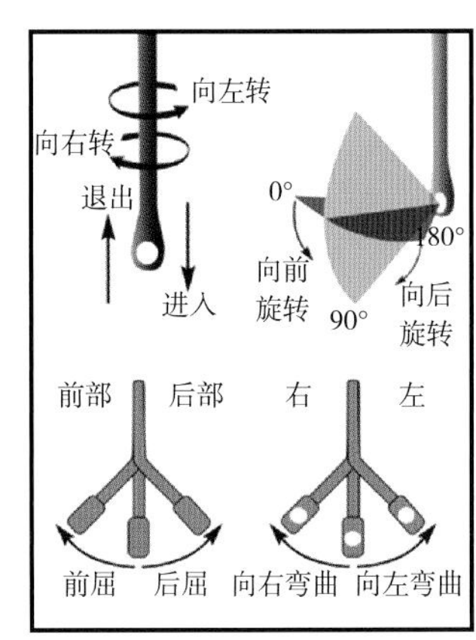

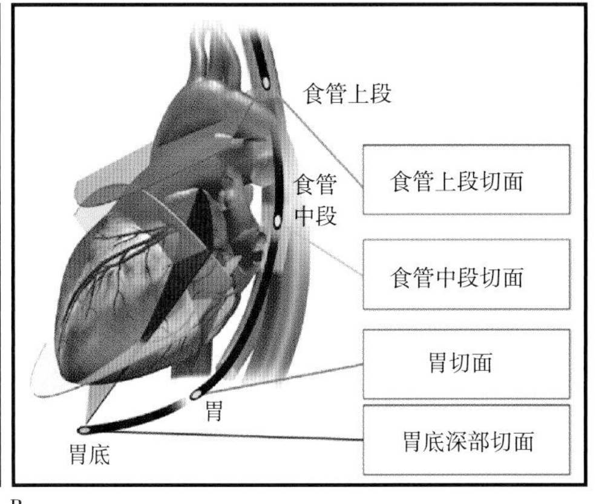

图 6-20 **经食道探头的操作和采集窗口。**

喉镜可以在直接可视的情况下引导食管探头的放置（理想情况下是视频喉镜）。与气管内插管不同，其目的是观察食管入口（图6-21，视频6-13）。乍一看，这种方法似乎更容易。然而，与盲法相比，喉镜手术的首过成功率面临更多的挑战。原因可能包括在口腔中操作的空间限制和喉镜倾向于不移动软组织，这使得推进TEE探头更具挑战性。使用盲法技术，则需要更多的努力来完成下颌前推。我们通常先尝试盲插，在两次盲插尝试失败后使用喉镜。无论采用何种技术，重点都应该放在前面的软组织移位上，并且在推进探头时，要非常小心地只施加轻微的压力。除非存在障碍物，否则TEE探头应该可以容易通过。

请注意，在TEE进入过程中气管内导管可能移位，因此，在探头进入和进行任何操作后，一定要重新检查气管内导管的位置和深度。

五、检查技术和正常超声表现

由于探头操作、图像平面的旋转和近乎完美的声学窗口的多功能性，TEE能够实现心脏的全方位视图。美国超声心动学会发布了28种标准视图。这些视图充分显示了心脏和主动脉[80]。复苏TEE是一种有限的检查，可提供一些常见的问题的信息，主要使用四种基本切面来观察：① ME四腔切面；② TG短轴切面；③ ME长轴切面；④双腔静脉切面，以及其他切面（表6-1）[11,18]。

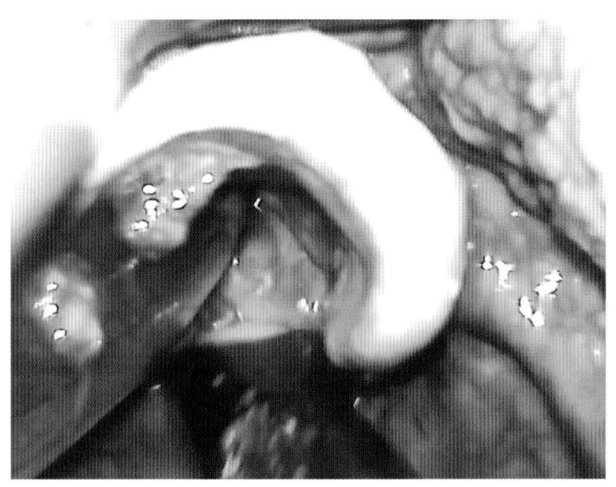

图 6-21 **视频喉镜引导TEE探头进入食管，并配有相应的视频（视频6-13）。**

表 6-1　TEE 心脏切面

切面	图	进入深度*	全平面角度	旋转	屈曲
食管中部四腔	图 6-22	35cm	0° ～ 10°	向左 20°	中立位**
食管中部两腔	图 6-23	35cm	0° ～ 10°	向左 20°	中立位
食管中部左心室长轴	图 6-24	35cm	120° ～ 140°	向左 20°	中立位
食管中部上下腔静脉	图 6-25	35cm	100°	向右 90°	中立位
经胃中短轴	图 6-26	42cm	0°	向左 20°	前屈位

* 进入深度是从唇部开始测量的。

** 或后屈位。

（一）食管中部四腔切面

ME 四腔切面通常是放置 TEE 探头时获得的第一个切面（图 6-22）。我们建议使用此切面开始所有的 TEE 检查，学习获得与此切面相关的其他切面，并在发生方向障碍时也返回到此切面。首先，将探头推进到食管，探头透镜朝前方，全平面设置为 0°。随着探头缓慢向前推进，识别主动脉弓和肺动脉干。一旦看到心脏，继续推进探头，直到近端主动脉不再显示（四室切面）。如果无法识别四腔切面，向左旋转探头并将其退回几厘米。如果探头过深，通常会获得扭曲的四腔切面。

向后扭转探头尖端将更好地使扫查平面与左室长轴对齐，从而更好地评估心室的真实大小和活动。根据应用的不同，这可能不是关键的（如心脏停搏）；然而，在真实的矢状左室长轴平面之外对左室成像可能会导致对射血分数的高估。

（二）食管中部五腔切面

虽然 ME 五脏切面通常不被认为是复苏 TEE 检查的一部分，但经常会在试图获得四腔切面时观察到，并在某些情况下可能有用。当探头从四腔位置撤回 1 ～ 2cm 时，通常可以获得五腔切面，这样可以显示主动脉瓣和 LVOT（第五腔）。从这个角度看，真实的左室大小、左室功能障碍可能被低估；然而，它可以进行 VTI_{LVOT} 测量以及主动脉瓣的一些观察。

（三）食管中部两腔切面

从 ME 四腔切面中，将全平面角度增加到 90°。慢慢旋转探头（通常向左），直到 RV 不再显示（图 6-23）。注意扫描方向：扫查平面是垂直的，并且指向前方，扫查平面的标记侧朝向心脏的基底端。

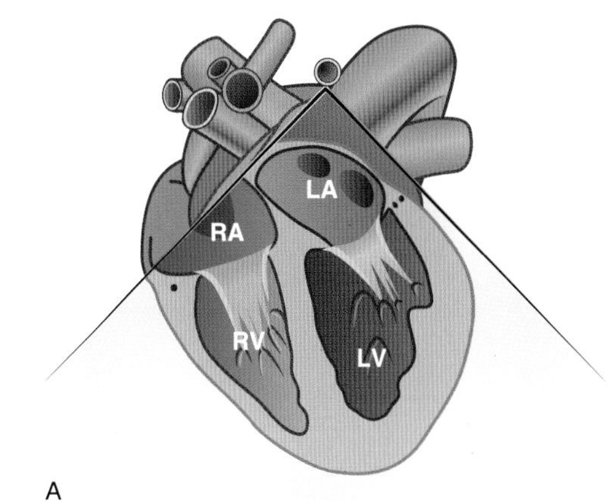

A

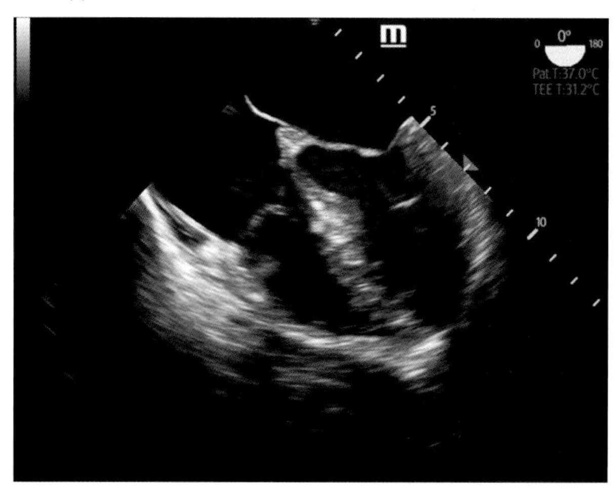

B

图 6-22　食管中部四腔切面的解剖图（A）和超声图像（B）。LA= 左心房，LV= 左心室，RA= 右心房，RV= 右心室。

（四）食管中部左心室长轴切面

从双腔或四腔切面中，将全平面角度增加到 120° ～ 140°（图 6-24）。在该扫查平面中，左室长轴稍微斜切于主动脉根部。因为两者不能同时调整，调整首选结构扫查平面的全平面角度，将探头后撤 1 ～ 3cm，可以获得更大的主动脉瓣和根部成像的机会。

（五）食管中部上下腔静脉切面

从双腔切面中，慢慢地将探头向右旋转，使扫查平面从左心转向右心房、SVC 和 IVC 交界处。随着旋转，左心房将随着右心房的出现而消失。调整旋转角度，直到显示右心房的最大直径。

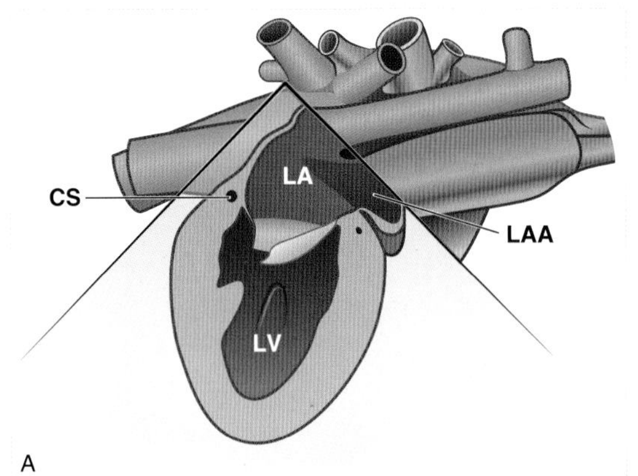

A

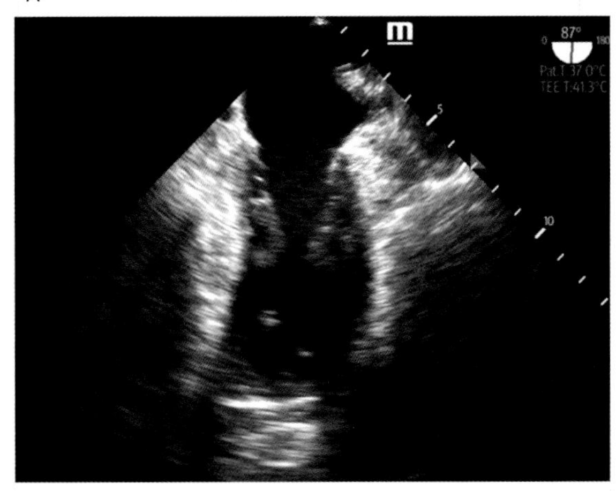

B

图 6-23 **食管中部两腔切面的解剖图（A）和超声图像（B）。LA= 左心房，LAA= 左心耳，LV= 左心室，CS= 冠状窦。**

然后调整全平面，使超声平面正对 SVC 和 IVC 连接处，通常为 90° ～ 110°（图 6-25）。撤回探头以更好地显示 SVC，同时推进以显示 IVC。注意扫查方向：扫查平面为垂直方向，并向右旋转。扫查平面的标记侧朝向心脏的基底端。

（六）经胃中短轴切面

这是左室中部乳头肌水平的切面（图 6-26）。从正确的角度看，左心室几乎是圆形的，具有对称的乳头肌。当获得一个合适的切面时，它可用于准确地评估左心室的大小和容积，以及整体和局部室壁的运动。将探头从 ME 四腔切面推进 5 ～ 7cm。适当的方向可能需要多次操作，同时改变探头的深度和前屈程度。如果弯曲，切勿在尖端保持不动的情况下移动探头。

（七）食管中部右心室流入道流出道切面

从 ME 左心室长轴切面来看，全平面角度减小到大约 60° ～ 70°，并调整深度以保持图像平面通过主动脉瓣。在这个平面上，主动脉位于一个 U 型结构的中间，从左到右，显示了右心房、三尖瓣、右心室流出道（RVOT）和肺动脉瓣（图 6-16）。对三尖瓣和肺动脉瓣进行多普勒测量。

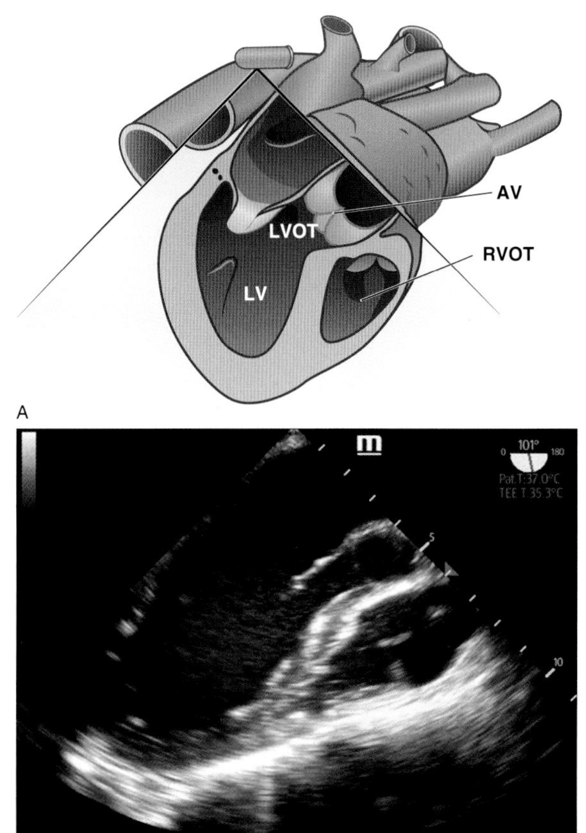

A

B

图 6-24 **食管中部左心室长轴解剖图（A）和超声图像（B）。AV= 主动脉瓣，LV= 左心室，LVOT= 左心室流出道，RVOT= 右心室流出道。**

（八）主动脉切面

复苏 TEE 主动脉检查的目的是确定是否存在主动脉瘤或夹层。从长轴和短轴切面中观察整个胸主动脉（表 6-2）。

首先在短轴上获得主动脉弓的扫查平面。找到食管近端的主动脉弓，将全平面角增加到大约 90°，或者直到主动脉看起来接近圆形。调整旋转角度和进入深度，使主动脉至少占据屏幕的 50%，并位于中线位置。向右旋转，将全平面角度调整为 0° 并前进以显示升主动脉，然后在主动脉根部和瓣膜处调整为 30°。注意图像会在升主动脉远端

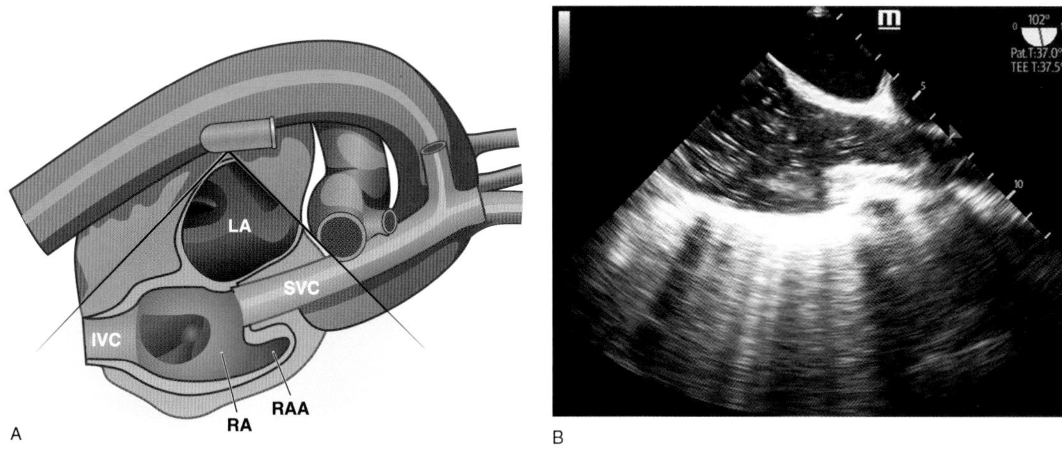

图 6-25　**食管中部上下腔静脉的解剖图（A）和超声图像（B）。IVC= 下腔静脉，LA= 左心房，RA= 右心房，RAA= 右心耳，SVC= 上腔静脉。**

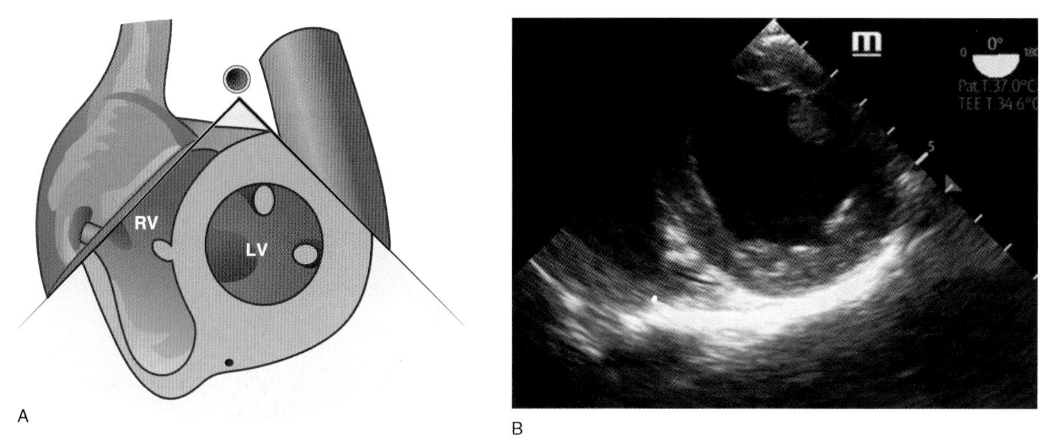

图 6-26　**经胃中短轴切面的解剖图（A）和超声图像（B）。LV= 左心室，RV= 右心室。左心室中部位于乳头肌的水平。在标准图像中，左心室几乎是完美的圆形，乳头肌是对称的。**

表 6-2　TEE 主动脉切面

切面	进入深度 *（cm）	全平面角度	旋转	屈曲
主动脉瓣短轴	33	30° ～ 45°	0°	中立位
主动脉根部长轴	35	120° ～ 130°	向左 20°	中立位
升主动脉短轴	32	0°	向右 10°	中立位
升主动脉长轴	33	90° ～ 110°	向右 10°	中立位
主动脉弓短轴	25	60° ～ 90°	向右 10°	中立位
主动脉弓长轴	25	0°	向右 10°	中立位
食管中部降主动脉长轴	35	0°	向左 70°	中立位
食管中部降主动脉短轴	35	100°	向右 90°	中立位

* 进入深度是从嘴唇部开始测量的。

水平的“盲点”处消失（图 6-18）。为了在短轴上评估降主动脉，从主动弓的顶部开始，向左旋转，并以 0° 的全平面角度向前推进。继续推进探头，沿着主动脉的短轴，直到它不再显示（一旦进入胃内）。撤回探头，将全平面角增加到 90°，对长轴方向的远端主动脉进行成像。慢慢撤回探头，沿着主动脉长轴回到主动脉根部。在复苏时使用这种快速的方法来确定主动脉夹层，分析患者血流动力学恶化的原因，而不是作为一种诊断评估或排除病变的手段。

改善图像采集的技巧

- 新手操作者通常会获得一个失真的 ME 四腔切面，这可以通过简单地将探头向后撤回几厘米来校正。
- 使用大量的无菌润滑剂。这将减少摩擦和排除食道空气，提高图像质量。
- 大多数 TEE 探头包括一个锁定按钮，允许探头尖端在弯曲状态下被固定。使用该功能时要格外小心，以避免因使用弯曲和锁定的探头尖端进行操作时造成食管的意外损伤。

- 每个患者的全平面角度和旋转角度都不同。根据患者的个体状况来预测心脏和心尖的位置，将帮助操作者更快地获取标准图像。在高瘦的患者中，左室长轴可能排列在相对的头 - 尾平面中，而在矮胖患者中，左室长轴可能排列在相对的横向(从右到左)平面中。
- 当检查一个弯曲的主动脉时，需要更大的旋转角度和全平面调整来沿着所需的轴线显示主动脉。

六、教育、培训和资格认证

TEE 是一个具有特定目标的检查方法。高保真 TEE 模拟器的出现使临床医生能够接受探头操作和图像采集方面的实际训练，且没有在病人或尸体上练习的困难。TEE 探头的放置与急诊医生常用的其他装置（如食管导管、三腔二囊管等）的食管插管相似。因此，许多急诊医生在经过 4 小时的模拟训练课程后，就可以开始在他们的临床实践中使用 TEE。如果需要，可以在手术室或尸检室进行额外的培训[81, 82]。

美国超声心动学会[80]和其他专业学会（如麻醉学和重症监护）发布了综合 TEE 检查的培训建议[83,84]。美国急诊医师学会建议进行 2 ～ 4 小时的教学和至少进行 10 次有指导的 TEE 检查（对患者或模拟模型），然后由有资质的 TEE 医生完成标准化评估。这些建议与新型急诊医学操作的典型策略一致，是课程和临床可行性的早期数据。

由于超声技术和获取教育资源的途径不同，急诊科可以选择建立自己的要求。例如，在亨内平县医疗中心，我们提供了一个 4 小时的课程，包括用于探头插入、图像采集和解释的教学以及模拟器操作培训。所有急诊医生都需要完成课程才能获得资格认证，然后才能获得复苏 TEE 操作的权利。应向院方强调，复苏 TEE 可为急诊医学和危重症监护提供独特支持。TEE 探头像其他超声探头一样，其使用需一整套专业操作指南和院内政策。根据我们的经验，一旦其他临床医生看到这种强大的诊断工具对患者的明显益处，可以为 TEE 在复苏方面的使用带来更多的机会，而不是争论。

（一）领导、管理和质量保证

具有心脏超声专业知识的医生或小组应该支持这项工作，并负责一些程序方面的规划。关键领域包括培训、探头特定的生产需求，如彻底消毒和生物医学支持，以及昂贵探头的安全存储。一个质量和安全计划是建立一个新的 TEE 引导复苏计划的关键。衡量指标可以包括患者不良反应事件的发生率和类型、图像质量、探头的技术性能、故障、收费和收入。随着越来越多的 TEE 用于引导复苏，将有助于缓解人们对这一技术的担忧，如果有可能，应该让不太熟悉急诊 TEE 复苏的医保机构了解这一技术。

七、安全性问题

据心脏病学和麻醉学相关文献报道，TEE 是一种安全的手术方法，食管破裂的发生率为 0.01% ～ 0.04%[5, 85, 86]，急诊下的并发症发生率尚不清楚，需要进一步研究。应考虑到复苏 TEE 对潜在禁忌证患者的益处（表 6-3），因为这些益处可能大于风险，特别是对于心脏停搏的患者。

表 6-3 TEE 的绝对和相对禁忌证

绝对禁忌证	相对禁忌证
穿孔粘连 食管狭窄	颈部或纵隔放射治疗史
食管穿孔	胃肠道手术史
食管撕裂伤	柱状上皮细胞食管
食管憩室	吞咽困难史
食管肿瘤	颈部活动受限
活动性上消化道出血	症状性食管裂孔疝 食管静脉曲张 凝血障碍 血小板减少症 活动性食管炎 活动性消化性溃疡病

完整的参考文献列表可以在 www.mhprofessional.com/mamateer4e 网站上找到。

第7章 胸部超声

Leigha J. Winters and Lisa D. Mills

胸部超声被认为是评估危重、受伤或呼吸困难患者的重要检查方式。1986年一位兽医首次报道使用胸部超声诊断气胸[1]。1995年，Lichtenstein发表了他具有里程碑意义的论文，描述了肺超声最基本的要素——肺滑动征[2]。

通过分析超声波在软组织和肺充气组织间几乎完全反射的界面所产生的伪影，Lichtenstein教授为大量研究打开了大门。传统上被视为“噪音”的东西变成了有用的信息。组织和界面对声波的反射在几种正常和病理情况下表现出不同类型的可靠和可重复的伪影。

2011年，国际肺超声国际共识会议（ICC-LUS）国际联络委员会对有关床旁即时超声（POCUS）的文献进行了审查性评估。会议共审查了300多份出版物，并由此撰写了一份共识声明[3]。该声明指出，使用超声评估危重病人和创伤患者肺部获得了有力证据和大部分专家的支持[4-6]。

一、临床概况

胸部X线片是医疗实践中最具代表性的部分。鉴于放射科根深蒂固的医疗实践地位，许多医疗机构不愿利用超声进行肺部病理检查是可以理解的。然而，肺超声的优势还是超过了学习一种新技术带来的挑战。

与平片和断层的扫描相比，POCUS有许多优势。它高度便携，允许在资源有限和条件艰苦的情况下使用。POCUS增加了患者与医生在临床咨询中的互动，从而提高了患者的满意度[7]。此外，超声在肺部的应用提供了比平片更高的准确性，甚至可以与计算机断层扫描（CT）相媲美，而不会使患者暴露在电离辐射中[8-10]。

POCUS可提供即时的诊断，而没有因介质处理、运输和咨询解释而产生的延误。这对于危重患者和创伤患者尤其关键。

超声在诊断多种肺部病变中起着重要作用，包括气胸、血胸、间质综合征、胸腔积液、肺炎、肺水肿和肺挫伤[3]。超声同样有助于识别肺栓塞[11]。POCUS为临床医生诊断肺部疾病提供了即时和准确的数据。

二、临床适应证

胸部超声被视为危重症患者的一线诊断方式[3]。POCUS，特别是肺超声，被广泛称为“新听诊器”，但这其实是一种误解。POCUS是一种诊断性检查，当它与完整的病史和体格检查相结合时，才能显示出其最大的价值。

胸腔超声检查的临床适应证包括：

- 急性呼吸困难
- 胸壁外伤
- 气胸
- 肺泡－间质综合征：心源性肺水肿、急性呼吸容迫综合征（ARDS）、肺挫伤和其他

间质综合征

- 实变：肺炎、肺不张和其他非肺炎实变
- 胸腔积液
- 新生儿和儿科应用

（一）急性呼吸困难

许多超声引导的鉴别不明原因休克的方案都非常依赖于胸部超声，用于诊断气胸、肺充血和肺栓塞（PE）[4,11-18]。Lichtenstein 于 2008 年发表了 BLUE（急诊床旁肺超声）方法[19]。该方法通过简单的步骤，可以为重症监护室的严重呼吸困难患者提供准确的诊断。2011 年，一项针对因呼吸困难而到急诊科（ED）就诊的患者的前瞻性研究报告称，POCUS 和胸片检查的一致性很高，并提出 POCUS 是否可以取代标准的胸片检查来评估 ED 中的急性呼吸困难[20]。根据 ICC-LUS 的循证建议，超声检查应作为诊断急性呼吸困难的主要成像方式[3]。

（二）胸壁创伤

超声在诊断钝性胸壁损伤，包括肋骨骨折和胸骨骨折方面并不常用。2019 年对使用超声与胸片诊断肋骨骨折的系统回顾表明，超声在诊断肋骨骨折方面优于胸片；然而，因其为小型、单一中心的研究，质量不高，因此无法进行荟萃分析而得出明确的结论[21]。2010 年一项关于使用超声识别胸骨骨折的研究指出，其敏感性和特异性高达 100%，而胸片的敏感性和特异性分别为 70.8% 和 75%[22]。超声与胸部 CT 相比的潜在优势包括没有电离辐射，可减少资源消耗，缩短诊断时间[23]。

（三）气胸

在急诊科肺部超声最广泛的应用是对创伤性气胸的评估。有大量的文献表明，超声在这一方面优于胸片检查[24-36]，这一技术将在第 9 章“创伤”中详细讨论。

（四）肺泡－间质综合征

1. 心源性肺水肿

肺超声最强大的应用之一是能够快速诊断心源性肺水肿。急性呼吸困难的患者由于多种病理生理过程的重叠发生和共存，以及诊断和干预的时间依赖性，导致诊断困难。急性失代偿性心力衰竭（ADHF）常表现为典型的呼吸困难。传统的辅助检查，如胸片和实验室检查，与医生的经验判断相比，只能适度提高诊断准确性，而且会造成诊断的严重延误[37-39]。超声检查是鉴别 ADHF 与其他疾病的有力工具，它已被证明可以提供关于肺水肿程度的定量信息[4,40-47]。在超声检查中，ADHF 的一个非常典型的表现，称为 B 线[48]。这种模式是在大部分肺表面可发现的多个 B 线。B 线是在肺泡间质综合征中出现的伪影，是在肺泡充血和 / 或间质因肺水肿或炎症产物增厚时产生的。在重症监护病房（ICU）患者中，100% 的 ADHF 患者检查时有弥漫性B线，而92%的慢性阻塞性肺疾病(COPD)加重患者没有[49]。

在一项对血液透析患者的研究中发现，患者排出的液体量与B线数量的减少之间呈线性相关[47]。这项研究证实了既往的研究结果，即在肺水肿患者中,B线的出现早于呼吸困难的临床症状[46]。同样，在高海拔肺水肿和 ARDS 中，B 线的出现也早于低氧血症的发生[50,51]。

B 线被定义为离散的“由胸膜线产生的类似激光的垂直高回声混响伪影，延伸到屏幕底部而不消失，并与肺滑动同步移动”[3]（图 7-1）。如有患者病史支持，可几秒钟内即可确诊 ADHF[38]。

通常，扫查呼吸困难患者一侧肺部一个局灶区域就足以评估肺充血[19]。即使在临床病史不足以直接诊断 ADHF 的情况下，肺超声结合传统方法仍然被推荐作为一线诊断工具[3]。2014 年，一项对 7 项研究进行的荟萃分析发现，单独使用 B 线诊断 ADHF 的敏感性为 94%，特异性为 92%[52]。而加入心脏和下腔静脉（IVC）超声评估后，ADHF 诊断的敏感性可高达 97% ～ 100%[53,54]。

2. 急性呼吸窘迫综合征和其他间质综合征

ARDS 在临床上与 ADHF 难以区分，还有其他几种疾病与其临床和放射学表现相似[55]。ARDS 仍是一种排除性诊断，第一步是排除心源性肺水肿[56]。脑钠肽(BNP)是一种广泛使用的检测指标，

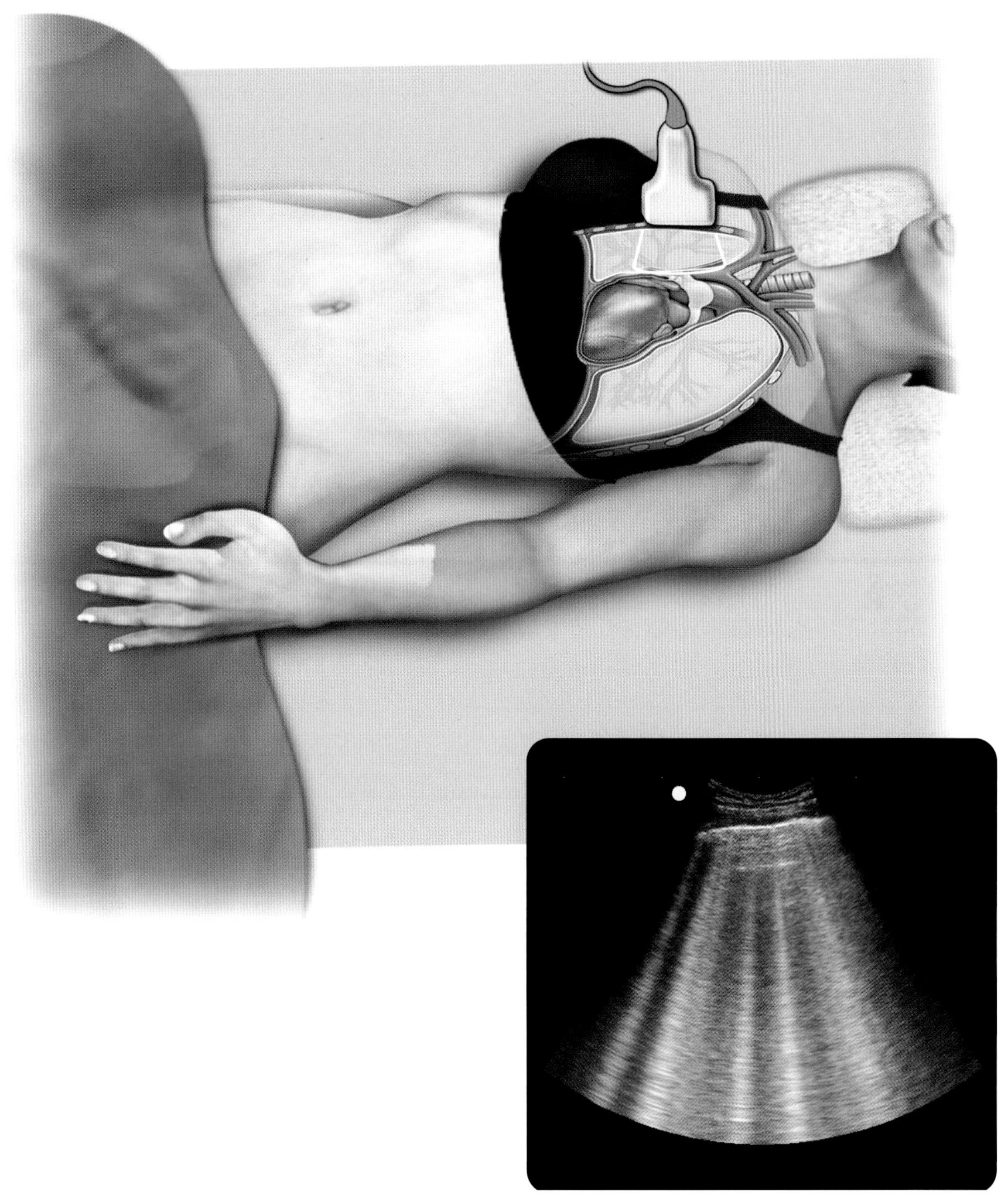

图 7-1　**肺水肿。超声技术和发现见本章相应部分概述。**

但它只在< 100pg/mL 水平时有意义，提示存在非心源性水肿。> 100pg/mL 不能证实心力衰竭，也不能排除 ARDS[57,58]。

所有涉及胸膜下实质的间质性综合征在肺超声上都有类似的表现（B 线轮廓）。然而，胸膜线异常（不规则、增厚、碎片化）、前胸膜下实变、正常区域的存在、肺滑动减少或缺失，以及 B 线的非均匀分布可用于区分 ARDS 和 ADHF[3]。

一篇综述认为，超声可以完全取代胸片甚至是 CT 扫描，用于诊断和监测 ARDS 患者及其常见的并发症，如积液和气胸 [59]。同一小组还报道了成功地使用超声引导 ARDS 的肺泡复张操作 [60]。

肺超声已被证明在诊断其他间质性病变，如肺挫伤、急性胸部综合征、肺纤维化和病毒性肺炎中，可以发挥重要作用[61－68]。

3. 肺实变

多种疾病过程会导致肺实变。这些疾病包括肺炎、肺不张、肺梗塞（PE）和恶性肿瘤等。肺实变具有非常典型的超声表现；然而，也有一些研究表明超声可以区分不同的肺实变[3,19,69]。

4. 肺炎

与胸片相比，肺炎的临床体征和症状对诊断的敏感性低于 50%[70,71]。虽然胸片是诊断肺炎最常用的检查方法，但相比 CT，其敏感性低于 75%[72-76]。虽然 CT 对肺炎的诊断非常敏感，但它不适合常规使用[72]。既往文献支持使用超声诊断肺炎，据报道，其敏感性在 83% ～ 97% 之间，特异性在 95% ～ 98% 之间[3,8,9,77-84]。

2017 年，一项关于肺超声诊断急诊肺炎的系统综述发现，在成人患者中，超声的综合敏感性为 92%，特异性为 93%。除了提高敏感性外，POCUS 还允许临床医生进行连续检查，以随访疾病进展或确定肺炎缓解，而无需进行额外的影像学检查[8-10]。

延伸到胸膜的肺实变通常可以通过超声检出。一项研究表明，98.5% 由 CT 证实存在肺实变的危重病人的实变累及了胸膜[85]。有限的数据表明，肺超声对急诊患者中肺炎诊断的敏感性可能优于 ICU 中的患者，这可能是由于患者的活动能力，以及受到敷料、导管等方面的影响较少[77,84]。

对时间紧迫的急诊医生来说，对整个实变肺表面进行成像的想法似乎不可行；然而，事实是这种检查可以在 5 分钟内成功完成[77,79]。

5. 非肺炎胸膜下实变

超声检查结果可以可靠地鉴别肺实变的多种原因，尤其是当医务人员结合使用临床和超声检查结果进行诊断时[4,63,86]。超声检查结果有助于诊断不同类型的实变，包括形状、边界、内部回声（支气管造影的存在和形态）、邻近伪影和血管分布[3,9,69,82,83,85,87-89]。此外，超声造影剂对于评估肺实变非常有用，因为不同的疾病过程表现出非常不同的血管形态。

PE 的表现可有两种完全不同情况。文献结果显示 PE 可表现为正常肺也可以是肺栓塞表现。在来自危重症监护患者的文献中，PE 的主要发现是存在深静脉血栓（DVT）的情况下肺部检查正常[11,18]。而其他对非急性和非危重症患者的研究表明，绝大多数患者的超声检查表现提示肺梗死[69,89,90]。在这些患者中，如果发现深静脉血栓，检查的总体准确性也会提高。我们对这一差异的解释是，大面积或亚大面积 PE 的危重患者可能有更少但更大的栓子，位于中心血管系统，栓塞发生至检查时间更短。非危重患者可能有更多的小栓子，在检查前有较长的时间让实质的炎症过程和周围的梗阻完全发展。此外，不稳定患者的检查大部分都局限于前胸部，而大多数栓子位于后胸部[91-93]。关于 PE 的进一步讨论见第 5 章“经胸超声心动图”和第 6 章“经食管超声心动图”。

（五）胸腔积液

超声对胸腔积液的诊断和治疗具有明确的作用。除了超声相比其他方法的内在优势外，它比平片更敏感，可以鉴别生理积液、渗出液以及渗出过程[94-96]。此外，超声可以鉴别积液和胸膜增厚，估计坐位或仰卧位患者的积液量，并显著提高胸腔穿刺术的安全性和成功率[97- 100]。

（六）新生儿与儿科应用

肺超声已经彻底改变了对新生儿呼吸窘迫患者的评估。POCUS 诊断准确，并可以避免患儿的电离辐射暴露[101,102]。新生儿的肋骨为软骨，且肺部较小，超声可以对其进行更好的评估。

肺超声可用于新生儿短暂性呼吸急促（TTN）的诊断。两项针对新生儿呼吸窘迫的独立研究发现了超声影像下的“双肺点”——下肺区的致密彗尾伪影（在“新生儿呼吸窘迫综合征”部分进一步讨论）。与健康婴儿和其他间质性疾病［新生儿短暂呼吸急促、新生儿呼吸窘迫综合征（NRDS）、肺泡出血、肺炎、肺不张］相比，肺超声识别 TTN 的敏感性和特异性为 70% ～ 100%[103,104]。另一项对 40 例有 NRDS 影像学和临床体征的早产儿的研究发现，超声对识别 NRDS 具有 100% 敏感性和

100%特异性，这表明类似于在成人ARDS中肺超声可以取代胸片[105-107]。

胸部超声的应用也已经在儿科患者中进行了研究。肺超声已被用作评估毛细支气管炎严重程度和预测住院情况的工具[108]。关于使用超声定位食管异物和儿童肺脓肿的病例研究已经发表[109,110]。对儿童患者诊断肺炎的研究发现，超声和胸片之间存在类似的敏感性（87%～95%）和特异性（94%～100%），同时还有利于减少患者的电离辐射[111-113]。

三、解剖概要

左右肺的亚单位被称为肺段。右肺由10个段组成，左肺由8个段组成。肺被脏胸膜覆盖，脏胸膜壁从纵隔外侧表面反折，与壁胸膜相连。

肺部的超声检查取决于从肺和胸膜进行的声学反射结果。肺有非常大的表面积，并不是所有的表面都能被超声检查到。肩胛骨旁的区域和肩胛骨下的区域常不可见。个别病人的身体特点可能会限制超声检查（如肥胖、慢性阻塞性肺病等）。因此，建议采集多个数据点，以增加肺超声的敏感度。例如，不明原因呼吸困难的患者可能处于半卧位或坐姿。由于急性失代偿性心力衰竭（ADHF）通常表现为双侧的弥漫性B线，因此对前胸部两侧单个点的检查可能即可提供诊断依据[114]。然而，包括侧胸检查在内的常规检查可能会显著增加敏感性[115]。

四、检查前准备

（一）胸腔超声检查的基本原理

胸腔超声不同于其他超声检查，胸腔超声的伪影是有用的，甚至是必要的。大多数肺超声检查结果是基于伪影的分析，而不是解剖图像。当在胸膜线水平遇到软组织和空气的界面时，超声波束几乎完全反射回探头。

（二）超声仪、探头和设置

对于肺超声，因为目标是分析伪影，较少的图像处理效果更好。禁用高级滤波器，特别是组织谐波和空间复合。开发这些功能是为了消除解剖图像周围的伪影。然而，这些伪影对肺超声检查是必不可少的。

许多现代的超声仪都没有肺成像的出厂预设。然而，禁用过滤器通常允许对正常和病理的肺伪影进行充分的成像。如果需要创建肺超声特定的预设，已证明一些设置是有帮助的。以设置“持久性”的值为零和高对比度的灰阶图开始。因为肺伪影固有的持续运动，其他的调整应该有利于实现高的帧过秒率，就像心脏预设一样，

尽管一些学者强烈推荐特定的探头或机器，但专家们并没有达成共识[3]。传统上推荐简单的灰度机器和微凸5MHZ探头，但几乎所有常见的探头阵列和机器都进行了成功和可比较的研究。更浅表的结构（例如，胸膜和胸壁）可以使用高频线性探头更好地检查，以成像解剖细节。更深层次的超声波传导结构（例如，胸腔积液和实变）可以使用较低频率的曲线或相控阵探头更好地识别。

我们一般建议考虑临床环境和检查的目标进行选择。对存在多个临床问题不稳定或重病患者的初步评估，相同的探头可以用于整个检查。在这种情况下，可以使用相控阵或凸阵探头，有助于避免在转换探头耽误时间。此类患者包括急性呼吸困难患者、危重创伤患者和不明原因的低血压患者。若是非紧急的情况评估病灶过程，如对胸膜下实变的详细分析，线阵探头提供了优越的分辨率，例如区分肺梗死的转移性病变。

五、检查技术和正常超声表现

（一）肺滑动征

高反射性脏层胸膜和壁层胸膜之间的界面是进行肺超声检查时需要考虑的第一个因素。胸膜线，即超声中水平的，高反射性的，紧邻肋骨深处的线，是所有正常和病理发现的初始参考。肺滑动标志在高回声胸膜线可见，这是一种来回的运动，或随通气“闪烁”。该伪影是由在肺容积变化时脏层胸膜在壁层胸膜上滑动而产生的。此外，还可以看到“彗星尾伪影”与肺滑动协同移动。彗星尾伪影也起源于脏层和壁层胸膜之间的界面，是一种混响伪影。它发生在超声波信号在紧密间隔的高回声高反射性胸膜之间震荡，并迅速衰减。这会产生一个

狭窄的、略接近三角形的伪影，源自胸膜线，并逐渐衰减而在远离胸膜线的短距离内消失（见视频 7-1：正常胸腔）。

为了识别肺滑动征，操作者必须首先正确定位胸膜线的水平面。以纵向探头方向开始肺检查，以观察至少两根肋骨作为参考点，确定胸膜线之间的延伸位置（图 7-2）。

一旦胸膜线被识别出来，改变探头方向，将肋骨从视野中移除，并通过肋间隙扫查更大长度的肺表面。

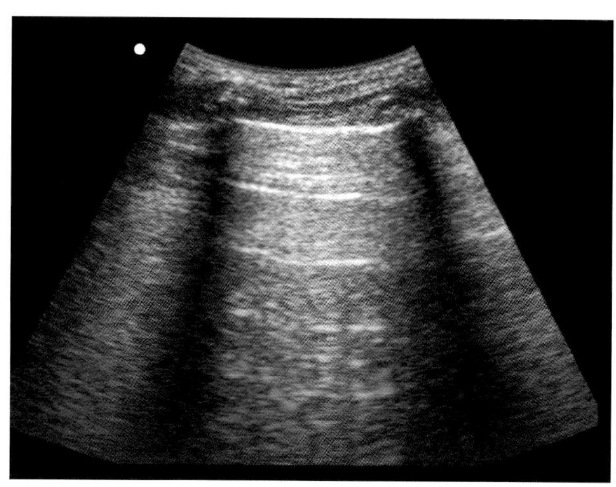

A

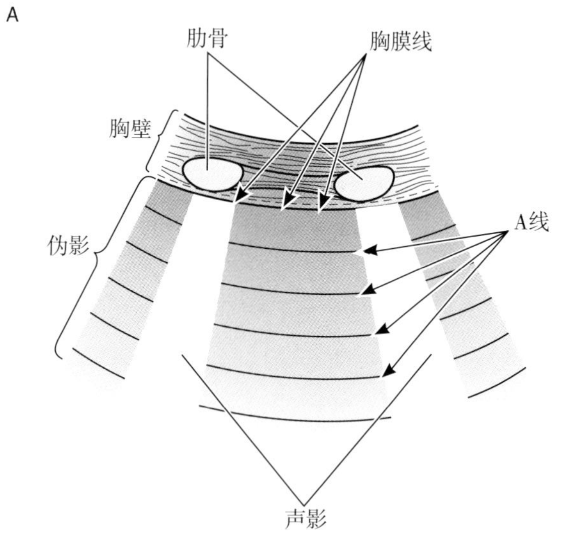

图 7-2　**正常肺。（A）纵向肋间扫描。（B）相同的超声图像的示意图。**

当怀疑有气胸时，患者仰卧位开始胸前部检查（见视频 7-2：异常胸部）。游离气体会聚集在胸腔内最不具依赖性的区域。评估每个半胸上的多个肋间隙，以确保没有气胸存在。如果检查显示整个胸部存在肺滑动征，则可有效排除气胸。如果没有肺滑动，那么很有可能出现气胸，但需更详细的检查以确诊。有许多病变可以抑制肺滑动，包括但不限于 ARDS、肺纤维化和既往的胸膜固定术。一旦发现没有肺滑动，为了控制气胸，横向移动探头，以找到脏层胸膜与胸壁失去接触的位置，这就是"肺点"，在 B 模式和 M 模式上都可以看到"肺点"，它被认为是气胸 100% 的特异性标志 [32]。

（二）海岸征

M 型超声上正常肺表现为"海岸征"的征象。当解读肺的 M 型超声图像时，首先识别高回声的亮白色胸膜线，通常在屏幕的中间，但确切的位置取决于操作者选择的视野深度。在明亮的高回声胸膜线上方，胸壁结构很少运动，因此有一系列平行的直线。在高回声胸膜线以下，随着肺的扩张，肺泡、肺泡隔和末端细支气管进出超声波束的路径，产生斑点外观。这种有斑点的，或闪闪发光的图案被比作海滩上的沙子。因此，"海岸征"由此得名，是因为正常肺的斑点外观看起来像"沙滩"，而胸膜线上方的平行线则像海洋中的波浪（图 7-3A）。因为气胸时肺泡结构没有进出超声束的路径，故不能看到海岸征；这在屏幕上表现为胸膜线下方的静态平行线，类似于胸膜线上方的静态平行线。这种 M 型模式被称为"平流层征"或"条形码征"（图 7-3B），可证实气胸的存在。对于气胸，最具体（也有些难以捉摸）的超声发现是"肺点征"，介于肺滑动和气胸之间（图 7-3C）。海岸征和平流层征与肺滑动有相同的警示作用，并且在 ARDS 和肺纤维化等疾病过程中消失。"肺搏动"也被描述为海岸征的消失。因为变化的潮气量掩盖了伪影，正常通气的肺通常看不到肺搏动，然而，当肺不充气时（屏住呼吸，主气管插管等），传导的心脏搏动导致胸膜线下方的"沙粒"随着每次心跳而闪烁（图 7-3D）。这一伪影表明，尽管没有肺滑动，脏层和壁层胸膜仍然相互吻合，这可能有助于确定气胸还是主气管插管。在发生气胸时，将不会出现肺搏动。值得注意的是，由于靠近心脏，肺搏动在左半胸更明显，在右半胸，尽管不那么明显但仍然存在。

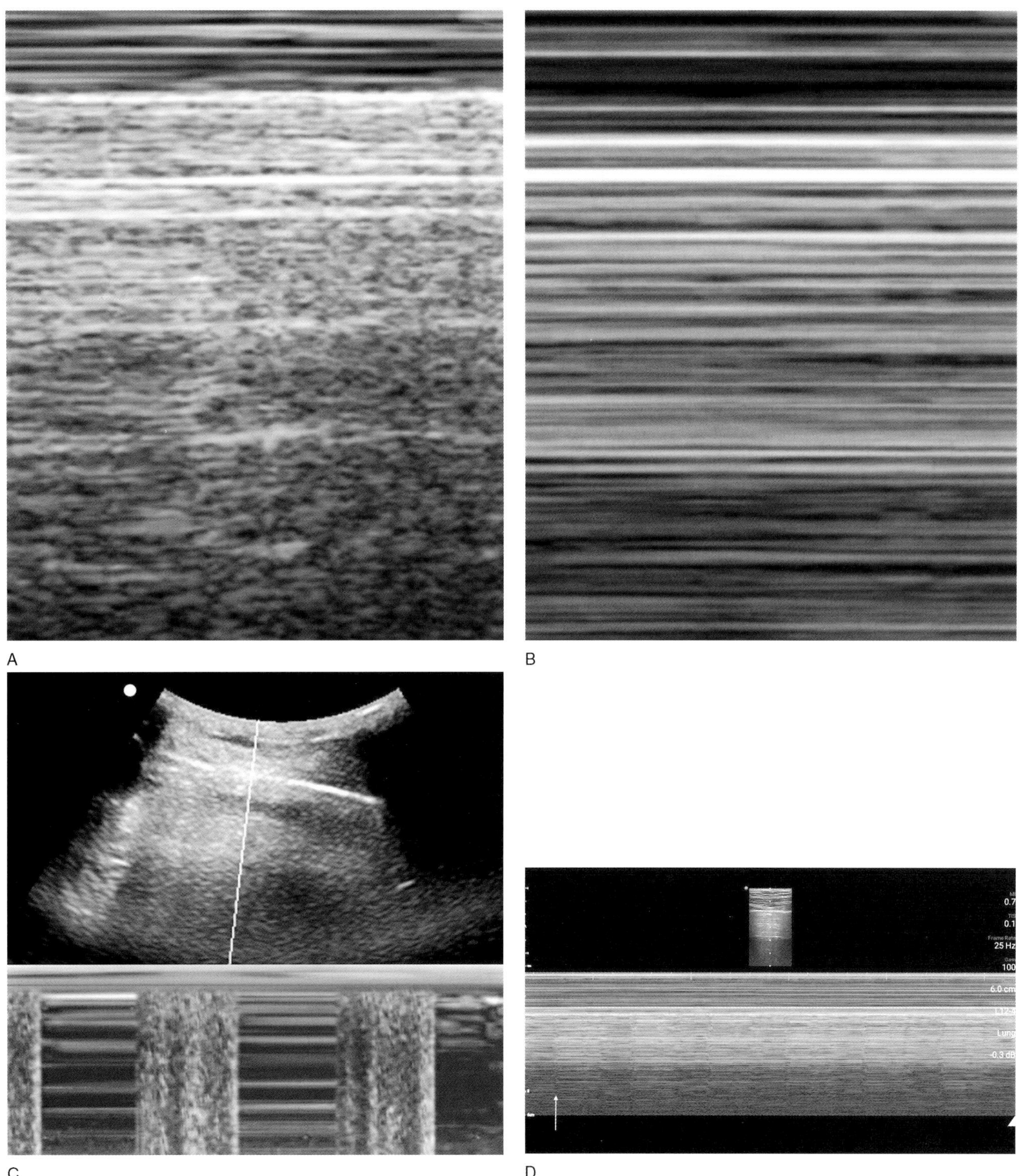

图 7-3　M 模式的征象。（A）海岸征：注意两种不同的图像。更表浅的线性模式是对胸壁的追踪，没有任何运动（“波”），以及在正常胸膜运动过程中追踪闪闪发光的伪影产生的更深的颗粒模式（“沙滩”）。（B）平流层征：只跟踪水平线，记录屏幕上完全没有运动的情况。胸壁和伪影都是静态的。（C）肺点征，气胸的一个非常特异的指标。通过实时成像，肺滑动只能在屏幕的一侧看到，过渡点随着通气而移动。M 型模式记录了平流层征和海岸征的变化。（D）在“沙滩”上的“肺搏动征”表现为闪闪发光的线性区域（箭头），与患者的心率完全匹配。

（三）A 线

A 线是一种混响伪影，是正常健康肺的标志性伪影。超声脉冲来源于探头表面，当超声波束到达胸膜线时，大部分能量被反射回探头，导致胸膜的确切位置以明亮的白色高回声线出现在屏幕上。然而，一些超声波束被探头表面本身反射回肺部。这些少量的超声能量又被高度反射的胸膜反射回探头。超声仪显示了这种伪影，并在实际胸膜深处产生了另一条略不亮的胸膜线。第一条胸膜线伪影的深度正好是从探头表面到实际胸膜线距离的两倍。这个过程重复多次，形成多条胸膜线伪影，称为 A 线，通常在胸膜线以下可形成与胸膜线相等、间距平行的高回声伪影（图 7-2）。只要有充气肺实质（如正常肺、中央肺栓塞和慢性阻塞性肺病）即可出现 A 线，但在气胸的情况下也可出现。A 线通常出现在正常肺的图像中，在间质综合征、肺实变或积液时消失。

六、正常超声表现和危重症超声表现

理解了肺部超声伪影形成的机理有助于明确正常和病理状态下肺部的超声图像，由于液 / 气比的增加可以预测伪影的变化。

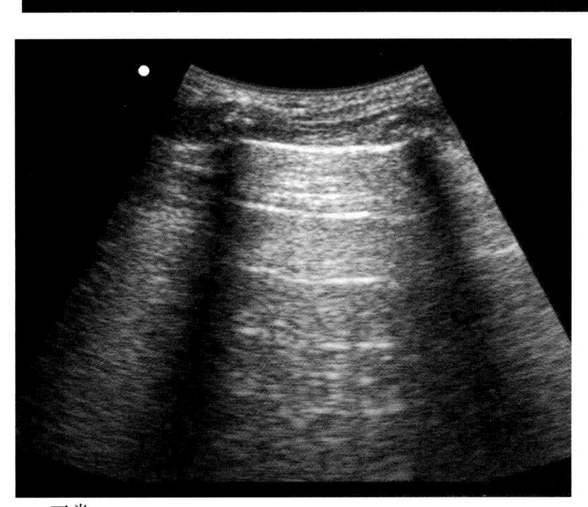

A 正常

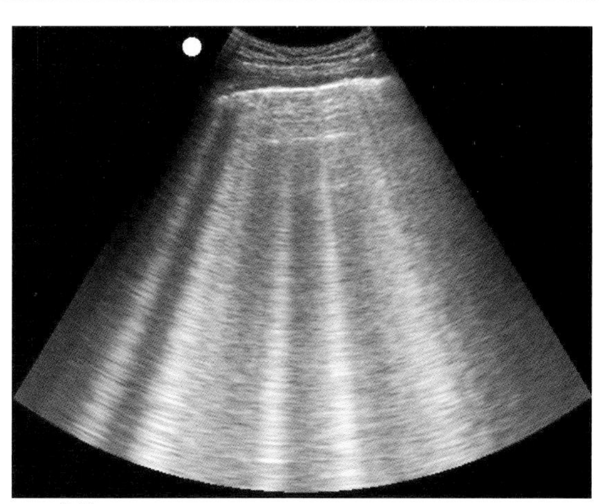

B 水肿

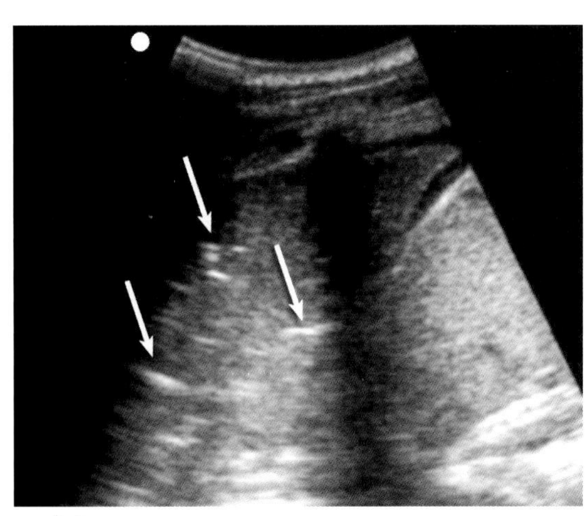

C 实变

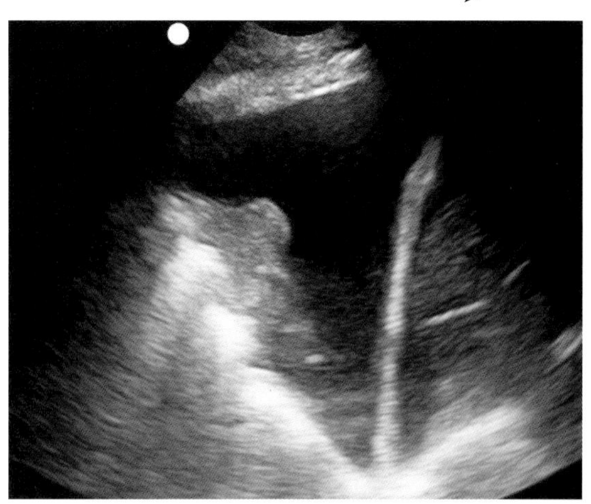

D 积液

图 7-4 肺超声中伪影的进展。（A）正常，（B）水肿，（C）合并空气支气管征（→），（D）积液。

（一）B 线

游离空气和充气实质几乎完全反射超声束，而游离液体和软组织几乎完全不反射超声束，但某些肺部疾病有一系列“中间”状态，随着肺泡间/小叶间隔充盈和肺泡淹没，血管外含水量会增加，形成了一个被称为 B 线的伪影。B 线是与彗尾伪影完全相同的物理伪影，但在肺泡淹没时被放大。B 线伪影起源于脏层和壁层胸膜之间的界面，是一种混响伪影。它发生在超声信号在紧密间隔的高反射性胸膜之间回响时，而在正常的肺中，这种反应会迅速减弱。存在肺水肿时与正常的肺泡相比，由于充满液体的肺泡的声音传导增强，彗星尾伪影被放大而不是减弱。这导致 B 线比正常的彗星尾伪影更亮、更宽。它也不会衰减（减弱），因此 B 线起源于胸膜线，并穿过超声检查的整个深度。为了避免与其他类似的伪影混淆，B 线符合以下标准：类似激光的高回声线，来自胸膜线，与肺滑动同步移动，并延伸到屏幕底部而不衰减[3,33]。在正常受试者中，可能存在少数孤立的（任意肋间视图＜3 条）B 线，通常出现在下外侧和后侧区域（图 7-5）。

（二）肺泡－间质综合征

1. 心源性肺水肿

对肺水肿的诊断，特别是在 ADHF 中，是相当简单的：双侧弥漫性 B 线的存在即可证实这一诊断。在大多数情况下，非常有限的双侧前胸壁扫描就足够了，但稍微更广泛的检查，包括侧胸壁，可显著增加检查的敏感性[19,115]。这是专家们一致推荐的方法。在此检查中，每个半胸以胸骨旁、前腋窝和腋窝后线划分，被分为前上、前下、外侧上、外侧四个区域（图 7-6）。阳性检查结果为双侧有两个或两个以上的阳性区域。阳性区域指在一个肋间视图中同时出现三个或更多的 B 线。一些专家支持进行更完整的 28 点检查（图 7-7），这在急诊环境中常规使用并不可行，但在需要准确的比较（临床研究或患者随访）时是合适的[116]。

2. 急性呼吸窘迫综合征

与间质受累的 ADHF 不同，ARDS 倾向于不规则分布，有斑片状浸润和正常区域。在超声检查中，识别 ARDS 并与 ADHF 相鉴别通常比较简单，ARDS 的特征是与正常肺区域相邻的 B 线区域。除了不规则的分布模式外，ARDS 还有其他的表现。如不规则、增厚、破碎的胸膜线、小的胸膜下实变（图 7-8），以及由于肺顺应性降低而导致的肺滑动消失或减少。如上所述，肺超声的分析是基于肺滑动征。然而，在没有肺扩张的情况下，呼吸过程将不会有肺滑动征，但仍有可能通过肺搏动征来识别胸膜线[3,117]。当存在胸膜接触（无气胸），但无肺扩张，脏层胸膜会表现出微小的由胸腔内心脏运动引起的循环运动。胸膜线水平出现“摇晃”，与肺滑动非常相似，但运动幅度较低（M 模式见图 7-3D）。此外，在ARDS中，与ADHF中的B线相比,B线相距更远，平均分别为 7 和 3mm[49]。当考虑到这些疾病的组织病理学时，这是有意义的：ARDS 是始于富含细胞的小叶间隔的炎症过程，而 ADHF 导致的肺水肿同时使小叶间和肺泡间隔水肿并淹没周围肺泡[116,118]。

3. 肺挫伤

肺挫伤是一个局灶性的过程，直接挫伤到肺实质[119]。创伤的机制、外伤的外部体征和疼痛的位置都可能提示肺损伤的区域。最初的创伤导致肺泡破裂和间质水肿，在超声上产生 B 线[62]。这些异常在超声波上很明显，但在胸片中可被遗漏[120]。在这个过程的后期，受损肺实质肺泡出血完全取代气体，形成典型的肺组织肝化，超声可见为胸膜下实变[62,121]。此时，在胸片上可以看到挫伤表现。

4. 新生儿短暂性呼吸急促（TTN）

TTN 被认为是继发于胎儿期肺泡液清除延迟的良性过程[122]。与所有间质综合征一样，TTN 也会出现 B 线，但具有特征性结构：它们在肺下部非常密集，在上部几乎没有出现。这种突然的转变点被 Copetti 称为“双肺点”（不要与气胸特异性的肺点相混淆）[103]。下部区域的 B 线非常密集，超声表现为白肺，这意味着非常典型的肺泡－间质综合征。以超声检查诊断急诊分娩后的心动过速新生儿的 TTN 非常有效，并且可以避免紧急转到新生儿重症监护病房（NICU）。

5. 新生儿呼吸窘迫综合征（NRDS）

NRDS 的超声表现与 ARDS 非常相似，但通常表现更为明显。超声白肺（B 线分布非常密集）、胸膜异常（小的胸膜下实变，增厚、不规则和粗糙图像）和无正常区域是诊断依据[104]。

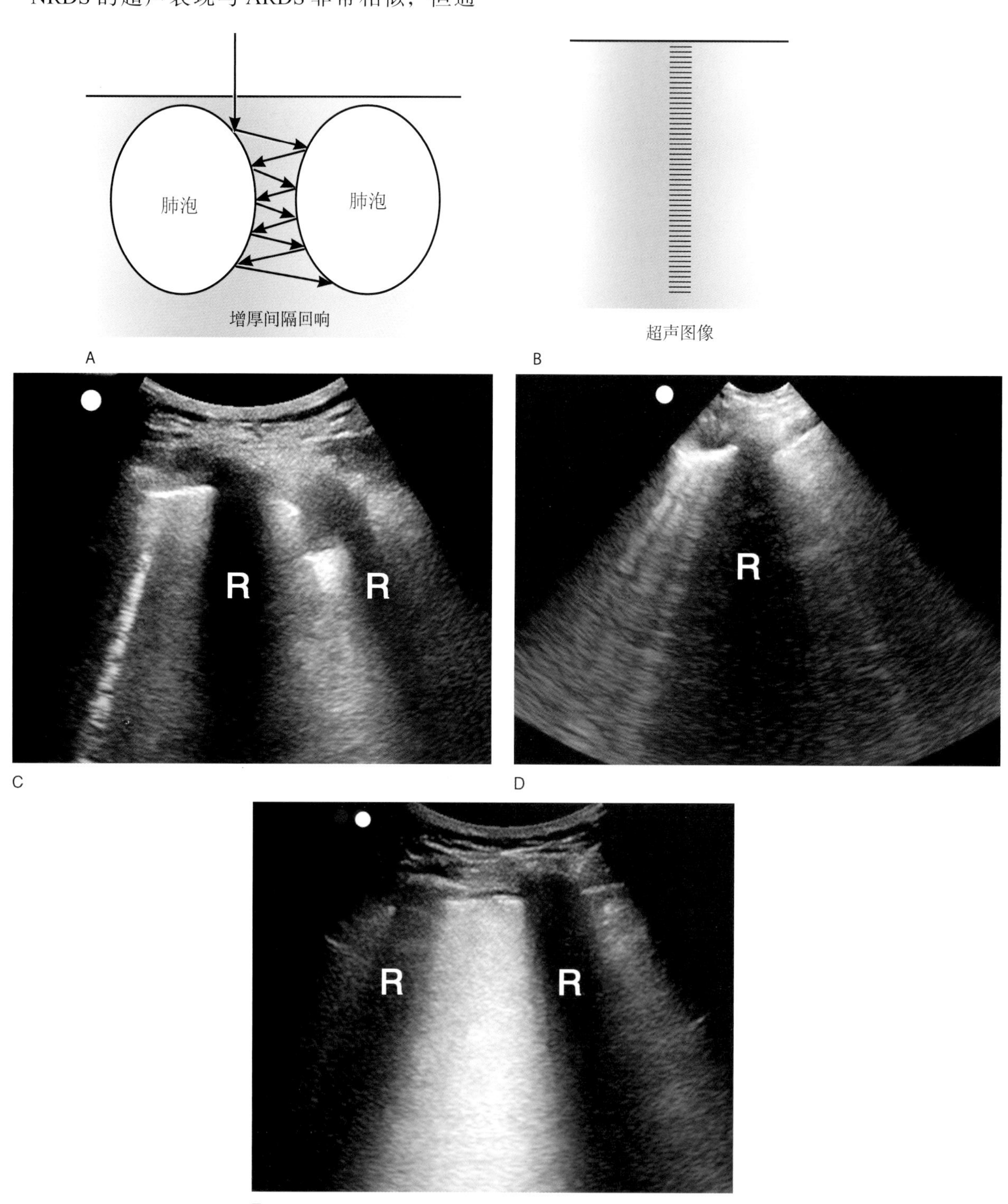

图 7-5 B 线。（A）超声波在增厚的肺泡间 / 小叶间间隔增厚的软组织中回响。（B）超声仪产生一条垂直线，由无数微小的水平线代表每个反射。（C）在肺炎实变部位邻近的 B 线。（D）早期肺挫伤中的 B 线。（E）白肺：在 ARDS 的病例中，无数的 B 线合并在一起。R= 肋骨阴影。

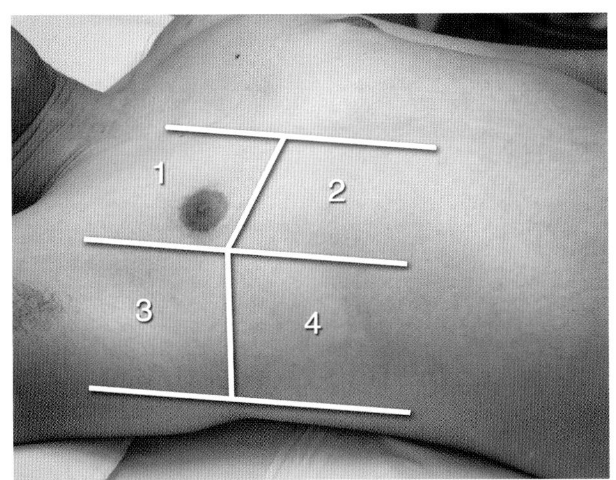

图 7-6　评估心源性肺水肿的八区检查。两个或两个以上阳性区域为阳性检查。

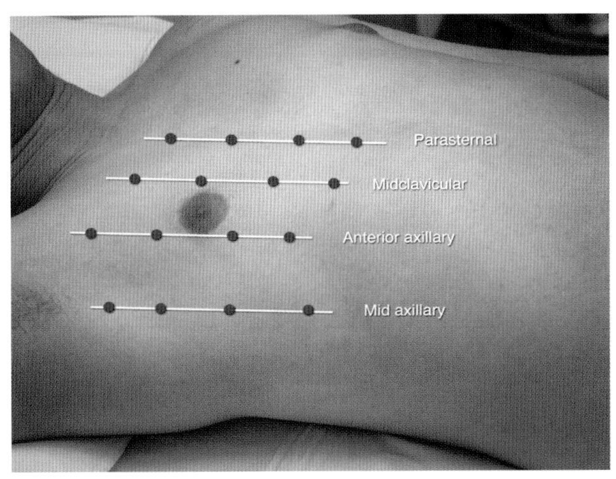

图 7-7　28 点检查。这些点位于第 2 至第 5 肋间隙与胸骨旁线、锁骨中线、前腋窝线和腋窝中线的交叉处。左侧省略第 5 肋间隙，以避开心脏。

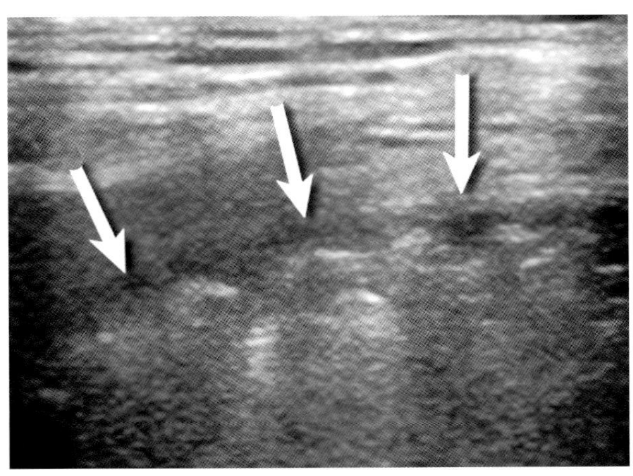

图 7-8　ARDS 胸膜线变化（箭头）：不规则、增厚和碎片

（三）实变

因为实变通常是局灶性过程，特别是当没有病史提示特定区域时（例如，胸膜炎性胸痛），可能需要更广泛的肺超声检查。一项分析急诊中肺炎患者的研究，在图 7-6 中描述的 8 个区域外增加了后路胸部超声，可以在不到 5 分钟内完成[77]。

实变的鉴别诊断通常通过临床病史即可完成；然而，有一些超声体征可以协助鉴别[3]：

- 实变深部边缘显影质量
- 在远场边缘存在彗星尾伪影
- 是否存在空气支气管征
- 是否存在支气管充液征
- 实变内的血管模式

（四）肺炎

如果临床医生希望直接看到实变本身，那么肺炎等局灶性过程可能需要更广泛的检查。然而，将检查范围缩小到一个特定的区域（例如，一侧的胸膜炎疼痛）可能会有帮助。此外，肺炎被局灶的间质病变包裹[123]。由于该疾病的局部影响，在正常情况下，即使没有看到实变[19]，单侧 B 线的发现强烈提示肺炎。

绝大多数肺炎感染涉及脏层胸膜；因此，如果没有覆盖一层的空气，超声波束可以穿透肝肺实质，形成软组织样图像（图 7-9），（见视频 7-3：肝化肺炎）[85]。肺炎图像在该过程的初始阶段特别清晰，其超声图像特点见表 7-1[36,69,87,123,124]。

充气的支气管和细支气管在超声上通常不可见。肝样肺实变使细支气管周围的肺泡不透明，从而使其超声可见。当观察到时，它们表现为肝样肺实变内的高回声管状结构(图 7-10)。肺齿形回声，横截面上可见支气管 / 细支气管。较大的支气管可见其正常的支气管分布。这些被称为静态空气支气管征，因为在呼吸过程中细支气管内没有运动。如果细支气管内有液体与空气混合，它就会通过吸气而产生离心运动，被称为动态空气支气管征。它被认为是对肺炎的诊断有 100% 的特异性[87]。一项在急诊的研究发现，在临床疑似肺炎组中，97% 的实变表现这一征象，而在之前发表的 ICU 患者中报道的这一比例为 61%。动态空气支气管征是区分肺炎和肺不张的关键特征，肺不张的空气支气管征是静态的[77]。

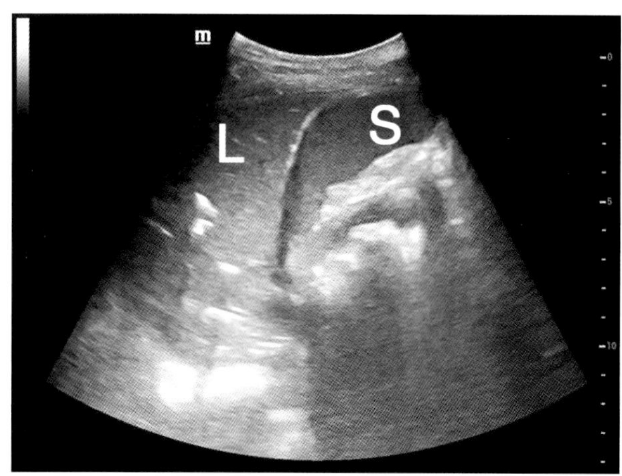

图 7-9　肝样肺实变。左侧胸部冠状面显示脾脏，左下胸腔有组织密度图像。随着完全实变，肺的外观可以类似于肝组织。L= 肺，S= 脾脏。

表 7-1　肺炎的超声图像特点

动态支气管空气征
扁豆形支气管充气征
肺泡充液征
支气管充液征
不规则边缘
局部间质综合征
从深部缘开始的彗尾伪影
气管、血管的解剖分布正常

支气管充液征是超声显示支气管内的液体，似乎不随呼吸而移动[125]（图 7-10A）。因为它们对提示肺炎的阻塞部位（例如，异物吸入和扩张性病变）具有临床参考价值，必要时应进行支气管镜检查确认[36,69]。支气管充液征显示为实变内可见低回声 / 无回声的管状结构。它们可以通过较高回声的管壁和缺乏可检测的多普勒信号与血管鉴别[124]。

与扩张性病变（癌症）和缺血（PE）不同，肺炎主要是一个液体逐渐占据充气空间的过程。除了炎症过程外，淹没和未淹没充气空间之间的过渡是渐进的，导致典型的不规则“碎片征”，以及源于深部边缘和实变周围的 B 线产生的彗尾伪影（图 7-11）[19]。此外，已有研究表明，在临床高度怀疑为肺炎的患者中，即使没有发现实变[19,77]，发现单侧间质综合征（多 B 线）足以作出诊断。

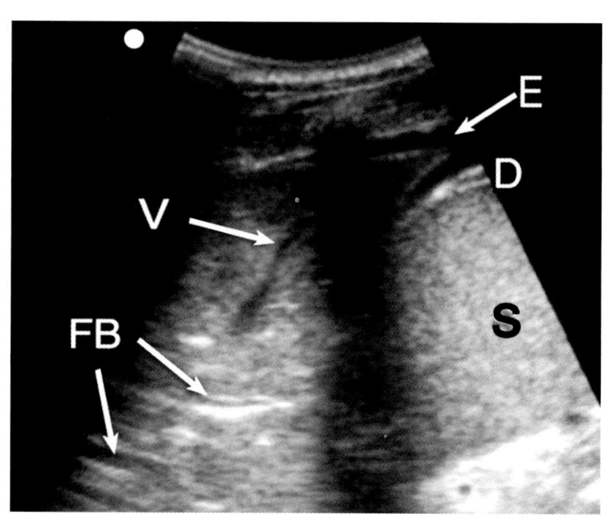

A

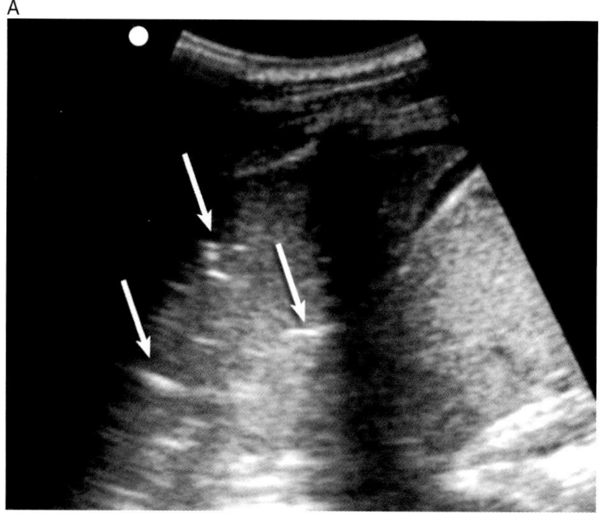

B

图 7-10　（A）肋膈外侧隐窝的左下叶肺炎。可以看到支气管充液征（FB）。它们比血管（V）有更多的回声壁，并且通过多普勒检查没有血流。脾脏（S）上横膈膜（D）上方可见少量的胸腔积液（E）。（B）动态支气管充气征。在另一张同样实变的图像中，可以在空气支气管征（箭头）中实时看到分泌物的运动。

肺炎的图像可随所选的探头和超声波设置而有所不同。凸阵探头通常用于肺成像，然而，相控阵或线阵探头可以分别提供更好的肋间或详细视图（图 7-12）（见视频 7-4 和 7-5：肺炎和局部积液）。

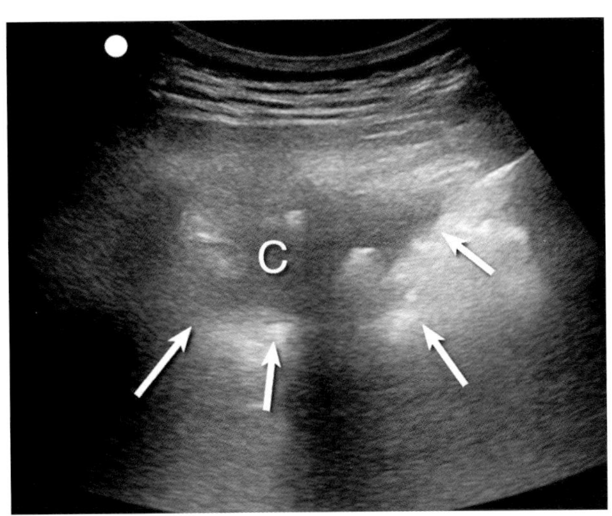

图 7-11　肺炎。请注意实变（C）的不规则局限（箭头）胸膜线不可见，因为没有肺泡空气产生肺滑动征。

（五）肺不张

肺不扩张可根据病因分为：梗阻性或压缩性。阻塞性或吸收性肺不张继发于气道近端阻塞，远端空气被吸收，导致气道塌陷。超声对于这种肺不张的鉴别特别重要，因为它在影像学上通常与肺炎相似[126]。然而，在超声上的表现存在差异。根据定义，阻塞性肺不张发生在气道阻塞之后；因此，在远端气道内不会发生压力变化。肺不张时的支气管充气征总是静态的，没有超声检查可检测到支气管内分泌物或气泡的运动[87]。此外，当空气从肺泡中被吸收时，肺实质体积就会明显缩小，这会导致肺门的结构塌陷，支气管之间更平行，而不是在肺炎中看到的正常分支模式。这种现象在儿童患者中更为明显，但在成人中也可以看到[36]。

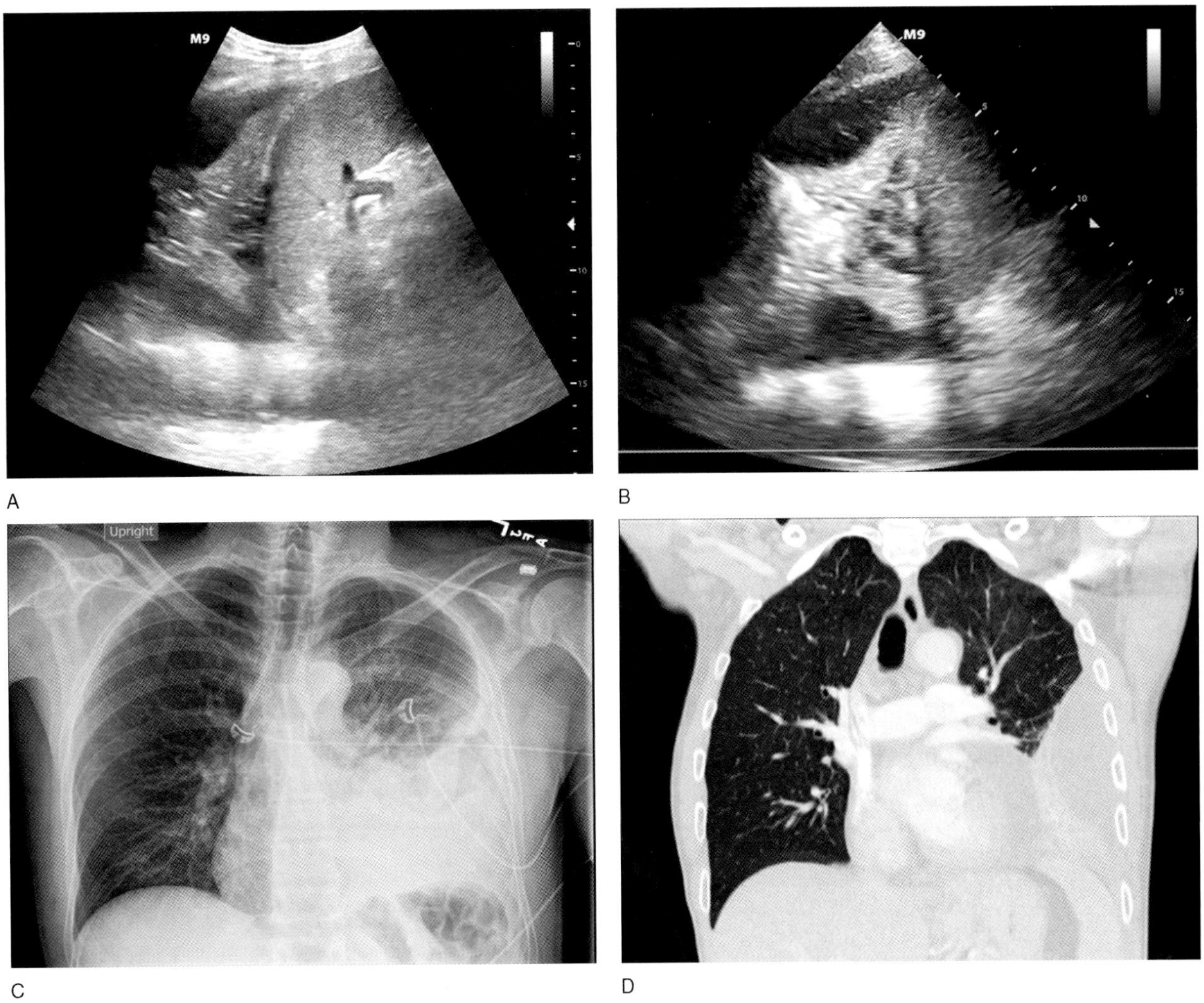

A

B

C

D

图 7-12　左下段肺炎伴积液。比较同一患者的超声、X 线片和 CT 检查。超声图像显示实变、压迫性肺不张和炎性积液伴分隔。（A）左半胸弯曲冠状图。（B）使用相控阵探头和更高对比度预设的同一区域的视图。（C）直立位 X 线平片。胸部（D）胸部 CT 造影（视频 7-4 和 7-5）。

压缩性肺不张（图 7-13）继发于外周肺组织的压缩，通常见于胸腔积液。占位液体挤压周围的肺组织，将空气挤出。由于没有近端气道阻塞，所以通气时的气压有正常的变化。这可能导致肺不张组织和充气组织之间的界面出现间歇性肺泡补充，这一现象很容易通过超声看到，可以与肺炎相鉴别。此外，使用造影剂和多普勒血管检查可以准确区分肺不张和其他实变[124]。

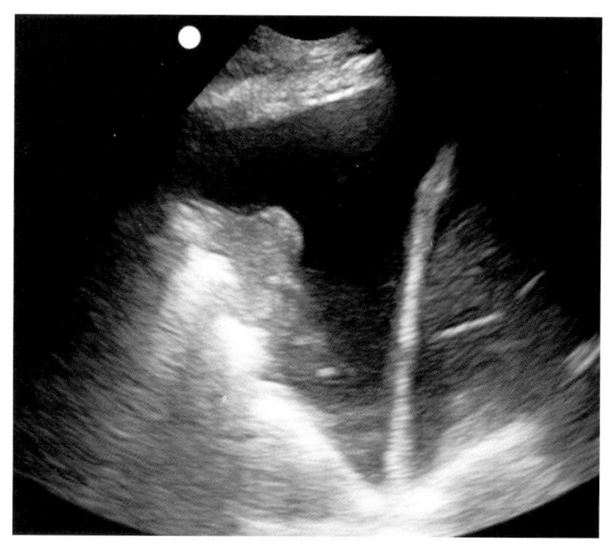

图 7-13 肾功能衰竭伴胸腔积液患者的压缩性肺不张。

（六）肺栓塞

超声诊断 PE 有两种不同的方法。危重症监护和急诊医学文献提示，发现肺部正常、存在深静脉血栓并且存在右心应力时，可确定诊断[18]。肺部疾病和影像学文献提示，超声显示实变是确诊肺栓塞的重要依据，包括血管多普勒和造影剂增强显影[69,90,124,127]。与肺炎和肺不张不同，缺血性胸膜下实变（图 7-14）具有以下特征：

- 界限清晰，通常是小的（平均为 1.4cm × 1cm）楔形、低回声或无回声实变。
- 周围无间质综合征（B 线）。
- 偶尔在实变中心可见一孤立的空气支气管征。
- 在脏层胸膜下的缺血区域偶尔可见小的局限的病变周围积液，继发于急性炎症过程。在胸腔下，积液是静态的，覆盖病变，并随着通气运动而移动[90]。

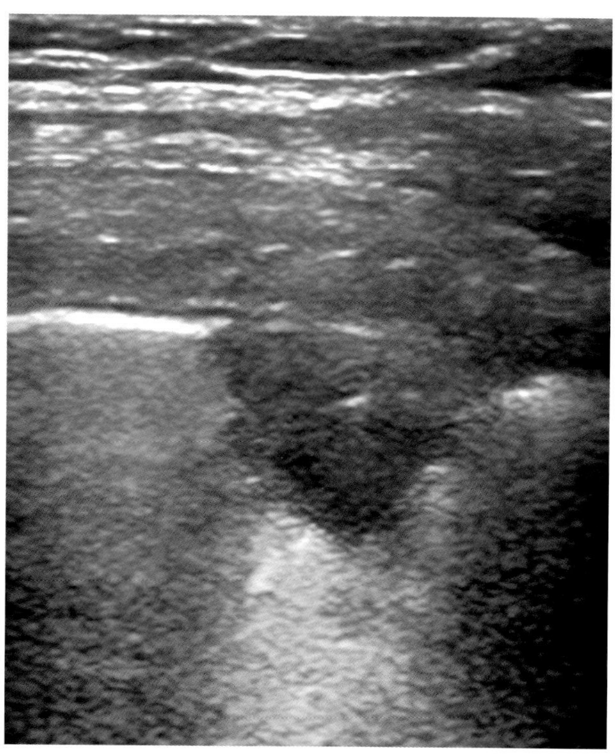

图 7-14 肺栓塞的典型胸膜下实变：三角形，边缘尖锐，周围无间质综合征，并有一个小的中央高回声透镜状支气管影。

（七）积液

胸腔积液高度依赖于重力，如果没有被限制，积液一定会流到胸腔内最低的区域。因此，应首先评估坐位患者的后上膈隐窝。在仰卧位，对被固定的创伤患者，将探头放置在探头能到达的最后侧点，而不让患者转动体位，因为这只会使液体远离探头。传统的经肝 / 经脾入路的 FAST 检查也可以使用。

重度和中度的积液通常相当明显，但用超声 B 模式很难区分少量的回声积液与胸膜增厚。呼吸运动导致游离液体移位，这可以用彩色多普勒检测到，以准确鉴别[128]。

正弦波征也是特异性的（图 7-15）。自发通气运动使肺在吸气时靠近胸壁，在呼气时离开。这种循环运动可以在 M 模式下检测到典型的正弦波征。

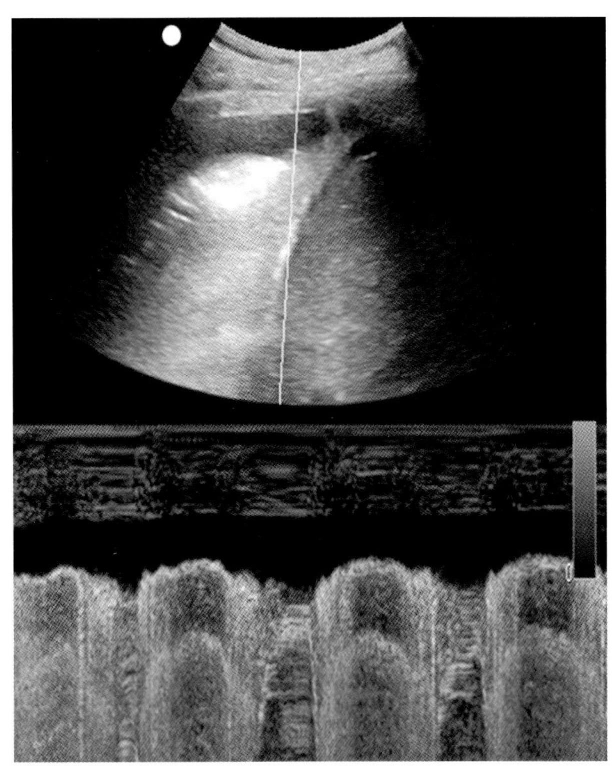

图 7-15 **胸腔积液的正弦波征。**

1. 流出液与渗出液

胸腔积液根据超声表现可分为四类：无回声、复杂无分隔、复杂分隔和均匀回声。渗出物总是无回声，血胸是均匀回声。但是，炎性渗出物可以表现为上述任何一类；因此，当临床表现不明确，需要鉴别时，仍然需要进行胸腔穿刺术。使用超声引导胸腔穿刺术时，超声也应用来确定禁忌证。平片在估计积液的大小和位置时可能不准确。一般来说，只有当胸腔积液至少有 15mm 厚时，才建议进行胸腔穿刺术 [129]。

2. 体积估算

根据胸腔积液体积，胸腔积液通常分为小、中、大三种。已经报道了多种测量积液体积的方法，通常误差幅度在 25% 左右；远优于用胸片估计 [98,130]。对仰卧位患者最直接的方法是测量侧壁积液的最大厚度（D），并使用以下公式：D（mm）×47.6−837= 体积（mL）。

3. 呼吸困难的诊断

2008 年，Liechtenstein 提出了 BLUE 方案，作为诊断危重症患者呼吸困难原因的直接方法。它是基于对每个半胸上三个点的检查：前侧，前外侧和尾部，后外侧和尾部（图 7-16），以及下肢静脉对 DVT 的分析。粗略的心脏评估不是该方案的一部分，但建议进行。

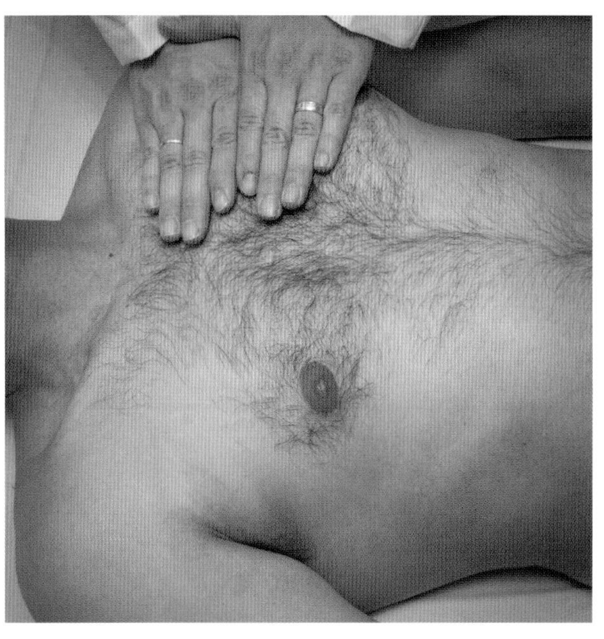

图 7-16 **将双手并排放在患者胸部，上方手的小指与锁骨下限、食指并排对齐，指尖越过中线，可找到 BLUE 点。下方手的小指应该平行于膈线。第一个点在上方手的无名指和中指的底部之间。第二个点在下方手手掌的中心。第三个点（PLAPS 点）位于下方手小指和腋中线下的一条直线的交点处。**

在每个前点评估是否存在肺滑动，是否存在 A 线或 B 线，以及是否存在实变。

然后可以分析后外侧点是否存在后 / 外侧肺泡 / 胸膜综合征（PLAPS），即局限于后外侧区域的积液和 / 或实变。

综合检查结果分类：

A 型。有肺滑动，以 A 线为主。此类患者可排除气胸，并提示尽快评估有无 DVT。如果存在深静脉血栓，提示有肺栓塞的可能。如果没有 DVT，则评估有无 PLAPS。如果存在 PLAPS，则提示诊断为肺炎。如果没有 PLAPS，那么它通常提示哮喘或慢性阻塞性肺病。

A′ 型。无肺滑动，以 A 线为主。此类患者存在气胸。这种情况也可能出现在肺滑动明显减少或消失的病例中，如晚期慢性 COPD 或胸膜固定术后。它提示应尽快搜索有无肺点（100% 特异性）[3]。

B 型。有肺滑动，双侧以前 B 线为主。这种情况提示有肺水肿。

B′ 型。肺滑动缺失，以前 B 线为主。提示广泛性肺炎，肺顺应性明显降低。ARDS 也应该被考虑在内。

A/B 型。B 线以一边为主，A 线以另一边为主。这提示诊断为肺炎。

C 型。前实变。这一特征提示诊断为肺炎。

七、超声引导操作

超声引导已被证明是有效地减少手术相关的并发症和提高手术成功率的方法。到目前为止，最常见的胸部超声引导下的操作是胸腔抽吸（胸腔穿刺术）和胸腔引流术。

（一）胸腔穿刺

床旁胸部超声可以快速识别、精确定位胸腔积液。术前超声评估和相关标志的标记以及确定积液的位置，可以改善手术结果。如果不使用超声引导，胸腔穿刺的并发症发生率可高达 20% ～ 50%[131]。

（二）操作技术和发现

在开始胸腔积液抽吸之前，确认是否存在易于引流的积液，最好是用超声检查。可以使用各种探头来实现这一目标。使用高频线性探头以更好地显示皮肤表面和胸膜壁层之间的距离，这将决定所需的胸腔穿刺针的大小以及最大进针深度（图 7-17）。如果患者的体型较小，也可以用线性探头来确认积液的深度。相控阵或凸阵探头可以更好地评估积液量的大小，评估横断面和矢状面的所有积液。此外，在确定进针部位前以超声确定以下解剖标志：胸壁、肋间神经血管束、胸膜伴肺滑动、膈膜、肺、膈下器官，将有助于避免手术并发症，包括医源性气胸、血胸、血肿、空气栓塞、血管损伤和腹内器官损伤（图 7-18）。

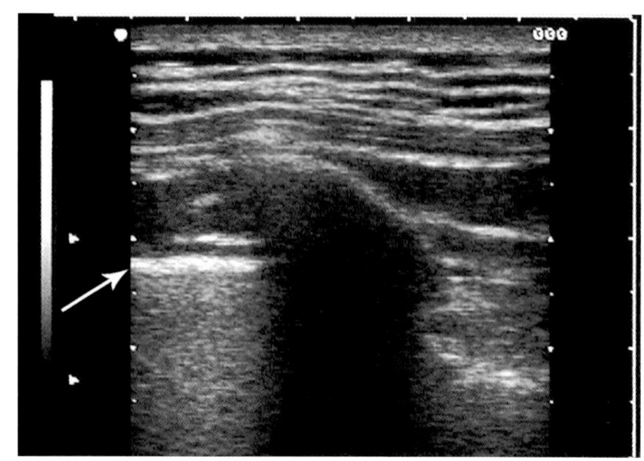

图 7-17 胸壁后部的线性阵列图像显示皮肤，皮下组织，较薄背阔肌的肌层，一个有突出的后声影的肋骨，和明亮回声的胸膜线（箭头）。当进行胸腔穿刺术时，应常规注意胸膜线深度，此图中未见胸腔积液。

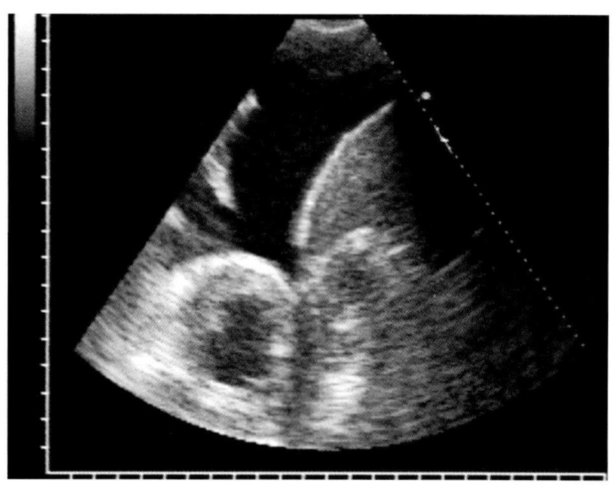

A

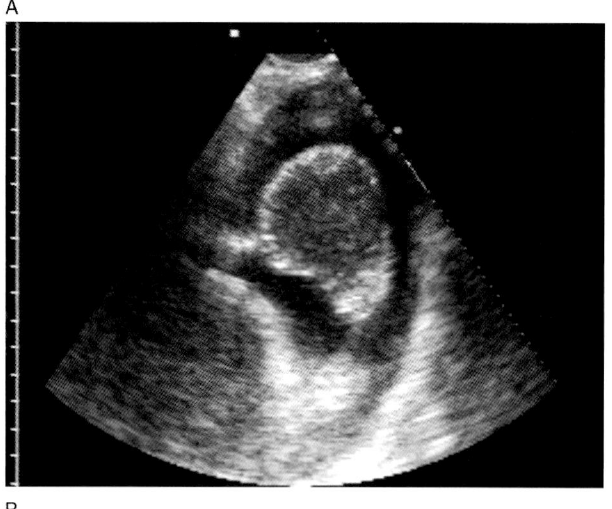

B

图 7-18 （A）左侧胸后部胸腔积液的纵向视图。心脏位于视野的短轴上，右侧为脾脏，左侧为下肺边界，后胸壁最靠近探头。（B）左侧胸腔后部横向超声检查。整个半胸的横断面轮廓清晰可见。肺组织被图像中心的积液完全包围。

在确定合适的结构后，在肩胛骨中线或外侧标记穿刺部位（如果患者坐位）或腋下线（如果患者仰卧），且于积液最低高度以下一或两个肋间，不要在第 8 肋间以下进行穿刺，因刺穿膈膜会导致膜内损伤（图 7-19）。使用动态引导观察针进入胸腔和积液，或使用静态引导确定盲插进针的理想位置。如果选择使用动态引导，除了标准胸腔穿刺材料外，还需要用于高频的无菌探头盖。如果选择使用静态技术（利用超声标记进针部位，然后进行盲插进针），避免在标记插入部位后的延迟或患者重新定位。如果可能，让患者坐直，手臂放在床边；血管迷走神经性手术或进行机械通气的患者需要仰卧位，外侧入路进入胸腔。如果患者为仰卧位，伸展手臂，抬高床头，以促进胸腔穿刺术中胸腔积液的引流。

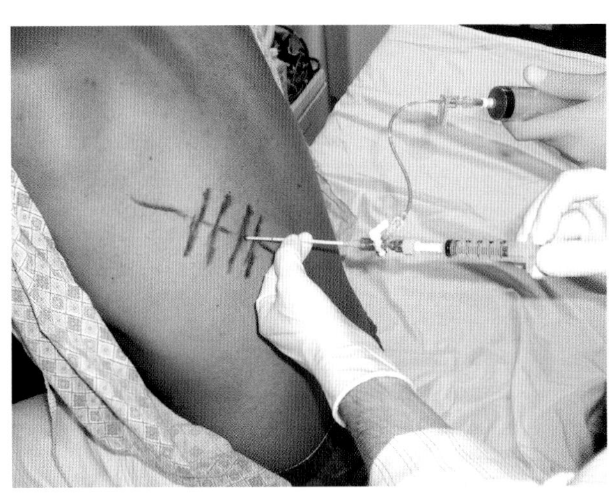

图 7-19　**胸腔穿刺术的操作方法。背侧入路。用来抽吸的肋骨间隙已经被标记。在肋骨间隙进针；然后将抽吸针移动到肋骨上缘的正上方进入间隙。采用市售的自密封胸腔穿刺针，助手协助抽吸胸膜积液样本或将侧孔连接到引流袋。**

与标准的胸腔穿刺术技术一样，应采取无菌措施、局部麻醉和在吸气时将针头插入肋缘上部。胸腔引流的体积取决于相应疾病；如果进行诊断性胸腔穿刺术，30mL 的液体应该足够进行通常的实验室检查。在进行治疗性胸腔穿刺术时应小心，因为当进行大量引流时（＞ 1.5L），有可能发生复张性肺水肿。

拔出胸腔穿刺针后，重新评估医源性气胸的可能性。既往的标准操作是拍摄术后胸片。最近的指南建议，无症状且肺滑动正常的患者进行超声引导术后无需再做胸片检查[132]。

（三）注意事项

小于 1 ～ 1.5cm 的胸腔积液太少而无法吸出，如此少的积液不应尝试进行胸腔穿刺术。胸腔穿刺术的其他相对禁忌证包括凝血功能障碍、血小板减少症、穿刺部位或附近蜂窝织炎和复杂的胸腔积液。研究表明，胸腔积液内的复杂分隔与导管引流成功率降低和患者总死亡率增加有关（图 7-20）[133]。如果操作者选择尝试引流分隔性胸腔积液，相控阵或凸阵探头将有助于确定胸腔积液量最大的部位。

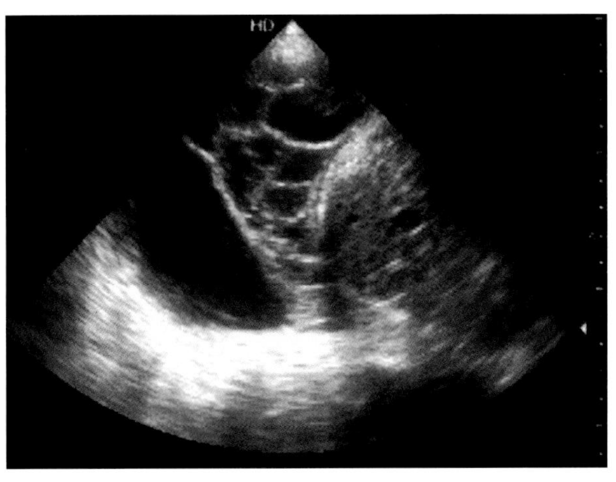

图 7-20　**局部胸腔积液患者的右上象限超声检查。在这种情况下，通常需要进一步的 CT 成像和专家会诊。**

（四）胸腔引流术

与胸腔抽吸（胸腔穿刺术）相比，胸腔引流管是通过放置在胸腔的导管来排出液体或气体。到目前为止，大多数发表的关于使用超声引导放置胸腔引流管的研究都集中在小口径胸腔引流管上（例如，猪尾导管）。很少有比较超声引导与临床判断或非图像引导的胸部引流管插入的研究文献发表；然而，多项关于超声引导下放置胸部引流的研究表明，成功率为 73% ～ 94%[133]。超声引导下胸部引流的适应证包括：恶性胸腔积液、脓肿、并发肺旁胸腔积液和创伤性血胸。由于声波在空气中的传播较差，超声引导在气胸时引导胸部引流的效用有限[133]。超声引导下的胸腔引流管放置的相对禁忌证与胸腔抽吸类似，包括凝血功能障碍、血小板减少、肺大疱、肺粘连、定位性积液或脓胸和穿刺部位或附近的蜂窝织炎。

胸腔引流管插入部位的识别与胸腔积液抽吸略有不同；小口径引流管建议插入“安全三角形”内，即胸大肌外侧边缘、背阔肌外侧边缘和乳头水平第五肋间隙横线（图 7-21）[134]。在这个三角形区域内插入猪尾导管可以增加手术成功率，并增加胸腔引流后病人的舒适度。

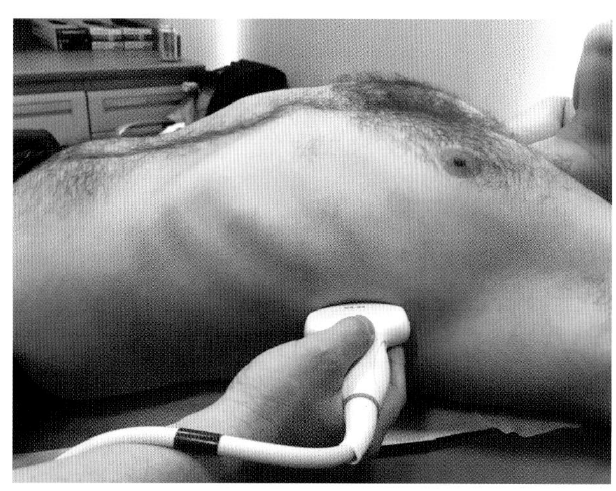

图 7-21 确定胸腔引流的初始体位。滑动探头沿着腋窝线直到膈肌上方（肝、脾）。

胸腔穿刺术和小口径胸腔引流术之间的第二个区别是使用改良的Seldinger技术进行引流管放置。如果在后一种手术中使用了超声导丝，在动态超声引导下实时可视化猪尾胸腔引流管的放置可能特别有用，技术上可能比静态超声引导困难一些。如果选择动态超声引导，除了标准的猪尾胸腔引流管插入设备外，还需要一个无菌探头盖。在置针和抽吸胸腔积液后，放置导丝，用超声确认导丝定位，然后再进行扩张。导丝表现为高回声线性结构，在胸腔积液的低回声或无回声液中自由漂浮。通过超声在横断面和矢状面检查导丝的三维位置。

一旦确认自由浮动导丝，采用标准改良 Seldinger 技术放置猪尾导管。胸腔引流管的位置和医源性气胸的评估可通过双侧肺超声或胸片来证实。

胸腔引流管放置的风险和并发症与胸腔抽吸类似（医源性气胸、血胸、血肿、空气栓塞、血管损伤、伤口感染和腹腔内器官损伤），还有导管特异性并发症，包括置位不当、脱位和堵塞。然而，研究表明，超声引导可减少穿刺并发症和胸腔引流不成功的发生率[134]。

（五）胸神经阻滞

超声引导下的区域神经阻滞越来越多地被用于区域麻醉，并在科学文献中进行了讨论。超声引导下的胸神经阻滞包括前锯肌平面阻滞和竖脊肌平面阻滞。这些技术将在第 26 章“超声引导下的区域麻醉”中进行讨论。

八、注意事项

1. 胸膜线的识别。首先用肋骨窗来识别胸膜线，然后观察该水平是否有肺滑动。将胸壁内的筋膜和肌肉平面错误判断为肺滑动征可能是灾难性的。典型的例子是伴有继发于气胸的呼吸困难的肌肉创伤患者，此类患者很可能表现为继发于呼吸困难的过度通气，胸壁肌肉相互滑动，会在肋骨上方产生一条移动的高回声线（筋膜平面）。

2. 皮下气肿。皮下肺气肿的超声表现可与胸膜线的 B 线相似。皮下组织内的气体可产生高回声的垂直伪影，但这些伪影并不随着通气而移动，也不来自胸膜线。肋骨可能看不见，因为它们可能被皮下空气伪影所掩盖。同样，正确识别胸膜线作为检查的第一步非常重要，特别是在创伤中。在大多数情况下，如果患者能够耐受，则用探头施加更多的压力，迫使游离气体离开扫查平面，从而可以显示胸膜线。创伤患者出现皮下气肿提示需要额外的胸外伤检查，包括食管破裂或穿透伤。

3. 肺栓塞。大面积 PE 最常见的超声表现是肺检查表现正常或双侧“A 型”表现。因此，在评估呼吸困难患者的肺部时，临床医生不应因看到正常的肺部超声检查就停止评估，而应继续评估患者与 PE 和 DVT 相关的心脏表现。

参考文献

完整的参考资料列表可在网上找到 www.mhprofessional.com/mamateer4e.

新冠肺炎（COVID–19）

SARS-COV-2 病毒及其导致的疾病 COVID-19 于 2020 年席卷全球，其死亡率报道各不相同，在一些国家可高达 10%。床旁即时超声对 COVID-19 的诊断和严重程度评估的作用未被明确。早期研究显示 B 线是其特异性表现，使医生担心床旁超声不能有效鉴别肺水肿和 COVID-19。随着相关数据的积累，医生们发现即使在疾病早期病变轻微时，COVID-19 也有特异性的超声表现，超声上 B 线表现为长而明显的激光样高回声线，从胸膜线开始，并随肺滑动而移动（图 7-4B）。COVID-19 患者的 B 线似乎起源于胸膜缺损，而非像肺水肿的典型 B 线（图 1 和视频 7-6）。COVID-19 患者的 B 线可为孤立的，也有的聚在一起成为"瀑布"样 B 线；但这并非 COVID-19 的特异性表现，也可在严重肺水肿时出现，称为"白肺"（图 7-5-E）。

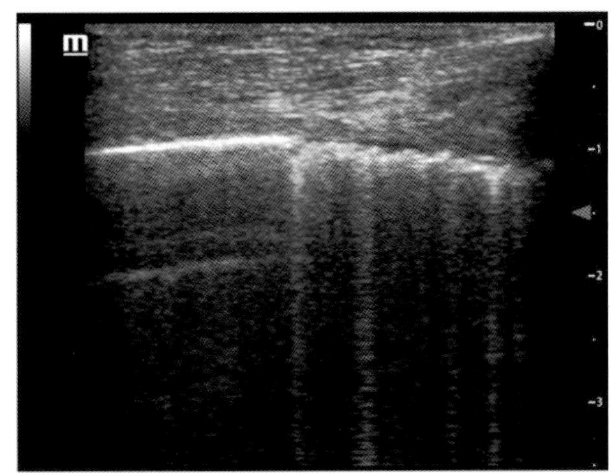

图 1 COVID-19 患者超声显示的 B 线，注意右侧不光滑的胸膜线，似乎为 B 线伪影的起点。

初步数据显示一些超声表现可以可靠地提示新冠肺炎（如 COVID-19）。报道的第一例来自武汉的 COVID-19 患者的超声图像表现为局部区域增厚，不规则的胸膜线，被称为"碎片征"（图 2 和视频 7-7），胸膜线不连续或断裂，称为"跳跃征"（图 3 和视频 7-8）。肺实质外缘的胸膜下实变（条形实变）常表现为空气支气管征（图 4 和视频 7-9），后续来自世界各地的患者也报道了相似的发现，这些超声表现，连同特征性 B 线有助于 COVID-19 的快速诊断，在传播的高峰则有助于患者获得快速治疗，提高治疗效率。本书发表时，POCUS 这一领域的研究仍在快速发展，胸部超声对复查 COVID-19 的敏感性和特异性仍需要多研究以证实。

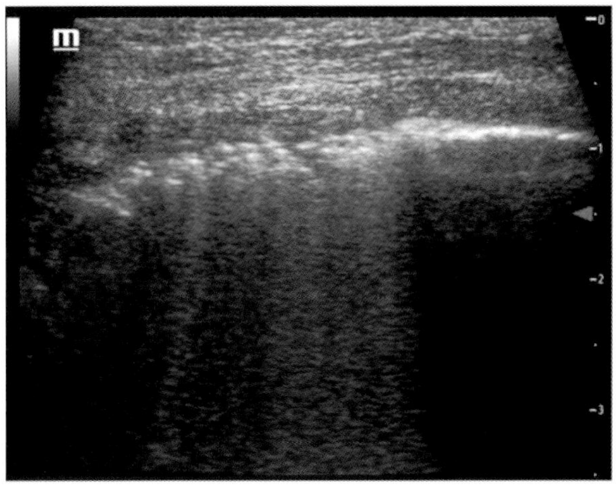

图 2 局部区域胸膜增厚，胸膜线的"碎片征"伪影。

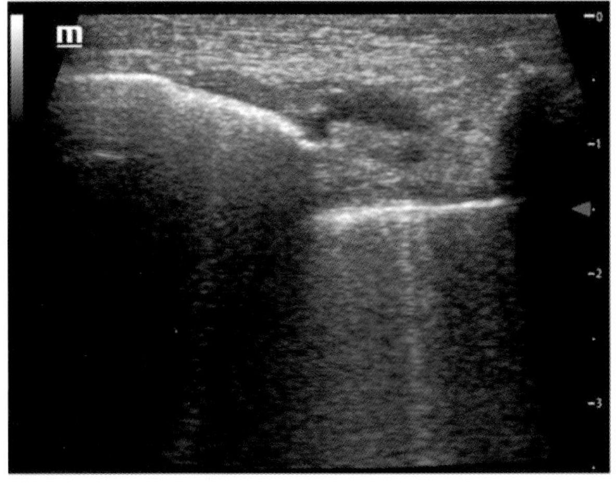

图 3 胸膜明显不连续，称为"跳跃征"。

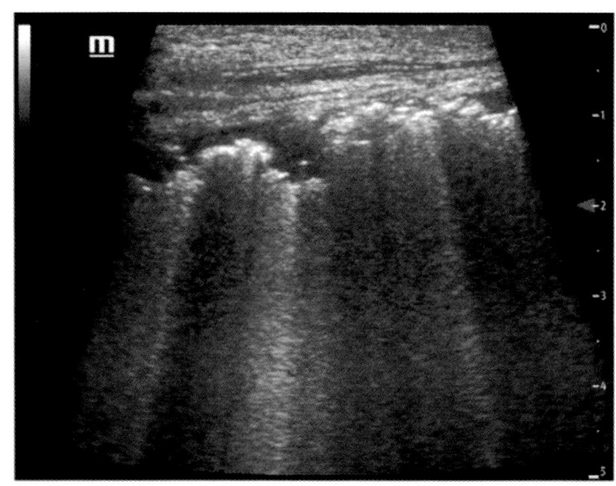

图 4 肺组织外表面边缘显示多个空气支气管征，这些异常非常表浅，位于胸膜线下，称为“条形实变”。

参考文献

1. Khosrawipour V, Lau H, Khosrawipour T, et al.: Failure in initial stage containment of global COVID-19 epicenters. *J Med Virol* 2020. Accepted Author Manuscript. doi:10.1002/jmv.25883
2. https://www.nytimes.com/2020/03/28/us/testing-coronavirus-pandemic.html. Accessed April 17, 2020
3. Smith, M, Hayward S, Innes S, and Miller, A: Point-of-care lung ultrasound in patients with COVID-19–a narrative review. *Anaesthesia* 2020. Accepted Author Manuscript. doi:10.1111/anae.15082
4. Sofia S, Boccatonda A, Montanari M, et al.: Thoracic ultrasound and SARS-COVID-19: a pictorial essay. *J Ultrasound* 2020. https://doi.org/10.1007/s40477-020-00458-7
5. Huang Y, Wang S, Liu Y, et al. A Preliminary Study on the Ultrasonic Manifestations of Peripulmonary Lesions of Non-Critical Novel Coronavirus Pneumonia (COVID-19) (February 26, 2020). SSRN: https://ssrn.com/abstract=3544750 or http://dx.doi.org/10.2139/ssrn.3544750. Accessed May 31, 2020.

视频

第 8 章 危重症复苏

Gavin Budhram, Kenneth W. Dodd, Anthony J. Weekes, and Robert F. Reardon

危重患者出现血流动力学不稳定或临床恶化时，由于其潜在病因不明确，这使得他们的诊疗变得很有挑战性。这种情况通常发生在患者刚到达急诊（ED）后不久，但也可能发生在医院的其他科室的已收入院几小时或几天后病人的临床病情意外恶化。在这些情况下，临床医生往往要在各种检查结果出来之前作出治疗决策。此时体格检查数据对重要器官的状态反映往往不准确的或具有误导性。床旁即时超声（POCUS）可以快速检查重要的器官系统的状况，具有更高的准确性。

POCUS 是由临床医生进行的操作及诊断，在 20 世纪 80 年代开始被用于急诊医学（EM）。在许多医院，它是危重患者初始检查中最常用的诊断工具（图 8-1）。临床医生使用超声可以快速发现既往隐匿性的病情，如心脏停搏或休克的病因、呼吸短促的原因、脓毒血症的来源、容量状态和液体反应等。对于病情不稳定的患者，通过 POCUS 可快速获得这些诊断信息，可以挽救患者生命。

本章重点介绍如何应用和整合几种不同类型的超声检查对危重患者进行诊断和治疗。具体如何操作每项检查和大多数正常的超声检查表现将在其他章节中详细介绍。

一、临床概要

超声的应用在危重患者的诊疗中有很大的实用价值。许多管理危重患者的临床医生并不了解利用 POCUS 会多大程度地提高他们的诊疗水平。在美国，急诊医生倾向于将超声检查应用于腹部、心脏疾病和休克患者，而重症监护医生则专注于通过超声了解心功能和血流动力学参数[1]。在欧洲，临床医生往往对肺超声有更好的了解，并广泛用于危重患者。世界各地经验丰富的 POCUS 临床医生都知道“全身超声检查”提高了对患者特别是对危重患者诊断的准确性和治疗的针对性[2]。

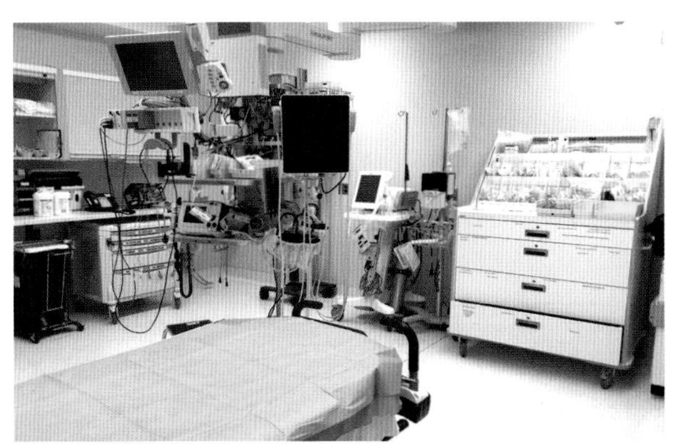

图 8-1 **超声机安装在 ED 重症监护室的关节臂上。这确保了机器始终随时可以使用。**

二、临床适应证

危重症患者到达急诊时一般诊断不明确，各种超声检查可以帮助临床医生在危重患者的救治中对遇到的常见问题给出正确的诊疗措施。

- 心脏停搏和疑似停搏状态
- 不明原因低血压的评估
- 容量状态和液体需求评估
- 气促或呼吸窘迫评估
- 围插管期评估
- 肢体血管系统的评估
- 对休克或脓毒血症病因的评估
- 危重症的超声引导

（一）心脏停搏和疑似停搏状态

危重病人经常出现低血压，有时很难触及他们的脉搏（见视频 6-1 至 6-5）。由于低血压和心脏停搏之间的界限不明确，严重的低血容量是一种不稳定的危险情况。低血容量或疑似停搏病人的脉搏和血压的评估是不可靠的。有证据表明，救援人员将 22% 的“心脏停搏”儿童患者误判为无脉搏，这导致 14% 的患者在需要按压时停止心脏按压，36% 的患者在不需要时进行了按压[3]。另一项研究推翻了人们长期以来的认知，即认为颈动脉、股动脉和桡动脉脉搏对应某些血压测量值，相反，研究发现脉搏触诊和血压之间存在很大差异和很小的相关性[4]。在疑似停搏状态下，无创血压测量同样不可靠。一项对 15 例复苏的心脏停搏患者的研究显示，33% 的患者袖带式血压计记录不到血压，但直接测量时平均动脉压却足够，27% 的患者的袖带式血压测量数值接近正常，但患者心输出量极差[5]。因此，在没有有创血压监测和心脏超声时，临床医生在患者濒死情况下的治疗是盲目的，往往不能确定是否需要进行胸外按压、补液或使用血管升压药，或者进行其他干预治疗措施。在这些情况下广泛使用心脏超声的临床医生经常遇到心脏正常，但体格检查却没有脉搏的患者。同样，自动袖带式血压计有时显示一个“正常”的血压，而超声却显示没有心脏活动。

数据支持 POCUS 在心脏停搏或疑似停搏患者中的应用。很明显，缩短这些患者的诊疗干预时间可以改善患者的预后[6,7]。救治可逆性疾病患者的关键是要快速诊断和治疗。对于无心电活动（PEA）患者，高级心血管生命支持（ACLS）指南建议搜索“5H’s 和 5T’s”——可治疗的心脏停搏原因（表 8-1）[8]。

在没有超声直接观察心功能的情况下，潜在可治疗心脏停搏或疑似停搏状态的病因，如心脏压塞，肺栓塞（PE），严重的低血容量和心源性休克，可能无法发现。一项研究显示，12% 的心脏停搏患者通过POCUS检查直接进行了治疗干预[9]。例如，PE 是一种未被充分认识的导致心脏停搏的原因[10-12]，但当停搏后早期使用溶栓药物时，生存率高达 18%[13]。同样，在心脏停搏期间早期发现和引流心脏压塞可显著提高生存率[14,15]。

表 8-1　2010 年美国心脏协会高级心血管生命支持指南中可治疗的心脏停搏原因

以 H 开头的疾病	以 T 开头的疾病
缺氧	毒素
低血容量	低血容量压塞（心脏）
氢离子（酸中毒）	张力性气胸
高钾血症	肺血栓形成
体温过低	冠状动脉血栓形成

超声检查疑似心脏停搏或 PEA 患者的心脏活动是非常有价值的。一项研究显示，86% 的推测为心电与心搏分离的患者在 POCUS 上显示存在心肌收缩[16]。此外，研究还发现 35% 最初被认为是停搏的患者在超声上显示有心脏搏动。此外，一项针对 793 例心脏停搏患者的随机多中心试验显示，54% 的 PEA 患者和 10% 的停搏患者在初始 POCUS 上有心脏搏动，其出院存活率为 3.8%，而无初始心脏搏动患者的存活率为 0.6%[17]。

严重的心动过缓和亚临床心室颤动（VF）都可能误诊为心脏停搏。在一项对 18 例住院心脏停搏且初始心律为心搏失常患者的研究中，研究人员确诊了 4 例患者实际上患有严重的缓慢性心律失常，并对液体和变力支持有反应[18]。此外，用超声心动图评估亚临床 VF 对心脏停搏是必要的。人们很早就认识到，在心电图中 VF 的振幅取决于几个因素：VF 的持续时间、电极的大小和位置、皮肤电阻、体质、心室肥厚和导联的增益[19]。VF 的振幅可能很低，在心脏监测器上显示心脏停搏。因此，建议若在床边心脏监测器上直接观察到心脏停搏，应该用超声检查确认停搏情况。如果出现细小纤颤，应进行除颤（表 8-2）。一个大样本的前瞻性研究显示，

35% 被认为是 VF 的患者有心脏搏动，随后的住院生存率为 24%[20]。

表 8-2 超声引导下对不稳定患者的处理：心脏停搏和疑似停搏情况下超声异常诊断结果和对应的治疗

异常	处理
严重低血容量	补充液体
严重左心室功能障碍	强心剂（疑似停搏时低剂量注射）[22] 或球囊泵
心脏压塞	心包穿刺术或开胸手术
大容量肺栓塞	溶栓剂或栓塞切除术
心律失常	强心剂（疑似停搏时低剂量注射）[22] 或紧急起搏
心室颤动	除颤

对无脉搏搏动患者停止胸外按压是有争议的，但一项研究根据心脏超声结果修改了高级生命支持的基本规则，并对有心脏收缩的患者进行短暂胸外按压 [21]。对于超声检查有心脏搏动的 PEA 患者，他们在快速给予 20IU 的血管加压素的同时进行了胸外按压，16 例患者中有 15 例（94%）恢复了自主循环（ROSC），8 例（50%）神经系统预后良好。这项研究提供的证据，支持所有无脉搏的患者可能不需要胸外按压的观点。

经食管超声心动图（TEE）是一种对心脏停搏患者在可视状态下持续监测的新方法。TEE 成像比经胸超声（TTE）成像效果更好，并且在心脏停搏时比 TTE 有几个明显的优势。由于身体状况，心脏不跳动，以及脉搏检查期间的短时间间隔等综合因素，在停搏期间，TTE 图像通常难以获得或干扰严重。通常，外部胸外按压装置也排除了采用胸骨旁或心尖窗口的可能。事实上，TTE 成像可能会无意中延长脉搏检查的持续时间 [22]。TEE 成像可以得到不受身体状态干扰的高质量图像。在病人到达后立即插入 TEE 探头，并在整个复苏过程中保持原位。由于心脏的持续可视状态，脉搏检查时间被最小化。TEE 还能够对左心室（LV）压力进行持续评估，以优化胸外按压的质量和对救治措施的调整 [23]。在一项急诊 TEE 治疗院外心脏停搏的研究中，评估了 ROSC 前 22 例心脏停搏病例中 17 例的按压位置 [24]。大约一半的病例是左室流出道受压而不是左室腔。在这些病例中，由于 TEE 检查结果的反馈，导致了胸部按压的重新定位和改善。此外，TEE 更可靠地识别心脏搏动是否消失，从而对停止复苏的决定更有信心 [25]。TEE 比 TTE 的其他优势还包括提高了评估细微 VF 的分辨率，在治疗过程中持续评估左室功能，以及指导手术过程，包括体外膜肺氧合（ECMO）插管 [23,24,26,27]。关于心脏停搏中 TEE 的进一步讨论见第 6 章“经食管超声心动图”。

以团队为中心的心肺复苏（TFCPR），具有严格的人员分工，由于在心脏停搏期间不进行超声检查，可最大限度减少胸外按压的间隔时间 [28]。在 TFCPR 使用 TTE 时，要通过限时的 TTE 图像采集和按压后的视频回放，将 CPR 的中断最小化 [29]。在 TFCPR 使用 TEE 时，负责气道管理的医务人员同时兼顾 TEE 的放置和评估。在心脏停搏中使用声门上的气道很常见，在 TEE 放置前需要用气管内导管代替 [23,24,26,30]。

（二）不明原因低血压的评估

在帮助临床医生确定休克的病因方面，POCUS 是一个强有力的工具。传统意义上休克可分为五类：低血容量性、心源性、分布性、梗阻性和神经源性。超声能够提供客观、直观和可记录的证据，以帮助休克分类。最初的超声检查通常集中在心脏 、肺和下腔静脉（IVC）。当超声表现为左心室收缩不良（或急性瓣膜反流）、IVC 扩张和肺部 B 线时，可能是心源性休克。当 IVC 扩张、B 线缺失和血流动力学亢进时，很可能出现梗阻性休克。发现右心室扩张，提示 PE，或大量心包积液可能提示阻塞性休克的病因。最后，IVC 塌陷，左心室的充盈和 B 线缺失显示低血容量性休克（见表 8-3）。

此外，超声检查胸膜腔、腹膜腔、主动脉、深静脉、泌尿系统和胆道系统可有助于识别出血、感染或梗阻。RUSH（休克中的快速超声）检查是一种基于“全身”超声检查概念的休克分类的诊断方法（表 8-4）[31]。这种方法的好处是能够快速缩小鉴别诊断范围和减少集中管理的时间，这对病情最严重和不稳定的患者最有好处[1,2,6,31,32]。

表 8-3 休克患者心脏和肺部超声主要表现总结

休克类型	下腔静脉	心脏超声	肺超声
低血容量性	塌陷	功能亢进	无 B 线
心源性	扩张	功能减退	B 线
分布性	塌陷	功能亢进	无 B 线
梗阻性	扩张	功能亢进	无 B 线

在危重症患者中，心脏超声首先是对整体心功能和相对心室大小进行评估。严重的异常，如低血容量、填塞和大面积 PE，通常通过目测即可识别，不需要精确的测量（图 8-2）。

1. 评估左心室功能

用超声心动图测量左室功能有几种方法，但在紧急时刻，对整体左室功能的目测评估是最实用的，因为它测量速度更快、测量效果同样准确[35-33]。并且经实践证明，急诊医生和重症监护医生可以使用 POCUS 准确估计左心室功能[36,37]。目测评估将左室收缩力分为减退、正常和亢进三组。这个分类虽然看似简单，但对危重患者非常有用。通过实践，非心脏病专家能足够准确的做出这种估计。左室功能不良提示心源性休克。然而，临床医生应该记住，所有的失代偿性休克状态最终会导致左室功能下降，因此谨慎的做法是保持较大的压差，并寻找其他潜在的休克原因。总之，了解心功能下降是否是导致休克的原因至关重要。TTE 已被证明对识别心源性休克的敏感性为 100%、特异性为 95%[38]。

表 8-4 RUSH（休克快速超声检查）方案。一种基于全身超声检查概念的休克分类诊断方法。超声检查包括心脏（泵功能）、下腔静脉、胸腔和腹腔（腔隙）、主动脉和肢体深静脉（脉管）

RUSH 评估	低血容量性休克	心源性休克	阻塞性休克	分布性休克
心脏	收缩亢进，腔室较小	收缩减退 腔室扩张	收缩亢进 心包积液 心脏压塞 右室应变 心脏血栓	收缩亢进 （早期脓毒血症） 收缩减退 （晚期脓毒血症）
胸腔、腹腔	IVC 塌陷 颈静脉塌陷 腹腔积液（液体丢失） 胸腔积液（液体丢失）	IVC 扩张 颈静脉扩张 肺水肿 胸腔积液 腹腔积液	IVC 扩张 颈静脉扩张 气胸	IVC 正常或塌陷（早期脓毒血症） 腹腔积液（脓毒血症来源） 胸腔积液（脓毒血症来源）
血管	腹主动脉瘤 主动脉夹层	正常	深静脉血栓形成	正常

DVT= 深静脉血栓形成，IVC= 下腔静脉；RV= 右心室。

相比之下，左心室功能亢进、收缩剧烈提示了低血容量、分布性或阻塞性休克的生理代偿。时间原因限制了超声心动图的精确测量，但左室收缩力、E 峰间隔距离（EPSS）、左室和右心室（RV）充盈以及 IVC 状况的总体评估可以快速获得。在严重低血容量的患者中，通常会出现变小的、充盈不良、收缩亢进的心脏，并伴有小幅的IVC 塌陷。严重情况下，左室腔会完全闭合，除非是严重肺栓塞。这是需要液体复苏的一个明确的指标，发现心脏搏动减弱，要提醒临床医生迅速寻求可能可逆的休克病因。这可能发生在创伤、出血、脓毒血症、糖尿病酮症酸中毒、高渗性非酮症昏迷，及许多其他临床病情下。

在低血容量和分布性休克中，左室充盈不良和左室射血分数增加是由于中心容积减少，这也会导致轻微 IVC 塌陷。在阻塞性休克中，左室充盈减少和 EF 增加通常是由于严重肺栓塞或心脏压塞，分别导致 IVC 扩张，右心室明显扩张或塌陷[39]。

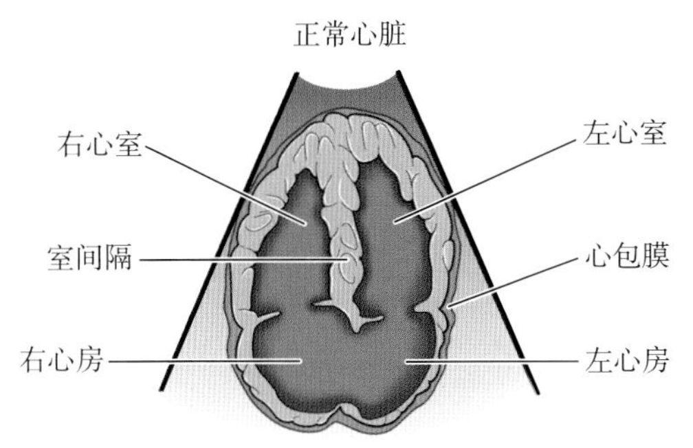

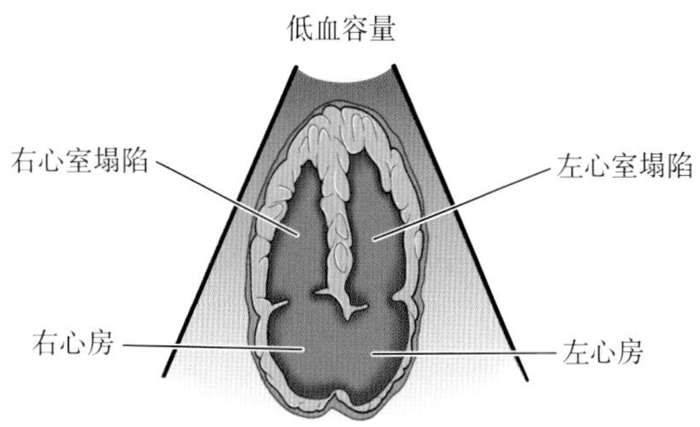

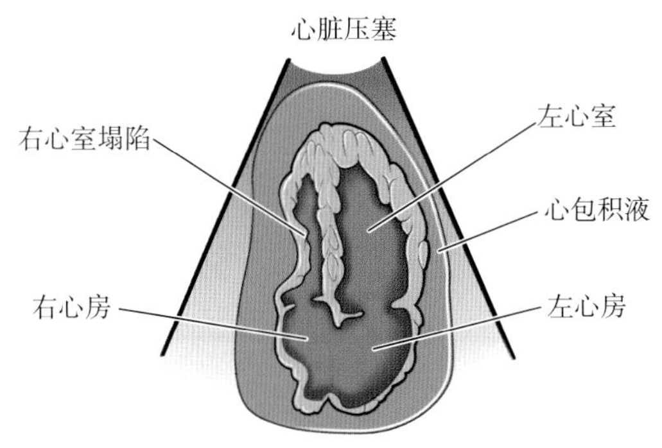

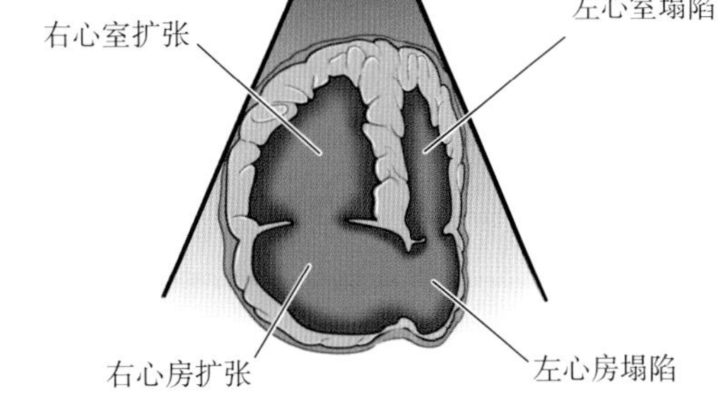

图 8-2　不同休克状态下的相对心室大小。

临床医生应注意患者既往是否存在心力衰竭、是否使用 β 受体阻滞剂或钙通道阻滞剂，或是否处于代谢失代偿相关的后期休克阶段，这些原因会阻止心脏适当的高动力代偿反应。即使没有既往心脏病变或病变时药物治疗史，在一些左心室充盈不足却收缩亢进的患者中，也可能没有心动过速。这可能是心血管衰竭即将到来的一个警告信号。临床医生应该认识到，这些患者的心输出量很低，需要进行积极的治疗。除了容量复苏和 / 或缓解梗阻性病变，他们通常需要纠正其相对的心动过缓。

2. 心包积液

心脏压塞是一种临床和超声诊断 [40-45]。要注意，心脏压塞通常与体格检查结果不一致；典型的贝克三联征常常不出现；既往存在左室功能障碍、房间隔缺损、局部心脏压塞和正压通气的患者可能没有反常脉搏 [41,46]。中度或大量心包积液合并休克（无其他明确病因）是紧急心包穿刺术的指征。由于超声引导下的心包穿刺术是一种安全的操作，试图获得更佳的超声检查结果而导致延迟实施穿刺操作是无益的。容量复苏只是一种临时措施，一旦诊断为心脏压塞，应尽快清除积液。单纯心包积液的患者只需要超声引导下的心包穿刺术；那些有穿透性创伤或心包凝血块的患者最好采用紧急开胸手术 [47]。一般情况下，如果条件允许行心包穿刺术尽量要在超声引导下进行，而不是根据体表标志盲穿 [48-51]。

在血压正常的患者中常常出现即将心脏压塞的超声表现。超声检查显示，心脏压塞的首发征象是收缩期右心房（RA）游离壁塌陷（图 8-3）。随着心包压力的增加，右心室的充盈也会明显受损，最后形成舒张期右心室游离壁塌陷。这些变化很难在实时 B 模式（2D）下被觉察，但如果视频冻结后缓慢回放，这些变化会更加明显。扩张的 IVC 不会因吸气而塌陷，这也是正在或即将心脏压塞的敏感征象 [52]。M 型可用于显示右房和右心室塌陷，脉冲多普勒可显示随着呼吸明显变化（＞ 25%）的血流。脉冲多普勒用于测量心尖四腔切面二尖瓣血流变化，显示二尖瓣 E 峰速度在吸气时降低超过 25%（图 8-4）[53,54]。

3. 肺栓塞

PE 在临床通常很难诊断，特别是患者没有提供呼吸急促或胸痛的病史时。体格检查无症状，仅约 4% 的患者腿部出现肿胀。当突然出现心脏停搏时，高达 84% 的病例被临床漏诊 [55]。严重的心动过缓（心率＜ 40 次 / 分）也可能是大面积 PE 的临床表现 [56,57]。大面积 PE 合并严重心动过缓在仅有心电图提示而不使用 POCUS 的情况下，对于大面积 PE 不是诊断滞后就是漏诊，因为都会表现为明显的右心室扩张和收缩功能障碍。大面积 PE 患者相对容易被 POCUS 发现。因此，区分急性和慢性右心室扩张和功能障碍很重要（参见第 5 章的特殊注意事项）。

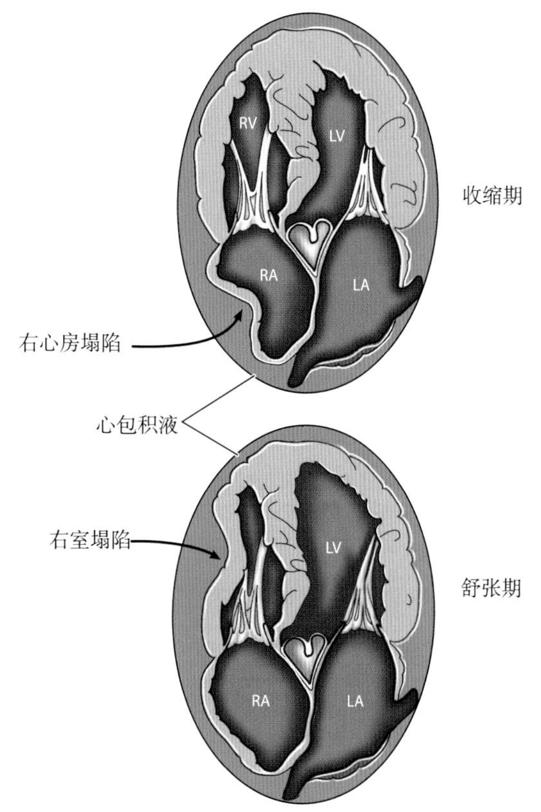

图 8-3 **心脏压塞的腔室变化。**

研究人员认为对严重的右心室扩张功能障碍和严重右心室收缩功能障碍通过目测超声图像（图 8-2）进行分级，与通过超声心动图的实用指南进行综合分级（定义如下）结果基本一致 [58,59]。通过比较右心室和左心室，可以对右心室的大小和功能进行简单的定性评估。正常情况下，右心室基底部直径为左室基底部直径的 60%，右心室纵向缩短比左室二尖瓣环纵向缩短大 60%[60]。严重右心室扩张的定义为：与左心室直径比≥ 1.0，并从两个或多个切面观察到右心室心尖部变圆钝。三尖瓣环平面收缩期偏移（TAPSE）小于 10mm，右心室游离壁运动减退与严重的右心室收缩期功能障碍呈正比，室间隔（IVS）向左心室偏移与右心室超负荷呈正比。右心室游离壁厚＞ 5mm，提示慢性右心室肥大。

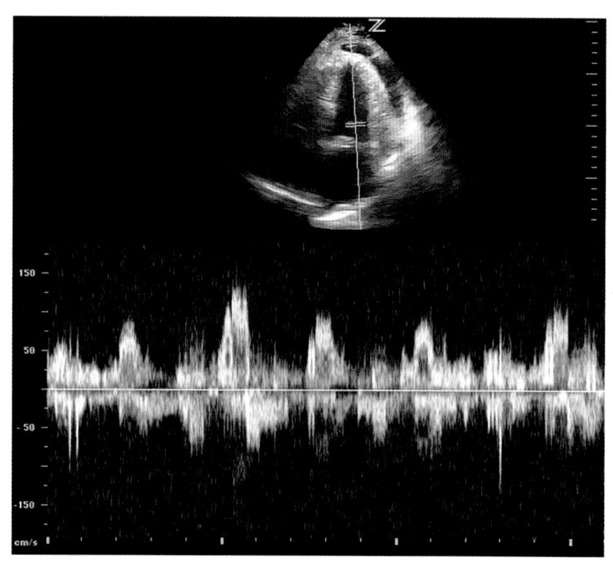

图 8-4 **心脏压塞患者多普勒检查。**

几项研究表明，急性右心应变超声征象对诊断大面积 PE 只有中等敏感性（41% ～ 66%），但具有极好的特异性（87% ～ 91%）[65-61]。有急性右心应变超声征象的患者一般有大量的凝血块负荷和严重的肺动脉阻塞 [66,67]。这些患者死亡率高，因此他们需要进行手术栓塞切除术或溶栓治疗 [62,68-71]。休克（收缩压＜ 90mmHg）且有大面积 PE 超声征象的患者绝对可以进行溶栓治疗 [72]，这可以改善患者的预后 [73]。

重度右心室扩张和严重右心室功能障碍的正常测量值和建议的阈值已发表（见第 5 章，“经胸超声心动图”）[74,75]。与右心室扩张但无右心室收缩功能障碍的 PE 患者相比，伴有中、重度右心室收缩功能障碍与死亡率增加和临床恶化相关 [76,77]。在右室腔内、主肺动脉或其分支可见到移动的凝血块。要特别注意，在没有 PE 的情况下，右心室扩张可由伴有严重左心室心肌功能障碍的大量补液复苏引起。一项对急诊治疗心脏停搏患者进行 TEE 检查的前瞻性研究发现，57% 的病例出现右心室扩张（右心室扩张的定义为右心室与左心室的比率＞ 0.6）。

当 POCUS 证实中重度右心室扩张伴中重度右

心室收缩功能障碍时，临床医生应避免过度补液或突然减少前负荷。在不改善缺氧状态的情况下，实施插管和快速给予药物可导致心脏停搏[78,79]。实际上，救治应主要致力于改善右心室的收缩性和减少右心室的后负荷。高流量吸氧可减少呼吸作功，吸入肺血管扩张剂如一氧化氮或磷酸二酯酶抑制剂可改善接受抗凝治疗的严重亚大面积 PE 的右心室扩张和收缩功能障碍[80]。另一种治疗策略是采用外周动静脉体外膜氧合（VA-ECMO），替代衰竭的右心室。

一些多学科中心的 PE 治疗团队的救治措施采用多种治疗方案，包括积极使用 ECMO[81,82]。降低 RV 后负荷方案包括使用系统溶栓治疗。对于有溶栓绝对禁忌证的严重亚大面积或大面积 PE 患者，选择采取手术栓塞切除术。插管可以推迟到患者在手术室中充分准备，整个手术团队已经到来以后，或推迟到 VA-ECMO 建立后。经皮血管内血栓清除或导管定向溶栓是一些患者的最佳选择。

POCUS 可以帮助监测对 PE 治疗的反应。右心室扩张、收缩功能障碍和右心室收缩压升高的消除可以被视为心肺功能恢复即临床治愈。当使用 VA-ECMO 治疗严重 PE 时，POCUS 可以确定 ECMO 开始后右心室是否充分减压。POCUS 的诊断需要结合既往病史和现有症状，并且应参考既往超声心动图结果。右心室扩张（伴有或不伴有右心室收缩功能障碍）最常见的原因是左心室收缩功能障碍。应测量左心室基础直径，而不是在左心室扩张时仍依赖于右心室与左心室的比值。

4. 心肌缺血

POCUS 对心电图（ECG）无法诊断的急性心肌缺血的患者特别有帮助。由冠状动脉闭塞引起的缺血导致该血管供应的心肌节段性室壁运动异常（WMA）。节段性室壁运动异常在超声下表现为室壁收缩幅度和收缩期增厚率的减低。超声对这些指征是高度敏感的（比心电图敏感得多），但超声心动图对诊断急性冠状动脉闭塞的特异性相对较低。在一项对 180 例伴有急性缺血症状的急诊患者的研究中，27/29 例急性心肌梗死患者出现了节段性 WMA，而其中只有 9 例患者的心电图显示 ST 段升高[83]。然而，只有 31% 的节段性 WMA 患者患有急性心肌梗死。识别节段性 WMA 被认为是一种更高级检查技能，这需要医者具备主观判断能力并且了解冠状动脉的节段分布及识别心肌壁节段划分。通过超声心动图的斑点跟踪技术使诊断节段性 WMA 更加客观，并越来越多地可以在 POCUS 机器上使用[84]。

右心室梗死可表现为心电图下 ST 段抬高，也可表现为硝酸甘油预降低负荷后的低血压。评估右心室运动减退和扩张应同时评估左室，特别是室间隔壁基底段和左室下壁，以确定右冠状动脉（RCA）闭塞。

一般来说，与左前降支（LAD）闭塞相关的 WMA 比与 RCA 或回旋支闭塞相关的 WMA 更容易识别。

5. 急性瓣膜病性心力衰竭

急性二尖瓣或主动脉瓣病性心力衰竭表现为肺水肿、低血压和心力衰竭的突然发作和快速进展。由于本病心衰或感染的临床病史及检查结果类似于其他常见的肺部疾病，从而常常导致正确的早期诊断的延迟。原发性急性二尖瓣反流通常是由于缺血或感染的心内膜炎导致乳头肌断裂。急性主动脉瓣反流通常由心内膜炎或主动脉夹层引起。彩色多普勒检查二尖瓣和主动脉瓣反流并不难，在左心房或心室很容易发现大的中央或偏心反流束。严重的心动过速可能会使这些患者反流的超声诊断变得有点困难，但通过冻结图像和缓慢滚动回放会对诊断有帮助。

负责危重患者的临床医生应熟悉二尖瓣和主动脉瓣的彩色多普勒检查，因为诊断识别急性瓣膜功能不全非常重要。因此，我们强烈建议彩色多普勒检查应成为每一个 POCUS 心脏检查的常规部分。将彩色多普勒采样窗置于胸骨旁长轴切面瓣膜上方，并适当调整比例和增益，可同时检查二尖瓣和主动脉瓣。以此作为常规心脏 POCUS 检查的一部分，有利于确保及时发现这一少见问题。关于瓣膜病变的完整讨论可以在第 5 章“经胸超声心动图”中找到。

（三）评估容量状态和液体需求

众所周知，通过体格检查和生命体征对容量

状态和液体需求进行估计是不可靠的。超声评估IVC的内径和塌陷程度被广泛用作容量状态和液体需求的指标。吸气时完全塌陷的IVC（呼气时内径＜1cm）是诊断低中心静脉压的可靠指标，与正常临床环境下低血容量或分布性休克的表现呈正比（图8-5A）。IVC（＞2cm）没有吸气塌陷，是中心静脉压高的指标，在正常的临床环境下与心力衰竭或阻塞性休克表现呈正比（图8-5B）。要注意的是，慢性肺动脉高压患者无论状态如何，IVC都会内径很宽且固定。在插管患者中，IVC通常是完全显现的，快速目测估计其状态在临床上没什么用处。接受潮气量至少为8mL/kg的瘫痪患者中，吸气期IVC直径的扩张大于15%是患者对容量反应的良好证据。然而，大多数临床医生在POCUS检查时没有花时间对IVC进行如此仔细的测量，因此，IVC在指导液体管理方面并不像以前认为的那么有用。此外，IVC测量不应单独使用，而应始终与其他临床和超声检查结果一起综合考虑。

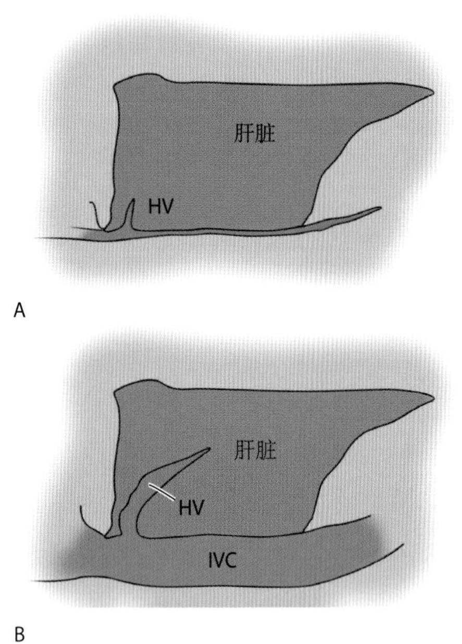

图8-5　在极端容量状态下下腔静脉（IVC）图示。（A）几乎完全塌陷的IVC。（B）扩张的IVC和肝静脉（HV），没有呼气塌陷改变。

心脏超声检查对确定容量状态和是否需要液体复苏至关重要。心脏POCUS对左室高动力状态和左室收缩末期塌陷的诊断被发现是比测量中心静脉压或IVC内径大小或塌陷更好的低血容量指标[85]。一项研究表明，通过目测左室高动力状态来评估血容量的灵敏度为71%～100%[86]。左室高动力状态定义为收缩期相对心室壁的心内膜互相靠近或接触（图8-6）。请注意相反的情况，扩张的、功能不良的左室并不一定意味着容量超负荷（图8-7）。即使是患有严重左室功能障碍的患者，有时也需要液体复苏。事实上，慢性左心室衰竭（收缩期或舒张期）患者的左室充盈压长期升高，如果他们出现低血容量，病情可能会迅速恶化，但他们也存在容量超负荷的风险。如何对这些患者进行液体处理是相当有难度的，最好是考量已被证明可以预测液体治疗反应的指标后再做决定（见第5章“经胸超声心动图”中的“容量状态和液体治疗反应”一节）。

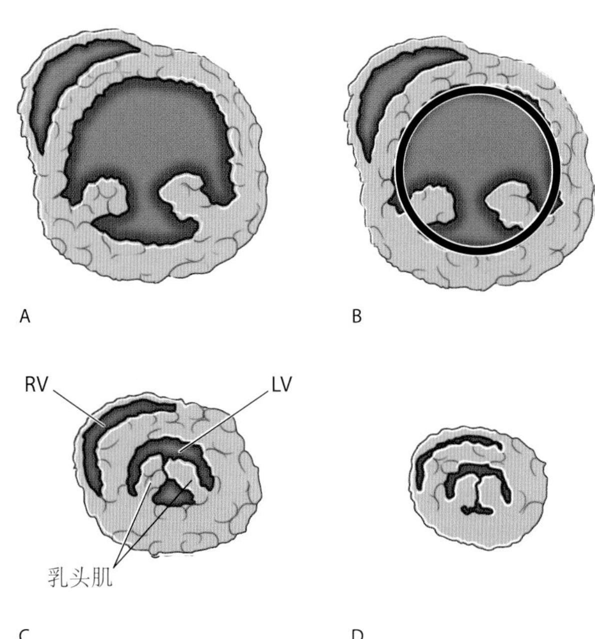

图8-6　左心室面积。（A）乳头肌水平左室短轴切面。（B）测量左心室舒张末期面积（LVEDA）。（C）收缩末期左室面积显著减少，出现乳头肌接触。（D）左心室收缩期闭合。左室面积＜10cm²、乳头肌接触和左心室收缩期闭合都是明显的低血容量的指标。胸骨旁左室长轴切面、心尖四腔切面和肋下切面均有助于识别左心室高动力状态。

肺超声是确定容量状态的有效方法，尤其是识别液体超负荷（图8-8）。弥漫性的双侧B线的表现对肺水肿的诊断（这与肺楔压升高和左室收缩和舒张功能障碍有关）极为敏感[87-91]。一项研究发现，B线数量的增加与通过有创性技术（通过每搏心输出量测量肺毛细血管楔压和肺水肿程度）测量的血管内容量增加之间存在直接的线性关系[92]。另一项研究发现，在血液透析期间随着血管内液体减少B线的数量实时减少[93]。肺超声诊断早期肺水肿比体格检查、呼吸困难的临床症状或X线胸片更敏感[89,92,93]。在急性呼吸窘迫综合征（ARDS）中也可以看到明显的B线，但其分布是斑片状的，而不是弥漫性的（见第7章“胸部超声”）。

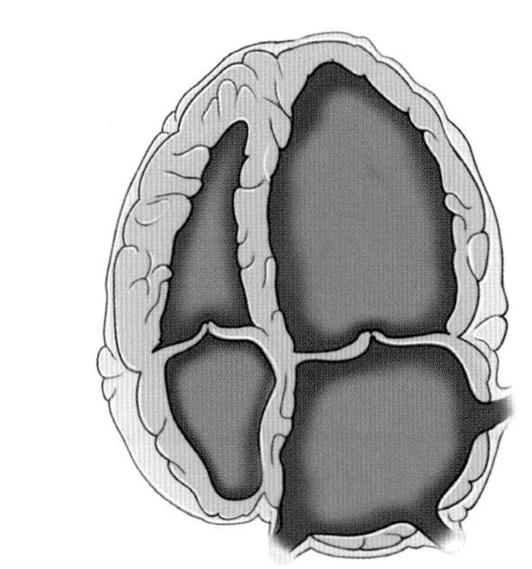

A. 心尖部

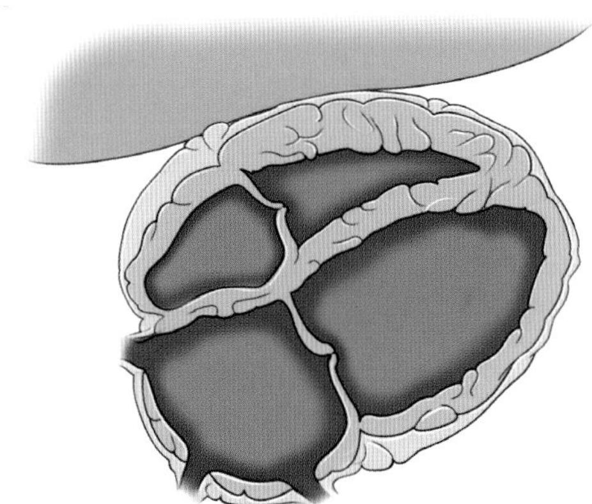

B. 肋下

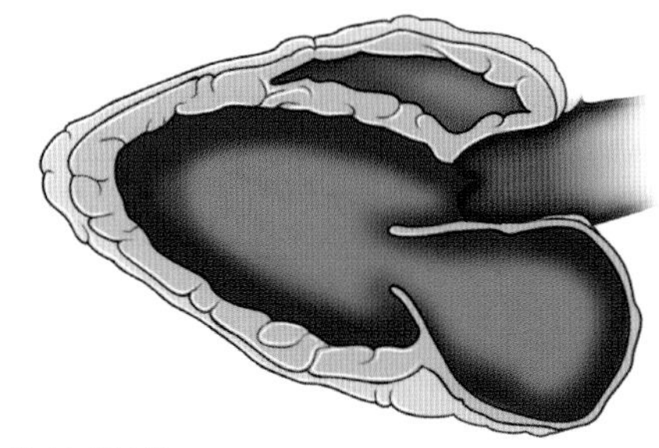

C. 胸骨旁长轴

图8-7　与慢性左心室功能障碍相关的解剖学改变：（A）四腔切面图、（B）肋下四腔切面图和（C）胸骨旁左室长轴切面图。左心室和左心房明显扩张。这些都是在慢性心脏病患者中非常常见的改变。有这些改变的患者长期充盈压升高，通常很难判断他们的液体需求。

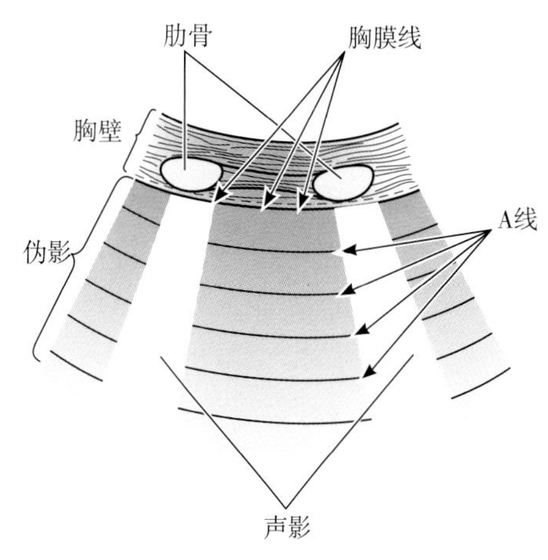

A

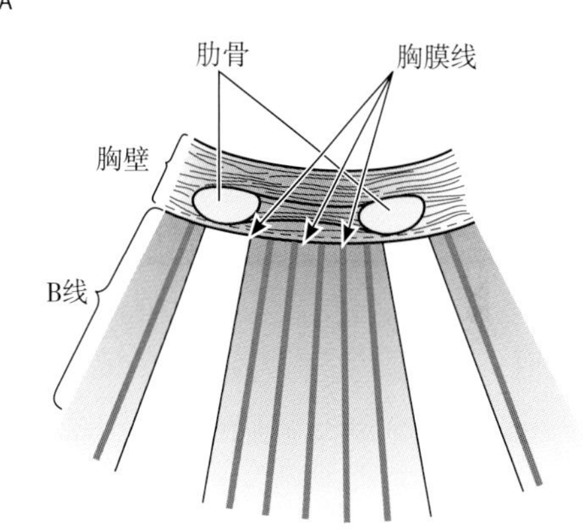

B

图8-8　肺超声评估血管外肺积水。（A）正常的“干肺”有明显的A线。（B）明显的B线模式与“湿肺”（肺泡间质综合征、肺水肿或ARDS）呈正相关。

尽管对IVC、心脏和肺的超声检查提供了一个良好的容量状态的初始估计，但这些信息并不一定能预测液体治疗反应。在确定液体需求量时，了解液体治疗反应的概念以及它与中心静脉压或充盈压的区别是很重要的。历史上，通过测量中心静脉压或充盈压来决定是否进行液体复苏。然而，大量证据表明，这些参数不能很好地预测液体治疗反应[94,95]。液体治疗反应被定义为随着液体输入，心输出量增加。测量液体治疗反应是最终决定是否需要进行液体复苏的最佳方法。

三、气促或呼吸窘迫评估

对严重呼吸窘迫患者的及时诊断和治疗是很重要的。胸片检查是传统的首选检查方式，但往往现实情况不允许结果出来后才开始治疗。一项研究显示，在出现急性呼吸困难的患者中，胸部超声和胸片之间具有高度的一致性[96]。并且，超声检查结果比X线检查结果要快得多。作者建议，在这种情况下，胸部超声可以取代标准的胸片。

临床医生能够通过POCUS快速查找危及生命的气促的原因，如肺水肿、气胸和PE。医生也可以结合其他超声检查（如心脏，深静脉血栓）来进一步指导下一步的治疗。超声还可以让临床医生更好地印证胸片上的异常。一侧肺或大叶性致密影在胸片上通常不易鉴别，但超声可迅速区分胸水、肺不张或肺炎。在胸片上看到的间质浸润也可与弥漫性肺水肿或ARDS相鉴别。

1. 气胸

气胸是致残和死亡的常见原因[97]。对于病情迅速恶化的患者，有充分的证据表明超声在诊断气胸方面优于胸片。一项研究发现，超声检测气胸的敏感性为98%，而胸片的敏感性为75%[98]。一些研究表明，超声对排除气胸的阴性预测价值是100%[98-104]。最重要的是，超声比胸片检查速度要快得多。一项研究显示，胸部超声检查时间平均需要2分钟，而胸片检查则需要20分钟[104]。通过上肺野的单个声窗取得的矢状切面图像是可信的，再通过前胸部和外侧的几个声窗扫查可以提高检查的敏感性。在出现气胸的情况下，临床医生会发现在胸膜界面上肺滑动征和彗尾伪影消失（见视频7-1和7-2），这可以通过M型模式跟踪来确定。其他一些临床情况也可导致肺滑动征消失，包括肺大疱、粘连、阻塞性肺不张和严重的阻塞性气道疾病[105,106]。此外，与排除或诊断气胸的原理相同，可以通过有无肺滑动征来诊断或排除气管插管是否误入食管[107,108]。

2. 肺水肿

肺水肿是危重患者中常见的问题；然而，50%以上急性充血性心力衰竭导致呼吸困难的患者中，没有出现如啰音、颈静脉扩张、胸片上显示间质水肿等“经典”的诊断特征[119,110]。肺水肿在胸部超声上很容易识别。因为胸膜下小叶内间隔增厚，导致在超声图像上显示从胸膜界面发出的长垂直高回声线（B线）（图8-8B）[111]。B线对肺水肿非常敏感[89,93,112]，27%的无肺水肿患者在肺基底部会出现一些B线，但当B线在上肺野出现时，它们是诊断肺水肿非常敏感的指标[90]。

上肺野的弥漫性B线对肺水肿非常具有特异性，并能非常准确地区分急性呼吸困难或严重呼吸窘迫患者的肺水肿和慢性阻塞性肺病（COPD）[89,113]。B线出现早于肺水肿的放射影像特征，并与pro-B型利钠肽（pro-BNP）水平密切相关[112]。此外，当血液透析过程中液体从体内排出时，B线会实时消失[93]。在低血压患者中，弥漫性B线对心脏病因的敏感性为94%，特异性为84%[114]。

3. 胸腔积液

超声对胸腔积液的诊断具有高度敏感性（96.2%）和特异性（100%），能够检测到少于20mL的积液[115,116]。胸腔积液可由多种病理因素引起，包括创伤、充血性心力衰竭、恶性肿瘤、肾功能衰竭和肺炎等。在胸部外伤和低血压的情况下，胸腔积液可能是血胸引起低血容量性休克的信号。对于心功能差和出现弥漫性B线的患者，双侧胸腔积液与心力衰竭的诊断呈正相关。胸膜炎性胸痛患者出现胸腔积液可能会增加对PE的怀疑，此时应注意检查右心室和深静脉。

胸腔积液的位置和回声性质有助于指导进一步的治疗和处理。胸腔积液可以定性地分为均匀性、非均质性或包裹性的[117]。非均匀的胸腔积液提示渗出性或血性，包裹性提示炎症病因。均匀性胸腔积液可通过胸腔穿刺术或经皮放置小口径胸导管成功引流。对于包裹性胸腔积液可能胸腔穿刺术没有效果，当需要引流时应考虑放置胸导管。脓毒血症患者的非均质胸腔积液提示脓胸的存在。临床医生应结合超声和其他临床病情信息来寻找胸腔积液的起因。

4. 心包积液

众所周知，心包积液的患者通常表现为非特异性症状或主诉呼吸困难[45,46]。一项研究使用POCUS检查了103例不明原因呼吸困难的急诊患者，发现14例有心包积液。其中4例为大量积液需要心包穿刺，3例为中等量心包积液，采用保守治疗。作者强烈建议所有有不明原因呼吸困难的患者都要评估心包积液[118]。

(一)围插管期评估

1. 插管前心肺功能优化

需要插管和机械通气的危重患者常出现心功能或血流动力学参数紊乱。气管插管过程可能会由于诱导药物、短暂缺氧、正压通气和插管后镇静剂使交感神经抑制使患者的血流动力学进一步恶化。在25%的紧急插管患者中出现插管后低血压，休克状态下实施紧急插管，插管后心脏停搏的发生率高达15%。可行的话，在插管前进行快速、聚焦超声评估是明智的，这样可以更好地了解插管和机械通气的过程对患者的影响。

插管前的超声检查有以下好处：①在某种情况下(如气胸、肺栓塞、肺水肿)，通过超声检查可以找到比有创性机械通气更迅速的其他治疗手段。②如果即将插管，临床医生可以通过患者的超声检查结果调整血流动力学、优化插管方法、药物剂量和插管后的处理方案。

心脏超声检查是插管前超声检查的关键步骤。首先，对左心室和右心室大小和功能进行全面评估。应根据患者的症状和血流动力学状态进行其他的超声检查。在休克的情况下，必须寻找潜在的病因，以确保适当的血流动力学优化，因为不同的休克状态将对正压通气和交感神经张力的丧失有不同的反应。分布性休克患者(如脓毒血症 、过敏反应)和低血容量性、失血性休克由于静脉回流减少，对正压通气敏感，如果可能，插管前应开始给予足够的容量复苏和血管升压支持。正压通气可使失代偿性右心衰竭患者的血流动力学状态恶化。在这类患者中，插管前优化意味着要找到低血容量状态、血管升压支持、肌力支持的平衡，在某些情况下，使用可能降低肺血管阻力的药物(如吸入性一氧化氮或吸入性依前列醇)。交感神经张力的丧失也有可能是部分失代偿性右心力衰竭患者和阻塞性休克患者的病因，必要时应在插管前开始注射血管升压剂。在所有休克病例中，最好采用保持“血流动力学稳定”的插管方法。

2. 气管内插管位置的确认

危重症患者插管后，要评估气管内插管的位置。仅凭听诊呼吸音判断插管位于食管或主支气管是不可靠的[119-120]。二氧化碳测定是检测食管插管的金标准，胸片是确定气管插管深度和诊断主支气管插管的金标准。然而，胸片检查通常会导致主支气管插管的诊断延迟。这种延迟可以通过确定肺滑动征和气管导管套囊的位置来避免。

评估肺滑动征很简单。插管后双侧肺出现滑动征是气管插管位置准确的指征，而不是插入了支气管或食管[107,108,122,123]。单侧肺出现滑动征可能是插入主支气管内，应检查气管插管深度[107,123]。如果确认是主支气管插管则操作者可将气管导管拉回，并实时观察肺滑动征是否出现。

如果肺滑动征不能确定或者担心插入食管，则可以通过气管超声检查来确定插管的确切位置。气管超声显示，存在一个空气-黏膜界面表示气管内插管，而存在两个空气-黏膜界面(即“双束征”)表示插入食管。气管超声对气管内和食管内插管的敏感度为98.7%，特异度为97.1%[124]。在进行气管超声检查时，能够实时观察气管内导管放置进程或以及导管是否发生扭转。使用线阵探头检查准确度更高[125,126]。

(二)肢体血管系统的评估

危重症患者常表现为肢体感觉或外观异常。POCUS可帮助快速诊断诸如动脉功能不全、深静脉血栓、蜂窝织炎、坏死性筋膜炎和脓毒性血栓性静脉炎等情况。

1. 深静脉血栓形成

超声检查已成为诊断肢体深静脉血栓的首选方式(见视频20-1)。在血栓常出现的位置使用简易三点加压技术来快速评估下肢深静脉血栓：①股静脉和大隐静脉汇合处；②股深静脉起始处；③腘静脉，从近端腘静脉到小腿静脉[127,128]。多项研究表明，临床医生可以用改良的加压技术准确检测深静脉血栓，与在血管室进行的综合双重检查相比，灵敏度在90% ～ 93%之间(图8-9)[129-130]。在危重患者的诊疗中，当怀疑急性PE时，DVT阳性是最有力的证据，特别是在计算机断层扫描（CT）成像之前考虑溶栓时[131]。在一项对383例已知PE患者的研究中发现，289例患者（76%）发现下肢DVT[132]。但只有31%的患者出现深静脉血栓的体征或症状。

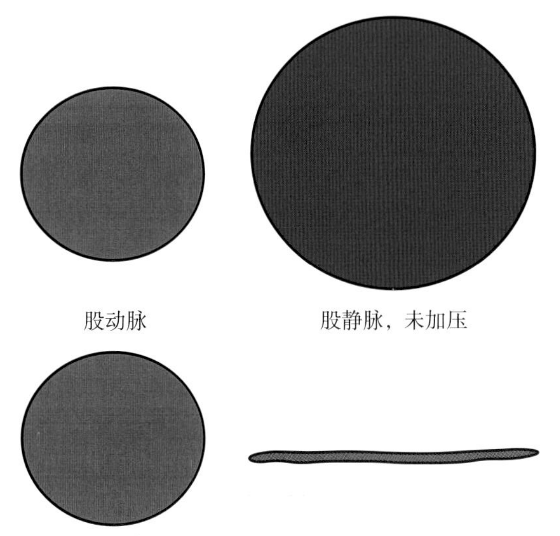

图8-9 深静脉血栓形成（DVT）的简易加压试验。绝大多数深静脉血栓位于股静脉近端或腘静脉。在这些位置定位加压静脉是一种快速评估深静脉血栓的准确方法。这是股静脉正常完全压闭的一个例子，排除了这个位置的深静脉血栓。

当在重症监护病房（ICU）中检测深静脉血栓的发展情况时开展POCUS很有必要，因为ICU中急性深静脉血栓的真实患病率尚不可知，可能高达60%，这取决于患者类型、检测方法、监测方案的应用[133-135]。上肢静脉的检查对于颈内静脉、锁骨下静脉、基底静脉或肱静脉置管的使用寿命延长很重要。

2. 急性外周动脉功能不全

外周动脉血流量不足是一种危及肢体的疾病，可能是由于撕裂伤、动脉血栓形成、栓塞、切割伤或外部压迫（如关节脱位、止血带效应）而发生的。POCUS有助于检查是否存在急性动脉闭塞。为了快速诊断应对患侧动脉进行多普勒检查。先检测健侧肢体，以确保在扫查患肢前有适当的增益和比例设置。如果动脉可见，但缺乏多普勒血流，应对近心端和侧支动脉进行检查。

（三）对休克或脓毒血症病因的评估

腹部超声检查对确定某些危及生命的休克和脓毒血症的病因是非常有用的。

1. 腹部主动脉瘤破裂

腹主动脉瘤破裂（AAA）的患者最初有30%～60%的病例被误诊[136,137]。这本应该是可以避免的，因为POCUS对主动脉瘤的诊断准确率几乎是100%（见视频11-1）[138,139]。此外，AAA破裂是心脏停搏的比较常见的原因[108]。虽然一些医生认为AAA破裂导致心脏停搏患者的生存机会很小，手术干预是对资源的浪费，但并未获得大量研究文献支持。一项研究表明，表现为心脏停搏的腹主动脉瘤破裂患者存活率为28%（39例中的11例）[140]。

2. 腹腔积液

主要是因为很容易检测腹腔内液体。创伤超声重点评估检查，在文献中得到很好的描述和广泛接受，它对低血压创伤患者的腹腔出血高度敏感（见视频9-1至9-6）。几项研究显示它可以快速检测250～620mL腹腔积液，总体敏感性为79%，特异性为99%[141-144]。对于非创伤性腹部疾病出现腹腔积液，POCUS检查是一个认知的飞跃。在病情不稳定的孕妇中，骨盆外的腹腔内出现游离液体再加之没有明确的宫内妊娠证据，则高度提示异位妊娠并需要立即进行手术干预。据统计，26%因肠系膜上动脉闭塞而导致的肠缺血患者存在腹腔积液[145]。对于病因不明且有肝病病史的脓毒血症患者，如出现腹腔积液则提示需要进行穿刺术以排除自发性细菌性腹膜炎。

3. 心内膜炎

如果根据体格检查结果或高危病史（滥用静脉注射药物、人工瓣膜、先天性瓣膜病、免疫抑制、近期牙科或外科手术）而怀疑有心内膜炎，应进行超声心动图检查。与心内膜炎相关的典型超声表现是赘生物、脓肿或人工瓣膜断裂（图8-10）。彩色和连续波多普勒也可用于检查由瓣膜病变引起的反流程度。TTE 通常是首选的检查，尽管有研究报告其敏感性为 45% ～ 62%[146,147]。与手术或尸检结果相比，TEE 对心内膜炎的敏感性超过 90%[148,149]。

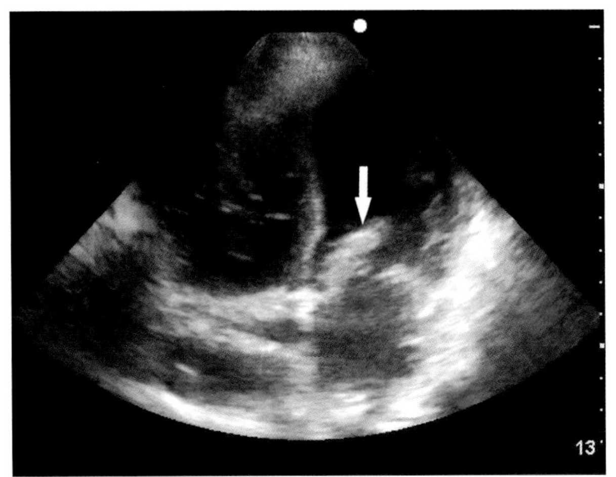

图 8-10 位于二尖瓣上的赘生物（箭头），该患者有发热及静脉注射药物病史。

4. 胆囊炎

对于无明确感染源，老年脓毒血症和休克患者，建议进行胆囊超声检查（参见视频 10-1 和 10-2）。在老年患者的腹部脓毒血症病例中，约 25% 是由于急性胆囊炎和胆管炎引起的[150]。33% 的脓毒血症患者由于缺乏疼痛和体格检查阳性体征，诊断被延误[151,152]。床旁胆囊超声可以明确脓毒症性休克的病因，特别是对于不能提供病史的老年患者。无结石的急性胆囊炎是罕见的，但在术后 ICU 患者和脓毒血症、创伤或大面积烧伤患者中更常见。无结石性胆囊炎的超声表现与结石性胆囊炎的表现相同：胆囊壁增厚伴胆囊周围积液。另一个典型的特征是胆囊增大，胆囊长径超过 9cm，横径超过 5cm。虽然没有胆结石，但胆囊腔内应存在胆泥团。可能是由于 ICU 采用的镇静和疼痛控制，墨菲征可能不明显或不存在。

一项研究对 53 例 ICU 插管患者进行了胆囊超声的常规检查，发现 3 例无结石性胆囊炎的脓毒血症患者，并进行了手术干预，及时挽救了患者生命[153]。

5. 小肠梗阻

超声在诊断小肠梗阻方面优于平片，其阳性似然比高达 27.5[154-156]。典型的表现是肠襻扩张大于 2.5cm，且肠腔内容物来回移动（图 8-11）。随着梗阻的进展，腔内压力的增加导致肠壁灌注减少，继而导致绞窄。灌注丧失也可由肠扭转、粘连或压迫血管导致。缺血性肠管最终会引起全身性酸中毒和休克。绞窄性肠梗阻超声表现有肠道扩张，无运动性，肠壁增厚＞ 3cm，有游离积液。一项研究表明，这些表现对梗阻具有高度的敏感性（90%）和特异性（93%）[157]。虽然超声对早期发现梗阻或缺血非常有用，但它在识别判断梗阻位置及原因方面的能力不如 CT。

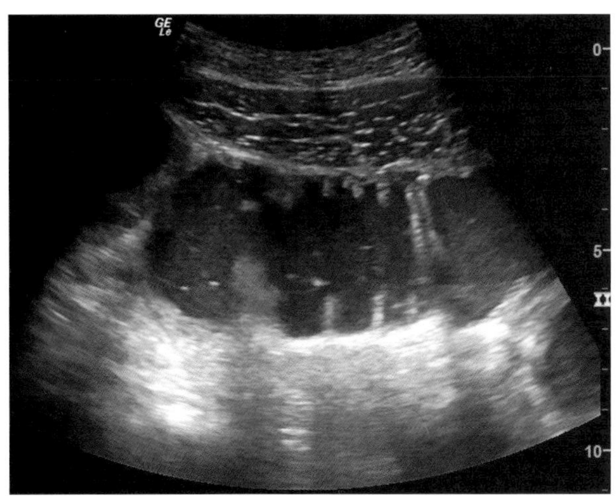

图 8-11 小肠梗阻患者小肠扩张，直径＞ 2.5cm

6. 内脏穿孔

腹腔内气体聚集如果太多，会导致下面的结构被气体所掩盖。少量的气体可以被扫查到表现为腹膜内壁产生的明亮的混响伪像。这些由靠近腹膜壁的气体产生的混响伪像，可以通过温和的压力来消除[158]（图 8-12）。最好的检查声窗是在腹部右上象限即前腹壁和肝脏之间探查这些征象，因为那里没有肠管干扰影响[159]。用这种方法，已证明超声检测腹腔气体的敏感性为 86%，特异性为 99%。相比之下，腹平片对诊断腹腔内游离气体的敏感性只有 50% ～ 60%[160]。

7. 脓毒血症

肾盂肾炎的并发症，包括脓肿性和气肿性肾盂肾炎，通常在脓毒血症患者被漏诊，特别在老年患者中。只有 15% ～ 25% 的肾周或肾内脓肿患者在入院时被诊断出来[161–163]。因此，临床医生对合并肾盂肾炎的脓毒血症患者应常规进行肾超声检查（见视频12–1和12–2）。患有糖尿病、肾结石、免疫抑制和肾功能衰竭的患者风险尤其高。

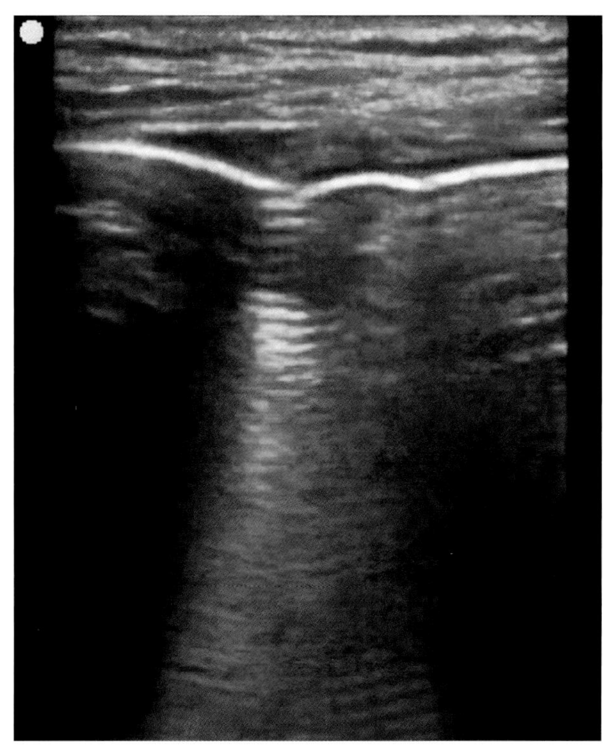

图8–12　来自腹膜内混响伪影表明胃肠穿孔产生了游离气体

病因治疗是早期目标导向治疗的重要组成部分，被证明可以降低脓毒血症患者的死亡率[164]。早期发现脓肿或气肿性肾盂肾炎可以尽快进行手术干预，或通过经皮引流或实施肾切除术。超声已被证明是检测腹膜后脓肿的首选有效检查方式[165]。典型的肾脓肿是孤立的圆形低回声团，后方回声增强，其内通常包含分隔或可移动的碎片。气肿性肾盂肾炎是一种罕见但致命的感染，通常发生在糖尿病或免疫功能低下的患者。肾脏中细菌产生的气体会在超声图像形成声影，一旦发现则提示应进行CT扫描；早期紧急手术干预可能会挽救这些患者的生命。

尿毒症患者发现肾积水应被认为是潜在的紧急手术指征，并应及时进行泌尿科会诊和进一步检查。因肾结石或其他原因引起的梗阻性肾集合系统积水，进行紧急减压可挽救患者生命。

8. 急性肾功能衰竭

急性肾功能衰竭的病因通常分为肾前性、肾性和肾后性。大多数肾性肾功能衰竭的病因不会引起任何超声异常。偶尔临床医生可能会发现肾脏的缺失，或萎缩的回声增强的肾脏，这些征象都提示为慢性肾功能衰竭。

超声在诊断梗阻性肾功能衰竭方面作用非常大。虽然梗阻性肾衰竭仅占所有肾衰竭病例的5%，但它是可逆的，最适合超声检查。如果存在双侧肾积水时，需要评估膀胱出口有无梗阻。这通常包括膀胱超声检查，寻找肿块、血块（可能是在输尿管周围）或前列腺肥大。急性肾功能衰竭患者的双侧肾盂积水需要紧急减压。

9. 软组织感染

对需要引流或清创术的软组织感染不仅仅是使用抗生素治疗，超声在诊疗方面也特别有用。一项对6种试验的综合分析发现，超声与其他临床检查对可引流脓肿的敏感性分别为90%～98%和75%～95%[166]。此外，一项研究显示，在蜂窝织炎患者中，48%的患者因超声检查结果改变了治疗方法，因为超声经常能发现体格检查不能发现的脓肿，或在计划实施引流手术的病例中排除脓肿[167]。鉴别单纯性蜂窝组织炎或更严重的感染对于坏死性软组织感染患者尤其重要，对于这些疾病，诊断的延迟会使患者死亡率显著增加[168]。

当坏死性筋膜炎的深层积液厚度大于4mm或有小气体灶出现时，超声可做出坏死性筋膜炎的早期诊断。在一项对62例疑似坏死性筋膜炎患者的研究中，17例通过手术诊断证实，超声的敏感性为88%，特异性为93%[169]。

（四）危重症的超声引导

超声引导提高了手术质量和术者的信心。它提高了手术的速度和准确性，并减少了在危重患者中进行的许多常规手术的并发症，如静脉和动脉穿刺、置管和胸腔穿刺术等等。此外，它提高了手术的安全性，减少了医者对罕见手术的焦虑，如心包穿刺术和经静脉起搏器放置等。

1. 确保中心静脉导管的正确放置及故障排除

超声引导已经取代了传统的定位技术，成为放置中心静脉导管的标准操作，减少了失败率和并发症（见第 25 章，“血管通路”）[170]。然而，即使采用适当的技术，在颈动脉穿刺或插管手术中也存在一定的风险[171]。在中心静脉穿刺术中，有 2% ～ 50% 的手术会发生导管进入中央循环外的异常位置[172]。因此，除了超声引导穿刺和在穿刺部位直接观察静脉内导管外，还有两种超声技术可以确保导管在正确的静脉位置。

2. 心脏发泡试验

进行心脏发泡试验是确保静脉导管放置位置和排除动脉异位的有效方法[173]。该测试是在用超声观察心脏的同时，用 10mL（或更多）的生理盐水快速注入导管。超声只需实时显示右心房和 / 或右心室的心脏切面即可。在生理盐水快速注入后，如果右心房和 / 或心室内立即出现明显的湍流（微小气泡的回声），即可证明中心静脉导管（CVC）尖端位于最佳位置。然而，作者指出，在急性或慢性肺动脉高压患者中，右心室压力升高可以分散、减弱和轻度延迟右心房生理盐水湍流的出现[174]。心脏发泡试验与胸片对鉴别导管位置不当无显著性差异。POCUS 检查的好处包括减少辐射，且用时更短[175,176]。

3. 显示 IVC 中的导线位置

确保正确的 CVC 放置（并避免无意中导丝扩张血管或插入大动脉）最简单的方法是在手术过程中使用超声观察 CVC 导丝的位置（IVC、上腔静脉或右心）。如单人操作，需要中断手术后观察，或增加一名助手，以确保 CVC 按计划进入中心静脉。虽然有些麻烦，但这种技术有助于在血管扩张或插管之前确认导丝位置是否正确，因此它最大限度地保证了手术的安全性，特别是对于经验不足的医生。这种技术要求导丝“过度插入”（比通常需要的深度要深）。一些医生认为，过度插入导丝是危险的，会导致持续的心律失常，但这种做法已经被研究证明是安全的[177]。由于导丝不规则的表面是一种很好的超声反射面，因此很容易用超声观察到，任何能够显示 IVC、SVC 或右心的声像图都能显示，但一般长轴视图可更好地显示导丝。

4. 超声引导下的心包穿刺术

超声引导是心包穿刺术的首选引导技术，因为它比传统技术更安全、更有效[50]。传统技术本质上是“盲穿”，手术失败率和并发症发生率高[48]。据报道，超声引导下的心包穿刺术的成功率为 97%，主要并发症发生率为 1.2%[49]。穿刺针穿刺点应位于胸壁距离心包积液距离最短的位置[49－51]。将穿刺针指向积液中最深、最容易接近的位置，尽量使穿刺路径最短，心包穿刺的风险降至最低（详情见第 5 章“经胸超声心动图”）。

5. 超声引导下经静脉起搏器的放置

超声引导下经静脉放置起搏器比传统的观察电生理波形的方法更准确。与 X 线透视相比，超声引导可以缩短起搏时间，降低并发症发生率并且起搏期间起搏器故障发生率更低[178]。

综上所述，首先是超声引导静脉置入 CVC 鞘导入器，然后引导起搏导线通过静脉，置入正确的位置，避免并发症发生或置入用时过长。为了做到这一点，手术助手需要用超声经胸扫描获得剑突下或心尖四腔切面图像，如果使用 TEE，需要双腔切面或食管中四腔切面图像。起搏导丝进入右房并通过三尖瓣时超声下可见。导线尖端应紧贴右心室游离壁或室间隔。

心电监测器上的明显的电夺获可能与机械夺获无关。然而，通过起搏器设定的心室收缩速率可以立刻确认机械性夺获。如果机械夺获消失，就要检查并重新定位起搏导丝尖端的位置。在手术结束时，要检查手术是否存在潜在的并发症（如心包积血）（详情见第 5 章“经胸超声心动图”。）

6. 超声引导下环甲膜切开术或气管切开术

急诊环甲状膜切开术是一种相对罕见的手术。最新的研究报告环甲状膜切开率仅为 0.4% ～ 1.2%[179,180]。并发症发生率很高，从 9% 到 40% 不等，最常见的情况是气管导管通过甲状舌骨发生错位[181,182]。

经皮气管切开术通常在重症监护病房中进行，其中约 11% 的患者发生早期并发症 [183]。约 17% 的患者出现晚期并发症，包括位置过高导致的气管狭窄和位置过低侵蚀纵隔血管 [184]。

环甲膜切开术和经皮气管切开术都依赖于颈部触诊识别解剖标志。然而，颈前部的解剖结构触诊往往不明显。超声对相关解剖结构的检查和引导经皮穿刺已经有相关叙述 [185–188]。矢状切面可以显示甲状腺和环状软骨、环甲膜和气管环。手术前可快速标记针头进入点，以进行静态超声引导。据报道，超声扫描显示环甲膜的平均时间为 24 秒，且不会因患者的体型而发生显著变化 [187]。超声引导可增加气管切开术的成功率 [186,188]。

四、新手指南

理想情况下，所有治疗危重症患者的临床医生都应该对心脏、肺、腹部和血管超声检查有丰富的经验。相对的超声新手应该首先专注于一些入门应用检查：肺部检查评估气胸，心脏检查基本评估心功能和心包积液，超声引导的外周和中心静脉通路等。

在重症监护情况下使用超声时，要避免干扰其他更重要的检查与治疗。与其他重要的检查一样，POCUS 操作应简短，并与其他检查与治疗同时进行。

五、常见异常

（一）心脏停搏和疑似停搏状态

对于这些患者，超声扫描心脏相当困难。最佳心脏检查体位通常要求患者处于左侧卧位，左臂抬高，但这对危重症患者是不可能的。在这种情况下，就要选择其他声窗或选择获取非标准的声像图。长期阻塞性肺疾病的患者，由于肺部过度膨胀，往往难以显示心脏，只有肋下切面才能显示标准的超声图像。在心脏停搏时进行心脏超声检查是很困难的，因为它要求操作者要非常快速地获取能够足以说明患者心脏状态的超声图像。但在多项研究中表明 [189,190]，这是可以做到的，并且在临床实践中非常重要。在心脏停搏期间，进行超声检查的同时暂停 5 秒进行脉搏和节律检查。在这种情况下，肋下四腔通常是“首选”切面，但当肋下图像不满意时，胸骨旁长轴切面也是一个很好的选择。

其目的是快速识别导致心脏停搏和 / 或严重休克的任何潜在可治疗的病因（见表 8-1 和表 8-2）。常见发现见以下病例（图 8-13 至图 8-17）。

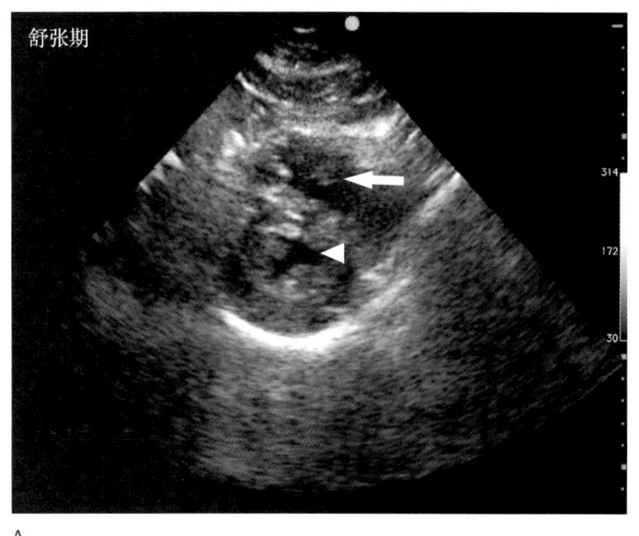

A

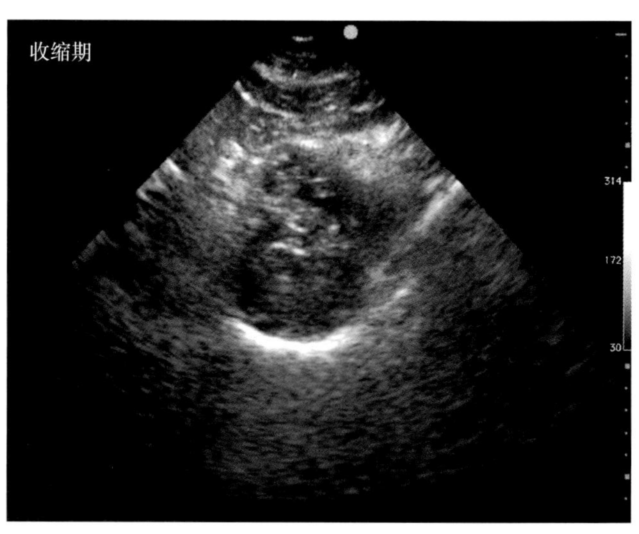

B

图 8-13　胸骨旁短轴切面，充盈不足的高动力心脏。（A）左室舒张末期变小（箭头），右室几乎看不见（箭头）。（B）收缩期左心室和右心室完全闭合，这是严重容量衰竭的确切指标。该患者表现为由腹主动脉瘤破裂引起的无脉性电活动（PEA）。

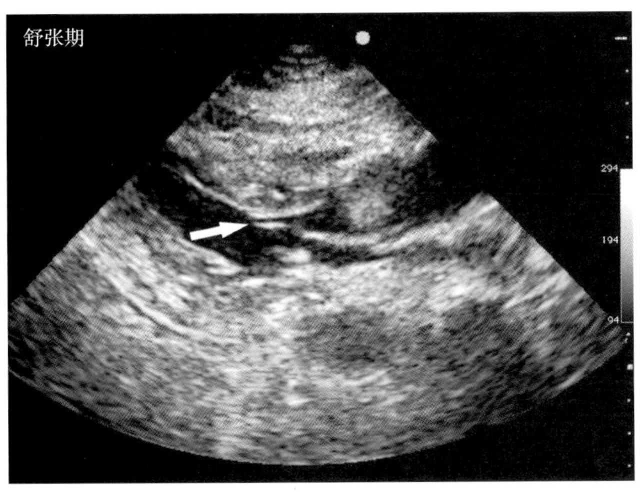

A

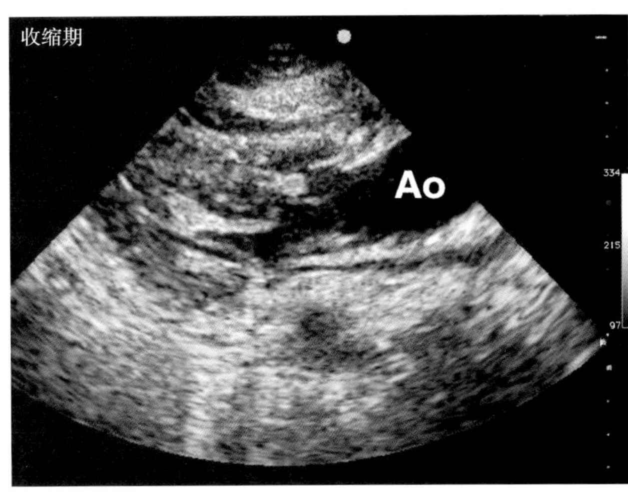

B

图 8-14　充盈不足的高动力心脏，胸骨旁长轴切面。（A）舒张期，二尖瓣前叶（箭头）接触室间隔，（B）收缩期，室间隔和左心室后壁接触。右心室在舒张期和收缩期非常小，左心室流出道和主动脉根部（Ao）是收缩期唯一可见的充满液体的区域。该患者因严重的脓毒性休克而出现无脉性电活动（PEA），积极的容量复苏有效。

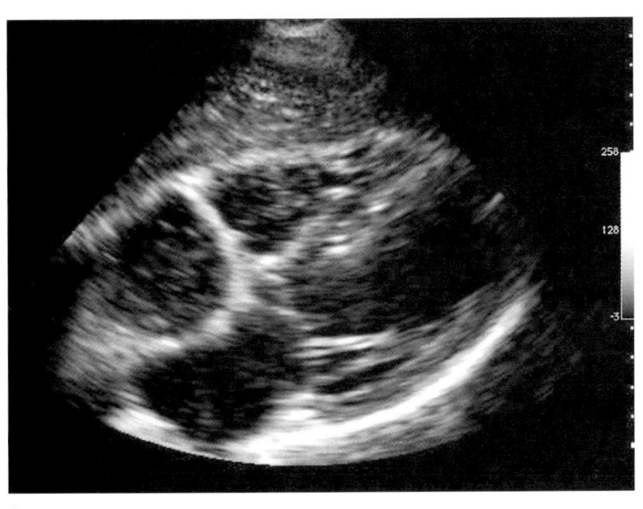

A

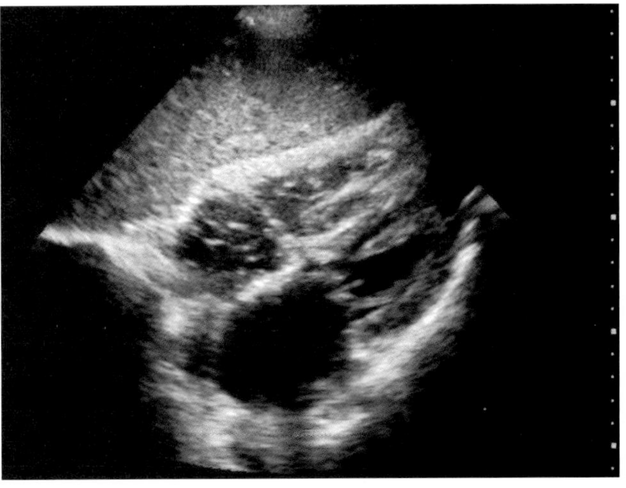

B

图 8-15　（A、B）心脏停搏，肋下四腔切面。这些患者有原发性心脏疾病，表现为无脉性电活动（PEA），左心室功能极差。所有四个腔室都为充血状态，显影效果好，但收缩性很差。

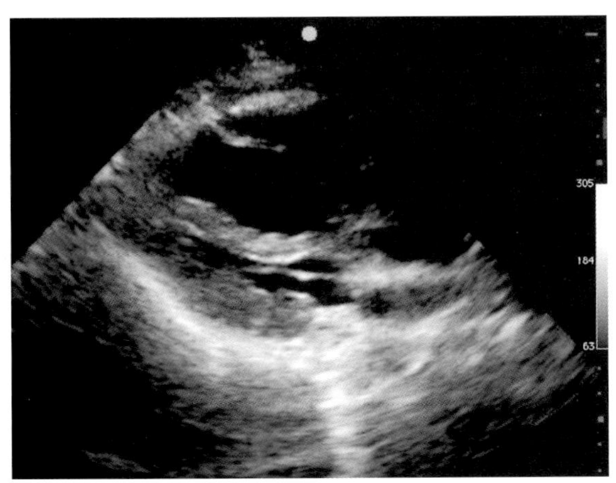

图 8-16　大面积 PE，胸骨旁长轴切面观察。右心室（上）重度扩张并压迫左心室。

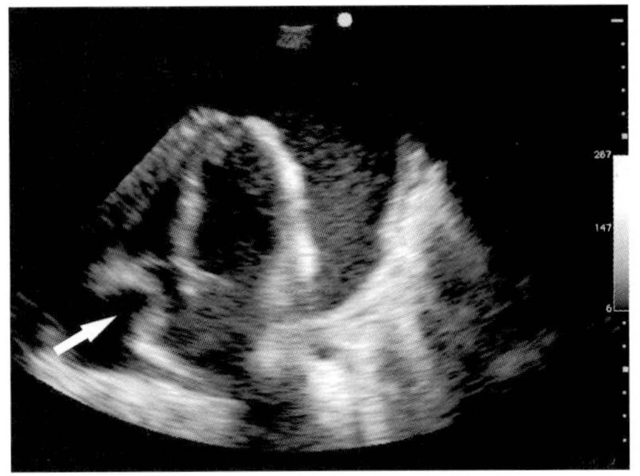

图 8-17　心脏压塞导致心脏停搏，心尖四腔切面。该患者直到超声发现大量的心包积液，才停止胸外按压。注意右心房塌陷（箭头）。在超声探头附近插入一根 18 号针，快速进行心包穿刺术。

（二）不明原因低血压

评估左室充盈程度和功能是评估不明原因休克患者的第一步。最简单的方法是目测左心室大小和收缩功能（图 8-18 至 8-22）。通过目测 IVC 充盈程度和动态变化以及通过肺超声来增加诊断信息以确诊或排除肺水肿。

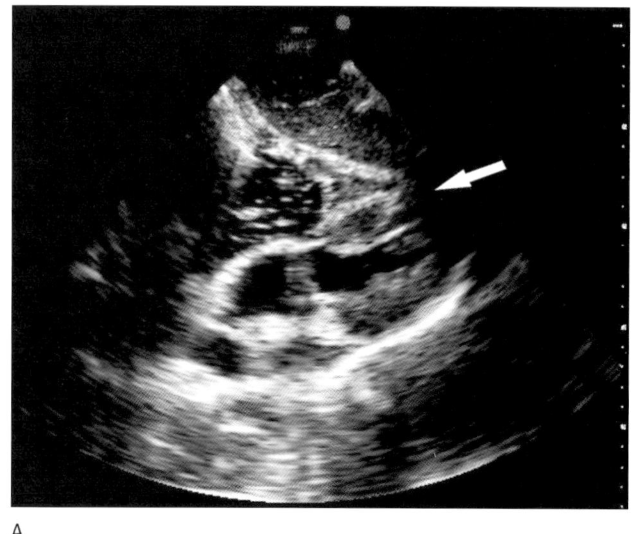

A

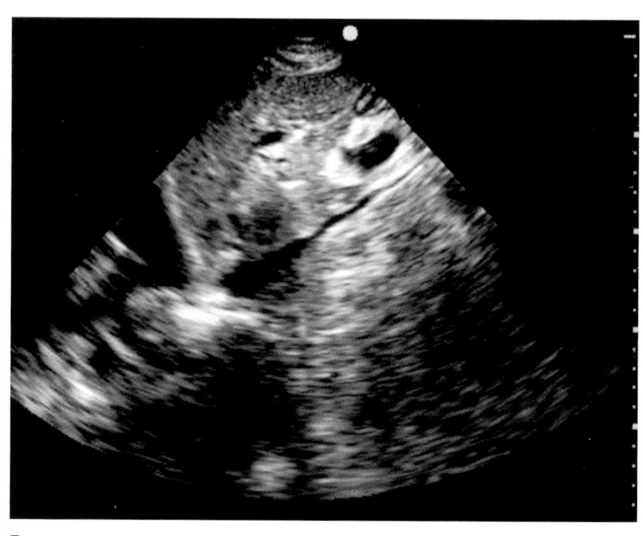

B

图 8-18 脓毒血症休克。（A）肋下四腔心脏切面，显示室间隔（箭头）。左心室和右心室直径为≤2cm。（B）下腔静脉（IVC）。缩小的高动力心脏和完全塌陷的 IVC 与低血容量或分布性休克表现一致。检查者应考虑寻找腹主动脉瘤或腹部出血或脓毒血症的来源。该患者患有尿毒症和急性肾功能衰竭。

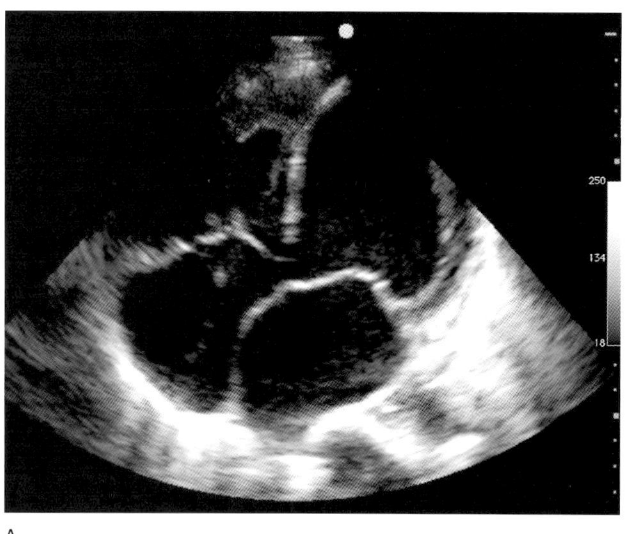

A

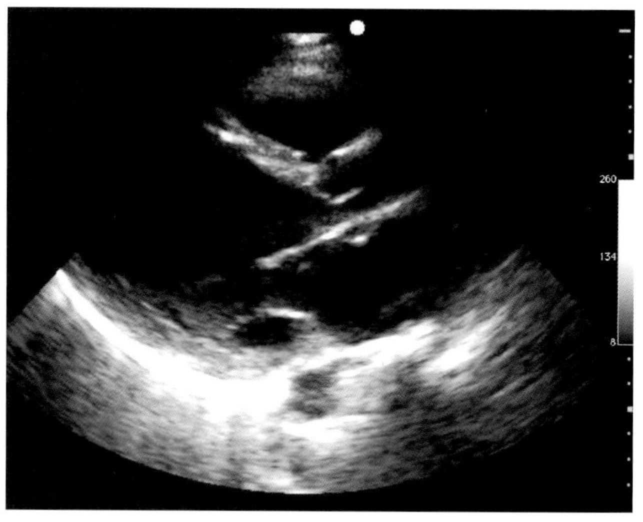

B

图 8-19 急性失代偿性心力衰竭和心源性休克，心尖四腔切面（A），胸骨旁长轴（B）切面。与慢性心脏病相关的明显变化，包括双心房和双心室扩大。这些发现提示，休克的病因可能是心源性的。支持诊断的证据可以通过检查肺部和身体其他部位来寻找。肺超声检查发现该患者腹主动脉内径正常，双侧肺 B 线弥漫分布，与心力衰竭引起的肺水肿相关。

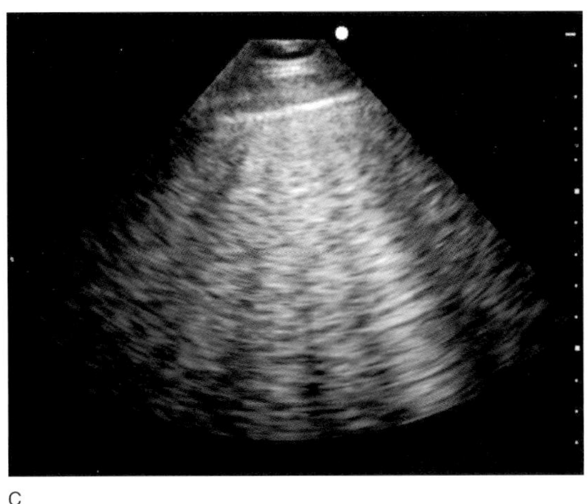

C

图 8-19（续） 静态肺超声图像（C）显示整个胸膜表面有多条弥漫性 B 线（实时检查时更明显）。使用凸阵或相控阵探头，可以看到这些 B 线辐射到整个图像。

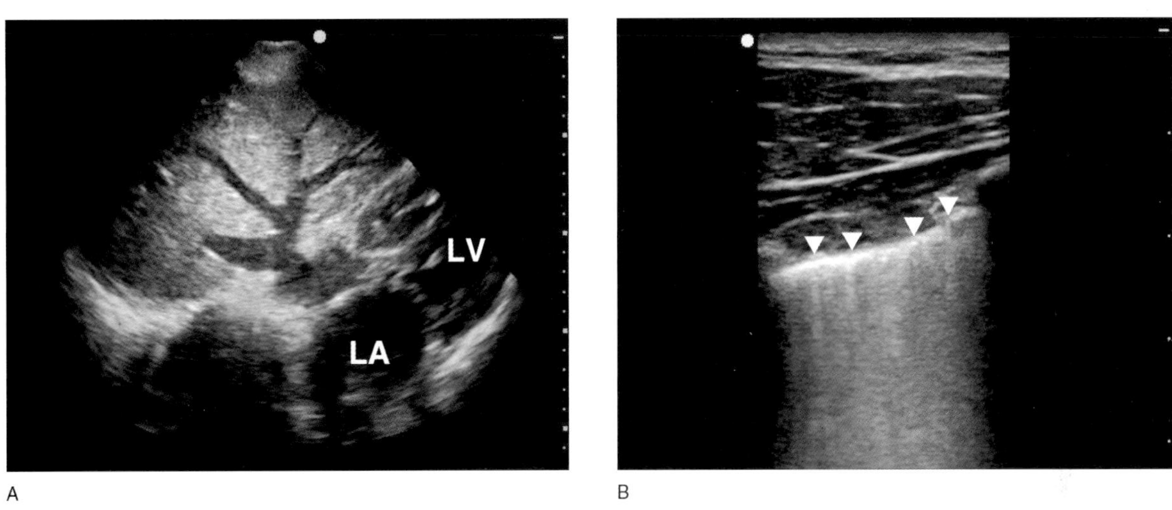

A B

图 8-20 心源性休克。（A）肋下四腔切面向中线倾斜。左房扩大，肝静脉扩张，实时检查可见自发超声显影（云雾状回声——译者）。这些都是前向血流不畅和心源性休克的征象。（B）胸膜的高频线阵探头扫描图像。在双侧肺可见弥漫性 B 线可诊断肺水肿。B 线的起源（箭头），在实时扫查中显示明显。LA= 左心房，LV= 左心室。

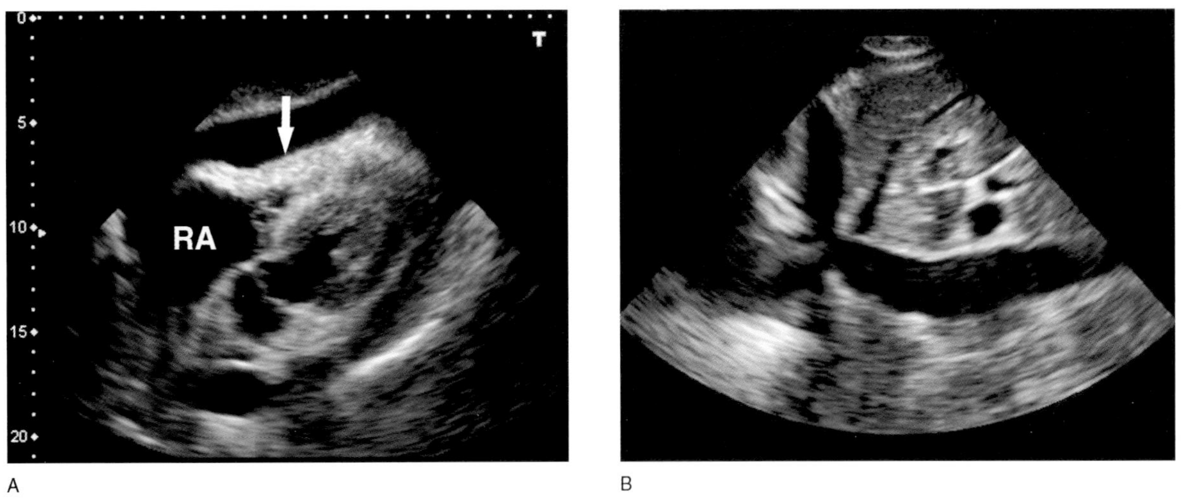

A B

图 8-21 心脏压塞。经典的超声表现是右室舒张早期塌陷。（A）肋下四腔切面，仅右心房可见，但右心室完全塌陷（箭头）。心脏周围有中到大量心包积液。（B）持续扩张的下腔静脉（IVC）是心脏压塞血流动力学改变的证据。RA= 右心房。

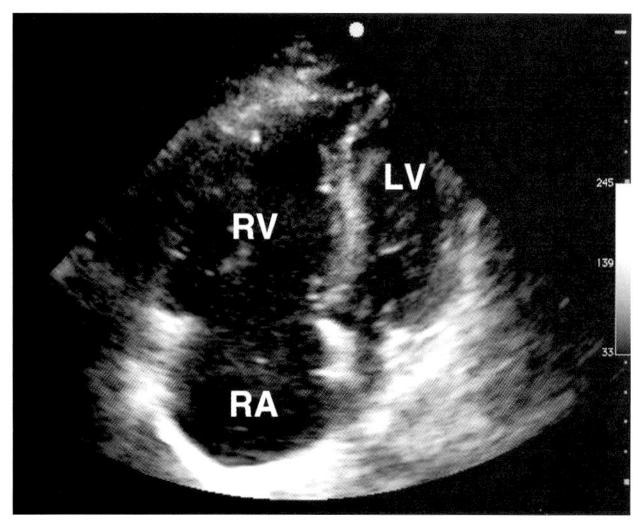

A

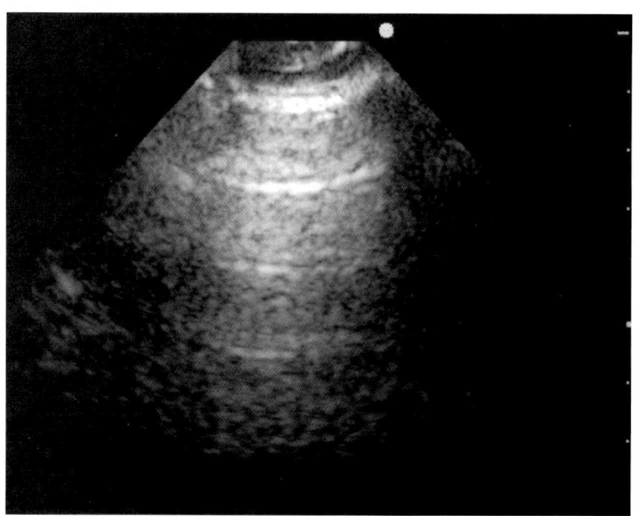
B

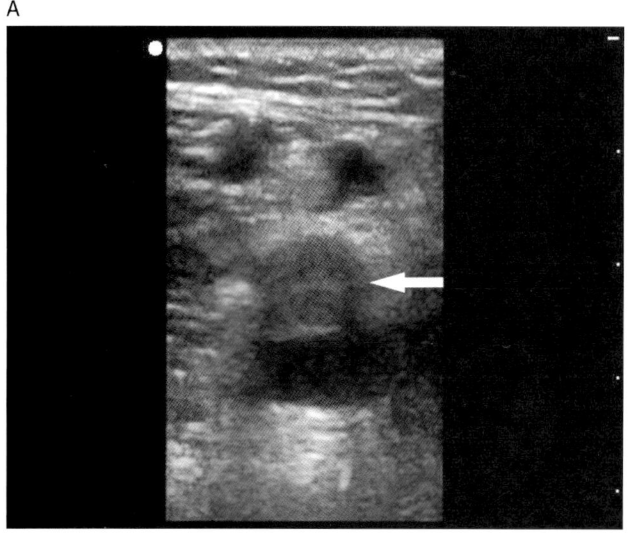
C

图 8-22　肺栓塞（PE）。该患者表现为低血压和严重的呼吸困难。（A）RV 和 RA 的心尖切面。在这个扭转的声像图中看不到 LA。实时观察到右心室扩张和功能减低。（B）完整的肺滑动和肺超声上的 A 线模式（相控阵探头）排除了气胸和肺水肿。（C）右腘静脉不可压闭，内见凝血块（箭头）回声。RV= 右心室，RA= 右心房，LV= 左心室。

（三）容量状态和补液指征

IVC 塌陷是中心静脉压减低和血容量消耗的可靠指标。正常患者因深吸气或短促吸气可能造成 IVC 完全塌陷，但如果 IVC 在整个呼吸周期中一直内径很小（< 1cm）是低血容量的明显标志（图 8-23 和 8-24）。扩张（> 2cm）和固定（不随呼吸不改变）的 IVC 与中心静脉压升高相关；然而，这并不一定意味着患者急性容量超负荷，因为既往心脏病或肺动脉高压的患者在基础状态就有这些表现（图 8-25）。因此，应该这样理解：IVC 的扩张和塌陷度提供了关于血容量的基本信息，特别是在极端情况下，但它们并不是大多数患者需要补充液体的良好指标。综合 IVC、心脏和肺的超声表现才能使评估更准确。左心室充盈不足但高动力是低血容量的可靠指标。通过心室短轴乳头肌水平切面追踪心内膜边界，测量左心室舒张末期面积（LVEDA），提供了客观证据，来识别充盈不足的左心室（图 8-26A）。高动力心室是指相对的心内膜表面在收缩期互相接触或非常接近（图 8-26B，C）。肺超声可以用来区分“干肺”和“湿肺”，这提供了有价值的额外信息。超声对诊断早期肺水肿或 ARDS 非常敏感，“干肺”的患者不太可能有胸腔积液的表现。因此，在通常处于低血容量或体液超负荷的危重患者中，结合 IVC 指数、心脏充盈度和功能以及肺超声可以很好地估计血容量状态。当这些检查结果不清楚或不确切时，最好是利用既往的预测容量状态的特定指标去检测（见第 5 章“经胸超声心动图”中的“容量状态和补液指征”一节）。

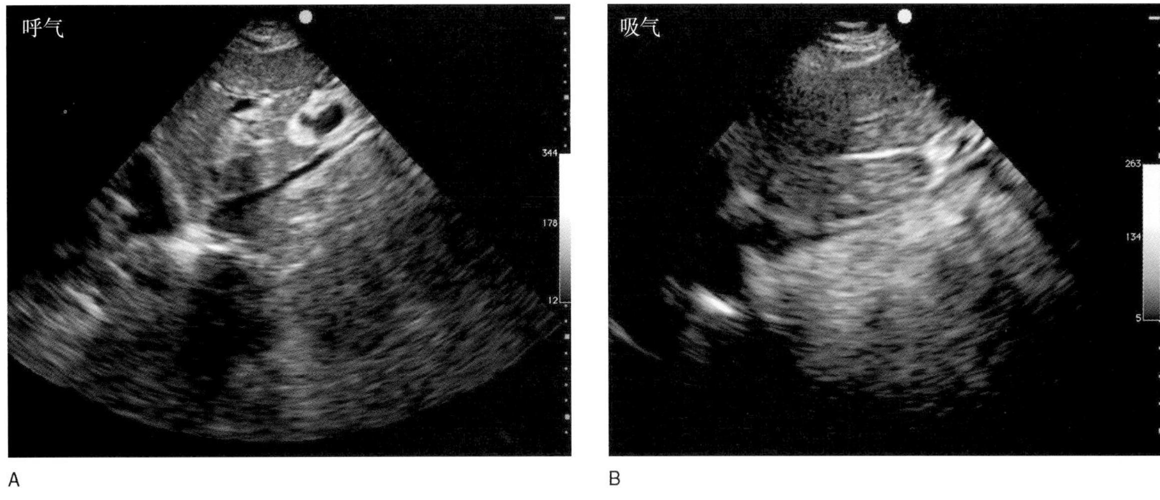

图 8-23 严重的低血容量状态。呼气（A）和吸气（B）时 IVC 的纵切面，注意开始直径较窄（＜ 1cm），吸气后完全塌陷。

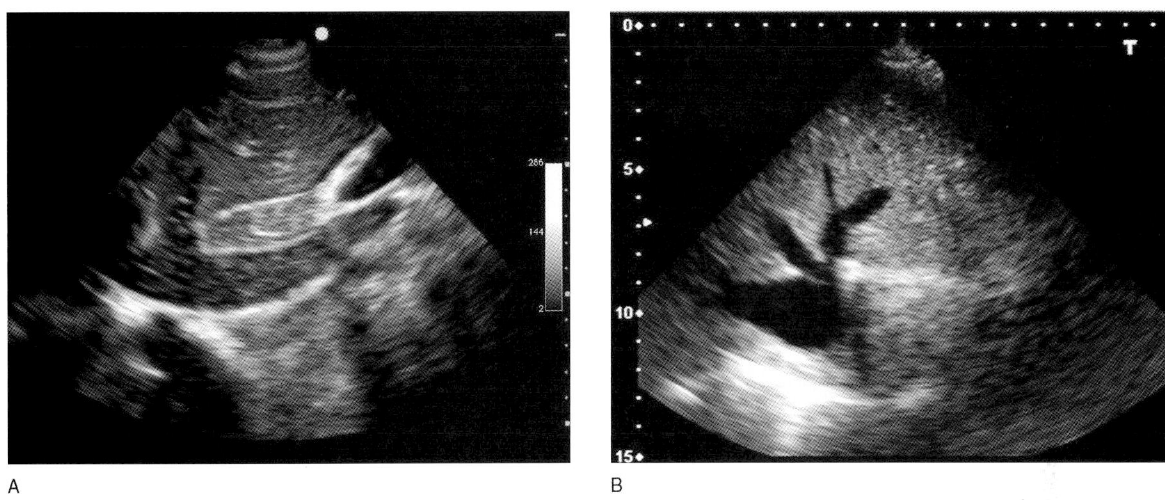

图 8-24 中心静脉压（CVP）升高。（A）IVC 的纵向切面显示直径增宽（≥ 2cm）和自发超声显影（云雾状回声）。在实时扫查时，呼吸时内径没有变化。（B）肝静脉扩张的横切图像。这些表现与 CVP ≥ 15mmHg 相关。

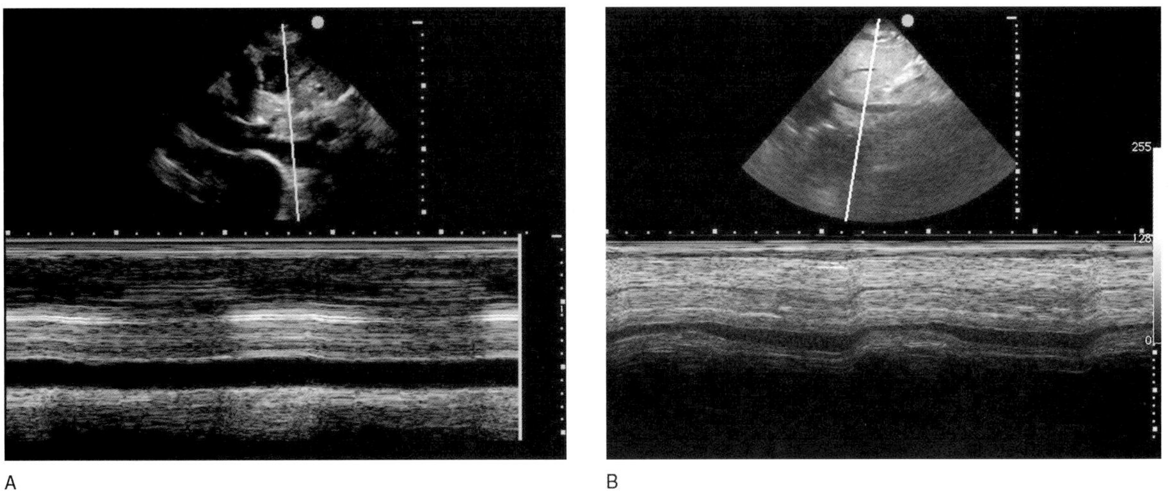

图 8-25 IVC 的 M 型超声表现。（A）扩张且内径固定 IVC 与中心静脉压力升高呈正相关，表现为直径＞为 2cm。（B）塌陷的 IVC 与低中心静脉压一致，在 M 型上呈带状表现，呼气时直径＜ 1cm，吸气时直径 0cm。

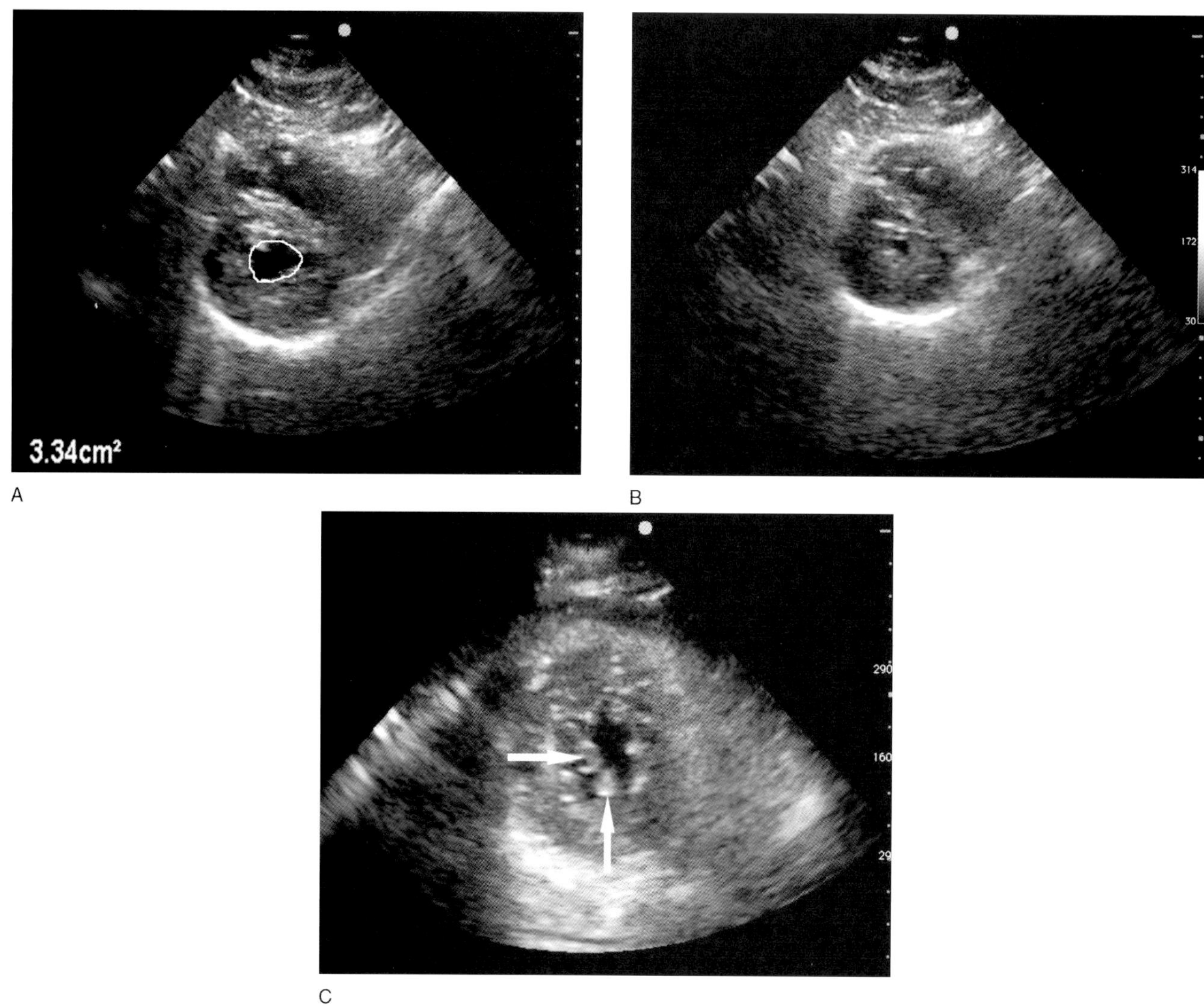

图 8-26 缩小的高动力的心脏，胸骨旁的短轴切面。（A）左心室舒张末期面积较小（< 10cm²）与显著的容量衰竭表现一致。（B）左心室收缩期完全闭合。（C）“接吻乳头肌”（箭头）也是严重容量消耗的特殊迹象。

（四）气促和呼吸窘迫

肺超声可以对“湿肺”和“干肺”进行准确的鉴别（图 8-8）。肺超声上有明显的 B 线模式，提示肺泡间质综合征（“湿肺”）。肺水肿和 ARDS 是 B 线型最常见的原因。如果 B 线在双肺弥漫分布，则诊断为肺水肿。ARDS 导致斑片状的 B 线，部分区域有正常的 A 线表现。肺水肿的严重程度可以通过每张图像上 B 线的数量来确定（图 8-27）。B 线对检测早期肺水肿非常敏感，因此弥漫性 A 线基本上排除了肺水肿（图 8-28）。对于气促、休克或容量状态不清楚的患者，简单地区分湿肺和干肺具有巨大的临床应用价值。此外，POCUS 可用于准确识别呼吸窘迫的其他病因，如气胸、胸腔积液、肺实变或心包积液（图 8-29 至图 8-31）。

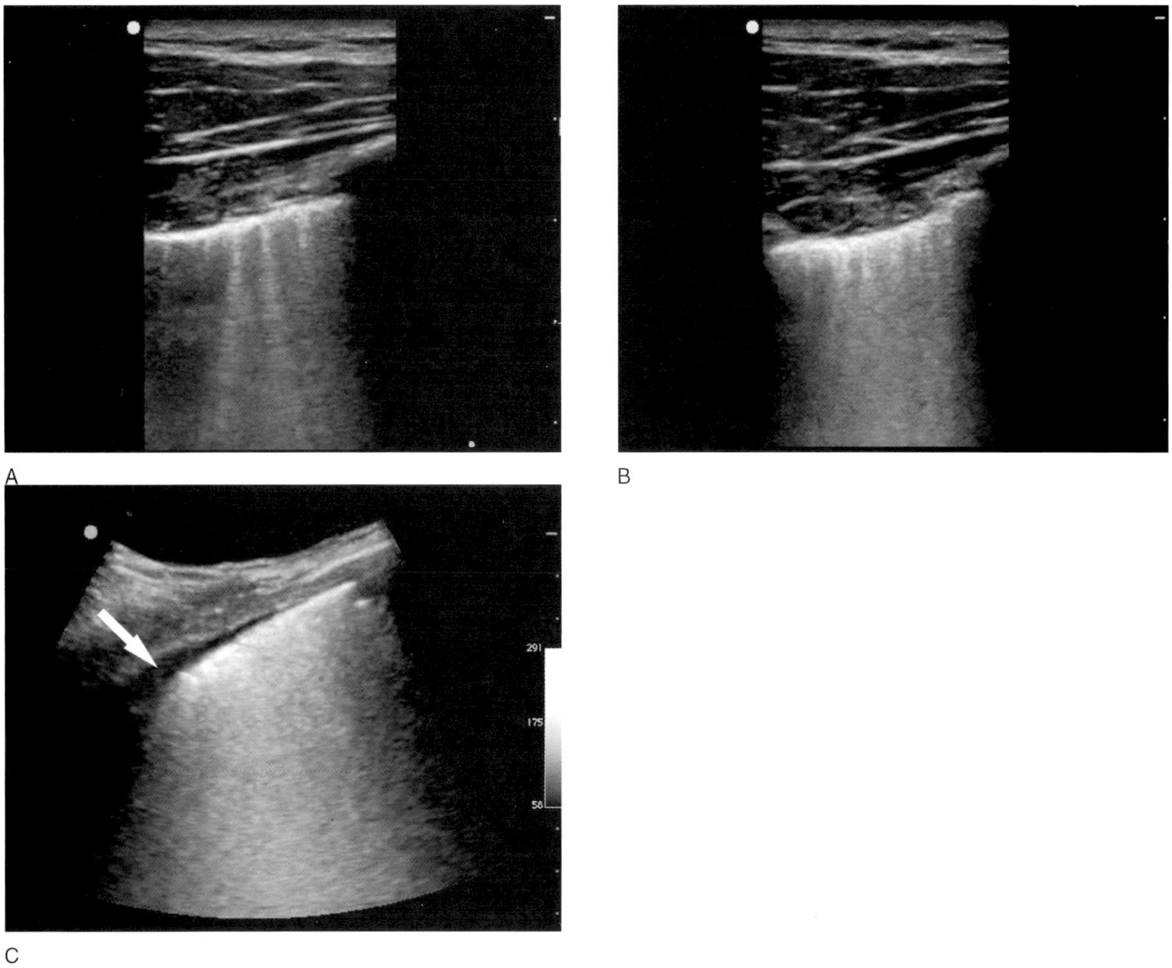

A　B

C

图 8-27　肺超声显示 B 线符合诊断肺泡间质综合征（“湿肺”）。（A）一例早期肺水肿患者有三条表现不同的 B 线。（B）一例中度肺水肿患者的 9 条表现不同的 B 线。（C）一名严重肺水肿患者的 B 线融合，呈“白肺”外观并可见少量胸腔积液（箭头）。

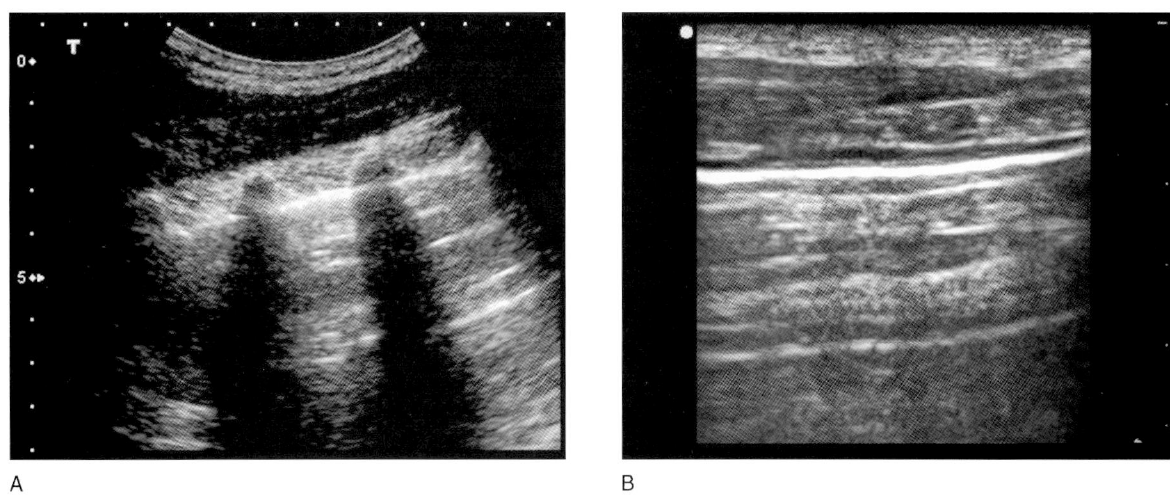

A　B

图 8-28　正常肺脏的超声表现（“干肺”）。明亮的水平反射线（A 线）从皮肤到胸膜等距分布。这一表现基本上排除了肺水肿的诊断，但它也可能在气胸（见下文）、慢性阻塞性肺疾病（COPD）或肺栓塞（PE）患者中看到。（A）凸阵探头矢状切面，包括多个肋骨阴影，有助于确定胸膜表面的位置。（B）线阵探头肋间切面声像图，有肋骨阴影，可以更好地显示 A 线。

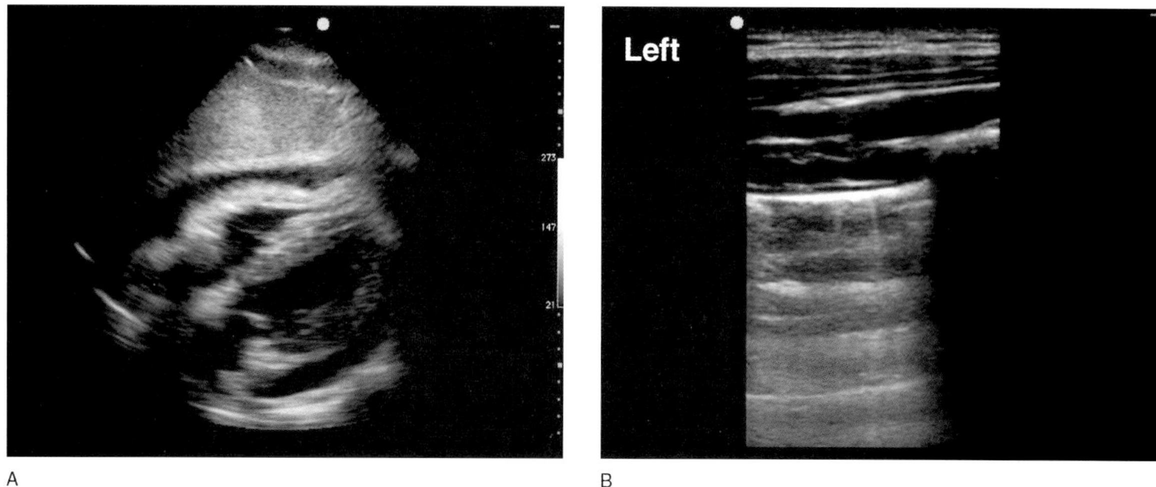

图 8-29 呼吸困难患者的心包积液。呼吸困难是心包积液和心脏压塞患者的常见症状。（A）右心室游离壁早期舒张塌陷是心脏压塞的典型超声征象。（B）肺超声 A 线表现排除了肺水肿，并支持早期心脏压塞的诊断。

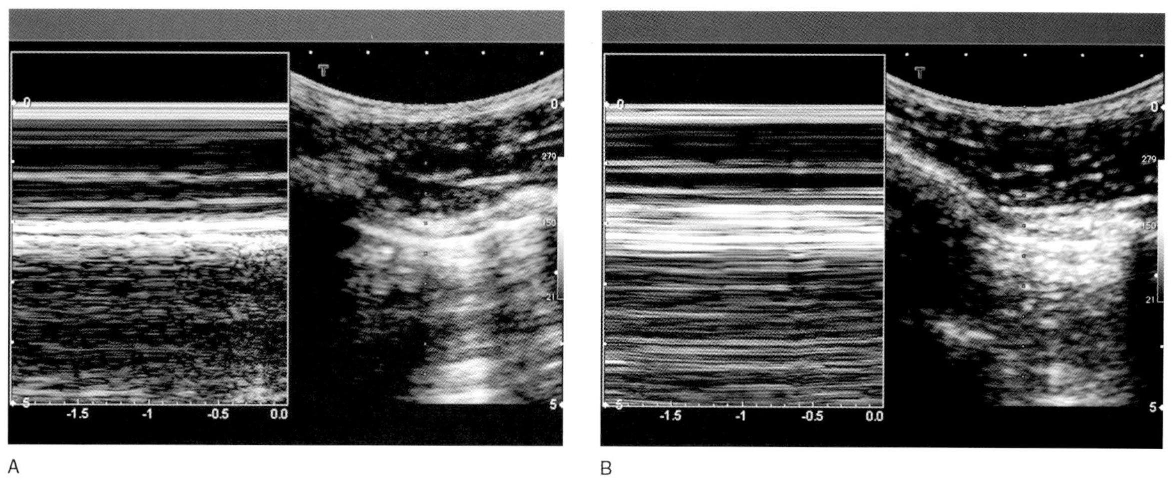

图 8-30 肺的 M 型超声检查。（A）正常的“海岸征”，确认肺滑动，排除了这个位置的气胸。（B）当没有肺滑动时可见“平流层征”，是气胸或缺乏肺通气的超声表现。气管插管后左侧肺滑动消失可能是由于插管插入右侧主支气管。

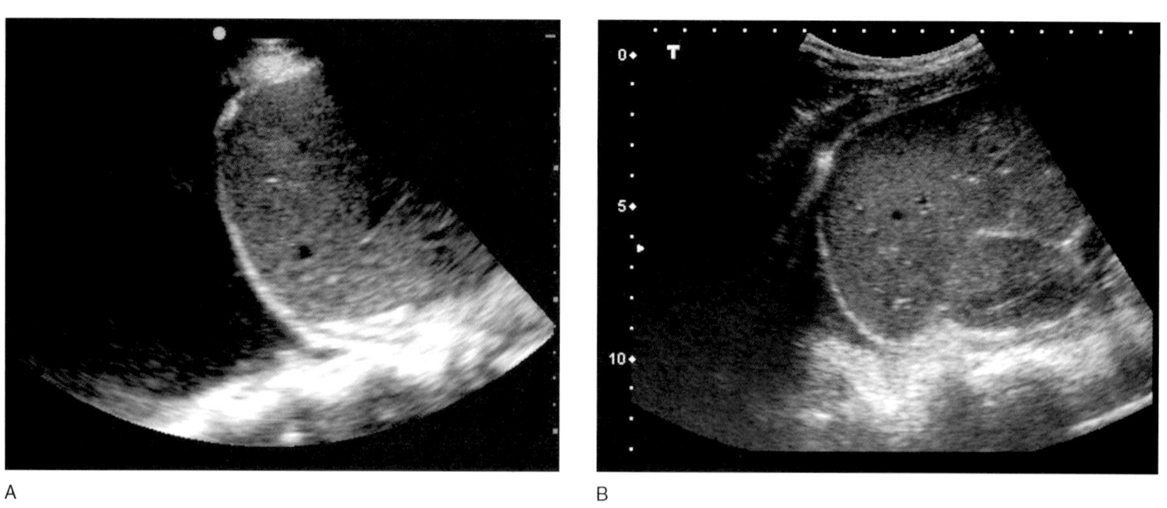

图 8-31 胸腔积液及肺实变，右肋间斜切面。（A）大量胸腔积液，可能是呼吸困难的主要原因。（B）少量胸腔积液不太可能引起呼吸困难，但提示肺水肿、PE 或肺炎可能。

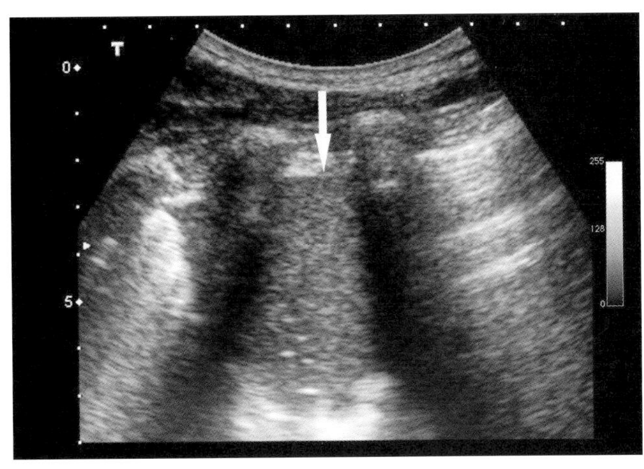

C

图 8-31（续）　（C）肺炎常引起肺局部肝样化（箭头），通过超声可以很好地显示肺实质。

（五）深静脉血栓形成

对所有危重患者进行 DVT 筛查是必要的。与全面的深静脉血栓检查相比，两点或三点式简单压迫股静脉和腘窝超声检查已被证明是非常准确的。而且超声对静脉导管周围的血凝块的检查是非常直观的（图 8-32）[191-193]。

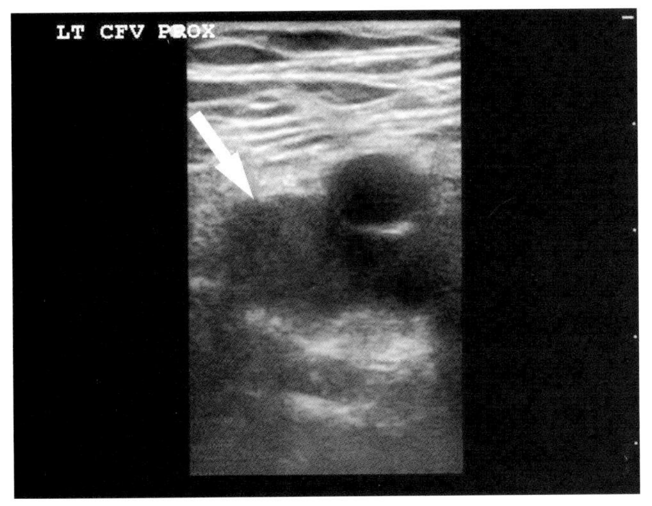

A

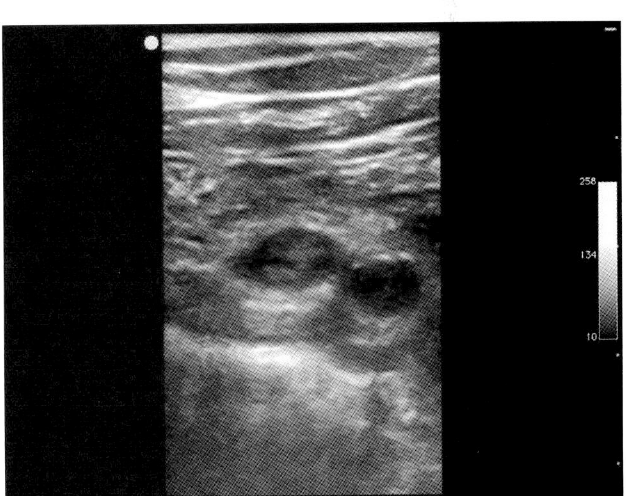

B

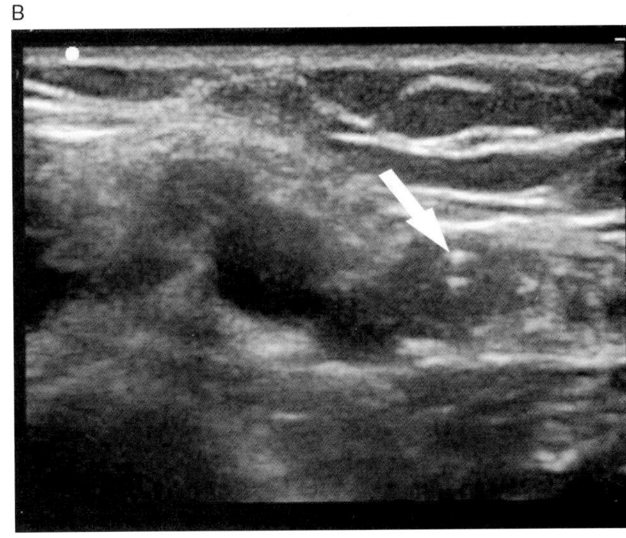

C

图 8-32　3 例不同深静脉血栓患者均表现为严重呼吸困难，最终诊断为 PE。（A）左股总静脉（箭头）不能压闭，血管内可见低回声血栓形成。（B）腘静脉中的血栓，静脉位于动脉的左侧，不能压闭管腔，内可见稍高回声充填。（C）贵要静脉中，在 PICC 周围的血栓。左边的血管是肱静脉，右边的血管是贵要静脉。导管壁（箭头）在贵要静脉中心产生两个小的明亮伪影，压迫时静脉应在导管周围塌陷。此图像为压迫时表现，血管不能压闭，且 PICC 导管周围可见稍高回声物填充。

腹部来源的休克和脓毒血症

腹部病变可作为休克和脓毒血症的来源已获得广泛研究。有 POCUS 经验的危重症监护医生对“危重患者全身超声检查”十分支持（图 8-33 至图 8-37）。

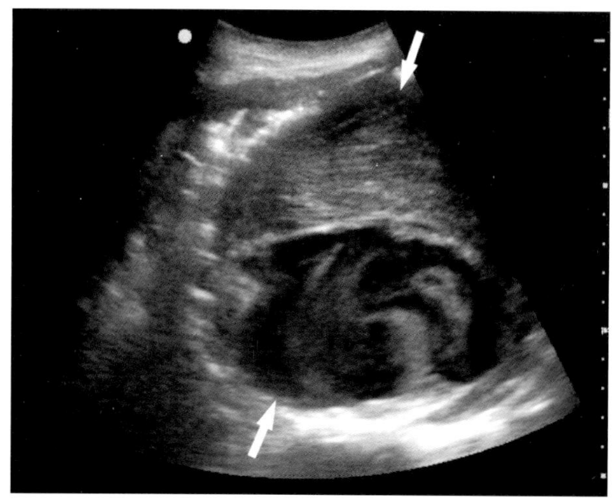

图 8-33 **腹主动脉瘤横切图像**

该患者表现为休克和精神状态的改变，心脏表现为低血容量及高动力特征，IVC 塌陷。动脉瘤（直径为 10cm）已经破裂。由血流缓慢引起的自发超声显影（云雾状回声），呈现出管腔内闪烁的血流信号。注：可见较大的附壁血栓。箭头指示动脉瘤的外壁。

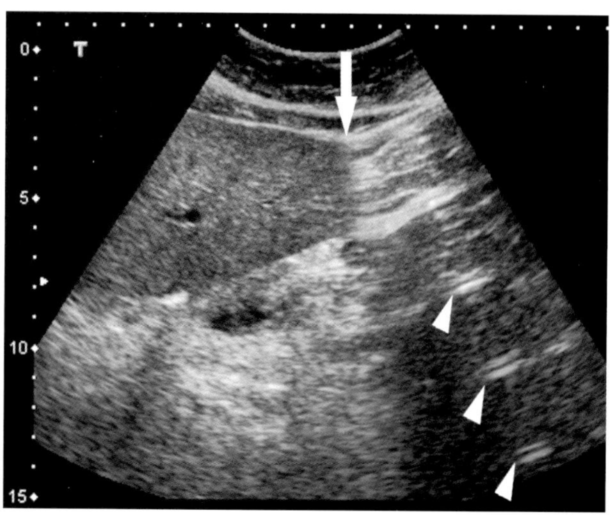

图 8-34 **空腔脏器穿孔伴有腹腔游离气体。**

在图像中间偏右侧有一个过渡点（无尾箭）。

从后腹壁水平开始，肝实质显像突然被 A 线图像取代（箭头），在用力加压探头时，可见肝脏回声。如果没有用力，A 线图像就会完全遮住肝脏。

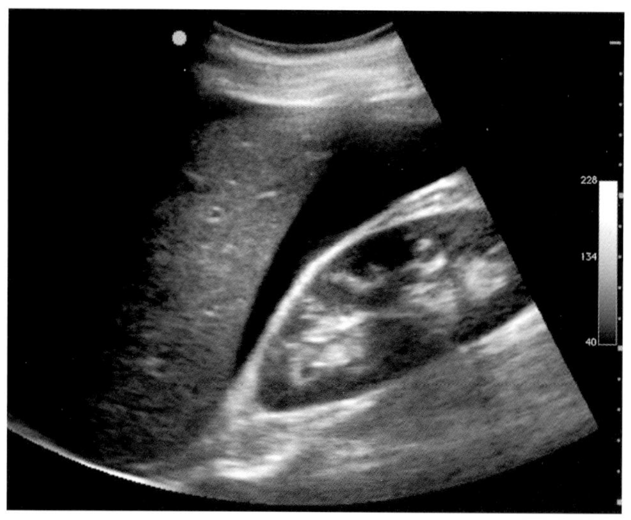

A

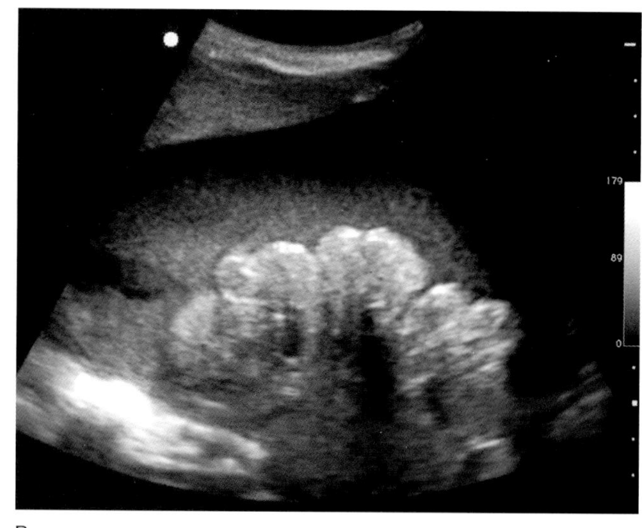

B

图 8-35 **腹腔积液。两张图像均显示大量腹腔内游离液体。（A）肝肾隐窝积液。出血和腹水通常有相似的外观。（B）细菌性腹膜炎患者肠管周围腹膜积液，内透声差。考虑进行超声引导下诊断性针吸活检，以确定液体的特征或进行培养。**

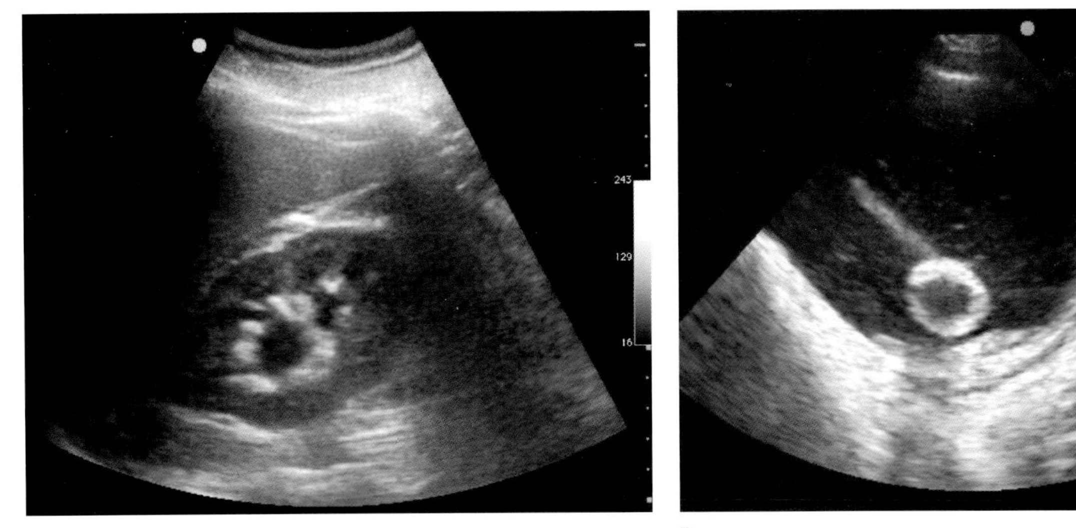

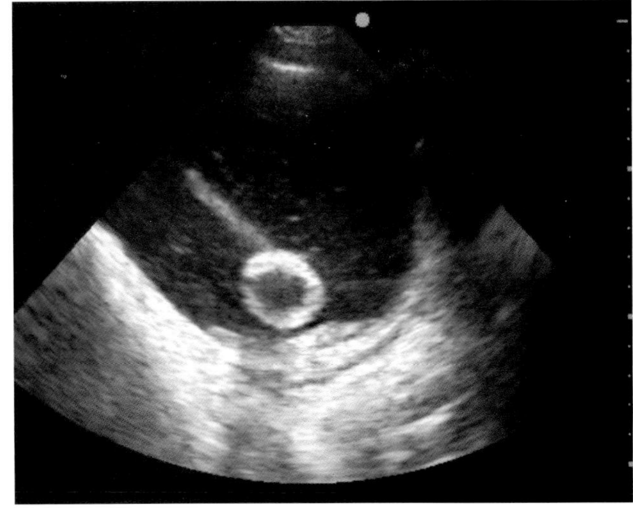

图 8-36　脓毒血症和梗阻。该患者表现为尿毒症、休克和急性肾功能衰竭。长期留置 Foley 导管，该导管被阻塞，导致尿毒症、肾积水（A）和急性尿潴留（B）。更换 Foley 导管后排出约 1L 的脓性尿液。肾盂积水随后得到解决。

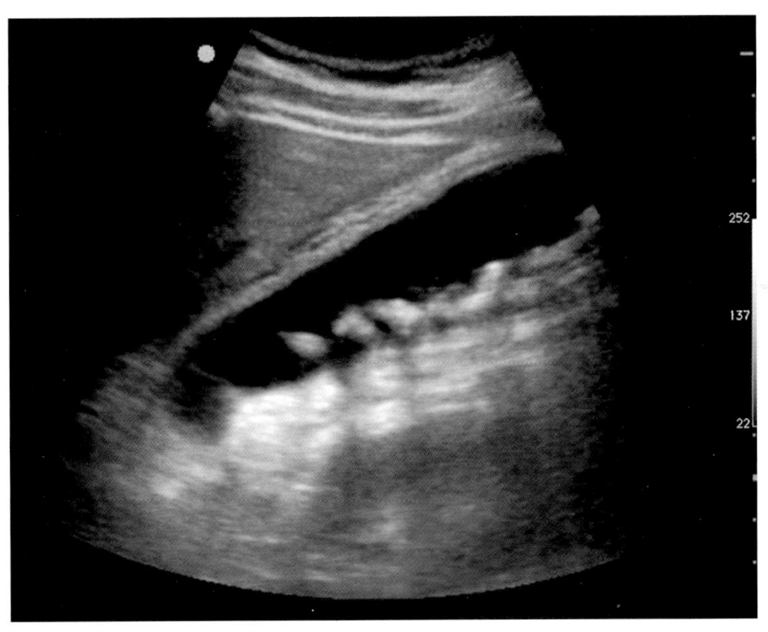

图 8-37　胆囊炎。胆囊的纵向切面。可见胆囊体增大伴多发性胆囊结石，胆囊壁增厚和囊周积液，这均为胆囊炎相关的特殊超声表现。要注意，在有休克和精神状态改变的患者中，可能没有墨菲征。

（六）危重症的超声引导

许多手术操作在超声引导下进行要比既往单纯靠体表标志定位进行的手术（盲穿）成功率更高、更安全（图 8-38 至图 8-41）。POCUS 可用于诊断由有创手术引起的严重并发症，包括气胸、主支气管插管和心包积液等。

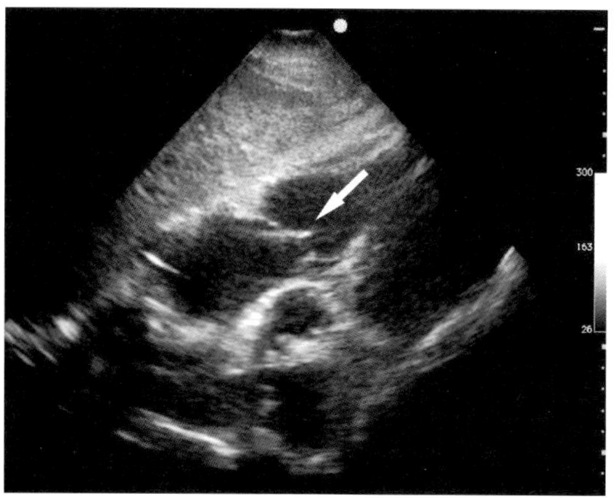

图 8-38　肋下四腔切面超声引导下紧急经静脉放置起搏导管。导管（箭头）通过三尖瓣并进入右心室实时可见。

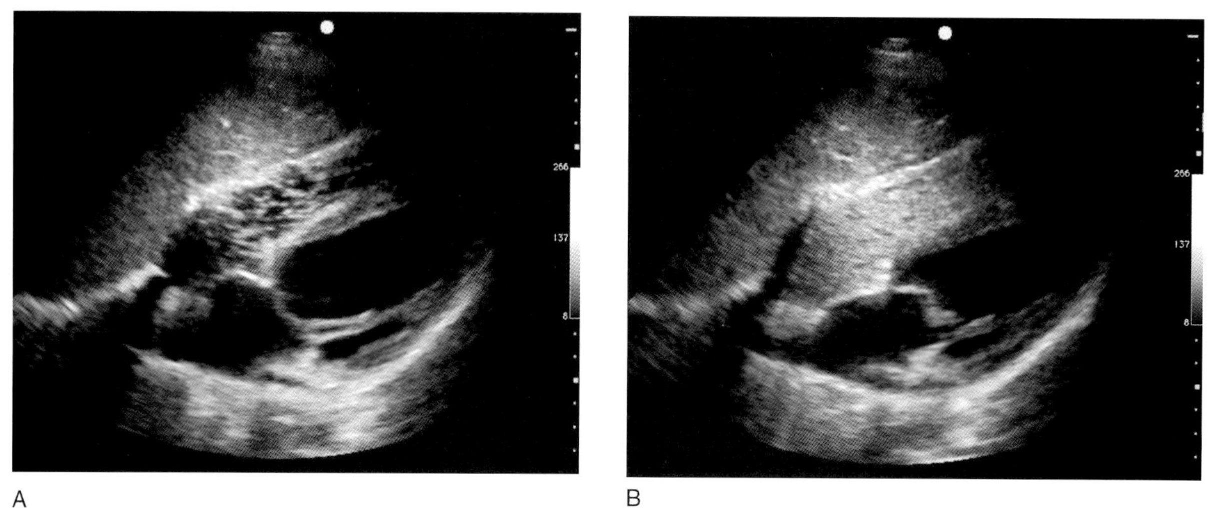

图 8-39　肋下四腔切面。心脏发泡试验，以确认中心静脉导管的静脉注射位置。将 10mL 无菌生理盐水快速注入导管。气泡立即开始出现在右心室（A），然后右心室变成完全混浊的（B）。

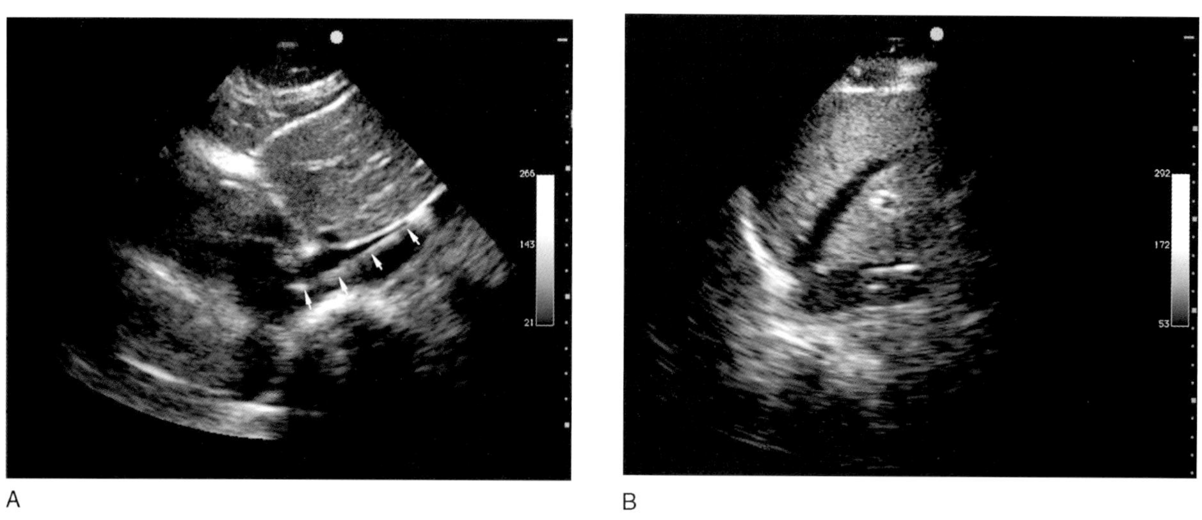

图 8-40　上腹部 IVC 纵切图像，实时显示 IVC 中导丝的进程，以引导中心静脉导管的正确放置。这项技术有助于确保导丝走行在静脉中，并且导管的尖端位于中心静脉内。（A）从右侧颈内静脉插入后，IVC 内的导丝清晰可见（箭头）。（B）另一个病例，从左股静脉插入后，在 IVC 内清晰可见导丝的 J 形尖端。

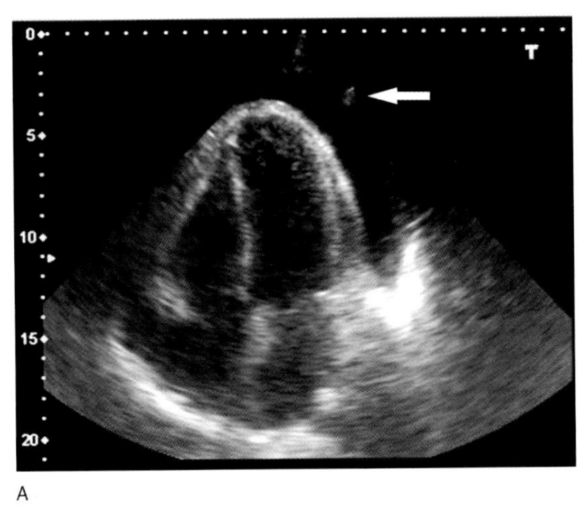

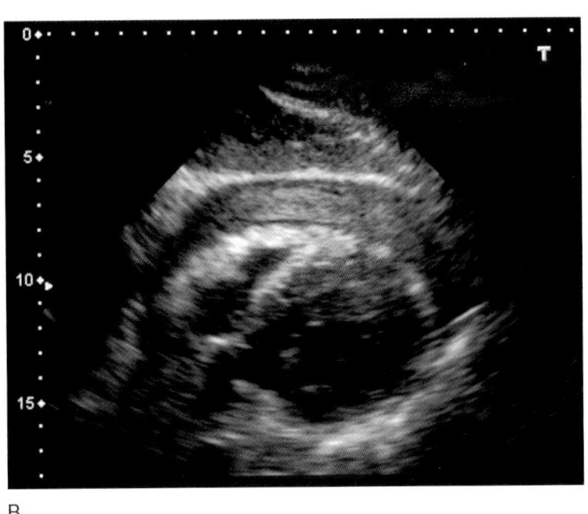

图 8-41 明显的心包积液。（A）大量心包积液和心脏压塞患者的心尖四腔切面，穿刺针尖在 2 点位置（箭头）进入积液。在气泡测试确认针尖在积液内的位置后，使用 Seldinger 技术放置导管。共抽取 500mL 的稻草色液体。（B）肋下四腔切面见继发于急性心肌梗死和心包游离壁破裂引起的心包凝血块填塞。这种情况不适合进行心包穿刺术，需要进行开胸手术。

六、特殊注意事项

（一）左心室功能不全

1. 收缩功能障碍

慢性左室功能障碍是所有危重患者必须考虑的主要内科合并症。对于伴有左室收缩功能障碍的急症患者，液体复苏的掌握变得特别微妙。这类患者要么处于复苏状态，要么接受大剂量晶体液注射，导致严重的肺水肿，这种情况并不少见。

2. 舒张期功能障碍

重要的是要认识到，急性舒张功能障碍在严重脓毒血症和脓毒血症休克患者中非常常见，而且它与脓毒血症患者的死亡率增加有关。急性收缩期功能障碍在该人群中并不常见，且与死亡率的增加无关。考虑到这一点，识别脓毒血症患者的舒张功能障碍，并尽可能利用所有数据（包括可靠的预测液体反应的动态测量）来优化他们的容量复苏进程至关重要。

（二）右心室扩张和功能障碍

慢性肺动脉高压（PH）患者急性发作很难治疗。评估右心室功能（使用 TAPSE）很重要，因为 PH 的最终发展是右心室衰竭（见第 5 章）。药物控制和心脏转复对房性心律失常可能无效。缺氧最好使用肺血管扩张剂治疗，而高流量吸氧可减少呼吸做功，解决缺氧引起的肺血管收缩。

区分急性和慢性右心室扩张。区分急、慢性右心室扩张和功能障碍有一定难度。除 PE 以外其他情况也会导致急性或慢性右心室扩张和功能衰竭急性发作（例如，严重缺氧）。右室壁增厚提示慢性右心室功能障碍，右心室游离壁厚＞ 5mm 提示慢性右心室功能衰竭。慢性 PH 常伴有少量心包积液、腹水和双侧下肢水肿。此外，由于慢性 PH 患者右心室肥大可导致肺动脉高压和三尖瓣大量反流（TR）（而急性扩张的右心室不能），TR 喷射大于 3.7m/s 或右心室收缩压（RVSP）大于 60mmHg 通常是慢性疾病的指标 [194-197]。右室压力长期升高的患者难以复苏，可能会因液体复苏导致病情恶化。（图 8-42）。测量直腿抬高前后的搏出量可能是确定这些患者液体需求的最佳方法。

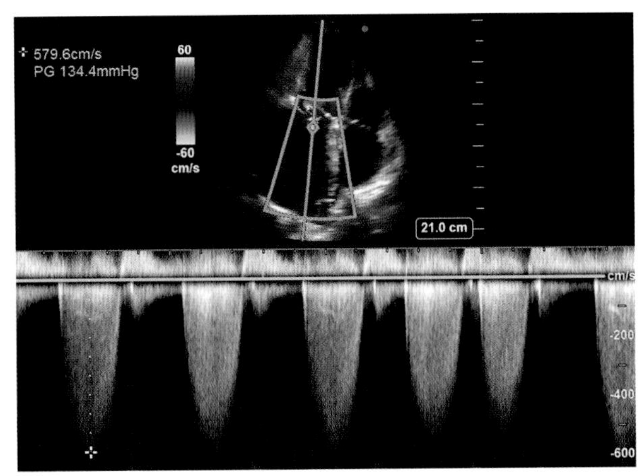

图 8-42 慢性肺心病患者重度三尖瓣反流。

（三）主动脉瓣狭窄

虽然主动脉瓣狭窄可能是晕厥或心绞痛患者的主要表现原因，但它也更是其他临床患者复苏需要考虑的一个复杂因素。对于严重或重度主动脉瓣狭窄患者，心输出量非常依赖于左室前负荷，因此这些患者可能因低血容量、脓毒血症、急性房颤或硝化甘油给药而出现严重的失代偿。此外，由于心室充盈时间减少，患者可能不能耐受明显的心动过速。早期严重或重度主动脉瓣狭窄的诊断，通常采用连续波多普勒检查，提醒临床医生需要积极的容量复苏或心率控制。主动脉瓣血流速度＞ 4m/s，表示血流跨瓣压差＞ 144mmHg 和重度主动脉瓣狭窄。

（四）对植入左心室辅助装置患者的评估

由于设备植入适应证的增加和设备技术的改进，使用左心室辅助装置（LVAD）的患者数量正在增加。POCUS 是评估失代偿状态 LVADs 患者的关键诊断工具。在这些情况下，相对左心室和右心室的大小与设备特定参数和危急值一起，可以用于指导临床决策。

LVAD 装置将血液从左室心尖流入套管推进到升主动脉的流出套管。左心室辅助装置需要足够的左心室前负荷来维持血流，因为它们只能推动血液进入左心室。如果左室充盈量减少，LVAD 将继续尽可能地推动血液，心脏超声将显示左室较小。确定左心室变小后，再检查右心室的大小。小的左心室和右心室同时出现，表明由于分布性休克（如败血症、过敏反应）、低血容量或出血导致右心室前负荷不足。如果只有左心室变小，而右心室扩张，应考虑右心室衰竭和肺动脉高压。如果左室与流出套管的大小比接近 1 ∶ 1，则很有可能发生“吸入事件”，即左室壁或室间隔部分阻塞左室套管。如果左室增大，则考虑泵故障、泵或植入物血栓形成、恶性高血压和瓣膜疾病。

LVAD 患者既往通常没有右心室功能不全或衰竭。然而，当患者出现休克或急性呼吸困难的症状时，要评估是否出现右心室功能衰竭。右心室功能衰竭的症状包括右心室扩张、右心室收缩功能不全或两者兼有。右心室扩张可能与 IVS 扁平或向左偏移有关。在充分抗凝的 LVAD 患者中发现右心室衰竭通常不是由急性 PE 引起的，而更可能是由于发生双心室衰竭。双心室功能衰竭出现后 LVAD，团队会考虑进行 ECMO 或加速心脏移植。

（五）体外膜肺氧合（ECMO）的启动和快速故障排除

1. ECMO 插管

超声在多种情况下可以辅助外周ECMO插管。超声测量股总静脉内径可用来确定静脉导管的适当尺寸。静脉导管的尺寸应为股总静脉内径的 3 倍（以 mm 为单位）。在穿刺目标血管，特别是在已经使用抗凝或溶栓时，应用动态超声引导，否则会增加出血风险。

超声在 ECMO 插管阶段最重要的作用是导丝定位，以确保在放置扩张器和插管之前，它们处于适当的血管内。ECMO 导丝长并且回声很强，所以显示导丝并不难。如果无法进入患者的胸部和上腹部，或者操作者对 TEE 的熟练程度高于其他 POCUS 检查，则可用 TEE 定位导丝。然而，对于 POCUS 技能一般的人来说，使用经腹或经胸探查成像更合理，因为定位导丝依赖于 POCUS 检查中常规可显示的结构（主动脉、IVC，RA）。要验证 ECMO 导丝是否在其正确的动脉或静脉位置（对于 VA ECMO），最简单的方法是在放置每个导丝时观察上腹部的主动脉和 IVC。

如果使用 TEE，可以在 IVC 或 SVC 内看到静脉导丝。通过扫描胸主动脉可以看到主动脉导丝；然而，急诊床旁TEE检查一般不要求探查主动脉，所以这可能需要额外的培训。

TEE 最有用的地方在于能够显示、确认套管尖端的位置。静脉引流插管的尖端最佳位置应位于 IVC 与 RA 交界处的下方，处于 RA 中也可以接受。在双套管 VV-ECMO 配置中，回路套管应位于 SVC-RA 交界处和 RA 之间，血流直接流向三尖瓣。在 VA-ECMO 中，动脉回路套管常位于髂总动脉或远端主动脉，通常超声无法显示。

2. 治疗后的并发症

在 ECMO 患者的整个病程中，经常每天多次使用 POCUS 进行监测。开始 ECMO 血流后，超声有助于确定 ECMO 设置和容量状态，以及识别可能出现的并发症。

无法实现目标流量可能有以下几个原因：血管内低血容量、套管移位和心脏压塞，这些均可以利用超声进行快速评估。

在外周血管 ECMO 中，主动脉回流套管以逆行的方式将血液推向心脏，这导致了左室后负荷显著增加，可能会使严重左室功能障碍的患者不堪重负。在达到目标流量后，尽快利用 POCUS 来评估左心室的大小，并评估主动脉瓣的开放度。严重的左室扩张伴 LVEF 降低，说明 ECMO 回路引起的后负荷过高。主动脉瓣狭窄患者更令人担忧，因为这可能提示血栓形成，血栓可能被送到动脉循环或完全闭塞主动脉瓣。在这种情况下，应考虑减少 VA-ECMO 流量，增加肌力药物，或通过机械或手术方式减轻左室压力。

七、注意事项

1. 图像不标准或质量较差

这是一个常见的问题，因为在危重患者的 POCUS 的操作过程中存在许多无法控制的因素。病人的体位和配合度几乎从来都不是最佳状态；时间的限制，因为图像可能需要几秒钟获得；人体工程学的因素，如超声仪的放置要顾及操作者的舒适性，在正常情况下是通过精心设计的，但在危重症条件下这些却无法顾及。尽力优化条件和图像的同时，也要学会处理质量较差的图像，并避免在无法获得标准图像时做出重要的诊断决定。

2. 操作者经验不足

由于 POCUS 在许多重症护理中是一种相对较新的技术，缺乏经验是操作人员的一个重要问题。没有经验的操作人员最好了解哪些超声检查可以快速学习，哪些需要多次练习和一定的经验。例如，肺超声的“滑动征”可以快速学习并且可以立刻在实践中应用，而心脏超声检查更复杂，需要更多的实践训练。缺乏经验的操作者在没有达到一定水平之前，应该避免根据超声检查结果做出重要的临床决策。

3. 超声检查占用时间过长

在心脏停搏患者的脉搏检查时，新手往往会花太多的时间在心脏超声检查上。为了维持脑和组织灌注，必须尽量减少胸外按压的中断。这时可以在扫查的同时录制一个简短的声像图视频，在恢复胸部按压时回放分析。如果临床医生在进行脉搏检查时还是无法获取包含足够信息的心脏图像，则应立即恢复按压。在脉搏检查开始之前，尝试在胸部按压同时进行超声检查来获取图像。

4. 患者既往存在心力衰竭

既往存在心力衰竭或使用受体阻滞剂或钙通道阻滞剂的患者可能无法在分布性或低血容量性休克时产生一定程度的代偿性肌力或变时性反应。这会混淆休克患者的超声评估，因此临床医生要了解病史中的这些因素。

5. 既往存在肺动脉高压和右心室扩张

因慢性阻塞性肺病、睡眠呼吸暂停、左心衰竭或其他慢性疾病而导致的长期肺动脉高压患者往往会出现右心室扩张。这可能会与由急性 PE 引起的急性肺心病相混淆。应了解这个潜在的问题，并利用患者的既往病史、右心室肥厚和右心室压力严重升高等来帮助区分慢性和急性肺心病。

参考文献

完整的参考资料列表可在网上找到 www.mhprofessional.com/mamateer4e.

视频

第 9 章
创 伤

O. John Ma, James R. Mateer, and Andrew W. Kirkpatrick

在过去的 40 年里，欧洲和日本的创伤外科医生已经可以熟练地运用超声检查评估钝器伤 [1-9]。在 20 世纪 90 年代，北美的急诊医生和创伤外科医生对超声检查在创伤中的应用进行了前瞻性的评估，其结果与世界各地其他研究人员的结果一致 [10-18]。急诊超声的使用已经得到了广泛的接受，现在被认为是急诊医生培训中不可分割的一部分。世界各地的急诊科对急诊胸腔超声和肺超声的接受度也很高，国际共识已经在这些领域进行了标准化的命名 [19]。

创伤超声重点评估（FAST）检查是一种急诊筛查工具，可以帮助临床医生识别游离的胸腔内或腹腔内液体。使用 FAST 检查的另一前提是，临床上严重的创伤在相应区域出现游离积液。FAST 检查最初是作为一种有限的超声检查，主要集中于游离液体的检测，并不是为了识别所有超声可检测的疾病。在过去的十年中，许多研究小组都提出了对标准的 FAST 检查的补充或修改，其中最受欢迎的是扩展的 FAST（E-FAST）检查，正如柯克帕特里克首次描述的那样 [20]。这增加了疑似气胸的超声快速评估。FAST 检查的本质是协助诊断临床医生在临床检查中的发现。随着这种技术的发展，一些人建议将超声整合到高级创伤生命支持（ATLS）中 [21]，未来的挑战是有效地利用急诊超声提供的信息，同时不延迟关键的治疗 [22]。

一、临床概要

对创伤患者所遭受的创伤进行快速和准确的诊断可能是困难的，特别是当这些损伤与其他伤害或由于头部受伤、吸毒、酗酒导致的精神状态改变有关时。在北美，两种被普遍接受的评估腹部创伤患者的诊断技术分别是腹部和骨盆的计算机断层扫描（CT）和超声检查。随着时间的推移，诊断性腹腔灌洗（DPL）已不再受欢迎了。每种诊断方式都有自己的优点和缺点。

历史上，DPL 是评估腹部创伤的一种有用的筛查方法。表 9-1 回顾了它的优点和缺点。

腹部和骨盆的 CT 比 DPL 具有更好的特异性，使其成为创伤中心采用的初步诊断方法。静脉注射（IV）造影剂可提供最佳的分辨率。CT 仍然是评估创伤患者的金标准工具；事实上，全身 CT 已经成为对多发性创伤患者进行快速全面评估的流行方法，这种方法也有几个优点和缺点需要考虑（表 9-2），病人必须保持安静状态，才能获得更好的成像。CT 可快速识别多重损伤，其应用的潜在好处应超过辐射暴露的风险。一项前瞻性、随机、多中心的试验将全身CT与常规CT成像（需要时采用选择性CT）比较，结果显示，两种方法之间的死亡率没有差异。作者得出的结论是，研究应该集中在如何选择那些将直接受益于全身CT检查的患者。考虑到全身CT使患者暴露于31.8mSv的平均辐射量（过量的恶性肿瘤风险为1/474），一些研究已经提出哪些人可能受益于全身CT，以及如何安全地减少不必要的CT检查[24]。

表9-1 诊断性腹腔灌洗的优点和优缺点

优点
检测腹膜积血敏感
设备可及性
诊断速度快
由经验丰富的操作者操作，并发症发生率低
可发现肠穿孔的早期证据
缺点
医源性损伤的可能性
不适宜腹膜后损伤评估
缺乏特异性

表9-2 计算机断层扫描（CT）的优点和缺点

优点
能够在术前精确定位腹腔内病变
评估腹膜后腔的能力
识别非手术治疗创伤的能力
无创性
缺点
费用高
需要把创伤病人送到放射科
需要造影剂
患者的辐射暴露

已有研究表明，FAST检查是一种准确的腹部创伤的筛查工具[1–18]。超声检查比CT有以下几个优点：准确，快速，无创，可重复，便携，无肾毒性造影剂或辐射暴露。对于孕妇、有凝血功能障碍者、既往有腹部手术史的患者来说，超声检查更适合。在82%～90%的低血压患者中，只需超声探查肝肾隐窝，即可迅速发现大量的腹腔积血[18,25]，且平均只需要19秒[18]。与腹部CT相比，FAST检查的一个主要优点是能够快速评估游离心包积液、胸腔积液和气胸。与CT相比，FAST检查的主要缺点是无法确定腹腔内游离液的确切病因。随着越来越多的研究报道了造影剂增强超声检查在实体器官损伤的诊断和治疗中的应用，这一局限性有可能发生重大变化[26–28]。FAST检查的其他潜在缺点是检查的操作者依赖性，对肥胖或皮下有气体或肠气体过多的患者检查有困难，以及无法区分腹腔内出血和腹水。FAST检查也不能像CT一样评估腹膜后间隙，时间允许且CT检查的利大于弊时，FAST可作为CT的补充而不能取代CT检查。

DPL不常用的主要原因之一与目前对某些类型的实体器官损伤的非手术方法有关。另外，即使DPL检查结果阳性，也不再是立即剖腹探查的依据。是否需要剖腹探查取决于出血量和患者的临床表现。因为FAST检查可以可靠地检测到少量的腹腔内游离积液，并可以通过连续检查估计出血量，在大多数北美创伤中心，超声基本上取代了DPL用于钝性腹部创伤筛查。

二、临床适应证

FAST检查的临床适应证：

（1）急性钝器或锐器伤。

（2）妊娠期创伤。

（3）小儿创伤。

（4）亚急性躯干创伤。

（5）不明原因的低血压。

三、躯干部急性钝器或锐器伤

在一级创伤中心，FAST检查主要应用于快速检测躯干部钝器伤患者的游离腹腔积液。而最近，FAST检查开始作为创伤患者的主要评价项目被纳入创伤检查程序中，用于初步检测有无腹腔内出血，明确其出血量和出血部位（图9-1）。随着越来越多的临床医生在他们的日常实践中采用超声检查，对于这些临床医生来说，确保超声的辅助使用将加快而不是延迟治疗是很重要的。

FAST检查对以下钝器伤患者而言尤为有用：

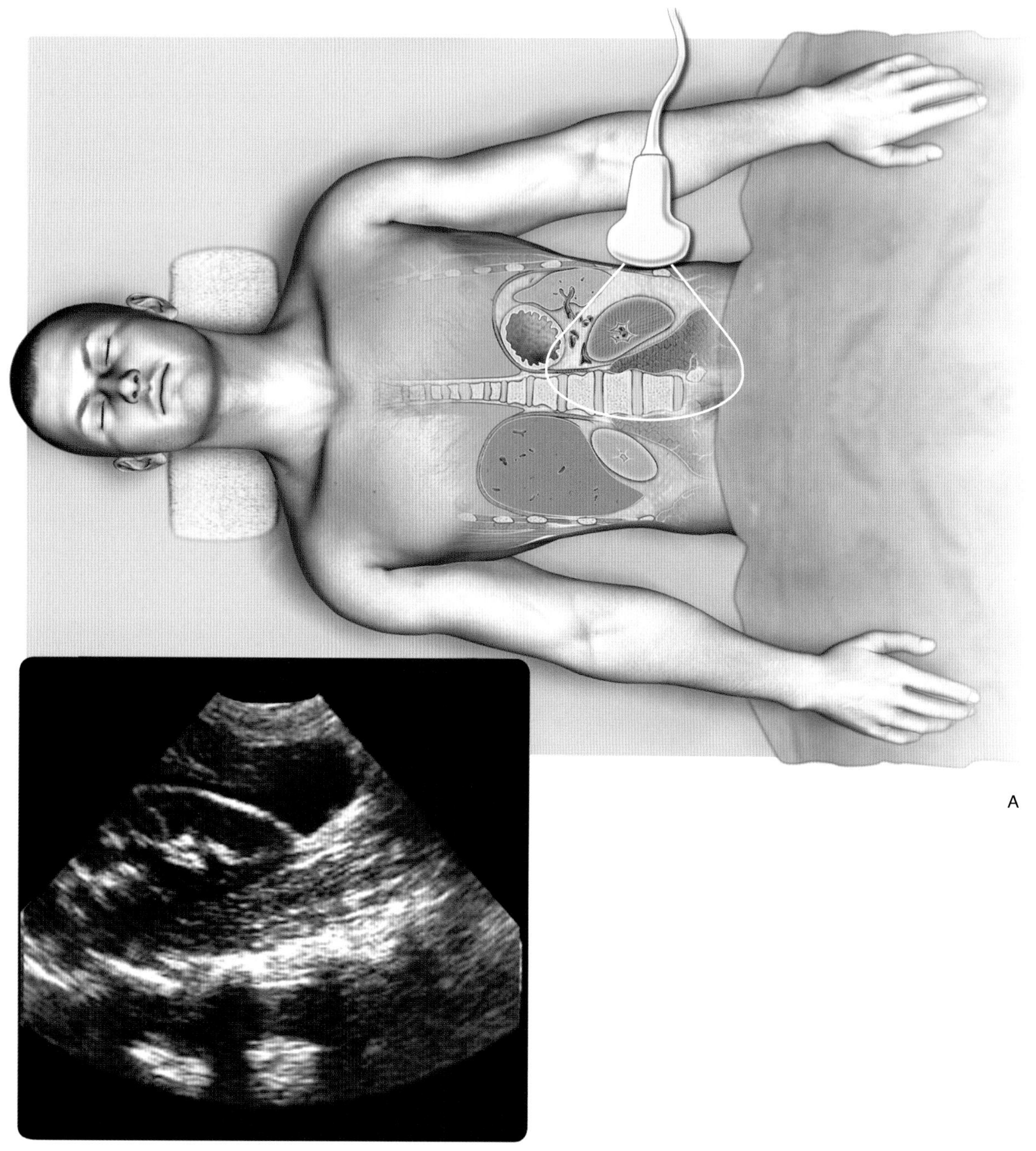

A

B

图 9-1 腹部检查，以评估腹腔内是否有游离积液。左上象限（A）冠状切面的探头位置和相应的超声图像（B），在靠近肾下极的结肠旁沟中有游离液体。

①血流动力学不稳定以致不能离开急诊室接受 CT 扫描者；②经体格检查发现不能除外继发于药物中毒、牵拉损伤或中枢神经系统损伤者；③有无法解释的低血压和可疑体征者。

对于锐器伤患者，当急诊手术的指征不明确时应该及时实施 FAST 检查。对复合创伤患者，FAST 检查能对内出血进行定量并定位。当贯通伤的轨迹不明确时，通过发现受累腔隙存在的游离积液，FAST 检查可以迅速地辨别贯通伤的路径，尤其当入口位置是心前区、下胸部或上腹部时尤为有用。据报道，高达 44% 的多部位创伤患者由于诊断不确切而进行了不恰当的外科程序化处理。在一篇关于胸腹联合伤的综述中，研究者遗憾地发现，早期应用 FAST 检查仅有限地用于胸腹腔积液的检测来指导外科处理，因此强烈建议增加超声在早期创伤评估中的应用。FAST 检查常被优先用于拯救生命的干预措施中，诸如心包穿刺术、心包切开术、胸膜腔造口术、胸廓切开术、剖腹术或胸骨切开术。FAST 检查有助于评估腹部刺戳创伤患者经局部伤口检查提示浅表肌肉筋膜的受损情况。同样，FAST 检查也有助于证实切线伤或下胸部创伤患者出现的体格检查阴性的结果。

在非一级创伤中心，急诊内科和外科医师往往无法获得随时供其使用的 CT 扫描和二维超声心动图的信息，因此经过“床旁超声”检查和 FAST 检查操作培训的医师将会显著改善对患者的评价、初治、会诊，以及在有指征时及时地转移患者到创伤中心。当 FAST 检查证明存在腔内积液时，外科医师和手术室人员能立即会诊进行手术，或着手转移患者至一级创伤中心。当影像诊断人员和外科医师不在场，而在临床表现上患者损伤的严重性又不显著时，FAST 检查阳性结果可以节省 1 小时甚至更多时间来确定有无必要行外科治疗。

尽管 FAST 检查最常用于检测腹腔内游离积液，它也可以帮助快速鉴定有无气胸和游离心包积液或胸腔积液，还可以评价妊娠期创伤患者的胎儿情况。再者,FAST 检查已经被用来评估创伤患儿，并用于那些表现为亚急性创伤且损伤严重或相应体格检查有明显临床症状的患者。

（一）腹腔内游离积液的探查

20 世纪 80 年代期间，德国的外科医师率先针对创伤患者开展“床边超声”检查。虽然早期的研究获得了很理想的结果，敏感性为 84% ～ 100%，特异性为 88% ～ 100%，但因论文开始未被翻译成英语，使得这些发现未能在美国得到广泛注意。

20 世纪 90 年代期间，许多前瞻性研究（研究样本量均＞ 100 例）已经报道了相关的英文文献。但是大多数的研究仅仅局限于以 FAST 检查评价腹部钝器伤患者的腹腔内游离积液，敏感性和特异性范围分别是 69% ～ 90% 和 95% ～ 100%。

Tiling 等最先提出 FAST 检查能够广泛地用于评估多个重要出血区域，包括心包内、胸膜腔内、腹膜腔内和腹膜后腔。他们在 808 例腹部钝器伤患者的前瞻性研究中，将 FAST 检查纳入了对患者最初评估的临床处理流程中（图 9–2），其检测腹腔游离液体的敏感性为 89%，特异性为 99%。

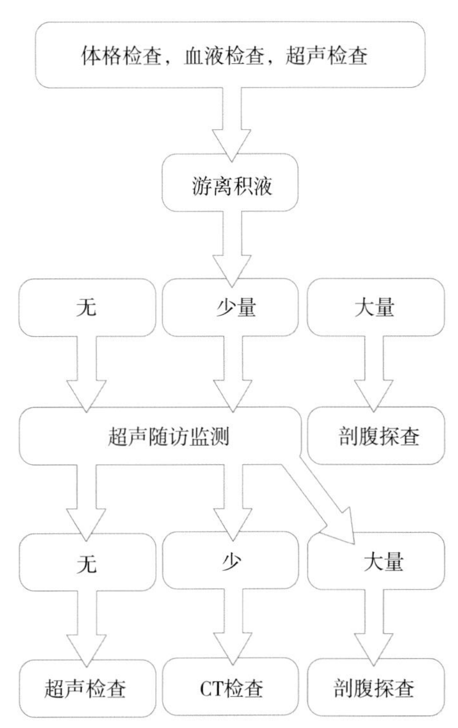

图 9–2 Tilling 处理腹部钝器伤的流程。

在最早的一项北美创伤超声研究中，Rozycki 等证实 FAST 检查的敏感性为 79%，特异性为 95.6%。他们推断经过适当培训的外科医师能够迅速而准确地操作并解读 FAST 检查，而且超声是检测腹腔内和心包内液体的一种迅速、敏感且特异性的诊断手段。在另一项研究中，他们成功地使用超声作为检测外伤患者腹腔积血和心包积液的主要辅助手段，在对 371 例创伤患者的 FAST 检查中，敏感性为 81.5%，特异性为 99.7%。该作者阐明超声因其迅速、准确且性价比高的特点，因而应该成为评估外伤患者的主要辅助手段。

1995 年，Ma 和 Mateer 在一项前瞻性研究中阐明了 FAST 检查能够检测钝器伤或锐器伤患者游离腹腔内积液和胸腔积液，它是一项敏感性、特异性和准确性均较高的诊断工具，其患者敏感性、特异性和准确性分别达到 90%、99% 和 99%。在对

165 例钝器伤患者亚组的评估中，FAST 检查的敏感性为 90%，特异性为 99%，而准确性为 99%。在 80 例锐器伤患者亚组中，FAST 检查的敏感性为 91%，特异性为 100%，而准确性为 99%。由于是由急诊内科医师来执行所有的 FAST 检查，因此在此项最早的前瞻性研究中就已经提出，经过适当训练的急诊内科医师能够准确地操作并解读 FAST 检测结果。

同时研究结果还重申了对整个躯干部的 FAST 检查能够及时、准确、有效地提供腹膜腔和胸腔内有无游离积液的信息。此外，FAST 检查对躯干部钝器和锐器伤具有等同的敏感性、特异性和准确性。锐器伤患者同样可以通过超声检查获得快速而准确的信息。对锐器伤患者显著出血的鉴定和定位能帮助内科医师优先安排复苏和评估。多数研究采用多部位的 FAST 检查来评估创伤患者，而有些研究者使用了单部位技术，仅检查 Morison 隐窝内有无腹腔积液。

在鉴定创伤患者（主要为躯干部钝器或锐器伤）的腹腔游离积液方面，有学者将单部位（肝周）与多部位的 FAST 检查技术进行了比较。当多部位 FAST 检查和 CT 金标准比较时，多部位 FAST 检查技术的敏感性为 87%，特异性为 99%，准确性为 98%。当比较肝周单部位方法与金标准时，单部位 FAST 检查技术的敏感性为 51%，特异性为 100%，而准确性为 93%。基于这些方面的研究，可见多部位的 FAST 检查技术检测游离腹腔积液的敏感性和准确性更高。

到 20 世纪 90 年代后半叶，对于腹部遭受钝性或穿透性创伤的患者，FAST 检查在检测腹腔内游离积液方面的效用已被普遍认可。虽然 CT 仍然是检测特定腹腔内病变的金标准工具，但 FAST 检查已成为识别腹腔内游离液的快速筛查工具。

（二）实体器官损伤的检查

对比增强超声可以帮助临床医生通过 FAST 检查诊断特殊的器官损伤[36－39]。超声造影使用造影剂是对传统超声的补充或增强。较新的超声造影剂含有八氟丙烷微泡，静脉注射后可通过肺循环进入全身血管系统。微气泡在诊断中使用的高频率超声作用下强烈振动，反射超声的能力比正常身体组织高几千倍。这一特性使微气泡增强灰阶显像和血流介导的多普勒信号。尽管最初的食品和药物管理局（FDA）的黑盒警告减缓了其在美国的广泛应用，但随后发现微泡造影剂与用于 X 线摄影和磁共振成像的传统造影剂一样安全[26－28]。此外，封装剂的结构和微泡大小的选择多样化，并可通过超声诱导的微泡破裂和释放封装的治疗药物提供改进的成像方案和靶向治疗[40]。

超声增强检查已被证明是一种很有前途的检测腹部钝性创伤后实体器官（肝和脾）损伤的检查方法。将创伤患者的特异性对比增强超声图像与 CT 图像比较后，学者得出结论，超声增强检查节省时间，可能对局灶性创伤有用，而且无辐射暴露，适用于保守治疗的重大创伤患者的随访，特别是对有生育能力的女性和儿童患者[41]来说。当进行传统的 FAST 检查前立即使用超声造影剂时，该检查在检测肝、脾损伤和估计其损伤程度方面的表现明显优于未增强超声检查[36－38]。一项研究报告了 133 例钝性腹部创伤患者的 5 年治疗经验。与 CT 相比，超声增强造影检查的敏感性和特异性分别为 96.4% 和 98%。作者认为："对比增强超声检查是一种评估腹部实体器官创伤的准确技术……能够检测到活动性出血和血管病变，并避免患者暴露于电离辐射中[27]。"

另一项研究分析了 392 例肝或脾损伤患者，发现超声增强检查和 CT 造影检查活动性出血的检出率无显著差异[28]。一项包括 9 项研究的荟萃分析得出结论，在急诊科进行的对比增强超声检查在识别腹部实体器官损伤方面具有良好的诊断准确性，敏感性为 98%（95%CI 87% ～ 95%），假阳性率为 1.8%（95%CI 1% ～ 3%）[42]。随着临床医生对对比增强超声检查在创伤中应用的不断探索，发现其在确定实体器官损伤的患者哪些需要即刻手术，哪些可受益于非手术治疗时，在降低与 CT 相关的成本和辐射暴露方面有很大的潜力。

（三）相关骨盆骨折

已经发现 FAST 检查可以识别与危及生命的盆腔骨折相关的严重的腹腔积血。仅在 2% 的不稳定骨盆骨折病例中发现 FAST 检查为假阴性。研究认为，FAST 检查可能有助于确定对于血流动力学不稳定的骨盆骨折患者，何时应实施复苏性主动脉血管内球囊闭塞（REBOA）治疗[43]。

（四）临床处理流程

在北美，临床诊疗路径和方案来源于 FAST 检查的使用，并与其他常用于创伤评估的诊断方法相结合（图 9-3）。研究发现，将 FAST 检查纳入创伤患者的治疗方案，可以通过减少 CT 使用、住院天数和患者总费用，以减少治疗时间、提高资源利用[44]。另一种基于超声的关键临床路径已被证明可以减少评估腹部钝性伤所需的 DPL 和 CT 扫描的次数，而且不会增加患者的风险（图 9-4）。对于钝性伤患者，FAST 检查比 CT 扫描或 DPL 更有效、更经济。处理时间明显缩短，费用约为常规超声检查组的 1/3[45]。

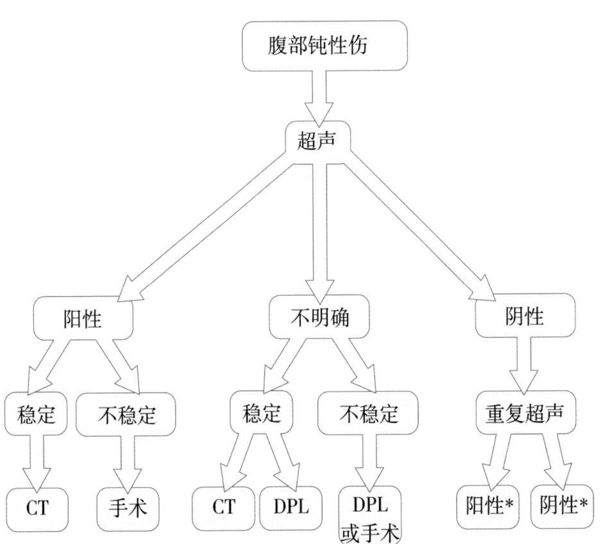

图 9-3 超声评估腹部钝性伤患者的推荐流程。DPL：诊断性腹腔灌洗；* 重复以上流程

已有一种基于超声的评分系统用于量化腹部钝性伤患者腹腔积血的量，并评估治疗性剖腹探查术的必要性。分数从 0 分到 8 分。该系统评估了腹膜腔内的几个区域，大量积液深度≥ 2cm 评分为 2 分，深度≤ 2cm 的积液评分为 1 分。3 分相当于 1000mL 的积液。这项研究中，3 分或以上的 25 例患者中，24 例（96%）需要治疗性剖腹手术。评分低于 3 分的 24 例患者中只有 9 例（38%）需要治疗性剖腹手术。

FAST 检查被证明是一个有用的辅助检查，以帮助复苏期间做出临床决定[46]。

FAST 阴性检查的临床效用一直存在争议。在一项评估 FAST 检查在确定是否需要进行剖腹手术方面的作用的研究中发现，FAST 检查结果为阴性的患者并不意味着患者就不存在可能会致死的创伤[47]。研究人员提示，阴性的 FAST 检查并不一定排除创伤，可能需要根据临床情况进行 CT 检查[48]。

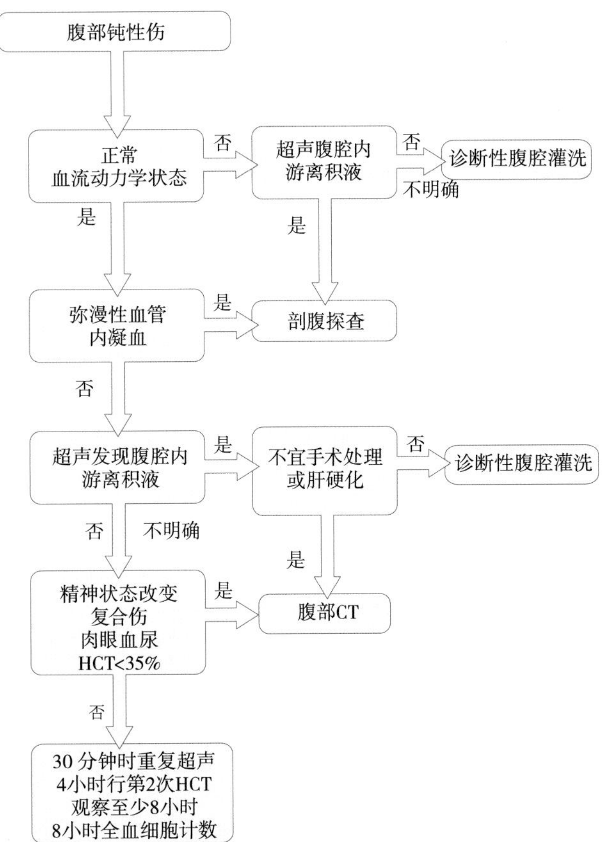

图 9-4 评估腹腔钝性伤的关键临床途径。

（五）心包积液的检测

对于有低血压表现的躯干部锐器伤患者，FAST 检查的超声心动图部分被证明是最有效的。目前超声心动图依然是诊断心包积液的金标准。经外科手术证实为心脏压塞的患者中只有 40% 以下的患者表现为颈静脉扩张、低血压和心音低钝等典型体征。在紧张的急诊抢救过程中和患者紧急转送手术室途中，都可实施心包积血的超声检查。

1992 年，Plummer 和他的同事们历经 10 年对 49 例心脏锐器伤患者由急诊内科医师行床边超声心动图检查的结果进行了评估，通过与一个回顾性研究的正常对照组相比较，发现床边超声心动图的使用明显节约了诊断和向手术室转运的时间，从（42.4 ± 21.7）min 减少至（15.5 ± 11.4）min，而实际存活率也由 57.1% 上升至 100%[51]。

5 个一级创伤中心引入超声用于诊断急性心包积血后对急诊超声的准确性进行了评估。外科医师或心脏病专科医师（4 个中心）和技师（1 个中心）对躯干部锐器伤患者实施了心包超声检查，阳性患者立即接受了手术治疗。在 261 例心包超声检查患者中，敏感性为 100%，特异性为 96.9%，准确性为 97.3%。从超声检查到手术的平均时间为（12.1 ± 5）min。这进一步证明了由于超声迅速和准确的特点，其应该成为评估心包锐器伤患者的首选检查手段。

多年来，众多的研究探讨了超声心动图在心脏钝器伤诊断中的作用，尤其是对心脏挫伤的诊断，超声在其中的作用和实用性依然不明确（综合回顾请参考第 5 章经胸超声心动图）[52]。

（六）胸腔积液的探查

急诊科大部分的创伤患者通常被固定在一个长脊柱固定板上，临床医师难以从仰卧位胸片上鉴定双侧或单侧血胸。FAST 检查能够在获得 X 线胸片结果前检测出血胸，或者在 X 线胸片结果不能确定时作为一种补充的诊断信息，因此使用超声检查大大节约诊断时间，并可以加快管状胸廓造口术的实施。

Ma 和 Mateer 证明，对于大多数创伤患者，FAST 检查能够作为检测血胸的一项敏感、特异而准确的诊断方法。在其研究中，对于诊断标准，FAST 检查和 X 线胸片这 2 种检查方法检测胸腔积液具有相同的敏感性（96.2%）、特异性（100%）和准确性（99.6%）。所以他们推断，超声检查鉴定血胸的能力可以与 X 线胸片相媲美[53]。

超声检查能够检测到比 X 线胸片更少的胸腔积液量。据估计，立位胸片能够准确检测到最少量为 50 ～ 100mL 的胸腔积液，而仰卧位胸片能检测到最少量为 175mL 的胸腔积液。与此对照，超声检查估计能检测到的胸腔积液的最少量为 20mL，而且当仰卧位胸片不能明确胸腔积液、胸膜增厚或肺挫伤时，超声检查有助于鉴别诊断。虽然 FAST 检查不能完全取代 X 线胸片来进行血胸的诊断，但是它依靠诊断的迅速性，能够弥补仰卧位患者胸部 X 线检查的缺陷和不足。在 FAST 检查扫描的 6 个解剖区域中，仅需要 2 个区域来识别胸腔内的游离积液。通过 FAST 检查来初步识别血胸，创伤患者的标准胸片可以在胸腔闭式引流术之后进行，从而避免患者再次胸片检查。

（七）气胸的检测

FAST 检查不仅能够检测血胸，也能够在胸片检查完成前鉴定出气胸。更为重要的是，相比胸片实际提示气胸的比例，隐匿性气胸的比例为 29% ～ 72%。使用超声排除是否存在气胸的原理依赖于一个简单的前提，即 2 个胸膜面（脏胸膜和壁胸膜）在正常情况下呈并列且相互紧贴，胸腔内的气体积聚（气胸）不能将它们分离，因此利用简单的超声检查来鉴定脏胸膜和壁胸膜是否紧贴即可排除气胸。这项诊断检查被认为是一种拓展的 FAST 检查（EFAST）[62]。根据经验和对临床的了解，气胸可以在绝大多数情况下迅速排查。

最初用超声检测气胸这一方法显得很矛盾，因为气体是正常人体组织中声特性阻抗最低的，常用频率的超声波几乎被完全反射。因此，在正常肺组织中，于胸膜面的深面仅能看到伪像。然而，不管是血胸还是气胸都是发生于胸膜表面的疾病，所以它们都能够被超声所发现（图 9-5）。

除了既往因疾病或损伤而导致胸膜粘连（这种情况可降低气胸风险）外，正常呼吸与两个胸膜表面之间的生理滑动有关。超声检查中最常见的正常征象是肺滑动征，可以作为排除气胸的依据[57,60,62]。为了观察到胸膜脏、壁层之间的生理性滑行，两层胸膜必须相互紧邻或相隔一层液体才容易成像[59,60,65]。从概念上讲，肺滑动征是呼吸的直观图像。肺滑动征除了可用于排除气胸外，它不能评估呼吸是否充分或排除严重的肺部疾病；出现肺滑动征只是说明了患者存在通气功能。这种运动在肺中部和底部更容易观察到，而在肺尖部则不太容易观察到[62]。重要的是要考虑到，胸腔内游离气体通常上至胸腔最高点，因此在肺底部看到的正常滑动征不能排除仰卧位患者的部分气胸(前部和心尖区域也必须成像)。值得注意的一个异常情况是，当皮肤和壁层胸膜有多个皮下气肿相互叠加时，这种临床表现对诊断隐匿性气胸的特异性达98%，通常在体格检查中很明显[66]。

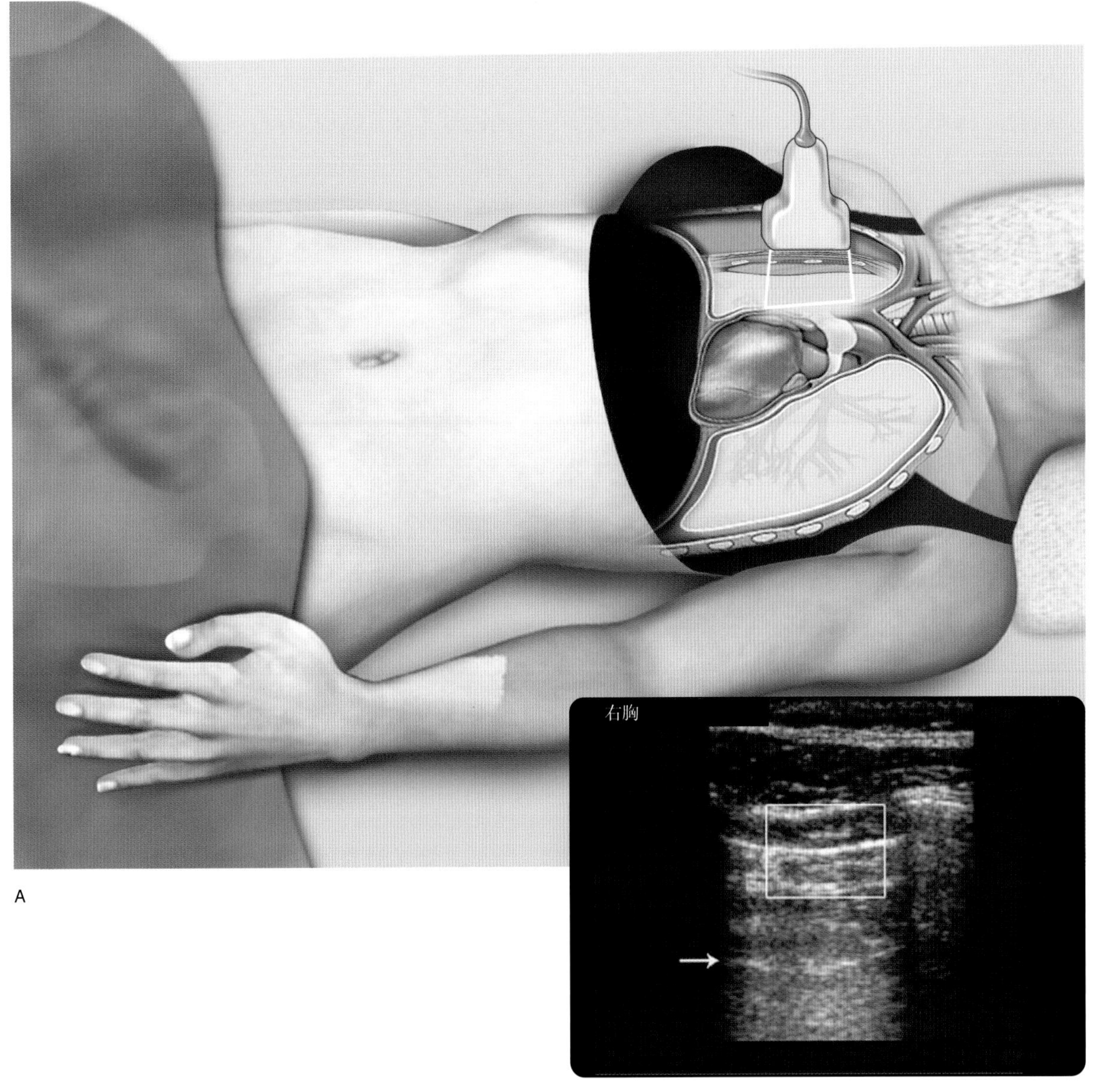

图 9-5 检查胸膜界面以评估气胸。探头位置在前胸，患者为仰卧位（A）。胸膜界面的超声图像（框中心的亮水平线）和深至胸膜界面（箭头）的正常A线伪影（箭头）（B）。

用彩色能量多普勒模式有助于提高对胸膜界面的滑动的观察，因为能量多普勒具有检测运动的能力，这一表现被称为“能量滑行”[58]。在不考虑流动方向和速度的情况下，对于确定是否存在流动，能量多普勒要优于传统的彩色多普勒，因为它具有识别低速和低流量（或运动）的能力[58,67,68]。只需要一个能量多普勒影像即可记录一段实时的生理过程，操作简便，支持远程传输，同样，M型超声显示正常肺滑行的存在“海岸征”或气胸时肺滑动征的消失（“平流层征”），因为正常的胸膜运动会产生均匀的小粒伪像。除以上两种征象外，M型超声还可很好地显示的另一征象，即“肺点征”，见于肺随吸气时间歇性地接触胸膜时；“海岸征”和“平流层征”交替出现。另一正常的征象是“彗尾征”，源于脏胸膜下扩张的充满水的小叶间隔。超声上所显示的彗尾征就是胸片上所见的 Kerly B 线。这一征象相当于听诊时的捻发音。B 线与脏胸膜相关，只有当脏胸膜与壁胸膜紧贴时方可见到。当发生气胸时，胸膜腔内气体会分隔两层胸膜，从而使 B 线消失，取而代之的是横向的混响伪像（A 线），此常被视为胸壁的“镜面伪像”。

Lichtenstein 和他的同事们根据患者的临床情况和病程演变制定了一个标准化的分层次的胸部检查。他们命名 2 根肋骨声影间的与胸膜线平行或重复的明亮的回声线为 A 线，代表了壁胸膜产生的横向混响伪像，其与皮肤表面之间的间距准确地反映了皮肤到壁层胸膜线的距离[62]。

如果肺滑动和 B 线同时存在，那么临床医生可以放心地排除气胸。如果肺滑动和 B 线不可见，那么检查人员应该怀疑存在气胸，而水平混响伪影（A 线）的存在进一步证实了这种怀疑[71,72]。仅无肺滑动对诊断隐匿性气胸的敏感性为 100%，但特异性仅为 78%。当有 A 线征的同时不伴肺滑动时，诊断隐匿性气胸的敏感性为 95%，特异性为 94%[69]。肺点征的存在对隐匿性气胸有 100% 的特异性。这是一个关键的区别。没有滑动征并不意味着一定存在气胸，只是意味着可能存在气胸。当胸膜联合因粘连或有原发性或诱发性的呼吸暂停如瘫痪时，脏、壁胸膜贴合，胸膜通常不会正常“滑动”。因此，如果没有看到肺滑动，那么接下来就要寻找 B 线。如果没有看到这些，则应通过仰卧位胸部横向扫查或直立位向下逐步扫查，以寻找肺点。临床病史是很重要的。肺点意味着下方的肺与胸膜壁层的间歇性接触，即所谓的“部分气胸”。“如果气胸的范围较大，肺将永远不会接触到胸膜壁层，也就不会检测到肺点。”因此，诊断需要结合临床，这就是临床医生需要掌握床旁超声的原因[73]。

Kirkpatrick 和他的同事们前瞻性地评估了便携式超声设备在重症患者实时复苏中的价值。该研究侧重于那些最难以诊断的气胸患者，因为一般具有临床气胸证据的患者都无需影像学检查就接受了治疗，而胸片上能够发现明显气胸的患者也同样被排除在其研究之外。在其他病情稳定的患者中，与胸片相比，EFAST 检查对创伤后隐匿性气胸的敏感性要更高（49% 比 21%）。借助 CT 来验证，EFAST 的假阴性为 22 例，而胸片为 34 例。Blaivas 和同事们研究了 176 例气胸患者，系统性地检查了 4 个胸腔位点，范围从锁骨中线第 2 肋间到腋后线第 6 肋间。他们用常规灰阶超声来探查肺滑动征象，当肺滑动不易检测到时，则运用彩色能量多普勒来进行补充，并且通过肺滑动的相对形式来评估气胸的相对范围。该研究报道超声的敏感性和特异性分别为 98% 和 99%，而胸片的敏感性和特异性则分别为 76% 和 100%。随后，其他研究人员继续改进 E-FAST 检查的准确性，使总体准确性显著提高[75,76]。

分析其基本原理，平卧位时由于重力的作用，气胸患者的肺往往靠后，而气体集中于前内侧，因此EFAST技术相对于胸片检查具有先天性的优势。据报道，仰卧位时气胸患者胸腔内的气体大多位于肺的前面（84%）、尖部（57%）、基底部（41%）、中间部（27%）、侧面（24%），而从未出现在肺的后面（0%）。EFAST 检查中标准影像学解剖部位的选择应与高级创伤生命支持规范中推荐的听诊部位相对应[82]。

尽管气胸容易进展，临床处理常根据所知的气胸范围而定，考虑到转运和正压通气等因素的需要，许多小的气胸应该予以非手术治疗并进行观察，大的气胸则应予以排气治疗。因此，超声是否可以帮助明确气胸的范围依然是一个值得商榷的问题。虽然超声检查一度被认为不能用来量化气胸，但如今超声检查不仅可以用于确定气胸的存在与否，也可以用于确定气胸的实际范围[79]。

“肺点”征的出现不仅对诊断气胸的特异性为 100%，而且它的位置大小范围大致与气胸在放射影像学上所显示的范围一致。“部分滑动征”也被描述为一种征象，据此可能探测到小的或隐匿性气胸。同样，据报道，运用肺滑动征的相对胸腔形态学来估计气胸的范围与 CT 所能探测到的气胸范围之间也具有良好的相关性。

四、妊娠期创伤

创伤一直是妊娠患者非产科死亡的一个最主要原因。相较于产妇死亡，它更容易导致胎儿的死亡[84-89]。超声检查是一种能快速诊断孕妇和胎儿创伤的有价值的辅助检查方法[90-92]。

对妊娠期创伤患者，急诊内科医师和创伤外科医师常常需要采取特殊的诊断和处理方式。创伤导致的母源性休克通常伴有胎儿的高死亡率。尽管母体和胎儿同时处于危险之中，但是准确评估母亲的创伤状况和稳定母亲的情绪将会为胎儿状况的稳定提供最大的机会。因此，妊娠期创伤患者的快速评估对早期鉴定创伤是否威胁生命来说非常重要。

显然，FAST 检查能在妊娠期创伤患者的及时评价中扮演重要的角色。超声检查相比腹部 CT 扫描和诊断性腹腔灌洗具有以下一些优点：FAST 检查可以帮助临床医师及时鉴定出那些需要立即行剖腹探查手术的妊娠期创伤患者，并可避免因等待其他检查结果所致的延迟治疗。其次，FAST 检查能在床边实施，而且不需要使用可能会造成过敏的造影剂，也不会对母亲和胎儿造成辐射暴露。另外，超声检查能快速评估妊娠期创伤患者的腹腔积血和胸腔出血，也能评估胎儿的心率、胎动和估计孕周。虽然超声检查对确定胎儿的心率和胎动非常有用，但在诊断子宫破裂或者胎盘早剥方面并不准确，对于晚孕的创伤患者，超声可能存在更多的技术性难题。

腹腔游离积液的出现可能与实质脏器破裂出血以及子宫破裂所造成的羊水进入腹腔有关。超声检查并不是一个特异性的诊断子宫破裂的可靠方法。然而，子宫内血肿和（或）羊水过少可能提示该诊断的存在。最后，尽管超声检查能确定胎儿是否存活，但它并不能排除胎儿-胎盘的损伤。虽然超声检查可以用于胎盘早剥的辅助诊断，但是其敏感性仍然很低，就算超声检查为正常，仍不足以排除胎盘早剥的可能性。连续胎心监护已经被证明能准确检测显著的胎盘早剥，应该尽可能早地用于存在显著钝器伤的妊娠患者[95]。

五、小儿创伤

E-FAST 检查在评估儿科创伤患者中的作用将在第 15 章“儿科应用”中进行讨论。

六、亚急性和轻微躯干外伤

有些患者在创伤发生后一天或几天后出现胸痛或腹痛，这时应考虑血胸、腹腔积血或脏器包膜下血肿的问题。患者通常表现为急性发作，当时从车辆损坏程度判断患者没有严重创伤，在发生车祸后送往非一级急救中心，这种情况下病人要经过谨慎的急救治疗，并作为可能有严重创伤的患者转运至急诊科。若经过临床评估，强烈提示实体器官损伤时，CT 可能是首选的诊断方法。当怀疑级别较低，可以通过床旁超声检查来排除诊断。通常情况下如果体检发现左上腹部压痛时，应怀疑是否存在左侧肋骨损伤。而在亚急性创伤时，随着脾损伤的发展，也有可能被超声所探及。如果超声检查证实脾周无异常（没有腹腔积血或包膜下血肿），这样能帮助临床医师确诊患者为单纯的肋骨损伤。但在这些病例中，如超声检查发现异常，就将彻底改变这些患者的治疗和处理方式。对于急性但不严重的创伤，标准的 FAST 检查可以帮助临床医生（和患者）确定诊断。目前超声造影已成为 FAST 检查的辅助手段，这种成本较低，无辐射的方法可用于诊断内出血时是否有实体器官损伤。

七、不明原因的低血压

FAST 检查在评估不明原因低血压中的作用在第 8 章“危重病患者的复苏”中进行讨论。

八、解剖概要

当患者仰卧位时，依据腹腔的形状，积液有 3 个相应的区域。这些区域被脊柱纵向分割，而被骨盆边缘横向分割。腹腔内积液积聚的位置依赖于患者的体位以及出血的部位。游离腹腔内积液倾向于聚集在由腹膜反折和肠系膜附件构成的腹膜间隔内（图 9-6）。

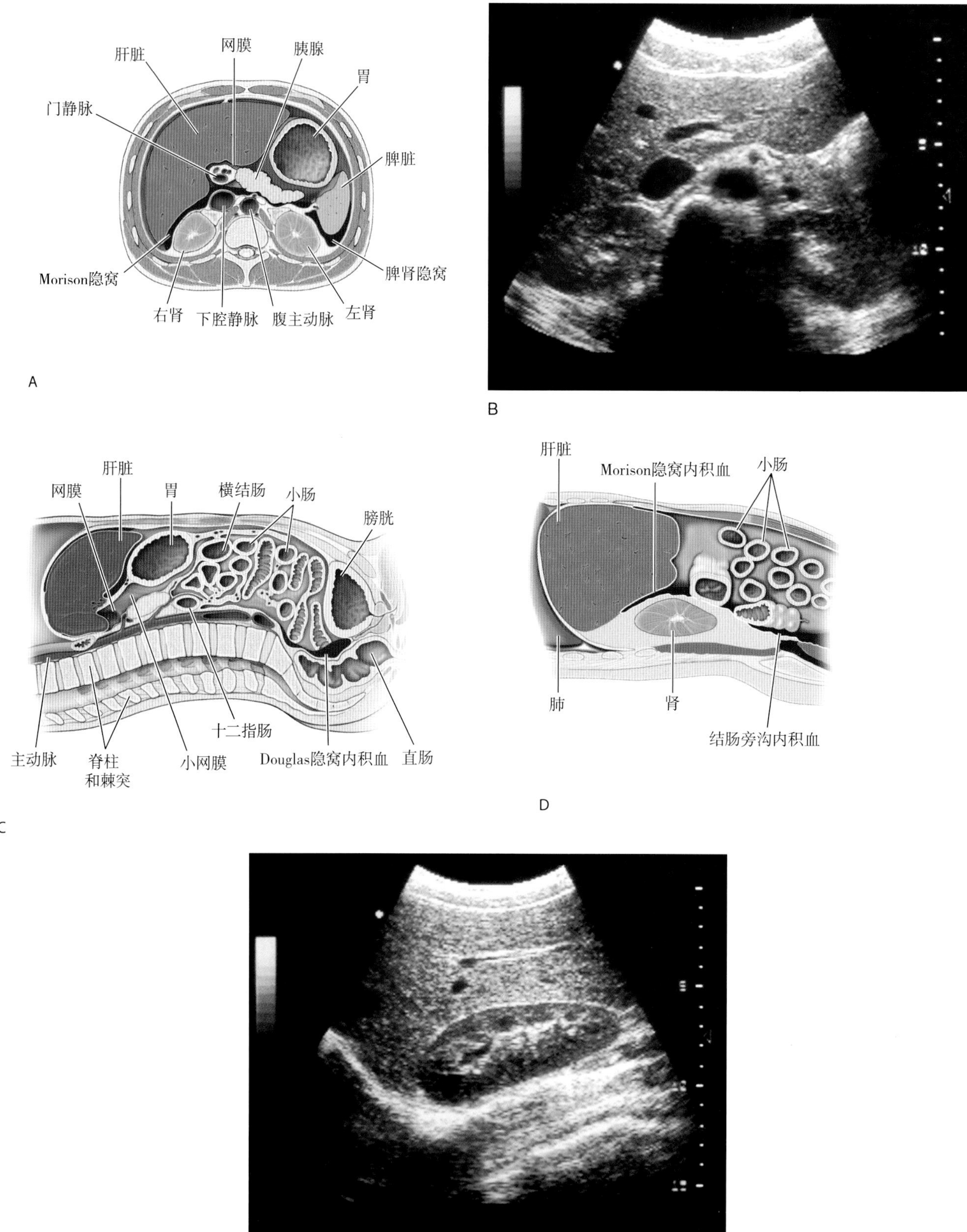

图 9-6 上腹部的横断面图，显示游离腹腔积液可能积聚的间隔（A）。对应的正常上腹部的横切面超声图（B）。腹正中线纵断面（C）和右旁正中腹部（D），显示了游离腹腔积液可能积聚的间隔。对照的正常右上腹部的纵切面超声视图（E）。

患者仰卧位时，腹腔右上象限的游离积液在沿右侧结肠旁沟溢入盆腔之前，倾向于首先聚集在 Morison 隐窝。相反，左上象限的游离腹腔积液首先聚集在左侧膈下间隙内，而不是脾肾之间潜在的腔隙，即脾肾隐窝。左膈下间隙溢出的游离积液将流入脾肾隐窝，而后沿左侧结肠旁沟向下进入盆腔。小网膜囊的游离积液经由网膜孔与 Morison 隐窝沟通。男性仰卧位患者的盆腔内游离积液倾向于聚集在直肠膀胱陷凹内，而女性倾向于聚集在 Douglas 陷凹内（图 9-7）[96]。

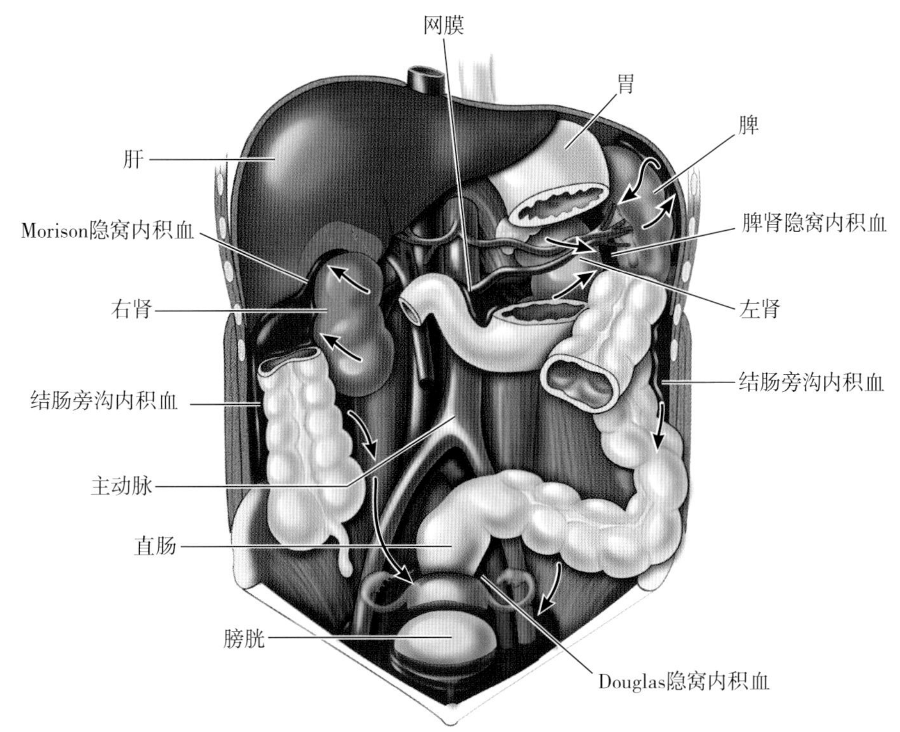

图 9-7 腹腔内游离液的运动模式。

随着患者 FAST 检查时体位的改变，游离积液的位置有时会重新分布，这可能要求患者的体位角度由 30° 到 45°（卧位或 Trendelenburg 位，即头低足高位）进行改变，以使积液完全流过脊柱或骨盆边缘。此外，腹腔内出血最终会形成液体和凝血块的混合物，机化的血块可能不会随体位改变而流入另一个间隙。

一项研究资料显示，如果只行初步简化的 FAST 检查，对于仰卧位患者，单纯的盆腔扫查对鉴定游离腹腔积液的敏感性（68%）稍高于单纯扫查 Morison 隐窝积液的敏感性（59%）[13]。

有报道称，超声可以准确检测到的最少的腹腔游离积液量为 100mL。Tiling 认为 Morison 隐窝内出现细小的无回声区即可代表量约 250mL 的腹腔积液，而 0.5cm 深度的无回声区则对应于 500mL 或更多的腹腔积液。

九、检查前准备

FAST 检查包括对腹腔和下胸腔的多个超声观察面的检查。标准的检查体位为仰卧位。通常，超声检查者应该紧靠超声仪器，站立于病床的右侧。左利手、房间结构配置或其他正在进行的操作都可能改变此布局。患者躯干的暴露部位应该从锁骨至耻骨联合。

通常使用标准的 3.5MHz 微凸型或相控阵探头，因为该探头能够用于肋骨间的扫查，探测胸腔和腹腔上 1/4 象限。虽然可能会受到一些限制，但同样可以使用相控阵探头或标准凸阵探头。探头应该在每一个切面进行移动扫查，以最大限度地获取信息。扫查平面包括纵断面（矢状面）、横断面和冠状面。图 9-8 显示了基本 FAST 检查程序的 6 个区域。超声检查者应该系统地进行每一个区域的 FAST 检查。我们推荐尽可能地按照一个标准的顺序来进行 FAST 检查：由心脏剑突下四腔心切面开始检查，之后移动到右侧肋间斜切和右侧冠状切面，然后检查左侧肋间斜切和左侧冠状切面，再以盆腔（矢状面和横断面）扫查结束，至于 EFAST 检查，应该在扫查这些标准切面之后，再评估经胸腔的观察面。FAST 检查的敏感性受到许多因素影响，包括超声检查者的经验、仪器的类型、复苏期间的 FAST 检查时序、连续超声随访的实施、解剖学位置的检查数目以及患者的体位。

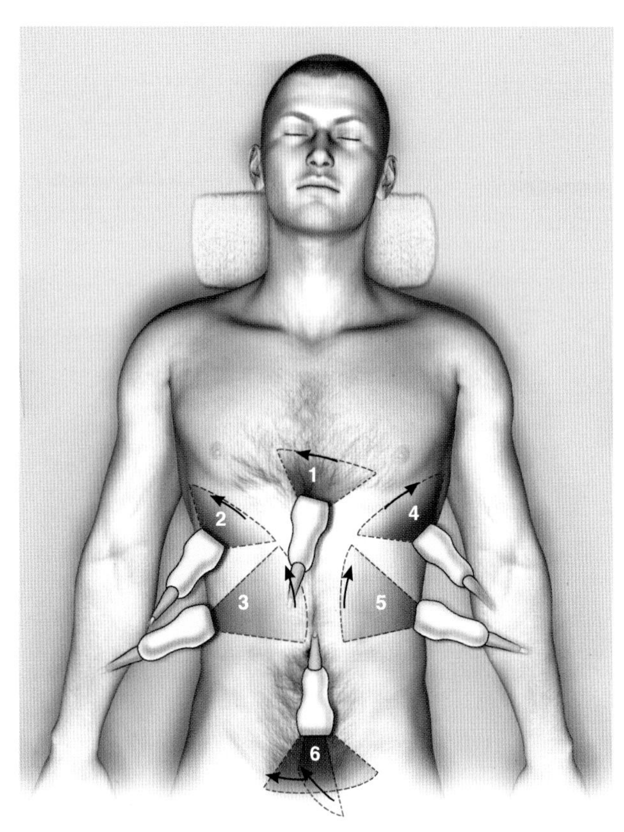

图 9-8　超声探头位置用于创伤超声（FAST）检查。

十、检查技术及正常超声表现

采用心脏剑突下四腔切面（图 9-8，区域 1）检查是否有游离心包积液（视频 9-1）。探头置于剑突下，指向患者左肩。心脏的冠状切面提供了适当的心脏四腔观。由此切面可以初步检查整个心脏的功能和心腔的大小。正常的心包表现为包绕心脏的高回声线（白色），通过前后的扫查可完整地检查心包（图 9-9）。

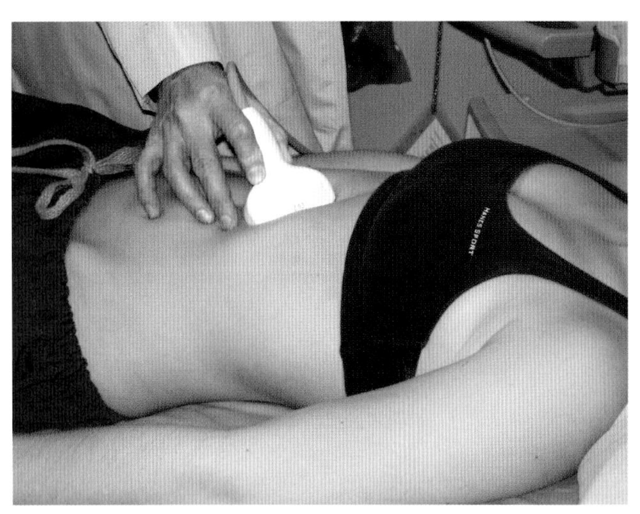

A

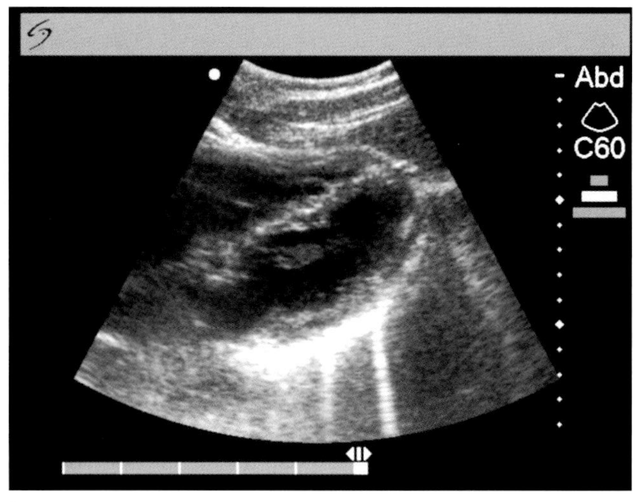

B

图 9-9　心脏的剑突下四腔视图。探头位置（A）及对应的超声图像（B）。正常的心包表现为心脏周围的高回声（白色）线。

接着在右侧肋间斜切和右侧冠状切面（图 9-8，区域 2 和区域 3）检查右侧胸腔积液、Morison 隐窝内游离积液以及右侧结肠旁沟内的游离积液（视频 9-2），通过这些切面，同样也可以初步检查右侧横膈、肝右叶和右肾。超声探头应置于腋中线第 8 ～ 11 肋行斜切，以观察这些肝周的切面。探头标识应指向右侧腋窝后方，保持合适的角度以获得清晰的肋间显像平面。在这些平面上，肝、右肾和 Morison 隐窝比较容易识别（图 9-10）。当检查右侧横膈上方的胸腔积液时，探头的角度应该指向头侧。右侧横膈表现为一个高回声的结构；横膈上方的无回声区可识别为胸腔积液。为了观

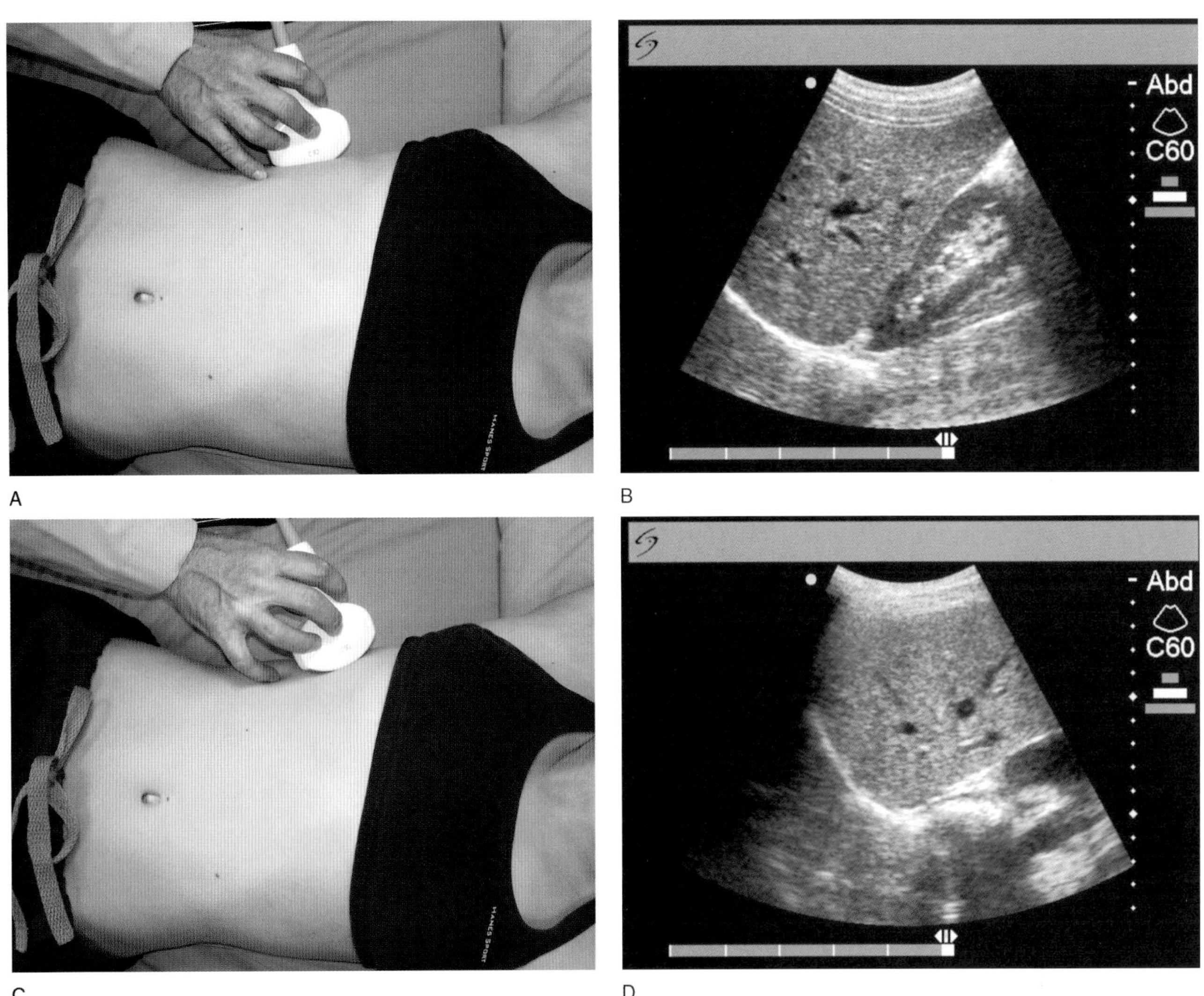

图9-10 右肋间斜切面。探头位置（A）及对应的超声图像（B）。肝脏、右肾和Morison 隐窝很容易被识别出来。右肋间斜切面。探头位置（C）及对应的超声图像（D）。右膈肌呈高回声。

察结肠旁沟和右肾旁腹膜后间隙，探头应该旋转到冠状切面（探头标识指向腋窝），并置于第 11 肋下缘腋中线到后线之间的位置（图 9-11）。

左侧肋间斜切和左侧冠状切面（图 9-8，区域 4 和区域 5）用于检查左侧胸腔积液、左侧膈下游离积液、脾肾隐窝游离积液以及左侧结肠旁沟内的游离积液（视频 9-3）。从这些切面上，也可以初步检查左侧横膈、脾和左肾。超声探头应置于左侧腋后线第 8 ～ 11 肋行斜切，以观察这些脾周的切面。探头标识应指向左侧腋窝后方。若先识别左肾，则应将探头稍指向头侧以找到脾脏（图 9-12）。将探头的角度进一步指向头侧，能检测左侧横膈上方的胸腔积液。左侧横膈表现为一个高回声的结构，横膈上方的无回声区可诊断为胸腔积液。为了观察左肾旁腹膜后间隙和左侧结肠旁沟，探头应该旋转到冠状切面（探头标识指向腋窝），并置于第 11 肋下缘腋中线到腋后线之间（图 9-13）。在超声检查时，左肾通常较右肾难于探及，因为它在腹腔内的位置较高并容易被胃和结肠内的气体所掩盖（图 9-13）。左肾可能更难以显示的另一个原因是，脾脏是一个比肝脏更小的器官，因此提供了一个更小的声窗。在某些情况下，病人在检查过程中深吸气，可能会更容易显示肾脏。

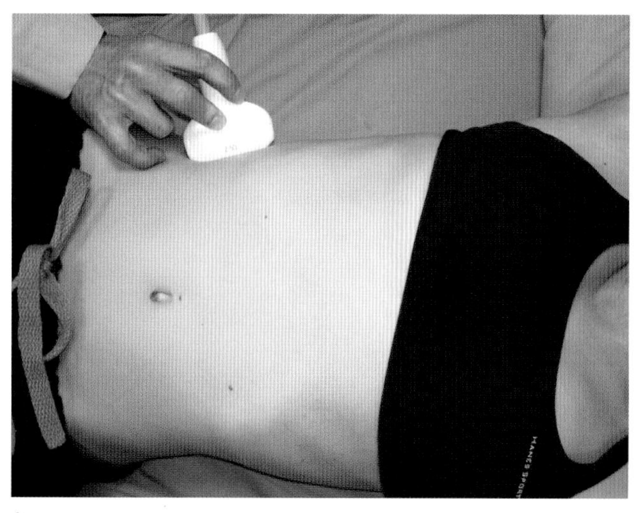

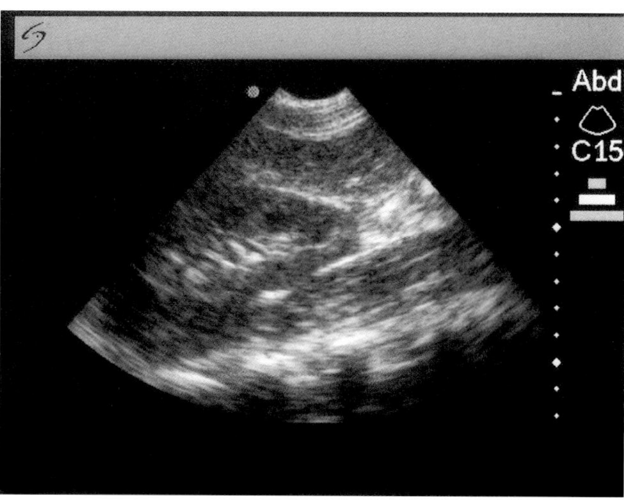

A B

图 9-11 右冠状切面。探头位置（A）及对应的超声图像（B）。在此图中，右侧腹膜后和结肠旁隐窝位于腰肌上方。

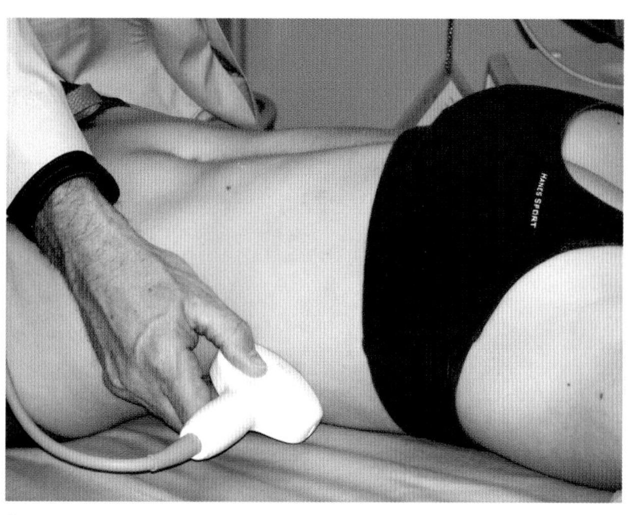

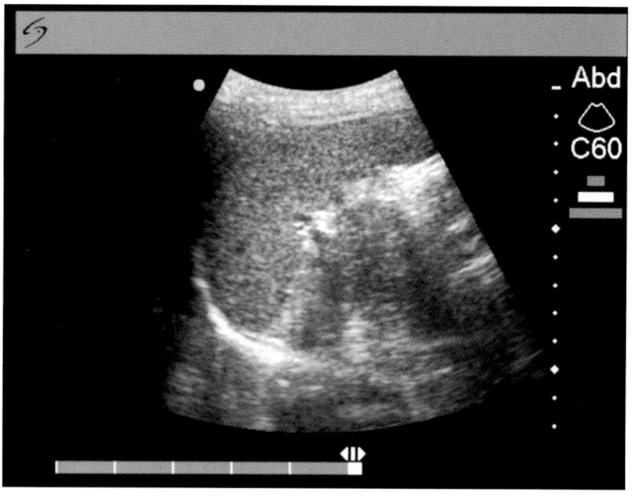

A B

图 9-12 左侧肋间斜切面。探头位置（A）及对应的超声图像（B）。可见脾脏、部分横膈及周围区域的纵向视图。

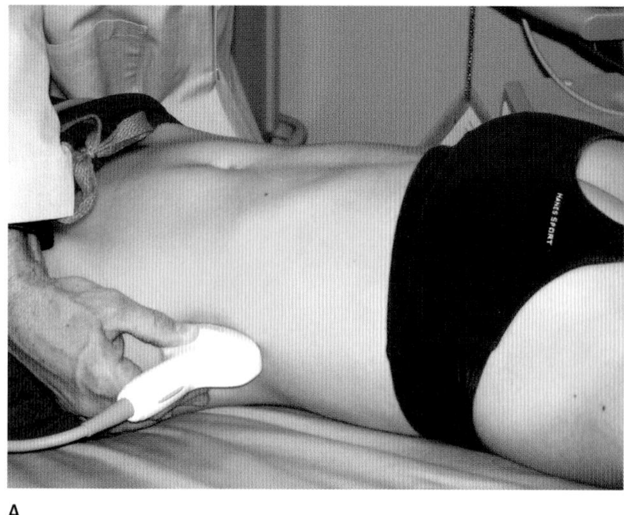

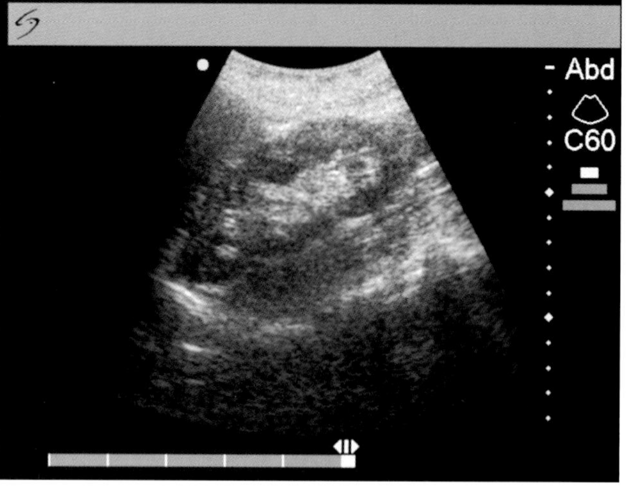

A B

图 9-13 左冠状切面。探头位置（A）及对应的超声图像（B）。在此切面中检查左侧肾旁、结肠隐窝和肾脏。

采用骨盆（纵向和横向）切面（图 9-8，区域 6）检查盆腔前部或盲端（Douglas 陷凹）中的游离积液（视频 9-4）。理想情况下，在放置 Foley 导管之前观察这些切面。从这些切面中，检查膀胱、前列腺或子宫和盆腔的外侧壁（图 9-14）。为了获得这些盆腔切面，将超声探头沿腹部中线放置于耻骨联合上方 2cm，扫描平面为纵向，探头指向盆腔内。将探头指示标记指向患者的头侧。然后逆时针旋转探头 90°，以获得盆腔的横断面。充盈膀胱表现为一个边界清楚的液性无回声区。在女性患者中，子宫会出现在膀胱的后面。通过排空膀胱（Foley 导管）或逆行膀胱充盈后重复检查，可以将部分充盈的膀胱与游离的腹腔积液区分开来。如果疑诊患者存在少量的游离液体（连续检查）时，可在膀胱上穹窿的正头侧使用一个高频线性阵列探头（10MHz）观察小肠区域，以增加对周围间隙的观察[97]。

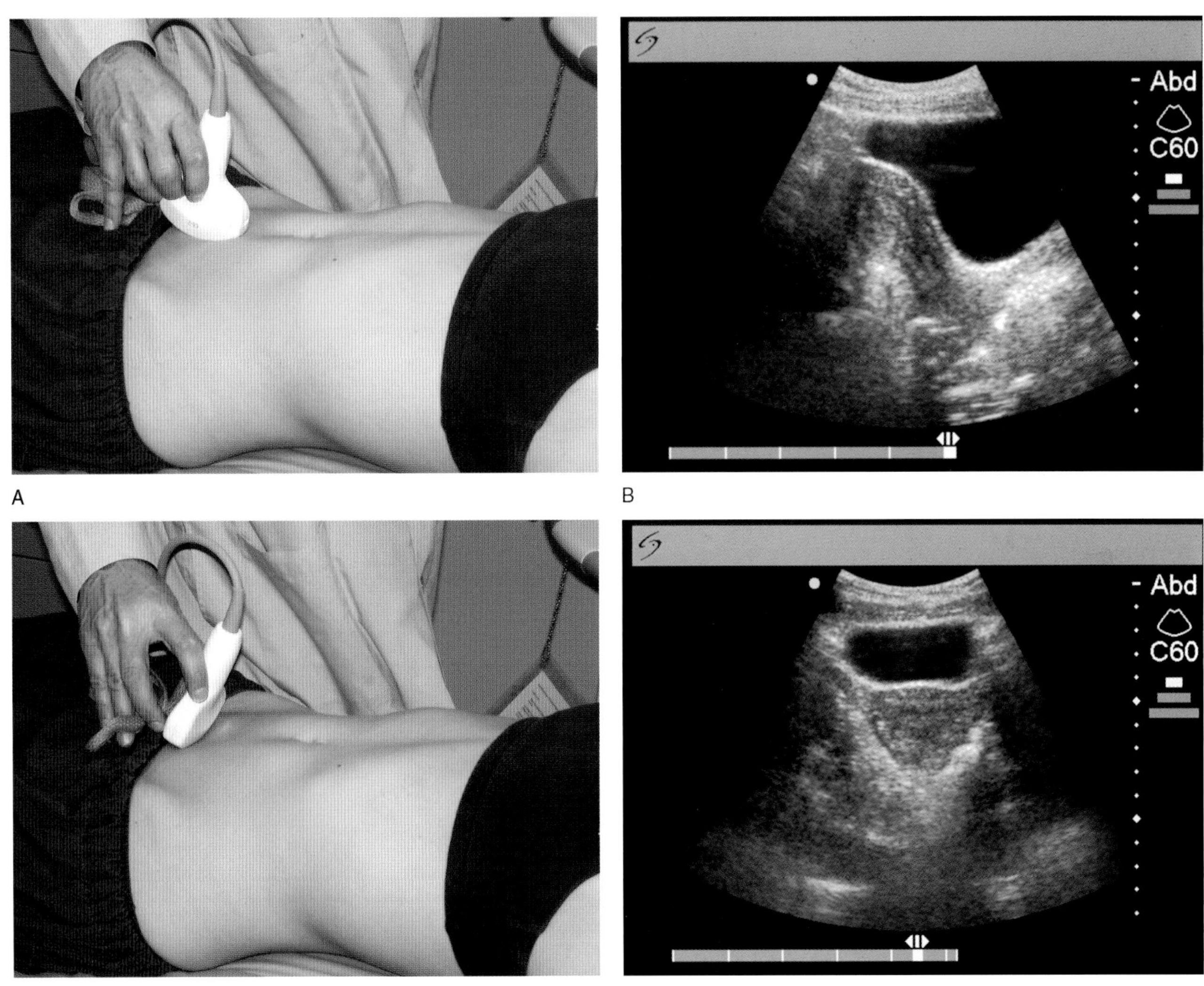

图 9-14 盆腔纵向切面。探头位置（A）及对应的超声图像（B）。理想情况下，这些盆腔视图应在放置 Foley 导管前获得。盆腔横向切面，探头位置（C）及对应的超声图像（D）。除了潜在的液体间隙外，还可以简单地检查膀胱、前列腺或子宫、盆腔侧壁。

最后，在采用 E-FAST 检查评估气胸时，可以考虑使用高频线阵探头，因为它可以提供胸膜界面的最佳分辨率（视频 9-5）。然而，气胸的 E-FAST 检查实际上是使用与 FAST 检查相同的探头。事实上，一些诊断伪影在低频率探头（3.5MHz）中较高频线阵探头（7.5+MHz）更为明显（视频 9-6）。

无论选择了哪种探头，首先都要将探头纵向放置在前胸壁锁骨中线上，得到一个垂直于肋骨的图像，参照覆盖的肋骨（不透声）以识别胸膜回声界面（图 9-15）。由胸膜线分隔的两根肋骨的图像被称为“蝙蝠征”，是肺超声检查的基本标志。获得该视图后，检查界面处的呼吸运动（肺滑动）以及是否存在正常的彗尾征和 A 线（图 9-16）。能量多普勒（图 9-17）和 M 模式分析（图 9-18）可以进一步显示正常的肺滑动。通过旋转探头平行于肋骨，并在肋骨间隙连续的横向滑动探头，可以方便地估计气胸的大小（图 9-19）。检测到存在部分肺滑动或肺点征时，则提示存在气胸的可能。对于一些患者，考虑使用高频线阵探头（如果有的话）可以增强胸膜的显影和正常肺滑动的检测。

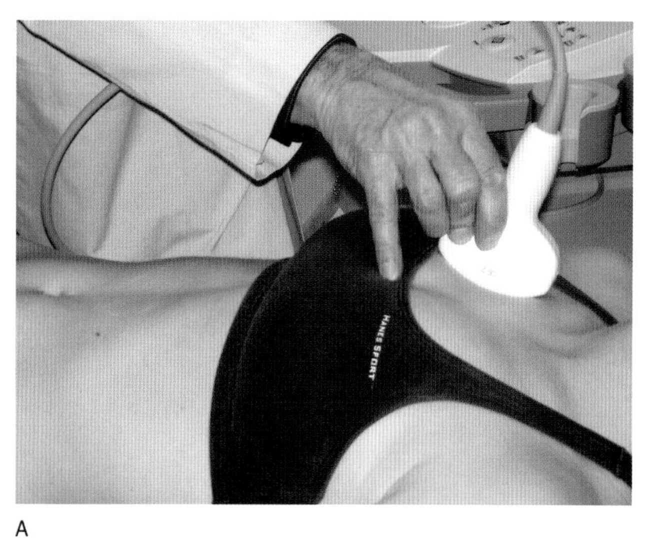

A

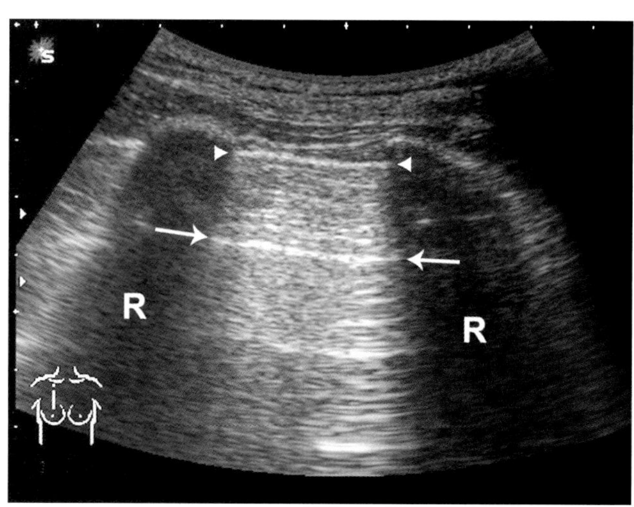

B

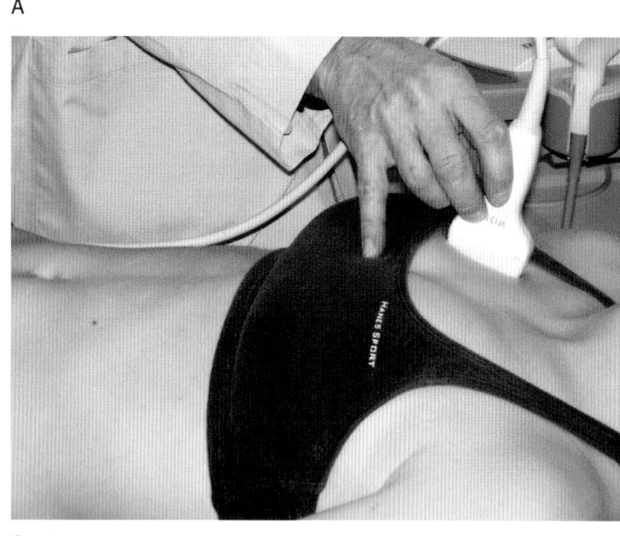

C

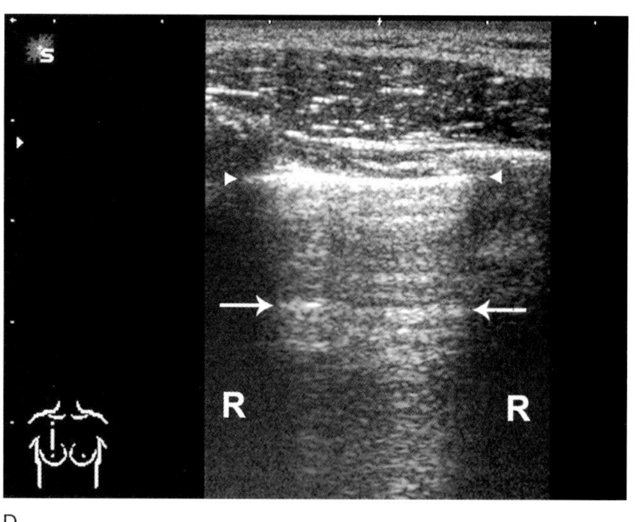

D

图 9-15 纵向视图：“蝙蝠征”。3.5MHZ 凸阵探头观察正常肺。探头位置（A）及对应的超声图像（B）。该探头可以查看多个肋间隙，并可以连贯地显示正常伪影。A 线（箭头）是明显的，并有规律地间隔重复。采用 7.5 ～ 10MHz 的线阵探头观察正常肺。探头位置（C）及对应的超声图像（D）。该探头提供了更多的胸膜界面细节（无尾箭）和更好的肺滑动实时显像。R：肋骨。

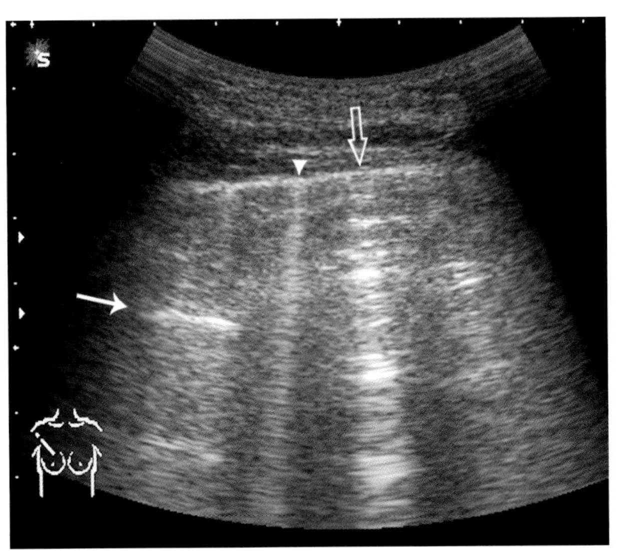

图 9-16 正常的肺伪影（3.5MHz）。A 线表示胸膜壁产生的水平混响伪影（箭头）。彗尾征来自胸膜，并投射到图像的深部，它们随着胸膜实时来回移动，图像或窄（无尾箭）或宽（空心箭头）。

十一、普通急症及危重病症

在超声声像图上，游离积液通常表现为无回声（黑色）或低回声（如果血液凝固），并且因为积液并不位于脏器内，所以表现为锐利的边界而不是圆钝的边界。

（一）心包积血

游离心包积液表现为包绕心脏的无回声区，介于壁层和脏层高回声的心包膜之间（图 9-20）。

（二）游离胸腔积液

左右横膈呈明亮的强回声结构；游离胸腔积液表现为位于膈上的无回声条带（图 9-21）。此外，还可见后胸壁延伸至在横膈膜上方，这是由于该区域内肺组织的液体移位所导致的。

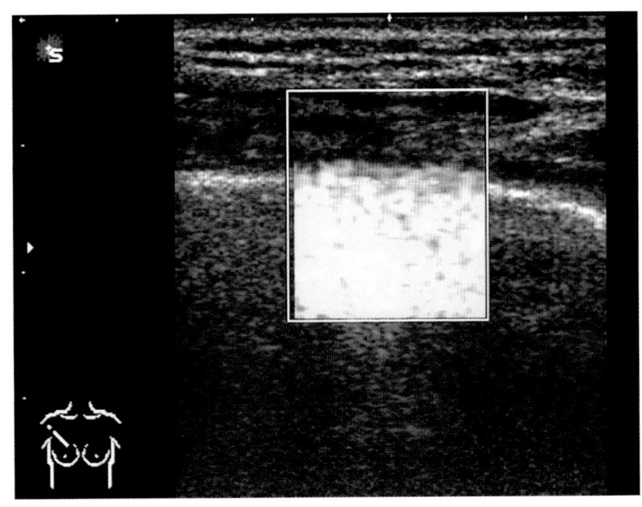

A

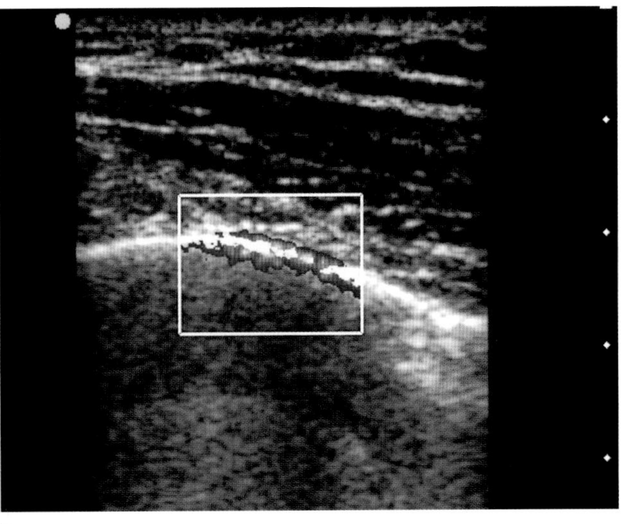

B

图 9-17 正常肺的能量多普勒频率（7.5 ~ 10MHz）。能量多普勒对运动非常敏感。在（A）中，颜色增益设置得较高，胸膜和肺运动伪影（整个色框在胸膜线以下被充满）均可探及。在（B）中，颜色增益设定较低，因此仅显示了沿胸膜界面的运动。因为通常会检测到患者的呼吸运动，应避免将增益设置得过高。

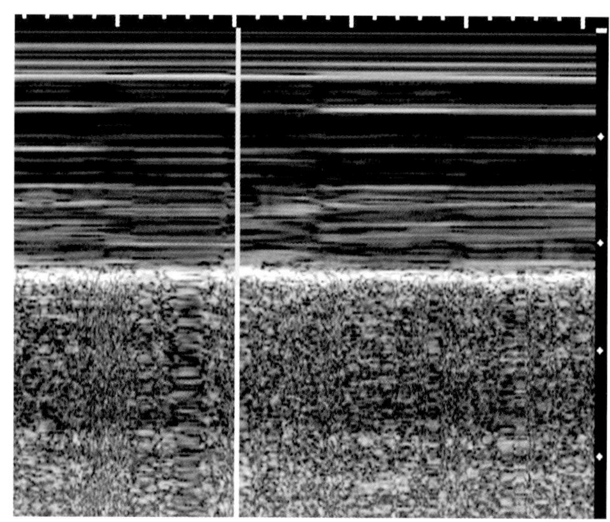

图 9-18 正常肺的 M 型超声检查 7.5 ～ 10MHz（“海岸征”）。M 型模式下，明亮胸膜线后方的颗粒伪影代表正常的胸膜滑动和肺运动。

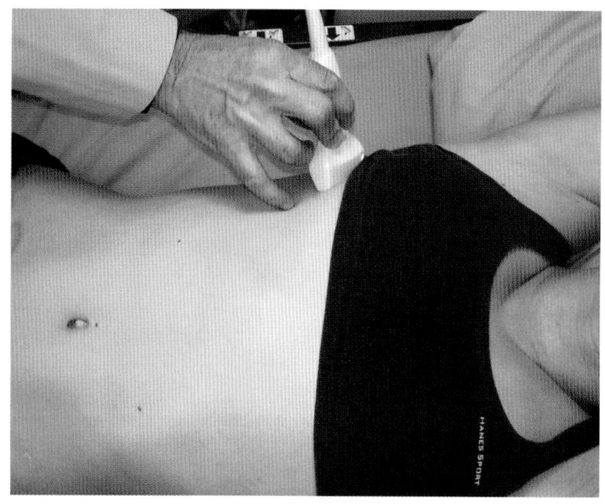

图 9-19 扩展的肺检查。患者取仰卧位，探头平行于肋骨，并沿着肋间隙连续横向滑动，可以确定气胸的范围。

（三）腹腔出血

当腹腔内存在实体器官损伤时，Morison 隐窝是血液积聚的常见部位。游离积液表现为 Morison 隐窝内（图 9-22）或右结肠隐窝（邻近右肾下极）（图 9-23A）的无回声区。相比之下，肾旁腹膜后间隙内的液体显示为腰大肌附近的低回声带（图 9-23B）。

在脾周区，游离积液的表现和位置近似于对肝周积液的描述（图 9-24）。游离腹腔内积液表现为膈下间隙、脾肾隐窝或左结肠旁沟内的无回声区。由于脾肾隐窝不是腹部左上 1/4 象限内游离腹腔积液最常见的积聚位置，所以观察横膈和左侧膈下间隙十分重要。

游离腹腔积液常聚集于盆腔，因为盆腔是腹腔积液最具代表性的积聚部位之一（图 9-25）。血液或腹水浮于肠管前方，位置邻近膀胱和腹腔前壁。盆腔内的血凝块常位于 Douglas 陷凹，并使膀胱轮廓因受压而弯曲（图 9-26）。

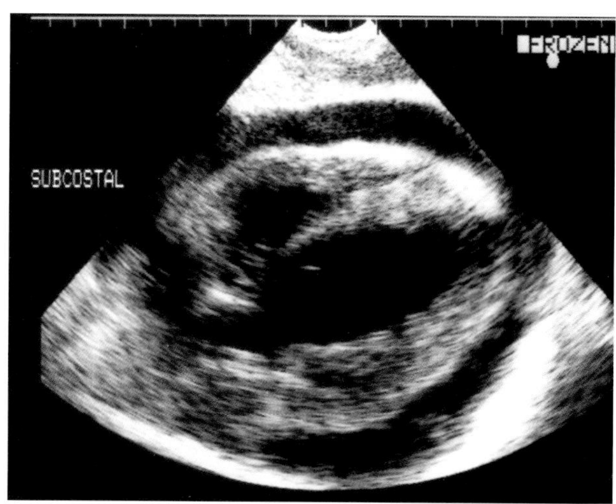

图 9-20 心包积血。游离心包积液是指在明亮的高回声心包壁层和内层之间的无回声带。

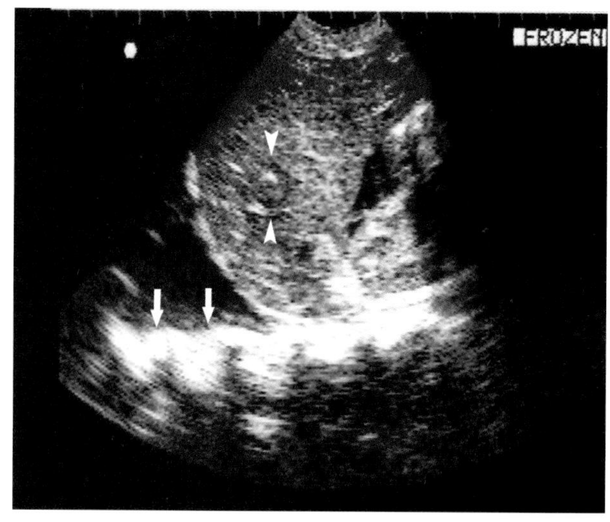

图 9-21 游离胸腔积液。右膈显示为沿肝脏边界的明亮强回声结构。游离的胸腔积液显示为膈上无回声带。胸腔积液时可以显示外侧胸壁（箭头），当正常肺充气时无法显示。该患者的肝脏内有一个因枪伤所致的环形缺损（无尾箭所指），以及 Morison 隐窝内的积液。

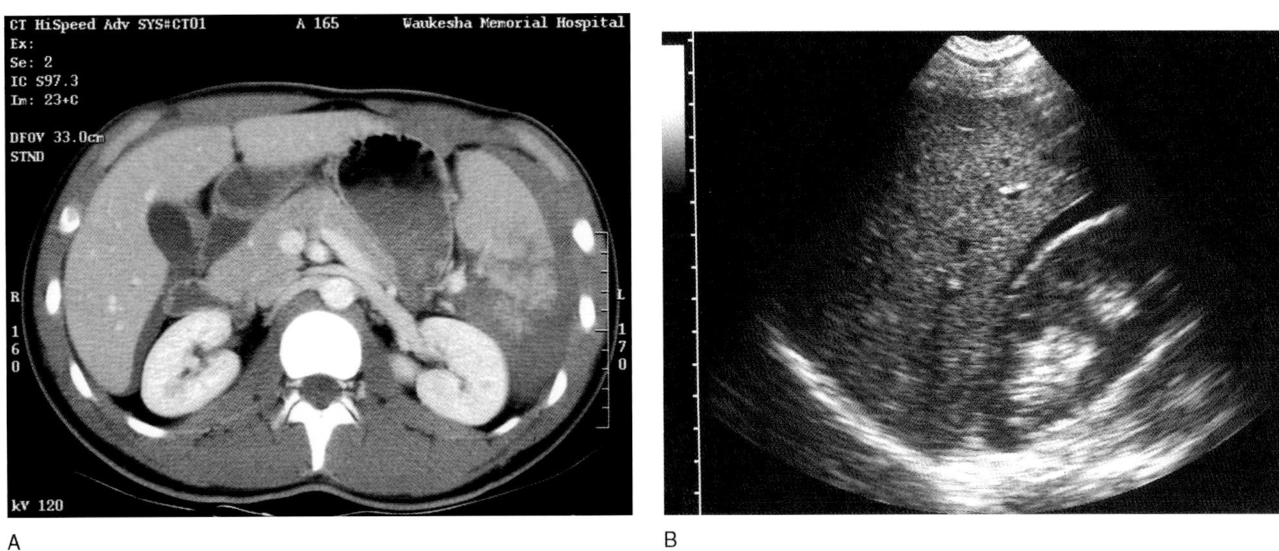

图 9-22 腹腔积血。腹部 CT 造影（A）显示脾脏破裂，伴有周围有血肿，并在右肾上方的 Morison 隐窝内也出现了细小的无回声区。该患者的右肋间斜切超声显示 Morison 隐窝内有一条纤细的游离积液区（B）。

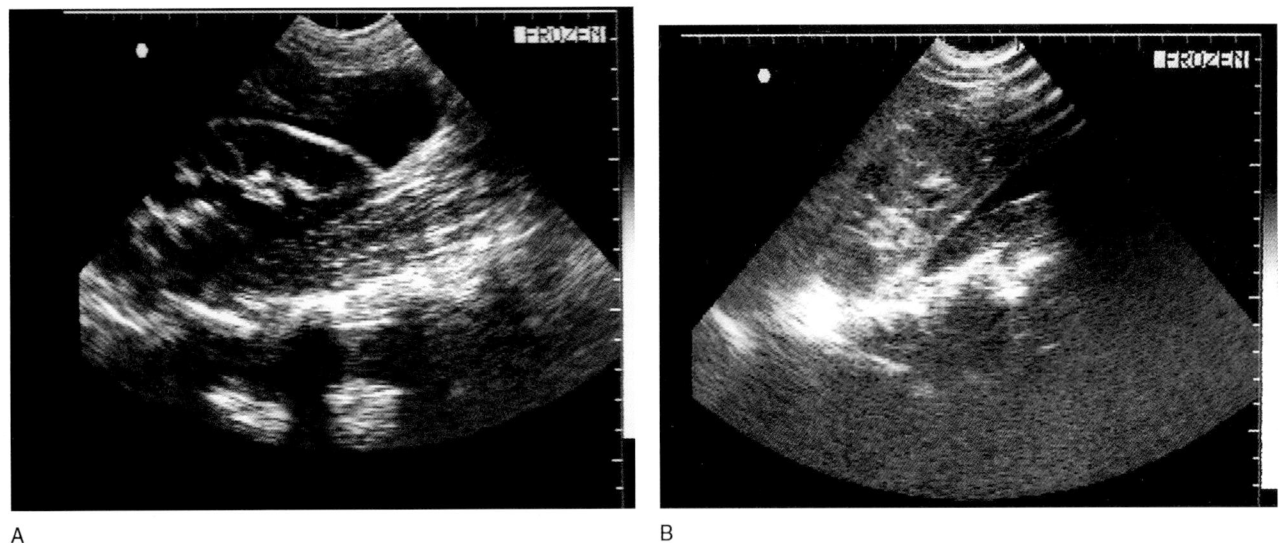

图 9-23 游离腹腔积液与腹膜后积液的比较。右侧冠状面（A）显示结肠旁沟（毗邻右肾下极）有游离腹腔积液。与之对照，图像（B）显示在腰肌和肾内侧有腹膜后液体（肾旁间隙）。

（四）气胸

超声诊断气胸是基于正常征象的消失，即沿胸膜面肺滑动征和彗尾征（图 9-15 至图 9-18）现象的消失，若能同时探及 A 线（位于 2 倍于皮肤到胸膜距离的胸膜面的横向混响伪像）（图 9-27）则能进一步提高诊断的特异性。一项研究结果显示，单纯依靠肺滑动诊断隐匿性气胸的敏感性为 100%，而特异性仅为 78%。当同时观察到A线时，诊断隐匿性气胸的敏感性为 95%，而特异性升至 94%。如果超声检查观察到肺点征，那么就可以评估气胸的范围。肺点征可从侧面提示仰卧位患者气胸的诊断，它是可以被实时观察到的随呼吸运动而间歇性出现的正常征象，并且可以被 M 型超声记录到（图 9-28）。肺点征的出现对隐匿性气胸的诊断特异性为 100%[69]。

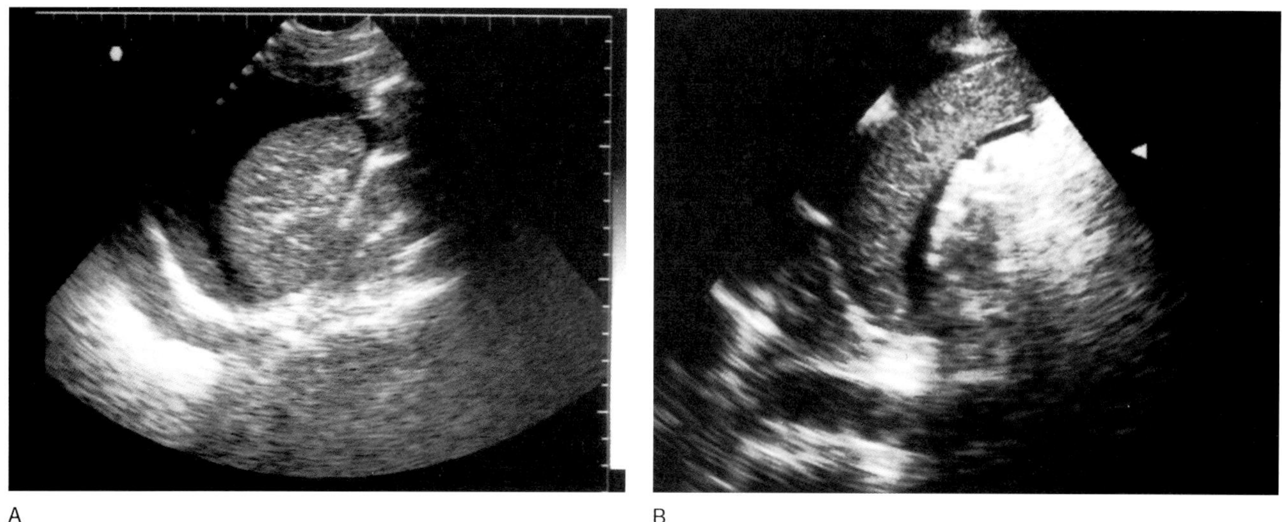

图 9-24　左侧肋间斜切面显示脾脏被膈下低回声液体包围（A），在明亮的横膈线旁也有少量的凝血。图像（B）显示脾肾隐窝游离腹腔积液为无回声区。图像底部的含液管状结构是主动脉。

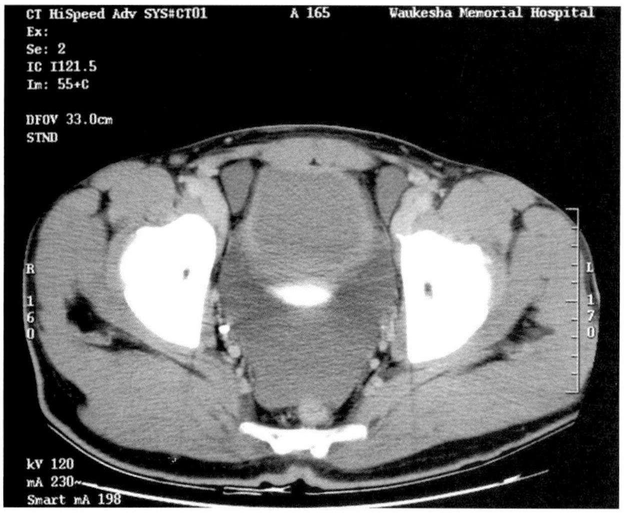

图 9-25　盆腔血肿。盆腔 CT 显示对比增强膀胱下方盆腔血液（A）。该患者的纵向切面超声图显示膀胱下方部分凝血块（B），旁正中切面显示漂浮在肠道上方位于膀胱和前腹膜附近液体回声的血液（箭头）（C）。

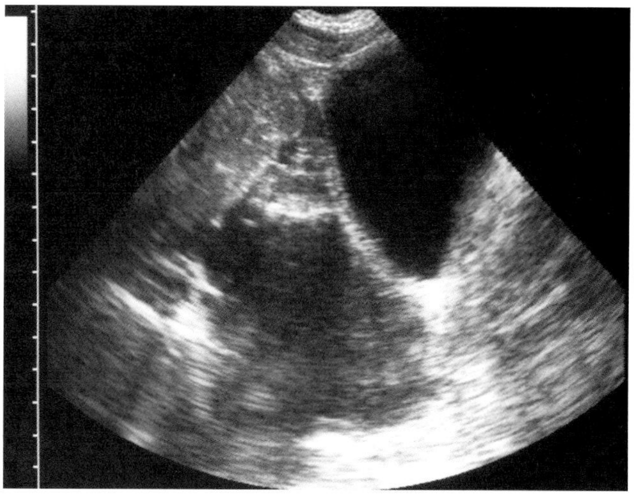

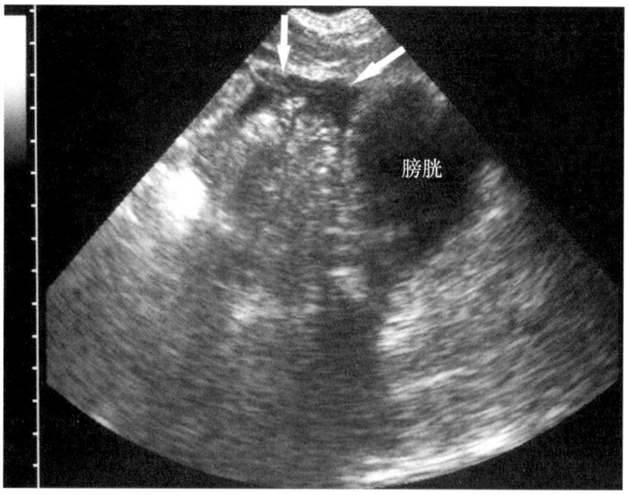

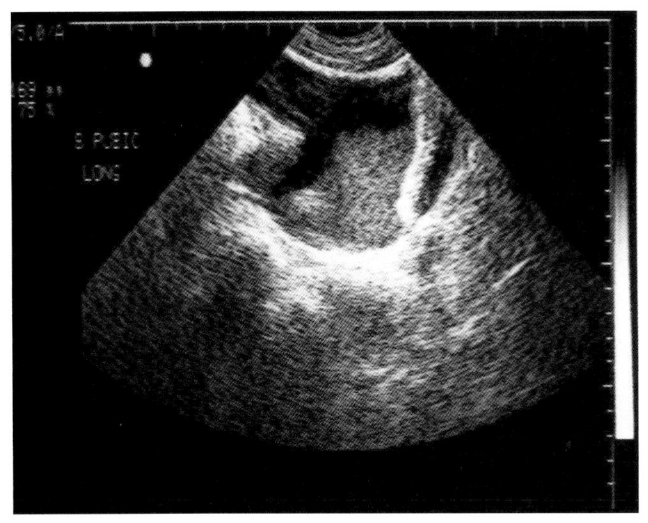

A

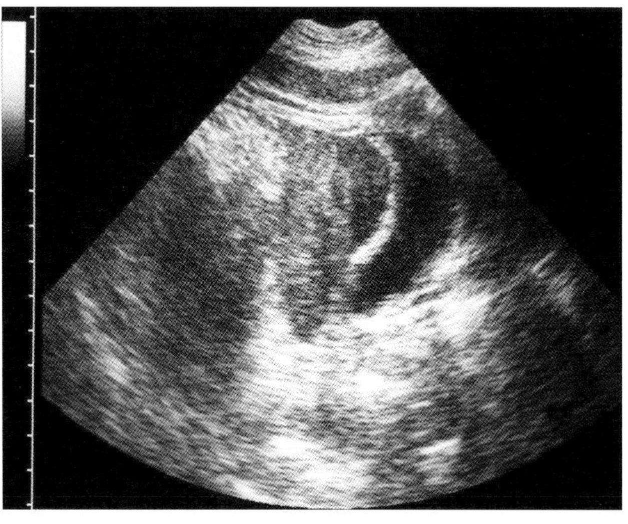
B

图 9-26 盆腔纵向切面显示膀胱塌陷，Douglas 陷凹内的凝血块，及其上方的积血（A）。盆腔内的血凝块可能会压迫膀胱使其变形。该男性患者图像中心的子宫样结构实际上是血肿（B）。

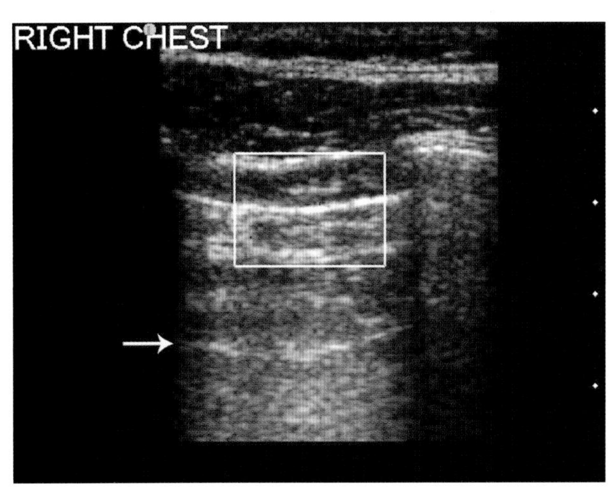

图 9-27 气胸（7.5 ～ 10MHz）。使用能量多普勒，并通过与正常的左胸进行比较来正确调整增益。患者右胸的胸膜滑动征为阴性，无彗尾伪影，胸膜界面没有能量多普勒信号。当 A 线也可见时，气胸的诊断特异性得到提高（箭头）。

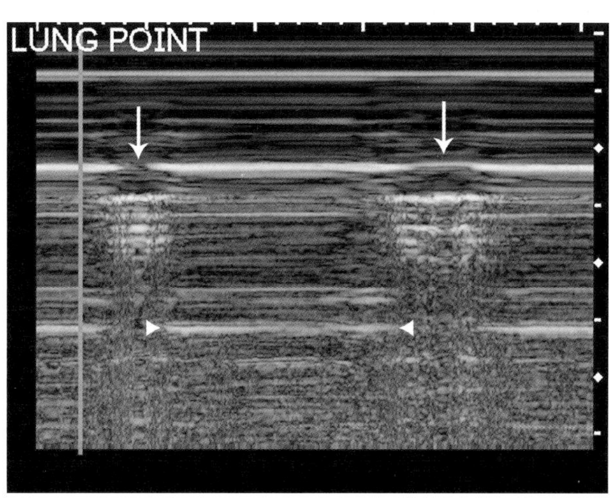

图 9-28 肺点征。探头在胸部气胸边缘。M 型模式扫描过程中，患者进行两次呼吸，记录正常的胸膜运动（箭头）为“海岸征”。M 型模式扫描剩余部分显示气胸的“平流层征”。
注：A 线（三角无尾箭头）。

十二、鉴别诊断

在进行 FAST 检查时，识别可能会导致假阳性诊断的正常变异是十分重要的。当检查肝周区域时，胆囊、十二指肠、结肠肝曲和其他肠管区域内的液体或下腔静脉（IVC）都有可能被误认为是游离的腹腔积液。而检查脾周区域时，胃或结肠脾曲的液体、下腔静脉或门脉可能被误认为是腹腔的游离积液（图 9-29）。检查盆腔时，塌陷的膀胱内的液体或卵巢囊肿可能被误认为游离的腹腔积液。对于男性患者，精囊腺也可能被误认为游离腹腔积液。同样，绝经前的妇女偶尔会在 Douglas 隐窝内出现少量的积液[98]。

有时在行 FAST 检查时，临床医师可能会无意中发现实质脏器的损伤，通常是脾或者肝的损伤。虽然这并不是 FAST 检查的首要目的，但对了解实质脏器损伤的声像图特征还是非常有帮助的。当患者病情稳定，且实施了连续的随访检查（控制检查）时，临床医师有很多的时间来评估实质脏器急性损伤的可能性。急性的实质脏器撕裂伤可能表现为片状的高或低回声区。实质内或包膜下出血可能最初表现为无回声或稍高回声，这使准确的检测变得困难（图 9-30）。检查者必须特别注意脏器的轮廓和组织是否存在不规则改变，才能观察到这些损伤(图 9-31)。CT 对急性脏器损伤更敏感，所以一旦怀疑存在急性损伤就应安排实施 CT 检查（图 9-22A）。对于实体器官损伤，超声增强对比检查可能是一种有用的替代方法，具有减少辐射暴露和更低的成本等额外优点（图 9-32 和 9-33）。随着时间的推移，实质内出血将变成低回声区且边界不清。包膜下出血表现为围绕脏器的新月形的低回声区（图 9-34）。

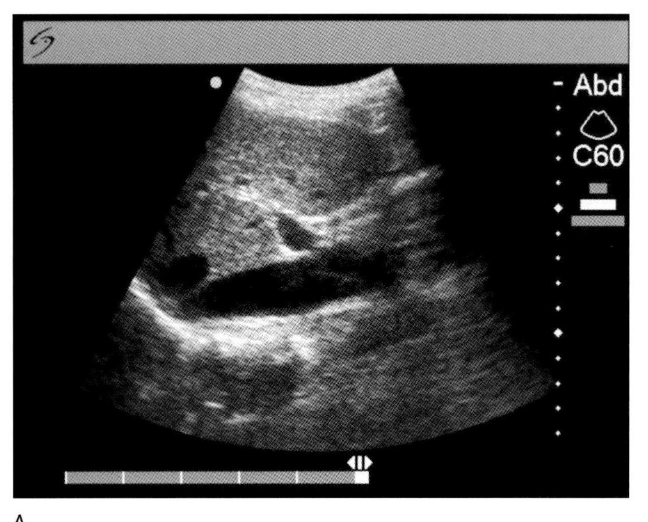

A

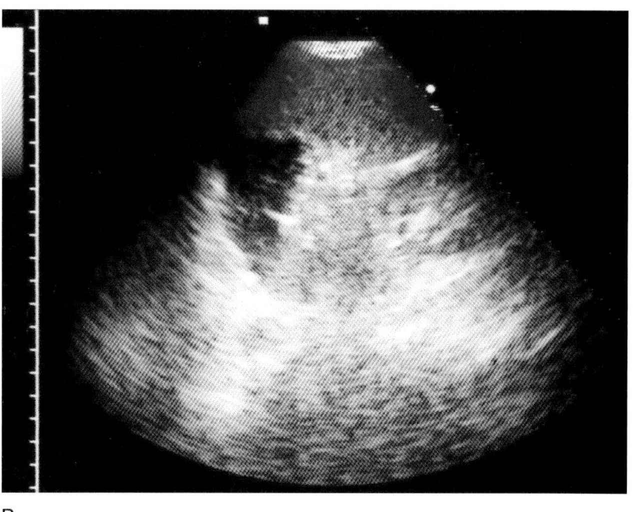
B

图 9-29　误诊为游离腹腔积液的正常结构。肝脏的斜切面显示下方的液体是下腔静脉（A）；当检查脾周时，胃（或肠道）内的液体可能被错误地识别为游离腹腔积液（B）。

腹腔内脂肪通常表现为高回声，但有时候会表现为相对的低回声。当脂肪位于肾周时，会被误认为腹腔内积液或血肿。腹腔内脂肪回声均匀（与血肿相反），且不随呼吸与邻近脏器之间发生位移，而腹腔内血肿呈高回声，并且通常伴有少量的液性无回声区，同时血凝块会随呼吸与周边结构发生相对位移，这样就可对两者进行鉴别。

心包积液与心包脂肪垫应进行鉴别，心包脂肪垫可以是低回声或高回声，其几乎总是位于右心室前方，而不会出现于左心室后方（图 9-35）。心包积液或出血可同时位于心包的前后间隙内，凝结的血块将独立于心脏的运动而移动。心包内可以出现少量的积液（＜ 5mm），但当它仅在心脏收缩时可见，通常被认为是生理性的。

十三、注意事项

1. 禁忌证

进行 FAST 检查唯一的绝对禁忌证是当患者有明确的手术指征，在这种情况下，FAST 检查可能会延迟患者的手术室转运。

2. 过度依赖 FAST 检查

一个临床误区是在处理创伤患者时过度依赖最初的阴性 FAST 检查结果。临床仍然缺乏可以替代超声的可靠的检查手段。每次 FAST 检查都是创伤患者整体临床资料中的一项检查结果。考虑到不同损伤的机制和不断进展的体格检查的变化，应对患者进行连续的 FAST 检查或腹部 CT 扫描。连续的 FAST 检查是一种公认的做法[99]，它们被用来确定是否有新的腹腔内积液或现有的腹腔内积液是否有新进展。

3. FAST 检查的局限性

局限性包括病态肥胖或大量皮下气肿患者的超声检查较困难。此外，在可能有腹水的患者中，很难区分腹腔内游离积液是腹水还是血液。为了帮助鉴别两者，常规超声发现存在导致腹水的慢性肝病，包括结节性肝硬化，肝萎缩和高回声的胆囊壁增厚，尾状叶增大，脾脏增大，或门静脉系统充血，都应进行仔细检查（图 9-36）。临床医生也可

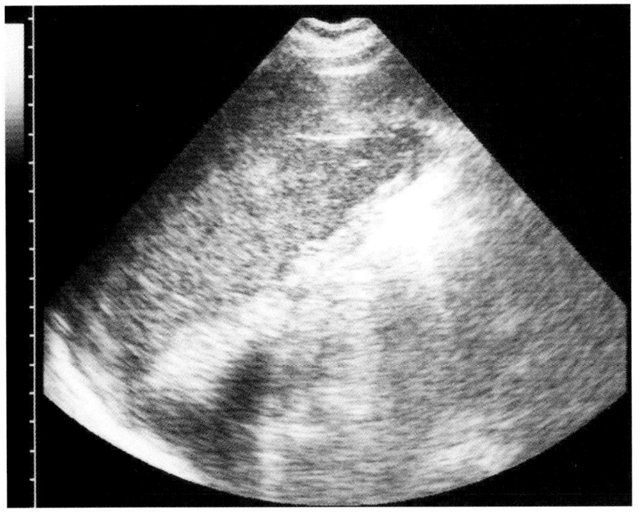

A

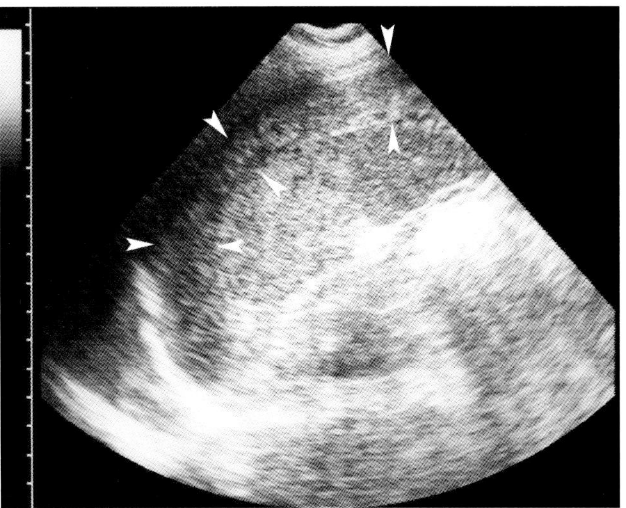

B

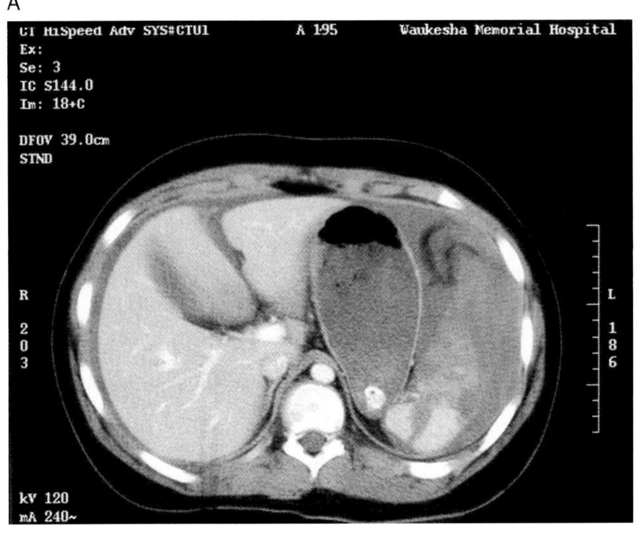

C

图 9-30 脾脏的肋间斜切面。初始斜切面（A）仅显示脾尖和超声探头之间可疑的等回声组织。脾脏无明显损伤。（B）略有不同的脾切面，显示脾周围有 1.5 ~ 2cm 的回声带（箭头）（包含血肿），脾实质回声不均匀（最靠近膈肌的脾出血为高回声）。（C）该患者的增强 CT 显示实质内和脾周围巨大血肿。

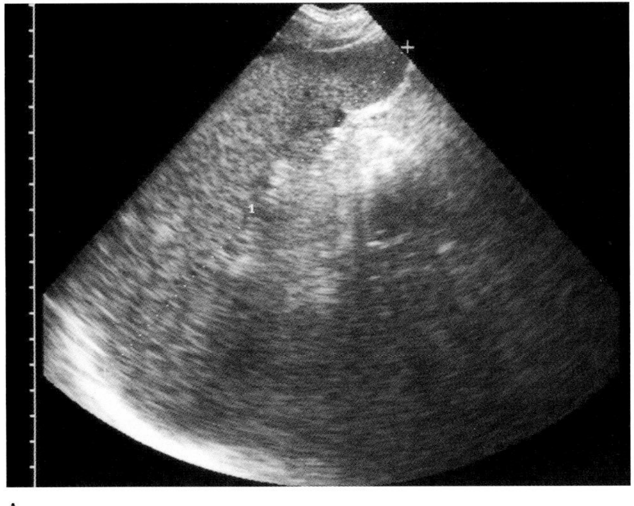

A

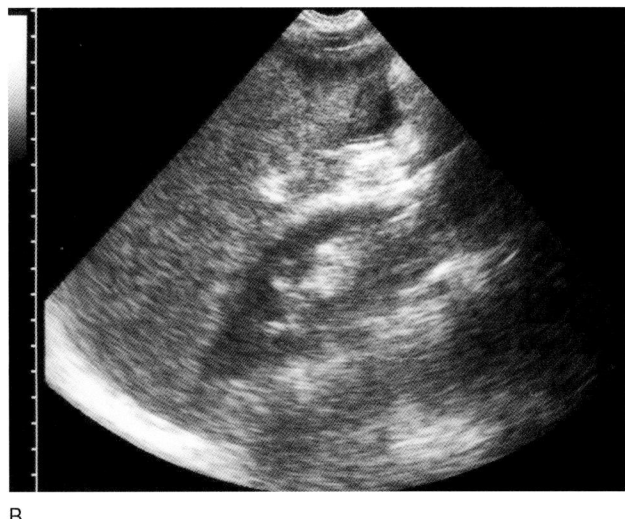

B

图 9-31 脾脏的初始斜切面（A）显示脾增大（长轴为 17cm）和轮廓不规则（下端变窄）。该患者的多个切面发现脾脏尖端附近有凝血块和液性出血（B），将这些超声表现与图 9-22A 中同一患者的 CT 表现进行比较。超声检查显示脾破裂征象不明显。

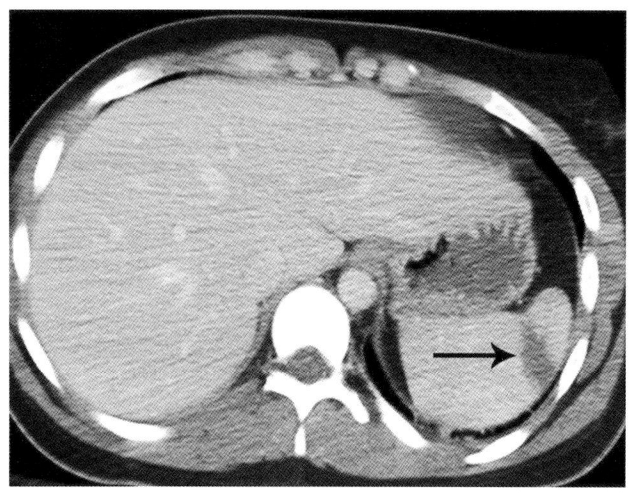

A

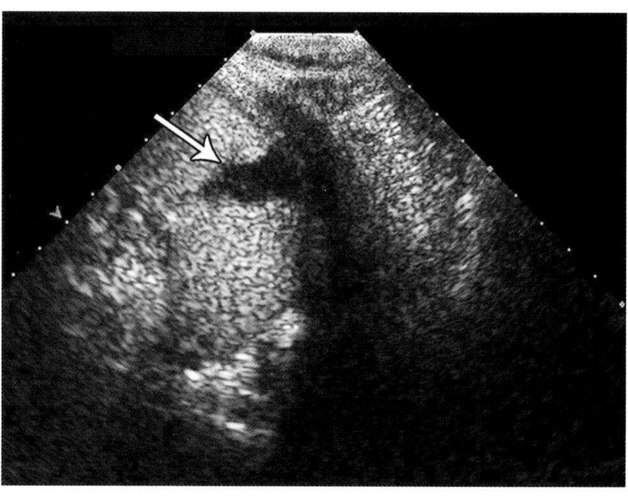

B

图 9-32　20 岁女性脾撕裂的对比增强超声。腹部的 CT 扫描（A）显示有一个界限清楚的脾脏撕裂伤（箭头）。非增强超声显示为结果正常，而轴向增强超声（B）显示界限清晰的低回声脾撕裂伤（箭头），这与增强 CT 相吻合。

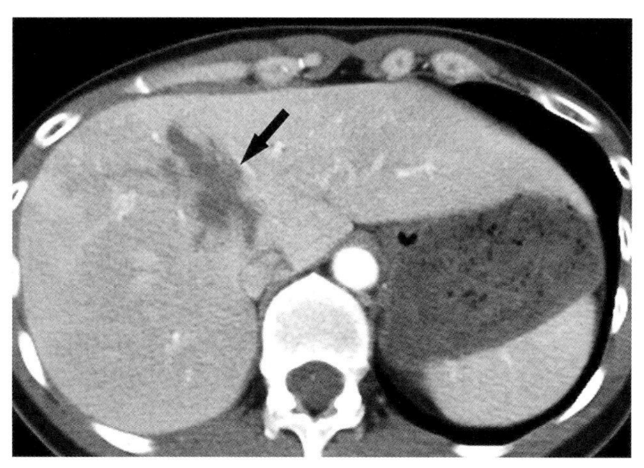

A

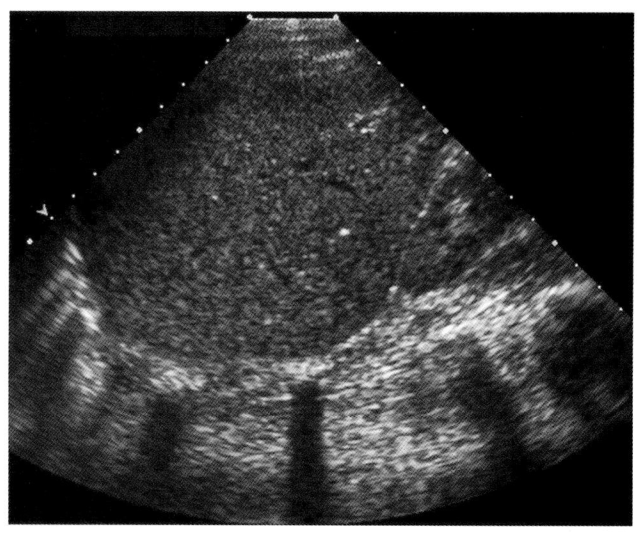

B

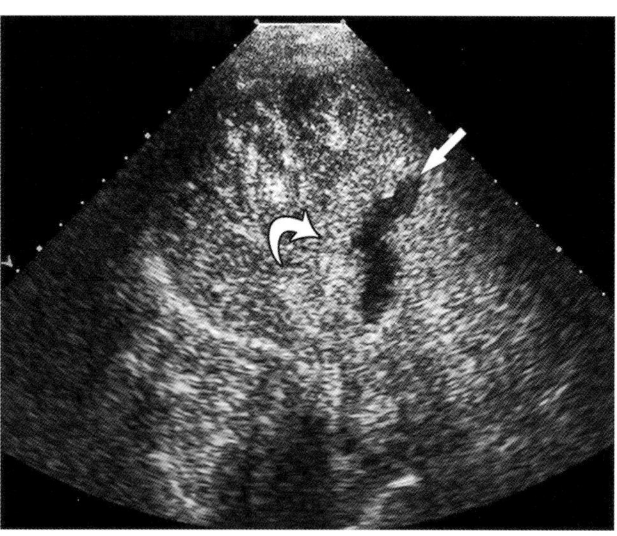

C

图 9-33　一名 46 岁女性的肝脏撕裂伤。肝脏 CT 扫描（A）显示肝内低密度区域（箭头）与损伤区域相对应。纵向非对比增强超声图（B）显示为结果正常。轴向对比增强超声图（C）显示中央低回声区（直箭头）。低回声区被灌注的高回声区（弯曲箭头）包围。

图 9-34 包膜下出血。肝脏肋间斜切面显示在 Morison 隐窝内有游离积液，在探头和肝组织之间有一条低回声带。超声未发现其他游离积液。患者的 CT 显示有一个肝包膜下血肿，无游离积液。

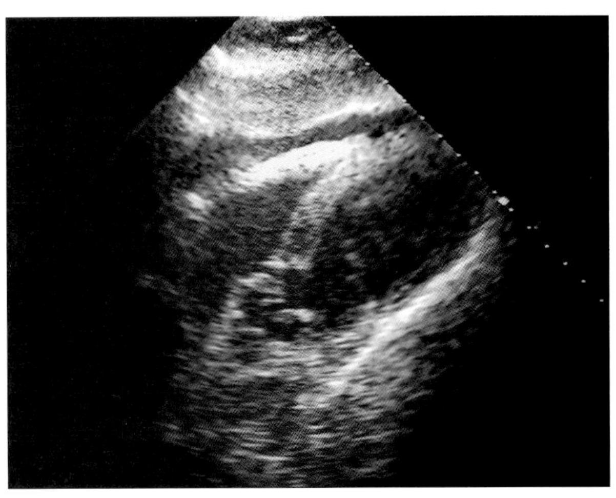

图 9-35 心脏和心包的肋下长轴视图。心包脂肪垫可呈低回声或者高回声。心包脂肪垫几乎总是位于右心室的前方，而不会在于左心室后方。

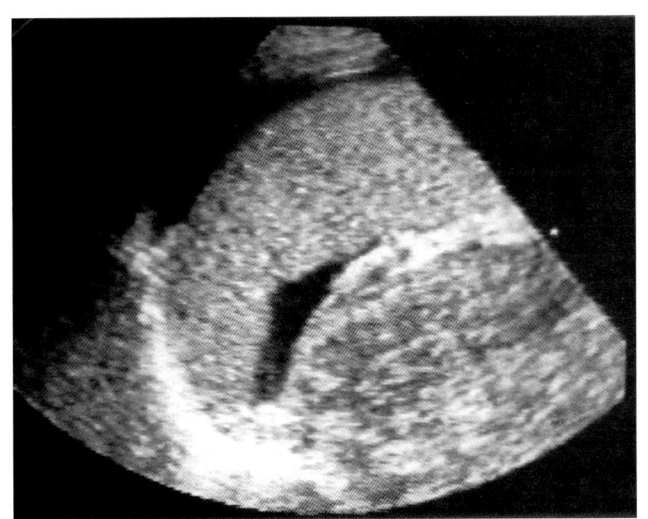

A

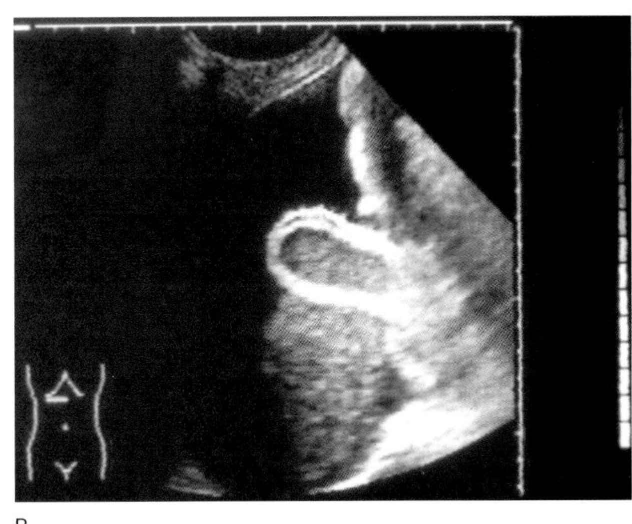

B

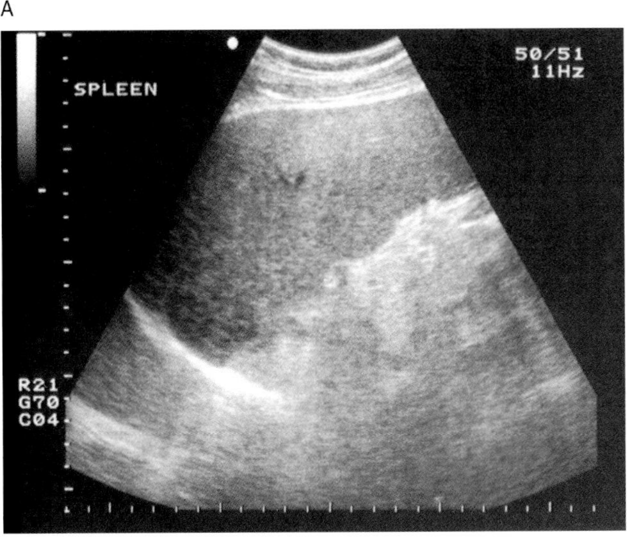

C

图 9-36 肝硬化。肝右叶斜切面显示肝缩小，回声增加，回声不均匀（A），周围有无回声的腹水。右上腹斜切面（B）显示肝萎缩，大量腹水，胆囊壁弥漫性增厚。这种胆囊的表现常与慢性肝病和腹水相伴随。脾脏的长轴切面（C）测量大于 17cm。

以通过超声引导下腹腔穿刺来区分腹水和腹腔积血。超声另一个局限性是，常规超声在鉴别和精确分级实体器官损伤方面不如 CT 可靠。已报道超声增强对比检查可以改善 FAST 检查中对特定器官损伤的诊断。

4. 超声检查妊娠期创伤的局限性

妊娠期创伤患者的 FAST 检查有需要注意的局限性。妊娠子宫的 Douglas 隐窝是否存在腹腔积血需要仔细检查和考虑。通常由于妊娠期组织器官的变形，难以区分子宫内和子宫外积液，对于没有经验的超声医生来说，这是一个具有挑战性的检查。此外，在妊娠晚期，腹腔脏器可能进一步受压变形，使游离腹腔积液与宫内积液的诊断更加困难 [92]。如前所述，单纯的 FAST 检查不能排除子宫破裂或胎盘早剥。

5. FAST 检查的技术难题

（1）大多数临床医生对 Morison 隐窝的定位没有什么困难，但他们对脾肾隐窝和左膈下间隙感到困难。一个常见的技术错误是超声探头放置的位置不够高或不够靠后。探头通常必须放置在腋后线第 8 至第 9 肋间，才能显示这些结构。

（2）对于一些患者，观察心包可能比较困难。将探头放置尽可能靠近剑突，并向脊柱方向按压探头，可以改善肋下心脏视野。即便如此，病人可能需要深呼吸或调整图像深度以显示整个心包。如果肋下视野无效，可尝试胸骨旁或心尖切面（见第 5 章经胸超声心动图）。此外，对于诊断困难的患者，利用相控阵探头和心脏预设可能会有利于心脏图像采集。

（3）呼吸或通气有时会干扰检查（来自肺或肋骨伪影），但有时有助于检查，例如当呼吸使脏器（横膈、心脏、肝、脾脏或肾）更接近超声探头时。

（4）在部分排空的膀胱中的液体可能被误认为是腹腔内积液。这可以用膀胱导尿管排空膀胱或通过逆行充盈膀胱后重复检查，以明确诊断。

6. 超声不能探及的损伤

某些损伤最初可能无法通过 FAST 检查检测到，包括内脏穿孔，肠壁挫伤，胰腺损伤或肾蒂损伤。能量彩色多普勒或超声增强造影检查可用于评价可疑肾蒂损伤患者的肾组织灌注情况。整个横膈也不能用超声显像。心脏穿透伤并发心包破裂可能会被漏诊。这种损伤可能导致心脏损伤后的血液进入胸腔，从而在 FAST 检查中产生假阴性心包的视图 [100]。

参考文献

完整的参考文献列表可在网上找到
www.mhprofessional.com/mamateer4e.

第 10 章
急性腹痛的超声检查方法

Timothy Jang, Eleanor Ross Oakley, and O. John Ma

一、概述

本章主要介绍急腹症的超声检查方法，讨论广泛性疼痛和局部疼痛，并概述了床旁即时超声（POCUS）可能有所帮助的情况。读者可以参考书中的具体章节来更详细地讨论学习。

二、临床概要

腹痛是急诊中常见的表现，占成人就诊患者的 5% ～ 10%[1–5]。急性、非创伤性腹痛患者的诊断可能对临床医生来说是比较大的挑战，因为许多病因都是严重的或危及生命的急症（表 10–1）。对于急诊科（ED）腹痛患者，最常见的诊断在各国之间差异很大，但都包括较高比例的非特异性腹痛、肝肾绞痛 、阑尾炎、肠梗阻和憩室炎[4,6,7]。老年患者的就诊比例较高，死亡率也高于年轻患者[8–10]。一项研究显示，65 岁以上出现腹痛的成年人中有 50% ～ 65% 需要住院治疗，近 20% 的人需要手术[11]。

对急性、非创伤性腹痛的评估在过去的 30 年里不断发展[12]。在先进的成像和快速实验室检测普及之前，许多患者入院后接受继续观察和一系列检查。在现代医疗实践中，医务人员可以借助于先进的检查手段来获得明确的诊断，并指导后续治疗。

腹痛的检查通常从仔细询问病史和体格检查开始，临床医生还可以选择进一步的实验室检查或影像学检查。既往临床医生使用传统的 X 线摄影作为初始成像方式；然而，除了显示膈下的游离气体或肠梗阻导致的肠道气体外，X 线平片的作用非常有限。除了极少数的例外，如发现 X 线不透光的异物，X 线片几乎无法提供病因的相关信息，对临床评估的价值不大。

表 10–1　严重或危及生命的腹痛的原因

原因
腹主动脉瘤
阑尾炎
胆囊炎
憩室炎
异位妊娠
肠系膜缺血
心肌梗死
内脏穿孔
胎盘早剥
脾破裂
肠扭转

在过去的 30 年里，超声扫描和计算机断层扫描（CT）已经变得更加容易获得。CT 是一种很好的检查方式，不仅可以诊断腹腔内病变，而且还可以诊断腹膜后病变。然而，由于电离辐射暴露，CT 在孕妇、儿童和年轻人中的应用是相对禁

忌的。其他缺点包括时间、费用和肾毒性造影剂的使用。磁共振成像（MRI）是一种替代方法，但可用性也有限，价格昂贵，耗时，需要患者长时间保持完全静止。相比之下，超声检查不会让患者暴露于电离辐射中，而且是无创且容易获得的，操作可重复的，价格更便宜。研究表明，急诊科医生将POCUS作为体格检查的辅助手段，有助于提高非特异性腹痛的急诊患者的诊断和治疗准确率[7,13–15]。

超声检查的其他优点包括：更高的空间分辨率，可动态实时评估胎儿运动、蠕动或血流。POCUS可以帮助临床医生定位疼痛的区域，观察脏器的结构，并确定疼痛与其他区域相比是否重复出现。超声检查具有移动性和灵活性，特别是随着较新的手持设备、电池供电单元的发展，可用于多种临床环境，超声检查还提供了实时、引导的方法来取样液体，以区分血液、腹水、脓液、胆汁、胆糜或胃内容物。

三、扫查

对于任何急腹症患者，都应该尽早评估腹痛的原因，以快速确定其病情稳定与否，并根据扫查结果采取复苏措施。

在采取这些措施的同时，POCUS可用于快速评估腹腔游离积液，与创伤患者的创伤超声重点评估（FAST）检查相同（图10-1；参见第9章“创伤”）。对于非创伤性腹痛患者，超声检查显示的腹腔内游离积液有可能是正常积液，如盆腔积液，但也可能是危及生命的疾病，如腹主动脉瘤（AAA）或异位妊娠破裂引起的腹腔内出血。结合患者的临床表现有助于区分正常的或严重的情况，并确定后续检查和干预。因为腹腔出血可能严重到足以产生低血容量性休克，快速检测腹腔内液体是必要的。虽然CT是检查腹腔内出血和腹膜后血肿的金标准，但它并不是血流动力学不稳定患者的首选方式。超声不仅可以通过连续检查来估计腹腔出血量，还可以用来估计腹腔出血的速度，从而提供出血是否为活动性的临床信息。有时，即使经过仔细的病史和体格检查，也难以鉴别腹水和腹腔出血（见图9-36）。如果需要，超声引导下的穿刺术可用于腹膜积血的明确诊断（见第27章“超声引导下的穿刺”）。

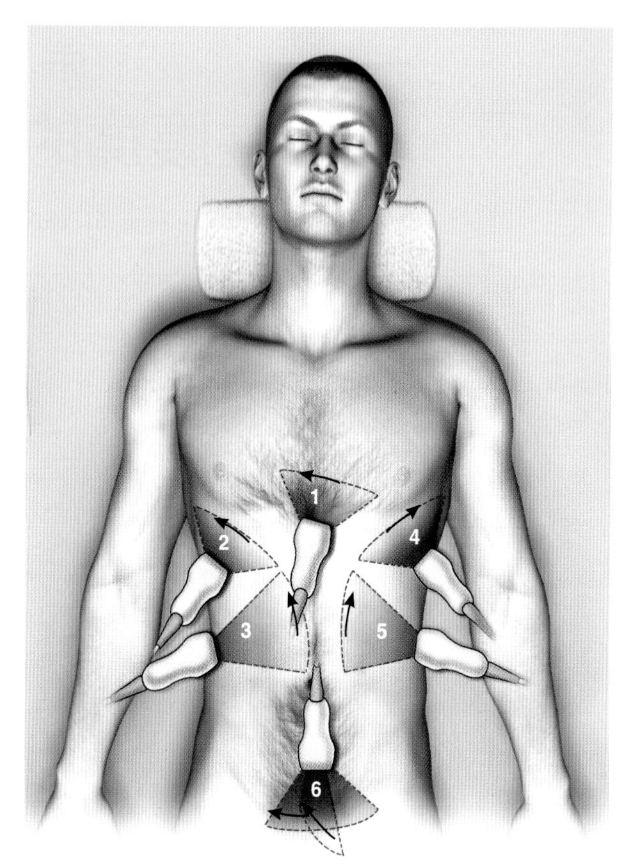

图10-1 用于FAST检查时的超声探头位置。

腹腔内出血的病因也可以通过腹部超声来评估。腹腔内出血的常见原因是肝癌破裂、AAA、脾动脉瘤、异位妊娠或卵巢囊肿。腹部超声检查是肝癌和AAA的良好筛查工具。早期明确这些病因有助于选择进一步的检查和制定治疗方案，如立即手术或介入治疗。对于出现低血压和相关下腹痛的年轻女性，应该考虑异位妊娠破裂（图10-2）或出血性卵巢囊肿的可能性。虽然经腹部超声可能只显示非特异性的发现，但如果患者有大出血，需要立即进行手术干预。

腹部超声难以识别腹膜后出血，但可以描述为无回声或不均匀的低回声（图11-32）。腹膜后出血的常见非创伤性原因是AAA破裂（图10-3）或髂动脉瘤（见第11章“主动脉急症”）。

四、上腹痛

对于上腹疼痛患者，使用POCUS的好处主要在于可以快速确认或排除胆道疾病，识别潜在的肺或肾脏病因，并迅速开始抗生素治疗。

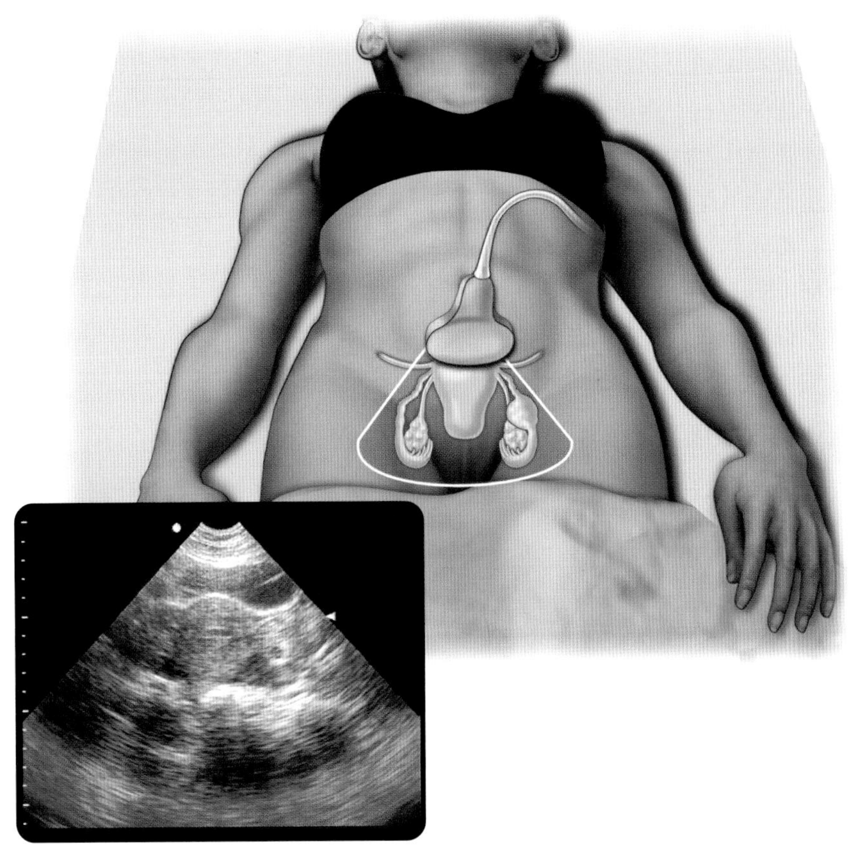

图 10-2 异位妊娠。探头横向放置。超声显示左侧附件回声肿块（输卵管异位）和中度盲端积液，其中包含部分凝血块。

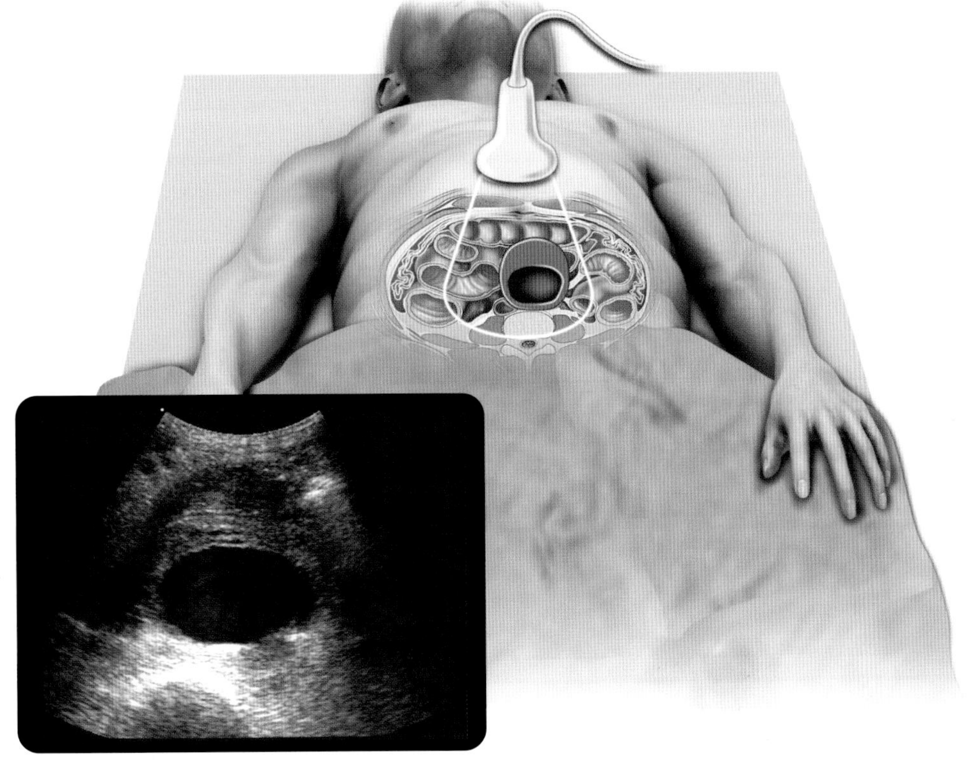

图 10-3 腹主动脉瘤。探头横向放置和超声检查结果。

1. *右上腹疼痛*

右上腹疼痛可提示几种疾病，包括肝胆、肾、肺和心脏的病变。右上腹超声可以帮助临床医生确认肝胆疾病，或可以建议更广泛的鉴别诊断，有助于临床医生制定下一步治疗方案。

对于右上腹疼痛，首先扫描胆道系统，检查是否存在胆囊炎或胆石症（图 10-4）（见第 12 章“肝胆”）。如果胆囊正常，检查是否存在肝周围积液或肝肿块或其他异常。接下来，评估右上腹疼痛的不常见病因，如胸膜腔积液或隐匿性肺炎（见第 7 章“胸腔”）。如果临床表现为肾绞痛，扫描肾脏是否存在肾积水（图 10-5）（见第 13 章“肾”）。急性肾盂肾炎通常是一种临床诊断；然而，使用超声探头直接定位和扫查肾脏是一种有用的技术，可以协助诊断。此外，在肾盂肾炎患者中发现肾盂积水是很重要的，有助于对需要手术干预的患者进行早期积极的治疗 [16]。

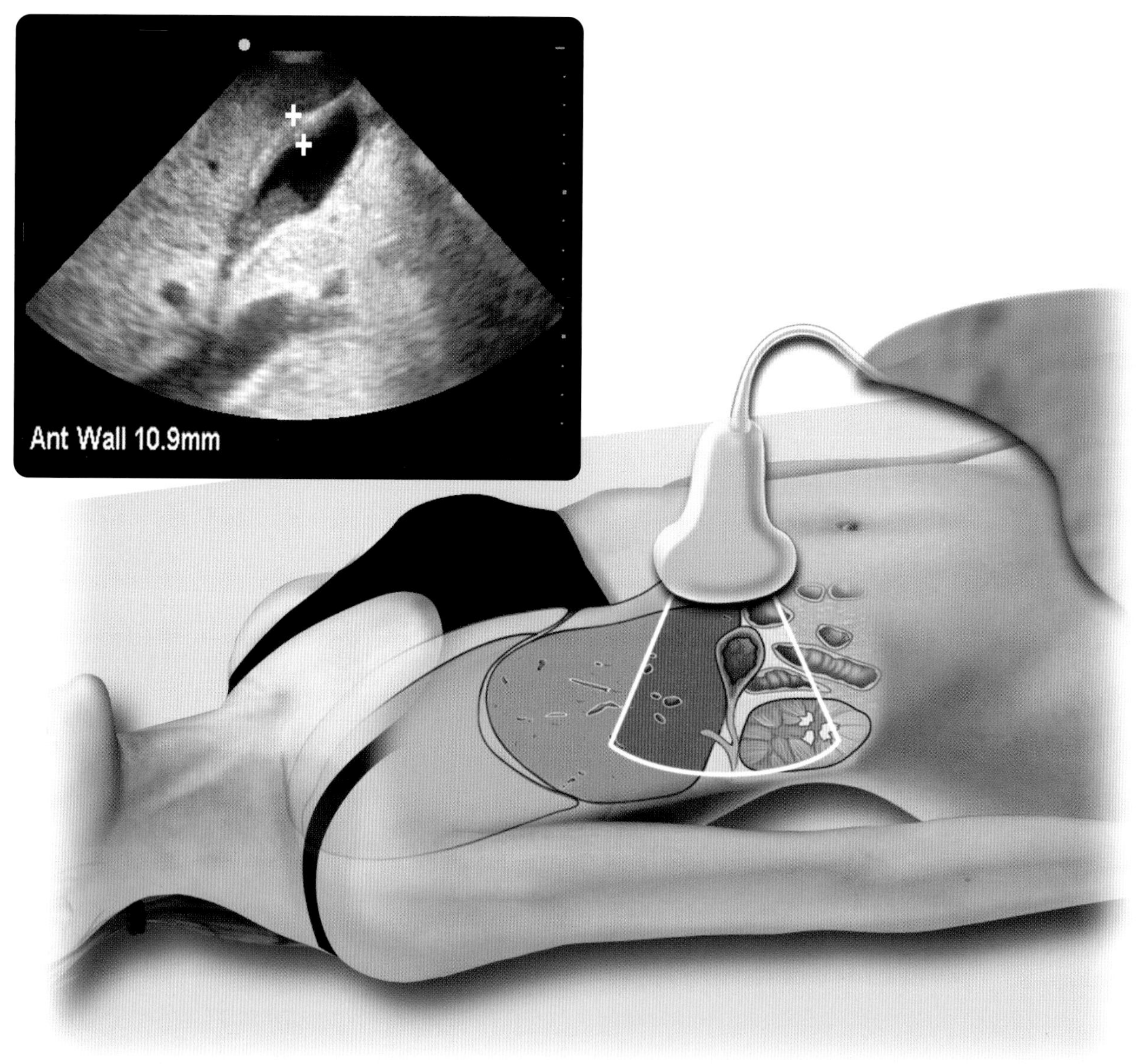

图 10-4　**急性胆囊炎。右肋下图显示胆囊因炎症导致前壁明显增厚。**

十二指肠溃疡或穿孔引起的疼痛（见图 14-7）也可能定位于右上腹，但更典型的症状是上腹部或放射到背部的疼痛。它可以通过对胃肠道的胃十二指肠部分进行具体检查来评估（见第 14 章

“胃肠道和腹壁”)。

2. 上腹部和左上腹疼痛

当疼痛局限于上腹部或左上腹部时，可考虑胃十二指肠和胰腺病变。急诊中 POCUS 检查胰腺经常未得到充分利用，可能是因为胰腺很难定位，超声图像往往对临床诊断的作用有限。然而，根据临床经验，胰腺可以通过其穿过主动脉和下腔静脉的血管定位（见图 14-5 和图 14-9）。脾静脉也是沿着胰腺后表面走行的一个有用的标志。超声检查提示胰腺肿瘤、坏死或假性囊肿，若有 CT 指征可指导放射科医生选择理想的检查方案（见第 14 章“胃肠道和腹壁”）。

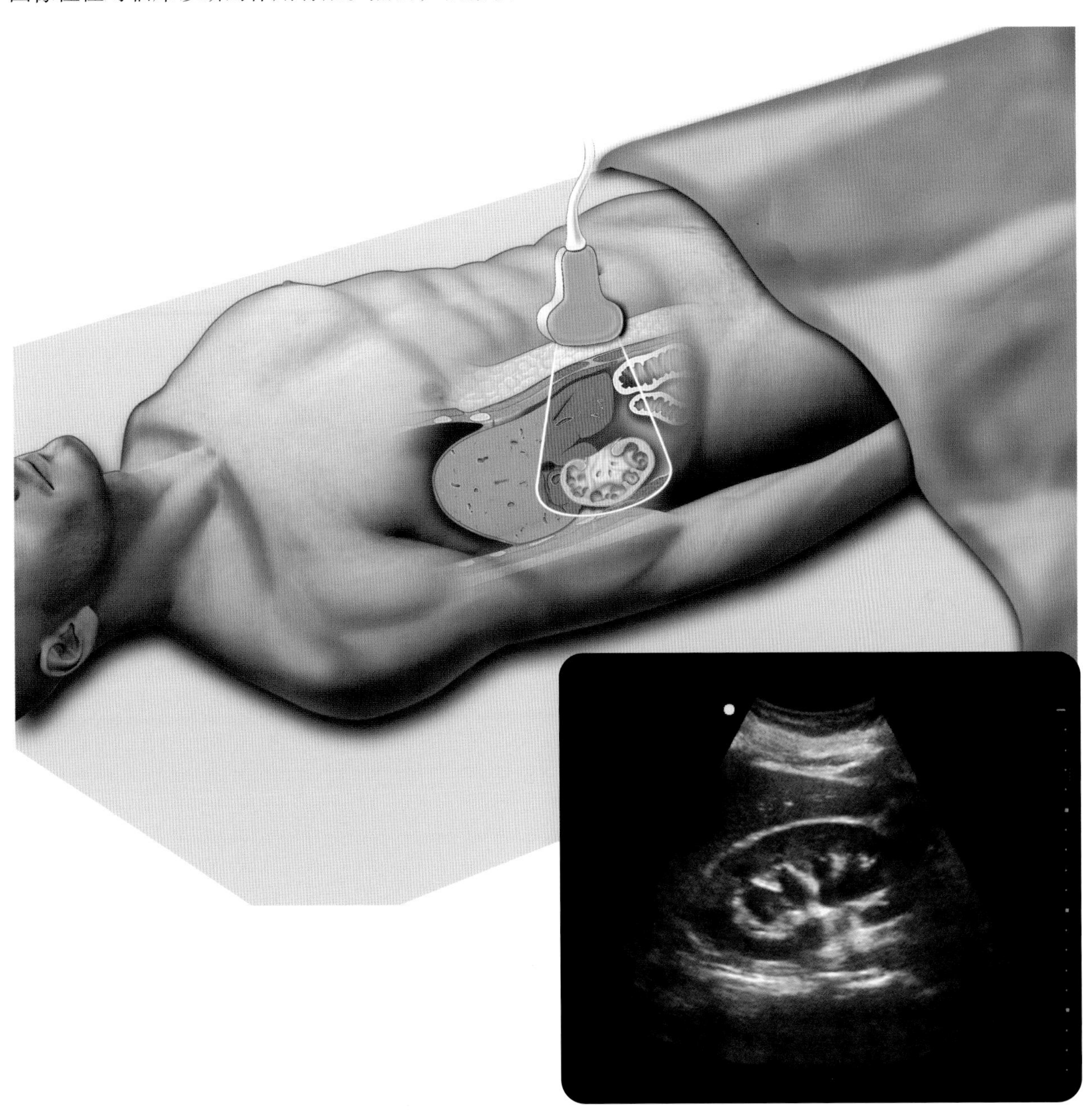

图 10-5　**肾积水。使用纵向前或冠状视图在长轴成像肾脏。超声检查结果显示为中度肾盂积水。**

对于有全身性血栓栓塞风险或有单核细胞增多症状的患者，严重的左上腹部疼痛可能提示脾肿大（图 12-27）并伴有脾梗死或破裂；超声检查可以很快发现这些症状[17]。此外，对左上腹疼痛的超声评估可能会有意外的发现，如隐匿性肺炎、腹腔积液（见图 7-10）、肾积水或其他肾脏病变。

五、下腹疼痛

对于下腹疼痛，根据患者的年龄、职业、妊娠状况、病史和体格检查来决定超声检查的重点。下腹剧烈疼痛可能是由于腹膜刺激引起的组织炎症，如阑尾炎（图 10-6；图 14-38 至图 14-42）、结肠憩室或输尿管结石。憩室炎（图 14-28）通常与左下腹疼痛有关，但对于伴有右下腹疼痛的患者也应该疑诊，尤其是东亚人的右侧憩室炎更常见[18]。钝性的非局部性疼痛或与恶心、呕吐相关的疼痛可能提示更多的内脏疾病，如膀胱扩张（见图 13-25）、乙状结肠扭转、肠襻扩张（见图 14-16 至图 14-21）、子宫或附件病变(见第18章“妇科疾病”)。

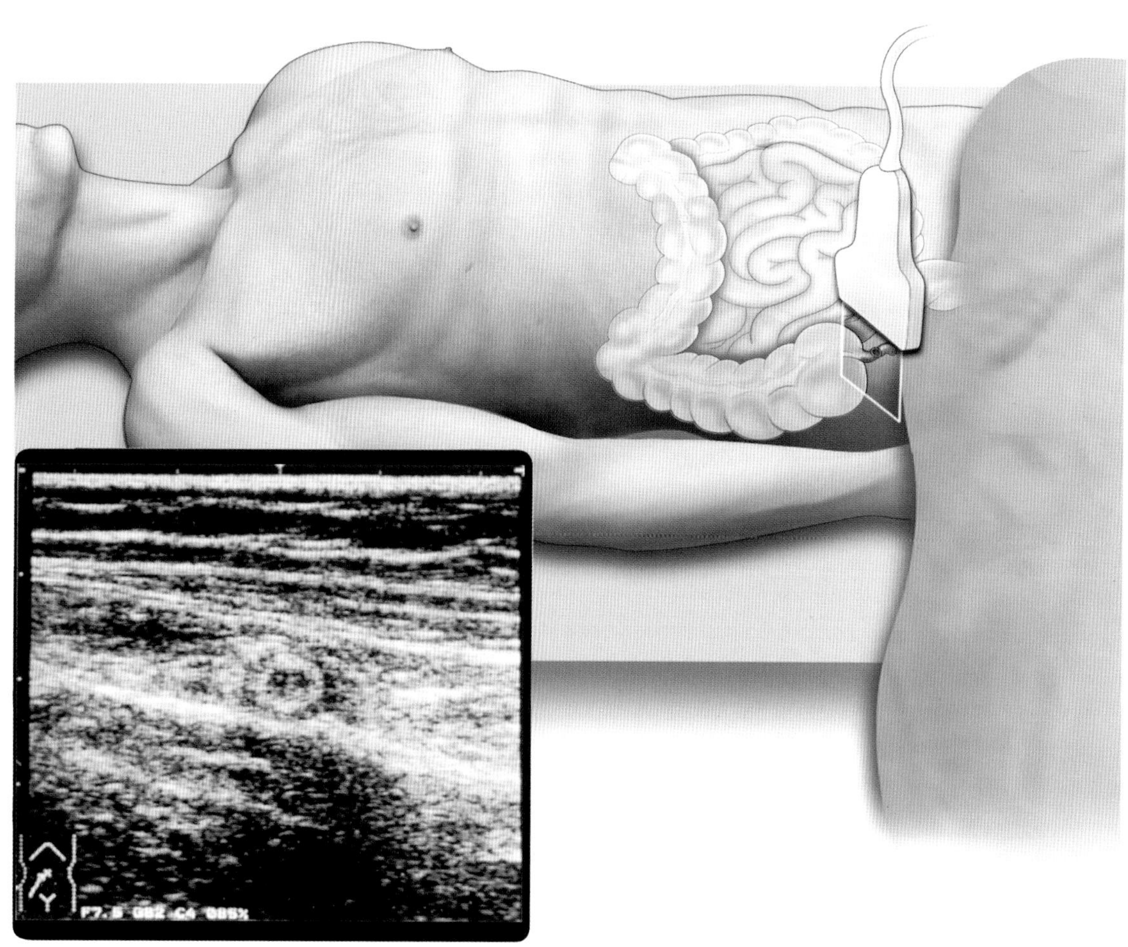

图 10-6 阑尾炎。使用高频线性阵列探头进行阑尾横截面扫描，以寻找肿大部分（＞直径 6mm）。

六、全腹痛

全腹痛的诊断对很多医生来说极具挑战性，特别是对于那些不能很好地提供病史的患者。老年或糖尿病患者可能有模糊的或不明确的主诉，特别是在胆道疾病的病例中。CT 并不总是最佳的成像方式，特别是胆石症的情况下，此时超声优于 CT。当疼痛是全腹的或病史和体格检查不明确时，用一个简单的超声检查来寻找腹痛的原因对于节省时间和资源是非常重要的。

首先评估游离液体或游离气体（图 14-6），然后对最常见的实质脏器进行系统检查，包括胆囊疾病、肠扩张（图 10-7）、肾积水、AAA 或严重的膀胱扩张。早期的 POCUS 结果可能会为急诊临床医生提供有价值的信息，如对 AAA 患者迅速采取急救措施，而遇到因膀胱严重膨胀而伴疼痛的患者，则仅需排空膀胱。

在适当的临床背景下，腹痛的鉴别诊断应考虑肠系膜缺血可能。超声检查可以发现动脉梗死或肠系膜上动脉闭塞的迹象（图 14-29 和图 14-30）。

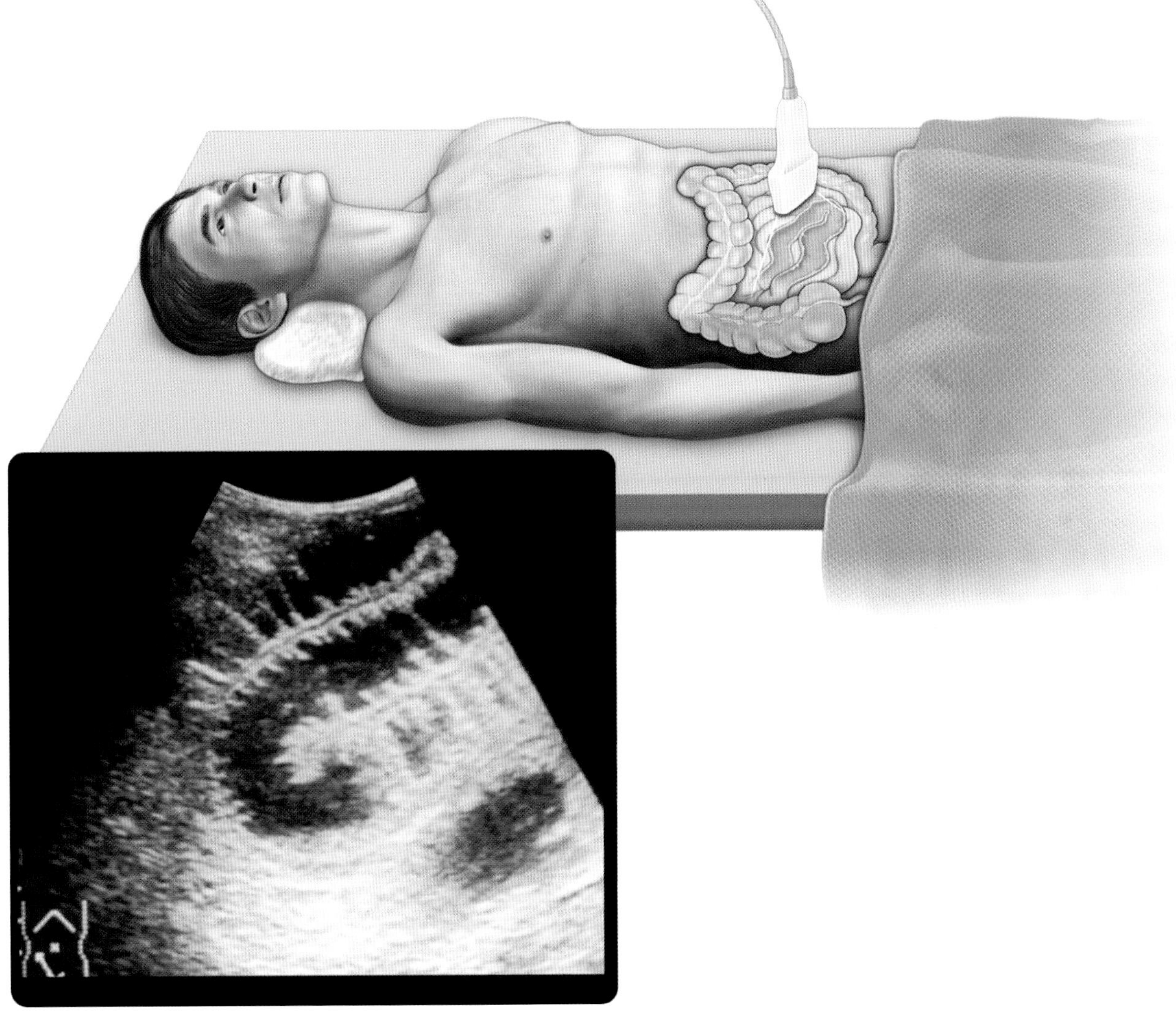

图 10-7　**充满液体的扩张小肠。**

七、腹壁

腹痛可能是由于腹壁的损伤或缺陷以及相关的嵌顿疝导致（图 14-24）。在解剖学上，腹壁位置表浅，没有阴影伪影，很适合使用线性阵列探头进行超声评估（图 14-50 和图 14-51）。当体格检查发现可触及或不明显的腹壁肿块时，或遇到腹壁局部压痛时，对受影响区域进行 POCUS 检查可以为许多临床问题提供参考（表 10-2）。掌握超声检查的部位的解剖学知识和超声检查的特点，急诊医生可以进行更有针对性的检查（见第 14 章“胃肠道和腹壁”）。

表 10-2　**POCUS 可能有助于回答的临床问题**

压痛的区域是由于腹壁内的病变还是深部结构病变？
病变是实性、囊性、低回声或高回声？
腹壁是否有筋膜缺损，缺损内是否有肠襻？
在病变或缺陷的内部或周围是否有血流？

POCUS= 床旁即时超声检查

八、注意事项

1. 针对急腹症患者，应进行全面扫查。利用患者的人口学特点、病史和体格检查来指导临床处理，然后使用 POCUS 来回答特定的问题。

2. 为预防超声定位错误或误读检查结果，应确保超声检查结果与临床整体信息相一致。例如，在评估腹壁时，考虑任何均匀的低回声实性病变的恶性病因，特别是在腹股沟处。同样，对无回声病变进行抽吸或切开和引流之前，应考虑排除血管病因。

3. 不可过度依赖于阴性或不明确的超声检查结果。阳性结果往往有助于临床医生节省时间和资源，以选择进一步的诊断方式；然而，如果超声检查的结果不明确或阴性，也必须考虑到超声检查的局限性。应该进行腹部 CT、使用造影剂的 X 线检查或内镜检查。

4. 患者体质。肥胖或胃肠道中有大量气体的患者可能会使腹部超声检查特别困难，限制了其在这些病例中的应用。

参考文献

完整的参考资料列表可在网上找到
www.mhprofessional.com/mamateer4e.

视频

第 11 章 主动脉急症

Robert F. Reardon, Michelle E. Clinton, Janet S. Young, and Jonathan Nogueira

主动脉急症患者通常表现为非特异性症状，但快速诊断腹主动脉瘤（AAA）和急性主动脉夹层是必要的。在这些患者中，POCUS 是可行且准确的，可以挽救生命[1-3]。

主动脉瘤是 50 岁以上患者中相对常见的疾病[4-6]。腹主动脉瘤破裂的死亡率很高，2017 年在美国导致近 1 万人死亡[7]。据估计，在美国，主动脉夹层的发生率为每年 6000 ～ 10 000 例。主动脉夹层的住院死亡率估计为 30%，但一些研究表明，死于主动脉夹层的患者数量是主动脉瘤破裂患者的 2 ～ 3 倍，通常死亡于诊断之前[8,9]。

主动脉瘤破裂和主动脉夹层的误诊通常是由于它们的非特异性表现[10-12]。如果在破裂前诊断或在破裂后迅速诊断，可降低主动脉瘤破裂引起的死亡率[2,13-17]。同样，主动脉夹层患者的预后也依赖于快速诊断和治疗，因为如果不进行治疗，死亡率每小时就会增加约 1% ～ 2%[8]。

计算机断层扫描（CT）对诊断主动脉瘤、主动脉夹层和胸主动脉瘤非常准确，但使用 CT 来筛查所有疑似患者是不合理的。POCUS 可以作为鉴别主动脉急症的门槛较低的快速筛查手段。

一、临床概况

（一）腹主动脉瘤

在 50 岁以上人口中腹主动脉瘤的发生率为 2% ～ 5%，65 岁以上男性中约为 10%，他们有血管疾病的危险因素[18-24]。如果有直系亲属患有腹主动脉瘤或周围血管疾病，患病率甚至会更高[25,26]。腹主动脉瘤在男性中的发病率大约是女性的 4 倍[27-29]。

腹主动脉瘤破裂的风险与动脉瘤的大小直接相关，并且在＞ 5cm 的动脉瘤中显著增加。对破裂风险的估计如下：＜ 4cm 的动脉瘤每年＜ 2%，4 ～ 5cm 的动脉瘤每年 1% ～ 5%，5 ～ 6cm 的动脉瘤每年 3% ～ 15%，6 ～ 7cm 的每年 10% ～ 20%，＞ 7cm 的动脉瘤每年 20% ～ 50%[30-35]。其他因素，如长期吸烟、高血压控制不稳定和肺气肿，都会增加破裂的风险[36,37]。此外，患有相同大小动脉瘤的女性比男性发生破裂的风险更高[30,38-40]。目前的腹主动脉瘤选择性治疗指南建议手术修复直径≥ 5.5cm[41,42] 的动脉瘤。

大多数腹主动脉瘤患者在破裂发生前均无症状。诊断延迟或漏诊是因为其症状类似于其他常见疾病，如肾绞痛、肌肉骨骼疼痛、憩室炎、胃肠道出血、败血症或急性冠状动脉综合征。许多腹主动脉瘤破裂的患者有正常的生命体征，并在最初就诊时没有异常的表现[11,20,43-46]。

从历史上看，腹主动脉瘤破裂的总死亡率约为 80%。这些患者中大约 60% 在接受治疗前死亡，接受腹主动脉瘤破裂紧急手术修复的患者死亡率为 40% ～ 50%[20,44,47-51]。快速诊断和早期手术治疗已被证明可以降低腹主动脉瘤患者的死亡率[2,15-17]。

选择性主动脉腔内修复术（EVAR）的普及对该疾病的治疗具有重大意义。EVAR 现在是大多数国家腹主动脉瘤修补的主要方法 [52]。

临床医生进行的 POCUS 已被广泛研究，其诊断或排除腹主动脉瘤的准确性接近 100%[10,12,53–56]。1989 年发表了第一篇关于急诊医生使用 POCUS 快速诊断腹主动脉瘤破裂的病例报告 [57]。在随后的 10 年中，两项前瞻性研究报告称，接受过 POCUS 培训的急诊医生可以诊断腹主动脉瘤，其敏感性和特异性接近 100%[54,58]。2000 年的一项研究进一步分析了 68 例疑似腹主动脉瘤破裂的患者，该研究进一步证明了主动脉超声检查的能力 [53]。之前没有 POCUS 经验的急诊医生参加了为期 3 天的 POCUS 培训课程，使用 POCUS 检测到 26 例腹主动脉瘤，敏感性为 100%，特异性为 100%[53]。多项后续研究评估了急诊医生和住院医师以 POCUS 诊断腹主动脉瘤的操作，发现了相似的近乎完美的敏感性和特异性 [10,12,28,29]。过去 30 年积累的大量证据有力地证明，经过适当培训的急诊医生可以使用 POCUS 准确地诊断或排除 AAA。

1998 年，有研究证实了 POCUS 对患者治疗和预后的影响 [2]。这项研究回顾了连续 50 例出现腹主动脉瘤破裂的急诊患者的医疗记录：25 例立即进行了 POCUS 检查的患者的平均诊断时间为 5.4 分钟，手术干预的平均处置时间为 12 分钟；25 例未立即接受 POCUS 检查的患者的平均诊断时间为 83 分钟，手术干预的时间为 90 分钟。其中最重要的发现是，接受早期 POCUS 检查的患者的死亡率为 40%，而未接受 POCUS 检查的患者的死亡率为 72%。

对腹主动脉进行 POCUS 检查以评估腹主动脉瘤的培训已成为所有美国急诊医学住院医师的核心 POCUS 课程的标准组成部分 [59]。口袋大小的手持式超声仪的激增将使 POCUS 在急诊和初级医疗机构中更为普及。

（二）胸主动脉疾病

胸主动脉夹层和胸主动脉瘤均与男性和高血压相关，好发年龄在 50 ～ 60 岁。虽然主动脉夹层在男性中更为常见（65%），但由于症状不非典型和诊断延迟，女性往往预后更差 [60]。主动脉夹层和胸主动脉瘤也可作为复杂遗传综合征的一部分发生，包括马凡综合征、埃勒斯–当洛斯综合征、洛伊迪茨综合征和特纳综合征，以及非综合征性家族遗传疾病[61]。

探索 POCUS 在胸主动脉疾病诊断中的应用的研究表明，POCUS 对主动脉夹层患者诊断时间和死亡率的临床影响的准确性和证据均有所提高 [1,62]。急性升主动脉夹层型（A 型）主动脉夹层的诊断和手术处理的延迟对死亡率有直接影响。A 型主动脉夹层的总体未治疗死亡率估计在最初 48 小时内为每小时 1% ～ 2%，30 天后为 58%[8,63,64]。在主动脉夹层发病后的最初几个小时内死亡率快速增加，因此必须对其迅速准确地做出诊断。

建议经胸超声心动图（TTE）作为评估急诊胸痛患者的首选检查方式 [63,65]。一项关于 TTE 对 270 例疑似急性 A 型主动脉夹层患者的诊断价值的研究显示，TTE 诊断升主动脉夹层的敏感性和特异性分别为 87% 和 91%[66]。TTE 具有在床边快速诊断的优势，可以在提供其他稳定治疗和做 CT 准备的同时进行。TTE 还可以评估主动脉夹层的高危后遗症，如心包积液和主动脉瓣受累等，没有与其他检查方式相关的时间延迟和检测困难 [63]。

多项研究表明，当 TTE 作为初步检查时，诊断和治疗主动脉夹层的时间更快 [67,68]。考虑到未经治疗的升主动脉夹层与死亡率之间的关系，以及证明 TTE 的准确性和有价值的参考数据，很明显，应在任何急性主动脉疾病患者的初始阶段以 TTE 进行鉴别诊断和评估。

POCUS 在诊断主动脉夹层和胸动脉瘤方面的优势已经被证实，但如何使用的细节尚未很好地确定。2012 年的一项研究对 82 例急诊患者进行了 CT 血管造影（CTA）和 POCUS 检查，比较了三个升主动脉和一个降主动脉直径的测量值。研究显示，以 40mm 作为诊断主动脉扩张的阈值，POCUS 与 CTA 相比的敏感性为 77%，特异性为 95%，kappa 值为 0.74。

美国超声心动图学会和美国急诊医师学会（ACEP）在 2010 年的一份共识声明中指出，POCUS 通常可以检测到胸主动脉疾病，但 TTE 不足以排除急性夹层或胸主动脉瘤的诊断 [70]。在 2015 年发表的一项 ACEP 临床指南中，作者回顾了几项描述 TTE 在主动脉夹层中的作用的研究，发现不同研究的敏感性和特异性存在显著差异，分别为从 52% 到 80% 和 0% 到 100%。大多数被回顾的研究都是 20 多年前的，那时候现代超声设备尚未普及和推广。无论如何，2015 年 ACEP 的临床指南规定，医生不应依赖 POCUS 来确诊主动脉夹层 [71]。然而，该指南也指出，如果 TTE 的发现提示有主动脉夹层，临床医生应考虑立即进行手术会诊或转送到更高一级的医疗机构 [71]。

二、临床适应证

应用 POCUS 检查主动脉的指征包括对主动脉瘤和主动脉夹层的评估（图 11-1）。大多数动脉瘤破裂和主动脉夹层发生在 45 岁以上的患者（尽管结缔组织疾病患者可能在任何年龄出现），因此有理由考虑对所有这个年龄以上且出现以下体征或症状的患者评估主动脉：

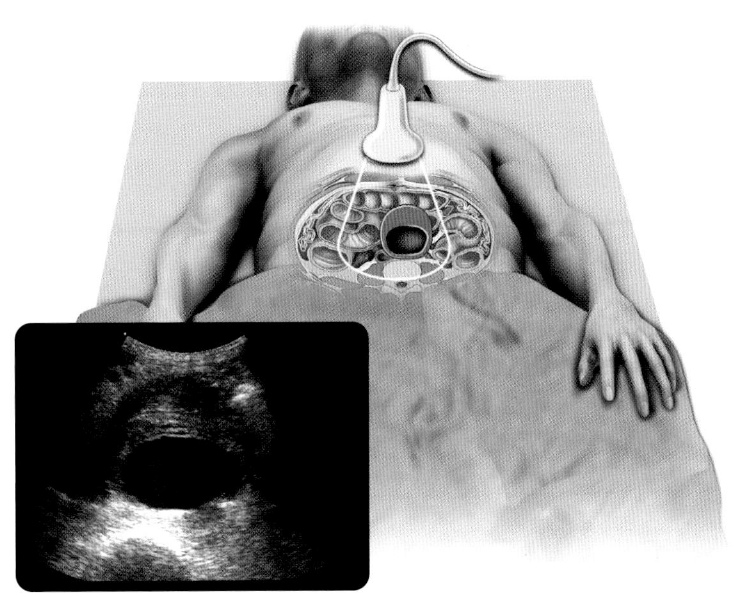

图 11-1 腹主动脉瘤。超声技术和发现在本章的相应部分中概述。

- 主动脉功能不全伴杂音
- 心脏停搏
- 胸部、背部、胁腹部或腹部疼痛
- 神经功能障碍
- 血容量不足（中枢神经系统、心肌、肠系膜、肢体病变导致）
- 晕厥
- 不明原因休克

此外，对有显著危险因素的无症状患者进行 AAA 筛查是合理的。2005 年美国预防服务工作组发表了一些建议，支持对 65 ～ 75 岁有吸烟史的男性进行一次性超声 AAA 筛查。已经证明，在 65 ～ 75 岁有吸烟史的男性（目前或以前吸烟者）中，筛查腹主动脉瘤和较大腹主动脉瘤（5.5cm 或以上）的手术修复可降低腹主动脉瘤死亡率 [13]。

（一）腹主动脉瘤

腹主动脉瘤破裂的典型临床表现也就是所谓的三联征包括：腹痛、背痛或者腰痛，腹部可扪及搏动性肿块，低血压，然而仅有不到 25% 的病例表现出典型的三联征。疼痛是三联征中最常见的，80% 的寻求药物治疗的患者都存在疼痛的症状。在腹主动脉瘤破裂的病例中，并不是所有的患者都会表现低血压，因为大多数的腹主动脉瘤破裂时，出血一般都先积聚在腹膜后，由于腹膜的压迫作用，使出血得到一定程度的控制，因此，30% ～ 50% 的患者可能不会表现低血压的症状。

相对性低血压、直立性低血压、头晕或者晕厥都是显性低血压的先兆表现，并且是行腹主动脉超声检查的指征。平时基础血压较高的患者出现血压降低时，可能血压值还是处于正常血压范围之内，称为相对性低血压，这些患者可能出现意识不清、乏力、头晕、晕厥，此时应高度怀疑是否存在腹主动脉瘤破裂。有学者曾回顾性研究了 23 名腹主动脉瘤破裂患者的病史，其中61%最初曾诊断错误，仅 13% 的患者出现了显性低血压，也就是收缩压低于 90mmHg，但是却有 26% 的患者出现晕厥，48% 患者的收缩压低于 110mmHg 或者出现直立性低血压。

在腹主动脉瘤破裂患者中，心脏停搏是相当常见的，当患者处于严重低血压时，其可能表现为无心电活动，但是如果此时能够及时找到造成低血压的原因并且纠正，患者的血压还是可以得到恢复，作为临床医师必须要有这样的意识。曾经有过个案报道，临床医师对一个没有心电活动的患者采用床边超声发现，尽管其没有心电活动，但是还存在机械性心脏搏动，因此临床医师对患者进行了及时的复苏治疗，并且采用床边超声进一步检查可能的出血区，发现了一个巨大腹主动脉瘤，于是为患者进行了手术修补，挽救了患者的生命。因此他们认为，对于那些没有心电活动，但是还存在机械性心脏搏动的患者应该进行紧急的腹主动脉超声检查，以检测是否存在腹主动脉瘤。

但是有些临床医师仍持反对态度，他们认为对于那些由于腹主动脉瘤破裂而引起心脏停搏的患者，由于其停搏时间较长，故能够存活的概率相当低，这样做只是一种对医疗资源的浪费。但是从目前已知的资料和数据来看，这样的观点是站不住脚的。有研究表明，在腹主动脉瘤破裂患者中，有 24% 的患者术前就存在心脏停搏，而有 28% 的患者能够成功进行手术并且存活下来。

近年来，关于超声检查腹主动脉瘤以及其是否能降低死亡率得到广泛的研究。2014 年，一份基于大样本量的系统性研究表明，选择性地对腹主动脉瘤高危人群进行超声筛查能显著降低腹主动脉瘤所引起的死亡率 [81]。2007 年四项随机对照试验（涉及 127 891 名男性和 9342 名女性）进行了回顾分析，发现接受筛查男性的腹主动脉瘤死亡率显著降低，但女性没有。因只有一项试验包括女性，所以目前尚无足够的证据来确定腹主动脉瘤筛查对女性的益处 [28,37,38,87]。经过适当培训的急诊医生进行有限的 AAA 筛查的敏感性为 100%[12,53]。

血管外科学会、美国血管外科协会和血管医学和生物学协会批准对以下患者进行筛查（基于对 6 个前瞻性随机试验的回顾分析）[18,25,82,84,86,88－91]：

- 所有年龄在 60 ～ 85 岁之间的男性
- 年龄在 60 ～ 85 岁之间，有心血管疾病危险因素的女性
- 50 岁以上有腹主动脉瘤家族史的男性和女性

同时，对于腹主动脉瘤直径 3 ～ 4cm 的患者应每年进行超声检查，直径在 4 ～ 4.5cm 的患者应半年进行一次检查，而对于直径＞ 4.5cm 的患者则应通过手术来进行治疗。

（二）急性主动脉夹层

与腹主动脉瘤一样，急性主动脉夹层不太可能表现为“典型”症状，约 40% 的患者被误诊。疼痛是最常见的症状，约 90% 的主动脉夹层患者表现为疼痛 [8,92,93]。放射到颌骨或颈部的疼痛、主动脉反流杂音、填塞征象或脉搏差，提示升主动脉受累，而背部或腹部疼痛常见于降主动脉夹层患者 [9]。仅出现急性腹痛的患者（4.6%）往往有延迟诊断，比那些有更典型症状的患者有更高的死亡率。这可能是由于起源于腹主动脉的内脏分支的高度可变的表现和灌注不良导致 [67]。主动脉夹层也可以许多非特异性的方式出现：无痛、晕厥、新的神经功能障碍或高血压 [8,93,94]。来自国际急性主动脉夹层注册研究的数据显示，19% 的 A 型主动脉夹层患者出现晕厥，超过 25% 的患者出现低血压，通常提示有严重的并发症，如心脏压塞、主动脉瓣功能不全或中风 [67]。尽管这些患者有不良预后的高风险，但如果出现低血压等直接威胁生命的迹象，则需要尽早确诊并尽快手术 [64,68,95]。还要考虑到延伸到主动脉根部的夹层可表现为继发于冠状动脉口闭塞的 ST 段抬高型心肌梗死（STEMI）。许多针对 STEMI 的标准和关键干预措施可能在急性主动脉夹层禁用（心导管插入术，抗凝），并可能导致发病率增加。

2011 年，基于高风险临床特征进行了主动脉夹层检测（ADD）风险评分[96, 97]。该评估允许根据①高危因素、②高危疼痛特征和③高危检查特点，从 0 到 3 进行评分（图 11-2）。2014 年，一项研究发现，得分超过 0 分的患者对主动脉夹层的诊断敏感性只有 91%。结论是，不应单独使用主动脉夹层风险评分来排除主动脉夹层[62]。一项研究评估了在急诊患者中应用 POCUS 联合主动脉夹层风险评分以快速诊断 A 型主动脉夹层[98]。研究招募了 281 例有主动脉夹层体征或症状的患者，由具有至少 2 年 POCUS 经验的急诊医生在其他诊断测试前进行 POCUS 检查。他们专门寻找 A 型主动脉夹层的直接体征（内膜瓣或壁内血肿）和间接征象（升主动脉＞ 4cm，心包积液或心脏压塞，彩色多普勒主动脉瓣反流）。POCUS 检测任何主动脉夹层征象（直接或间接）对 A 型主动脉夹层的敏感性为 88%，联合 ADD 风险评分大于 0 加上任何 POCUS 征象的联合诊断敏感性为 96%。更重要的是，直接 POCUS 检查结果（内膜瓣或血肿）加上 ADD 风险评分大于 1，诊断 A 型主动脉夹层的特异性为 98%[62, 98]。作者的结论是，虽然 POCUS 不应该单独使用，但它与 ADD 风险评分联合使用时有益于诊断，并且可以快速准确地识别大多数 A 型主动脉夹层。

高危因素	高危疼痛特征	高危检查特点
马凡综合征 主动脉疾病家族史 确诊的主动脉瓣疾病 近期的主动脉手术 确诊的胸主动脉瘤	胸部、背部或腹痛被描述为以下任何一种疼痛： 突然发作 疼痛剧烈 撕裂性	血容量灌注不足 脉搏短绌 收缩压差 部分神经功能障碍(伴有疼痛) 主动脉功能不全 (新发并伴疼痛) 低血压或休克状态

图 11-2　**主动脉夹层检测（ADD）风险评分。ADD 风险评分从 0 到 3，根据上述至少存在 1 个风险标记的类别的数量。**

2016 年，一项回顾性研究分析了 32 例在三个急诊科就诊的 Stanford A 型主动脉夹层患者。16 例患者接受 POCUS，16 例患者未接受 POCUS。16 例接受 POCUS 检查的患者从就诊到诊断的时间显著减少（226 分钟 *vs* 80 分钟），误诊率（44% *vs* 0%）和死亡率（37.5% *vs* 15.4%）均下降。

2017 年的一项研究提出了一项主动脉夹层的 POCUS 方案，该方案结合了经胸超声心动图和腹主动脉超声，并证明其对诊断主动脉夹层是可靠和准确的[99]。该方案评估了疑似主动脉夹层的患者是否存在以下超声表现之一：心包积液，主动脉根部直径＞ 3.5cm，腹主动脉或胸主动脉的内膜瓣，研究发现，他们检查的方案确诊了 96.4% 的主动脉夹层患者，对 A 型主动脉夹层的敏感率为 100%[99]。

一些研究表明，以下策略是评估潜在主动脉夹层患者的合理方法（图 11-3）[62,97,100,101]。即使在风险分类之前，将 POCUS 作为首选检查的理由是，在大多数情况下，它可以识别并发症（如心脏压塞和心力衰竭），如果不能迅速处理，这些并发症可能是致命的。有证据表明，该方法可以快速确诊大多数患者的主动脉夹层，并帮助临床医生决定哪些患者需要进一步的诊断检查[62,97,98,101]。

三、解剖概要

（一）腹主动脉

腹主动脉是完全腹膜后位结构，它起始于平第 12 胸椎水平的膈肌上的主动脉裂孔，下行于脊柱前方，继而成为髂总动脉，下腔静脉位于腹主动脉右侧，有时可能被初学者误认为腹主动脉。腰大肌和左侧肾脏位于腹主动脉的左后外侧，在腹主动脉近心端，有肝左叶覆盖其上，并形成了超声检查此部位血管的声窗。往下行进，腹主动脉位于横结肠、胰腺以及近端十二指肠后方，远端十二指肠在腹主动脉发出肠系膜上动脉的下方横跨腹主动脉，并且位于腹主动脉与肠系膜上动脉所形成的夹角之间，再往下行进时腹主动脉则被其余的小肠所覆盖，胃肠内容物以及其内含有的气体可能会使后方的腹主动脉及其分支显示不清晰，腹主动脉在约第 5 腰椎水平或脐部分为髂总动脉。

成年人腹主动脉长度为 10 ～ 20cm，其最大外径通常＜ 3.0cm（年龄＞ 65 岁的男性最大外径为 2.1cm，＞ 65 岁的女性最大外径为 1.8cm）。越往下管径越细，呈锥形，在分叉成髂总动脉处外径约为 1.5cm，当然有时在体型较小的人群中其可能＜ 1.0cm。腹主动脉发出的第一个分支为腹腔干（图 11-4），它于腹主动脉穿出膈肌 1 ～ 2cm 处由腹主动脉前壁发出，向前走行 1 ～ 2cm 后分支成为肝总动脉及脾动脉。脾动脉往左走行于胰腺上缘并进入脾脏，肝总动脉往右走行，供应肝脏、胃、胰腺以及十二指肠的血供。肠系膜上动脉在腹主动脉发出腹腔干下方 1 ～ 2cm 处由腹主动脉前壁发出，其向下走行并供应小肠的血供，两支肾动脉在腹主动脉发出肠系膜上动脉远端由腹主动脉两侧发出，分别向两侧走行，其中右肾动脉走行于下腔静脉后方。双侧的性腺动脉（睾丸动脉及卵巢动脉）均起源于肾动脉远端的腹主动脉前壁。肠系膜下动脉起源于腹主动脉分叉处上方 2 ～ 3cm 处的腹主动脉前壁，供应结肠及远端肠道的血供。通常双侧的性腺血管及肠系膜下动脉在超声上难以显示，并且对评估患者的疾病无重要意义。

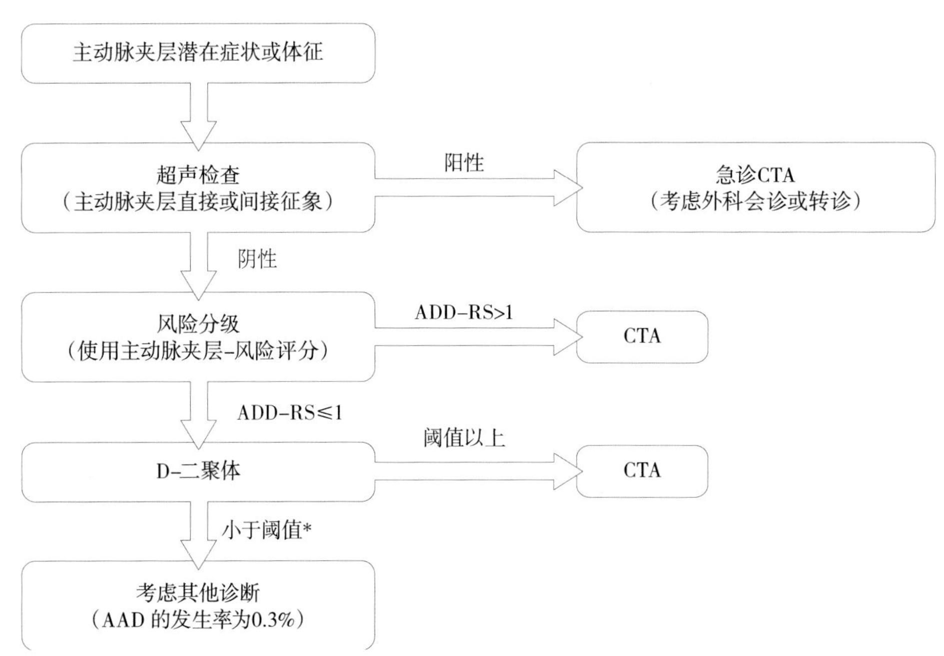

图 11-3　评估潜在 AAD 患者的急性主动脉夹层的诊断流程包括 POCUS、ADD 风险评分和 D- 二聚体检测。AAD= 急性主动脉夹层，ADD= 主动脉夹层检测，CTA= 计算机断层扫描血管造影，* 与用来排除肺栓塞的阈值相同。

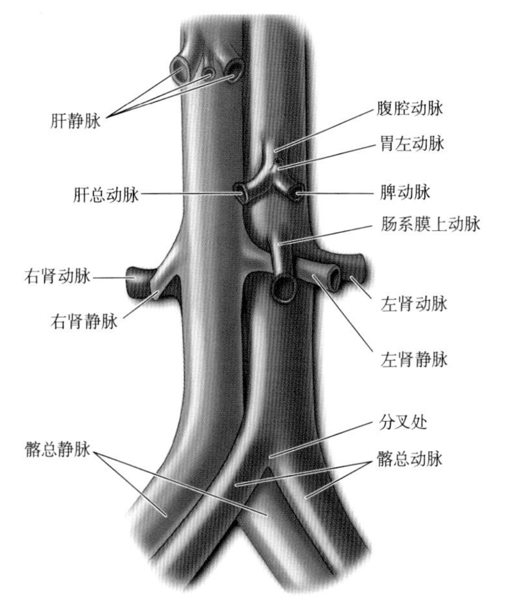

图 11-4　腹主动脉和下腔静脉的分支

（二）胸主动脉

胸主动脉始于主动脉环。主动脉根部包括环状动脉瓣、主动脉瓣瓣叶、冠状动脉口和瓣膜窦。升主动脉从窦管交界处开始，向头部流向头臂动脉（无名）动脉。主动脉弓包括所有胸部分支：头臂干、左侧颈总动脉和左锁骨下动脉。将超声探头置于胸骨上窝可获得最佳显像，但部分患者由于周围的肺充气组织使主动脉弓难以通过超声进行彻底评估（图 11-5）。胸降主动脉从左锁骨下动脉一直延伸到横膈水平。

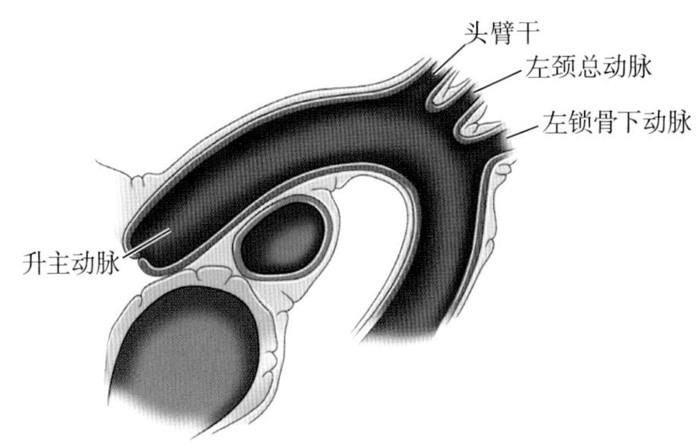

图 11-5　**胸骨上窝主动脉切面。**

正常的主动脉直径一般＜ 4.0cm[41]。一项研究回顾了 Framingham 心脏研究的 3431 名参与者的记录，发现经 CT 检测男性的平均升主动脉直径为 3.4cm，而女性的平均直径为 3.2cm[40]。临床实践中常用的诊断主动脉瘤的主动脉根部直径常规阈值为 4.5cm。

四、超声检查技术及正常超声表现

（一）腹主动脉

每个临床医师可能有不同的方法，但是不管怎么样，一个粗略的腹主动脉超声检查都能控制在 1 ～ 2 分钟，在检查时，最好是对腹主动脉从膈肌往下至分叉处的全长进行横断面和纵断面的全面检查。

检查时大部分患者采取仰卧位，腹部肠道气体是影响腹主动脉超声检查的最主要因素，而克服这一问题的最好方法是用探头施加牢固稳定的压力。

因为腹主动脉前方没有肋骨或者其他骨性结构遮挡，所以不管是有较大接触面的凸阵探头还是特别为心血管检查设计的接触面较小的线阵探头都可以应用于腹主动脉的超声检查。检查时，大多数患者可以用“腹部”预设置，应根据患者的体型适当地调节焦点和超声频率，同时应注意检查环境的灯光以及用帘子保护患者的隐私。

检查时，超声仪器放置在患者的右侧，然后在患者的腹部从剑突至脐部涂抹适量的耦合剂。通常腹主动脉的超声检查都是采用纵断面（探头标记指向患者头部）和横断面（探头标记指向患者右侧）的检查方法，且大多数的检查部位都位于患者腹部的正中线附近（图 11-6），而其中最重要的检查步骤就是探头标记指向患者右侧时的横断面扫查。

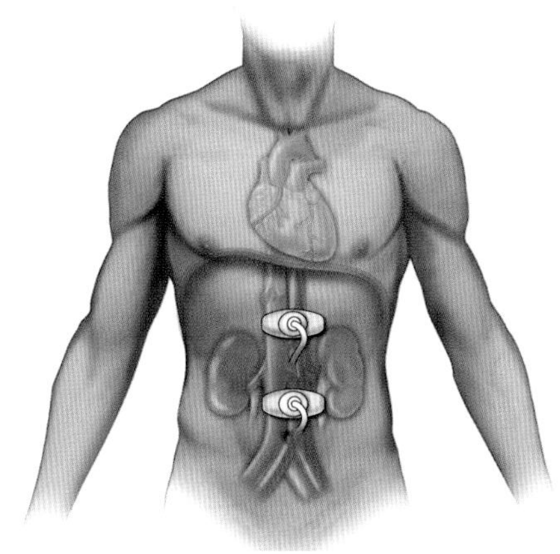

图 11-6　**检查腹主动脉时探头应放置的位置。**

注：腹主动脉的全长可以通过探头移动至该图所示不同的位置进行检测，这样可以避免结肠内气体对检查的干扰和影响

通常检查腹主动脉采用凸阵探头，探头的频率应根据患者的体型来进行调节，以达到适当的分辨率和穿透力。一个中等体型的患者采用 3.5MHz 的探头，对于体型偏胖的患者应降低探头的频率以获得更强的穿透力，而对于体型偏瘦的患者，应提高探头频率至 5MHz 以获得更好的分辨率。通常检查腹主动脉单靠二维超声图像就足矣，当然，彩色多普勒和频谱多普勒虽然不是必需的，但是它们可以帮助临床医师区分腹主动脉与其他结构。检查时适当的调节直至确认腹主动脉是必需的，需要适当的调节深度、焦点和频率以获得最理想的声像图。

腹主动脉的整个行进途径中有很多标志性结构，包括动脉分支、静脉结构以及一些腹部脏器结构都可以帮助腹主动脉节段的定位，虽然在腹主动脉的超声检查中并不需要一一检查出这些标志性结

构，但是这些结构能够帮助我们完整检查腹主动脉的全长，只有确定腹主动脉全长的直径都是正常的，才能 100% 排除腹主动脉瘤的存在。

在进行腹主动脉超声检查时有两个主要的干扰因素：肠道气体和患者肥胖。当患者腹部气体较多干扰腹主动脉超声检查时，检查者可将探头稍稍偏向腹中线两旁，或者直接加压，使探头将肠道挤压至旁边，这样就可以观察腹主动脉，当然如果采用挤压方法可能需要几分钟的时间才能将肠道从感兴趣区推移开。

当遇到比较肥胖的患者时，同样也可以采用加压探头，使探头至腹主动脉的直线距离缩短，或者也可以让患者左侧卧位使大量的脂肪组织偏离腹中线，同样可以达到缩短探头至腹主动脉距离的目的。采用探头加压的方法可以观察到几乎所有患者的腹主动脉，因此是个非常实用的方法，当然也不需要担心加压是否会使腹主动脉瘤发生破裂，至今还没有发生过腹主动脉瘤在进行腹部加压体格检查或者超声检查时破裂的报道。

开始检查时，将探头放置在剑突的尾部（图 11-7 和图 11-8，视频 11-1）。在横断面上，一个很好的参考标志物就是脊柱，其在超声上表现为双侧向后凹、后方伴有声影的强回声结构，脊柱的前方稍偏左侧就可以很容易检查到腹主动脉，它在外观上呈卵圆形并且具有搏动性。而下腔静脉则表现为一个比较薄的结构，其大小随着呼吸发生改变，并且随着超声探头的加压，其前后径会被压扁，这样就很容易鉴别腹主动脉与下腔静脉。观察到腹主动脉横断面的声像图后就可以将探头偏转至纵断面，此时可以观察到心脏的肋下超声表现，而在腹主动脉最上端的浅表依次为皮下软组织和肝左叶。在这里要注意的是，肝左叶为腹主动脉上段的观察提供了一个很好的声窗，使其观察得更为清晰。

随着探头逐渐向下移动，腹主动脉的分支将逐个出现，首先是腹腔干，其次为肠系膜上动脉，后者在横断面上与许多其他的血管结构相互毗邻（图 11-9A）。左肾静脉走行于肠系膜上动脉与腹主动脉之间汇入下腔静脉，脾静脉走行于肠系膜上动脉前方并沿着胰体的上方，与肠系膜上静脉汇合形成门静脉进入肝脏，在腹主动脉发出肠系膜上动脉的稍下方，可以看到单侧或者双侧的肾动静脉向后外方走行至肾脏，如果在肠系膜上动脉附近观察不到肾动脉，则应该考虑是否存在动脉瘤累及这些血管。一般来说，如果在腹主动脉发出肠系膜上动脉的部位 2cm 的范围内有动脉瘤的话，肾动脉常常会被累及。

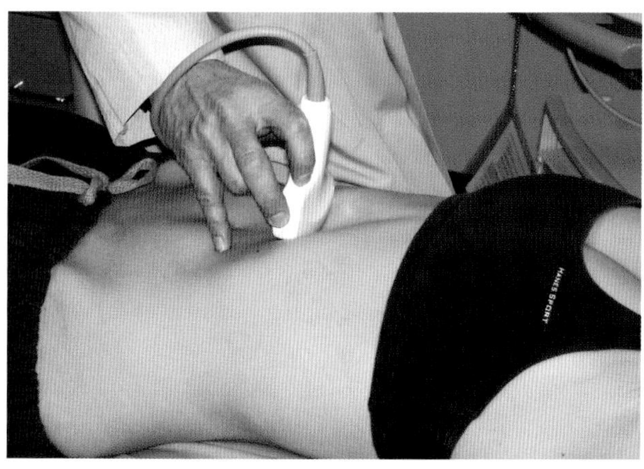

图 11-7　检查腹主动脉时首先应该将探头横切放置在剑突下方，探头的指示标志指向患者的右侧。

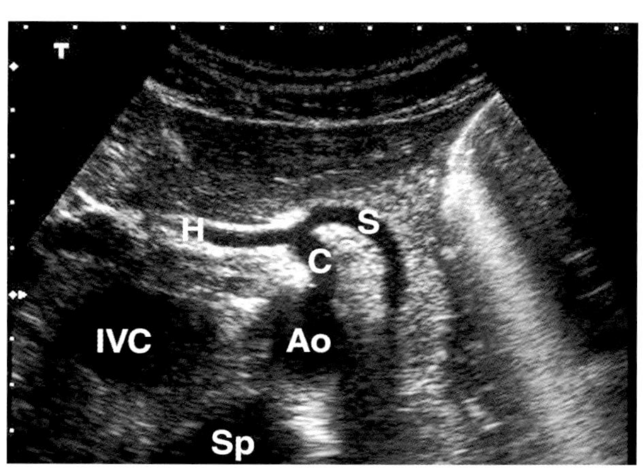

图 11-8　腹主动脉上段的横断面声像图（腹腔干水平）

注：体型较瘦的患者探头进行扫查可以观察到解剖结构的相互毗邻关系，肝脏为其后方结构提供了声学透声窗，腹主动脉和下腔静脉紧贴在脊柱前方；H= 肝动脉，S= 脾动脉，C= 腹腔干，IVC= 下腔静脉，Ao= 主动脉，Sp= 脊柱

因为腹主动脉瘤最常见的发病部位位于腹主动脉的远端，所以对于病情极不稳定的患者，超声医师可以选择性地先进行腹主动脉远端的超声检查以除外腹主动脉瘤（图 11-6）。而观察远端腹主动脉的最佳方法就是将探头置于脐部稍上方进行横断面的检查。然而有很多人认为腹主动脉的检查还是应

该从上腹胃肠部分开始逐渐向下检查，并且要观察所有的解剖结构。在进行腹主动脉远端的横断面扫查时，由于探头的挤压作用，下腔静脉常受压变扁（图 11-9B），所以通常只能观察到腹主动脉以及其后方的脊柱，在横断面上测腹主动脉外壁之间的前后距离是腹主动脉外径的最准确的数值，相反，如果在纵断面上测量则会造成圆柱切面投影误差（将在后续的易犯错误中描述）。如果需要准确测量，则需要冻结画面并用操作键盘上的测量功能，部分患者可以观察到腹主动脉最终分支成为髂动脉，如果临床怀疑的话还应继续检查双侧髂动脉来排除动脉瘤的存在（图 11-10）。

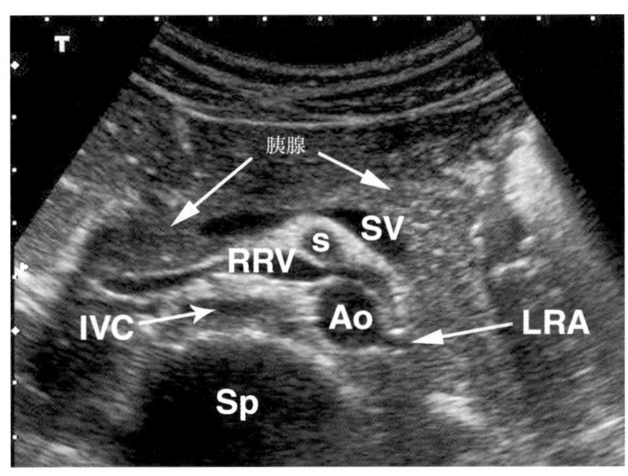

A

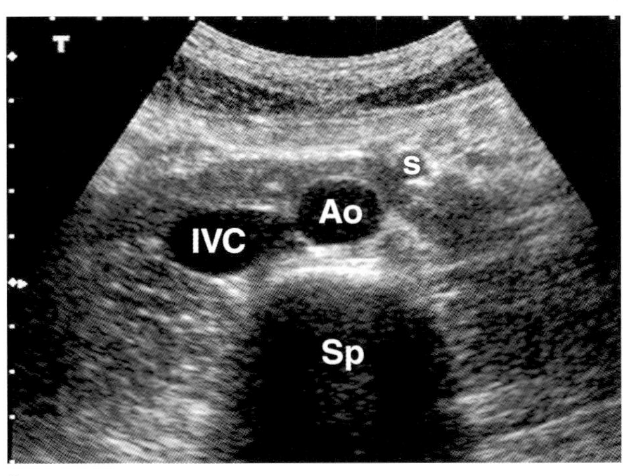

B

图 11-9　（A）腹主动脉中段部分的横切面视图（SMA 的分支点正下方水平）。LRV= 左肾静脉，s= 肠系膜上动脉（SMA），SV= 脾静脉，IVC= 下腔静脉，Ao= 主动脉，LRA= 左肾动脉，Sp = 脊柱。（B）腹主动脉下段横断面视图（位于 SMA 分叉水平）。IVC= 下腔静脉，Ao= 主动脉，s= 肠系膜静脉（或动脉），Sp= 脊柱。

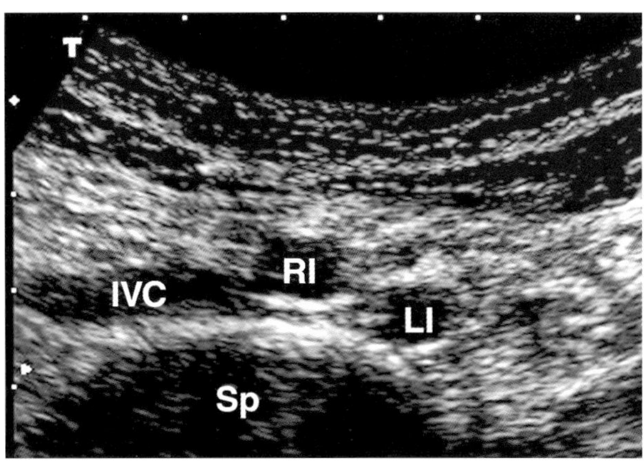

图 11-10　腹主动脉分叉的横断面视图。IVC= 下腔静脉，RI= 右髂动脉，LI= 左髂动脉，Sp= 脊柱。

在剑突下进行纵断面扫查时（图 11-11、图 11-12），检查者可以将声束从右往左移动，这样可以观察到下腔静脉和腹主动脉的近心端。当然也有些超声医师会让患者进行吸气实验来鉴别下腔静脉和腹主动脉，当患者快速吸气时，由于胸腔内的压力骤然降低，会使下腔静脉内的血液快速回流至胸腔内，这样就造成了下腔静脉塌陷变扁。

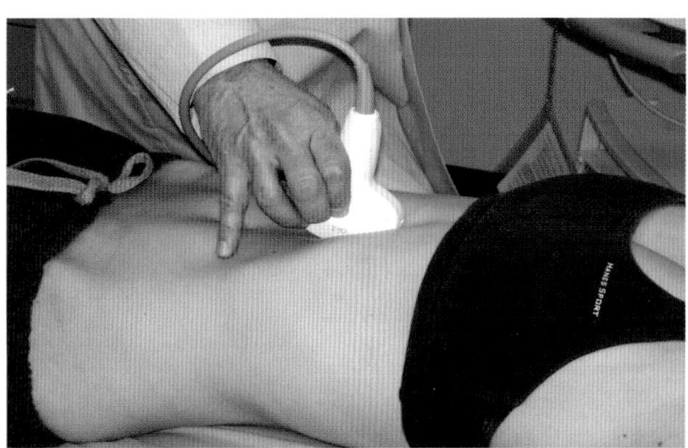

图 11-11　主动脉纵断面扫查时探头应放置的位置，探头的指示标志指向患者头侧。

另外一个鉴别腹主动脉和下腔静脉的方法是，下腔静脉常可以观察到汇入右心房（图 11-13），而腹主动脉常可以观察到其远端的腹腔干和肠系膜上动脉分支从腹主动脉前壁发出。同时，在腹主动脉的纵断面上，常可以观察到脾静脉和左肾静脉的短轴切面，分别位于肠系膜上动脉的前方和后方。当探头从主动脉横向到纵向旋转探头时，应避免无意中将探头滑过 IVC。在一些患者中，IVC 可能由于心脏运动而出现搏动性病变。

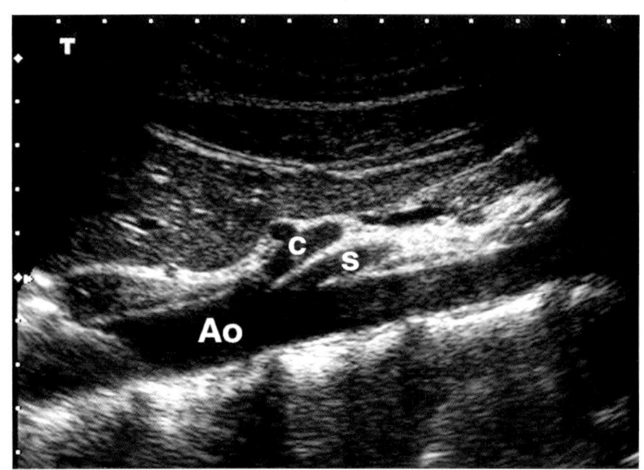

图 11-12　腹主动脉的纵断面视图。腹腔动脉（C）是主动脉发出的第一个分支。肠系膜上动脉（S）位于腹腔动脉下方，平行于主动脉（Ao）。

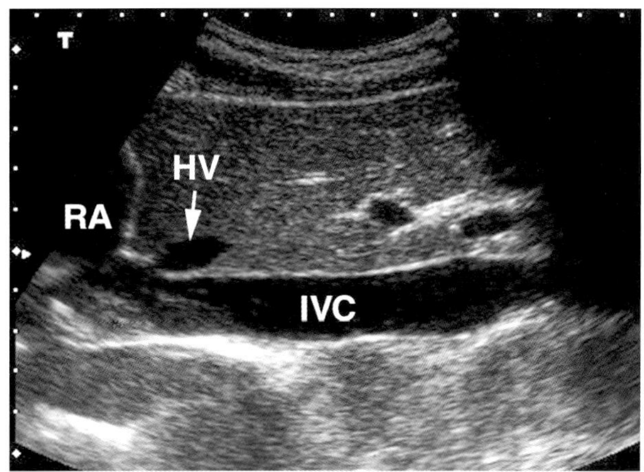

图 11-13　下腔静脉（IVC）的纵断面扫查。RA= 右心房，HV= 肝静脉。

腹主动脉超声检查的最后一个切面是冠状面，此时，探头应放置于患者右侧的腋前线处，利用肝脏作为声窗就可以观察到腹主动脉的冠状面图像了。在进行冠状面检查前，应将超声检查仪的深度调节至最大深度，观察到腹主动脉后再逐渐调节至最佳深度，这样可以保证观察到腹主动脉，在这个切面上，可以观察到下腔静脉位于屏幕的上方，而腹主动脉则位于屏幕的下方（图 11-14 和图 11-15）。

（二）胸主动脉

胸主动脉可显示的起点是心脏的胸骨旁长轴（PSLA）视图。从 PSLA 对探头位置做微小调整可以增强胸主动脉的显示。上肋间视图可以改进主动脉根检查，并通过探头从理想的 PSLA 切面位置移动到第 3 或第 4 肋间隙来获得[103]。当怀疑有急性主动脉疾病时，使用右 PSLA 视图辅助显示近端升主动脉。将探头放置在胸骨右侧，位置和方向与 PSLA 视图相同（第 3 或第 4 肋间隙，探头指示标记朝向患者右肩），患者处于右侧卧位。

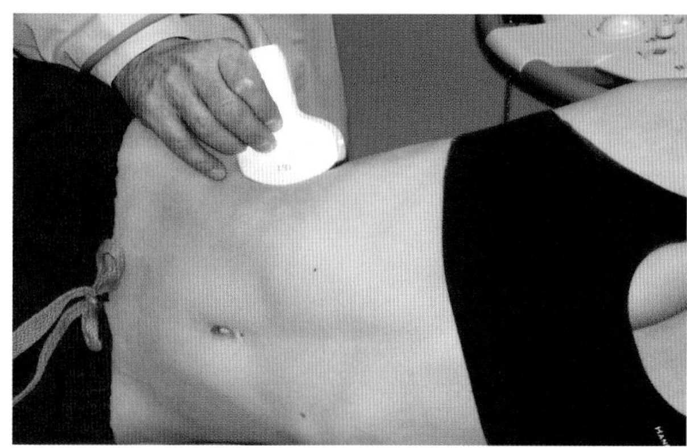

图 11-14　主动脉冠状面视图的探头位置，指示标记指向头侧。

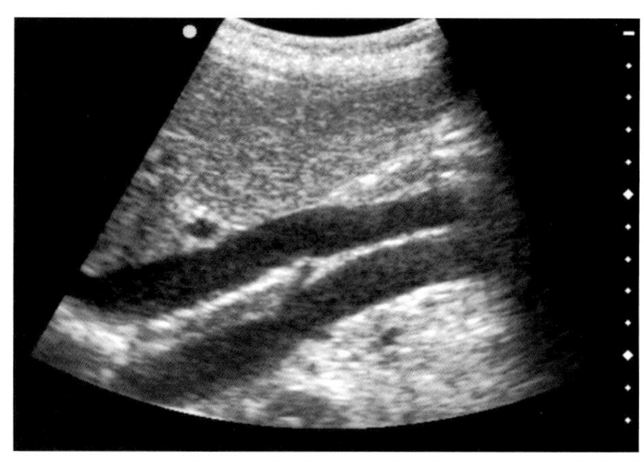

图 11-15　主动脉的冠状切面。右冠状面显示，下腔静脉位于主动脉上方。两条肾动脉以 45° 角从主动脉分叉（在主动脉中部形成箭头状）。肾动脉在此切面中通常不可见。

胸骨上窝切面可以显示主动脉弓的三个主要分支：头臂（无名）动脉、左颈总动脉和左锁骨下动脉。将探头放置在胸骨切迹处，探头指示标记指向患者的左侧肩胛骨（使用心脏预设），探头尽可能对准前方（图 11-16）。正确的患者体位为患者仰卧，抬起下巴，颈部伸展，并向左看，此体位可改善胸骨上视野。该切面可以检测到主动脉瘤或夹层。在横切面上，可以看到主动脉弓下方的右肺动脉。

如果探头在 90° 处旋转，以显示主动脉弓，可以更好地看到左肺动脉。偶尔，在升主动脉外侧可见上腔静脉。

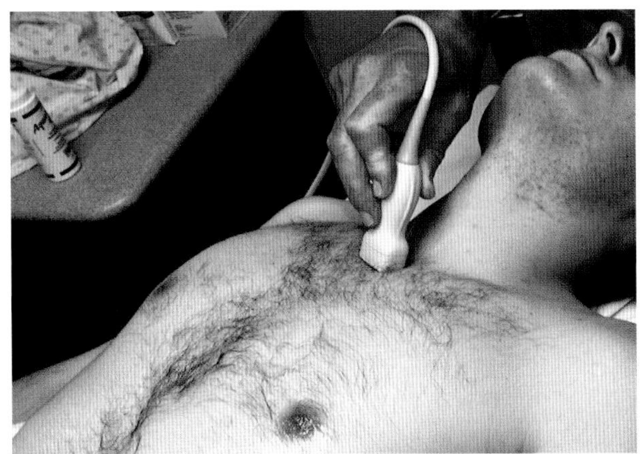

A

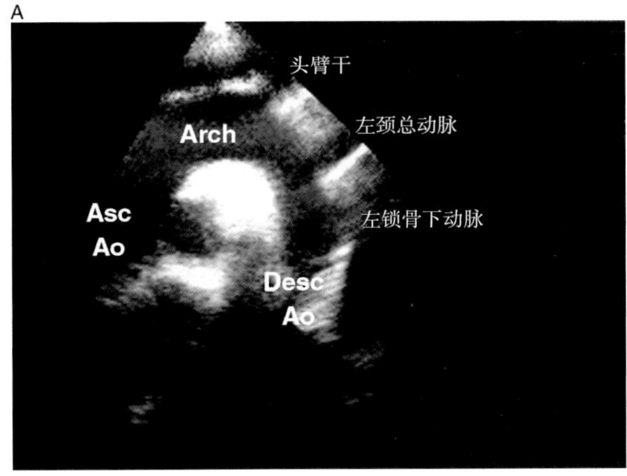

B

图 11-16 胸骨上窝切面的探头位置（A）。向左侧肩胛骨旋转探头，获得主动脉弓的长轴切面。胸骨上窝正常超声（B）。显示正常分支动脉。AscAo= 升主动脉，DescAo= 降主动脉。

胸主动脉检查通常使用相控阵心脏探头。因为19% 的急性主动脉夹层病例中存在心包积液，并与休克和死亡率增加相关 [104]。故应评估心包积液的可能，二维灰度成像通常足以用于检查胸主动脉。测量升主动脉根部直径以评估其扩张情况，并检查近端主动脉是否有皮瓣或新月形壁，两者均提示主动脉夹层。正常大小的主动脉根部直径和左心房直径通常大小一致，对这些结构进行大致的比较，有助于识别主动脉根部扩张或左房扩大。患者左侧卧位通常能增强主动脉根部结构的显示。充气的肺组织可能会掩盖胸骨旁窗的结构，让患者短暂地保持呼气可能有助于检查。应评估 PSLA 视图显示的胸降主动脉后左室壁深处（通过增加视野深度），然后详细评估主动脉根部（图 11-17）。

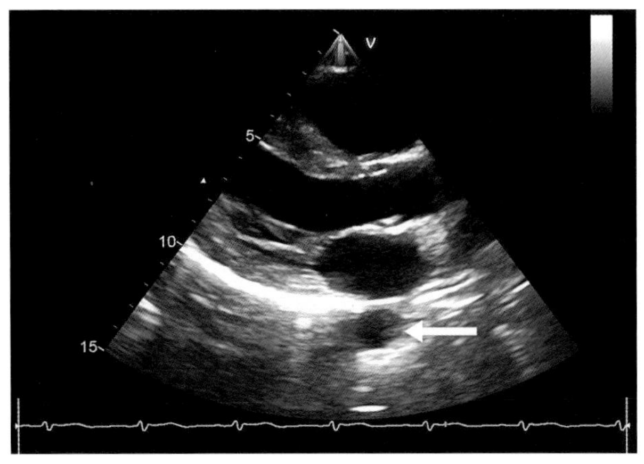

图 11-17 胸骨旁长轴切面，箭头表示胸降主动脉。这个视图是通过增加视图控制的深度（缩小比例）来获得的，这样心脏后面的结构就是可见的。

同样使用 PSLA 视图，在主动脉瓣上应用彩色多普勒来评估是否存在主动脉功能不全，这常见于主动脉夹层，可能是生命体征不稳定的患者休克的原因 [105]。

在评估了传统 PSLA 视图中看到的结构后，将探头向上移动一个肋间隙，可以改善升主动脉的显像。通过舒张末期主动脉瓣叶的附着区，测量主动脉从前缘到前缘（外壁到内壁）的主动脉根部直径（图 11-18）。对主动脉根部前缘至前缘的测量已被证明可以提示患者的解剖变异。测量在严格垂直于主动脉长轴的平面上进行 [106,107]。

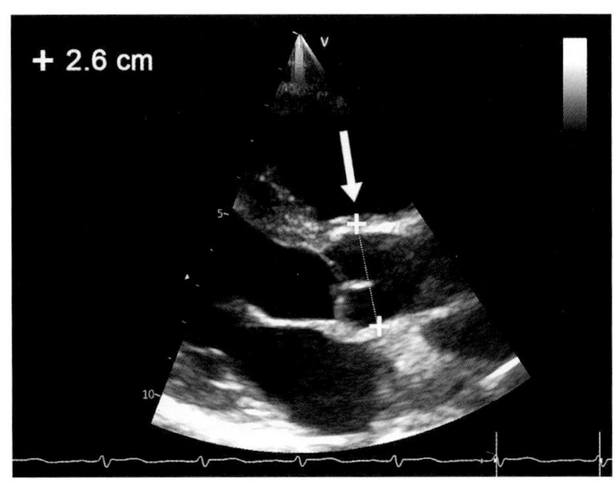

图 11-18 箭头表示在舒张期主动脉瓣瓣叶附着区测量的主动脉根部直径。

测量主动脉根部直径后，使用右 PSLA 视图来提高升主动脉的分辨率（图 11-19）。将探头朝向与标准 PSLA 视图相同的方向，标记点朝向患者的右肩，但放置在胸骨右侧的第 3 或第 4 肋间隙。

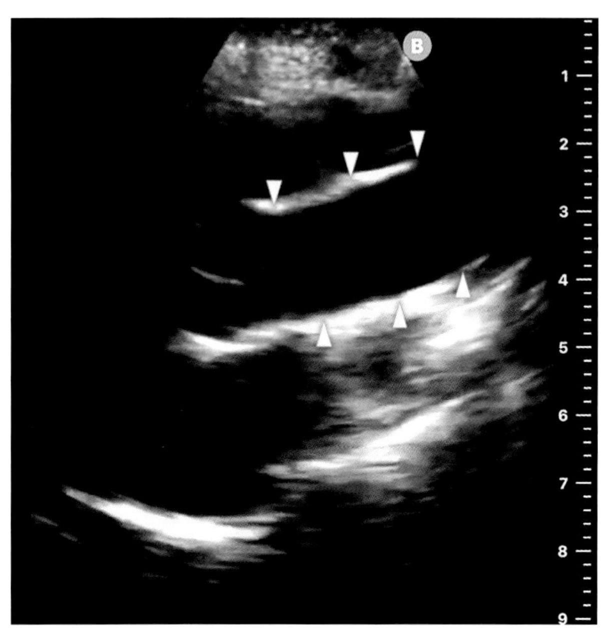

图 11-19 右 PSLA 视图中的升主动脉（箭头）。

对于胸骨旁窗难以显示的患者，考虑心尖五腔或三腔切面作为评估主动脉瓣和根部的替代方法（见第 5 章“经胸超声心动图”）。

五、常见的腹主动脉瘤异常

最主要的异常情况就是腹主动脉的动脉瘤样扩张。通常诊断动脉瘤样扩张都是在横断面上进行观察，当腹主动脉的直径超过 3cm 就可以进行诊断（图 11-20）。一般来说，最常见的动脉瘤样扩张呈梭形，致使动脉的管径呈同心圆样扩大（图 11-21），而如果是局部动脉壁外突造成的动脉瘤则称为囊状动脉瘤（图 11-22），这个相对梭形动脉瘤较为少见。通常腹主动脉瘤常发生于肾动脉发出后的远端腹主动脉，一般至腹主动脉分叉形成髂动脉为止，但是也有 2% 的患者除了有腹主动脉瘤以外还并存胸主动脉瘤，这样包括腹腔干、肠系膜上动脉以及肾动脉都将被累及，而且部分患者还有可能累及髂动脉（图 11-23A），当然也有部分患者仅仅只是髂动脉单发的动脉瘤，这样的患者相当罕见。超过 90% 的腹主动脉瘤发生于肾动脉下方的远端腹主动脉，仅发生于近端腹主动脉的动脉瘤极其罕见（图 11-23B）。破裂最常发生在左侧腹膜后。腹腔内破裂较少见。超声检查不足以显示存在与破裂相关的腔外腹膜后血液的存在，其敏感性低于 5%[108]。因此，在适当的临床条件下，除非有其他证明，大的腹主动脉瘤应该被认为有破裂的可能[43,109]。

1. 腔内血栓

随着动脉瘤直径的增大，瘤体内周边部的血流速度逐渐减缓，最终将导致血流停滞以及血栓形成。这些腔内血栓在超声上较容易检测，常常出现在瘤体的前壁以及侧壁上，当然也可以是环状的血栓形成（图 11-20）。不管是在破裂的腹主动脉瘤，还是在未破裂的腹主动脉瘤，血栓都可以出现，所以说血栓并不是腹主动脉瘤破裂或者内膜剥离的征象，也不是假性动脉瘤的假腔。腹主动脉完全闭塞也有报道，也可通过 POCUS 成功诊断[110]。

2. 腹腔积血

腹主动脉瘤破裂出血时，血液进入腹腔形成急性腹腔积血，通过右侧肋间切面以肝右叶为声窗可以很容易检查出腹腔积血，同样还可以通过其他声窗进行观察（图 11-24）。

3. 主动脉夹层

当主动脉内膜被侵犯时，就会发生主动脉夹层，血液进入中膜并在内膜和外膜层之间形成剥离。常见的撕裂部位包括升主动脉和主动脉弓。Stanford 分类将涉及升主动脉的夹层划分为 A 型，将仅涉及降主动脉的划分为 B 型。

靠近胸主动脉的夹层患者通常主动脉根部会有扩张（> 3.5cm），可在 PSLA 视图上显示（图 11-25）。在扩张的主动脉根部内，有时可以看到内膜瓣（图 11-26）。此外，线性回声皮瓣也提示主动脉夹层，可以在主动脉腔的任何位置看到。在二尖瓣后侧的 PSLA 视图上可见降主动脉（横截面）（图 11-17）。

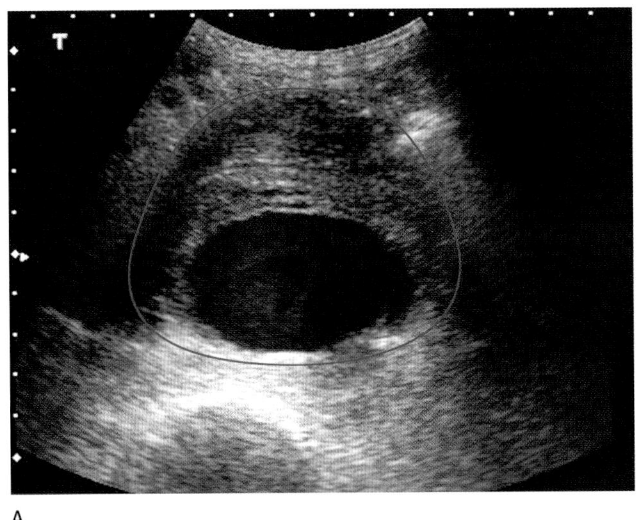
A

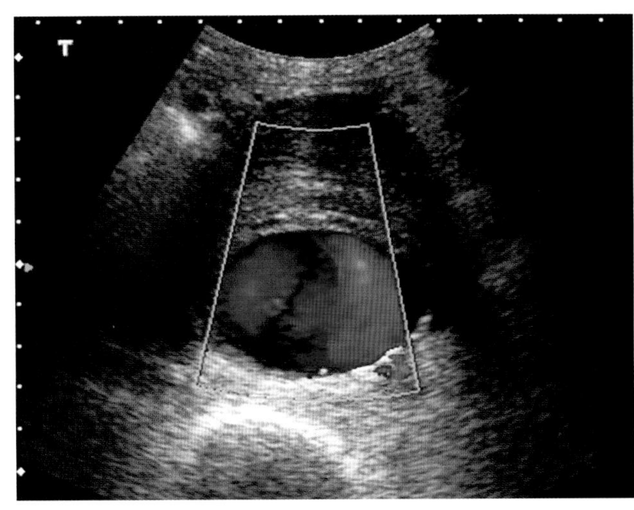
B

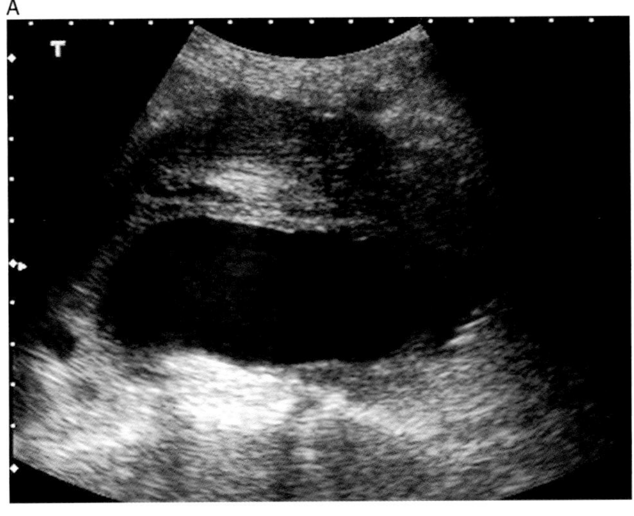
C

图 11-20 梭形动脉瘤，显示附壁血栓导致的动脉壁增厚。横切面图（红线勾画出动脉瘤的范围）（A）。彩色多普勒证实这是一个血管结构（B）。纵向视图（C）。

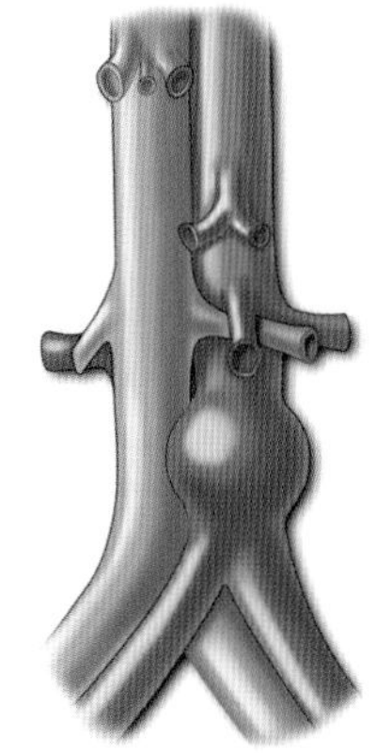
图 11-21 梭形动脉瘤。

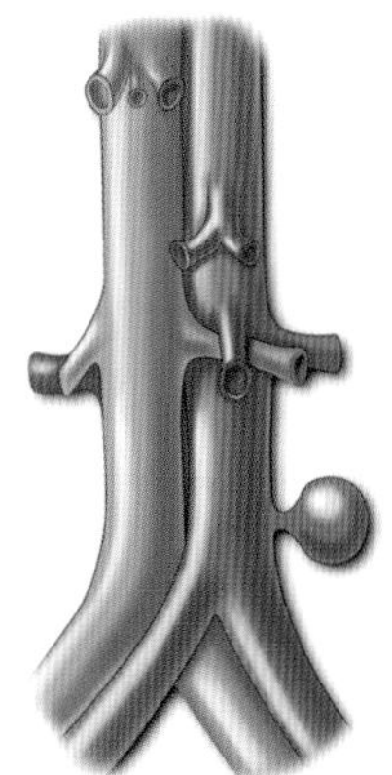
图 11-22 囊状动脉瘤（不常见）。

大多数患者中，胸骨上窝切面可以显示主动脉弓，但图像质量取决于患者体型和操作者的经验 [111-114]。主动脉弓或胸降主动脉内的夹层在此切面中可以看到（图 11-27）。最后，显示整个腹主动脉是至关重要的，即使当患者的症状提示是 A 型夹层时也是如此，因为 A 型夹层通常延伸到腹主动脉，在这个部位很容易识别出内膜瓣（图 11-28，视频 11-2 和 11-4）。

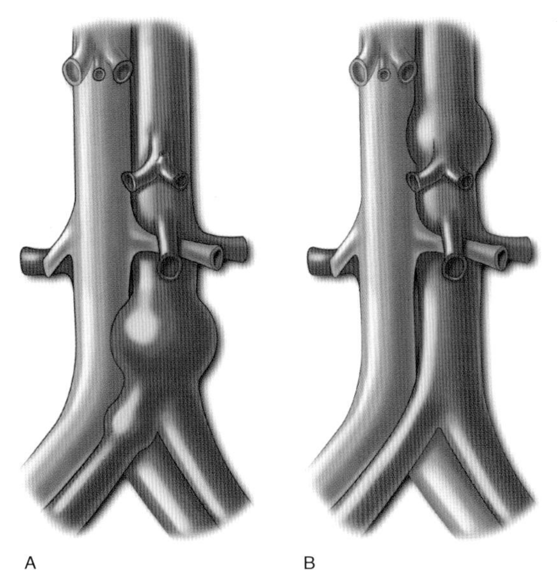

图 11-23 （A）髂动脉瘤。梭状腹主动脉瘤延伸到右侧髂总动脉。（B）孤立的近端腹主动脉瘤（不常见）。

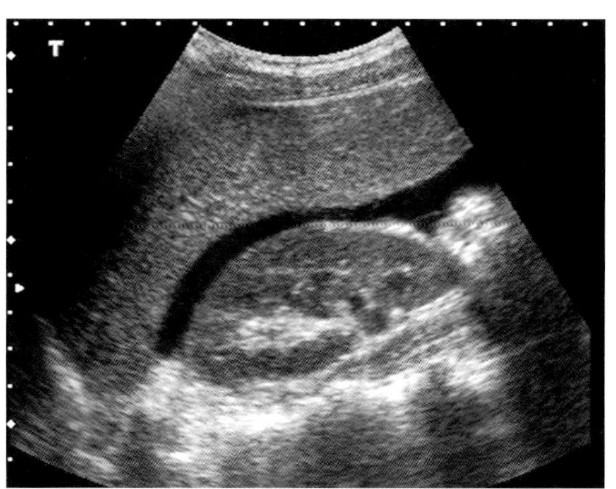

图 11-24 右肾的冠状面视图显示腹腔内有游离的积液。

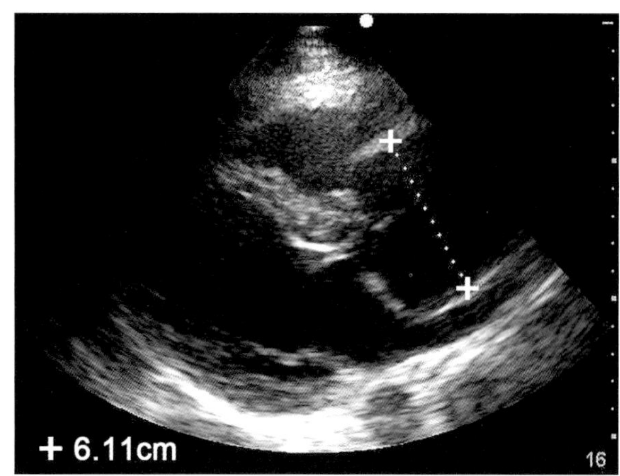

图 11-25 PSLA 视图上显示主动脉根部扩张（6.1cm）。

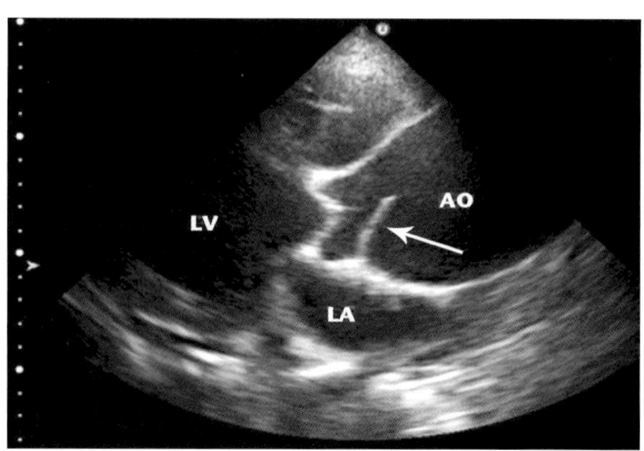

图 11-26 近端主动脉夹层。胸骨旁长轴切面显示主动脉根部和近端皮瓣扩张（箭头）。Ao= 主动脉，LV= 左心室，LA= 左心房。

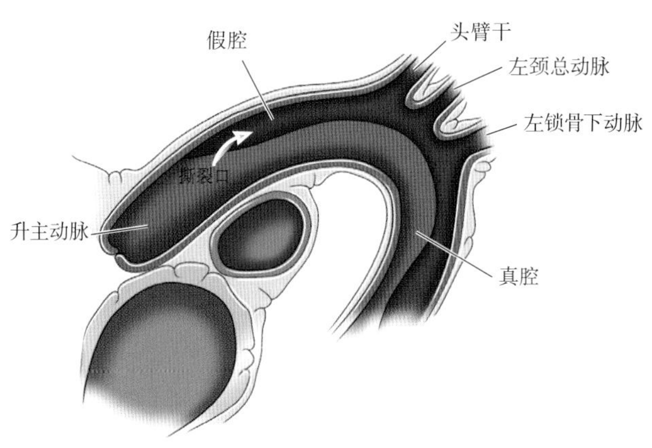

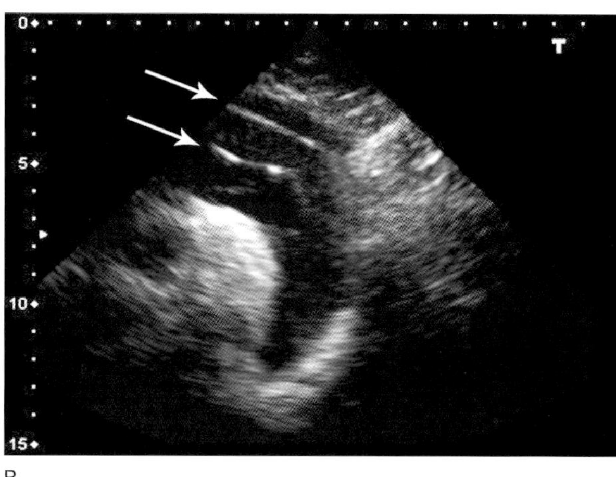

图 11-27 A 型主动脉夹层图示（A）。主动脉弓的胸骨上窝切面（B）。图像显示在两个位置穿过内膜皮瓣（箭头）

主动脉夹层超声检查常见的发现包括：①存在心包积液，提示需紧急手术干预；②存在主动脉瓣功能不全（图 11-29），这可能可以解释患者的休克状态；③孤立的降主动脉或腹主动脉受累（B 型夹层）（图 11-28）；④主要分支血管受累，这可以提示应扫查颈动脉[111－114]。

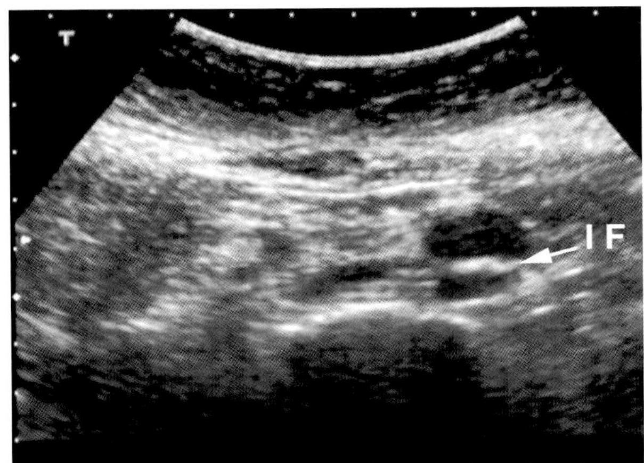

A

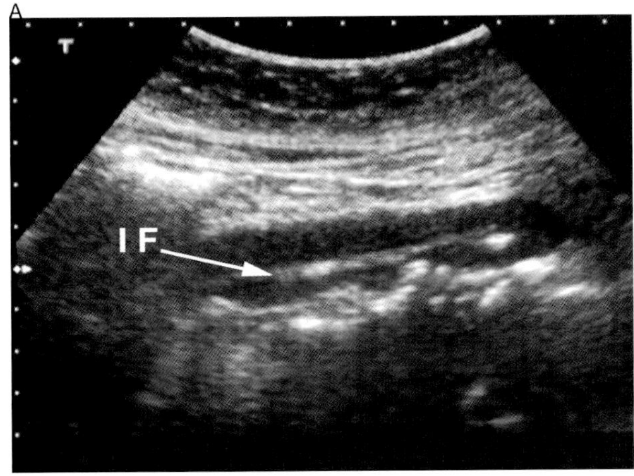

B

图 11-28　急性腹主动脉夹层。横向（A）和纵向切面（B）显示内膜瓣（IF）。

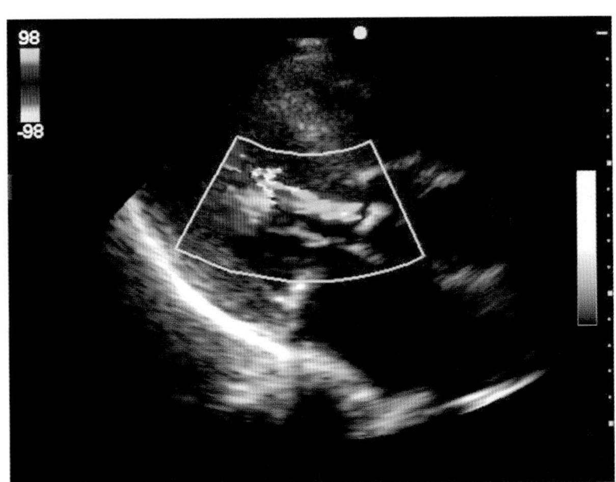

图 11-29　左室流出道长轴。彩色多普勒成像显示严重主动脉瓣功能不全。

六、常见的变异和其他异常

（一）胸主动脉瘤

升主动脉的扩张超过正常内径 1.5 倍，可能提示存在动脉瘤。真正的升主动脉动脉瘤累及血管壁的所有层。假性动脉瘤只累及内膜和中膜层。大多数胸主动脉瘤为梭状，但也可能为囊状（图 11-30），也可能同时发生主动脉夹层。

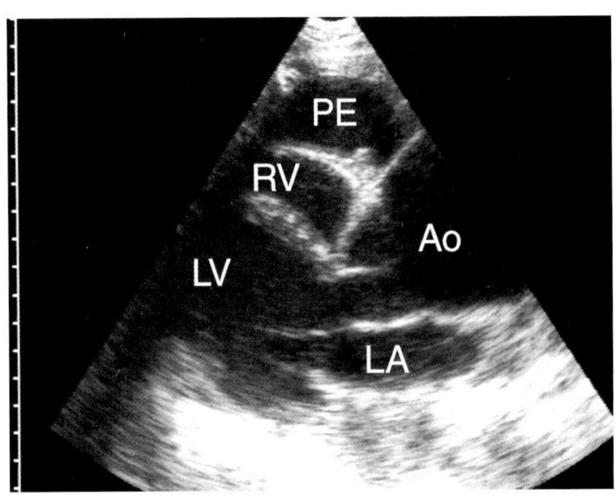

A

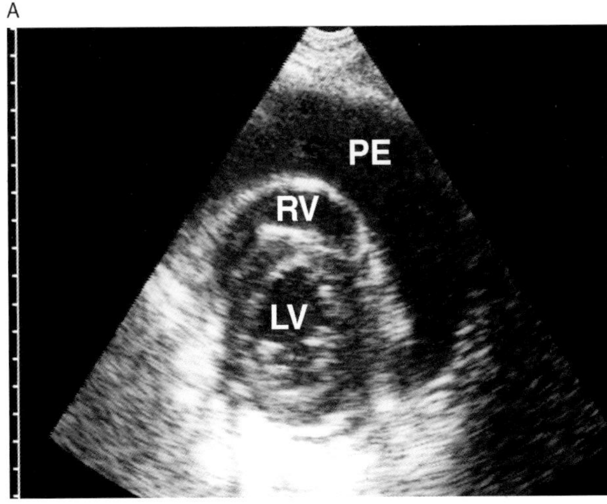

B

图 11-30　胸主动脉瘤。胸骨旁长轴切面显示在升主动脉有一个 6cm 的动脉瘤（A）。心包前方积液。扩大的主动脉可能会使左心室压向后心包。胸骨旁短轴切面的显像最好（B）。TEE 检查未见内膜皮瓣。Ao= 主动脉，LA= 左心房，LV= 左心室，RV= 右心室，PE= 心包积液。

在超声心动图上，主动脉通常在几个位置测量：主动脉环、主动脉瓣叶尖端、升主动脉主动脉弓和降主动脉。检查时注意扩张的长度和程度。与腹主动脉一样，如果胸主动脉直径为 5 ～ 6cm，则需要心胸外科会诊。

因为主动脉弓和降主动脉位置比较深而不能完全显示出来，TTE 的作用是有限的，由于骨骼和空气的影响，内膜的显影也很困难。经食管超声心动图（TEE）、CT 和磁共振成像（MRI）对主动脉瘤的检测和评估准确性相似，如果经胸超声心动图不足以清楚显示主动脉弓和降主动脉时，应考虑这些检查方法。

（二）腹主动脉走行扭曲

血管位置以及大小的变异是非常常见的，腹主动脉随着年龄的增长常常会变得走行扭曲，这样就会使追踪这些血管行径变得困难（图 11–31）。

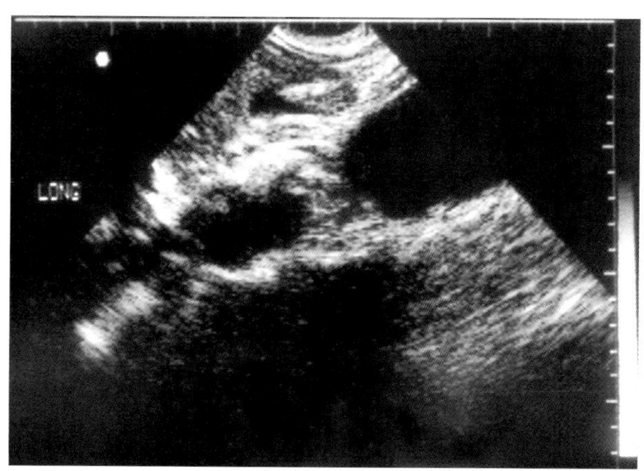

图 11–31 腹主动脉瘤的纵向视图。正常的主动脉远端变细被逆转。主动脉内的回声区域不是血块，而是扭曲的血管侧壁形成的回声。

（三）包裹性腹主动脉瘤破裂

通常超声对于包裹性的腹主动脉瘤破裂的诊断准确性不高，在声像图上常表现为腹主动脉周围的不均质低回声区（包括出血和血肿）（图 11–32）。

（四）急性腹主动脉夹层动脉瘤形成

此病与腹主动脉瘤破裂常常被混淆，它的形成可以与动脉瘤并存，也可以不与动脉瘤并存，仅仅 2% ～ 4% 的腹主动脉夹层动脉瘤的患者并存有腹主动脉瘤。腹主动脉夹层动脉瘤患者的临床症状与腹主动脉瘤破裂患者的临床症状极其相似，而在超声声像图上也常常表现为腹主动脉内径扩张，因此常常被误诊为小的腹主动脉瘤。但是如果仔细观察可以看到腹主动脉夹层动脉瘤的腔内有一摆动的膜状物（图 11–28），在横断面时应用彩色多普勒超声仅在腹主动脉内可见花色血流，这样即使腔内的膜状物无法观察到，也可以通过彩色多普勒来确定夹层动脉瘤的存在。

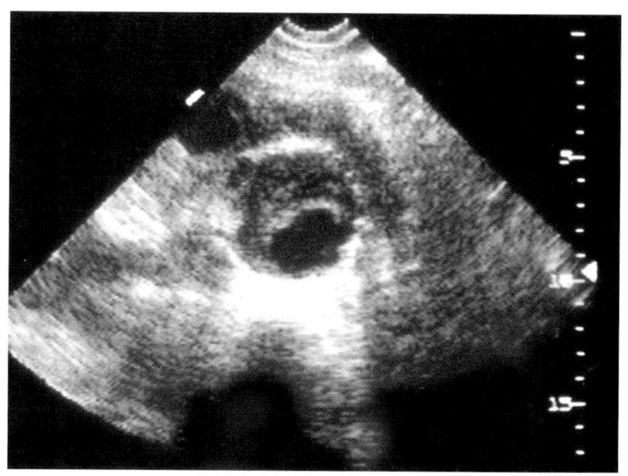

A

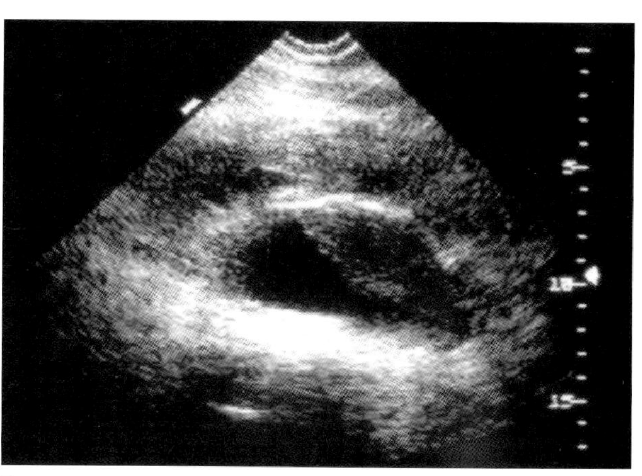

B

图 11–32 包裹性腹主动脉瘤破裂：横切面显示腹主动脉瘤伴附壁血栓（A）。包绕在主动脉周围显示低回声的混合回声区域（包括出血和血肿）。同一患者的纵向切面扫查（B）。

（五）肾积水

体积较大的腹主动脉瘤可以通过挤压周围组织结构而引起继发性的并发症。如果压迫左侧输尿管会引起左肾积水，并最终导致肾盏破裂而引起肾周尿液囊肿（图 11–33）。当然，肾盂积水在疑似输尿管结石的患者中更为常见。因此，腹主动脉瘤破裂的患者出现肾积水可能被误诊为输尿管结石。

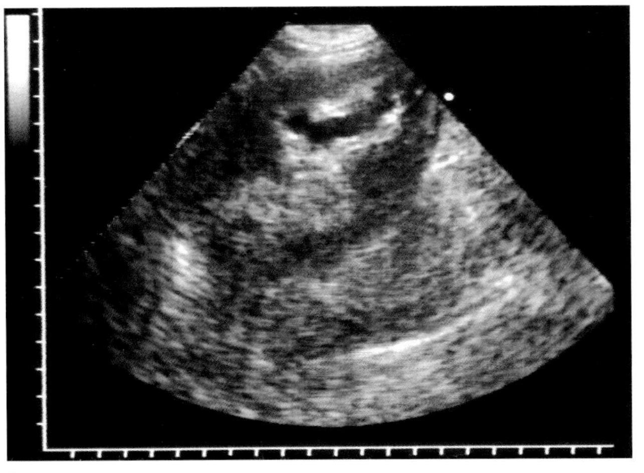
A

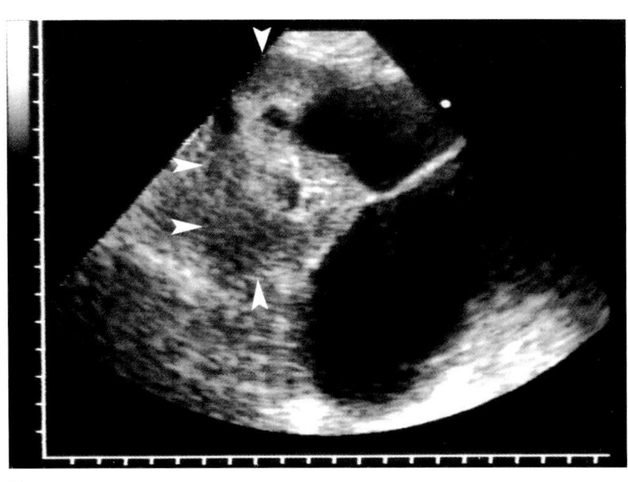
B

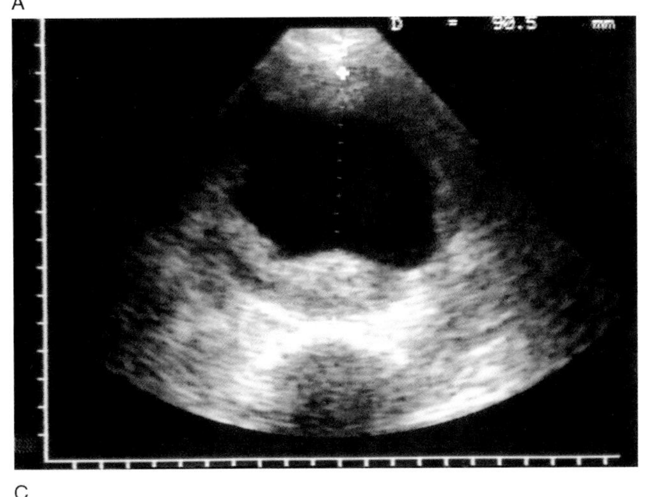
C

图 11-33　腹主动脉瘤造成的肾积水。左肾下极冠状面显示轻度肾积水（A）。同一患者的低位腰部冠状图（向上倾斜）显示一内部具有分隔的囊性结构与肾集合系统相通，肾脏边界如箭头所示（B）。内含的液体是肾周尿瘤，继发于巨大（9.0cm）腹主动脉瘤压迫输尿管造成肾盏破裂（C）。

（六）主动脉静脉瘘

当腹主动脉瘤向邻近的静脉内破裂时将形成动静脉瘘，最常见的就是累及左肾静脉和下腔静脉。通常这些动脉瘤的体积较大（平均直径达到 11 ～ 13cm），因此在体格检查时很容易扪及搏动性肿块。当出现动静脉瘘时，患者的临床症状与腹主动脉瘤破裂的临床症状相似，超声检查可见一巨大的腹主动脉瘤，CT 常表现为动脉化的左肾静脉，IVP 则表现为左肾充盈缺损，由此可以做出动静脉瘘的诊断。

（七）孤立性髂动脉瘤

髂动脉瘤在腹主动脉瘤中占比高达 20%，但在 2% ～ 7% 的病例中没有发现腹主动脉瘤。因此，每次床边进行主动脉超声检查时，应仔细检查腹主动脉的分叉（位于脐后）以及近端髂动脉，髂动脉的正常直径约为 1cm。动脉瘤的测量值＞ 1.5cm，通常认为 3.5cm 的动脉瘤需要进行选择性修复[115]。

（八）内漏

在既往接受移植手术的腹主动脉瘤患者中，由于血液通过腔内移植物或其周围渗漏，动脉瘤扩张可能会引起腹痛。超声检测内漏的能力是有限的，但如果有比较图像，修复后动脉瘤扩张应提示进一步 CT 检查。如果没有可用的对比图像，可以通过彩色多普勒显示移植物移位来明确诊断内漏。

七、注意事项

1. 禁忌证

超声检查腹主动脉的绝对禁忌证是所有的诊断信息已经足够，超声检查会延迟紧急干预。即使在 CT 血管造影诊断为急性主动脉夹层或腹主动脉破裂后，TTE仍是非常必要的。近端夹层的患者可能有急性主动脉功能不全、心肌梗死或心脏压塞。腹主动脉瘤破裂的患者可能伴有心肌梗死或慢性心力衰竭，这会使他们的复苏治疗更复杂。

2. 过度依赖超声检查

不应仅凭经胸超声心动图排除急性主动脉夹层。即使是最有经验的医生，当临床高度怀疑急性主动脉夹层时，超声检查也不够敏感。CT血管造影是诊断急性主动脉夹层和制定手术计划的金标准。尽管CT很实用，但仍然需要超声心动图确定近端主动脉夹层患者的主动脉功能不全的存在和严重程度。

只要能获得足够的图像，经腹部超声就可以排除腹主动脉瘤。然而，检查到腹主动脉扩张并不足以做出腹主动脉瘤破裂的诊断。发现腹主动脉瘤（特别是直径＞6～7cm）伴有血流动力学改变，强烈提示破裂；然而，几乎所有患者都可受益于CT血管造影，以明确诊断和治疗是应采用手术还是介入治疗修复。

3. 限制超声成像的患者因素

肥胖以及肠道气体通常会致使超声检查更为困难，而如果无法确定腹主动脉的主要分支是否受累，则会使外科手术变得更为复杂和困难。当肠道气体或者其他技术因素使完整的系统的实时扫查变得困难，就算是采用各种平面扫查都不清楚时，这些限制因素应查明和记录。如果临床需要，应选择其他的方法来进行检查，以排除这些因素对检查的影响。

4. 声像图观察时的错误

在进行声像图判读时应该避免两种错误。首先，检查者不能随意地将探头偏移至右侧，这样会造成观察到的图像为下腔静脉的长轴切面。下腔静脉显示为壁薄且易被压扁的结构，有时下腔静脉可能会被误认为腹主动脉（图11-13）。检查者可以通过横断面同时观察到腹主动脉和下腔静脉，纵断面显示腹腔干以及肠系膜上动脉从近端的腹主动脉发出（图11-9B），从而来鉴别腹主动脉以及下腔静脉。另外一个常犯的错误就是所谓的“圆柱体切面伪差”（图11-34）。由于检查时有限的声窗造成了检查腹主动脉时，探头发出的声束并没有沿着腹主动脉的直径走行，而是偏离了直径，这样就造成了腹主动脉的前后径的测量误差，这并不是伪像误差，而是基于操作者的个人操作所引起的误差。因此，对于腹主动脉的测量必须从横断面以及纵断面两个切面上进行，以免产生误差。

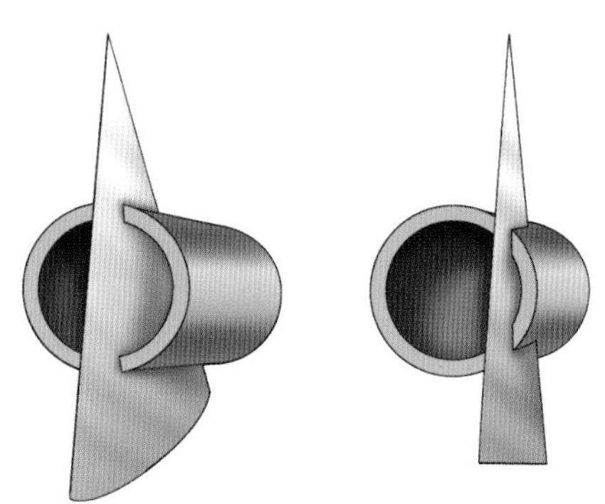

图11-34　圆柱体切面伪差。当声束沿着血管中心走行时，可测量出该血管的最大直径，当声束偏离血管中心时测量数值会偏小。

5. 不能排除小动脉瘤发生破裂的可能性

直径小的腹主动脉瘤也会发生破裂，一旦患者的腹主动脉直径超过3cm，并且伴有急性腹主动脉瘤破裂的临床症状时，则需要经过充分的检查来诊断其为腹主动脉瘤破裂。

6. 腹主动脉旁较大的淋巴结可能与腹主动脉瘤相混淆

一般腹主动脉旁较大的淋巴结常位于腹主动脉的前方，当然也可以存在于腹主动脉的后方，此时这些淋巴结就会向前推移腹主动脉，使其与脊柱椎体间产生间隙。这些淋巴结实时观察时有不规则的形态，这样就可以与腹主动脉瘤相鉴别。当然，如果利用彩色多普勒超声检查，淋巴结中不会显示腔内彩色血流，这也是一个重要的鉴别方法。

7. 主动脉夹层皮瓣与伪影的鉴别

当扫描主动脉时，通常会看到血管腔内的线性伪影。解剖皮瓣往往更厚，并随着心脏收缩而搏动或波动。当超声检查结果不确定时，最好继续采用急性主动脉夹层诊断流程（图 11-3）。

参考文献

完整的参考资料列表可在网上找到
www.mhprofessional.com/mamateer4e.

视频

第12章 肝胆系统

David Murray and Thomas Mailhot

腹痛是就诊于急诊科（ED）的患者最常见的主诉，在美国每年就诊的人数超过1200万人次[1]。估计有15%的美国人患有胆结石，每年有1%～4%出现症状，其中20%发展为急性胆囊炎[2-4]。每年有超过20万人因急性胆囊炎住院[5]。床旁即时超声（POCUS）已被用于诊断和排除胆结石相关的疾病，具有很高的可信度，从而提高了临床诊断质量和急诊工作效率[6-9]。熟练掌握POCUS的急诊医生可以在床边快速对腹痛患者做出诊断。

一、临床概况

急性肝胆疾病主要的评估方法包括：超声、肝胆亚氨基酸闪烁成像（通常称为HIDA或胆道闪烁成像）、计算机断层扫描（CT）和内镜逆行胰胆管造影（ERCP）、磁共振胰胆管造影（MRCP）和内镜超声。因为超声可以在床边快速进行，并且不会使患者暴露于电离辐射中，现已成为检查疑似急性肝胆疾病中最常用的初始首选检查方式[10-12]。超声诊断胆囊结石敏感性最高，而据文献报道HIDA在诊断急性胆囊炎中只是有较高的敏感性。仅腹部超声对急性胆囊炎有非常高的阴性预测值（99%）；因此，当POCUS检查正常时，HIDA在检测急性胆囊炎方面提供的检查结果非常有限[15]。值得注意的是，虽然HIDA对急性胆囊炎的诊断提供了更高的整体敏感性和特异性，但这种方法往往更难以获得，而且不能及时执行，导致手术时间延迟和住院时间延迟[16]。急性胆囊炎的延迟手术会导致更多的并发症和不良的结果[17]。由于CT只能检测出25%的胆囊结石，因而应用价值有限。CT对于诊断其他原因引起的腹痛更有价值。ERCP、MRCP和内镜超声非常耗时，要求条件较高，限制了它们的整体临床实用性。ERCP也可导致严重的并发症，包括胰腺炎、出血、胆管炎、穿孔，甚至死亡[20]。

二、临床适应证

临床医生进行肝胆急诊超声检查的指征包括以下症状：

- 胆绞痛
- 急性胆囊炎
- 黄疸及胆管扩张
- 败血症
- 腹水
- 肝脏疾病

（一）胆绞痛

在美国，接受胆囊切除术的患者（包括非急需的手术的和急诊手术）比阑尾切除术的患者更多。急诊医师接诊的腹痛病例中，有1/3是由胆道疾病引起的。典型的胆绞痛表现为：育龄期肥胖妇女高脂饮食后出现间歇性右上腹（RUQ）绞痛。胆石症在年轻患者中较常见，经产妇发病率比青年男性高，随着年龄的增长，其发病率的性别比例基本相当。老年患者通常没有典型的餐后发作疼痛和疼痛时而加剧时而缓解的表现，更多表现为夜间持续性的疼痛，平均持续 1 ～ 5 小时 [24]。儿童胆结石症的发病率一直在稳步上升，这被认为是与儿童肥胖症发病率同时上升有关 [25]。除肥胖外，儿童胆石症的病因通常还包括溶血性贫血、长期静脉注射（IV）抗生素治疗或特发性疾病 [26]。胆道疾病患儿可能表现为非典型性症状，经常被误诊，并因儿科医生很少考虑而延误诊断 [27]。

一项对即将接受胆囊切除术患者的生理学研究表明，大多数胆囊结石患者既往因胆囊机械性刺激曾引起上腹部不适或消化不良。但实际上，有些患者直到胆囊炎刺激腹膜时才会出现右上腹痛的症状。此外，患有胆道疾病的患者可能会主诉右侧腰痛、肩胛骨疼痛或胸痛 [31]。

由于上腹痛患者的鉴别诊断较多，胆囊的 POCUS 可以减少临床医生必须考虑的疾病可能 [32]。在急诊中，被评估为孤立性上腹部不适的患者最终有超过 25% 的病例被诊断为胆道疾病。此外，这些患者中的大多数肝功能检查正常。因此，不论实验室结果如何，胆道 POCUS 是作为评估上腹痛的常规诊断工具 [33]。大多数急诊患者就诊时主诉持续性疼痛，在这些患者中，POCUS 可以加快诊断，并使临床医生集中精力合理治疗 [21,34]。图 12-1 概述了疑似胆绞痛患者的诊断思路。

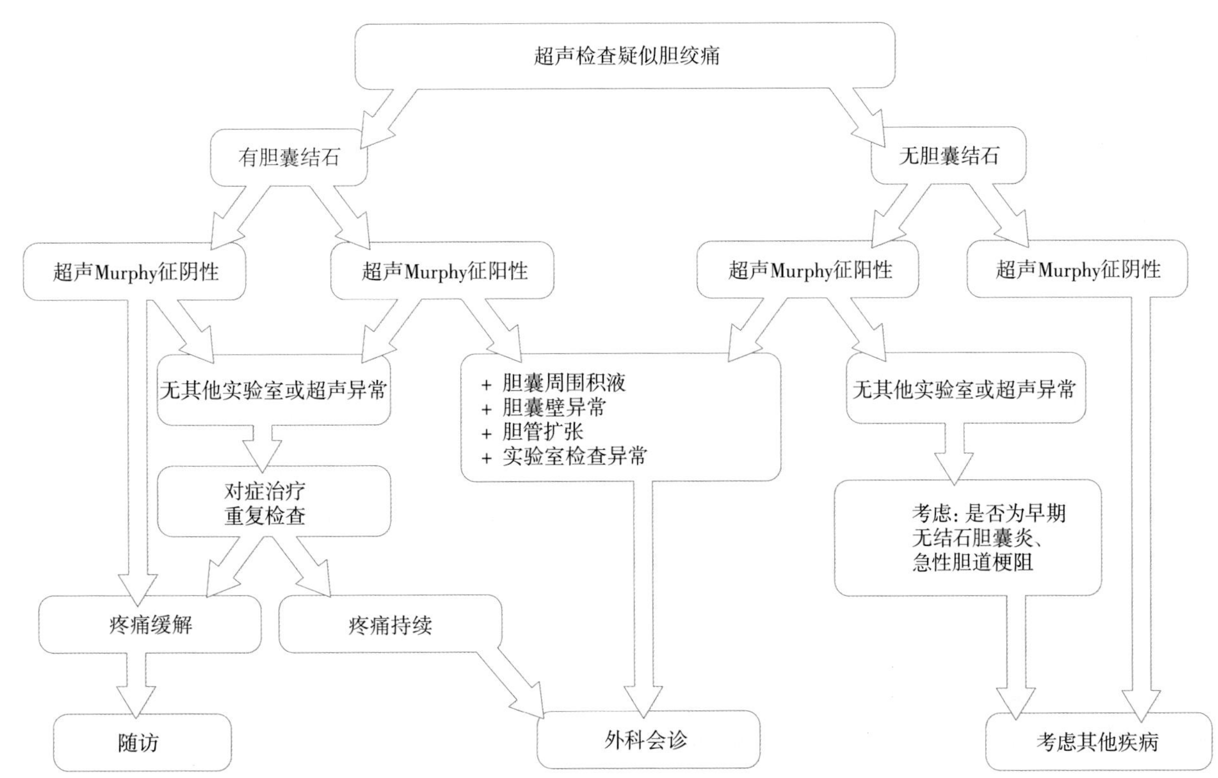

图 12-1　胆绞痛的诊断步骤

注：此流程图是基于患者的临床表现和超声检查的结果，概述了对胆绞痛的诊断思路

研究表明，经验丰富的急诊医师能像专业超声医师那样获取并判读超声图像，特别是在胆石症的检查中，急诊医师检出胆囊结石的敏感性和特异性（分别为 86% ～ 96% 和 88% ～ 97%）与专业影像医师相比无明显差异（分别为 84% 和 99%）。一般急诊医师进行一次胆囊超声检查需要 10 分钟。利用 POCUS 代替全面的放射学检查可以获得适当的门诊手术转诊，同时显著缩短评估胆道疾病患者的 ED 住院时间 [9,37]。虽然可能有人担心，放弃右上腹的综合超声可能会遗漏重要的胆道外病变的发现，但回顾性数据显示，急诊人群中，这些发现只占不到 10%，其中不到 1% 的发现提示新的恶性肿

瘤[38]。

胆石症是一种常见的疾病，大多数患者并无症状[2]。因此，医生在评估非典型症状患者的胆结石结果时必须谨慎。尽管我们可以很顺理成章地将患者的症状归因于胆道疾病，但临床医师应切记，胆绞痛是临床诊断而不是超声诊断。

（二）急性胆囊炎

急性胆囊炎是胆结石最常见的并发症，在随访超过10年的胆结石患者中，约占11%[23]。急性胆囊炎的危险因素包括肾功能衰竭、乙型肝炎病毒感染、心血管疾病、糖尿病、高甘油三酯血症、大手术、严重烧伤、多重创伤和全肠外营养[39]。典型的右上腹痛、发热和白细胞增多的患者应考虑急性胆囊炎的可能性。然而，在急诊中，这些表现在大多数患者中并不存在[40]。由于总体上缺乏临床敏感性，因此对急性胆囊炎的明确诊断主要依赖于影像学检查（图12-2）[41,42]。

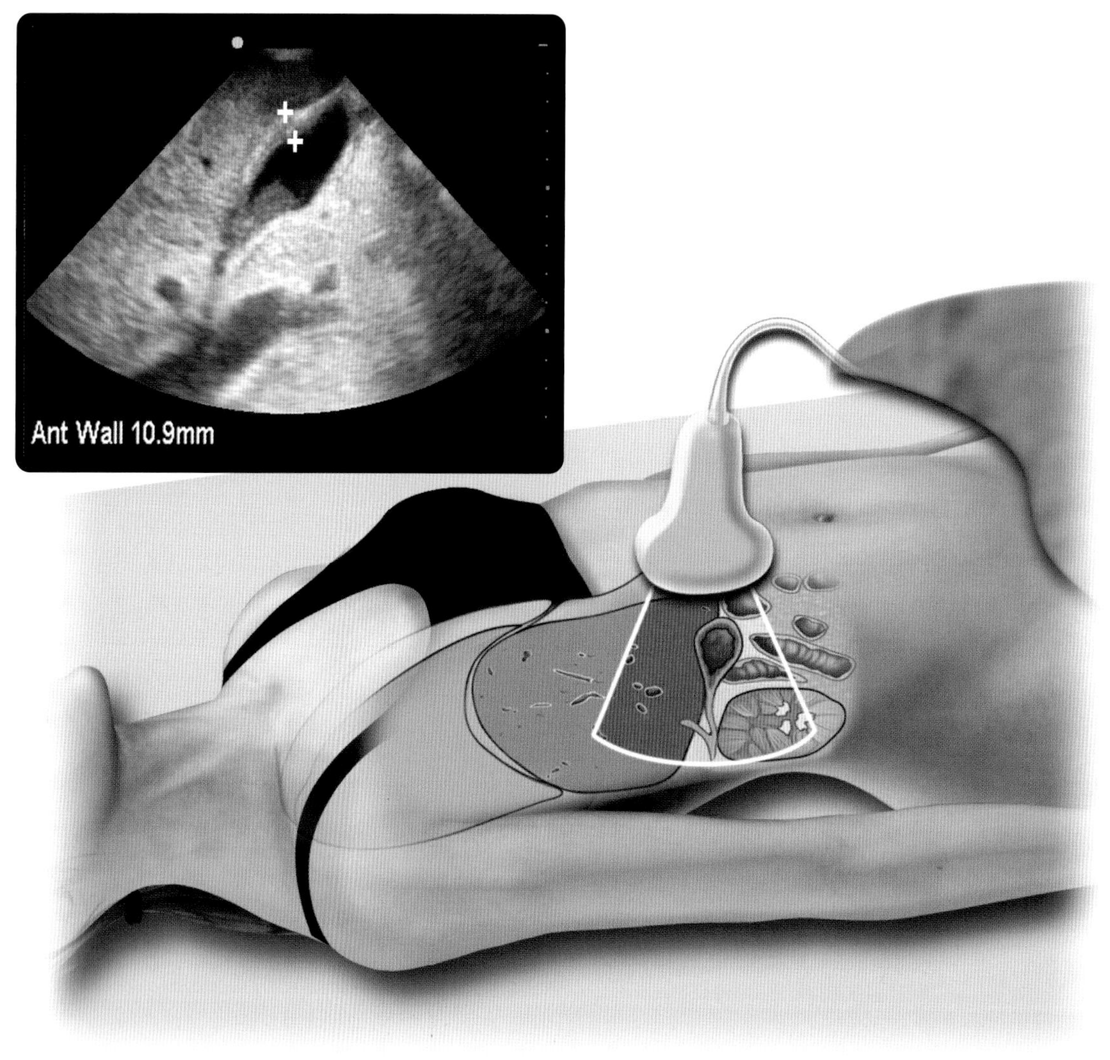

图12-2　**急性胆囊炎。超声技术和表现在本章的相应部分概述。**

POCUS对急诊患者急性胆囊炎的诊断具有86%的敏感性和71%的特异性。95%～99%的急性胆囊炎患者有胆囊结石。然而，在无结石性胆囊炎发病率较高的重症监护患者中，超声检查不够敏感，不应依赖其进行诊断[44]。据报道，超声Murphy征（由超声探头按压胆囊底引起的疼痛）在诊断急性胆囊炎时的敏感性（45%～86%）和特异性（35%～94%）变异较大[12,32,36,45,46]。然而，超声检查上的 Murphy 征有助于确定腹痛的来源。当出现局灶性压痛，呈明显阳性反应且超声检查也显示有胆囊结石时，则表明患者至少可以被诊断为胆绞痛（图 12-1）。虽然临床医师单凭超声结果不能确诊急性胆囊炎，但结合超声阳性结果可提高最终诊断的准确性。一项前瞻性研究报告，胆结石和超声 Murphy 征诊断急性胆囊炎的阳性预测值为 92%，而胆结石和胆囊壁增厚的阳性预测价值为 95%[12]。对于胆石症，单纯胆囊壁增厚（＞5mm）的诊断特异性是 65%，胆周积液的诊断特异性是 85%[47]。

通常，急诊医师可以根据超声检查提示的胆囊结石和胆囊壁增厚，并结合临床表现和实验室检查结果，高度怀疑患者为急性胆囊炎，并进行后续的诊断或治疗。急性胆囊炎最常见的梗阻是由胆结石引起的，但也可能出现其他原因，如胆泥淤积或肿瘤。

（三）黄疸和胆管扩张

当患者出现黄疸时，要区分胆道系统的物理阻塞或其他疾病引起的梗阻。超声检查能发现肝内胆管、肝总管或胆总管扩张。一旦发现胆道梗阻，下一步要关注患者是否有胆管炎的临床症状（发热、白细胞增多），以决定是否需要急诊胆管减压手术（ERCP，肝内胆管支架置入）。但超声在判断梗阻原因时的敏感性低，可能引起胆道梗阻的疾病包括：胰头肿瘤、壶腹癌、胆总管结石或其他癌肿压迫胆管。虽然超声能发现肝内外胆管扩张并可辅助治疗，但通常需采用CT及ERCP明确诊断及治疗。值得注意的是，在 POCUS 上胆囊正常（无胆囊壁增厚、胆周积液或超声 Murphy 征）和实验室结果正常的急诊患者中，寻找扩张的胆总管并不会增加胆道疾病的阳性检出率，临床应用价值有限[50]。

（四）脓毒症

如果急诊患者出现严重脓毒症，可受益于及时的诊断和积极的治疗。诊断和适当地治疗病因仍然是脓毒症治疗的一个关键组成部分。确定脓毒症的来源可能具有挑战性，特别是在老年患者中[51]。据报道，25% 的腹腔内脓毒症是急性胆囊炎和急性胆管炎引起的[52]。POCUS 可以在这些病例中协助准确的诊断，并可帮助临床医生明确来源，控制感染（ERCP、IR 引流或手术治疗）[53]。

（五）腹水

通过体格检查诊断腹水是不敏感的。急诊临床医师确定患者是否有腹水会影响其最初的治疗和处理方法。

对于主诉腹痛和 / 或发热并伴有腹水的患者，临床医生必须考虑细菌性腹膜炎的可能。超声也可用于诊断原因不明腹胀的患者是否有腹水。

（六）肝脏疾病

几种肝脏疾病具有特征性的超声表现，如肝硬化、转移性肝肿瘤、肝脏肿块、肝脓肿和肝肿大[54]。

三、解剖概要

右上腹包含多个实质和空腔脏器，主要器官为肝脏，其上缘由膈肌和冠状韧带、三角韧带分隔，中下部毗邻十二指肠、胰头，下方为胆囊、结肠肝曲和右肾上极。肝左叶外侧为胃底部。肝以肝中裂分为左右叶，此叶间裂内有肝中静脉走行，并延伸至前方胆囊窝和后方下腔静脉。肝右叶以肝右静脉分为内前（右前）和外后（右后）两段，而左叶以肝左静脉分为前后两段。肝脏的血液引流入肝静脉，并向后汇入下腔静脉，位于房室交界处的下方。门静脉系统主要引流肠道静脉，通过小网膜至肝门部，分成左右支进入肝脏（图 12-3A）。肝动脉在小网膜内进入肝门部，位于门静脉主干前方，在肝门部分为左右支进入肝实质（图 12-3B）。

胆道系统起源于左右肝内胆管，向肝门汇聚成肝总管。出肝门后，肝总管与胆囊管（来自胆囊）汇合形成胆总管，胆总管位于门静脉主干前方，在小网膜内通常位于肝动脉的右侧（图 12-3B），然后进入十二指肠。记住肝动脉、胆总管及门静脉主干的解剖关系很重要，因为它们是穿越肝门部小网膜主要的三支管道结构，有助于在超声图像上对肝脏结构的识别和鉴别。在肝内，门静脉、肝固有动脉和胆管以树枝状分支和平行伴行结构分布到肝实质，肝静脉分布与之不同。

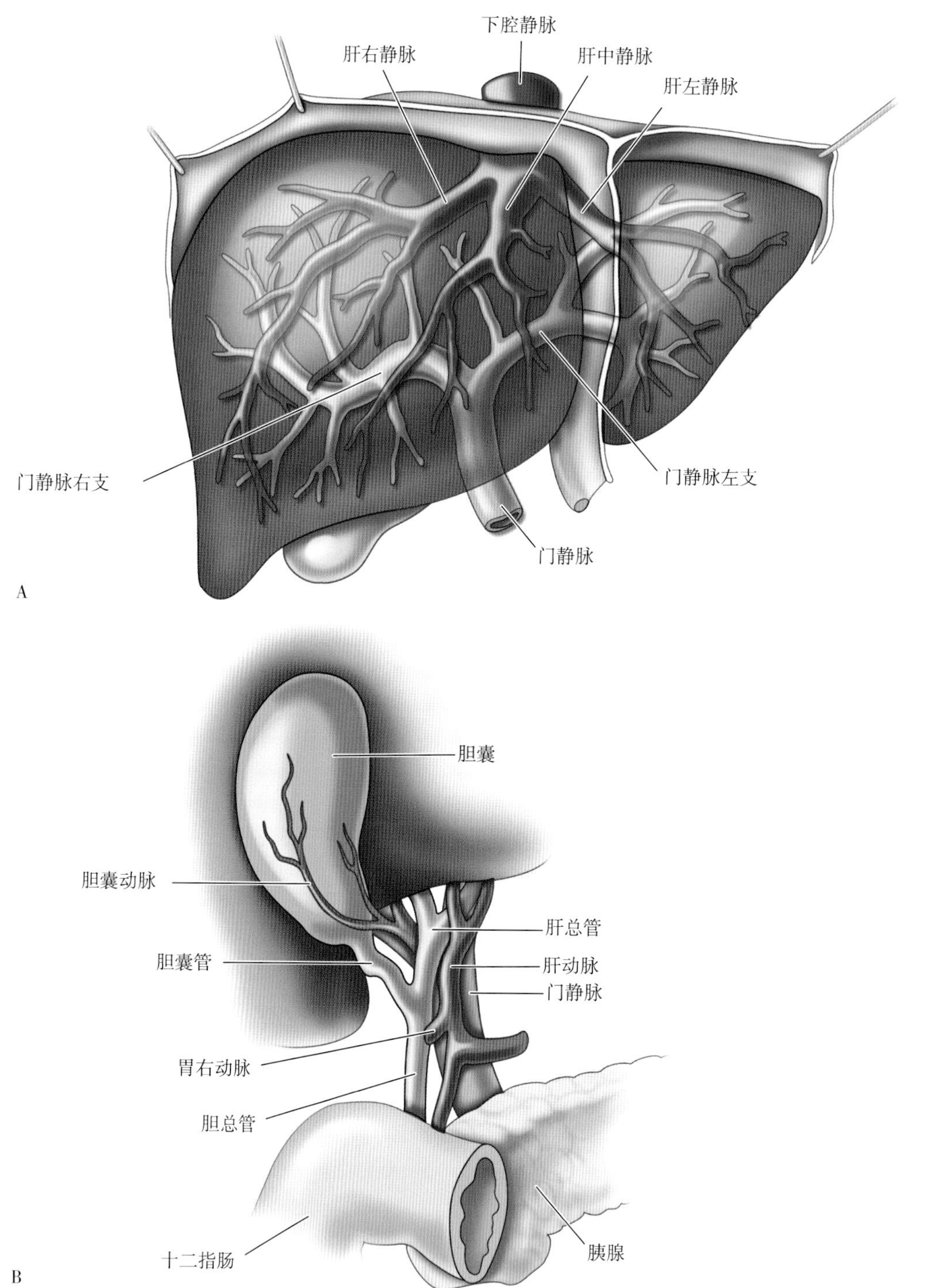

图 12-3　（A）肝脏的解剖结构。（B）正常解剖学。该图描述了肝门的结构。CALOT 三角以肝边缘 、胆囊管和肝管为界。

胆囊分为底部、体部和颈部。胆囊体部紧贴着肝下缘，并在颈部变窄。颈部有胆囊管，流入肝总管形成胆总管。胆囊管有被称为 Heister 瓣的螺旋状瓣膜结构，有时会被误诊为嵌顿的结石。

四、检查前准备

患者的体位和呼吸配合在肝胆超声检查中很重要，胆囊是一个活动度稍大的器官。

从患者仰卧位开始，大多数患者在安静呼吸时可以使用肋间切面识别胆囊[56]。这种方法可以最大限度地减少来自邻近充气肠道的伪影。当胸腔妨碍从肋间充分观察胆囊时，肋下切面也是很有用的。病人深吸气后屏气，肝脏下移提供一个良好的声窗。患者左侧卧位，可使胆囊向前旋转，并可显著改善探头位于肋下的显示效果（图 12-4A）。

最后，为获得足够的检查视野，可以嘱患者坐位或直立进行检查。

急诊超声检查时，可通过调节深度、聚焦点和增益优化图像。而不同的机器旋钮及按钮的设置不同。医师应调节深度，使胆囊图像至少占据 2/3 的屏幕，聚焦点置于感兴趣区域。图像增益，即屏幕的亮度，不应设置得过高或过低，以免破坏图像质量。有些机器配置有组织谐波成像（THI）技术，有助于发现典型的较小结石[57]。

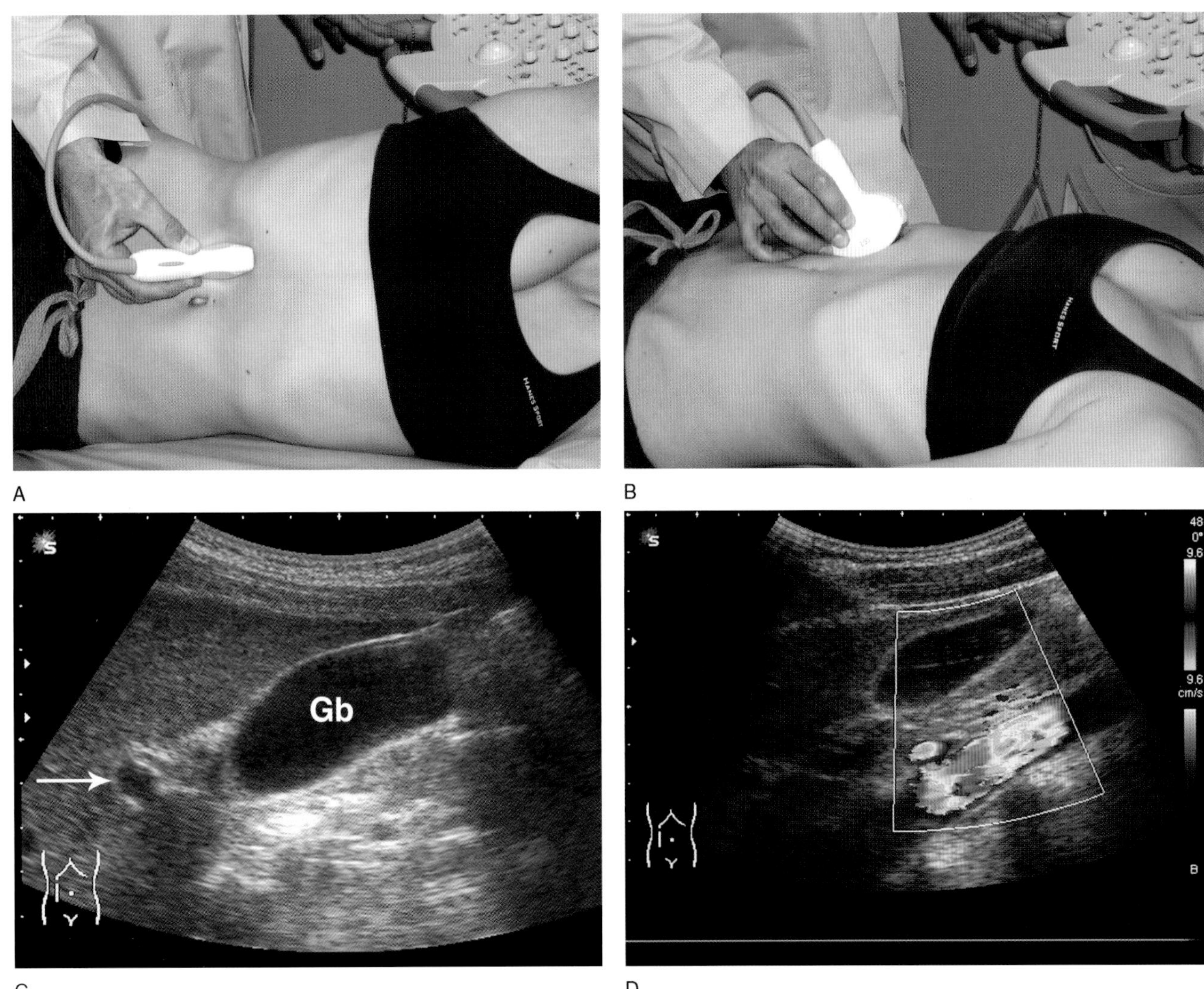

图 12-4　**胆囊纵断面**

注：患者侧卧位（A）和仰卧位（B）时探头的初始位置；深吸气后屏气往往有助于胆囊显像，在肋缘下旋转探头，对应的超声图像（C）显示门静脉主干（箭头）；彩色多普勒超声有助于显示大血管结构（D）：Gb= 胆囊

五、检查技术及正常超声表现

低到中频率（2 ～ 5MHz）的凸阵超声探头可满足大多数胆囊的超声检查需要。相控阵探头在肋间成像时特别有用。较少见的情况是，较瘦的患者显示胆囊可能需要一个线阵探头（视频 12-1）。

首先将探头对准矢状面（指示标志朝向患者头侧）或轴向平面（指示标志朝向患者右侧），直到发现胆囊。在胆囊定位后，定位探头以获得胆囊长、短轴视图中的标准图像。由于在解剖学上有很大的变异性，最终探头的位置可能在患者之间有很大的差异。彩色血流多普勒可以用来确认是囊性结构而不是血管。

（一）胆囊和胆总管检查

对疑似胆绞痛和急性胆囊炎病例进行检查应包括如下部分：

1. 应至少从 2 个切面观察胆囊。

2. 应从胆囊底部到颈部仔细扫查，观察有无小结石嵌顿于颈部。

3. 在能最清晰地显示胆囊前壁切面上（使测量部位位于图像的中部）测量其厚度，如果测出局部胆壁增厚，应多次测量，包括局部增厚区域。

4. 测量及观察扩张的胆总管，应尽可能追踪至远端。

5. 评估胆周积液。

6. 在超声引导下直接给胆囊施加压力，查看有无最大压痛（超声 Murphy 征）。

7. 胆囊的大小不那么重要，尽管当它异常增大时可能有临床意义。

从肋下窗和肋间窗观察胆囊。首先，沿着右肋缘边缘，探头开始肋下扫查。探头头端朝向患者头侧，扫查右上腹，经过胆囊底部横切或纵切，获得满意的声像图（图 12-4B、C）。进行肋间扫查，将探头放置在最后几个肋间隙之间的右锁骨间线上（图 12-5）。经常会遇到从这个位置探查胆囊的角度受限。无论采用哪一种方法，让患者深呼吸都有助于观察胆囊，就像将患者移到左侧卧位一样。采用彩色和能量多普勒鉴别大的血管结构。胆囊作为腹部最前部的囊性结构，其内部不会测及多普勒信号（图 12-4D）。另外，门静脉主干也有助于确定胆囊位置。胆囊倾向于门静脉，就像感叹号指向圆点一样。通常，门静脉主干通过叶间裂与胆囊相连。当胆囊塌陷或位置异常时，定位门静脉并沿着主叶裂到达胆囊是定位胆囊的好方法。

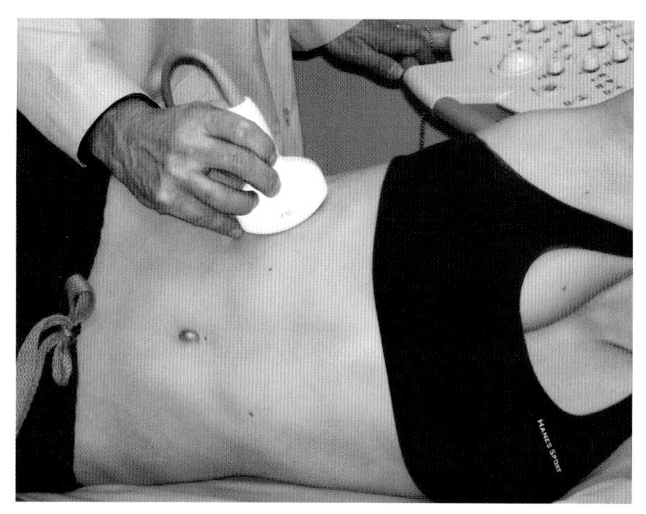
A

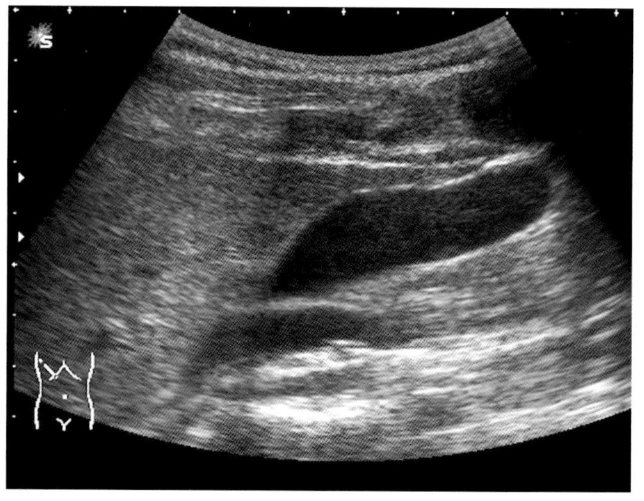
B

图 12-5　**胆囊肋间扫查**

注：（A）患者侧卧位，探头平行于肋骨；对应超声图像（B）在胆囊颈部下方可显示部分门静脉

通过旋转或移动探头，使胆囊与胆囊的长轴切图保持一致，从而获得胆囊的矢状面视图。通过逆时针旋转探头约 90°，获得长轴切面，探头标记朝向患者右侧（图 12-6）。在长轴和短轴切面之间切换是新手操作者最困难的技能之一。要改变平面，请缓慢移动探头，并保持胆囊在屏幕中央。如果一开始未找到胆囊，应调整患者体位或呼吸状况。从多个角度观察胆囊，有助于区分正常的解剖结构和伪影与异常发现。

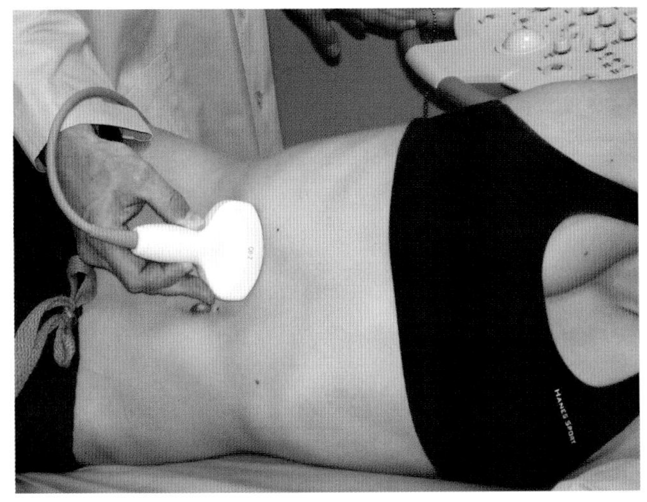
A

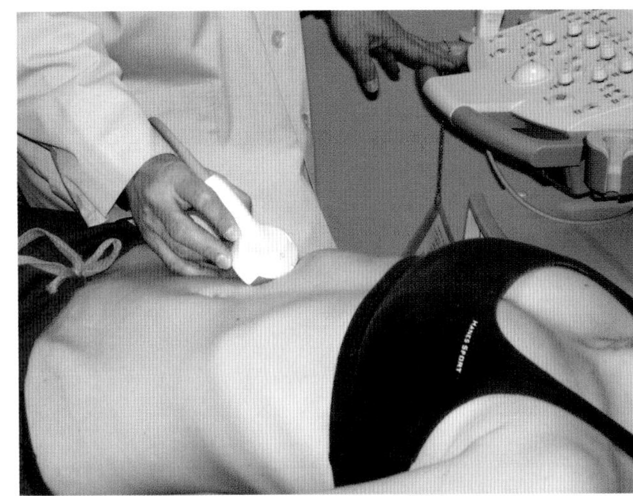
B

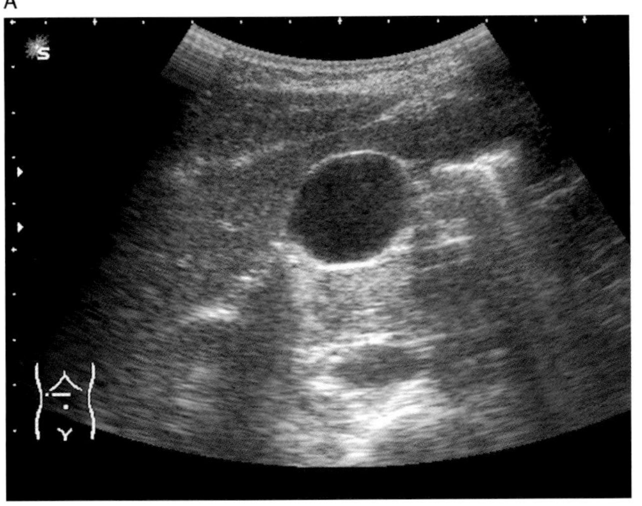
C

图 12-6　对胆囊的横向扫查。患者为侧卧位（A），仰卧位（B）。注意深吸气的运用和肋缘下检查。对应的超声图像（C）显示来自胆囊外邻近的肠道气体。

通过胆囊超声图像评估是否存在胆结石、胆囊壁增厚和胆周积液。测量垂直于成像平面的胆囊前壁厚度（囊壁＞3mm 被认为是增厚）。如果发现胆结石，请改变患者的体位（翻身左侧卧位或俯卧位），以观察其是否可活动。

确定门静脉长轴有助于显示肝门部的结构（图 12-7A）。与肝静脉相比，门静脉管壁回声较亮，且其走向汇入至肝门部。肝门部结构由门静脉主干、肝动脉和胆总管组成。将探头由长轴切面逆时针旋转 90°，可显示门静脉及胆总管（前外侧）、肝动脉（前内侧）的短轴面图像（图 12-7A），这是典型的“米老鼠”征。使用彩色或能量多普勒有助于辨认血管结构。门静脉和肝动脉内部可探及彩色多普勒信号，而胆总管内部则没有（图 12-7C、D）。测量胆总管内径时应测量其内壁之间的距离，正常一般不超过 6 ～ 7mm。组织谐波成像有助于显示胆总管，但会增加测量的管壁厚度，故应谨慎应用该技术[61]。胆总管扩张是梗阻的间接提示。结石导致胆总管梗阻的部位通常位于末端，靠近胰头，大多数患者难以看到（图 12-8）。

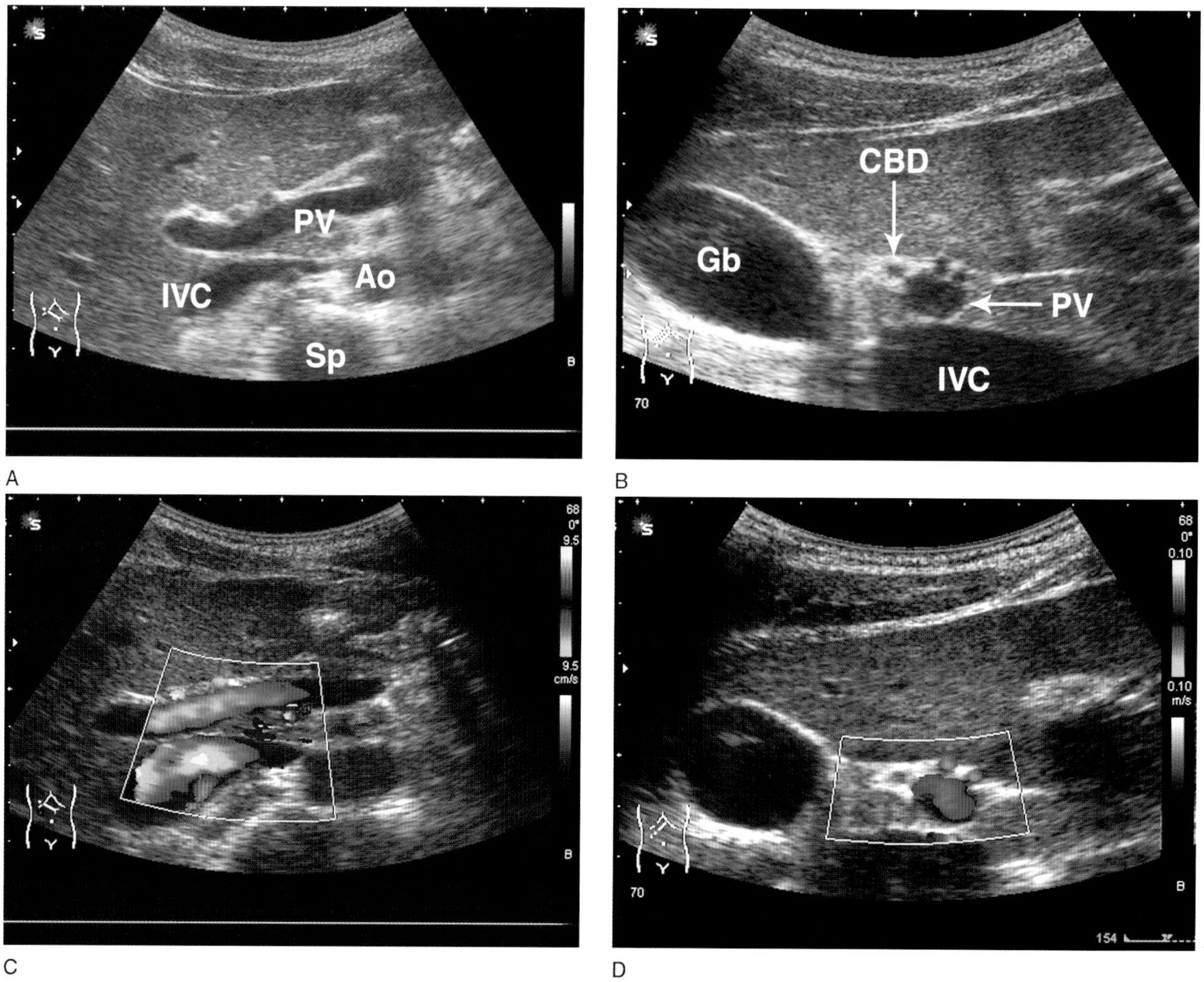

图 12-7 门静脉和正常胆总管。

注：门静脉纵断面（A）和门静脉横断面（B）对应的彩色多普勒图像（C,D），患者有变异的重复肝动脉；IVC = 下腔静脉，PV= 门静脉，Ao= 主动脉，Sp= 脊柱，Gb= 胆囊，CBD= 胆总管

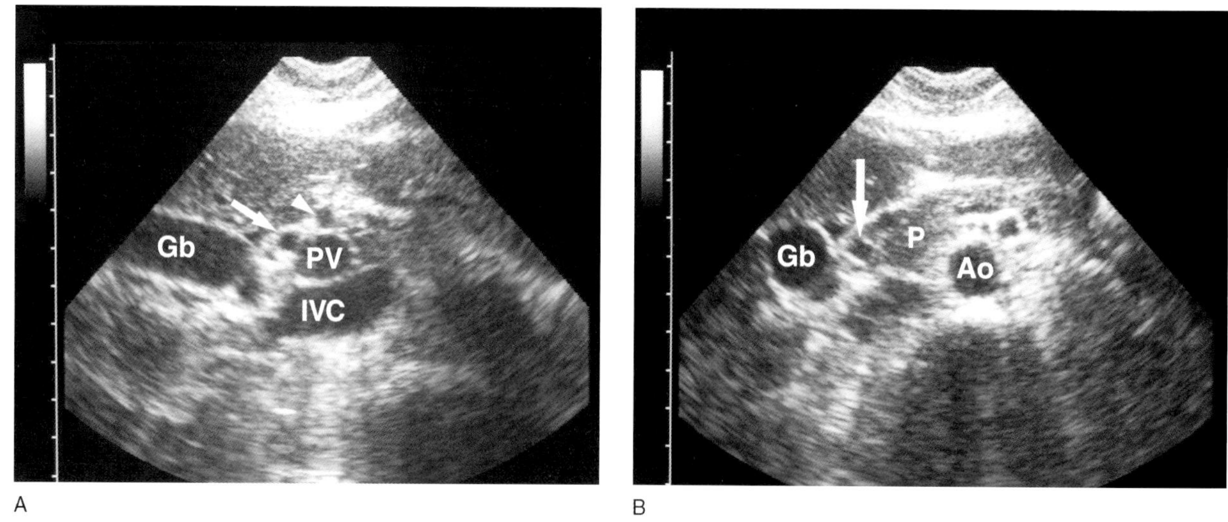

图 12-8 （A）门静脉短轴（PV）、伴行的前外侧胆总管（箭头）和前内侧肝动脉（三角箭头），显示了胆囊（Gb）和下腔静脉（IVC）的相对位置；（B）上腹部横切面：胆总管（箭头）位置靠近胰头（P），邻近胆囊（Gb）和主动脉（Ao）的相对位置

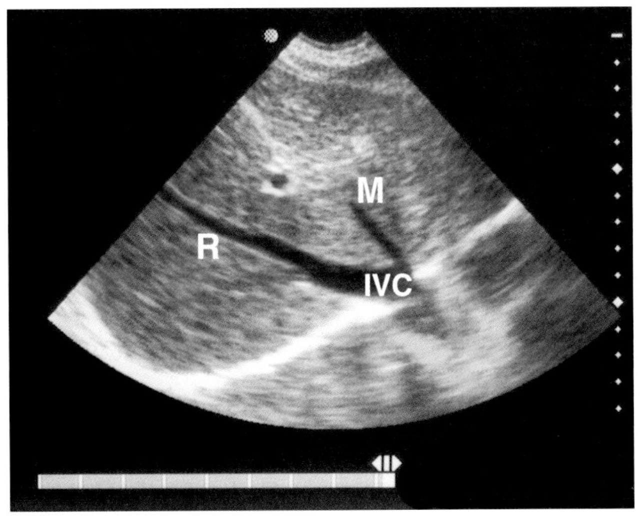

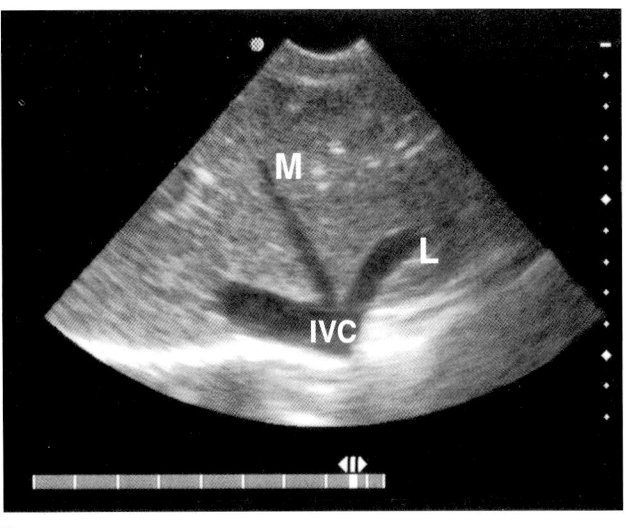

A　B

图 12-9　（A）肝脏上半部分的横断面，肝静脉系统，管壁薄，呈低回声，汇入下腔静脉并逐渐增粗（IVC），图中可显示肝右静脉（R）和部分肝中静脉（M）；（B）肝上半部分的横切或斜切面显示肝中静脉（M）、肝左静脉（L）和下腔静脉（IVC）的交汇处

（二）急性黄疸和胆道梗阻的评估

为患者出现黄疸，怀疑胆管梗阻时，检查胆管可以得到重要的信息。此检查的第一步是定位肝门部，这可以通过两种方法来完成。第一种方法是以门静脉作为标志，如上文所述。第二种方法是追踪门静脉分支汇入肝门部，门静脉管壁回声较亮，其汇入肝门的分支逐渐增粗，而肝静脉系统与其明显不同，肝静脉管径较细，管壁呈低回声，汇入下腔静脉的分支逐渐增粗（图 12-9）。在正常情况下，胆管在肝实质内不显示。彩色多普勒可显示门静脉内的血流，将其与胆管鉴别（图 12-7）。胆总管内径应在肝门部测量。普通胆总管通常尺寸＜6～7mm，并随着年龄的增长而逐渐增大，尽管这种情况发生的程度一直受到质疑[62-65]。胆囊切除术后，胆总管内径可达 1cm。

观察肝内胆管最简便的方法是对肝左叶进行横断面扫查，在此切面上，肝内胆管横向走行，旋转超声探头，可显示肝内胆管长轴图像。肝内胆管长轴观更容易显示病变。以前有学者认为，任何可见的肝内胆管均为异常，但使用分辨率较高的仪器设备后，情况并非如此。

六、普通急症及危重病症

（一）急性胆石症和胆囊炎

典型胆囊结石通常显示为强回声伴有后方声影。结石大小可由高尔夫球到沙粒大小不等（图 12-10 至图 12-12；视频 12-2），超过 2/3 的结石直径＞ 5mm。其后方声影由结石对声波的强反射而产生。由于采用不同的探头，其频率和分辨率不同，直径＜ 2mm 的结石可能后方无声影。胆囊结

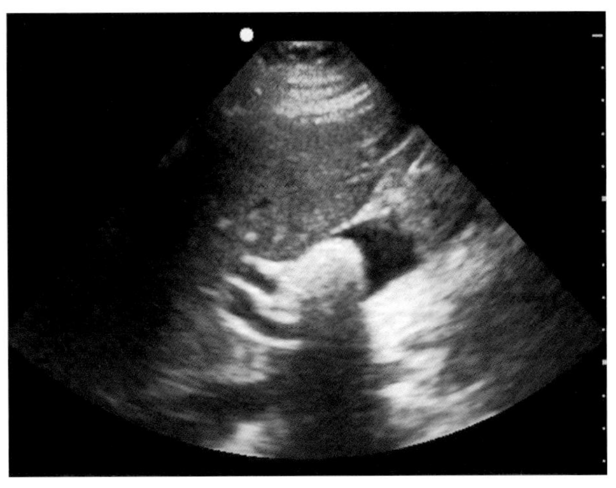

图 12-10　胆囊的纵向视图显示单个巨大孤立的结石与后方明显的声影。

石会堆积在胆囊腔内。如果改变患者体位，结石位置没有发生变化，那么它们可能会嵌塞在胆囊颈部。钙化息肉比较罕见，但可能有类似的外观。无声影的结石可能很难与胆囊息肉或胆固醇结晶区分开来（图 12-13）。

胆结石的并发症包括急性胆囊炎、胆囊积脓、慢性胆囊炎、胆管炎、胆总管结石和胆源性胰腺炎。当进展为坏疽性或出血性胆囊炎时，急性胆囊炎具有特别高的发病率和死亡率。当感染产气菌时，可以看到胆囊壁气肿样改变。在出血性胆囊炎的病例中，由出血引起的内部回声表现为胆囊黏膜的脱落。在这些病例中，胆囊壁会增厚，并呈条纹状外观（图 12-14）[66]。

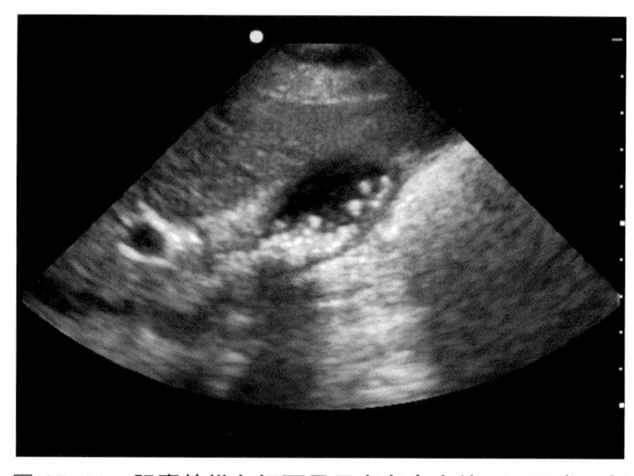

图 12-11　**胆囊的纵向切面显示有多个小结石。胆囊颈部结石后方有明显的声影，与胆囊底部回声伪影形成对比。门静脉在图像的左侧。**

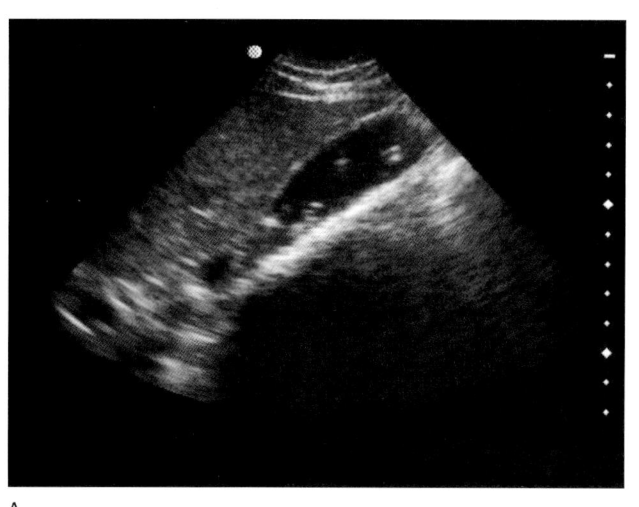

A

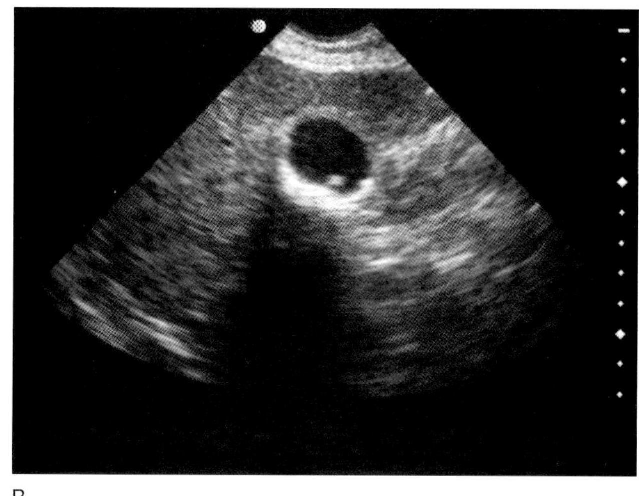

B

图 12-12　**（A）胆囊纵断面显示胆囊壁多发性息肉，另外铺满后壁的泥沙样小结石形成后方明显声影；横断面时显示更佳，（B）横断面，显示后壁泥沙样结石和声影，该断面显示效果较好。**

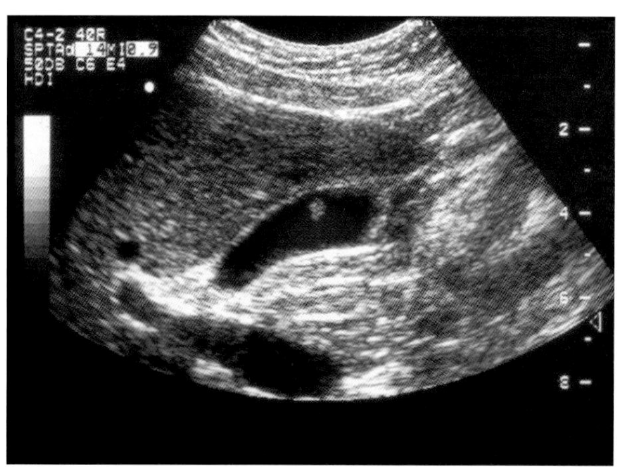

图 12-13　**胆囊的纵向切面显示前壁上孤立的小息肉。后方无声影，不随患者体位改变而移动位置。**

临床症状较明显的胆囊炎患者，其超声表现可能包括以下几点：壁厚超过 3mm（图 12-15）、胆囊周围积液、超声 Murphy 征阳性。92% 的胆囊炎患者胆囊壁厚 > 3mm。然而，胆囊壁增厚并不是急性胆囊炎的特异表现，因为其他一些急性和慢性疾病也可以有囊壁增厚的表现（表 12-1）。胆囊壁测量值在 3 ～ 5mm 为异常，但不能因此确诊为急性胆囊炎。胆囊收缩通常发生在餐后，胆囊壁较难以检测，并可能显示非病理性囊壁增厚（图 12-16）。腺肌瘤是导致胆囊壁增厚的另一个常见原因。它是一种良性的增生性疾病，在胆囊壁内形成突出物。这些囊性突出物（胆囊罗阿氏窦）可以收集胆汁、胆泥和胆固醇晶体。腺肌瘤的超声表现为局灶性或整个胆囊壁增厚。

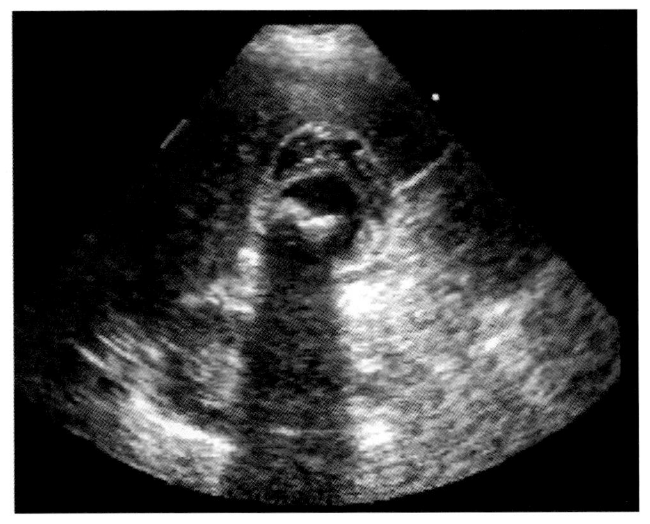

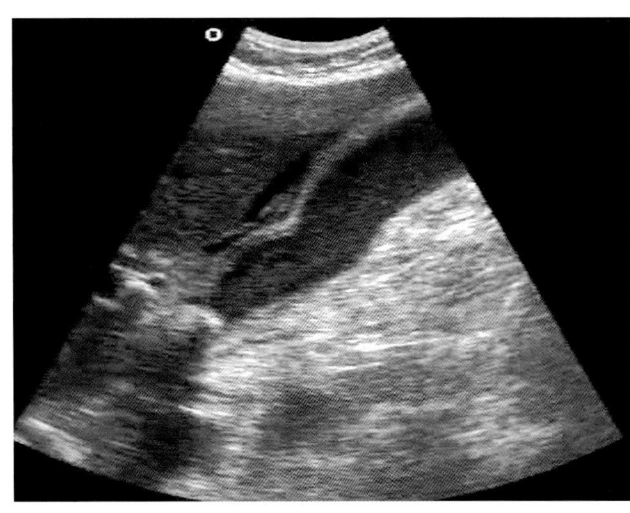

A B

图 12-14 （A）胆囊横断面显示胆囊前壁明显增厚，伴有水肿而呈分层状，其内胆囊结石有明显声影；该患者被确诊为急性胆囊炎；（B）出血性胆囊炎，胆囊黏膜脱落出血的内部回声，胆囊壁增厚，似有条纹状表现；注意其胆囊颈部有结石伴声影。

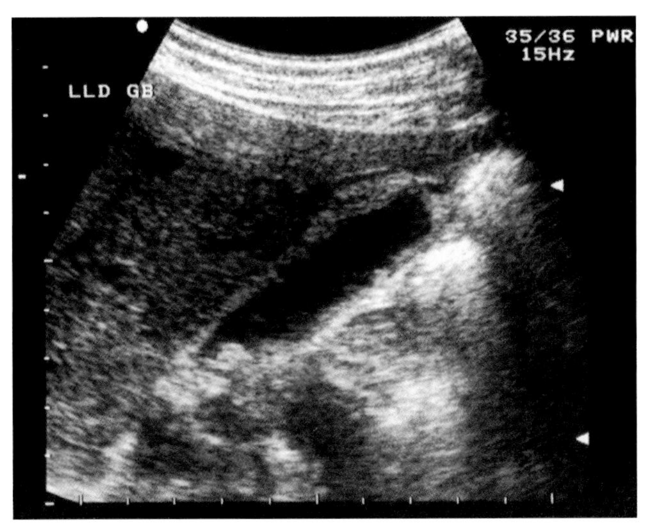

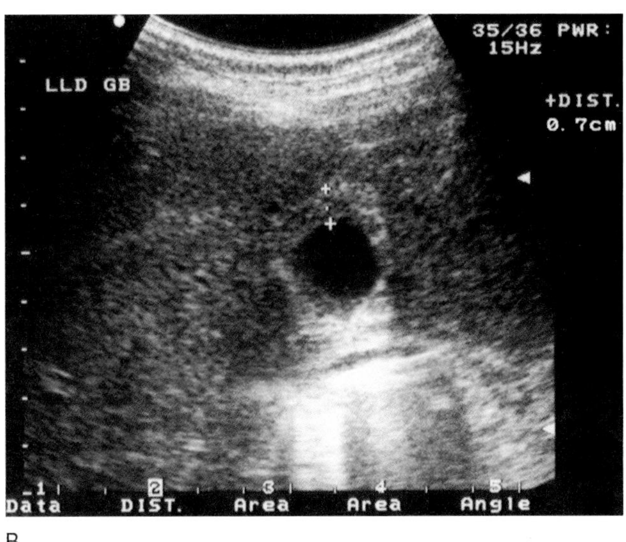

A B

图 12-15 （A）异常增厚的胆囊壁纵断面，胆囊下方明亮的回声和声影来自结肠内气体；（B）横断面，胆囊壁厚 7mm；这名患者诊断为慢性胆囊炎。

腺肌瘤中的胆固醇沉积物可能与气肿性胆囊炎相混淆（图 12-17）[69,70]。

当胆囊结石嵌塞在胆囊管，胆囊的直径增加，在横切面可能＞ 4cm[71]。

当探头在超声图像显示的胆囊处引起明显压痛，即超声 Murphy 征阳性，则可考虑急性胆囊炎的诊断，而探头压迫其他部位则无明显或仅有轻微的压痛。如果临床条件允许，使用探头“触诊”胆囊，检查有无这一征象。值得注意的是，超声 Murphy 征不能从肋间探头位置引出，因为探头压力将作用于胸腔，而不是下面的胆囊。对疼痛患者使用阿片类镇痛剂并不会掩盖这一临床体征[72]。探头压力不直接作用于胆囊引起的疼痛较小或没有疼痛。胆囊周围积液并不常见，但出现时，它是胆囊炎特有的表现[73]。

表 12-1 引起胆囊壁增厚的原因

急性胆囊炎
慢性胆囊炎
胰腺炎
肝炎
腹水
胆囊癌
胆囊息肉
腺肌瘤病
肾功能衰竭
肝硬化
充血性心力衰竭
艾滋病
餐后状态

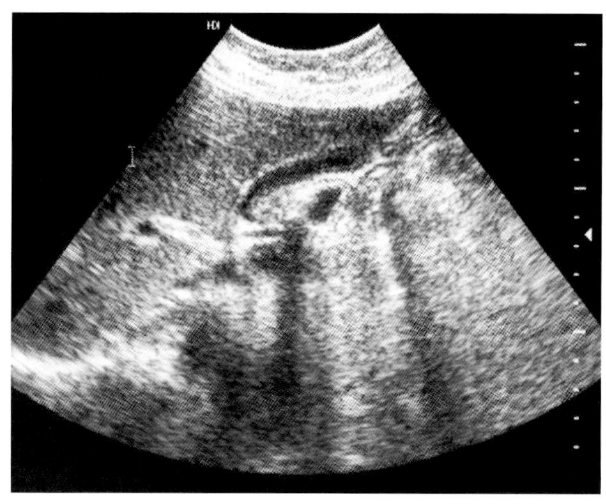

图 12-16 **收缩胆囊。胆囊壁很难检测，可能表现为非病理增厚。**

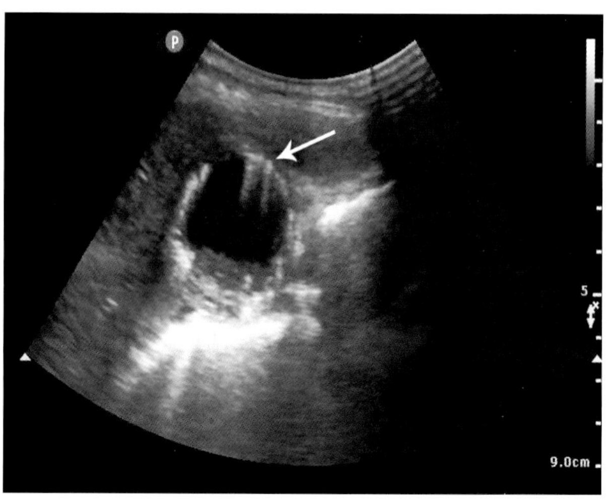

图 12-17 **腺肌瘤病。由于前壁的胆固醇沉积，带有环状伪影（箭头）。在胆囊后壁可见胆泥。类似气肿性胆囊炎。**

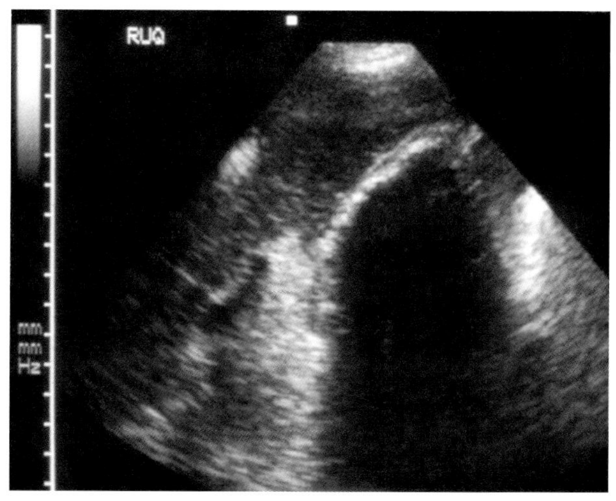

图 12-18 **WES 征（壁声影）。**

注：请注意胆囊前壁产生的线状回声，间隔无回声的条状的胆汁，后方为强回声结石产生的声影

WES 征（壁声影）常见于结石充填型胆囊，此时胆囊缩小，内部无胆汁回声，充满大量结石。WES 征从前至后依次表现为胆囊前壁的线状回声、胆汁的条状无回声和后方结石产生的强回声伴声影（图 12-18）[74]。由于其外观不典型，WES 征有时会被误认为是相邻肠管。

慢性胆囊炎是由慢性炎症和继发的胆囊纤维化引起伴胆结石。胆囊功能逐渐丧失。无功能和钙化的胆囊也被称为瓷样胆囊。瓷样胆囊的患者容易发展为胆囊癌。

胆管炎患者的典型表现为黄疸、发热和疼痛。胆总管结石常引起梗阻。随着胆汁从肝脏到肠的中断，胆管扩张导致细菌过度生长。

在 2% 的胆囊炎病例中，没有胆囊结石（无结石性胆囊炎）。通常，这些患者表现为长期虚弱，糖尿病，免疫功能低下，接受高营养治疗，或处于最近的创伤的恢复期。这种患者最常见于重症监护病房患者，在急诊中很少见[6]。

（二）胆道梗阻和黄疸

应根据患者临床特点来评估孤立的肝外胆管扩张。如果发现肝外胆管扩张，应及时评估肝内胆管、胆管壁增厚、是否存在胆汁淤泥、结石、肿块和是否存在外部压迫。老年患者和胆囊切除术患者的胆管扩张可能是正常的[63]。

肝外胆管扩张表现为肝门区扩张的无回声的管状结构（有壁回声），沿门静脉主干前方走行，该征象被称为“平行管征”（图 12-19）。肝外胆管扩张包括胆总管扩张。肝总管在超声图像上常被标记为胆总管，但在实际上并不是胆总管（图 12-19 和图 12-20）。胆总管扩张的常见原因包括胆总管结石 、胰腺肿块和胆道狭窄（图 12-20）。如果肝外胆管阻塞不进行治疗，最终将导致肝内胆管扩张。肝内胆管扩张表现为肝实质内有管壁回声的无回声管道，在形态上被称为“鹿角”征（图 12-21）。肝内胆管扩张表明在肝总管内或更近处有阻塞发生（图 12-22）。原发性肝内胆管梗阻的原因可能包括炎症、肝内肿块或胆管癌。虽然超声在检测胆管扩张方面是敏感的，但它在确定梗阻的潜在原因方面不太准确。确切的病因通常需由其他检查方法确定，如 CT、MRI 或 ERCP。

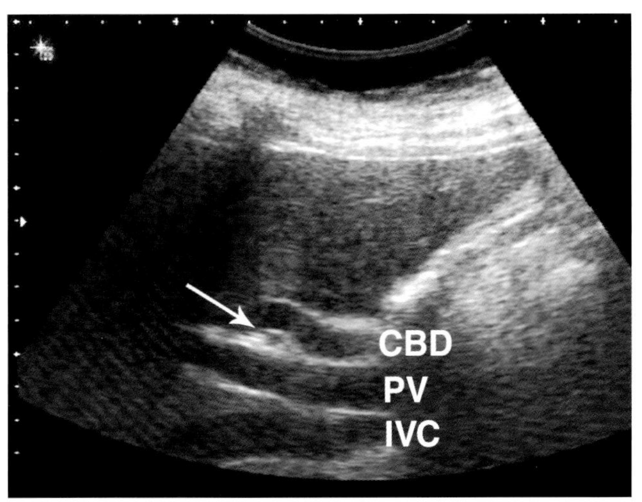

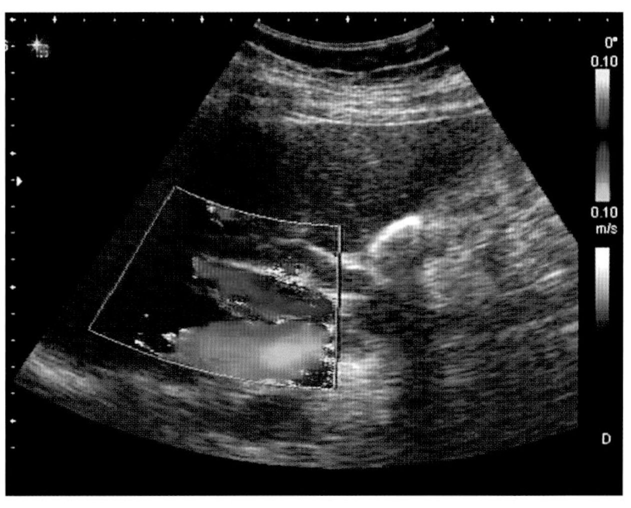

A B

图 12-19 门静脉上方扩张的胆总管和两者之间的肝动脉（箭头处为“橄榄三明治”表现），包括下方的下腔静脉，3 条管状结构也被称为“平行管征”（A）；彩色多普勒（B）通过显示血流来区分血管（门静脉和肝动脉）和扩张的胆总管；CBD= 胆总管，PV= 门静脉，IVC= 下腔静脉

非梗阻性黄疸的常见病因为肝炎和肝硬化。肝炎在超声声像图上通常表现为肝实质回声减低，这是由于炎症时组织内含水量增高。此时，膈肌和门静脉管壁并不水肿，仍为强回声。两者回声相对较强，这是急性肝炎的典型表现，但这种超声表现往往并不明显。如果为慢性炎症或出现肝硬化，则肝脏体积变小、肝实质回声不均匀和肝表面不规则、肝内管道结构扭曲（图 12-23）。

（三）腹水

超声可以迅速鉴别以腹胀为主诉的患者腹腔内为充气扩张的肠管还是腹水（图 12-23）。腹水的超声检查类似于创伤超声专项检查。医师应仔细记录腹水的回声特征。其内漂浮的粗大回声颗粒可能为凝血块，而漂浮的细小颗粒可能为腹腔内渗出和/或腹膜炎的表现（图 12-24A）。腹水多表现为无回声。超声无法判断腹水的病因。腹水穿刺的并发症的发生率为 3%，超声引导可以提高穿刺的成功率，降低并发症的发生率[79]。使用POCUS引导时，95% 的病例成功进行穿刺[80]。这种方法通常是在盲穿前使用超声静态标记最安全的部位，但超声也可以实时动态引导穿刺针安全地进入积液部位（见第 27 章“超声引导下的穿刺”）。

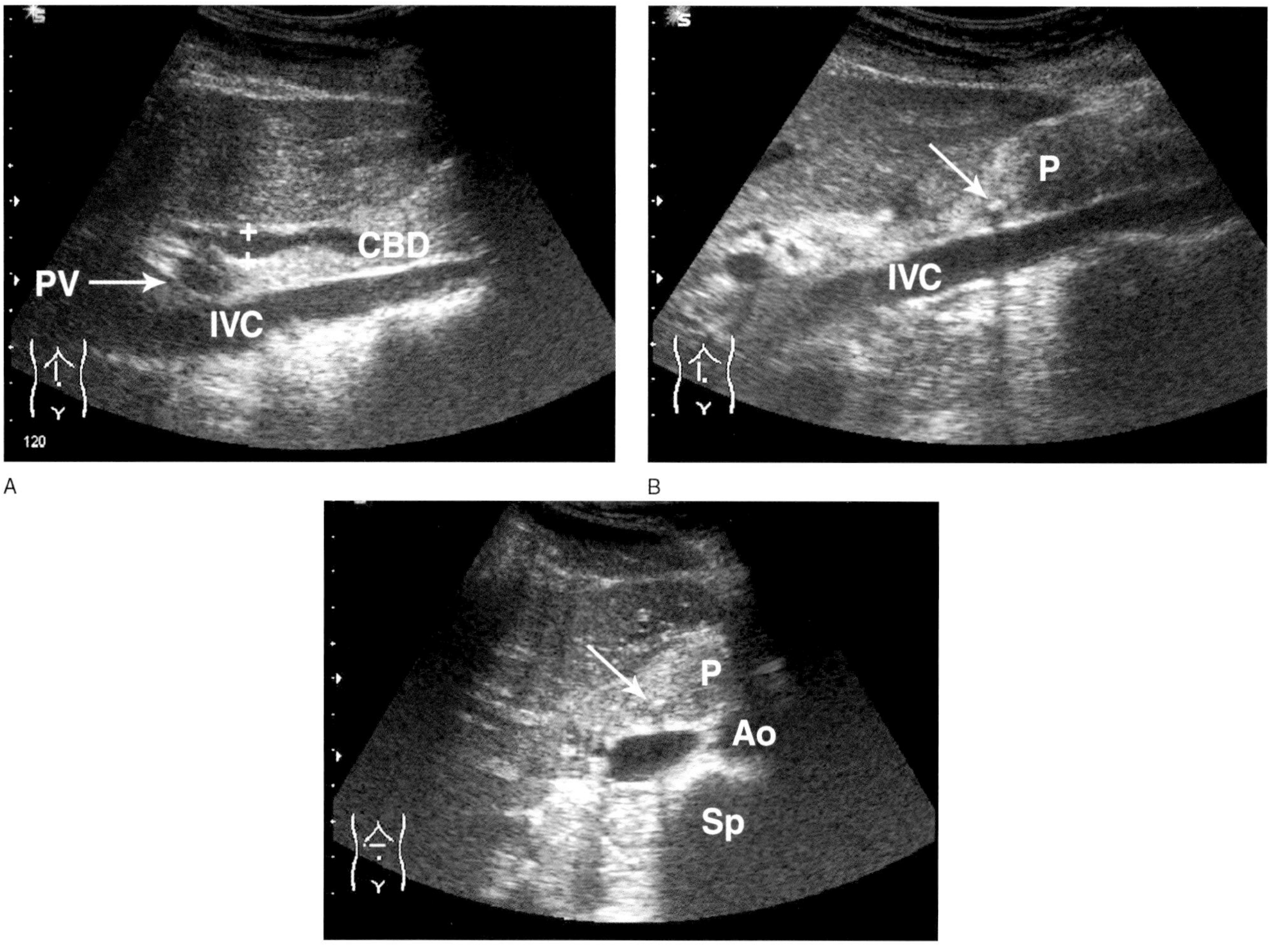

A

B

C

图 12-20 **胆总管结石**

注：胆囊切除术后急性胆绞痛患者的胆总管内径测量值为 8mm（游标处）（A）；长轴观（B）显示下腔静脉上方胰腺处胆总管（CBD）远端的 4mm 结石（箭头）；横切面（C）可确定。CBD= 胆总管，PV= 门静脉，IVC= 下腔静脉，P = 胰腺，Ao= 主动脉，Sp= 脊柱

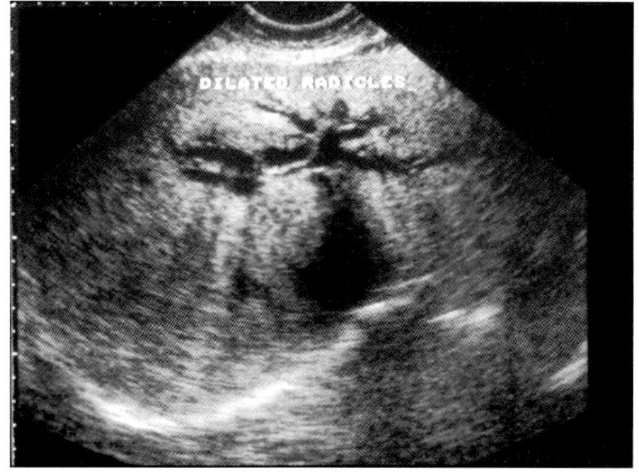

图 12-21 **鹿角征**

注：肝脏横断面，肝内胆管扩张，表现为肝实质内不规则的无回声管道样结构

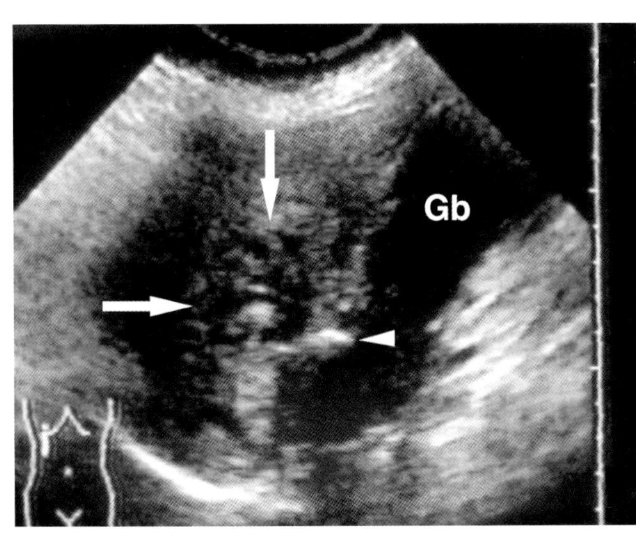

A

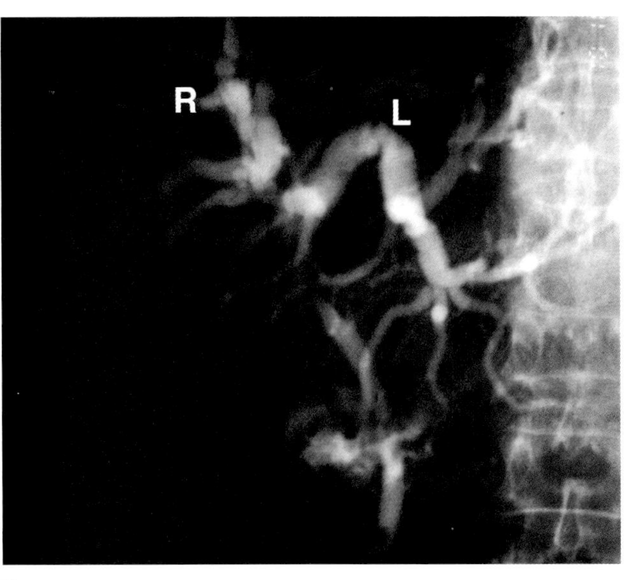

B

图 12-22　（A）Mirizzi 综合征，胆囊（Gb）纵断面显示胆囊增大（水肿）和扩张的肝内胆管（箭头），剖腹手术中，发现在胆囊颈部（三角箭头）结石梗阻伴周围炎症，导致肝总管阻塞，这是一例少见的肝内胆管梗阻的病例；（B）同一患者的 ERCP 造影显示右（R）和左（L）肝管扩张。

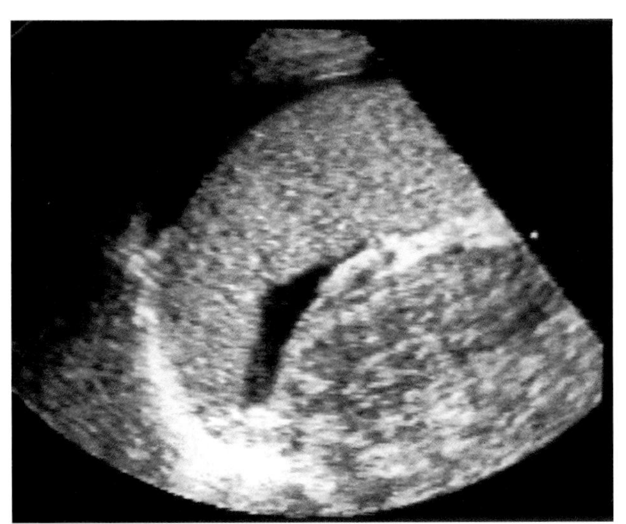

图 12-23　肝硬化。右叶的斜切面图显示肝脏体积缩小，回声增强，肝脏纹理不规则。周围有无回声的腹水。

（四）肝大和脾大

超声是一种理想的判断肝大的床旁检查方法。当肝右叶实质回声延伸到甚至超出右肾下极时，应考虑肝大的可能（图 12-25）。或者，在肝中线进行纵向扫描，并测量从肝顶（膈顶部）到肝下缘的肝脏径线，测量值＞ 15.5cm，被认为是肝大[81]。Riedel 肝叶是正常肝组织的解剖变异，是肝右叶向下舌状伸长（图 12-26），如果不能识别，可能会被误认为是肝肿大。

由于体格检查时，无法鉴别肝左叶大或脾大，因此对怀疑肝大者，超声检查还需测量脾长轴。当脾长轴测值超过 12 ～ 14cm 可认为是脾大（图 12-27）。

七、鉴别诊断

（一）胆泥淤积

胆泥可表现为胆囊中随体位变化的无声影的等回声影（图 12-28）。通常，这是胆道黏膜和胆盐的聚集物，随着时间的推移形成结石。胆泥和结石可同时可见，两者均可引起胆绞痛的症状。

胆泥经常出现在与胆汁淤积相关的情况下，如经口摄入不足时[82]。不规则的胆泥并不呈层状分布，有时表现为胆壁增厚或呈息肉状的胆泥，可被误诊为胆囊壁肿瘤（图 12-29）。

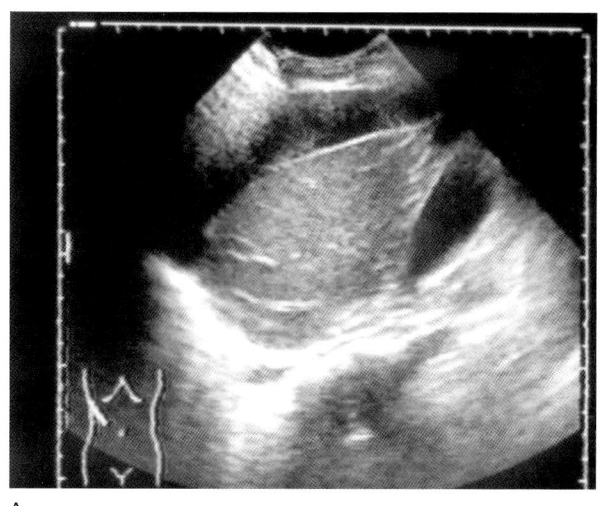
A

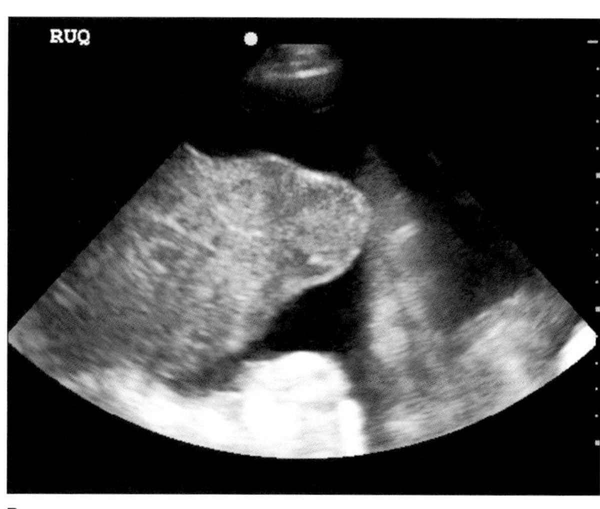

B

图 12-24 肝右叶和胆囊冠状面显示无回声性腹水，肝表面有凸凹不平（A）。患者被诊断为细菌性腹膜炎。肝边缘显示均匀无回声（“清晰”）腹水（B）。

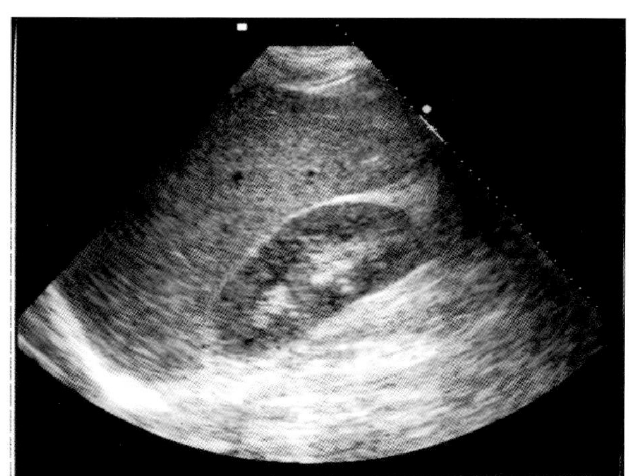

图 12-25 肝肾纵断面显示肝大可能。
注：肝右叶实质延伸到或超出右肾下极

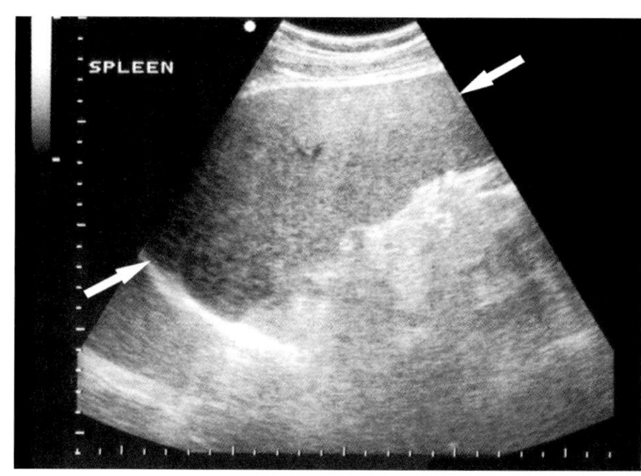

图 12-27 脾脏的长轴测量> 17 cm。测量标尺应放置在从膈顶到脾下端（箭头）。

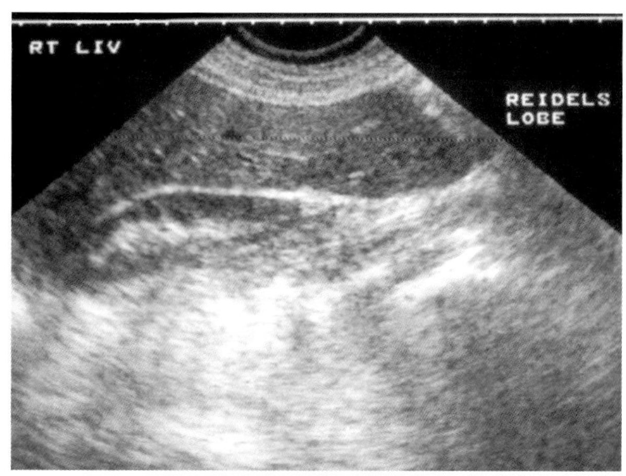

图 12-26 腹部腋前线的纵向切面，以肾脏为中心。正常肝组织的投影从右叶向下向髂嵴延伸。

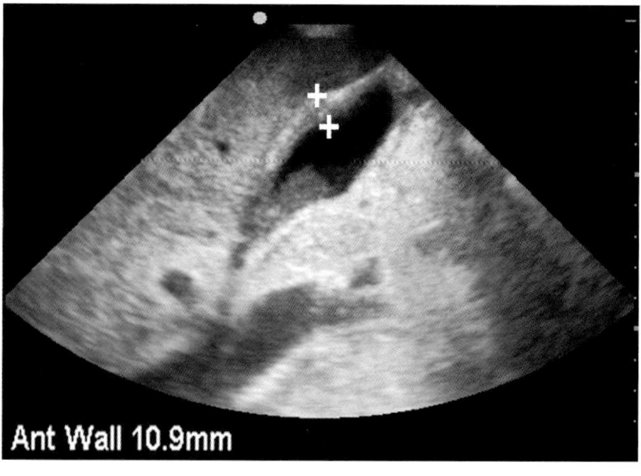

图 12-28 胆泥显示为无声影的等回声，在胆囊的长轴视图上可以看到异常的胆囊壁增厚。

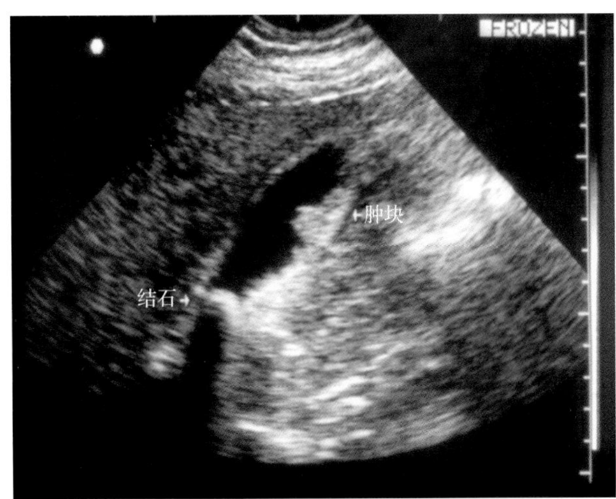

图 12-29　**不规则胆泥**

注：较厚的息肉样的胆泥可被误认为是胆囊壁肿瘤，患者同时伴有胆囊颈部结石。

（二）胆囊褶皱

在胆囊超声检查中可能会发现许多常见的变异。胆囊壁黏膜压痕可产生胆囊褶皱，可被误认为胆结石。一个区别的方法是，褶皱通常不会出现声影（图 12-30）。胆囊底部的褶皱可能会产生一个帽状倒圆锥形（图 12-31）。胆囊发育不全的发生率低于 0.05%。如果胆囊在典型位置没有被发现，请考虑异位胆囊的几个部位：肝左叶下、肝内或肝后[70]。重复胆囊的发生率为 0.02%。

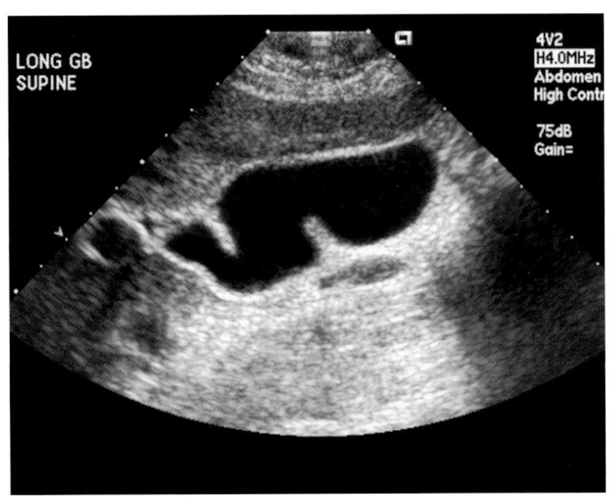

图 12-30　**胆囊纵断面显示中后壁和前颈部的黏膜褶皱无声影。**

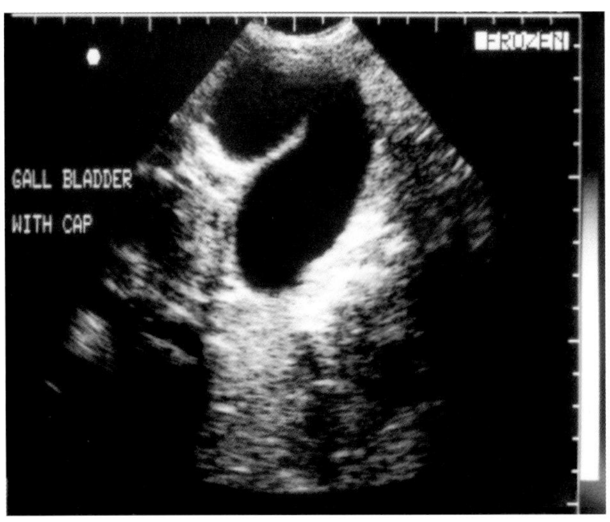

A

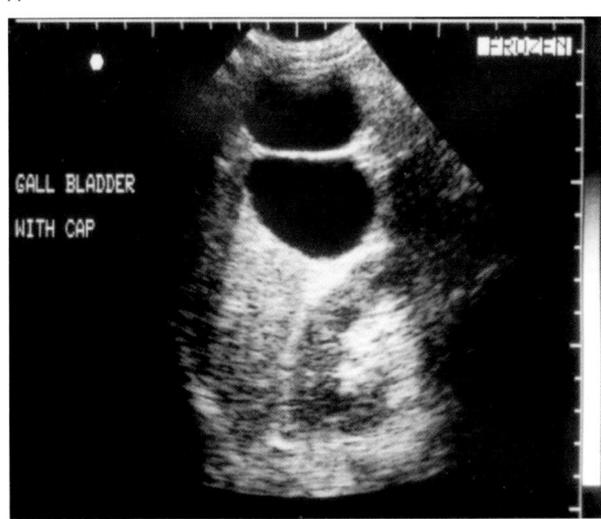

B

图 12-31　**（A）帽状倒圆锥形，纵断面显示胆囊底部的褶皱；（B）同一患者横断面产生双腔胆囊的伪差。**

（三）肝脏异常

单纯性肝囊肿常为偶然发现，其特征为边缘锐利，内部无回声，后方回声增强（图 12-32）。肝脓肿虽然较少见，但值得注意的是，其超声特征表现为囊壁增厚，边界不清，有时内部脓液可能表现为无回声区（图 12-33）[84]。

不同组织学（良性或恶性）改变、继发性肿瘤坏死或出血，肝脏的原发和转移性肿瘤会有不同的超声表现[85]。转移性病变可表现为光滑、清晰或不规则的边界，相对于周围的肝组织，可有回声的增强或减低。转移性病变的常见来源包括结肠、

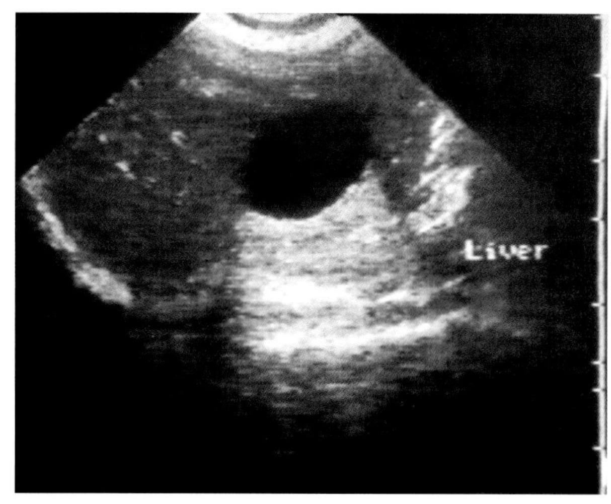

图 12-32 肝囊肿。肝右叶单纯性囊肿，边界清晰，内部呈无回声且后方回声增强。

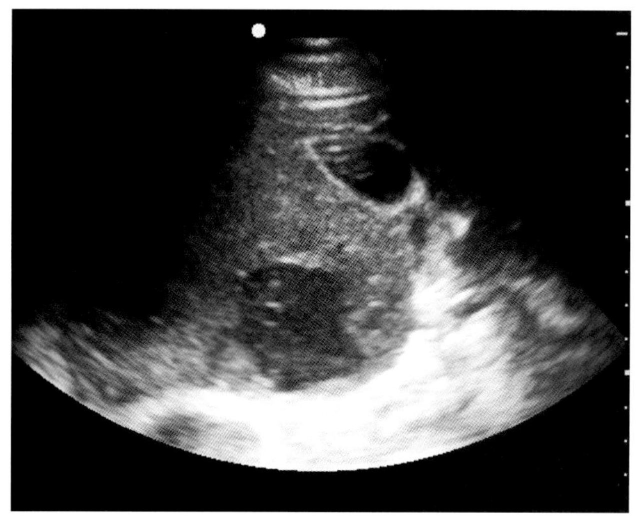

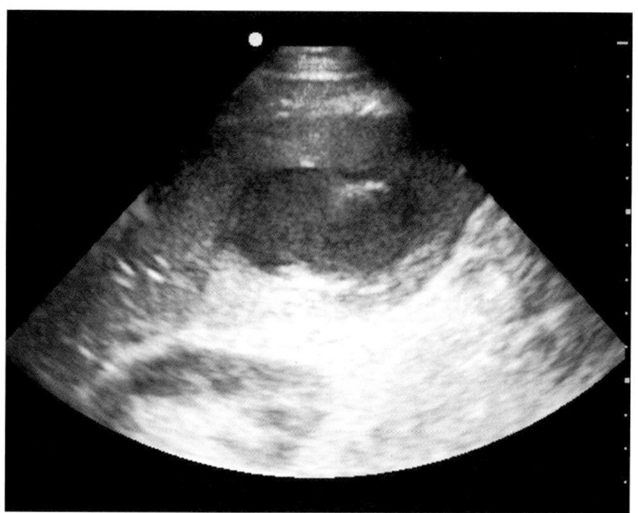

A B

图 12-33 肝脓肿。右叶横切面显示胆囊。下方有一个大的不规则低回声肿块（A）。从纵切面来看，其内回声紊乱，后方回声增强（证实了肿块的液体密度性质）（B）。

乳腺和胰腺（图 12-34）[86]。坏死区域回声减低，而出血回声增加或减低，这取决于出血时间长短和血液变性。常见的良性肿瘤包括血管瘤（表现为边缘清晰，外观高回声，血管边缘清晰）和肝腺瘤（边缘清晰，回声性不定）（图 12-35 和图 12-36）。

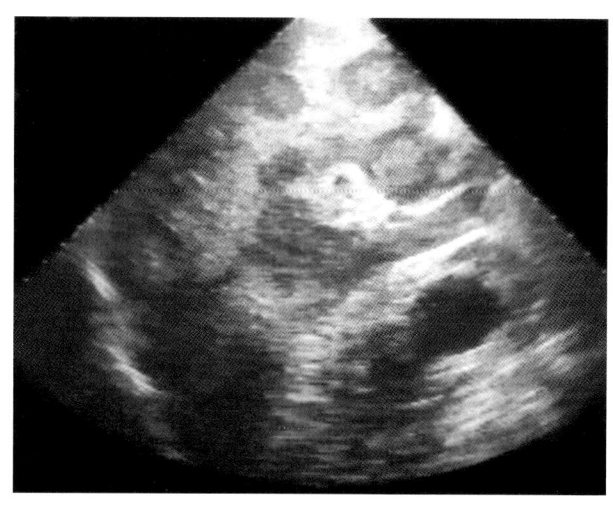

图 12-34 转移性肿瘤。肝右叶的纵切面视图显示多个转移病变。在肾下极内有一个囊肿。

八、注意事项

1. 误认为胆囊

下腔静脉和十二指肠都可能被误认为是胆囊。可通过辨认连接胆囊和肝门的叶间裂回声而鉴别。胆囊通常是位置最靠前的囊性结构，内部不显示彩色多普勒血流。肠管在内部充盈液体或固体时很容易与胆囊混淆，但肠管可观察到有蠕动。

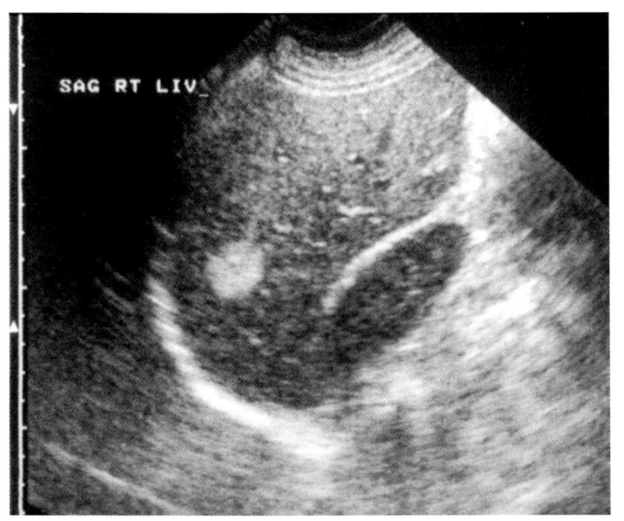

图 12-35　肝血管瘤。肝右叶纵断面显示血管瘤典型表现。

2. 胆囊和胆道系统显示不清

由于肠道气体干扰，有时不能完整显示胆囊和胆道系统图像。改变患者的位置（例如，左侧卧、直立或俯卧）可以帮助改善图像。如果时间允许，让病人喝水，因为这可能会使气体移动。利用肋间方法与相控阵探头可能有助于显示不易被发现的胆囊。

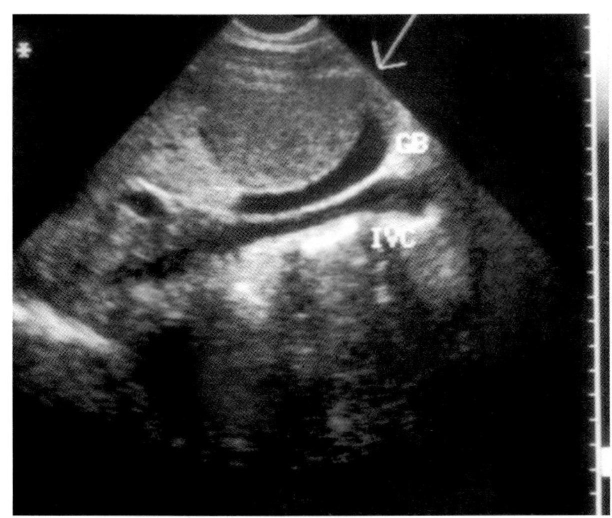

图 12-36　肝腺瘤。长轴切面显示低回声肿块（箭头）压迫胆囊（GB）。

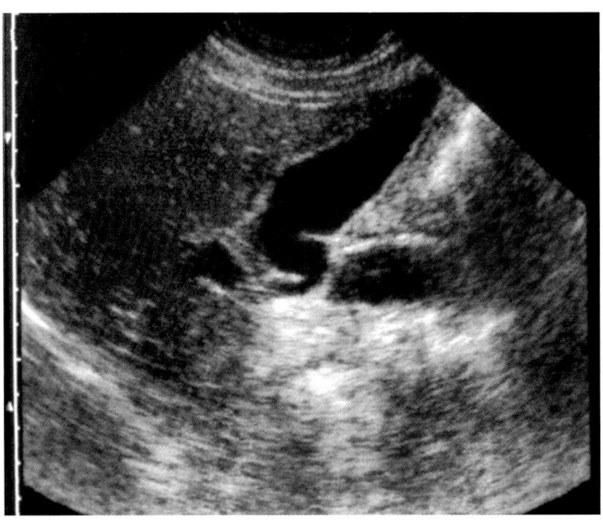

图 12-37　Hartman 袋。胆囊颈部（Hartman 袋）长轴显示海氏螺旋瓣。

3. 易混淆的声影

常见的错误是在没有显示结石的情况下，单凭声影诊断胆囊颈部小结石。胆囊颈部声影的来源包括：海氏螺旋瓣（图 8-35）、肝门部脂肪、十二指肠内气体、胆囊壁或内部回声产生的边缘回声失落伪像。必须在看到结石后才能做出胆囊结石的诊断。胆囊颈部的结石很容易漏诊（图 12-37）。多角度显示圆形强回声伴后方清晰的、持续存在的声影可确诊为胆囊结石。组织谐波技术能提高对比分辨率，可提高小结石的检出率。充满结石的胆囊，内部很少或没有胆汁，后方伴有大片声影，需与肠道气体产生的声影鉴别（图 12-39）。

4. 胆囊结石和胆囊炎的误诊

胆囊息肉及黏膜褶皱可被误诊为胆囊结石。当胆结石很小或由于肠气体或大的黏膜褶皱而无法看到整个胆囊时，可能会被遗漏。胆囊壁增厚是一种非特异性的发现，可能在胆囊炎、肝炎、腹水、低白蛋白血症和全身血容量超负荷状态时出现（图 12-40）。腺肌瘤病是一种非感染性炎症过程，常被误认为是胆囊炎或坏疽性胆囊炎，继发于由壁内胆固醇沉积引起的局灶性或弥漫性胆囊壁增厚（图 12-17）。超声诊断时应始终考虑患者的整体临床表现。

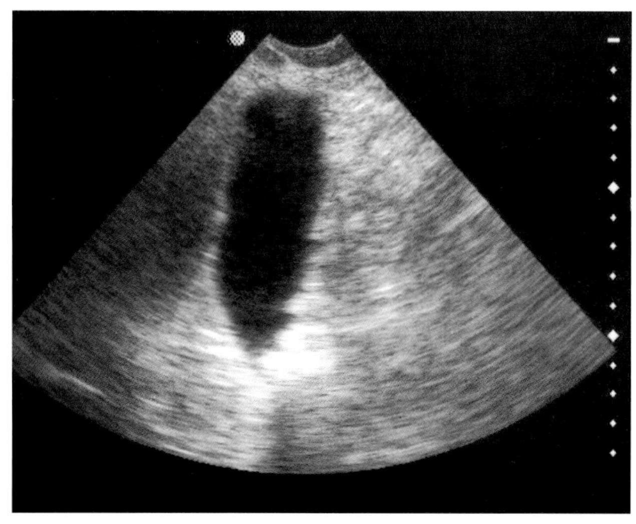

A

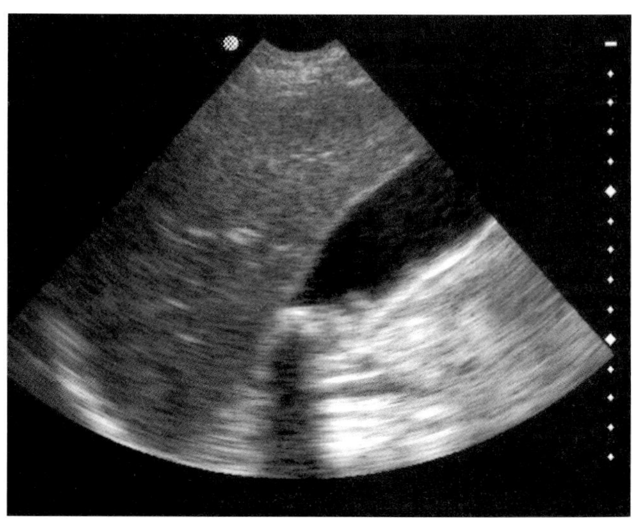

B

图 12-38 （A）探头长轴观显示胆囊颈部，结石并不明显；（B）同一患者的肋间斜切面观察，清晰显示胆囊颈部的结石伴声影。

5. 肝内胆管扩张的误诊

门静脉肝内分支可由于管壁回声增强，且向肝门处逐渐增宽，易误认为肝内胆管扩张。彩色或能量多普勒能准确地识别血管结构。胆管内不会检出血流信号。

6. 腹水的误诊

腹水在超声图像上可与腹腔积血相混淆。单纯的漏出液与新鲜血液（二者都为典型的无回声），渗出液与部分凝血块（回声多样）也同样难以区别。腹水患者几乎总是有胆囊壁增厚，而那些有腹腔积血和其他急性疾病的患者，胆囊壁是正常的。如果临床考虑腹腔出血，使用 POCUS 评估潜在的病因，如腹主动脉瘤（第 11 章）、异位妊娠（第 16 章）或卵巢囊肿破裂（第 18 章）。

7. 胆囊管结石

胆囊管结石较难诊断，尤其是在胆囊内并未发现结石时。嵌顿在胆囊管内的结石可与胆囊在不同的切面显示。即使有经验的超声医师也有可能把它误诊为肠道气体。应仔细观察任何胆囊附近的强回声，并分析回声与肠蠕动的关系。

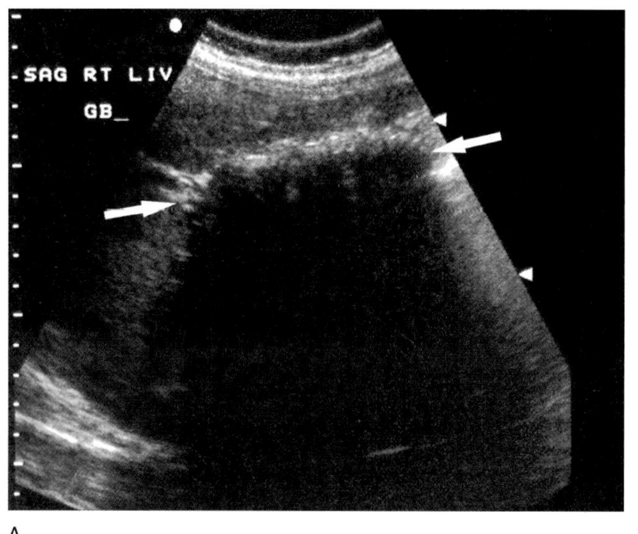

A

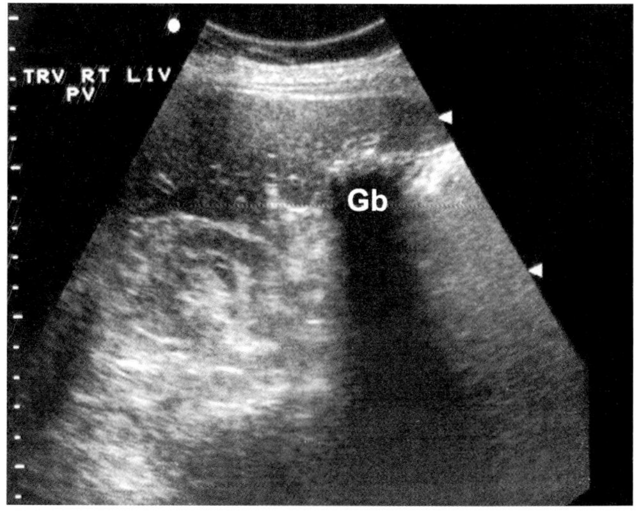

B

图 12-39 （A）充满结石的胆囊，胆囊纵断面（箭头）显示胆囊内充满结石，后伴大片声影；（B）同一患者横断面显示胆囊窝后方的大片声影。

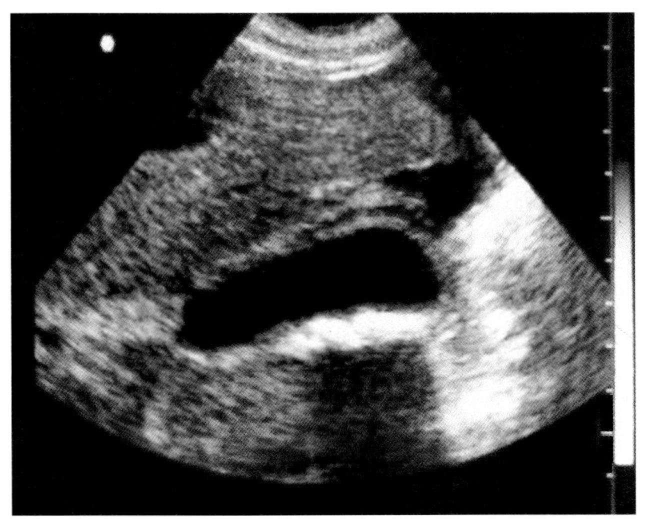
A

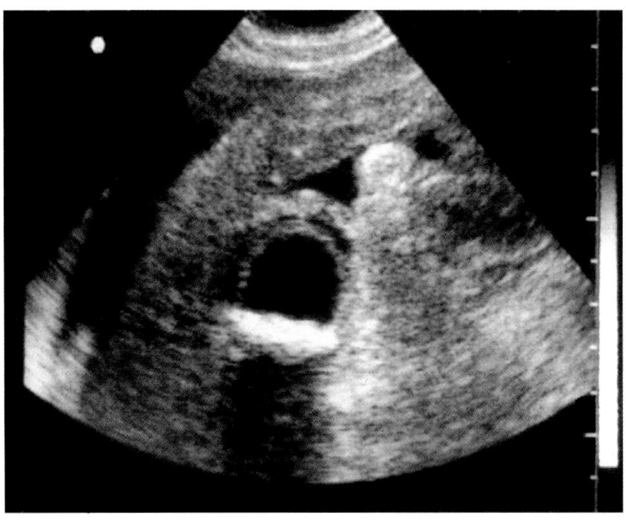
B

图 12-40 （A）胆囊长轴切面显示典型的胆囊炎超声表现：结石、增厚的胆囊壁和胆囊周围积液；（B）同一患者横断面显示胆囊壁增厚是由腹水引起的，患者进一步临床评价并不支持胆囊炎的诊断

8. 胆总管结石

胆总管结石较难诊断，特别当它们并不表现为高回声时（图 12-20）。许多胆总管结石无法显示，胆管扩张是唯一的超声表现。更复杂的是，不是所有的结石都会引起胆总管扩张，尤其是在只有部分梗阻或早期梗阻的情况下。

9. 胆绞痛误诊

在美国，估计有 15% 的人口患有胆结石，而且绝大多数没有症状[2，3]。当患者出现腹痛并在 POCUS 上发现有胆结石时，不能轻易将症状归因于胆囊疾病。胆绞痛诊断应基于病史、体格检查和超声表现的综合考量。

参考文献

完整的参考资料列表可在网上找到 www.mhprofessional.com/mamateer4e.

视频

第 13 章
肾 脏

Caroline Brandon, Thomas Mailhot, Dina Seif, and Stuart P. Swadron

肾脏与膀胱是最适宜做超声检查的两个器官，即使是超声初学者也能容易地识别两者，因此“有针对性的超声检查”可以从泌尿系统入手。

急诊环境下的肾脏超声检查首先要判断是否存在肾积水。急诊泌尿科医师术前应通过超声检查评估手术的适应证，例如导尿前进行超声检查以判断膀胱容积和评估膀胱充盈度。随着急诊肾脏超声检查的广泛应用，出现了另一个重要的临床适应证，即对偶然发现的肾脏病变，诸如肿块、囊肿等。

一、临床概况

肾绞痛在急诊科（ED）较常见。大约 11% ～ 16% 的男性和 7% ～ 8% 的女性在 70 岁时出现与尿路结石相关的症状。自 1994 年以来，肾结石患者已经增加了一倍多，当时只有 5.2%。由于尿路结石发病率较高，因此及时和正确的诊断很重要 [7,8]。过去，静脉肾盂造影（IVP）常规用于疑似肾绞痛的病例。IVP 包括碘造影剂的使用，并将患者暴露在电离辐射下，在检测和显示输尿管结石方面虽比超声更有特异性 [13–16]，然而，它在急诊病例中的应用有明显的缺点。计算机断层扫描（CT）和超声已经在很大程度上取代了 IVP，成为在急诊肾绞痛患者的首选影像学检查方法[16 – 18]。

CT 扫描检测肾结石的诊断敏感性从 95% 到 100% 不等 [8,16,19–21]。CT 可很好地显示泌尿系统和肾结石。它与超声波相比，对结石的敏感性更高[22]。然而，CT 有时可能不太容易获得，患者所受的电离辐射比较大，在没有复杂临床表现的稳定患者中不需要紧急进行。与超声相比，许多医生目前倾向于使用 CT 以更好地观察泌尿系统以及泌尿系统以外疾病，如阑尾和主动脉。一项对 1996—2007 年急诊就诊情况的回顾性分析发现，在疑似肾结石的患者中，CT 的使用增加了 10 倍 [23]。然而，肾结石诊断、其他诊断或住院的比例并没有相应的增加。另一项研究表明，在使用镇痛剂缓解疼痛的患者中，与 2 ～ 3 周后进行 CT 检查相比，急诊中的 CT 立即成像并不能降低发病率 [24]。2015 年发表的一项有效性试验发现，在随机分配接受 POCUS、X 线检查或 CT 检查的患者之间，在并发症、主要不良事件、急诊再就诊或住院治疗方面没有显著差异 [25]。

虽然美国放射学会推荐 CT 用于检查疑似肾结石，但 CT 的广泛使用也引起了影像学界对患者的大量累积辐射剂量的担忧 [26]。持续、重复性肾绞痛患者（特别是年轻患者）有更高的医源性癌症风险，因此，提示在该人群中应合理使用 CT [27–29]。针对这一问题的一项进步是开发了低剂量和超低剂量 CT。典型的肾脏、输尿管和膀胱（KUB）

CT 的辐射量为 6.44mSv。通过低剂量和超低剂量 CT 扫描，辐射量下降到不到 3.5mSv 或小于 1.9mSv。一项文献综述分析了 1995—2017 年进行的 12 项使用不同辐射剂量的 CT，发现低剂量和超低剂量 CT 的敏感性范围分别为 90% ～ 98% 和 72% ～ 90%，特异性分别为 88% ～ 100% 和 86% ～ 100%[30]。

超声检查可以在床边安全、快速地进行，基本上没有风险。这是避免患者受到辐射的（如儿童和孕妇）首选方式。虽然超声不能提示是否存在肾功能损害，但对于血尿和急性腰痛患者，超声能提示单侧肾脏或输尿管积水，可以为诊断输尿管结石提供帮助。比较 POCUS 和 CT 检测肾积水的研究发现，其敏感性与在影像科进行的全面超声检查相当[21,25,31–33]。

评估肾积水的程度，并结合患者的病史和对镇痛剂的反应，有助于确定是否需要泌尿科医生紧急会诊。研究发现，POCUS 检查肾积水程度与 CT 上的输尿管结石大小之间存在相关性[34]。然而，其他研究发现，尽管已确诊有结石，但多达 10.9% 的患者可能没有肾盂积水[35]。床旁超声经常可以提供足够的信息以有效地指导对患者的治疗和处理。绝大多数轻中度肾积水患者在门诊就可处理，而重度肾积水患者应请泌尿科急会诊或进行密切随访，并通过 CT 检查进一步明确梗阻部位[36–38]。

通过超声检测泌尿系梗阻，医生得以越来越容易地识别偶发的异常，其中有些是危及患者生命的或对肾脏有严重损害，需要快速明确的治疗；而有些则临床意义不大，没必要再进行进一步的影像学检查和随访[16,30]。超声对囊肿的诊断和鉴别囊实性病变尤其敏感[39]。

对于腰部或腹部疼痛患者，床旁超声检查可以为肾或肾外器官病变的鉴别诊断提供宝贵信息，而 IVP 则不能。尤其当超声检查未发现有肾积水时，医师应对胆囊、胆总管及腹主动脉做进一步的检查。

在创伤的情况下，超声并不是确诊的检查方式；然而，它可用于对怀疑有肾损伤但不能接受 CT 检查的不稳定患者进行鉴别。超声在创伤中应用的一个进展是使用半定量多普勒测量肾血流。肾多普勒阻力指数是一种测量血管收缩引起的组织灌注阻力的指标，已被证明对预测血压正常的多发性创伤患者的隐匿性失血性休克[40–42]有高度敏感和特异性。

床旁超声的一个主要优点在于它可以在普通诊疗室内进行，而不必将患者移至专用检查室。泌尿科医师可通过超声检查评估急诊患者的病情，这在偏远地区或是缺乏其他影像检查的艰苦环境下价值很大。

二、临床适应证

急诊泌尿系超声检查的适应证如下：

- 急性腰部疼痛或疑似肾绞痛
- 急性尿潴留和膀胱残余尿测定
- 急性肾衰
- 血尿
- 急性肾盂肾炎和肾脓肿
- 可疑肾脏占位
- 创伤

（一）急性腰腹痛 / 疑似肾绞痛

目前急诊肾脏超声检查主要用于疑似肾绞痛患者。肾结石的患病率很高，是腰痛或腹痛患者常见的鉴别诊断。超声检查主要用于伴有结石但无血尿的患者，对于不明原因腹痛患者，即使没有血尿，也应考虑使用超声排除肾结石的可能。

已有研究报道了超声检测尿石症的高灵敏度[8,16,23,44]。这些研究采用了特定的方案，包括在进行持续 30 分钟全面肾脏超声检查之前禁食和静脉补液。急诊较难实现这样的条件。更重要的是，急诊肾超声的目标不是识别结石，而是发现肾积水，这是梗阻性尿路系统疾病的并发症（图 13-1）。可检测急性尿路梗阻，使超声检查在急诊成为一种宝贵的工具[45]。POCUS 检测肾积水的敏感性和特异性分别为 75% ～ 94% 和 82% ～ 99%[16,32,44,46,47]。这与泌尿外科文献中报道的 POCUS 的敏感性[44]和在放射学文献报道的全面肾脏超声检查的敏感性相当[21,45,48]。由于 POCUS 的敏感性和特异性与放射科进行的超声和 CT 扫描相似，一些人认为 POCUS 应该是急诊的首选检查。

许多研究也表明，结石大小与肾积水程度有关[34,38]。然而，大约 11% ～ 15% 的患者没有肾积水[8]。对于没有或轻度肾积水的患者，不太可能出现＞ 5mm 的输尿管结石[34,35]。脱水的患者通过超声检查可能无法显示出肾积水的迹象[8,14]，因此，在排除梗阻性肾积水之前，建议口服或静脉补液。相反，膀胱充盈的患者可能有轻度双侧肾积水；如果遇到这种情况，患者应排尿后重复超声检查[49]。由于膀胱体积的变化，获取双肾（以供比较）和膀胱的图像，并将 POCUS 的检查结果与临床表现结合起来是极其重要的。

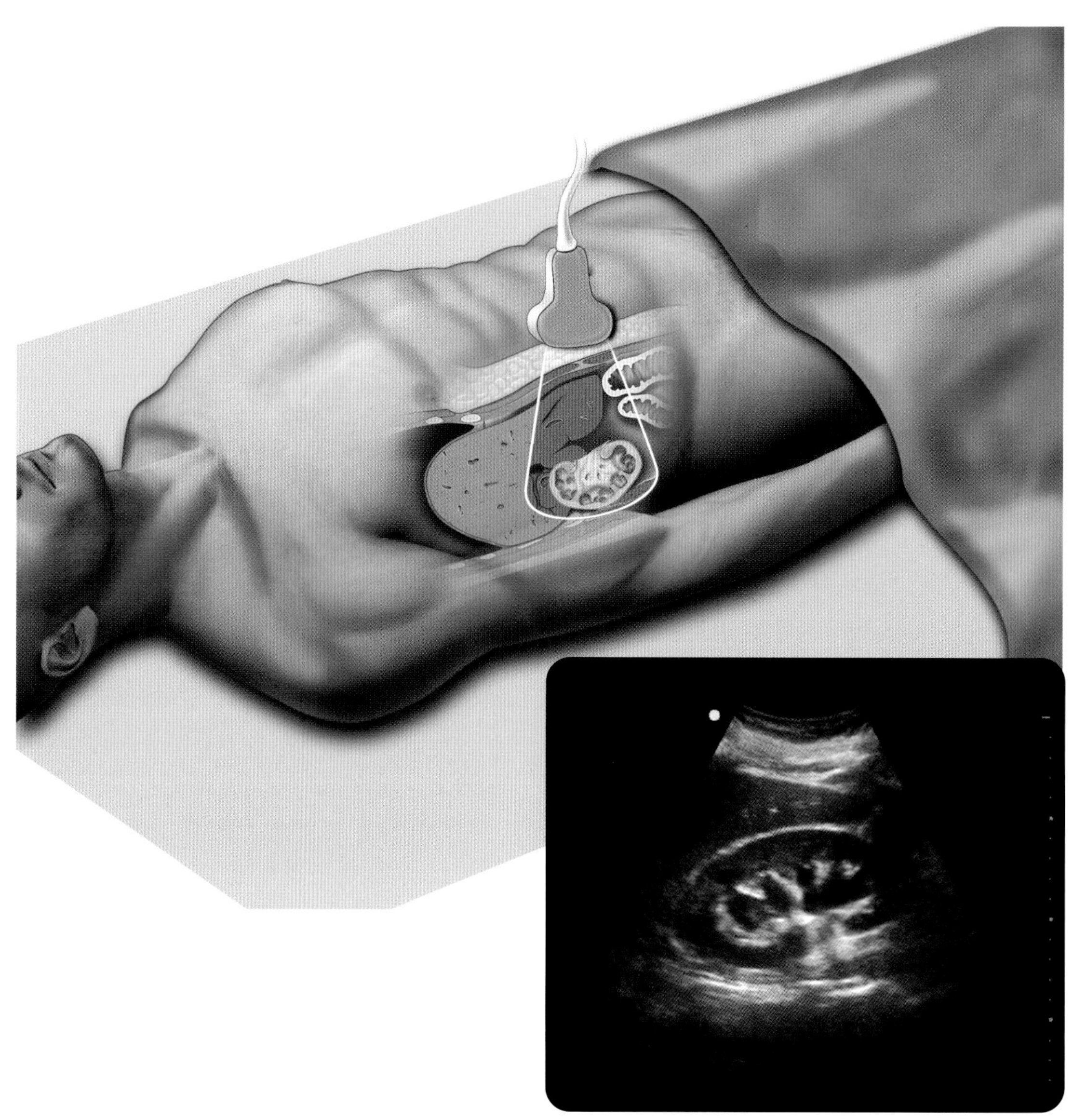

图 13-1　肾积水。超声技术和发现在本章的相应部分中被概述。

持续双侧肾积水，可能提示膀胱出口梗阻，需要进一步检查。长期肾积水，髓质和皮质开始变薄[50]。右侧肾积水是妊娠期常见的现象，不应与病理情况混淆[51]。

肾盏破裂较少见，表现为轻度至中度肾积水伴肾周积液。尿路外渗是严重急性尿路梗阻的一种特异性表现，需紧急泌尿科会诊。

患者无血尿，KUB 检查为阴性，床旁超声检查未发现肾积水，可以排除肾绞痛的可能；KUB 和超声联合检查的阴性预测值很高[31]。如果有镜下血尿，未见肾积水，即使仍有可能诊断为肾结石，也应考虑其他诊断。那些直接危及生命的诊断，如腹主动脉瘤破裂（AAA）或夹层，在任何一种情况下都必须加以考虑。一旦临床医生确定不存在更严重的病情，患者可以在非紧急情况下出院进行门诊检查，其中可包括 CT、肾超声或结石分析。孤立肾、肾衰竭或尿路感染的存在可能是入院或进一步检查的指征，尽管无明显的肾积水，仍然有肾结石的可能。

图 13-2 介绍了结合急诊超声检查肾绞痛的诊断思路。一些医务人员应用类似的诊断策略，仅使用尿检、镇痛、肾脏和主动脉 POCUS，即可使 50% 以上因腹部疼痛就诊于急诊的患者安全出院[26,52]。

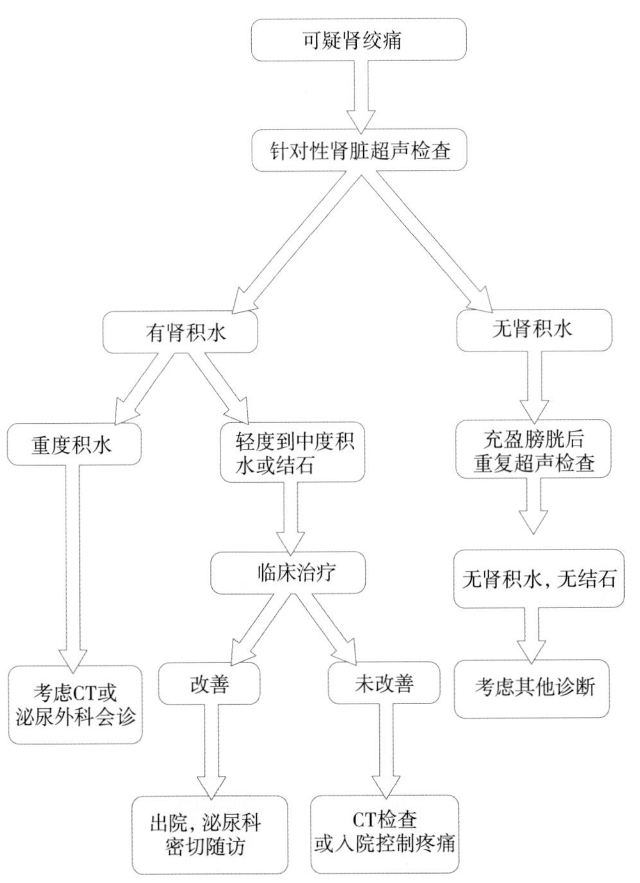

图 13-2 **肾绞痛的诊断策略。**

一项肾流出道梗阻诊断新技术进展的研究中提到了输尿管喷尿的成像。正常膀胱的实时超声检查可以观察到尿液从输尿管口喷射至膀胱内。如果存在单侧梗阻，该侧的输尿管喷尿就会减少或消失。

（二）急性尿潴留和膀胱残余尿测定

POCUS 可诊断急性尿潴留，而从病史很难判断患者是否发生急性尿潴留。当怀疑有急性尿潴留时，传统的诊疗方法是放置导尿管，既可明确诊断又能进行治疗。虽然这种方法可以量化残余尿量，但它对患者来说很不舒服，并有导致感染的风险。因此，除非已知存在尿潴留，最好避免导尿。

超声检查通过显示膀胱和评估膀胱容积可以确诊并量化梗阻程度和潴留尿量。泌尿科医师主张结合尿动力学方法来精确测量膀胱容量。急诊时定量膀胱容积是非常有用的。床旁盆腔超声检查可以将膀胱残余尿划分为少量、中量、大量 3 个级别，有助于临床医师决定是否需要紧急导尿。充盈明显的、有大量残余尿的膀胱需要紧急导尿，而超声检查膀胱无或仅有少量残余尿提示患者的临床症状需要考虑其他原因。中等量的残余尿需要结合膀胱容量测定以决定是否需要导尿。除了检查膀胱，还应观察双肾是否有积水，长期的膀胱流出道梗阻会引起此并发症。

当需要定量数据时，如在评估可能的脊髓压迫或马尾综合征患者时，超声可以可靠地估计残余尿量。对术后患者进行的研究表明，三维测量与导管引流测量的体积具有很好地相关性，可以避免侵入性手术的需要（图 13-3）[63]。

泌尿系统床边超声检查的另一个潜在应用是为儿童导尿前评估残余尿。两项最近的研究表明，导尿前确认膀胱内存在残余尿可以减少或避免导尿失败，减低导尿的创伤性，减少患者的痛苦。

（三）急性肾功能衰竭

肾脏超声检查是诊断急性肾衰竭的有效检查方法。临床诊断急性肾衰竭首先应区分引起肾衰竭的原因是肾前性、肾后性还是肾性。肾后性肾衰竭，如输尿管或尿道流出道梗阻所致的肾衰竭，如能被早期诊断，往往是可逆的。超声是明确肾后性梗阻的有效工具，可以方便地检查到双侧肾积水和膀胱过度充盈。如果超声提示孤立肾伴有肾积水，需要做紧急减压处理。此外，前列腺肥大这一最常见的低位尿路梗阻也能通过超声检查确诊。

除此之外，肾脏超声检查还可提供进一步的诊断信息。鉴于肾前性原因所致的肾衰竭一般不会引起肾脏超声声像图的异常，超声检查所能提示的多为急性肾性肾衰竭或急性发作的慢性肾性肾衰竭。肾脏缩小、萎缩和回声增强提示慢性病变的存在，如高血压肾病和慢性肾小球肾炎。超声发现肾脏肿大伴多发囊肿、肾脏失去正常轮廓则提示多囊肾导致的肾衰竭。遗憾的是，许多急性肾性肾衰竭，如急性肾小球肾炎和急性肾小管坏死，其肾脏超声检查结果多无明显改变。由于肾脏疾病在病变发展的不同阶段有不同的超声表现，因此结合其他临床资料，如血容量测定、对输液治疗的反应、显微镜下的尿液分析和钠排泄分数的测量可用于鉴别肾前性和肾性肾衰竭，并指导相应的治疗。肾活检能明确诊断，超声引导可提高其成功率。

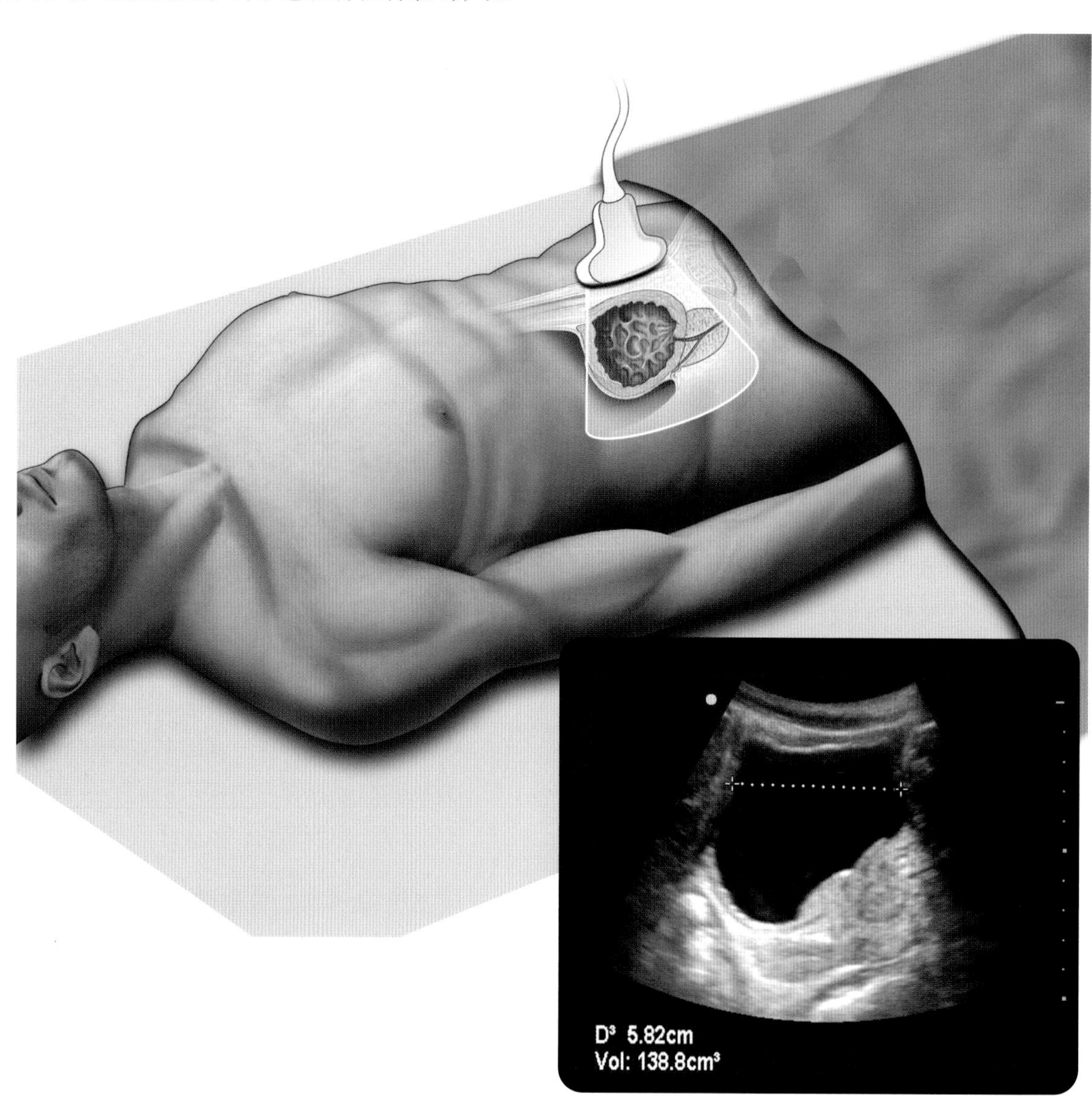

图 13-3 尿潴留检查。超声技术和发现在本章的相应部分中被概述。

（四）血尿

血尿是肾绞痛患者的常见表现。然而，尿液分析中红细胞的存在已被发现是非特异性的。血尿可能发生在各种疾病中：包括危及生命的疾病，如腹主动脉瘤、异位妊娠和阑尾炎。有镜下血尿的患者可受益于床旁肾超声筛查，以排除肾积水、腹主动脉瘤和任何明显的肾积水，膀胱或肾脏肿块。肉眼血尿患者的初步检查除了红细胞比容和肾功能外，还应包括床旁肾超声。

钝器创伤的患者可能会有镜下或肉眼血尿。血流动力学稳定的严重血尿患者应行CT增强检查。

（五）急性肾盂肾炎和肾脓肿

急性肾盂肾炎是常见的急诊疾病，通常不需要影像学检查即可诊断。事实上，急性肾盂肾炎的肾脏超声表现通常是正常的。然而在特定情况下或是没有及时就医的情况下，超声检查有助于排除那些需要手术的肾盂肾炎并发症，例如肾脓肿。典型的肾脓肿为单发的、圆形低回声肿块，常有内部分隔或漂浮的碎屑样回声，以及一定程度的后方回声增强。急诊超声检查发现此类可疑病灶可请泌尿科医师会诊或进行全面专业的超声检查。有时，可进行 CT 扫描对病灶进一步确诊来制订相应的治疗计划。超声检查可观察到肾周脓肿，CT 能显示得更清晰。当超声检查发现病变范围超出肾脏时，应进一步做 CT 检查 [65]。

气肿性肾盂肾炎，常见于糖尿病或免疫功能低下的患者，是一种罕见但危及生命的感染，值得特别关注。气肿性肾盂肾炎超声表现为肾脏增大，内部回声增粗紊乱。集合系统内可能显示代表气体的后方声影 [47,66]。

由于引起气肿性肾盂肾炎的产气细菌可能具有毒性，其临床表现缺乏特异性，急诊超声检查可提示是否需要手术干预（经皮肾穿刺引流或经腹手术肾切除），否则可能延误病情 [67–69]。

（六）肾脏肿块

在急诊超声检查和定期健康体检的腹部超声检查中，肾脏肿块的检出率在不断提高。肾肿块的早期诊断显著降低了恶性肿瘤的危害和死亡率。暂且不论常规超声用于例行体检的成本 - 效益问题，对急诊发现的异常情况进行随访是有必要的。对于肾积水而言，急诊超声检查并不能代替全面的超声检查或其他进一步检查。超声检查发现的肾脏肿块通常需要 CT 等进一步的检查来确诊。大多数肾脏恶性肿瘤为肾细胞癌（RCC），这类肿瘤声像图表现多样，与周围正常肾组织相比，可以是等回声、高回声或低回声。要注意的是有时肿瘤有部分囊变，可能与良性囊肿相混淆。

另一种常见的肾脏肿瘤为血管平滑肌脂肪瘤（AML），其多为良性，可进行保守治疗。AML 通常边界清晰，呈高回声，部分 AML 的超声表现与肾癌相类似，因此须对超声检查偶然发现的肾脏肿块仔细辨别，建议患者随访、进行全面的超声检查、CT 扫描或泌尿科会诊。

其他常见的肾脏肿瘤有淋巴瘤和转移性恶性肿瘤，通常表现为不规则的肿块，可单发也可多发。肿瘤也可侵犯整个肾脏，严重破坏肾脏结构或呈浸润性生长，突破包膜累及肾周结构。移行细胞癌（TCC）常见于膀胱、输尿管，在肾盂中较少见。早期 TCC 通常有明显的临床症状（如血尿），此时肾脏超声检查在肾盂内多无明显的肿块，后期可表现为高回声的肾窦内出现低回声肿块。

肾囊肿在超声检查中极为常见。单纯囊肿是良性的，但恶性肿瘤也可能呈囊样表现，因此超声诊断单纯性囊肿前须谨慎考虑。

多囊肾（PCKD）多表现为大小不一的囊肿，正常肾结构消失。超声是评估这种遗传性疾病的首选检查方法，PCKD 可出现血尿、腰痛、高血压或肾衰竭等症状。在体内多个器官可以并发囊肿，并与脑动脉瘤的发生相关。一旦确诊应安排泌尿科或肾病科治疗。长期透析治疗的慢性肾衰竭患者有多发肾囊肿的倾向。此类获得性肾囊肿（ARCD）恶变的发病率大幅上升，建议对此类患者进行定期随访。

（七）创伤

主要表现为包膜下血肿或肾周血肿，可通过创伤初期的超声检查及其他检查进一步确认。增强 CT 目前被认为是肾创伤首选的评估方式。对怀疑肾蒂损伤的严重创伤患者，其能提供肾功能信息。一项研究显示，普通 B 型超声诊断泌尿系创伤的敏感性低。在缺乏 CT 检查的前提下，采用新型超声技术如能量多普勒或超声造影可以提供比普通 B 型超声更多的诊断信息。

超声也可对有明确肾实质损伤的患者进行随

访，比如血肿和撕裂伤，这些病变在超声上可以很好地显示，能够对患者做定期检查以随访病情变化。

三、解剖概要

（一）腹膜后的划分

腹膜后可分为 3 个不同的腔（图 13-4），肾脏占据了中间的间隙，又称肾周间隙。肾前间隙包括十二指肠、胰腺、降结肠、腹腔干、肠系膜上血管及周围的脂肪。肾后间隙位于腰方肌和腰大肌的前方，通常由脂肪组成肾前间隙和肾后间隙（又称肾旁间隙）。

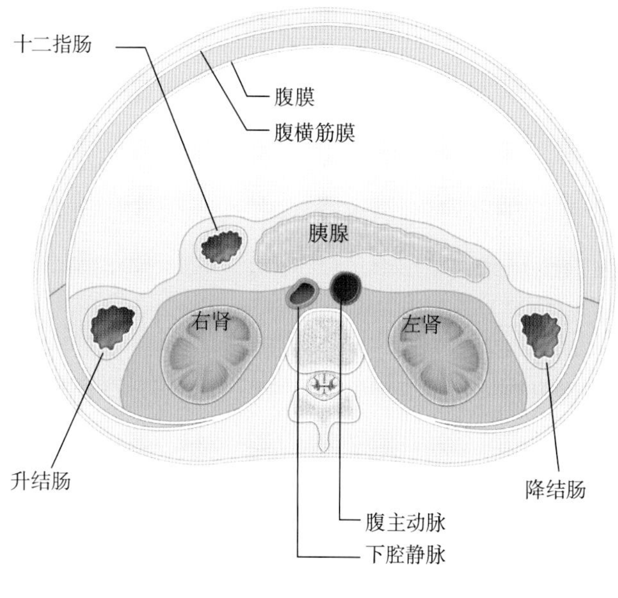

图 13-4 **腹膜后的解剖腔室。**

肾周间隙的前后方均以 Gerota 筋膜为界，也有学者将后方的肾筋膜称为 Zuckerkandl 筋膜。该筋膜包绕了肾、肾上腺、肾门、近端集合系统和肾周脂肪，横向合并连接腹横筋膜，延伸至结肠旁沟的腹膜上，这样就形成了腹膜后的前后间隙。因此，肾脏被两层不同的脂肪包裹：肾周脂肪直接紧贴肾真性纤维包膜外，以 Gerota 筋膜为界，肾旁脂肪位于 Gerota 筋膜外的肾旁间隙。

腹膜后的划分在临床上很重要，其可使各种病理过程局限化，还可形成屏障阻碍各种病理进程，如出血和感染。例如肾旁前间隙积液通常与胰腺炎或外伤有关，而肾旁后间隙积液罕见，通常见于凝血障碍患者的自发性出血或外伤。

（二）泌尿系统的解剖关系

两侧肾脏在腹腔内的位置是明显不对称的。右肾的前方为肝脏，超声检查时可以作为良好的声窗。右肾通常比左肾稍大，位置也偏下。左肾前方有数个解剖结构，包括胰腺、胃、脾、大肠、小肠，这使得左肾成像更为困难，只有将脾脏作为声窗才具有肝脏声窗同样的效果。两侧肾脏的上方和后方是对称的，上方为横膈，后方为腹膜后的肌肉组织（腰大肌和腰方肌）。仰卧位时，左肾上极位于第 12 胸椎水平，下极位于第 3 腰椎水平。需要重视的是，肾脏在腹膜后随着体位改变和呼吸运动时可以发生移动。图 13-5 显示了双肾的解剖结构。

肾门是肾脏中部肾窦所在的凹面区域，肾动脉由此进入，而肾静脉和输尿管由此离开肾脏。双侧输尿管分别从双肾门发出，向下走行至膀胱，与腰大肌关系密切，位于腰椎横突的前方。输尿管进入盆腔后，向内跨越髂血管，然后横向走行，平行于骨盆边缘，再汇入膀胱后方。

未充盈的膀胱紧贴耻骨后方，当其充盈时，可扩张至盆腔外，并将肠管推移至腹腔内。膀胱充盈至下腹部时会紧贴腹前壁。

（三）肾脏解剖

肾脏是成对的脏器，向前侧方倾斜，两侧肾门斜向前内侧。在超声检查肾脏时，必须斜切探头以符合肾脏的解剖位置。

肾脏长 9 ～ 13cm，随着年龄增长或发生慢性肾功能不全时，双肾逐渐缩小。肾脏的宽度与厚度分别约为 5cm 和 3cm。肾脏被真性纤维囊包裹，可分为肾实质和肾窦两部分。除肾门外，肾实质从各个方向包绕肾窦，它由外侧的皮质（由肾小球构成）和内侧的髓质（由重吸收单位肾小管构成）组成。髓质呈圆锥形，肾乳头向内朝向肾窦。因此，肾脏的功能单位即肾小叶，由一个肾锥体和周围包绕的皮质构成，尿液经过皮质滤过，后经肾乳头排泄至集合系统。每侧肾脏由 8 ～ 18 个小叶组成，以叶间动静脉分界。弓形动脉从叶间动脉发出，位于肾锥体基底部，是超声图像识别的重要标志。

肾窦位于肾的中央，起始于肾乳头，将尿液排至最小的集合系统单位，即肾小盏处。相对于肾锥体，每侧肾脏有 8 ～ 18 个肾小盏，依次融合形成 2 ～ 3 个肾大盏，最终汇合形成肾盂，这也是扩张的输尿管近端与肾脏的交界处。除了集合系统，肾窦还包含肾动静脉和脂肪组织，这些脂肪由肾周脂肪延伸而来，以 Gerota 筋膜分界。

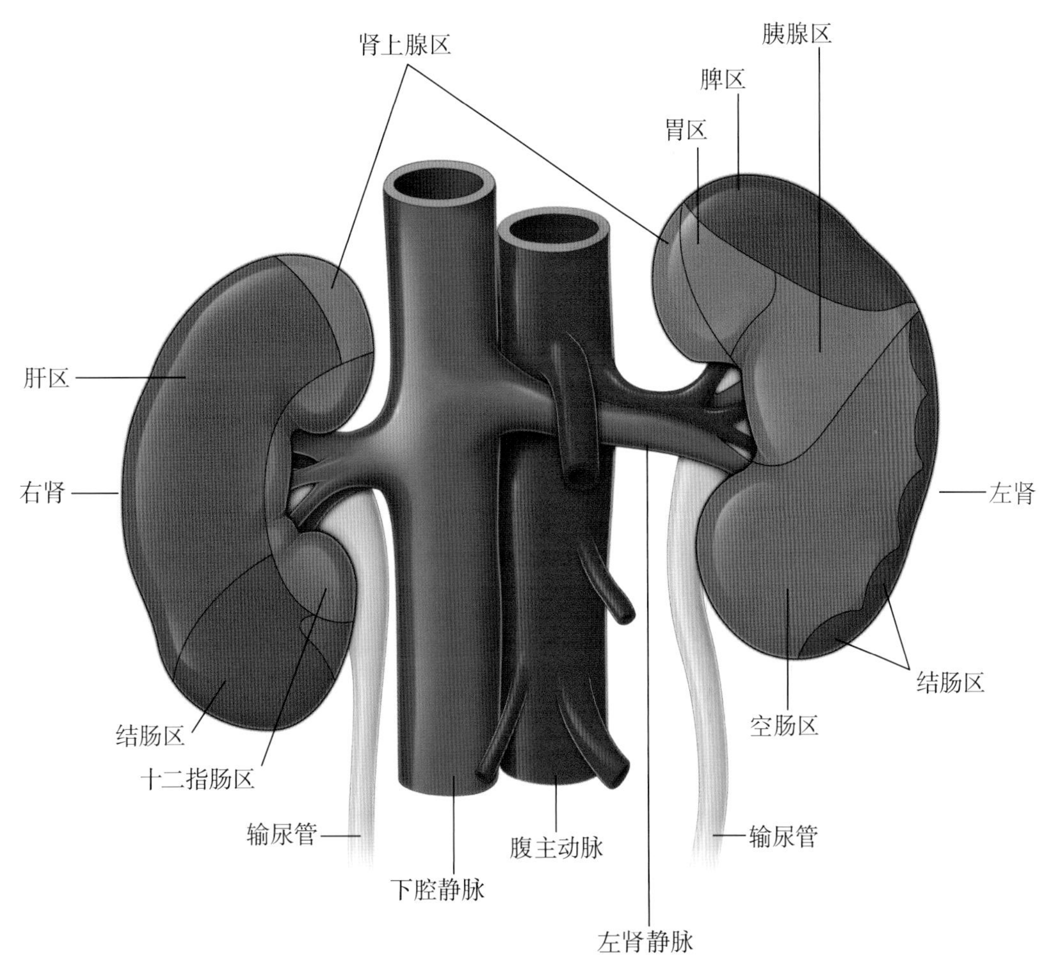

图 13-5 **双肾的解剖学关系。**

四、检查前准备

POCUS 超声仪可以完成几乎所有的基本的肾脏超声检查。肾脏最好用低频探头成像，使用相控阵或凸阵探头[39]。相控阵探头体积较小，更容易在肋间扫查。凸阵探头的图像往往具有更高的分辨率，并可能显示更多的细节；然而，肋骨声影可能会模糊关键区域。初始检查深度设置为 15cm，适用于多数患者，在检查中成像深度可以根据实际情况进一步调节。

右肾靠近肝脏，后者提供了一个很好的声窗（图 13-7），显示较容易。右肾在患者呈仰卧位时可以很好地显示（在快速检查时可观察到肝肾隐窝），左肾由于缺少类似的声窗较难成像。因此，左肾显像最好让患者采用右侧卧位（当患者临床情况许可时），这样可使超声医师轻松地从侧腰部的远后方成像。首先在长轴切面显示肾脏，探头与肋骨平行，随后，将探头旋转 90° 可获得肾脏横断面声像图。

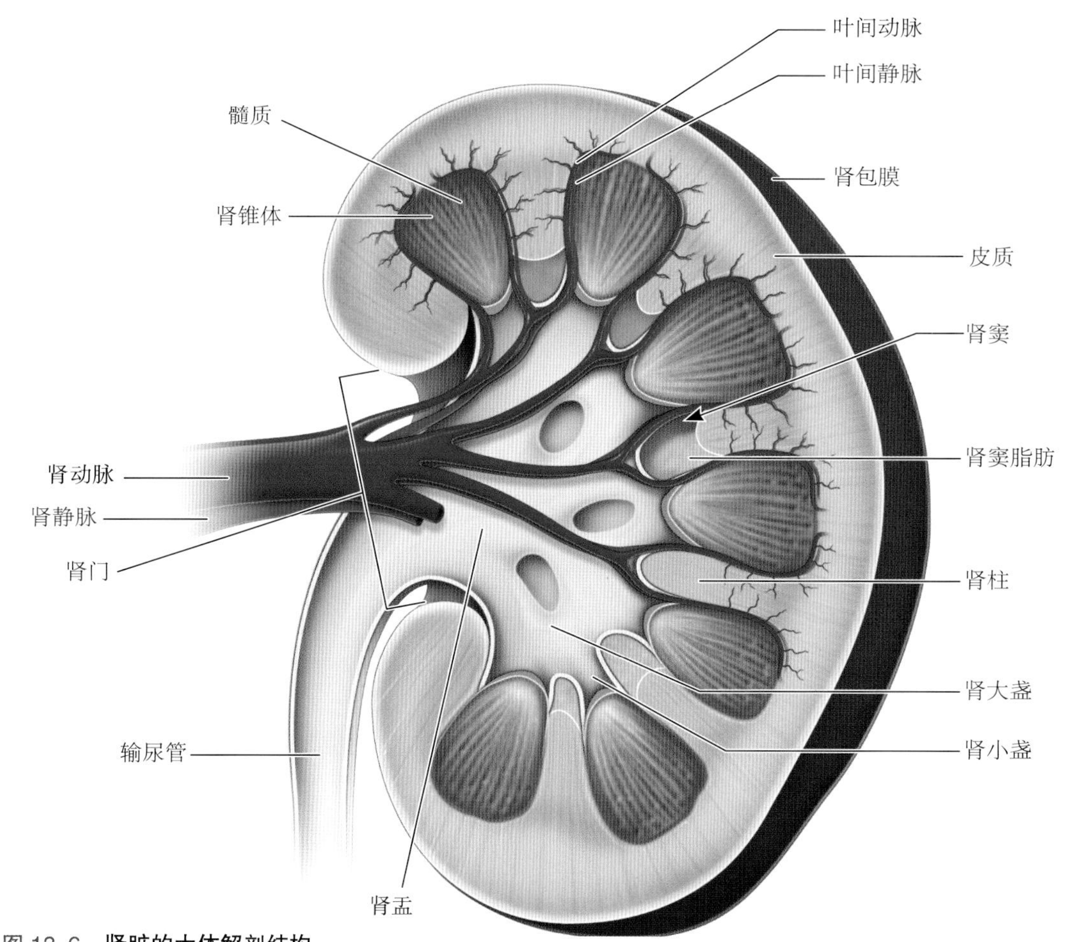

图 13-6　**肾脏的大体解剖结构。**

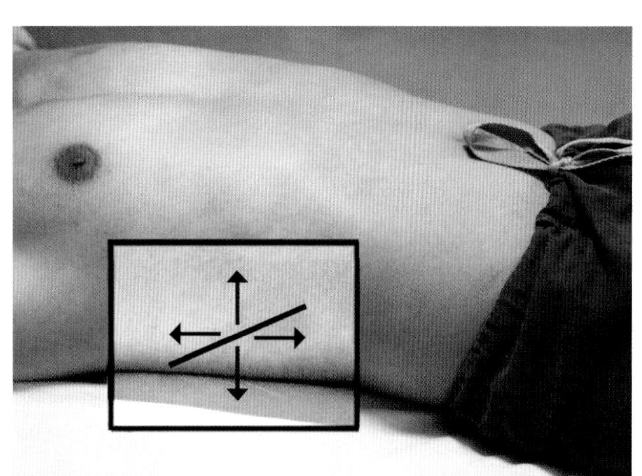

图 13-7　**右肾超声显像时探头位置。中间线条代表肾脏纵轴。**

五、 检查技术和正常超声表现

虽然低频探头通常用于肾脏成像，但偶尔（对于非常瘦的患者，儿科患者，或者是肾移植的患者肾脏位于骨盆表浅位置）也可使用高频探头，以显示更多的解剖细节。无论成像条件如何，都必须获得长轴与横轴观图像，包括周围其他结构，在每个切面上都要仔细扫查整个肾脏，以确保显示所有的肾实质。可以将双肾图像对比，以排除先天性或外科手术造成的缺损。泌尿系的超声检查还应包括膀胱，了解膀胱充盈情况及判断可能存在的病变（见视频 13-1：正常肾）。

（一）右肾

患者仰卧位，从右肋缘腋中线的位置扫描右肾（图 13-7）。将探头标记指向患者头侧，将探头向下移动，直到显示肾脏。或者，将探头向前移动，以使用前肋下切面（图 13-8）。由于肾脏的斜行走向，须旋转探头以获得肾脏最大长轴切面图像，以此为纵轴。一旦获得图像，将探头前后扫描，以扫描整个实质。许多患者一个视窗无法显示整个肾脏的纵断面，而只显示肾上极或下极，可使用肋间切面，或者让患者短时间屏住呼吸，使肾脏下移至肋下视窗。如果临床条件允许，让患者左转或俯卧检查可能是有用的。

要获得横断面的图像，探头只需从纵轴面旋转 90° 即可（图 13-9）。在横断面上，探头可以向内上方或外下方移动来显示肾门，上方的图像代表肾上极，而下方的图像代表肾下极。

彩色多普勒成像可用于显示肾门水平的肾动脉和静脉中的血流以及肾内集合系统中的血流。

（二）左肾或膀胱

与肝脏作为右肾显示声窗不同，超声医师为了获得左肾图像必须排除胃肠道气体干扰。

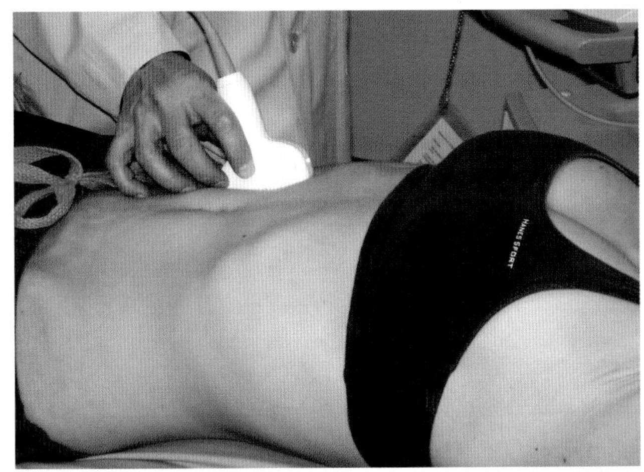

A

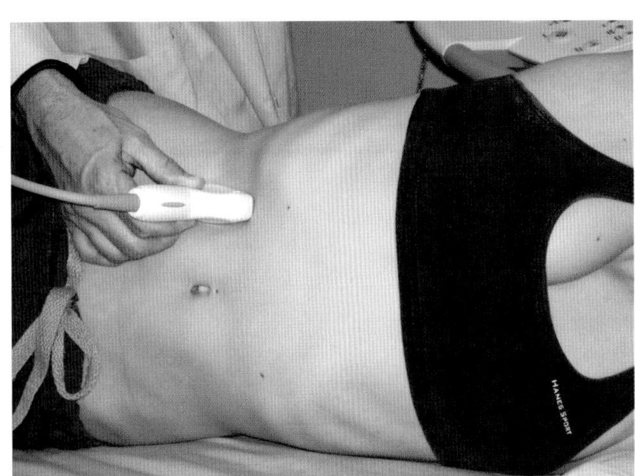

B

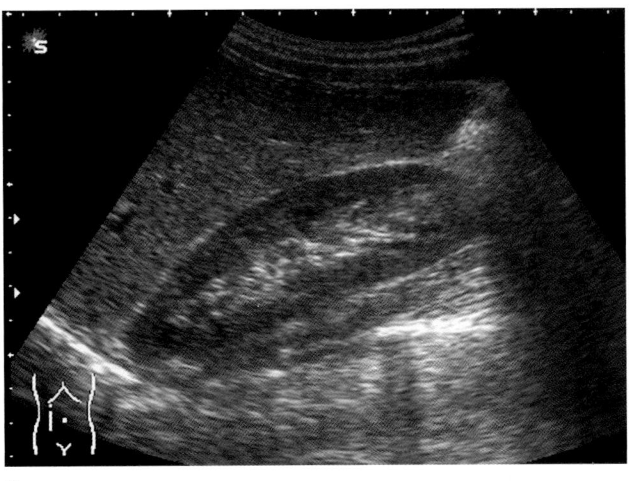

C

图 13-8 **正常右肾的纵断面超声图像。**

注：患者仰卧位时的探头位置（A）；患者侧卧位时的探头位置（B）；相应的超声图像（C）；嘱患者深呼吸以使肾脏更好成像

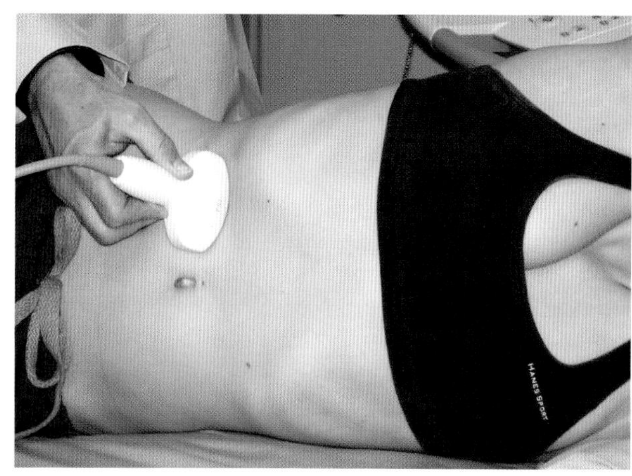

A

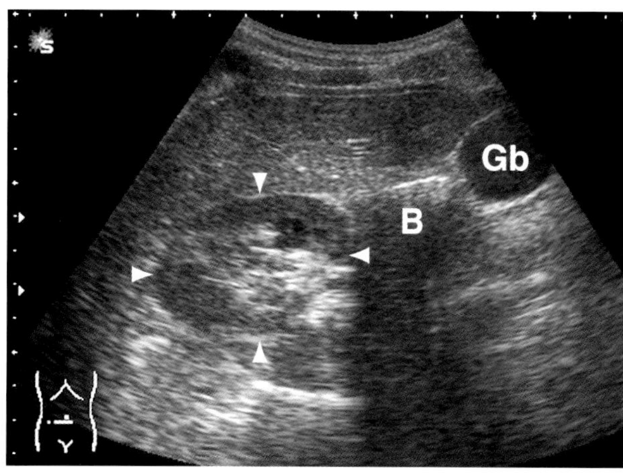

B

图 13-9 **正常右肾的横断面超声图像。**

注：探头位置(A)与对应的超声图像(B)，肾脏轮廓已显示(箭头所示)；Gb= 胆囊，B= 肠道及后方声影

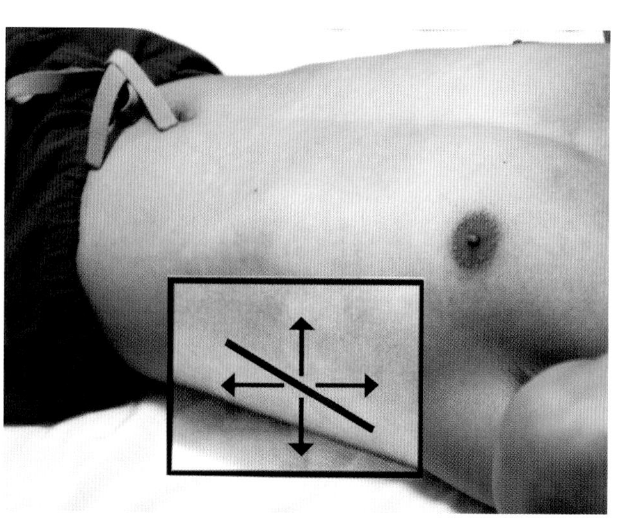

图 13-10 **左肾成像时探头的放置。**

注：中间线条代表肾脏纵轴。

为了获得左肾的纵向图像，首先将探头放置在左侧腋后线的肋缘，探头标记指向患者头侧，在肋缘上方和髂嵴下方之间移动，以找到肾脏（图 13-10）。和右肾一样，在这个平面上扫查肾脏之前，先找到最长轴。要获得左肾的横向图像（图 13-11），只需将探头旋转 90°，使探头标记朝向患者的右侧，并扫查上下两极。肾门在横断面视图中通常很容易识别。如果患者仰卧时不容易看到左肾，则采用更向后的方法，让患者右侧卧位转向检查者[44,70]。冠状面扫查尤其有助于显示左肾下极，其常因降结肠内气体干扰显示不清。

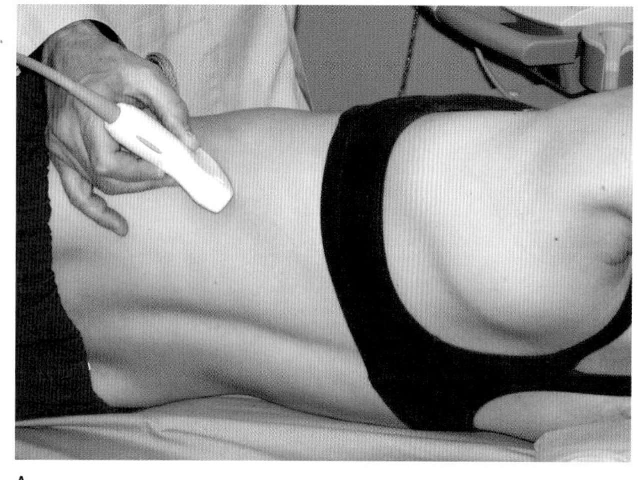

A

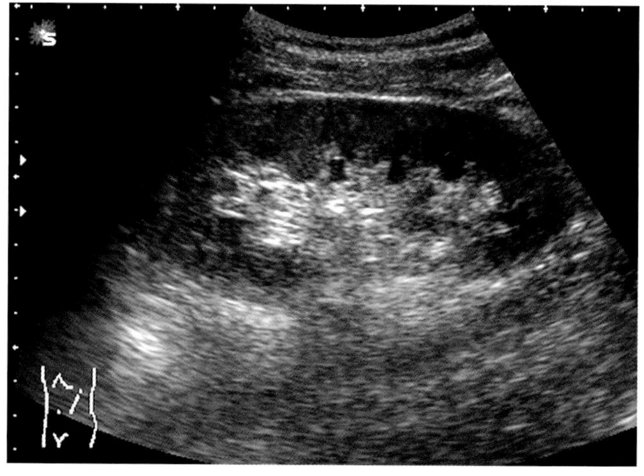

B

图 13-11 **正常左肾。**

注：冠状面纵切探头位置（A）和肾脏长轴的超声图像（B）

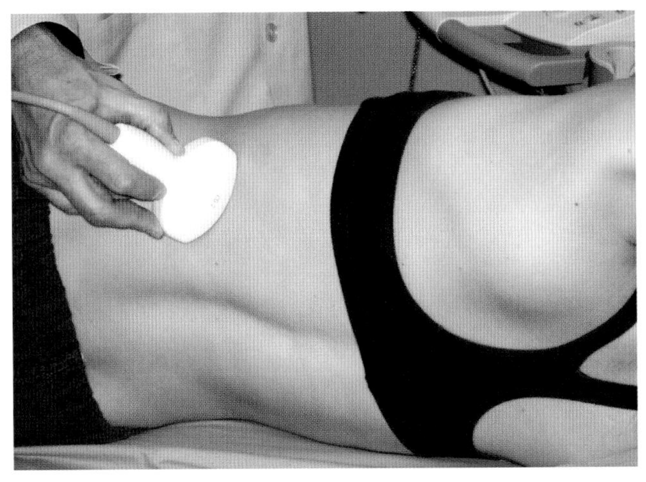
C

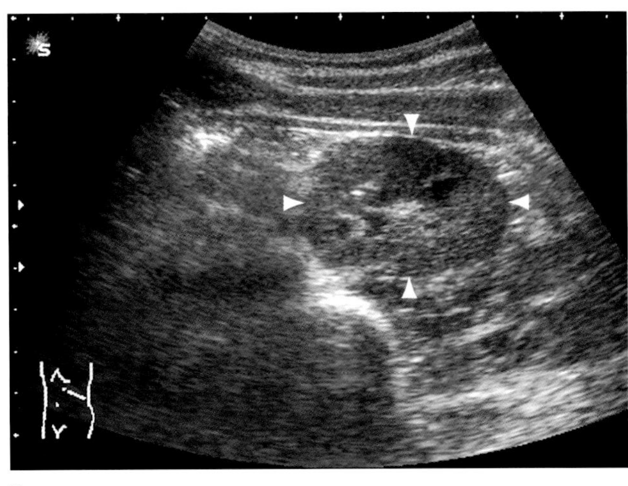
D

图 13-11（续） 冠状面横切探头位置（C）和肾脏短轴的超声图像（D）。

在适度充盈膀胱时，将探头置于耻骨上方可获得膀胱的最佳图像。如果看不到膀胱，将探头向下移向骨盆。在矢状面（探头标记指向患者头部）和横断面（探头标记指向患者右侧）进行全面扫查（图 13-12 和 13-13）。

（三）肾脏、输尿管和膀胱的超声表现

肾脏的边界由明亮回声的纤维包膜划分，其周围有大量肾周脂肪。与肝脏相比，正常肾实质的回声略低。在肾实质内，肾皮质与肾髓质的回声不同，后者由于其有充满尿液的小管，在皮质边缘形成一条低回声锯齿状条带。单个肾锥体在髓质内可能是表现为低回声三角形结构。肾窦位于肾实质深面，因其含有大量脂肪成分而呈高回声。肾窦内包括肾小盏和肾大盏，肾大盏汇合成肾盂。膀胱充盈良好的患者可以在明亮的肾窦内见到无回声的尿液回声。实时扫查可以显示肾盂内回声的连续性。图 13-8 和 13-9 显示右肾正常的纵断面及横断面图像。超声图像无法显示正常的输尿管，却常常可以显示近端扩张的输尿管。

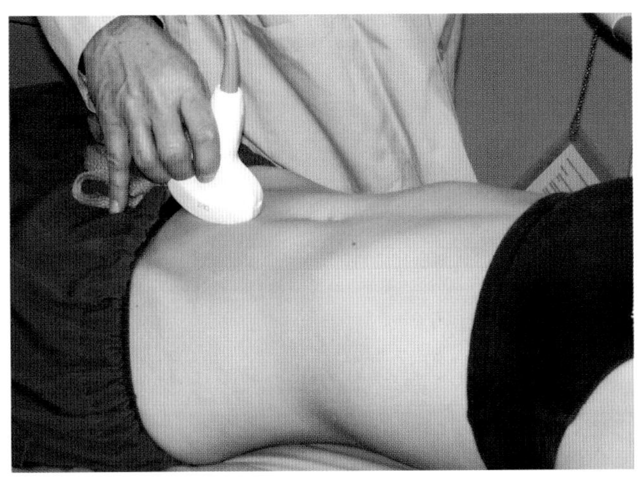
A

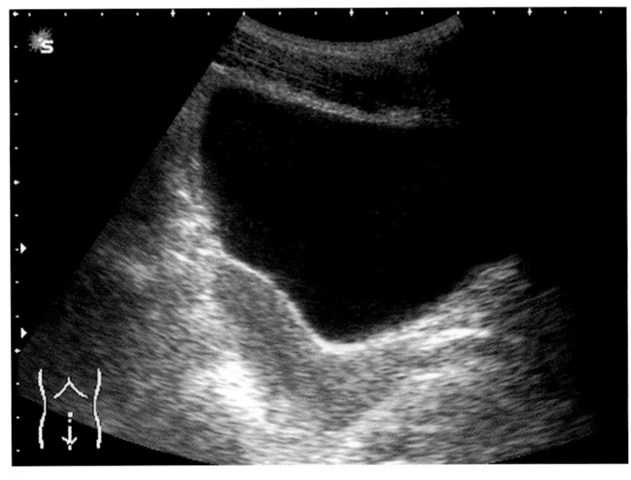
B

图 13-12 正常充盈的膀胱 - 女性。纵向探头位置（A）和膀胱的长轴超声图像（B）。

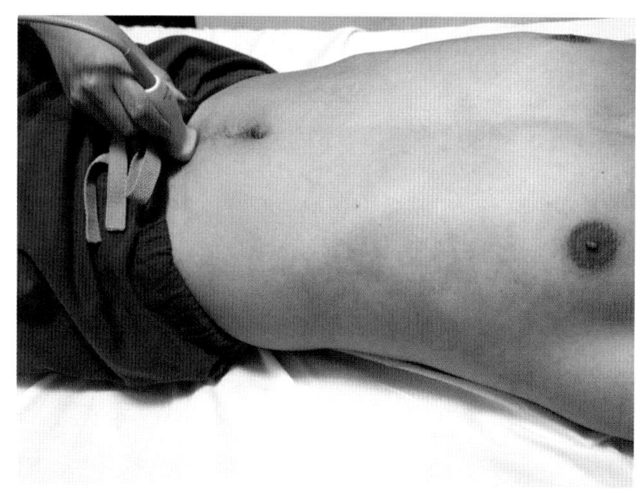

A

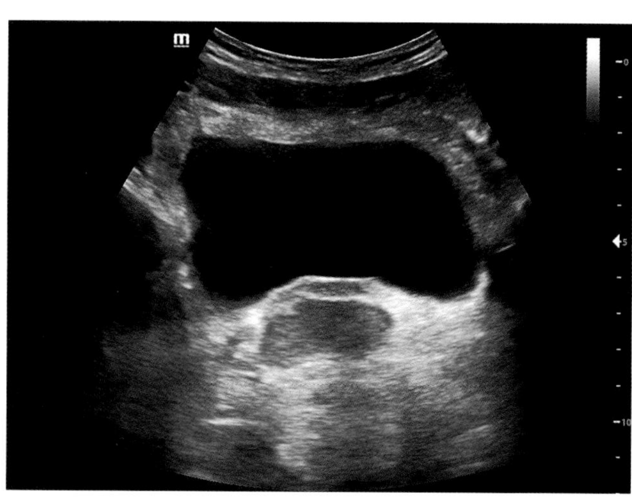

B

图 13-13 正常充盈的膀胱 – 男性。横向探头位置（A）和膀胱短轴超声图像（3.5MHz 凸阵探头）（B）。

超声检查时膀胱的形状和内部回声取决于它的充盈度（图 13-12 和 13-13）。充满尿液的膀胱表现为无回声区，周围为纤细的增强回声。正常前列腺表现为膀胱颈部的卵圆形低回声团块（图 13-13）。

膀胱充盈良好，输尿管无梗阻的患者，当尿液流入充盈的膀胱时可在膀胱三角区附近观察到间歇性喷尿现象。这一现象可以在灰阶超声上显示，但使用彩色多普勒技术显示更明显（图 13-14）。

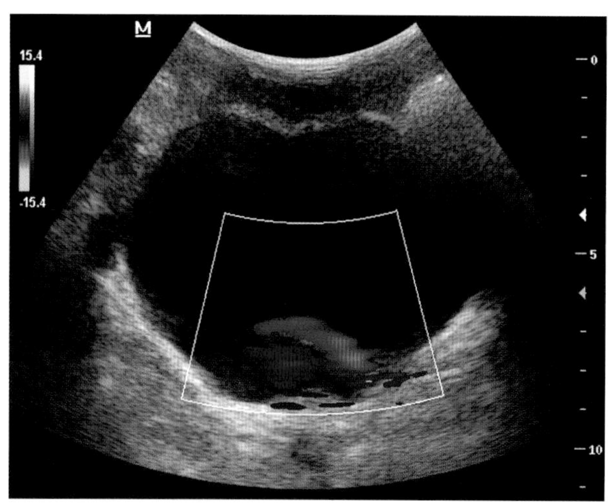

图 13-14 彩色多普勒显示输尿管射流。膀胱横断面视图显示正常的输尿管血流来自左膀胱三角区。

当尿液流入充盈的膀胱时，输尿管射流以彩色信号出现，向前内侧方向流动，并应穿过中线[85]。

肾脏的血管分布使其易于进行多普勒成像，以确认正常的血流。图像的质量取决于患者因素、操作者的技能和超声机上的彩色多普勒成像的灵敏度。彩色血流多普勒可用于识别动脉和静脉血流（图 13-15A），而能量多普勒主要用于显示整体组织血流（图 13-15B）。

六、常见的异常

（一）尿路梗阻

如果超声显示肾积水，说明泌尿系统出现了梗阻（见视频 13-2：肾功能异常）。由于尿液使集合系统扩张，在肾窦内可以显示为无回声区，通常可分为轻度、中度和重度积水（图 13-16 和图 13-17）；然而，这个分级是相当主观的。轻度肾盂积水表现为肾窦的轻微扩张。肾内血管的超声表现类似轻度肾积水，彩色多普勒显示无血流可以确诊肾积水。中度肾积水引起肾窦扩张，并延伸到肾盏。重度肾积水常伴肾皮质变薄，慢性重度肾积水患者皮质萎缩的现象较明显（图 13-18）。有时高位梗阻的肾积水伴有肾周积液，提示肾盏破裂的可能（图 13-19）。

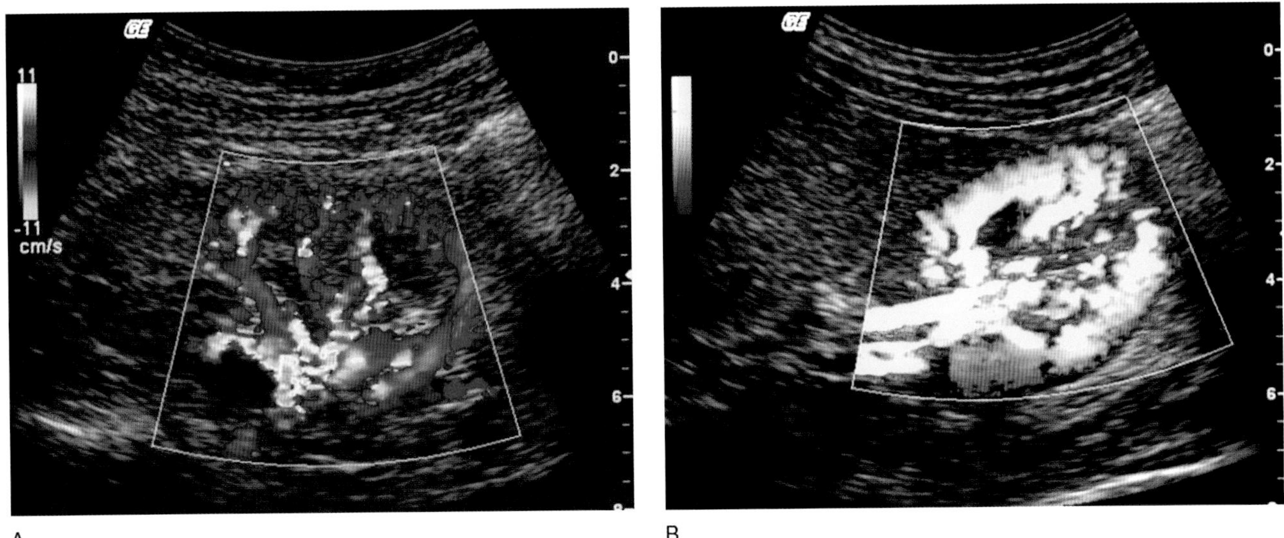

A B

图 13-15 右肾的彩色多普勒视图 - 纵切视图。彩色血流多普勒可显示肾动脉和静脉的血流方向（A）。肾脏的能量多普勒成像可以识别组织血流（B）。

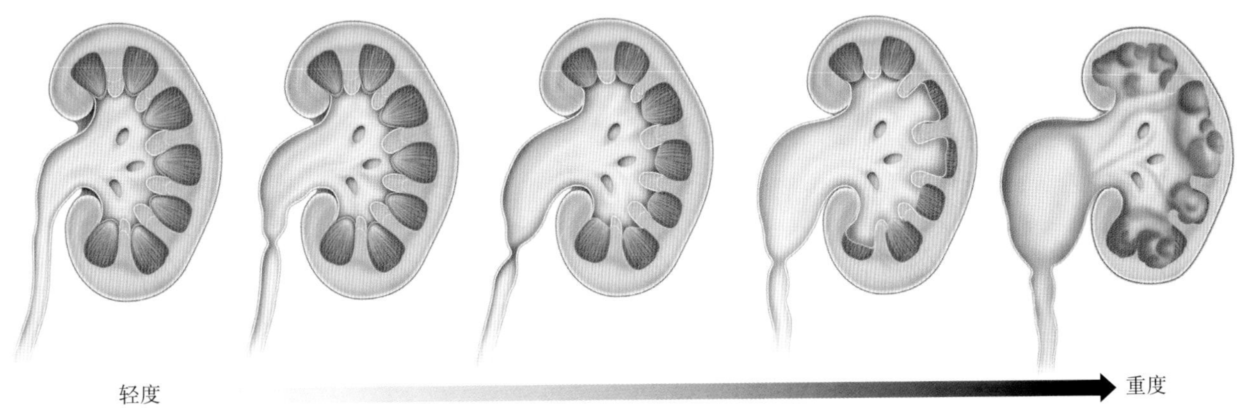

图 13-16 肾积水的分级。

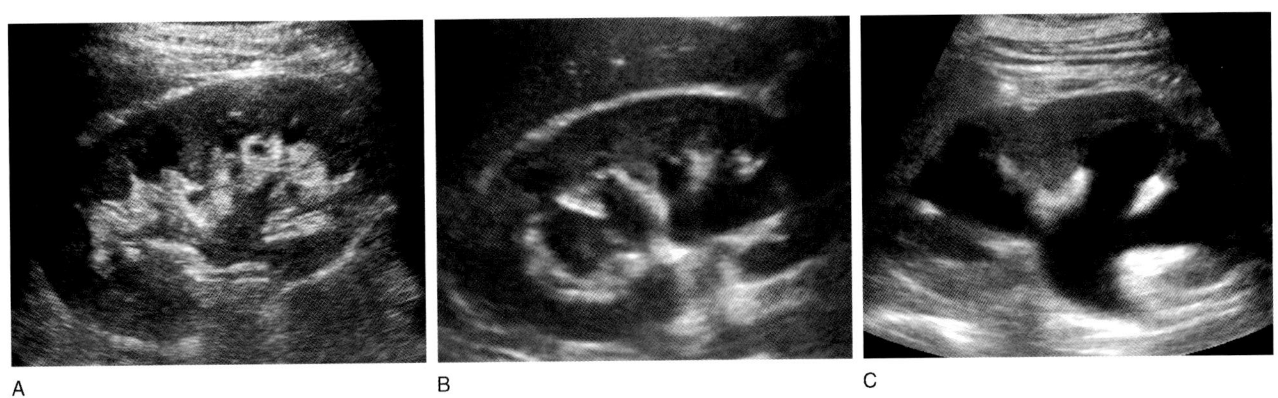

A B C

图 13-17 肾积水的长轴超声图像，包括轻度（A）、中度（B）和重度（C）伴皮质变薄（＜ 1cm）。

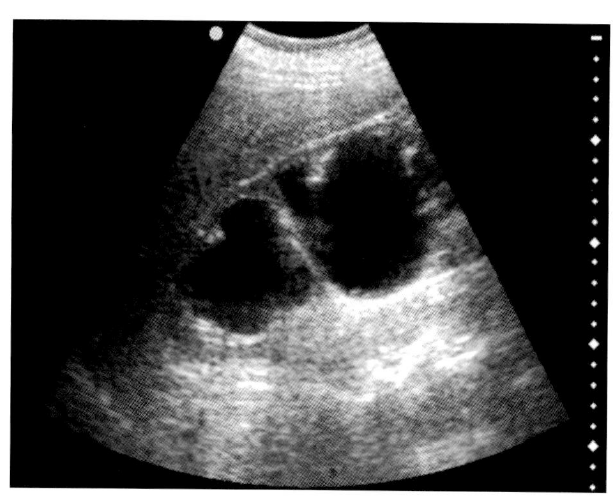

图 13-18　慢性重度肾积水。肾脏冠状面显示重度肾积水和皮质萎缩。

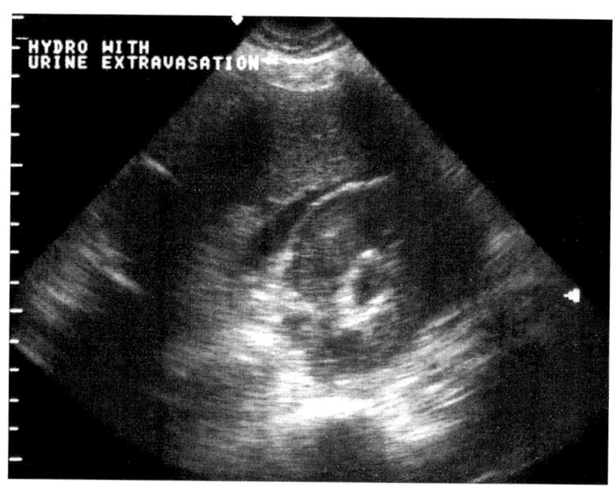

图 13-19　肾积水伴急性肾盏破裂。右肾肾积水横断图像（边缘为肋骨声影），尿液外渗至肾周间隙。

肾内结石回声类似胆囊结石，表现为强回声团块伴声影（图 13-20 和图 13-21）。输尿管中段结石较难显示，输尿管肾盂交界处（图 13-23）和输尿管膀胱交界处是两个常见的结石梗阻部位。在膀胱内也可以看到结石。

当彩色多普勒检查强反射表面物质，如肾结石时，可以看到一种被称为“闪烁伪影”的现象。当可疑结石看起来不清楚或后方声影不明显时，这种现象特别有用。结石声影的是一种不规则、不稳定的闪烁彩色信号。当 CT 不可行时，超声检查有助于确定结石。使用多普勒超声寻找“闪烁伪影”增加了超声的特异性 [7,33,39,66,87]。

在存在单侧梗阻时，同侧输尿管射流缓慢、延长、分流、减少或消失。射流不对称或射流缺失可能提示高度梗阻 [53]；超声医生应该进行长时间持续观察，以确认是否有射流 [88]。输尿管射流异常更容易出现在重度梗阻中，而不是轻度梗阻。因此，输尿管射流的超声成像可以为泌尿系统功能评价提供有价值的信息。

对于有腰痛或腹痛的留置导尿管患者，POCUS 有助于评估导尿管功能异常。有功能的导尿管呈球形，是减压膀胱内充满液体的球囊的形状（图 13-24）。导尿管阻塞时会导致膀胱充盈（图 13-25），可能还有肾积水。超声也可用于球囊功能异常时实时引导膀胱导管球囊穿刺。

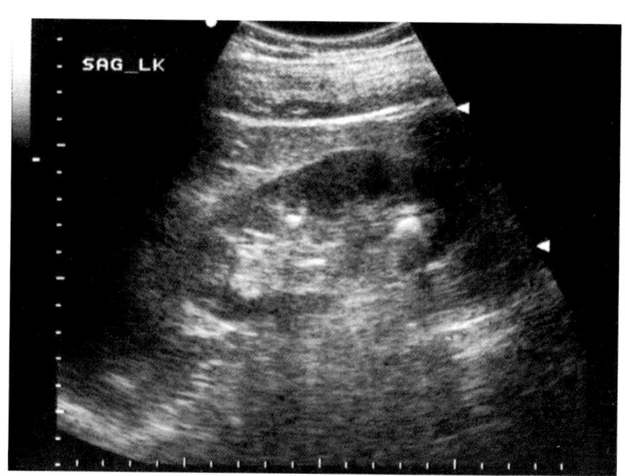

图 13-20　肾内结石。左肾的纵向视图显示肾内结石（在两个结石中较大的结石伴后方声影）。

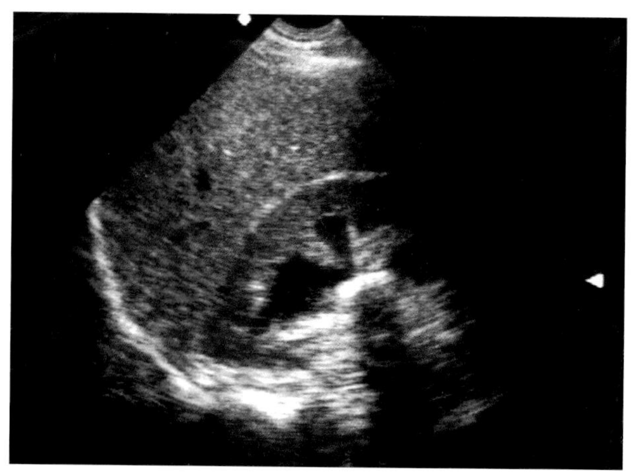

图 13-21　肾盂结石纵断面视图。右肾显示中度肾积水和肾盂内的大结石。

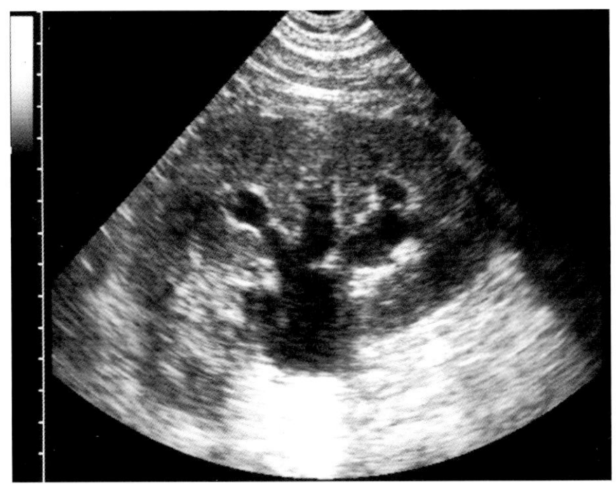

A

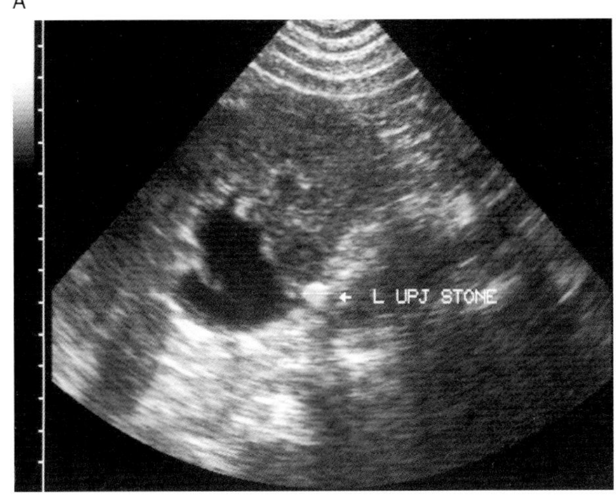

B

图 13-22 **肾盂输尿管交界处结石。**

注：肾脏冠状面（A）显示肾中度积水，同一肾脏另一不同角度显示肾盂输尿管交界处结石（伴后方声影）是输尿管梗阻的原因（B）

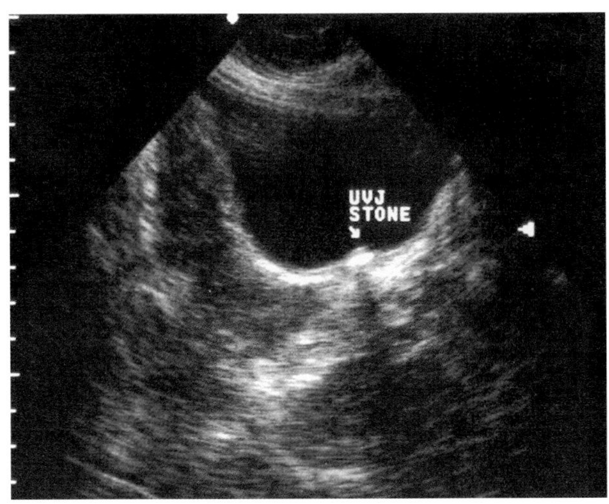

图 13-23 **输尿管膀胱开口处结石。通过膀胱的横断面显示，在输尿管膀胱移行处有输尿管结石。**

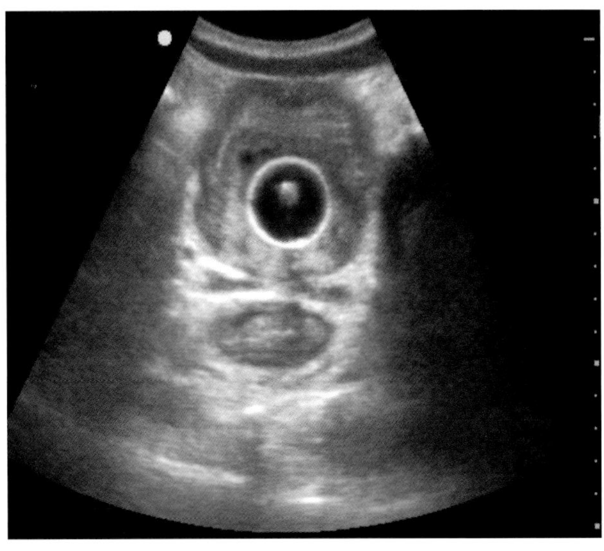

图 13-24 **导尿管球囊。横断面视图显示减压膀胱和导尿管球囊。膀胱壁周围增厚是由于慢性膀胱炎。**

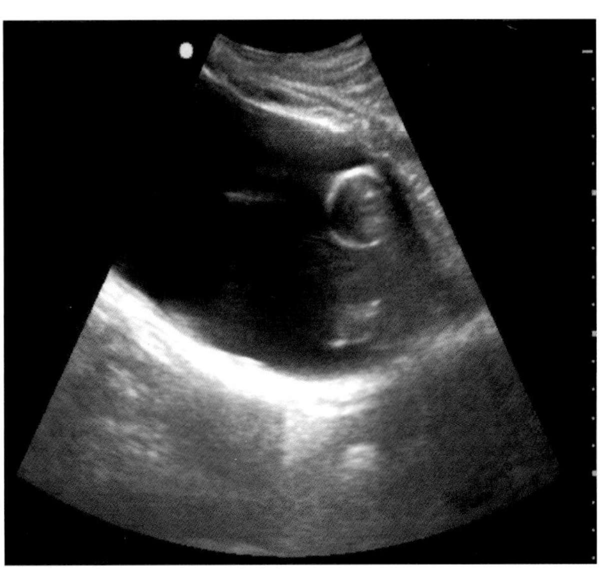

图 13-25 **导尿管阻塞。导尿管阻塞导致膀胱膨胀的纵切面视图。球形导管球囊清晰可见。**

（二）膀胱容积计算

计算膀胱容积可测量膀胱最大宽度、深度和长度，或通过测量膀胱长度和周长，然后用数学公式进行计算。该方法首次应用是用于B型超声，已有超过25年的历史[55,57]。两个切面扫查膀胱是为了获得三个独特的测量值。在横断面上，测量侧壁之间的直径，以获得宽度。高度为前后直径，可以在横断面或矢状面上获得。长度为左右直径，通过从膀胱上下壁的矢状面测量得到。目前的大多数仪器配备自动测量容积的计算器（图 13-26）。一个简单公式（长 × 宽 × 高 ×0.75）可用来估计膀胱容积。鉴于膀胱本身或充盈度不同造成的形态差异，通过这种方式得到的容积可能有 15% ～ 35% 的误差[3,4,55,57,58]。然而，膀胱容积计算应该可提供对神经源性尿潴留患者排尿后残余尿量的可靠估计。正常排尿后残余尿量为 100mL 或以下，或占排尿量的 20%[89]。

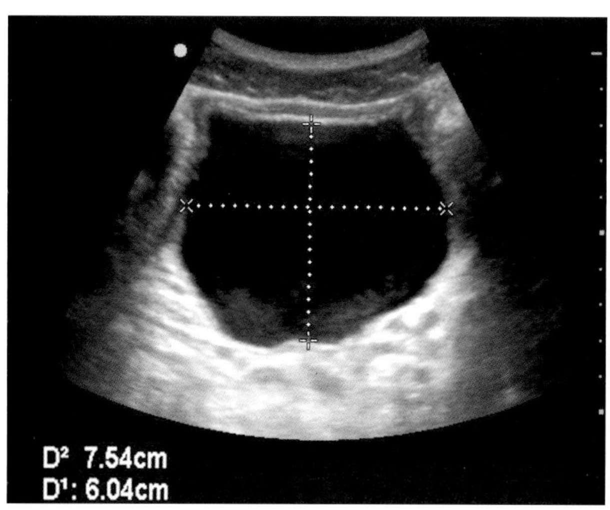

A

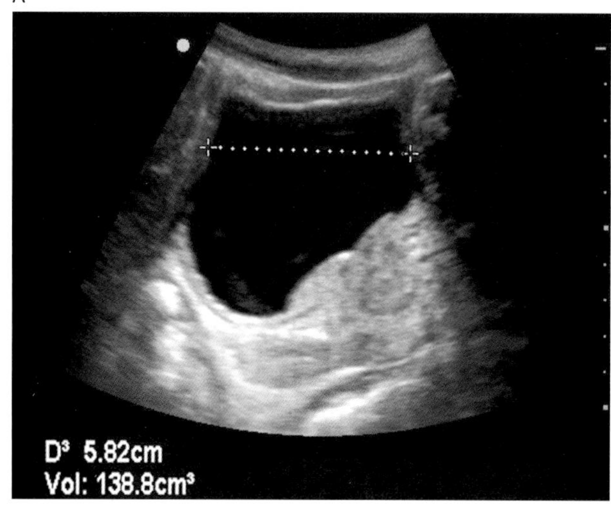

B

图 13-26 膀胱体积。膀胱的横断面（A）和纵断面（B）视图显示使用软件计算程序来确定膀胱容积。

POCUS 可通过确定导尿前容积来提高儿童导尿的成功率[6]。该体积可以按上述方法进行计算。

或者，仅使用两个测量值，膀胱指数体积可以通过膀胱前后直径和横向直径的乘积来计算。计算出的膀胱指数体积为 2.4cm^2，对应的膀胱体积为 2mL，这是准确的尿液分析所需的最小体积。因此，当指数小于 2.4cm^2 时，应推迟置管。

（三）急性肾盂肾炎和肾脓肿

急性肾盂肾炎的肾脏超声表现通常是正常的，但肾炎可能表现为不明确的低回声。超声更有助于评估复杂尿路感染的异常，如气肿性肾盂肾炎和肾脓肿。气肿性肾盂肾炎的特征是由于产气细菌感染而导致实质内的气体。表现为高回声，扭曲的肾窦和后方的声影，影响深部结构显影（图 13-27）。这些高回声区可能与肾结石相混淆；然而，气体的声影是模糊紊乱的，而结石声影一般是清晰的。在肾盂肾炎患者，这一表现提示需进一步的影像学检查和紧急手术会诊[47,64,65,67-69]。

典型的肾脓肿是单发的、圆形低回声团块，常伴有内部分隔、漂浮的碎屑回声和后方回声增强（图 13-28）。当脓肿破裂或扩散至肾周间隙时，肾周局部可见到复杂性积液[64]。

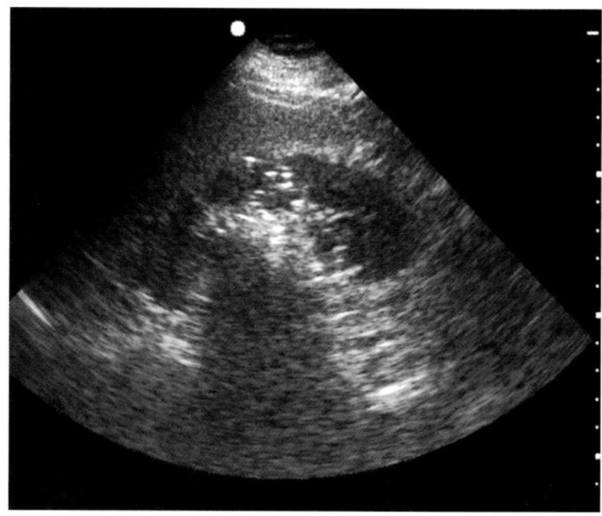

图 13-27 肉芽肿性肾盂肾炎。肾脏的纵视图显示有多个高回声区带有模糊紊乱的声影，提示肾实质中的气体。

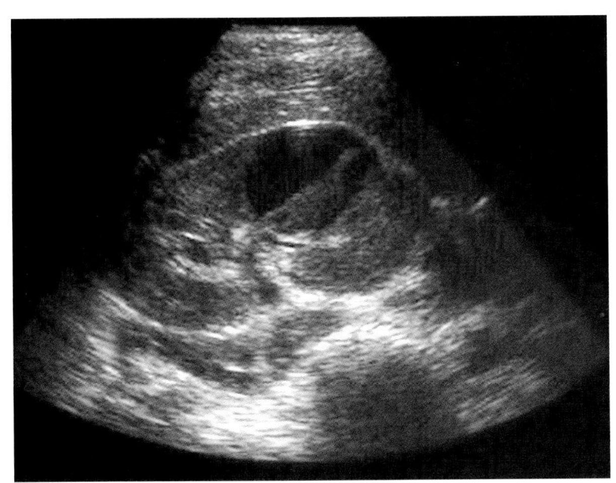

图 13-28 肾脓肿。肾脏的纵向视图显示在皮质的中极有一个大的复杂囊肿。回声随探头角度和位置变换而持续存在（非伪影），为肾脓肿的炎症碎片。

七、肾脏肿块

大多数肾脏恶性肿瘤为肾细胞性肾癌。与周围肾组织相比，肿瘤在声像图上的表现多样，可以是等回声、高回声或低回声（图 13-29）。要注意的是许多恶性肿瘤有部分囊变，可能被误认为是单纯的良性囊肿。

另一类肾脏常见肿瘤为血管平滑肌脂肪瘤（AML）。AML 通常为边界清晰的高回声团块，其超声表现与肾癌容易混淆[79,80]。

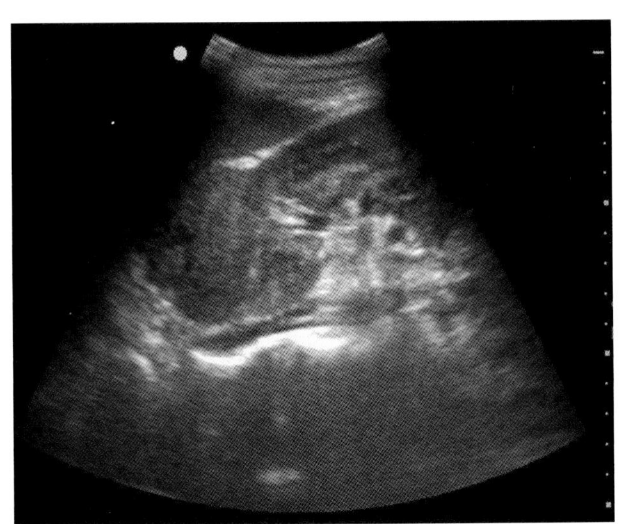

图 13-29 肾细胞癌。右肾纵断面显示肾细胞癌，上极增大。

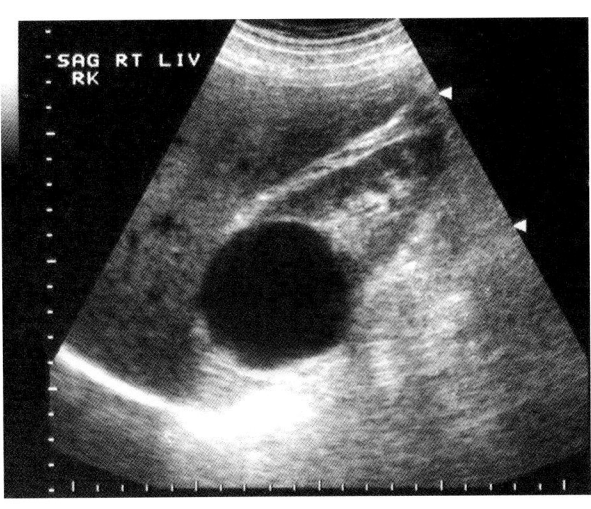

A

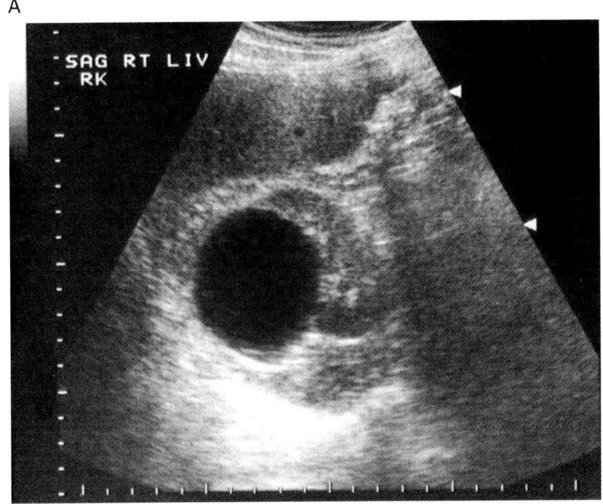

B

图 13-30 肾囊肿。右肾纵断面（A）和横断面（B）显示单纯性囊肿的常见特征。

（一）肾囊肿

肾囊肿在超声检查时极其常见。良性囊肿必须符合下列标准：

1. 光滑的圆形或卵圆形。
2. 内部呈无回声或没有实质回声。
3. 多切面扫查，囊肿与周围肾实质分界清楚。
4. 囊肿后方回声增强。

图 13-30 和 13-31 显示了单纯性囊肿的超声表现。

（二）肾创伤

由于敏感性较差，超声并不是肾创伤的确诊依据。然而超声检查对诊断肾创伤有很高的特异性[42]。肾创伤的主要超声指标为包膜下血肿和肾周血肿（图 13-32）。也可以看到肾盏扩张，内部回声减低。超声不能区分新鲜血液和尿液外渗，所以稳定患者应进行 CT 检查。

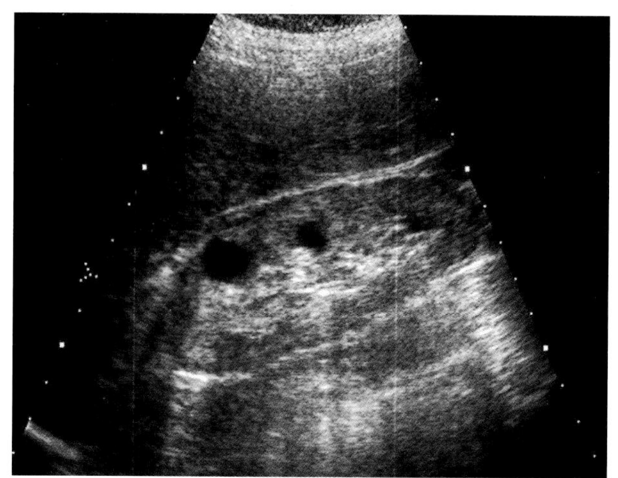

图 13-31　**小肾囊肿。右肾纵断面显示，中上极有两个小囊肿。**

当存在肾实质血肿时应怀疑肾撕裂伤。急性期的肾血肿通常呈等回声，超声较难诊断。新的血肿偶尔可表现为回声性、异质性、包膜下肿块。随着时间的推移，声像图上的实质内血肿相对周围组织呈低回声，边界越来越明显（图 13-33）。彩色多普勒或能量多普勒显示血肿内无明显血流信号。

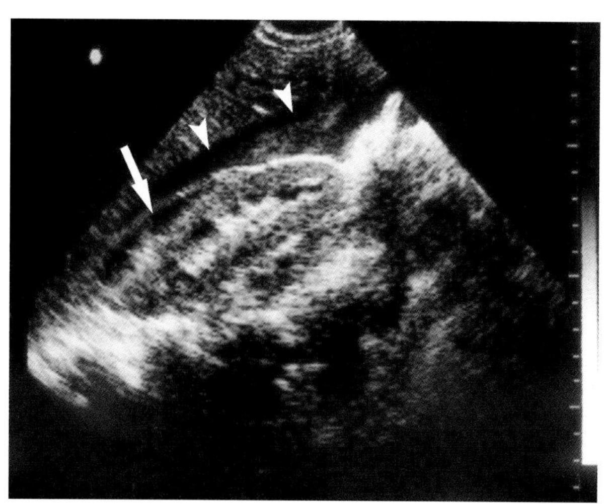

图 13-32　**肾损伤**

注：右上腹纵切图像显示肝损伤导致肝肾隐窝积液和血凝块（无尾箭），同时肾包膜处可见肾钝性损伤造成的包膜下血肿（箭头）

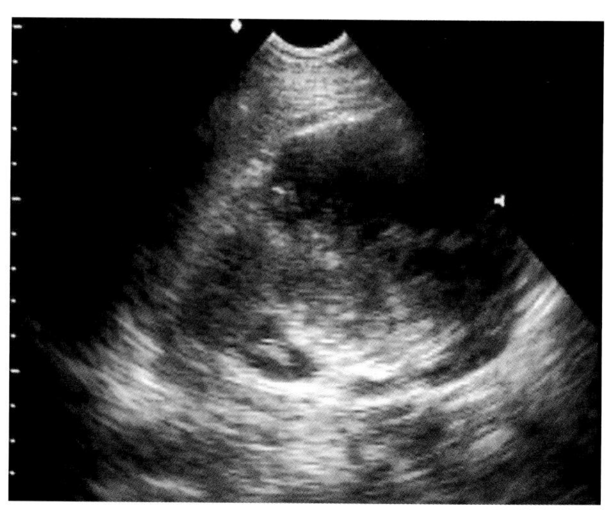

图 13-33　**肾血肿。纵断面显示肾脏有一个大的复杂的包膜下积液，皮质结构扭曲。这代表肾脏的血肿。**

如果高度怀疑肾损伤，应仔细检查肾旁间隙。由于肠道气体覆盖和缺乏与实体器官有明显的交界面，肾旁间隙前部的液体通常难以用超声显示。累及腹膜后肾旁间隙的血肿（图 13-34）必须与 Morison 袋内的腹腔内液区分，后者在创伤时提示腹腔内器官损伤。严重肾损伤，如肾破裂伴腹膜后血肿，可表现为肾脏结构紊乱，且被混合回声物质包围[83]。肾血管损伤可能显示肾门上方的多普勒血流异常。节段性梗死可表现为无灌注的皮质楔形区域。

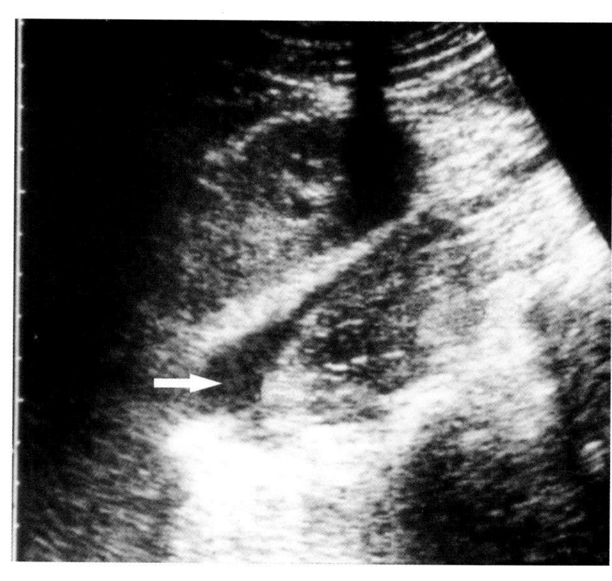

图 13-34　**肾旁积液。肾脏和腰肌的冠状切面显示肾后旁间隙积液（箭头）。**

八、鉴别诊断

（一）肾锥体

某些患者肾锥体透声较好，容易与肾积水时无回声的尿液混淆。可通过肾锥体之间的肾皮质、肾锥体三角形的外观、显示肾锥体底部点状高回声的弓形动脉与扩张的肾盏相鉴别（图 13-35）。

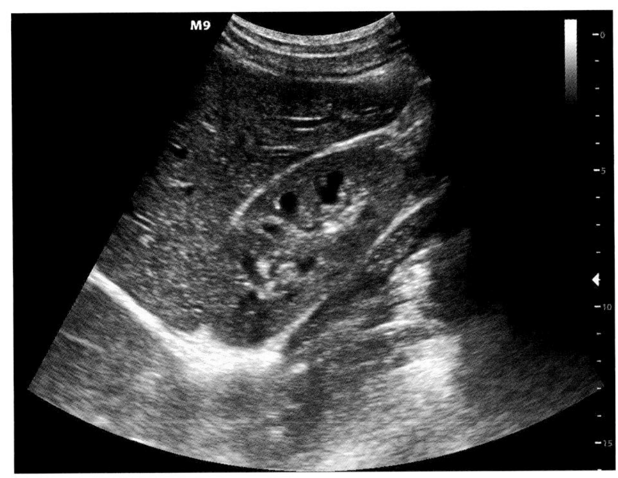

图 13-35 **肾锥体。右肾长轴显示透声性较好的肾锥体。这对应于肾脏的髓质部分。**

（二）肾柱肥大

虽然肾脏肿块的鉴别诊断不是急诊肾脏超声的检查目的，但有时正常变异易被误诊为肾脏肿块。肾柱肥大是肾皮质向肾窦内凹陷形成的（图 13-36）。这种凹陷可导致压痕和肾窦的移位，容易被误认为是肿块。肥大肾柱与肾皮质有相同的回声，实时超声检查可以观察到它与肾皮质回声是连续的。此外，肾柱肥大不会改变肾脏的轮廓，而肾细胞癌常会影响肾脏的外形[90]。

（三）驼峰肾

驼峰肾是一种正常变异，常见于左肾外侧，类似于单峰骆驼的驼峰，隆起的“包块”的皮质中央部分是对称性圆形增大，具有均匀的回声结构。当肾脏轮廓发生改变时，很难与肾细胞癌做鉴别，应建议进一步检查（图 13-37）。

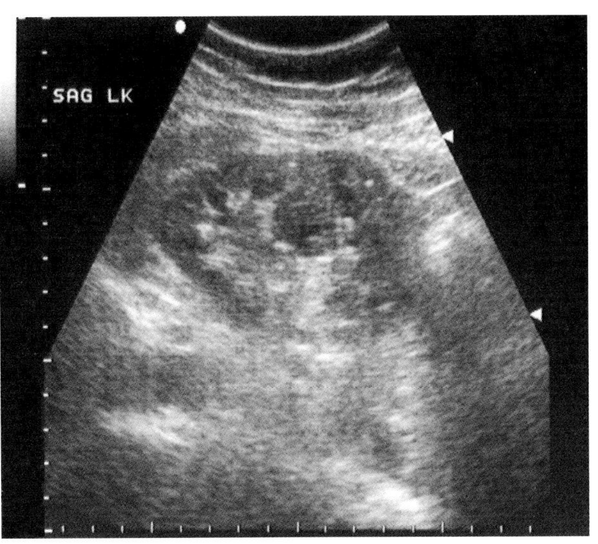

图 13-36 **正常的变异。左肾的长轴视图显示在肾的中心有一个 Bertin 柱取代了肾窦的结构。**

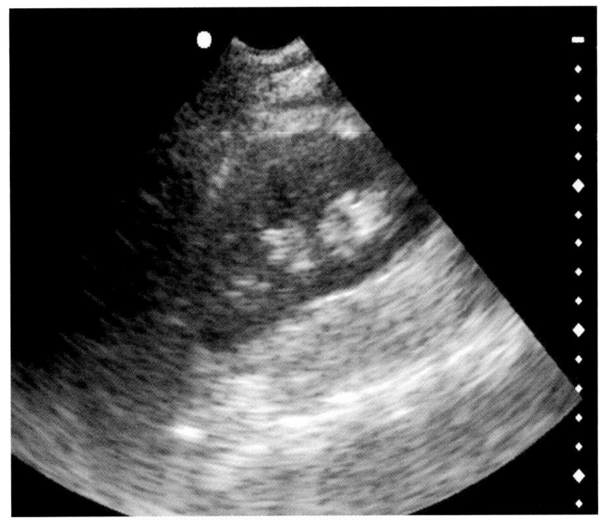

图 13-37 **肾皮质变异。长轴视图显示左肾的单峰突起。**

（四）双肾盂畸形

双肾盂畸形表现为重复的肾集合系统，是一种常见的先天性肾畸形，重复的程度可有所不同。双肾盂畸形在超声检查时显示两个肾窦回声，中间有正常的肾实质分隔（图 13-38）。肾上极肾窦积水伴两个分离的集合系统和输尿管回声是诊断依据。

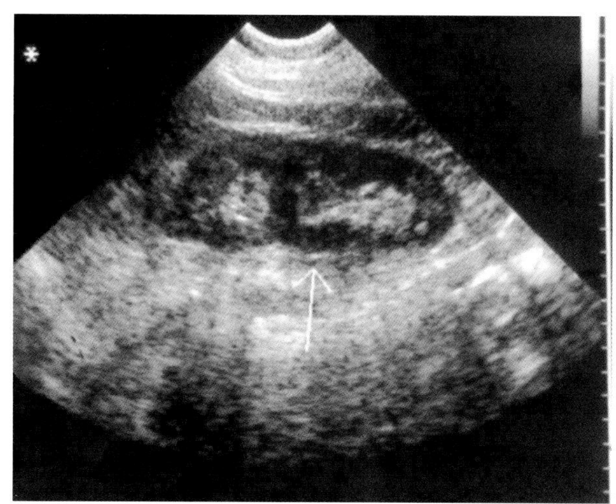

图 13-38　**部分双集合系统，肾脏的长轴视图显示，肾脏内的集合系统的上下部分之间有明显的分离。**

（五）异位肾

如肾脏轮廓异常或腰部未发现肾脏，要考虑先天性异常，如马蹄肾（图 13-39）、盆腔异位肾（图 13-40）或先天性肾缺如。出现上述几种情况之一，应建议全面的影像学检查和专科会诊。肾先天异常的患者伴有尿路梗阻（或其他肾脏疾病）时，发生并发症的风险增加。

（六）移植肾

移植的肾脏通常位于腹膜外髂窝，因为位置相对表浅，很容易通过超声检查评估其解剖结构（图 13-41）。移植肾内血管系统和明显的低回声髓质锥体比正常肾脏更清晰可见，此外，皮质和髓质之间显示更清晰。需评估移植肾是否有血肿或脓肿压迫输尿管导致的肾积水。肾积水也可能是由于输尿管狭窄引起，这是肾移植的晚期并发症。移植或活检后可发生血肿。尿漏可表现为输尿管周围无回声积液。在感染时，扫查实质以明确是否有脓肿。移植肾也会发生囊肿和肿瘤，应该通过其他检查进一步评估。急性肾排异是一个重要问题，肾功能恶化的患者应考虑急性排异可能；急性期的超声表现是非特异性的。血管并发症如血栓形成和狭窄可以通过多普勒成像进行评估。在这些情况下，需要进行全面的影像检查[91]。

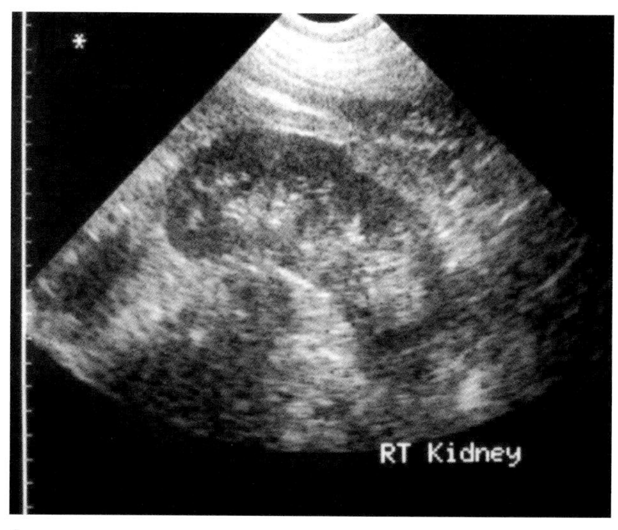

A

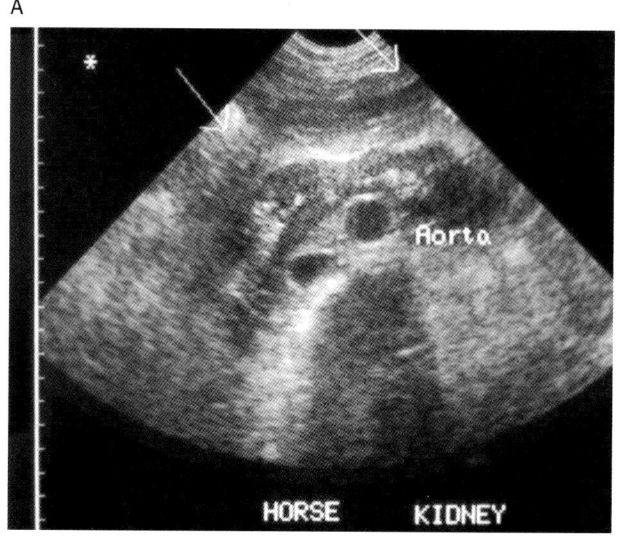

B

图 13-39　**马蹄肾。（A）右肾的纵向视图显示肾形态异常，下极显示不清。如果未观察横断面，可能漏诊。马蹄肾横向视图清楚地显示了双肾的下极在腹主动脉前方（标记处），于正中线处相连（B）。**

（七）前列腺肿大

经腹超声检查膀胱时可显示肥大的前列腺，通常表现为膀胱颈部高回声的卵圆形团块，当横径＞4cm 时应考虑增大（图 13-42）。测量前列腺体积是评估前列腺大小的更准确的方法。由于前列腺组织的比重为 1.050，以克为单位的前列腺重量可以通过以立方厘米为单位的体积来估计。正常前列腺体积小于 25mL。任何外观不规则的前列腺都应怀疑恶性肿瘤的可能，并需要密切随访。

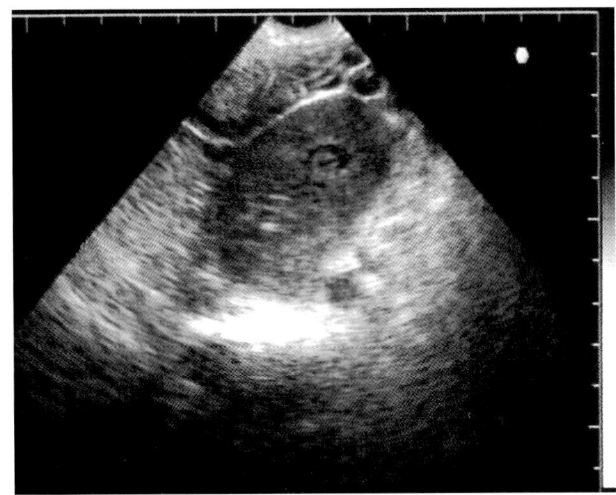

A

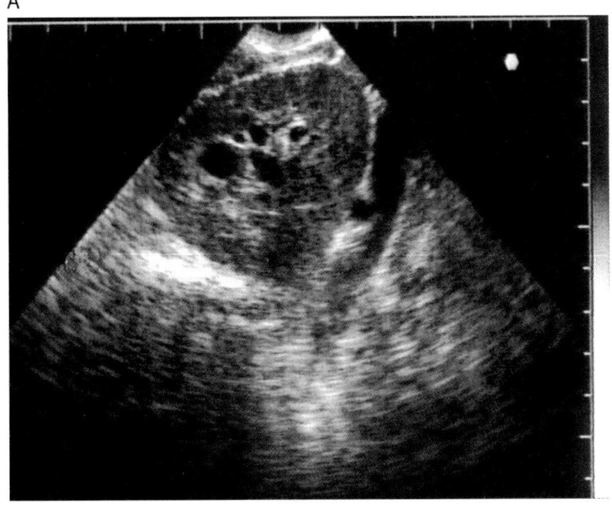

B

图 13-40 盆腔异位肾。7.5MHz 探头经阴道成像。左侧附件肿块为肾（A）。内部显示正常肾结构，其位置靠近髂静脉（B）。

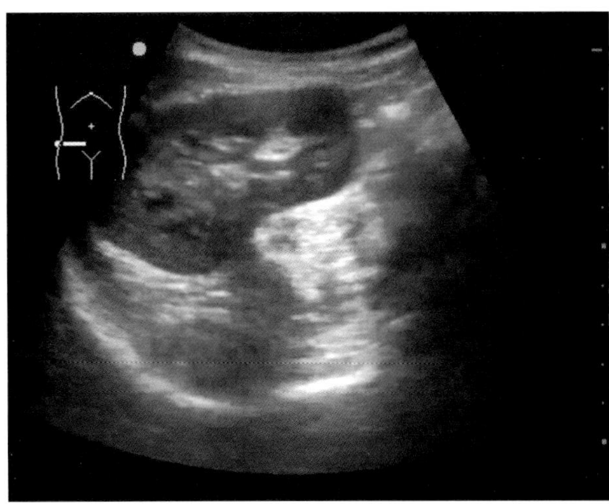

A

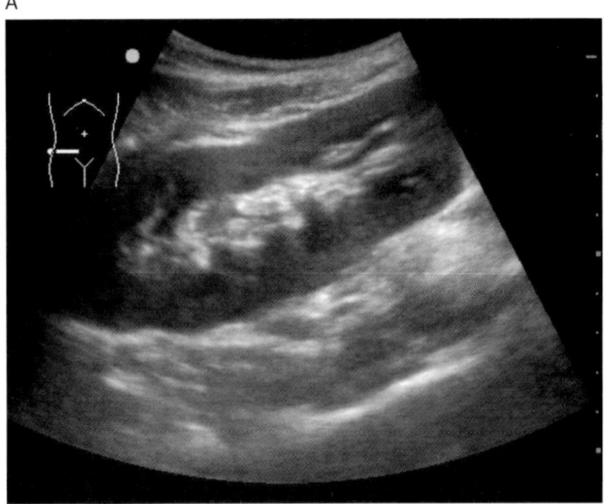

B

图 13-41 移植的肾脏位于右盆腔髂窝（A）。移植肾纵向视图显示没有积液、肿块或肾积水（B）。

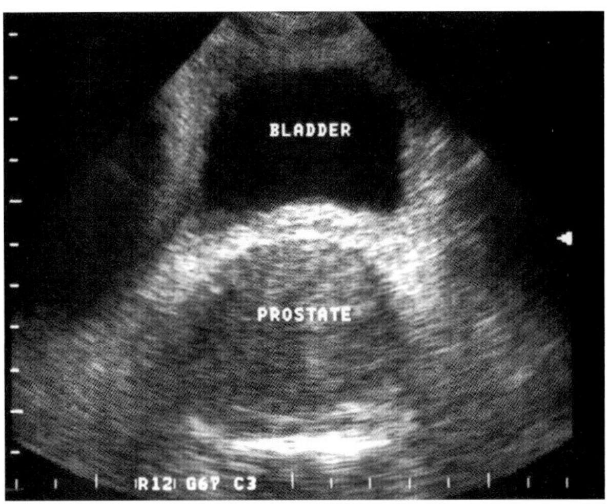

图 13-42 前列腺增大。膀胱横断面视图显示后侧增大的前列腺。

（八）多囊肾

多囊肾（PCKD）表现为多个大小不一的囊肿，正常肾结构回声消失（图 13-43）。PCKD 患者通常也会有肝囊肿。建议对这些患者进行随访。

（九）慢性肾病

慢性肾衰竭的最常见超声表现为双肾缩小，回声增高。多种病变如肾小球性疾病（如肾小球肾炎）、感染（如慢性肾盂肾炎）和肾血管性疾病都会导致类似的慢性肾病超声表现（图 13-44）。

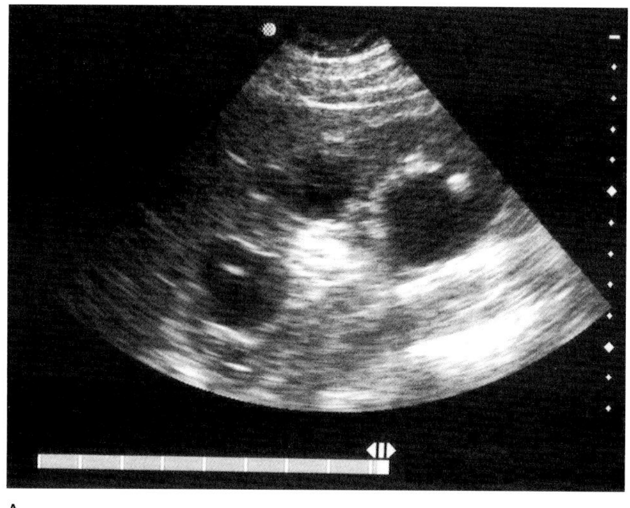

A

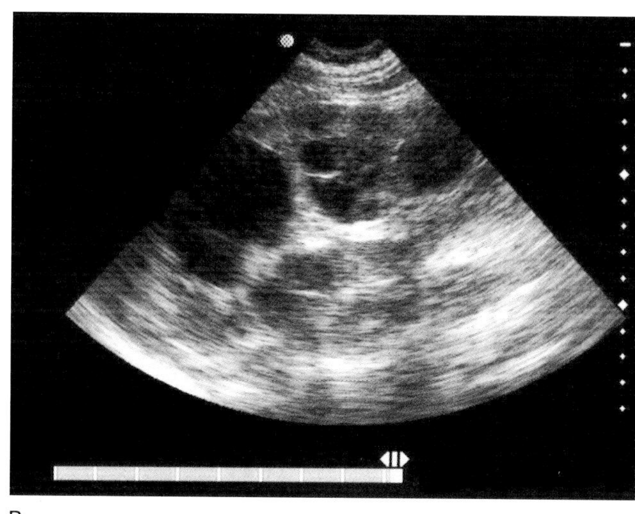

B

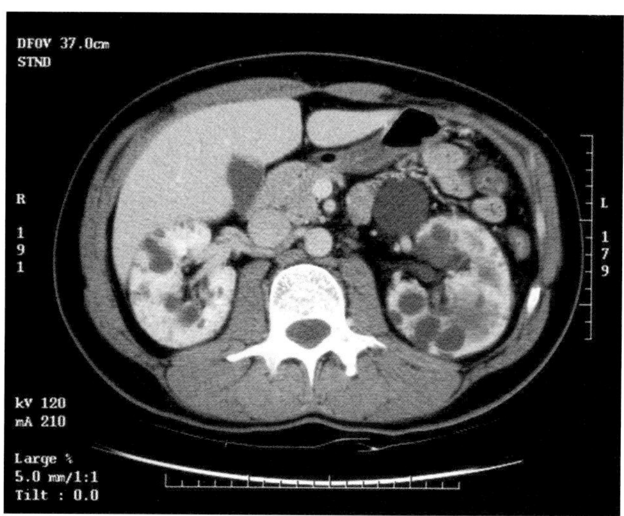

C

图 13-43 **成人多囊肾。右肾（A）和左肾（B）冠状面视图显示成人多囊肾。对同一患者的 CT 扫描进行比较（C）。**

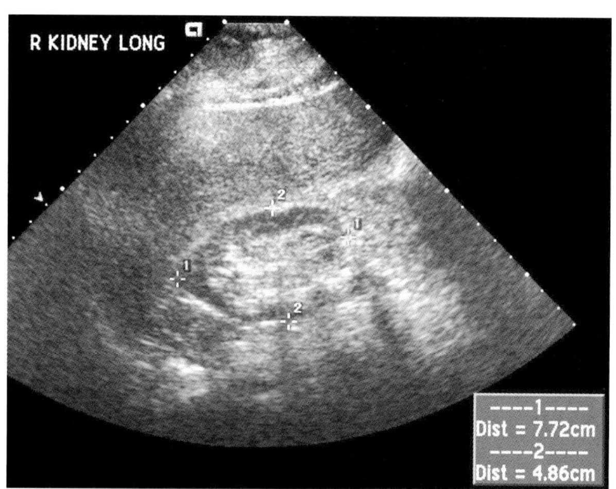

图 13-44 **慢性肾病。该肾脏显示出由慢性肾病导致的皮质变薄和肾体积缩小。**

（十）肾上腺肿块

在急诊超声检查中，正常肾上腺通常不显示，较大的肾上腺肿块可以在肾上极的前内侧被显示。由于肝脏提供了良好的声窗，右侧肾上腺观察效果较好。肾上腺肿块的表现多种多样，主要取决于其病理类型，可能需要做进一步的 CT 成像及病理活检以确诊（图 13-45）。

（十一）膀胱肿块

无论良性还是恶性膀胱肿块，都可表现为局部膀胱壁增厚（图 13-46）或向膀胱腔内突出的不规则实质回声团块（图 13-47 和 13-48）。如果发现这样的肿块，要考虑上尿路梗阻的可能，应扫查双侧肾脏是否有积水，确诊需要做进一步的影像学检查和活检。

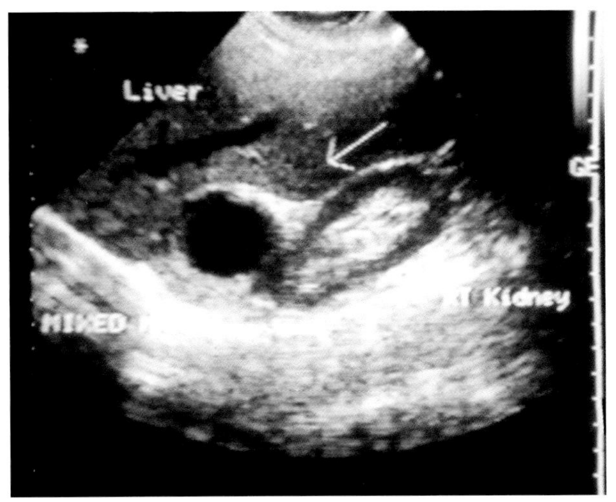

图 13-45 肾上腺肿块。右肾上腺肿块（箭头）周围呈环状增厚，中央呈囊性。

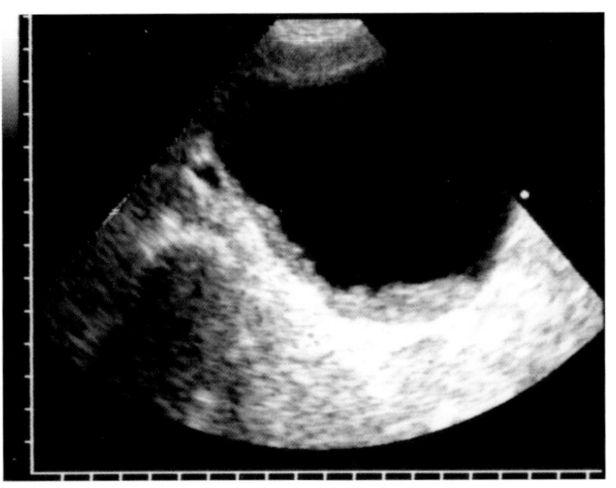

图 13-46 膀胱壁肿瘤。膀胱横断面后外侧膀胱壁呈局部不规则增厚。

九、注意事项

1.POCUS 的作用是有限的。任何被发现的异常，无论是否为偶然发现，都应与患者讨论，并需要主治医生或泌尿科医生密切随访。

2. 几种常见的生理性现象容易与肾积水相混淆，包括突起的肾乳头、肾皮质囊肿、过度充盈的膀胱和妊娠期改变。彩色多普勒可帮助鉴别肾盂积水和肾血管系统。肾盂囊肿较少见，由于其位于肾窦内，易与肾积水混淆。两者的鉴别之处在于肾盂

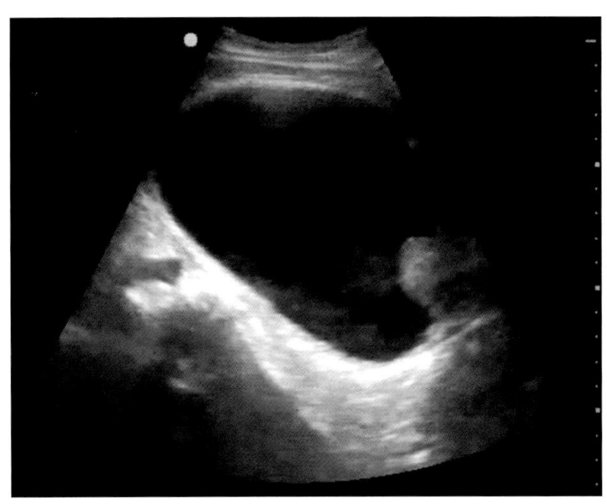

图 13-47 膀胱肿块。膀胱纵断面显示急性尿潴留患者的息肉样肿块。该肿块随后被诊断为良性前列腺增生。

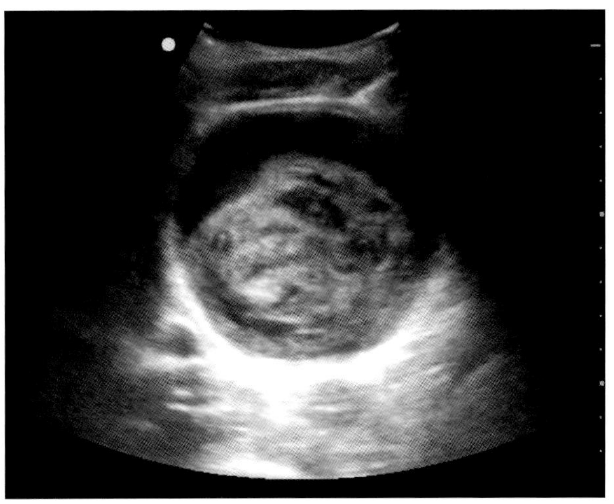

A

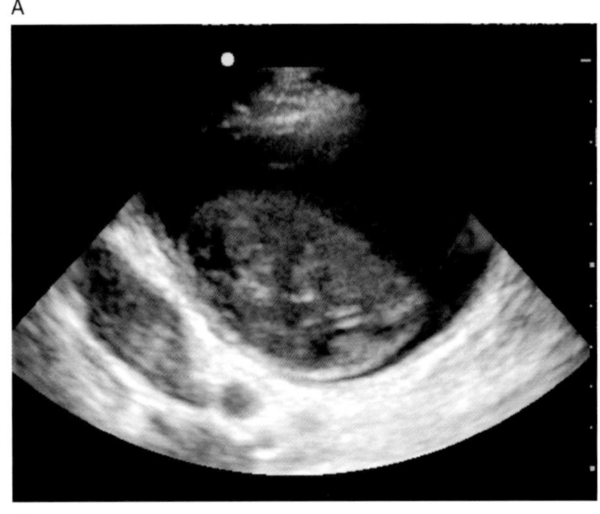

B

图 13-48 膀胱肿块。膀胱横断面（A）和纵断面（B）显示一个大的不均匀膀胱肿块，为转移性前列腺癌。

囊肿呈圆形，且与肾盂内的无回声区不相通。肾外肾盂是一种肾盂回声位于肾外的先天性变异，它也可与肾积水混淆。肾外的无回声区与肾窦有解剖相关性[92]。始终扫描双肾进行比较，并根据输尿管喷尿评估膀胱是否适当充盈。

3. 机体脱水时可能掩盖肾积水。如果怀疑输尿管结石，应在患者静脉或口服补液后进行检查。

4. 即使没有肾积水也不能完全排除输尿管结石。小结石可能不足以引起导致肾积水的梗阻。

5. 有无输尿管射流必须通过延长的超声成像来确认。同时出现肾积水和输尿管射流消失，提示严重尿路梗阻。然而，评估输尿管射流可能需要长达10分钟的检查，以确定没有射流[93]。

6. 腹主动脉瘤（AAA）患者经常表现为急性腰痛。AAA破裂的临床表现类似急性肾绞痛。较大的AAA可能压迫输尿管引起肾积水。年龄超过50岁的肾绞痛患者，除了检查输尿管外还应检查腹主动脉（图13-49）。

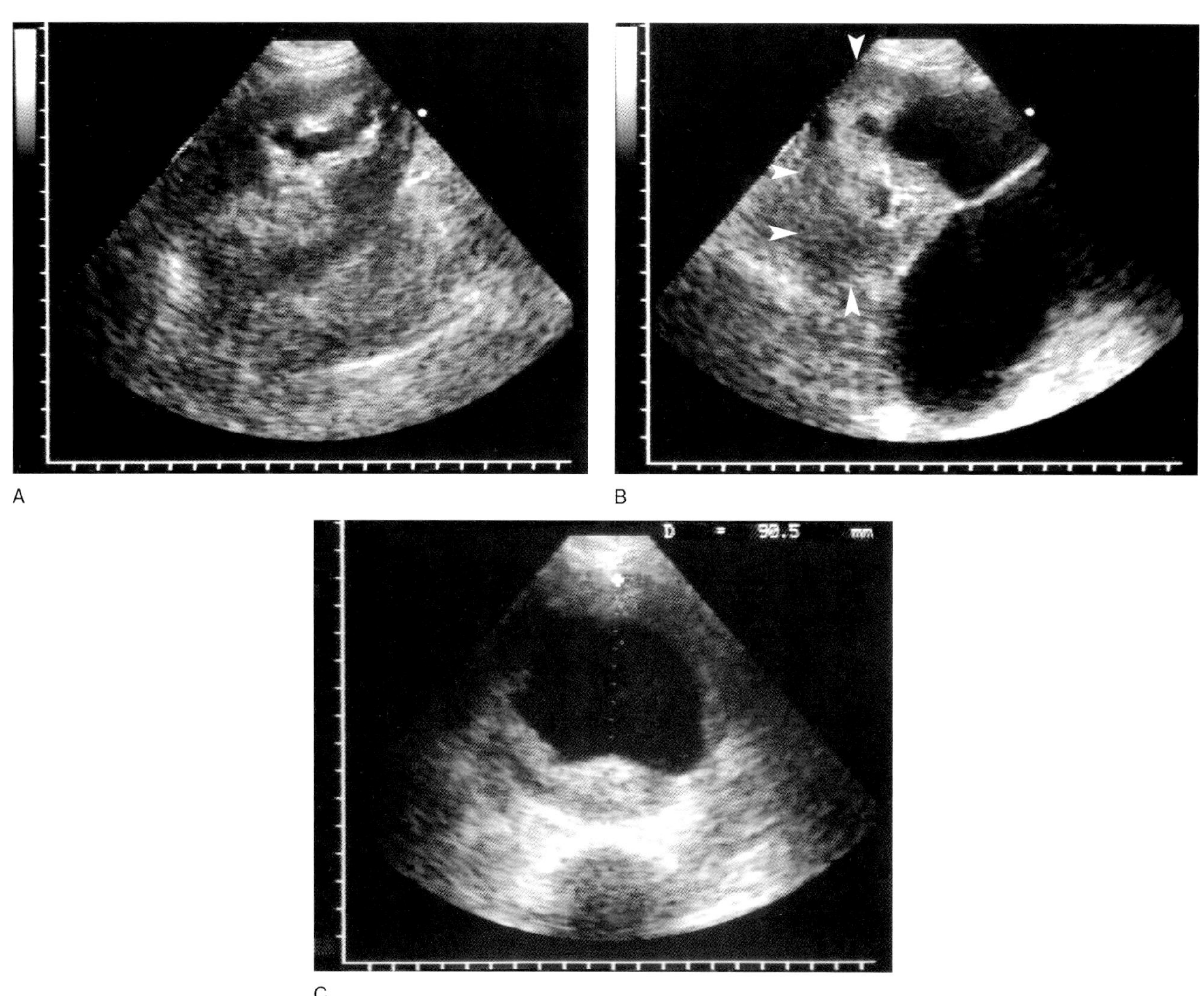

图13-49 腹主动脉瘤破裂引起的肾盂积水。左肾下极冠状面显示轻度肾积水（A）。同一患者的下腰部冠状切面（向上倾斜）显示积液呈分隔状，与集合系统相通（B）。箭头显示肾脏周围积液是肾周尿液囊肿，继发于大的腹主动脉瘤（9.0cm）导致的输尿管压迫和肾盏破裂（C）。

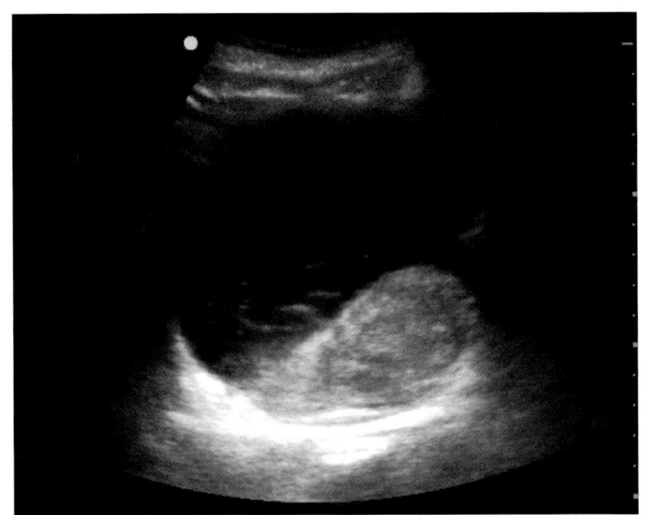
A

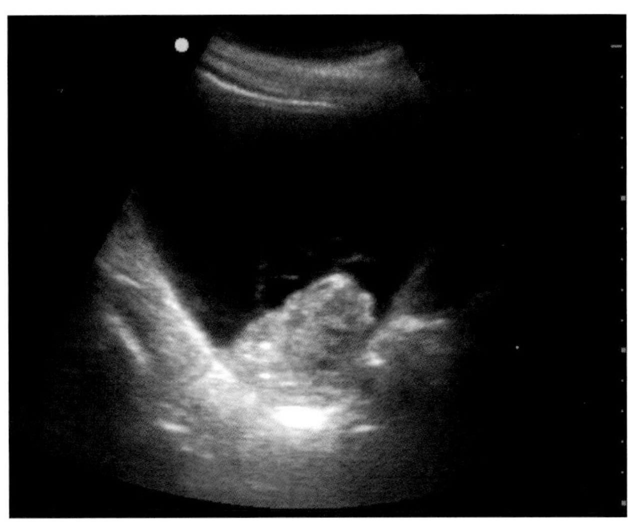
B

图 13-50 **膀胱血肿。肉眼血尿患者膀胱横断面（A）和纵断面（B）显示后壁肿块，膀胱冲洗后肿块消失。**

7. 区分实性膀胱肿块和血肿具有挑战性。膀胱内的肿块有可能是血块，严重血尿的患者，膀胱内的血凝块会形成超声上可见的肿块。如果怀疑这种情况，可通过膀胱冲洗使血块解体来确诊（图 13-50）。

参考文献

完整的参考资料列表可在网上找到 www.mhprofessional.com/mamateer4e.

视频

第 14 章 胃肠道和腹壁

Eleanor Ross Oakley, Timothy Jang, and O. John Ma

在过去的 30 年里，床旁即时超声（POCUS）已成为影像科医生、急诊医生和外科医生的常规诊断工具，以评估腹腔内疾病，特别是肝胆、血管、泌尿系统和妇科疾病。随着扫描设备分辨率的提高，POCUS 在评估胃肠道（GI）异常方面也越来越有用，特别是在急腹症的情况下。

一、临床概要

胃肠道疾病，如穿孔、肠梗死、肠梗阻或阑尾炎，需要紧急手术干预，因此快速评估和诊断是必要的。在大多数情况下，特别是涉及肠道，计算机断层扫描（CT）是作出准确诊断的最佳方式；然而，应该仔细考虑 CT 的使用，因为它需要花费时间、费用、使患者暴露于电离辐射并有潜在的肾毒性。CT、血管造影、磁共振成像（MRI）和内镜检查在许多情况下可能无法立即使用，但快速 POCUS 可用于帮助缩小鉴别诊断范围，并确定进一步检查和治疗。POCUS 可以指导进一步诊断，以及决定是否使用口服或直肠造影剂。在农村地区，POCUS 可有助于患者被立即转诊到更高一级的医疗机构。对于阑尾炎，超声确认可以避免 CT 的检查，这对孕妇和儿童尤其重要。

二、临床适应证

进行胃肠道 POCUS 的临床指征包括：

- 急性腹痛和腹膜炎
- 顽固性的恶心和呕吐
- 腹部膨隆或出现肿块
- 不明原因的休克或败血症

三、检查前准备

稳定患者情绪，减轻疼痛，以进行有针对性的评估。如果是急症或腹部“需要手术”的情况下，使用低频凸形探头（3 ～ 5MHz）快速检查腹腔内是否存在游离液体和游离气体。首先使用与创伤超声重点检查（FAST）相同的技术对上下腹进行初步检查（见第 9 章“创伤”），以确定是否存在腹部的游离液体或膈下或毗邻腹壁的游离气体。从右肋间超声窗可见肝脏腹侧面游离气体。游离积液常出现在右侧结肠旁沟 、耻骨上区或肠襻附近，可能含有气体回声。

在初步检查后，继续使用低频探头进行检查，以定位解剖标志和胃肠道结构。如果管腔内气体回声影响了检查，试着将患者变换体位，如半外侧、外侧或半直立的体位。如果身体条件允许，可使用更高频率的探头（> 7MHz）以提供更详细的胃肠道和腹壁的各层结构；然而，高频率探头可能对肥胖患者无效。

四、胃 、十二指肠和胰腺

(一)解剖概况

胃可以通过肋下或剑突下扫描来识别。胃窦通常位于肝左叶的后尾侧。贲门(胃的最近端部分)位于肝脏外侧段的后方。由于胃内气体产生的伪影，胃近端可能难以显示。十二指肠球部位于胆囊内侧，肝脏后方，胰头前方。下腔静脉是位于十二指肠 C 环后部的主要标志。

因为有明显的血管标志。胰腺很容易定位，在横切面上，胰腺位于肝左叶的后尾侧，穿过主动脉和下腔静脉。脾静脉沿着胰腺的后方走行是一个主要标志。

(二)技术和正常超声检查结果

从上腹部开始对胃十二指肠进行评估检查。胃窦位于胰体前部和肝左叶后尾部(图 14-1，视频 14-1)。利用肝脏作为声窗，寻找肝左叶后的胃近端(图 14-2)。检查通常被胃或横结肠的气体引起的明显伪影所掩盖。可通过左侧肋间或冠状面扫描，发现充满液体内容物的近端胃。

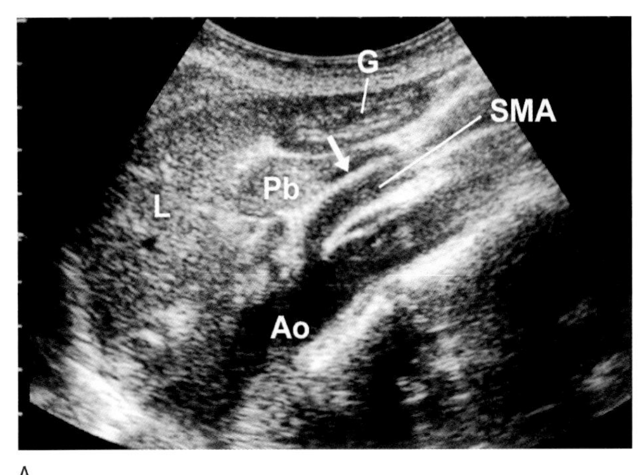

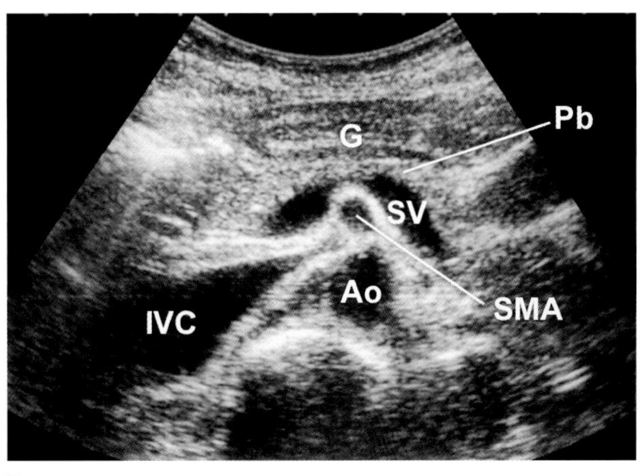

图 14-1　**胃窦。(A)在上腹壁矢状面，胃窦的横截面位于胰体前方和肝左叶尾部。胰体位于脾静脉(箭头)和肠系膜上动脉的前部和头侧。(B)在横切平面上，胃窦显示在胰体的前方。G= 胃窦，L= 肝左叶，Pb= 胰体，Ao= 主动脉，IVC= 下腔静脉，SMA= 肠系膜上动脉，SV= 脾静脉。**

可以用高频探头来评价胃壁的五层结构，高质量、高分辨率的图像可以描绘出以下组织学分层(图 14-3)：

第一层：内层高回声层—黏膜浅层界面

第二层：内层低回声层—黏膜层

第三层：中层高回声层—黏膜下层

第四层：外层低回声层—固有肌层

第五层：外层高回声层—浆膜

观察胆囊和胃窦之间的十二指肠球部。除非十二指肠 C 形襻因积聚的液体而扩张，否则很难清晰显示(图 14-4)。十二指肠可位于下腔静脉前面，从右前侧面的冠状面或斜面可以发现。

可以通过半直立位来改善胰腺的成像，去除覆盖头侧气体的影响，更好地定位肝脏作为一个声窗。利用横断面和矢状面识别胰腺的血管标志(图 14-5)。

(三)常见异常

1. 气腹

最初的检查可能显示气腹，并常伴有游离液体，提示胃、十二指肠或其他内脏穿孔，如大肠或小肠。胃十二指肠溃疡或癌症是上消化道穿孔的常见病因。由于潜在的病因可能严重到足以导致脓毒性或低血容量性休克，快速决定紧急剖腹手术是至关重要的。在胃十二指肠穿孔中，80% ～ 90% 的病例可显示气腹。腹部超声具有相当的敏感性和特异性，在许多情况下可能更实用，因为它可以识别仰卧位患者的气腹[1-6]。此外，超声结果可以提示潜在病因，并可指导临床医生制定初始治疗和随后的诊断检查，包括 CT、水溶性造影检查或内镜检查。CT 仍然是检测气腹的金标准，可以显示非常小的气腹，这是超声检查或 X 线平片不能发现的[7]。此外，它更容易显示腹膜后间隙的游离气体。

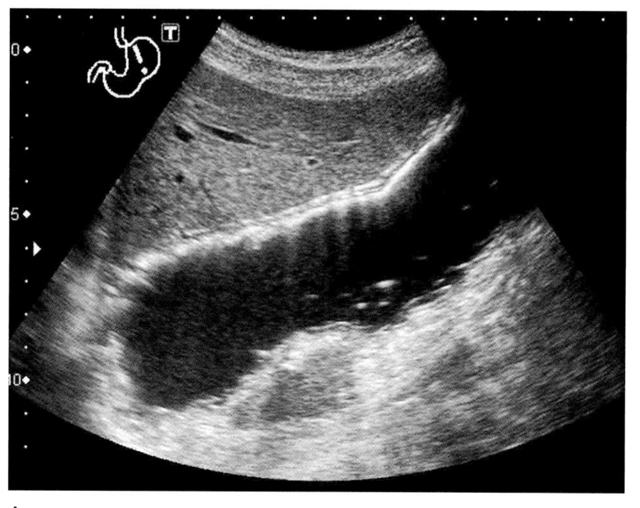

A

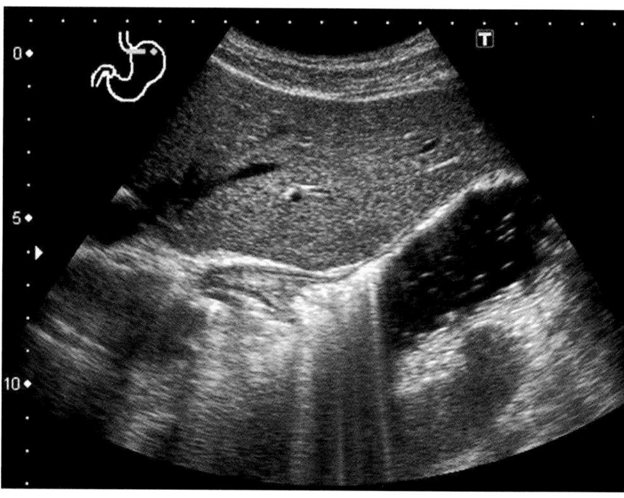

B

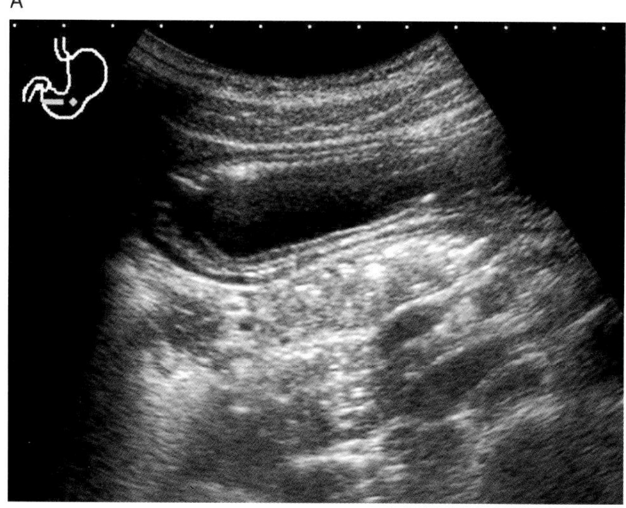

C

图 14-2　近端胃。（A）以左肝叶作为声窗，在上腹部平面上可见充满液体的胃体前壁。（B）以左肝叶作为声窗，在上腹部平面观察贲门。充满液体的胃出口在肝脏下方的横切平面上成像。

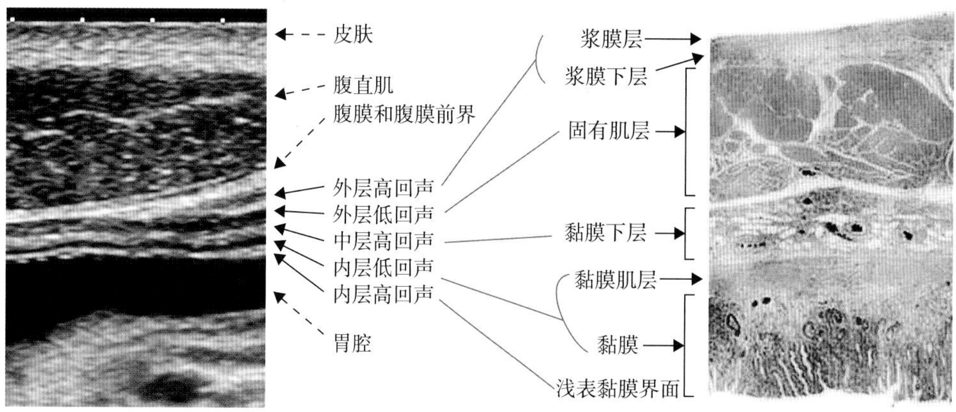

图 14-3　正常胃壁的超声层次结构。使用高频探头进行横向扫查显示了胃壁的五层结构，并与组织学结构进行比较。

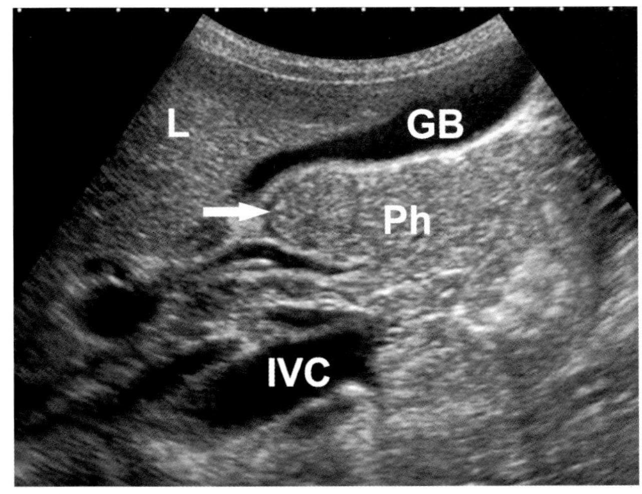

A

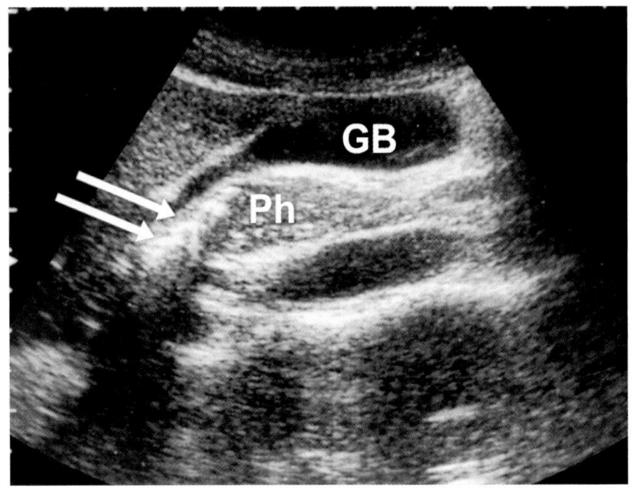

B

C

图 14-4 十二指肠纵切视图。（A）在胆囊和胰头之间可见一个正常的十二指肠近端（箭头）。（B）由于管腔内气体（箭头），十二指肠后壁通常无法显示（箭头）。（C）在下腔静脉前外侧和胆囊后侧可见一个轻微扩张的十二指肠 C 环。L= 肝，D= 十二指肠，GB= 胆囊，Ph= 胰头，IVC= 下腔静脉。

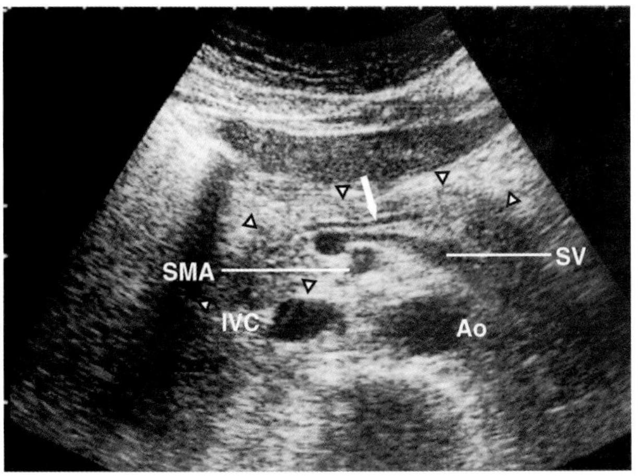

图 14-5 正常胰腺。在横切平面上，胰腺（箭头）位于肝左叶的尾部，穿过主动脉和下腔静脉。脾静脉沿着胰腺后方延伸，胰管（箭头）显示为一个管状结构，内壁呈高回声。Ao= 主动脉，IVC= 下腔静脉，SMA= 肠系膜上动脉，SV= 脾静脉。

超声学上，膈下游离气体可以表现为肝脏腹侧面有后混响伪影的回声线。它应该与胃肠道管腔的尾部或肺上方的气体鉴别，以避免误诊（图 14-6A，B）。结肠的肝膈膜也可能引起膈下气体回声。

气腹本身并不是立即进行手术的绝对指征。当腹膜炎的症状局限于右上腹时，十二指肠溃疡穿孔患者也可采用抗溃疡药物等非手术治疗。在这类的患者中，POCUS 是特别有用的，因为它可以以连续的方式重复进行检查。

2. 穿孔

脓肿或游离腹腔内液体中的气体有时会表现为无回声或低回声液体内的回声斑点（图 14-6C）。或者穿透内脏壁的气体回声可以视为穿孔的直接证据。胃十二指肠溃疡或肿瘤可表现为十二指肠球部或胃壁的畸形或破坏。这些可能导致穿孔，可以通过局部穿透的气体回声识别（图 14-7）[8,9]。

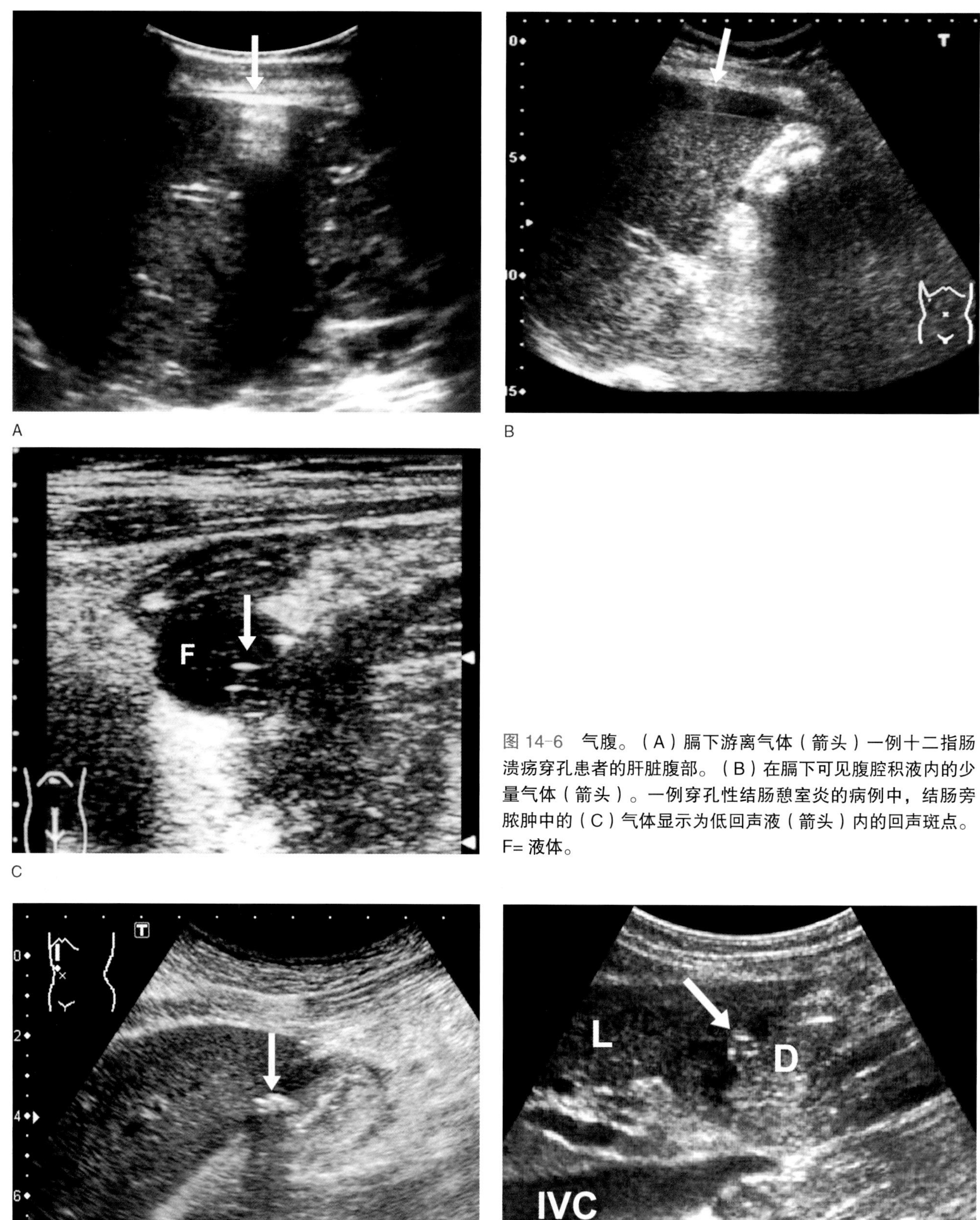

图 14-6 气腹。（A）膈下游离气体（箭头）一例十二指肠溃疡穿孔患者的肝脏腹部。（B）在膈下可见腹腔积液内的少量气体（箭头）。一例穿孔性结肠憩室炎的病例中，结肠旁脓肿中的（C）气体显示为低回声液（箭头）内的回声斑点。F= 液体。

图 14-7 胃肠道穿孔。（A）上腹壁纵切视图。十二指肠溃疡穿孔表现为十二指肠球部增厚壁内的穿透性气体回声（箭头）。（B）上腹部纵切视图。十二指肠溃疡穿孔表现为左肝叶后的十二指肠球（箭头）畸形。D= 十二指肠球部，L= 肝，IVC= 下腔静脉。

3. 上消化道出血

上消化道出血患者通常表现为不同程度的呕血或黑便。然而，有些患者可能只表现为上腹痛或不明原因的休克。对大量呕血的患者在急诊情况下的超声检查的作用是有限的，怀疑有消化道大出血的患者应该进行急诊内镜检查，高达 90% 的上消化道出血病例可以明确出血来源。在胃癌、消化性溃疡或急性胃黏膜病变时，超声有时能发现胃十二指肠壁的异常 [8,9]。此外，POCUS 还可用于检查相关病变，如肝硬化和脾肿大。然而，超声和其他检查方式的检查结果还应依据内镜检查进行最终的评估和治疗。

4. 幽门梗阻

POCUS 可以显示胃癌、慢性十二指肠溃疡或胰腺癌引起的幽门梗阻（图 14-8）。为了确诊，通常在膨胀胃减压后进行内镜和造影检查。幽门狭窄是胃出口梗阻最常见的原因，通常见于儿科患者。

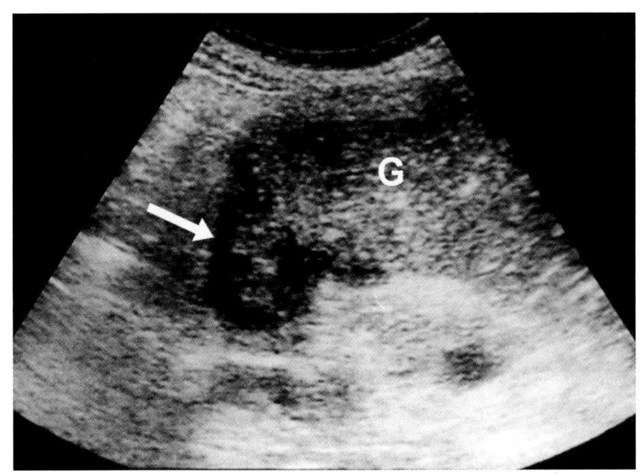

图 14-8　胃幽门梗阻。膨胀胃内的回声斑点位于圆形、低回声增厚的幽门（箭头）附近，提示胃癌。G= 胃。

5. 急性胰腺炎 / 胰腺炎假性囊肿

在急性水肿性胰腺炎病例中，胰腺弥漫性肿大是常见的，但即使未发现肿大并不能排除这一诊断。胰腺回声减低提示间质性水肿（图 14-9）。在重症胰腺炎的病例中，可能会出现胰腺周围积液或胰腺肿块（图 14-10）。胰腺假性囊肿通常表现为界限清晰的囊性肿块，可见淤泥样回声（图 14-11）。

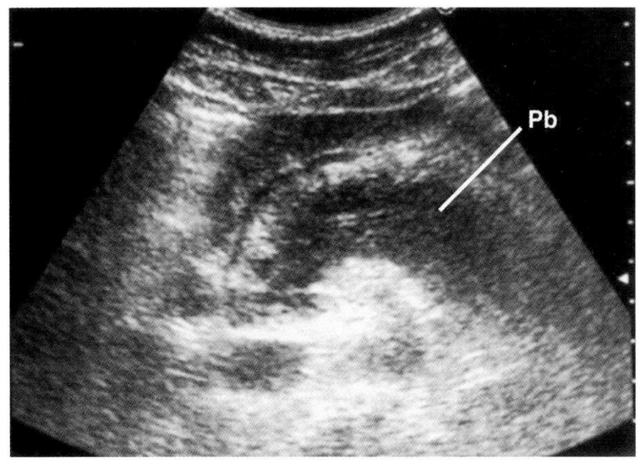

图 14-9　急性水肿性胰腺炎。上腹部横切扫查。胰体弥漫性肿胀（Pb），回声减低。

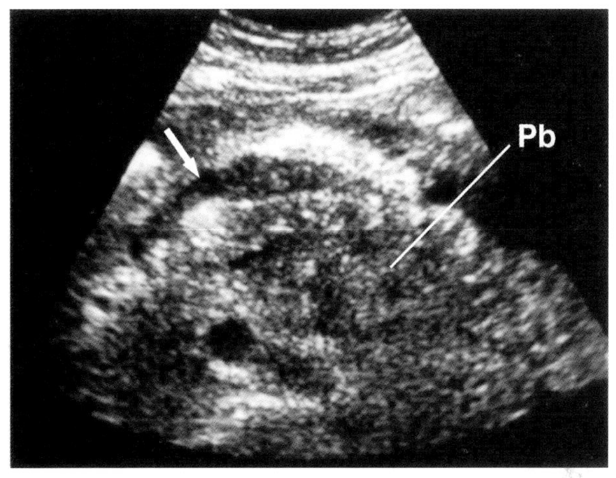

A

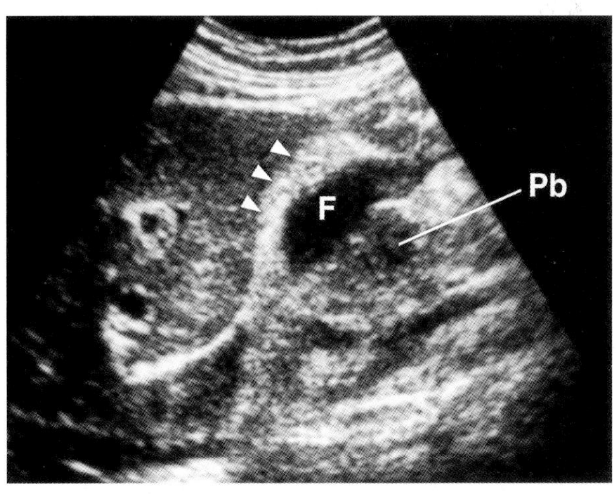

B

图 14-10　急性坏死性胰腺炎。（A）上腹部横切面。急性坏死性胰腺炎病例中，胰体显示为边界模糊的不均匀肿块。胰体前部显示低回声炎症性渗出物（箭头）。（B）胰周积液，表现为胰体和脂肪组织（箭头）之间的低回声。Pb= 胰腺体，F= 积液。

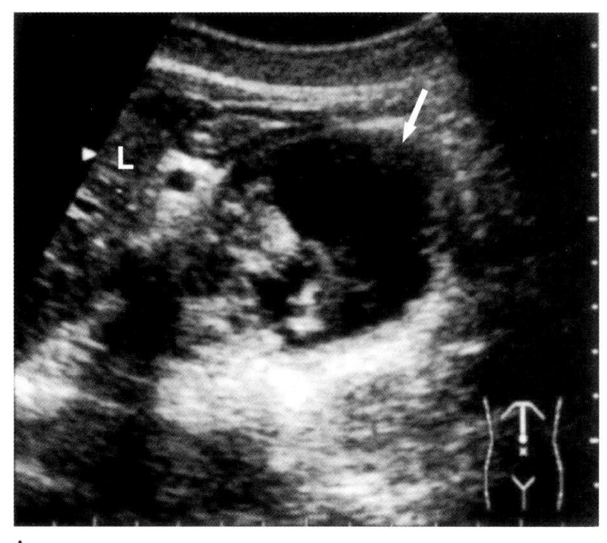

A

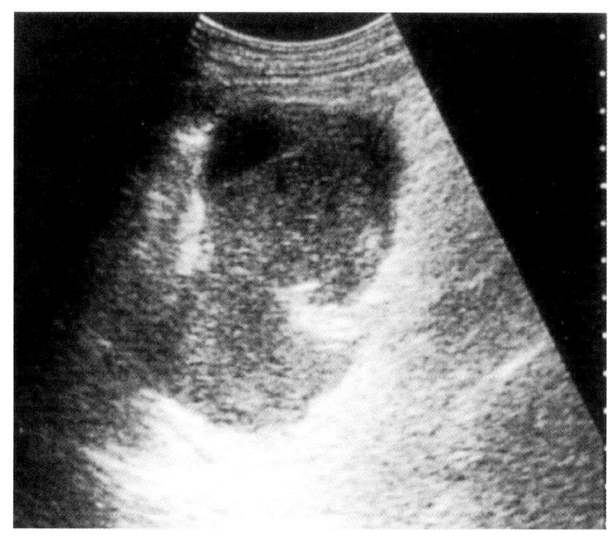

B

图 14-11 胰腺假囊肿。（A）在胃窦后部有一个界限明确的囊性肿块（箭头）。（B）一例假性囊肿感染，病例脾门内侧可见不规则囊性肿块，内充满点状回声。L= 肝脏。

五、小肠和大肠

（一）解剖概况

空肠一般位于左上腹部和中腹部，回肠位于右中腹部和下腹部。超声不能连续追踪小肠。升结肠位于右肾右侧前方。在矢状面横结肠位于胃窦尾部。降结肠位于左肾下极前方。乙状结肠可能很难显示。直肠可以在子宫或前列腺的后方显示。

（二）检查技术和正常超声检查结果

用低频探头对肠道进行全面检查。斜面或冠状面较矢状面或横切面更常用，特别是对可能有肠梗阻患者。一些学者建议使用来回滑动扫查技术系统地检查腹部，以检查肠道的所有部分。

对于可能有肠梗阻的病例，从右侧升结肠和肝曲处开始检查。观察右肾腹侧的肝曲，然后将探头纵向放置在腋中线至腋后线，评估升结肠。在低回声肠壁内可以看到结肠气体的回声（图 14-12）。如果发现升结肠扩张，检查左侧降结肠。根据降结肠是否扩张，来判断梗阻的大致位置。如果升结肠未扩张，仔细检查回盲区，以评估回肠襻是否塌陷或其他可能导致梗阻的病变。然后，检查小肠环的扩张程度、蠕动情况、肠壁增厚或特殊病变，并寻找肠间隙的液体。

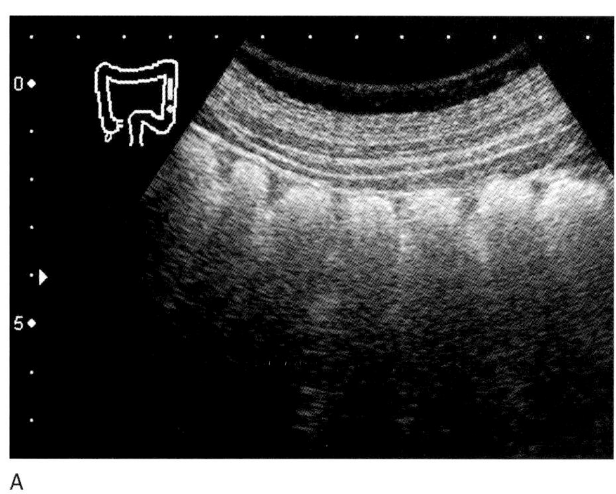

A

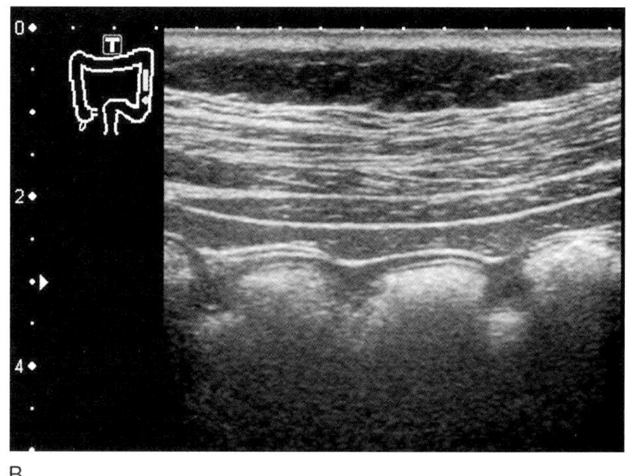

B

图 14-12 正常结肠。（A）在低回声壁内可以看到气体回声（3.5MHz）。（B）用高频探头（6MHz）在结肠壁上显示出五层结构。

超声检查显示，正常小肠表现为伴有蠕动的管状结构（图 14-13A），但其外观因肠道内容物的性质和体积而异。在充满液体扩张的小肠中，小肠皱褶（瓣膜）是典型表现。这些结构从空肠近端到回肠远端的数量逐渐减少，大小也逐渐减小，因此并不总是可见的。肠的蠕动活动可以通过肠壁的间歇性蠕动或肠内容物的来回运动实时观察到。通过观察几分钟或连续观察，可以判断肠蠕动是否存在异常。

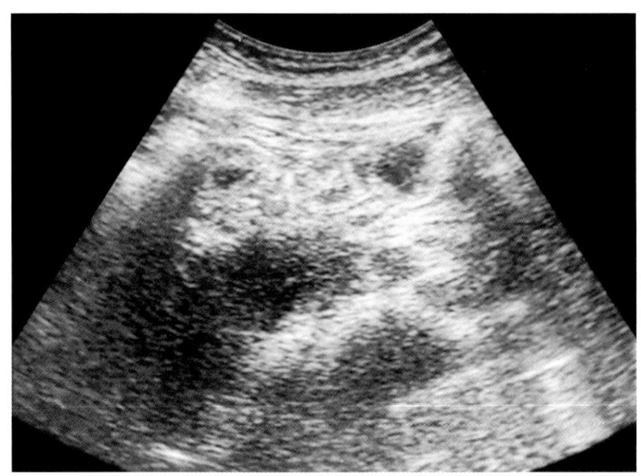

A

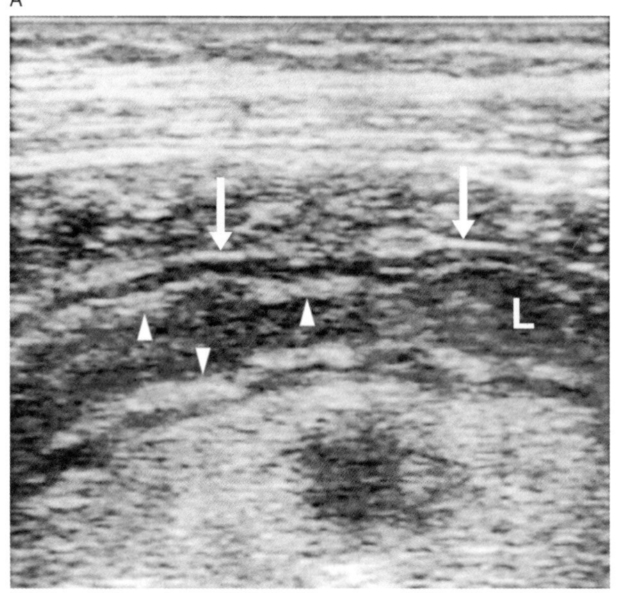

B

图 14-13　**正常的小肠襻。（A）使用 3.5MHz 探头进行常规超声检查，未获得一致的小肠图像。（B）用高频探头显示小肠壁结构。管腔以高回声层（箭头）为界，然后是低回声肌层，肌层的外部是高回声浆膜层（无尾箭）。L= 肠腔。**

在正常情况下，小肠的壁厚＜ 3mm。为了防止误诊，不应该在收缩段或褶皱处进行测量。在使用 3.5MHz 探头进行常规超声检查中，肠壁通常表现为单层结构。然而，随着黏膜下层水肿加重，可以看到三层或更多的层。此外，当使用频率较高（5 ～ 7.5MHz）的探头，肠道位于腹壁下方，在正常肠壁可见三层结构（黏膜下层、肌层、浆膜层）（图 14-13B）。值得注意的是，小肠壁的层次与胃壁不同。

如果临床表现或初步检查提示肠道缺血，使用彩色或能量多普勒来评估从主动脉分支的位于腹腔干下方的肠系膜上动脉（SMA）的血流，通过比较正常组织和缺血组织的血流，来评估受影响段肠壁的组织灌注。

（三）常见异常

1. 气腹和游离积液

若初步检查显示有游离气体，伴有游离液体，提示有内脏穿孔。虽然在 80% ～ 90% 的胃十二指肠穿孔的平片上有游离气体，但小肠和大肠穿孔时，分别只有 20% ～ 30% 和 30% ～ 50% 的病例在平片上发现游离气体[10,11]。超声可以检测肠道周围区域的游离气体，在敏感性和特异性方面与 X 线平片相当[12]。

超声检查的优势在于，在仰卧位患者中可以发现气腹[1- 6,8-12]。此外，超声可能提示潜在病因，并可能指导临床医生量身定制初始治疗和随后的诊断检查方案，以进一步评估肠道。CT 是检测游离气体的金标准，也可以显示腹膜后气体。

如果存在中等量的气体，超声可以显示上腹部的游离气体，在肝脏腹侧表面出现带有后方混响伪影的回声线（图 14-6A，B）。注意结肠的肝膈膜也可能引起膈下气体回声。

更微妙的表现，可在肠襻附近检测到游离气体，通常表现为有游离腹腔液体中不同灰阶水平的回声。在骨盆或 Morison 袋中也可以发现游离的气体或游离的液体。与胃十二指肠穿孔一样，图像可能显示湍流、化脓性或浑浊的腹膜液体，其中含有气体，表现为无回声或低回声液体内的回声（图 14-6C）。同样，可以看到穿透肠壁的气体回声，是穿孔的直接证据（图 14-7）。

（四）肠梗阻

肠梗阻是急腹症患者常见的病因。肠梗阻患者的临床表现因位置、病因和梗阻程度而不同。治疗策略是根据临床结果、实验室检查和影像结果来确定的。平片可以显示肠扩张的分布，用来估计梗阻的位置。然而，X 线平片不能可靠地区分绞窄性与单纯性梗阻，不能显示引起梗阻的病因 [13,14]。

超声更具实用性，因为它不仅可以识别梗阻，而且可以用来确定梗阻的部位（小肠、大肠），鉴别机械性肠梗阻与非机械性肠梗阻，确定机械性肠梗阻的病因，鉴别绞窄性和单纯性梗阻，并评估病情的严重程度。

以往有人认为应用超声检查肠梗阻是不适当和不可靠的，因为胃肠道气体有明显的伪影。这阻碍了放射科医生、外科医生和急诊医生使用超声检查来评估肠梗阻。Ogata 和同事的一项研究对这种误解提出了质疑，在 231 例由粘连引起的小肠梗阻患者中，只有 3 例的胃肠道气体干扰了超声检查 [15]。随着时间的推移，超声的广泛应用和扫描设备分辨率的提高，腹部超声已经被认为是评估胃肠道的有用工具 [16-18]，特别是作为一种实时成像方法，用来初步评估小肠梗阻 [19-21]。

20 世纪 70 年代后半期，文献中首次报道了超声在识别充满液体、扩张肠道方面的作用 [22,23]。Fleischer 等于 1979 年首次介绍了在体内和体外对扩张的、充满液体的肠道的超声图像 [22]。自 20 世纪 80 年代后半期以来，腹部超声在日本和德国的肠梗阻评价中越来越受欢迎。随后的研究表明，超声检查对于诊断 X 线片阴性的小肠梗阻是有用的，小肠梗阻可能表现为“假肿瘤”的外观或完全“无气”的腹部，也可用于鉴别小肠梗阻和麻痹性肠梗阻 [24]。在 20 世纪 90 年代，文献报道了使用超声来区分单纯性小肠梗阻和绞窄型肠梗阻 [21,25,26]。Ogata 等展示了超声在识别 X 线阴性大肠梗阻的效用 [15]。此外，在一项急诊的前瞻性研究中，Ogata 等的研究表明 POCUS 对诊断小肠梗阻具有很高的敏感性和特异性 [27]。

肠梗阻的特征是液体在梗阻近端的胃肠道积聚 [28]。随着液体在管腔内积聚，肠道扩张（图 14-14）。此外，由于间质水肿，肠壁可能变厚，游离液体可能积聚在肠间隙。考虑到这些病理改变，很容易理解为什么超声在诊断小肠梗阻方面优于平片，因为它可以识别肠腔内外的液体，并显示肠壁增厚。此外，实时超声可以显示肠道蠕动，提供 CT 或其他成像方式无法提供的信息。在经常使用的临床医生手中，POCUS 已经彻底改变了肠梗阻的诊断，特别是对绞窄性小肠梗阻的早期识别。

1. 小肠梗阻

小肠梗阻时，在萎陷的小肠或升结肠附近可以发现扩张的小肠（图 14-15）。扩张的小肠通常表现为充满液体，最大直径＞25mm（通常为＞30mm）。在远端小肠梗阻的早期阶段，最初检查时近端空肠可能并不显示肠襻扩张。

扩张肠管的超声图像根据扩张的程度和肠道内容物的性质而有所不同（图 14-16）。众所周知的“键盘征”对于小肠梗阻的诊断并不是必需的，因为 kerckring 皱襞的超声外观取决于扫描平面和肠道内容物，而且在回肠远端很少可见。当使用标准低频探头时，扩张小肠的肠壁通常显示为单层高回声，但当水肿时，可以显示为三层（低回声、高回声和低回声）结构。

大多数小肠梗阻病例通常由粘连引起，整个扩张的近端小肠会显示蠕动活动（图 14-17），这与绞窄性梗阻相反。在单纯性梗阻中，大约有一半的患者会出现腹腔积液。大量腹腔积液在粘连引起的单纯小肠梗阻病例中是罕见的，出现时可能提示腹腔癌转移、肝硬化或类似于绞窄性肠梗阻的小肠循环障碍。

2. 绞窄性与单纯性小肠梗阻

绞窄性肠梗阻涉及绞窄性肠襻的血液供应受阻，需要早期手术干预。由于缺乏可靠的标准，绞窄的早期阶段很难识别 [13]。由于绞窄的诊断困难，建议进行积极的外科手术干预。虽然这种策略在减少手术修复的延迟方面似乎是合乎逻辑的，但它增加了本可以通过非手术治疗的非绞窄性梗阻的手术病例的数量。为了证实非手术治疗的安全性，排除绞窄是必要的。Ogata 等报道，腹部超声检查有助于发现临床未怀疑绞窄的病例，腹部超声检查也有

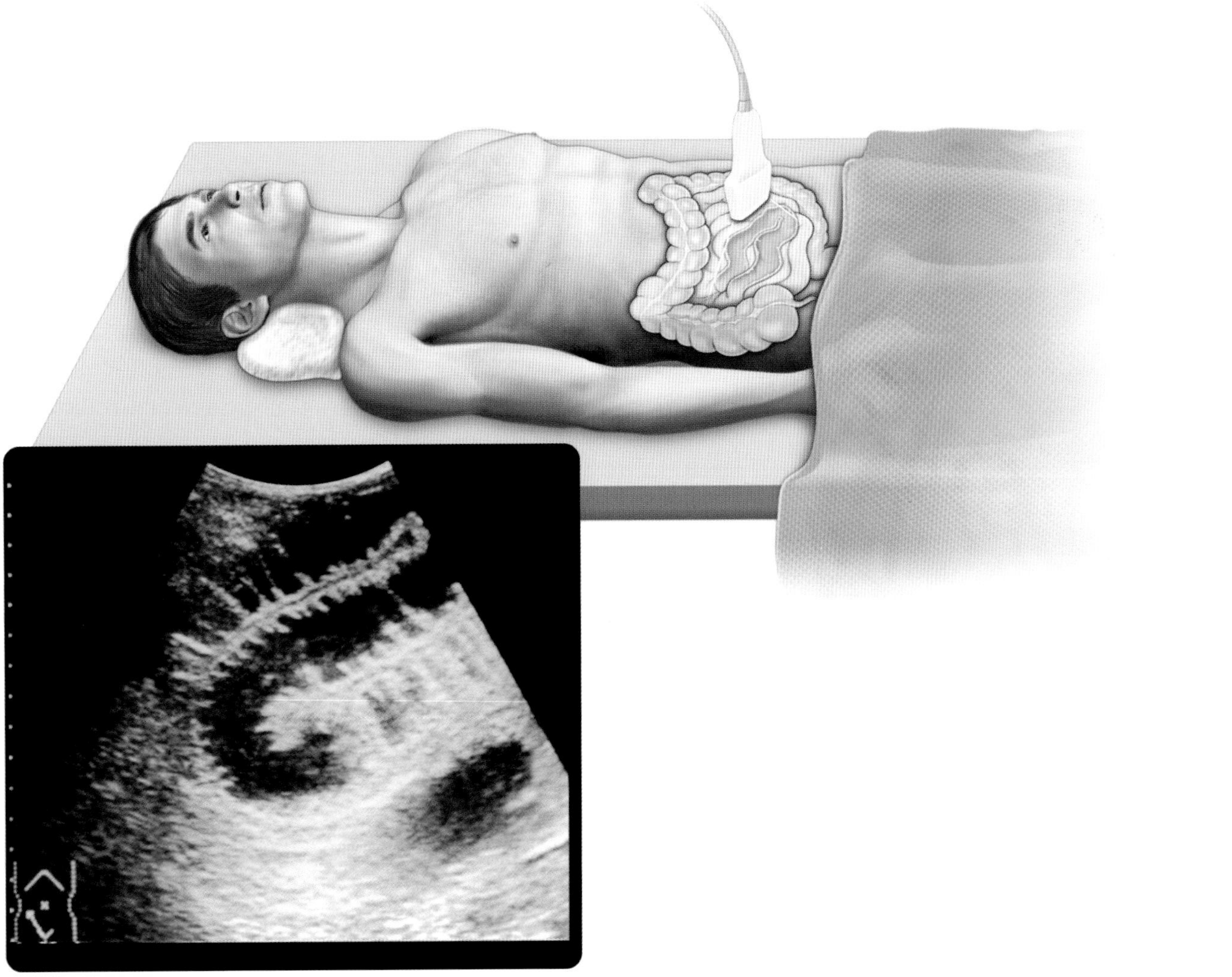

图 14-14　充满液体的小肠扩张。

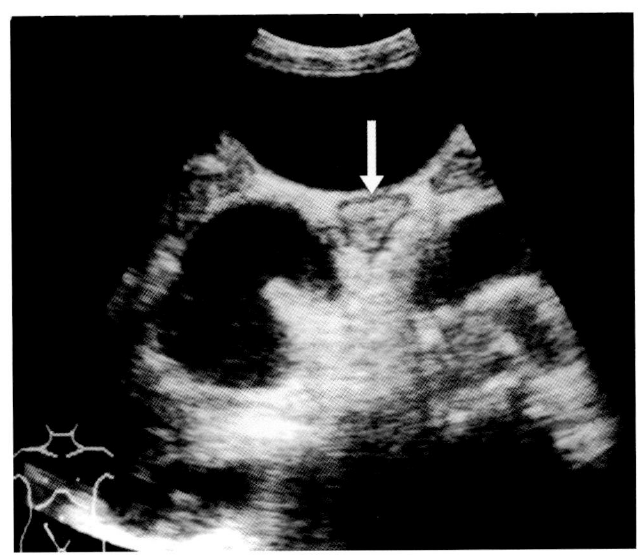

图 14-15　机械性小肠梗阻。右下腹为扩张小肠（箭头）和塌陷的小肠。

助于排除临床怀疑有绞窄的单纯性梗阻患者是否存在绞窄[25]。根据他们的报告，在一项对 231 例粘连性小肠梗阻患者的研究中，超声对绞窄的敏感性和特异性分别为 90% 和 92%。使用超声来区分绞窄性和单纯性梗阻可以实现早期手术干预，并可对单纯性肠梗阻进行更多的非手术治疗。

粘连是绞窄性小肠梗阻最常见的病因。绞窄性闭合环在平片上偶尔表现为“假肿瘤”现象。超声检查在显示充满液体的肠管时是有优势的。实时超声还可以提供肠道受影响部分的肠蠕动或缺乏肠蠕动的动态视图，从而帮助临床医生确定绞窄的可能性。

单纯性小肠梗阻的超声标准包括在萎陷的小肠或升结肠附近存在扩张的小肠，以及在整个扩张的近端小肠存在蠕动活动。蠕动活动表现为肠壁的间歇性收缩或在充满液体的扩张小肠内的点状回声的来回运动。

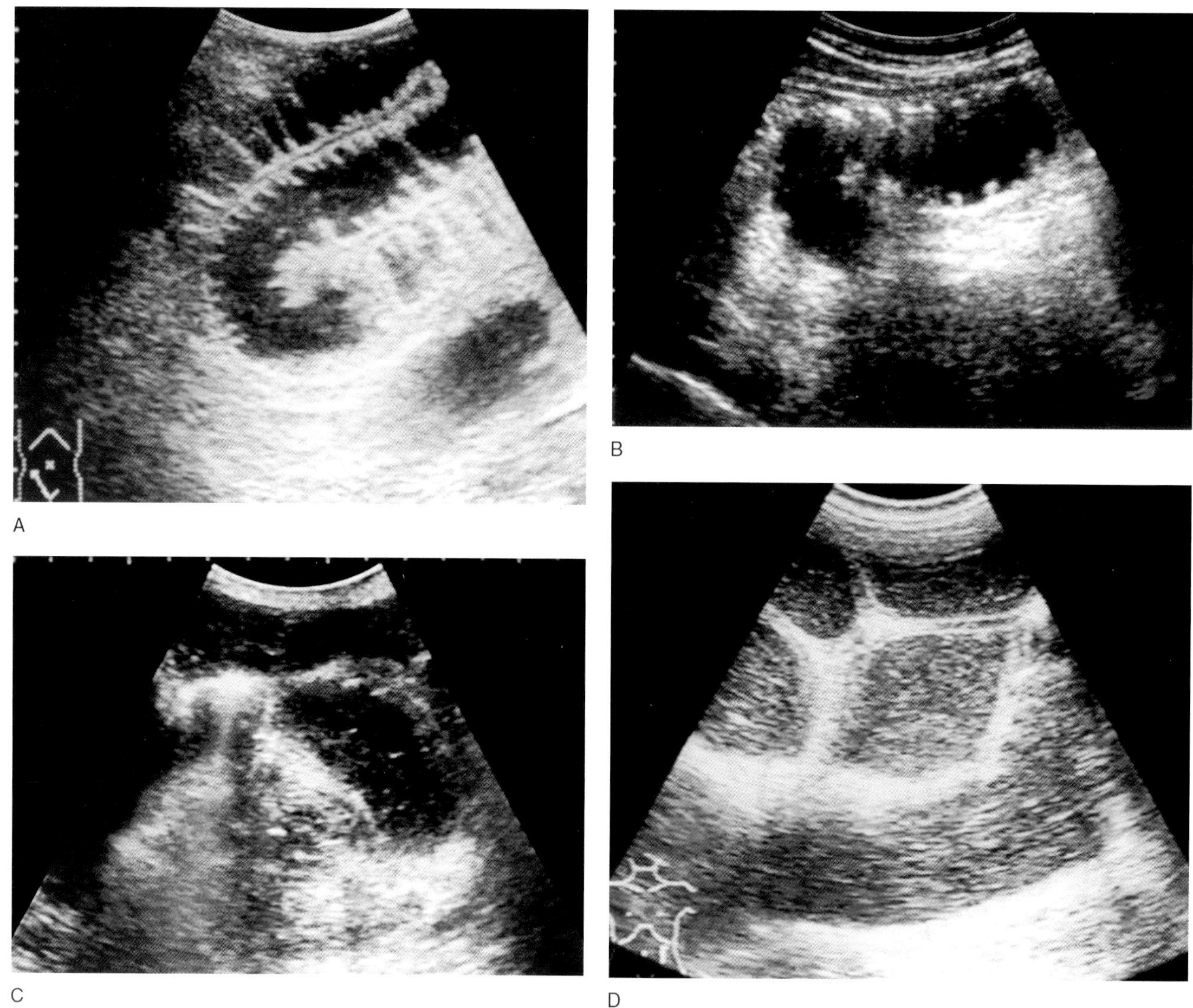

图 14-16 小肠扩张的各种超声图像。（A）“键盘征”是充满液体的扩张空肠的特点。（B）扩张的小肠襻内的 Kerckring 褶襞之间散在的小气泡的超声图像与 X 线平片上的“串珠征”相似。（C）在轻度小肠梗阻或小肠梗阻的早期，在扩张的肠管中，气体回声液体可能比无回声液体更明显。（D）当肠内容物变得更浑浊时，扩张的小肠充满点状回声。

相反，早期绞窄的标准包括：①存在扩张、无运动的肠管（图 14-18）；②扩张的小肠在无运动的肠管附近有蠕动活动；③梗阻发生后游离的腹腔积液快速积聚（图 14-19）。

绞窄的典型表现为不对称的肠壁增厚（>3mm），回声增加，蠕动消失，内皱襞变平，或大量的腹腔积液包含有散在的点状回声，提示血性腹水。另外，不完全绞窄的情况下，组织未完全坏死时，检查可发现绞窄肠壁的微弱运动或黏膜下水肿（图 14-20）。

腹腔内液体的存在对绞窄没有诊断特异性，但腹腔内液体的定量评价有助于区分绞窄性和单纯性梗阻。无运动扩张肠管的存在是一个征兆，但应该仔细观察几分钟来判断，以避免忽视间歇性肠蠕动。在某些情况下，当梗阻时间延长或给予抗胆碱能药物时，扩张的肠道的蠕动可能会停止，而没有循环障碍。此外，在早期或部分绞窄梗阻时，偶尔可以观察到肠道蠕动。

彩色或能量多普勒成像可以显示出血性坏死中绞窄环内的血流减少，但二维超声对早期绞窄无法准确识别。

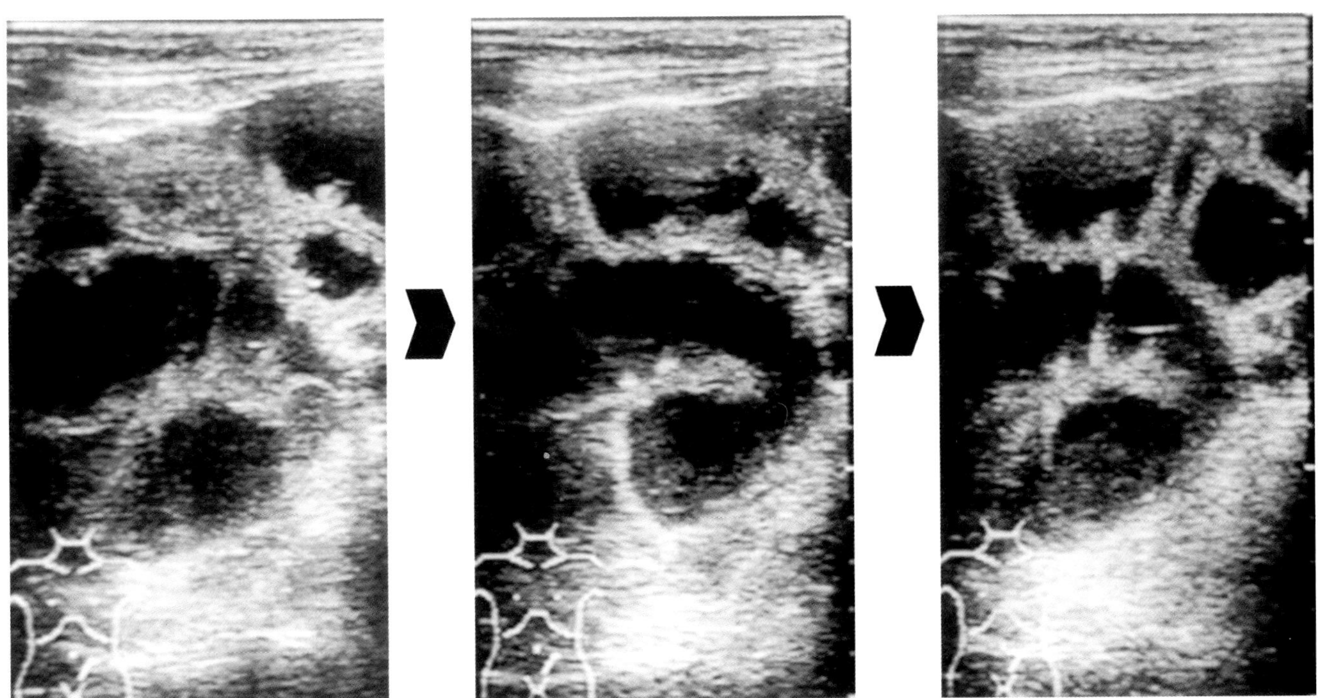

图 14-17 单纯小肠梗阻。从实时超声中选择的图像显示，在梗阻近端，整个扩张小肠的蠕动间歇性增加。

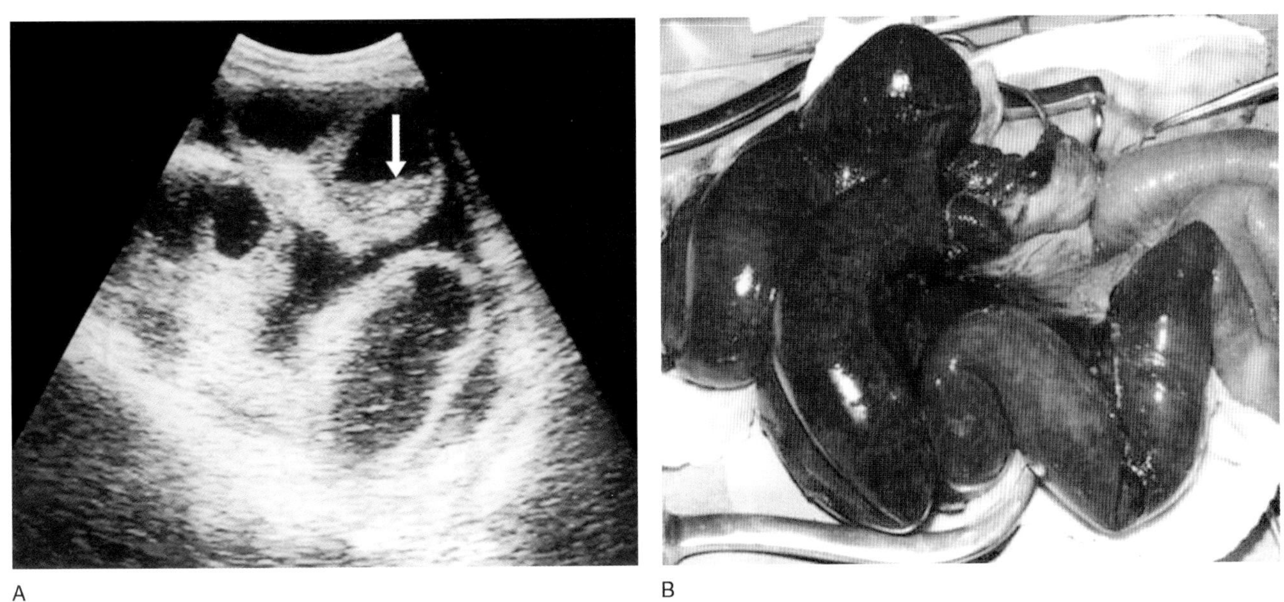

图 14-18 绞窄性小肠梗阻。（A）超声图（3.5MHz）。实时超声显示无肠蠕动，肠管扩张，伴有大量腹腔液体。肠腔内可见斑点回声沉积物（箭头）。（B）手术图片。剖腹手术显示患者小肠出血性坏死。

3. 小肠梗阻和大肠梗阻

对于临床怀疑有大肠梗阻的患者，超声可以用于确定诊断和定位梗阻。常规使用 X 线作为首选检查方式，然而，约 15% 因回盲瓣功能不全而引起的大肠梗阻的患者中，平片可能只能显示孤立的小肠扩张，但无法显示结肠充气扩张[14,15]。在这种情况下，仅凭 X 线平片很难区分大肠梗阻和小肠梗阻。但由于结肠中累积的气体会干扰检查，因此超声诊断大肠梗阻尚未得到充分认可。事实上，多数情况下很难用超声来评估充气扩张的结肠。然而在肠梗阻时，腹部超声检查常显示结肠扩张，其内充满密集的点状回声，似乎代表浑浊的液体内容物，包括小气泡。在一项研究中，腹部超声在 39 例患者中诊断出 33 例大肠梗阻，并证明在脾曲近端大肠梗阻中较少见的 X 线检测阴性的患者中，超声是有优势的 [15]。

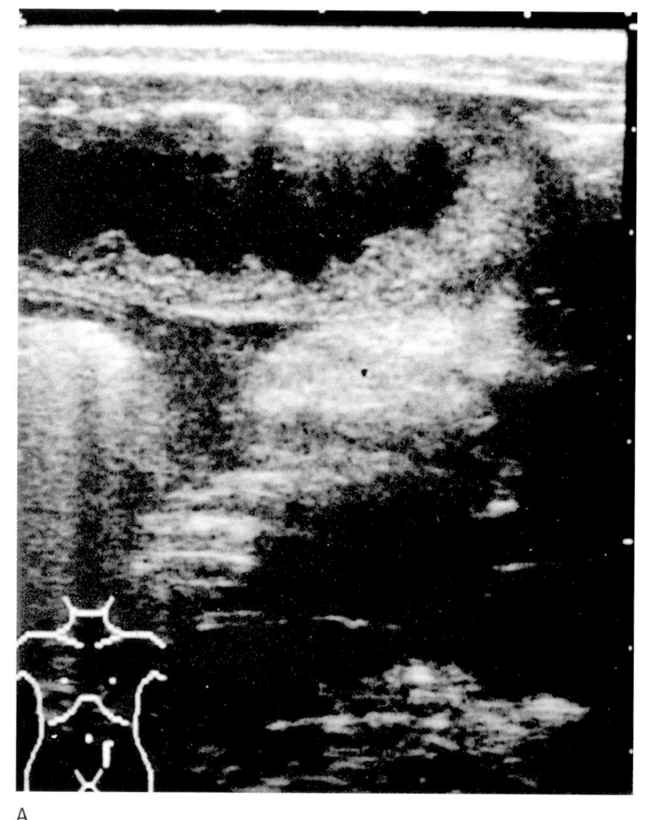

A

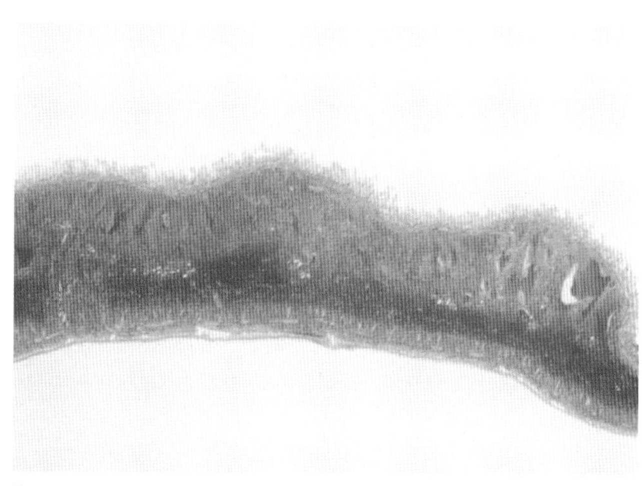

B

图 14-19 绞窄性小肠梗阻。(A)绞窄伴出血性坏死的病例中，可见管壁增厚、回声增强和皱襞变平。用高频探头（7.5MHz）显示，肠壁结构模糊。（B）肠壁的组织学检查。

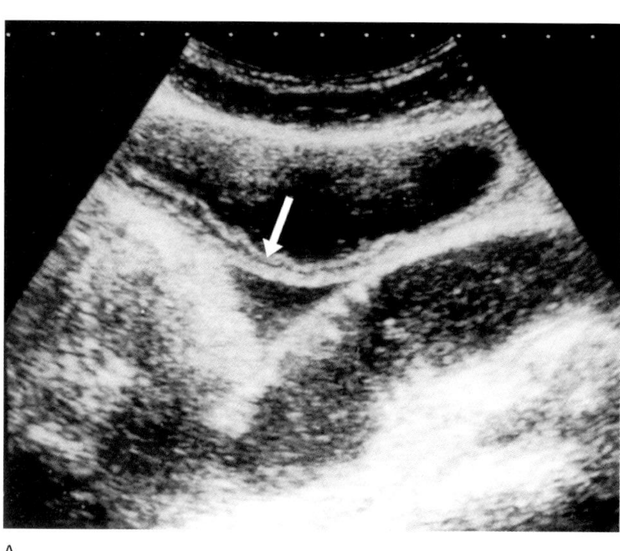

A

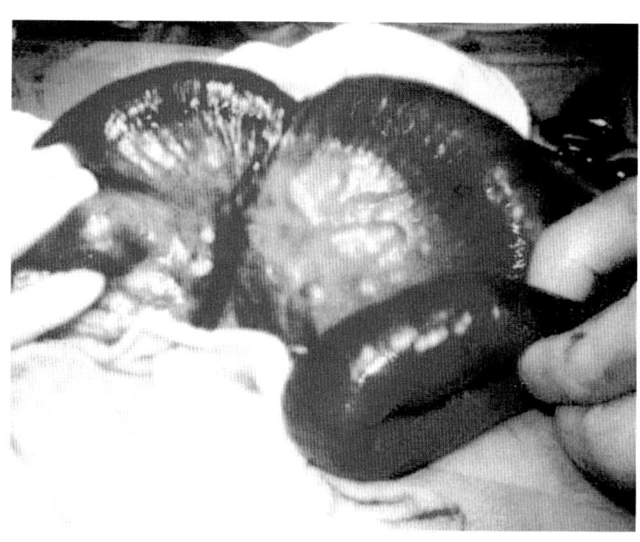

B

图 14-20 绞窄性小肠梗阻。（A）超声图（3.5MHz）。轻度绞窄引起的黏膜下水肿表现为肠壁的低回声层（箭头）。（B）手术图片，尽管有一些出血和水肿，绞窄的小肠襻仍然未坏死。

在大肠梗阻中，梗阻近端扩张的结肠通常表现为位于腹腔周围的大肠中充满密集点状回声（图 14-21A），而扩张的小肠襻位于更中心的位置。在扩张的升结肠中，可以看到间隔很宽的肠壁凹陷。实时超声检查偶尔可以显示肠道内容物通过回盲瓣的来回运动（图 14-21B）。然而，如果脾曲远端有

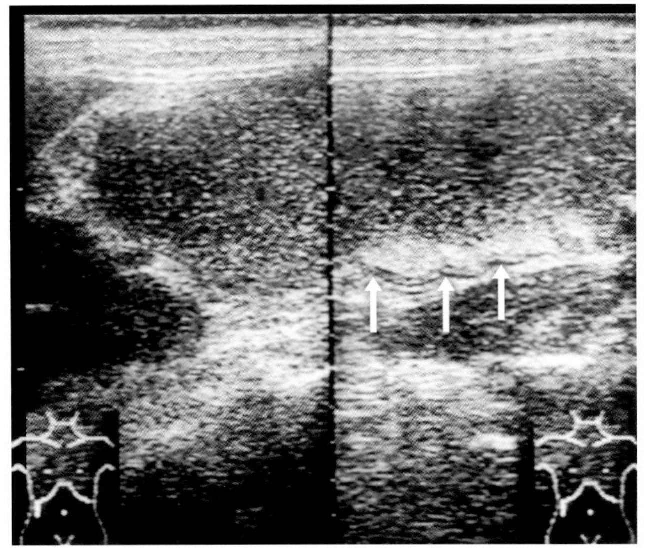
A

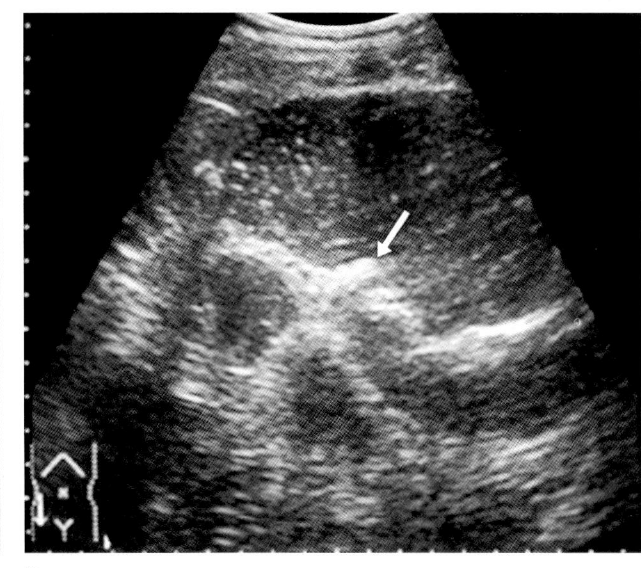
B

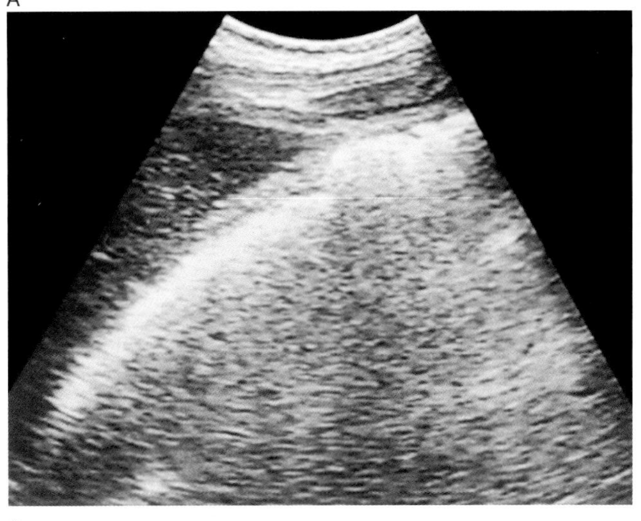
C

图 14-21　升结肠扩张。（A）扩张升结肠内充满密集的斑点回声。在扩张的升结肠中可以看到肠壁凹陷（箭头）（B）偶尔可以用超声实时观察肠内容物通过回盲瓣的来回运动。（C）升结肠扩张，内部气体过多，表现为腹部周围广泛的气体回声。

升结肠梗阻，超声检查可能会将结肠扩张显示为腹部周围有广泛的气体回声（图 14-21C）。

大肠梗阻是通过在正常或塌陷的大肠近端出现扩张的结肠来诊断的。升结肠和降结肠是超声评估大肠梗阻的初始检查点。超声检查的结果可以指导临床医生选择确诊检查方式，如水溶性造影剂灌肠或结肠镜检查，这是明确梗阻的程度、解剖位置和原因的首选方式。

4. 机械性肠梗阻与非机械性肠梗阻

机械性肠梗阻可以通过平片、超声或 CT 等成像方式显示近端肠管扩张和远端肠管塌陷来确认。相反，非机械性肠梗阻的诊断缺乏此类明显的特点以及临床表现。

腹部超声可以用来鉴别机械性肠梗阻与非机械性肠梗阻[24,27,29]。在非机械性肠梗阻早期，超声检查常可发现小肠襻轻度扩张（直径＜ 25mm），肠梗阻的超声图像以肠道内的气体回声为主，而非液体积聚（图 14-22）。超声评估可以提示机械性肠梗阻的病因（如阑尾炎）。在晚期，实时超声检查可能偶尔会显示充满液体的肠襻扩张，而没有蠕动活动。

（五）机械性肠梗阻的病因

腹部超声检查相比 X 线平片的优点是可以提供关于肠梗阻的具体病因及更多临床信息。虽然不能看到阻塞小肠的粘连，但超声可以显示小肠梗阻的具体病因，列于表 14-1。除肠套叠和外疝嵌顿外，还有一些特殊的病因相对罕见，但应予以考虑。

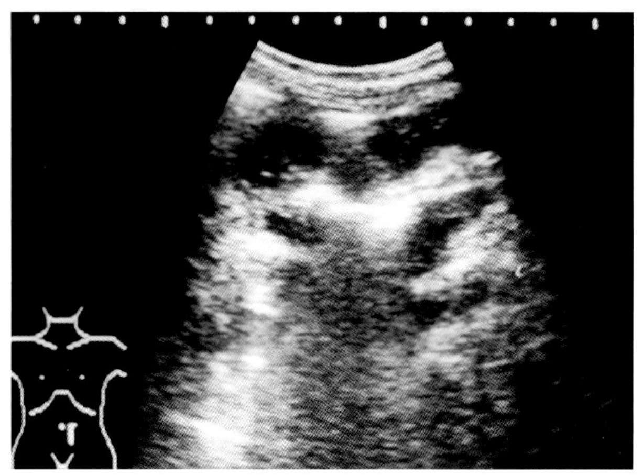

图 14-22　**非机械性肠梗阻。继发于阑尾炎的腹膜炎，可见小肠轻度扩张。**

1. 肠套叠

肠套叠是儿童肠梗阻的常见病因，但在成人中相对少见，仅占所有肠套叠病例的 5% 左右，占成人肠梗阻患者的 1% ～ 3%。与儿童不同的是，80% 以上的成人患者可以发现病因。最常见的病因是小肠内的息肉样肿瘤。回结肠肠套叠最常见（＞ 70%），其次是小肠肠套叠和结肠肠套叠。X 线平片中肠套叠很少表现为软组织密度肿块，并且在急性期无肠梗阻的表现。而腹部超声检查则可发现肠套叠的特征性表现。横截面图像表现为“多同心环征”或“靶环征”[30, 31]（图 14-23A），在长轴切面上可以看到多层结构（图 14-23B）。然而，用超声检查很难显示肠套叠的病因（肿瘤或憩室）。超声诊断为肠套叠时，肠梗阻的表现可能尚未确定。

表 14-1　**超声显示小肠梗阻的病因**

盲肠癌
肠套叠
腹外疝
炎性肠病
小肠肿瘤
胃切除吻合术后梗阻
结石性肠梗阻

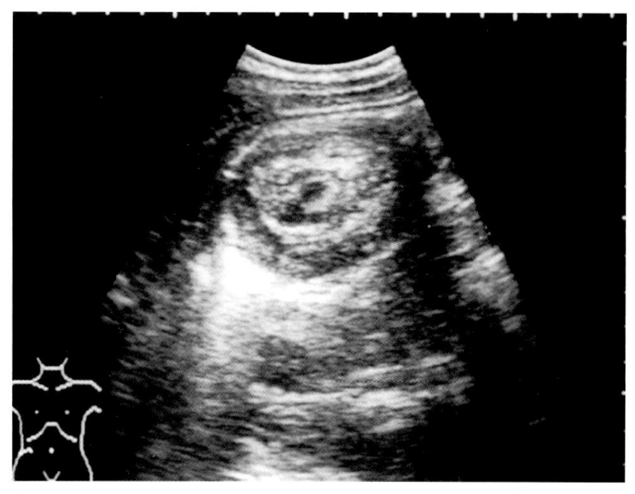

A

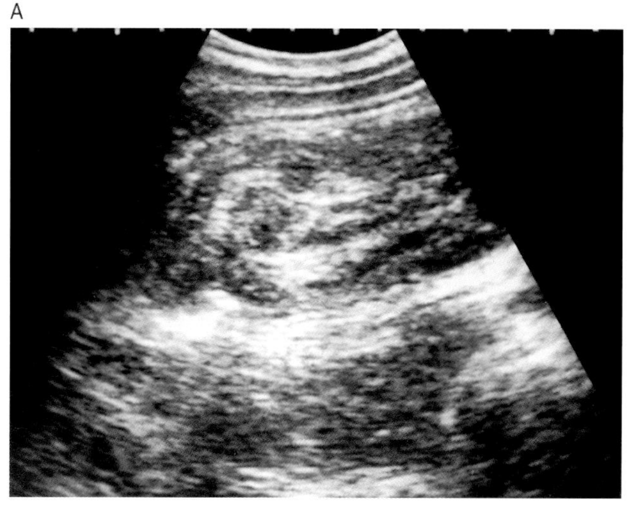

B

图 14-23　**成人患者回结肠肠套叠。（A）肠套叠的横断面图像显示为“多同心环征”。（B）在长轴平面上可见肠套叠的多层结构。**

2. 嵌顿疝

嵌顿是腹外疝常见的并发症，可引起肠梗阻，损害嵌顿肠段的血液供应。常见的腹外疝包括腹股沟外疝、腹股沟内疝、股疝、腹部切口疝。嵌顿最常发生于股疝。通常疝囊内包含小肠。在大多数情况下，通过仔细的体格检查可以作出诊断。如果体格检查结果不明确，腹部超声可以用来显示嵌顿疝，显示腹壁嵌顿的肠段（图 14-24）。

嵌顿闭孔疝是一种罕见的外疝，因为位于股骨区深部，难以触诊。通过体检诊断更为困难。这种类型的疝偶尔发生在较瘦的老年女性，通常通过临床症状、体格检查和 X 线平片诊断为小肠梗阻。腹部超声可显示股动脉和股静脉之间、大腿耻骨肌后方的肠段。骨盆的 CT 可显示在耻骨肌和闭孔外肌（或内肌）之间的肠段。相反，嵌顿性股疝位于肌肉前的皮下间隙。

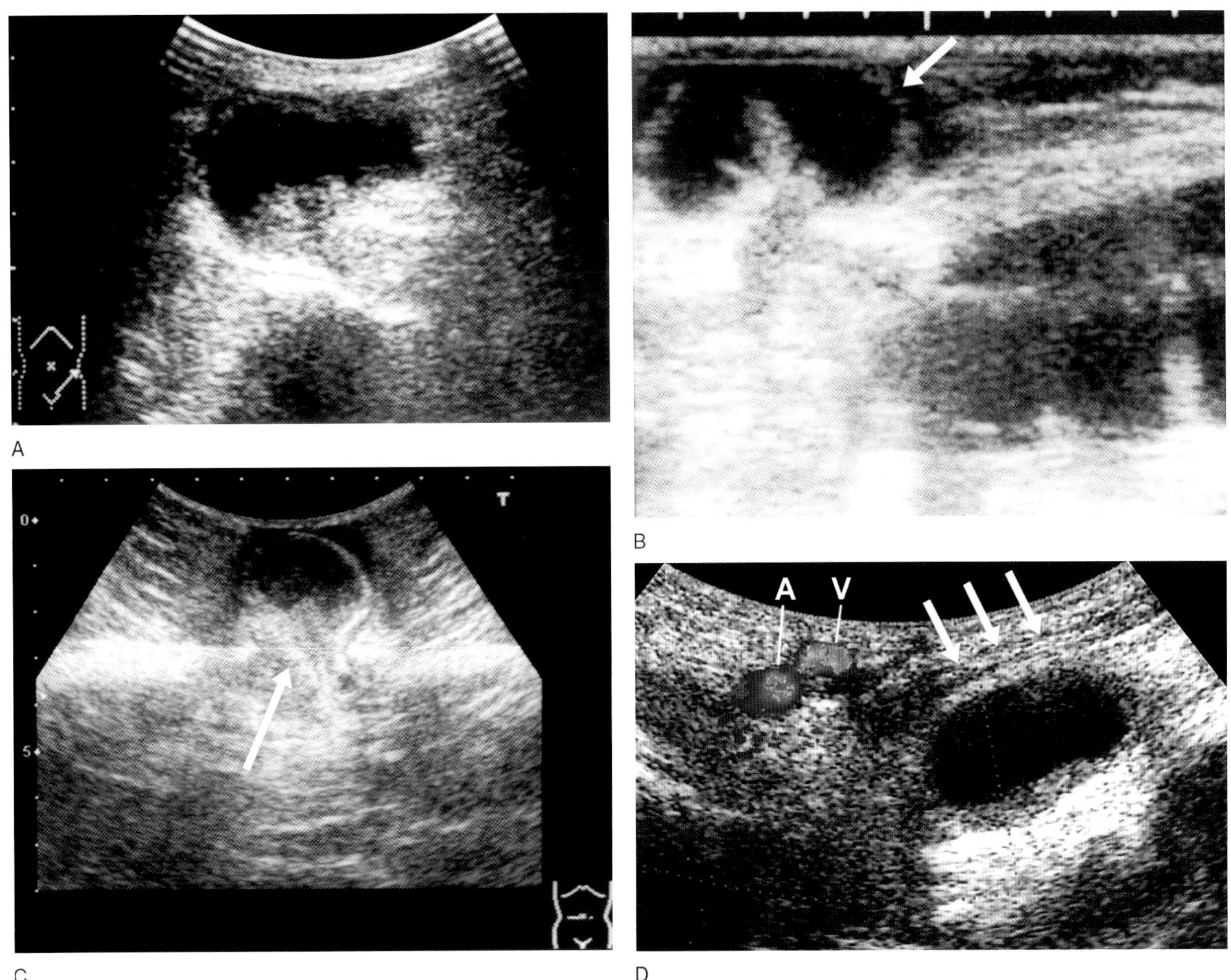

图 14-24 **嵌顿疝。（A）嵌顿性股疝表现为穿过股管嵌入一段小肠。（B）在嵌顿性切口疝中，小肠段（箭头）表现为通过腹壁的一个小孔疝出，腹膜腔内也可见嵌顿处近端扩张的小肠襻。（C）在脐疝中，疝出的小肠段位于疝囊的液体腔内。这段小肠在由筋膜缺损形成的疝口（箭头）处发生轻度绞窄，该病例通过手法复位即可。（D）股三角区的深部显示嵌顿性闭孔疝，它位于耻骨肌（箭头）的后方，股动脉和股静脉之间。A= 股动脉，V= 股静脉。**

3. 胃肠吻合术后梗阻

胃空肠吻合术后的梗阻可能是由粘连或肿瘤复发引起的。腹部超声可以显示吻合口附近扩张的十二指肠和空肠（图 14-25）。可以根据超声特征和临床表现来诊断吻合口术后梗阻。其特征与有胃空肠吻合术病史的急性胰腺炎患者的表现相一致。

4. 炎性肠病

在肠结核、克罗恩病或放射性肠炎等炎性肠病的病例中，可发现小肠节段壁增厚（图 14-26）。

5. 结肠癌

梗阻性结肠癌是目前最常见的大肠梗阻原因，表现为不规则形状的低回声肿块，具有回声核心（图 14-27A）或者局部的圆形壁增厚（图 14-27B，C）。超声偶尔可显示管腔内肿瘤（图 14-27D）。Ogata 等报道，35 例原发性或转移性结直肠癌患者中有 14 例超声显示有梗阻性病变[15]。即使没有看到梗阻性病变，发现相关病变，如转移性肝肿瘤，也有助于诊断。

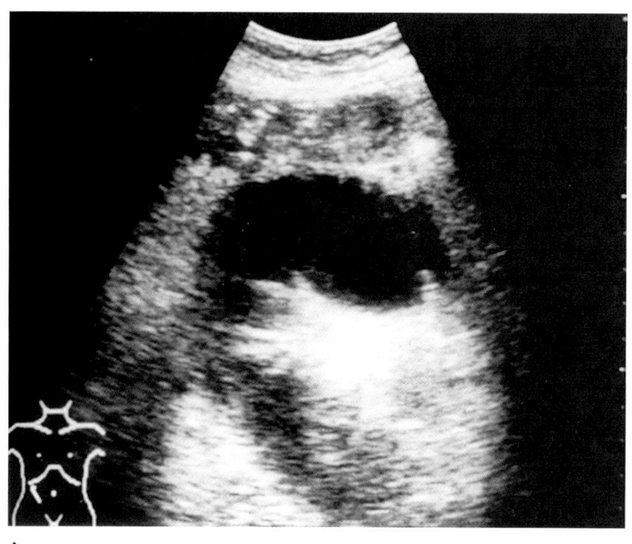

A

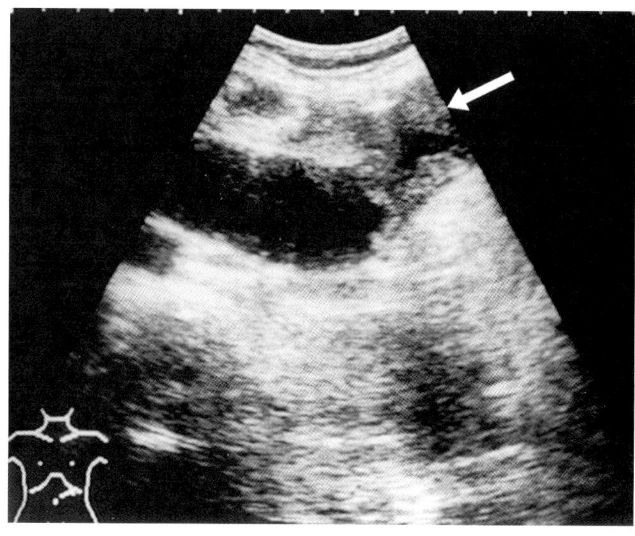

B

图 14-25 输入襻梗阻。吻合口复发癌（箭头处）病例，（A）吻合口近端扩张的十二指肠 C 形襻和（B）扩张的空肠。

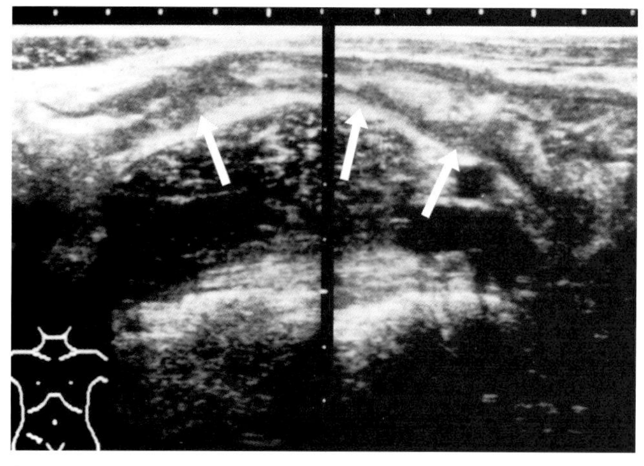

A

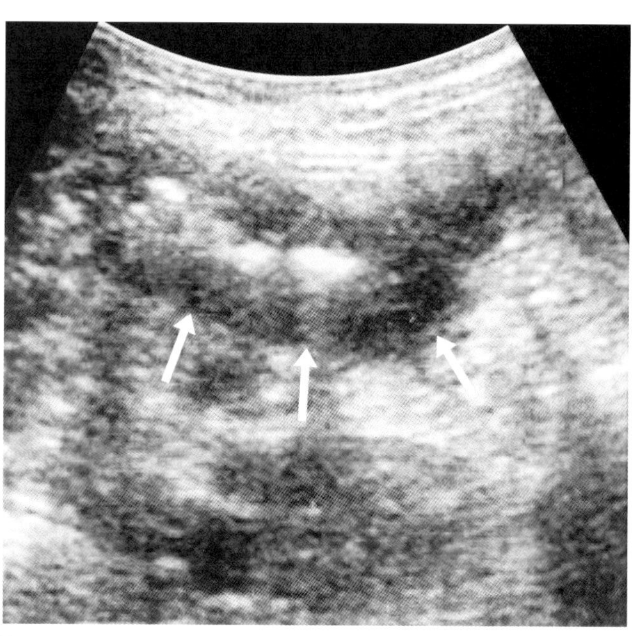

B

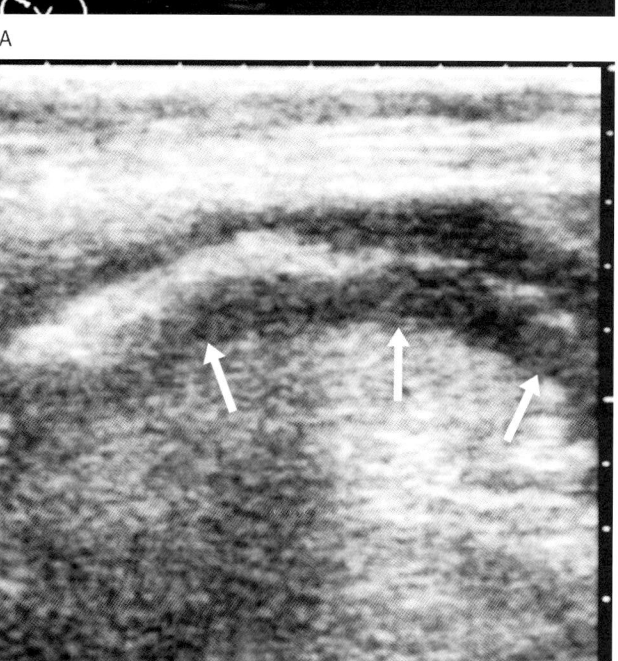

C

图 14-26 炎症性肠病。（A）肠结核病例显示为小肠段肠壁增厚（箭头处指后壁）（7 .5MHz），（B）克罗恩病（3.5MHz）或（C）放射性肠炎（3.5MHz）。

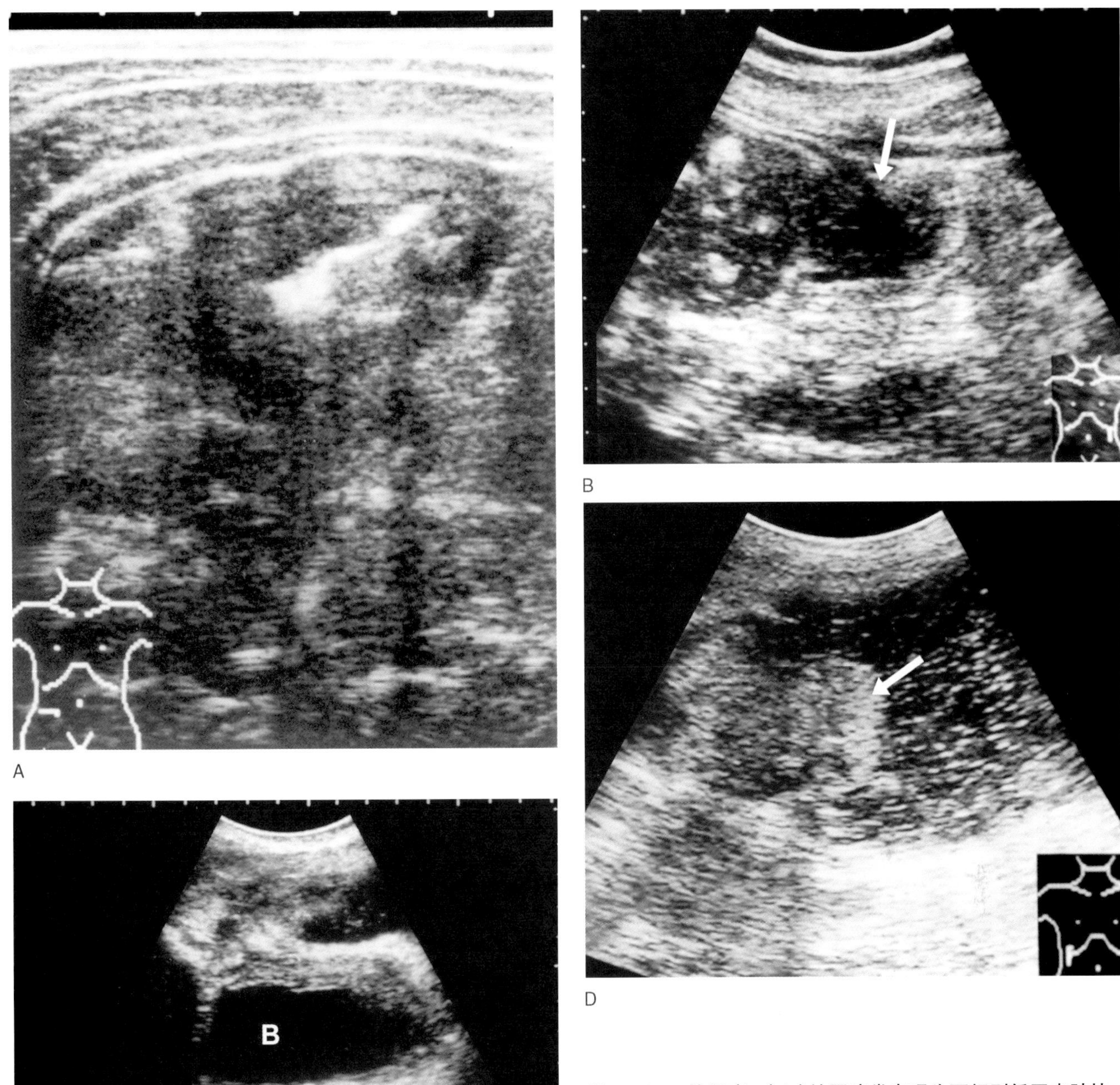

图 14-27　结肠癌。（A）结肠癌常表现为不规则低回声肿块，伴有中央高回声，称为“假肾征”（7.5MHz）。（B）梗阻性结肠癌（箭头）显示为梗阻部位的肠壁增厚，充满密集的点状回声的扩张的结肠逐渐变细（3.5MHz）。（C）一例复发性胃癌（3.5MHz）显示直肠壁增厚（箭头）。（D）偶尔会有明显的肿瘤（箭头）阻塞管腔（3.5MHz）。B= 膀胱。

6. 肠扭转

在乙状结肠的扭转中，扭曲和梗阻的结肠因气体过多而明显扩张。超声显示在腹壁下扩散的巨大气体回声，X 线平片表现为经典的“咖啡豆”征。在西方国家，整个小肠扭转是一种罕见的疾病，超声可以显示充满液体的扩张的肠管，肠壁增厚和腹膜内液体，肠蠕动随着肠梗阻的进展而减少。

（六）结肠憩室炎

结肠憩室炎的发病率随着年龄的增长而增加。急性结肠憩室炎是老年患者急腹症相对常见的病因，尽管约 80% ～ 90% 的憩室终生无症状。直肠乙状结肠是急性结肠憩室炎最常累及的部位。升结肠和盲肠的憩室炎较少发生，但常见于年轻患者，在东亚国家较为常见。因为其体征和症状与急性阑尾炎类似，偶尔会被误诊为急性阑尾炎。

X 线平片对急性憩室炎没有什么价值，但在复杂的病例中可能显示气腹或肠梗阻。使用钡剂造影灌肠来显示疾病的程度仅限于临床上轻度憩室炎的病例，因为灌肠对结肠穿孔患者来说是危险的。水溶性造影剂灌肠是安全的，但图像质量不如钡造影剂灌肠。

腹部超声可用于憩室炎的初步评估。据报道，当由经验丰富的医生进行检查时，超声诊断的敏感性和特异性都超过 80%[32－35]。腹部超声检查可显示其他病变，如结肠周围脓肿或游离腹腔内积液。然而，CT 检查优于超声，不仅可以显示结肠憩室，还可以显示结肠外并发症，包括结肠周或盆腔脓肿、游离穿孔或结肠瘘。

急性憩室炎的主要超声表现是受影响节段的肠壁增厚（5 ～ 18mm），呈低回声（图 14-28A）。压痛是一种定位炎症肿块的简单方法。发炎的憩室可表现为局灶性低回声突出物，内部伴有高回声的粪石或气体回声，但不是所有急性结肠憩室炎病例均有此发现（图 14-28B）。彩色多普勒成像可显示在受影响的节段和周围的脂肪组织的血流增加。在复杂憩室炎病例中，可发现穿孔、憩室周围脓肿或脓性腹腔内液体（图 14-6C）。

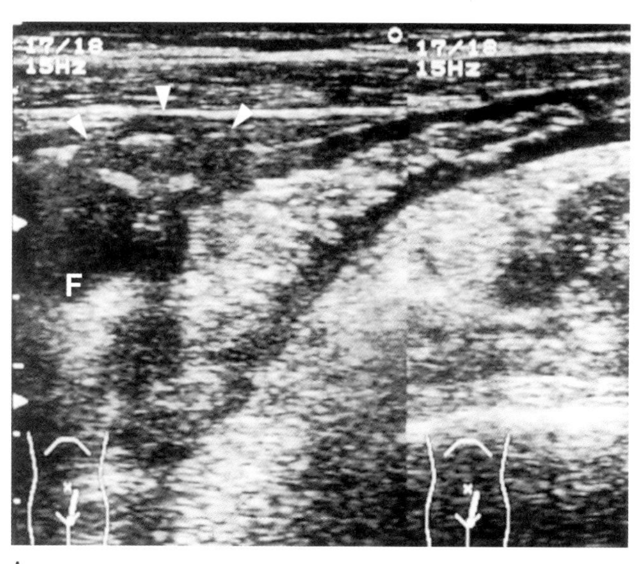

A

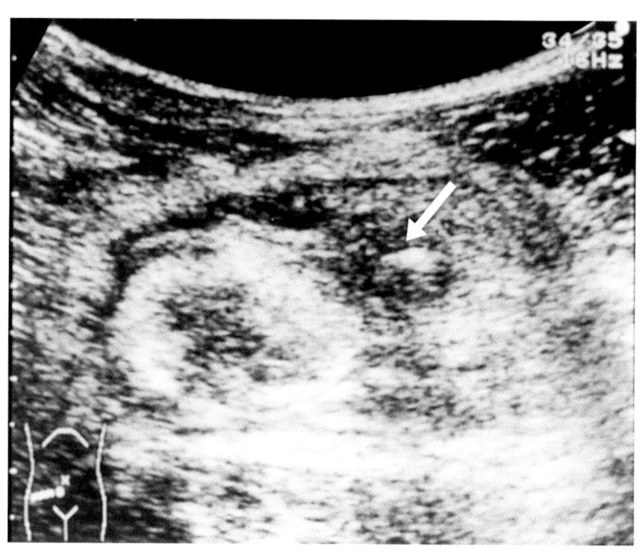
B

图 14-28 急性结肠憩室炎。（A）乙状结肠穿孔憩室炎病例中，沿着增厚的肠壁可见局灶性低回声突起（无尾箭）内有气体回声。附近可见结肠旁积液（F）（7.5MHz）。（B）在升结肠憩室炎病例中，在最明显的压痛点处显示，增厚的肠壁内有一个单独的憩室（箭头）（7.5MHz）。

（七）缺血性肠病

缺血性肠病需要及时的治疗，可通过手术探查或血管造影。在早期很难诊断肠缺血，延迟诊断可能导致肠坏死。

对于出现急腹症或不明原因休克的老年患者，应始终考虑急性肠系膜缺血和缺血性结肠炎的可能。急性肠系膜缺血主要是由肠系膜上动脉（SMA）的栓塞或血栓形成引起的。在严重疾病的情况下，包括心力衰竭、败血症或休克，非栓塞性肠系膜缺血可继发于肠灌注不足。肠系膜上静脉血栓形成可继发于腹部手术、创伤、急性胰腺炎或凝血功能障碍。

1. 肠系膜上动脉闭塞

急性肠系膜动脉闭塞的早期诊断非常困难，往往导致延迟手术治疗。患者会突然出现腹痛、腹泻或呕吐。然而，这些症状都是非特异性的，且症状的严重程度差异很大，并且缺乏体检阳性体征。在疾病初期，休克的进展可能很明显。因此，对出现非特异性腹部症状的老年患者要考虑 SMA 闭塞的可能。SMA 血栓形成通常继发于动脉粥样硬化，而 SMA 栓塞可能出现在二尖瓣疾病或房颤的病例中。

常规腹部超声检查不能提供 SMA 闭塞病例的特异性表现。在初始阶段，小肠轻度扩张，内充满少量液体。腹腔积液和无蠕动活动的小肠肠壁增厚均无特异性，但提示了急性肠系膜缺血的可能性（图 14-29）。它们也可能是单纯性腹膜炎或腹膜癌的指征。

小肠扩张并不是一个典型的表现。在晚期，可以显示出大量的腹腔积液。

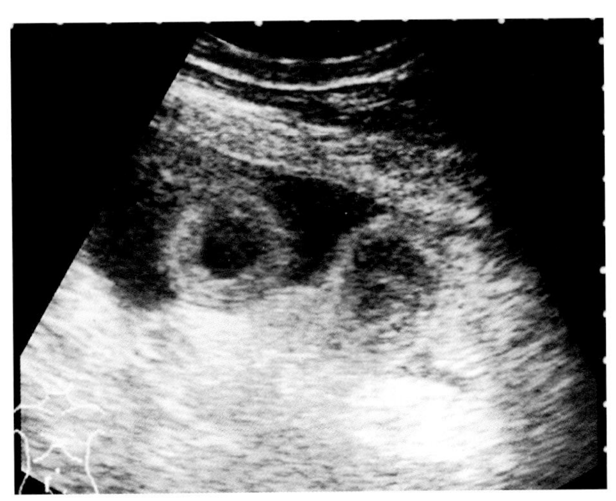

图 14-29 急性肠系膜缺血。小肠轻度扩张，肠壁增厚和腹腔积液，提示急性肠系膜缺血。

彩色多普勒超声可以用来评估疑似 SMA 闭塞的患者通过 SMA 主干的血流(图 14-30)[36]。然而，此检查不容易确诊，因为伴随肠梗阻引起的过度胃肠道气体往往会妨碍检查。肠系膜节段性动脉不能用彩色多普勒超声显示，但小肠节段性壁增厚可协助诊断（图 14-31）。

疑似 SMA 闭塞的患者应进一步使用静脉造影增强 CT、CT 血管造影或传统血管造影评估。静脉增强 CT 可以显示 SMA 血管区域显影减低，并可能直接显示闭塞血栓、肠壁充气或门静脉气体伴腹腔积液、肠壁增厚或小肠扩张伴充满液体的肠襻扩张。CT 血管造影可进一步为介入治疗提供更详细的血管病理解剖学信息，并可作为确诊依据。介入放射科医生的 CT 血管造影不仅可以显示闭塞区域，而且还可以为非手术干预提供机会。但每一种检查方式都会使患者暴露于辐射和潜在的肾毒性造影剂中，因此患者在评估和治疗过程中不应经常接受多种或全部的上述检查。超声检查可以帮助临床医生调整和有重点地选择后续的诊断检查，以避免不必要的暴露和促进快速开展针对性治疗。

2. 缺血性结肠炎

缺血性结肠炎的特点是突然发作的腹部绞痛和腹泻，通常含有血液。由于其临床特征是非特异性的，最初症状可能较少，对于老年腹痛患者要考虑这一诊断。与小肠缺血不同，大多数结肠缺血与可见的动脉闭塞无关。病理生理学研究认为，结肠缺

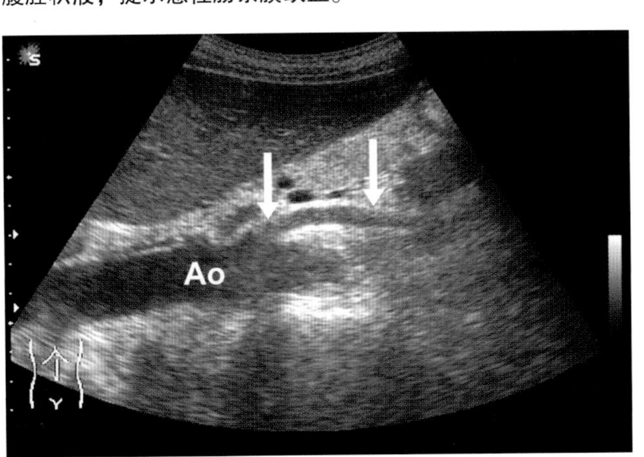

A

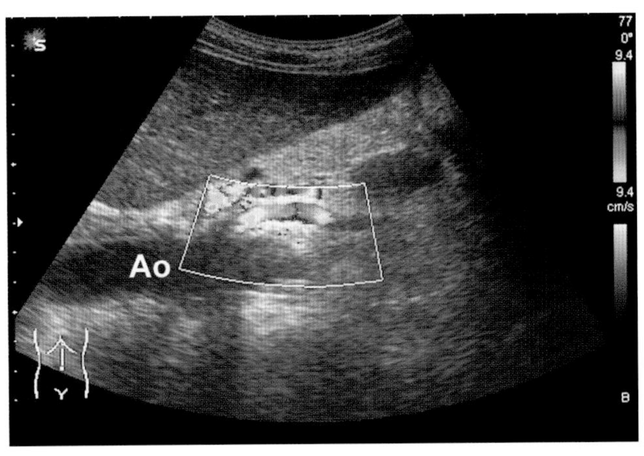

B

图 14-30 采用彩色多普勒超声显示肠系膜缺血。（A）主动脉（Ao）和肠系膜上动脉的纵切视图（箭头）。（B）同一区域的彩色多普勒超声在纵切向视图上显示通过肠系膜上动脉的血流。

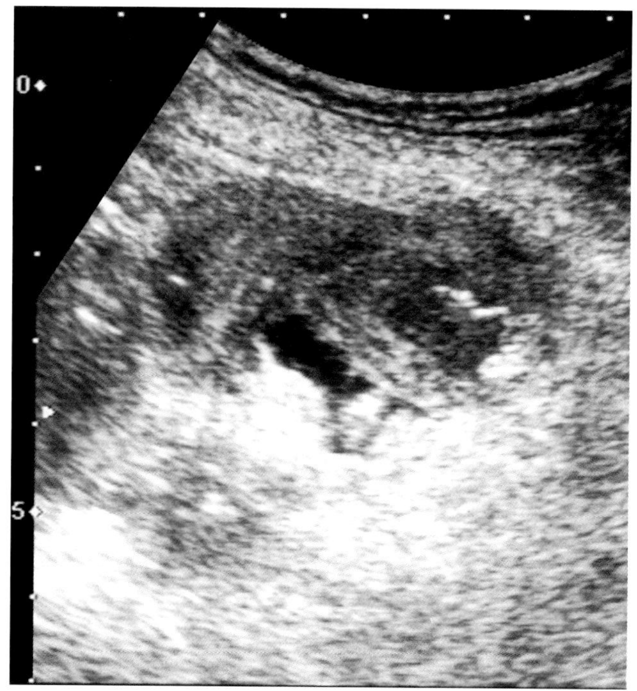
A

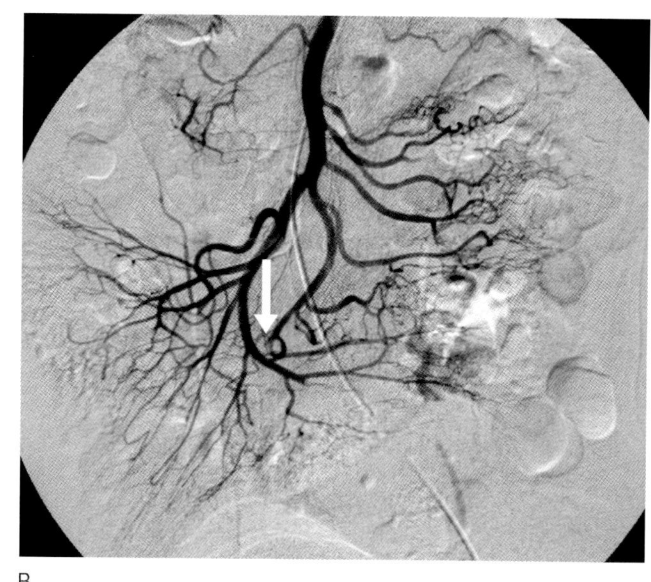
B

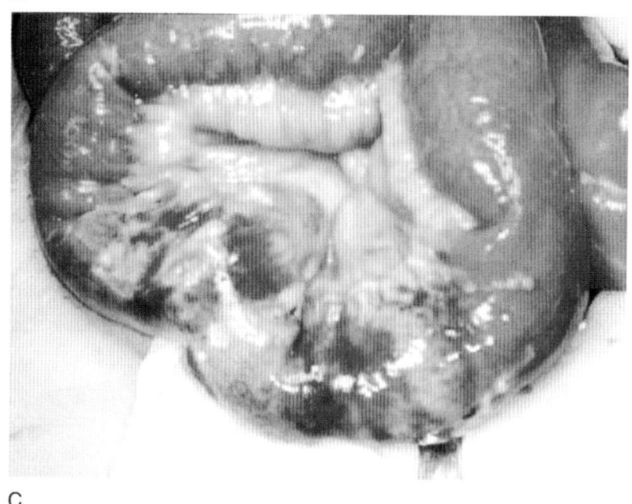
C

图 14-31 一例急性节段性肠系膜缺血。（A）超声显示受累小肠节段壁增厚。（B）选择性血管造影显示肠系膜上动脉分支闭塞（箭头）。（C）剖腹手术显示小肠有节段性缺血。

血与周围血管收缩引起的结肠壁灌注减少（例如，心衰患者）、败血症或低血容量有关。年龄相关性动脉粥样硬化性疾病是一个诱发因素。最常见的受累部位是肠系膜下动脉血管区域的远端结肠；脾曲和直肠乙状结肠（所谓的"分水岭"区域）也可能受累。缺血的影响包括可逆的黏膜缺血到透壁性梗死。大多数缺血性结肠炎可采用药物治疗。并发坏疽或受感染结肠穿孔时需要紧急剖腹手术。

虽然结肠镜检查仍然是评估临床疑似缺血性结肠炎患者的主要方法，但腹部超声检查可以作为这种疾病的初步诊断方法。在急性期，受影响的结肠节段，尤其是脾曲，至直肠乙状结肠移行处表现为环形低回声（图 14-32）。使用高频探头进行超声检查时，通常的分层结构不太明显（图 14-33 和 14-34）。由于常规超声不能可靠地区分炎症变化和缺血性变化，因此应采用彩色或能量多普勒超声进行鉴别[37-39]。发生缺血性结肠炎时，受影响节段的肠壁血流减少。常规的超声检查和彩色多普勒扫描都可以用于缺血性结肠炎的随访。在可逆性黏膜缺血病例中，大约 1 周内肠壁增厚逐渐减少，肠壁血流增加（图 14-33B，C）。在透壁性梗死的病例中，超声可显示腹腔积液。CT 也可用于同样的目的，且对穿孔或脓肿形成等并发症更为敏感。

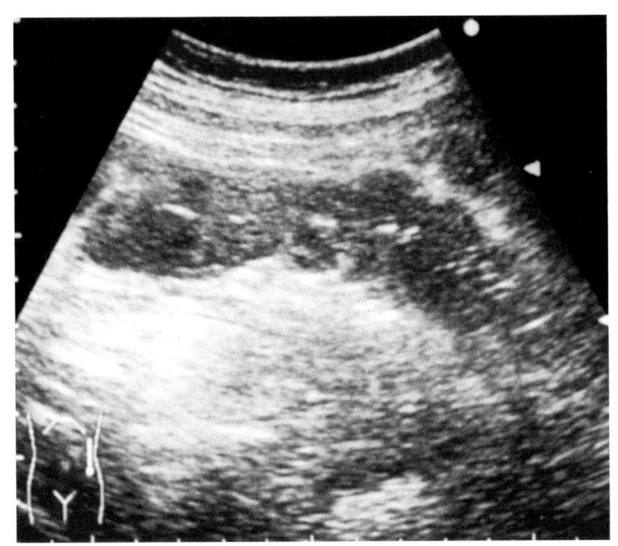

图 14-32 缺血性结肠炎。降结肠可见低回声，肠壁增厚（3.5MHz）。

（八）下消化道出血

在下消化道大出血的病例中，由于结肠中有大量的血液和粪便，直接的内镜评估可能会很困难。结肠镜检查不能定位出血来源的患者可采用急诊血管造影或闪烁造影。腹部超声可作为一种筛查工具来评估腹腔内异常，提示出血来源（如结肠癌和缺血性结肠炎及其他相关疾病（如肝硬化、肠梗阻或脓肿）。

（九）常见变异和其他异常

1. 小肠结肠炎

近年来，超声在急性小肠结肠炎的诊断中应用的越来越多。轻度小肠结肠炎，肠壁厚度正常，肠蠕动过度。在更严重的病例中，可发现回肠或结肠增厚（图 14-35A）。彩色多普勒成像显示受影响肠壁的血流增加。受影响的肠节段取决于小肠结肠炎的病因。一些致病微生物，如弯曲杆菌、沙门氏菌和耶尔森氏菌，可能会特异性感染回盲区，导致感染性回盲肠炎[40]。末端回肠炎常伴有肠系膜淋巴结肿大。

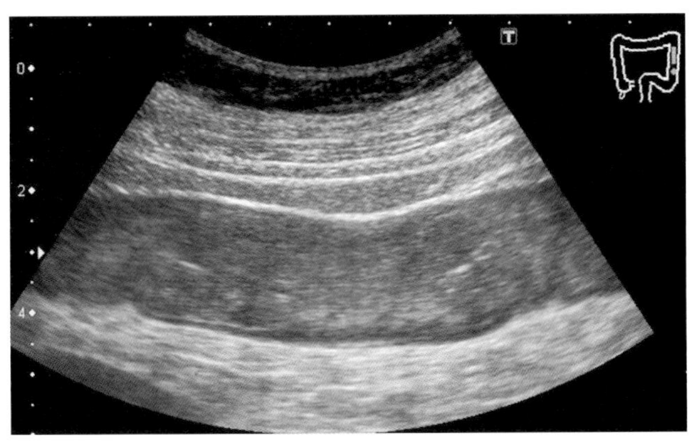

A

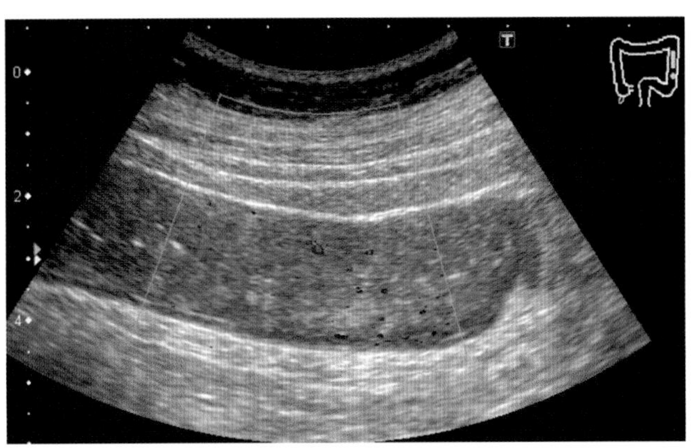

B

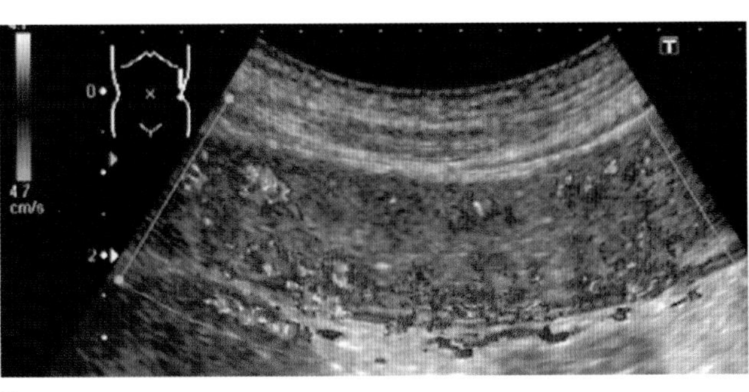

C

图 14-33 缺血性结肠炎。（A）在受累肠段，通常的分层结构不清楚（5MHz）。（B）能量多普勒超声显示受累节段血流不良。（C）随着该肠段血液循环恢复，肠段血流的颜色信号在几天内增加。

2. 异尖线虫病

异尖线虫病是一种胃肠道寄生虫感染，在摄入含有生的或未煮熟的异尖线虫幼虫的海鲜后数小时内可表现为急腹症。它偶尔也会导致节段性肠水肿引起的小肠梗阻（图 14-35B）[41]。

六、阑尾炎

在西方国家急性阑尾炎是引起急腹症最常见的病因。对于大多数表现出典型临床症状和体征的阑尾炎患者，诊断都很简单，表现不典型的患者有时诊断困难。传统的X线片通常没有帮助，但可能会发现非特异性的表现，如局部肠扩张。X线平片上最特异的发现是存在钙化的阑尾结石，约10%的成人阑尾炎患者有阑尾结石。腹部CT是阑尾炎影像学诊断的金标准。据报道，CT诊断或排除阑尾炎的准确性为93%～98%[42]。

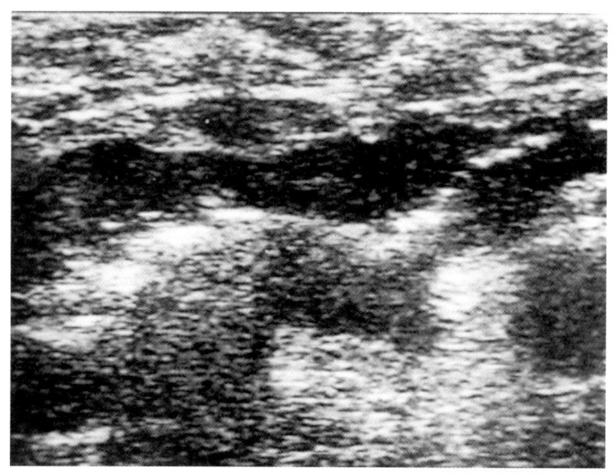

图14-34 缺血性结肠炎。在缺血性结肠炎进展期，肠壁轮廓不规则，回声减低（5MHz）。

在20世纪80年代中期，有报告显示，利用高分辨率超声能够成功地在大量的病例中发现异常的阑尾。随后，许多临床医生采用了这项技术，证实了其诊断效用。据报道，高分辨率超声检查的灵敏度和特异性分别为76%～90%和90%～98%[42-48]。除了直接显示炎症阑尾（图14-36，视频14-2）外，腹部超声也可以用于：①评估炎症变化的程度；②识别脓肿形成或游离腹腔积液；③鉴别类似急性阑尾炎的其他疾病；④通过识别正常的阑尾或症状的其他病因使儿童和孕妇免于接受辐射。

超声检查的准确性取决于医生的技能和经验。缺乏经验的医生对诊断急性阑尾炎没有很高的准确率[49,50]。假阴性最重要的原因是未能识别发炎的阑尾。有时肠梗阻扩张的肠襻可能会掩盖阑尾，由于剧烈疼痛和患者不能良好的配合，探头无法对右下腹进行充分按压，均可能造成无法获得最佳的图像。假阴性结果也可能发生在盲肠后或阑尾炎穿孔患者。如果正常的阑尾被误认为阑尾炎或回肠末端炎症，可能会出现假阳性，与肿大的阑尾炎相混淆。然而，通过足够的培训并积累足够的经验，临床医生可以取得可接受的诊断正确率[51-54]。

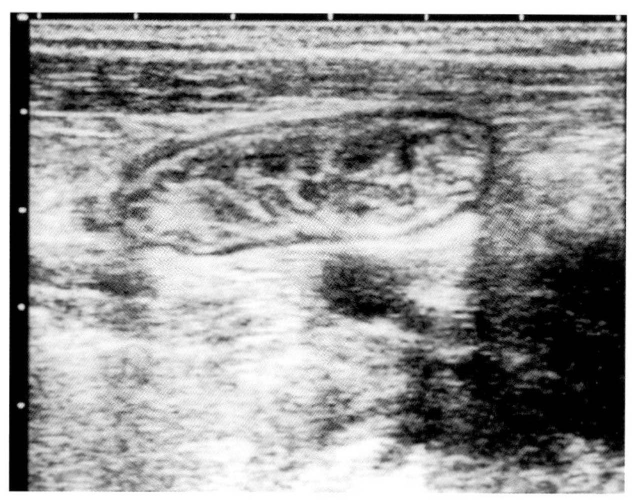

A

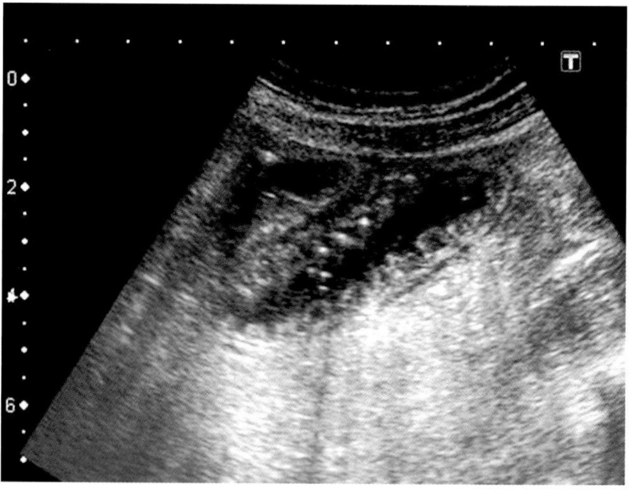

B

图14-35 感染性小肠结肠炎。（A）回肠壁增厚被认为是肠壁炎症变化的反映（5MHz）。（B）异尖线虫病超声图（5MHz）。图像显示小肠段水肿，可引起小肠梗阻，并伴有少量腹腔积液。

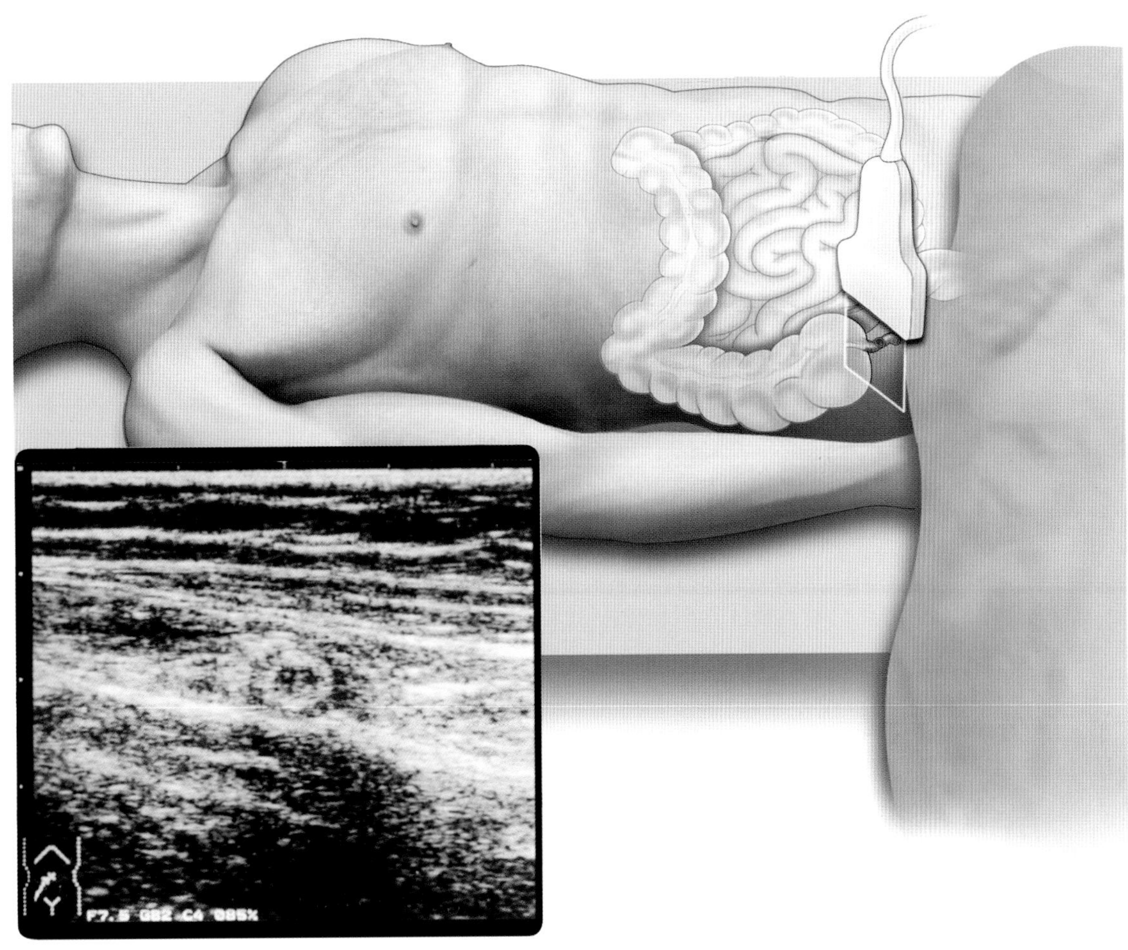

图 14-36　**使用高频线性阵列探头显示的阑尾炎的短轴视图。**

超声对阑尾结石的检测比平片更敏感，据报道在多达 30% 的病例中可以检测到腔内粪石[55]。一般来说，正常的阑尾（约 6mm 或更小）很难通过超声显示，尽管一些研究者报告，经验丰富的超声医生可以识别大多数患者中正常的阑尾[55,56]。

（一）解剖概况

阑尾是一个纤细的管状结构，长约 4cm，通常位于右下腹，在大肠和小肠的交界处。它起源于末端盲肠，可以位于回肠的前面或后面，盲肠的尾部，向下指向骨盆深处，也可以在盲肠后面（盲肠后）或与盲肠在同一平面。阑尾最常见的位置是盲肠的尾部和回肠的末端，其次是盲肠后。不太常见的位置是在骨盆、盲肠外侧和盲肠内侧。腰肌和髂外动脉、髂外静脉是寻找阑尾时重要的解剖标志。

孕妇的盆腔解剖结构的位置会发生变化，阑尾可能会更难找到。超声显示阑尾在腹部脂肪少的体瘦患者和儿童中较易操作。

（二）超声技术和正常超声检查结果

首先用一个低频探头扫查右下腹解剖结构。检查腰肌、髂外动脉和髂外静脉，因为它们是右下腹解剖结构的重要标志（图 14-37）。回肠的末端穿过腰肌毗邻盲肠。在这个区域的尾部是盲肠的尖端。

当寻找发炎的阑尾时，让患者指出最大压痛的区域，并用高频探头重点扫查腹部的这个区域。动作缓慢的逐步按压和放松可有效减少病人的腹膜刺激。通过逐渐按压，从正常肠道挤出所有压缩区覆盖的气体和液体，以定位阑尾。一旦阑尾被识别出来，就可以按压盲端。阑尾是不随肠道蠕动的，管腔内很少含有气体。识别发炎的阑尾可能只需要一分钟或更短的时间（尤其是当病人指出疼痛的位置的时候），但定位一个正常的阑尾通常需要几分钟或更长的时间。

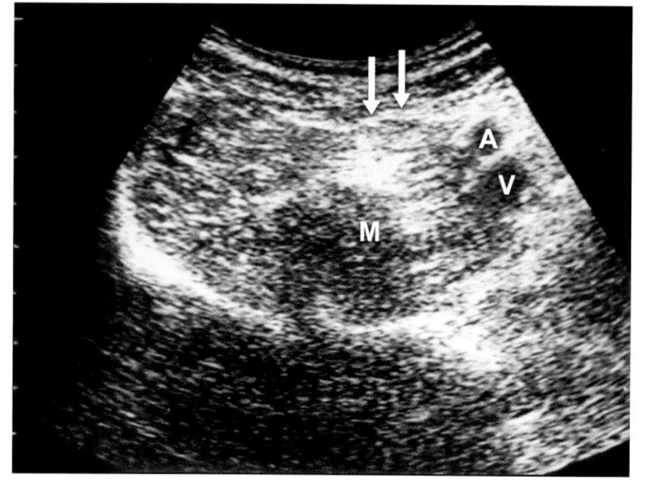

A

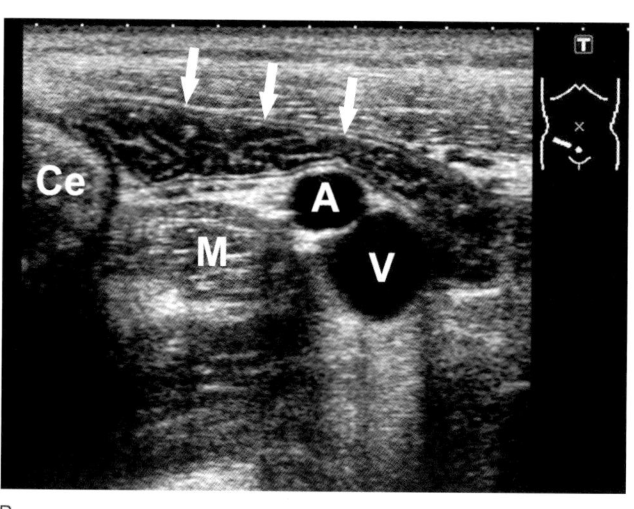

B

图 14-37　右下腹的横向视图。腰肌、髂外动脉和静脉是阑尾重要的解剖标志。回肠末端（箭头）穿过腰肌到达盲肠。（A）3.5MHz，（B）7.5MHz。M= 腰肌，A= 髂动脉，V= 髂静脉，Ce= 盲肠。

（三）常见的异常

1. 阑尾炎

超声诊断急性阑尾炎的主要标准是肿胀的阑尾直径＞ 6mm，不可压缩。阑尾炎的典型表现是一端为盲端的蚓状结构最大外径为 7 ～ 20mm。在蜂窝织炎性阑尾炎病例中，肿胀的阑尾仍然存在其壁层结构（图 14-38）。坏疽性阑尾炎，可见壁层结构和器官轮廓逐渐消失（图 14-39）。彩色多普勒成像对诊断不是必要的，但可能有助于鉴别是坏疽还是蜂窝织炎。超声也可以显示阑尾结石伴有后方声影(图 14-40)。急性右下腹疼痛患者出现阑尾结石有助于诊断急性阑尾炎。

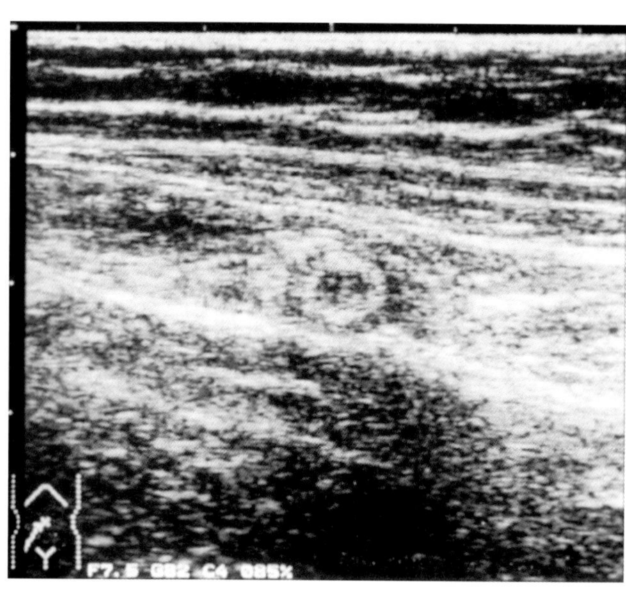

A

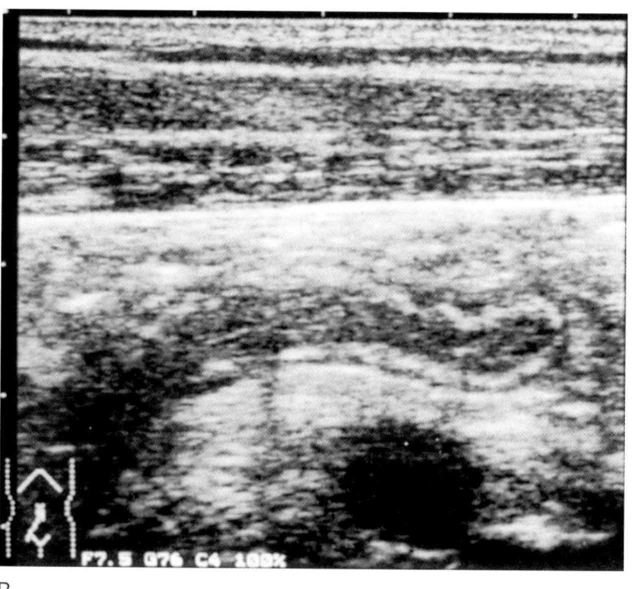

B

图 14-38　急性阑尾炎。一个不可压缩的发炎阑尾（A）横断面（7.5MHz），（B）纵断面（7.5MHz）。在急性阑尾炎的早期，肿胀的阑尾壁层结构仍然存在。

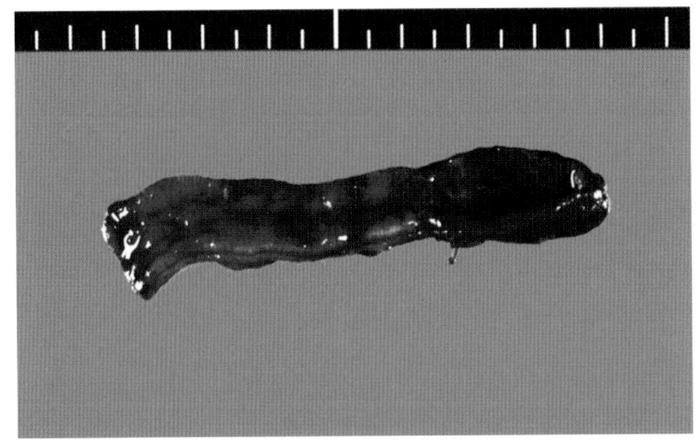

A

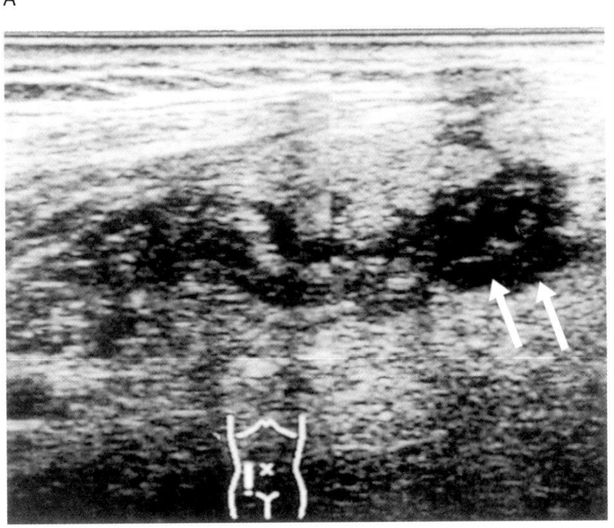

B

图 14-39　急性阑尾炎。阑尾盲端坏疽（A）。超声图上显示为阑尾壁层结构缺失（箭头）（B）

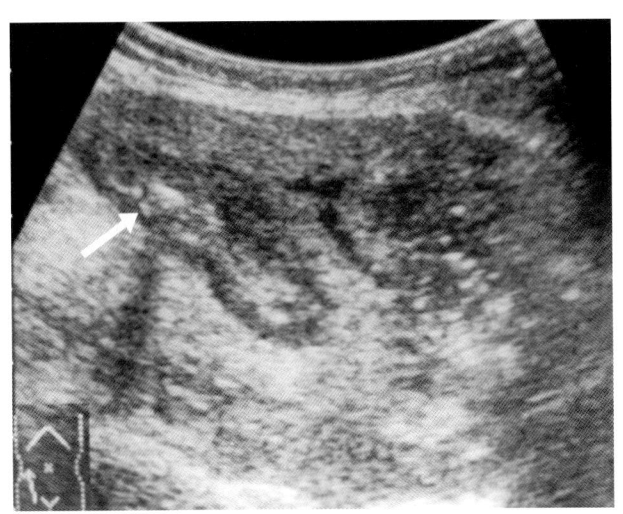

图 14-40　急性阑尾炎。阑尾结石（箭头）后方显示声影（5MHz）。

随着炎症的进展，骨盆可出现游离腹腔积液，发炎的阑尾或盲肠周围脓肿可被肠系膜或大网膜的脂肪组织包围。盲肠周围脓肿可表现为肠管不被压缩，肠周积液（图 14-41）。在脓肿中可以看到气体回声（图 14-42）。回肠末端可见盲肠壁肿胀。

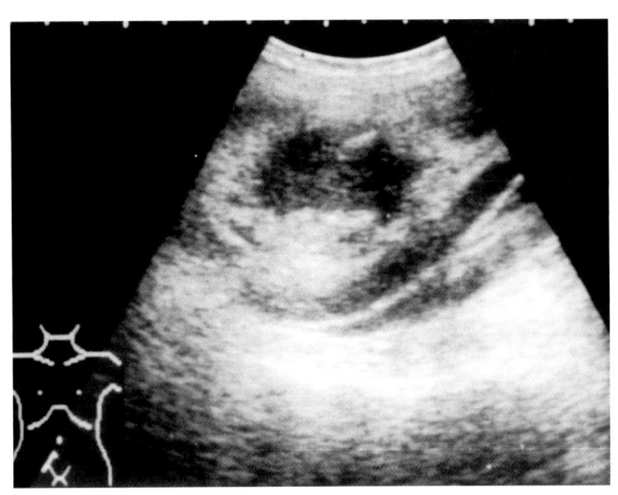

图 14-41　盲肠脓肿。盲肠周围脓肿，已证实继发于阑尾炎穿孔，肠管不能压闭，肠周有积液。

阑尾炎穿孔继发盲肠周围脓肿时，可能很难识别坏疽阑尾本身。即使没有发现发炎的阑尾，鉴别骨盆或盲肠周围区域的脓肿或游离腹腔积液对外科医生做出临床决定也是有价值的。

一般来说，超声检查结果应与临床和实验室检查结果相结合，以确定手术的指征。

（四）常见变异和其他异常

超声检查有助于疑似阑尾炎患者的辅助诊断[57]。鉴别诊断包括肠系膜淋巴结炎（特别是儿童）、腰肌脓肿、女性右侧附件病变、克罗恩病、小肠结肠炎、憩室炎、结肠癌、胆囊炎或输尿管结石，特别是当疼痛局限于右侧或右上腹时。这些病变的影像学发现将在本文的其他章节讨论。

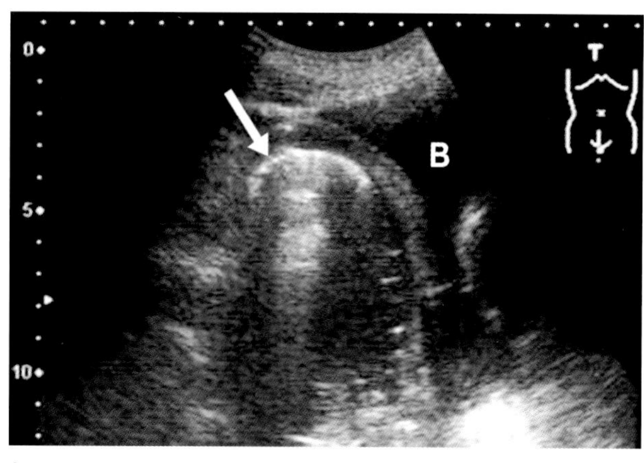

A

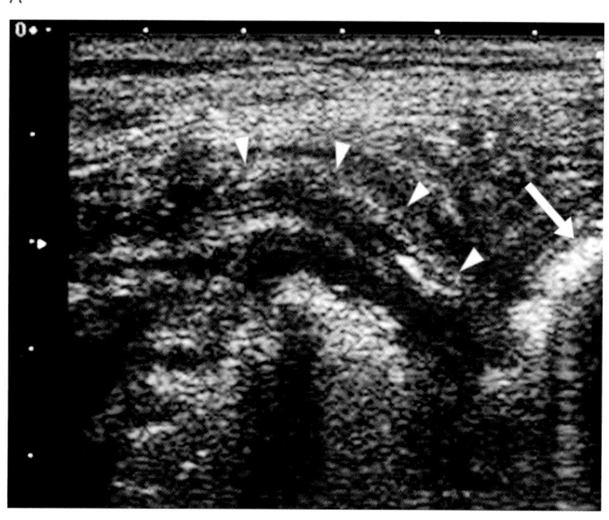

B

图 14-42　**急性阑尾炎穿孔伴盆腔脓肿。（A）骨盆内有带有气体回声（箭头）的液体积聚。（B）阑尾（无尾箭）为一个蚓状结构，内部有靶环征，位于盆腔脓肿附近（箭头）。在这种情况下，未发现阑尾穿孔。B= 膀胱。**

七、腹壁

当腹壁疝的诊断不明确时，超声评估可以提供有价值的信息。在一项临床系列研究中，144 例病因不明的腹壁肿块（伴或不伴疼痛）患者中，39% 被诊断为腹壁疝[58]。腹部手术的晚发并发症中切口疝多达 4%[59]，超声可以在筋膜缺损的早期协助诊断。虽然许多腹壁疝临床表现明显，不需要超声评估来诊断，但有时由于筋膜缺损较小，仅凭临床体检难以诊断。半月线疝的筋膜缺损（也称间隙疝）是由于半月线发生缺损而形成的腹外疝。半月线位于腹直肌鞘外缘，也就是腹内斜肌腱膜分裂为两层分别融入腹直肌前、后鞘的位置。由于筋膜缺损位于腹外斜肌筋膜下，体格检查通常不易发现，但超声很容易看到。侧腹壁疝通常出现在外侧腹直肌鞘与腹直肌鞘下缘相交的区域，称为弓状线，位于脐和耻骨的中间。侧腹壁疝的体征和症状可能是非特异性的，疼痛定位不准确。发病高峰年龄在 50 岁，男性和女性的发病率相当[60]。此外，超声可以在评估疝修补术后腹壁疼痛超过预期或过度肿胀的患者中发挥重要作用[58]。

腹股沟区域是多种的病变和术后疾病的好发部位，包括腹股沟疝和股疝、反应性和转移性淋巴结病变、脂肪瘤、脓肿、淋巴瘤、软组织肉瘤、转移瘤和假性动脉瘤[61]。对腹股沟的超声评估可以缩小鉴别诊断的范围，并帮助区分发生在这个解剖区域的许多病变。超声比体格检查能更准确地区分腹股沟淋巴结肿大与其他腹股沟病变[60]。

有时患者发生腹痛的原因可能是由于自发性或创伤后腹直肌鞘血肿引起的，最常见的原因是癫痫、咳嗽或打喷嚏、直接外伤或近期手术后突然剧烈的腹部收缩。接受抗凝治疗的老年患者最容易患这种疾病。一项研究显示在 16 例自发性腹直肌鞘血肿患者中，73% 接受了抗凝治疗，平均年龄为 64.5 岁[62]。出血可能是因为腹壁动脉或静脉破裂或腹直肌纤维撕裂而引起的[59]，由此产生的血肿仍然局限于腹直肌鞘内。

腹壁子宫内膜异位症可发生在既往有剖腹产或腹腔手术史的女性患者，在月经期间的女性如果在手术疤痕附近反复发生局限性腹壁疼痛，应考虑这一疾病的可能性；这种疾病的发病率约为 0.8%[63]。在一项包括 28 例瘢痕子宫内膜瘤患者中，内膜瘤大小为 0.7 ～ 6cm，距上次剖腹产后的平均时间为 40 ～ 66 个月。在 12 例大瘢痕子宫内膜瘤（3 ～ 6cm）患者中，与较小的瘢痕子宫内膜瘤相比，超声显示低回声病变中血管分布增加、伴有实性和囊性成分，偶见有瘘管，形状不规则[64]。虽然超声发现手术疤痕区域内的低回声肿块是非特异性的，但这一发现加上典型的病史有助于诊断[65]。其他腹壁肿块如脂肪瘤、皮脂腺囊肿、皮下脓肿、转移瘤、恶性黑色素瘤、血管瘤和上腹壁动脉的假性动脉瘤均可能发生在腹壁，也应作为可触及腹壁肿块（伴或不伴压痛）的鉴别诊断。

（一）检查技术和正常超声检查结果

腹壁在超声声像图上分为三层[61]。由于腹壁解剖结构位置均较表浅，最适合用高频线阵探头检查。如果有扩展视图或全景成像软件，该功能可以用来显示病变与腹壁邻近结构的解剖关系（图 14-43）。

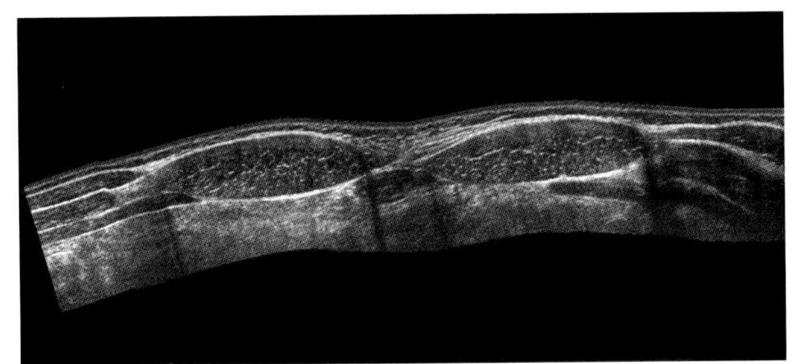

图 14-43　上腹前壁肌肉组织的扩展视图和全景视图。在上腹部腹直肌的正侧面可以看到腹外斜肌、腹内斜肌和腹横肌。

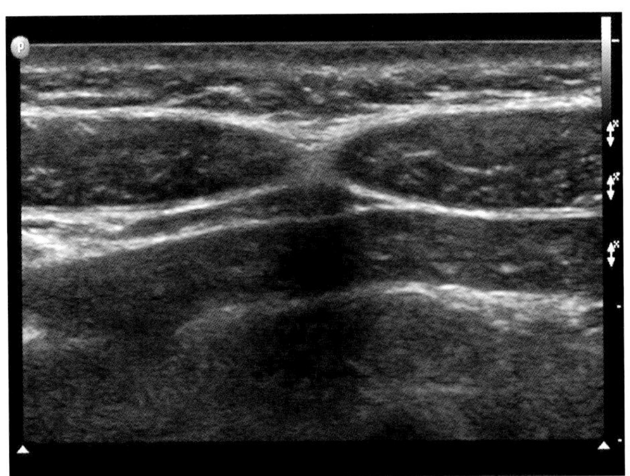

图 14-44　腹白线和邻近腹直肌的横切超声检查。近场为皮肤和皮下组织。腹白线为腹中线处表现为一个增厚的轻微回声的水平区域。腹白线两侧的低回声圆锥形或三角形区域代表相邻的腹直肌的内侧部分。

腹正中区域最好用横切扫查。白线（代表每块腹直肌前后筋膜鞘的中线汇合处）位于腹中部，皮肤和皮下组织深面，呈水平方向，为稍高回声和增厚的线性结构。白线的两侧被每块腹直肌的低回声三角形内侧部分包围（图 14-44）。腹直肌在横切时表现为低回声和斑点状（图 14-45），纵切时表现为低回声和横纹状。腹直肌前鞘和后鞘在肌束周围呈细的高回声线。腹壁实时扫查通常可见其后方的腹膜界面，腹膜下肠管为高回声，通常伴随呼吸或肠蠕动而滑动。由于肠襻中存在混合的气体和液体，肠管后方可出现彗尾伪影或浅淡声影。

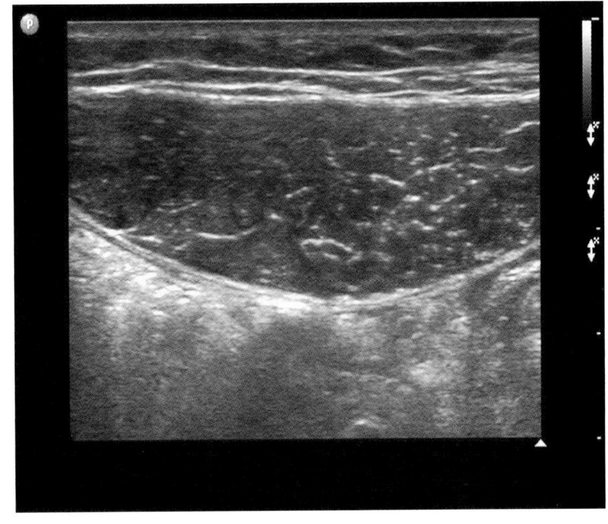

图 14-45　脐上方正常左侧腹直肌的横切超声检查。腹直肌在短轴上呈卵形低回声斑点状结构，腹直肌周边可见包绕肌肉的腹直肌鞘前后层。在长轴上，肌肉组织呈横纹状。

在中线旁区，重点扫查位于腹壁外侧肌群腱膜交界处的腹直肌外侧边界。在中线旁区，围绕三个侧壁肌（腹外斜肌、腹内斜肌和腹横肌）的筋膜层连接成一个筋膜层，称半月线筋膜（Spigelian 筋膜）。因此，中线旁区超声检查的标志是腹直肌的外侧边界、半月线筋膜和三个外侧腹壁肌的内侧边界（图 14-46）。半月线疝发生在脐和耻骨之间的半月线筋膜。

在腹股沟区域，应沿着髂前上棘和耻骨嵴之间的倾斜平面扫查。检查腹股沟韧带上下几厘米的一系列连续的平行平面。在正常情况下，腰肌为低回声区，外侧为髂前上棘，下方为髂前下棘，内侧为髂耻隆起的边缘。髂耻隆起的高回声曲线刚好位于无回声的股动静脉的深面（图 14-47）。

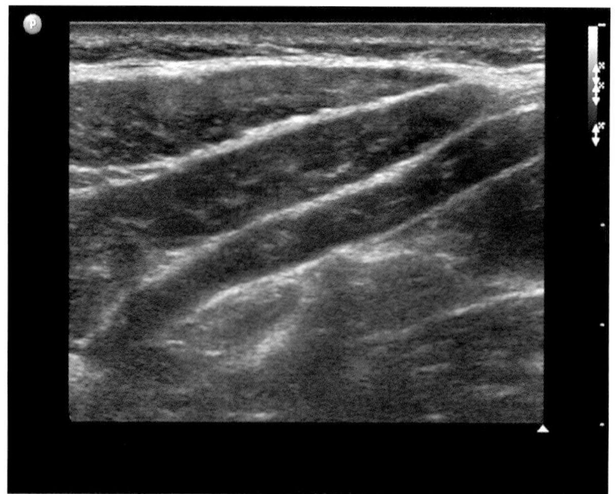

A

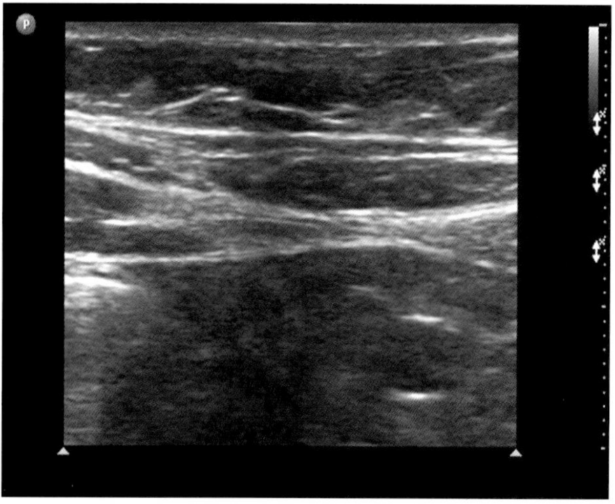

B

图 14-46 右腹直肌外侧上腹壁斜切面超声图（A）。腹外斜肌、腹内斜肌和腹横肌依次表现为三个低回声层，并被它们各自的高回声鞘膜或筋膜所包围。在接近腹直肌处，它们逐渐变细，融合形成半月线筋膜。更低位置的（B）半月线筋膜是一个增厚的高回声线，代表三层侧腹壁肌的汇合处，半月线向腹中线移行时，分为两层，分别构成腹直肌前后鞘，包绕腹直肌。在图像的右侧可见右腹直肌的外侧部分。

（二）常见疾病及急症

1. 术后腹部伤口评估

伤口脓肿通常表现为手术部位或手术部位附近的低回声，有时是等回声的积液，临床体征提示存在伤口感染。脓肿积液时，内部回声可以随着探头压力轻微地旋转。较深的脓肿可引流至皮肤表面。术后血清肿表现为无回声易按压的局限性积液，没有相关的临床体征提示感染（图 14-48）。液化血肿往往会表现出简单和复杂的分层特征。

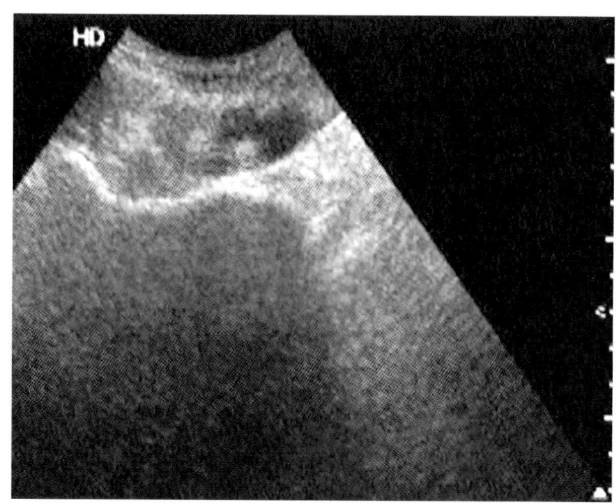

图 14-47 使用凸阵探头的腹股沟区域的斜切面超声图。扫查切面沿着腹股沟韧带，弯曲的高回声线代表腹股沟韧带下的骨盆的形状。在本图中未见髂前上棘，它位于超声图左侧的皮肤下方。图像左侧的第一个骨性凸起代表髂前下棘。下一个骨性凸起稍浅且更长，位于超声图的右侧，代表髂耻隆起（相当于髋臼前缘）。在这些骨嵴下可以看到后方声影。短轴切面上，在髂耻隆起曲线上方可见低回声的股骨血管。髂腰肌位于股骨血管左侧的区域。在股骨血管后方可见向上倾斜的骨嵴，指向耻骨结节。

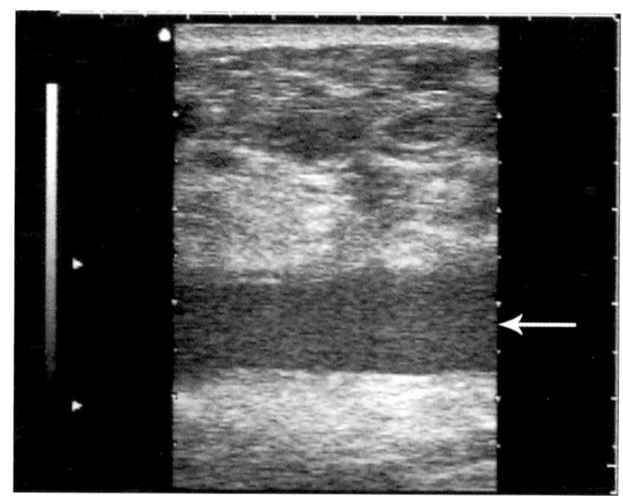

图 14-48 疝修补术后几个月患者腹壁血清肿的横切超声检查。皮下组织下可见低回声液体聚集（箭头），并且很容易压缩。无感染的临床体征。

2. 腹直肌鞘血肿

腹直肌鞘血肿患者有时可能会出现腹部压痛和肿胀。超声显示，正常均匀的低回声腹直肌因肌肉出血而出现弥漫性高回声，也可能出现与血肿一致的局灶性均匀积液（图 14-49）。

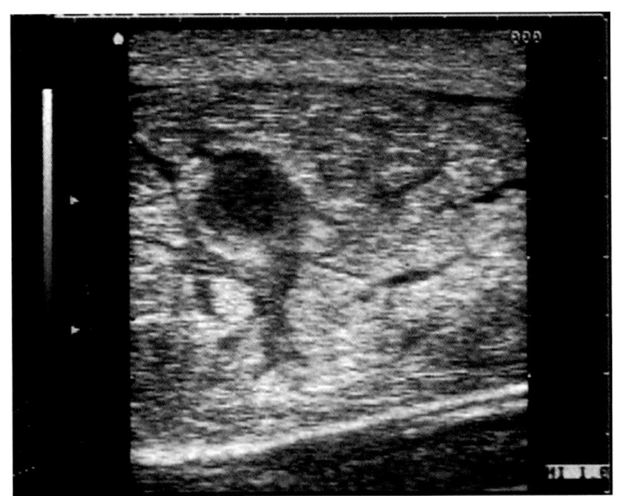

图 14-49 腹直肌鞘血肿的横切超声检查。该患者的腹直肌由正常低回声变为高回声，肌肉明显增厚。在中央区域有一个低回声，与腹壁下动脉瘤破裂出血一致。出血弥漫分布于肌肉组织中，但仍局限于腹直肌鞘内。

3. 疝

半月线疝的超声声像图表现为低回声筋膜缺损或附近的筋膜缺损。在腹外斜肌下的外侧可见一个肠襻。上腹壁疝表现为白线处的低回声筋膜缺损；实时扫描显示疝环的蠕动有助于确认疝确实存在（图 14-50）。横切面视图显示，小肠疝环呈圆形的靶环样外观，外层为低回声肌层，内层为高回声黏膜，有时肠腔内气体和液体会在中央产生强烈的反射回声（图 14-51A）。在纵切面上，可以看到声影和混响伪像的带状区域（图 14-51B）。当有小肠梗阻时，小肠就会出现扩张，呈低回声、充满液体的管状结构，并伴有明显的高回声性环状小肠皱襞。

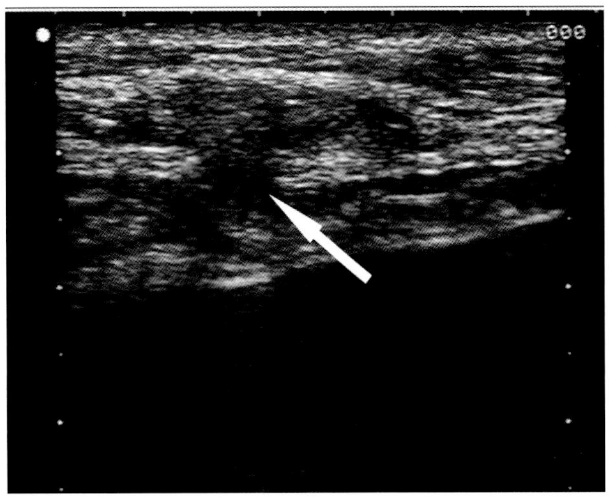

图 14-50 上腹部腹壁疝的横切超声检查。患者上腹部中线有局灶的压痛，但临床上没有筋膜缺损表现。超声图像发现高回声的腹白线内可见低回声筋膜缺损（箭头），病变周围和前方的蘑菇状区域代表穿过缺损疝出的小肠襻。在实时成像时，肠蠕动可以帮助鉴别诊断。

八、注意事项

1. 禁忌证

在患者进行初次检查时，进行 POCUS 没有绝对的禁忌证。因为它是无创的，易于应用，即使患者因休克而进行积极复苏时，也可以进行。在急诊病例中，如上消化道大出血，超声不应延迟如内镜治疗等确定的治疗。

2. 过度依赖 POCUS

每次检查都应该结合患者的整体临床表现。随着临床症状和检查结果的变化，可进行一系列超声检查以评估病情的发展。此外，如果超声检查发现可疑的结果，则继续进行 CT 或其他成像检查。

3.POCUS 的局限性

对病态肥胖或有大量胃肠道气体的患者进行成像较困难。各种伪影可能会干扰获得最佳图像。患者明显的压痛、腹膜刺激征或过度通气会干扰检查。

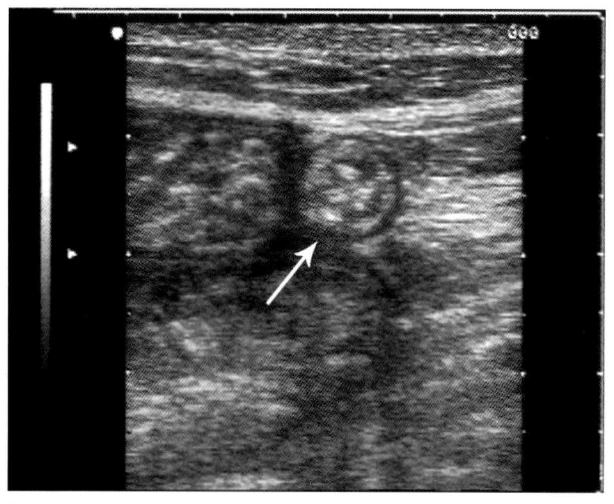

A

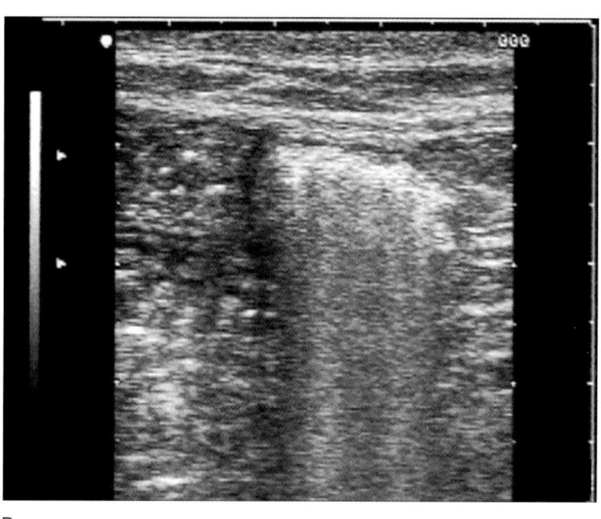

B

图 14-51 小腹壁疝的横断面（A）和纵断面（B）超声检查。在腹白线筋膜缺损（图像右侧）和腹直肌内侧边界（左侧）之间的腹壁内可见一个小肠疝环。在横断面上，肠段具有典型的圆形和靶环状外观（箭头）。在纵断面上，超声显示为混响伪像。

4. 与妊娠相关的局限性

在孕妇中，妊娠引起正常解剖结构的变形会增加阑尾炎或其他胃肠道结构识别的难度。此外，缺乏经验的医生可能难以解读子宫外血管结构或肾脏集合系统的非阻塞性扩张的超声图像。

5. 在技术上熟练使用 POCUS

许多临床医生没有足够的经验来自信地将超声检查应用于许多最常见的胃肠道疾病，如肠梗阻、急性阑尾炎或急性憩室炎。正常的小肠塌陷可能看起来类似于肿胀的阑尾，会导致急性阑尾炎的假阳性诊断（图 14-52）。阑尾中没有肠道蠕动，而在小肠中存在蠕动。

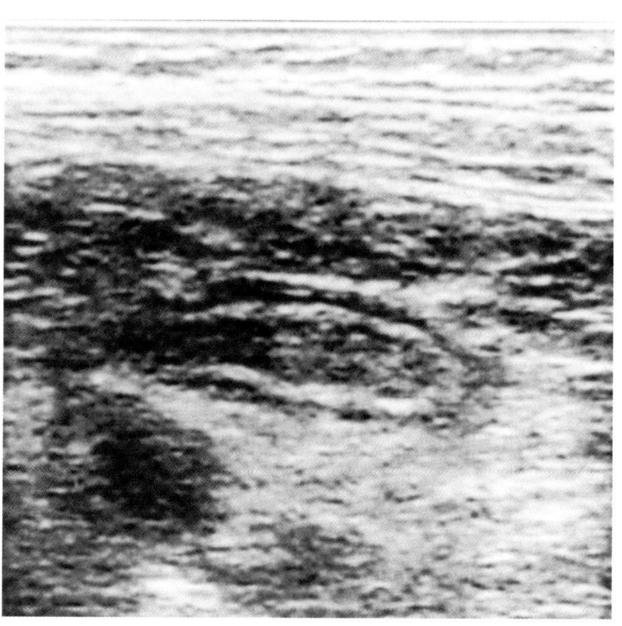

图 14-52 正常的回肠塌陷。正常的回肠可能被误诊为阑尾肿胀（7.5MHz）。正常小肠存在蠕动，而阑尾中不存在肠蠕动。

参考文献

完整的参考资料列表可在网上找到 www.mhprofessional.com/mamateer4e.

视频

第 15 章 超声在儿科中的应用

Jason W. Fischer, Adam B. Sivitz, and Alyssa M. Abo

床旁即时超声（POCUS）在儿科疾病和创伤中的应用仍在不断发展和成熟。超声检查非常适合婴儿和儿童，因为它可以实时显示解剖结构，而不会引起疼痛，不需要镇静，也不会将发育中的组织暴露在电离辐射中。

对于成人和儿童患者的急诊诊断，POCUS 有许多共同的适应证。此外，POCUS 的应用范围随着最近的创新和一些儿科特定的应用发展而进一步扩大。

一、创伤

创伤仍然是儿童发病和死亡的主要原因之一。机动车辆事故是目前造成儿童和青少年死亡的主要原因，占所有死亡人数的 20%；火器伤是第二大死亡原因，占死亡人数的 15%[1]。儿科患者中钝性伤比穿透伤更多见。在儿童创伤病例中，腹部创伤占 20% ～ 30%[2]。

询问病史和体格检查是判断病情的基本手段，但对于那些情绪烦躁、有中枢神经系统损伤或因伤痛无法集中注意力的患儿，却很难获得满意的资料。一项对腹部钝性创伤患儿的研究显示，首诊体格检查结果的可靠性仅有 41%，误诊率可高达 45%[4,5]。

在过去的十年中，创伤超声重点评估（FAST）检查在儿科的应用有所增加，但它还没有像在成人创伤处理中那样被广泛接受或使用。在一项对普通急诊医生（EPs）、儿科 EPs 和创伤外科医生的调查中，91% 的受访者认为腹部超声“非常有用”[6]。然而，对于儿童创伤患者，73% 的受访者认为腹部超声是有用的，而只有 57% 的儿科 EPs 这样认为。此外，只有 14% 的儿童 EPs 经常使用腹部超声来评估其创伤患者[6]。

与在成人创伤中的优势一样，在儿科创伤中使用超声评估有许多优点（见第 9 章“创伤”）。在儿科，减少电离辐射的暴露备受欢迎[7]。2012 年，一项大型前瞻性多中心试验的结果显示，临床轻到中度怀疑腹腔内创伤的儿童创伤患者，如果接受 FAST 检查，则需要腹部计算机断层扫描（CT）检查的可能性明显降低[8]。然而，在一项对近 1000 名血压稳定的腹部钝性创伤儿童患者进行的随机对照试验中，FAST 检查并没有改善临床预后[9]。一项关于钝性腹部创伤应用 FAST 的荟萃分析报告了以下结论：

> 对于表现为血压稳定的腹部钝性创伤的患儿，FAST 检查结果呈阳性意味着可能存在腹内创伤（IAI），但仅检查结果为阴性并不能排除 IAI 的可能，需要进一步检查。对于格拉斯哥昏迷评分为 14 ～ 15 分、腹部检查结果正常且 FAST 检查结果为阴性的钝性腹部创伤风险较低的患儿，可不进行 CT 扫描[10]。

（一）临床概况

20 世纪 80 年代诊断性腹腔灌洗逐渐被腹部 CT 所取代。目前，CT 是诊断儿童腹部创伤最常用的检查手段[11,12]。CT 的主要优势是它可以准确、可靠地发现和诊断大多数腹腔内和腹膜后损伤。CT 的一个主要缺点是，它会使患儿暴露于大剂量的电离辐射中。儿童对于放射线致癌的敏感性是成人的 10 倍。有研究发现，接受过一次腹部 CT 检查的女童成年后恶性肿瘤的发生率约为 1/1000[13]。一些医生质疑 CT 的广泛使用，并提倡使用超声筛查钝性创伤患儿[14-16]。

创伤超声重点评估（FAST）是一种无创诊断工具，是用于检出腹腔积血、心包积血和血胸的无创、安全的检查手段（图 15-1）[6]。2007 年，一项系统综述评估了 25 项研究，其中包括 3838 例在持续创伤后接受腹部超声检查的患儿。荟萃分析显示，FAST 检查对识别腹腔积血的敏感性为 80%[17]。对于腹腔内损伤不伴腹腔积血的患者，FAST 检查的敏感性下降到 66%[17]。超过 1/3 的实质脏器损伤患儿不伴有腹腔游离积液，超声检查无法确诊[18,19]。不能识别无腹腔出血的腹腔内损伤是 FAST 检查的一个明显的局限性，大多数医务工作者认为 FAST 检查无法评估预后[18,20]。在 2019 年发表的一项荟萃分析中，纳入了 8 项前瞻性研究，评估了 2135 例患儿。结果显示 FAST 的综合敏感性为 35%，特异性为 96%，阳性似然比为 10.84，阴性似然比为 0.64. 这些数据表明，FAST 检查呈阳性时是有用的；然而，当 FAST 结果为阴性时，它并不能排除腹内损伤的存在[10]。

FAST 检查作为一种可能减少 CT 使用的筛查工具，其临床效用在儿童创伤文献中并没有被提及。但与成人一样，对于因腹腔内出血导致低血压的儿童患者，FAST 检查对腹腔内积血非常敏感[21]。

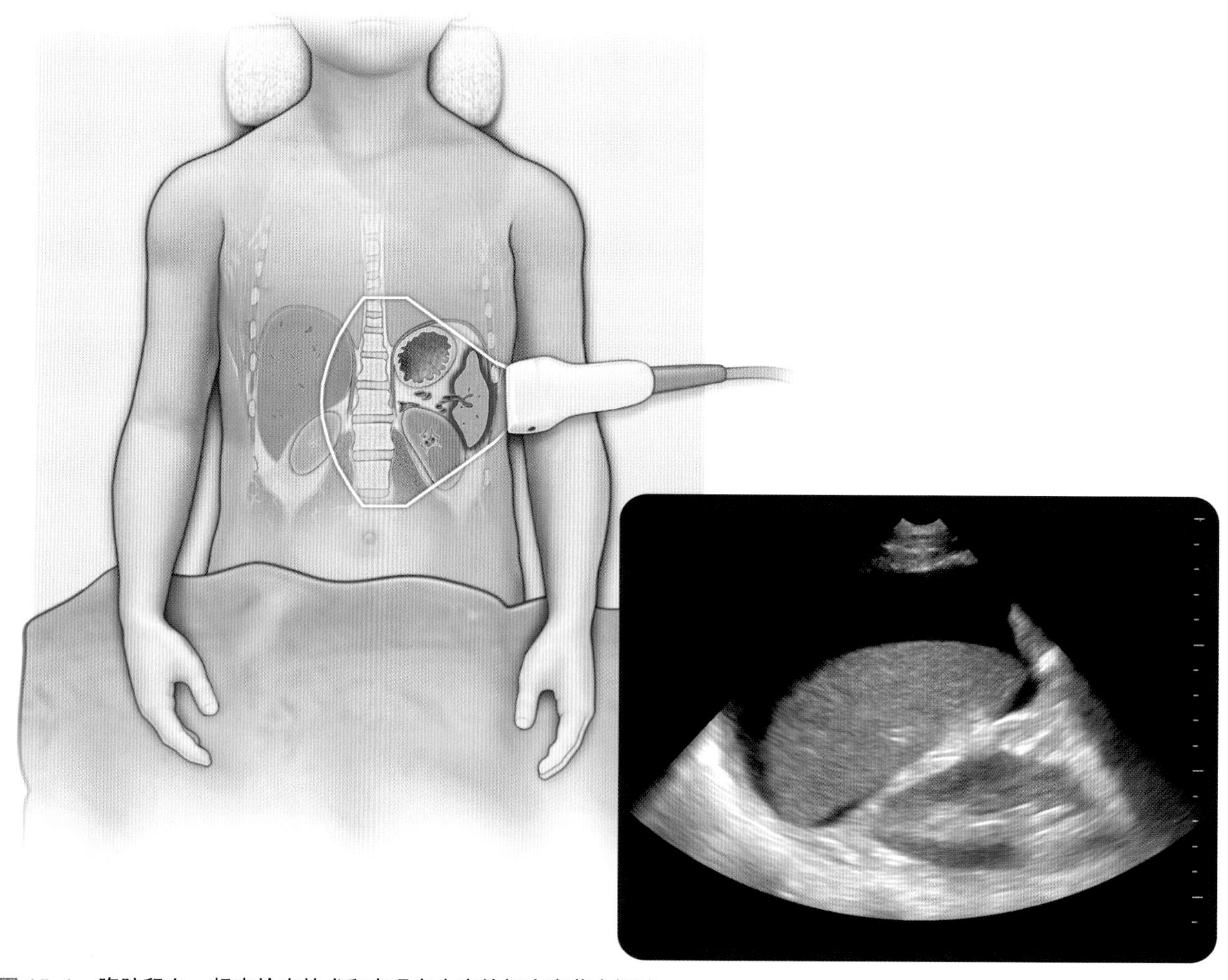

图 15-1 腹腔积血。超声检查技术和表现在本章的相应章节中概述。

E-FAST，即“扩展”FAST 检查包括对肺部气胸的评估。E-FAST 检查已经在成人中得到很好的应用。以 CT 为金标准，超声诊断成人气胸的敏感性为 98%，优于胸部平片（76%）。一项来自新生儿特护中心的研究结果与其相仿[23]。

超声也被报道可作为自发性气胸患者穿刺抽吸的辅助手段[24]。E-FAST 检查可在 3 分钟或更短时间内在急诊床旁进行[25,26]，而且可重复性强。

（二）临床适应证

E-FAST 检查适用于以下儿童：

- 严重的胸腹联合创伤
- 不明原因的低血压患儿
- 精神状态发生改变的患儿

（三）严重的胸腹部联合创伤

在血流动力学不稳定的儿童创伤患者中，E-FAST 检查可以快速识别低血压的腹部或胸部病因，并有助于对诊断与手术干预的时机做出决策。腹部 E-FAST 检查，对血流动力学不稳定且有明显腹腔积血的患儿最适合[21]。如果发现游离腹腔积液，且患者在静脉（IV）输液后仍持续低血压，应考虑进行剖腹探查。如果患者静脉输液后血压稳定，可以考虑腹部CT扫描来指导选择性剖腹手术。

E-FAST 检查还可以对初始评估和复苏后血流动力学稳定的患儿优先进行影像学成像。与E-FAST 检查结果阴性的患儿相比，E-FAST 检查结果阳性的患儿通常需要进行腹部 CT 检查。E-FAST 也可用于评估无腹部压痛、血流动力学稳定的儿童创伤患儿，这些患儿通常不会常规进行腹部 CT 检查，但偶尔可能有腹腔内损伤。

在血流动力学稳定的患者中，E-FAST 阴性检查结果提供的信息可能足以让临床医生决定不进行腹部 CT 检查[8,10,17]。较谨慎的做法是让此类患儿住院观察并进行连续超声和体格检查。对于血压稳定、FAST 阴性的患儿，如果有腹膜刺激征、腹部膨隆、安全带式挫伤、血尿或持续性心动过速等表现，必须行 CT 检查。

FAST 检查同样适用于穿透性创伤患儿。在穿透性胸腹创伤中使用 E-FAST 检查的主要优势不一定是排除损伤，避免 CT 扫描，而是快速识别哪个体腔受到损伤，以指导手术探查或处理的顺序。

（四）解剖概要

FAST 检查时，创伤患儿取仰卧位，扫查腹腔 3 处主要低位区域：右上腹、左上腹和盆腔。积液位置主要由出血部位及患儿体位决定，也有作者观察腹腔内 7 处低位区域。为了理解 FAST 检查的相关解剖关系，可以横结肠系膜为横轴，脊柱为纵轴，将腹部划分为 4 个象限。需要确定相关的解剖结构，以评估周围的腹内、胸腔或心包积液。下面将讨论一些儿科注意事项。

右上腹肝肾间的潜在腔隙称为Morison隐窝（肝肾间隙），此区域是横结肠系膜上方的最低处。肝挫裂伤时，血液可在此积聚，脾创伤的出血也可以经椎体前方流入此间隙。横结肠系膜下方脏器出血时，血液可经骶骨岬向上，或由右结肠旁沟流入 Morison 隐窝。肝、脾是腹部钝性创伤最常累及的脏器，在 FAST 的 4 个扫查切面中，右上腹 Morison 隐窝的扫查最为重要，此处发现游离积液的敏感性为 51% ～ 82%[28－30]。然而，在儿童患者中，游离液体往往会在盆腔内积聚[31]。

脾创伤时，血液首先积聚在膈下，然后可进入与 Morison 隐窝相似的脾肾间潜在腔隙（脾肾隐窝），由于横结肠韧带将左上腹和左结肠旁沟隔开，脾肾隐窝内的积血先流至 Morison 隐窝，再经右结肠旁沟向下至盆腔。

结肠系膜下方脏器出血早期，血液聚积于男性的直肠膀胱陷凹和女性的 Douglas 直肠子宫陷凹，上述区域为腹腔最低处。研究证实，单纯盆腔扫查发现腹腔积液的敏感性可达 68%。在儿童中，如果患者由于孤立的肝或脾撕裂伤而出现腹腔内游离液体，则盆腔扫查是最有可能呈阳性发现的区域[31]。

观察肺表面的脏层胸膜和胸壁内面的壁层胸膜之间是否存在相对滑动是超声诊断气胸的依据，创伤患儿仰卧位时，胸腔内的气体通常积聚在肺和前胸壁之间，将壁层和脏层胸膜分隔。

心脏的经典快速扫查切面是剑突下切面。对于儿童来说，由于哭闹或气囊通气时胃中有空气，视野可能会受到限制。如果剑突下切面显示不清，可以考虑胸骨旁心脏长轴切面。该切面可显示左右心室、左心房、主动脉瓣和二尖瓣、心包和降主动脉。降主动脉是鉴别心脏后方心包积液和胸腔积液的标志。

（五）检查技术和正常超声表现

儿童患者的 E-FAST 检查与成人相同（图 15-2）（视频 15-1：儿科注意事项）。对儿童使用 1 ～ 6MHz 之间的低频探头（包括相控阵探头和凸阵探头）。因为儿童胸腔扁平、尺寸小，能在肋骨之间更好的成像。相控阵探头是年幼儿童的首选，儿童和成人检查时可选用 3.5MHz 探头，也有学者建议使用 5.0MHz 或更高频的 7.5MHz 探头来提高分辨力 [15,33]。患者取仰卧位时进行 E-FAST 检查，这也通常是钝器创伤后患者的转运体位。

由于脾脏或肝脏损伤占儿童钝性创伤腹腔积血病例的 74%[34]，儿童 E-FAST 从扫查右上腹开始。将探头标识朝向患儿头端，探头置于第 10 肋间或以下水平在腋中线和腋前线间做冠状面扫查（图 15-3）。由于肾脏位于腹膜后，检查时应将探头指向背侧，显示肝右肾界面的最大切面图像（图 15-4）。上至横膈，下至肝下缘。扫描肾下极，评估右侧结肠旁沟是否有游离腹腔积液。

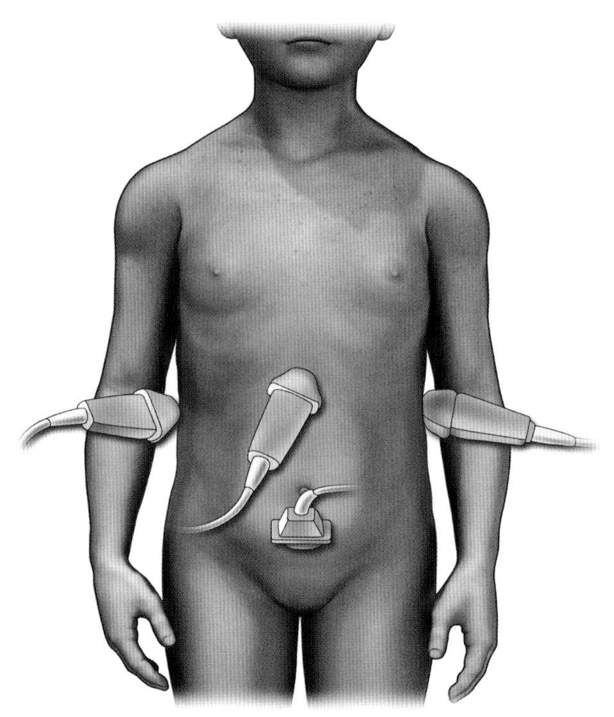

图 15-2 FAST 检查探头的放置

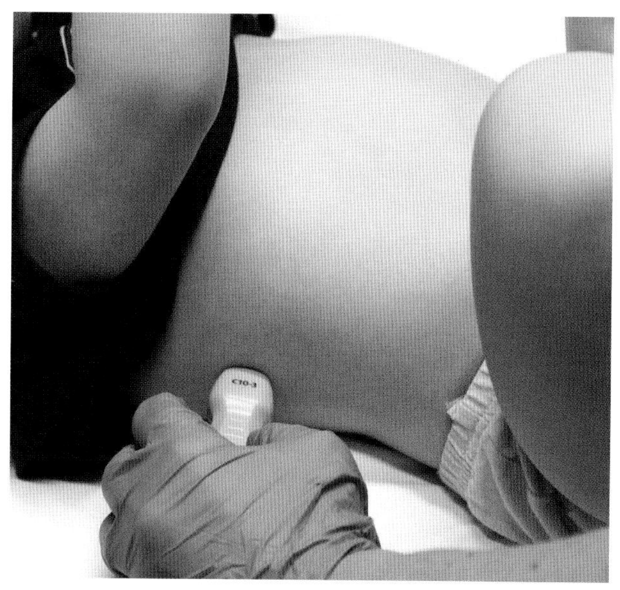

图 15-3 FAST 检查右上腹探头的放置

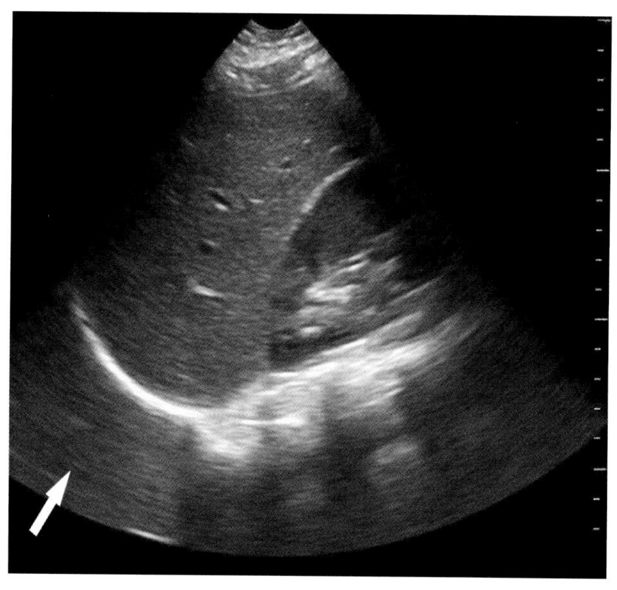

图 15-4 超声检查：正常右上腹视野的镜面伪像（箭头）

观察肝脏的下极是必要的，因为游离液体在进入 Morison 隐窝之前可能会在此积聚（图 15-5）。

左上腹扫查目的是检查脾脏周围、脾脏和横膈之间以及脾脏下极周围的潜在间隙。将探头标识朝向患儿头侧，在腋后线第 9 肋间及以下水平做冠状面扫查（图 15-6）。顺时针旋转探头，并使其与肋间隙对齐，以尽量减少肋骨阴影。如上所述，检查左下胸腔是否有胸内积血。扫查范围上至膈肌，下至脾下极（图 15-7）。在左肾下极扫查以评估结肠旁沟是否有腹腔内液体。

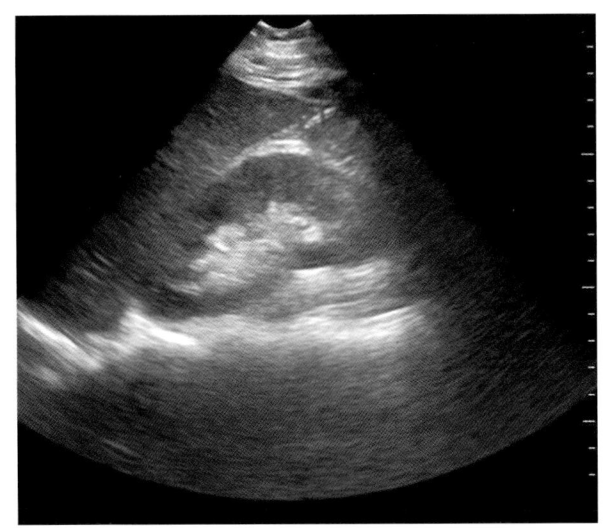

图 15-5　超声检查：正常的右上腹视野，包括肝下极。

通过横断面和矢状面扫查盆腔内有无游离液体。膀胱可用来作为评估腹腔积血的标志。腹腔内的液体在膀胱的上方和后方积聚。理想的情况是，在插入导尿管前扫查耻骨上切面。膀胱内的尿液提供了一个重要的声学窗口。探头置于耻骨联合上方，做中线矢状切面扫查时探头标识朝向患儿头端，横断面扫查时标识朝向患儿右侧（图 15-8）。声像图上，尿液表现为由膀胱壁围绕的无回声区（图 15-9），膀胱后方可见子宫（女性）或前列腺（男性），膀胱内的尿液和周边软组织的密度差异会使膀胱后方回声增强，应调低深部增益以改善深部成像质量，避免遗漏该区域的游离积液。

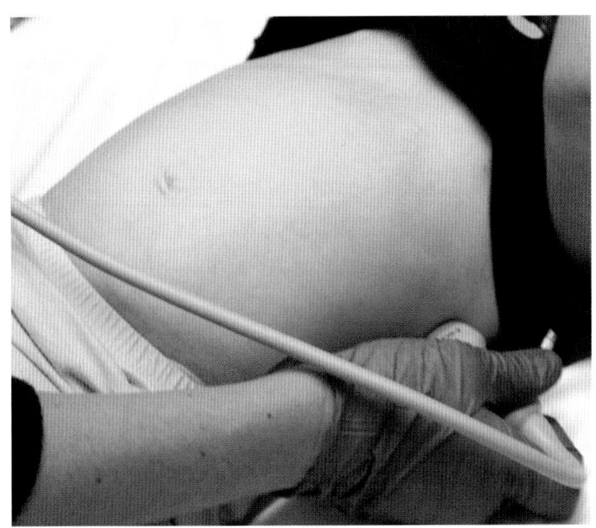

图 15-6　左上腹 FAST 检查的探头位置。

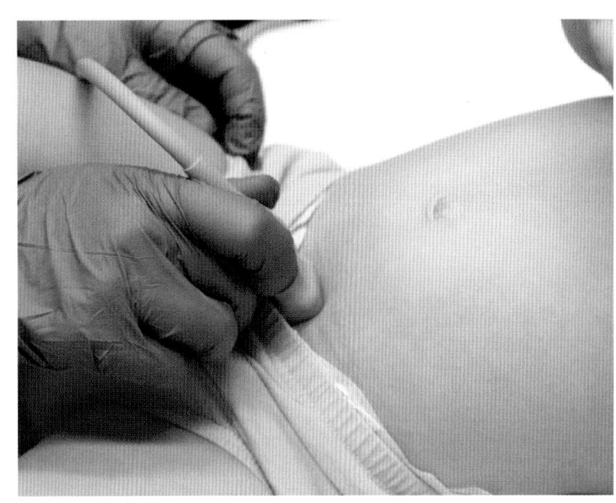

图 15-8　FAST 检查骨盆探头的位置。

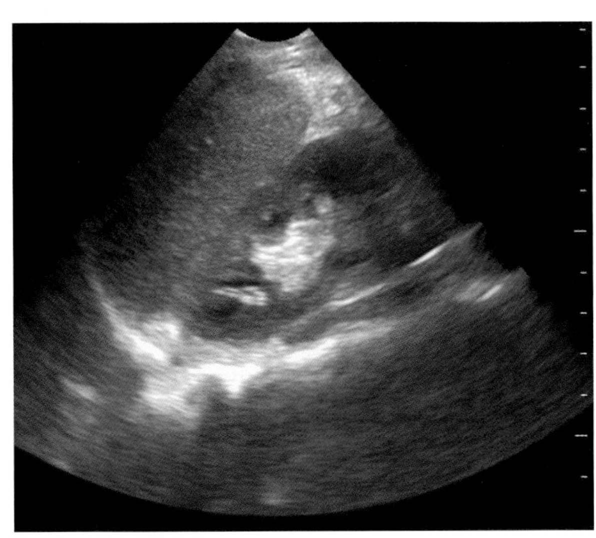

图 15-7　超声检查：正常左上腹视图。

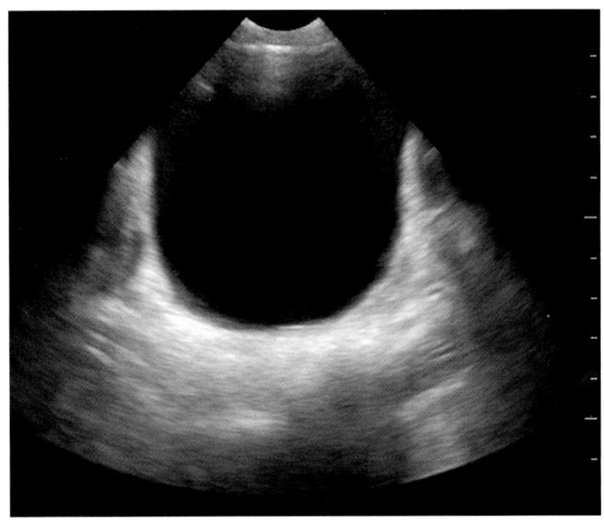

图 15-9　超声检查：正常盆腔横切视图。

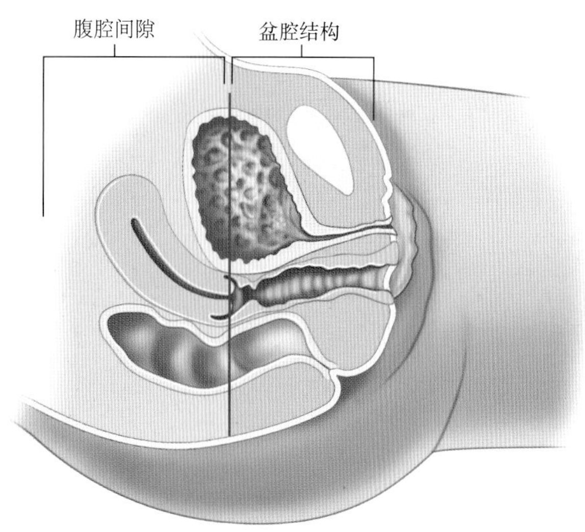

图 15-10 **盆腔中线矢状面视图。**

该图展示了在盆腔切面中何处可以看到游离积液。从膀胱后角画出的一条虚线（红色）将腹腔（粉红色阴影）与盆腔结构（灰色阴影）分开。在女孩中，子宫位于腹腔间隙（左侧），在创伤患者中可能被游离液体包围。在男孩中，游离液体会靠近膀胱。膀胱后部和底部结构（右侧）包括女孩的阴道，男孩的前列腺和精囊，该区域无游离积液。

首先获得一个中线矢状面视图，以了解盆腔的解剖结构。在中线矢状面，以膀胱后角为界可将包含肠道（和女孩的子宫）的腹腔间隙与盆腔结构（男孩的前列腺和精囊，女孩的阴道）分开识别（图 15-10）。游离腹腔积液只聚集在膀胱后角的头侧（左侧），因此它是需要识别的重要解剖标志。

对所有有明显钝性或穿透性胸腹创伤的儿科患者进行全面的 E-FAST 检查。E-FAST 可以作为初步或进一步检查来完成；然而，考虑到盆腔中有游离液体的可能性，医生应在导尿前进行 E-FAST 检查。目前，尚未明确超声在儿童中能检出的最少积液量，而在成年人大约为 400mL。据报道，患儿取头低脚高位或俯卧位检查时，头低脚高位超声可以检测的最少腹腔积液量约为仰卧位的 2/3，而头高脚低位有助于提高超声对胸腔或盆腔积液的检出。

最后，重复 FAST 检查可以提高检查的灵敏度[38,39]。

对于怀疑有心脏损伤的穿透性创伤患者，应以心脏剑突下切面开始 FAST 检查。将探头放置在剑突下冠状切面，示标指向患者的右侧。利用肝脏作为声窗，以一个倾斜的角度（相对于腹部皮肤）朝向左肩（图 15-2）。

可以观察到一个被高回声的心包包围的四腔心视图（图 15-11）。在哭闹的孩子中，横向滑动探头，稍微偏向中线的右侧，使用肝脏作为声窗，以避免胃中的气体干扰。如果此视图不够清晰，可考虑胸骨旁长轴视图。将探头沿着心脏的长轴从右肩到左臀方向放置。该方法可观察左右心室、左心房、主动脉瓣和二尖瓣，以及心脏和降主动脉周围的心包。降主动脉是鉴别心包和胸腔积液的标志。

使用线阵探头或任何频率较高的探头进行肺部超声检查。将探头纵向放置，以强回声的肋骨作为图像两侧的标志。减少深度，以优化胸膜界面的显影。通过扫查双侧第二或第三肋间隙的锁骨中线，快速评估胸部两侧是否存在肺滑动。脏层胸膜和壁层胸膜恰好位于肋骨深处，为一条明亮的高回声线（图 15-12）。胸膜滑动实时显示为在胸膜线水平的闪烁、往复运动。如果胸膜滑动不明显，观察胸膜线至少三个呼吸周期，并检查胸壁上的其他部位。M 模式或能量多普勒可用于帮助评估和记录胸膜运动（图 15-13）。当评估婴幼儿的肺部时，胸膜可以透过肋骨（为一条连续的高回声线）看到，因为婴幼儿的肋骨主要是软骨（图 15-14）。在年龄较小的儿童中，肋骨产生无回声阴影，但它们不像青少年和成年人的肋骨声影那么明显，因为肋骨尚未完全骨化（图 15-15）。

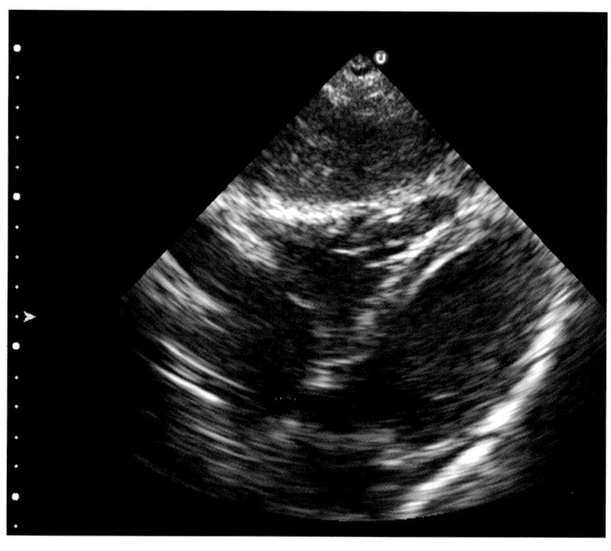

图 15-11 **使用相控阵探头，正常剑突下四腔心图像。**

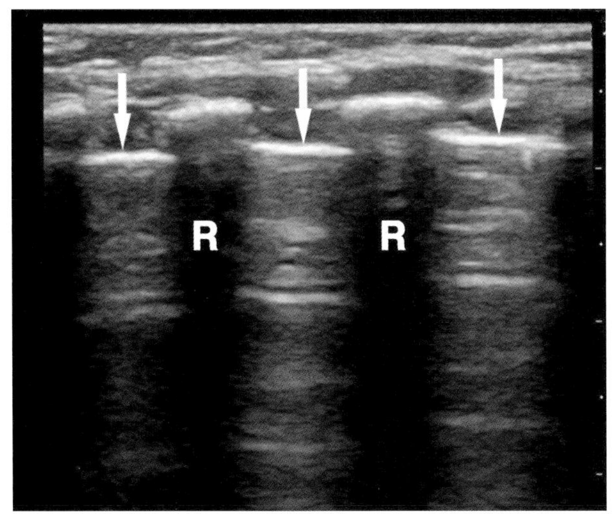

图 15-12　超声检查：正常肺部声像图，可见肋骨声影（R），箭头所示处为胸膜线的位置。

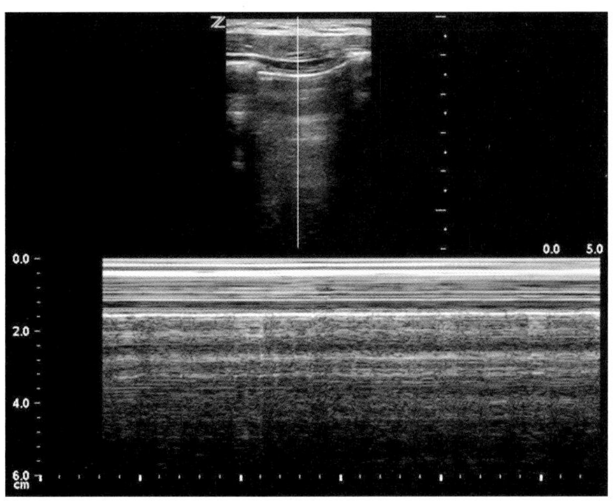

A

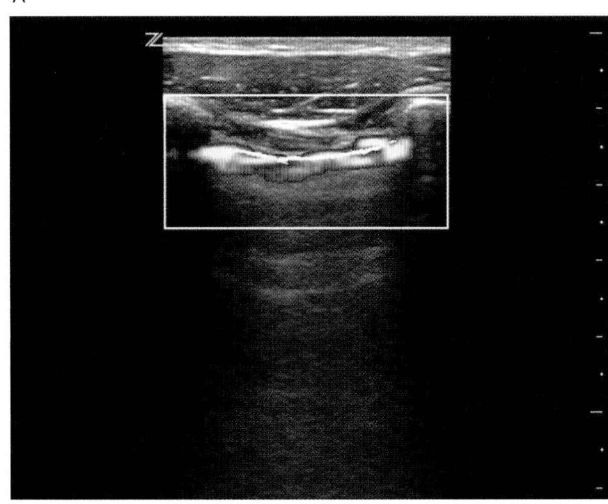

B

图 15-13　肺部超声检查：M 模式（A）和能量多普勒（B）可作为辅助检查方法。M 模式显示"沙滩征"。

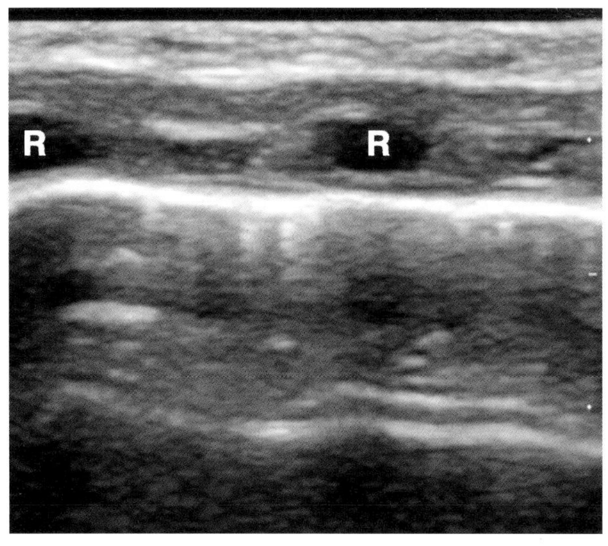

图 15-14　超声检查：新生儿正常肺部声像图。肋骨（R）呈低回声，可见少量后方声影。

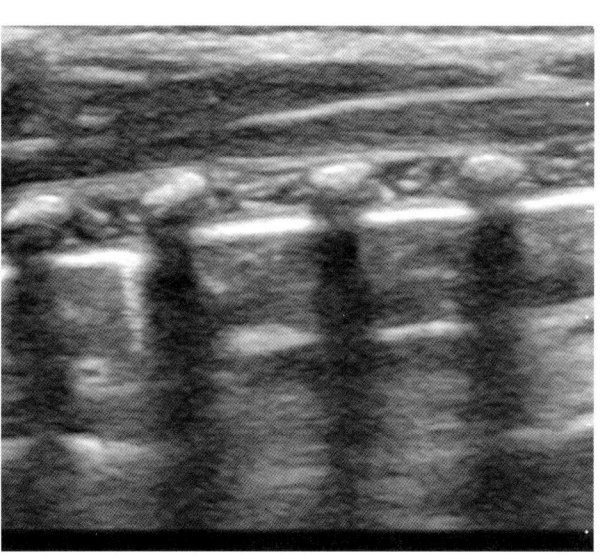

图 15-15　超声检查：儿童正常肺部声像图。肋骨和相关的声影更容易识别。

（六）普通急症及危重病症

1. 腹腔出血

少量出血时表现为在肝脏下方可见少量腹腔内液体，而大量出血时表现为大量液体将肝脏与肾脏分开，并在 Morison 隐窝内产生一条粗的无回声带（图 15-16）。由于脾肾韧带维持了脾脏和肾脏之间的完整性，所以血液通常聚集在脾脏周围和左隔下（图 15-17）。盆腔内的未凝积血表现为无回声的游离液体，男孩位于膀胱后部和上方（图 15-18A），女孩位于子宫前方和后方（图 15-18B）。

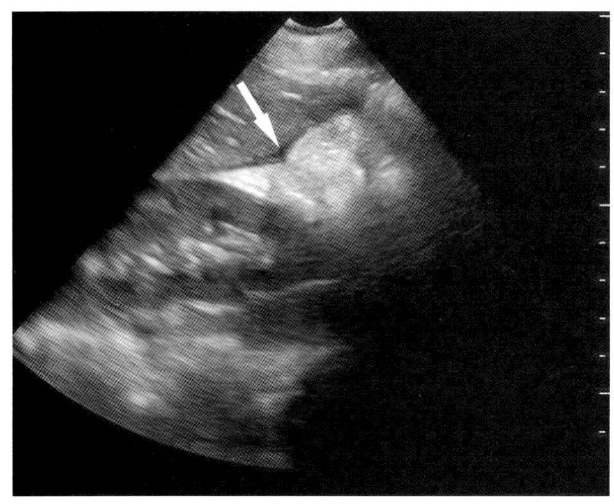

A

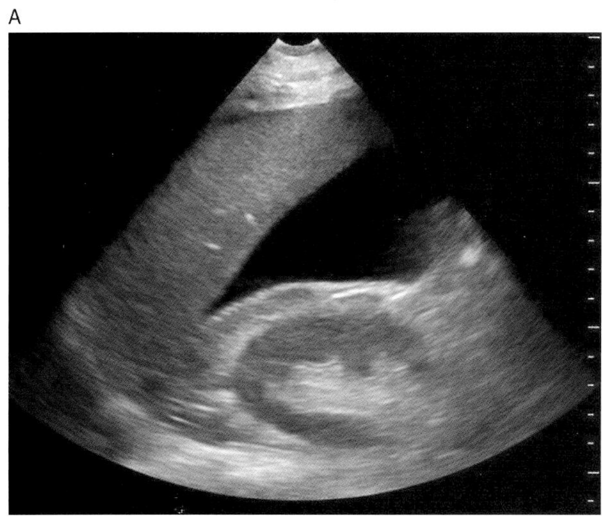

B

图 15-16 右上腹超声检查：右上腹。腹腔积血包括少量积血（A）（箭头）和大量积血（B）。

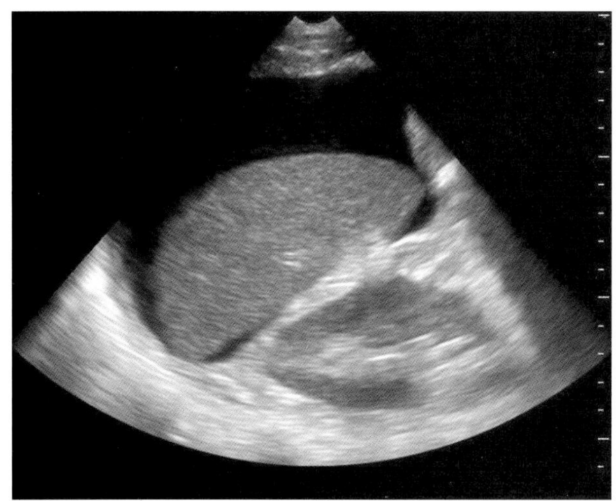

图 15-17 超声检查：左上腹积血。

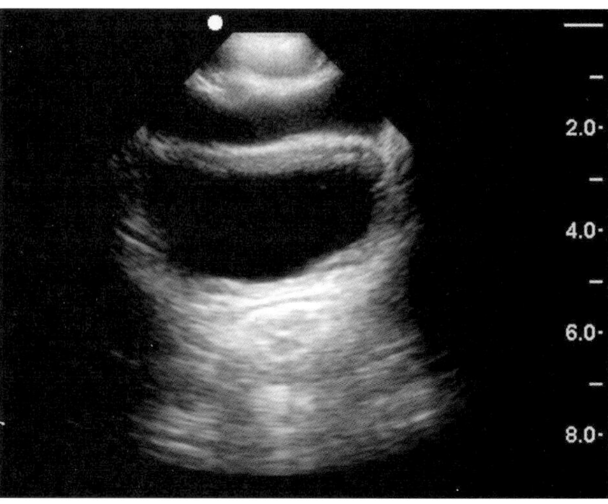

A

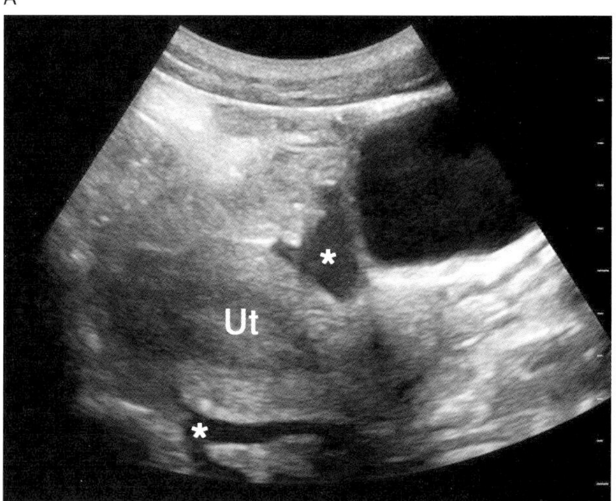

B

图 15-18 腹盆腔积血超声检查：横断面视图（A）显示膀胱前方有液体。纵向视图显示，子宫前方和后方区域均有液体（*）（B）。Ut= 子宫。

2. 心脏出血

心包腔内的未凝积血表现为两层强回声心包间的无回声带（图 15-19）。凝固的血液回声较杂乱，回声更强。少量心包积液可能出现在前方、后方或心尖部，因此扫查所有这些区域都很重要，特别是对于可能有穿透性心脏损伤的患者（图 15-20）。

3. 胸腔出血

胸腔出血胸腔内积液表现为强回声膈肌上方的无回声区（15-21），并消除了镜像伪影。根据心脏视图，有时可以在心脏后面看到一个较大的左侧血胸（图 15-20）。

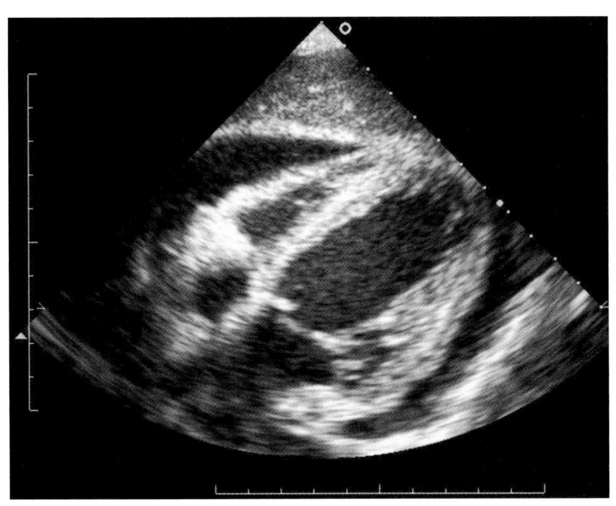

图 15-19 超声检查：剑突下四腔心切面。可见心包积液。

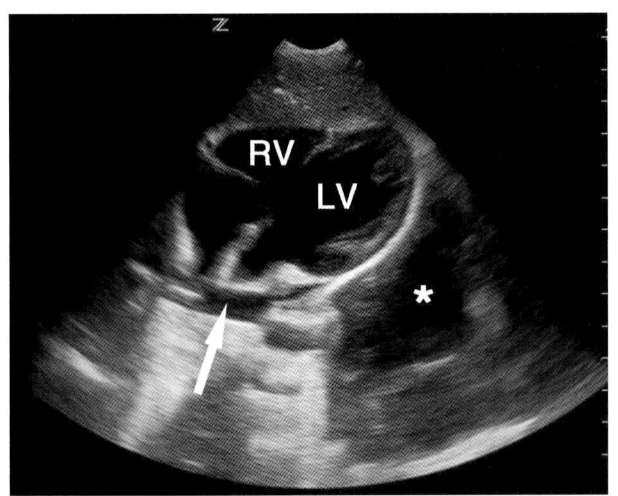

图 15-20 胸腔积液。剑突下四腔心切面显示在心脏基底部有少量液体聚集（箭头）。可以考虑心包积液，但也要注意肺动脉 、静脉和冠状窦都位于这个区域。在左心室附近也有大量血胸（*）。LV= 左心室，RV= 右心室。

4. 气胸

提示气胸的征象包括肺部滑动消失、肺点可见和“平流层”征。通过彩色多普勒或能量多普勒可以突出显示细微的肺滑动（图 15-13B）。肺点对气胸具有高度特异性，是指肺失去与胸壁接触的点，并通过仅在可见的部分胸膜线上出现的肺滑动来识别。在 M 模式中，“平流层”征由深至胸膜线的突出水平线来识别（图 15-22），不同于正常的“沙滩征”（图 15-13A）。

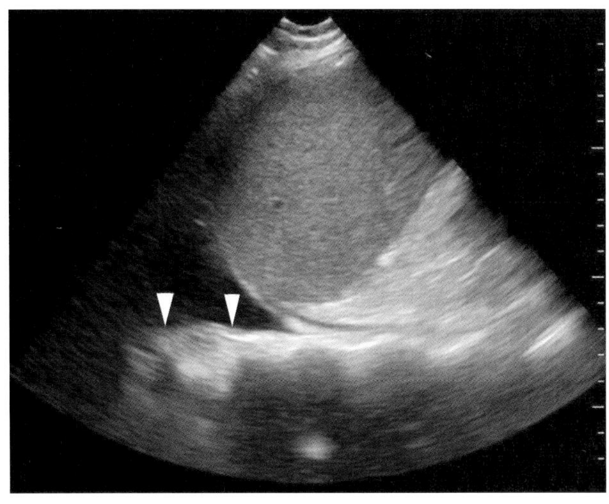

图 15-21 超声检查：左上腹视图。胸腔积液时可以显示后胸壁（箭头）或横膈水平以上的脊柱。

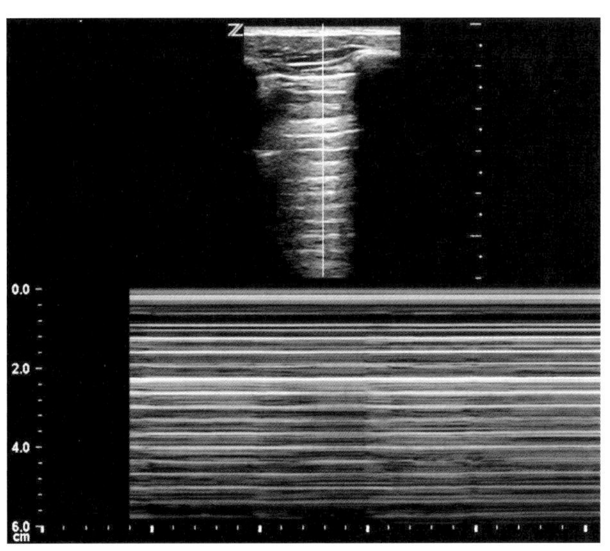

图 15-22 超声检查：肺部。气胸在 M 模式上显示为“平流层征”。

（七）鉴别诊断

某些正常解剖结构常会被误诊为异常。上腹部扫查时，不可将肋骨产生的声影误认为无回声的积血。由于声像图上所有的液体都呈黑色的无回声，胆囊内的胆汁和下腔静脉内的血液会被误认为腹腔积液。腹部扫查，特别在耻骨上扫查时，液体充盈的肠襻会被误认为腹腔积液。保持探头不动并观察液体的运动，通常有助于区分游离液体和腔内液体。和周围结构相比，肾周脂肪组织的回声相对较低，有时会被误诊为积液或凝血（图 15–16），与对侧肾脏相应区域对照观察可以帮助鉴别，而且肾周脂肪的回声比凝血块更均匀，呼吸时和肾脏保持同步运动。

脾创伤时，脾实质受损，声像图上在均匀的实质和明亮的脾包膜间可见包膜下血肿，血液凝固后回声增强，但和脾实质不难鉴别。脾实质内出血早期回声和脾实质相近，之后形成血肿时变成以低回声为主。

腹水在儿童中较少见，在受伤儿童的胸部或腹部发现游离液体首先考虑为血液，再考虑其他可能。

（八）注意事项

1. 进行 E-FAST 检查没有绝对禁忌证，除非它影响了更重要的诊断结果的判断或急诊患者的处理。皮下气肿、肠胀气或过度肥胖可能使检查结果不确定。

2. 过度依赖 FAST 检查。FAST 检查只是临床诊断流程中的一个环节。重复的检查通常会很有帮助 [38,39]。

3.E-FAST 检查可能不能发现所有的腹腔内出血或重大损伤。CT 通常可以更好地评估腹部损伤的程度。

4. 气体会散射声波，使图像难以辨认。无法获得标准图像时，应怀疑存在游离气体或皮下气肿。

5. 如果不注意扫查所有潜在的腔隙，可能会遗漏细微的游离液体。Morison 隐窝通常是最容易识别和显示的。然而与成人相比，儿童的 Morison 隐窝往往位置更低。扫查左上腹时，临床医生需将探头放置到足够靠后的位置。脾肾隐窝比 Morison 隐窝位置更高，包膜下血肿和脾膈间积血常常被漏诊，这是导致假阴性检查结果的常见原因；所以建议至少将 50% 以上的左半膈肌显示在图像中，以避免漏诊。

6. 盆腔视图产生的漏诊最多 [20,41,42]。含有少量尿液的膀胱提供的透声窗通常较差。为了获得良好的盆腔图像，可通过导尿管向膀胱内注射适量的生理盐水。此外，不要将游离液体与血管内的血液或其他无回声结构相混淆（图 15–23）。

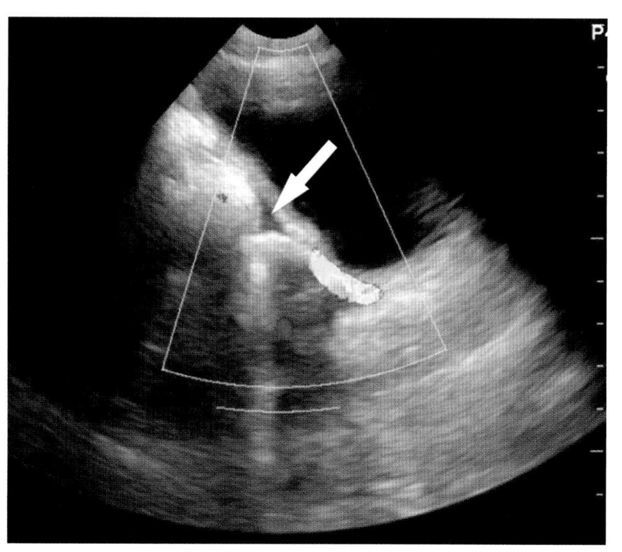

图 15–23　**超声检查：盆腔视图。游离积液（箭头）可用彩色多普勒与血管进行区别。**

7. 在剑突下切面完全显示心脏往往较困难，特别是当患儿肥胖、哭闹、呼吸急促或有腹部压痛时。改变探头角度并嘱患儿吸气可将心脏显示在超声图像中。另一种方法是利用肝脏作为透声窗，将探头横向向肝脏移动。如果仍然不能清晰显示，建议使用胸骨旁长轴或短轴切面。

二、颅骨骨折

神经影像学在闭合性头部损伤的儿科急诊患者的应用仍在进一步发展。由于超声检查快速、可靠、廉价、无电离辐射等优点，使它正在成为一种颅骨 X 线片、CT 成像的替代检查方法。

（一）临床概况

颅内损伤的识别对于降低发病率和潜在的死亡率至关重要。存在颅内损伤的患儿，特别是年龄较小的儿童，可能无临床症状 [43]。然而，在无症状的头部损伤婴儿中，发现头皮血肿可以提示存在颅骨骨折可能，而颅骨骨折又可以提示存在颅内损伤可能 [44]。

在多项研究中，超声已被证明是一种有效的识别颅骨骨折的方法，具有较高的灵敏性和特异性 [45–48]。这些发现表明 POCUS 有三种潜在的作用：可替代颅骨 X 线片，快速识别颅骨骨折，促进快速治疗，以及排除颅骨骨折，从而可减少对 CT 的需要。超声也被证明在鉴别线性、凹陷性和复杂的颅骨骨折方面是可靠的[47]。需要进一步的研究来充分评估如何将超声检查与经过验证的年龄特异性诊断标准相结合。

（二）临床适应证

POCUS适用于体征稳定的儿童头皮血肿患者，如果发现颅骨骨折，提示需要进一步的影像学检查或改变临床治疗方案。

（三）解剖学概要

在正常的头皮软组织下，颅骨皮质层表现为一条高回声的曲线（图15-24）。出现软组织水肿时，其超声表现为回声不均匀，对应于正常筋膜结构的破坏。

（四）检查前准备

患儿处于任何体位，都可以准确地识别颅骨骨折的存在。因此，使患儿处于一个舒适的体位，比如照顾者的腿上，以减少患儿焦虑，方便图像采集。在少数情况下，可能需要轻轻地控制患儿头部。可以使用大量的耦合剂，以减少与血肿接触给患儿带来的疼痛，并最大限度地提高图像质量。温度适宜的耦合剂有利于在整个检查过程中使患儿保持舒适和平静。

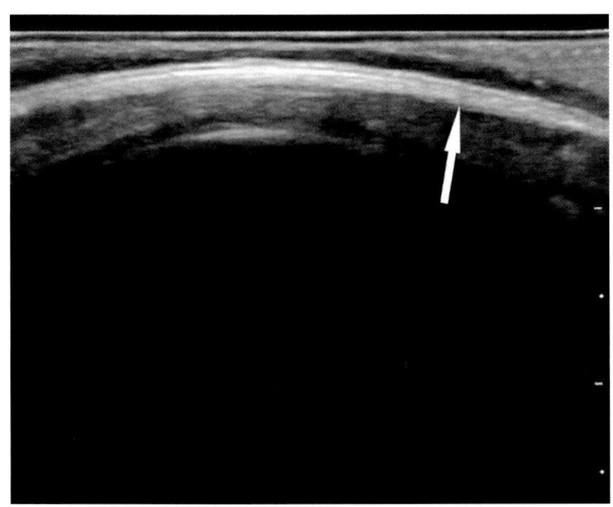

图15-24　**颅骨的皮质层表现为一条高回声的曲线（箭头）。**

（五）检查技术和正常超声表现

适合颅骨骨折检查的理想探头是高频线阵探头。将探头放置于肿胀区域上，在两个垂直的平面上进行连续扫描（图15-25）。除颅缝和囟门外，颅骨皮质应保持连续。

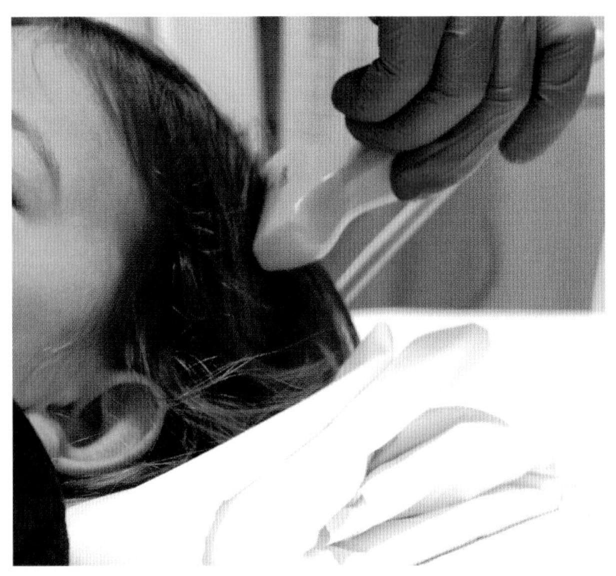

图15-25　**患儿处于舒适的体位，探头放置在肿胀区域，并在两个垂直平面上扫查。可能需要大量的耦合剂（未显示）来消除与较厚的头发相关的气体伪影。**

（六）常见疾病

头皮血肿表现为邻近骨皮质处明显、均匀的低回声区域（图15-26）。颅骨骨折表现为高回声颅骨轮廓上的低回声断裂（图15-27）。根据骨折的特征，骨折可能表现为线状或凹陷状。与颅骨对侧的比较有助于区分颅缝和线性骨折。

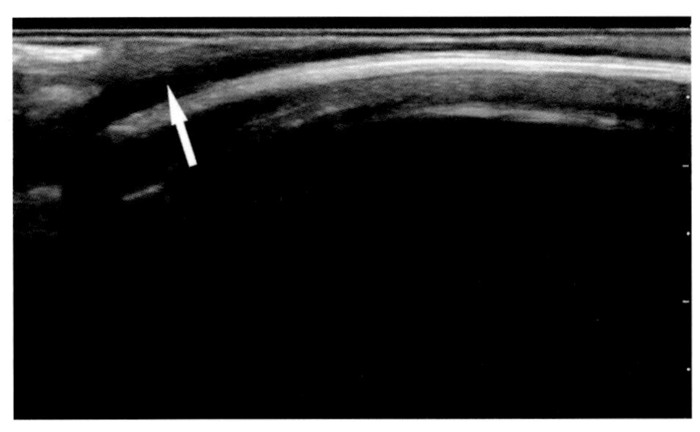

图15-26　**头皮软组织上方可为水肿或骨皮质附近有明显的血肿形成（箭头）。**

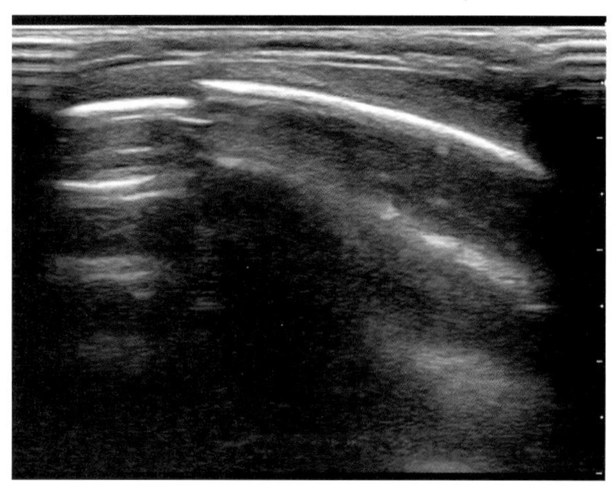

图 15-27　颅骨骨折表现为高回声颅骨轮廓上的低回声断裂。

（七）注意事项

1. 颅缝可能被误认为是骨折。应了解颅缝的位置和正常的外观，以正确区分颅缝与颅骨骨折病理情况。正常的颅缝可表现为首尾相连、斜面状或重叠[49]（图 15-28 和图 15-29）。沿着颅缝的骨折或损伤也必须考虑到颅缝上是否存在血肿，并结合临床症状进行诊断。

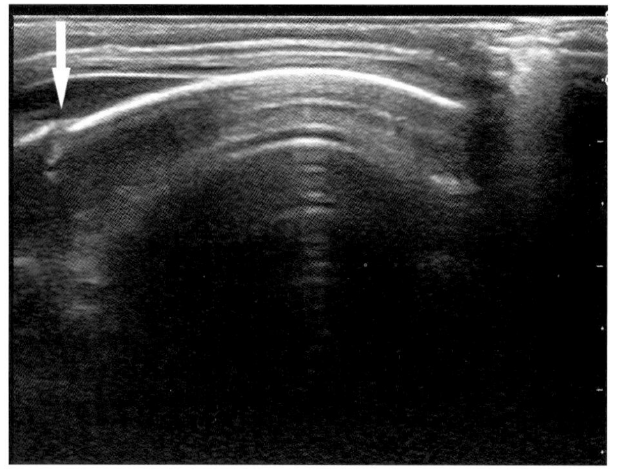

图 15-28　正常的颅缝可能呈斜面状（箭头）。

三、确认骨内针放置位置

骨髓腔输液（骨内通路）广泛应用于儿科患者的急诊复苏。在无法进行外周静脉补液时，可采用这种挽救生命的技术进行快速补液和药物治疗[50]。骨内输液针（ION）的临床应用因自动骨内输液技术而得到进一步扩展。ION 越来越多地用于院前急救[51]以及新生儿复苏[52]。

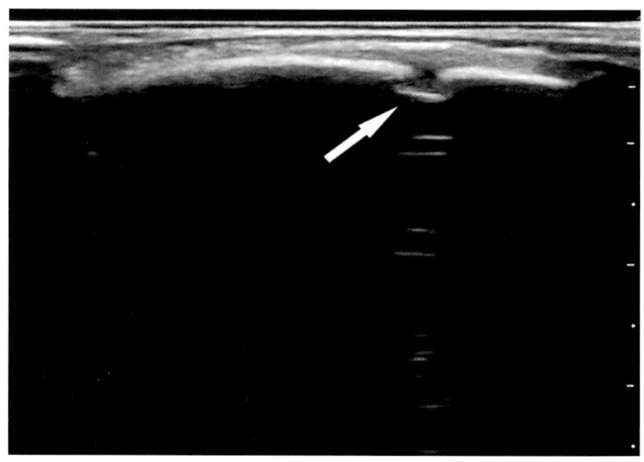

图 15-29　正常的颅缝可能具有首尾相连的外观（箭头）。

（一）临床概况

复苏期间，如果发生骨内针错位会延迟复苏期间必要的液体和药物的输送。骨内通路严重的并发症很罕见[53]，并发症主要包括液体外渗、筋膜室综合征和肌肉坏死[54]。用于确认骨内针位置的传统方法可能有些不可靠，这些方法包括观察骨髓抽吸物，探针尖端是否存在血液，穿刺针是否可以处于牢固的直立状态，以及是否可以输入液体且没有可见的外渗或肿胀。根据目前的经验，用超声确认骨内针放置位置是可行的，可以在复苏过程中快速进行[55]。超声确认骨内针的放置位置确保了治疗药物的可靠输入，同时可减少并发症的风险。

（二）临床适应证

所有在急诊（ED）或院前放置 ION 的患者都需以超声确认针头位置。从一个 ED 转运到另一个 ED 的患者在转运过程中存在 ION 移位的风险。如果可能的话，他们应该在到达 ED 和转运途中确定骨内针的位置。正在进行复苏的患者，应参照当前适当的 ION 位置，对 ION 的位置进行连续观察确认，以确保获得持续疗效。

（三）解剖学概要

ION 放置的目标长骨的骨皮质表现为线性高回声结构，位于不均匀的软组织下方（图 15-30）。颅骨皮质的回声随着骨骼的成熟度而增强。因此，超声上年长患儿的颅骨骨皮质比年幼患儿的颅骨骨皮质更致密（图 15-31）。

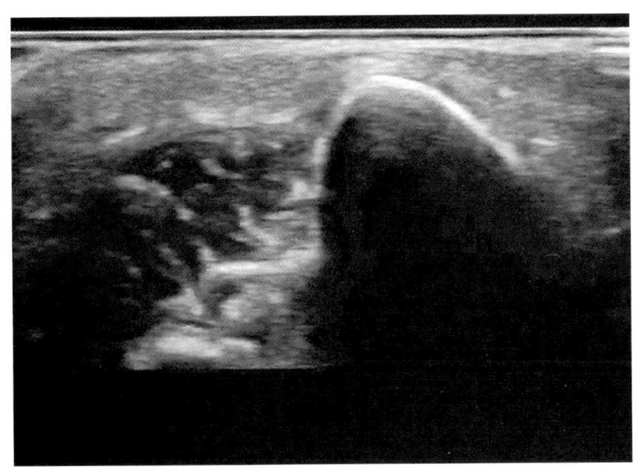

图 15-30　婴儿长骨的横断面视图。婴儿的目标长骨骨皮质表现为位于不均匀的软组织下方的高回声线性结构。

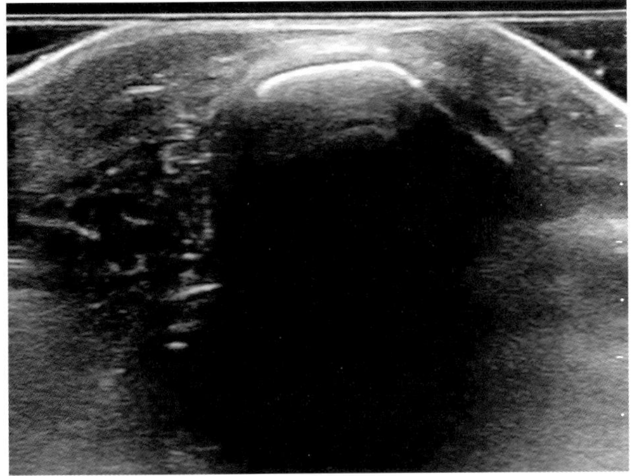

图 15-31　青少年长骨的横断面视图。随着骨骼的成熟，颅骨骨皮质的回声会增强，这在青少年患者的图像中得到了证明。

（四）检查前准备

绝大多数情况下，ION 位置确认是在复苏期间，因此，准备工作很关键，因为这样可以最大限度地减少对其他团队成员救治任务的干扰。用于 ION 的系统预设可以缩短获取足够图像所需的时间，进一步提高工作效率。

（五）检查技术和正常超声表现

尽管 ION 的确认可以用各种类型的探头和频率，但最理想的探头仍是高频线阵探头。在横断面上将探头放置在 ION 的近端或远端，以获得短轴视图（图 15-32A）[56]。探头也可以放置在矢状面或纵向平面上（图 15-32C），从而能够在长轴上观察。

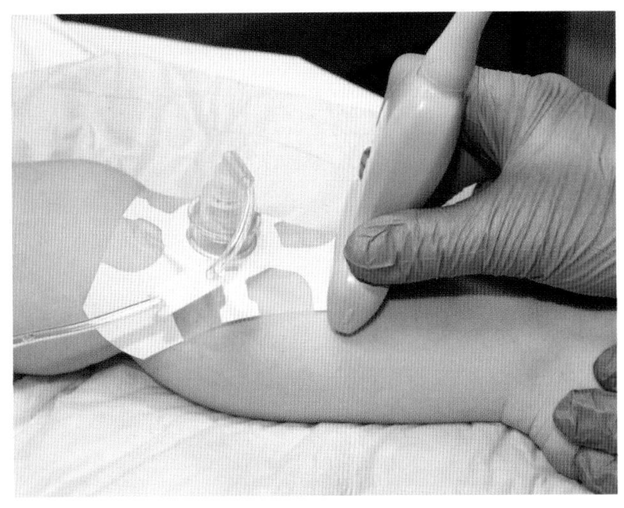

A

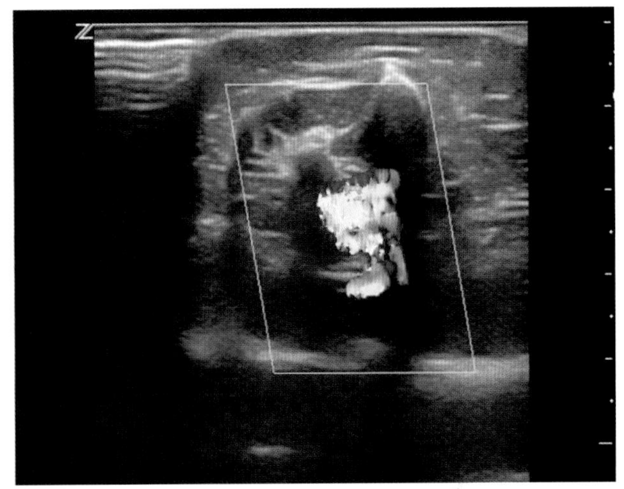

B

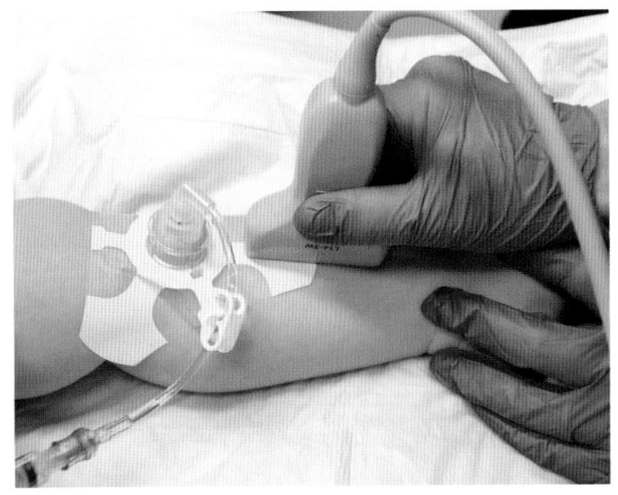

C

图 15-32　ION 确认。（A）在横断面上探头放置在 ION 的近端或远端以获得短轴视图。（B）横断面显示骨髓流动。（C）探头放置在矢状面或纵向平面，以便在长轴视图中观察。

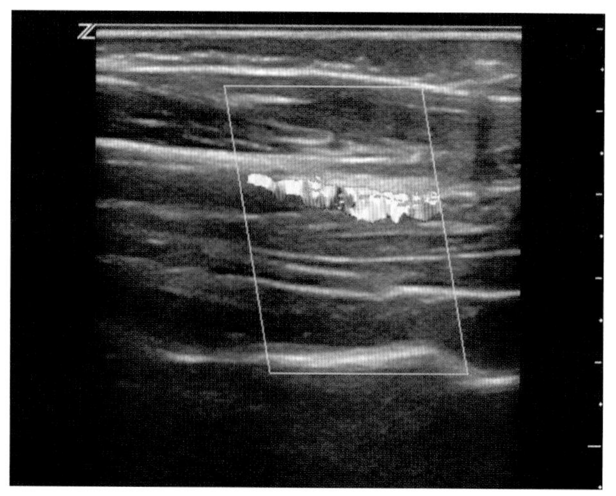

D

图 15-32 （续）ION 确认。（D）纵向平面显示骨髓流动。ION= 骨内针。

使用彩色或能量多普勒来识别目标部位骨皮质以下和骨髓内的骨髓液的活动（图 15-32B，D）。ION 到达目标位置后的初始 5 ～ 10mL 冲洗液可以用彩色多普勒识别。为连续监测正在输入的液体或药物，可采用对低流速敏感的能量多普勒。

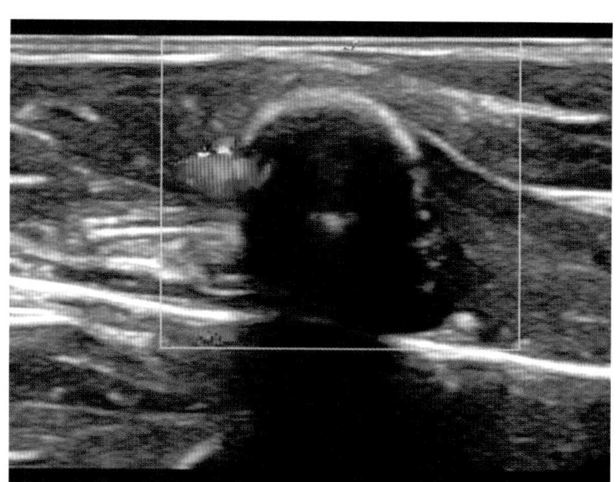

图 15-33 横断面显示骨外液体流动。

（六）常见问题

如果超声显示在软组织中而不是骨髓中出现的液体流动，则表明 ION 错位。软组织中的骨外液体流动可能出现在皮质和探头之间或目标长骨侧缘之外（图 15-33 和 15-34）。

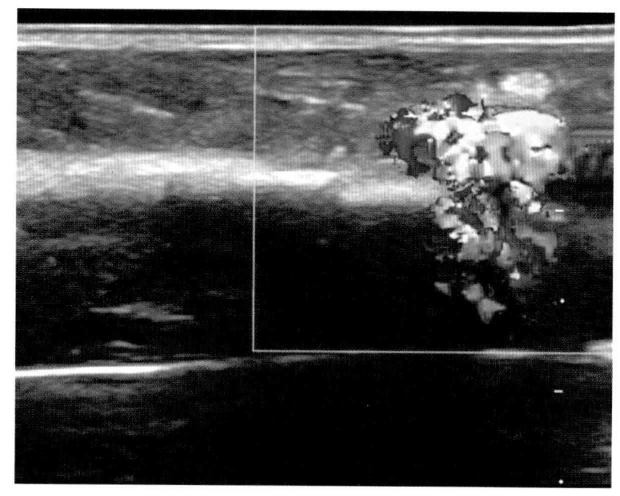

图 15-34 纵向平面显示骨外液体流动。

（七）鉴别诊断

理论上骨内通路存在骨折或 ION 部分植入的风险，虽然文献中没有报道，但在这两种情况下，骨髓和软组织中都可能存在液体流动。如果确实存在这两种情况，最好选择另一个替代位置，以确保适当的液体和药物输送。

（八）注意事项

1. 扫查 ION 时应小心，以减少因超声扫查导致的针移位的风险。ION 应进行适当的固定，并尽量避免探头触碰 ION。

2. 在矢状面或纵断面扫查时，可能存在更高的误差概率。骨皮质的长轴显像可能会由于无意中的离轴显像或腓骨显像导致对液体流动的错误判断 [55]。

3. 如果彩色多普勒在最初的手动推注或随后的输液过程中未能识别任何液体流动，则应考虑液体流速较低的可能。此时可以调整彩色多普勒尺度或使用能量多普勒，以正确地评估针的位置 [57]。

4. 在复苏过程中，确定针头位置的一次扫查可能不足以确保 ION 的持续位置正确，因为在复苏过程中，无意中的移动可能导致针头移位，因此可能需要进行连续观察。

四、阑尾炎

急性阑尾炎是小儿急诊外科最常见的疾病。在美国，每年有 60 000 ～ 80 000 名儿童被确诊为急性阑尾炎，占美国急诊儿童患者总数的 0.6%。阑尾炎多由硬物聚积、粪便嵌塞或阑尾结石造成肠腔阻塞所致。急性阑尾炎时肠腔扩张，继而引起缺血、感染，如未经处理，36 ～ 48 小时后可发生坏死、穿孔、脓肿形成。然而，也有报道说阑尾炎可自行消退[66-68]。

在临床实践中，误诊会导致阑尾穿孔率由 6% 升高至 36%，而及时确诊的患者则不会出现因延迟手术长达 24 小时而出现的并发症[69-71]。据报道，学龄前儿童的术中发现阑尾穿孔率为 30% ～ 60%[72-74]，3 岁及以下儿童的穿孔率为 100%。如果术前延误诊断，术中发现阑尾穿孔率可达 65% 或更高，其病死率也相应增高[76]。对于急诊医师来说，急性阑尾炎诊断失误是导致医疗事故索赔最常见的原因之一[77-79]。在儿科患者中，即使是最经验丰富的临床医生也往往难以诊断，婴儿的误诊率高达 100%，幼儿的误诊率高达 57%，学龄儿童的误诊率高达 28%，青少年的误诊率高达 15%[80]。

（一）临床概况

任何表现为右下腹痛、恶心、呕吐、厌食和发热的患儿，都要考虑阑尾炎的可能。这些体征和症状一起已被发现对阑尾炎的诊断高度敏感[81]。然而，儿童往往不能充分表达自己的病情，仅依靠体格检查可能无法诊断。25% ～ 30% 的急性阑尾炎患儿临床表现隐匿[82,83]，尽管白细胞（WBC）计数[84]和腹部 X 线片[85,86]可以作为诊断依据，但这些结果对阑尾炎既不敏感也不具有特异性，且阳性率较低[87]。由于根据这些结果诊断能力有限，据报道，剖腹探查的阴性率高达 20%，而一般可以被接受的阴性率只有 10% ～ 15%[88-90]。阴性的剖腹手术代价高昂，无论是在经济方面还是在并发症方面，并发症包括粘连、住院时间延长或再次住院以及因病休学的时间。

已有一些临床评分模型，用以确定在没有影像诊断的情况下哪些患者可能适合接受手术干预。两项研究根据常见的临床和实验室检查结果建立的评分模型，敏感性分别为 75% 和 100%，特异性分别为 84% 和 92%[91,92]。然而，在其他研究对这些模型的验证都没有成功[93-97]。一个低风险临床筛查模型显示，中性粒细胞绝对计数低、无恶心、无右下腹压痛的患者患阑尾炎的风险非常低，但该模型对大多数患者不适用[98]。正如预期的那样，这些模型中的极端病例几乎没有诊断困难，然而，这些研究强调有许多患者的体征和症状不明确，他们需要影像结果协助诊断。

目前，超声、CT、磁共振成像（MRI）都是诊断阑尾炎的常用方法。1981 年，首次报道用超声诊断阑尾炎。1986 年 Puylaert 发展了逐级加压检查方法，完善了阑尾炎的超声检查手法和诊断标准[89]。

右下腹阑尾区扫查是技术上比较困难的超声检查之一。研究表明对儿童使用超声检测阑尾炎的敏感性为 44% ～ 98%，特异性为 88% ～ 100%。这种敏感性的差异反映了超声检查依赖操作者的技术和经验，这在阑尾炎检查中尤为明显。正常阑尾可见率从 2% 到 99%，再次证明了这一点[60,112]。

非放射科医生也在探索使用右下腹超声来诊断急性阑尾炎。2017 年的一项荟萃分析纳入了 21 项研究，研究对象为急诊科的急诊医生，发现用超声诊断急性阑尾炎的综合敏感性和特异性分别为 91% 和 97%[113]。儿童亚组的结果非常相似，急诊科医生操作的敏感性分别为 89% 和 97%，而非急诊科超声医生报告的敏感性和特异性分别为 96% 和 92%。与病史、体格检查和实验室检查相比，右下腹超声在诊断儿童急性阑尾炎时的阳性和阴性似然比更大[114]。当超声成像对阑尾炎的诊断不明确时该怎么办，以及出现哪些次要体征可以进一步对这些患者进行分层，这些仍存在争议。充血、脂肪回声增强、阑尾结石、异常的淋巴结、简单和复杂的积液、游离液体、异常的肠壁水肿都被认为是相关次要体征[115-119]。文献报道，螺旋 CT 诊断儿童阑尾炎的敏感性为 84% ～ 97%，特异性为 89% ～ 98%，均与超声相当。但与 CT 相比，超声检查的可靠性较差。除了一项针对平扫 CT 和逐级加压超声的对照研究外，在许多 CT 和超声的直接比较研究中，CT 都表现出优于超声的诊断能力。在一项比较儿童超声和 CT 检查的荟萃分析中，二者特异性没有统计学差异，但对 CT 的敏感性较超声高 6%，有显著性差异 [121]。

虽然 CT 总体上比超声更准确，但是人们对 CT 诊断成像的电离辐射暴露越来越担心 [122-126]。考虑到儿童暴露于电离辐射中的风险更大，这对儿童患者来说尤其令人担忧 [7,127-130]。虽然 CT 使用率显著增加，但阴性阑尾切除率或漏诊阑尾炎的概率仍不清楚 [122-125,131,132]。为了解决这一问题，一些学者研究了最大限度地提高超声诊断急性阑尾炎特异性的分期检查方案。在 CT 前使用超声检查将阴性阑尾切除率从 14% 降低到 4%，准确率为 94%[60,133]。另一项研究发现，分期方案的实施将 CT 使用率减少了 50%，且发病率没有增加 [134]。正是由于超声的安全性和准确性，美国放射学会重申，诊断 14 岁以下急性阑尾炎患者的首选成像方式仍然是逐级加压超声，CT 仅用于超声检查结果不明确或阴性的病例 [135]。

MRI 已被用于特定的患者群体，如孕妇和儿童，也是一种有用的辅助诊断手段 [136,137]。据报道，当用于普通人群时，其敏感性和特异性高达 95% ～ 100%[138-140]。在儿童中使用核磁共振成像的局限性包括成本、设备、技术人员和患儿的配合问题。利用超快自旋回波序列的现代核磁共振需要患者屏气 20 秒，以减少运动伪影 [138]。

（二）临床适应证

当临床怀疑患儿有阑尾炎时，应进行超声检查，并应结合儿童的全部或部分症状，包括右下腹痛、呕吐、恶心、厌食、咳嗽或压痛、反跳痛、腹胀或其他腹膜刺激症状。

（三）解剖概要

阑尾是一管状空腔淋巴器官，其生理功能尚未明确。阑尾通常开口于右下腹回肠后方 1 ～ 2cm 的盲肠（图 15-35），先天性阑尾缺如少见 [141]。

典型的表现是，阑尾炎引起的疼痛最显著部位在 McBurney 点，此点位于脐与右髂前上棘连线的中点。然而，1933 年的一项 10 000 例尸检研究表明，典型的盆腔位阑尾只占 31%，65% 为盲肠后位 [142]。此外，在一项使用超声进行阑尾定位的回顾性研究中，只有 39% 的阑尾炎患者在典型的盆腔中部发现阑尾，26% 在盲肠后 [111]。

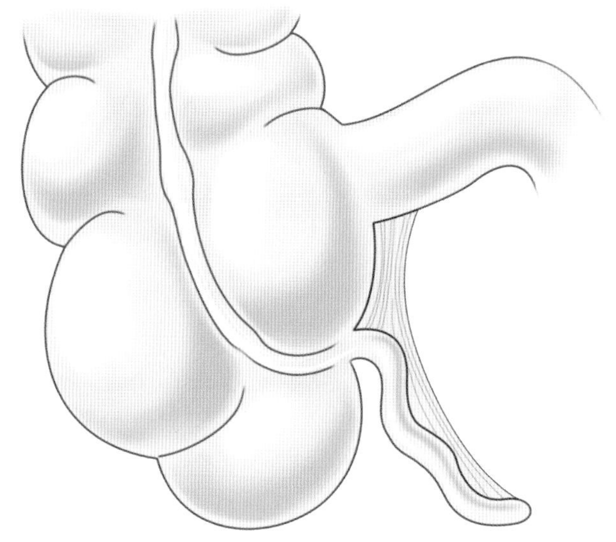

图 15-35 示意图：正常阑尾。

阑尾平均长度 6 ～ 9cm，但有时可更长，正常直径一般＜ 6mm。阑尾壁具有典型的肠壁结构，由浆膜层、肌层、黏膜下层和黏膜层组成，阑尾的黏膜下层分布着大量的淋巴组织。覆盖部分阑尾表面的腹膜返折称为阑尾系膜，其内有阑尾动脉和回结肠动脉的分支。阑尾系膜通常较短，易导致阑尾呈卷曲或折叠状。

（四）检查技术和正常超声表现

超声显示正常阑尾可能比较困难，而且因患者的解剖结构和操作人员的经验而有很大的差异（见注意事项的讨论）。

高频线阵探头是儿童的理想选择，低频凸阵探头可应用于年龄较大的患儿。一般，将探头示标指向患者头侧或右侧。逐级加压是目前诊断阑尾炎的标准技术 [89]。使用探头进行逐渐、温和的加压，排出气体并压缩肠道，通过消除肠道引起的伪影来改善观察效果（图 15-36）。当看到标志性髂血管和 / 或腰大肌时，说明已经达到了充分的压缩 [65]。由于阑尾可能位于腹盆腔内的不同位置，因此改变探头位置扫查可以提高阑尾的显示率。

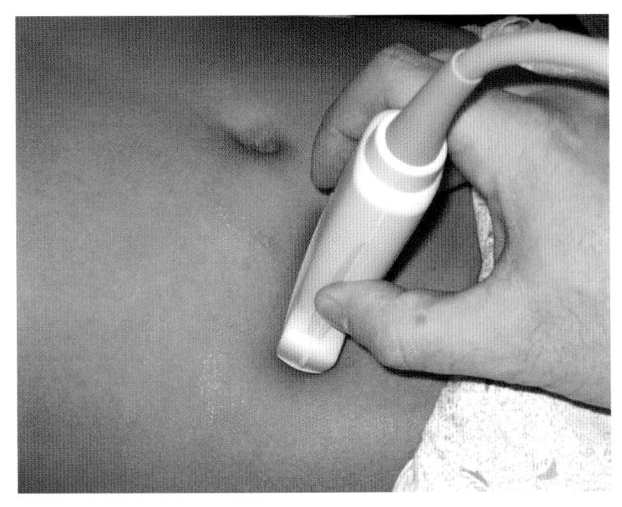

A

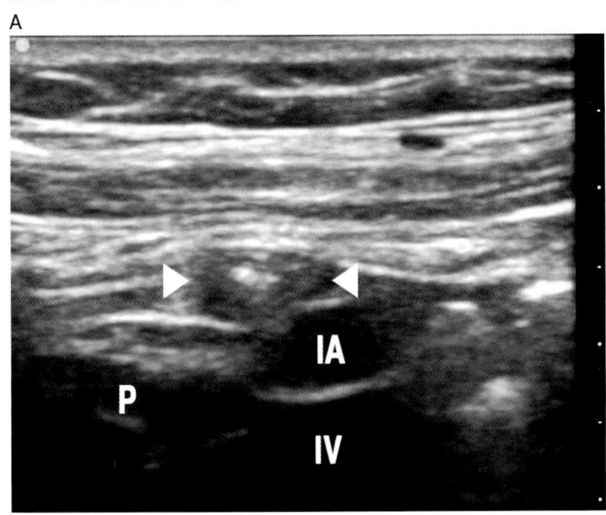

B

图 15-36　横断面视图中的探头位置（A）。超声右下腹：短轴切面显示正常的阑尾（箭头）呈靶环状表现（B）。P= 腰大肌，IA= 髂动脉，IV= 髂静脉。

超声检查阑尾有两种方法：首先，对于疼痛定位明确的患者，检查者可以从患者确定的位置开始检查[65]。或者，检查者可以有序地扫查右下腹，最终目的是区分盲肠和小肠，然后识别盲肠外的阑尾。当探头位于侧腹部横切面时，注意升结肠的结肠襻，并向尾部穿过盲肠窝。从盲肠近端向内侧移动，可以看到蠕动活跃的小肠襻，以及腰大肌和髂血管。进一步向中间移动穿过腰大肌和髂血管的内侧，可以看到盆腔内容物。在这里，没有压缩肠道的结构，所以充盈的膀胱也可用作显示骨盆的声窗。从骨盆开始，再次沿着内侧腰大肌向头侧移动，直至脐部水平。在矢状面上用探头进一步评估盲肠窝，从侧面开始，并通过髂窝向中间移动，有助于识别和观察盲肠及阑尾。考虑到存在阑尾盲肠后位的概率，在腋中线和腋前线之间交替使用冠状面视图（根据需要），探头沿髂嵴顶部滑动。患者可能需要左侧卧位，以优化盲肠后成像。这些视图可以避免来自盲肠的气体伪影。

正常的阑尾呈卵形，具有可压缩性[143]。一旦识别出阑尾，垂直于长轴方向测量从一侧外壁到另一侧外壁的直径。如果横切面中阑尾呈卵形，在最窄处测量[143]。从盲肠的起点开始追踪阑尾，直至显示其盲端，以确保其结构不是小肠（图 15-37）。

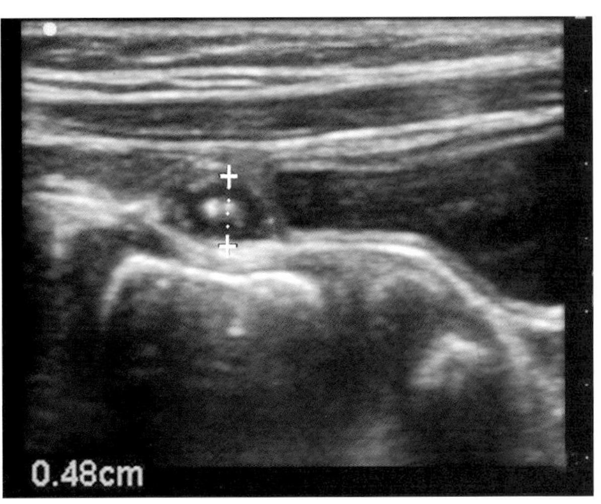

A

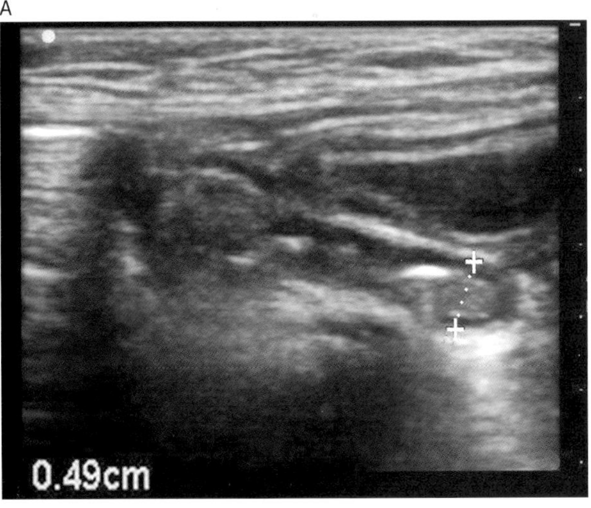

B

图 15-37　正常阑尾（卡尺）的短轴（A）和长轴（B）视图。部分受压的充满液体的肠管与正常的阑尾相邻。

不可压缩、无蠕动的管状结构，前后径≥ 6mm，是急性阑尾炎最特异的征象。正常阑尾直径也有可能＞ 6mm。阑尾直径＜ 6mm 时可以排除阑尾炎（图 15-38）。请注意在短轴和长轴视图上的这些表现。阑尾在横切面短轴表现为特征性的靶环状外观，可随着疾病的进展而改变。腔内内容物是可变的，可能会出现塌陷，含有黏液、空气，或两者都有。

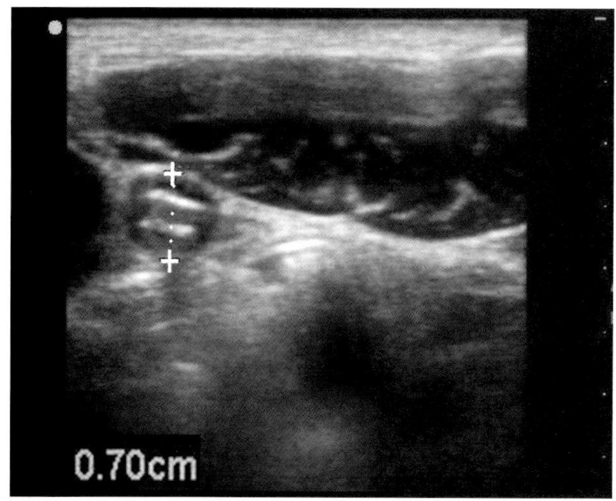

A

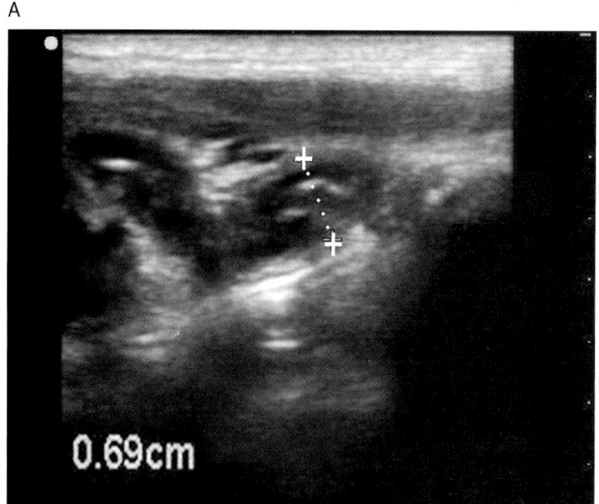

B

图 15-38 （A）正常阑尾（卡尺）的短轴视图，直径为7mm，无阑尾周围炎症的迹象。（B）位于盲端的长轴视图（卡尺）。

（五）普通急症及危重病症

超声图像有下列表现可诊断为阑尾炎（图 15-39）：

- 靶环征：阑尾炎呈典型的靶环征或“牛眼”征。这是由于管腔内的无回声液体，被低回声的黏膜层、黏膜下层和浆膜层分隔的回声环所包围[144]。
- 直径＞ 6mm。由于炎症，从外壁到外壁的直径＞ 6mm。
- 不可压缩。炎症和阑尾结石使阑尾不能压缩成椭圆形。
- 蠕动消失。与小肠不同，阑尾没有蠕动，小肠增厚时可能与阑尾相似。
- 阑尾周围的炎症。急性阑尾炎是一个活跃的炎症过程。在超声上表现为炎症阑尾周围的脂肪回声增强，与 CT 上发现的脂肪增厚一致。这与皮肤脓肿周围软组织的超声变化非常相似。

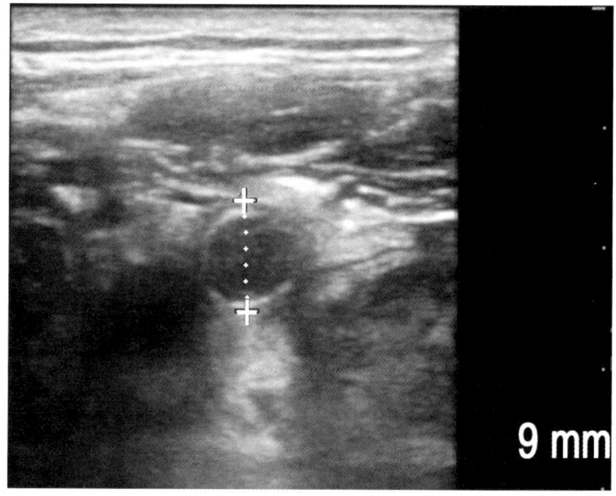

A

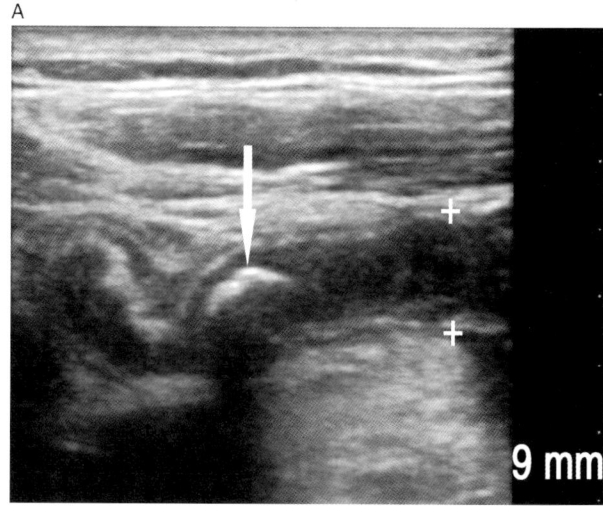

B

图 15-39 短轴（A）和长轴（B）视图

急性阑尾炎（9mm）伴阑尾结石（箭头）和阑尾周围炎症。

（六）鉴别诊断

发现阑尾粪石并看到阑尾增大时，有助于阑尾炎的诊断。阑尾粪石类似于肾结石或胆结石，表现为强回声，后伴声影。应区分粪石回声与腔内的气体，后者可能产生混响伪影（图 15-40）。在 CT 上发现的阑尾粪石对阑尾炎诊断的敏感性为 65%，特异性为 86%[145]。然而，仅发现阑尾粪石而没有阑尾增大或阑尾周围炎症的患者发生阑尾炎的风险很低[146]。

阑尾穿孔可能很难通过超声来识别[147,148]。它可能被无回声液体或进展中的脓肿包围，而成为唯一的异常发现。盲肠周围脓肿常表现为内含高回声碎屑的无回声区（图 15-41）。其声像图表现多样，当脓肿伴有分隔形成时表现更为复杂。

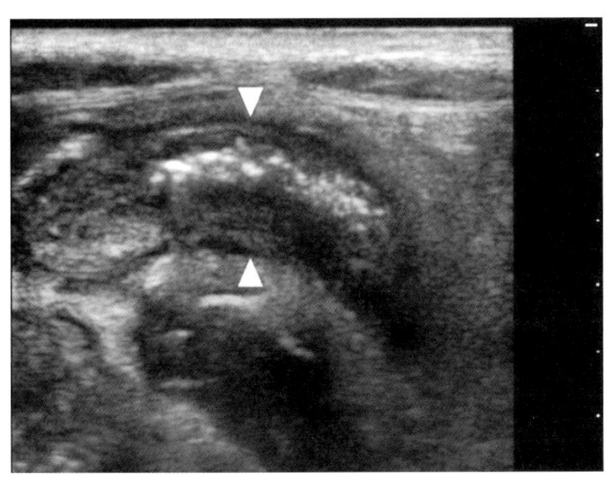

图 15-40　坏疽性阑尾炎（箭头），其壁层之间的结构显示不清晰。管腔内的明亮回声为聚集的少量气体。

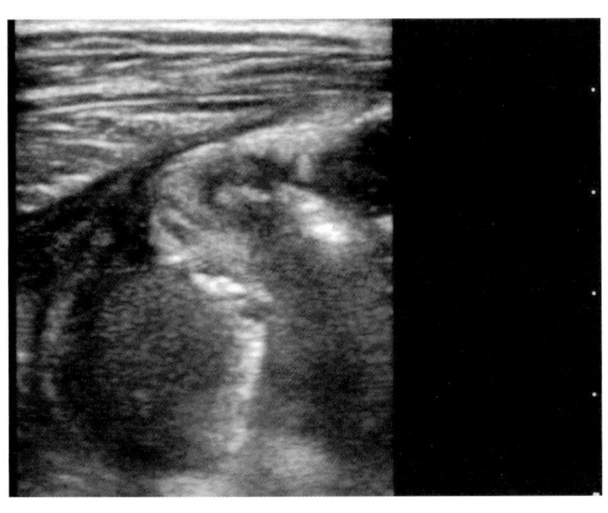

图 15-41　脓肿。不明液体聚集。无法显示典型的解剖标志。

（七）注意事项

1. 正常阑尾。最重要的变异是，正常阑尾的直径可能类似于异常阑尾的直径（> 6mm），因此阑尾直径< 6mm 可排除阑尾炎[149]。有学者建议将正常测量值增加到 7mm，或将大于 1.7mm 的阑尾外壁厚度测量值包括在诊断范围内，这将减少假阳性，提高超声的诊断准确率[150]。

2. 阑尾的显示在很大程度上依赖于检查者的经验，成功显示率之间差异较大。在最初的研究中，Puylaert 从未识别出一个正常的阑尾[89]。一项研究报告称，只有 2% 的正常阑尾能够通过超声检查显示[62]，而另一项研究在 67% 的健康对照组中观察到正常的阑尾[108]。一项针对健康对照组的研究发现阑尾的显示率为 82%[151]，一项由经验丰富的胃肠道放射科医生操作并使用先进技术进行的研究报告称，在 675 例患者中，阑尾的显示率为 99%。

3. 只显示阑尾近端部分可能会遗漏孤立性远端炎症的病例。此外，单平面扫查可能会将局部淋巴结或受压小肠误认为阑尾（图 15-42）。

4.穿孔。超声对阑尾炎穿孔诊断敏感性很低，穿孔后并发腹膜炎常使加压检查变得困难，坏死的阑尾也更加难以显示。

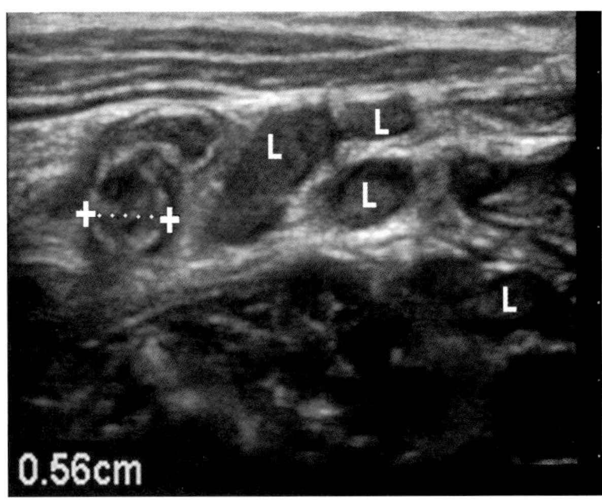

图 15-42　淋巴结和肠道。近端阑尾（卡尺）与邻近的肠系膜淋巴结（L）。

5. 技术难题。气体和脂肪组织会使超声声束发生散射，降低成像质量或导致声像图无法识别。对于肥胖患儿，应采用5MHz探头以增加组织穿透力。当阑尾被充气的盲肠和升结肠遮盖，或处于一个显示困难的位置（如盲肠后位）时，将探头沿侧腰部甚至后腰部放置可以改善盲肠后位阑尾的显示，或将一只手放在患者后腰的位置向上抬起，与前面放置的探头向下按压的作用是一样的[111,155]。

五、肥厚性幽门狭窄

肥厚性幽门狭窄（HPS）是婴儿肠梗阻最常见的原因，也是需要手术治疗的婴儿呕吐的最常见原因。幽门通道周围肌肉的过度生长会导致进行性胃出口梗阻。该病在出生婴儿中的患病率约为3/1000，活产男婴（尤其是第一胎男婴）患此病的几率是女婴的5倍[156]。

HPS是胃幽门肌肉不明原因的病理性肥大，与胃泌素升高、幽门神经节细胞功能不全有关，红霉素接触史也是致病原因之一[159]。它不是一种先天性疾病[160]。肥厚的肌肉阻碍了胃内容物的排出，导致持续的喷射性呕吐。虽然典型的发病年龄在3～6周之间，但HPS最早的发病年龄为生后10天，最晚的发病年龄为生后20周。

幽门肌切开术可治愈该病，且长期后遗症很少[161,162]。阿托品已在日本成功用于非手术逆转幽门狭窄，但这种治疗需要延长住院时间和门诊口服药物疗程，在美国并不是标准的治疗方案[163]。不及时治疗HPS的后果非常严重，患儿会出现持续呕吐，严重缺水，伴发低氯低钾及代谢性碱中毒等症状。

（一）临床概况

以往HPS的诊断是在适当的低龄年龄组，通过触诊右上腹的一个橄榄大小的肿块，并结合呕吐和代谢紊乱的病史做出的[161,166,167]。在过去的几十年里，出现这些典型表现的患儿数量有所下降。目前尚不清楚下降的原因，是因为患儿更容易、更早获得超声检查，还是因为医生诊断意识的增强[168–170]。

超声已成为诊断HPS的标准。这仍然是一种依赖于操作者经验的检查，但其准确率接近100%[171,172]。在超声检查诊断不明确或为阴性，但患者的体征和症状持续存在的情况下，超声检查后可再继以上消化道（GI）造影检查，敏感性可达100%，也可先行超声检查，若无法确诊或患儿症状持续存在时，再重复超声检查，其诊断敏感性可达97%。尽管上消化道造影作为初步诊断研究有潜在的好处，但超声仍是疑似HPS的首选检查方法[174,175]。超声是一种快速、无创的方法，可通过测量幽门的宽度和长度，来评估肥厚的幽门节段。GI造影与超声检查不同的是，它只能通过观察通过幽门的变薄的钡剂来反映幽门肌的肥厚，超声检查则可以显示肥厚的肌肉本身。超声检查很适用于婴儿，因为他们体型小，体脂有限，可以使用高频探头显示高分辨率的图像。外科住院医师和儿科急诊医生均认为幽门超声非常准确[176－179]。

（二）临床适应证

HPS超声检查适用于任何年龄在10天至20周的患儿，其临床表现为非胆汁性喷射性呕吐。在触诊时，先找到肝脏下缘，再沿肝脏下缘到上腹中部，然后在向脊柱按压的同时向尾部移动，可以发现肥厚的幽门。触及的橄榄大小的肿块应该可以在指尖下滚动[158]。

（三）解剖概要

幽门与胃大弯紧邻，通常位于腹中线的右侧，胆囊的下方，胃体位于幽门的左侧。当胃内充满液体时，幽门可能向后移位，有时出现在胃下方向左弯曲（图15-43）。

（四）检查前准备

如有必要，由父母抱着婴儿进行POCUS检查。使用温热的耦合剂，并让孩子使用蘸有葡萄糖水溶液的奶嘴，可以减少婴儿在检查时的烦躁不安。避免在母乳、配方奶喂养或口服补液时进行检查，除非已确定胃中存在液体潴留。

（五）检查技术和正常超声表现

HPS超声检查的内容包括显示肥大的幽门壁肌肉，测量其肌层厚度（MWT），动态观察幽门运动5～10分钟[151]。正常的幽门括约肌是分隔十二指肠和幽门窦的细薄环形肌，厚度< 3mm，长度不超过 14mm，病理性肥大时幽门肌肉变长增厚。

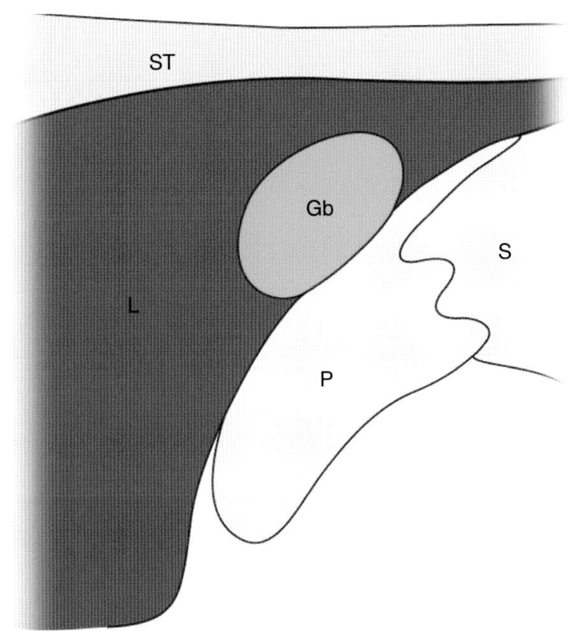

图 15-43 腹部幽门位置示意图。ST= 软组织，L= 肝，Gb= 胆囊，P= 幽门，S= 胃。

用高频线阵探头从前方在横断面上进行扫查，患儿取仰卧位（图 15-44），以肝脏作为透声窗，从剑突下位置开始，并向外侧追踪胃前壁。通过成角切迹确定幽门窦的起点，它看起来像胃壁上出现一个缺口。即使在正常患儿中，从长轴方向看，幽门肌也会有轻微增厚的外观。幽门通道的末端与十二指肠第一部分的交界处，通过肌壁厚度的突然变化或幽门环的弯曲外观来识别（图 15-45）。幽门通道的形状和长度随蠕动的变化而变化，在不同的检查时间内可能会出现不同的情况。胃内容物通过扩张的幽门通道或存在气体时，幽门后壁就显得模糊。在幽门痉挛的情况下，幽门通道出现塌陷，但应在 5 ～ 10 分钟内再次扩张。

只需测量低回声的肌肉层，而不需测量高回声的黏膜，仅在幽门中线的垂直横断面上测量。如果扫查中发现幽门肌层厚度在 2 ～ 3mm 之间变化或观察到胃内容物流入十二指肠，则提示为幽门痉挛而并非 HPS。

（六）普通急症及危重病症

幽门 MWT 仍然是最广泛接受的诊断标准，具有很高的准确性[175，181]。幽门 MWT 超过 3mm，且不随时间改变时可确诊 HPS（图 15-46）。另外，功能性评价也有助于诊断和排除 HPS[165，182]。发生 HPS 时，胃内容物通过幽门受限。HPS 的另一个表现包括“胃窦乳头征”，即增厚的幽门管黏膜向充满液体的胃窦突出（图 15-47）。

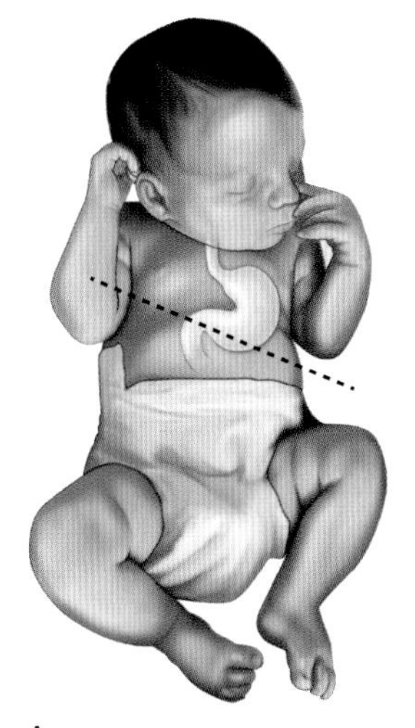

A

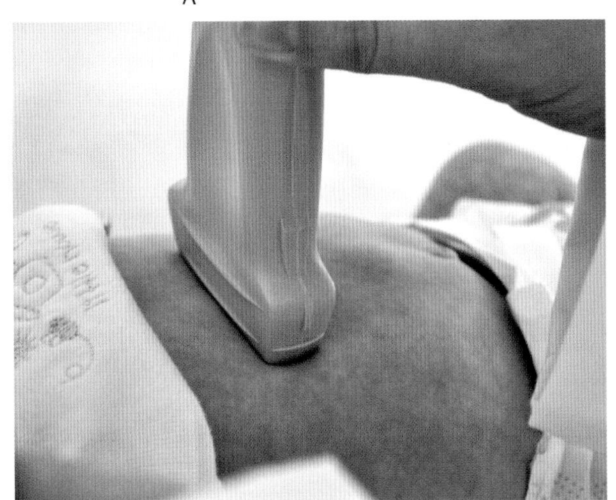

B

图 15-44 幽门扫查的探头位置。（A）幽门的方向线。沿着幽门长轴方向成像的平面（用虚线表示）位于横断面和矢状面之间。（B）初始探头位置。将高频线阵探头置于横断面上，并与幽门的长轴视图对齐。

（七）鉴别诊断

最重要的是要与幽门痉挛相鉴别。幽门痉挛患儿的 MWT 可能暂时超过 3mm，但随着时间的推移，可观察到肌壁松弛，以及胃内容物通过。积液的结肠或小肠声像图表现可与胃相似，其断面有时会被误认为幽门。胃内的气体可能会掩盖幽门的显示。将婴儿置于右侧卧位可使胃液优先充满幽门窦，形成更好的透声窗，同时胃内气体向胃底移动。对于胃液过度滞留和后位幽门的婴儿，将婴儿置于左后斜位可将幽门提升到更靠前的位置，使幽门更靠近探头。

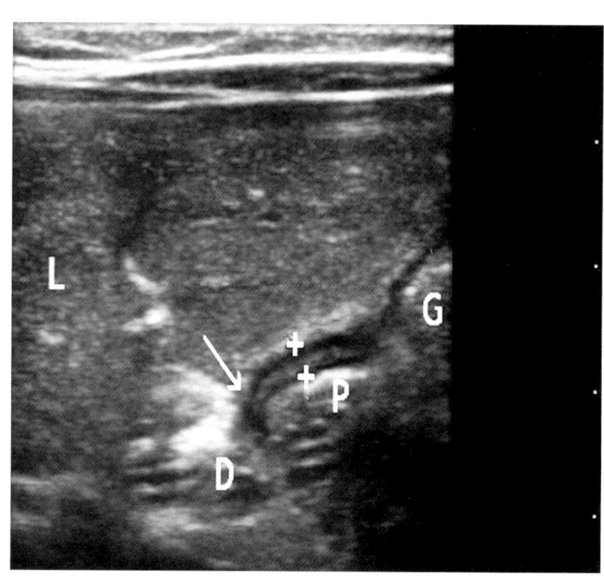

A

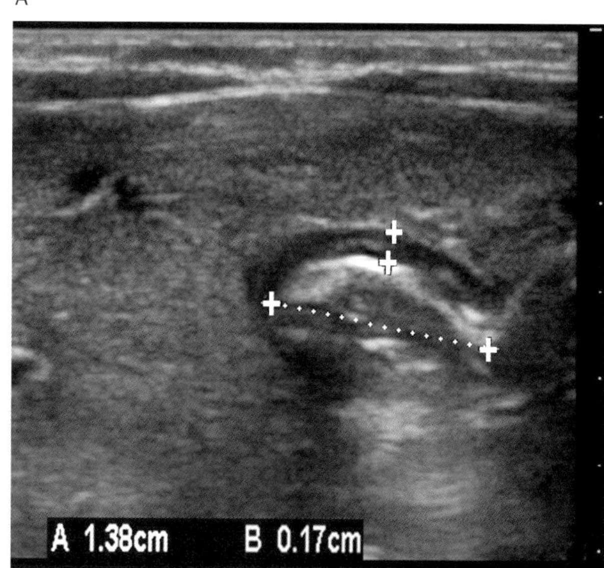

B

图 15-45　正常幽门。（A）幽门（P）和幽门括约肌（箭头），用肝脏（L）作为透声窗。（B）幽门管长度（卡尺A），MWT（卡尺B）。幽门后壁由于气体而显示不清。MWT=肌壁厚度（卡尺），G= 胃，D= 十二指肠。箭头指向幽门括约肌。

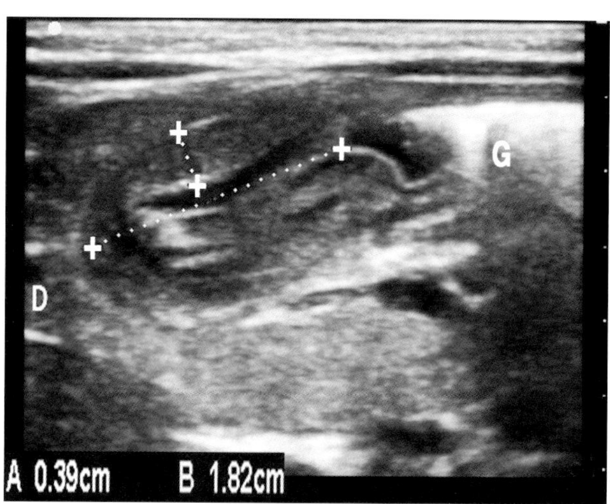

A

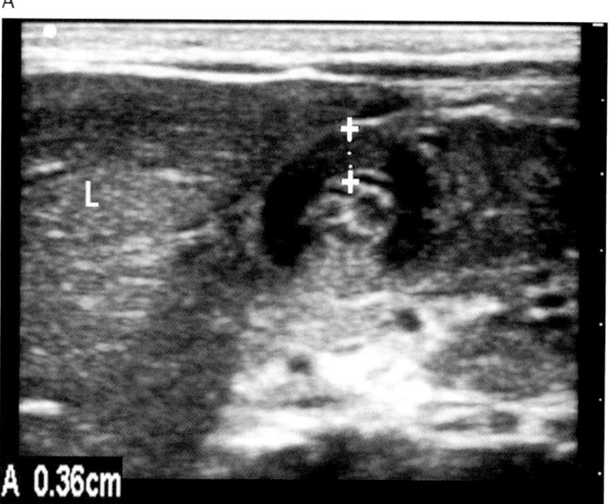

B

图 15-46　HPS。（A）长轴视图显示增厚的幽门肌壁（卡尺A）和位于胃（G）和十二指肠之间细长的通道（卡尺B），（B）短轴视图。L= 肝，D= 十二指肠。

（八）注意事项

1. 由于正常和异常幽门肌厚度差别常不足1mm，准确测量至关重要。有研究表明，8 例假阴性的结果中，有 7 例是由于操作不当造成的测量错误所致。测量时，应测量低回声的幽门肌层，不可包括黏膜层。仅在幽门的垂直横切面或纵切面的中线上测量。

2. 胆汁性呕吐提示梗阻位于幽门远端，有此表现的患儿应考虑是否为肠扭转合并旋转不良。

3. 超声发现幽门肌层增厚时应持续观察 5 ~ 10 分钟，以确定其厚度是否恢复正常。如果观察期内肌层厚度恢复到正常范围，则提示为幽门痉挛而非HPS。

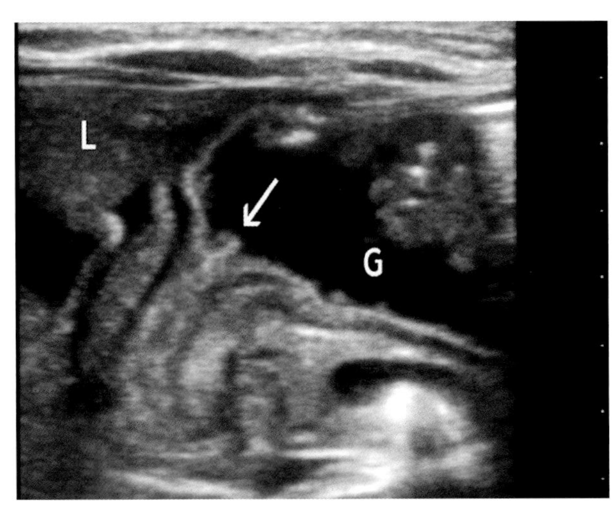

图 15-47　**胃窦乳头征。乳头状的肿块（箭头）突出到充满液体的胃窦（G）。L= 肝脏。**

4. 如果食道、十二指肠或胃壁增厚或有炎症，可能会被误认为是幽门。食道可能被误认为幽门，但可以通过其靠近主动脉的深层位置鉴别。

六、肠套叠

肠套叠是 3 个月至 6 岁儿童肠梗阻最常见的原因，发病高峰为 10 ～ 14 个月，65% 的患儿出现在 1 岁以下[183]。每年每 10 万名儿童中约有 50 人患病，在白种人中更为常见[184,185]。

大多数肠套叠的病因不明。当一段肠道内陷并套入与其相连的远端肠管内时，就会发生这种情况。每当肠道蠕动时，就会引起间歇性疼痛。发病诱因有时是肠壁有肿块或“套叠起点”，如 Meckel 憩室或淋巴瘤，病变肠管在蠕动的作用下被推挤入远端肠腔。只有大约 20% 的儿童肠套叠病例可以发现套叠起点。据统计，回盲部是儿童肠套叠最常见的发病部位，因为肠系膜淋巴结中的淋巴组织增生可能是发病的起因[186]。

患儿典型表现为严重、间歇性腹痛和嗜睡的病史。虽然接近 75% 的肠套叠患儿均有不同程度便血，但间歇性腹痛、呕吐、果酱样便这样的典型三联征只见于不到 20% 的患儿[183,187,188]。此外，只有大约一半的儿童肠套叠患者有可触及的腹部肿块，通常位于右上腹。一项大型前瞻性研究表明，如果患儿年龄小于 5 个月，且腹部 X 线片呈阴性，或者患儿年龄大于 5 个月，X 线片呈阴性，无胆汁性呕吐，并存在腹泻，则发生肠套叠的风险非常低[189]。

肠套叠延误诊断会加重肠壁水肿、缺血，并导致肠穿孔，最后不得不采用外科治疗。对于早期肠套叠，采用 X 线透视或超声引导下水灌肠或气体灌肠方法即可治愈，但治疗后短期复发率在 5% ～ 10%，怀疑肠缺血、穿孔或临床表现不稳定的患儿需要外科治疗。

（一）临床概况

肠套叠临床检查的特异性较差，通常需要进行诊断性影像学检查[189,192–196]。评价肠套叠常用的影像学方式包括腹部平片、灌肠造影和超声。

典型的 X 线平片表现包括腹部右侧有“靶环状”或“新月状”软组织肿块、盲肠气体消失或小肠梗阻[188,197,198]。X 线平片特异性较差，一项研究显示只有 3% 的图像最终确定为阳性，而非可疑或阴性[189]。虽然正常的 X 线片结合低风险病史和检查结果可能排除诊断，但正常的 X 线片可能会遗漏高达 45% 的肠套叠患者[199–200]。获得三张 X 线照片可以显著提高 X 线平片的灵敏度[192]。如果平片检查发现游离气体，即可确定诊断，因为在肠穿孔的情况下，不能进行造影检查，而且需要手术探查。不幸的是，在肠套叠和证实穿孔的儿童 X 线平片上通常看不到游离气体[186]。

钡剂或充气造影灌肠是诊断肠套叠的金标准，此检查兼具诊断和治疗作用。肠套叠的复位包括在透视或超声引导下向直肠注入液体或空气，并将内陷肠段推移复位。尽管有一定创伤性，但仍是一种相对安全的方法，其辐射低，穿孔的风险小于 1%[187]。

由于空气灌肠的成功率高，目前使用空气灌肠比钡剂或其他液体灌肠剂更受欢迎，然而，它的使用仍具有一定的局限性[192,201]。空气灌肠剂较清洁，辐射量也更少，穿孔率略高于钡灌肠（1.4% 比 0.2%），但与空气灌肠相关的穿孔较小。空气泄漏到腹膜间隙也比钡剂泄漏引起的问题更少[197]。当灌肠手术第一次不成功时，在特定的情况下可以重复三次[202–204]。

近年来，超声作为疑似肠套叠的初步诊断方法，比灌肠更受欢迎。它的明显优势是完全无创，无辐射暴露，如果需要，可以在急诊床旁进行。

多项研究表明，超声对肠套叠的诊断准确率为100%[161,187,188,197,205,206]。尽管超声操作者之间存在差异，但一项研究显示，超声科主治医师和初级超声科住院医师之间的超声检查准确率相当[207]。即使是儿科ED的初级超声检查者，其阳性似然比也为29[208]。此外，超声检查可以定位病变位置，这些病变位置即为肠套叠处，而对比灌肠则通常不能定位套叠位置。超声还可以识别出可能预示灌肠复位失败的体征，如游离液体滞留[209,210]，壁内空气[211]，或在多普勒成像上无血流显示[212－214]。这些发现都不是稳定患儿尝试灌肠复位的禁忌证。

超声检查的主要缺点是，如果诊断为肠套叠，患儿仍然需要进行造影剂灌肠来复位。超声引导已用于灌肠复位，成功率与透视相当[191,215,216]。

关于超声检查或对比灌肠是否应该作为肠套叠的首选成像方式，仍存在一些争议[217]。

（二）临床适应证

任何临床怀疑肠套叠的患儿均应行超声检查，患儿多表现为严重间歇性腹痛，常伴有呕吐，右侧腹部可触及包块，大便隐血阳性。

（三）解剖概要

在典型的发病年龄（6个月至2岁）的患儿中，最常见的肠套叠类型是回结肠肠套叠。盲肠位于右下腹，是夹在前腹壁肌肉组织和腰大肌之间的充气结构。如果回肠末端嵌套入盲肠，会形成典型的肿块。5岁及以下儿童中，45%的乙状结肠可卷曲分布于右下腹，需与盲肠相鉴别。

（四）检查技术和正常超声表现

使用高频线阵探头来评估肠套叠。患儿取仰卧位，使用温热的耦合剂。

从肝曲的横切面开始检查，确定横结肠和升结肠。从那里开始，升结肠可以从侧腹向下延伸到右下腹的盲肠。识别活跃蠕动的末端回肠过渡到正常的盲肠，以排除回结肠肠套叠。

正常结肠与小肠的区别在于其体积较大和不蠕动。结肠也有规则的结肠袋，在右腹部矢状面的升结肠上显示最清楚（图15-48）。正常的肠道可能含有空气（强回声，后伴声影）、液体（无回声）或粪便（混合或斑点状回声）。

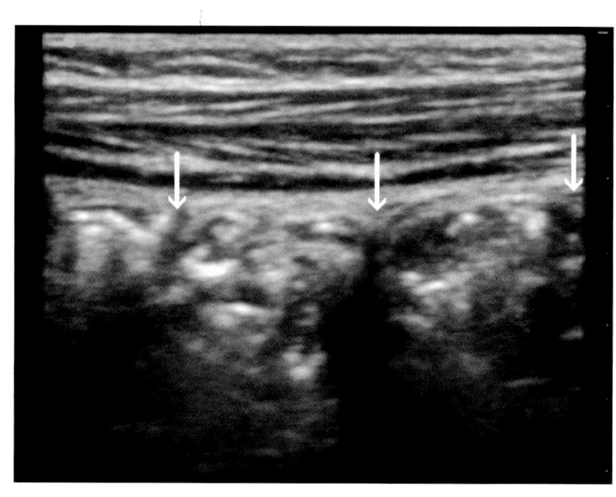

图15-48 矢状面上正常的升结肠，可见规则的结肠袋（箭头）。

如果通过体格检查可触及腹部肿块，则应在多个平面上扫查该区域。如果没有触诊到肿块，并且右下腹没有发现正常的回盲部连接，则应沿着结肠的路径从盲肠和末端回肠尽可能向远端移动，寻找腹壁深处的肿块。

（五）普通急症及危重病症

回结肠肠套叠最常见于右上腹[216]。当沿肠套叠的纵向平面成像时，肠套叠段可能出现多个厚的低回声层，与正常的近端和远端肠道明显不同，或者可能具有与肾脏相似的外观（“假肾征”）（图15-49A）。

另一个常见表现是一个高回声中心（肠内容物）被一个低回声环（肠壁）包围，称为“靶环征”。这可以在肠道的横切面上看到（图15-49B）。典型的肠套叠直径为3～5cm，在超声显示器上几乎占满整个屏幕，因此相对容易识别[186]。

（六）鉴别诊断

在疑诊肠套叠的患儿中，20%可由其他疾病所引起。其中1/4患儿可通过超声检查发现其他异常表现，包括肠壁非特异性增厚（克罗恩病、过敏性紫癜、小肠结肠炎）、肠管扩张积液、腹腔游离积液、肠系膜淋巴结肿大、卵巢囊肿、肠扭转等。游离腹腔积液并不一定意味着穿孔，可在高达 50% 的肠套叠患儿中发现[218,219]。

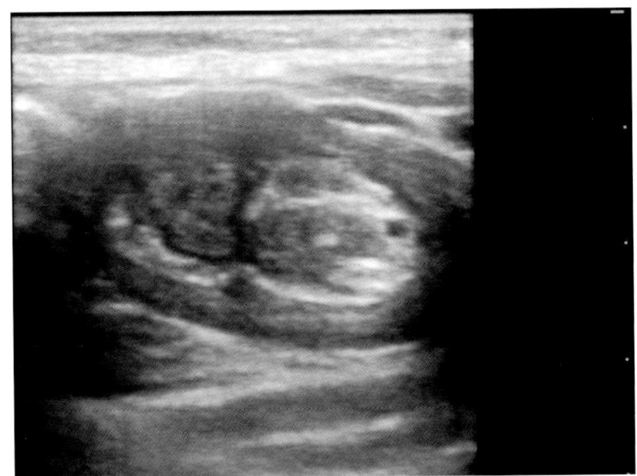

A

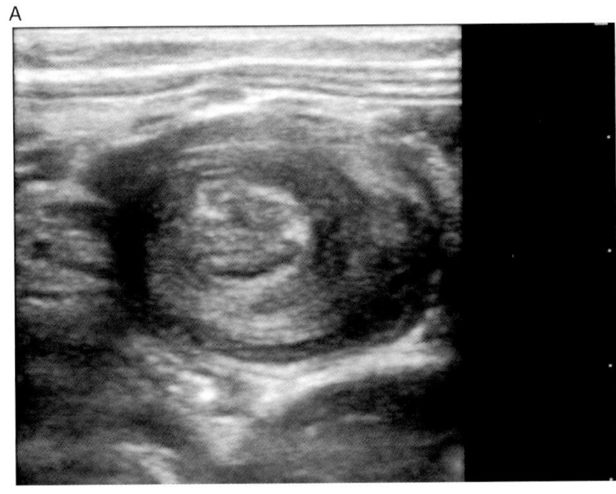

B

图15-49　肠套叠。（A）肠套叠的纵向图像显示为“假肾征”。肠套叠的低密度区为水肿的肠壁。中央高回声为肠内容物（也可能是肠套叠的肠系膜脂肪）。（B）升结肠横切扫查显示肠套叠的“甜甜圈”外观。外环为肠套叠，内环为套入部。

在 5% 的肠套叠患儿存在着诱因，如 Meckel 憩室、肠重复囊肿、肠息肉或淋巴瘤等，超声检查可以发现这些病变，还能发现诸如多囊肾、HPS、Wilms 瘤等其他肿块，以及气腹等并发症。

（七）注意事项

操作医师的经验不足是造成超声诊断假阳性的常见原因，研究表明，结肠内的粪块最容易被误认为肠套叠，其他如过敏性紫癜引起的肠壁血肿、肠壁非特异性增厚和炎性肠病等也是导致超声诊断假阳性的原因。

七、脱水

在疑似脱水的急诊儿童患者中，很难获得准确的脱水状态的临床测定。脱水的金标准是病程中体重的变化，这在急性期往往是不适用的。

记录出入量，如口服摄入量以及大便量和尿量，往往不准确。其他的评估方法，依赖于一系列的体征、症状和实验室检查，通常也被证明是主观和不准确的[221,222]。

（一）临床概况

通过比较 IVC 与主动脉的最大直径，可以客观地确定是否存在严重脱水，严重脱水的定义是液体量丢失占体重 5% 或以上。这种快速且无创的方法被认为是相对准确的[223]。将 IVC/ 主动脉比值与世界卫生组织脱水量表、医用脱水评估表和 IVC 吸气塌陷进行比较，结果显示 IVC/ 主动脉比值在正确确定儿童严重脱水方面效果更好[224,225]。此外，这个简单的应用程序能使具有不同超声训练水平的医生可靠地获得脱水状态的可比测量值[225]。

确定 IVC/ 主动脉比值，可以帮助临床医生识别严重脱水的患儿，否则他们可能会被漏诊。这种方法还可以识别出通过口服补液便能治疗的患儿，以减少不必要的干预和医疗资源的浪费，这在资源有限的情况下尤其重要[225]。

（二）临床适应证

超声测定脱水状态适用于可能有严重脱水的患儿。类似的技术也可用于确定儿童患者的低血容量性休克。

（三）解剖概要

在上腹部椎体前方横切面上，可见 IVC 和主动脉。IVC 表现为肝脏后方的非搏动性结构，位于搏动性主动脉的右侧。IVC 的形状从圆形到椭圆形、扁平形不等。IVC 通常会因吸气而塌陷。

（四）检查前准备

无论患儿是在床上还是在护理人员的腿上，都可以使患儿处于仰卧位来精确测量 IVC/ 主动脉比值，这可以减少患儿的焦虑，并有助于图像采集。

温热的耦合剂有助于患儿在整个检查过程中保持舒适和平静。

（五）检查技术和正常超声表现

高频线阵探头或凸阵探头最适合新生儿和婴儿，而相控阵探头最适合年龄较大的儿童和青少年。对深度、频率和增益的调整可以进一步提高图像质量和测量的准确性。

为了获得 IVC 和主动脉的横断面图像，将探头放置在剑突下中线处，并将示标指向患者的右侧。冻结图像并通过电影回放功能获得两条血管前后直径的测量值（图 15-50）。测量 IVC 的最大宽度（在呼吸周期的呼气期）和主动脉的最大宽度（在收缩期）[226]。

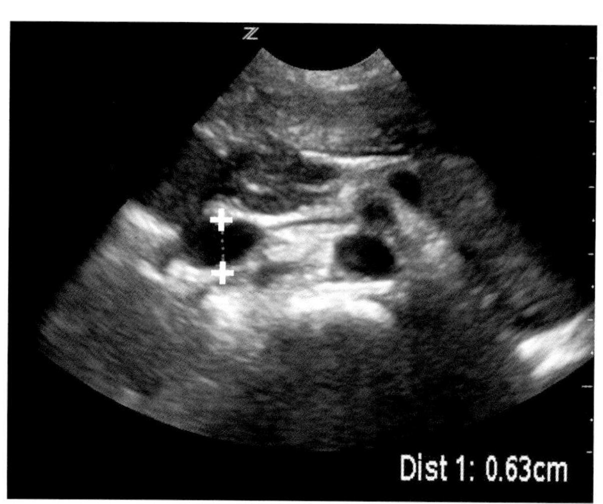

图 15-50 横断面示 IVC 和主动脉。IVC 前后直径的卡尺测量。

或者，在纵断面上扫查血管。在脱水患者中识别纵断面中的 IVC 可能比较困难，但它可以显示 IVC 测量的具体位置。IVC 通常在肝静脉入口远端约 2 ～ 3cm 处测量（图 15-51），不应在右心房连接处测量[227]。

（六）常见疾病

IVC/ 主动脉比值 ≤ 0.8 表明严重脱水。这一临界值的敏感性为 86% ～ 93%，特异性为 56% ～ 59%[224,225]。

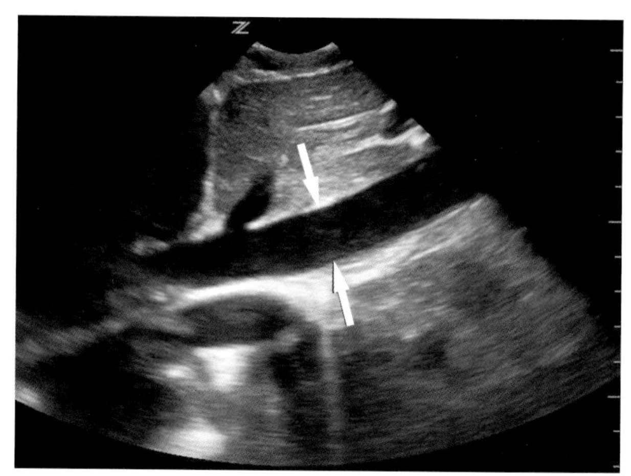

图 15-51 IVC 的测量通常在肝静脉入口远端 2-3cm 处（箭头）。

（七）鉴别诊断

IVC/ 主动脉比值为 1.2 或更高，没有吸气相的 IVC 塌陷，表明液体超负荷[228]。

（八）注意事项

1. 使用 IVC/ 主动脉比值评估脱水状态，只能确定患者目前的脱水状态。这种测量方法的预后价值及其在指导补液治疗中的作用尚不清楚。

2. 在纵向视图中测量 IVC 和主动脉的前后直径时必须谨慎。探头必须平行且位于血管的正上方，以确保测量直径的准确性。因此，在横断面上的测量可能更准确。

3. 测量肝静脉入口的远端和肾静脉近端的 IVC。右心房和 IVC 交界处的测量可能存在误差，因为肌膜附着，降低了血管的顺应性[227]。从纵断面视图过渡到横断面视图进行测量可能是最好的方法，在纵断面视图中，肝静脉清晰可见。

4.IVC/ 主动脉比值的准确性取决于正常的心功能和正常的肺动脉压。心功能下降或肺动脉压升高可改变 IVC 的口径，并导致对脱水状态的高估。

5. 机械通气患者的 IVC 随呼吸的改变发生逆转，在吸气期间 IVC 扩张（> 18%）是液体反应的预测因子。

八、尿液采集

（一）临床概况

尿液采集是对急诊患儿的一项重要评估。对于不能自行提供尿液样本的儿童患者，为了尿液分析和培养的目的而收集尿液是一种常见的方法。因侵入性最小，目前收集尿液的优选方法是导尿，通常在床旁执行这种安全、准确和快速的操作[229]。

一种同样有效的可替代导尿的方法是膀胱引流。这种技术通常适用于由于解剖结构障碍而无法进行导尿或有禁忌证的尿道疾病患儿。

对创伤性尿道损伤或尿潴留的患儿，耻骨上穿刺法对于膀胱引流也是必要的。

两种方法的并发症发生率均很低，仅为0.2%，微量血尿是导尿最常见的并发症，可自行消退。其他的并发症，如膀胱炎，也是很罕见的。耻骨上穿刺法最常见的并发症也是微量血尿，发生率为4%，通常在24小时内消失[231]。其他并发症，如肠穿孔和肉眼血尿很少发生，通常会自行消失，不会产生进一步的后遗症[232,233]。

超声的使用提高了这两种技术的成功率[57]。超声的使用使尿道导尿术的成功率从70%上升到95%[234,235]；将耻骨上穿刺法的成功率从约60%提高到高达96%[231,235,236]。

此外，对于等待盆腔放射检查的女性患者，POCUS可用于评估膀胱容量。在一项研究中，在急诊中进行膀胱超声检查的患者在随后的盆腔放射检查中等待时间减少，首次成功率提高[237]。

（二）临床适应证

超声辅助导尿术或超声引导耻骨上穿刺术适用于不能自行排尿且需要未受污染尿液标本的患儿，以及有尿潴留或梗阻的患儿。临床情况将决定哪种方法更适合。此外，需要充盈膀胱进行后续成像的患者将受益于使用POCUS来评估尿量。

（三）解剖概要

膀胱位于下腹部中线处，排空时大部分位于耻骨联合后方。尿液充盈后膀胱体积增大可至耻骨联合上方。低龄婴儿的膀胱充盈后位置常偏后，会给耻骨上穿刺带来困难。膀胱靠近腹腔前侧，完全或部分充盈时，是耻骨联合上方水平最浅表的腹部脏器，膀胱的这种解剖位置有利于从前腹壁穿刺而不伤及其他腹部脏器。

（四）检查前准备

患儿可以处于几乎任何体位来识别膀胱和评估膀胱容量。在患儿仰卧位下进行超声引导下的膀胱引流。接受引流的患儿可能需要一定帮助以控制体位和使用非侵入性的抗焦虑辅助方法或药物。

（五）检查技术和正常超声表现

根据患儿的体型，使用线阵、凸阵或相控阵探头扫查膀胱。将探头置于耻骨联合正上方，在下腹部中线做矢状面扫查（图15-52）。探头向下移动时应适当调整探头位置，以免受到耻骨联合后方声影的遮盖。确定位于中线的膀胱为一个三角形的囊性结构。当膀胱充盈时，其各个角显得更圆。

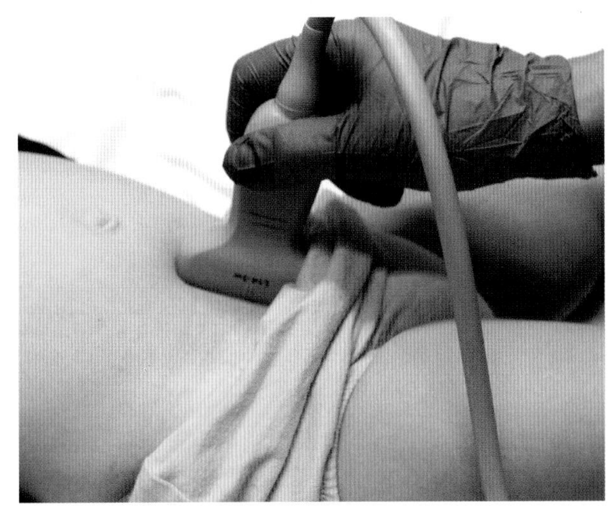

A

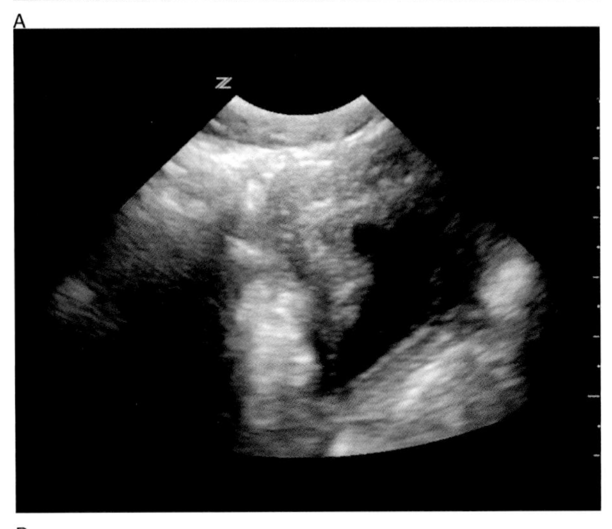

B

图15-52　膀胱。（A）探头应放置在耻骨联合的正上方，在下腹部中线做矢状面扫查。（B）部分充盈膀胱的矢状面超声图像。

（六）导尿法

在收集尿液前使用超声检查显示膀胱，以确定膀胱中有足够的尿液，确保操作成功。对于那些怀疑膀胱不充盈的患儿（如之前排过尿或有显著脱水），超声检查帮助更大。

目前，估算穿刺所需膀胱尿液容量（最小 2 ～ 2.5mL）有数种方法，一维、二维和三维测量方法正确率相似，均在 94% ～ 100%，由于各种研究包含样本数较小，尚无法比较各种方法的优劣。最简单的尿量估计方法是测量膀胱的横径，当其＞ 2cm 时才适于导尿收集（图 15-53）[238]。30 分钟的补液治疗通常足以充盈膀胱。

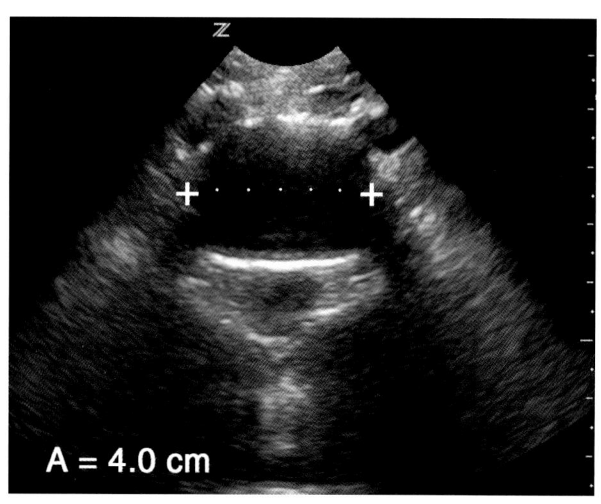

图 15-53 尿液收集量的估计。膀胱的横断面视图测量值为 4.0cm。当横径＞ 2cm 时，通常适合收集尿液。

（七）耻骨上穿刺法

有两种不同的超声方式进行耻骨上穿刺。超声监测是指通过超声明确膀胱内尿液是否适合穿刺，并确定最佳进针点，在穿刺过程中，则无须超声引导。而超声引导则是指在穿刺过程中用超声实时显示进针的整个过程。初步研究结果显示，超声引导法并不能明显提高超声耻骨上穿刺的成功率。

在尝试穿刺之前，膀胱必须有足够的尿液。如果横径测量值＞ 3.5cm，则尿液可成功收集；而如果测量值＜ 3.0cm，则尿液收集可能会失败[240]。如果膀胱直径不足，可以在大约 30 分钟后重新检查。

在进针前，从横断面扫查膀胱，确定中线位置。进行无菌消毒，将 22 或 23 号穿刺针垂直于皮肤直接插入膀胱，在耻骨联合上方一指宽处进针（图 15-54）。当针头向膀胱推进时，注射器保持持续的负压。推进针头，直到它进入膀胱，用注射器抽吸尿液。通过超声图像上的深度标记来确定针的最大放置深度。如果第一次超声引导穿刺后没有收集到尿液，则使用实时超声引导进行第二次尝试。

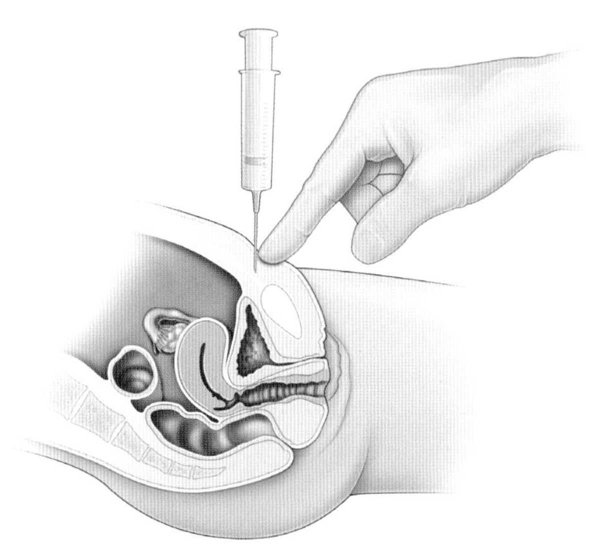

图 15-54 耻骨上穿刺法。在耻骨联合上方一指宽处进针，穿刺针垂直于皮肤，直接穿刺进入膀胱，超声引导（间接或直接）可以确定更准确的穿刺位置。

（八）注意事项

1. 如果使用冰冷的超声耦合剂刺激膀胱或膀胱压力过大，婴儿可能会自发排尿，因此，首选加热的耦合剂和最小的探头压力[229]。

2. 尽管并发症极为罕见，耻骨上穿刺仍有可能导致严重的医源性损伤。

3. 其他充满液体的结构可能会被误认为是膀胱。全面地观察膀胱和周围的解剖结构可降低这种风险。膀胱壁的特征有助于将其与围绕游离腹腔内液体的邻近结构区分开来。充满液体的肠道会有间歇性蠕动和不均质内容物。

参考文献

完整的参考资料列表可在网上找到
www.mhprofessional.com/mamateer4e.

第 16 章 早期妊娠

Christian L. Ball, Jamie M. Hess, and Robert F. Reardon

超声是用于妊娠检查的主要影像学方法。在早期妊娠并伴有阴道流血或腹痛的患者中，超声可以用来鉴别异位妊娠、先兆流产及胚胎死亡[1-3]。早期妊娠的急诊超声检查主要目的是明确是否为宫内妊娠，其次可以检出异位妊娠征象，并评估宫内妊娠发育情况以及鉴别引起腹痛和阴道流血的其他疾病[4]。另外，超声检查发现盆腔内游离液体可以帮助急诊医师迅速做出异位妊娠破裂出血的判断。急诊床旁超声检查并不能确诊所有早期妊娠的相关疾病[5]。因此，在首次有重点的床旁超声初步筛查后，应再进行一次全面的盆腔超声检查，具体时机则根据临床情况决定。

一、临床概况

腹部疼痛和阴道流血是早期妊娠患者的常见主诉。急诊医师的任务在于是否能做出妊娠的诊断，并利用有效的检查方法来确定患者的病因。

随着妊娠生化检测敏感性的提高，早期妊娠几乎不会漏诊。人类绒毛膜促性腺激素（β-hCG）定性尿检的检出阈值约为 20IU/L，且在着床后 1 周（3 周孕龄）即能检出。当尿液高度稀释时（比重＜ 1.010），尿检结果可能为假阴性，此时应考虑进行血清 β-hCG 定量检测[6]。

有急诊症状或高危因素的患者如确诊怀孕，那么早期妊娠相关疾病，尤其是异位妊娠必须予以考虑。那些有腹痛、阴道出血、眩晕、晕厥或任何异位妊娠高危因素的患者，都需要对她们的妊娠状况进行评估，如受孕位置、发育情况及孕龄等，这些因素对做出诊断非常重要。其他如盆腔游离液体或盆腔肿块的发现都可能影响患者的治疗方案。

许多诊断方法可用于检测早期妊娠相关疾病，如血清 β-hCG 和孕酮水平检测、刮宫、后穹隆穿刺以及腹腔镜等，但对病因的整体评估能力不如超声。此外，其他影像学方法如 CT 则不常用于检测早期妊娠的相关疾病。MRI 也是早期妊娠疾病检查的二线选择，因为并不是所有医疗机构都可以做 MRI，而且耗时长，再者孕期禁忌使用钆对比剂。

β-hCG 由滋养细胞产生。在妊娠早期血清 β-hCG 水平急剧上升，并可用于估计正常宫内妊娠的受孕时间。然而，异常妊娠的 β-hCG 水平范围较广，因此，单凭这个指标并不能鉴别正常妊娠和异常妊娠[7]。

孕酮由黄体产生，在正常妊娠过程中，血清孕酮水平保持相对较高。然而，在异常妊娠如异位妊娠时，血清孕酮水平普遍较低，并在受孕失败后下降。因此，临床医师如没有床旁超声时可利用孕酮水平区分正常妊娠和异位妊娠[8-9]。然而，比起经阴道超声检查，这些方法并不十分有效和准确。初步研究认为，在经阴道超声不能确诊的情况下，孕酮检测对明确诊断有一定作用。一项研究发现，孕酮水平≥ 11ng/mL 的患者宫内妊娠的可能性明显较异位妊娠或流产者高（敏感性 91%，特异性 84%）[10]。另一项研究显示，在超声不能确定（如非特异性游离液体或宫内未见孕囊）的情况下，孕酮水平低于 5ng/mL 对异位妊娠的诊断敏感性为 88%（但特异性只有 40%）[11]。

清宫术可明确诊断宫内妊娠，但这个检查只适用于需要终止妊娠或确定妊娠失败的情况下。由于吸刮术是一项侵入性检查，且其他检查方法亦可提供类似信息，所以对于急诊评估早期妊娠作用不大。

腹腔镜检查对于宫腔外病变是一种很好的检查方法，尤其对异位妊娠[12]。但是它不能检查宫腔内情况及胚胎发育情况。由于超声是非侵入性检查并能提供较多诊断信息，因此腹腔镜最近应用较少[13]。只有在超声不能明确诊断时，腹腔镜才可作为辅助诊断及治疗的方法。

在妊娠早期进行超声检查有许多好处。作为一种理想的检查方法，超声可以同时观察宫内及宫外病变情况，且对胚胎无明显不良影响，可以根据需要重复检查。与刮宫术和后穹隆穿刺术相比，超声具有无创性的优势和良好的耐受性[14]。相对于刮宫术及腹腔镜检查，超声能有效识别宫内或宫外妊娠位置[15]。与血清标志物相比，超声可以迅速识别异常妊娠或评估胎儿发育情况。此外，超声可以准确地测量孕龄，而血清标志物只能给出大致估计。最后，通过超声观察宫腔外团块大小及腹腔出血量可以评估异位妊娠患者的风险等级。

在妊娠早期使用超声检查的主要缺点是：妊娠 3 ～ 5 周龄期间可能看不到妊娠囊。在此期间，尿妊娠试验更加敏感，结果可呈阳性，但妊娠囊通常太小，无法识别，即使是经阴道超声。超声检查的另一个不足是它依赖于设备和操作者的经验。因为临床医师往往根据超声检查结果制定治疗方案，所以必须了解因每次检查者和使用仪器不同所致结果差异的局限性。

二、临床适应证

任何有早期异常妊娠危险因素的患者都应进行盆腔超声检查。症状和体格检查结果通常包括腹部疼痛或压痛、阴道流血、眩晕、晕厥、盆腔肿块或子宫大小与孕龄不符[16]。异位妊娠危险因素包括盆腔炎、输卵管结扎、输卵管手术史、高龄产妇、安放宫内节育器、异位妊娠史以及不孕史。多数异位妊娠患者有腹部疼痛、阴道流血、头晕等症状，但一些患者无相关症状。由于没有迹象或症状是绝对的，因此医师必须保持高度警惕，不能忽略任何细微的发现。此外，任何出现不明原因休克的育龄妇女都应立即进行腹部及盆腔超声检查，甚至应早于妊娠试验检查[5]。

早期妊娠急诊超声检查的主要目的是鉴别宫内及宫外妊娠，对于多数患者来说 POCUS 能立即做出诊断[15]。

急诊盆腔超声对以下早期妊娠相关疾病的诊断亦有帮助：

- 流产。
- 多胎妊娠。
- 盆腔肿块。
- 卵巢扭转。
- 妊娠滋养细胞疾病（GTD）。

（一）宫内妊娠

早期妊娠超声检查最易见到正常的宫内妊娠。因为识别宫内妊娠很简单，即使是无经验的超声医师也能有效地作出诊断（图 16-1）[17]。一般来说，发现宫内妊娠几乎可以排除异位妊娠的可能性。然而，接受人工受孕的患者发生异位妊娠的风险显著增加，通常会出现宫内妊娠和异位妊娠同时存在的情况。虽然确诊宫内妊娠的低风险患者不需要进一步排除异位妊娠，但对于有异位妊娠症状的接受人工辅助受孕的妇女应更仔细地筛查异位妊娠。

约 70% 有腹痛或阴道流血的早孕患者，床旁超声检查可以发现宫内妊娠，并不需要进一步检查[18]。但对于 3 ～ 5 周孕龄的患者应该小心，因为此时超声图像不易区分宫内及宫外妊娠。

确定宫内妊娠且有胎心搏动可以为患者妊娠的结局提供一些保证。那些超声发现有胎心搏动的患者发生流产的概率要比其他类似患者低得多[19,20]。然而，临床医师应避免给予患者错误的预后信息，即使在发现正常宫内妊娠的情况下，也应谨慎告知患者急诊床旁超声检查只是有针对性的检查，而不能检测胎儿异常。当然，有腹痛或阴道流血的患者仍有较大概率发生流产。

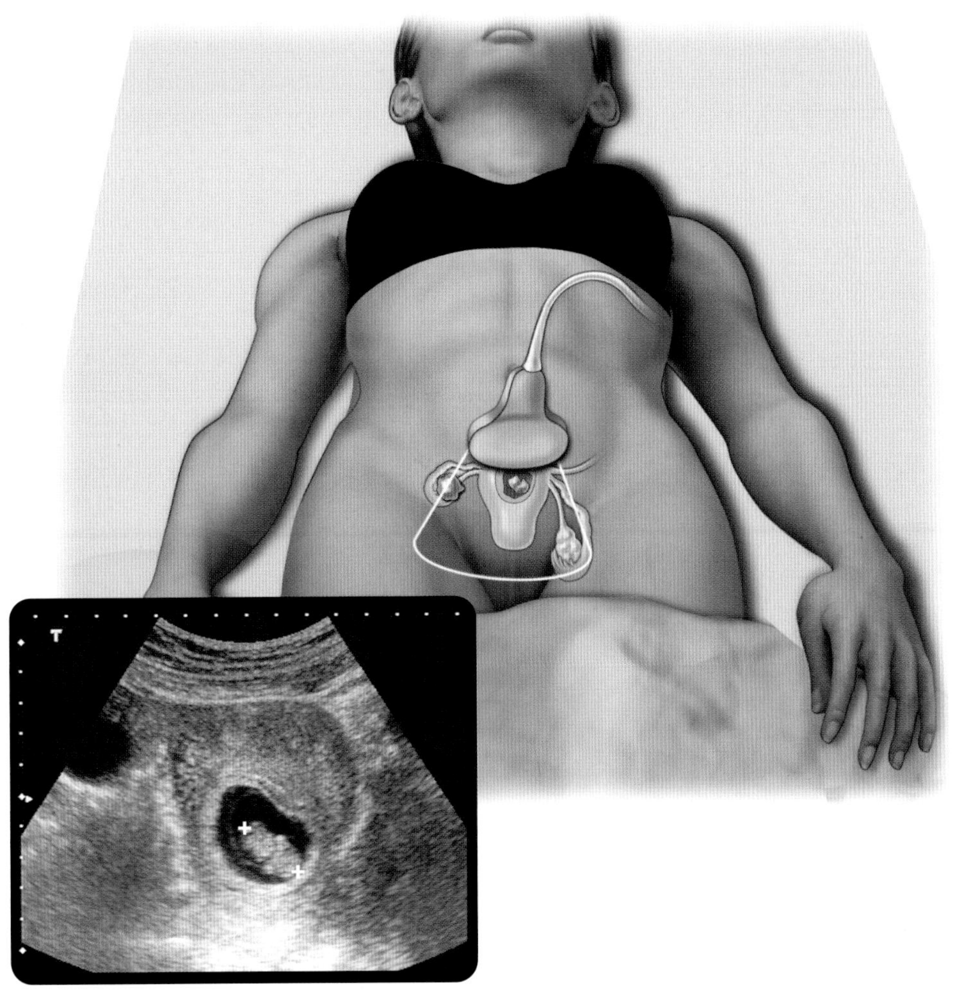

图 16-1 宫内妊娠。超声技术和表现在本章的相应章节中概述。

当然，确定孕龄并不如排除异位妊娠那么重要，但有半数孕妇忘记了末次月经时间，因此当子宫大小与孕龄不符或末次月经时间不明确时，超声可用来确定孕龄。超声确定孕龄十分简单且快速，而且在早期妊娠时更准确。产科医师应重视胚胎大小的测量，尤其那些不记得末次月经时间或没有正规产前检查的患者。当产科医师在 24 周后确定胎儿的生存能力时，或考虑为那些子宫大小与孕龄不符的患者进行引产时，胎儿的早期超声检查显得十分重要。

（二）异位妊娠

在美国妊娠妇女中异位妊娠的发生率约为2%[21，22]。然而，在有症状的急诊患者中，这一疾病的发病率要高得多，有报道可达4.5%～13%[8,23-25]。在过去的20年里，异位妊娠的发生率翻了两番[21]。而在同一时期内，因异位妊娠破裂死亡的病例已大为减少。而这一比率的下降主要归功于对该病的认知和诊断能力的提高（如使用经阴道超声）[13]，从而做出早期诊断和治疗。尽管有了这些改进，但仍有相当比例的异位妊娠被漏诊[26]，并且异位妊娠仍然是孕妇死亡的主要原因[27]。

宫内外复合妊娠（指宫内及宫外妊娠同时发生）在过去的几十年中也更为常见。1948 年，在假定异位妊娠发病率 0.37% 的基础上估计，该病的发生率约为 1/30 000[28]。而如今，异位妊娠发生率约为 2%，这就可以解释为何异位双胎妊娠的发生率高于以前的估计。一些研究认为，异位双胎妊娠的发生率高达 1/8 000[28-33]。在服用促排卵药物或体外受精的患者中，该病的发生率明显提高（可达 1/100）[34-36]。

急诊医师在预防异位妊娠患者病死率方面有着重要作用[37]。早期诊断异位妊娠的患者可使用保守疗法，如甲氨蝶呤治疗[13，38]。盆腔超声是做出早期诊断的主要检查方法（图 16-2）。急诊医生进行盆腔超声检查，并解释超声检查结果，可以有效地评估异位妊娠。在对 2000 多名患者的 10 项研究的分析中，急诊医生进行的 POCUS 检查对异位妊娠的敏感性为 99.3%，阴性预测值为 99.96%[39]。

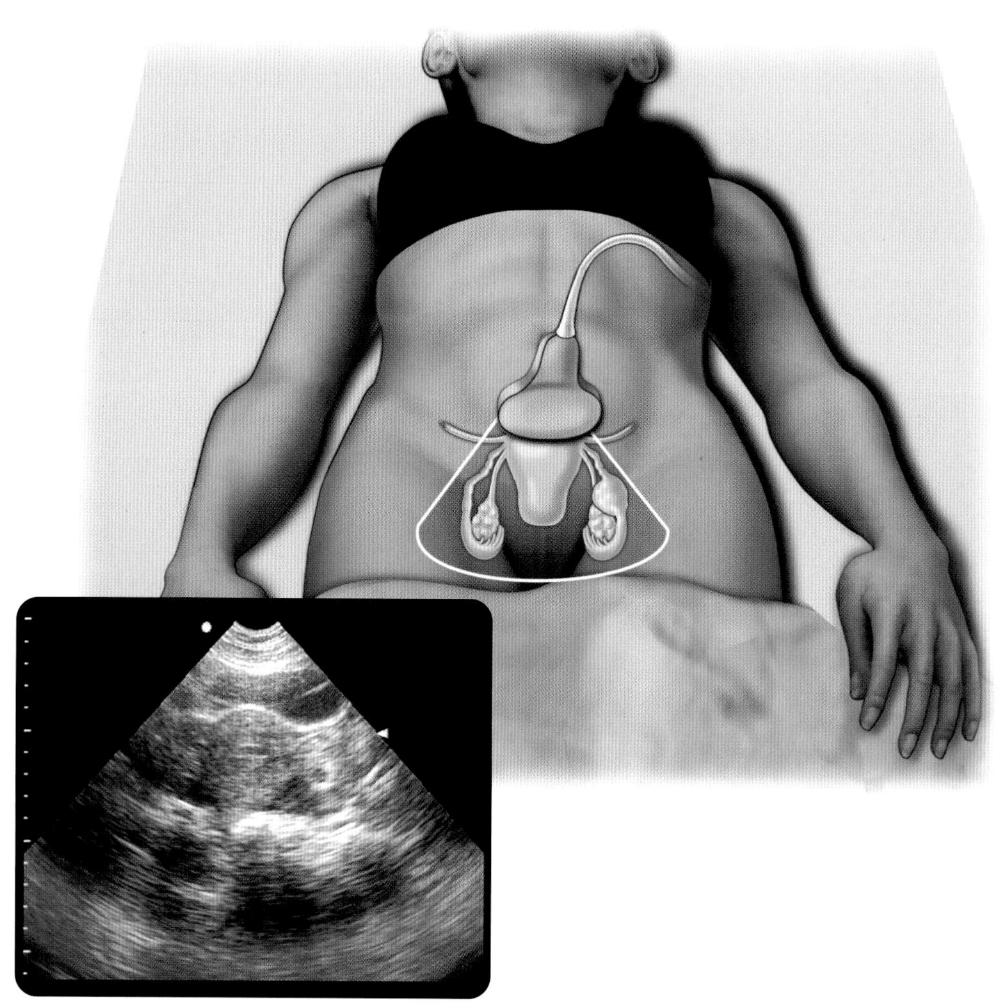

图 16-2　**异位妊娠。超声波技术和表现在本章的相应章节中概述。**

此外，经阴道超声相对简单易学。一项研究评估了一个急诊住院医师项目，该项目进行了一次教学讲座和 10 次有监督的超声检查。与急诊医学超声主任相比，这些住院医师能够准确地识别出 93.3% 的患者是否存在宫内妊娠[40]。

急诊医师进行床旁经阴道超声检查，可以缩短患者在急诊室的住院时间[41-43]。此外，床旁超声检查比对每个疑似异位妊娠患者进行全面的超声检查要经济有效[44]。最重要的是，包括床旁急诊超声在内的一系列措施的采用可以减少因漏诊所致异位妊娠破裂的概率[18,24,45]。

1. 结合经阴道超声及 β-hCG 阈值的诊疗方案

在异位妊娠的诊疗方法得到发展及经阴道超声的广泛使用之前，约一半的异位妊娠被漏诊，而这些患者再次就诊时约半数已发生破裂[24,26,27]。

在20世纪80年代，异位妊娠是急诊医师经历医疗纠纷的主要原因之一[48,49]。结合经阴道超声检查和β-hCG定量检测的诊疗方案提高了诊断的准确性并减少了因漏诊导致异位妊娠破裂的概率[15,24]。

所有有异位妊娠风险因素的患者在进行血清β-hCG定量测定前，应首先进行急诊床旁经阴道超声检查（图16-3）[24,45,47,50-59]。经阴道超声能对75%的初诊患者做出宫内或宫外妊娠的诊断[15]。如果超声能显示宫内或宫外妊娠，那么诊断工作就算完成了。而当床旁超声检查不能确定时，就应进行血清β-hCG水平定量测定及全面的盆腔超声检查。同样，如果全面的超声检查显示宫内或宫外妊娠，那么诊断成立。相反，如果发现了不典型的异位妊娠迹象时，则风险较高，此时应采取与明确异位妊娠相同的处理方案，并咨询产科医师。如果两次超声检查都不能明确宫内妊娠，也未发现异位妊娠迹象时，治疗方案的确定就依赖于血清β-hCG水平检测。超声不能明确诊断且β-hCG水平高于阈值的患者（β-hCG＞1000mIU/mL），应考虑异位妊娠或流产的可能，此时应立即咨询产科医师。

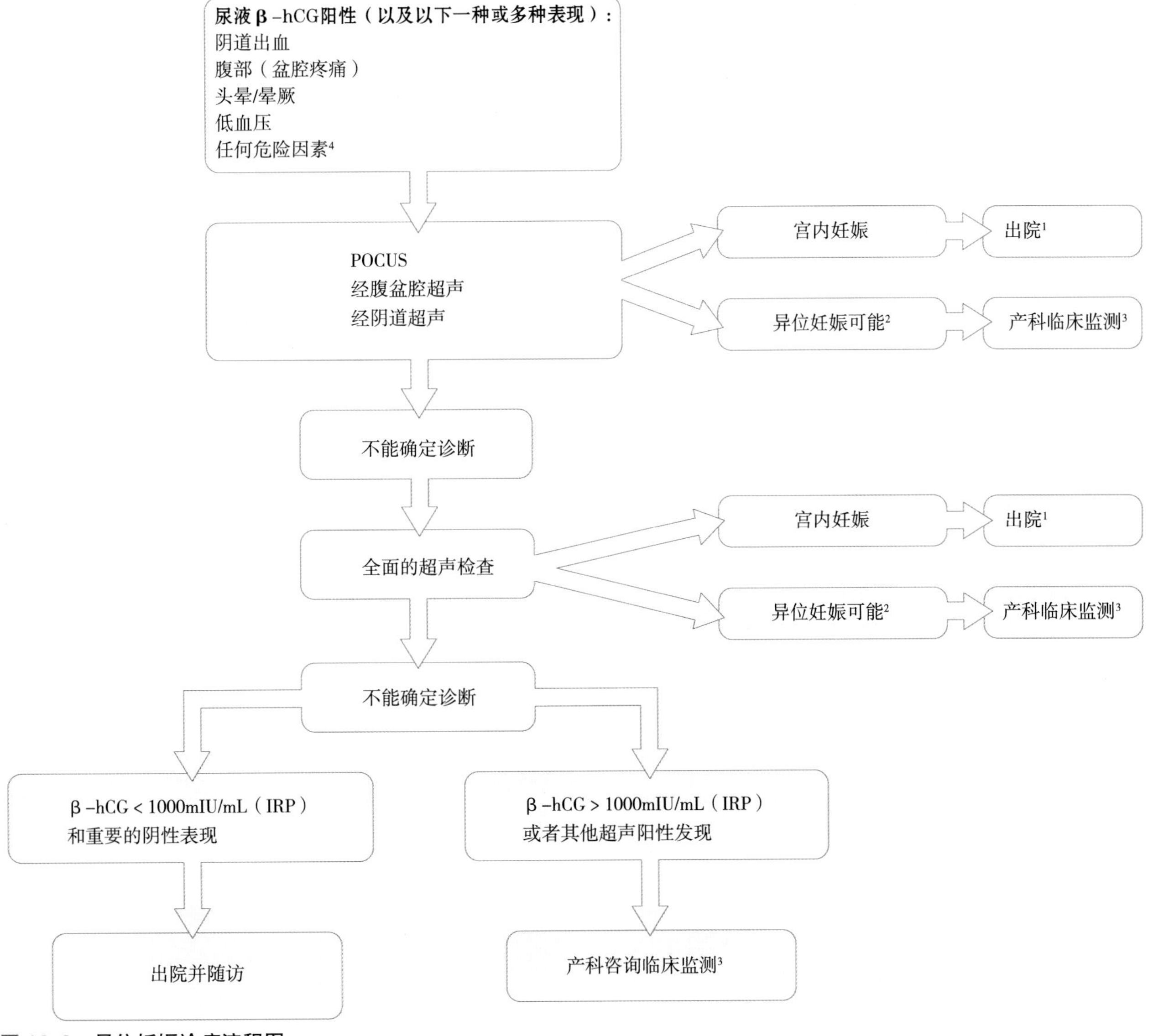

图16-3 异位妊娠诊疗流程图

1. 使用促排卵药物或人工授精者除外。
2. “异位妊娠可能”的超声表现：宫外卵黄囊或胚胎、输卵管圆环征、复杂性肿块或游离液体。
3. 手术适应证包括患者出现低血压、宫外孕囊较大（＞4cm）、盆腔或肝肾间隙大量游离液体。
4. 危险因素包括：盆腔炎、输卵管手术或结扎史、安放宫内节育器、宫外孕史、不育、高龄等。

那些超声不能明确且 β-hCG 水平低于阈值的患者（β-hCG ＜ 1000mIU/mL）可能为包块较小的异位妊娠，早期的宫内妊娠或胚胎死亡。如果患者生命体征稳定及体格检查无阳性发现时，可以出院，并不需要咨询产科医师，但应告知患者必须在 2 ～ 3 天来院密切随访，重复超声和血清 β-hCG 检查以明确排除异位妊娠 [60]。

结合床旁经阴道超声的诊疗方案与其他方法相比，可以提高患者的医疗质量且更为经济有效 [15,24,44,45]。

2. 血清 β-hCG 的量化及其临界值

血清β-hCG在妊娠前6～8周呈指数式上升，正常妊娠的峰值约100 000mIU/mL。动态的β-hCG水平检测有助于区分正常妊娠和异常妊娠。血清 β-hCG 水平每 48 小时至少提高 66% 或 1.6 倍，有时甚至可在 36 ～ 48 小时内翻倍。β-hCG 异常的缓慢上升则提示异常妊娠的可能，包括异位妊娠或胚胎死亡。但正常的 β-hCG 上升也不能完全排除异位妊娠的可能。

目前 β-hCG 定量检测是以国际参考标准（IRP）为标准的。本章所讨论的所有 β-hCG 参考标准均基于 IRP 标准，单位为 mIU/mL。文献中提到的其他参考标准由于各自参考标准不同应注意加以区分。第二版国际标准大致相当于 IRP 的一半，第三版国际标准大致相当于 IRP。本章中涉及的 β-hCG 的浓度均基于 IRP，单位为 mIU/mL。

单一的血清 β-hCG 水平测定不如动态的水平测定，因为它无法鉴别早期正常宫内妊娠与异位妊娠 [61]。最常见的误诊是因 β-hCG 水平较低就排除异位妊娠。最近的研究表明，约 40% 的异位妊娠患者 β-hCG 水平＜ 1000mIU/mL，约 20% 的患者低于 500mIU/mL。事实上，β-hCG 水平＜1000mIU/mL 的患者发生异位妊娠的风险较其他患者高 [15,63,64]。而且，低 β-hCG 水平并不能预测妊娠的良性结局。在 β-hCG 水平＜ 1000mIU/mL 的宫外孕患者中，有 30% ～ 40% 的患者在诊断时已发生破裂 [15,62,63]。

“临界值”概念的引入使单一血清 β-hCG 与盆腔超声检查可以互补使用，以帮助确诊异位妊娠的可能性。β-hCG 水平高于临界值时，盆腔超声检查应始终可以观察到宫内妊娠。患者 β-hCG 水平高于临界值但超声检查不能检出宫内妊娠时，应考虑异位妊娠的可能并直到最后证实为止。这个概念导致了临床上以往的异位妊娠诊疗方案以 β-hCG 为标准，并限制了盆腔超声检查的应用，因为只有浓度＞ 1000mIU/mL 的患者进行超声检查才被认为有意义。当然，运用过时的诊疗方案会使得相当比例的异位妊娠被漏诊。

最近的研究表明，不论患者的 β-hCG 水平如何，盆腔超声检查对所有疑似异位妊娠均是有利的 [15,24,58,62,63,65]。虽然 β-hCG 水平较低时，可能观察不到正常宫内妊娠，但在 β-hCG ＜ 1000mIU/mL 的情况下，超声仍能较容易发现许多异位妊娠。事实上，这种情况下，经阴道超声能发现约半数的异位妊娠 [15,60,62,63,66-68]。

3. 超声检查结果不明确

早孕超声检查不明确的结果是指超声没有发现宫内或宫外妊娠的迹象。一项研究尝试根据超声检查观察到的宫内情况并将那些未确诊的患者进一步分类 [69]。在那些宫内无孕囊且内膜厚度正常的患者中，有 27% 可能为异位妊娠和 10% 可能为宫内妊娠，在那些宫腔内非特异性积液的患者中，有 13% 可能为异位妊娠，25% 可能为宫内妊娠，那些宫腔内有实质回声的患者中，有 5% 可能是异位妊娠，但不可能为宫内妊娠。

约有 15% 的疑似异位妊娠患者，β-hCG ＞1000mIU/mL 且超声检查不能明确 [15,69]，这其中约有 20% 的患者为异位妊娠 [53,55,69,70]。

4. 治疗方案

异位妊娠患者通常需要手术治疗，一般采用腹腔镜手术。药物治疗虽然不如手术治疗效果好，但已越来越受欢迎 [71,72]，最常见的是单次肌注甲氨蝶呤 [73]。这种方案的成功率在 64% ～ 94% 不等 [13,74-76]。临床及超声检查可以帮助产科医师决定哪些患者可以采用药物治疗。血清 β-hCG 水平较高（特别是＞ 10 000mIU/mL），且超声发现孕囊以及子宫内膜厚度＞ 12mm 者，则不适宜用甲氨蝶呤治疗 [38,75,77-80]。此外，附件肿块＞4cm、胎心管搏动阳性、盆腔大量游离液体以及剧烈疼痛都应被视为药物治疗的相对禁忌证[81]，而出现休克症状并伴有腹腔游离液体（如肝肾隐窝处）是手术适应证，不适宜药物治疗[5,13,27]。在评估异位妊娠时，常规扫查肝肾隐窝寻找游离液体，这可以快速诊断，并可以显著改善预后，因此它被推荐作为异位妊娠的常规超声检查部分[82]。在肝肾隐窝中发现游离腹腔积液表明需要进行手术干预。

那些不能确诊异位妊娠的患者需要重复超声检查及β-hCG测定。产科医师也可能因担心这类患者最后要终止宫内妊娠而不愿意一开始就进行治疗。那些超声检查发现可疑迹象且β-hCG水平＞1000mIU/mL的患者应留院观察，在12～24小时内重复超声和β-hCG检查可使诊断更加准确。而那些β-hCG水平＜1000mIU/mL且没有盆腔肿块、积液或其他异位妊娠迹象的患者，可以出院并在24～48小时内来院随访超声检查和β-hCG测定[21,42,45,52]。

大多数（高达70%）异位妊娠患者如不进行任何治疗将出现自发性破裂[83,84]。因此，对于特定病例应进行干预性治疗，适用干预性治疗的异位妊娠患者必须症状较轻、肿块较小且β-hCG水平较低。如果打算行干预性治疗，医生必须有出色的临床能力，以及有超声和实验室检查作为后续保障。

（三）流产

诊断流产虽不如排除异位妊娠那么迫切，但是急诊医师了解流产的超声图像特征同样也很重要。这有助于评估患者流产的风险程度，帮助医师更好地与患者沟通，并为那些先兆流产患者制定合理的治疗方案。

阴道流血是很常见的症状，在早孕者中发生率约为25%，其中40%～50%的患者最终被诊断为流产[15,27,88-90]。先兆流产是孕妇最担心的问题，她们关心能否继续妊娠。盆腔超声检查对先兆流产患者十分有价值，因为它能对50%的流产患者立即做出诊断，而那些不能明确诊断的患者需要重复超声及β-hCG检查。

自然流产是指孕20周前无法存活的孕囊从子宫内排出的过程。通过显微镜观察到绒毛或明显的排出物可以做出最终诊断。当所有妊娠产物被排出时，称为完全性自然流产，通常发生在胚胎死亡后不久，但也可能延迟数天或数周。超声发现宫内无稽留物提示完全性自然流产，并可以使患者避免刮宫手术[91-93]。

“不全流产”是个非特异性术语，指妊娠失败但妊娠产物并没有全部排出子宫。胚胎死亡、停止发育及宫内稽留物都属于不全流产。不全流产的患者表现为持续流血、感染和焦虑，因此在胚胎死亡时尽快做出诊断十分重要。不全流产的患者可能需要吸宫术或刮宫术来排出稽留物[93,94]。在进行刮宫术前，超声检查是明确宫内情况唯一的诊断方法。

难免流产指宫内妊娠产物的排出是不可避免的。患者体检时可发现宫颈口扩张。盆腔超声检查可能会显示宫内孕囊位置较低。医师使用床旁盆腔超声为先兆流产患者制定治疗方案是恰当的。然而，在妊娠产物排出前确定胚胎死亡诊断时应谨慎地进行全面的盆腔超声检查。此外，重要的是不能向患者做出任何不切实际的保证，即使观察到正常的宫内妊娠，仍应告知患者还有流产的可能。

超声显示正常宫内妊娠是比较可靠的，减少了诊断流产的可能性[19,88,95-97]。在无先兆流产症状的患者中，早期妊娠流产的概率随着孕龄的增加而降低，且超声检查能发现更多的正常结构。在仅观察到孕囊时，其流产的概率约为11.5%，出现卵黄囊时则降低至8.5%，而发现胚胎（2～5mm）时则降低为7.2%。当胚胎更大时，流产概率更低：胚胎6～10mm时降为3.3%，＞10mm时为0.5%。此外，那些先前超声检查无异常的患者，在早期妊娠后仍有2%的流产风险[96]。

综上所述，早孕期有先兆流产症状的患者中有40%～50%的流产概率。如果观察到胎心管搏动，则流产的概率降至15%～20%。此外，随着孕龄和胚胎的增长，胎心管搏动更加明显。在第一阶段孕期的早期，胚胎＜5mm时，有胎心管搏动的先兆流产患者的流产概率约为24%[97]，而在第一阶段孕期晚期，有胎心管搏动的先兆流产患者这一概率很低[20]。

（四）多胎妊娠

多胎妊娠（双胎、三胎等）通常不属于急诊医学范畴。不过，当患者停经时间与子宫大小不符时，应适时地考虑盆腔超声检查。在这种情况下，超声检查可以确定孕龄并评估是否为多胎妊娠或葡萄胎。此外，多胎妊娠往往是在超声检查排除异位妊娠等其他情况时偶然发现的。无论是否属于超声适应证，发现多胎妊娠都是有意义的，因为这些患者将被归类为高危妊娠并需要产科密切随访。

双胎妊娠更有可能存在胎儿畸形、早产和低出生体重儿的风险。多胎妊娠的早期超声检查十分重要，因为此时更容易区分单绒毛膜双胎和双绒毛膜双胎。双卵双胎总是双绒毛膜囊和双羊膜囊，但单卵双胎可能是双绒毛膜囊、单绒毛膜囊、双羊膜囊或单羊膜囊，这取决于受精卵何时分裂。确定绒毛膜性质是非常重要的，因为单绒毛膜双胎的死亡率是双绒毛膜双胎的 2 ～ 3 倍。单绒毛膜双胎共用一个胎盘，因此他们存在双胎输血综合征、双胎栓塞综合征及双胎无心畸形综合征的风险。此外，确定羊膜腔数量也很重要，因为单羊膜囊双胎会发生脐带打结、脐带缠绕双胎之一或分娩时胎儿交锁等风险。

当观察多胎妊娠时，医师应尽量清楚地显示绒毛膜囊及羊膜囊情况。如果不能确定，患者应在数天内进行全面的超声检查。此外，重要的是必须告知患者约有 25% 的早孕期诊断为双胎妊娠者在中孕期时才明确诊断为单胎妊娠 [98,99]。

（五）盆腔肿块

早期妊娠妇女在体格检查或常规超声检查时可能会发现盆腔肿块。进行床旁超声检查的医师需要了解盆腔肿块的基础知识，以便能做出合理的治疗计划。在早孕期间发现的盆腔肿块绝大多数是良性的，并不需要治疗，但都需密切随访超声检查，因为可能有出血、扭转、破裂，并导致难产及肿块恶变等风险。大约 1300 名妊娠合并盆腔肿块的孕妇中有 1 人需要手术治疗以排除恶性肿瘤或处理上述某一并发症。在怀孕期间发现的盆腔肿块约 3% 有恶变倾向 [100]。

通常，肿块直径＜ 5cm 的早孕患者可以保守治疗及超声随访。而那些有腹膜刺激征或剧烈疼痛的患者，可能是由于肿块破裂或扭转，需要立即手术治疗。肿块较大、引起疼痛或生长迅速的患者也需要手术治疗。那些含有大量或不规则实质成分、乳头状赘生物、不规则分隔的肿块具有较高的恶性风险。此外，盆腔囊性肿块伴有腹水也会增加恶性的概率 [101]。如果需要手术，则最佳时期应选择在妊娠中期，此时对孕妇和胎儿的影响是最小的。

黄体囊肿是早孕时最常见的盆腔肿块。黄体分泌孕酮以维持早期妊娠。黄体囊肿直径一般＜ 5cm，表现为被正常卵巢实质所包绕的薄壁单房囊性结构。但其实际表现可以是多样的，直径可能＞ 10cm。黄体囊肿出血可导致内部回声浑浊和出现分隔。黄体囊肿通常在孕 18 周前可自行消失。

黄素囊肿是一种过度生长的黄体，通常出现在 β-hCG 水平很高的患者中。黄素囊肿一般见于妊娠滋养细胞疾病或使用促排卵药物过度刺激卵巢的患者，表现为较大的多分隔的囊性包块。黄素囊肿在异常刺激去除后多会自行消失。

子宫肌瘤是一种十分常见的盆腔肿块，妊娠期间由于雌激素水平的上升可能会增大。子宫肌瘤通常表现为子宫肌壁内的相对低回声实质团块，有时易与子宫部分肌层的单纯收缩相混淆。子宫肌瘤可以有许多不同表现，这取决于它所含的平滑肌及玻璃样物质的量以及是否发生出血变性。肌瘤也可能发生钙化或囊性变。较小的肌瘤在早期和中期妊娠时都有增大的倾向，而较大肌瘤仅在早期妊娠时会增大 [102]。所有肌瘤往往在晚期妊娠时会缩小。多发性子宫肌瘤的患者出现出血、过早宫缩、胎位异常及妊娠物残留的风险较高 [101]。妊娠晚期较大且位置较低的肌瘤会阻塞产道，妨碍分娩，需要进行剖宫产。

畸胎瘤又称皮样囊肿，是早孕时最常见的混合性肿块 [100,101]。这种肿瘤来源于卵巢生殖细胞并含有多种组织成分，如脂肪、皮肤、头发、牙齿等。肿块内的脂肪成分可形成脂液分层征，牙齿则表现为伴有声影的强回声。畸胎瘤易发生扭转及破裂，肿块内的液体漏出可引起肉芽肿性腹膜炎，肿块突然破裂会导致急腹症 [101]。

黏液性和浆液性囊腺瘤是卵巢上皮来源的囊性肿瘤，在妊娠期间通常会增大 [103]。两种肿瘤都可表现为多房囊性包块。黏液性囊腺瘤通常含有多个较厚分隔，浆液性囊腺瘤则一般为单房结构。同样，盆腔肿块内如有分隔及乳头状赘生物更倾向于恶性[101]。

急诊医师通常不会重点检查盆腔肿块，但是在超声检查时会偶然发现盆腔肿块。此时，多数患者需要进行全面的超声检查并在产科密切随访。患者应该知道并了解床旁超声只是筛查工具，肿块仍需要进一步的检查。

（六）附件扭转

附件扭转并不常见，但约有20%的病例发生在妊娠期[104,105]，且更多见于妊娠早期[102,106]。妊娠患者由于卵巢动脉血供增加而静脉血流减少引起卵巢水肿增大，因此更易发生扭转。附件扭转几乎总是发生在卵巢增大或卵巢肿块的情况下，而正常大小的卵巢很少发生扭转。最近，促排卵药物由于会引起卵巢增大，因此也被认为是附件扭转的危险因素之一。

疼痛是附件扭转最常见的症状。在妊娠期间扭转易被漏诊，因为疼痛可能被认为是妊娠子宫、圆韧带或附件肿块引起的。由于多普勒超声检查的准确率较低（约60%的病例被漏诊），可能造成病情进一步延误。此外，当患者有卵巢囊性肿块时，即使没有发生扭转，脉冲多普勒超声也很难观察到卵巢的血供情况。

单纯的灰阶超声对诊断附件扭转有一定帮助[108,109]。如发现单侧卵巢增大且含有较多增大的囊泡或附件肿块时则更易发生扭转。许多附件扭转患者有盆腔积液，这可能是由于静脉和淋巴回流受阻引起的[108,110]。如卵巢大小正常及盆腔无积液时几乎可以排除扭转的可能。

多数附件扭转被漏诊是由于临床表现不典型及诊断方法的敏感性较低所致[111]，这对孕妇及胎儿的安全是极其不利的。因此，对于不明原因的腹部、腰肋部或腹股沟区疼痛应给予高度重视。如高度怀疑附件扭转时，即使检查结果呈阴性，也应咨询产科及进一步评估[112]。腹腔镜可用于本病的诊断及治疗。

（七）妊娠滋养细胞疾病

妊娠滋养细胞疾病（GTD）是一种滋养细胞增生性疾病。在美国，该病在孕妇中的发病率约为1/1700，但在世界其他国家更为常见[113]。妊娠滋养细胞疾病可发生在宫内妊娠或异位妊娠，也可发生在自然流产或足月妊娠后。绝大多数GTD病例（80%）为良性葡萄胎，许多恶性滋养细胞疾病，如侵袭性葡萄胎（12%～15%）和绒毛膜癌（5%～8%）可能是由葡萄胎发展而来。葡萄胎通常侵袭整个胎盘，只浸润部分胎盘的葡萄胎则可能同时伴有活胎妊娠。

在妊娠早期，GTD多表现为阴道流血、子宫明显偏大、持续的严重呕吐或早期先兆子痫。有时，最初的诊断线索是血清β-hCG水平明显上升，通常可＞100 000mIU/mL，这表明由于GTD可造成β-hCG水平明显升高，而尿液β-hCG定性检测可能为假阴性[114]。GTD通常在进行常规盆腔超声检查时才被发现。

超声检查是诊断GTD的首选方式，可以采用经腹部超声和经阴道超声检查[115]。典型的超声表现为宫内可见含有大量弥漫性小低回声区的团块，类似葡萄的形状。早期妊娠时，GTD表现可能不明显，可与不全流产相混淆。约半数的GTD病例中，附件区可以见到黄素化囊肿。

早期诊断和及时治疗对该疾病的预后非常关键。葡萄胎在清宫术后通常可完全缓解。绒毛膜癌可转移至肺、肝脏和脑，该病对化疗非常敏感，但发病率和死亡率仍取决于转移的程度和早期是否进行了积极治疗[108,110]。

三、解剖概要

子宫位于骨盆腔中央、膀胱后方和结直肠前方，为一厚壁肌层结构，长径为6～7cm，横径及前后径为3～4cm。子宫呈倒置的梨形，宫体是最宽的部分，宫颈是最狭窄的部分，两侧被固定在膀胱后方。宫颈在膀胱角水平连接阴道并延伸至阴道前壁。当子宫呈正常的前屈位时，其长轴与阴道形成的角度约为90°。输卵管连接宫体侧面的部位称为宫角。宫底位于宫角上方，是宫体的最上部分。

宫体和宫底位于腹腔内，因此子宫前后方都存在腹膜潜在腔隙。前方的陷凹位于膀胱和子宫之间，通常是空的，但有时含有肠管或游离液体。后方的陷凹位于子宫和结直肠之间，也称为Douglas陷凹，通常含有肠管。当患者仰卧时，子宫直肠陷凹是腹腔最低的区域，因此盆腔游离液体通常积聚于此。

腹膜在子宫侧面反折形成双层的阔韧带，阔韧带从子宫延伸到外侧的骨盆壁。输卵管由宫体沿阔韧带游离上缘向侧面延伸。卵巢系于阔韧带后方，并通过卵巢固有韧带及悬韧带分别连接宫体与骨盆侧壁。正常卵巢长径和宽径分别约为3cm和2cm。卵巢通常位于盆壁侧面的凹陷处，称为卵巢窝。由于韧带并非十分牢固的结构，因此卵巢可以位于其他位置，特别是有过怀孕史的妇女。

四、检查前准备

在急诊室需要对病情平稳的早孕患者进行评估时，可以在妇科检查后立即完成盆腔超声检查，这是最有效的方法。这个过程应有医护人员及同伴在场，可以协助完成妇科检查。超声检查有时难以区分非常早期的妊娠与非妊娠情况。因此，通常建议完成妇科检查及确定怀孕后（一般根据尿液β-hCG定性检测）再进行超声检查。有时患者以为怀孕了，但实际上并没有怀孕。因此等待实验室结果确认怀孕与否有助于节约时间和资源。另一方面，如果患者的末次月经时间提示足够大的孕龄时，即可通过经腹部超声检查证实，而不需要尿液或血清β-hCG检查。患者有异位妊娠的体征和症状时，应立即进行经腹部超声检查，而不用等待β-hCG检测结果。

经腹部超声检查前应充盈膀胱。检查时应首先观察子宫中线的长轴切面以确定宫体、宫颈及Douglas陷凹的位置。在患者可以耐受的前提下，应适当加压以获得最佳的图像。随后将探头旋转90°以寻找卵巢及观察附件区。横断面时，卵巢位于子宫最宽处的外侧，邻近髂内动静脉，可通过追踪阔韧带从宫角向两侧寻找。

经阴道超声检查前应排空膀胱。首先应观察长轴切面，子宫和宫颈可作为解剖标志。由于解剖变异，子宫中线可能不在同一平面或不与患者身体中线一致。横断面时，从宫角沿阔韧带扫查很容易观察到卵巢。为了提高对具体结构如子宫、卵巢或附件肿块观察的准确性，可将探头直接置于感兴趣区，就像妇科检查时的触诊那样，适当在探头上加压可以引出压痛，并为诊断提供重要信息。

五、检查技术和正常超声表现

经腹部及经阴道超声检查是互补的影像学技术，应配合应用。一般情况下，在没有完成经腹部超声检查前不宜进行经阴道超声检查，但这在繁忙的急诊环境下是不切实际的。经阴道超声可将探头置于非常接近感兴趣区的地方，因此可以使用高频探头以获得高分辨率的图像。但是，经阴道探头观察范围有限，只能观察到距探头数厘米以内的图像。经腹部超声使用较低频率的探头，可以获得更大的视野及更好的盆腔结构整体观。经腹超声检查的主要缺点是分辨率较低，以至于无法识别盆腔内的细小结构，尤其是卵巢和早期妊娠。

（一）正常非妊娠盆腔超声

1. 经腹部超声扫查

经腹部超声扫查通常使用3.5～5MHz频率的探头。适当充盈的膀胱可当作声窗以获得最理想的超声图像。在紧急情况下，经腹扫查可以无需完全充盈膀胱，因为此时让患者饮水并等待1小时以充盈膀胱是不切实际的。静脉输液通常可以使患者膀胱快速充盈。对于在体型较瘦及子宫前位的妇女，即使膀胱未充盈也可以获得高质量的图像。另外，探头适当加压也可获得高质量的超声图像。

经腹部超声评估子宫及其内部结构的最佳切面是标准的正中矢状位观（图16-4）。要获得此图像，探头应置于腹壁中线耻骨联合略上方，探头标记指向头侧（图16-5）。按照惯例，探头标记应与显示器屏幕左侧相对应，因此矢状面时头侧结构位于左侧。此切面可以观察到子宫长轴观及完整的内膜线状回声。膀胱角后方可观察到宫颈，左侧为宫体，右侧为阴道条状回声。可以通过探头向两侧滑动来显示卵巢，探头标记仍然指向头侧，以膀胱为透声窗，显示两侧的附件区。当膀胱相当充盈或有较大的盆腔肿块时，可将探头直接置于附件区以获得更好的图像。

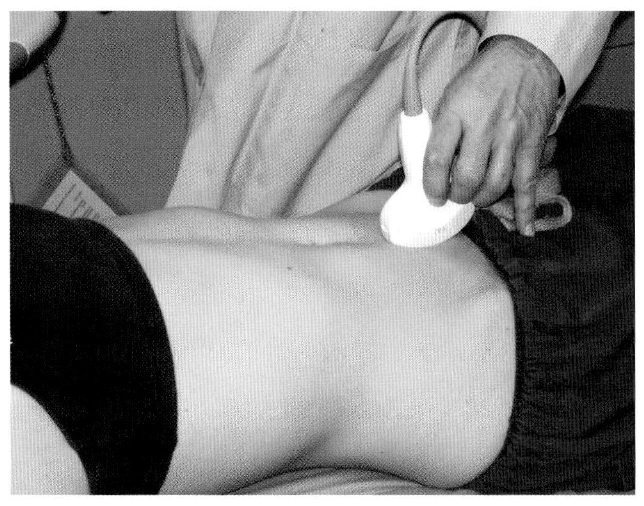

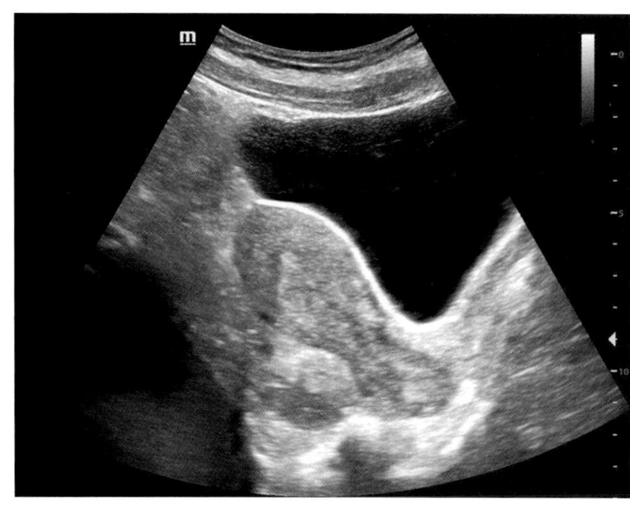

A B

图 16-4 **正常盆腔的经腹部正中矢状切面图。探头位置（A）及相应的超声图像（B）。**

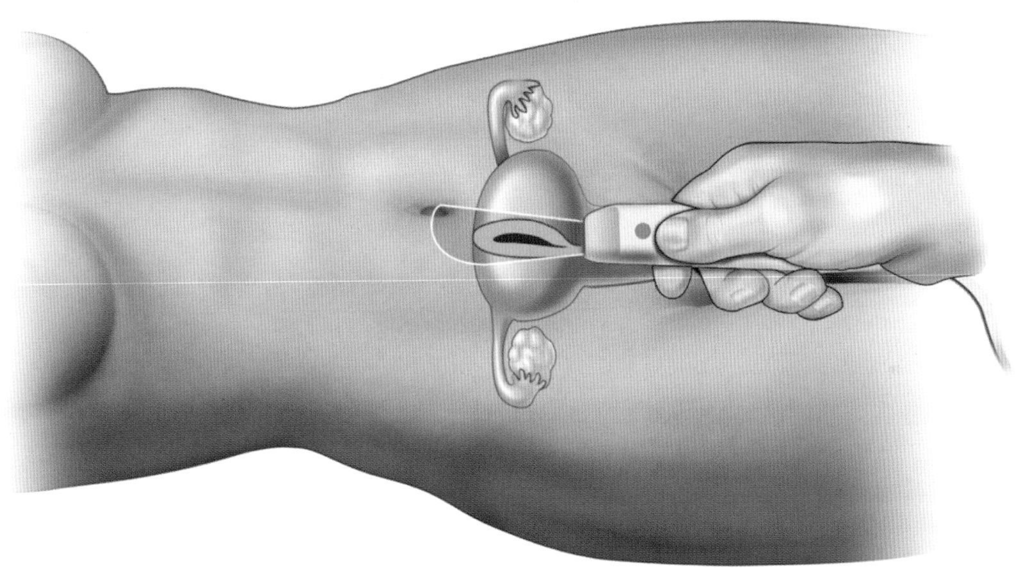

图 16-5 **经腹部正中矢状面的扫查，标记点指向头侧。**

在某些情况下，标准的横断面扫查可能更易观察到卵巢及其他附件结构（图 16-6）。将探头置于腹壁中线耻骨联合略上方，探头标记指向患者右侧可获得此图像，它提供了子宫的横断面图像并可在同一切面观察到子宫中线及邻近的附件。横断面时，解剖结构定位与 CT 相同，右侧结构位于显示器左侧，而左侧结构位于显示器右侧。为了观察到完整的盆腔横断面图像，探头应保持在腹壁中线耻骨上方区域，标记指向患者右侧并滑动探头上下扫查（图 16-7）。这种方式可以从宫颈至宫底逐层显示子宫横断面。

卵巢最常见于宫体与盆腔侧壁之间，正常解剖位置的卵巢位于髂内动脉后方及髂外静脉上方，这些结构容易识别且有助于卵巢定位。正常卵巢显示为较小的游离低回声结构。经腹超声通常不易观察到卵泡。经腹部超声不能显示所有的正常卵巢，因为它们相对较小且可能被肠道或类似回声的周围结构所遮盖。但是，附件肿块通常较大，经腹部超声易于发现（图 16-6D）。

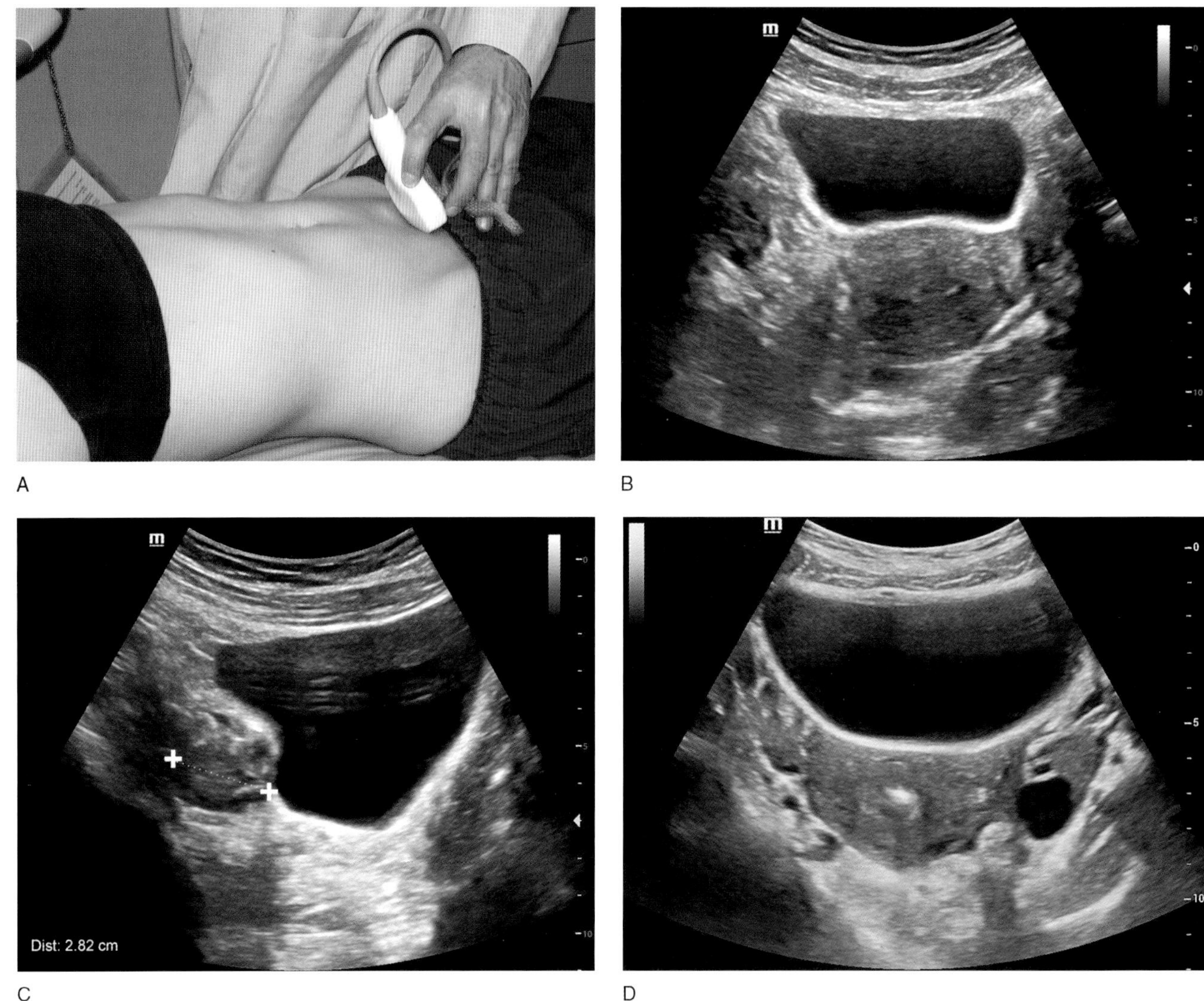

图 16-6　正常盆腔的经腹部超声横切面图。探头位置（A）和相应的超声图像（B）。右附件与右卵巢横切面图（C）。子宫和两侧卵巢的横切面图（D）。右侧卵巢较小，回声与子宫相似，左侧卵巢因有优势卵泡而显示清晰。

2. 经阴道超声

经阴道超声不同于其他超声技术，因为探头是置于阴道内，非常接近感兴趣区域，经阴道超声使用频率为 5 ～ 7.5MHz 特殊探头，它的标记点同其他探头一样，对应显示屏的左侧。声束可以从探头顶端直线发射（端扫式），也可以成一角度发射（偏置式）。端扫式探头用途较广且成像易于理解，因此本章所讨论的扫描平面是基于端扫式探头的。

经阴道探头使用之前，必须彻底清洗并包覆橡胶或塑料套。在包覆探头前，耦合剂应先置于保护套内以便于超声传导。大多数超声医师使用特制的乳胶避孕套包覆探头，但也有一些医师喜欢使用塑料手套。在探头插入阴道前，应使用水溶性润滑剂来润滑保护套表面，而不应使用耦合剂，因为这可能会刺激阴道黏膜。在经阴道超声检查前患者应排空膀胱，因为充盈的膀胱会使子宫与阴道间的角度变直而使宫体远离探头。患者的体位对于能否较好地完成经阴道超声检查非常重要。操作医师必须使探头声束尽量向前上方以观察到前屈子宫的宫底。检查时患者最好取膀胱截石位或用枕头垫高臀部形成蛙式位。许多临床医师偏好患者取膀胱截石位，并把经阴道超声检查作为妇科检查的一部分，在阴道内窥镜检查及双合诊后进行。

在经阴道探头伸入前，应与患者进行沟通。通常，最好的解释是告诉患者经阴道超声检查类似于妇科双合诊，但与触诊相比能获得更有用的图像信息。经阴道超声对患者来说是无痛并且易被接受的，而对于那些有顾虑的患者，可以让她自己将阴道探头放入阴道内。

首先应将有标记点的探头朝上伸入阴道内（图16-8、图16-9）。探头伸入后能很容易观察到子宫，此时图像是标准的经阴道矢状观，它显示的子宫长轴图像与经腹部超声的矢状观类似，只是逆时

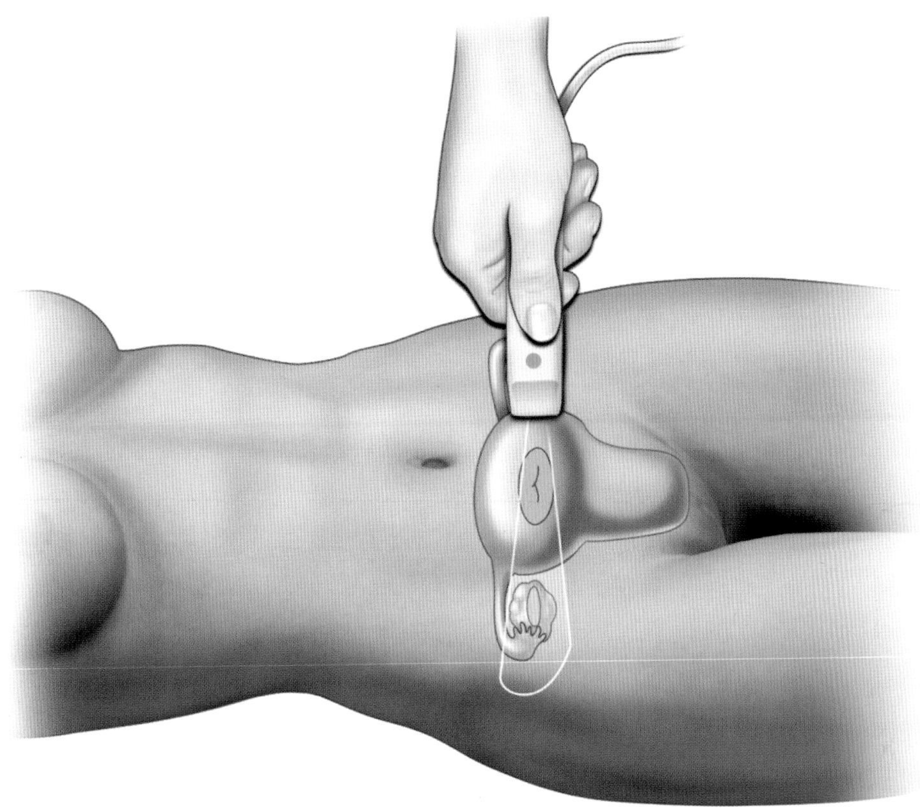

图 16-7　经腹部横断面扫查，探头标记指向患者右侧。

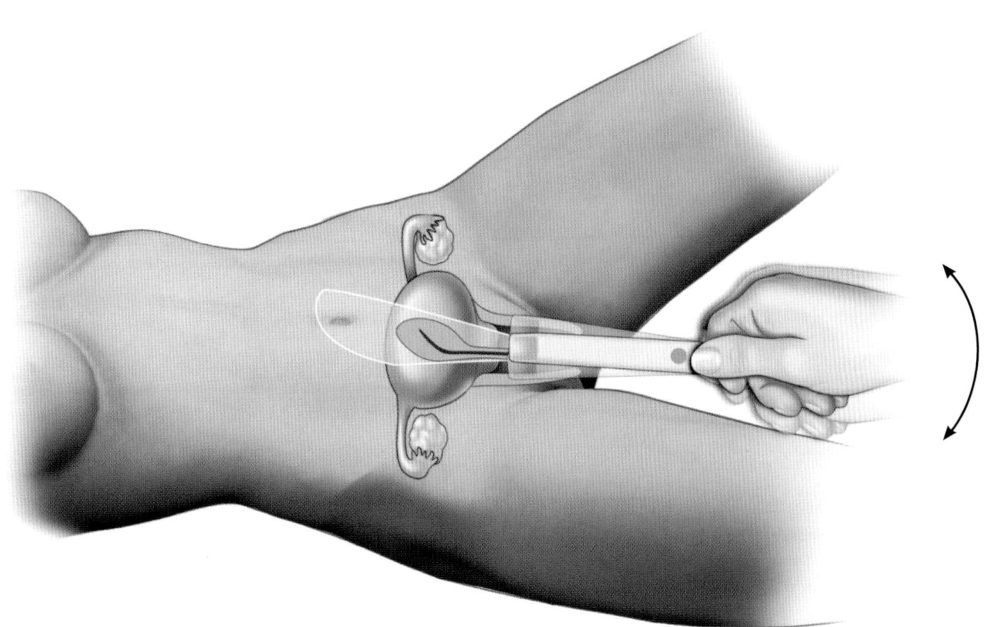

图 16-8　经阴道超声矢状切面扫查图（矢状面），标记点指向上。

针旋转了 90°（图 16-10），这个切面应能观察到完整的子宫内膜线。如果没有立即看到子宫，则可能是子宫明显前屈，此时应将探头向前腹壁方向上抬，标记点应保持向上。从一侧向对侧横向移动探头可帮助扫查整个盆腔（图 16-8）。子宫表现为相对低回声厚壁结构，边界清晰。生理周期内，子宫内膜线表现为增生期较薄而分泌期较厚（图 16-11 和图 16-12）。观察宫颈时，可将探头回退数厘米，并朝患者背侧下压（图 16-13），这种切面可以观察到子宫直肠陷凹内的游离液体。

显示子宫后，可在毗邻子宫的位置处找到卵巢，它们通常位于子宫和盆壁之间，宫体的外侧后方。卵巢的超声图像易于鉴别，表现为含有较多无回声卵泡的低回声结构（图 16-14，图 16-15、图 16-16）。要寻找卵巢的矢状斜面观，应将探头向外侧扫查，标记点仍应向上（图 16-8）。经阴道超声

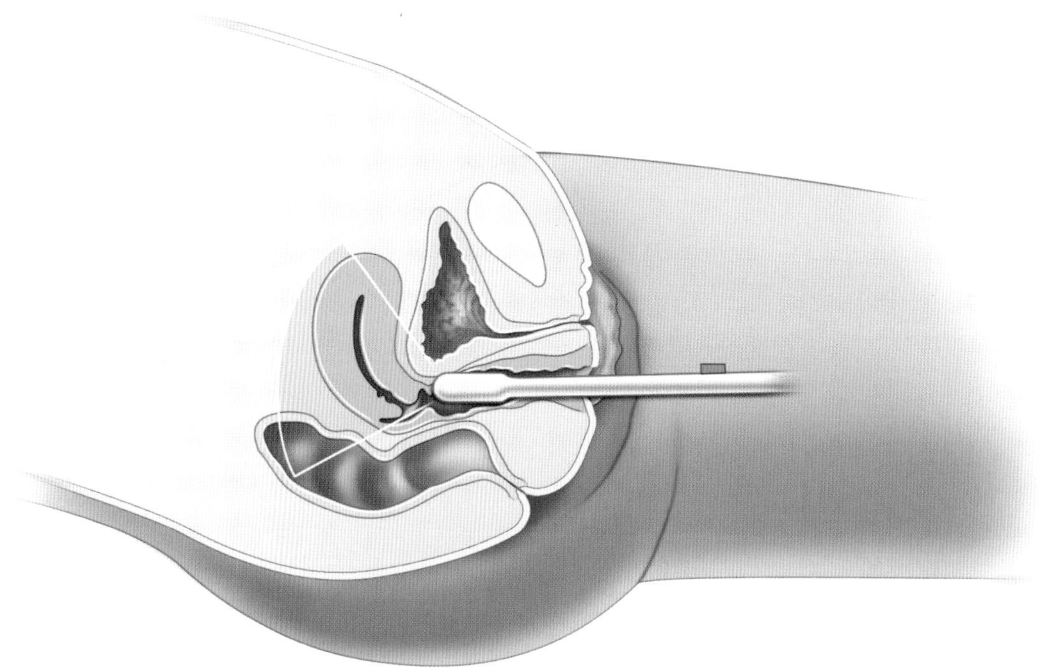

图 16-9 经阴道超声矢状切面扫查图（前面观），标记点指向上。

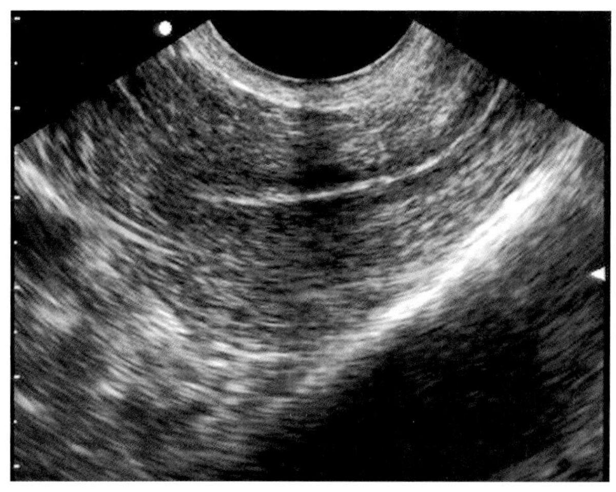

图 16-10 经阴道超声检查，正常盆腔中线矢状切面超声图像。子宫内膜的细条纹代表增生早期阶段。

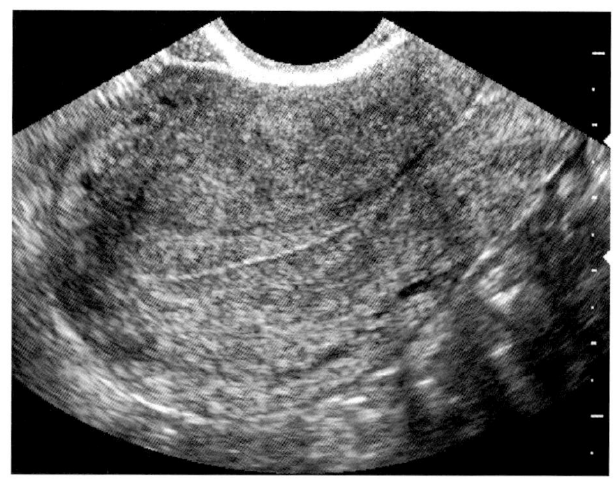

图 16-11 经阴道超声检查，内膜增生晚期的子宫中线矢状切面。子宫内膜略厚，但回声不高。

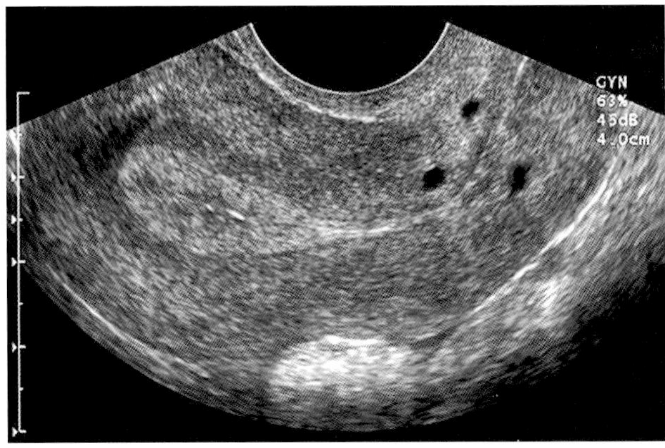

图 16-12 经阴道超声检查分泌期子宫经阴道中线矢状切面超声图检查。子宫内膜增厚，回声增强。子宫颈处有三个纳氏囊肿。

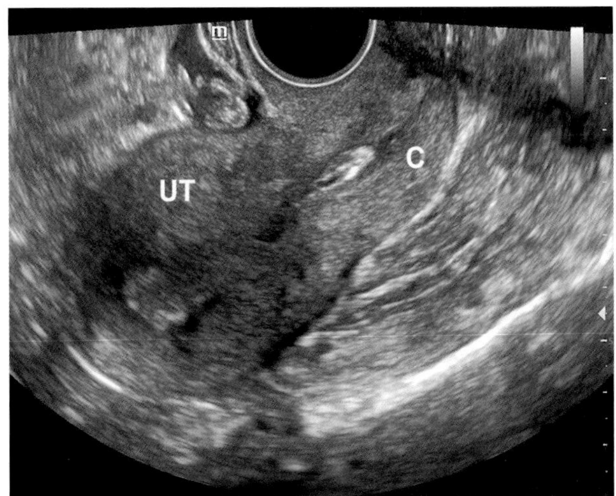

图 16-13 经阴道矢状面观察子宫体（UT）和子宫颈（C）。

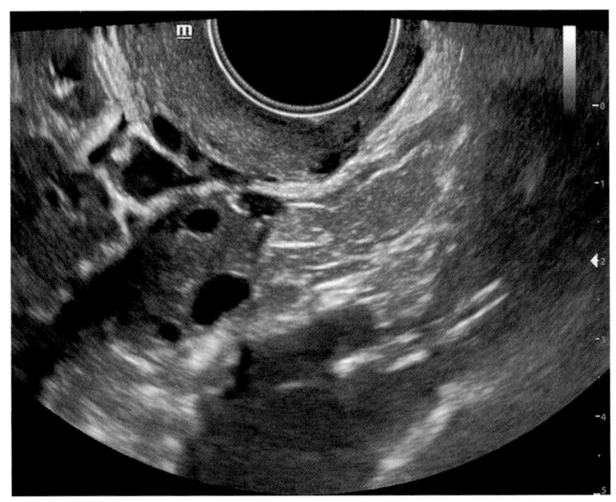

图 16-14 正常左侧卵巢的经阴道超声图像。卵巢呈椭圆形，周边可见卵泡，回声类似子宫肌层，该卵巢毗邻髂静脉。

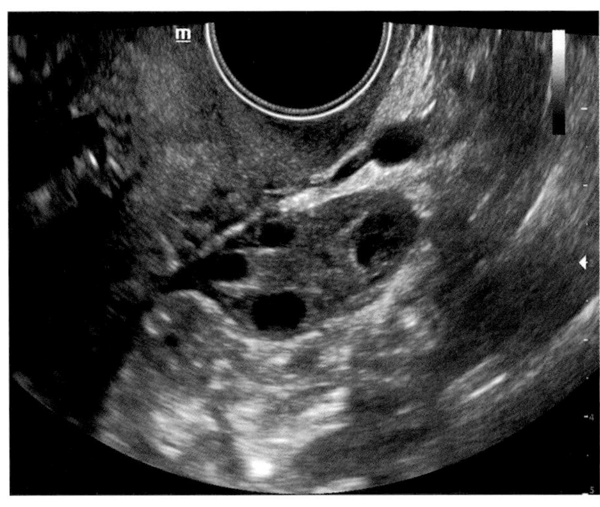

图 16-15 正常卵巢的经阴道超声图像。该卵巢（图像中央）被膀胱（左上）、髂静脉（下方）、肠道气体回声（右下）及子宫（右上）包围。

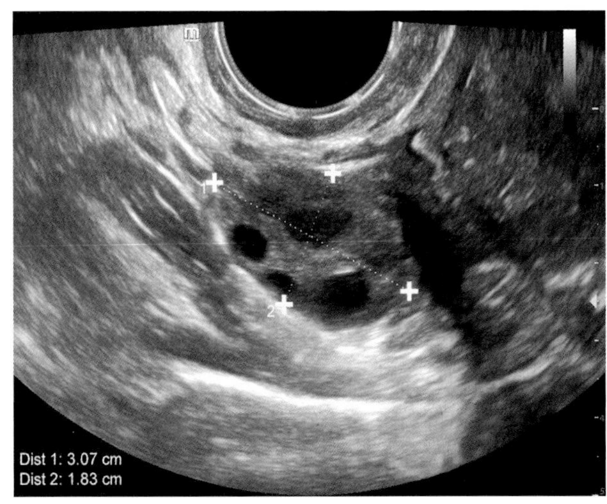

图 16-16 正常右侧卵巢的经阴道超声图像，卵巢毗邻髂静脉。

检查经常可发现髂内动静脉，由于正常位置的卵巢与它们毗邻，因此可作为寻找卵巢的标记。但有时经阴道超声检查也无法观察到正常的卵巢[117]。

标准的经阴道冠状切面可能对观察整个盆腔效果更好。要获得这种切面，应将探头标记点向患者右侧旋转（图 16-17）。冠状切面可以显示子宫的横断面图像并能在同一平面观察到子宫及卵巢。将探头上下移动扫查可以观察到整个盆腔的冠状斜切图像，不过应保持标记点指向患者右侧（图 16-18，图 16-19）。

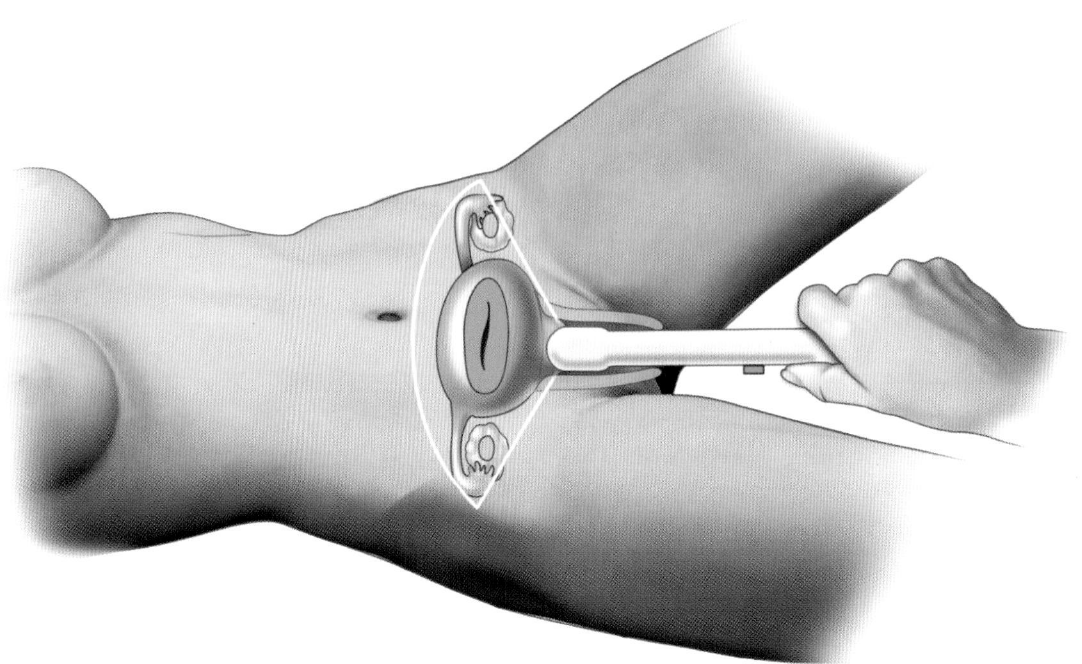

图 16-17 **经阴道冠状切面扫查图（前面观），标记点指向患者的右侧。**

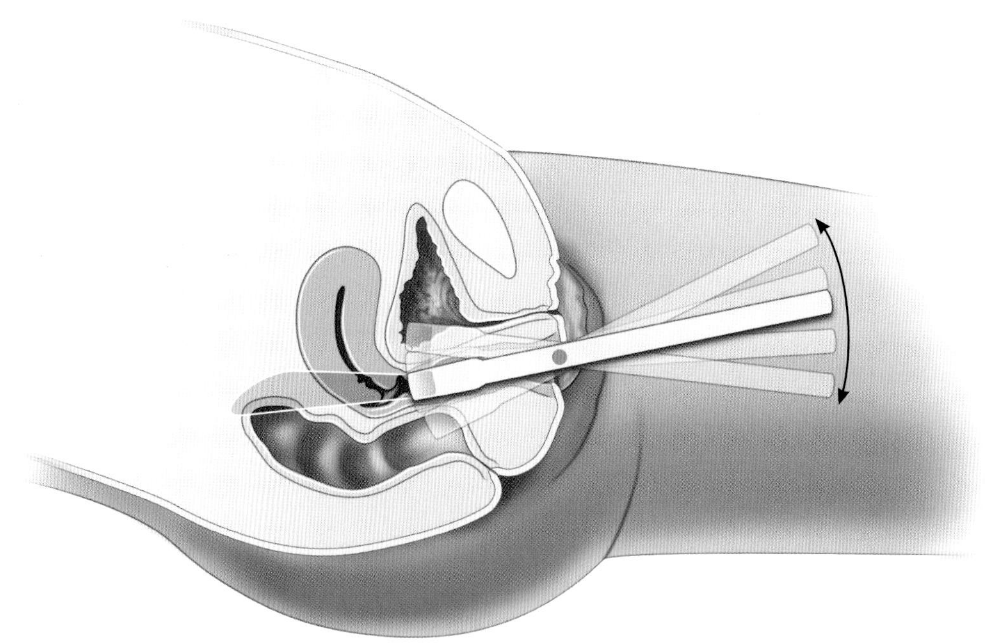

图 16-18 **经阴道冠状切面扫查图（矢状面），标记点指向患者的右侧。**

经阴道超声检查是一种动态成像技术，探头须贴近所要观察的目标。当该目标不易显示时，操作医师应将另一只手放在患者前腹壁上进行触诊，类似于双合诊检查[27,88,118]。在前腹壁加压往往会使卵巢或肿块容易观察。此外，腹部触诊和阴道探头一起使用，可观察盆腔内各脏器及其相对运动情况。如果卵巢与邻近肠管有相对运动的话，可能较易识别。此外，有些看似复杂的团块可能是由多个相互独立的小结构组成的。握住经阴道探头保持不动并观察肠蠕动是区分肠管和盆腔其他结构的好方法。

最后，经阴道探头头端还可用来尝试寻找疼痛的位置，这有助于临床医师在发现肿块或其他异常时缩小鉴别诊断的范围。

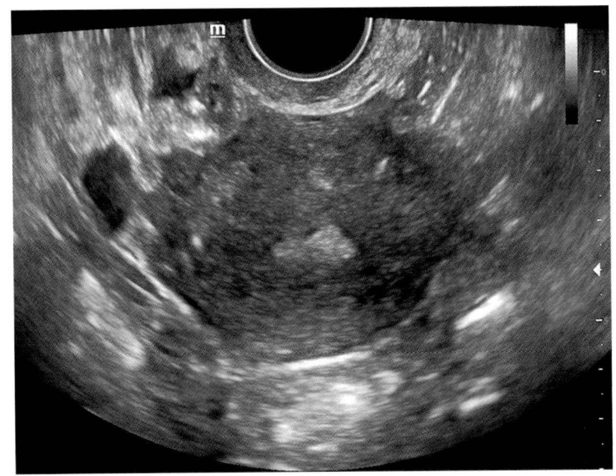

图 16-19　**正常盆腔的经阴道超声冠状切面图**

虽然描述了几个标准切面图像，但盆腔超声扫查通常不需要特定切面。一旦观察到了某个器官或肿块，探头可向任意方向旋转以获得更好的图像。

（二）正常早期妊娠超声

经阴道及经腹超声都能用于检测早期宫内妊娠。经阴道超声可检测到约 5 周孕龄(受孕后 3 周)的宫内妊娠，比经腹超声提前了 7 ～ 10 天。这里提到的妊娠时间均指孕龄，依照惯例按受孕时间加 2 周计算。孕龄、β-hCG 水平、盆腔超声检查结果之间具有一定的相关性（表 16-1）[27,59,119-125]。

经阴道超声现在是评估早孕的常规方法。以下描述除特别注明外，均指经阴道超声检查，有些作者把经阴道超声技术称为“阴道内超声”。早期妊娠的最初超声征象为“蜕膜内征”，可出现在 4 ～ 5 孕周时（图 16-20）。该征象是指一个直径只有数毫米的小囊完全嵌入宫腔中线一侧内膜，宫腔中线无改变，小囊周围内膜局部增厚。蜕膜内征只有用高分辨力（5MHz 或更高）探头才能见到，且该征象并非为判断宫内妊娠的准确标志[126]。

孕囊可在约 5 周孕龄时清晰识别，大多数血 β-hCG 水平在 1000 ～ 2000mIU/mL 及所有 ＞ 2000mIU/mL 的患者中，经阴道超声检查可以发现孕囊。孕囊的超声特点为一液性无回声区（绒毛膜

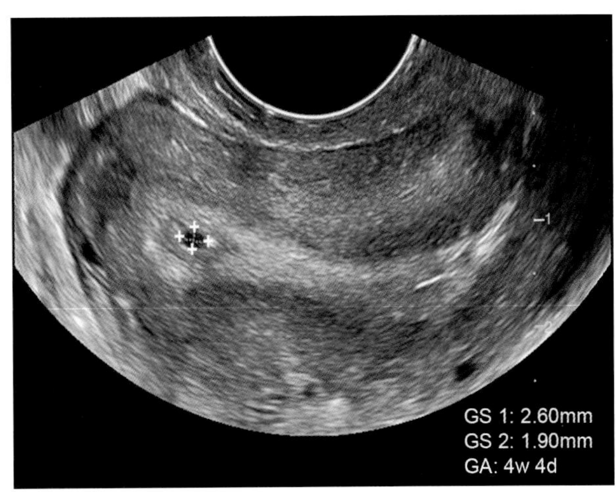

图 16-20　**蜕膜内征。经阴道长轴纵切面图显示在子宫内膜上部稍增厚处有一 2.6mm 的妊娠囊，其他切面显示宫腔线有轻微变形。**

表 16-1　**孕龄、β-hCG 水平与盆腔超声检查结果的相关性**

孕龄	β-hCG（mIU/mL）	经阴道超声检查结果	经腹超声检查结果
4 ～ 5 周	＜ 1000	蜕膜内征	不适用
5 周	1000 ～ 2000	妊娠囊（± 双蜕膜征）	不适用
5 ～ 6 周	＞ 2000	卵黄囊（± 胚胎）	妊娠囊（± 双蜕膜征）
6 周	10 000 ～ 20 000	有胎心搏动的胚胎	卵黄囊（± 胚胎）
7 周	＞ 20 000	胚胎躯干 / 头部	有胎心搏动的胚胎

特定孕周的 β-hCG 水平可能存在显著的个体差异。
多胎妊娠（双胞胎、三胞胎等）β-hCG 水平在相应孕周会高得多。
β-hCG 参考标准是国际参考标准（IRP）。

囊），周围包绕略厚均匀的高回声环。这一超声征象可见于绝大多数的宫内妊娠，但也可见于宫外孕形成的假孕囊。多普勒超声检查可用来测量滋养层周围血流以鉴别真孕囊和假孕囊。不过，这超出了床旁急诊超声的范畴，发现单一的孕囊并不能作为宫内妊娠的确切证据。

许多作者认为明确的双蜕膜征可作为宫内妊娠的确切证据[27,86,128]。双蜕膜征是指环绕孕囊的2个高回声同心圆环（图16-21）。内环与绒毛膜环结构相同，称为包蜕膜，外环称为壁蜕膜，来源于受刺激的子宫内膜，而它们之间的薄层低回声则是子宫内膜管。只有孕囊回声而没有双蜕膜征或比较模糊不能诊断为宫内妊娠，因为有可能是假孕囊[27,128,129]。如果见到了清晰的双环征，那么宫内妊娠就非常肯定了。但双蜕膜征仅见于约一半的宫内妊娠，而且也并非100%准确[130]。

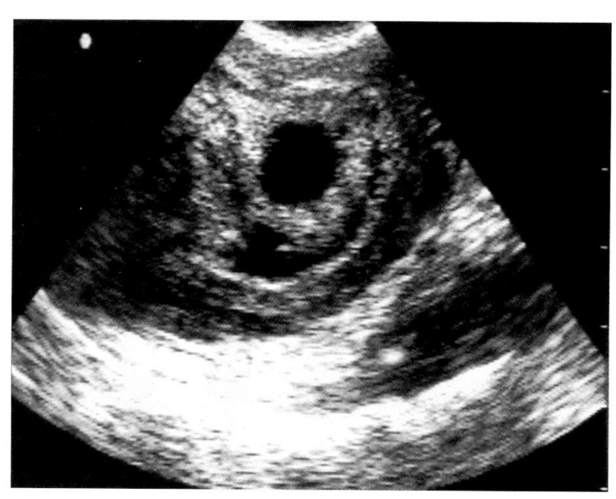

图16-21 **正常早期妊娠子宫内妊娠囊周围双蜕膜征的经阴道超声图像。这种征象通常很细微，一般只在妊娠囊的一侧可见，但在本例中非常明显。**

卵黄囊是孕囊内可见到的首个结构（图16-22）。有些学者把卵黄囊作为确诊宫内妊娠的第一个证据。对于缺乏经验的超声医师来说，看到卵黄囊才诊断宫内妊娠是比较谨慎的做法，这避免了对双蜕膜征等细微表现的误读。卵黄囊表现为靠近孕囊边缘的均匀环状高回声。卵黄囊的作用是在妊娠早期为胚胎输送营养且负责早期造血。经阴道超声最早可在5～6周时发现卵黄囊，随后逐渐萎缩，直至12周左右消失。

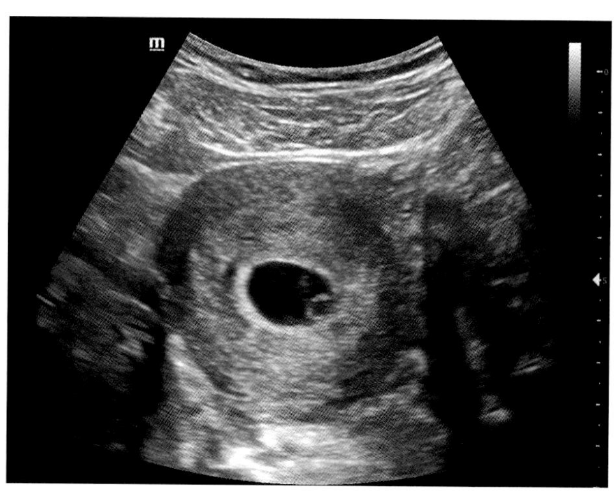

图16-22 **正常早期妊娠期宫内妊娠囊内卵黄囊的经腹图像。**

孕5～6周时胚胎显示为一个增厚或较小的团块回声，见于卵黄囊边缘（图16-23A）。正常胚胎生长迅速，每天约增长1mm。胚胎最初看到时只有2～3mm，胎心搏动可能检测不到。6周以后，胚胎与卵黄囊分离形成独立的结构（图16-23B）。此外，有时也能在卵黄囊和胚胎之间看到连接脐带基部与卵黄囊的细小卵黄管。

胎心搏动可在约妊娠6周时通过超声检查探测到。经阴道超声检查时，＞5mm的胚胎应可见到胎心搏动。7周时，胚胎约12mm大小，头部可以清晰识别。此时，胚胎头部包含单个较大脑室，形态类似卵黄囊[86]。8周时，胚胎头部大小与卵黄囊相同且开始出现肢芽（图16-24）。此外，胚胎躯干前方可见到高回声团块状的生理性中肠疝，12周时消失。8周以上时，胚胎周围可能见到一薄层高回声线，为羊膜囊。

在10周时，器官发生完成，胚胎现在称为胎儿（图16-25）。在10周至早期妊娠结束时，胎儿的轮廓结构变得更加清晰。手指与脚趾可识别并可计数，还可观察到四肢运动及骨骼关节。在胎儿头部，大脑镰变得十分明显并可在侧脑室内看见突出的脉络丛。12周时可显示肾脏及膀胱，此时心脏和胃腔也可识别，早期妊娠末期还可观察到四腔心结构，面部及臀部也易于识别。

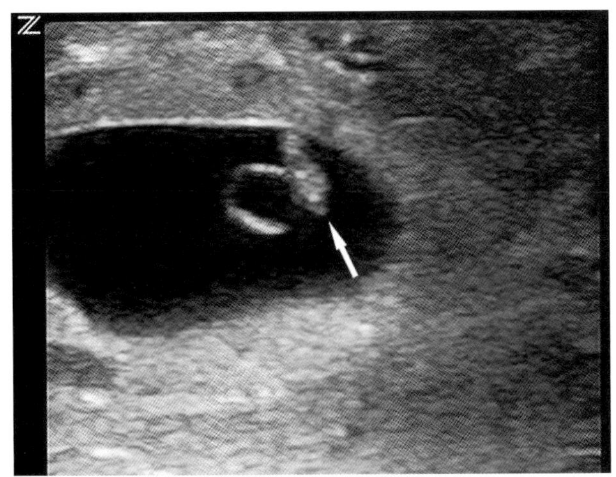

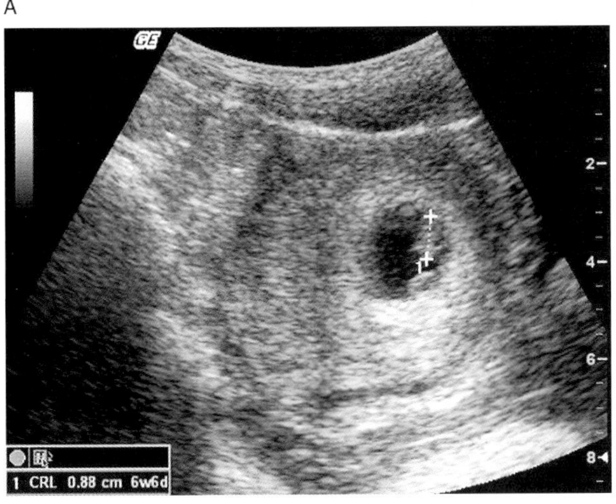

图 16-23　子宫内孕囊内的小胚胎（箭头）和卵黄囊。在图 A 中，5mm 的胚胎位于卵黄囊的右侧。膀胱排空时的经腹纵向视图（不同的患者）。胚胎与卵黄囊分离，通过头臀长度测量为 6 周 +6 天。

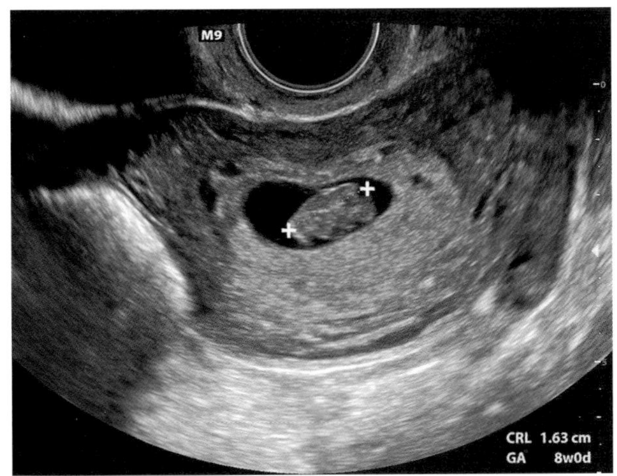

图 16-24　正常妊娠 8 周时宫内胚胎的经阴道图像。

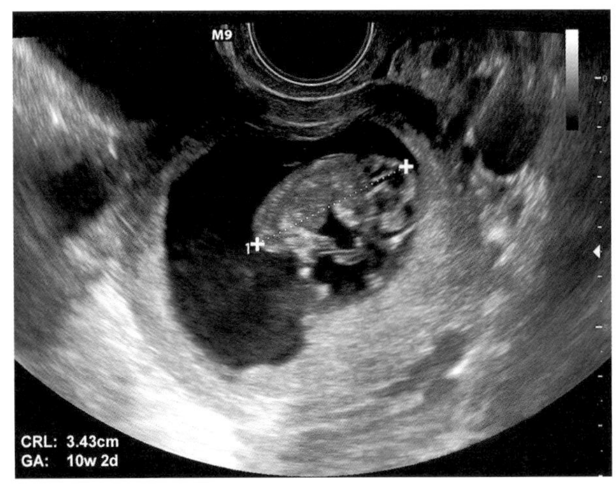

图 16-25　正常妊娠 10 周时宫内胎儿的经阴道图像。

早期妊娠通常不进行胎儿畸形筛查，筛查的最佳时间应在 18 ～ 20 周。不过，一些明显的异常在早期妊娠时可以发现，因此了解正常早期妊娠时能看到哪些结构是非常重要的。在 11 ～ 14 周时使用经阴道超声检查测量胎儿颈项部皮肤厚度用于筛查脐膨出及 18，13 三体综合征是比较有效的，但这超出了急诊床旁超声的范畴。

（三）估算孕龄

早期妊娠时超声检查对孕囊及胚胎的测量是比较精确的。利用测量数据及相应的表格和公式可以计算出孕龄 [132]。不过，利用现代超声软件，只要将测量点放在感兴趣区并采用合适的预设置就可自动计算出孕龄。

最早用于估算孕龄的测值是孕囊平均直径（MSD）。MSD 是指孕囊三个垂直径线测值的平均值：（长 + 宽 + 深）/3。MSD 只适用于评估 5 ～ 6 周时的孕龄，因为此时只能看到孕囊而看不到胚胎。

当可以观察到胚胎时（约 6 周），应测量胚胎头臀径（CRL）用于估算孕龄。测量 CRL 时，应测量胚胎最大长度，但不包括卵黄囊（图 16-26）。当测量游标没有精确地放置在胚胎边缘时会导致测量误差。此外，胚胎可能轻微弯曲或伸展，这也会影响测量结果。尽管如此，用 CRL 来确定孕龄仍可精确到 5 ～ 7 天内 [27]。

早期妊娠末期及中期妊娠时可测量胎儿双顶径

（BPD）来确定孕龄。BPD 是指丘脑平面胎儿头颅横径的测量值。测量时应从近端的颅骨外板量至远端的颅骨内板（图 16–27）。测量误差一般见于错误的颅骨测量点或测量平面并非标准横断面。用BPD确定孕龄同样非常准确，尤其在20周之前[86]。

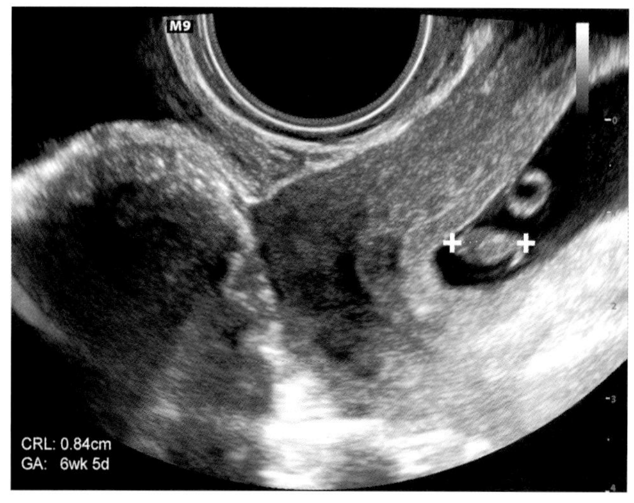

A

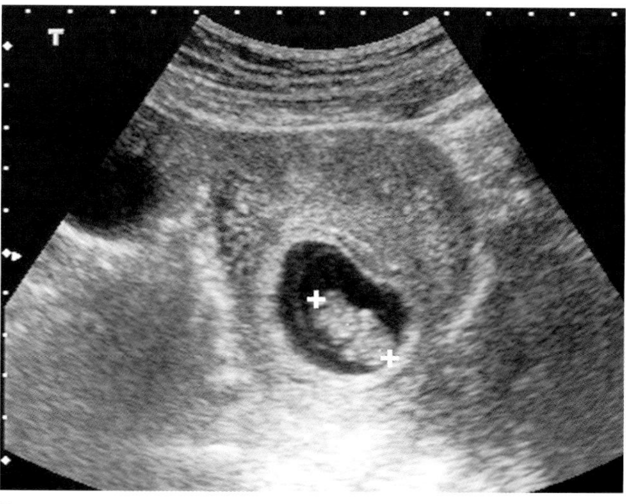

B

图 16–26　头臀径。经阴道超声测量 CRL 的正确测量点位置（A），测量胚胎最长径，不包括卵黄囊；宫内妊娠 9 周的经腹部超声横断面图像（B）。

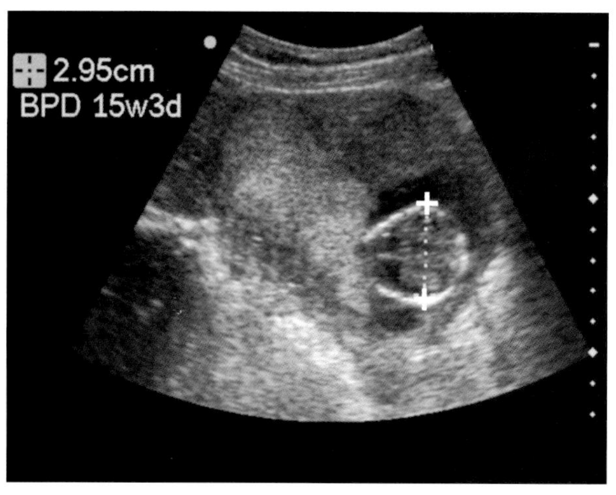

图 16–27　双顶径。经腹超声显示正确的头部成像平面和准确的光标位置。

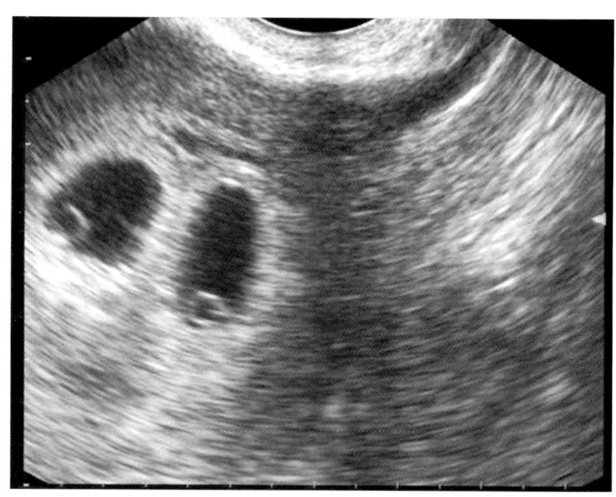

图 16–28　双绒毛膜双胎。双绒毛膜囊和双卵黄囊清晰可见，经阴道超声图像。

（四）多胎妊娠

在早孕期确定多胎妊娠的绒毛膜数和羊膜数是十分重要的，因为在妊娠晚期就很难判断。早期妊娠时有几个超声特征可用于确定绒毛膜数和羊膜数。最早在 6 周时就可以看见两个清晰的孕囊（绒毛膜囊），这是双绒毛膜双胎的很好的证据（图 16–28）。早孕末期，如果在两个孕囊之间看见较厚分隔，可以判断为双绒毛膜囊双胎（图 16–29）。如果分隔较薄，就很难确定组成分隔的是绒毛膜还是羊膜。当分隔较薄时，看见双胎心可以确定为双绒毛膜双胎妊娠。绒毛膜的顶点是回声与胎盘相似的三角形结构，起自胎盘并逐渐变窄，插入两侧的羊膜之间[27]。

单绒毛膜妊娠的羊膜囊数量也可在早期妊娠超声检查时确定，最简单的方法就是确定卵黄囊数量。如果有 2 个卵黄囊，那必然有 2 个羊膜囊。约

8 周后可以看见羊膜囊，在双羊膜囊妊娠中，每个胎儿都应有一个独立的羊膜囊。

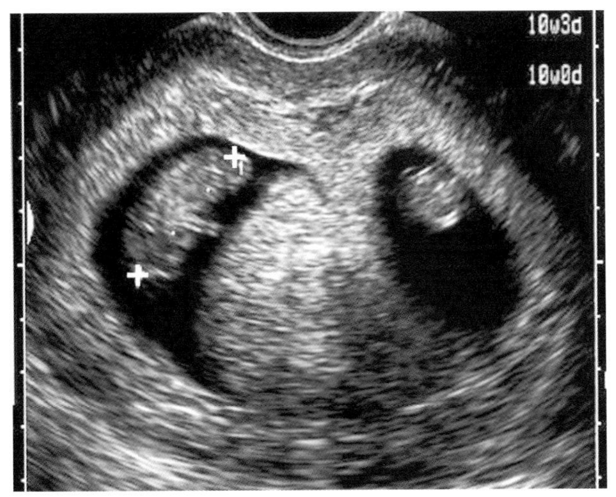

图 16-29　双绒毛膜双胎。测量游标标记了其中一个胚胎的头臀径，孕龄为 10 周 0 天，经阴道超声图像。

六、普通急症及危重病症

（一）异位妊娠

1. 明确的异位妊娠

通过经阴道超声检查，15% ～ 20% 的异位妊娠可以看见有胎心搏动的宫外存活胚胎（图 16-30）[53,54]。含有胚胎或卵黄囊的宫外孕囊也可确诊，且在异位妊娠中出现的比例较高（图 16-31，视频 16-1：异位妊娠的评估）[53]。

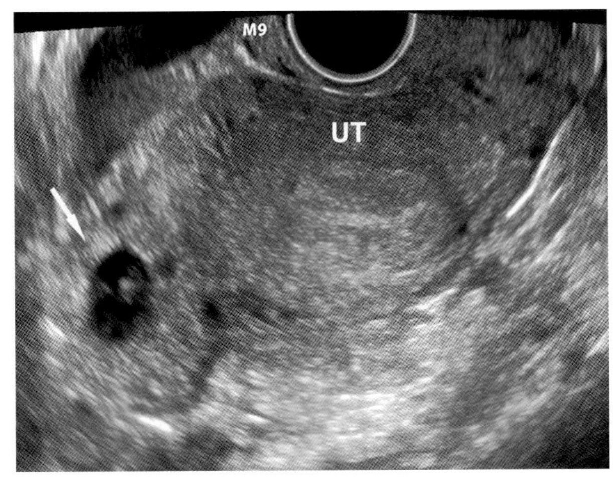

图 16-30　异位妊娠。经阴道图像显示附件异位肿块（箭头）靠近空子宫（UT）。

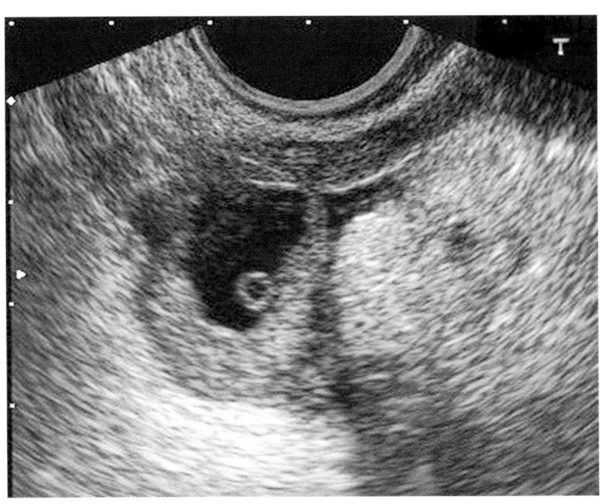
A

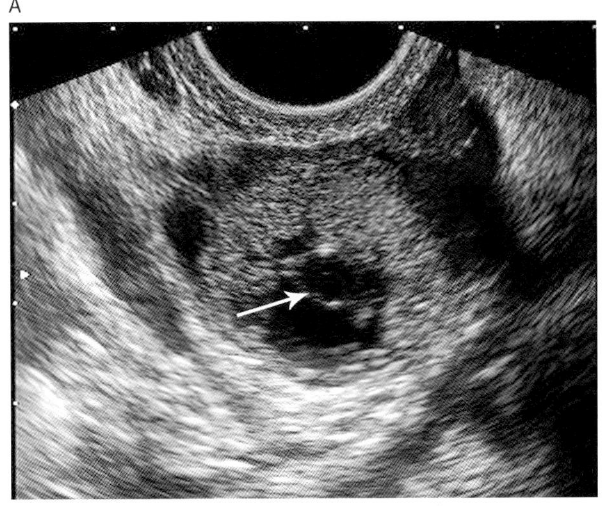
B

图 16-31　异位妊娠。宫外妊娠囊，具有包含卵黄囊的厚回声环（A）。存在一小条游离液体以及结构周围的肠道气体伪影（经阴道图像）。附件中一个厚的同心回声环被游离液体包围（B）。该结构中包含一个变形的卵黄囊（箭头）。

2. 非特异性异位妊娠征象

游离液体、输卵管圆环征及混合性肿块。在宫内未见孕囊的妊娠患者中，一些非特异性超声征象虽不能确诊，但可以高度提示异位妊娠的可能（表 16-2）。这些征象有时比较细微，容易遗漏，尤其是在未使用经阴道超声检查或者由缺乏经验的超声医师检查的情况下。因此，如果急诊床旁超声无法确定宫内或宫外妊娠时，急诊医师应进行全面的超声检查以明确诊断。

3. 盆腹腔游离液体

子宫直肠陷凹或腹腔其他部位的游离液体提示

有异位妊娠的可能（图 16-32）[55,57,134,136]。经阴道超声检查对探测子宫直肠陷凹的游离液体非常敏感，而只有约 1/3 的异位妊娠没有子宫直肠陷凹积液。此外，盆腹腔游离液体在约 15% 的异位妊娠患者中是唯一的超声异常表现。腹腔游离液体量越多，异位妊娠的可能性就越大（图 16-33 和图 16-34）[86,136]，事实上，患者如有中到大量的盆腔积液，异位妊娠的概率约为 86%，而那些有肝肾隐窝积液的则几乎为 100%。尽管大量液体提示异位妊娠[55]，但这并非输卵管破裂的可靠指征。只有约 60% 的大量盆腹腔游离液体患者为输卵管破裂。游离液体可能是输卵管末端出血漏出所致，这个过程可以缓慢发生。

表 16-2 异位妊娠的非特异性超声征象

超声检查结果	异位妊娠的可能性(%)
少量盆腔游离液体	52
盆腔混合性肿块	75
中度或大量盆腔游离积液	86
输卵管圆环征	＞95
肿块和游离积液	97
肝肾隐窝游离液体	～100

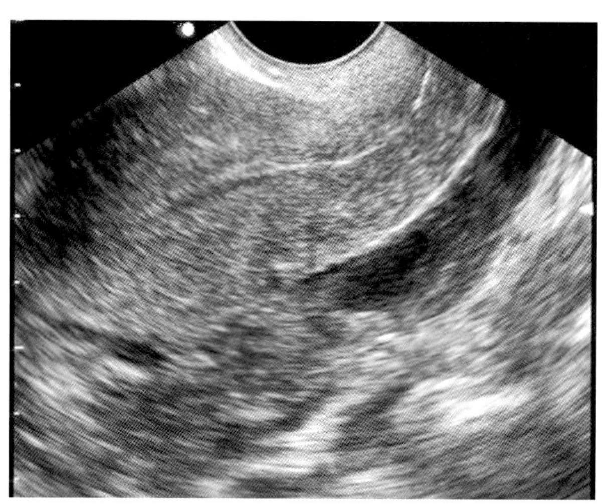

图 16-32 异位妊娠。经阴道矢状面图像，空子宫和后穹隆的游离积液。

如观察到有回声的液体很可能为血液，这增加了诊断异位妊娠的概率（图 16-32）。如果出血活跃，盆腔陷凹内可能见到凝血块而非无回声的游离液体。虽然少量的盆腔积液可能是正常的，但在妊娠患者宫内未见到孕囊的情况下，少量积液也应有所警惕[55,57,58,134]。“少量积液”的定义是液体只限于盆腔陷凹内且范围不超过子宫后下部的 1/3。如前所述，超过“少量”的积液几乎都与异位妊娠有关[53,55,57]。

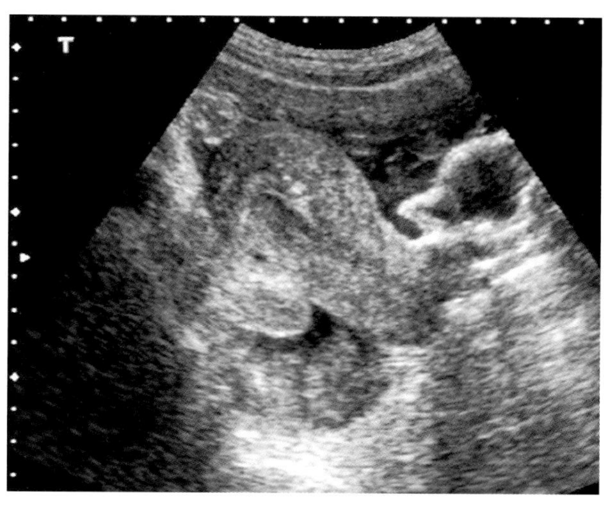

图 16-33 异位妊娠。经腹纵切面图显示宫内无孕囊，膀胱子宫陷凹及子宫直肠陷凹内可见液体及凝血块，塌陷的膀胱内可见导尿管球囊。

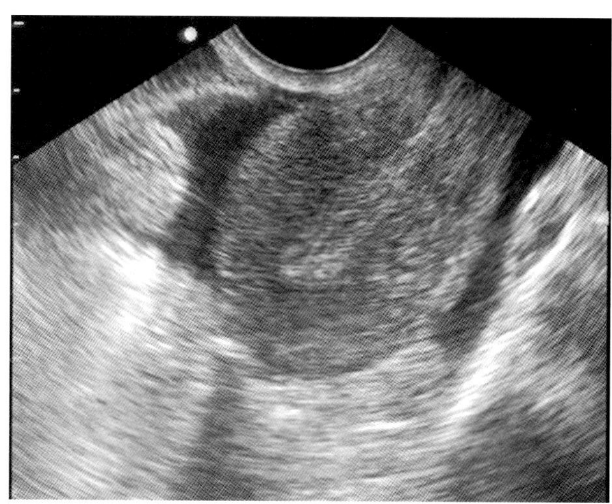

图 16-34 异位妊娠。经阴道图像，宫内无孕囊，且子宫周围可见游离液体。

肝肾隐窝或盆腔外的游离液体都是大量腹腔积液的证据[27,86]（图 16-35）。这种情况下，任何宫内无孕囊的妊娠患者都应考虑异位妊娠继发出血的可能。急诊床旁超声检出肝肾隐窝处游离液体可以缩短异位妊娠患者确诊及治疗的时间[5,27]。

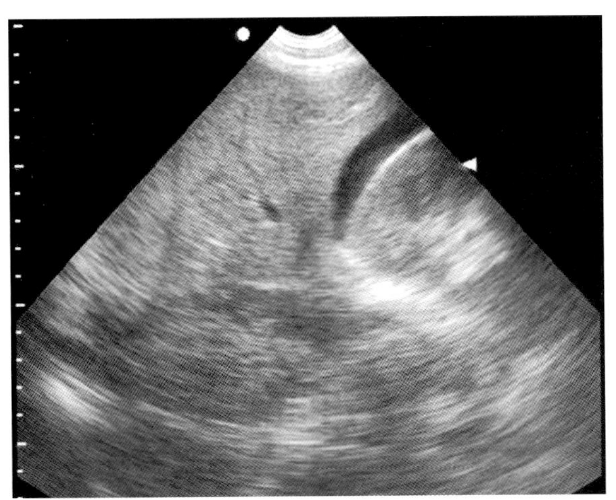

图 16-35　异位妊娠。经腹部肝肾隐窝内游离液体的图像

4. 输卵管圆环征

输卵管圆环征几乎可以确诊异位妊娠[53,54,133,134]。输卵管圆环征是指附件区发现的高回声环状结构（图 16-36，图 16-37 和图 16-38）。它是由异位的绒毛膜囊周围的滋养层产生，相当于孕囊结构。一般来说，输卵管圆环征与黄体或其他卵巢囊肿有不同的超声表现，主要体现在它有相对较厚、较高回声的圆形均匀囊壁。卵巢囊肿囊壁厚薄不均，周围可见正常卵泡。通过经阴道超声检查，超过 60% 的异位妊娠可能看见输卵管圆环征。如果发现了输卵管圆环征，则异位妊娠的可能性＞ 95%[53]。

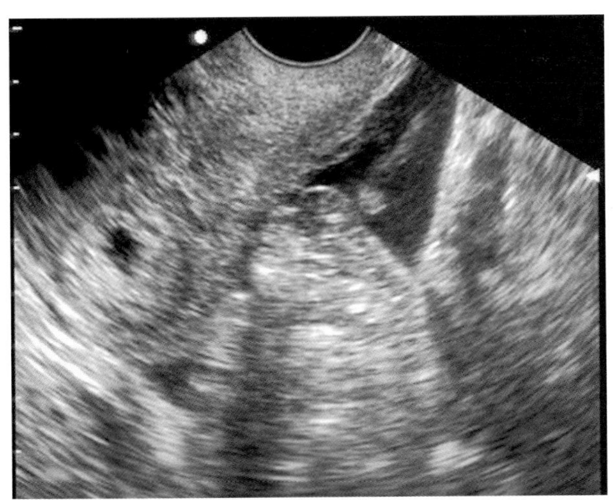

图 16-36　异位妊娠。经阴道图像显示一个 2cm 的输卵管圆环和盆腔游离积液及漂浮的肠管。

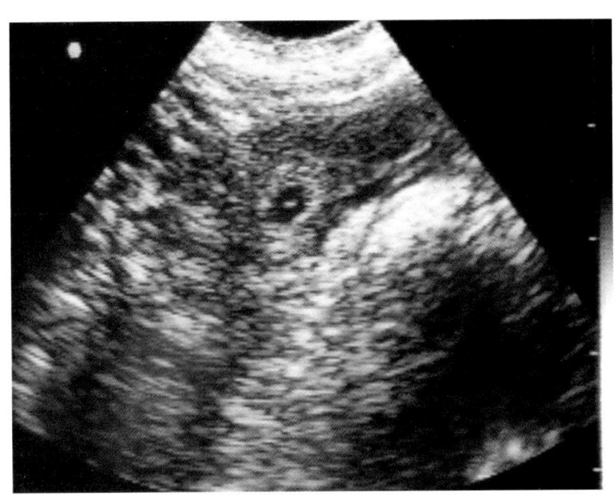

图 16-37　输卵管圆环征。经阴道超声可见右侧附件区较小（7mm）的高回声环状结构，这可以确诊非常早期的异位妊娠。

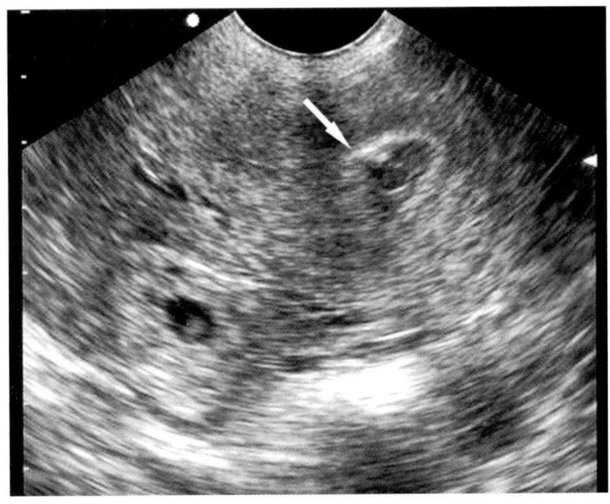

图 16-38　异位妊娠。子宫内假妊娠囊（箭头）和附件内 2.5cm 高回声输卵管圆环的经阴道图像。

5. 混合性肿块

附件区混合性肿块是异位妊娠最常见的超声表现（图 16-39 和图 16-40）。混合性肿块可能是输卵管血肿，异位滋养细胞组织或异位妊娠囊中的混杂内容物[53-55,86,134,135]。混合性肿块含有囊性及实性成分，这是超声诊断异位妊娠的敏感征象。当有经验的超声医师进行经阴道超声检查时，混合性肿块的发现率可达 85%。然而，混合性肿块有时可能比较微小而容易遗漏。肿块可能与邻近回声相似的结构混淆，也可能表现为类似肠管或卵巢的结构。

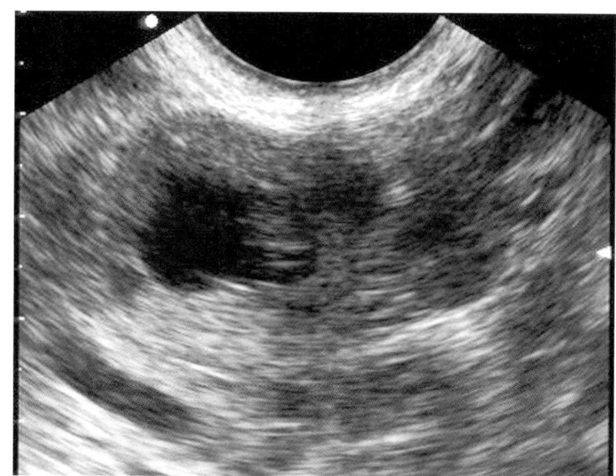

图 16-39 **异位妊娠。经阴道超声可见位于髂静脉上方的右侧附件混合性肿块。**

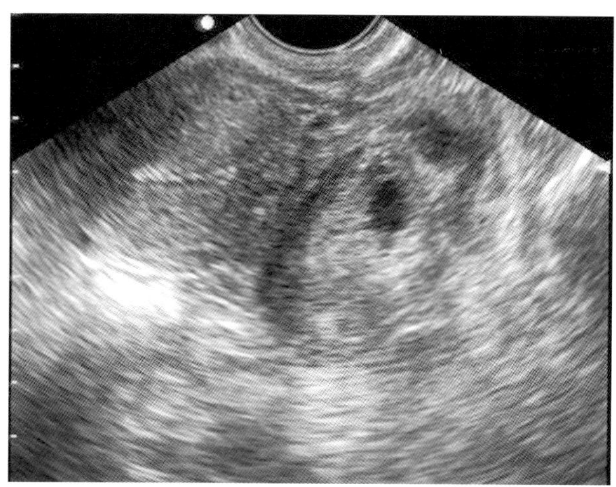

图 16-40 **异位妊娠。经阴道超声横断面示宫内未见孕囊，左侧附件区可见混合性肿块，毗邻子宫。**

几个超声征象可以帮助鉴别混合性肿块及周围盆腔结构。首先确定卵巢，然后在卵巢和子宫之间扫查是定位附件肿块的最好方法。为了区分肿块和其他盆腔结构，超声医师应在进行经阴道超声检查的同时，将另一只手放在患者下腹部加压，这类似于双合诊检查。这种方法可使盆腔结构产生相对位移以便检查者能识别独立结构的肿块。此外，如果平稳地握住经阴道探头，可以观察到肠道蠕动，借此与其他结构相鉴别。

彩色多普勒超声可用于鉴别附件肿块和周围结构。异位孕囊周围有时可见到高速低阻的滋养层血流环绕，称为“火环征”[140]（图 16-41）。虽然有些作者认为彩色多普勒超声检查能提供的信息较少，且在确定肿块是否异位妊娠时并不比灰阶超声准确[27,105,141]，但最近的研究和病例报告显示，附件区不均匀分布的彩色多普勒血流信号对于附件肿块的鉴别诊断有价值[142,143]。

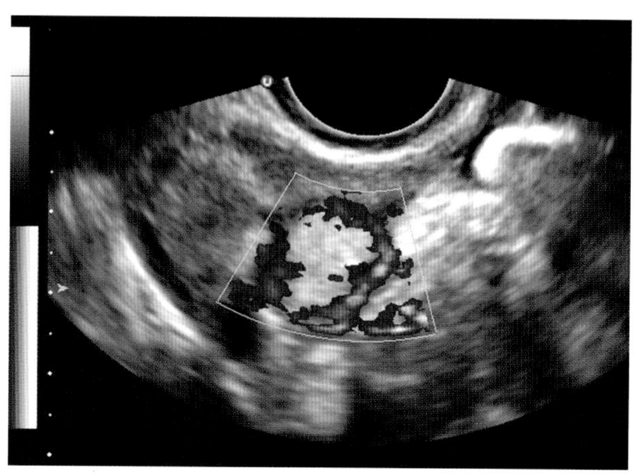

图 16-41 **火环征。经阴道超声可见附件区的异位妊娠肿块周围环绕的能量多普勒血流信号。**

（二）流产

1. 胚胎死亡

有数个可靠的超声征象可以预测，其中孕囊内未见卵黄囊或胚胎是最早的胚胎死亡征象（图 16-42）。随着高分辨率经阴道超声（＞ 6.5MHz）的使用，当 MSD ≥ 10mm 时即可在孕囊内看见卵黄囊，当MSD≥16mm时可见到胚胎[27,122,144,145]。但是，

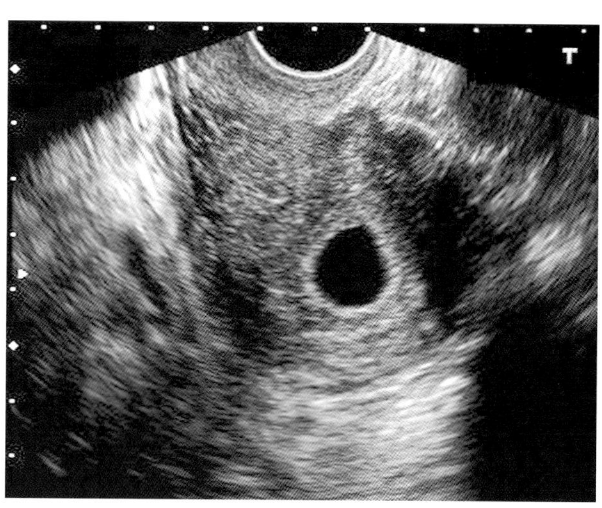

图 16-42 **早期胚胎死亡。经阴道超声图像，宫内可见一空孕囊，相当于 6.5 孕周大小，其内未见卵黄囊及胚胎。**

如果使用5MHz的经阴道探头或经腹部超声检查时，在MSD＞20mm之前[86,146,147]，可能无法看到卵黄囊。对于急诊床旁经阴道超声来说，直径≥20mm的空孕囊是较好地预测胚胎死亡的征象，称为枯萎孕囊。

无胎心搏动是判断胚胎死亡的另一个良好指标（图16-43）。使用经阴道超声时，所有头臀径＞5mm的胚胎都可以观察到胎心搏动[27,86,97,148]。而在经腹部超声中，胎心搏动可见于所有＞10mm的胚胎。在观察胎心搏动时，重要的是确保胚胎清晰可见。在7～8周胚胎头部和躯干可见时，寻找胎心将更为简单。此外，检查胎心搏动时应使用高帧频并关闭帧平均模式[27]。

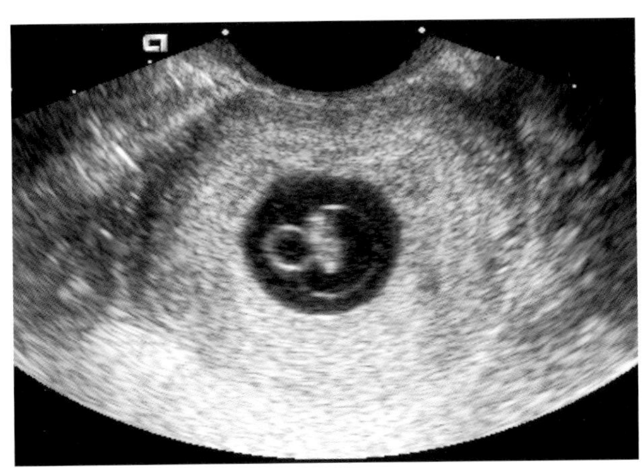

A

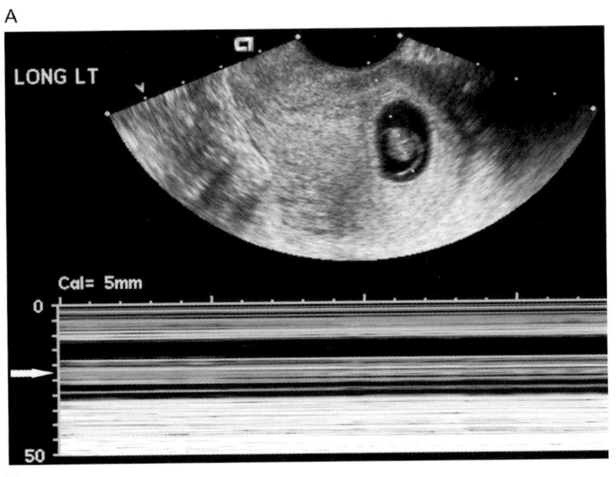

B

图16-43 胚胎死亡。经阴道超声观察胚胎长轴切面，头臀径测值相当于7周孕龄（A）：卵黄囊略增大且羊膜囊清晰可见：实时超声下未见胎心搏动，并用M型超声检查对此进行了记录（B），在胎儿区无任何运动（箭头）。

有些细微征象也可提示胚胎死亡或胎儿结局不良。胚胎心动过缓提示预后不良[149,150]。头臀径＞5mm（6.3孕周）的胚胎正常心率＞120次/分（bpm）。心率＜120次/分时，胚胎存活率随心率降低而下降。＞5mm的胚胎如胎心率＜100次/分，其存活率仅为6%。＜5mm的早期妊娠胚胎，心率通常较慢，但若心率＜90次/分则极有可能发生胚胎死亡[149,150]。

异常卵黄囊是另一个判断胚胎死亡或异常妊娠的细微征象。8～12孕周时，很小的卵黄囊（直径＜2mm）通常与异常妊娠有关[151]。5～12孕周时，很大的卵黄囊（直径＞6mm）提示胚胎死亡或显著的染色体异常[27,152]。此外，12孕周前，胚胎清晰可见却无法看见卵黄囊是胚胎即将死亡的有力证据。卵黄囊的形状与不良妊娠结局无关，卵黄囊形状不规则但大小正常的妊娠绝大部分都预后良好[27]。

据报道，形状异常或极不规则的孕囊是妊娠失败的良好指征，但这一超声表现比较主观（图16-44）。宫内孕囊位置较低（有或没有卵黄囊及胚胎）被普遍认为是难免流产的征象（图16-45和图16-46）。另外，孕囊周围的弱回声区或较薄（宽度＜2mm）的滋养细胞反应层提示胚胎死亡的可能性。最后，若孕囊平均直径与胚胎头臀径之差＜5mm，也可能为异常妊娠[147,153]。

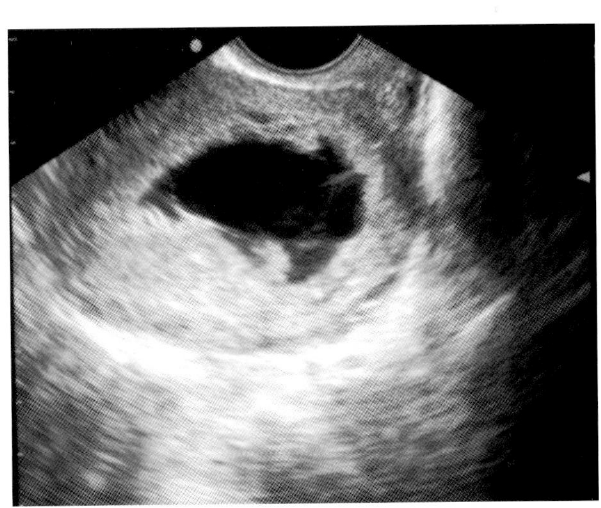

图16-44 胚胎死亡。经阴道超声图像可见变形的孕囊。

绒毛膜下出血是指位于子宫内膜与绒毛膜之间的出血，这是早孕末期的常见表现。超声可见到部分绒毛膜和胎盘与壁蜕膜（子宫内膜）分离（图

16-47）。急性期，绒毛膜下出血表现为相对于胎盘的高回声或等回声，可表现为仅胎盘轻微抬高。在以后的 1 ～ 2 周，绒毛膜下出血变成低回声。有先兆流产症状并有绒毛膜下出血的患者可能有较高的胚胎死亡率[154，155]。大量绒毛膜下出血的患者有很高的流产概率。

医师在向患者解释胚胎死亡时，应保持谨慎，在证据不足的情况下不应随意告诉患者。诊断不明时，进行全面的超声检查并向产科咨询是必要的。

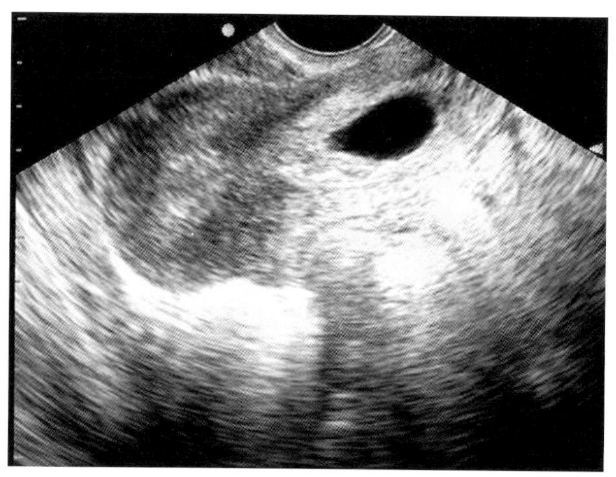

图 16-45 **难免流产。**
经阴道超声图像，宫底位于图像左侧而孕囊接近宫颈处。

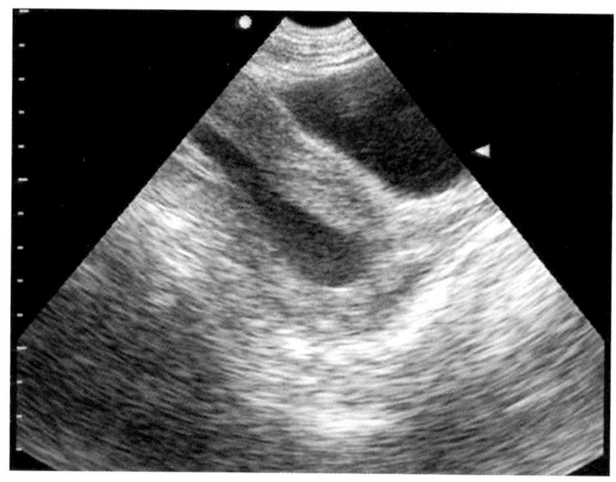

图 16-46 **胚胎死亡、难免流产。**
经腹部长轴观，大而变形的宫内空孕囊，突向宫颈管，膀胱及阴道气体线位于图像右侧。

（1）完全性自然流产：完全性自然流产后宫腔内应无任何残留（图 16-48），有时也可见到少量出血或血凝块。

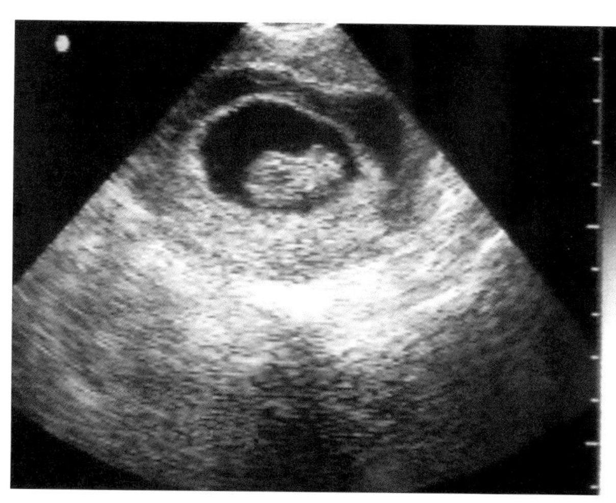

图 16-47 **绒毛膜下出血。**
经阴道超声图像，着床出血后包蜕膜与壁蜕膜（子宫内膜）之间可见新月形无回声区。

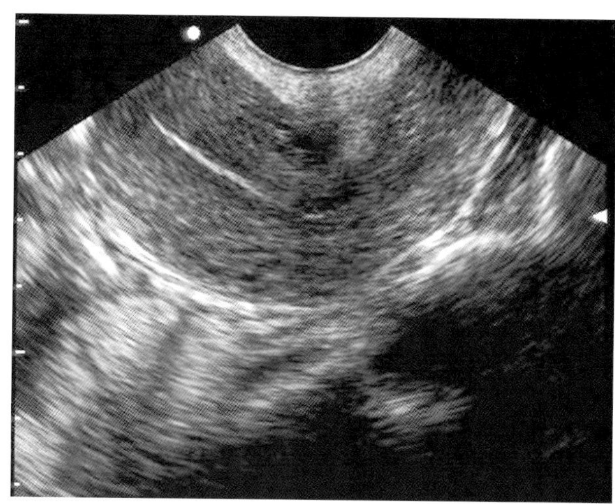

图 16-48 **经阴道超声显示完全性自然流产后子宫内无孕囊图像。**

（2）妊娠物残留：自然流产后如发现有宫内团块或内膜线增厚（宽度≥ 10mm），则很可能为宫内残留（图 16-49）[91,93,156]。这种情况下进行刮宫，有 70% 的患者可发现绒毛。多数发现宫内残留的患者只需临床观察，但有时可能需要刮宫并密切随访以预防出血和感染。

七、正常解剖变异和常见的异常

有些正常解剖变异可能会使经腹部及经阴道盆腔超声检查更加困难。子宫后屈的发生率约为 10%，虽然后位子宫无明显临床意义，但它使经腹部超声检查更困难。后位子宫是指宫体向结直肠后倾而不是朝向腹前壁，这就使宫体远离经腹超声探头并导致分辨力降低（图 16-50A）。经阴道超声更适合显示后位子宫，因为探头仍然能放在靠近宫体的位置（图 16-50B）。子宫后倾时，卵巢通常位于宫体的前侧方。

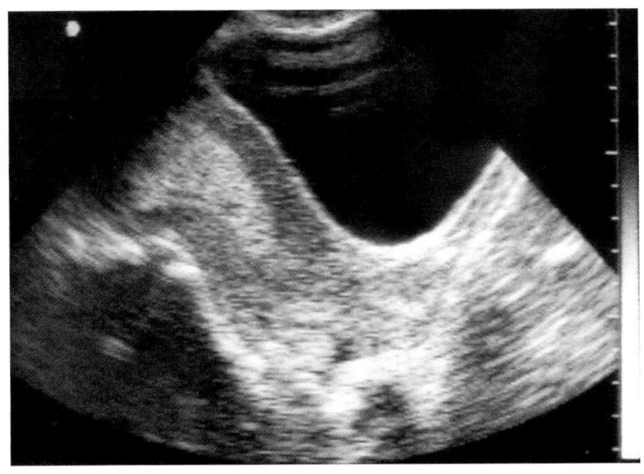

图 16-49 经腹纵轴切面图可见子宫内残留物形成的高回声团块（2～3cm 厚）。

子宫侧屈是另一种正常变异，会使盆腔超声检查变得困难。当经腹部或经阴道超声在中线处扫查时未发现子宫，应将探头侧移以获得子宫矢状斜切面图像。宫体侧屈并不罕见，这种情况下，内膜中线很难在一个平面内显示，横切及冠状切检查可能有所帮助。当子宫侧屈时，可能会推挤卵巢，使卵巢不在常见的位置，而可能位于子宫上方或子宫直肠陷凹内。

卵巢位置变异也可使超声检查卵巢变得困难。经阴道超声检查能显示绝大多数位置正常的卵巢，但位置变异的卵巢显示很困难。在既往有妊娠史的妇女中，卵巢可能位于子宫侧方、后方或上方。在子宫增大（如妊娠或子宫肌瘤）的患者中，卵巢常被推移至子宫上方。这种情况下，经阴道超声就很难找到卵巢。

经腹部超声检查通常不能观察到输卵管，但如果输卵管因瘢痕或盆腔炎症而积液时，就很容易识别，通常位于宫体两侧的附件区。长轴观时，输卵管表现为无回声管道结构；横断面时，则表现为囊状结构。使用经阴道超声，正常输卵管可以在其子宫起源处成像，如果没有肠道气体干扰，并且存在输卵管积液，则可以在每个卵巢附近追踪到输卵管。

子宫直肠陷凹内存在少量液体是正常的。经腹部超声检查可能难以看见这些液体，但经阴道超声检查就容易发现（图 16-51）。

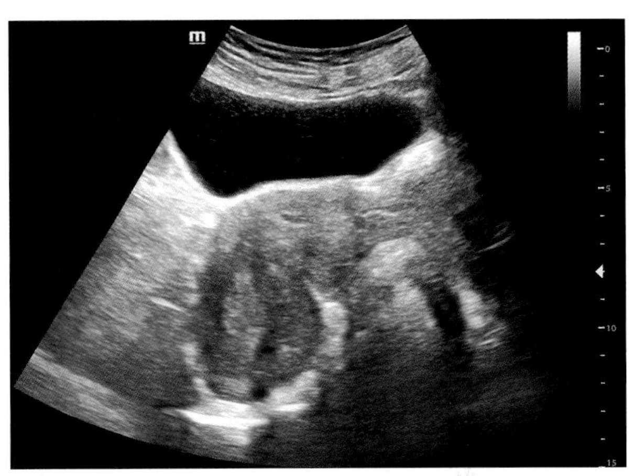

A

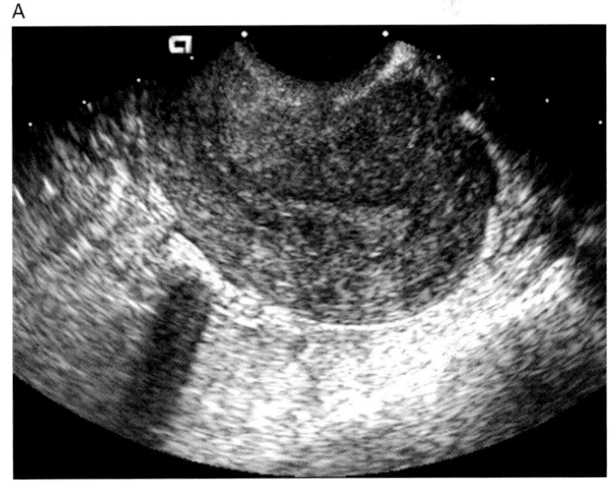

B

图 16-50 后屈子宫的经腹矢状面超声图像，图像质量良好（A）。后屈子宫的经阴道纵向超声图像（B）。注意，如果子宫后屈，宫底位于图像的右侧，子宫颈位于图像左侧。

（一）盆腔肿块

1. 黄体囊肿

黄体囊肿是早期妊娠最常见的盆腔肿块。它们通常为单房且壁薄的囊肿（图 16-52）。囊肿内部出血可导致囊内出现分隔及实质回声（图 16-53）。在 50% 的病例中黄体可表现为实质回声。

2. 子宫平滑肌瘤

子宫肌瘤十分常见，在妊娠期可能增大。肌瘤位于子宫肌壁内且超声表现多样，往往可造成盆腔超声图像的失真变形（图 16-54）。

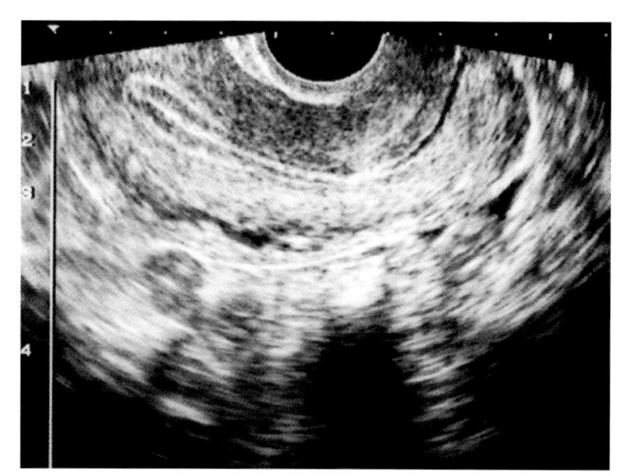

图 16-51　正常前屈子宫的经阴道矢状面超声图像。请注意，宫底显示在屏幕的左侧。在宫颈下方的后穹隆内可见少量（生理性）游离液体。患者盆腔弓状静脉丛中度曲张，不能误认为是游离液体。

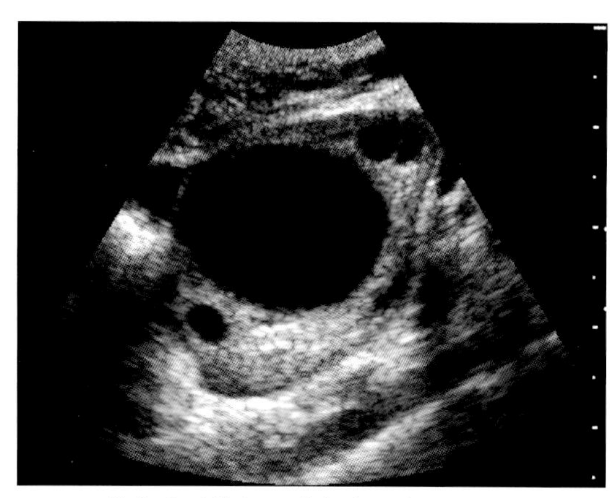

图 16-52　黄体囊肿的经阴道超声图像。

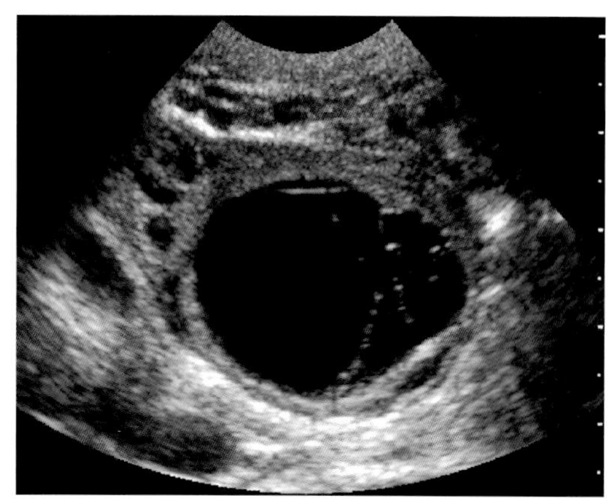

图 16-53　经阴道超声图像，黄体囊肿囊内出血形成的细小分隔。

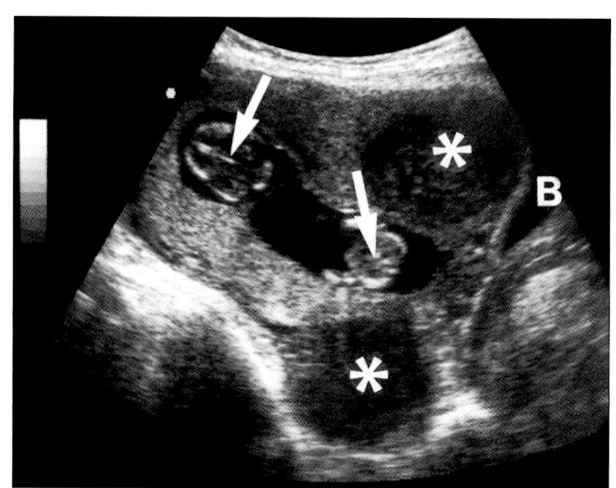

图 16-54　子宫肌瘤图像（*）。
双胎妊娠（箭头）。B= 膀胱。

3. 恶性盆腔肿块

妊娠期最常见增大的肿瘤是卵巢囊腺瘤。瘤内分隔及乳头状赘生物提示肿块恶性的可能性（图 16-55）。

（二）附件扭转

附件扭转大多发生在卵巢增大或卵巢肿块的情况下，发现正常的卵巢可减少该病诊断的可能性。

（三）妊娠滋养细胞疾病（GTD）

大多数 GTD 病例为良性葡萄胎。侵袭性葡萄胎或绒毛膜癌患者多有葡萄胎病史。葡萄胎典型表现为宫内弥漫性低回声囊泡，类似一串“葡萄”（图 16-56）。妊娠早期葡萄胎表现可能并不典型，容易漏诊（图 16-57）。

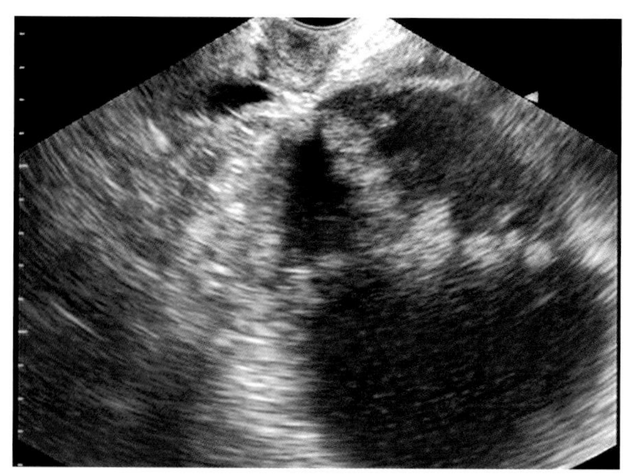

图 16-55　经阴道超声图像显示较大的混合性盆腔肿块，伴有乳头状突起和分隔，可能为恶性肿瘤。

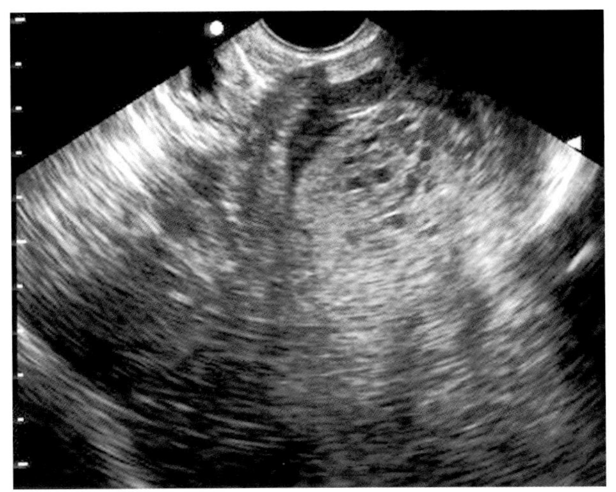

A

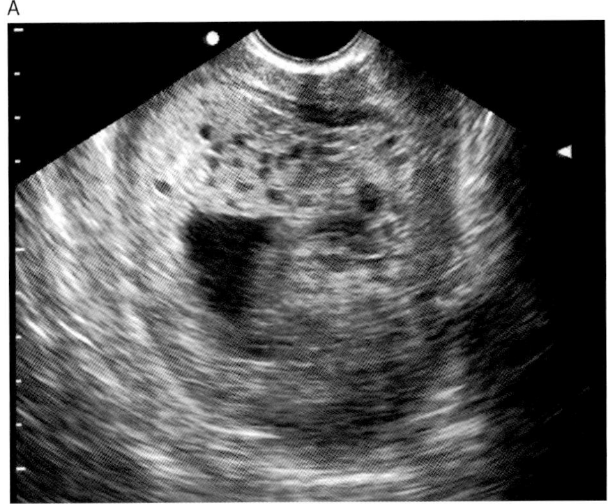

B

图 16-56　葡萄胎的经阴道超声图像（A 和 B）。

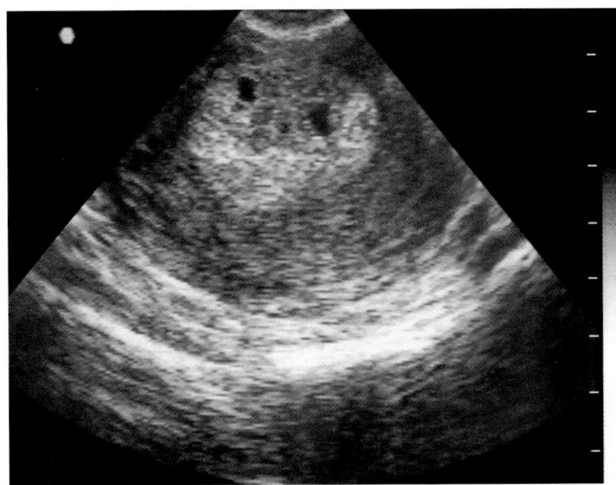

图 16-57　早期葡萄胎，经阴道超声横断面显示宫腔内较厚的高回声团块伴有少量不规则囊泡，该患者 β-hCG 水平较高。

八、注意事项

（一）异位妊娠

1. 由于最近的末次月经来潮或 β-hCG 低而不进行盆腔超声检查。妊娠试验阳性，有腹痛或阴道出血的患者，不论其报告的末次月经或 β-hCG 的水平如何，都应接受盆腔超声检查。患者可能把怀孕期间阴道少量出血误以为是月经，由此获得的月经史不能作为排除异位妊娠的证据。此外，β-hCG 水平低但发生异位妊娠破裂的情况并不少见。

2. 宫内无孕囊可以是很早的早期宫内妊娠或完全性自然流产。超过 40% 的异位妊娠 β-hCG 水平不到 1000mIU/mL。因此，宫内无孕囊伴 β-hCG 低水平不应认为是正常的，应扫查整个盆腔确认有无异位妊娠的迹象。此外，明显的妊娠产物或绒毛的排出是确认完全性自然流产的唯一证据。如果没有完全流产的确切证据，必须排除异位妊娠诊断[46]。

3. 假孕囊误认为真孕囊。大多数发现宫内妊娠的患者基本上可排除异位妊娠的诊断。蜕膜内征和孕囊是宫内妊娠的早期表现，但可靠性也不是 100%。超声医师应注意不要把与异位妊娠有关的假孕囊误以为真孕囊。假孕囊也称为蜕膜囊，是由单层蜕膜所包绕（图 16-38）的宫腔积液。5% ～ 10% 的异位妊娠会出现假孕囊，表现为位于宫腔正中的狭长变形的囊性结构，伴子宫内膜厚薄不均。经阴道超声通常可鉴别假孕囊和真孕囊。此外，多普勒超声有助于检出真孕囊周围高速低阻的滋养血流，但其可靠性并非 100%[127,140]。

4. 误诊早期宫内妊娠。宫内只有一小孕囊时，临床医师应避免作出宫内妊娠的诊断。明显的双蜕膜征是诊断宫内妊娠的第一个可靠证据[27,128]。卵黄囊及胚胎是宫内妊娠确切的证据，一个缺乏经验的超声医师只有在看到这些结构后才可做出宫内妊娠的诊断。在所有长度＞ 5mm 的胚胎内均可见胎心搏动，这被视为宫内妊娠的最佳证据。看到胎心搏动才诊断宫内妊娠，对初学者来说是非常重要的。

5. 高估了超声识别异位妊娠细微征象的能力。虽然子宫内无孕囊、肝肾隐窝的游离腹腔积液和盆腔游离液体较易识别，但混合性附件肿块和输卵管圆环征较难发现。有经验的医生会重复进行 POCUS 扫描，以寻找这些细微的异位妊娠征象。

6. 应获得全面的超声检查，不应过度重视经阴道超声而忽略经腹部超声。经腹部盆腔超声显示的范围较大，并可能发现经阴道超声视野之外的病灶，在一些患者中可能有助于诊断。此外，必须扫查肝肾隐窝以寻找腹腔游离液体，因为有些患者尽管发生异位妊娠破裂伴有腹腔大量出血，但症状轻微，生命体征正常。

7. 发现一个正常的孕囊，但无法确定其与子宫的位置关系。异位妊娠如果没有注意到孕囊位于宫外的事实，可能看上去像宫内妊娠（图 16-58）。此外，间质部的异位妊娠可能看上去像宫内妊娠，但仔细扫查就会发现它是在子宫壁的边缘而不是宫腔内。经腹部超声检查将有助于识别疑似异位妊娠的整体情况。

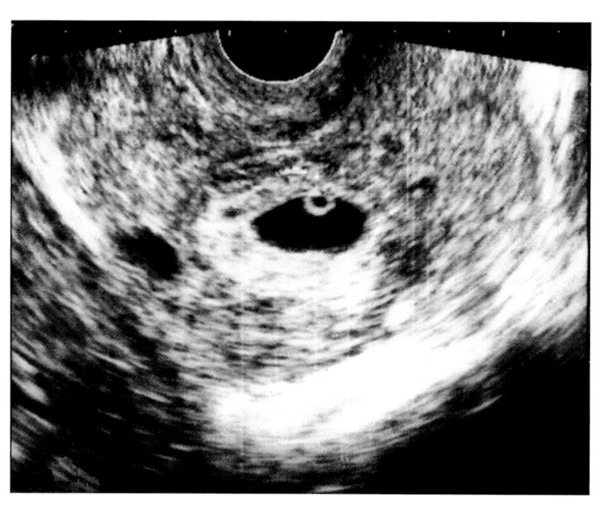

图 16-58 **异位妊娠。经阴道超声可见子宫外妊娠囊图像，内有一个厚的高回声环和一个卵黄囊。粗略的检查可能会认为周围的中等回声是子宫组织，但应注意没有任何子宫内膜回声。**

8. 误把输卵管间质部妊娠看做宫内妊娠。间质部妊娠可能会被误认为是宫内妊娠。间质部妊娠占所有异位妊娠的 2% ～ 5%。大多数异位妊娠发生在输卵管壶腹部，而间质部妊娠发生在宫角部位（图 16-59），周围有部分肌层围绕。由于子宫肌层血供丰富，间质部妊娠比大多数异位妊娠长得更大，发生破裂更晚。发生破裂时，腹腔内出血（动脉性）和阴道出血可能迅速而凶猛。这些患者多数在到达医院前因失血过多而死亡。因为孕囊可以完全被子宫包绕，所以要确定间质部妊娠可能较困难。然而，间质部妊娠通常出现在子宫壁的边缘而不是在子宫内。偏心分布的孕囊被不对称肌层组织包绕，游离侧囊壁的厚度常不超过 5 ～ 8mm。“间质线征”是指从子宫内膜延伸至间质部妊娠囊的一条高回声细线。发现“间质线征”即可诊断为间质部异位妊娠。如果未在破裂前及早诊断，高达 50% 的患者可能须行子宫切除手术[86]。

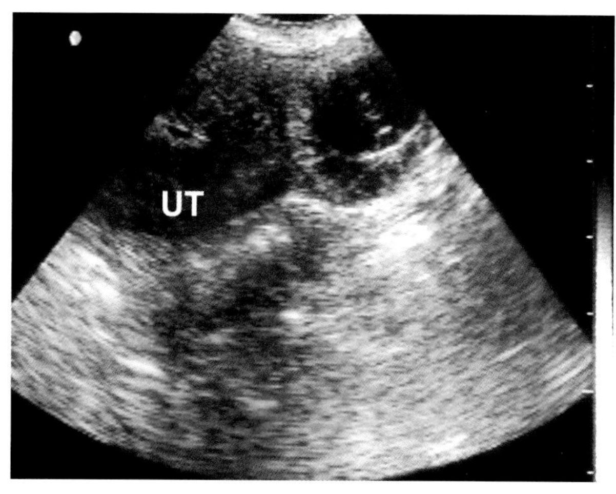

图 16-59 **输卵管间质部异位妊娠。**

注：经阴道超声横断面显示子宫（UT）内膜内小液区，圆环形异位妊娠囊部分嵌入子宫肌层内。

9. 未能识别异位妊娠。忽视服用促排卵药物史或体外受精史可能导致这个结果。此类患者发生异位妊娠的概率可高达 1%，因此发现有宫内妊娠存在并不能排除异位妊娠的可能。此外，没有这些危险因素的患者也有异位妊娠的可能。因此，即使已确认了宫内妊娠，扫查整个盆腔以发现游离液体或附件肿块仍是非常重要的。

10. 超声诊断胎儿异常已成为医疗事故诉讼的一个重要原因。为了避免这个问题，应告知患者 POCUS 仅仅是一种急诊检查，而不是用于检测胚胎异常。

参考文献

完整的参考资料列表可在网上找到
www.mhprofessional.com/mamateer4e.

第 17 章
中晚期妊娠

Donald V. Byars, Barry J. Knapp, and Kean O. Feyzeau

近 30 年来，超声检查已经越来越多地用于产科患者的监护，超声是目前最常用的评估子宫、宫颈、羊水、胎盘、脐带的检查方法，同时还可用于估计孕龄以及检出胎儿畸形、判断胎先露[1]。当超声技术应用于急诊与床旁超声后，对急诊孕妇的检查和治疗产生了重要的影响。

本章节探讨急诊超声在中晚期妊娠中的应用，主要用于有创伤的、有阴道出血的、出现早产征象的，以及出现剧烈腹痛孕妇的评估。检查时应重点检查胎儿的胎心活动、估计孕龄以及排除前置胎盘等，超声的其他应用主要包括测量患者羊水量和宫颈长度，以及判断胎位和鉴别一些非产科原因引起的腹痛疾病。

一、临床概况

早孕患者如出现临床症状，采用超声检查技术来确定宫内妊娠被公认为是必需的，在此阶段的检查中所需要的设备以及检查时应注意的事项早已得到广泛的认同。而对急诊的中晚期妊娠患者进行超声检查的重要性还没有被所有的临床医师认同。急诊医师常常会接触到一些中晚期妊娠患者，她们可能因为创伤、阴道出血或腹痛等症状来就诊，此时应立即进行产科会诊。但是由于排班的限制，产科医师不一定能很快到位，而且产妇有可能没有按常规进行产前检查，因此超声被越来越多地应用于此类急诊，且急诊医师对于超声仪器的使用也非常熟悉。很显然，在对这些患者的诊治中，迅速且指征明确的超声检查可以帮助迅速诊断，并因此改善对母体和胎儿的监护及总体预后。

对中晚期妊娠患者中进行超声检查必须要解决以下几个问题：

（1）超声检查的临床指征是什么？

（2）对处理中晚期妊娠急症的医护人员来说 POCUS 应重点观察哪些部位是合理的？

（3）中晚期妊娠 POCUS 的目的是什么？

（4）超声检查安全吗？妊娠期的替代诊断方法有哪些？

1. 在中晚期妊娠患者中进行超声检查的临床指征是什么？

对中晚期妊娠患者选用超声检查的理念是应有重点且目的明确，并着重关注应检查哪些方面，其原因有以下几点：首先，在中晚期妊娠患者中超声检查能够提供非常多的信息，在对这些患者进行检查前医师心里要有准备，自己进行检查时具体想要了解哪些方面的情况，如在急诊时检查胎儿心脏结构就是不适宜的。同样，在病情稳定时有的医师希望通过超声检查来筛选或确定孕龄及了解胎儿情况，但超声筛查并不适合作为急诊超声的指征，即使让有经验的专职产科超声医师来完成超声筛查，也很难做出对围产儿状况的评估。其次，在急诊中对中晚期妊娠患者选用超声检查也应保持谨慎的态度。有研究表明，在由超声检查引起的医疗纠纷中，75% 的纠纷与产科超声有关[2]。因此，不仅每次超声应严格掌握指征，而且急诊超声必须用在那些可以立即、有效地纠正漏诊的情况中。

对于中晚期妊娠患者，急诊超声在以下情况中应用效果较满意：有创伤的、有阴道出血的、出现早产的或者有不明原因腹痛的患者。

2. 对处理中晚期妊娠急症的医护人员来说，POCUS 应重点观察哪些部位是合理的？

对中晚期妊娠患者进行急诊超声检查，有以下几点作用是肯定的。如通过“创伤的超声重点评估”即 FAST 检查可以除外腹腔积液，右上腹的超声检查可以除外胆结石以及胆囊炎，肾脏的超声检查可以除外严重的肾积水。此外，其他的应用是产科所独有的，如可以用 M 型超声检查胎儿心率，在中晚期妊娠患者中，可以通过测双顶径或者股骨长来估计孕龄，经腹部检查可以排除胎盘早剥以及前置胎盘，并且能够测羊水量以及判断胎位，经阴道检查或者经会阴检查可以评价胎盘下缘与宫颈口的关系以及测量宫颈长度。

3. 在妊娠中晚期，POCUS 的目标是什么？

妊娠中晚期患者超声检查应侧重的目标是什么？换句话说，在快速急诊超声检查中能够解决什么问题。例如，一个因创伤昏迷并且有可能怀孕的患者来急诊，急诊超声首先可以回答以下几个问题：患者是否怀孕？是否存在腹腔出血或子宫破裂引起的腹腔游离液体？胎儿是否存活？胎儿的胎龄是多大（以及在体外环境是否可能存活）（图 17-1）？是否存在明显的胎盘后血肿（图 17-2 展示了对妊娠中晚期患者进行急诊超声检查的流程）？

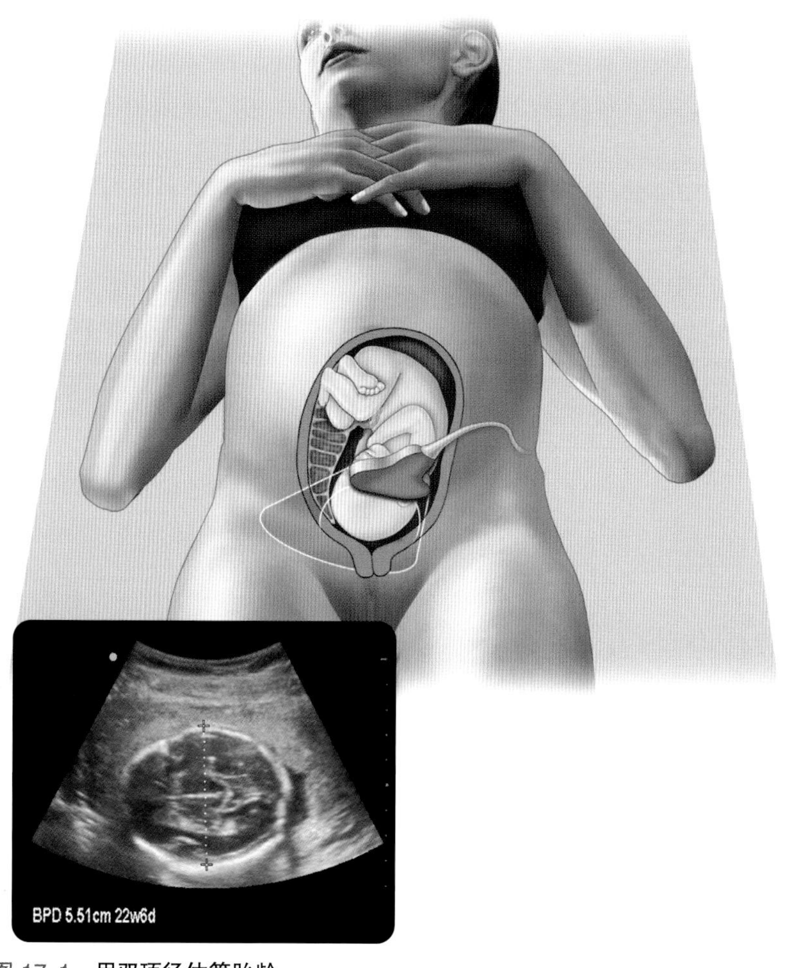

图 17-1　**用双顶径估算胎龄。**

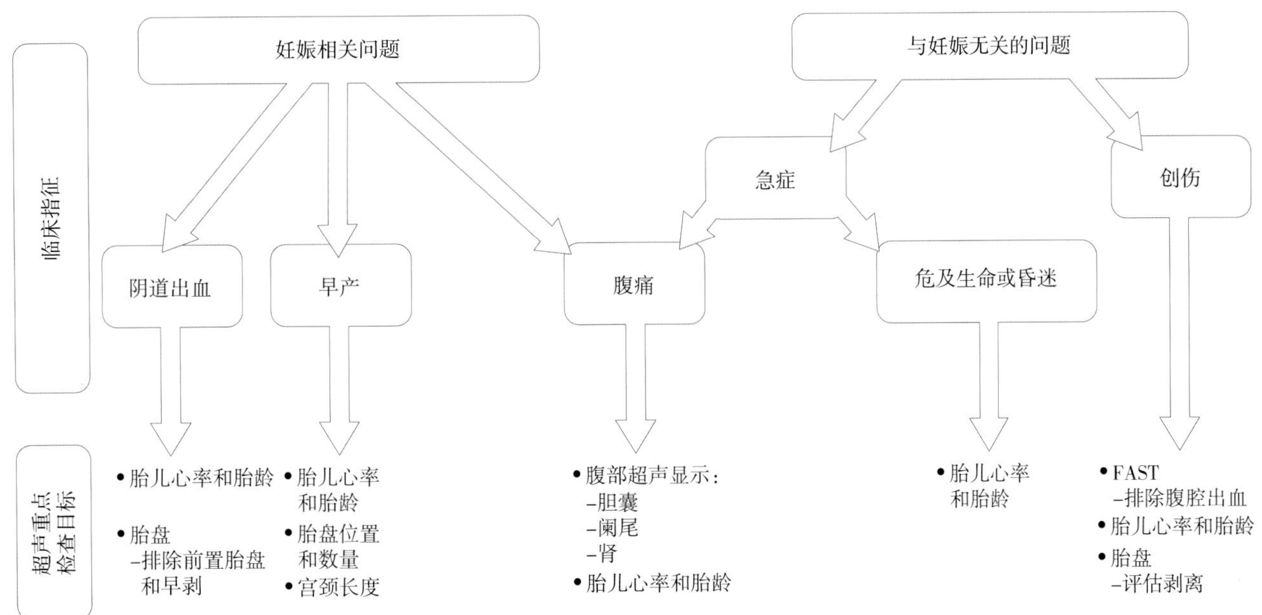

图 17-2 **中晚期妊娠有针对性的超声检查的临床适应证**

4. 超声检查安全吗？妊娠期的替代诊断方法有哪些？

超声检查是最常用的检查方法，某种程度上是无创性胎儿检查的首选。人体器官的形成大多发生于胎儿的 10 周前，此阶段超声检查已经被较多应用，目前认为是安全的，并且无造成胎儿结构畸形等副作用。人体大脑的形成大多发生于胎儿的 14 ～ 22 周，曾有人认为超声检查可能会由于其热效应以及空化效应对胎儿大脑造成伤害，但是目前还没有任何证据表明超声检查会对胎儿的认知产生伤害和影响[4,5]。相反，如果胎儿暴露于电离辐射，尤其是 CT，可能会对胎儿造成重大的影响。

进行胎儿健康状况评估时，也可以应用其他的一些方法，如手提式多普勒胎心检测器，它可以听胎心音，同时胎心宫缩电子监护包括记录胎心率、胎动以及宫缩，用以评估胎儿是否存在宫内缺氧等情况。

在缺乏可靠的月经史的情况下，可以通过测量宫底高度来获得一个非常粗略的胎龄估计。在病史不清楚的情况下，这种粗略的测试是超声估计胎龄的唯一替代方法。

对于妊娠晚期阴道出血的评估，超声已经取代了传统的双合诊检查和排除前置胎盘诊断的潜在有害的体格检查。胎盘早剥通常是通过临床信息诊断，并借助胎心宫缩电子监护，排除前置胎盘诊断。

磁共振成像已被用于不明原因阴道出血的相对稳定患者的检查中，但并未被广泛使用[6]。

在早产或急产的评估和处理中，超声常常用来作为产科检查和胎心宫缩电子监护的补充，是唯一一种用于评估宫颈长度、羊水量和胎位的影像学方法。

晚期妊娠时不明原因腹痛是急诊超声检查的重要临床指征，而其他影像学检查方法如腹部平片、CT 和肾造影通常用于未妊娠患者。

二、临床适应证

中晚期妊娠急诊超声的临床适应证：

1. 胎龄和胎心率的测定。
2. 评估引起腹痛和阴道出血的产科原因。
3. 早产的评估。
4. 创伤评估。
5. 腹痛非产科原因的评估。

（一）妊娠期测定胎龄和胎心率

对于胎儿评估，首先要通过观察胎儿心脏活动来确认胎儿是否存活。这一措施建议应尽早采取，不仅应对受伤的孕妇进行此项评估，对阴道流血和早产的孕妇也应如此[7-9]。正常胎心率在早孕时是120～160次/分。持续性心动过缓与胎儿缺氧和酸血症有关。回顾急诊医学的历史，以往胎儿心跳的确定多是用手持多普勒听诊器来检查胎儿心音的。

即时超声是一种可替代手持多普勒超声听诊器来初步检查胎儿心脏活动的方法。使用B超对妊娠子宫扫查，可定位胎儿心脏和评估心脏运动是否正常。使用M型扫描仪，心脏运动所产生的波形可被记录下来。大多数超声仪器具备产科软件，可快速而准确地确定胎心率。

在创伤的情况下了解孕周也很关键，因为涉及是否需要紧急剖宫产手术，诸如在产妇心脏停搏的情况下。对于伤情稳定的孕妇，孕龄的因素可能会影响到决定是否对其进行剖腹探查[10]。此外，胎龄及胎儿成熟度影响着前置胎盘、早产、胎膜早破、子痫和其他孕晚期严重疾病的处理方式。创伤时，超声评估孕周以及胎心率，可与FAST检查同时进行[11]。

在评估胎龄时，应记住以下几点。按惯例，预产期是从最后一次正常月经期的第一天开始计算的，称为妊娠龄或月经龄，且等于胎龄或授精天数加14天。胎儿存活能力应从胎龄＞24周时开始观测。一般妊娠可在38周终止。但在超声评估中，孕龄越晚越不准确，可能是由于胎儿生物学径线的变异范围逐步增大所致（表17-1）。在妊娠晚期，双顶径（BPD）的超声测量具有±3～3.5周的误差范围[12,13]。尽管如此，基于BPD的估计在预测分娩时间方面优于月经史[13]。尤其在20周前进行的超声检查的结果，可较准确地估计孕龄。

表17-1　胎龄估计值的变异范围*

参数测量指标	孕龄（周）			
	14～20	20～26	26～38	38～42
BPD	1.4	2.1	3.8	4.1
HC	1.2	1 9	3.4	3.8
FL	1.4	2.5	3.1	3.5

*两个标准差，以孕周为单位。

BPD=双顶径；FL=股骨长度；HC=头围。

早孕时，头臀径是确定孕周首选的生物学测量指标。中晚孕时，最常用的估计胎龄的测量参数包括双顶径（BPD）、头围（HC）及股骨长度（FL）。现代超声仪器一般都配有专门的软件，可根据以上任一参数自动计算妊娠龄。选择生物学测量的参数时，需考虑参数的预测效果（表17-1），以及测量的难易程度和速度。根据产科文献报道，一个具有良好预测效果的参数通常测量困难，容易出现误差，因此不一定适用于急诊情况。

孕中期时BPD和HC是使用最广泛的测量参数[12,14]。虽然熟练的超声医师测得的HC相对于BPD有更好的预测效果，但是急诊情况下还是推荐测量BPD，因其测量相对容易而准确性更高。HC必须在特定的切面计算，而BPD可在任何显示丘脑和第三脑室的平面测量，但测量线要和丘脑及第三脑室相交[12,15]。在一项与急诊处理特别有关的研究中，调查了临产时超声所测的各项生物学参数与早产儿存活情况的相关性[16]，通过受试者工作特征曲线（ROC）得出：BPD＞54mm是预测新生儿存活的最好的单一(独立)指标。孕晚期时，FL是一个常用可替代BPD估算孕周的指标[12,17]。孕晚期时BPD可能较难测量，因为胎儿颅骨常常是在产妇骨盆内，而且被骨骼声影遮挡。此阶段的FL预测效果略好于BPD，并且相对容易测量，因为超声探头只需要平行于股骨的长轴[12,18]即可。

孕晚期临产时，识别膝关节周围骨化的骨骺是一个潜在的、可用来估计胎龄的非常迅速的手段，因此在急诊情况下可采用。在股骨远端的骨骺出现骨化则提示孕周为29周或更大，而未出现骨化则意味着胎龄＜34周。同样，胫骨近端骨骺出现骨化则表明至少孕35周，胎儿已达到或非常接近足月[19]。

（二）评估引起腹痛和阴道出血的产科原因

妊娠中期和晚期腹痛的主要妊娠相关原因是早产、胎盘早剥和绒毛膜羊膜炎[20-25]。绒毛膜羊膜炎是指羊水感染，通常发生在胎膜破裂后，罕见情况下有可能是诊断性羊膜穿刺术的并发症。在极少数情况下，感染可能在没有破膜的情况下发生，引起疼痛、早产和全身疼痛感染的迹象。通过超声引导下的羊膜穿刺术可进行诊断[21]。

怀孕期间有几种特有的疾病可能会导致腹痛。在 5% ～ 10% 的病例中，严重的妊娠高血压可并发 HELLP 综合征，其特征是溶血、肝功能异常和血小板减少，经常出现上腹部或右上腹部疼痛[25]。自发性肝或脾包膜下血肿通常可能与妊娠高血压有关，但并非总是如此。患者可能会出现右或左上腹部疼痛和轻度凝血功能障碍，但其肝功能检查正常。血肿破裂会导致腹膜炎和失血性休克[24]。诊断往往较为困难，因为这种情况可能类似于子宫破裂或胎盘早剥，而超声可能有助于鉴别这些情况。

妊娠中期和晚期阴道出血的患者处于高危状态，在所有病例中，胎儿死亡率或不良结局高达 1/3[21,26,27]。孕周超过 20 周出现阴道流血的患者约占 5%[28,29]。前置胎盘和胎盘早剥在需要输血或剖腹产病例中占绝大多数，与此相反，阴道出血病例中大多数是由于早产、下生殖道病变引起或仍然不能确诊。

1. 前置胎盘

前置胎盘指的是胎盘覆盖宫颈内口。前置胎盘传统上被分为完全性和部分性，完全性是指整个宫颈内口被胎盘覆盖，部分性是指宫颈内口被部分覆盖。当胎盘边缘位于宫颈内口 3cm 以内时，称为边缘性前置胎盘。“低位胎盘”一词用于描述胎盘位于子宫下部的情况，在这种情况下，胎盘与宫颈内口的确切关系无法确定，或者用于描述妊娠中期出现的明显的前置胎盘（图 17-3）。

约 0.5% 的前置胎盘患者可在妊娠过程中长期存在。在早中期妊娠患者的常规超声检查所发现胎盘位置低的比例可高达 45%，其中约 5% 的胎盘为明显前置，这种现象被称为胎盘迁移[30-32]。事实上，这不是由于胎盘植于子宫更高的位置，而是由于子宫下段形成较快，结果使胎盘远离宫颈内口[33]。

前置胎盘产妇的危险因素包括高龄、多胎妊娠、非白种人、既往剖宫产史和前置胎盘病史[33,34]。前置胎盘通常表现为无痛性阴道流血，有时出血可伴随宫缩引起的疼痛。首次出血通常发生在孕晚期，但近 1/3 的病例可能直到 36 周以后也未发生出血[33]。

在可疑前置胎盘的诊断中，最初采用经腹部超声扫查，因为它对较高位置胎盘的判断具有快速、无创、可靠的特点（图 17-4）。此外，阴道指检在存在前置胎盘时会引起突发的严重出血。超声可在阴道检查前用于胎盘定位和排除前置胎盘，避免了传统的双合诊检查。因为经腹超声对前置胎盘诊断的灵敏度可达 92% ～ 98%[35,36]，因此其所见胎盘位于或邻近宫底处可有效排除胎盘前置。在排除前置胎盘的诊断后，临床医师可对病人进行胎盘早剥的评估。另一方面，如果清楚地看到胎盘完全覆盖宫颈内口，特别是在孕晚期，前置胎盘的诊断通常可确认。然而，经腹超声显示胎盘位置低或部分覆盖宫颈内口，或不能完全显示，通常需进行进一步评估，可采用经阴道或经会阴超声扫查。一项大样本量的研究显示，经腹部超声检查诊断前置胎盘具有高达 17% 的假阳性率[37]。前置胎盘通常在妊娠中期被过度诊断，主要原因有：（1）膀胱过度充盈，压迫子宫下段；（2）子宫壁局灶性收缩[38]。

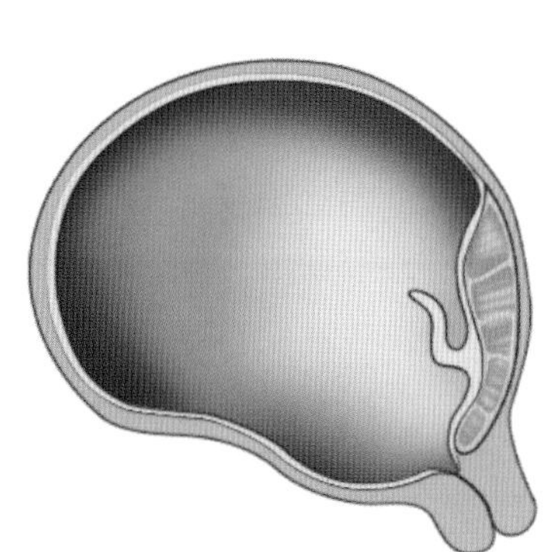

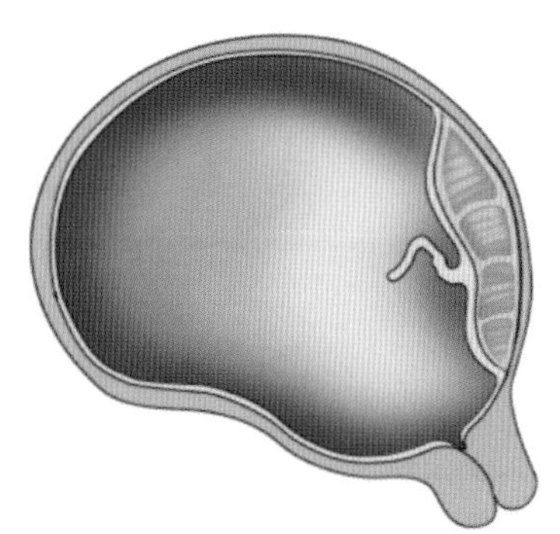

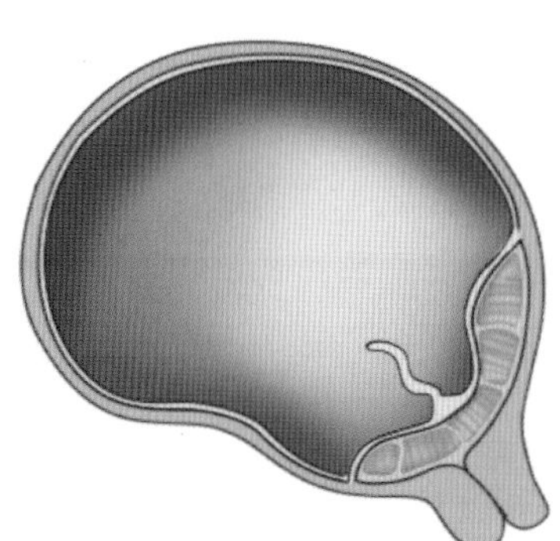

图 17-3　前置胎盘分类：1= 边缘性前置胎盘，2= 低位前置胎盘，3= 完全性前置胎盘。

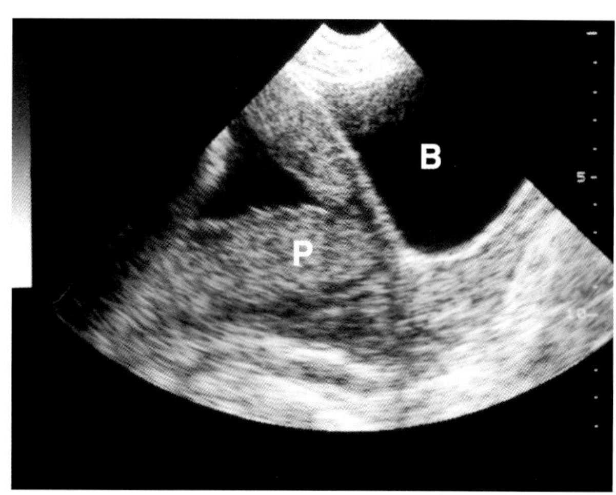

图 17-4 **前置胎盘。经腹纵向超声显示部分前置胎盘。B= 膀胱；P= 胎盘。**

经腹部超声检查时，宫颈下缘到宫颈内口常因为病人肥胖、膀胱过度充盈、子宫肌层收缩、后壁胎盘或骨化的胎头而显示困难[39,40]。在一项对可疑前置胎盘的研究中，经腹部超声扫查时，有 31% 的患者胎盘与宫颈内口的关系显示不清[41]。虽然如此，对于大出血的病例，如果经腹部超声检查的结果与前置胎盘表现相符，则病人应该直接送往手术室。可由产科医师自行决定是否可以在手术室内行双合诊检查。

前置胎盘的处理主要依据超声检查确认胎儿的安全性和孕周的评估。尽管剖宫产是确定的治疗手段，而明确的前置胎盘所导致的阴道出血通常采用保守治疗。期待性治疗的理论基础是：①妊娠晚期之前的出血常常是自限性的，如果需要可以给予输液治疗；②在没有显著的破裂或母亲原因的休克时，阴道出血很少直接危害胎儿；③延迟生产，使胎儿尽可能地成熟，能改善妊娠结局。显然，确认胎儿安全是期待性治疗的先决条件。虽然胎心宫缩电子监护是随后的胎儿监测中的必要项目，但经腹部超声能首先在急诊条件下快速评估胎心活力。其他胎儿安全监测的措施，例如羊水量和生物物理评分，同样可以影响治疗措施的选择。

确定治疗的选择也需要明确孕龄。后文的关于前置胎盘治疗指南也是建立在孕龄的基础上。当孕周＜ 24 周时，终止妊娠的唯一指征是威胁孕妇生命的大出血。孕周在 24 ～ 34 周，终止妊娠的指征是胎儿窘迫和威胁生命的出血。在 34 ～ 37 周之后，终止妊娠的指征为大出血或分娩已发动[33]。

2. 胎盘早剥

孕 20 周以后任何异常的胎盘剥离被称为胎盘早剥。20 周之前的胎盘剥离被认为是自然流产过程的一部分。虽然胎盘早剥仅影响＜ 1% 的妊娠，但是它在围生期死亡率中占 1/4 以上。胎盘早剥的流行病学提示，很多危险因素可导致胎盘早剥的发生，而许多因素与广泛的微血管病变有关。其中关系最密切的一个因素是母亲高血压，包括慢性和妊娠高血压[42]。吸烟和可卡因滥用同样与胎盘早剥的高发相关[43,44]。外伤并不常见，却也是胎盘早剥的重要诱因。必须特别关注车祸、高空坠落和家庭暴力的受害者[28,33,45]。

胎盘早剥的出血源自胎盘与子宫间或胎盘与羊膜间的剥离点，之后宫颈的出血量和时间与出血点的大小以及出血相对于胎盘的位置有关。阴道出血量并不是评估胎盘早剥程度或出血严重程度的可靠指标。约 20% 孕妇可以存在显著的胎盘剥离而没有出现阴道出血，因此阴道出血量的多少并不能作为胎盘早剥出血量的评价标准。同样的，被认为是胎盘早剥标志性症状的腹痛在近半数的孕妇中并不会出现，因此，在孕妇中出现无痛性阴道出血就应该警惕胎盘早剥的可能[7,33]。在胎盘早剥患者中最常出现的症状是子宫激惹和收缩。在没有胎心宫缩电子监护的情况下，这一症状不一定被患者和医师所觉察到。

不管是出血的性状还是疼痛症状的出现，都不能有效地将胎盘早剥与前置胎盘相鉴别。因此，曾有学者提议，对于在中晚孕期间出现阴道出血的孕妇应先进行超声检查以排除前置胎盘，一旦超声检查除外前置胎盘后，胎盘早剥的诊断就应该是最主要考虑的问题。

在胎盘早剥期间，出血发生在胎盘层内，导致胎盘与邻近的子宫壁分离[33]。这种出血和分离可能是局部、自限性的，也可能发展为完全性胎盘早剥。胎盘早剥的临床表现及其预后直接取决于胎盘循环受损的程度，而胎盘循环受损的程度又取决胎盘的大小和位置。局限于胎盘边缘的出血被称为边缘性胎盘早剥。根据胎盘－子宫分离的程度或大小分为轻度（1级）、部分（2级）或完全（3级）胎盘早剥（图17-5）[27，46]。胎盘早剥分类与临床表现和预后有很好的相关性。1级胎盘早剥通常是边缘性的，累及胎盘边界不到几厘米，通常没有临床意义。相反，3级胎盘早剥对胎儿和母亲都是致命的。

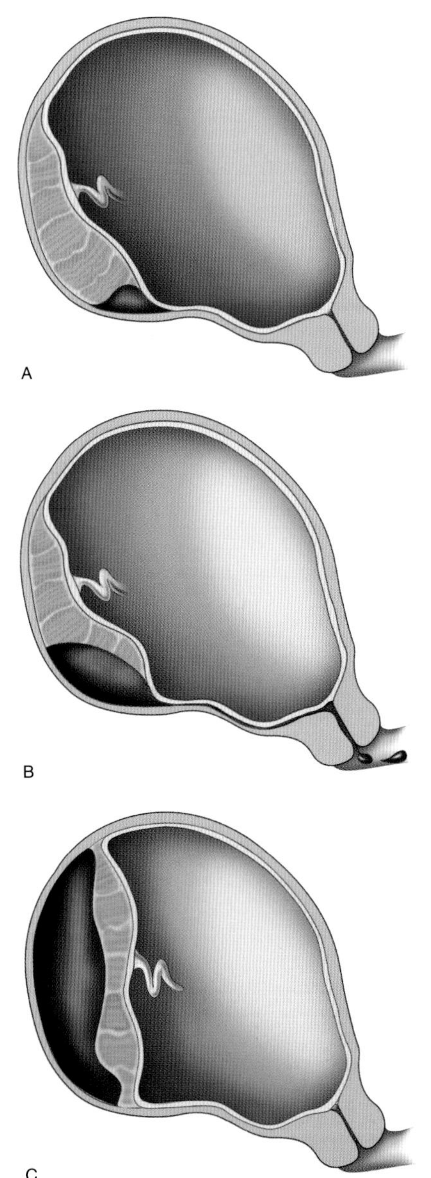

图17-5　胎盘早剥的分类。（A）1级，轻度早剥——如图所示，通常在胎盘的边缘，表现通常较隐蔽或为亚临床性的，提示预后较好。（B）2级，部分早剥——临床表现和预后由剥离的位置和胎盘循环损害程度决定。（C）3级，完全性早剥——预后最差。在此图中，出血被胎盘边缘的填塞效应所掩盖。

根据血肿相对于胎盘的解剖位置，胎盘早剥可进一步分为：胎盘后（在基底蜕膜中，胎盘和子宫壁之间）、绒毛膜下（蜕膜和胎膜之间）和胎盘前（胎盘和羊水之间，紧邻羊膜下方）（图17-6）[47]。不同部位的血肿对预后有重要的影响，但主要是对胎儿结局的影响。胎盘后出血量为60mL或以上可导致50%的胎儿死亡率，但类似大小的绒毛膜下出血只会导致10%的胎儿死亡率。胎盘前出血通常是自限性的，临床上无症状，有30%在分娩后才被发现[27,47]。它们在超声上表现为沿胎盘内缘的不规则凸起。这些血肿破裂会导致羊水中典型的“葡萄酒样”染色。

超声对胎盘早剥的检测不敏感，诊断主要根据临床症状，首先应仔细寻找阴道出血、子宫压痛、分娩或胎儿窘迫的证据。至少50%的胎盘早剥在超声检查中没有阳性发现[33]。分娩和胎儿窘迫的迹象是做出诊断的关键。子宫收缩几乎存在于所有胎盘早剥的病例中，尽管医生或患者可能没有引起重视。子宫收缩的特点是频率高但幅度低。已经证明，创伤后6小时的胎心监护对于预测所有后续并发症的敏感性为100%[7]。即使是罕见的迟发性胎盘早剥或胎儿窘迫的病例，也可通过胎心监护早期异常来预测[48]。因此，无子宫激惹或无胎儿窘迫仍然是母体－胎盘健康的一个良好指标，表明不存在或临床上无意义的胎盘早剥。如果担心有胎盘早剥，即使是无症状的胎盘早剥，也应该将胎心监护作为初始评估的常规检查。6小时内无子宫激惹迹象的稳定患者可出院回家，并给予适当的指导和随访。

一旦确诊为胎盘早剥，紧急剖宫产仍然是最常用的治疗方法。当然，任何干预的方式和时机都应该基于对胎儿和孕妇本身的整体情况的评价。如果胎儿还未成熟，或者临床诊断胎盘早剥仅仅只是轻度，那么就应该采取密切观察。早产与轻度胎盘早剥的临床症状通常比较相似。有证据表明这样的治疗对于这些孕妇来说可以有效地延长孕期，并且不会对胎儿造成不良影响。但如果胎儿已足月，或者在保胎的情况下仍出现子宫应激性收缩，则应该加速分娩。同样，如果出现胎儿窘迫或者孕妇因胎盘早剥而出现症状时，就应行紧急剖宫产手术[25,33]。

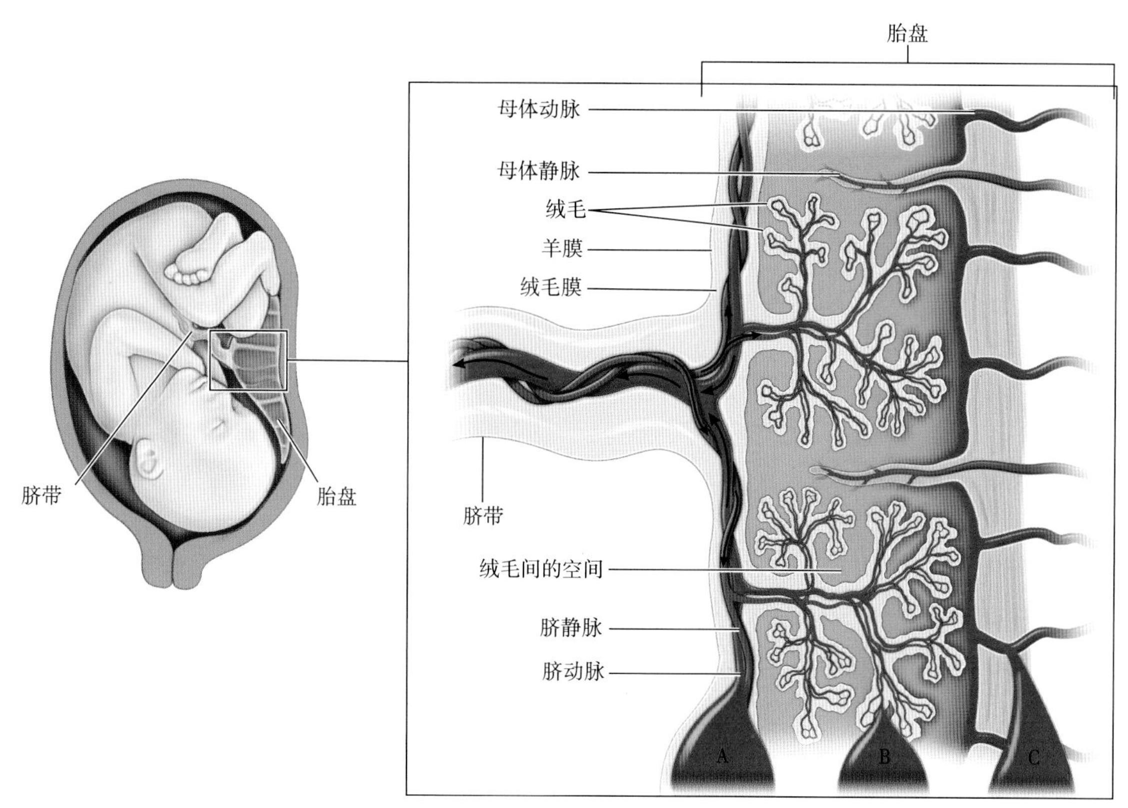

图 17-6 **妊娠晚期胎盘解剖示图。三种类型胎盘早剥的位置：胎盘前（A），（B）绒毛膜下，和（C）胎盘后。**

（三）早产的评估

评估早产的可能性是早产紧急评估的主要目标。大约 10% 的新生儿是早产儿。早产儿的新生儿精神和身体障碍的发生率较高[49]。早产的定义是在怀孕 37 周前出现规律的宫缩并伴有宫颈的特征性的改变。

超声检查是一种安全、快速、准确的评估宫颈分娩迹象的方法。随着分娩的开始，子宫颈开始扩张。虽然双合诊检查传统上被用来评估这种宫颈变化，但超声具有安全、快捷的特点且能够准确反映分娩时宫颈的变化特征[50]。超声对宫颈长度的测量是一种量化宫颈消失的客观方法。

选择超声而不是阴道指检有以下几种理由：首先，可能会存在如前置胎盘或破膜等阴道指检的禁忌证。在这些情况下，阴道指检会引起致命性的出血或绒毛膜羊膜炎。而经腹部或经会阴部超声可避免创伤性的检查。其次，大量研究显示超声在测量宫颈管长度及预测早产方面比阴道指检更准确[50]。

使用超声检查的一个优点是，它可以显示宫颈内口和检测漏斗形成。漏斗形成（宫颈内口扩张）也是分娩开始的最早的表现之一。双合诊检查无法触及内部，因此它不能检测到漏斗形成。超声检查是检测这一重要发现的唯一实用的方法[50-55]。

超声显示宫颈有 3 种方法：经腹部、经阴道及经阴唇（经会阴部）。经腹部及经会阴部的方法具有无创的优点。经腹部的检查方法可靠性最低，其检查成功率在膀胱充盈及不充盈的条件下分别为 86% 和 46%[56]。当胎儿的先露部分遮挡或母体体形较胖时会使宫颈部显示不清。经阴道超声检查技术能提供最可靠的检查结果，显示宫颈的成功率可达到 100%[51]，其局限性在于它需要使用腔内探头。如果患者已经破膜，理论上经阴道超声检查有产生绒毛膜羊膜炎的危险性。经会阴部检查被认为是技术上难度最大的，然而对于熟练者来说，用这种方法检查的成功率可达 95%[51,57]。在急诊的条件下，比较明智的选择是首先利用经腹部超声检查，如果宫颈部显示不佳，就使用同一探头进行经会阴部的超声检查。

运用该 3 种超声检查方法的研究表明，测量宫颈长度能够预测发生早产的危险度。Iams 等研究了近 3000 名怀孕 24 ～ 28 周的妇女，结果显示宫颈管长度< 30mm 者与 35 周之前发生早产的危险性之间呈正相关（图 17-7）[53]。另一项对孕周在 16 ～ 28 周的患者研究发现，在宫颈管漏斗形成且其长度超过宫颈长度的 50% 时，其中约 79% 的患者将发生早产。其后的研究证实了宫颈长度偏短及宫颈漏斗形成对提示早产的发生是有价值的，并将其应用范围扩展至双胎妊娠的病例中。但最重要的是，上述研究的病例都是没有症状的门诊患者，从而限制了其结果在急诊病例中的适用性。另外，这些研究结果对临床处理（如是否需要行宫颈环扎术）的影响尚不明确。

利用超声检查确定宫颈的变化有助于急诊医生对有临床症状的患者进行分类。只有通过这样的综合评价，才能决定哪些患者应住院安胎，哪些可在门诊随访。在某一机构进行了宫颈超声预测早产的回顾性分析，只有宫颈长度< 30mm 的患者才收入院。这一研究方案的采用使患者的住院天数减少了48%，但是并没有使早产的发生率发生改变[60]。宫颈长度的临界值为 30mm，通过超声测量宫颈长度较短的患者更有可能早产[60]。应用宫颈超声结合临床变量，如生物物理评分结果（如下所述）、胎龄和早产史，可以制定不同的治疗方案。

胎产式是指胎儿与子宫长轴之间的关系，而胎先露是指距宫颈最近的胎儿部分。顺产时，胎儿平行于子宫的长轴，胎先露是头。横位及臀位（胎儿的骶骨或者足先入盆）被称为胎位不正。图 17-8 显示了不同臀先露的划分。

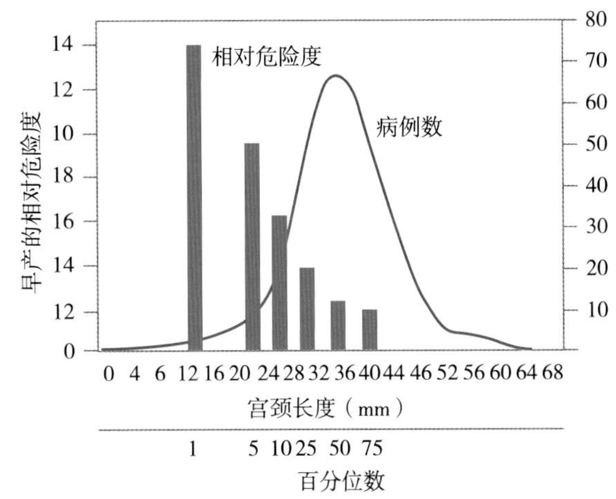

图 17-7　早产的相对风险与宫颈长度的关系。宫颈长度在 24 周时经阴道超声测量，以 mm 和正态分布的百分位数表示；不同宫颈长度的病例数分布以实性曲线表示。

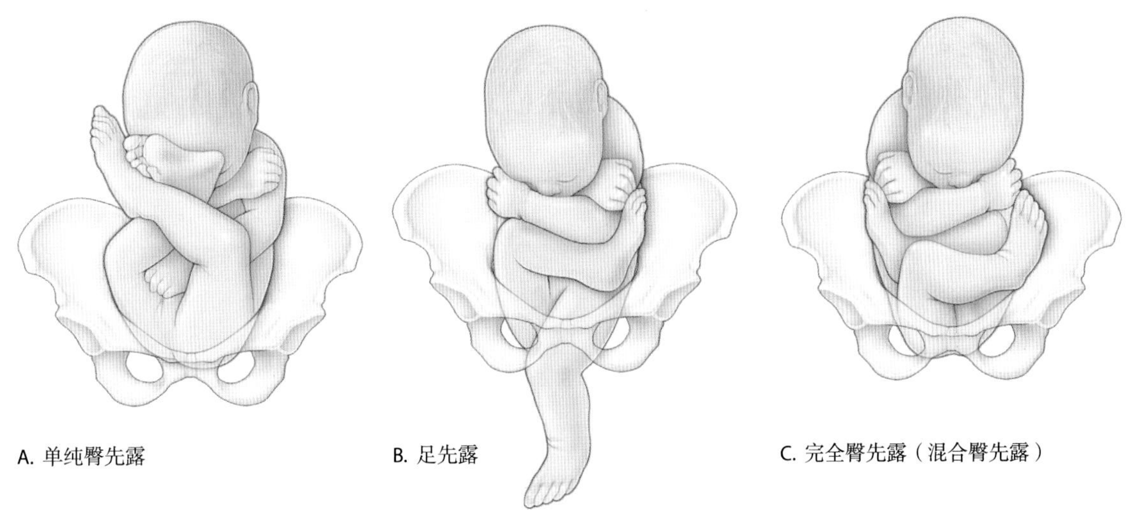

图 17-8　臀先露的分类。
单纯臀先露：最常见，胎儿双侧大腿在臀部弯曲并向上伸直；混合臀先露：最少见，胎儿双侧大腿在臀部弯曲，但膝部也弯曲；足先露：一侧或双侧的臀部或膝部伸直。脐带脱垂的风险在足先露最大，在单纯臀先露最小。

即使已经做了很好的产前检查，胎先露也经常是不明确的，因为在孕 25 周之前胎位经常会变化。臀位（占分娩总数的 3% ～ 4%）更易出现并发症，如宫内缺氧、脐带脱垂及胎儿的脊髓损伤等[61]。了解胎先露的情况可以帮助急诊医师在患者分娩时配备适当的设备和人员。经阴道分娩时，胎先露的部分可以很容易地通过阴道或会阴部的手法检查来判断。在此之前，通过触诊判断胎位可能比较困难，特别对非产科医师来讲更是如此。另外，当早产合并阴道出血或胎膜早破时，禁忌进行阴道检查，在这种情况下，可利用超声检查来判断胎位。

判断胎儿的数量和判断其胎位一样重要。超声对产前明确“意外双胎”的意义重大。双胎围生期胎儿死亡率是单胎的 7 倍以上。与臀位一样，在分娩双胎时需要配备更多的人员与设备，且要求医师具有丰富的经验。

对于未出生的胎儿有多种无创伤性的检测方法，常用的方法包括无应激试验以及羊水量的检测。而胎儿生物物理评分则是一种更为复杂的检测方法，其中不仅包括了无应激试验以及羊水量的检测，还包括了 3 种其他超声参数的检测：胎儿肌张力、胎动及胎儿呼吸样运动，由此可以得到一个比较客观的评价胎儿健康程度的评分（表 17-2）[63-65]。胎儿生物物理评分的应用是因为胎儿的中枢神经系统对于缺氧极其敏感，同时也控制了我们前面所述的各个参数。因此，生物物理评分比较低提示胎儿急性或者慢性缺氧。胎儿生物物理评分通常要结合孕龄以及是否存在母婴合并症来考虑病情，一般而言，生物物理学评分过低预示胎儿缺氧危险性增加，如果评分＞ 8 表示正常 [65-72]。

（四）创伤评估

6% 的孕妇会发生创伤 [73]，创伤同时也是导致非产科孕产妇死亡的主要原因 [74]。此外，由于创伤而造成的流产率远远超过了孕产妇的死亡率[75]。POCUS 有可能在妊娠创伤患者的初始评估中发挥重要作用。使用 E-FAST 检查来评估孕产妇腹腔内出血已被证明是有益的 [11]。E-FAST 检查对妊娠创伤患者的敏感性和特异性与非妊娠创伤患者的敏感性和特异性相似 [76]。因胎儿的健康依赖于充足的母亲循环，创伤护理的原则是，母亲复苏和产妇损伤评估是首要任务。

除了母体休克外，导致流产的原因还包括直接胎儿损伤、子宫破裂、胎盘早剥、胎膜破裂和早产。表 17-3 列出了与产妇创伤后流产相关的因素 [77-82]。

胎盘早剥是妊娠创伤患者流产的最常见原因，即使在没有其他损伤的情况下，也可能在相对较小的创伤后发生 [7]。虽然胎心监护和监测宫缩频率的仍然是评估的基础 [73]，但超声检查有时可以证实存在明显的早剥 [7]。此外，POCUS 可用于快速显示胎心活动并确定胎龄 [11]。

在对创伤后孕妇进行初步评估之后，应立即或最好是同时进行 E-FAST 检查。对创伤孕妇的超声评估是 E-FAST 检查以及其他三种快速和目标定向扫描方案的结合。为了进行这种多需求的超声检查，首选曲面探头，因为它的频率范围较低，而有产科功能预设。

表 17-2 胎儿生物物理评分五个组成部分的标准

生物物理学指标	正常（评分 =2）	异常（评分 =0）
胎儿呼吸运动	30min 内一次或多次，持续时间≥ 20s	30min 内未出现或持续时间 < 20s
全身运动	30min 内两次或以上不连续的躯干 / 肢体运动（主动连续运动被视为一次运动）	30min 内少于两次躯干 / 肢体运动
胎儿肌张力	一次或多次主动伸展，并恢复胎儿肢体或躯干的屈曲（手的打开后又并拢被认为是肌张力正常）	缓慢伸展并恢复部分屈曲状态，肢体运动呈完全伸展状，无胎动，或胎儿手只能部分打开
胎儿无应激试验	20min 内出现两次或两次以上伴胎动的胎心加速，且幅度≥ 15bpm，持续时间 ＞ 15s	20min 内胎心加速＜ 15bpm
羊水量	一个或多个象限羊水暗区深度≥ 2cm	无羊水暗区，或各象限羊水池最大深度＜ 2cm

注：*8 分或以上被认为是正常的。

表 17-3 孕产妇创伤后流产的相关因素

因素
从车辆中弹出
被车辆撞击
孕产妇损伤严重程度评分＞9
母体心动过速
母体低血压
母体缺氧
产妇宫缩
胎儿心率异常
子宫穿透性损伤

首先也是最重要的，是在 E-FAST 检查中评估对孕妇有生命威胁的潜在因素。这需要急救人员快速确定是否存在腹腔积液、心包积液、胸膜积液或气胸（见第 9 章“创伤”）。在 E-FAST 检查后，将超声仪更改为“产科”模式设置，并回答以下四个问题：①患者是否有超声检查上可见的宫内妊娠？②胎龄是多少？③胎儿有心脏活动吗？④胎儿的心率是多少？

（五）腹痛非产科原因的评估

妊娠中期和妊娠晚期的腹痛对临床医生来说是一个重大的挑战。鉴别诊断必须包括腹痛的产科和非产科原因，并必须考虑诊断和处理决策对母亲和胎儿的影响。妊娠的解剖和生理变化可能会使许多疾病出现不典型的临床表现，妊娠本身的症状也可能与非产科腹部病理重叠。因为顾虑对电离辐射或药物诱导的致畸性，有些诊断方法或治疗的选择可能会受到限制。所有这些因素都可能会混淆临床表现，延误最终诊断，增加了母亲和胎儿的发病风险。超声检查为评估妊娠期腹痛提供了一个安全、有效的第一选择。

妊娠期腹痛的非产科原因的发生率与非妊娠人群相似。同样，在排除异位妊娠和剖宫产时，妊娠期间进行急诊腹部手术的需要也与一般人群相似[20,21]。然而，由于早期诊断比较困难，几乎所有腹部急症情况的发病率都较高[22]。

对妊娠中期和晚期腹痛的评估，要求临床医生对妊娠期常见腹部疾病的临床表现要有广泛的鉴别和认识。表 17-4 列出了常见的产科和非产科原因。每次检查都应从详细的病史和体格检查开始，这样可显著缩小鉴别诊断的范围。实验室检查结果必须在妊娠的基础上进行解读（如白细胞增多和相对贫血），而且往往诊断价值有限。

表 17-4 中晚期妊娠腹痛的鉴别诊断

产科原因
临产
胎盘早剥
前置胎盘
绒毛膜羊膜炎
先兆子痫 /HELLP
非产科原因
阑尾炎
胆囊炎
肾盂肾炎
肾结石
肝炎
消化性溃疡疾病和反流疾病

在大多数情况下，超声是合理的第一诊断步骤，即使不能确诊，也有助于缩小鉴别诊断范围。例如，妊娠晚期的右上腹疼痛会有很多鉴别诊断，包括胆道疾病、肝病、肾结石、肾盂肾炎和阑尾炎等。实验室检查和尿检正常有助于排除胆绞痛和阑尾炎的可能性，超声检查可以用来确认或排除这两种疾病，同时提供关于怀孕本身的其他信息。

超声检查是妊娠期腹痛的传统一线成像方式，因为它可提供关于母亲和胎儿的解剖学和功能信息，而避免了电离辐射的影响。妊娠期的辐射暴露可能同时有致癌和致畸作用。儿童癌症的病例对照研究显示，暴露于 1000mrems 的女性放射科医生的子女的相对风险有显著增加[21]。致畸和致癌的可能性在孕 2 ～ 15 周内最大，并随着胎儿接近足月时按比例下降。在妊娠的前 3 个月，根据总剂量将子宫内辐射暴露分为低、中、高三个等级，最明显的危害证据是超过 150mGy 的阈值水平（表 17-5）[23]。然而，根据胎龄、体质和放射影像学研究的类型，存在显著的差异。妊娠中期和晚期的辐射暴露的影响要小一些，估计每增加 1rad（10mGy）的放射线照射，癌症风险相对增加 64%，相应的儿童时期恶性肿瘤的发病相对风险增加了 0.5%。幸运的是，大多数影像学检查都远低于阈值水平（150mGy 或 15rad），因此 X 线平片和 CT 仍然是孕妇腹痛的可选择的诊断工具[23]。也就是说，孕妇选择影像学检查时必须考虑到以下相矛盾的因素：放射线对发育中胎儿有辐射风险，但如果不使用现有的成像技术，就有延迟诊断的风险，以及相对适宜且可替代的成像或处理策略。由于放射影像检查会增加母体和胎儿辐射暴露的风险，因此，在没有充足证据的支持下，尽可能不要去选择那些可做可不做的放射影像检查。但在权衡利弊，并在确保母儿利益的前提下，放射诊断也是孕妇的一种选择。由于超声的安全性和评估胎儿健康的独特能力，仍是评估腹痛孕妇的一个有价值的首选检查手段。

表 17-5 放射风险的定性类别和按 X 线片类型估计的胎儿剂量

辐射风险的定性类别	
风险类别	剂量范围（mGy）*
低	＜ 10
中	10 ～ 250
高	＞ 250
按不同放射成像方式估计胎儿受照剂量	
诊断方式	估计剂量（mGy）*
常规 X 线拍片	2mGy/ 曝光
CT（腹部或骨盆）	5mGy/ 片
透视检查（骨盆或腹部）	10mGy/min

*10mGy = 1rad

随着妊娠进入中晚期，会发生一些解剖和生理变化。这些变化会影响各种常见疾病过程的临床表现方式，诊断这些疾病的主要超声检查方法也必须相应地做出改变。随着子宫的增大，肠道向上、向后、向两侧移位。阑尾移至右上腹，并远离大网膜（图 17-9）。腹内压力增加会导致胃食管反流增加，同时妊娠子宫会压迫输尿管、下腔静脉和膀胱[20,21]。孕妇通常会经历不同程度的厌食、恶心、呕吐、背部和腰部疼痛，这些都与妊娠子宫的压迫和体位的变化有关。严重的腹内病变也可引起类似的症状。

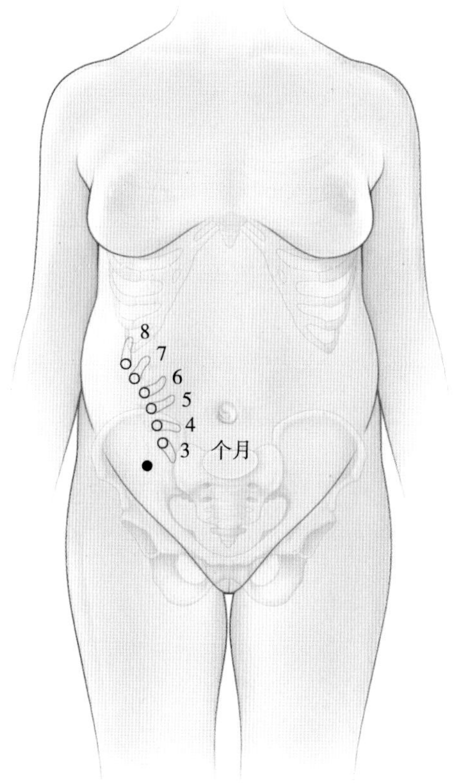

图 17-9 妊娠期阑尾位置的变化

1. 阑尾炎

阑尾炎是怀孕患者最常见的外科急症，占所有剖腹手术的 2/3[25,,83]。在怀孕的前 5 个月，阑尾炎的临床表现与非怀孕人群的阑尾炎表现相似。而后，阑尾炎的临床症状变得不典型。如上所述，早期的全身症状一般比较隐匿或被误认为怀孕的相关症状。腹痛一般也都位于右侧，因为阑尾位于右上腹的位置。此类患者常常会有白细胞增多，但增多的程度往往与炎症的严重程度不成正比。另外，有 20% 的患者会有无菌性脓尿[84]。鉴别诊断包括卵巢扭转、卵巢肿瘤或囊肿以及其他可能引起右上腹疼痛的疾病，尤其是胆囊炎、肾盂肾炎或肝炎[20,21,85]。

临床一旦怀疑阑尾炎，则需要进行逐级按压超声检查，有报道称该检查对妊娠期阑尾炎的检查准确性较高。在一项包括 45 名孕妇的研究中，逐级按压超声检查对于阑尾炎检测的敏感性高达 100%，特异性也达到了 96%[86]。然而早期也有报道称该方法虽然有着同样的特异性，但其敏感性只有 75% ～ 89%[87,88]。鉴于超声检查对非怀孕人群阑尾炎具有明确的诊断作用，那么超声应该也可以被视为诊断孕妇阑尾炎一种特异性的检查方法，但其敏感性有限。对于那些高度怀疑为阑尾炎但超声检查为阴性的患者应进行进一步的检查。

阑尾炎的超声检查比较依赖操作者的经验和手法。在怀孕期间，由于增大子宫的推压使阑尾向上向外移位，从而使得检查变得更为复杂和困难。逐级按压超声检查应重点关注阑尾的直径、阑尾壁的厚度以及阑尾周围的游离液体或者残渣等。这些特异性的阑尾炎表现在第 14 章“胃肠道和腹壁”中进行了讨论。在晚孕期，由于增大子宫的遮挡，即使将探头放在腹部较高位的侧方也无法获得满意显示[86]。将患者置于左侧侧卧位可使阑尾更有可能显示。

也可能需要进行腹腔镜或剖腹检查。考虑到临床体征的不典型和与诊断延迟相关的发病率的增加，建议外科医生对疑似阑尾炎的孕妇适当放宽手术探查指征。在妊娠晚期，阴性探查率高达 40% 是很常见的，也是可以接受的[88]。

妊娠期间大网膜的功能缺失，意味着如果阑尾炎穿孔将不能得到有效的控制和包裹，从而导致早期腹膜炎。非穿孔性阑尾炎围产期死亡率仅为 5%，而一旦阑尾穿孔，死亡率将上升到 28%。在妊娠晚期，诊断前的穿孔率高达 30%[83]。由于阑尾炎延迟诊断导致胎儿死亡和产妇发病的风险相当大，即使在没有典型体征和症状的情况下，临床上也需要保持警惕[21]。

2. 胆囊结石和胆囊炎

急性胆囊疾病在怀孕人群中的发病率要稍高于非怀孕人群，而事实上育龄期的妇女胆囊结石的患病率相对也比较高（3.5% ～ 11%），其症状和体征与非怀孕人群相似，表现为突发的右上腹刺痛或绞痛，伴恶心呕吐。而白细胞、淀粉酶以及碱性磷酸酶的轻度升高在孕期可以是正常表现，但当出现发热以及 Murphy 征阳性时应考虑急性胆囊炎。该疾病的鉴别诊断包括阑尾炎、肾盂肾炎、肾结石以及其他罕见情况，如 HELLP 综合征或包膜下血肿，怀疑有胆道疾病的孕妇应进行右上腹超声检查（见第 12 章“肝胆”）。在非怀孕人群中，超声是首选的诊断胆囊结石的检查方法，而孕妇也不例外。口服胆囊收缩药和 HIDA 检查也是有效的检查方法，但因其具有放射线暴露的危险，故不能作为常用的检查方法。超声完全可以辨别出所有的结石。当超声检测到胆囊壁增厚或者出现胆囊周围游离液体时，则高度提示存在胆囊炎。大多数急性胆囊炎患者可通过静脉补液、止痛以及抗生素进行保守治疗。外科胆囊切除术所致的胎儿死亡率为 5%。但如果在中孕期进行胆囊切除术，则其死亡率是最低的[90]。如果患者休克或发展为胰腺炎，则不应延迟手术干预，因为这些患者的胎儿死亡率可能达到 50%[90]。

三、解剖概要

从孕 13 周起，或者从孕中期开始，可在骨盆边缘扪及妊娠子宫的宫底，到孕 20 周时，妊娠子宫的宫底可到达脐水平，孕 20 周后，从耻骨联合处至宫底的厘米数和孕周数大致相近（图 17-10）。随着胎儿的生长以及妊娠子宫的增大，小肠被向上、向后以及向两侧推移，结果到晚孕期时，阑尾只能在右上腹探测到（图 17-9）。同时，增大的子宫还会压迫输尿管，引起无症状的输尿管积水，通常以右侧多见。

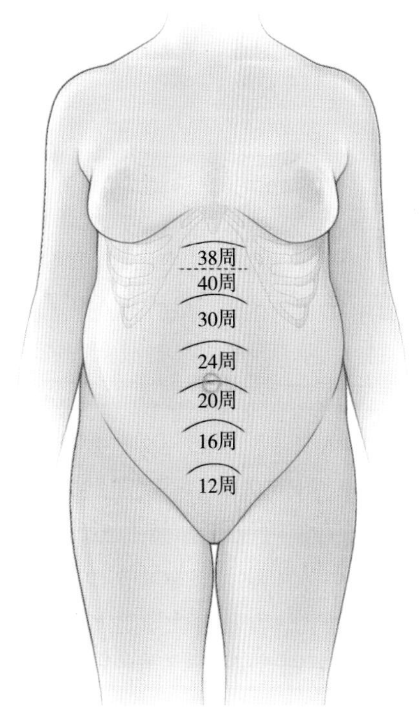

图 17-10　单胎妊娠时根据宫底高度推测孕周

熟悉子宫下段、宫颈和周围的盆腔结构的解剖关系对于宫颈长度和前置胎盘的超声评估是必要的（图 17-11）。正常宫颈长为 3 ～ 5cm，在子宫开口处呈嘴样结构。在妊娠晚期，宫颈管的内 1/3 段，即子宫峡部延长并形成子宫下段，宫颈的长轴线即宫颈管，通常和阴道成直角。围绕在宫颈管的周边有一些腺体组织，超声上表现为低回声或高回声。这些腺体的回声区域在孕 31 周后消失，提示宫颈管成熟，但在超声上就难以定位宫颈管了。膀胱在超声上表现为高回声壁以及无回声的尿液，它位于阴道及宫颈的前方[51,91]。当膀胱充盈时，它紧贴子宫下段的前壁，直肠及骶骨岬位于宫颈和子宫下段的后方。

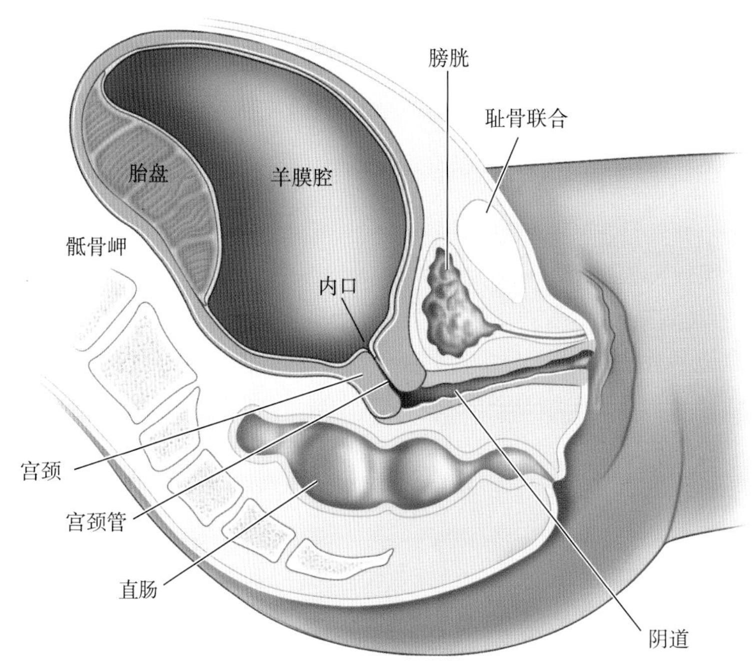

图 17-11　宫颈及周围组织结构（矢状面）

要了解各种类别的胎盘早剥的超声表现，必须先熟悉子宫与胎盘之间的解剖关系。胎盘是胎儿的一个脏器，其大小、厚度和内部结构可以反映生长中的胎儿的孕周及健康状况。在中孕的早期，超声比较容易辨认胎盘，表现为妊娠囊周边的均匀高回声（图 17-12）。胎盘的厚度（mm）常与孕周接近，很少会超过 4cm[92]。

到了中孕晚期，胎盘的相关解剖结构变得更加明晰，包括（从外向内）：子宫肌层、基底蜕膜层（子宫内膜与胎盘之间的界面）、绒毛间隙（母体胎儿交换区）、绒毛膜（覆盖胎儿血管的血管膜）以及羊膜（覆盖于胎盘表面，使之与羊水隔开）（图 17-6）。胎儿（脐带）血管分布于绒毛膜内，而母体的血管则位于蜕膜内。

超声上这些层次结构的表现是多样的。蜕膜内突起的子宫内膜动静脉的分支常表现为低回声带，将子宫肌层与胎盘相分隔，被称为胎盘后低回声混合体。在绒毛间隙内，所谓的绒毛池就是指有回声的母体血池，它使该中层结构表现为不均匀回声。如加用多普勒超声可以揭示该无回声区实为血管结构。最终，大约 20% 的患者的绒毛膜下区可因纤维素沉积而发生囊性变。这些无回声的囊性结构可生长至 1cm，但不具有临床意义[35,92]。这些正常的现象会降低超声对疑似胎盘早剥的诊断特异性。

胎儿解剖结构和生长发育的详述超出了本章节所要阐述的内容，同时也不属于急诊超声的范围。用于测量胎儿双顶径、股骨长度等的解剖学标志将会在检查仪器及正常超声表现的章节中阐述。

四、检查前准备

大多数超声仪都可以用于与怀孕相关的疾病的

检查，建议同时使用腹部（3.5 ～ 5MHz）和经阴道（5.0 ～ 8.0MHz）探头。经腹超声和经阴道超声都需要用超声耦合剂（最好是温热的）。腹部扫描时，患者可采用仰卧位或左侧卧位。对于经阴道超声检查来说，如果有一个专用的盆腔检查床（有脚镫和分离的底部）将提供最佳的扫查条件。这需要无菌装置和探头套。经阴道扫查时，将超声波耦合剂涂在探头的表面，然后用无菌套包覆，将无菌手术润滑剂涂在探头扫查区域上方的探头套上。

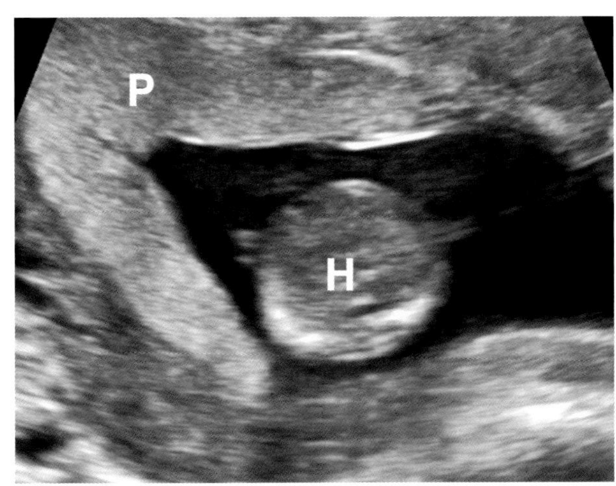

图 17-12 妊娠中期早期的胎盘（P）和胎儿头部（H）的超声图像。

五、检查技术和正常超声表现

（一）胎儿心动监测

使用 3.5 ～ 5MHz 探头经腹扫查确定胎儿心率。超声仪器应调节至B型及M型同步记录模式，并将测量方式设置为产科模式。尽管胎儿脊柱横断面是一个快速定位胎儿心脏的方法，但是扫查切面并不重要。B 型超声上的取样线应放置在心脏有明显搏动的部分，比如二尖瓣，并连续记录数个心动周期，一旦得到一个与心脏深度相对应的稳定的 M 型波形时即可冻结图像，最后利用超声仪器自带的测定心率的功能，选取 1 或 2 个心动周期的波形进行测量（依据仪器软件的设定），胎儿的心率将会自动显示（图 17-13）。超声医师应避免使用脉冲波、连续波以及彩色多普勒检查，因为这些检查常会传递较高的能量，特别是在早孕期间。

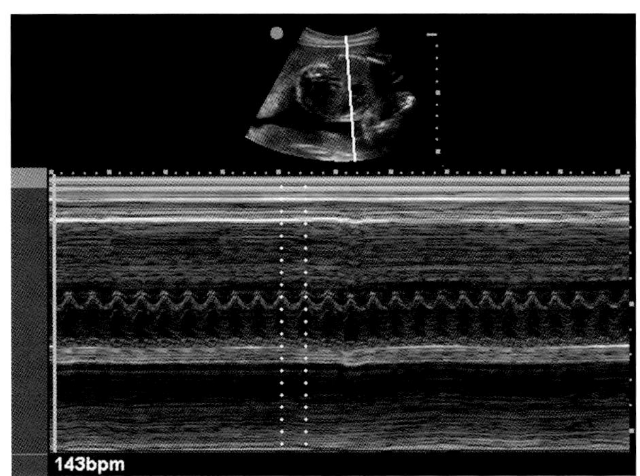

图 17-13 胎心率监测。B 型及 M 型超声同时显示，多普勒取样线通过心脏，M 型超声显示明显的心脏搏动；冻结的图像上，显示由产科测量软件自动测算出的心动周期的长度。

（二）孕龄估计

1. 双顶径

由于双顶径（BPD）易于测量，而且对于孕周的预测数值较为准确，所以它在孕 14 周后已经取代了臀顶径，成为估计孕周首选的指标之一。在中晚孕时可以通过应用 3.5 ～ 5.0MHz 的腹部探头检查来估计孕龄。现已被广泛认同的测量双顶径的标准切面为第三脑室丘脑平面，该平面上还可以显示四叠体池以及透明隔腔。胎儿的脑室和蛛网膜下腔并不是无回声的，相反由于其内包含有脉络膜丛以及软脑膜组织而呈现为低回声。第三脑室和四叠体池结合处的高回声形成了超声上容易辨别的标志性结构，有时表现为箭头征（图 17-14）。也有人建议测量 BPD 可以采用任何切面，只要测量的径线

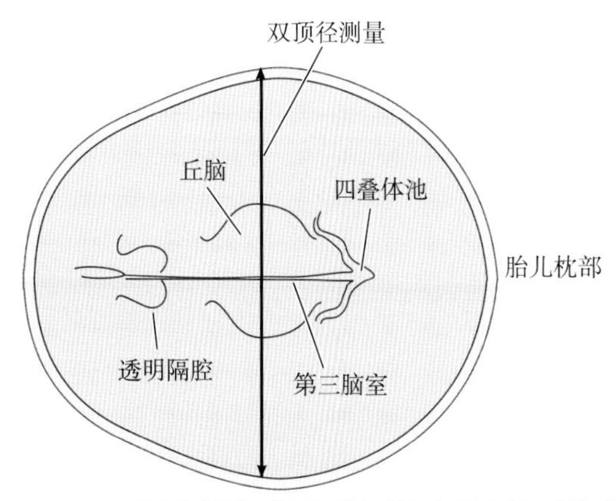

图 17-14 双顶径测量标准平面解剖标志示意图。“箭头征”从第三脑室的连接处（箭头柄）至四叠体池（箭头），箭头指向胎儿枕部。

与第三脑室及丘脑垂直即可。测量应起于近侧颅骨的外缘并止于对侧颅骨的内缘，或者从近侧颅骨的中央测量至对侧颅骨的中央。当然近侧颅骨和对侧颅骨的显示要对称。在测量时应注意不能将周边的软组织和头皮测量进去（图 17-15）[15]。

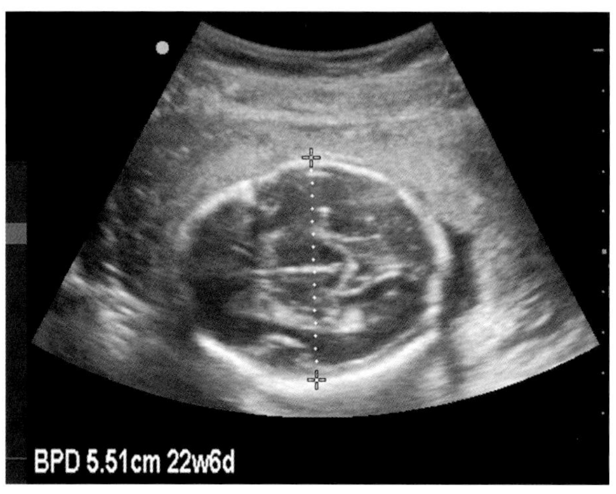

图 17-15 通过测量胎儿双顶径估计胎龄。测量方法是从颅骨外侧缘到对侧颅骨的内侧缘（见标记光标），垂直穿过成对的丘脑和第三脑室。

（三）股骨长度

股骨骨干长度（FL）可用于妊娠 14 周后的胎龄估计 [12]。FL 实际上只测量了骨干和干骺端骨化的部分，它不包括骨的软骨部分。测量点是在股骨两端的骨化干骺端和软骨骨干的连接处。股骨远端骨骺次级骨化中心不包括在内。FL 可以在任何平面上测量，只要平行于骨的长轴，并对两端的定位符合测量的要求即可。为了避免发生偏斜而造成测量值偏小，测量切面上应包含股骨头、大转子和股骨髁，这些结构都包含有软骨组织(图 17-16)[18]。通过观察股骨远端和胫骨近端骨骺是否骨化，可以获得有关胎龄的进一步信息（图 17-17）。

（四）胎盘的位置

1. 经腹部扫查

通过确定胎盘的位置，对妊娠中期和晚期阴道出血进行超声评估。首先使用 3.5 ～ 5.0MHz 的腹部探头经腹部检查。应采用纵切面观察胎盘下方是否延伸到子宫下段（图 17-18），如果胎盘到达了子宫下段，则需要进行横切及斜切扫查，确定胎盘是完全性前置或部分性前置。当胎盘位置较低时，因为胎盘下缘与宫颈内口并不在一个矢状切面上，经腹部超声检查很难精确地测量胎盘下缘与宫颈内口之间的距离 [33]。

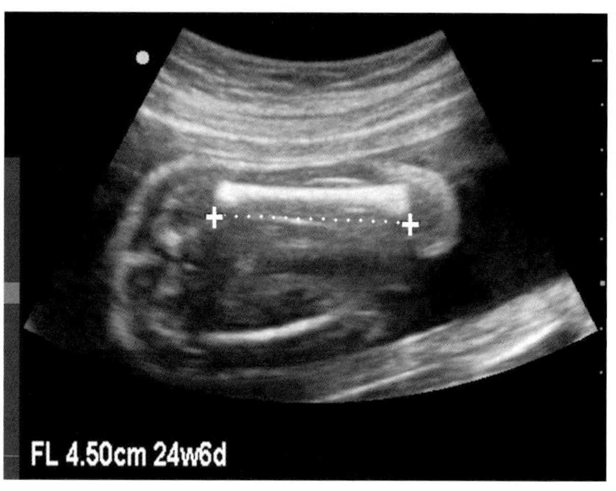

图 17-16 通过测量股骨长度估计胎龄。图像中包括股骨端软骨、大转子和外侧髁，以确保长轴测量平面正确。但测量只包括骨化（明亮的高回声）部分（光标所示）。

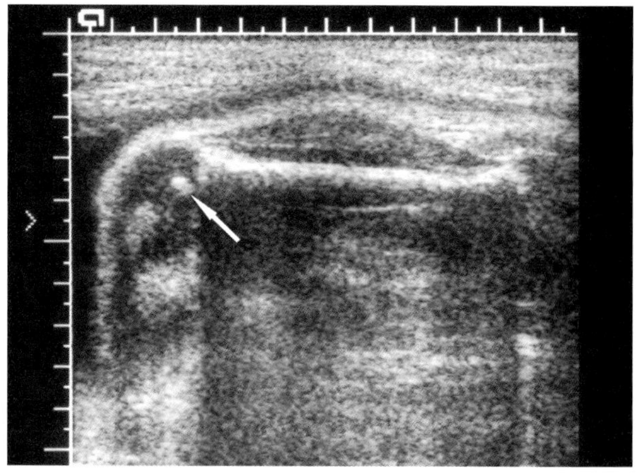

图 17-17 股骨远端骨骺。左侧膝关节弯曲时股骨干的纵向视图。股骨远端骨骺的外观(箭头)提示胎龄至少为 29 周。

为便于清晰观察子宫下段以及宫颈内口，应使患者膀胱充盈。但是，当膀胱充盈状态下显示胎盘距离宫颈内口过近时，应嘱患者排空尿液后再行检查。充盈的膀胱会使子宫下段的前壁向后靠近后壁，人为地缩短了胎盘与宫颈口之间的距离，从而造成了胎盘前置的误诊（图 17-19）。中孕期时，孕妇可能感受不到宫缩，但是宫缩也会引起胎盘前置的误诊。如果子宫肌层的厚度超过 2cm 则提示宫缩的可能[35]，此时应在 20 ～ 30 分钟后再进行重复检查以避免误诊。但在急诊情况下，应用此方法是不切实际的。

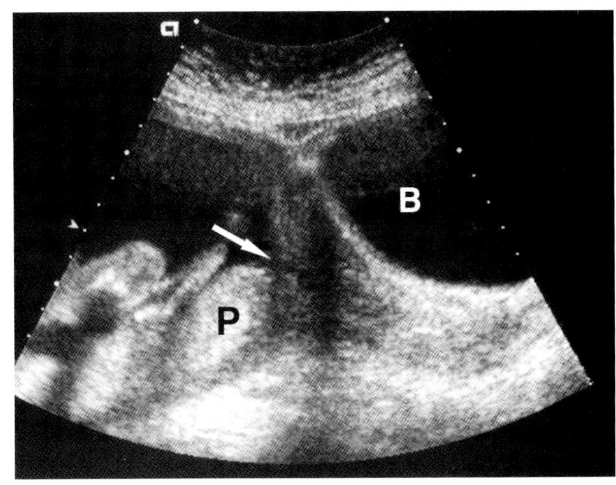

图 17-18 子宫后壁边缘性前置胎盘（P），经腹部检查矢状切面。宫颈内口（箭头）在充盈的膀胱（B）后可清晰显示。

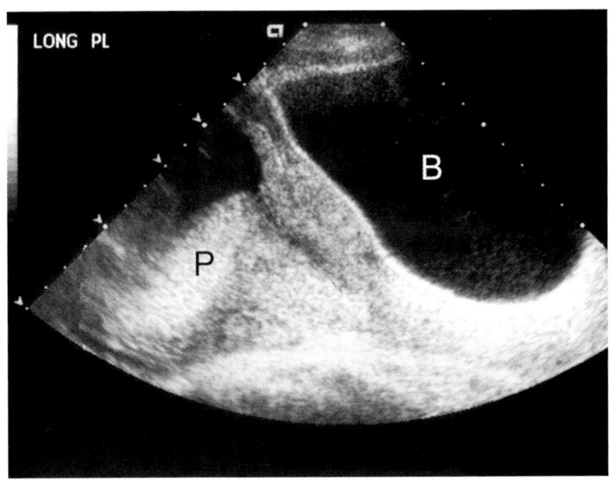

图 17-19 子宫后壁的边缘性前置胎盘（P），经腹部检查矢状切面，该患者膀胱（B）过度充盈，压迫子宫下段，造成前置胎盘的假象。

2. 经阴道检查

当经腹部超声未能明确判断宫颈内口与胎盘之间的关系时，应使用经阴道超声检查或经会阴超声检查。该技术的主要禁忌证为胎膜破裂或胎膜膨出。对伴有阴道出血的中孕或者晚孕期患者行经阴道超声检查是安全的，因为在超声探头放入阴道内的位置距离阴道口约 2.5cm[93,94]，距离宫颈内口不小于 3cm 时就能获取最佳超声图像，并且此时探头与宫颈之间的角度也足以防止探头滑入宫颈内。使用 5.0 ～ 8.0MHz 的阴道超声探头来进行扫查。阴道内探头表面涂超声耦合剂并套无菌套。以矢状面扫描开始检查；随后可以旋转探头并改变其角度，以获得胎盘的纵向视图。在两个正交的平面上观察子宫壁下段。如果胎盘下缘靠近宫颈内口，则测量胎盘下缘至宫颈内口的距离。首先要定位宫颈内口，其在超声上显示为微弱、高回声或低回声线。羊水和子宫颈管之间的连接处被称为宫颈内口。定位并旋转探头，直到成像平面同时包含宫颈内口和胎盘的最低部分，然后冻结图像并进行测量（图 17-20）。宫颈内口与胎盘之间的距离小于 3cm 提示边缘性前置胎盘。

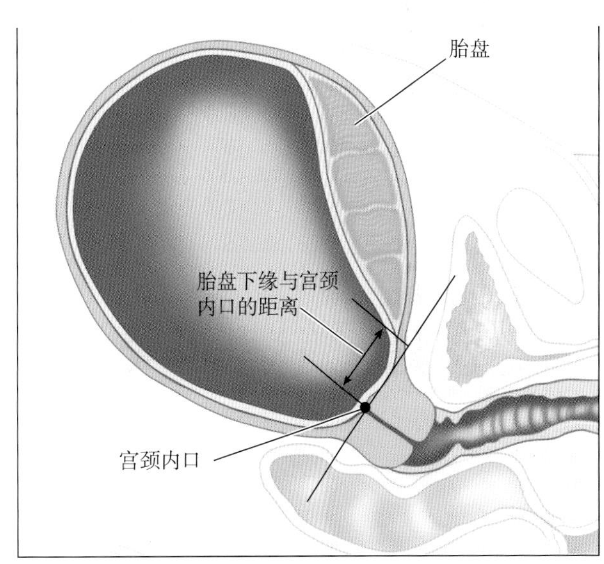

图 17-20 胎盘下缘与宫颈内口距离测量图

3. 经会阴部检查

经会阴部检查时应使用 3.5 ～ 5.0MHz 的探头，探头覆盖无菌保护套，涂抹少量无菌耦合剂。如果可能的话，使用接触面小巧的相控阵探头（带上封套）会更加合适。检查时应排空膀胱，探头放置在大阴唇上或大阴唇之间，尿道口的后方，阴道口的前方。行矢状面超声扫查，使膀胱图像位于屏幕的左侧（图 17-21）。显示宫颈内口和胎盘后，侧方转动探头显示整个宫颈和子宫下段侧壁。

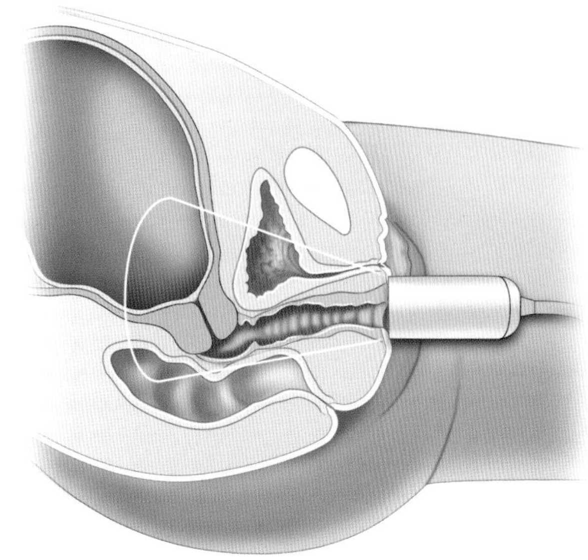

A

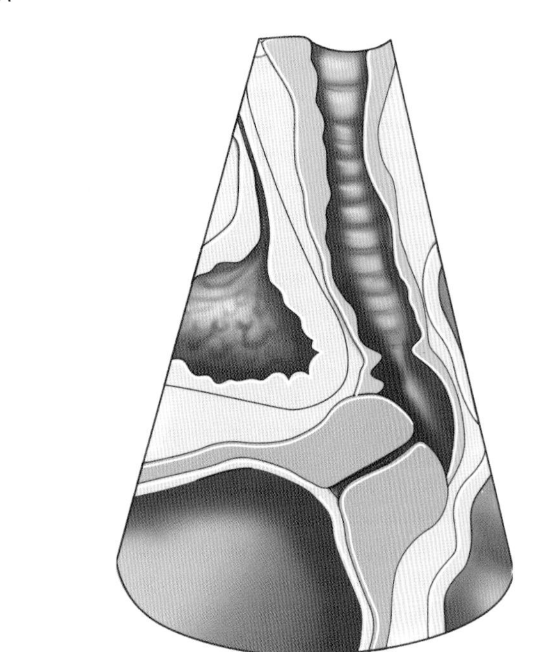

B

图 17-21　（A）经会阴部检查时的超声探头位置；（B）显示器上标准图像投影的相关解剖图。

当看到低位胎盘时，测量宫颈内口 - 胎盘的距离。有人提出当观察到胎儿某一部分紧贴宫颈或胎儿与宫颈间仅有羊水而无胎盘组织时，一般认为可排除前置胎盘[37]。

与经阴道扫查相比，经会阴扫查的优点是它不需要阴道内探头。经会阴扫查可以在明显阳性或非诊断性经腹部扫查后立即进行，而不用更换探头，这在急诊情况下可能是一个优势。然而，没有证据表明对于前置胎盘患者，经会阴超声比经阴道超声更安全，而且经阴道超声更为简便，分辨率更高，技术上更容易操作。

（五）宫颈长度测量

宫颈长度的测量与上述评估前置胎盘一样非常重要，可通过 3 种途径：经腹部、经阴道、经会阴。经腹部超声扫查可能受多方面条件的影响而不能完整显示宫颈，如孕妇肥胖、胎儿先露下降或者耻骨形成声影的影响。而充盈的膀胱可以作为透声窗而使图像显示清楚。但是充盈的膀胱可能会推压子宫下段前壁（推向后壁），进而出现宫颈延长的假象（图 17-22）。如果经腹部超声扫查不能获得较满意的宫颈图像，则需要经阴道或会阴部扫查。

经会阴部超声检查测量宫颈长度时，获得合适的超声图像并做出恰当的解释比较困难，所以一般需要经验丰富的检查者进行操作。使胎先露位于图像的左侧，并使位于膀胱和直肠间的阴道正对探头，从而获得标准的超声图像。宫颈管一般与阴道呈直角（图 17-23）。经会阴扫查时，直肠气体会干扰宫颈末段的显示，会阴部的骨骼结构可能会干扰宫颈上段的显示。采取左侧卧位并使膀胱部分充盈可以更容易获得图像。孕 20 周前或宫颈后位时，经会阴部检查宫颈一般较为困难[51]。

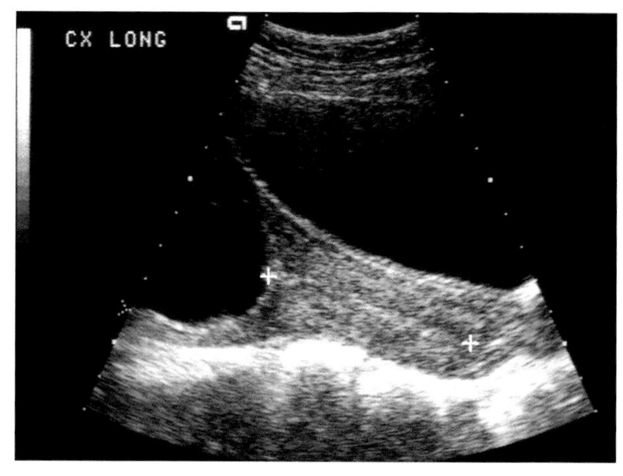

图 17-22　经腹超声矢状面扫查，正常的子宫颈长度测量。正确的测量位置是从外口到内口（见光标）。

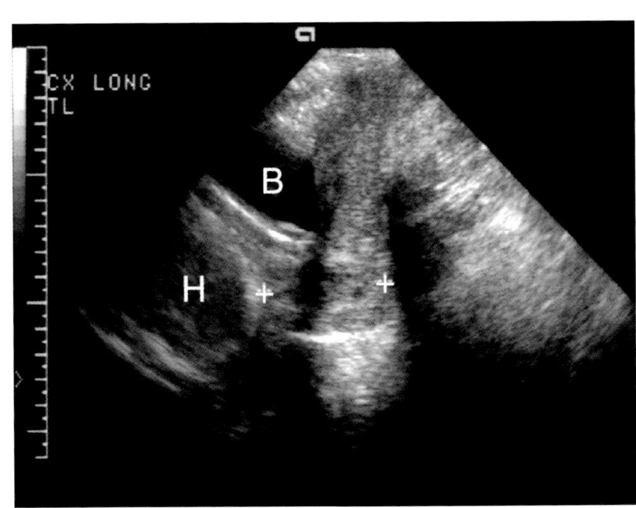

图 17-23　**经会阴超声显示胎儿头部和膀胱。采用这种扫描方式，阴道在图像上是垂直的，子宫颈与阴道成直角。正常的宫颈长度测量（光标为 5cm）。**
B= 膀胱，H= 胎头。

无论通过哪种途径进行检查，均应在矢状面测量宫颈长度，距离从宫颈内口到宫颈外口。首先要定位宫颈管，可表现为低回声或高回声。宫颈内口位于宫颈管和宫颈前壁交界处。定位宫颈内口需显示宫颈前唇及后唇。宫颈为动态变化的器官，所以在测量前需观察 3 ～ 5 分钟，一般应记录宫颈的最短长度（图 17-22）。正常的子宫颈长度在 3 ～ 5cm 之间。

（六）胎位和胎儿数

虽然床旁超声检查评估胎儿数和胎方位一般均较简单，但是仍需要进行系统性、仔细的检查。不仅是因为辨认臀先露或双胎对于处理方法的选择及预后至关重要，而且正确解释声像图显示的胎儿（尤其晚孕期）的各种活动也存在一定的难度。定义胎位应依据孕妇膀胱作为参考，应该多切面仔细检查以确定胎儿是头先露或臀先露，而不是横产式。着重对胎儿脊柱进行长轴平面及短轴平面扫查，将有助于诊断（图 17-24）。如果已经明确是臀先露，则应尽量分清是单臀先露、混合臀先露还是足先露（图 17-8）。为了避免多胎妊娠的误诊，应系统地检查整个子宫腔，并在两个正交的平面上测量胎儿的全长[45]。

六、普通急症及危重病症

（一）前置胎盘

最佳的成像方式通常经阴道超声扫查，阴道内探头距离宫颈不超过 3cm[41]，目前尚无经阴道超声诱发或加重出血的报告。经阴道超声对前置胎盘诊断的敏感性接近 100%（图 17-25 和 17-26）[36,37,93-95]。一项与急诊环境特别相关的研究表明，当胎盘边缘至内口的距离＞ 2cm 时，在所有情况下均能进行阴道分娩，在距离≤ 2cm 的 8 例病例中，有 7 例因阴道出血需要进行剖宫产[93]。

经会阴超声检查已被越来越多的机构接受为经阴道超声的替代方法[33,96]。与经阴道超声一样，经会阴超声也可以很好地显示内口 - 胎盘关系，因此，它比经腹部超声提供了更好的诊断准确性[39,97]，并且不需要充盈膀胱（图 17-27）。然而，在完全前置胎盘的情况下，经腹部超声即可诊断（图 17-28）。

（二）胎盘早剥

胎盘早剥中最常见的超声表现是出血和血肿，出血和血肿的出现不仅取决于出血的数量和位置，还取决于超声检查距离出血发生的时间长短（图 17-29）。相对于血管丰富的正常胎盘，急性出血表现为等回声至轻度高回声（图 17-30）[98,99]。1 ～ 2 周后，血肿逐渐变得透明，超声检查更容易将血肿与邻近的胎盘区分开来。因此，对于胎盘早剥刚发生时超声检查未能发现的血肿，1 ～ 2 周后再进行超声检查就有可能被发现。如果发现胎盘局部异常增厚或质地不均时，应怀疑是否为等回声血肿。同样，有时胎盘早剥引起的血肿可能会被误认为子宫肌瘤。另外一个影响超声诊断的问题是，急性出血时血液会自发地浸润周围组织或通过阴道流出体外，这样胎盘后残存的积血量就会很少，而不足以被超声检查所发现[27,28]。不要过分强调超声对于胎盘早剥诊断的准确性，超声并不是胎盘早剥的主要诊断方式。

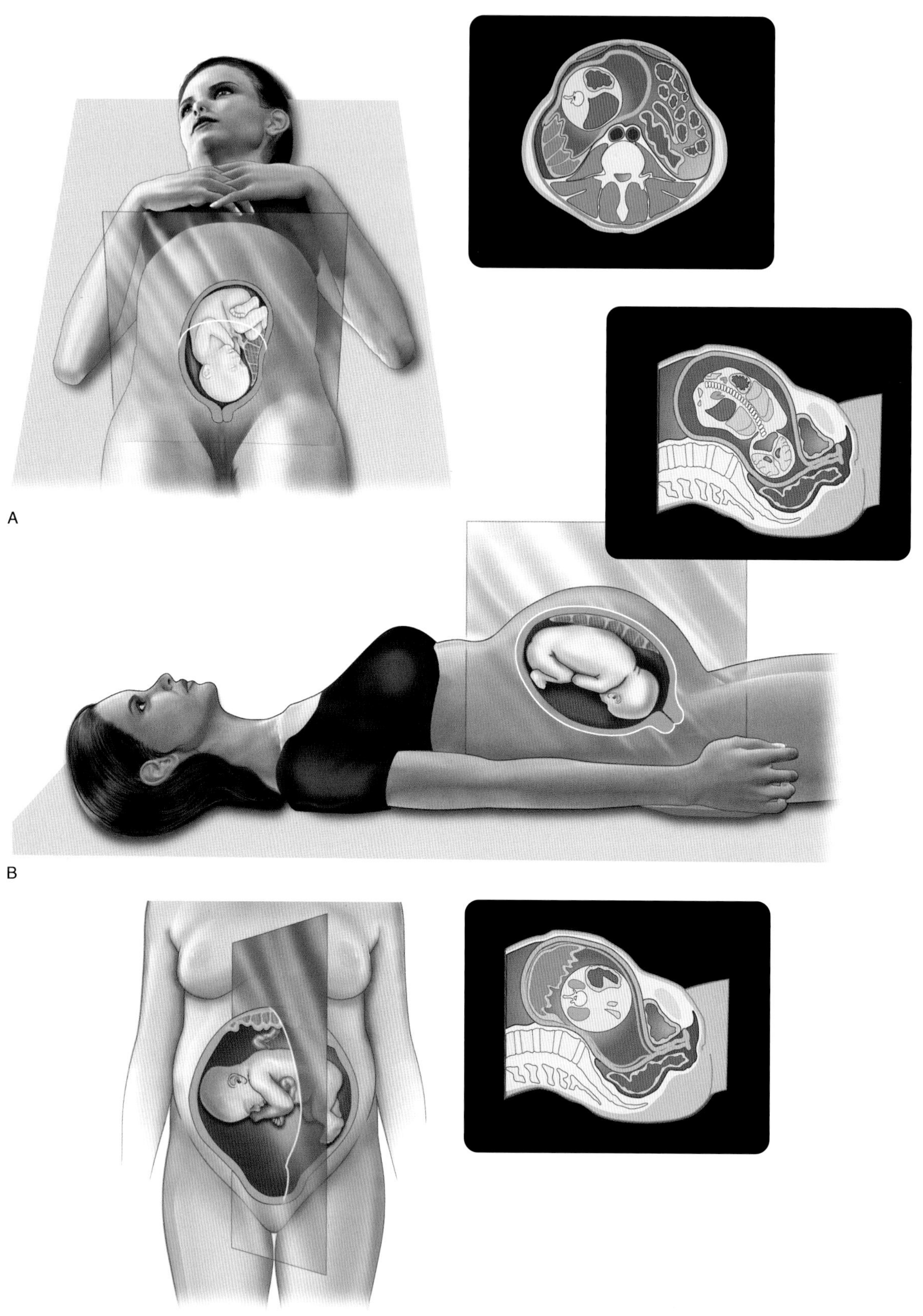

图 17-24　超声检查确定胎位[45]。（A）横切面扫查显示胎儿纵向卧位。（B）矢状面扫查显示头位。（C）矢状面扫查显示胎儿横卧位。

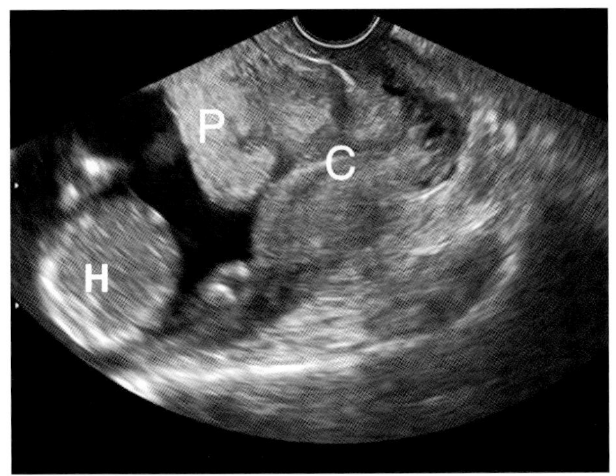

图 17-25　经阴道超声扫查显示胎盘（P）部分覆盖宫颈内口（C）。H= 胎头。

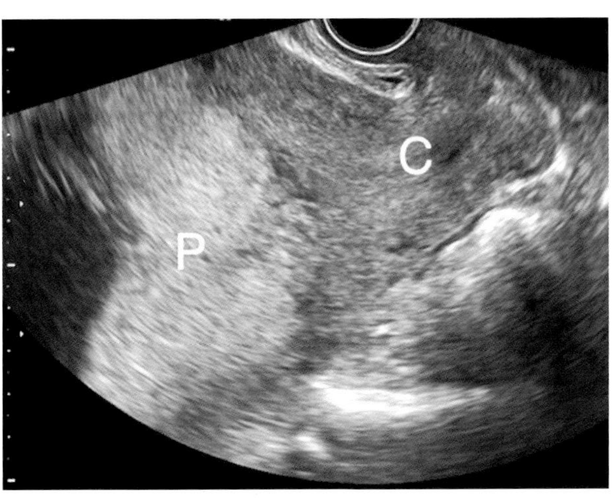

图 17-26　经阴道超声扫查显示胎盘（P）完全覆盖宫颈内口（C）。

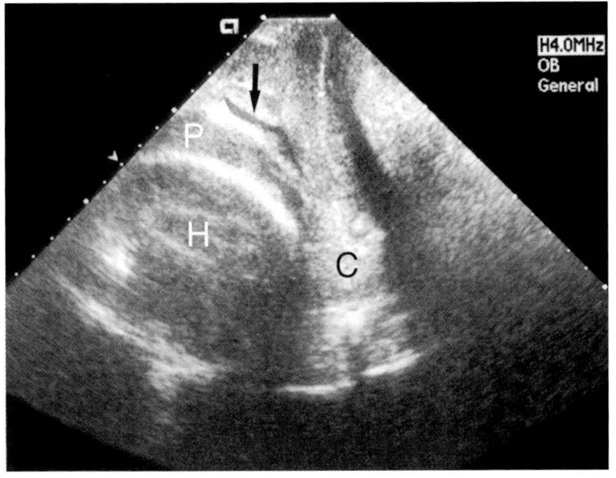

图 17-27　经会阴超声显示胎儿头部（H）覆盖宫颈内口，以及低位胎盘（P）。膀胱未充盈（黑色箭头），探头和子宫颈之间可见阴道气体线（黑色 C）。

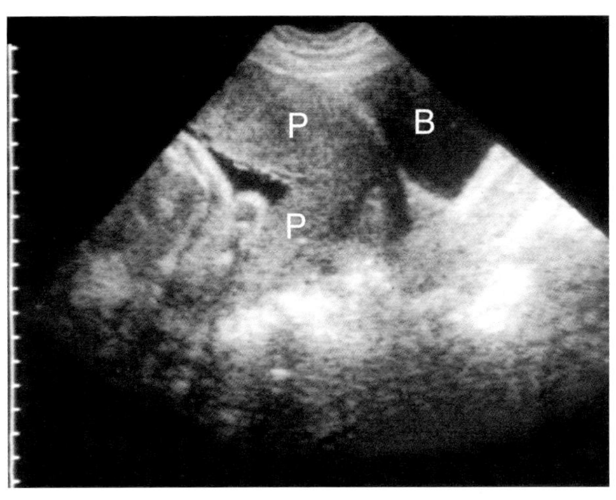

图 17-28　经腹部超声扫查显示完全性前置胎盘。B= 膀胱，P= 胎盘。

七、其他常见异常

（一）子宫破裂

超声检查可以诊断外伤导致的子宫破裂。子宫破裂时超声表现为腹腔游离液体（羊水或出血）和胎儿心跳消失[11,100]，另外还表现为子宫空虚、胎儿位于腹腔内。有关分娩过程中应用超声技术诊断子宫破裂的报道有很多。子宫破裂超声图像表现为子宫壁破裂、胎膜完整并通过宫壁破裂处向外突出、子宫下段瘢痕处绒毛膜下血肿及羊水内血液分层[101,102]。当分娩过程中临床高度怀疑子宫破裂时，可不必进行超声检查，因为那样可能会推迟剖宫产的时间[10]。

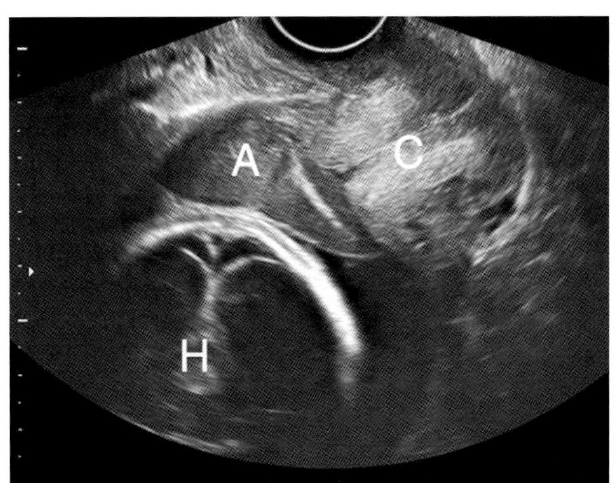

图 17-29　经阴道超声显示由胎盘早剥引起的血肿（A）覆盖宫颈内口（C）。H= 胎头。

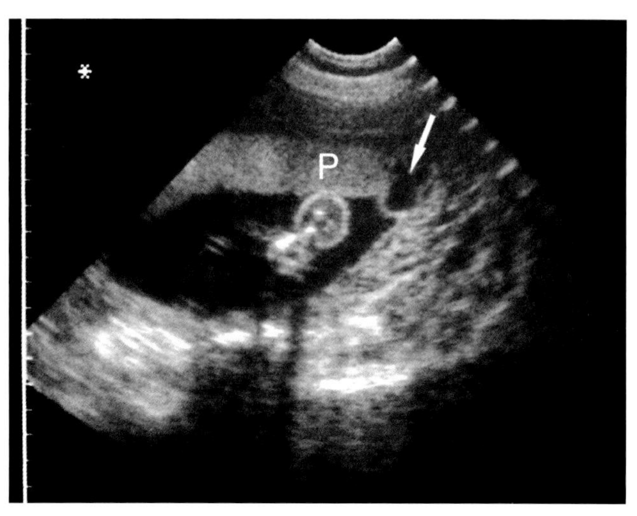

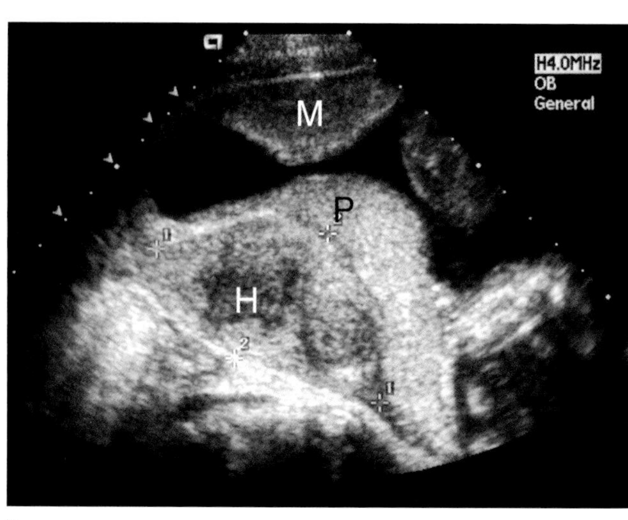

A　B

图 17-30 （A）胎盘早剥，经腹部超声长轴扫查，显示前壁胎盘，胎盘边缘剥离（箭头）；（B）胎盘早剥，经腹部矢状面扫查，显示孕 18 周患者胎盘后血肿（H），胎盘（P）位于子宫后壁，可见子宫前壁肌层收缩（M）。

八、注意事项

（一）前置胎盘

1. 充盈膀胱

虽然充盈的膀胱可以作为透声窗，但是也可能将子宫下段的前壁推挤向后壁，人为造成宫颈延长，进而缩短了宫颈与胎盘间的距离，导致胎盘前置的假象（图 17-19）。

2. 子宫收缩

子宫局部收缩时会使子宫下段肌层增厚缩短，可导致前置胎盘的假阳性表现。

3. 超声检查不全面

如果对子宫下段未进行全面的扫查，忽略位于宫颈内口侧面的胎盘组织，则可能会出现假阴性结果。

（二）胎盘早剥

仅根据超声检查结果还不能完全除外胎盘早剥，因超声诊断胎盘早剥的特异性常由于突起的子宫内膜血管、绒毛膜下囊肿和绒毛间隙等常见结构的存在而受到影响。这些结构表现为无回声或高回声，易与胎盘早剥的表现相互混淆，但无临床意义。一旦怀疑孕妇发生胎盘早剥时，均需要进行胎心宫缩监护。

（三）评估宫颈长度

1. 充盈膀胱

充盈的膀胱将子宫下段的前壁推挤向后壁，人为造成宫颈延长（图 17-19）。

2. 宫颈扩张假象

子宫下段收缩可引起宫颈的假性扩张。通过以下方法可与宫颈真性扩张进行鉴别：宫颈长度>5cm，宫颈下段正常，宫颈附近的子宫肌层增厚，子宫收缩停止后宫颈扩张随即消失[50]。

（四）估计孕龄

错误地估计孕龄主要是由于以下原因：没有完全按照规范测量，没有意识到测量中存在的固有变异，不是通过股骨长轴切面，而是斜切面进行股骨长度的测量，从而导致测量值偏小。

参考文献

完整的参考资料列表可在网上找到 www.mhprofessional.com/mamateer4e.

视频

第 18 章 妇科疾病

Irene Mynatt

女性患者的急性下腹或盆腔疼痛往往诊断较为困难，需要进行鉴别诊断的疾病种类较多（表 18-1），通常需要多种诊断检查方法。超声是大多数病例的初筛检查成像方式，尤其床旁超声（POCUS），由临床医生进行检查和诊断，并在初次检查时完成，有助于缩小疾病鉴别诊断范围，并可减少进一步检查的需要。

一、临床概况

获得盆腔影像对于评估下腹部或者盆腔疼痛女性患者的病情是非常重要的步骤，因此处理急症时须选择最有效的检查方法。对于盆腔部位的影像学检查有 4 种方法：腹腔镜、CT、MRI、超声。

超声已被证明是一种快速、无创、便携式、可重复、廉价和准确的可视化诊断盆腔疾病的检查方法。与 CT、MRI，甚至盆腔双合诊检查相比，这些优点使超声成为急性盆腔疼痛或盆腔肿块患者的首选诊断成像方式[1-3]。经腹超声和经阴道超声都可以由临床医生在首次体检时的床旁检查使用。POCUS 的使用对患者而言具有诸多优势，它可以在鉴别诊断中识别特定的疾病，并且价格低廉、耗时短（图 18-1）。此外，超声波安全性高，不会产生电离辐射。当临床医生进行 POCUS 检查时，患者的满意度更高[4]，因为床旁检查方便医生与患者进行沟通，有助于了解患者病情，帮助诊断，并且能增加患者对临床医生的信任。

表 18-1　女性患者下腹痛的鉴别诊断

胃肠道
阑尾炎
炎症性肠病
肠易激综合征
便秘
胃肠炎
憩室炎
小肠梗阻
泌尿系统
膀胱炎
肾盂肾炎
肾结石
生殖系统
异位妊娠
宫内妊娠
盆腔炎性疾病
输卵管卵巢脓肿
卵巢囊肿
出血性功能性囊肿
卵巢扭转
经期间痛
痛经
子宫内膜异位症
卵巢过度刺激综合征
纤维瘤

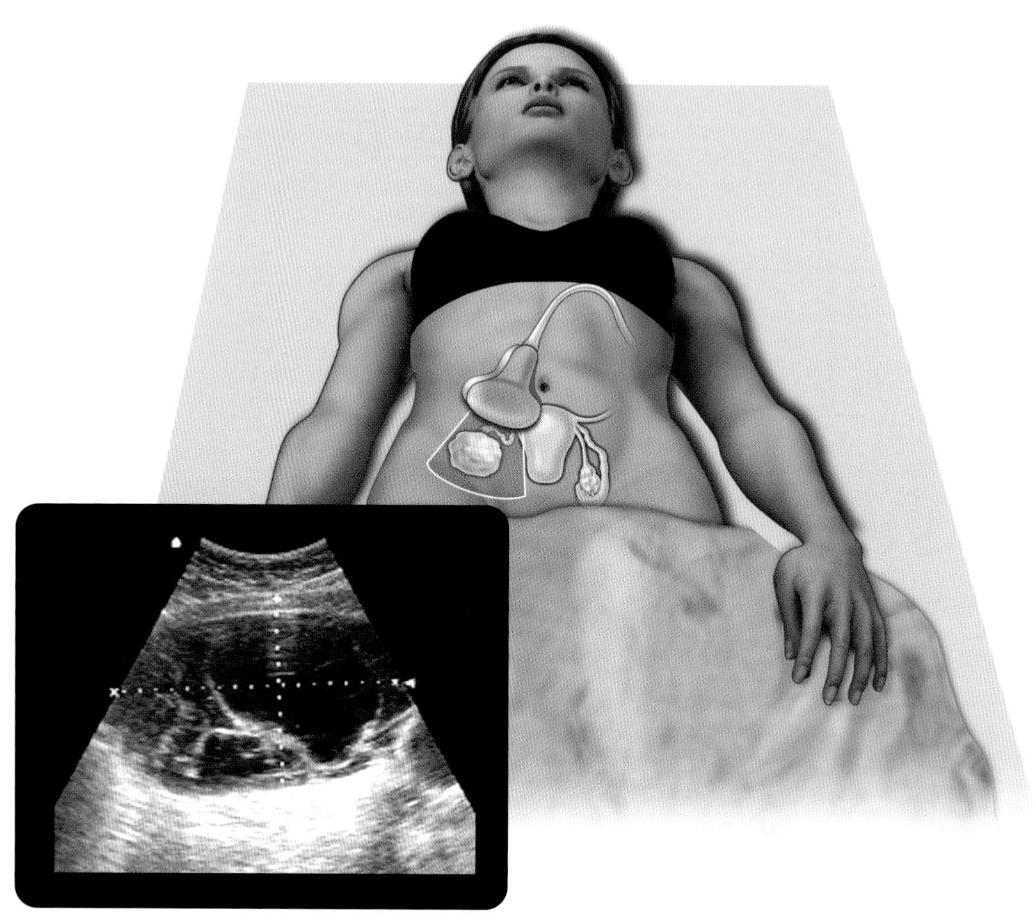

图 18-1　**上面的图像显示了一个腹部探头的横向放置。底部的图像显示了一个混合性卵巢肿块，这是在对急性盆腔疼痛的女性患者进行鉴别诊断的实例。**

相对于其他成像方式，检查范围的局限性是超声的主要缺点。CT 和 MRI 对于病变器官或组织可以有一个完整显示，此外，超声易受到肠道气体的干扰，这将严重影响超声图像质量及超声诊断的准确性。

CT 可常规用于疑似恶性肿块的术前检查，在急性盆腔疼痛的检查中常作为超声之后的二线选择。CT 的优势在于能够完整显示巨大附件肿块的全貌，而超声常不能全面显示。CT 的另外一个优势在于可诊断胃肠本身病变，如阑尾炎及憩室炎。CT 的主要缺点是其具有电离辐射且成本较高 [5]。

尽管 MRI 也被认为是一种二线选择，但相比超声和 CT 仍有其优势。MRI 没有辐射风险，对于观察盆腔组织器官间的细微差别也可以提供更详尽的信息。MRI 比超声的组织分辨率更好，所以诊断盆腔炎性疾病（PID）和盆腔肿块更加准确。1999 年的一项研究比较了 MRI 和经阴道超声诊断 PID 的准确性，所有 PID 病例均经腹腔镜确诊，在 21 个确诊的 PID 患者中，MRI 确诊 20 例患者（95%），而超声确诊 17 例患者（81%）[6]。弥散加权 MRI 的准确性更高，其将灵敏度提高到了 98.4%[7]。虽然 MRI 可能更准确地诊断 PID，但它确实存在一些缺点，即成本较高、耗时长和不可移动。

虽然腹腔镜检查仍是腹腔炎性疾病及盆腔肿块诊断的金标准，但在行初步检查的症状不典型的患者中，并不能轻易实施指征不明确的腹腔镜检查。而且腹腔镜是有创伤、昂贵、费时的一项检查技术，患者术后会遗留瘢痕，检查所需的全麻风险虽不大但仍不可忽视，况且腹腔镜不能发现输卵管的轻度炎症及子宫内膜的病变。腹腔镜的优势在于能揭示其他检查方法误诊为 PID 的一些病理情况。在一项研究中，被诊断为 PID 的患者中，有 12% 在腹腔镜检查后被诊断为其他疾病，比如阑尾炎及子宫内膜炎[8]。腹腔镜的另一优势是能在检查过程中处治一些病理过程，比如卵巢扭转的松解或者切除、脓肿引流或者阑尾切除。

二、临床适应证

实施盆腔 POCUS 的临床指征包括急性盆腔痛或腹痛、PID、盆腔或附件肿块，或异常子宫出血。

（一）急性盆腔疼痛

女性急性盆腔疼痛是急诊或急救中常见的主诉，需要鉴别诊断的疾病很多，进一步的检查在很大程度上取决于患者是否怀孕。对于未怀孕的盆腔疼痛患者，超声由于其易于使用和快速获取信息的优势，通常是首选成像方式。虽然对这些患者的完整评估可能需要 CT 或 MRI，但盆腔超声通常是初步评估的首选。

1. 卵巢扭转

这种疾病在所有女性急性下腹痛鉴别诊断中都应考虑到（表 18-2）。作为妇科急症，卵巢扭转如果诊断和处理不及时，不仅会影响生育，也会影响内分泌水平[9,10]。由于诊断困难且非常耗时，很少能及时做到卵巢复位。卵巢通过卵巢固有韧带向子宫扭转，再通过输卵管壶腹部向盆腔侧壁扭转而导致卵巢实质充血，最终因卵巢缺血导致梗死。仅大约 1/3 确诊为卵巢扭转患者中有“典型的”急性、严重、单侧腹痛或盆腔疼痛症状。卵巢扭转在术前常不能得到诊断，最常见的术前误诊是输卵管－卵巢脓肿（TOA）和黄体囊肿破裂[11]。

表 18-2 卵巢扭转的鉴别诊断

阑尾炎
附件炎
盆腔肿块
骨髓瘤
异位妊娠
输卵管卵巢脓肿
内脏破裂
肾结石
肾盂肾炎

卵巢扭转可以发生于正常卵巢，但比较少见。通常卵巢扭转发生于卵巢增大时，比如卵巢或者输卵管内部有肿块或紧邻部位有肿块时。这些肿块可以被认为是卵巢形成扭转的中轴。有研究显示，90% 卵巢扭转的成人患者中有可以扪及的附件肿块，而儿童患者中仅有 50% 可扪及附件肿块。其他一些研究者认为单侧增大的卵巢合并外周小囊肿（1 ～ 6mm）是年轻和青春期患者中卵巢扭转最常见的原因（56%）[13]。妊娠可能也是危险因素之一，约 20% 的卵巢扭转病例发生于妊娠中[71]。

彩色多普勒超声能探测到异常血流情况并可预测卵巢扭转，因此对卵巢扭转的诊断有帮助。探测不到动脉波形时高度提示卵巢扭转。多普勒超声探测到正常血流也不能完全排除卵巢扭转。实际上，60% 此类患者常不能由超声做出卵巢扭转的诊断，因此诊断时间常被延误。而在接受激素刺激卵巢治疗的患者中，多普勒诊断卵巢扭转的敏感性提高到 75%[14]。

尽管从主观上来看，卵巢扭转与其他器官如睾丸扭转同样是缺乏血供，但是多普勒检测到血流并不能排除卵巢缺乏血供。原因是双重的，首先，多普勒检测到的血流可能只代表卵巢血流的一部分（外周或者中心）而非全部，因为卵巢有双重血供；其次，静脉血栓产生的症状类似卵巢扭转，而此时动脉尚未闭塞。虽然有学者认为脉冲多普勒和彩色多普勒未测及血流对诊断卵巢扭转是有特异性的[15,16]，但也有学者认为不能仅依据观察到卵巢的血流就排除卵巢扭转[17]。Stark 和 Siegel 报道，14 个最终被确诊为卵巢扭转的患者中有 9 人可检测到卵巢多普勒血流信号[13]。

虽然灰阶超声发现巨大的卵巢伴增大的滤泡或增大的复合性囊性附件肿块有助于卵巢扭转的诊断，但是灰阶超声需要比较正常卵巢的大小和回声改变来确立诊断。一项研究评估了 41 例怀疑卵巢扭转并行经腹超声检查的病例，在 11 例经手术确诊的患者中，7 例被超声准确诊断，且 11 例患者都发现卵巢增大。这个研究（虽然样本量很小）的阳性预测值为 87.5%。在其他 28 例患者中，超声均排除了卵巢扭转的诊断，特异性 93%。所有患者均在门诊进行了 63 个月的随访[9]。

2. 阴道疾病

由于某些妇科检查操作等需要使用器械，会导致术后并发症，因此这些患者可能表现为阴道流血、急性盆腔疼痛以及生命体征不稳定等。超声能及时诊断患者的病情，因而具有重要价值。如对于一个低血压而近期做过宫腔扩张和刮宫术的患者，超声能定位并诊断出阴道血肿。通常经腹部超声检查可对阴道血肿进行定位。

（二）急性盆腔炎症性疾病（PID）

急性 PID 被定义为上生殖道的感染，代表一系列的疾病，包括子宫内膜炎、输卵管炎、卵巢炎、盆腔腹膜炎及输卵管－卵巢脓肿（TOA）[18]。每年有超过 100 万的女性被诊断为 TOA，并且其中有 25% 会继续受到一种或以上 PID 后遗症的影响。PID 后遗症包括不孕、异位妊娠、慢性盆腔疼痛 [19]。临床症状的严重程度与输卵管的损伤程度并无明显相关，很多患 PID 的年轻患者的症状轻微且定位不清 [20]，因此，PID 的临床诊断非常困难。据一项研究报道，诊断准确率只有 66%[21]。因此不难理解对于诊断 PID，经阴道超声优于单用双合诊检查 [22]。

PID 的早期声像图表现为附件体积增大及卵巢周围炎症，伴积液，在超声图像上常表现为组织结构缺乏清晰边界。PID 的另外一个征象是用超声探头在阴道内伸入和拔出时，卵巢在附件囊膜内的滑动性下降。这一迹象表明卵巢已经被炎症性粘连所束缚。这些超声表现与腹腔镜下卵巢表面渗出物和粘连的证据相关 [23]。“多囊样”卵巢表现包括基质增多及基质内散在的多个卵泡被认为提示 PID，Cacciatore 证实其敏感性为 100%，特异性为 71%[24]。然而对于有症状的患者来说，超声检查阴性者也并不可排除 PID 的诊断，可能需要行腹腔镜检查来做出确诊 [25]。

（三）盆腔或附件肿块的评估

1. 输卵管积水

输卵管积水仅见于异常情况，例如 PID、TOA 或异位妊娠等，因此应该引起警惕。附件肿块通常很难使用 B 型超声观察到，因为多个液性暗区的集合实际上可能是扩张的输卵管的不同横截面。最近，三维（3D）超声检查已经能够将这些图像纳入其中，显示囊性肿块或输卵管积水的3D图像[26]。

2. 输卵管－卵巢脓肿

临床医师不应该单纯依靠双合诊检查来诊断盆腔肿块，超声诊断的盆腔肿块 70% 都未在最初的双合诊中被发现 [27]。体格检查发现的盆腔肿块都应当是盆腔超声检查的指征。如果发现卵巢囊性结构，临床医师在门诊需要向患者解释病情及提出明确的处置方法，一般不需要进一步随访。

在严重、复发的 PID 病例中，无论体检是否发现肿块，都有指征行盆腔超声检查。因为要确定不同的治疗方案，PID 和 TOA 的鉴别诊断尤其重要。而 PID 和 TOA 的诊断都很困难，因此超声在此项诊断中更显重要。理解 TOA 的发生是一个渐进的过程，这对超声医师进行超声检查是很重要的。第一步是输卵管浆膜的炎症反应，输卵管壁增厚，脓性物质充满管腔，并渗入膀胱子宫陷凹。如果输卵管两侧都堵塞的话，就会出现脓性输卵管炎。由于输卵管腔内压力增高，使管壁撑大变薄，管腔扩大，部分患者病情发展停止于这一阶段，并导致慢性输卵管积水。当输卵管内膜褶皱的残余物纤维化时，在无回声积液衬托下呈轮辐样表现（齿轮征）。而用能量多普勒检查时，可以看到整个混合性结构明显充血。急性炎症反应继续进展时，炎症侵蚀扩张的管壁。如果卵巢近期因黄体破裂出现破损，卵巢将暴露于感染环境中，脓性物质也将进入其中。最后因为脓肿壁破裂，输卵管和卵巢融合为一体。

据报道 PID 发展成 TOA 的发生率为 4% [28] ～ 30%[29]。TOA 相比 PID 需要不同的治疗方案，因为它形成脓肿，常有多重细菌感染，包括厌氧菌等。从 20 世纪 70 年代中期开始，超声诊断 TOA 被证实为一种准确、敏感、无创的影像学检查手段 [30]。而且，对于非手术治疗的患者，超声检查随访被证实具有实用价值 [31, 32]。盆腔超声还有助于选择最有效的治疗方案 [30, 33]。在一项 106 例临床怀疑 PID 患者的研究中，经阴道超声证实 19 例患者为输卵管脓肿，4 例为输卵管积水，从而改变了这 23 例患者的治疗方案[34]。

3. 子宫肌瘤

子宫肌瘤是最常见的生殖系统肿瘤，平滑肌瘤由一团呈螺旋形或球形增殖的平滑肌细胞起始，继而发生萎缩及血供不足，最终产生坏死及钙化。这些患者可出现盆腔疼痛、排尿困难、闭经、便秘以及下背部疼痛（由于压迫腰丛神经）。

三、解剖概要

为了便于理解盆腔解剖，可将其分为 2 个不同部分：真骨盆和假骨盆。真骨盆有一个脸盆形状的轮廓，在前方由耻骨联合和耻骨支组成，后方由骶骨和尾骨组成，下方由会阴部肌肉组成。假骨盆在真骨盆之上，腹壁组成其前壁，髂骨组成侧壁，骶骨岬构成其后部轮廓。未充盈的膀胱位于真骨盆，当膀胱充盈后，进入假骨盆（图 18-2）。

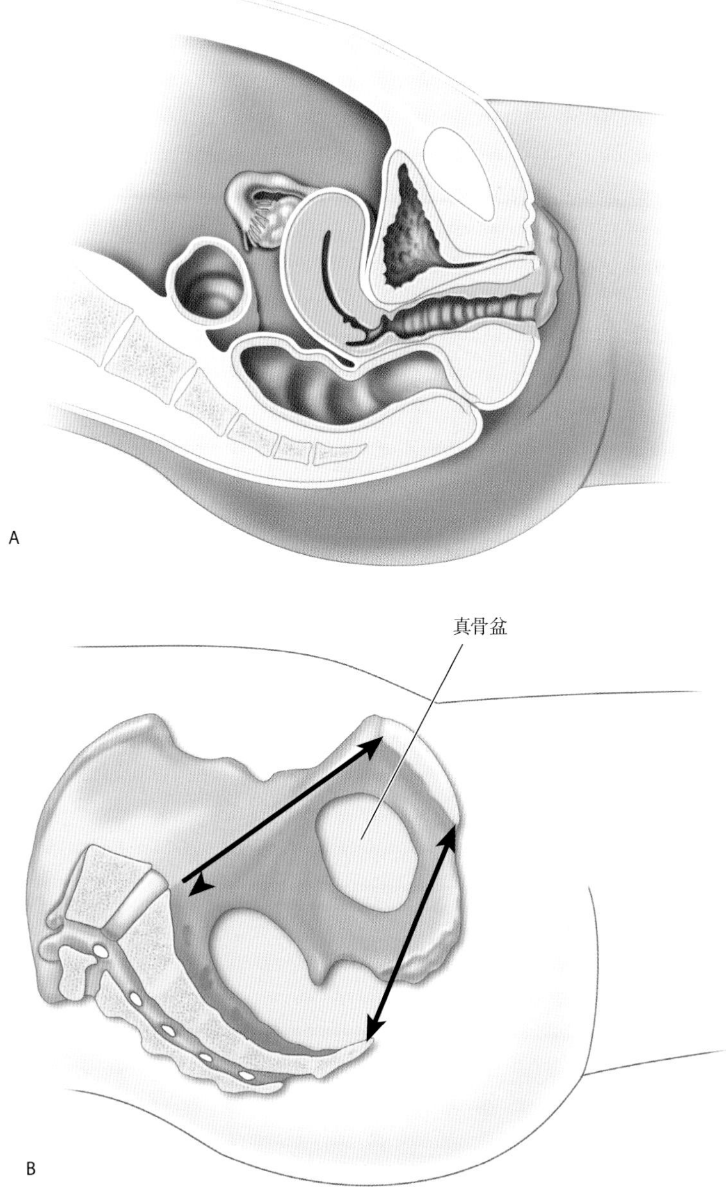

图 18-2　（A）正常的骨盆解剖和真骨盆（B）的边界。

子宫是一个厚壁的肌性器官，形状可随月经周期及膀胱、直肠的扩张而发生变化。子宫多数位于膀胱后上方，25% 女性的子宫为后倾位。在育龄期，子宫平均尺寸约 7cm × 4cm × 5cm，但大小因胎次和绝经状态而异。子宫内膜厚度随正常月经周期而变化，从 6mm 到月经后小于 1mm。

卵巢是椭圆形的器官。在经产妇，卵巢可以有多种位置。在未产妇，卵巢通常位于真骨盆壁的后侧方，邻近髂内血管。月经周期被分为两个时期：增生期，在排卵时达到高峰，然后是分泌期，在月经时结束。囊性卵泡定期在增生期出现，当直径达到 2.5cm 时才被正式称为“囊肿”。在分泌期，在排卵处形成黄体，但在非妊娠患者中很少持续存在超过 6 周。因此，如果没有排卵，这些卵巢囊肿不会发生。一旦破裂，它们存在的唯一证据就是膀胱子宫陷凹或者卵巢周围的游离积液[35]。

Douglas 陷凹指盆腔内直肠子宫陷凹的潜在间隙，由子宫后和直肠乙状结肠前腹膜反折形成。由于女性在仰卧位时此处是最低点，即使有微量游离积液也可以看到，特别是在月经前 5 天。膀胱子宫陷凹位于膀胱和子宫之间，由于这个潜在间隙不是体位最低点，只有在盆腔积液明显时才会出现游离液体。

四、检查前准备

应注意患者体位。如果因为体位限制使探头不能最全面地扫查整个需要检查的区域，则常不能获得充分的图像信息。经阴道超声检查的理想体位是患者取膀胱截石位，臀部尽量靠近检查床边缘同时双脚平稳地踩住踏脚。如果没有产科专用检查床，可以在患者臀部下方放几块毛巾来抬高臀部，这样在做阴道超声扫查时才能使探头有充分的操作空间来检查盆腔前方的结构。其次，重要的是指导患者排空膀胱。即使很少量的尿液都有可能引起明显的伪影，从而难以辨别盆腔内的结构。相反，常规经腹部超声扫查则需要充盈膀胱。

经阴道盆腔超声最初可能会令人困惑，但它实际上比经腹盆腔超声更简单。首先学习标准的探头方向，然后了解经腹超声和经阴道超声的不同显像特点。经腹部超声通常要使膀胱充盈（图 18-3A，B），经阴道超声通常要使膀胱排空（图 18-3C，D），了解子宫前方位置的改变明显取决于膀胱内的尿量。这就可以明白在经阴道扫描过程中，探头的尖端如何可以接近子宫的侧壁。而在经腹部超声中，阴道和子宫体并不属于相邻的结构。

探头的尖端能够紧密接近盆腔器官，因此可以使用更高频率的探头，这将产生比经腹超声更好的图像。经阴道超声检查的关键是将子宫体作为主要的标志，然后根据其他结构相对于子宫体的位置找到它们。使用这种简单的方法可以使经阴道超声学习更容易些。

五、检查技术及正常超声表现

（一）经腹部超声检查

经腹部超声检查的优点是快速且无侵入性，可以获得较好的盆腔整体观；缺点是盆腔内脏器通常距离探头表面几厘米远，因而必须使用较低频的探头。

经腹部超声检查时，探头放在中下腹壁耻骨联合的上方（视频 18-1：女性经腹超声）。低频探头（3.5 ～ 5.0MHz）有利于穿透整个盆腔。膀胱适度充盈可以将含气的肠管从真骨盆推开，从而使实质性脏器更接近于探头而获得更清晰的图像。但是应当避免膀胱过度充盈，因为可能会造成子宫和卵巢受压而使其结构显示不清晰。

经腹部超声图像包含 2 个切面：纵断面和横断面。在纵切时，探头垂直放置，探头指示标头端朝向患者的头部（图 18-4A）。在这个切面上，膀胱呈三角形“泪滴”状，子宫呈梨形，通常生育期女性子宫的长度测值为 5 ～ 7cm（图 18-4B）。对于某些子宫不在中位轴上的妇女，检查者需要轻微地侧向旋转探头。内膜线是子宫中部沿着其长轴走向的高回声线，它的厚度随着月经周期而变化。月经后的增殖期，厚度较薄且回声低，排卵后的分泌期逐渐变厚，回声增高。在纵切图像上，由左向右扫查时可以看到内膜线。仅在经腹壁超声检查中可见的阴道线也可以在纵切图像上显示，表现为膀胱后方的一条弯曲的细亮线。同时可见位于宫体和阴道之间的宫颈。

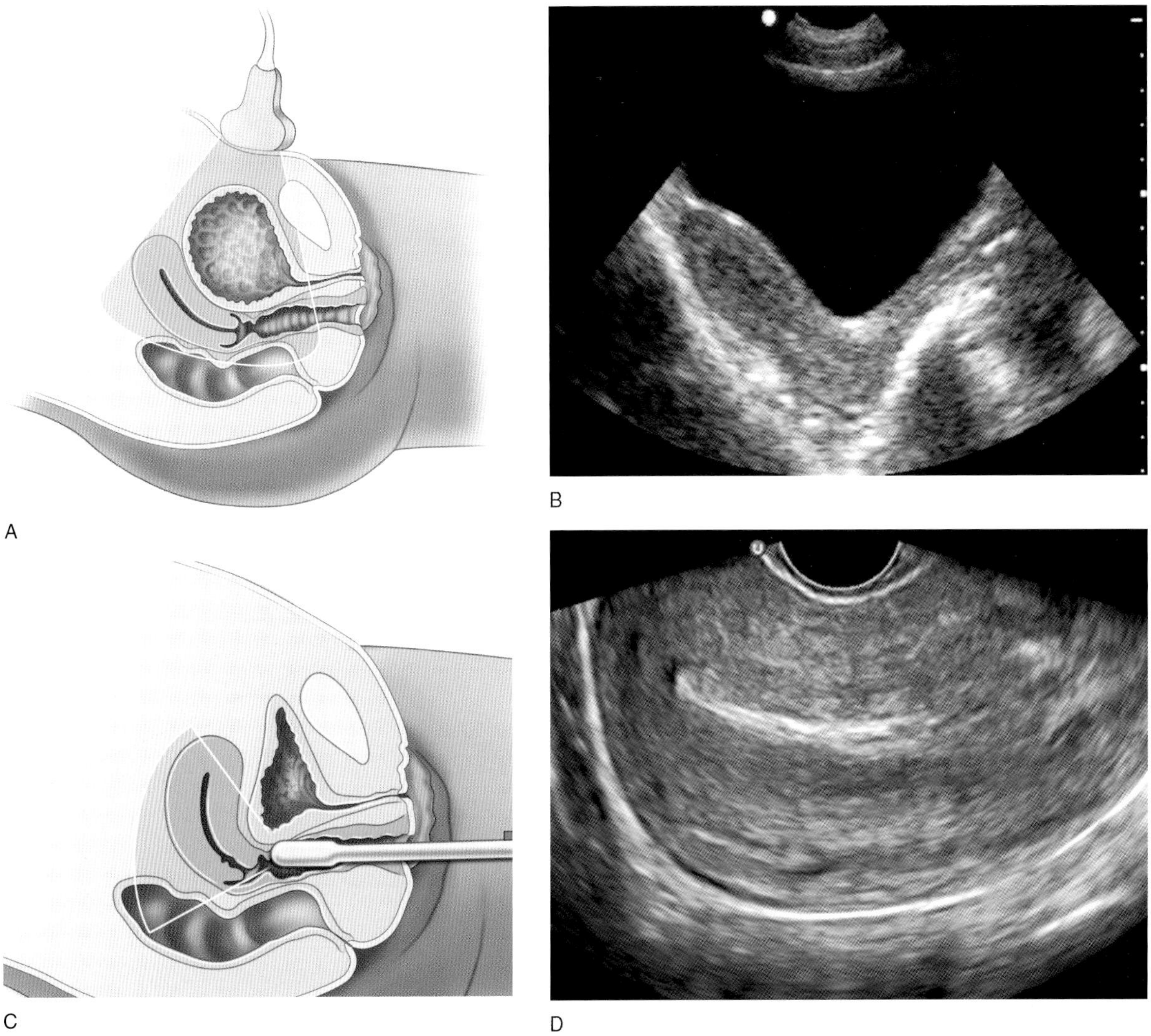

B

A

C

D

图 18-3　（A）经腹部超声，膀胱充盈；经阴道超声（C），膀胱空虚时，子宫位置和成像区域对比。使用经腹部（B）和经阴道（D）纵切视图比较同一患者的子宫和子宫内膜的超声分辨率。

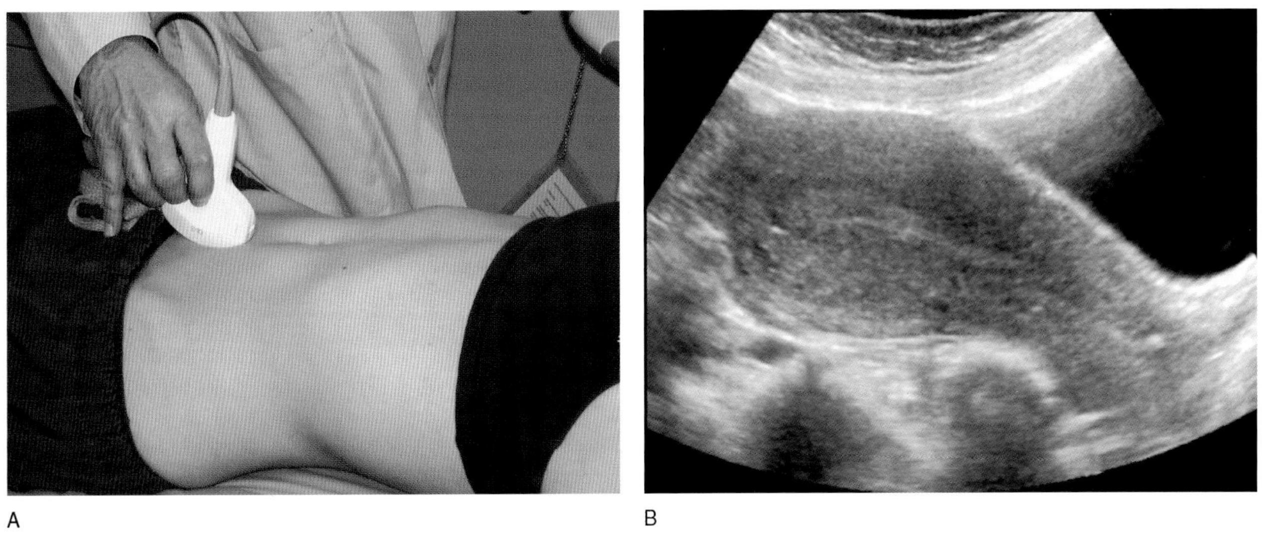

图 18-4　骨盆的经腹纵切视图。超声探头位置（A）和超声图像（B）在同一平面。

多数女性的子宫在膀胱空虚的时候都是前倾的，与阴道中线成 90°。后倾子宫表现为向膀胱反方向延伸，膀胱充盈时其呈直线型。

为了获得横切图，水平放置超声探头，有轻微的尾部成角，示标指向患者的右侧（图 18-5A）。子宫在横断面中显示为一个椭圆形结构（图 18-5B）。检查时由上至下从子宫底部至宫颈部做连续扫查是非常重要的。在这个切面中，卵巢在子宫双侧都可以辨认。正常输卵管在经腹部超声下通常不易显示，除非其被周围积液包绕。卵巢在横切图中显示最佳，多数位于子宫两侧后方。经产妇的卵巢位置多变，从 Douglas 陷凹后方到子宫底部都有可能找到。通常的卵巢大小在成年人为 2cm × 2cm × 3cm，外周有特征性的无回声卵泡结构。

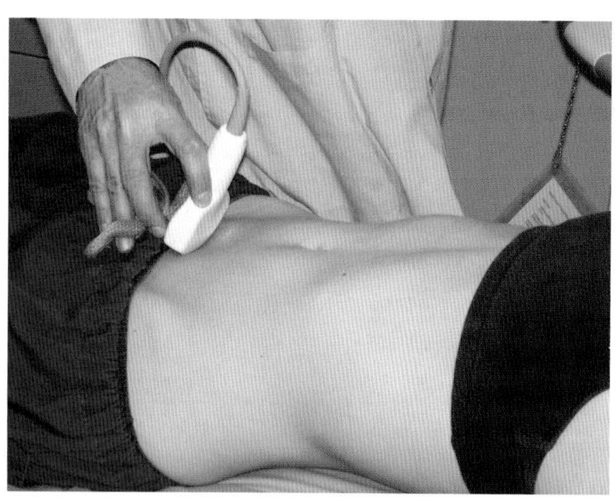

A

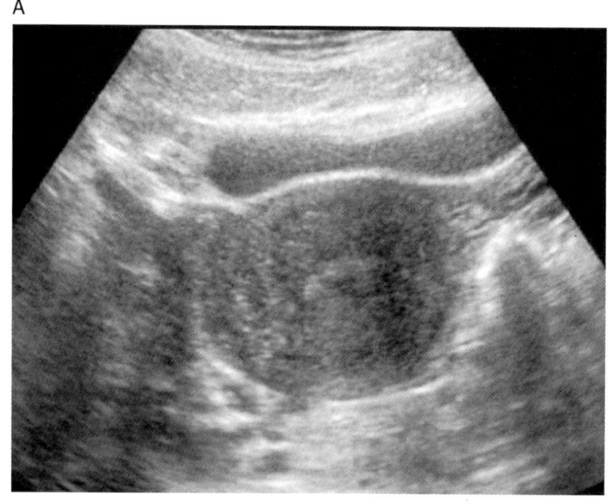

B

图 18-5 骨盆的经腹横切视图。探头位置（A）和超声图像（B）为同一平面。

（二）经阴道超声检查

经阴道超声的优势在于操作者可用探头扫查盆腔器官。这种方法的优点是可以使用高频探头（5 ～ 9MHz），与经腹部超声相比具有更好的分辨率，并且可以通过探头加压定位疼痛部位。

每次使用之前，用标准杀菌剂消毒经阴道探头。在探头和保护套（常用安全套）都需要涂抹合适的超声耦合剂。安全套内的气泡都要排净以避免产生散射伪影。

患者取膀胱截石位，妇科检查床更佳，在患者的臀部下垫一叠纸巾。系统检查时，应该用矢状面和冠状面扫查整个盆腔。将阴道探头用“握手枪”的姿势握住，探头指示标指向天花板，将探头轻柔地伸入。在伸入探头时，注意确认膀胱作为子宫前方的标志，注意看清膀胱子宫陷凹有无积液。在子宫中线矢状切面上，应该可以清晰显示子宫内膜线（图 18-6），维持这个矢状平面可以观察整个子宫。将探头手柄向天花板方向抬起，可以观察宫颈。通过向两侧延伸扫查，可以确定子宫的边界。对于子宫后倾的患者，检查时可能需要将探头稍向外退出并将探头尽量后倾（手柄向天花板方向），这样使声束向后方发射，超声波就能到达宫底。如果宫底仍然在声束范围外，并且使用的是“成角”式探头的话，可以将探头旋转 180°，屏幕上宫底的图像翻转，但却会使子宫检查更充分并更舒适。

在矢状面中线上，探头向逆时针方向旋转 90°（探头指示标朝向患者右侧）可以看到冠状面的结构。冠状面可以看成是轴向观，或者横断面，或简单地看做子宫的短轴观。图像是通过由宫底到宫颈的全子宫扫查得到的。子宫和内膜线在这个切面观呈圆形（图 18-6B）。

卵巢通常通过圆形低回声卵泡来识别。这些卵泡可能会与子宫血管的横断面相混淆（子宫弓状动脉），血管在旋转探头后会变成管状。正常的卵巢可以活动并且在同一次检查中可能位于不同位置（图 18-7）。要观察左侧卵巢，检查者应该从矢状面探头顶端指向天花板的方向开始检查。从宫底开始，检查者应该扫查至显示髂血管长轴横贯屏幕，然后跟踪这个结构至患者的左侧附件区，直至特征性的卵泡出现并确认左侧卵巢。右侧卵巢用相同方法可以识别，只是探头朝向右侧而已。

另一种寻找卵巢的技术是在横切面上扫查，寻找临近子宫角区的卵巢。通过将探头移至子宫体最宽的部分，并观察子宫肌层与输卵管连接时逐渐变细的位置，来识别子宫角区域。卵巢通常位于子宫角的外侧或后方。

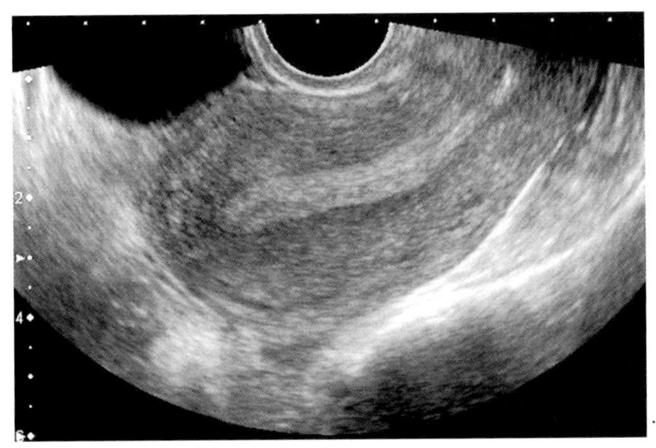

A

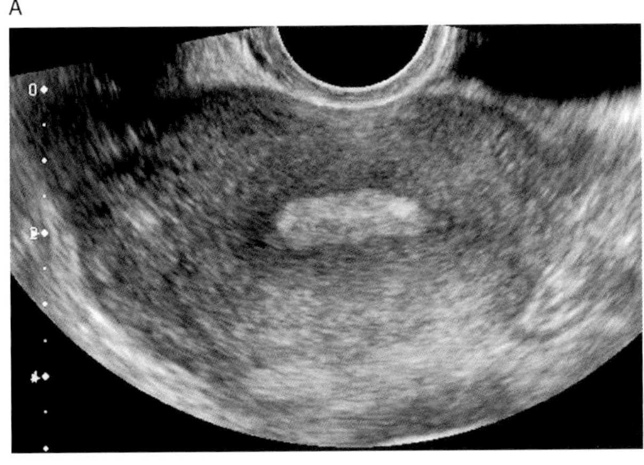

B

图 18-6　（A）经阴道中线正中矢状面，子宫内膜增厚（分泌期）。（B）同一患者子宫横切图。

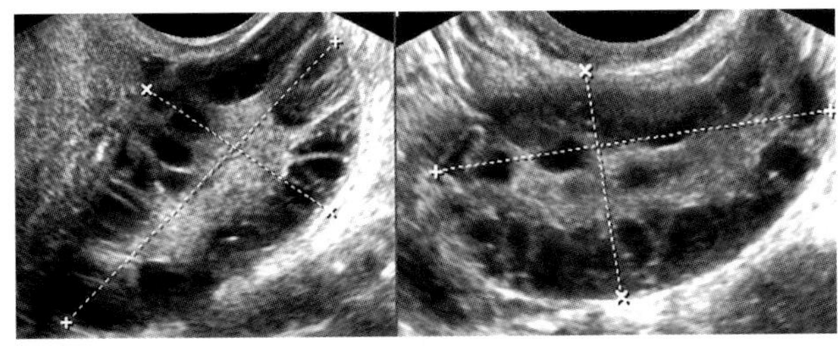

图 18-7　经阴道超声检查双侧卵巢，内见多个卵泡回声。这种表现在年轻女性中可能是正常的，但有临床症状时提示发生 PCOS 的可能性。

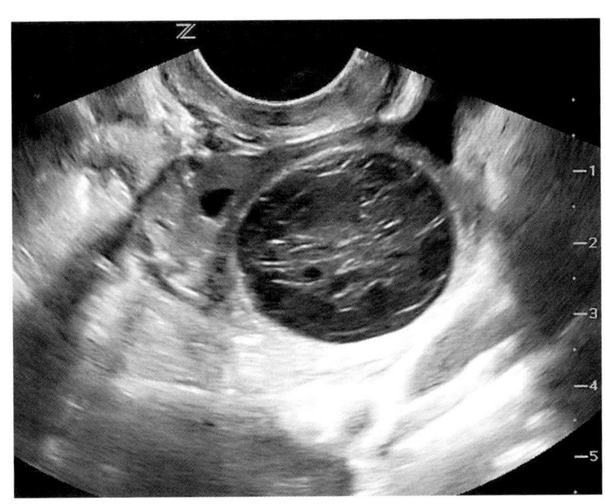

图 18-8　经阴道超声检查出血性卵巢囊肿。

输卵管对超声反射不佳，经腹部超声检查输卵管几乎不显示。利用经阴道超声，当正常输卵管被液体包围时，可以通过追踪子宫末端的阔韧带到卵巢来确定正常输卵管的位置。输卵管内充满液体的管腔与病理过程相一致。输卵管腔通常不可见，除非它充满了液体。只有在整个输卵管管腔内充满液体时，才能看到输卵管伞。在纵轴上，曲折的输卵管长度差别很大。同样，在横轴上，输卵管宽度可能根据超声波束的角度和液体充盈的程度而变化。输卵管近端（肌层）部分常因连接子宫部分显示高回声线而能看到。

六、普通急症及危重病症

（一）功能性单纯囊肿

此类囊肿是非妊娠期年轻女性最常见的卵巢肿块。超声图像的特征为薄壁单房的无回声团块。卵巢内直径＜ 2.5cm 的薄壁无回声团块一般认为是生理性囊肿，而卵巢囊肿的直径在 2.5 ～ 15cm不等，囊肿内部出现不均质可活动回声时可能提示伴有内部出血(图 18-8)。它通常为单侧，也可能为双侧，例如多囊卵巢综合征 [35]。通过识别卵巢组织边缘和被压扁的周围囊肿，可将卵巢囊肿与其他附件肿块区分开来（图 18-9，图 18-10）。单纯性卵巢囊肿的破裂并不少见，其是一种临床诊断而非超声诊断，对于任何一个有严重下腹痛并且伴有盆腔游离积液的患者，无论超声上有无看到卵巢囊肿都应高度怀疑囊肿破裂的可能性。

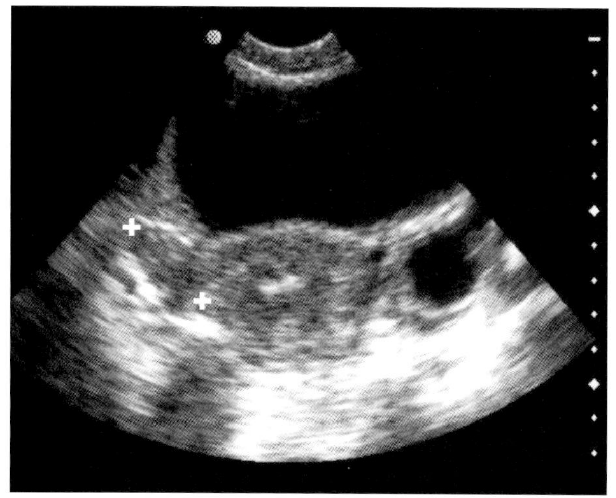

A

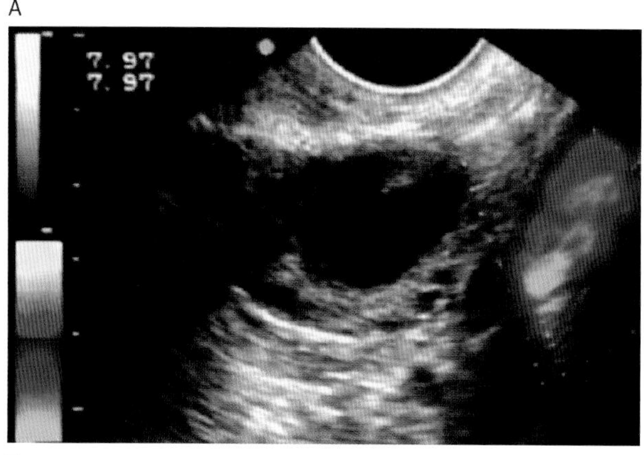

B

图 18-9 （A）经腹超声检查单纯性卵巢囊肿横切面。显示右侧卵巢长度（光标）。左侧卵巢有 2cm 囊肿，周边为卵巢组织轮廓。（B）经阴道超声检查为 2.7cm 左卵巢囊肿。髂外静脉用彩色多普勒鉴别。

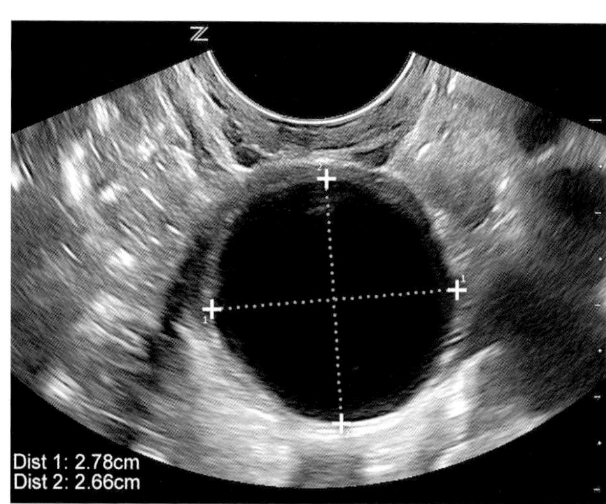

图 18-10 经阴道超声检查单纯性卵巢囊肿（滤泡囊肿）。图像显示囊肿为单房，壁薄，内充满无回声液体，后壁回声增强。

（二）黄体囊肿

对于妊娠女性，黄体囊肿可能到妊娠 16 周才消失，如果没有破裂，也可能由于内部出血而显著增大[35]。无论是从腹部触诊或用超声探头按压，黄体囊肿都不会与卵巢分离，而绝大多数输卵管来源的肿块都会与卵巢分离。黄体囊肿有各种不同的超声表现（图 18-11）。与功能性囊肿相同的是，黄体囊肿也可能因为破裂而引起严重的急腹症征象（图 18-12）。

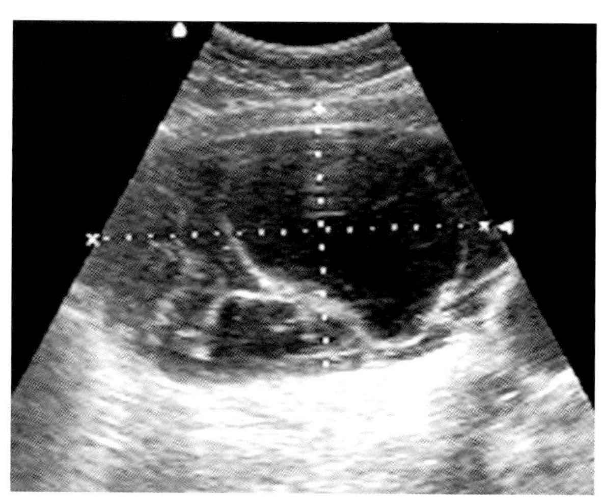

A

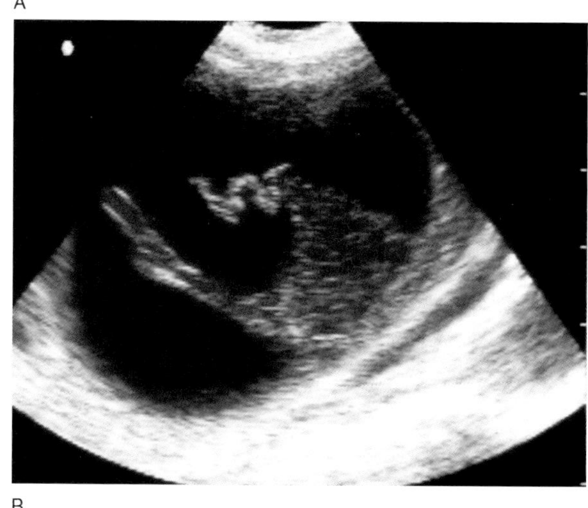

B

图 18-11 （A）黄体囊肿经腹超声检查。（B）黄体囊肿经阴道超声检查。与经腹视图相比，经阴道视图提供了更清晰的卵巢细节。

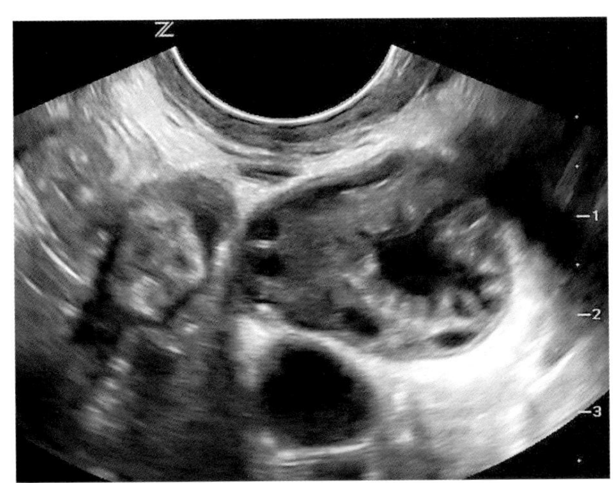

图 18-12　**黄体囊肿破裂。**

（三）卵巢扭转

卵巢扭转惟一的特征性征象是单侧卵巢增大并且皮质内有多个卵泡结构。由于血供障碍，卵巢充血，液体渗出进入多个卵泡内，因此当卵巢扭转时卵巢体积增大是相当明显的。有报道称，卵巢扭转后的卵巢体积至少大于青春期女性卵巢的 3 ～ 4 倍，或大于成年女性卵巢的 8 倍 [9]（图 18-13）。

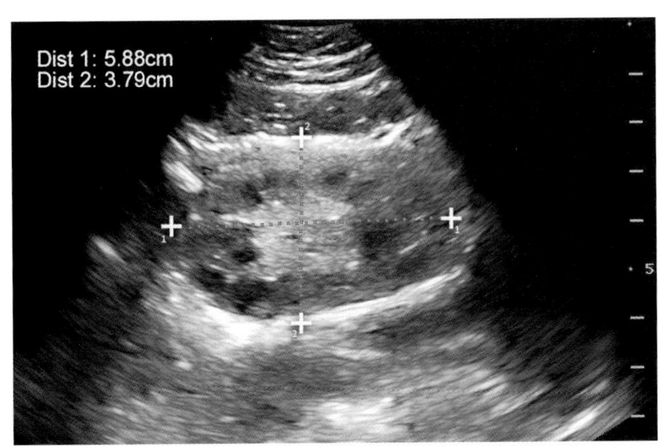

图 18-13　**卵巢扭转致卵巢中度增大，有多个卵泡被推至卵巢周边。**

当一侧卵巢完全无血流或血流与对侧不对称时（图 18-14），多普勒超声检查对于作出卵巢扭转的诊断有一定帮助。为减少误诊，在检测卵巢血流时多个切面扫查有重要意义，而优化频谱多普勒设置对于检测低速血流有决定性意义。卵巢内未测及血流可诊断卵巢扭转，然而用频谱或脉冲多普勒超声排除卵巢扭转是很困难的（图 18-15）。由于血流方向与声束方向夹角的原因可导致误诊为缺乏血供，检查者可通过改变扫查角度来减少这种情况发生的可能性 [38]。而卵巢肿块、卵巢囊肿或者附近区域的肿块所造成的扭转常可引起卵巢增大。

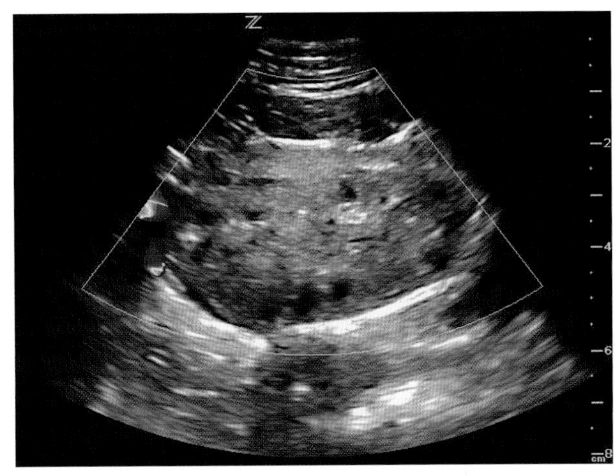

图 18-14　**彩色多普勒显示卵巢内无血流信号，而邻近组织内可见血流信号。**

（四）急性盆腔炎

早期盆腔炎的超声征象是附件增大及卵巢周围炎伴积液。在超声图像上，这些结构缺乏明显的边界（图 18-16）。以下 4 种超声表现可提示为急性盆腔炎（图 18-17），包括：子宫直肠陷凹游离液体、卵巢多囊、输卵管积液、附件肿块或输卵管卵巢脓肿。

（五）输卵管卵巢脓肿

输卵管卵巢脓肿在声像图上有以下几个注意点：首先，脓肿虽然常发生在双侧，但是不一定同步，因此可能出现双侧不平衡的情况；其次，通常卵巢滑动征象会缺失；第三，感染产生的气体会导致脓肿内出现强回声反射；最后，围绕在卵巢周围的输卵管使卵巢周边的无回声卵泡结构变得不典型。因此，超声图像上表现为卵巢被充满液体的输卵管包绕形成了卵巢输卵管混合肿块 [24,37]（图 18-18）。用能量多普勒超声可以检测到整个混合性结构内丰富的血供。随着急性炎症的进展，脓肿穿透周围膨胀的壁形成一个局限的或扩展的输卵管卵巢脓肿（图 18-19）。

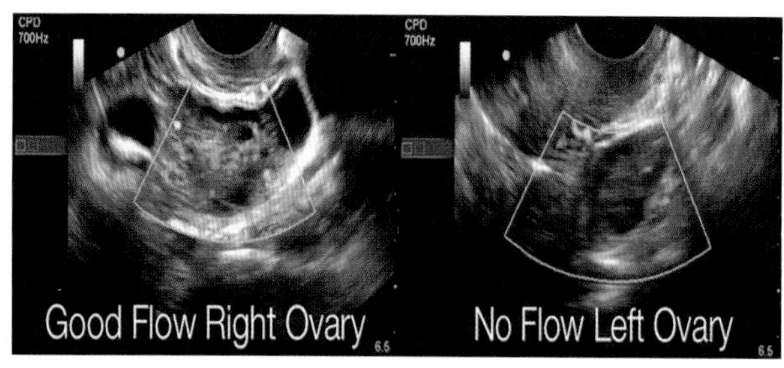

A

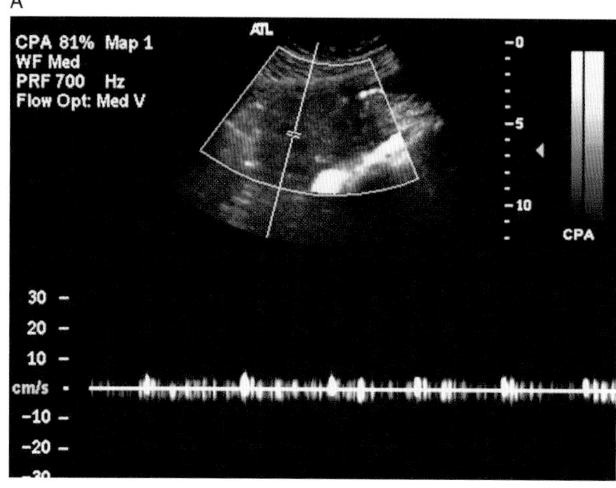

B

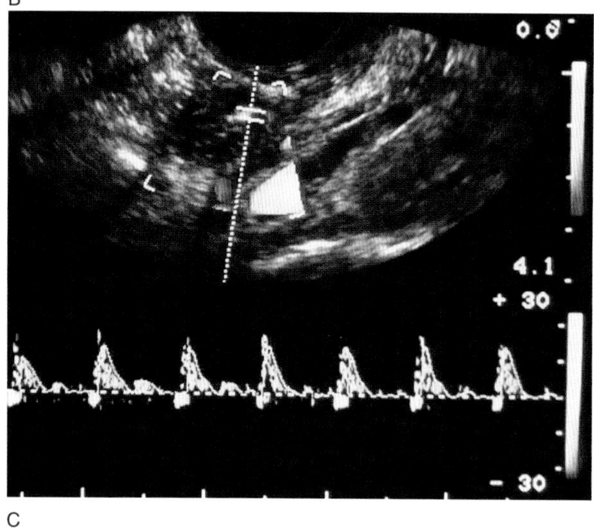

C

图 18-15　**（A）能量多普勒成像未见左侧卵巢血流，右侧可见卵巢血流。（B）频谱多普勒显示卵巢动脉血流不足。（C）频谱多普勒检查显示卵巢动脉血流正常。**

（六）子宫肌瘤

子宫多发肌瘤表现为子宫肌壁内不均质球状不连续的肿块（图 18-20），为等回声、高回声或低回声，肌瘤发生纤维变性和钙化可引起后方回声衰减及边界不清，这使准确测量肌瘤大小成为难题。彩色多普勒超声可以检测出有血供的肌瘤，这类肌瘤通常对激素治疗敏感[37]。由于纤维组织对声波反射较强，因此在肌瘤后方常形成明显的声影，尤其在经阴道高频超声检查时更为明显。因此，对于肌瘤较大或多发肌瘤的患者，选择充盈膀胱后进行经腹部超声检查可以获得更全面的盆腔结构图像。

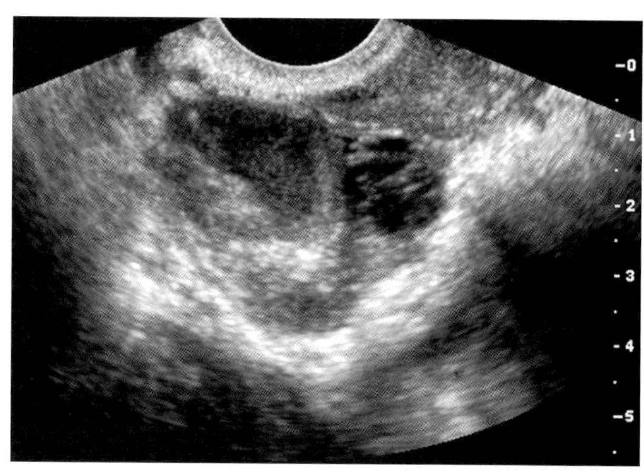

图 18-16　**经阴道超声检查，附件边缘显示不清，符合 PID。**

七、鉴别诊断

（一）子宫疾病

1. 双角子宫

双角子宫是一种相对常见的解剖学异常。这种异常因其程度不同而表现差异很大，可以仅仅表现为子宫内膜轻微增宽，也可表现为 2 个子宫角分开，并有各自的宫腔或内膜线等。在冠状面上，部分性双角子宫宫底部较宽，子宫内膜呈“Y”形（图 18-21A）。对于完全性双角子宫，检查者从左至右扫查时，可见子宫宫底部消失后再次出现。纵断面上，2 条子宫内膜无法同时出现在同一切面上，转换成冠状面可以同时显示 2 条内膜线。在冠状面进行由前至后的动态扫查时，可以观察到每个宫角及 2 条子宫内膜线同时出现和逐渐减弱消失的过程（图 18-21B）。

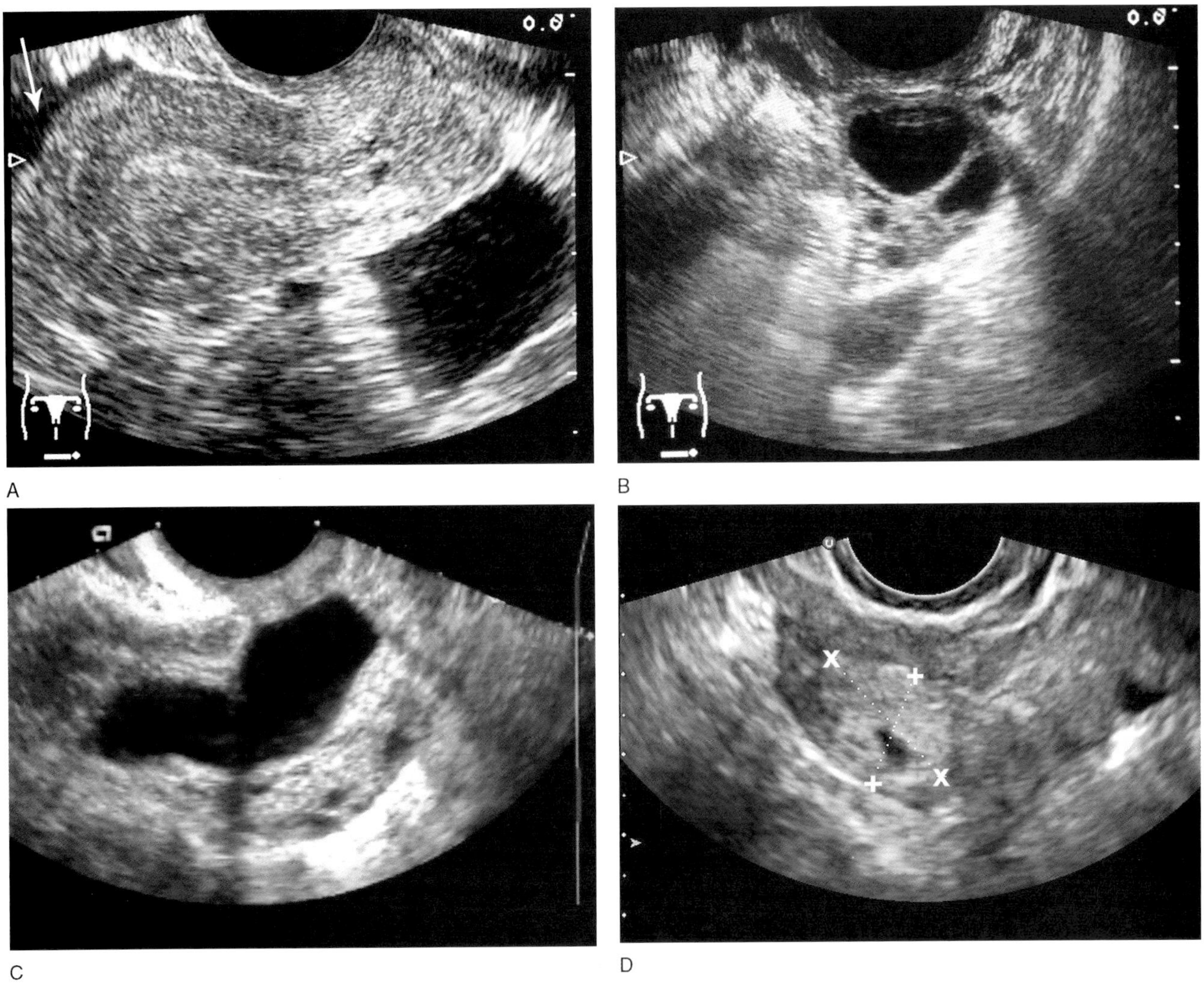

A　B　C　D

图 18-17　**急性盆腔炎的 4 种特征征象（经阴道超声检查）。**

注：纵断面显示子宫直肠陷凹明显的游离液体，子宫膀胱陷凹的少量积液（A）；经阴道超声显示呈多房性囊肿的卵巢（B）；输卵管积液（C），经阴道超声显示输卵管内充满液体；附件肿块（D），测量标尺显示肿块边界。

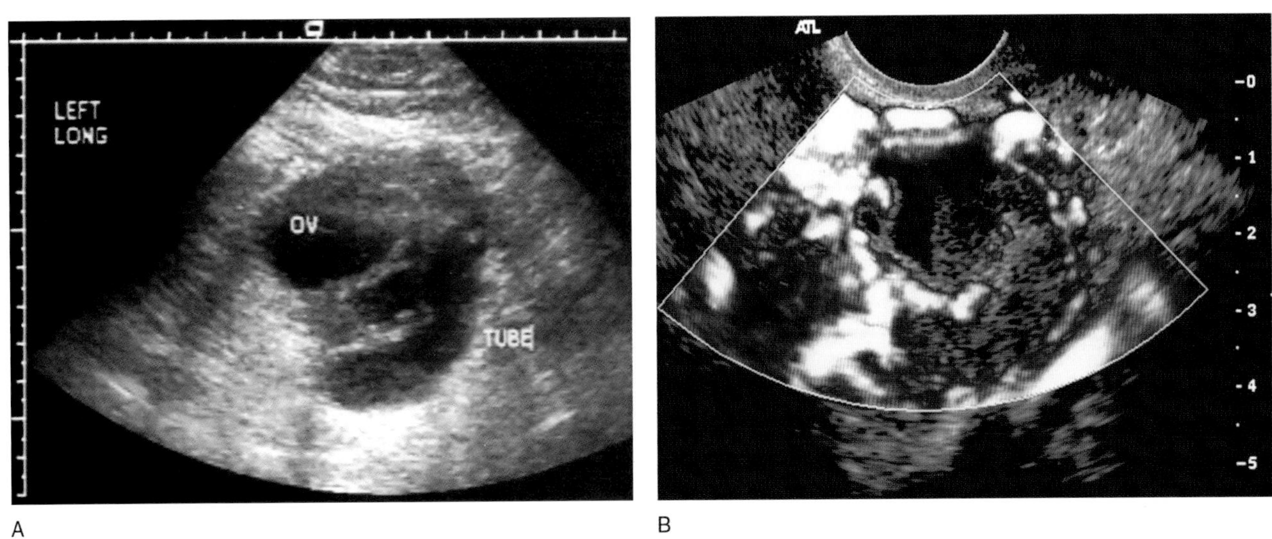

A　B

图 18-18　**输卵管卵巢混合肿块**

注：经阴道超声检查显示左附件区扭曲的左卵巢（OV），部分被有积液的输卵管（TUBE）围绕，能量多普勒超声显示整个肿块血流丰富。

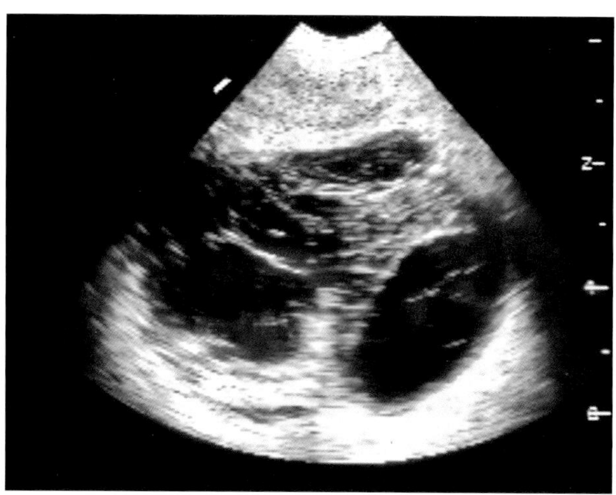

图 18-19 **输卵管卵巢脓肿，经阴道视图显示为一个大小为 7cm × 3.9cm 的复杂的分隔囊性肿块。**

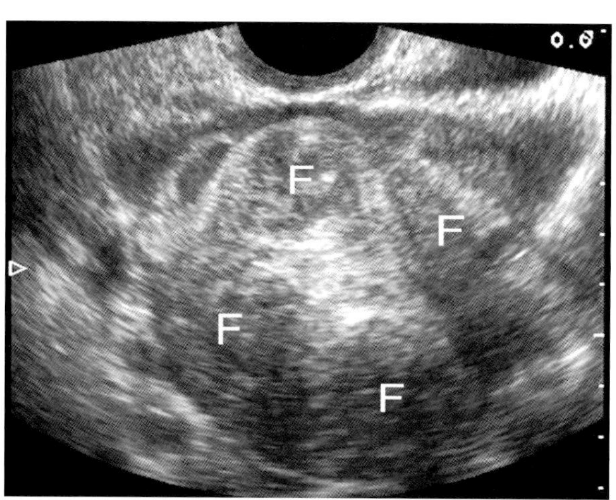

A

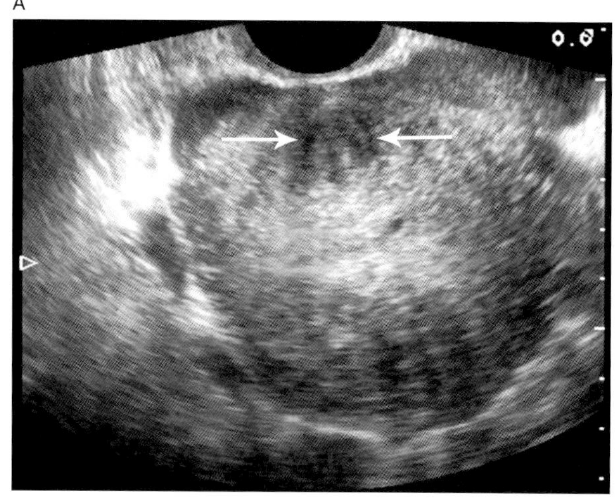

B

图 18-20 **子宫肌瘤**

注：经阴道超声检查显示子宫肌壁间多个低回声团块（A）；一个单发的低回声子宫肌瘤被标示出来（箭头）（B）。F= 肌瘤

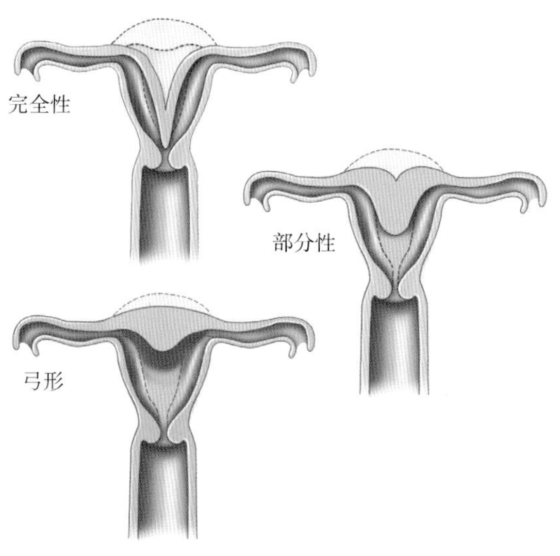

A

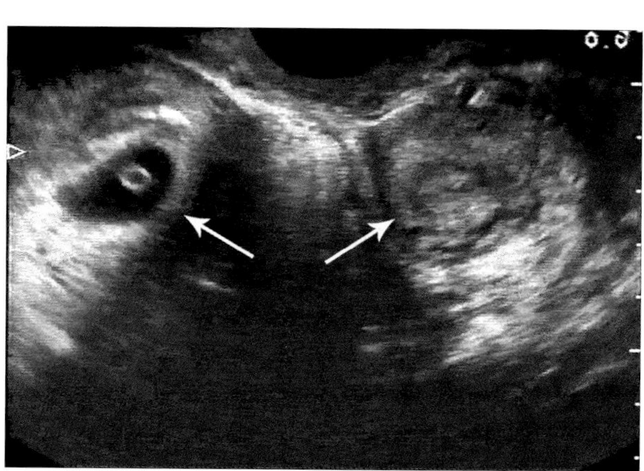

B

图 18-21 **双角子宫（部分性）经阴道超声检查显示高回声的“Y”形子宫内膜（A）；双角子宫（完全性）横断面显示子宫分为 2 个单角，宫底部中间有间隙，内见肠道内气体强回声分隔（B）；患者右侧角宫腔内见一早孕的孕囊，其内有卵黄囊回声。**

2. 宫内节育器移位

宫内节育器移位也是患者到急诊就诊的原因之一。如果正常连接在节育器上的尾丝断裂或消失，将使做出宫内节育器移位的诊断变得很困难。在超声图像上，节育器表现为强回声，因此除非节育器移位至子宫以外，经阴道超声检查很易辨认宫内节育器（图 18-22）[39]。值得一提的是，虽然节育器表现为强回声，在经腹部超声检查时偶尔也会出现与子宫内膜线难以辨别的情况。

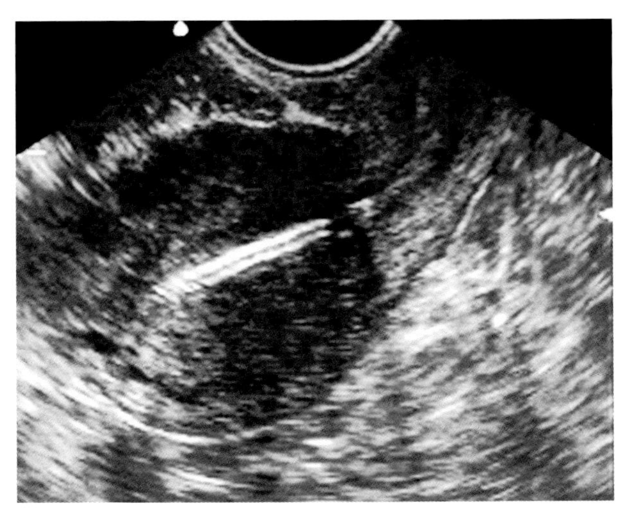

图 18-22　宫内节育器（IUD）。宫内节育器表现为强回声，容易通过经阴道纵切面识别。

3. 子宫内膜炎

通常与盆腔炎症并存，常发生在产后或宫腔手术术后。子宫内膜线不规则，有时可见液体、气体或残留物。

4. 子宫内膜异位

子宫内膜异位通常位于 Douglas 陷凹、卵巢或输卵管处。在月经期时，这些异位的内膜出血形成小的液性区（内膜出血囊肿），通常在超声图像上难以显示。较大的内膜出血囊肿称"巧克力囊肿"，超声图像上表现为厚壁的囊性结构，中央有细小中等回声漂浮[37]。这种内容物稠厚的囊肿有时会误诊为实质性肿块，但是借助其后方回声增强这一特征可予以鉴别。

5. 子宫内膜息肉

该病发病率为 10%，是从子宫内膜上生长的单个或多个带蒂的组织，有时可大至伸入宫颈内口。子宫内膜局部增厚或表现为内膜肿块，周边有少量液体围绕。

6. 内膜增生

这种疾病是由于促使内膜脱落的孕激素不足且雌激素异常增高，从而导致内膜增生。超声图像没有特征性，但可以提示内膜增厚＞5mm。绝经后患者子宫内膜厚度＞10mm 常提示内膜增生或内膜癌。

7. 内膜肿瘤

子宫内膜肿瘤的回声可以为高回声或低回声。有些肿瘤仅仅刚侵入内膜但没有侵入到内膜，这种肿瘤在超声上难以发现。对于那些直径＞1cm 或者体积＞10cm^3 的肿瘤可以进行活检。内膜增生通常被认为是内膜癌的癌前病变[39]。

8. 腺肌病

腺肌病是一种子宫内膜组织出现在子宫肌层的情况。在超声上，最常见的表现是肌层回声减弱或不均一。这些回声减弱的区域对应的是平滑肌增生的区域。有时也会看到有回声性的线性条纹。

（二）宫颈疾病

1. 宫颈囊肿（纳氏囊肿）

由子宫颈内的腺体堵塞或扩张形成，这是一种良性疾病，通常没有临床症状及意义。超声图像上为宫颈内薄壁的无回声区，有时直径可达 1cm（图 18-23）。

2. 宫颈恶性肿瘤

90% 的宫颈恶性肿瘤来源于鳞状细胞，表现为宫颈内不均质占位，在矢状切面上观察最清晰。

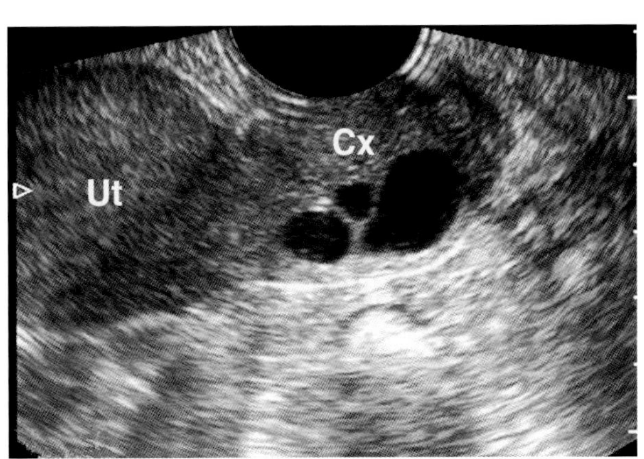

图 18-23　纳氏囊肿。纵向经阴道超声检查显示多发性良性宫颈纳氏囊肿。UT= 子宫，Cx= 子宫颈。

（三）卵巢囊肿

卵巢囊肿是各年龄组女性最常见的卵巢疾病，尤其是育龄女性。不同卵巢及附件占位的超声图像有许多类似之处，如果考虑到不同性质占位复杂的形态学特征，则声像图特征相互之间更加相似。对于临床医师来说，区分出哪些患者需要立即进行治疗，哪些仅需要门诊随访是一项很重要的任务。国际卵巢肿瘤分析（IOTA）标准有助于区分良性和恶性囊肿。这些规则的敏感性为 95%，特异性为 91%[41,42]（表 18-3）。

表 18-3　国际卵巢肿瘤分析（IOTA）标准

恶性肿瘤的预测规则（M- 规则）			良性肿瘤的预测规则（B- 规则）		
M1	不规则实体肿瘤	□	B1	单房	□
M2	存在腹水	□	B2	存在固体成分，其中最大的固体成分的最大直径＜ 7mm	□
M3	至少有四个乳头状结构	□	B3	声影的存在	□
M4	不规则的多房性实体瘤，最大直径≥ 100mm	□	B4	多房肿瘤，最大直径＜ 100mm	□
M5	极强的血流（颜色评分 4）	□	B5	无血流（颜色评分 1 分）	□

1. 黏液性囊腺瘤

这是一种最常见的卵巢良性肿瘤，体积可以大到占据患者整个腹腔（图 18-24）。肿瘤内充满黏液，超声图像上为多房性低回声肿块。

2. 浆液性囊腺瘤

大约占所有卵巢良性肿瘤的 20%。超声图像上为多房的囊性肿块，内部很少有回声出现。囊内的分隔很细，用超声探头轻轻按压后可见到分隔波动。通常浆液性囊腺瘤内部没有实质性结节，因此囊壁上存在任何实质性结节，都应提高对囊腺癌的警惕性。

3. 囊腺癌

超声鉴别囊腺瘤和囊腺癌比较困难，即使卵巢活检也有 15% 的概率会获得交界的组织结构而难于区别。某些超声表现可提示恶性，包括较厚的分隔、进行性增多的囊壁表面的结节、存在实质性结构及腹水。50% 以上的卵巢癌合并腹水，而良性卵巢肿瘤不会出现腹水[44]。

4. 皮样囊肿

皮样囊肿（也称为畸胎瘤）是卵巢肿块的第二大常见原因。它们有各种各样的外观和大小，可能有头发、牙齿和脂肪成分。钙化成分，如牙齿，会

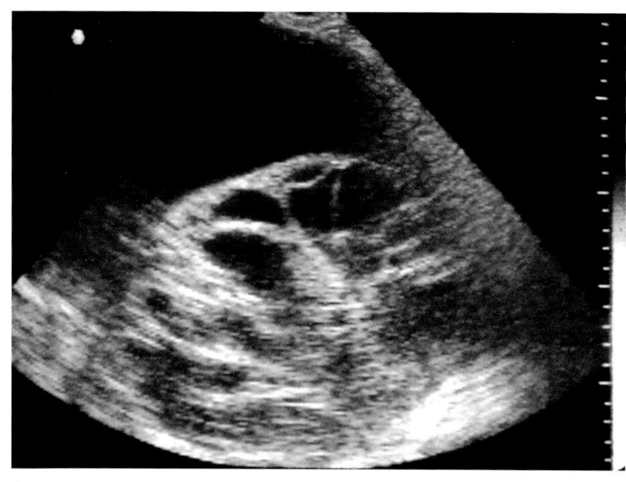

A

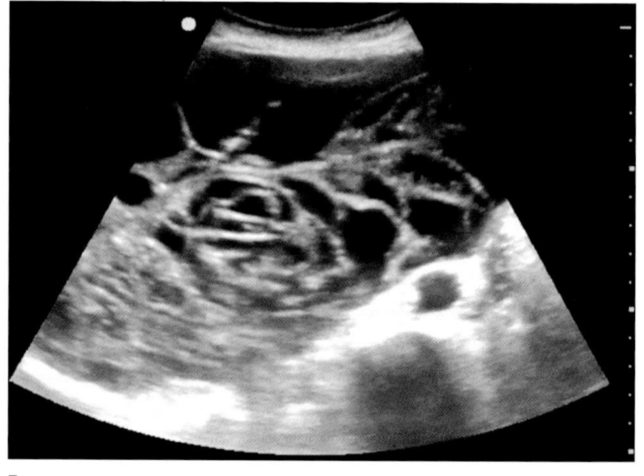

B

图 18-24　囊腺瘤。（A）黏液性囊腺瘤。用 3.5MHz 探头经腹超声的最大观察深度。剖腹手术证实为一个 17.2kg 的血清黏液性囊腺瘤。（B）卵巢肿瘤。经腹部超声检查发现一个巨大（12cm×20cm）混合性的附件肿块。腹水在这个视图中没有显示出来。

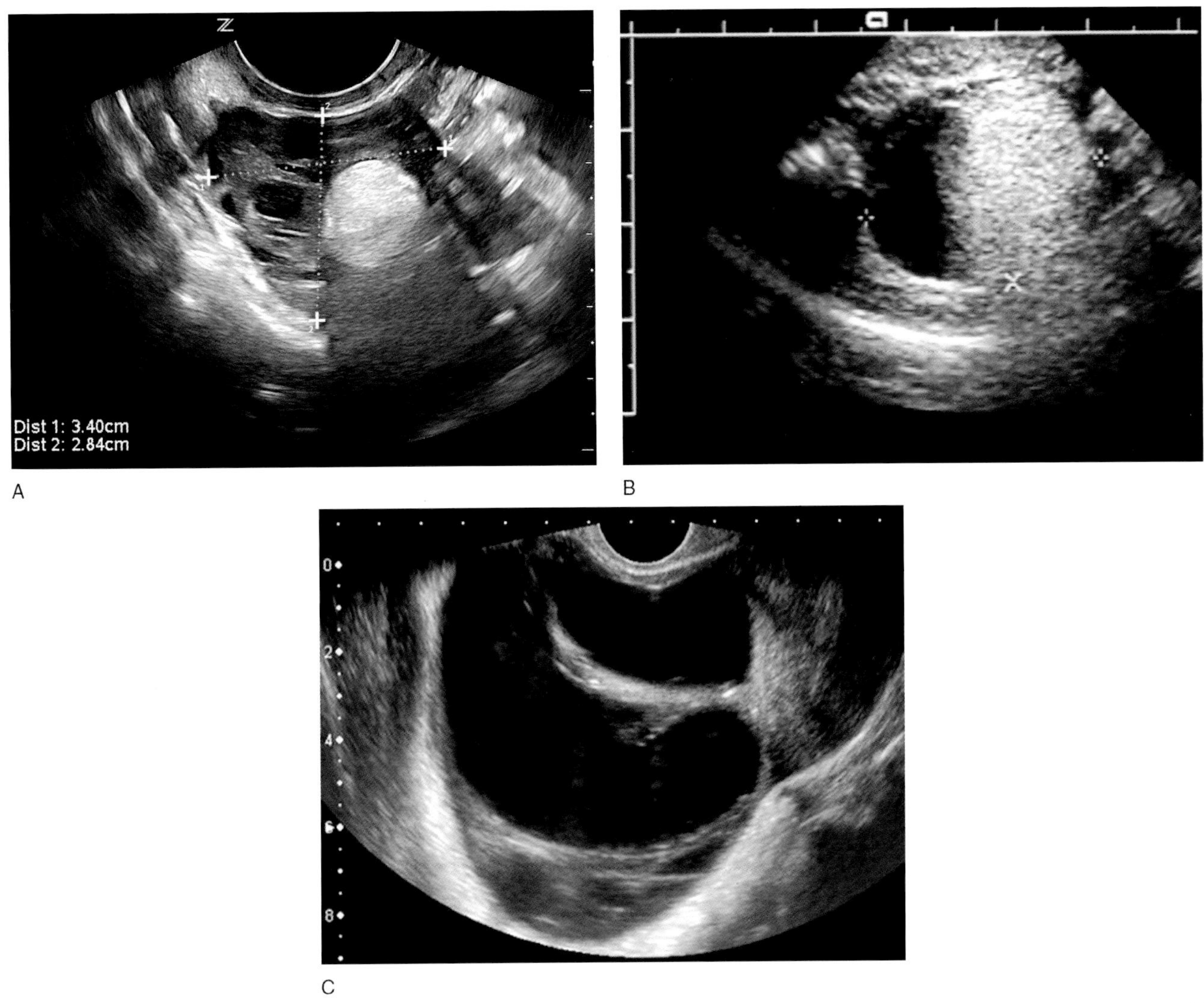

图 18-25　（A）早期皮样囊肿。经阴道超声观察右侧卵巢，显示在卵巢边缘有一个小的回声肿块。（B）皮样囊肿。经阴道超声显示右侧附件的皮样囊肿的典型外观，显示回声为实性成分和囊性成分。（C）良性成熟卵巢畸胎瘤。经阴道超声检查有一个边界清晰的包裹性卵巢肿块。线性标记处为头发。

产生明显的声影，很容易在超声上识别[39]。理想的做法是早期识别这些组织，因为随着时间的推移，它们往往会增大和取代正常的卵巢组织。实性畸胎瘤通常含有超声波回声能够显示的脂肪组织。囊性畸胎瘤（皮样囊肿）可能主要是囊性或混合性——同时包含实性和囊性成分。可能会发生恶变（图 18-25）。

5. 多囊卵巢

多囊卵巢表现为多个直径＜ 1cm 的未成熟卵泡结构沿卵巢皮质排列，有时形态学上被描述为“串珠样”[37]。受到激素的刺激时可能会出现类似于磨砂玻璃的图像。多囊卵巢综合征（PCOS）通常根据临床表现确定，然而，超声发现多囊卵巢形态可能提示或支持诊断。但超声检查不能孤立地诊断 PCOS，因为年轻女性通常有明显的多卵泡卵巢，而患有 PCOS 的女性在超声上可能具有正常的卵巢外观（图 18-7）。

6. 输卵管积水和输卵管积脓

正常的输卵管不显影，然而，当充满液体时，它们会扩张，在超声上明显可见（图 18-26）。它们可能会被误认为是卵巢病变，如卵巢囊肿或 TOA（图 18-27）。区分输卵管病变和卵巢病变的方法是将卵巢定位为一个单独的实体，在卵巢和子宫之间可以看到输卵管。

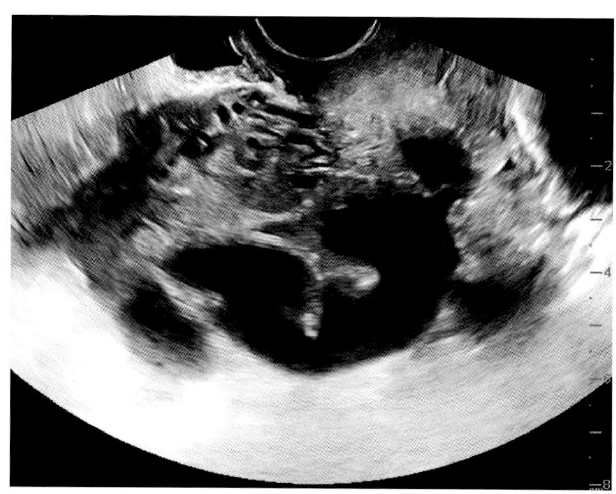

图 18-26　输卵管积水。经阴道超声检查显示充满无回声液体的输卵管。这种曲折的结构应该与充满液体的结肠区分开来，因为结肠可能有相似的外观。

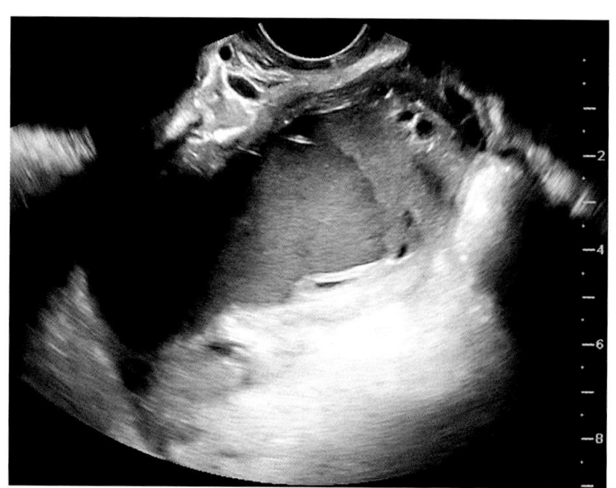

图 18-27　输卵管积脓。经阴道超声检查显示充满回声物质的输卵管（脓液）。

7. 输卵管扭转

输卵管扭转是一种非常罕见的盆腔疼痛的原因，可以在超声上看到。输卵管扭转通常与卵巢扭转有关，但也可发生孤立的输卵管扭转。超声检查经常可以看到水肿。有时还会出现血流减少以及伴随的卵巢囊肿[45]。超声图像上也可以看到"漩涡"征。使用彩色多普勒，探头在可疑的扭转区域内来回移动，只要仍有血液流向该区域，就会产生一种颜色的漩涡。如果看不到颜色，有时需要使用能量多普勒。

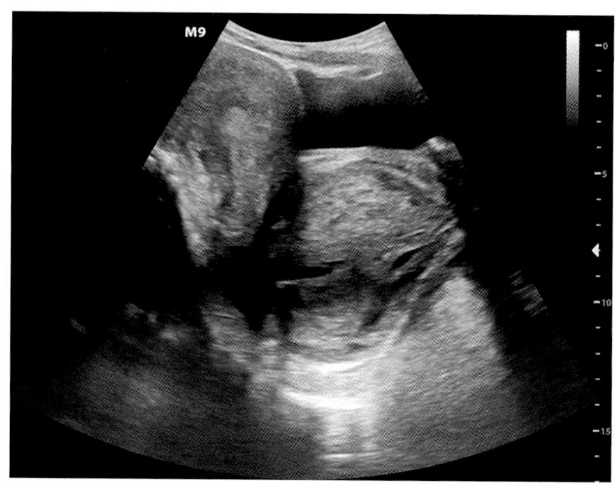

图 18-28　阴道血肿。正中矢状面视图显示了膀胱左侧的子宫体和膀胱下方阴道内的一个大血肿。盆腔检查时取出了一个葡萄柚大小的血块。

（四）阴道疾病

1. 阴道血肿

超声可用于诊断和定位阴道血肿。阴道血肿通常是经腹超声检查时偶然发现，而且易与盆腔肿块相混淆（图 18-28）。

2. 前庭大腺囊肿 / 脓肿

超声检查可以使用线性探头来评估前庭大腺的囊肿或脓肿。囊肿表现为位于阴道口后外侧区域的圆形单房低回声结构。当囊肿发炎时，就会形成脓肿。当脓肿存在时，超声检查的典型特征是周围炎症和鹅卵石样改变。

八、注意事项

1. 卵巢内检测到血流并不能排除卵巢扭转的可能性。卵巢内没有血流可以有利于诊断卵巢扭转，但是反过来，如果因为看到有血流即排除卵巢扭转是不可靠的。换句话说，正确的诊断思路是即使卵巢内有血流，仍要警惕卵巢扭转的可能。

2. 子宫的血管在横断面上可能类似于囊性结构，因此常易与卵巢内的卵泡结构混淆。卵巢内的囊性结构内无血流，据此可确定其为卵巢。当改变检查切面时，卵巢内的囊性结构始终保持为圆形。

而子宫的血管内可测及血流，并且在改变扫查切面时血管会被“拉长”。

3. 较大的卵泡可能被当作输卵管。卵泡在整个周期中会有变化而且始终位于卵巢内部。

4. 小的卵巢囊肿可能会被误认为薄壁的输卵管积水。周边的卵巢实质结构可以有助于排除输卵管积水诊断。

5. 宫腔内残留的黏性分泌物图像上与内膜增厚类似。

6. 其他的疾病，例如结核或妇科恶性肿瘤都可能引起腹膜种植，包括子宫浆膜面的种植等。当出现周围积液时这些疾病很容易鉴别。

参考文献

完整的参考资料列表可在网上找到 www.mhprofessional.com/mamateer4e.

第19章
睾　丸

Srikar Adhikari

每年急诊病例中约 0.5% 为急性睾丸疼痛 [1]，创伤、附睾炎、睾丸炎、睾丸附件扭转和出血等都可导致睾丸疼痛，但如何诊断睾丸扭转无疑是急诊最应关注的问题。

传统教学认为，大多数因急性睾丸疼痛而接受急诊治疗的患者患有睾丸扭转 [2]。这个观念逐渐被证明是错误的。目前，我们知道附睾炎才是导致此类症状最常见的病因。在美国每年约有 60 万例 [3]。据估计，1 ～ 18 岁患者的睾丸扭转的年发病率为 3.8/10 万（0.004%）[4]。仅占儿童急性阴囊病例的 10% ～ 15%[5]。但是对急诊医师来说，处理急性睾丸疼痛依然是一个临床难题，因为有 50% 睾丸扭转的年轻男性在就诊时发病已经超过 6 小时，这些患者因此面临失去睾丸的风险 [6]。

由于扭转或严重创伤而失去睾丸引起的患者不育极易引发相关的法律诉讼，这使得急性睾丸疼痛的处置变得更加复杂。在临床工作中，大多数睾丸扭转的误诊病例都被错误地归为附睾炎 [7]。

一、临床概况

高分辨率彩色多普勒超声已被广泛用于急性阴囊疼痛的检查，在大多数情况下取代放射性核素扫描 [8]。尽管放射科医师无需过高技巧即可实施核医学的伽马成像术检查，但核医学的伽马成像术具有明显的缺陷。首先，此项检查耗时较多，对于那些睾丸扭转可能已逾几小时的患者来说，尚需花费 1 小时甚至更多时间来完成检查；其次，睾丸扭转引起的阴囊皮肤充血会妨碍对内部缺血睾丸的检查，经验欠缺的检查者常会因此误诊；另外，这项核医学检查无法显示睾丸解剖结构，而这些解剖信息对于诊断扭转之外的其他疾病至关重要。

磁共振成像（MRI）是急性阴囊疾病很有效的成像方式，包括扭转引起的缺血。然而，核磁共振成像成本高，耗时长。超声造影剂已用于评估组织灌注。超声造影检查（CEUS）目前被认为是一种可靠的评估各种器官血管分布的成像方式，其在阴囊病理诊断中的应用正在探索中。关于 CEUS 用于阴囊病理评估的初步报告表明，它可用于识别坏死、缺血 、脓肿和肿瘤血管形成。CEUS 可以作为传统多普勒超声的补充用于超声结果不明确、诊断不确定的病例。它提供了一种替代 MRI 的可靠的成本低廉的检查方法，可增加诊断不确定性时医生的诊断信心。目前需要进一步的研究来明确 CEUS 在紧急情况下的适应证，优化造影剂的使用，并阐明 CEUS 对不同睾丸异常的诊断标准 [10]。

传统上，病史和身体检查被认为是诊断或排除睾丸扭转的关键 [6]。但是有几种疾病的症状和病程特征是相似的。例如，睾丸扭转、附睾炎、睾丸炎和睾丸附属物扭转的疼痛持续时间经常重叠 [11]。此外，只有 50% 的扭转患者突然出现疼痛，

10% ～ 20% 的病例有创伤或体力活动史，如曾有举重引起发病的报道[12,13]。而且诊断很难依赖于病史，因为许多年轻人并没有提供准确的创伤史。体格检查因为经常受到疼痛、水肿和患者依从性等的限制也会导致误诊。此外，提睾反射缺失 、睾丸异常（＜ 50% 的睾丸扭转病例）和附睾压痛等体征在区分扭转与其他急性阴囊疼痛的病因方面并不可靠[14]。

附睾炎的典型临床特征包括排尿困难和尿道分泌物等，但并非所有患者都有典型表现。高达 50% 的急性附睾炎患者没有排尿困难或尿道分泌物[7]。此外，许多附睾炎患者的主诉为急性疼痛发作。这可能是由于患者回忆不清或者患者对于不适与疼痛区分不清。另一个复杂的因素是，如果附睾体或尾部发炎而不影响附睾头部，疼痛和肿胀则与大多数临床医生所认为的附睾炎的疼痛位置不同。大多数临床医生在体格检查中学会了触诊附睾的头部，但并没有意识到发病部位可能不在这里。睾丸扭转患者被误诊为附睾炎最常见的原因是排尿困难、脓尿或尿道分泌物，或因为患者疼痛发作史模糊不清，造成并非急症的印象[1]。由于睾丸扭转的时间敏感性，超声是评估睾丸疼痛的首选诊断方法。

二、临床适应证

行急诊睾丸超声检查的临床适应证如下：

- 急性睾丸疼痛。
- 急性阴囊肿块。
- 创伤。

（一）急性睾丸疼痛

引起急性睾丸疼痛最严重的病因是睾丸扭转。睾丸扭转可发生在任何年龄；然而，大多数病例发生在 12 ～ 18 岁之间[15]。睾丸扭转最常见的潜在病因是一种先天性畸形，称为钟摆畸形，即鞘膜完全环绕附睾、精索和睾丸，而不是附着在睾丸的后外侧。这使得睾丸可以绕着自己的轴线扭曲，压迫血管系统，导致局部缺血。在手术探查时，钟摆畸形多为双侧（50% ～ 80%）[16]。有隐睾病史可增加发生睾丸扭转的风险[17]。睾丸血流一旦中断，很快就会发生梗死和功能丧失。睾丸挽救率在 6 小时内约为 97%；7 ～ 12 小时为 79%；13 ～ 18 小时为 61%；19 ～ 24 小时为 42%；25 ～ 48 小时为 24%；超过 48 小时仅为 7%[18]。泌尿科医师原则上不会只根据临床检查结果就对阴囊疼痛患者进行手术探查，许多研究者认为上述患者无需常规行手术探查，应当通过能量多普勒和频谱多普勒检查明确诊断。

对于急性睾丸扭转，彩色多普勒超声的敏感性为 95% ～ 100%，特异性为 85% ～ 95%[20-22]。关于临床医生在床边使用睾丸超声检查的数据相对有限[23-28]。睾丸超声检查是一种先进且有一定难度的检查，如果误诊将会导致严重的后果，但数据并不支持这一观点。急诊医师用超声诊断急性睾丸疼痛的研究已有报道，对一组 36 例患者的研究发现，以外科随访和影像学检查为判断标准，超声诊断睾丸扭转的敏感性和特异性分别为 95% 和 94%[23]。所有患有睾丸扭转的患者均被正确诊断。其他可诊断的疾病包括附睾炎、睾丸炎、出血和疝等疾病。一项急诊医生进行的急诊阴囊超声研究显示，诊断急诊患者的各种阴囊疾病的敏感性和特异性分别为 80%（95%CI，67% ～ 88%） 和 100%（95%CI，65% ～ 100%）[29]。在没有放射检查能力的机构中，患者从临床医生执行的急诊睾丸超声中获益最多。此外，当临床医生能够迅速确认疼痛睾丸缺乏血供时，他们更有可能尝试手法复位扭转睾丸，这可能会显著提高扭转睾丸的挽救率。

临床医生进行睾丸超声检查经验不足的主要原因是患者很少出现急性阴囊疼痛。然而，一项研究表明，在临床教学中通过压迫单侧精索可以模拟睾丸扭转，是一种可行的教学方法，可以迅速增加临床医生的信心和扩大急诊睾丸超声的使用[26]。

（二）急性阴囊肿块

急性睾丸疾病很少表现为无痛性肿块，患者多承认患侧睾丸有缓慢肿大病史，但睾丸改变常被忽略或逐渐适应，直到某些因素最终促使其就医。质硬无压痛的睾丸肿块通常为肿瘤的表现，需要去泌尿科检查，当患者感觉到疼痛时，可能是肿瘤内部出血所致。绝大多数质软无痛性睾丸肿块是鞘膜积液，由多种疾病或特发性疾病引起。有些囊肿是先天性的，这类患者阴囊与腹腔存在直接通道，创伤、感染、肿瘤、放疗和未经诊断的扭转等也可导致水样囊肿。疝气也会表现为急性阴囊肿块，但通常伴有疼痛，当阴囊出现红斑时临床表现类似于睾丸扭转。

（三）创伤

暴力击打、运动损伤、自行车和汽车撞击等是引起睾丸钝性创伤最常见的原因，可导致睾丸或附属结构的损伤。损伤分为撕裂、出血或挫伤等类型，临床表现为睾丸肿胀触痛，常合并淤血。由于受伤的睾丸显著肿胀和疼痛，通过体格检查很难确诊，常需借助超声检查。对急性阴囊创伤的患者进行急诊超声的目的是为了判断睾丸有无损伤，是否需要手术治疗。睾丸挫伤或局部出血随访观察即可，但包膜破裂则必须手术治疗。另外，鉴于创伤可造成睾丸扭转，应当同时观察睾丸内部血流。高频超声能敏感发现睾丸损伤，更适合检查该病。尽管检查者的技能对睾丸创伤超声检查的准确性影响很大，但诊断明显的损伤还是比较容易的[32,33]。

三、解剖概要

阴囊被阴囊中隔分隔为两个独立的囊袋。阴囊的每个囊袋都包含一个睾丸、附睾、输精管和精索。正常成人的睾丸呈椭圆形，位于阴囊内。超声平均测量值为 4cm ×3cm×2.5cm，每个重 10 ～ 19g。睾丸的大小随着年龄的增长而变化；它的大小一直增加直到青春期，在晚年逐渐减小。睾丸被一个称为白膜的纤维性包膜所包围，被鞘膜所覆盖。鞘膜有两层：壁层和脏层，它们在睾丸的后外侧合并（图 19-1）。这两层鞘膜之间有少量液体，白膜自后缘向内延伸入睾丸实质，形成一个不完整的隔膜，称为睾丸纵隔，白膜形成多个隔膜，贯穿睾丸，将睾丸分成数个小叶。睾丸实质由大量的曲细精管组成，它们向睾丸纵隔汇聚，然后进入睾丸网，再流入附睾头[34,35]。

附睾是一个位于睾丸后外侧的管状结构，长约 6 ～ 7cm，由头、体和尾组成。附睾头部位于睾丸的上外侧，约长 5 ～ 12mm，附睾体部靠近睾丸的后外侧边缘，直径 2 ～ 4mm，尾部位于睾丸的下端，直径 2 ～ 5mm。附睾的尾部在阴囊上方移行为输精管。输精管在精索中走行。精索包含许多结构，包括睾丸动脉、提睾肌动脉、外周动脉、蔓状静脉丛、淋巴结构、神经和输精管。睾丸附件和附睾附件朝向睾丸的上极。睾丸附件是一个长约 5mm 的椭圆形结构，通常位于睾丸和附睾之间的间隙中。附睾附件附着在附睾的头部，与睾丸附件的大小大致相同。92% 的人群中存在睾丸附件，其中 69% 双侧存在。在 23% ～ 34% 的人群中发现单侧附睾附件，在 12% 的人群中发现双侧附睾附件[36]。

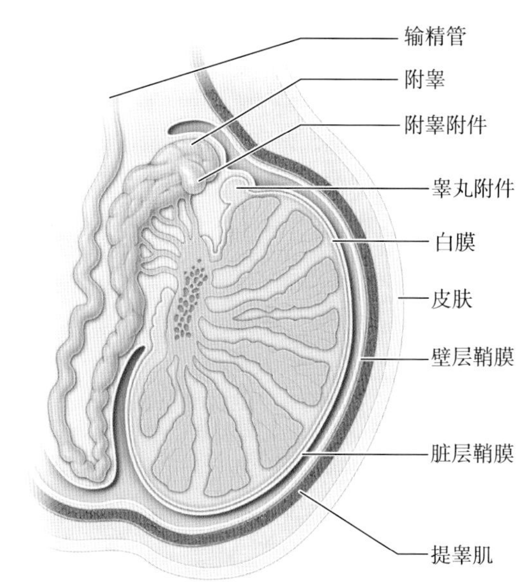

图 19-1　**正常睾丸和阴囊的解剖结构。**

睾丸大部分的滋养动脉来源于腹主动脉发出的睾丸动脉，小部分则由与睾丸动脉吻合的输精管动脉和提睾肌动脉支配，输精管动脉和提睾肌动脉还供应附睾等睾丸外阴囊部分的血供。正常和多数病理状态下，彩色多普勒和能量多普勒超声能很容易地显示这些血管。正常解剖通常会有变异，原则上发现任何异常都应对照扫查对侧睾丸。静脉从阴囊回流是通过蔓状静脉丛，它沿着精索上升并进入睾丸静脉。

四、检查前准备

在进行睾丸超声检查时，应确保病人的舒适。在进行能量和脉冲波多普勒测量时，病人静卧是很重要的。这两种模式都对运动伪像非常敏感。因此，要提供足够的镇痛和安抚。向患者解释检查的细节及其目标。在患者感觉舒适后，需要将衣裤脱至腰部以下，双腿摆放呈蛙状，以便于检查阴囊；为了让患者腿部放松，可在膝盖弯曲处用枕头或垫子支撑。将阴囊置于吊带中，并将其支撑在位于患者大腿之间的毛巾卷上，以隔离阴囊进行扫查（图 19-2）。将阴茎放在耻骨上区域，用毛巾盖住。

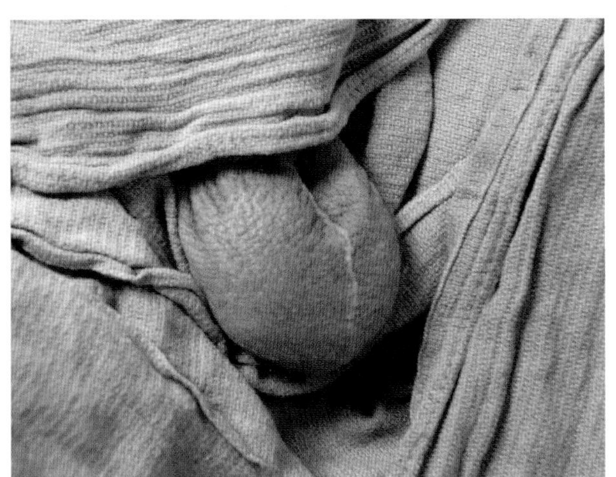

图 19-2 使用手术巾正确地暴露患者的阴囊，保证患者舒适及视野清晰。

将超声仪置于病人右侧。使用大量的温度适宜的超声耦合剂。冷的耦合剂可能会引起提睾反射而使患者不适。在严重炎症或扭转的情况下，提睾反射的激活可能引起强烈的疼痛。冷耦合剂也会导致阴囊皮肤的收缩和增厚，以致难以看到阴囊的内容物。扫查睾丸时，一般选择高频（7.5 ～ 10MHz）线阵探头，阴囊明显水肿或存在较大肿物时使用 5.0MHz 的探头（图 19-3）。高频线阵探头提供的分辨率对检查睾丸的实质和睾丸内部的血流都至关重要。一些临床医生甚至会使用 12 ～ 15MHz 的探头来获得最佳的多普勒分辨率。但是，如果阴囊存在明显的肿胀，且睾丸距离皮肤表面达几厘米，则不能使用 12 ～ 15MHz 的探头。选择浅表器官或睾丸选项来预设机器的各种参数。除了高分辨率的探头外，在评估患者的扭转时，还需要彩色、能量和频谱多普勒模式。能量多普勒是一种无方向性的彩色多普勒，对低流速血流的检测灵敏度很高，其信号与多普勒角度无关。能量多普勒的缺点是易受运动影响和存在方向信息的遗漏。能量多普勒用于评估睾丸灌注，睾丸血流往往通过相对直径较小的血管且流速较低。在大多数睾丸超声检查中，了解血流的方向帮助并不大。脉冲多普勒检查也是评价的一个重要组成部分，特别是当存在不完全扭转时，它能够记录睾丸内的静脉和动脉血流。

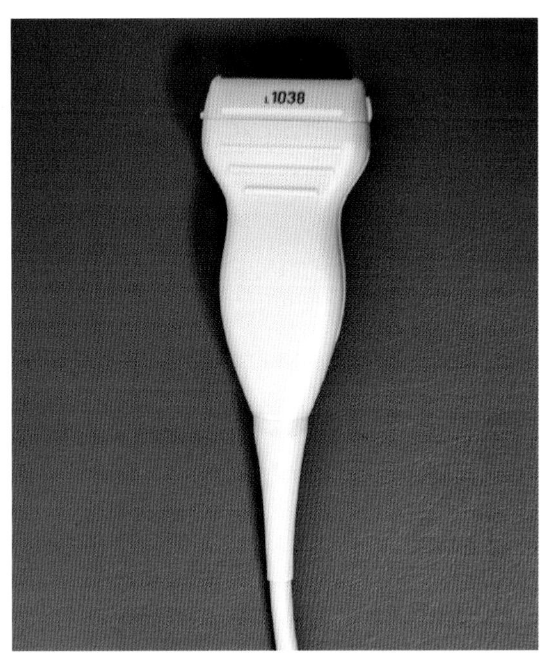

图 19-3 可用做睾丸扫查的高频线阵探头

能量多普勒检测时显示一个矩形窗口，该窗口的大小可以调整，也可能不可调整（图 19-4）。这个窗口可以在屏幕上移动至睾丸或阴囊感兴趣的区域，如果能量多普勒的窗口大小可以调节，将窗口放大至包含整个睾丸对于检查或许有所帮助。

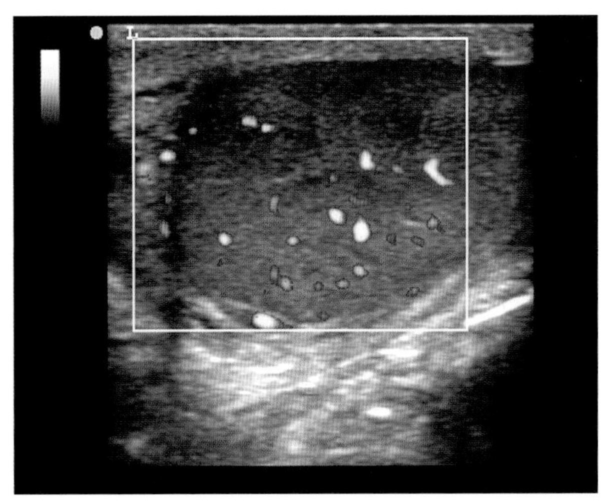

图 19-4 能量多普勒取样框叠加在睾丸的 B 型超声图像上。

扩大取样框的缺点是降低了帧频，这可能导致检测高速的动脉血流变得困难。通常情况下，必须在取样窗口太小（需要频繁移动取样框且不能显示睾丸整体血流状况）和取样窗口太大（不允许机器频繁地刷新图像）之间达到平衡。如果仪器没有正确设置，仅打开能量多普勒窗口是不够的。应当尽量调高仪器灵敏度，至能量多普勒信号不外溢为止，这样有助于更好地观察睾丸血流状况。

当获取健侧睾丸可靠的能量多普勒血流信号时，应启动脉冲多普勒。此时显示幕上会出现两条呈平行线状的取样门（图 19-5），用轨迹球或触摸屏将其移至能量多普勒取样框内的血流信号处。通常，这时需要点击更新（update）键（再次点击脉冲多普勒键），显示屏上即会出现一幅行进着的脉冲波多普勒信号图像。调整取样门的尺寸，以便获得较好的波形。可以提高脉冲波增益使图像基线周围的波形变得更亮，但同时也会显示一些噪声。这会使检查对有脉冲波的静脉和动脉血流更加敏感。睾丸内的静脉血流通常是连续的，速度的变化幅度小（图 19-6）。睾丸的动脉具有搏动性，具有低阻力、高流量的波形模式（图 19-7）。应在睾丸的多个部位扫查。在健侧正确地调整好设置后，将探头移动到疼痛的睾丸上。如果机器的设置与健侧睾丸的设置相同，临床医生就会很快意识到患侧睾丸中的血流量是否相似，是否减少，或缺失。此外，两个睾丸之间可以快速进行灰度比较（图 19-8）。同时对两个睾丸进行并排比较是有帮助的，它可以在一幅图像中观察到能量多普勒血流或回声的任何差异。在进行阴囊超声检查时，很好地理解伪像很重要，识别这些伪像可以有助于诊断。一些常见的伪像包括声影和闪烁伪像（睾丸钙化和阴囊结石）、回声增强（附睾囊肿）、混响伪像（睾丸假体）、边缘伪像（附睾头）、切片厚度伪像（大量鞘膜积液）和折射伪像（双色睾丸）（图 19-9 至图 19-12）。

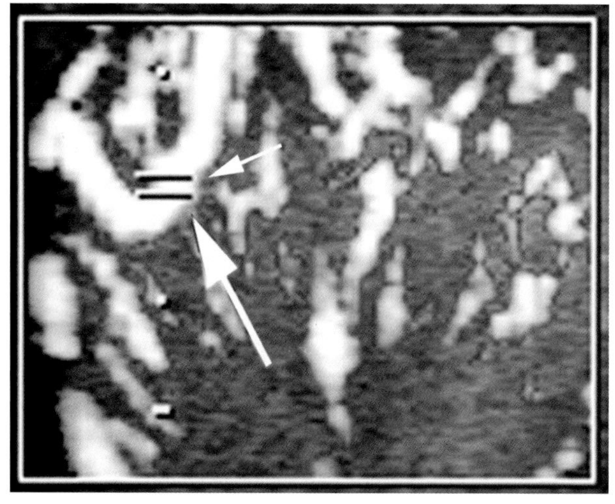

图 19-5　图中箭头清晰地指示脉冲多普勒取样门及血流

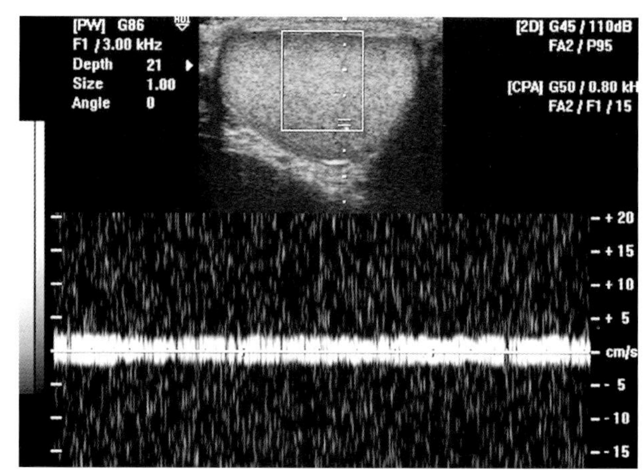

图 19-6　睾丸中的脉冲波多普勒。显示为典型的静脉波形。

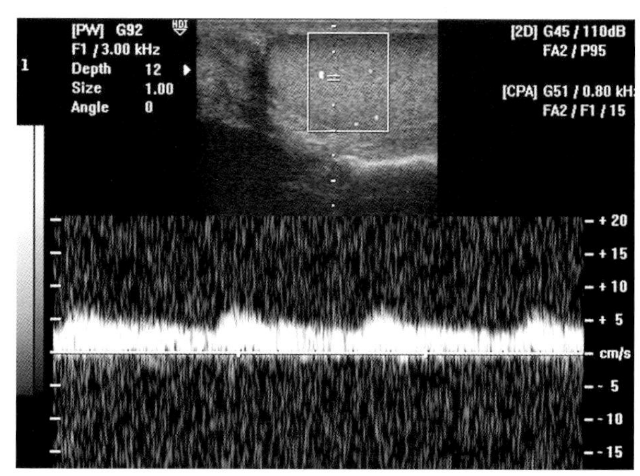

图 19-7　睾丸的脉冲多普勒

注：显示为典型的具有收缩期和舒张期血流的动脉流速曲线。

五、检查技术和正常超声表现

沿纵轴和横轴，在两个正交的平面上扫查阴囊及其内容物。首先扫查健侧，使患者熟悉操作过程；它还能比较两侧睾丸的超声解剖结构和血流。将扫查的手支撑在患者的大腿上，有助于稳定探头。从内侧到外侧的纵平面扫查未受影响的睾丸

（图 19-13A）。此时，探头方向一般指向患者的躯干，但是如果睾丸倾斜，就需要转动探头顺应睾丸的轴线方向。超声检查者可以依据二维声像图判断水肿、局部肿块、断裂等异常和测量睾丸的长径和

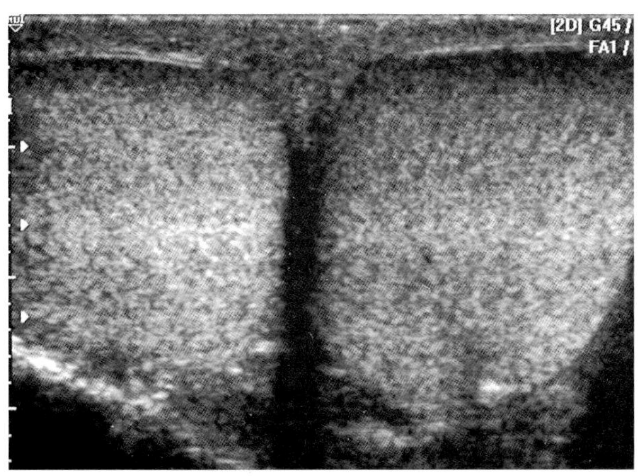

图 19-8 **双侧睾丸的图像**

注：使用一个线阵探头同时扫查双侧睾丸

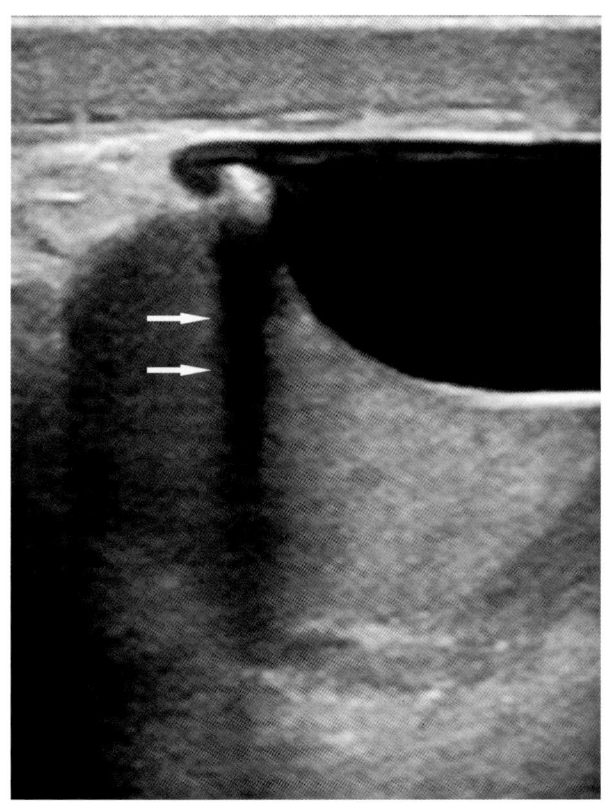

图 19-9 **来自阴囊结石的后方声影（箭头）（由于超声波束的强烈衰减，导致回声幅度下降）。**

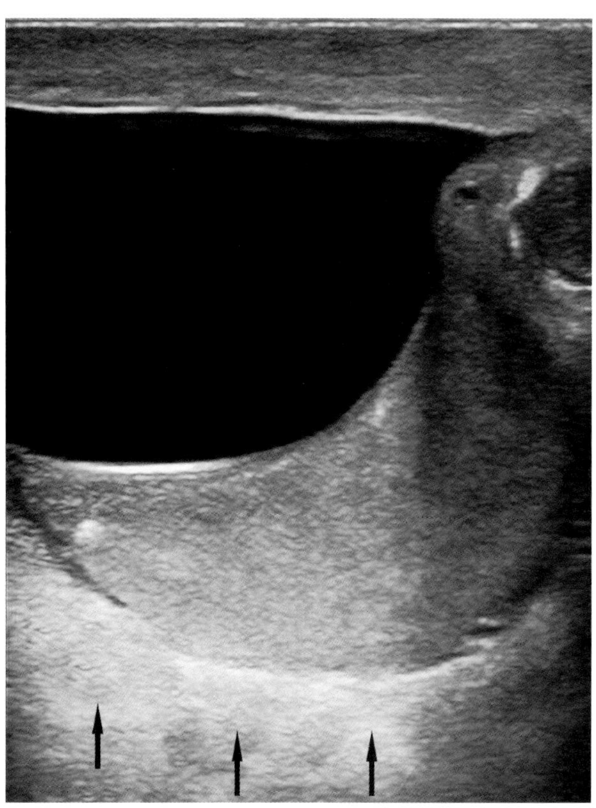

图 19-10 **回声增强（箭头）位于鞘膜积液的后面，因为超声波束的衰减不良，导致鞘膜积液后面的回声振幅增加。**

短径，也可以同时测量和评估附睾。对于附睾的长轴声像图，附睾头通常位于屏幕的左侧，任何附睾异常均可以在纵轴图像上显示。对于健侧睾丸的短轴图像，扫查应该从上到下，同时注意有无回声的异常（图 19-13B，C），应该选择中央部分测量其宽度。这样，检查者就可有时间来调整增益、深度和分辨率的设置以获取最佳的灰阶图像。

在对阴囊进行 B 型超声评估后，进行多普勒检查以评估血流状况。首先扫查健侧，调整多普勒设置以显示低流速血流。打开能量多普勒，在睾丸的纵向平面上定位探头。除非仪器已经为检查睾丸进行过预设置优化，否则就需要调节增益、壁滤波和脉冲重复频率（PRF）。调节的目的是为了显示尽可能多的血流信号。

低壁滤波器（100kHz）、低 PRF（1 ～ 2Hz）和 70% ～ 90% 的颜色增益输出设置是睾丸扫描的理想选择。这些调整的目的是显示尽可能多的血

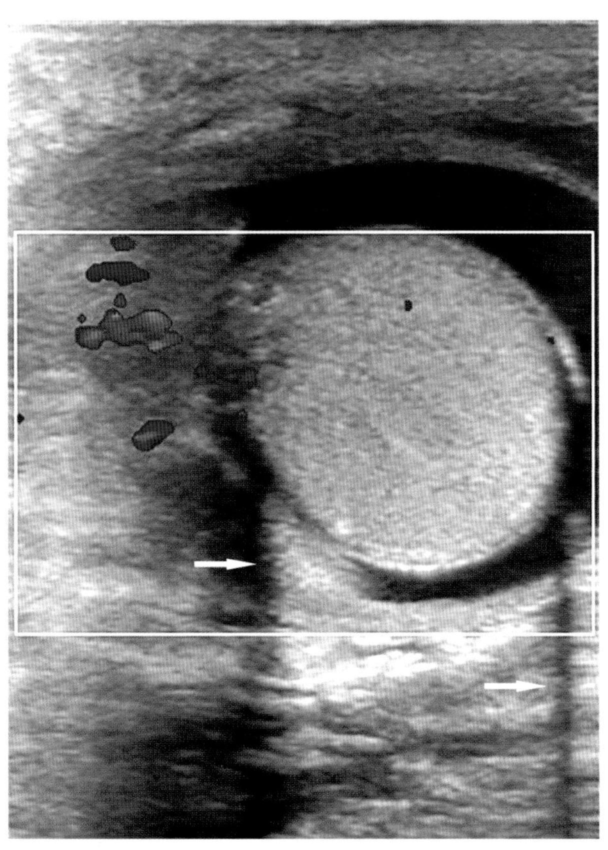

图 19-11　**边缘伪像（箭头），由于相位抵消效应在弯曲界面上产生，在睾丸两侧呈线性无回声带。**

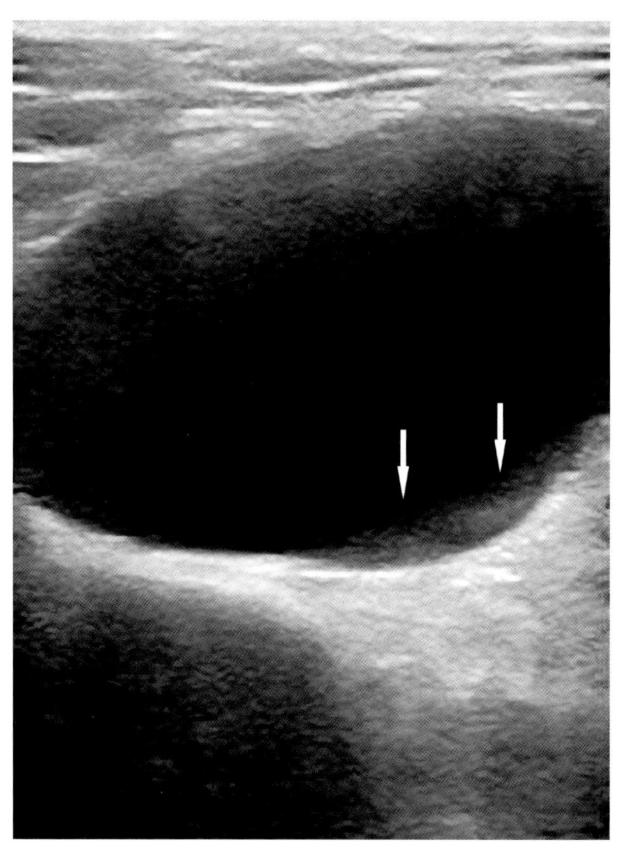

图 19-12　**这例大量鞘膜积液患者的切片厚度伪像（箭头）是由于波束的厚度造成的；鞘膜积液外的回声似乎是从鞘膜积液内产生的。**

流，而不至于产生更多的微小伪像。能量多普勒对于睾丸或探头的移动非常敏感。一旦选定能量多普勒信号取样范围，超声检查者就应该注意睾丸整体的血流情况。根据经验，就可以判断血流量情况：血流丰富可能为炎症，血流缺乏则可能为缺血。但是即使经验非常丰富，只要条件允许，也最好对比双侧睾丸血流情况后再下结论。在这一点上，需要使用脉冲多普勒在能量多普勒信号区域多点取样，直到可以在活体睾丸内能同时测及静脉频谱和动脉频谱。睾丸边缘显示的血流可能会产生误导。在评估睾丸灌注后，对阴囊的完整超声检查包括使用能量多普勒和频谱多普勒波形分析确定附睾血流，以及评估精索血管。应特别评估在增强 Valsalva 动作或直立位置蔓状丛静脉的直径。流出量的量化可以通过确定阻力指数（RI）来实现。RI 被定义为收缩期峰值速度减去舒张末期速度，除以收缩期峰值速度，并且很容易通过超声机的软件计算出来。

在患侧重复整个过程，但此时通常检查尚未完成。在大多数情况下，同时对两个睾丸进行横向扫查有助于识别其大小、回声强度和血流方面的差异（图 19-14）。将探头水平置于睾丸中部并且指向患者右髋关节，从上下极同时扫描双侧睾丸，比较灰度的大小和回声。应用能量多普勒来检查睾丸，建议扩大能量多普勒取样框，以减少取样区域的移动。虽然保持操作者手与患者睾丸的相对稳定非常必要，但双侧对比更利于发现灰阶和能量多普勒所显示的两侧睾丸异同情况。尤其是睾丸扭转的患者，健侧显示正常的血流信号，而在同样的能量多普勒条件下，患侧没有血流信号（图 19-15），同样，当一侧睾丸因炎症而血流量丰富时，对侧睾丸却具有正常的血流图，这样的图片（图 19-16）出现在报告中时，诊断就很有说服力。不管采取什么顺序来完成检查，每一次都最好保持一致。

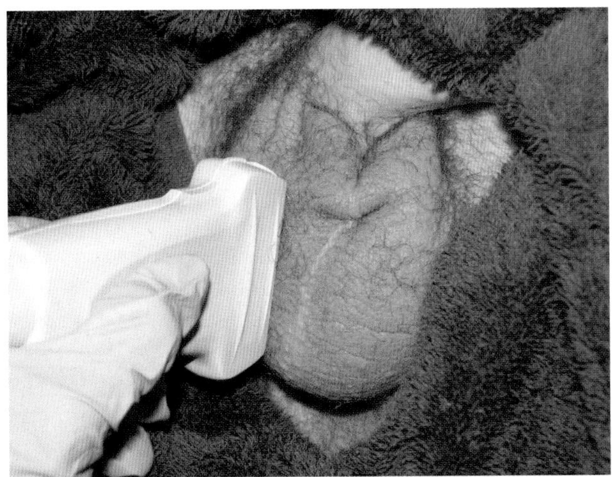

A

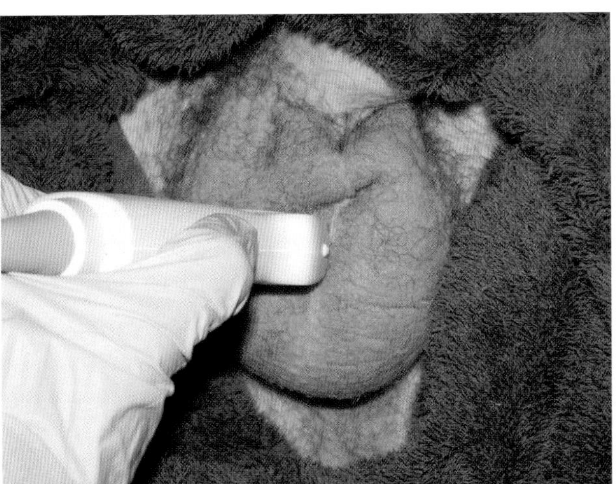

B

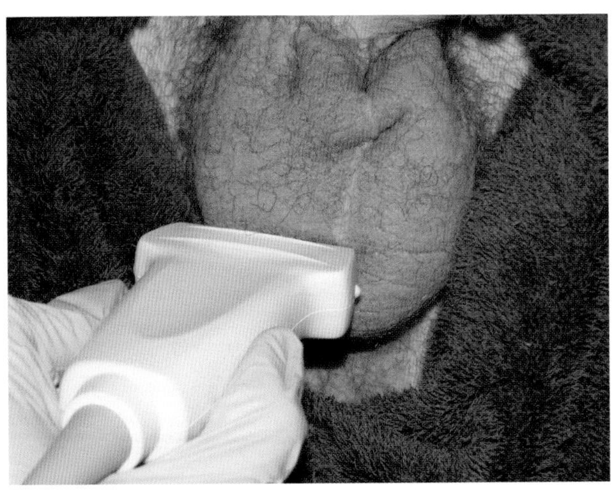

C

图 19-13 探头纵切扫查右侧睾丸（A）；探头横切扫查右侧睾丸，从上极（B）到下极（C）。

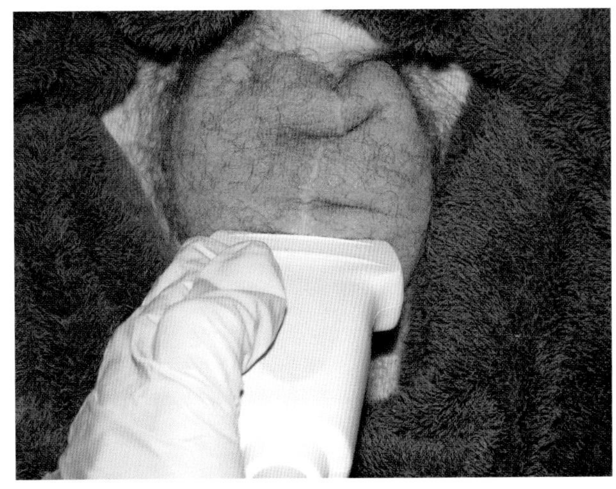

图 19-14 探头横切扫查双侧睾丸，可同时显示双侧睾丸的灰阶和彩色多普勒图像。

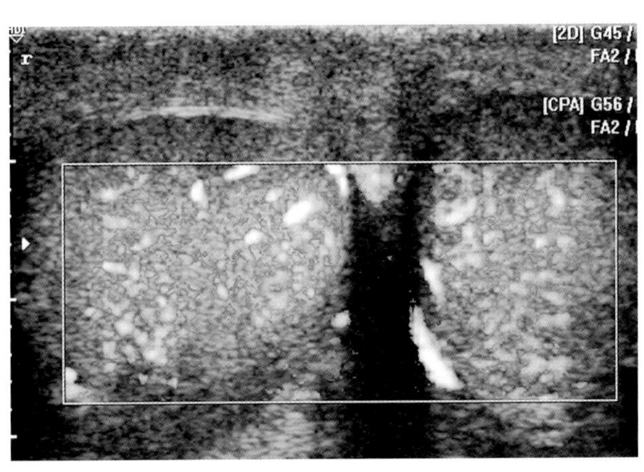

A

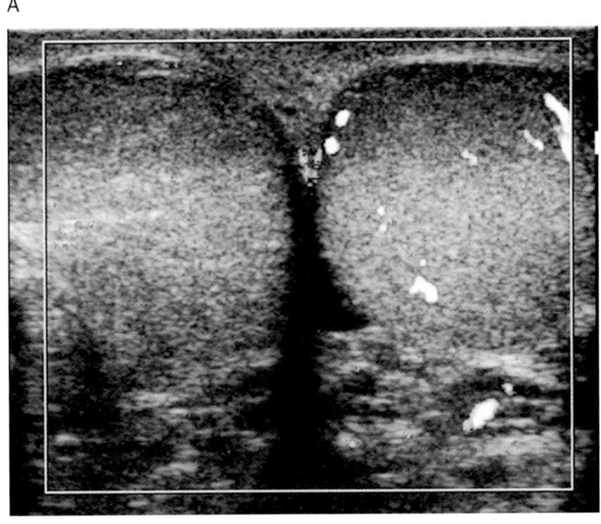

B

图 19-15 能量多普勒评价（黑白照片）。

注：在能量多普勒状态下，双侧睾丸显示同样的血流信号（A）；在这个双侧对照图像中，右侧睾丸无血流信号，而左侧睾丸血流正常（B）；手术证实为睾丸扭转。

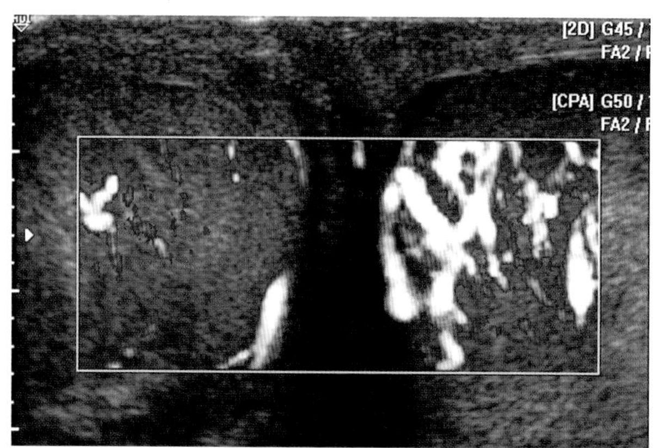

图 19-16　双侧睾丸并排能量多普勒的比较图。在这例睾丸炎病例中，屏幕右侧显示的血流量较左侧睾丸血流量明显增加。

从声像图上看，睾丸具有中等灰阶或中等水平的回声，其回声非常均匀（图 19-17）。睾丸的回声与肝脏和甲状腺组织回声相似。正常的阴囊壁厚度在 2 ~ 8mm 之间，取决于提睾肌的收缩状态[34]。白膜是一条环绕睾丸的带状高回声。在正常和病理情况下，附睾很容易与睾丸的其他部分区分开来。它与睾丸回声相似，但看起来回声稍高一些。附睾的头部很容易分辨，但当没有炎症存在时，附睾体（直径 2 ~ 4mm）和附睾尾（直径 2 ~ 5mm）很难区分。睾丸纵隔是一个线状高回声带，沿着头尾方向延伸穿过睾丸（图 19-18）。睾丸纵隔的厚度和长度是可变的。在大约 50% 的男性中，穿隔动脉是睾丸动脉的一个大分支，穿过睾丸纵隔流向睾丸对侧（图 19-19）。在穿隔动脉旁通常有一条伴行静脉。邻近睾丸纵隔，正常的睾丸网在约 18% 的患者中显示为低回声区域，呈条纹状结构[34]。睾丸附件（长 5mm）是一个小的椭圆形结构，通常被附睾头部隐藏，因此在正常检查中难以区分。在 B 型超声模式下，睾丸附件与睾丸呈等回声。如果存在鞘膜积液，睾丸附件经常由于被积液包围显示出轮廓（图 19-20）。当发生扭转时，它不仅能引起局部炎症，而且还可能由于附睾头部的弥漫性炎症而引起附睾样外观。睾丸附件可能位于睾丸的不同区域。此外，附睾还可以有附属物（附睾附件）。附睾附件与睾丸附件的大小大致相同，但通常带蒂，位于附睾头（图 19-21）。超声检查显示，精索在长轴上为多个条状低回声，在横轴上表现为圆形低回声结构（图 19-22）。腹股沟管内精索的正常厚度约为 4mm。睾丸内动脉和供应附睾的动脉（输精管动脉和提睾肌动脉）的正常频谱波形呈高速、低阻的模式。但是，供应阴囊壁的动脉呈低速、高阻的模式。正常睾丸动脉的 RI 范围为 0.5 ~ 0.8[37]。

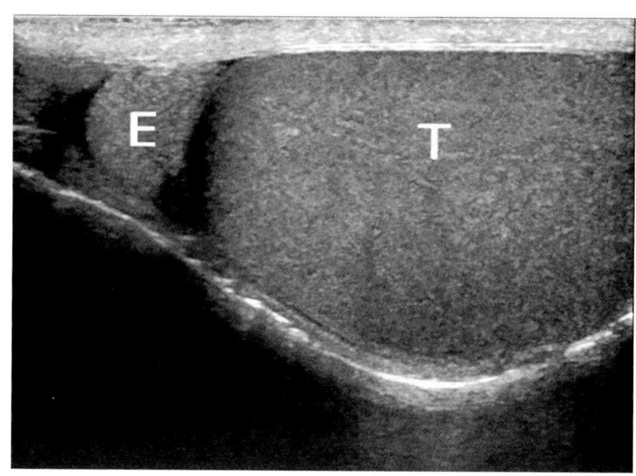

图 19-17　正常睾丸的纵向视图。E= 附睾头，T= 睾丸。

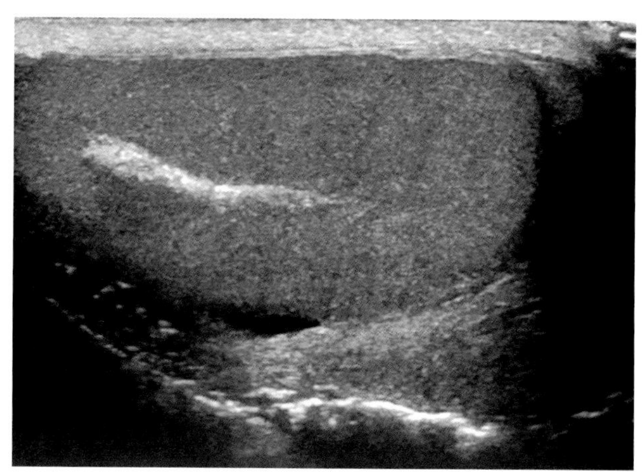

图 19-18　正常睾丸的纵向视图显示睾丸纵隔的回声沿头尾方向延伸。

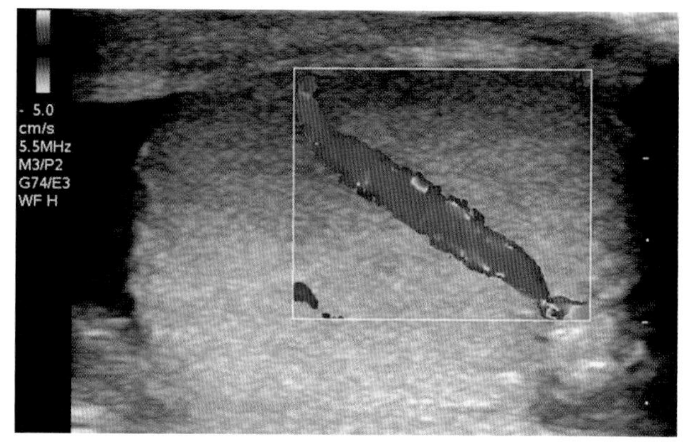

图 19-19　正常睾丸的纵向视图。穿隔动脉穿过纵隔通向睾丸包膜。

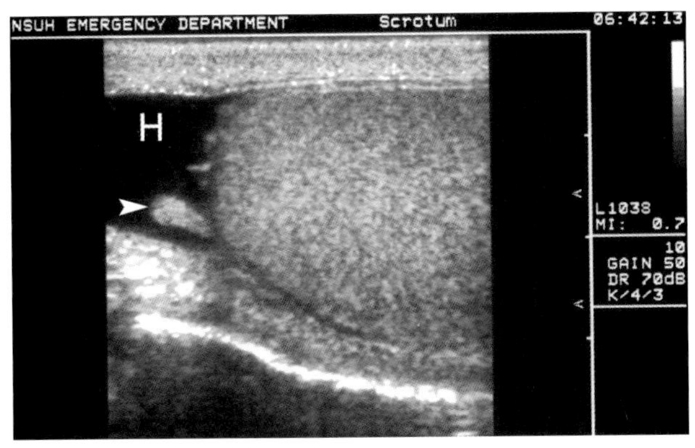

图 19-20 少量鞘膜积液显示睾丸附件（箭头）轮廓，患者表现为慢性睾丸疼痛。H= 鞘膜积液。

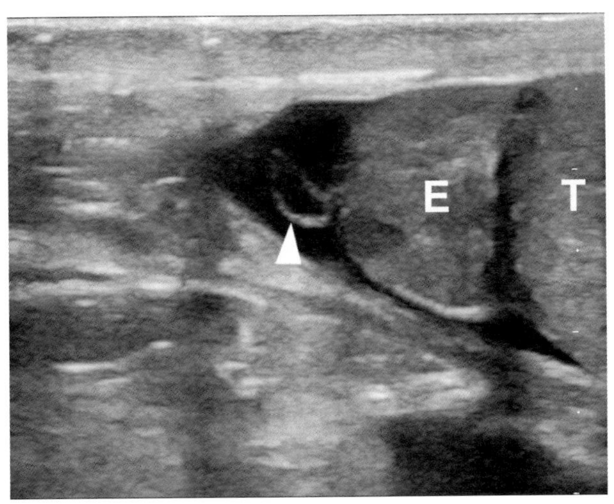

图 19-21 在附睾头附近可见一个由鞘膜积液显示出的附睾附件（箭头）。E= 附睾头，T= 睾丸。

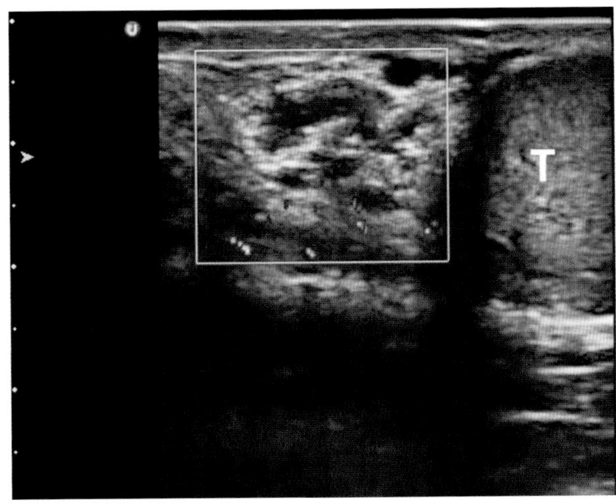

图 19-22 在长轴视图中，精索显示为多个低于睾丸（T）回声的结构（在彩色多普勒取样框内）。

六、普通急症及危重病症

（一）附睾炎

附睾炎是青少年和成人阴囊疼痛最常见的病因 [38]。该病本质上起病隐匿，然而，很大比例的患者是突然出现类似于睾丸扭转的疼痛。附睾或睾丸的感染通常是由细菌通过膀胱或前列腺经输精管逆行扩散引起 [38]。另一种在青春期前男性可能出现类似附睾炎的体征和症状的疾病是睾丸附件扭转。事实上，许多青春期前男性的睾丸附件扭转病例被误诊为附睾炎。

附睾头是急性附睾炎最常见的受累区域，但炎症也可波及整个附睾。感染通常始于附睾的头部或尾部，然后扩散到整个附睾和睾丸。与对侧比较是准确诊断的关键，与健侧相比，灰阶声像图显示患侧附睾增大（图 19-23）。由于水肿的出现，导致回声减低。虽然附睾是弥漫性受累，但有 1/3 的患者可见附睾区域的局灶性炎症，导致附睾头部或体部明显的肿大。阴囊壁增厚很常见，这是炎症的一种间接征象。类似于睾丸扭转或睾丸附件扭转，附睾炎可引起反应性鞘膜积液。因此，在一侧睾丸鞘膜中存在少量或中等量的积液并不是鉴别疾病的可靠征象。在孤立性附睾炎病例中，超声检查显示睾丸声像图正常 [34]。

彩色多普勒超声检查阴囊炎症性疾病的灵敏度接近 100%[34]。在大多数病例中，彩色多普勒证实了急性附睾炎典型的 B 型超声表现。然而，在 20% 的附睾炎患者中，附睾的 B 型超声声像图完全正常，炎症仅在使用彩色多普勒时才能有所显示 [39]。无论自发性或感染性附睾炎症，都会导致附睾血流增加，通过能量多普勒与对侧正常附睾对比较易识别（图 19-24）。多普勒技术显示，正常附睾血流极小，附睾有明显的血管分布应认为异常。经验不足的超声医师必须认识到，仅关注附睾头会遗漏附睾体与附睾尾的局限性炎症（图 19-25）。实际上，输精管炎症早于附睾尾，是最先发生炎症的部位。多普勒状态下能看到位于睾丸和附睾尾下极后方的输精管处血流显著增加。附睾尾的炎症性改变即使经过合理的抗生素治疗，血流表现仍较显著。多普勒超声还有助于鉴别感染中的附睾尾与既往感染的陈旧性改变。频谱波形分析和RI也可以提供更多的信息，因为与健康男性相比，附睾炎患者会出现相应的血流阻力降低。在健康个体中RI很少小于0.5，但在超过50%的附睾－睾丸炎患者中，RI小于0.5。附睾动脉的收缩期峰值流速增加，使用15cm/s作为收缩期峰值流速阈值，对附睾炎的诊断准确率为93%[34]。附睾炎和睾丸扭转的显著区别是，与健侧相比，附睾炎患者睾丸内的血流增加。

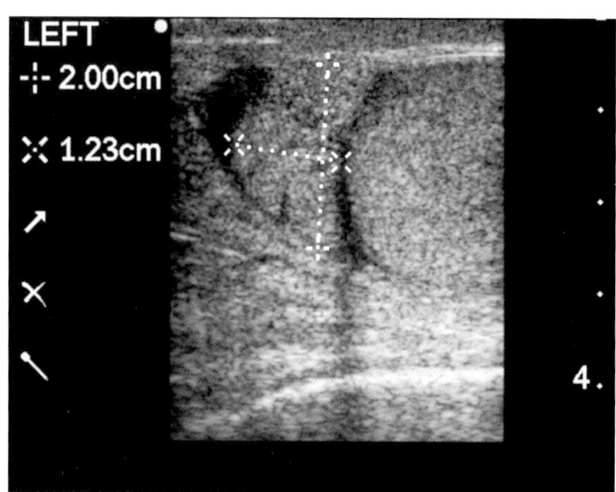

A

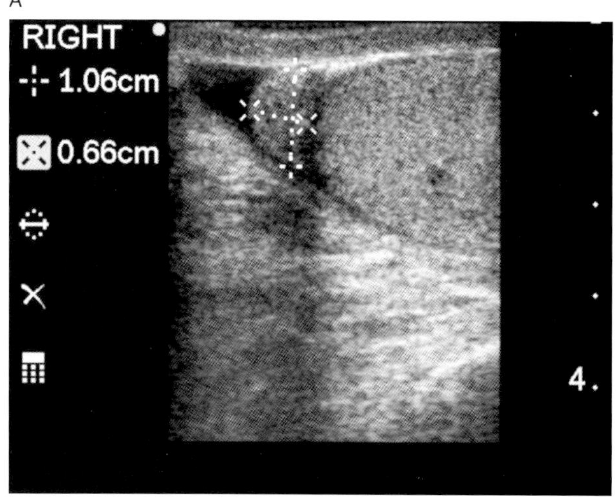

B

图 19-23 **附睾炎。增大的左侧附睾头（A），正常右侧附睾头（B）。**

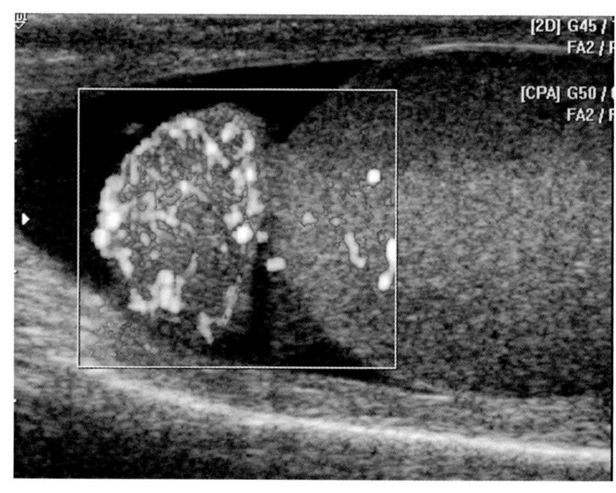

图 19-24 **图像左侧显示增大的附睾头部，能量多普勒显示明显的血流（灰度副本）。**

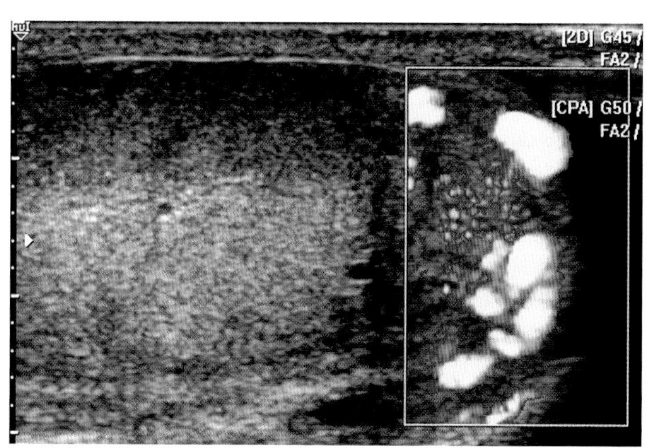

图 19-25 **能量多普勒显示附睾炎时附睾尾部的血流信号丰富。**

附睾脓肿是附睾炎的一种罕见的并发症。超声检查结果包括附睾增大，回声减低或出现混合回声，低回声区域无血流信号，周围有丰富血流信号，阴囊壁增厚（图19-26）。慢性附睾炎常与结核病、布鲁氏菌病、梅毒和寄生虫或真菌感染有关。在超声表现上，附睾增大，回声范围可能表现为从低回声到高回声，并伴有局灶性钙化（图19-27和19-28）。其他回声的表现包括鞘膜积液、阴囊壁增厚和瘘管。感染可从附睾扩散到睾丸，导致附睾－睾丸炎。当睾丸受累时，超声检查表现不一，包括弥漫性增大、单发低回声肿块或多发低回声的小结节等[40]。

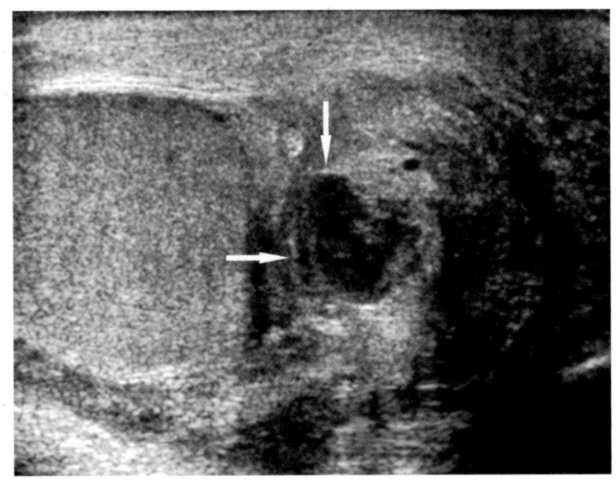

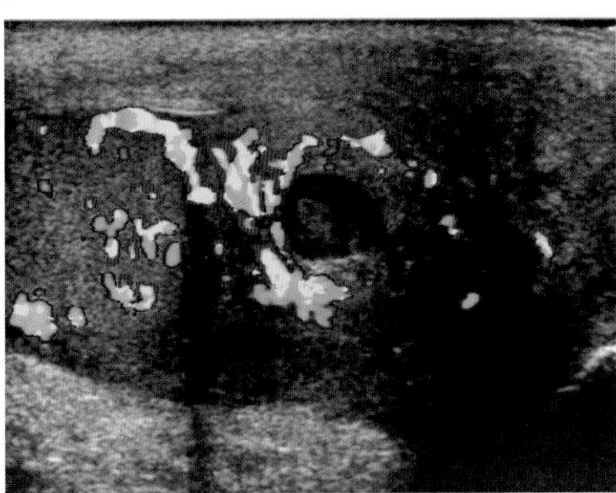

图 19-26 （A）B型超声显示附睾增大，并伴有低回声区，提示附睾脓肿（箭头）。（B）彩色多普勒检查显示，附睾低回声区无血流信号，周围和邻近睾丸组织可见丰富血流信号。

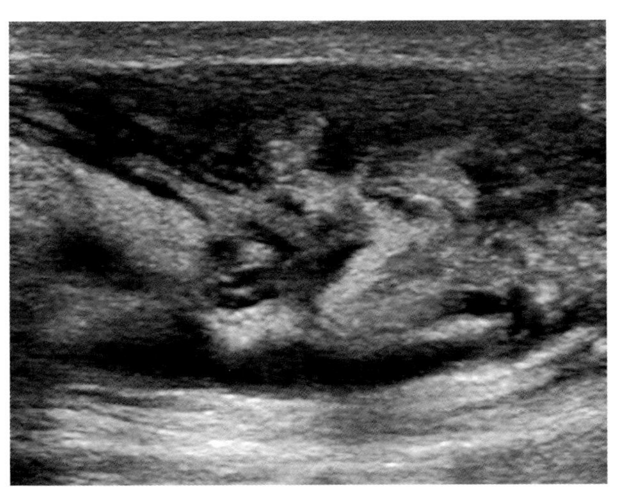

图 19-27 慢性附睾炎。附睾尾部弥漫性增大呈不均匀的低回声。

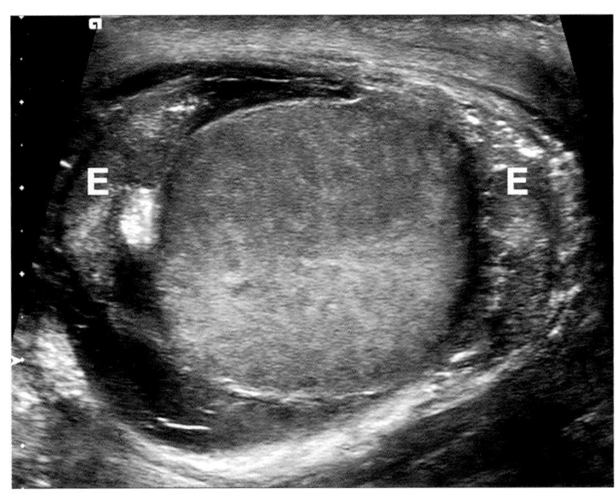

图 19-28 附睾（E）长轴视图。显示慢性附睾炎的头部和尾部钙化灶。

（二）睾丸炎

睾丸炎是指睾丸的急性感染，大部分病例继发于附睾炎[6]。单独的睾丸炎而无附睾受累很少见，通常是病毒引起。腮腺炎性睾丸炎很少出现在10岁以下的儿童中。睾丸炎是青春期和青春期后男性的腮腺炎最常见的并发症，发病率约15%～40%，通常在腮腺炎后1～2周发生。腮腺炎性睾丸炎通常是单侧的，但在15%～30%的病例中可累及双侧[41]。20%～40%的睾丸炎病例是由于附睾感染的直接蔓延所致。其表现通常是弥漫性的。患者表现为睾丸疼痛，必须与睾丸扭转或其他原因导致的疼痛相鉴别。

超声检查显示，弥漫性睾丸受累通常表现为由于水肿引起的睾丸增大，回声减低，而局灶性病变通常表现为多发低回声。睾丸炎的其他回声表现包括反应性鞘膜积液和阴囊皮肤增厚。在睾丸炎和睾丸扭转中，炎症和水肿可导致睾丸回声降低。B型超声并不是鉴别睾丸炎和扭转的可靠方法，除非扭转进展严重，并发生明显的变化。因为睾丸血流会由于炎症而增加（图 19-29）。能量多普勒可以帮助鉴别这两种疾病，在大约40%的睾丸炎病例中，超声灰度表现正常，彩色多普勒血流信号异常丰富是诊断依据（图 19-30 和图 19-31）。在多普勒状态下，睾丸炎症和血流信号增加通常是局部的，特别在疾病的早期。典型的炎症多发生在睾丸的一极（如下极），而不是整个睾丸。超声医师需要花时间去检查血流没有明显增加的部位，以确定血流没有完全消失。睾丸中的坏死病灶会引起周围组织的水肿和血流增加，如果出现这种情况，应请泌尿科医师评估坏死的情况。另外，没有血流的区域也可能是脓肿，需转至泌尿科行进一步检查（图 19-32）。

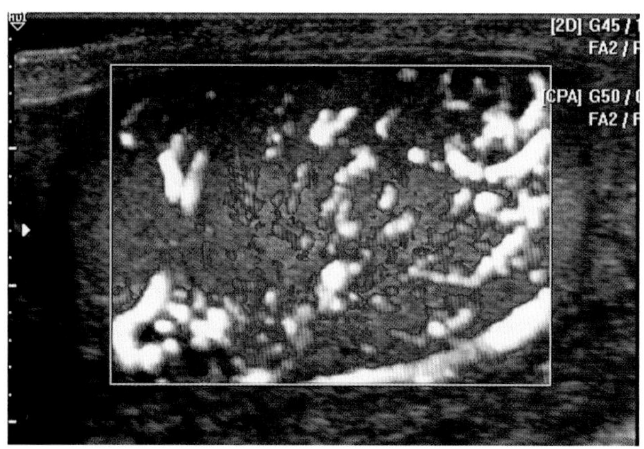

图 19-29　**睾丸炎时，能量多普勒显示整个睾丸实质内血流显著增加。**

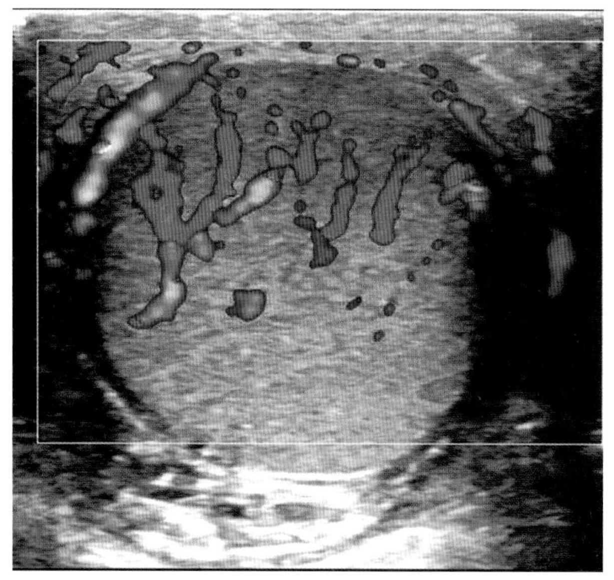

图 19-30　**睾丸炎。横切面，彩色血流多普勒显示血流增加。**

频谱多普勒可以提供额外的诊断线索，如睾丸内动脉收缩期峰值流速增高，RI ＜ 0.5，且静脉血流增加。以 15cm/s 收缩期峰值流速的阈值，对睾丸炎的诊断准确率为 90%[34]。

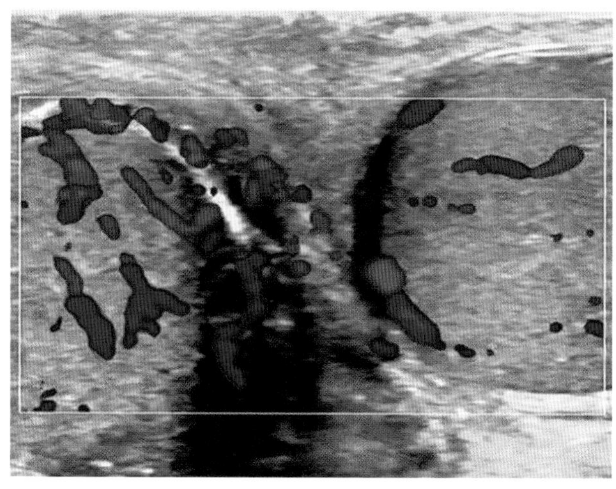

图 19-31　**双侧睾丸并排的横切面声像图。显示右侧睾丸（图像左侧）的彩色多普勒血流信号因睾丸炎而明显丰富。**

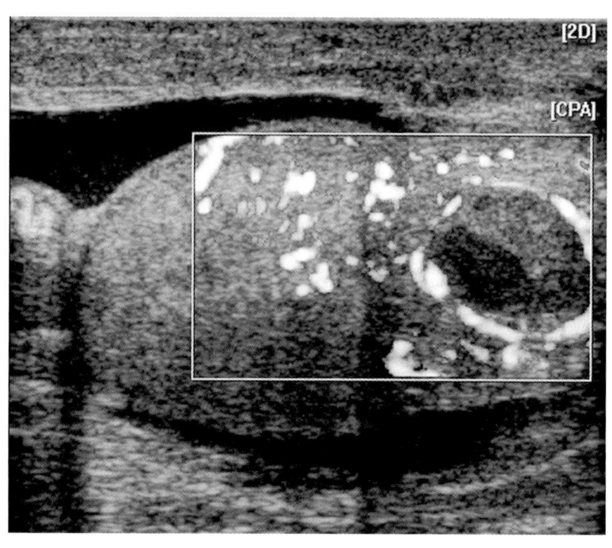

图 19-32　**图片右侧示睾丸中混合低回声区；能量多普勒（黑白照片）在低回声区周边及远处发现血流，而该可疑病灶中无血流信号。**

睾丸炎时血流增加的表现与睾丸扭转复位后的充血相似，如果临床上怀疑这种可能，超声医师可以在 15 分钟内重复检查，睾丸扭转复位后，引起的血流异常丰富很快就会复原，睾丸疼痛也很快消失。相反，睾丸炎引起的血流量增加不会很快消失，疼痛也会持续存在。弥漫性睾丸血流异常丰富也见于浸润性恶性疾病，如淋巴瘤和白血病。在这种情况下，临床病史有助于区分感染和肿瘤。在伴有局灶性低回声病变且该区域血流异常丰富的病例中，附睾是否受累可以帮助区分炎症或是睾丸肿瘤。当不均匀回声病灶被诊断为附睾 - 睾丸炎时，建议抗生素治疗后进行超声检查随访，以确定病变是否消退，来排除肿瘤、梗死、转移等其他病因。附睾－睾丸炎的并发症包括睾丸梗死、阴囊脓肿、脓性囊肿、不孕症、慢性疼痛和萎缩[38]。在严重的附睾－睾丸炎中，肿胀和水肿可阻塞静脉回流，导致舒张期血流反向，提示梗死即将发生[42]。附睾-睾丸炎向输精管的逆行感染可导致输精管炎。输精管炎通常是单侧的，但也可以是双侧的。超声表现包括在阴囊或腹股沟管内有增厚、不均匀、低回声肿块，彩色多普勒显示血流异常丰富。通过超声检查很难区分嵌顿性腹股沟疝和输精管炎，可能需要进行计算机断层扫描（CT）来鉴别这两种情况[43,44]。

（三）睾丸扭转

由于左侧精索更长，所以扭转更容易发生在左侧睾丸[45]。睾丸扭转的超声表现随旋转程度和持续时间的不同而不同。睾丸扭转的B型超声表现见表19-1。回声表现对睾丸扭转是非特异性的，在睾丸扭转的早期回声可能是轻微异常的或正常的，睾丸和附睾水肿导致回声变化可能需要6小时[45,46]。因此，必须要使用多普勒来评估睾丸血流灌注。睾丸扭转的多普勒表现见表19-2。当受累睾丸中血流缺失或明显减少时，可以明确诊断为睾丸扭转。当受累睾丸和健侧睾丸之间的血流程度相似时，应该使用脉冲多普勒来确认动脉和静脉血流。单独的能量多普勒结果并不能使临床医生明确静脉和动脉血流都存在。此外，在睾丸扭转时动脉血流并不一定完全缺失。通过脉冲多普勒显示静脉血流缺失，提示睾丸早期扭转，通过回顾扭转的机制和睾丸血供情况比较有助于理解。睾丸以精索为轴心扭转，由于静脉壁易于塌陷，并且静脉系统压力较低，因此随着扭转加剧首先出现静脉血流的缺失。静脉闭塞导致动脉血流减少，继而动脉和静脉的血栓形成促使睾丸组织坏死。体外实验显示，睾丸扭转450°～540°时，动脉完全阻塞。一旦精索完全扭转并且没有血流，睾丸声像图开始表现为弥漫性的水肿（图19-33）。睾丸完全扭转后，能量多普勒就不能在睾丸中检测到血流信号（图19-34）。

表19-1 睾丸扭转的B型超声表现

回声正常（早期扭转）
睾丸肿大和弥漫性回声减低（图19-33）
部分回声减低
低回声和混合回声（晚期发现）
低回声和睾丸萎缩（慢性扭转）
反应性鞘膜积液
附睾肿胀
阴囊壁变厚

表19-2 睾丸扭转的多普勒表现

静脉血流缺失或减少
动脉血流缺失或减少
阻力指数增加
动脉流速降低
舒张血流减少
舒张血流方向逆转

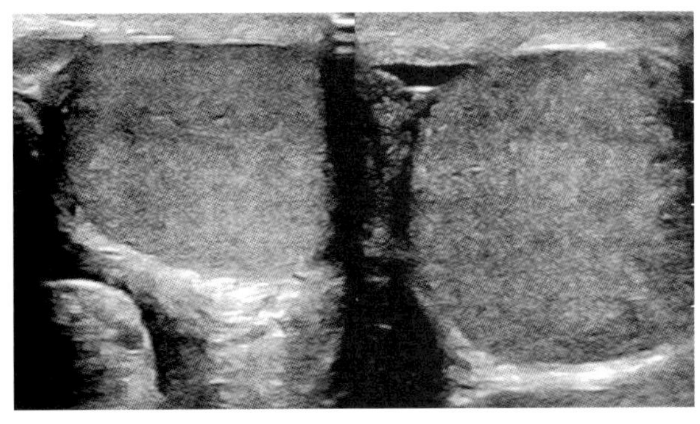

图19-33 双侧睾丸并排显示的B型超声声像图，左侧睾丸（在图像右侧）肿大，回声较正常侧减低（显示在图像左侧）。

睾丸扭转患者的另一种类型是睾丸水平以上的精索发生螺旋状扭转。在扭转处表现为圆形或椭圆形的肿块。这一表现被称为漩涡征，并被描述为甜甜圈、同心环、蜗牛、蜗牛壳或风暴眼样改变[48]。为了扫查这种异常，要把探头从睾丸上极向近心端推进，直至腹股沟管（图19-35）。然后继续沿腹股沟管向头侧移动探头，会发现漩涡状肿块（图19-36）。叠加能量多普勒会发现血管内的血流从骨盆流向肿块，但没有血流离开肿块流向睾丸，可证实扭转的诊断。相反，能够追踪近心端血流进入腹股沟管，并在整个扫查过程中均可显示血流信号，则有助于排除睾丸扭转的诊断。漩涡征对睾丸扭转具有高度特异性（99%）；然而，这一表现可能被误解为附睾增大，导致患者被误诊为附睾炎[48-49]。在附睾炎病例中彩色多普勒显示漩涡肿块远端血流减少，而不是附睾和睾丸血流增加，来区别扭转与附睾炎[48-50]。睾丸扭转的其他超声表现还包括：多普勒显示睾丸有血流信号但附睾头位置和外观发生改变[51]。

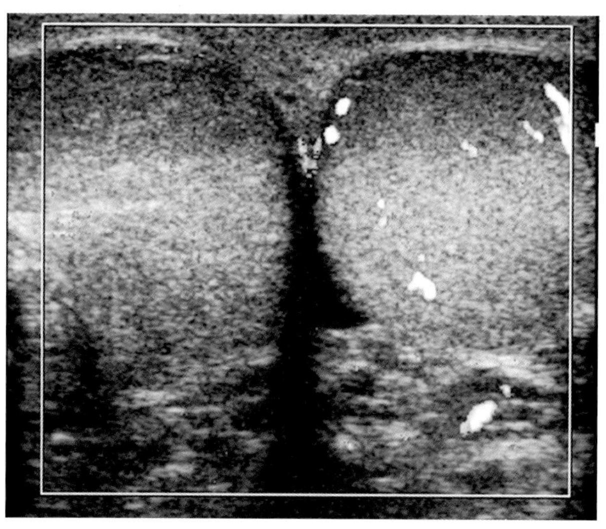

图 19-34　双侧睾丸并排比较的能量多普勒显示图。右侧睾丸（见图像左侧）扭转，探查时无血流信号。

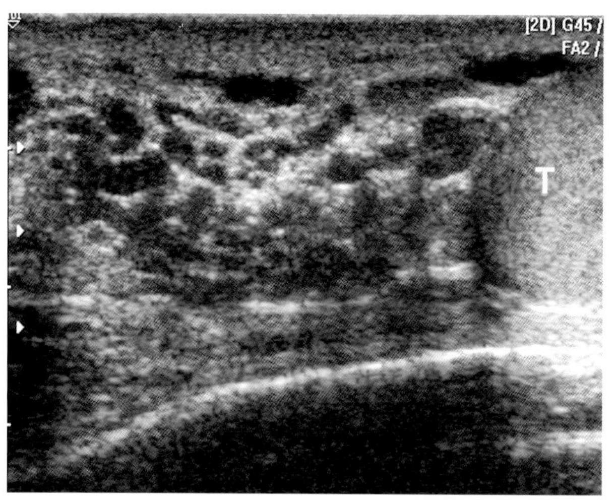

图 19-35　探头扫查睾丸（T）上方，显示满屏精索静脉。

如果怀疑睾丸扭转或者诊断存在疑问，需要进行床边观察。密切随访血流情况，有助于发现逐渐加重的扭转，否则，患者回家可能出现睾丸扭转或坏死。如果一个患者疼痛加剧而最初的超声检查正常，在 45 分钟内重复进行多普勒检查，可以检测到睾丸扭转的轻微改变。睾丸内同时出现动脉和静脉血流，表明睾丸没有进行性坏死。因此，关注持续性疼痛可以避免严重的器官损伤。

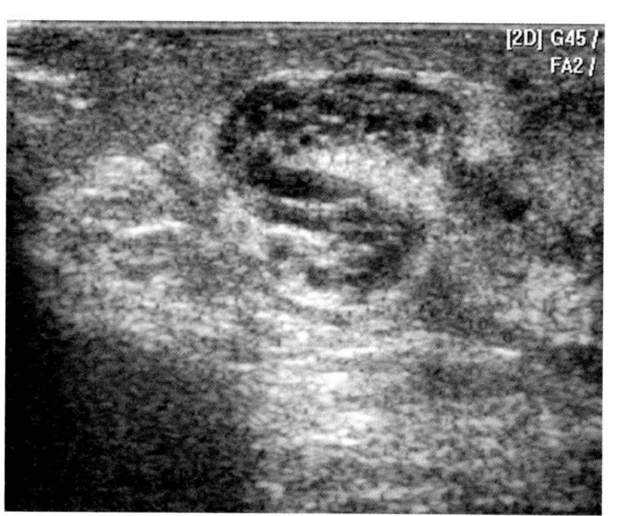

图 19-36　睾丸扭转患者。睾丸上方的长轴切面显示扭曲模糊的精索。

扭转不是睾丸缺血的唯一原因。精索静脉自发血栓形成、睾丸手术都有可能导致睾丸缺血。手术后严重水肿、输精管结扎手术时意外结扎血管也可能导致血管积血和缺血，这时睾丸的超声表现和典型的睾丸扭转一样，而且精索没有扭转点出现。

（四）阴囊创伤

钝性创伤（运动损伤、机动车碰撞、攻击）和穿透性创伤（枪支攻击、自杀 / 自残）是阴囊最常见的创伤。阴囊创伤可以导致睾丸损伤和睾丸外组织的损伤。超声检查显示睾丸正常，可排除睾丸的严重创伤。睾丸破裂可能需要手术治疗，因此，超声科医师需要高度警惕睾丸超声检查的任何异常表现。对于此类患者，需要进一步的检查或泌尿外科会诊。超声及时检查诊断对于睾丸破裂患者至关重要，因为及时的手术干预可以挽救 80% ～ 90% 的破裂的睾丸[31,53]。延迟诊断可导致睾丸缺血性坏死、脓肿和生精功能的丧失。一项研究表明，经手术证实，超声诊断睾丸破裂的敏感性为100%，特异性为65%[54]。

睾丸破裂的显著特征是白膜破裂，导致睾丸不规则，可能导致睾丸内容物挤压，包括精小管（图19-37）。在大多数病例中，白膜破裂的图像并不清楚，诊断是基于睾丸的异常轮廓。较大血肿的存在使得很难清晰显示白膜的完整性。睾丸局部区域出现不均质回声通常提示局部出血或损伤，出血较多的时候，睾丸轮廓不再平滑（图19-38和19-39）。如果睾丸包膜完整，仅需要保守治疗。然而，如果超声显示白膜不连续，则需要手术干预。睾丸挫裂可见穿过睾丸实质的线性低回声带，代表正常睾丸结构的断裂。17%～20%的病例可显示通过睾丸的实际挫裂线[53,55]。挫裂线可能与睾丸挫裂有关，也可能与之无关，白膜可能是完整的（图19-40)。虽然在多项研究中，超声检测睾丸破裂的敏感性和特异性各不相同，但它仍然是一种评估睾丸损伤严重程度极好的诊断方式。睾丸挫裂可见相关部位血肿或睾丸血肿。多普勒可用于确定损伤睾丸的血供情况。如果发现正常的血流，睾丸破裂应采用保守治疗。如显示血流缺失则表示局部缺血，提示进行紧急手术。

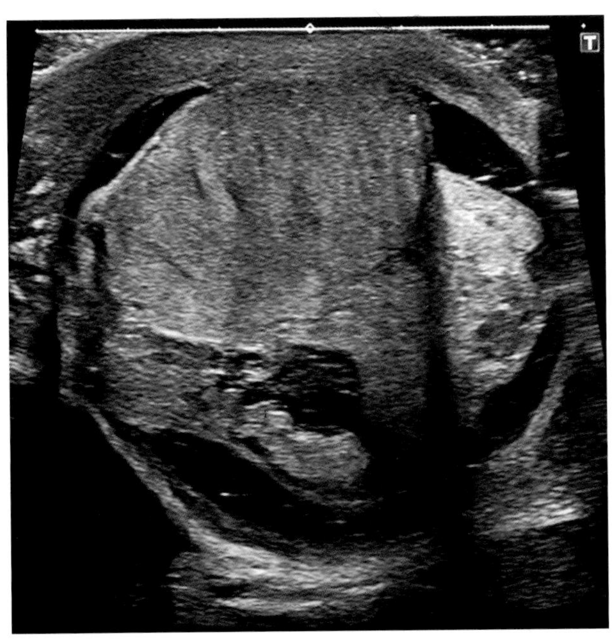

图 19-37 **睾丸破裂。该患者可见睾丸轮廓不规则，白膜不连续和相关部位的血肿。**

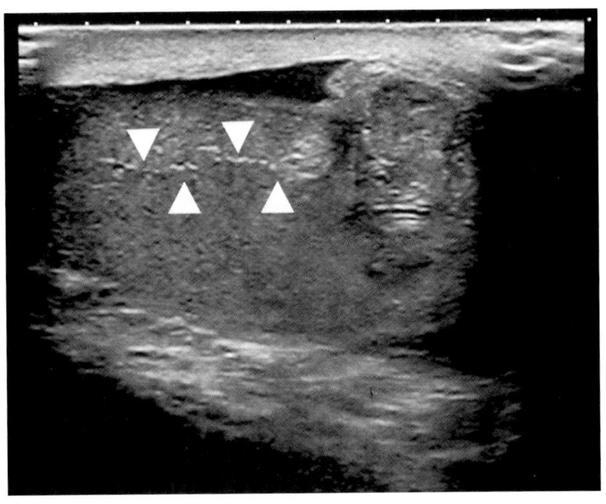

图 19-38 **睾丸棒球伤后小的局灶性出血（箭头）。**

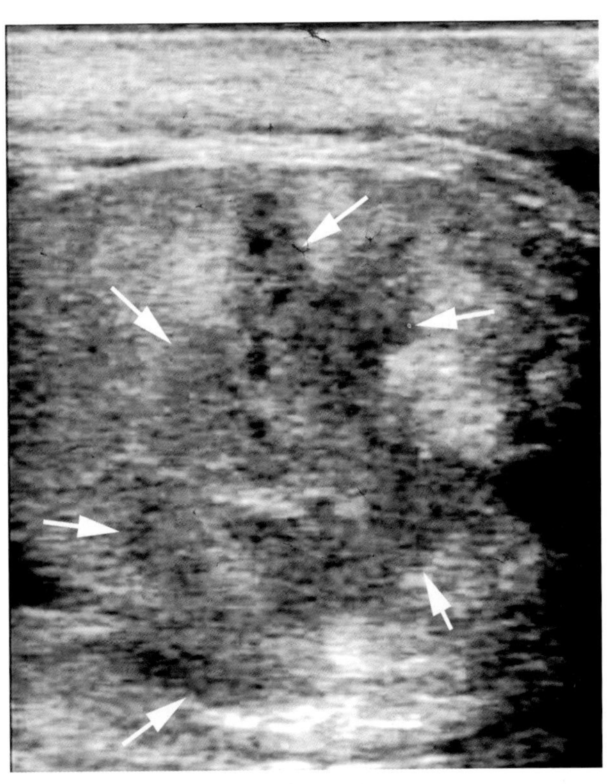

图 19-39 **发生于运动创伤后的睾丸破裂。注：超声图像显示出血区域（箭头），且累及睾丸包膜。**

血肿可累及睾丸或睾丸外的软组织，如附睾或阴囊壁。睾丸内的血肿通常是局灶性的，也可以是多发的（图19-41）。睾丸内血肿的外观可根据出血的时间和多少而有所不同。急性血肿表现为不均质的回声，但随后会演变为无回声区域。如果血肿很大，累及整个睾丸，睾丸实质将会变得形态不规则。多普勒超声可以帮助评估这些病例中睾丸存活的可能性。灰阶超声有时可能混淆出血和肿瘤，可以用彩色多普勒来鉴别：肿瘤通常表现为有血流信号，而出血区则没有血流信号。但睾丸肿块出血时，可有上述混合表现。

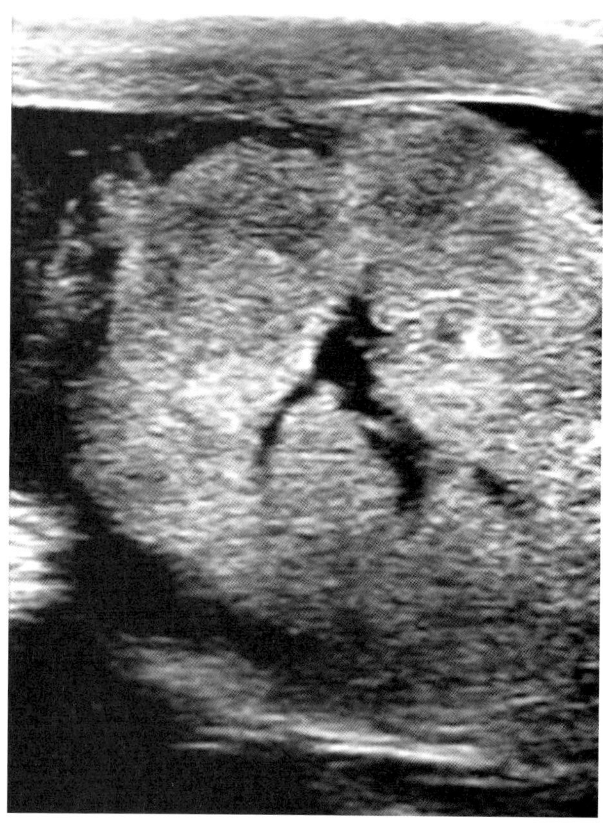

图 19-40　睾丸挫裂伤。可见不规则挫裂线，睾丸白膜完整。

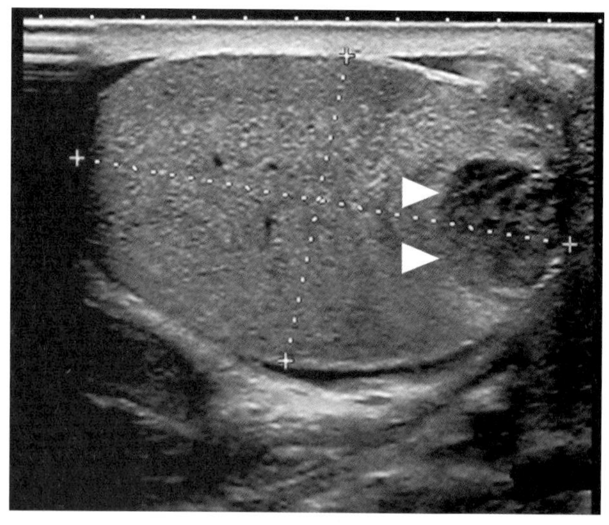

图 19-41　钝性睾丸损伤后，睾丸下极显示一个局灶性睾丸内血肿（箭头）。

睾丸血肿可能与阴囊血肿和阴囊壁损伤有关。阴囊壁血肿表现为阴囊壁局灶性增厚，血流缺失或减少。阴囊血肿是在鞘膜脏层和壁层之间潜在空间内的血液积聚。血肿的超声表现取决于创伤发生后的时间长短。急性血肿为高回声，亚急性和慢性血肿表现为不均质回声，血肿位置固定且可见分隔（图 19-42）。阴囊外伤也可见鞘膜积液。大约 50% 的获得性鞘膜积液继发于创伤，多达 1/4 的严重阴囊创伤患者可能发生鞘膜积液 [31,53]。

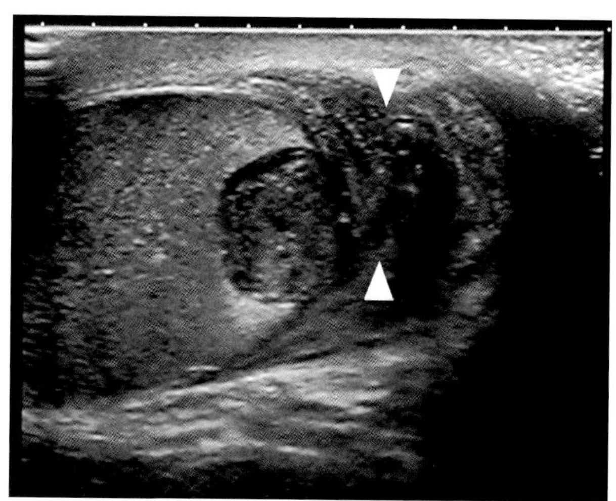

图 19-42　相邻的睾丸内血肿和睾丸外血肿，液性暗区处为血肿（箭头）。

睾丸脱位是阴囊创伤后的一种罕见的情况。脱位的睾丸可在以腹股沟外环为中心，精索为半径的圆形范围内任何地方发现。最常见的部位是腹股沟浅表区，其他不太常见的部位包括会阴区、膀胱后区和髋臼区。超声有助于排除睾丸内损伤，多普勒可评估睾丸的活力。如果睾丸存活，建议手动复位脱位的睾丸。如不成功，则应进行紧急手术复位和固定。创伤后睾丸扭转发病率约为 4% ～ 8%，其机制是睾提肌的强烈收缩。对睾丸进行彩色多普勒超声检查，以排除阴囊损伤时的睾丸扭转 [31,53]。

（五）Fournier 坏疽

Fournier 坏疽是一种表现为急性阴囊疼痛和肿胀的急症。Fournier 坏疽是一种微生物感染引起的炎性病变，经常感染免疫力低下的患者，包括酗酒者 [56,57]。在疾病进展期，Fournier 坏疽可以根据临床症状诊断，此病晚期的发病率和死亡率都很高。因为早期诊断和治疗对于降低发病率和死亡率非常重要，所以需要影像学鉴别 Fournier 坏疽和阴囊蜂窝织炎。如果没有及时鉴别诊断 Fournier 坏疽、蜂窝织炎和突发性阴囊水肿，都会增加 Fournier 坏疽的发病率和死亡率。

如果怀疑 Fournier 坏疽，应尽早进行超声检查。平片可观察到的皮下积气显示率并不高，尤其是在疾病早期。CT 不像超声那样可以很好地显示阴囊的解剖结构，但它可以检测到很少量的皮下积气，可能揭示 Fournier 坏疽的潜在原因，如肛周脓肿、瘘管、腹腔内感染或嵌顿性腹股沟疝等[58]。

Fournier 坏疽的早期超声表现为阴囊壁增厚和断续的皮下积气，这是 Fournier 坏疽的特异性表现（图 19-43）[27]。注意积气位于阴囊壁内而不是在睾丸中。阴囊壁的积气不能与疝气患者的阴囊内气体相混淆。在 Fournier 坏疽所见的阴囊壁皮下组织中的特征性积气平面与探头面平行。而阴囊内肠管（因疝气突入阴囊）中的气体远离阴囊壁，且不平行于探头表面[58]。因为阴囊的血液供应与睾丸的血液供应不同，睾丸很少发生 Fournier 坏疽，由于 Fournier 坏疽可能由前列腺炎或睾丸炎引起，所以在附睾－睾丸炎时也可发生。

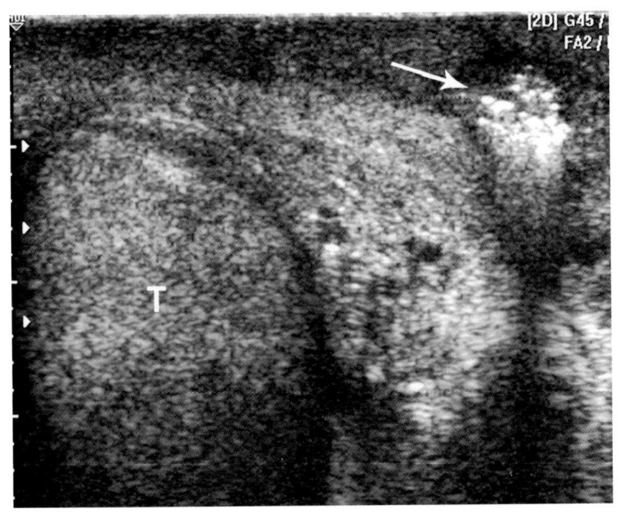

图 19-43 B 型超声声像图显示睾丸（T），阴囊皮肤增厚。可见少量皮下气体（箭头）。该患者被发现有一个阴囊脓肿，并正在发展为 Fournier 坏疽。

（六）节段性梗死

节段性睾丸梗死，只影响睾丸的一部分，相对罕见。经典的睾丸梗死是精索扭转的转归，主要发生于年轻患者（12 ～ 18 岁），节段性睾丸梗死发生于相对年龄较大的男性（20 ～ 40 岁）。患者通常表现为急性阴囊疼痛，与其他阴囊疼痛不易区分，一些患者如果没有在病程早期进行诊断，可能表现为慢性疼痛。节段性睾丸梗死的诱发因素包括附睾－睾丸炎、阴囊创伤、扭转（通常是指扭转后复位或长时间程度较轻的精索扭曲）、腹股沟疝修补、红细胞增多症、过敏性血管炎、血管炎、镰状细胞病、高凝状态和既往手术等。超过 80% 的节段性睾丸梗死发生在睾丸的上部。由于缺乏侧支血供，睾丸的上部被认为更容易发生梗死[59,60]。

节段性梗死的超声表现为局灶性楔形低回声，其顶点指向睾丸的纵隔。少数患者表现为圆形病变，圆形病变多见于附睾－睾丸炎这一最常见的诱因。有学者提出，动脉血供受损往往导致楔形缺损，静脉阻塞通常导致圆形病变。在某些情况下，病变的边界并不清晰，这使得它很难与其他情况鉴别，并建立准确的诊断。在彩色多普勒检查中，受影响的区域显示血流信号减少或缺失，而在周围的睾丸组织中可见正常的血流信号（图 19-44）。节段性梗死的超声表现可以类似于睾丸肿瘤，特别是圆形病变。多普勒可以用来区分这两种疾病。一般情况下，肿瘤的血流信号正常或丰富，而节段性梗死的血流信号减少或缺失。然而，有些肿瘤可能是低灌注的，这种情况下使得这两种疾病难以鉴别。在超声检查结果不确定的情况下，MRI 可以作为超声检查的辅助手段。在 MRI 上，可见一个楔形病变，内部缺乏增强。在 MRI 增强图像上，大多数患者的病变区域周围可见明显的边缘增强。由于对节段性梗死患者可采取保守治疗，通过阴囊超声诊断后可以防止不必要的手术。误诊或漏诊可能会对患者造成严重后果[61-63]，因为可能对疑似睾丸肿瘤或睾丸扭转患者进行不必要的手术。

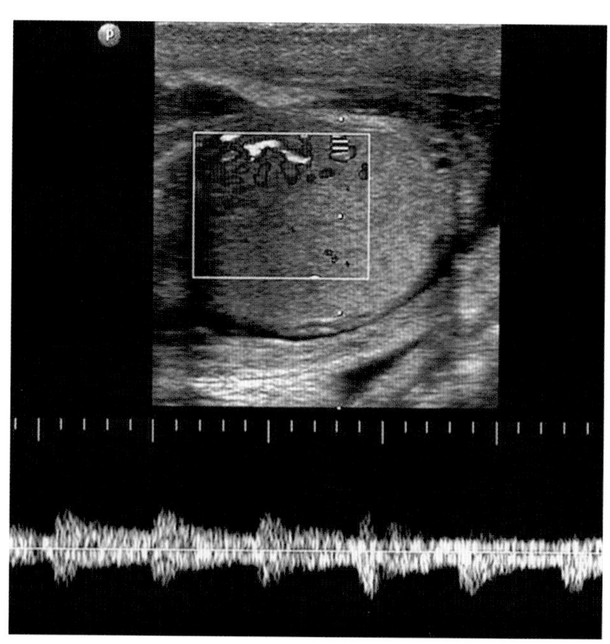

图 19-44　节段性睾丸梗死。在多普勒上，病变区域显示血流信号缺失，而邻近睾丸组织可见血流正常。

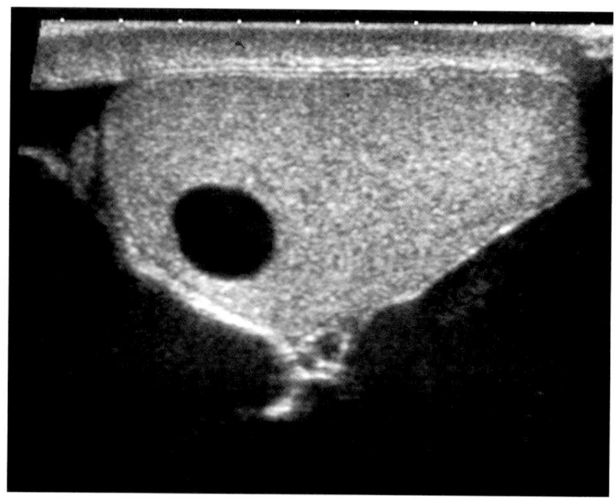

图 19-45　睾丸长轴切面显示一个边界清晰的睾丸内囊肿。

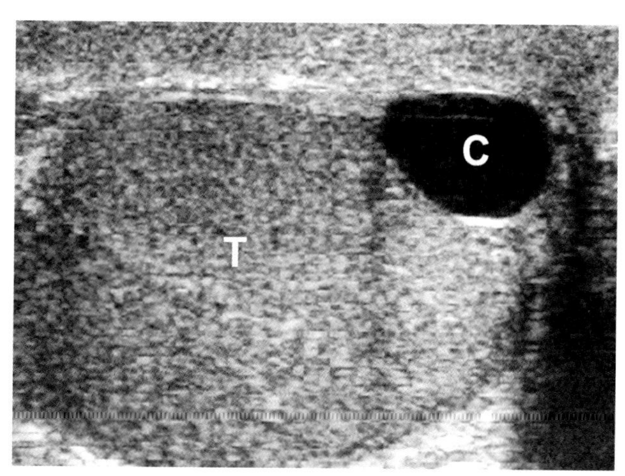

图 19-46　白膜（C）处见一囊肿，紧邻睾丸（T）。

七、鉴别诊断

（一）睾丸囊肿

8% ～ 10% 的男性在超声检查中偶然发现睾丸囊肿[64]。单纯性睾丸囊肿通常无症状，不可触及，并位于睾丸实质。良性囊肿充满透明浆液，通常是孤立的，但也可以是多发的和双侧的。其发生与睾丸外精液囊肿和附睾囊肿有关。单纯性睾丸囊肿的病因包括创伤、手术和既往炎症。超声上，表现为薄壁、轮廓清晰、透声性良好，伴后方回声增强的无回声液区（图 19-45）。大小从 2mm 到 2cm 不等，通常位于睾丸上半部的睾丸纵隔附近。白膜囊肿具有类似的超声表现，但往往较小，直径为 2 ～ 5mm。它们是最常见的睾丸外良性肿块，常见于老年患者，当患者发现可触及的睾丸肿块时，应引起临床注意[65]。白膜囊肿的病因通常包括创伤、出血、感染。白膜囊肿很容易诊断，位于睾丸上部或外侧（图 19-46），通常是单发的和单房的，但也可以是多发的或多房的，很少具有类似于睾丸肿瘤的复杂表现[35,66,67]。

睾丸表皮样囊肿或角化囊肿是一种良性病变，通常见于 20 ～ 40 岁的男性。表皮样囊肿的超声特征因其成熟度、角蛋白含量和致密性而不同。典型的超声表现是边界清楚的无血管病变，高回声和低回声环交替出现形成“洋葱圈”征（图 19-47）。其他表现包括中央高回声区的晕圈，围绕实性肿块的强回声边缘，以及边缘清晰的钙化[68]。

（二）精液囊肿 / 附睾囊肿

精液囊肿是输出小管囊性扩张的结果，可能与既往输精管结扎术有关。它们通常是单房的，但也可以是多房的。超声检查显示，它们是边界清晰的无回声病变，大小从不足 1cm 到几厘米，位于附睾头部（图 19-48）。它们呈较低水平的回声伴后方回声增强。

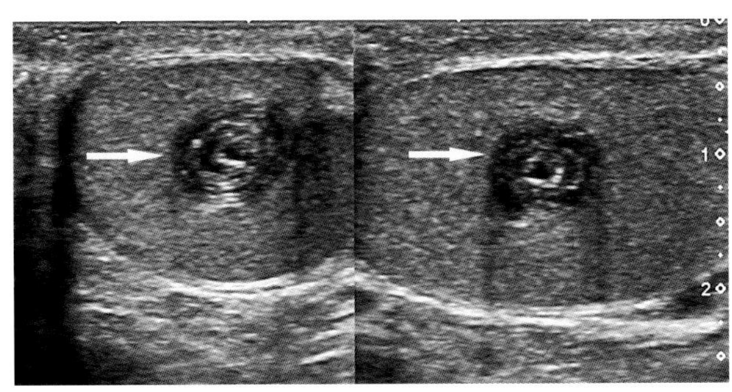

图 19-47 睾丸表皮样囊肿。为边界清晰的病变，高回声和低回声环交替，形成“洋葱圈”征。

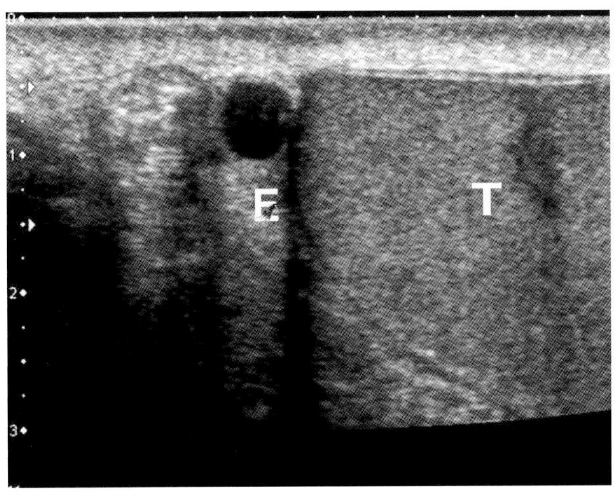

图 19-48 附睾头部有一个小的精液囊肿。E= 附睾头，T= 睾丸。

超声检查很难鉴别精液囊肿与附睾囊肿。附睾囊肿比精液囊肿少见。它们含有透明的浆液，可出现在整个附睾的任何部位。据报道，在子宫时期暴露于己烯雌酚的男孩中，附睾囊肿的发生率增加（图 19-49 和图 19-50），这两个病变被认为是附睾炎或创伤的结果[16,35,67]。

（三）睾丸网管状扩张

睾丸网扩张是一种解剖变异，由于新的超声设备的分辨率提高而更易发现。大多数病例发生在 55 岁以上的男性，并与精液囊肿或附睾囊肿有关。它通常与既往的炎症、创伤或输精管切除术后的附睾梗阻有关。超声显示，扩张的睾丸网表现为睾丸纵隔区域的多个小囊肿或通道的集合（图 19-51）。能量多普勒显示其无血管。这些病变通常是双

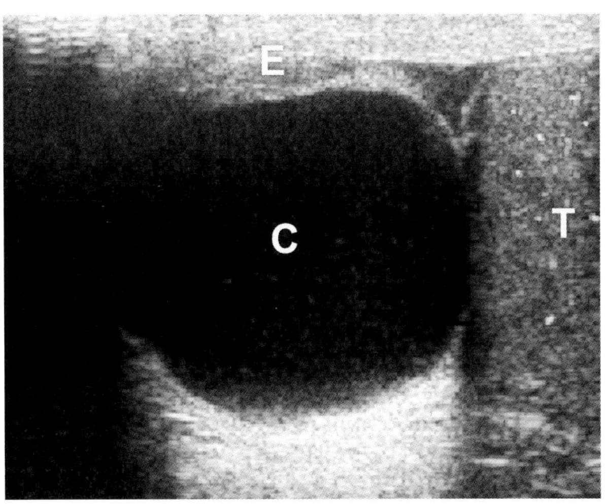

图 19-49 附睾头部见较大囊肿（C），囊肿上方见受压呈楔形的附睾组织（E），睾丸（T）位于图片的右侧。

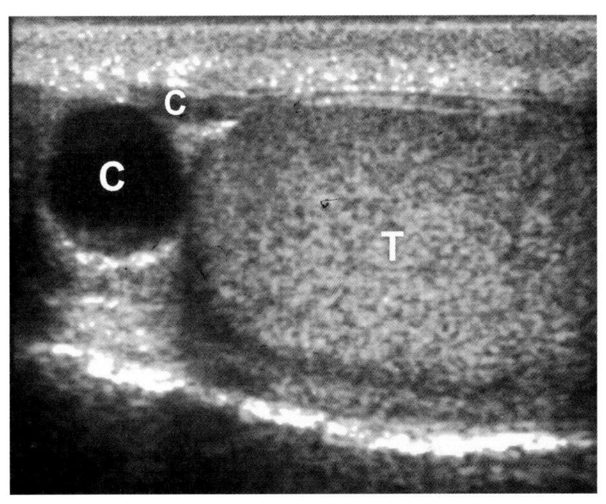

图 19-50 附睾头部（C）中等大小的囊肿，紧邻睾丸（T），另有一个较小囊肿位于其右上方。

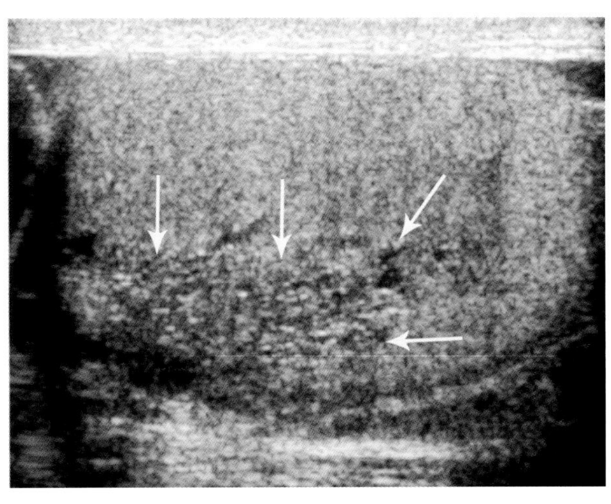

图 19-51 睾丸长轴视图显示睾丸网扩张的区域（箭头）。

侧的，但也经常是不对称的。扩张的睾丸网可能被误诊为睾丸肿瘤[35]。超声上无实体肿块，位于睾丸纵隔附近，患者年龄较大有助于睾丸网管状扩张和肿瘤的鉴别。

（四）鞘膜积液

在阴囊鞘膜层的脏壁层之间有一个潜在性腔隙，可以积聚液体而导致鞘膜积液。鞘膜积液通常发生在阴囊前外侧，可双侧或单侧，其一般位于睾丸白膜周围、阴囊后方。由于直接与腹腔相通，许多鞘膜积液是先天性的。鞘膜积液被认为是一种孤立的疾病，可由创伤、感染、肿瘤、放射治疗或尚不明确的扭转引起[30]。

鞘膜积液在超声检查中多显示为包绕睾丸的无回声区（图 19-52）。由感染引起的急性鞘膜积液多数壁较薄。创伤或扭转引起的积液量通常也较少。慢性鞘膜积液患者患侧睾丸一般肿大明显，且有较多不规则分隔，反映出以往的出血或感染。由于超声在大多数情况下无法鉴别出血和积液，因此创伤史、肿瘤史或手术史对于阴囊积血的诊断有很大帮助。脓肿是未经治疗的附睾 - 睾丸炎或睾丸内脓肿破裂的结果。

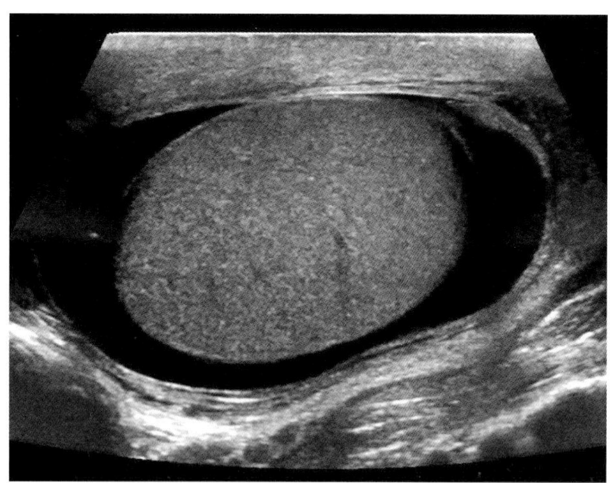

图 19-52 B 型超声图像显示睾丸被中等量大小的鞘膜积液包围。

脓液可积聚于鞘膜两层之间的潜在空间。结合临床，鞘膜积液中大量带有分隔和囊腔的回声可能提示脓液的存在（图 19-53）[12,34,35,36]。脓肿周围可见充血。

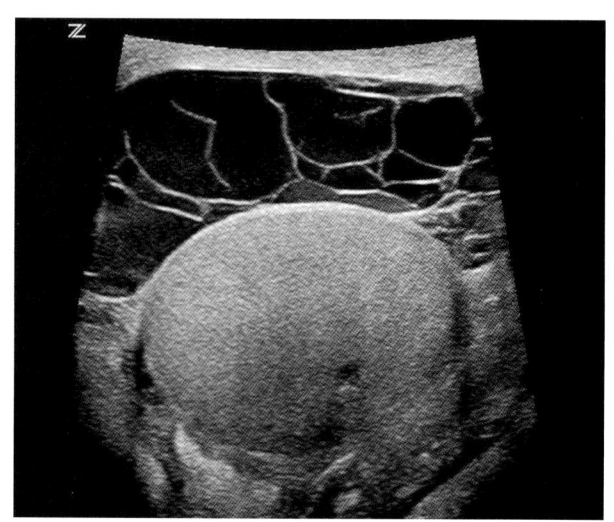

图 19-53 B 型超声图像显示睾丸周围有多发性分隔和有回声液体的脓腔。在探查时，阴囊充满脓液，可能源于附睾炎。

（五）精索静脉曲张

精索静脉曲张为精索周围静脉丛发生的异常扩张和迂曲。大约 15% 的健康男性、35% 的原发性不育男性和 80% 的继发性不育男性患有精索静脉曲张[69]。精索静脉曲张有两种类型：原发性（特发性）和继发性（获得性）。特发性精索静脉曲张被认为是由精囊内静脉瓣膜功能不全引起的，导致血液逆行流向蔓状静脉丛。近 99% 的精索静脉曲张发生在左侧，当然也可双侧发病。这是由于右侧精索静脉直接回流入下腔静脉，而左侧精索静脉多以 90° 角先垂直汇入左肾静脉，以左侧精索静脉曲张为主是由于左侧精索静脉较右侧静脉长，以及左侧精索静脉与左肾静脉呈直角连接导致左侧静脉压力增加。继发性精索静脉曲张是由于各种疾病如肾积水、肝硬化或腹部或腹膜后间隙肿块引起的精索静脉压力增加导致。继发性精索静脉曲张也可在下腔静脉血栓和胡桃夹现象中发生，其特征是在腹主动脉和近端肠系膜上动脉之间的分叉处左肾静脉受压，导致血液从左肾静脉逆向流入精索静脉引起精索静脉曲张[70]。右侧精索静脉曲张、非压迫性精索静脉曲张、40 岁以上的患者和新发现的精索静脉曲张提示应排除肿瘤可能。在 40 岁以上的男性中，不可复性精索静脉曲张通常是由肾恶性肿瘤侵犯肾静脉引起的。

患者通常表现为可触及的阴囊肿块、隐痛、不适或沉重感。对患者进行仰卧位和站立位超声评估。当患者站立位和做 Valsalva 动作时，曲张静脉变得更加明显。正常情况下，蔓状静脉丛静脉的直径为 0.5 ～ 1.5mm。B 型超声表现包括直径超过 2mm 的多发、低回声、螺旋状和管状结构，通常位于睾丸上方和外侧（图 19-54 至图 19-56）。超声检查诊断精索静脉曲张的敏感性和特异性分别为 97% 和 94%[71-75]。

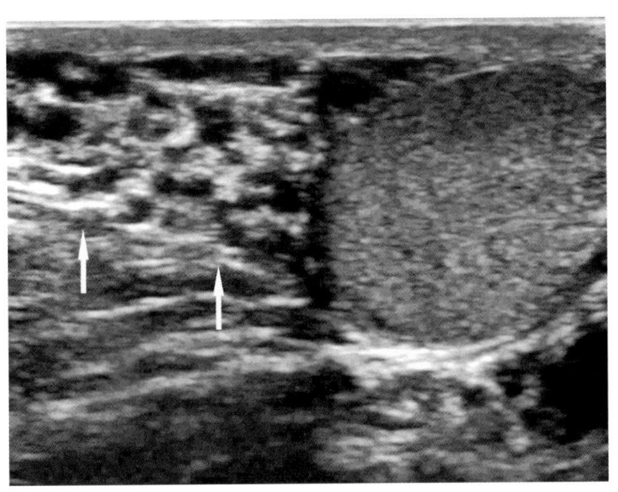

图 19-54 B 型超声图像显示精索静脉曲张和静脉丛扩张（箭头）

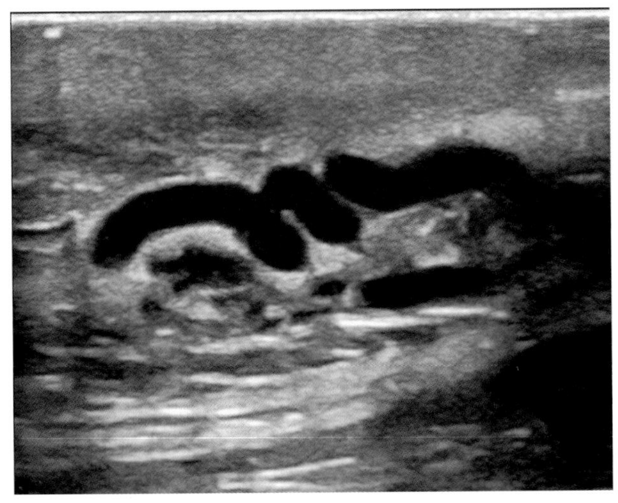

图 19-55 图像从左到右（朝向睾丸）显示精索静脉曲张特有的螺旋状扩张的血管。

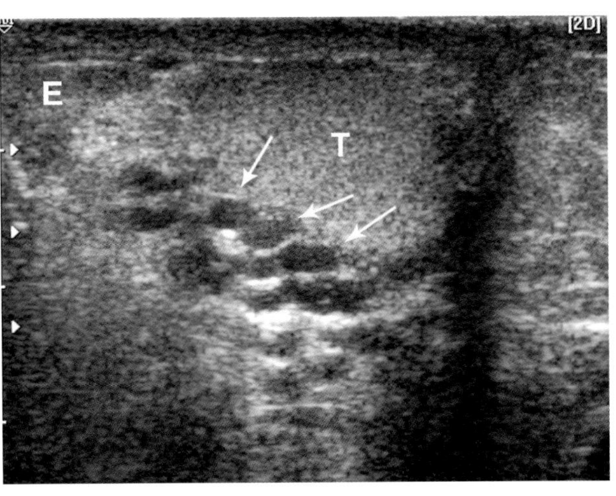

图 19-56 延伸性精索静脉曲张。管状结构（箭头）显示在睾丸（T）的左下部分。典型的睾丸结构被破坏。E= 附睾。

能量多普勒检查，特别是伴随 Valsalva 动作，将显示出血流的特征性模式（图 19-57）。多普勒可显示相位性静脉血流模式和 Valsalva 动作时的逆行充盈。患者站立位时，精索静脉曲张体积增大，彩色多普勒血流增加。

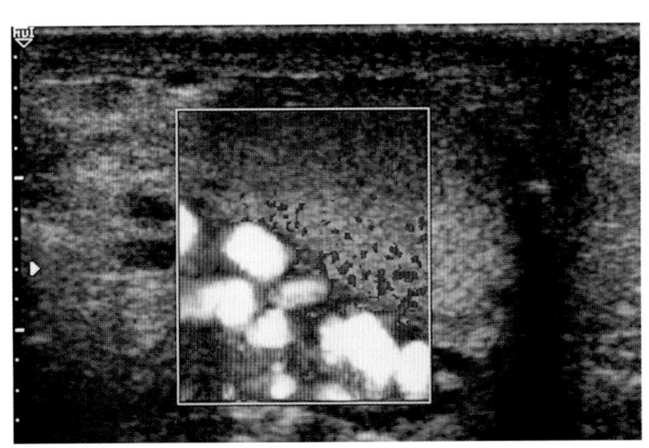

图 19-57 能量多普勒窗口位于管状结构上，如图 19-56 中所示。做 Valsalva 动作时显示静脉流量增加。

偶尔，精索静脉曲张可能与附睾尾部的炎症或阴囊内的肠道内容物相混淆。让患者做 Valsalva 动作可引起曲张静脉的扩张，并导致通过静脉的血流量明显增加。在极少数情况下，精索静脉曲张可以延伸到睾丸本身。可以从其源头进行追踪，以区别于其他病理过程。睾丸内精索静脉曲张是一种不常见的良性病变，发病率为 1.3% ～ 2%[76]。其特征是睾丸内静脉扩张，呈管状或椭圆形。它通常与睾丸外精索静脉曲张有关，但也可独立发病。它可能发生在左侧、右侧或双侧。最常见的是位于睾丸纵隔附近，也可位于包膜下。在彩色多普勒超声上表现为一簇低回声囊性或管状结构（> 3mm 大小）向睾丸纵隔放射，伴有自发性静脉血流，在 Valsalva 动作时增加[77,78]。

（六）疝

腹腔内容物疝入阴囊可导致患者出现急性睾丸疼痛。临床表现可类似于睾丸扭转、附睾炎或睾丸炎。超声检查对临床表现不明确的患者特别有帮助。为了识别疝，仅用仰卧位扫查可能是不够的。Valsalva 动作可有助于增加腹内压力。超声检查可以帮助评估睾丸，并显示腹腔内容物（图 19-58）。偶尔，可以清楚地看到一个充满液体或充气的带有瓣膜破裂或出血的肠襻（图 19-59）。在其他情况下，肠道气体产生的伪像可能是疝的唯一迹象。关键是不要混淆Fournier坏疽和疝囊中的肠气。疝囊内肠段的活力可以通过超声进行粗略的评估。嵌顿性腹股沟疝的超声征象是疝囊内肠襻壁增厚、疝囊内肠襻内的液体、疝囊内的游离液体和腹腔内肠管扩张（图 19-60 和 19-61）。疝囊内有大量游离液体时，通常需要外科手术干预。若超声检查发现肠管疝出处有蠕动，则不支持肠绞窄的诊断。

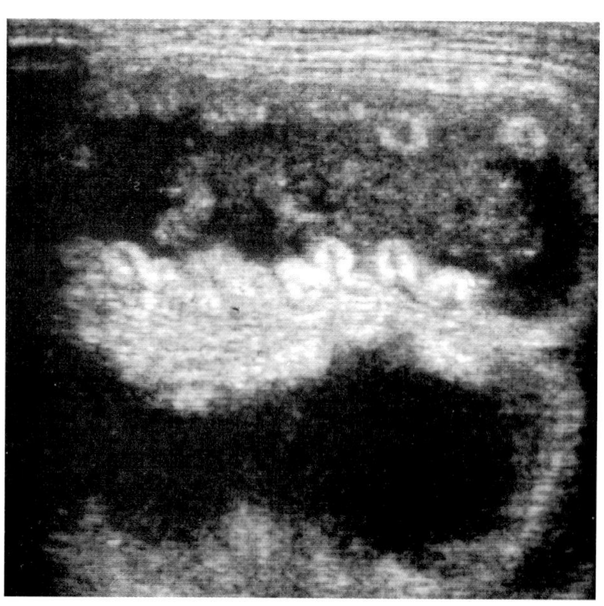

图 19-58 腹股沟疝。阴囊内有两个肠襻。近端肠管内有一些粪便。

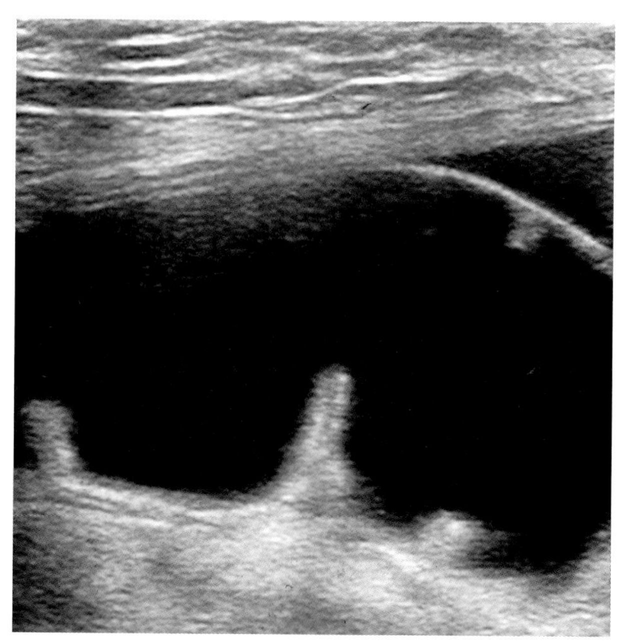

图 19-59 肠襻疝出伴肠套叠。

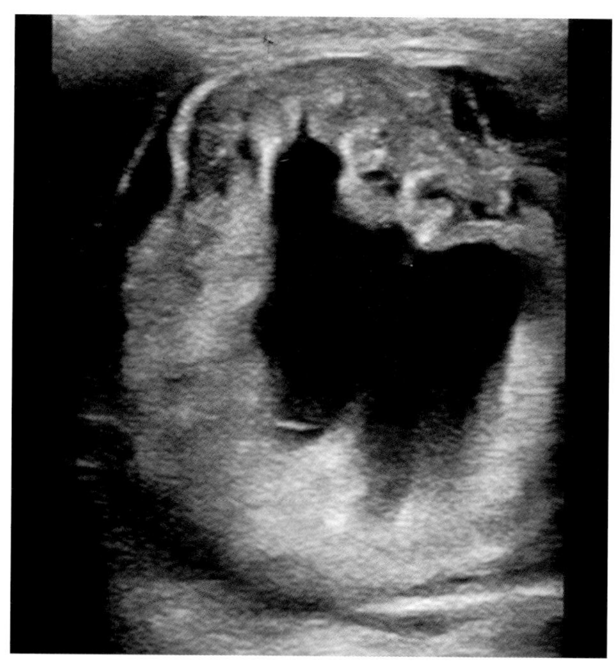

图 19-60 嵌顿性腹股沟疝。可见疝出的肠管壁增厚和肠管内的液体。

超声显示扩张的无蠕动疝出肠管，扩张的肠管在无蠕动肠管附近蠕动，以及梗阻发生后腹腔内液体的快速增多提示肠绞窄。无蠕动肠襻扩张对肠绞窄诊断具有较高的敏感性（90%）和特异性（93%）[34,79,80,81]。

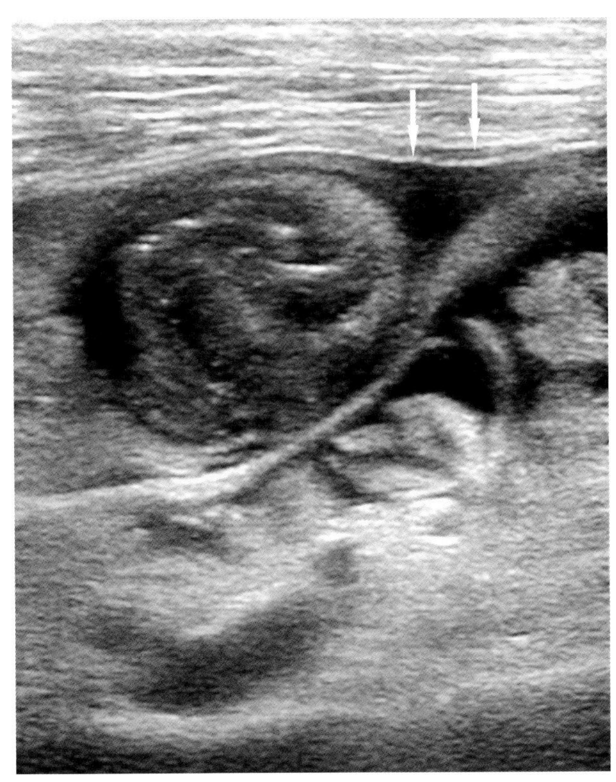

图 19-61 在疝出的肠襻周围的疝囊内有游离液体（箭头）

临床医生应该意识到 Dartos 筋膜收缩类似于蠕动的可能性。此外，能量多普勒如果能显示肠壁血流，表明其有生存能力，能量多普勒显示血流不足提示绞窄；然而，在绞窄的早期能量多普勒可以看到血流增加（充血）。网膜脂肪也可以疝入阴囊并发生绞窄。超声检查显示，网膜脂肪是疝囊内位于睾丸旁的复杂回声团。此外，由于疝引起的血管压迫，也可导致睾丸缺血。对疝内容物的操作可能导致腹股沟管内的血管结构受到压迫。当患者在腹股沟疝缩小后出现持续疼痛时，应考虑术后睾丸超声检查[82]。

（七）睾丸肿瘤

大约 6% 的睾丸癌病例发生在儿童和青少年，约 8% 发生在 55 岁以上的男性。大约每 250 名男性中就有 1 人患睾丸癌[83]。大多数患者表现为无痛性阴囊肿胀。睾丸肿瘤是引起急性阴囊疼痛的罕见原因。大约 10% 的患者因肿瘤出血或肿瘤坏死而出现急性阴囊疼痛[84]。这种急性表现可能类似于睾丸扭转或附睾 - 睾丸炎。睾丸中大多数（95%）肿瘤为生殖细胞肿瘤[85]。精原细胞瘤约占 50%。在大多数情况下，睾丸肿瘤患者需要早期泌尿外科随访，这是一个长期的过程。然而，如果发现大量的肿瘤内出血，应立即进行泌尿外科会诊。患者出现大的无痛性睾丸肿块，可能已经发展多年，在出院前需要谨慎处理（图 19-62）。

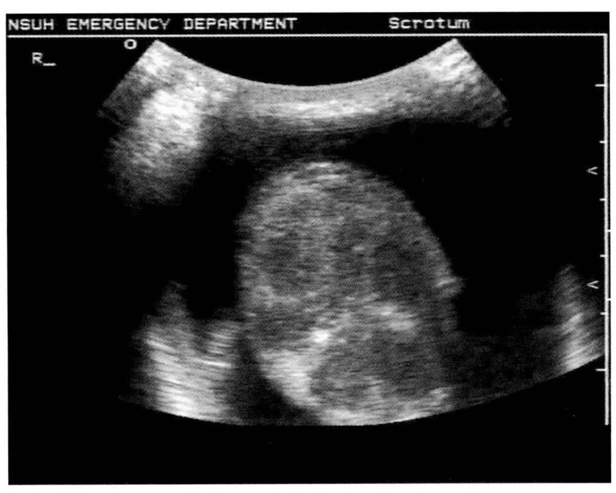

图 19-62 睾丸肿瘤。睾丸的长轴切面显示周围的鞘膜积液和多个低回声区取代了正常的结构。这个肿瘤是在一个主诉急性睾丸肿大的患者身上发现的。在进一步的病史询问中，患者表示他的睾丸在两年多的时间里慢慢增大。

超声检测睾丸恶性肿瘤的灵敏度为 92% ～ 98%，特异度为 95% ～ 99.8%[86]。超声检查显示，睾丸肿瘤表现为增大睾丸内的局灶性或弥漫性低回声区域。回声不均匀的区域提示肿瘤内出血和坏死，也可能发现钙化和囊性变。因为在睾丸肿瘤中检测到的高血供与在睾丸炎症中所见的高血供没有区别。疑似肿瘤的彩色多普勒成像是不可靠的，无附睾的增大和阴囊皮肤的水肿应该支持肿瘤的诊断，而不是炎症过程。

（八）阴囊蜂窝织炎和非炎性水肿

阴囊蜂窝织炎是一种炎症性阴囊壁水肿，常见于糖尿病 、肥胖或免疫功能低下的患者。在免疫抑制的患者中，阴囊蜂窝织炎可进展为坏死性筋膜炎。临床评估可能受到疼痛的限制，而通过体检可能无法鉴别蜂窝织炎与脓肿和坏死性软组织感染。超声可快速辅助阴囊软组织的床边评估，提供及时准确的诊断。蜂窝织炎的经典超声表现包括阴囊壁增厚、回声增高、皮下水肿和鹅卵石征（图 19-63）。反应性的鞘膜积液可以共存。彩色多普勒显示阴囊壁和皮下组织充血。蜂窝织炎在彩色多普勒上表现为边界不清的低回声区域，无血流[87]。

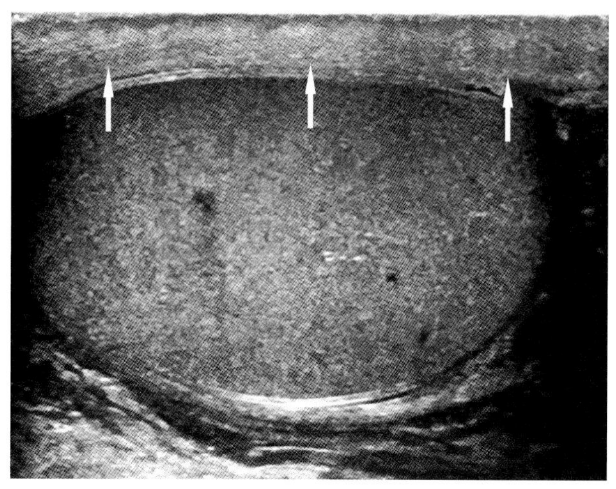

图 19-63 B 型超声图像显示阴囊壁增厚和回声增高（箭头），提示阴囊蜂窝织炎。

非炎症性阴囊水肿可见于第三间隙积液和水肿，并有多种病因。超声检查结果与蜂窝织炎相似；然而，在彩色多普勒上通常未见充血。

（九）急性特发性阴囊水肿

急性特发性阴囊水肿（AISE）是一种良性疾病，儿童比成人更常见。AISE 可为单侧或双侧，临床特征包括疼痛、肿胀和红斑。阴囊的肿胀和阴囊壁的红斑是非常典型的；然而，这种情况并不总是给患者带来痛苦。阴囊水肿局限于皮肤和筋膜，不累及更深层、睾丸或附睾。AISE 是自限性的，通常在 3 ~ 5 天内消退。AISE 的病理生理机制尚不清楚，血管性水肿和感染都被认为是可能的病因。AISE 通常是一种排除性诊断，鉴别诊断包括睾丸扭转、附睾炎、Fournier 坏疽和其他需要紧急干预的急性阴囊病变。

超声检查是确认 AISE 和排除其他急性阴囊病因的首选成像方式。典型的超声表现包括阴囊壁增厚和水肿，具有不均匀的横纹外观，阴囊壁血供丰富，睾丸和附睾外观正常（图 19-64）。彩色多普勒检查显示的阴囊壁血供丰富被称为“喷泉征”。阴囊壁血供丰富，其动脉血供通过阴囊前后动脉来自阴部外深动脉和阴部内动脉分支，对阴囊的横向成像显示类似“喷泉”征。睾丸和附睾无血管形成增加。其他超声检查结果包括轻度反应性鞘膜积液和腹股沟富血供淋巴结[88-91]。

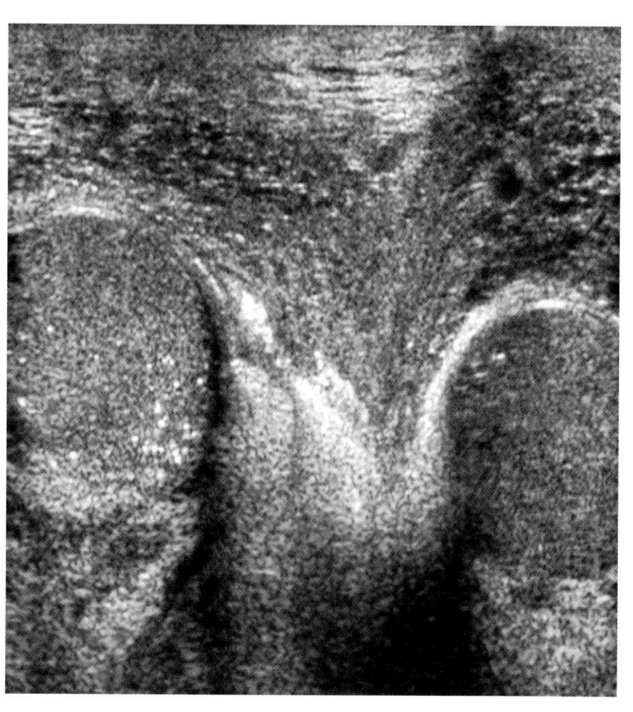

图 19-64 急性特发性阴囊水肿。B 型超声图像显示阴囊壁明显增厚和水肿，具有不均匀的横纹外观，睾丸外观正常。

（十）睾丸附件扭转

睾丸附件是副肾盂肾小管的残余物。睾丸附件扭转是儿童青春期前急性阴囊疼痛最常见的原因。它常见于 7 ~ 13 岁的儿童，占急性阴囊疼痛的 24% ~ 46%[92,93,94]。因通常情况下睾丸附件有蒂，且更经常出现在左侧。睾丸附件特别容易扭转，睾丸附件扭转可表现出与睾丸扭转相似的症状，但它通常出现在较年轻的患者。鉴别睾丸附件扭转和睾丸扭转是很重要的，因为睾丸附件扭转是自限性的，不需要手术。超声检测睾丸附件扭转的灵敏度约为 90%。随病情进展超声检查显示，扭转的睾丸附件可表现为睾丸外小的高回声或低回声，或邻近睾丸或附睾上部的混合回声肿块，扭转附件的外观被描述为微囊状或“椒盐状”与后部回声增强[95]。大于 5.6mm 的睾丸附件提示有扭转[96]。

彩色多普勒显示，扭转的睾丸附件中没有内部血流，邻近组织有明显的充血，且遍布整个睾丸和附睾（图 19-65 和图 19-66）。其他超声检查结果包括反应性鞘膜积液、附睾头增大和阴囊皮肤水肿[38,39]。

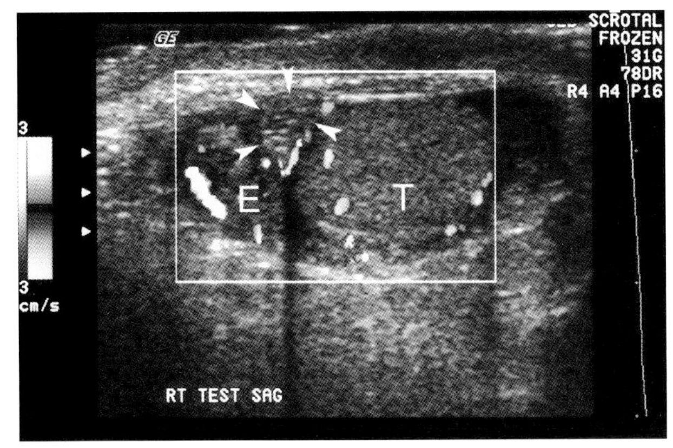

图 19-65 一例 8 岁患儿的睾丸、附睾血流增多，而可疑附件扭转处无血流信号（箭头）。

注：E= 附睾；T= 睾丸

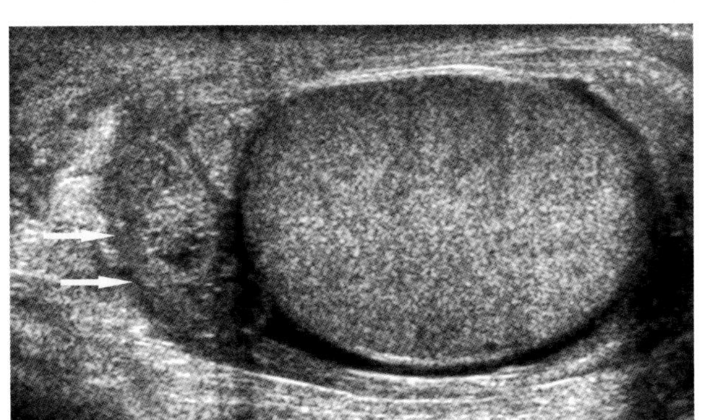

A

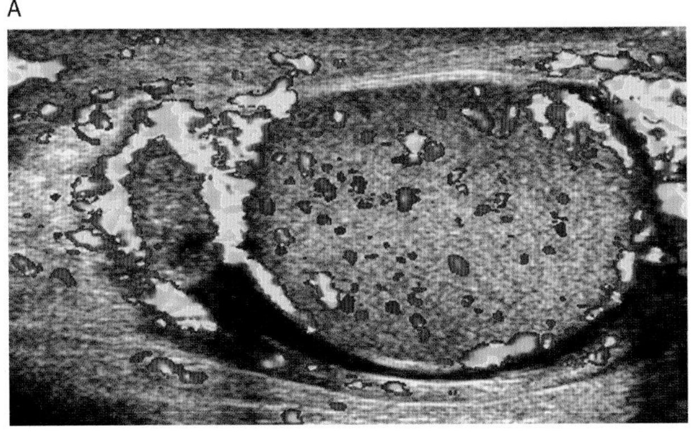

B

图 19-66 （A）在 B 模式成像中，扭转的睾丸附件显示为位于睾丸上方的一个混合回声小病灶（箭头）。（B）彩色多普勒显示扭转的睾丸附件内部无血流，而邻近组织的血流增加，遍布于整个睾丸和附睾。

（十一）钙化

阴囊内的钙化物通常位于睾丸或白膜内，或在鞘膜积液内。“阴囊结石”是睾丸外可移动的高回声结石，导致不连续的后方声影。它们大多是患者在阴囊超声检查中偶然发现的，直径可达 1cm。阴囊结石通常是单个的，但也可以是多发的，并经常伴有鞘膜积液，这有助于超声上观察和评估其活动性（图 19-67）。阴囊结石在被膜间液体中的流动性使其区别于膀胱结石和尿道阴囊瘘管或其他阴囊钙化[97]。这些钙化是创伤或影响阴囊的炎性疾病、血肿或睾丸鞘膜纤维素变性的结果，或者是扭转或梗死后的睾丸附件或附睾分离的部分。阴囊结石的临床意义尚不确定，目前不建议对其进行进一步的检查[98,99]。

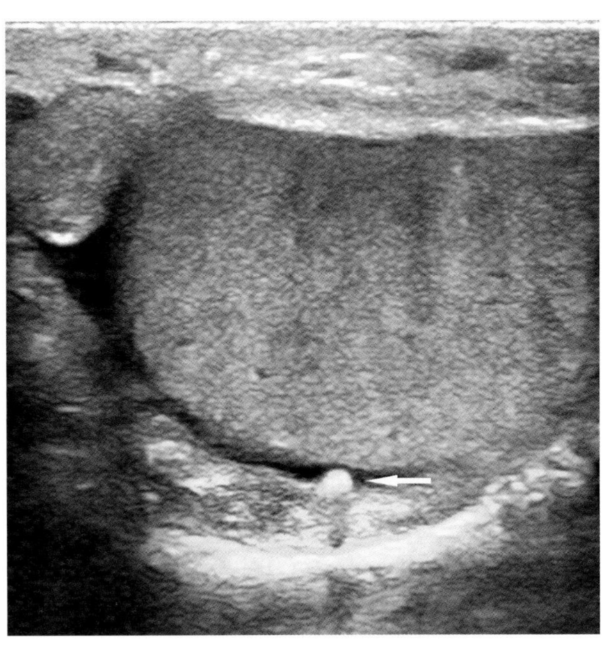

图 19-67 B 模式超声图像显示单个的阴囊结石，并伴有少量鞘膜积液。

小的睾丸钙化称为微结石症（图 19-68）。在有症状的成人中，睾丸微结石的患病率为 0.6% ～ 9%，在无症状的成人为 2.4% ～ 5.6%。睾丸微结石是指在睾丸实质内存在多个 1 ～ 3mm 大小的无声影的回声病灶。在一个睾丸中，每个超声切面存在 5 个或更多的回声病灶被认为是异常的[34,100]。这些回声病灶代表生精小管腔内钙化的羟基磷灰石结石。大多数是因疼痛、肿胀、创伤、精索静脉曲张、鞘膜积液或不孕症等进行超声检查而偶然发现的[34,100]。研究报道了睾丸微结石和睾丸癌风险之间的关系，但结果尚存在争议。

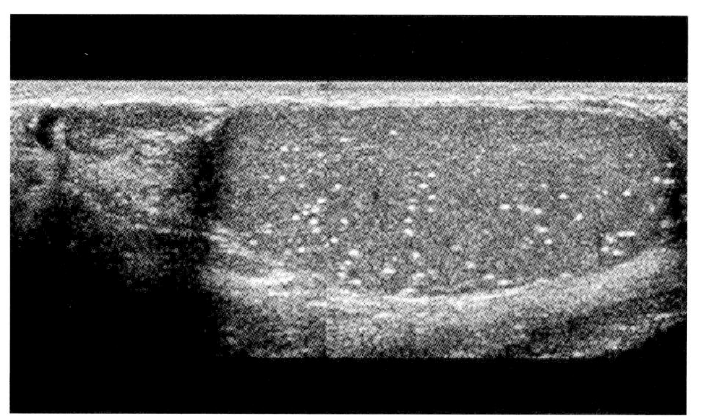

A

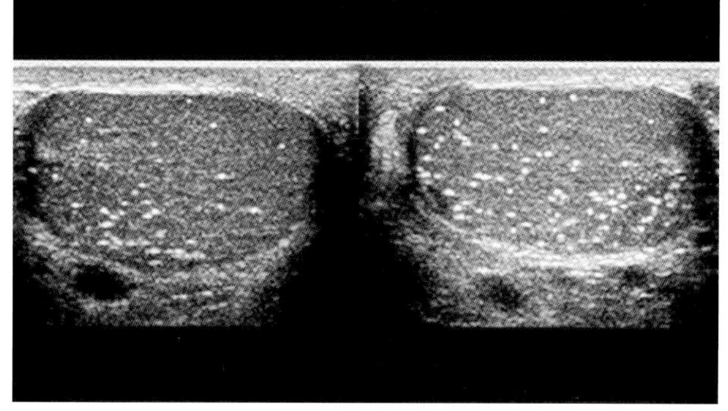

B

图 19-68 **一侧睾丸长轴图（A）和双侧睾丸短轴图（B）显示多发对称微小结石。**

睾丸结石者患睾丸癌的风险似乎非常小，在没有其他危险因素的情况下，存在孤立的睾丸微结石不必再行进一步检查或常规阴囊超声检查。当伴有任何一种危险因素的患者发现睾丸微结石，且两个睾丸内均无局灶性肿块时，建议进行超声随访[101－103]。

（十二）隐睾症

患者有时因为阴囊疼痛而发现只有一个睾丸，隐睾症可能为先天性或手术所导致的睾丸缺如。即使是对年轻患者，查明是否有隐睾症都很重要，隐睾的睾丸会在从腹部到阴囊的正常路径中停止下降。隐睾可能会增加患不育症和睾丸癌的风险。与手术矫正相比，10 岁后延迟行睾丸固定术的患者患睾丸癌的风险高 6 倍[104]。此外，隐睾睾丸扭转的发生率增加了 10 倍[45]。有些患者可能没有意识到有一个睾丸没有下降。大部分隐睾位于外环外（阴囊上），其次是腹股沟管（管内），最后是腹部[105]。

大约 10% 的病例是双侧发病。在 20% 的患者中，至少有一个睾丸无法触及，而在单侧发病的病例中，多为左侧[106]。超声定位隐睾睾丸的准确性分别为 100%（可触及）和 84%（不可触及），敏感性为 76%，特异性为 100%[107～110]。隐睾睾丸通常较小且呈均匀低回声，可能很难与淋巴结区分。因为睾丸疼痛的患者扭转风险较高，应注意评估其血流（图 19-69 和 19-70）[35]。

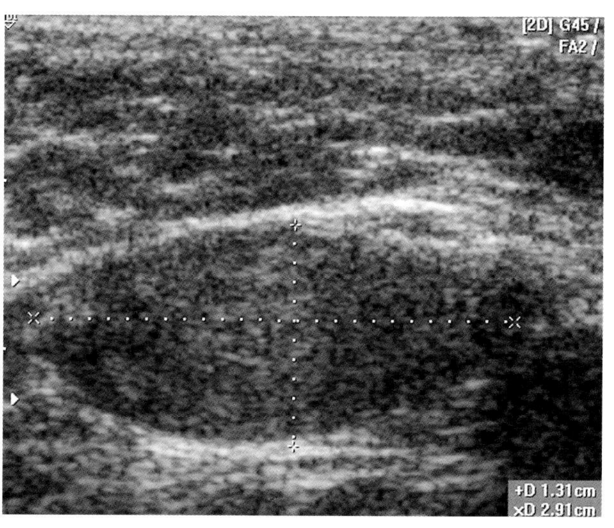

图 19-69 **图中所示的小睾丸在邻近阴囊的骨盆区。**

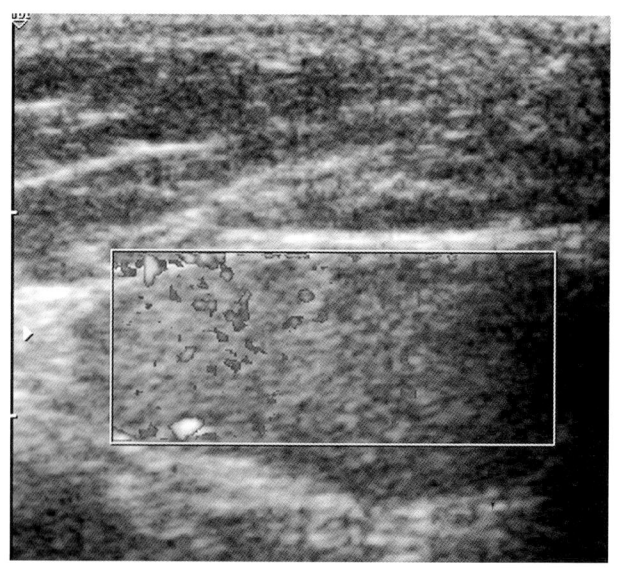

图 19-70 **能量多普勒检测到未降睾丸中的血流，在脉冲多普勒上证实为动脉和静脉血流。**

八、注意事项

1. 禁忌证。超声评价睾丸没有绝对的禁忌证。剧烈的疼痛可能会影响检查，有时需要一些镇痛药。在睾丸急症的诊疗过程中，微小的探头压力不会对破裂的睾丸造成影响。

2. 新生儿和青春期前的男孩。青春期前男孩和婴儿的睾丸血流较难测得。这可能导致不准确的诊断。多普勒只能显示 32% 的睾丸体积＜ 1mL 的儿童患者的血流。新生儿睾丸扭转约占所有儿童扭转病例的 10%，可在出生后 24 小时内或之后发生 [111]。在新生儿中，约 10% 的正常睾丸难以检测到血流 [45]。评估青春期前的睾丸可能需要非常敏感的设备和相当多的专业知识。

3. 不完全扭转。当精索旋转大约 450° 的时候会出现完全扭转。首先是静脉血流消失，其次是动脉血流消失。多普勒血流的存在只能排除完全的睾丸扭转。不完全扭转的超声表现可能不明显，应仔细比较两侧以排除不完全或部分扭转。利用彩色多普勒来诊断早期睾丸扭转，即不完全扭转，是非常具有挑战性的。使用频谱多普勒来记录静脉和动脉波形是最佳的。提示有部分扭转的频谱多普勒检查结果(图 19-71)见表 19-3。此外也可表现漩涡征，同侧鞘膜积液和阴囊增厚。如果高度怀疑扭转且初始超声检查正常，则应考虑进行连续 POCUS 检查 [45,46]。

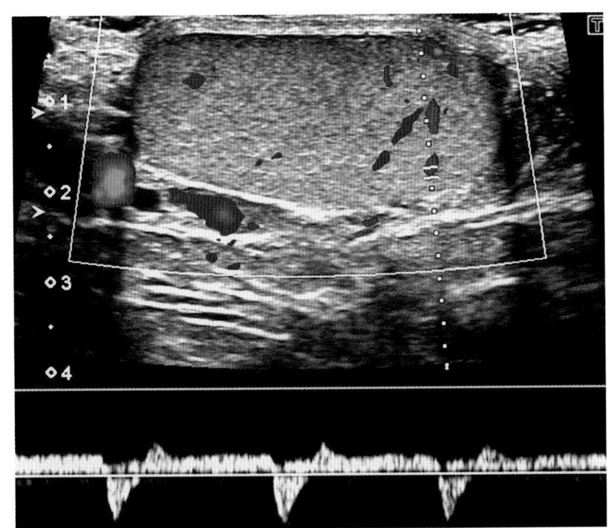

图 19-71 彩色多普勒图像显示舒张期血流逆转，提示睾丸部分扭转。

表 19-3 睾丸部分扭转的频谱多普勒特征

与未受影响的睾丸相比，睾丸内血流减少
频谱多普勒动脉波形不对称，动脉波形中无重搏切迹
患侧舒张期血流速度下降
舒张期血流方向逆转
阻力指数不对称

4. 扭转和复位。间歇性睾丸疼痛自发消退的病史高度提示间歇性睾丸扭转和复位。大约 50% 出现急性睾丸扭转的患者报告既往有复发性阴囊疼痛。超声可能并不总是有帮助的，因为扭转可能在成像前复位，使超声显示正常的睾丸。不幸的是，间歇性睾丸扭转可导致睾丸损伤，组织学上表现为管周纤维化、生精小管萎缩和精子发生减少。如果怀疑该临床病变，建议近期在再次扭转发生前，进行泌尿外科会诊和睾丸固定术。大约 10% 有间歇性扭转病史的患者在等待睾丸固定术时发展为急性睾丸扭转 [45,46]。

5. 缺血后充血 / 扭转性破裂。部分患者可能表现为扭转和自发性复位。如果在复位期间进行超声检查，这种情况可能会给诊断带来挑战。复位后不久，随着受影响睾丸的血流量增加，可检测到代偿性缺血后充血（图 19-72），易与附睾 - 睾丸炎相混淆。这种矛盾的血流量增加通常不会持续超过 15 分钟，并在复位部位再次恢复正常。因为可以进行连续检查。床旁即时超声检查在这种情况下可能会有帮助，凭借认真观察患者和进行一系列超声检查，临床医生应该能够避免这种混淆 [45,46]。

6. 睾丸条纹征。随着现代高分辨仪器的使用，超声医生可以比以前看到更多的睾丸细微结构。但事实上，影像学技术的进步也造成了一些困境，即区分正常的解剖变异和病理改变可能变得更具挑战性。如条纹状睾丸，它表现为睾丸内呈放射状的多个低回声线性带，在睾丸内垂直于它的长轴，在方向上类似于睾丸叶间纤维间隔（图 19-73）。条纹状睾丸很可能是无症状老年男性间质纤维化的结果，不需要进一步的评估。然而，条纹状睾丸的鉴别诊断还包括肿瘤、感染 、梗死和创伤。缩小鉴别诊断的范围取决于临床表现（年龄、恶性肿瘤病

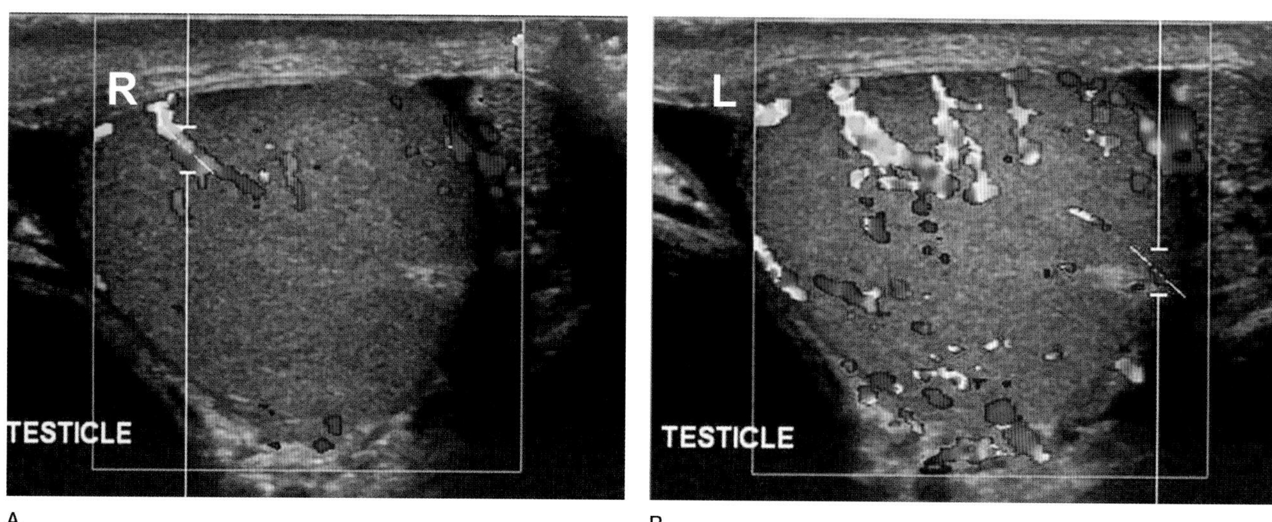

图 19-72 **在复位后不久进行的彩色多普勒超声显示右侧睾丸（A）血流正常，而由于代偿性缺血后充血导致左侧（受影响的）睾丸（B）血流增加。**

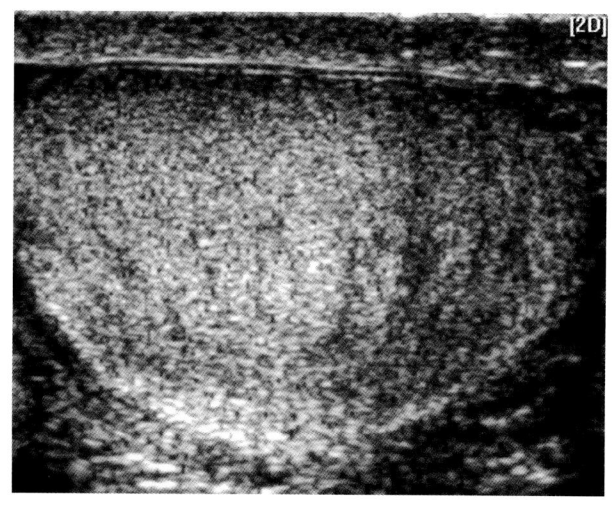

图 19-73 **睾丸内出现多发垂直条纹**

注：这不是一种病理改变，而是一位 55 岁糖尿病患者的正常睾丸。

史、可触及的睾丸肿块）和其他的超声检查结果，如睾丸的大小、局灶性肿块和多普勒异常。在没有危险因素、相关临床表现和多普勒异常的情况下，睾丸条纹征没有临床意义。这很可能是由于衰老或既往感染引起的纤维化，可能不需要进一步的随访[112]。

参考文献

完整的参考资料列表可在网上找到

www.mhprofessional.com/mamateer4e.

视频

第20章 深静脉血栓形成

Thomas G. Costantino and Harry J. Goett

深静脉血栓（DVT）的超声评估是2008年和2016年修订的美国急诊医师学会指南中列出的急诊医师11项核心超声应用之一[1]。这种评估通常包括血管加压超声（CUS）。虽然不同于美国许多血管实验室进行的由整个下肢CUS和多普勒超声相结合的典型“双功”检查，但CUS作为诊断DVT的初步检查工具已被广泛研究[2,3]。

一、临床概况

如果不及时治疗，DVT可导致较高的发病率和死亡率，包括肺栓塞（PE）和血栓后综合征。静脉血栓栓塞的年发生率约为1/1000，并随着年龄的增长而增加。由于2/3的静脉血栓栓塞患者最初诊断为近端下肢深静脉血栓，这导致美国每年深静脉血栓的发病人数达到约20万例[4]。如果不进行治疗，其中50%将进展为PE，导致30天的死亡率约为15%[4]。经治疗后，深静脉血栓的并发症减少到5%以下。然而，抗凝治疗导致近2%的患者出现大出血，死亡率为0.2%，因此治疗应仅限于那些确诊的患者[5]。因此，诊断方法需要具有较高的敏感性和特异性。

绝大多数DVT（＞90%）是在下肢近端静脉（股总静脉、股静脉、腘静脉）发现的。髂静脉约占DVT的2%[6]。上肢静脉只占深静脉血栓的一小部分，除非存在静脉导管。

小腿深静脉血栓的诊断方法仍然存在较大争议。关于最佳诊断方法的争论围绕在血栓向近端扩散的趋势上。诊断方法包括：①1周内重复超声检查；②对CUS阴性的患者进行D-二聚体检测；③单次全下肢超声检查[3]。

浅表性血栓性静脉炎被认为永远不会发展为深静脉血栓，但也有一些研究对这一观点提出质疑，甚至建议治疗涉及近端大隐静脉的浅表血栓性静脉炎[7]。

深静脉血栓的临床体征和症状包括下肢的肿胀和压痛；然而，临床怀疑患有深静脉血栓的患者中只有大约20%的患者实际存在深静脉血栓。D-二聚体检测的敏感性较高，当结果为阴性时，已被证明有助于排除临床低度怀疑DVT的患者[8]。下肢近端超声已成为诊断深静脉血栓的影像学检查金标准。目前大多数评估疑似下肢深静脉血栓患者的方法包括结合临床症状、高敏感性D-二聚体检测和下肢CUS[8,9]。

急诊医师可结合临床症状、实验室检测和CUS来快速诊断DVT患者，并放心地让不具备DVT诊断标准的低风险患者出院。

二、临床适应证

静脉超声检查的临床适应证包括：可疑下肢及上肢DVT。

（一）疑似下肢 DVT

维氏（Virchow）三联征——高凝状态、静脉淤滞和内皮损伤——是发生深静脉血栓的主要危险因素。尽管两者都涉及相似的凝血级联因素，但静脉血栓形成的病理生理学尚不如动脉血栓形成那么清楚，一旦血栓形成，凝血块就开始重构。该过程可在凝血块和静脉壁之间形成裂缝；从最初的凝血块形成后约 1 周开始，是 PE 风险最大的时候。在接下来的几周内，血块可发生溶解和再通，形成增厚的内膜。

只有大约一半的深静脉血栓患者有明显的症状或体征。深静脉血栓形成的危险因素列于表 20–1。将危险因素、体格检查结果和临床医生的判断相结合已发展成为临床预测 DVT 的模型（表 20–2）[8,9]。这种临床预测模型通常与高灵敏度的 D– 二聚体检测相结合，以用于筛选接受 DVT 超声评估的患者。

表 20–1 深静脉血栓形成的危险因素

年龄＞ 60 岁
癌症
中心静脉导管置入
导致高凝状态的遗传因素
DVT 病史
制动
肥胖
妊娠
吸烟
创伤或近期手术史
使用避孕药或激素替代疗法

表 20–2 Wells 标准：评估深静脉血栓形成的简化临床模型

临床变量	得分
癌症活动期（正在接受治疗或在过去 6 个月内接受治疗或姑息治疗）	1
下肢瘫痪、麻痹或近期石膏固定	1
最近卧床 3 天或以上，或在过去 12 周内接受了需要全身或局部麻醉的大手术	1
沿着深静脉系统分布的局部压痛	1
整个下肢肿胀	1
小腿肿胀比健侧至少大 3cm（胫骨结节下 10cm 处测量）	1
凹陷性水肿局限于有症状的下肢	1
存在侧支浅静脉（非静脉曲张）	1
既往 DVT 病史	1
具有与深静脉血栓形成一样发病可能的其他疾病	−2

* 评分在 3 分以上者发生概率高，1 ～ 2 分者发病概率中等，0 分以下者发病概率低。

关于如何使用超声检查来评估深静脉血栓，人们有不同的看法。以往全腿超声检查都是在血管实验室进行的。通常所谓的双功能超声，是将 CUS 与使用彩色和脉冲波多普勒的多种检查方法相结合。通常扫查整个下肢，从腹股沟韧带到小腿静脉，每隔几厘米测量一次。这项技术非常耗时，一项检查平均需要 37 分钟 [10]。

另一种方法是围绕股总静脉和腘静脉进行 CUS。这项技术似乎最适合急诊医师，因为它可以在病人的床旁快速进行，并已被证明更为安全和有效。

一项研究比较了 220 例临床怀疑患有深静脉血栓的患者的 CUS 和静脉造影检查。CUS 对临床相关深静脉血栓（腘窝及以上）的敏感性为 100%，特异性为 99%[11]。此后，大量的研究已经证实这种 CUS 技术的高灵敏度和特异性 [12–17]。也有学者提出了一个理论上令人担忧的问题，即若在股静脉（历史上称为股浅静脉）中存在一种孤立的深静脉血栓，该技术可能会将其遗漏，但大量的数据并不支持这一观点 [18]。

几项大型研究对静脉血栓栓塞患者随访了 3 个月和 6 个月。研究结果均证实了 CUS 诊断 DVT 的安全性。2002 年的一项研究调查了 1756 例疑似深静脉血栓患者使用 CUS 的情况[19]。他们将其与高灵敏度的 D- 二聚体检测相结合，对 D- 二聚体阳性的患者在 1 周内进行 CUS 重复检查。22% 的患者最初被诊断为近端深静脉血栓。在初始超声和D-二聚体检测呈阴性的患者中，只有 6/828（0.7%）例在 3 个月时出现静脉血栓栓塞。发病概率低且 D- 二聚体检测呈阴性的患者 3 个月时静脉血栓栓塞的发生率为 1.8%，与之前验证的 Wells 标准相似。初始超声阴性和 D- 二聚体阳性的患者在 1 周内 DVT 的发生率为 3%，3 个月时为 2.1%。在这项研究中，没有对小腿静脉进行评估。2008 年的一项研究试图直接比较有限 CUS 评估加 D- 二聚体检测与全下肢双功评估[3]。该研究将 2098 例患者随机分为两组，以 3 个月时的死亡率和 DVT/PE 为研究终点。在 CUS 组，0.9% 的患者在 3 个月后出现了不良事件，而全下肢检查组为 1.2%，两种方法被认为是等效的。全下肢方法最初诊断 20.4% 的患者患有近端 DVT，6% 的患者伴小腿静脉血栓；所有患者均接受了抗凝治疗。有限 CUS 方法最初诊断 20.8% 的患者为深静脉血栓。在初始超声检查正常的患者中，有 30.9% 为 D- 二聚体呈阳性，并在 1 周后接受重复超声检查。这一周内没有患者发生 PE，也没有患者接受抗凝治疗。1 周后，又有 5.5% 的患者出现近端深静脉血栓。该研究表明，对于 D- 二聚体阳性的患者，有限 CUS 联合 1 周后重复超声检查的诊断效能与全下肢双功检查相当。这可能是因为未确诊的小腿静脉血栓会导致近端深静脉血栓，它倾向于在 1 周内发生。这些研究中使用的有限的 CUS 技术包括对腹股沟韧带处的股总静脉进行一次加压，对腘静脉进行两次加压，一次在腘窝中点，另一次在腘窝远端紧邻其三分叉处。

有研究表明，急诊医生可以在几分钟内进行有限的 CUS，并取得良好的效果[12-17]。2013 年的一项分析显示，急诊医生可以对深静脉血栓进行有限的CUS检查，其准确性与放射学超声检查相似[20]。此外，2010 年的一项研究表明，与专业影像科医生进行的全下肢双功超声相比，急诊医生在短短 10 分钟内就学会进行简单 CUS 来诊断 DVT，准确率为 100%[17]。

2012 年，美国胸科医师学会发布了关于深静脉血栓的诊断指南[21]。指南强调了CUS的实用性，建议将其作为所有预测试的首次诊断测试。

对于预测试 DVT 发生概率较低的患者，他们建议将 D- 二聚体检测或有限的 CUS 作为初始检测。如果 CUS 为阴性，他们建议不要进行进一步检测。

对于预测试发病概率中等的患者，他们建议将 D- 二聚体测试或 CUS 或全下肢超声作为初始检测。如果最初的 CUS 为阴性，建议进行 D- 二聚体检测。如果 D- 二聚体呈阳性，建议在 1 周内随访 CUS，如果为阴性，则不需要进一步检测。如果 CUS 检测呈阳性，则开始治疗深静脉血栓。如果是孤立的远端血栓（即小腿静脉深静脉血栓），建议对大多数患者进行连续监测，而不是治疗。

对于预测试发病概率高的患者，指南推荐 CUS 或全下肢超声作为初始诊断检测。如果 CUS 为阴性，建议进行 D- 二聚体检测，如果为阳性，在 1 周内重复 CUS，或者放弃 D- 二聚体检测，在 1 周内重复 CUS。如果可能的话，全下肢超声可以代替 CUS。然而，如果在全下肢超声中发现小腿静脉血栓形成，建议在 1 周内重复超声检查以决定是否延长治疗。

图 20-1 和图 20-2 是基于美国胸科医师学会（ACCP）指南的两种简化方法，可以根据当地资源的不同来使用这些方法。这些指南适用于疑似新发生的深静脉血栓的患者。更复杂的指南适用于复发性深静脉血栓[21]。

超声放射医师学会于 2018 年发布了深静脉血栓诊断指南[22]。指南推荐全下肢双功超声检查，即从腹股沟韧带到踝关节的超声检查，每 2cm 压迫一次静脉，并选择使用多普勒而不是 CUS。这样做的理由是，在一些患者中，可避免在 1 周内重复超声检查，有些患者不需要 D- 二聚体检测。在没有如此全面的检查条件的情况下，推荐 CUS。指南还介绍了一种扩展的有限 CUS 的概念，即从腹股沟皱褶到腘窝每 2cm 加压一次。虽然理论上这可以诊断罕见的孤立性股静脉深静脉血栓，但没有证据支持这种方法优于传统的 CUS。此外，指南建议在 5 ～ 7 天内重复对 CUS 阳性患者进行检查，以评估深静脉血栓的程度，但目前尚不清楚这将带来什么好处。此建议主要适用于在血管或放射科开展的检查。

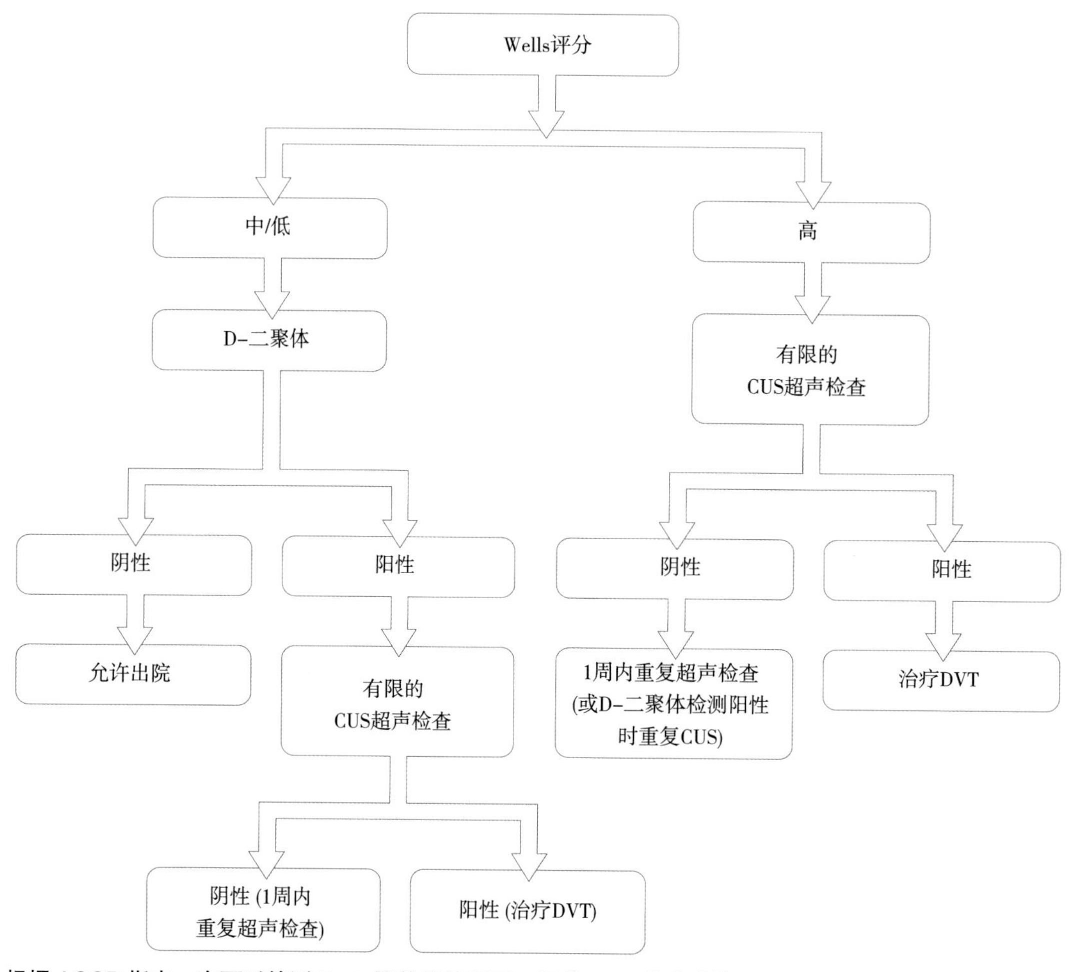

图 20-1 **根据 ACCP 指南，在可以检测 D- 二聚体的情况下，评估 DVT 的首选策略。**

当诊断成像被延迟或不可用时，有限的 CUS 通常是最有价值的。在接受有限 CUS 评估的患者中，根据 CUS 应用的情况，约 10% ～ 20% 的患者被诊断为深静脉血栓，没有深静脉血栓的患者可能会被偶然发现另一种疾病。大约 15% 的疑似深静脉血栓的患者最终被诊断为 Baker 囊肿、膝关节积液或蜂窝织炎，所有这些都可以通过超声检查发现。

（一）上肢 DVT

上肢深静脉血栓约占所有深静脉血栓病例的 5%[23]。上肢 DVT 最常见的原因包括恶性肿瘤、中心静脉置管及放置心脏起搏器。绝大多数的上肢深静脉血栓是由于留置导管引起的，多数发生在锁骨下静脉。深静脉血栓的其他发生部位是腋静脉和颈内静脉。颈外静脉血栓极为罕见。

尽管检查静脉的可压缩性对于判断下肢 DVT 效果很好，但锁骨下静脉却很难按压。排除上肢 DVT 依赖于在主要的静脉节段间接证实静脉的通畅程度。尽管这方面的研究还较少，但结果仍显示对于经验较少的超声医师而言排除上肢 DVT 较下肢更困难。一些医师的解决方法是诊断上肢 DVT 主要依赖于超声显示存在 DVT 的阳性发现，而不是靠阴性发现来排除 DVT。识别一个阳性病例通常是很简单的，所以做一个简短的床旁检查是合理的。然而，床旁检查阴性的患者可能需要进一步的综合超声检查或计算机断层扫描（CT）进行进一步评估，这取决于检查者的经验和初始检查的质量。

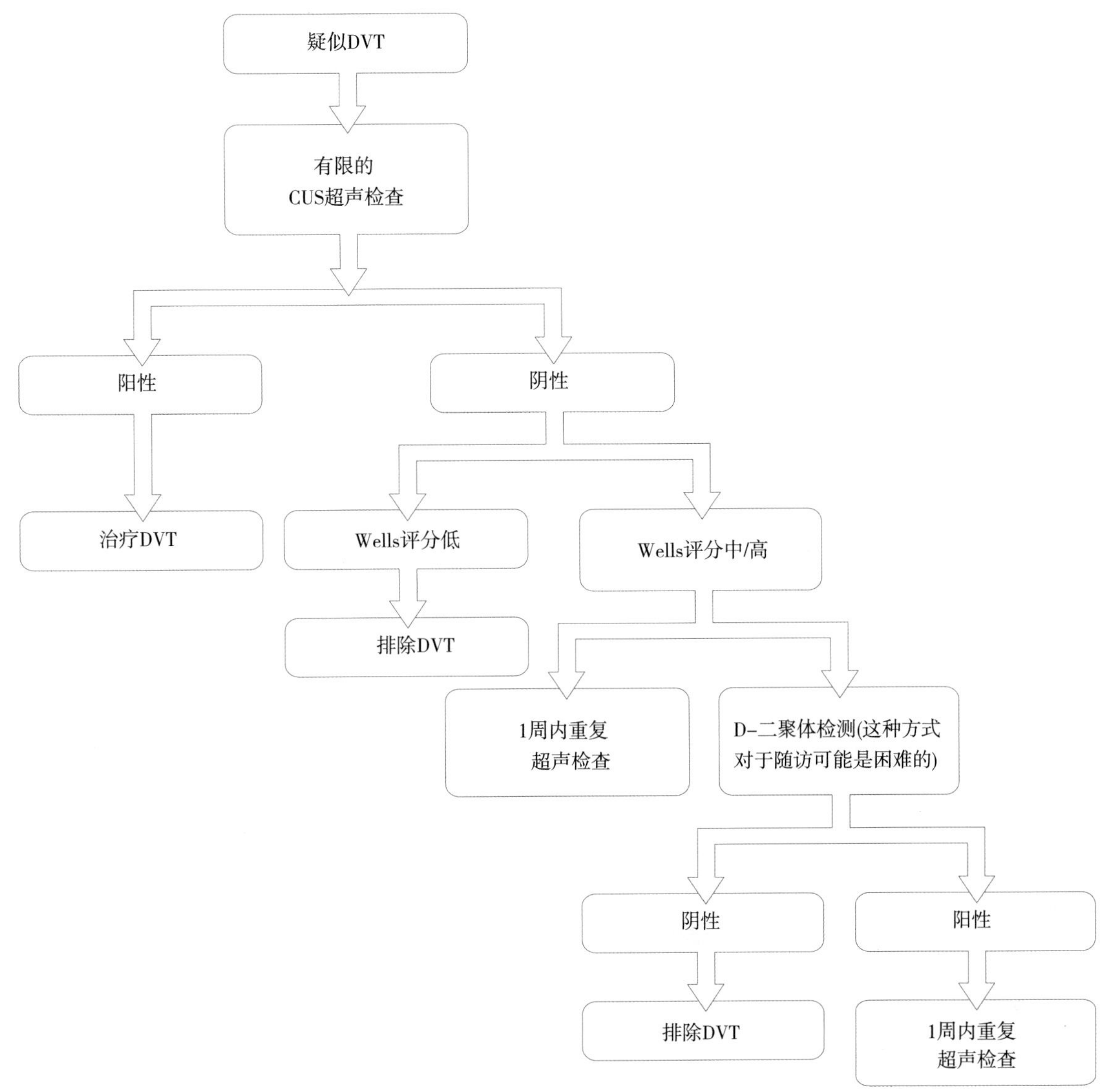

图 20–2　基于 ACCP 指南，在 CUS 可用的情况下，评估 DVT 的首选策略。

（二）浅表血栓性静脉炎

头静脉和贵要静脉的血栓通常被认为是来源于浅表血栓性静脉炎，但有些学者认为这种情况应该接受抗凝治疗。

在下肢，大隐静脉被认为是浅静脉，但一些学者主张在这个部位的血栓也需要抗凝治疗[7]。其他部位的浅表静脉血栓被认为没有 PE 的高发风险，可保守治疗，无需抗凝。在超声上，浅表静脉血栓的表现与深静脉血栓相似，静脉不能压缩是其诊断标准。

（三）小腿深静脉血栓形成

小腿深静脉血栓也称为孤立性远端深静脉血栓和膝关节下深静脉血栓。这些静脉不是浅表静脉，而是指胫前、胫后静脉、腓静脉、比目鱼肌和腓肠肌静脉。如果在距离腘窝 5cm 内的腘静脉发现血栓，应将其视为近端深静脉血栓。在其他情况下，ACCP 建议在第 1 周和第 2 周进行连续的 CUS 检查，以评估抗凝治疗的效果，但有些学者并未参照该指南，而是进行了抗凝治疗[21,24,25]。

三、解剖概要

上肢深静脉包括起源于掌静脉丛的桡静脉和尺静脉（图 20–3），这两支静脉与同名动脉伴行并在肘前汇合成肱静脉。肱静脉走行表浅，与肱动脉伴行，在近贵要静脉（浅静脉）汇入腋静脉处汇入腋静脉。腋静脉行至胸部移行为锁骨下静脉。后者与颈内静脉汇合成头臂静脉。

在从腹股沟韧带到小腿水平的由近端到远端的检查中，下肢静脉系统的检查相当简单。虽然许多临床医生可能会觉得他们知道股血管的位置和解剖结构，但很少有人真正了解其解剖结构和可能存在的变异的细节。

从近心端至远心端，髂静脉远端是股总静脉。股总静脉在腹股沟韧带后的第一个分支是大隐静脉，它在内侧分支，并沿腿部内侧表面向下延伸。股总动脉通常在股总静脉分支处附近几厘米处分支。通常股总静脉的第二分支是一个小的无名静脉，并在浅静脉和深静脉之间向外侧走行。

股总静脉分支为股深静脉和股静脉。分支位于腹股沟皱褶下 10cm 以内（图 20-4）。“股浅静脉”的名称经常存在误解，因为它是深静脉系统的一部分。但缺乏经验的临床医生有时会错误地将这个位置的血栓报告为深静脉系统之外的血栓。

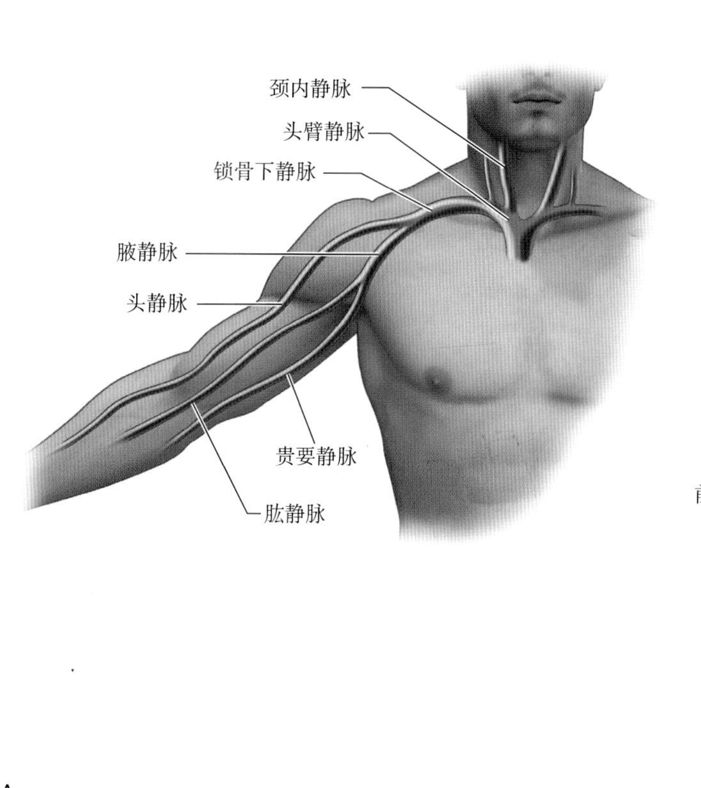

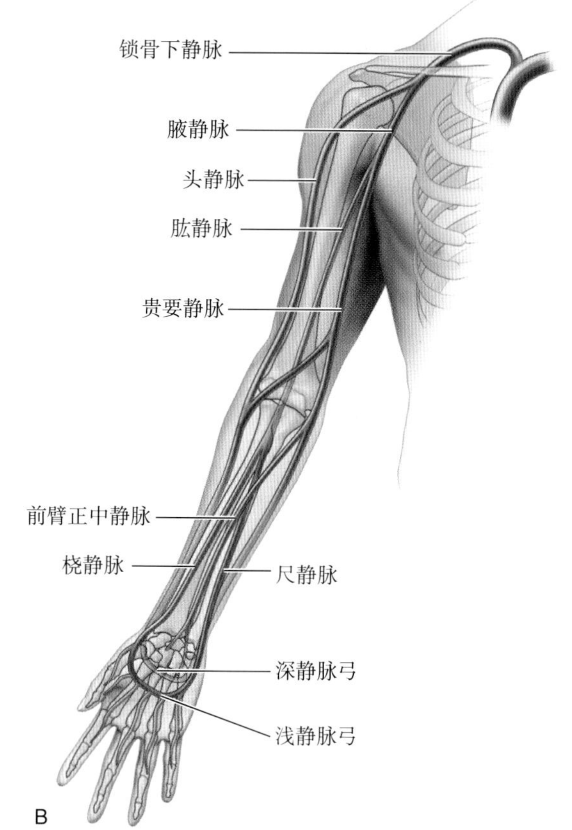

图 20-3　近端手臂和胸部深静脉（A）和整个上肢深静脉（B）。

股深静脉在大腿深部，很难通过超声观察。股静脉向远端移行，直到它汇入膝关节上方的闭孔管。在这个区域，静脉很难被扫查到，直到它出现在膝关节后面成为腘静脉。腘静脉在腘窝中移行约 5cm，然后分支为胫骨前、后静脉和腓静脉。

四、检查前准备

通常超声仪器置于患者右侧，也可根据方便性、临床医生的舒适性和患者的位置可以决定它被放置在患者的哪一侧（见视频 20-1：深静脉血栓形成）。高频线阵探头（5 ～ 10MHz）可以提供最佳的静脉压迫和图像分辨率，如果没有线阵探头或需要更深的成像，则可以使用其他探头，如大型凸阵探头。然而，凸阵探头可能会降低静脉压迫和表面图像的分辨率。线阵探头是理想的选择，因为线阵探头与凸阵探头相比可在感兴趣区提供更均匀的压迫。大多数机器都可选择不同探头频率和聚焦，一旦检查开始，可以调整这些设置，进一步提高图像质量（取决于被检查的静脉的深度）。

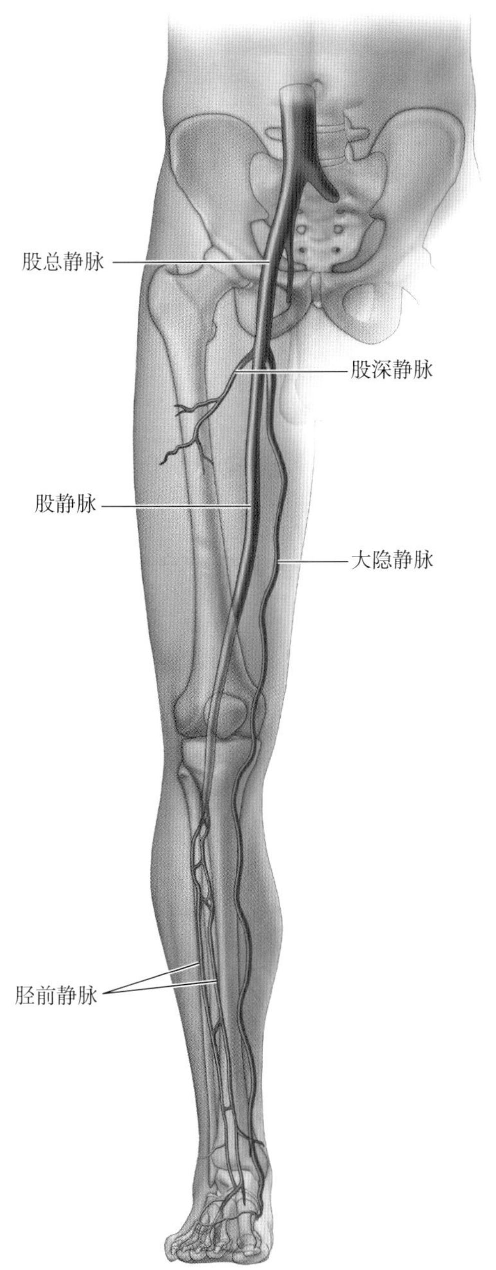

图 20-4　**股静脉和股深静脉汇合，形成股总静脉。**

将床头抬高 30° ～ 45°，或将患者置于反 Trendelenburg 体位，以确保下肢静脉充盈。将床的高度调整到一个使临床医生操作较为舒适的水平。在检查过程中使用足够量的超声耦合剂。最后，调暗检查室的灯光，以提高图像的可视性。

五、检查技术和正常超声表现

（一）下肢

选择 5 ～ 10MHz 的线阵探头，用于下肢扫查（图 20-5）。许多超声机器允许临床医生调整探头频率的设置。更高的频率设置有更好的空间分辨率和更好的表面结构显示，可以最大限度地提高体型较瘦患者的图像质量。相反，低频设置可以优化体型较胖患者或更深结构的成像。彩色多普勒和脉冲多普勒有助于鉴别动脉血流和静脉血流。然而，与大多数血管实验室进行的双功超声不同，多普勒功能被用作识别解剖结构或评估不能被压缩结构的血供情况的辅助手段，而不是作为有限的 CUS 检查的主要方式。

虽然静脉压迫是评价下肢静脉通畅性最重要的方法，但一些临床医生可能会选择使用彩色多普勒或脉冲多普勒。多普勒技术可用于评估自发性、周期性、方向性和增强性的流动。在正常的通畅静

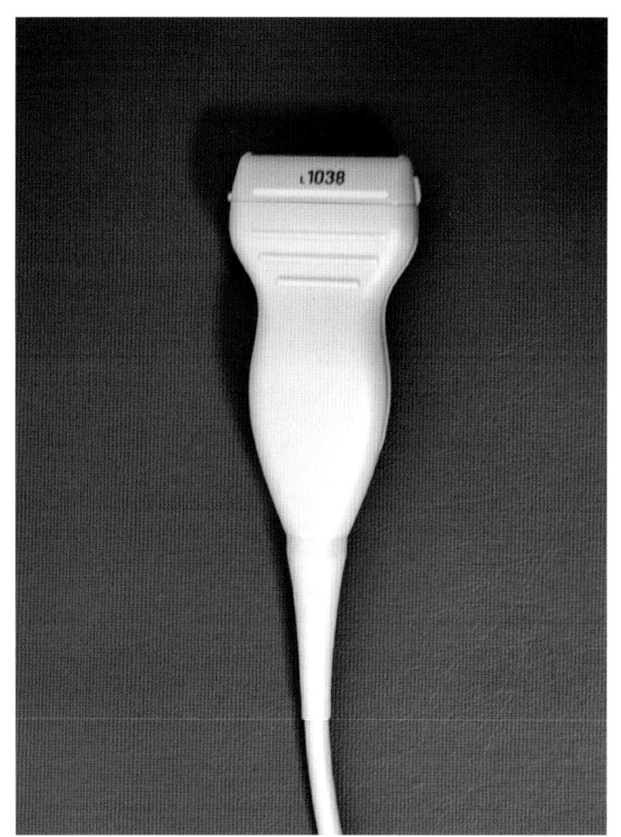

图 20-5　**线阵探头。**

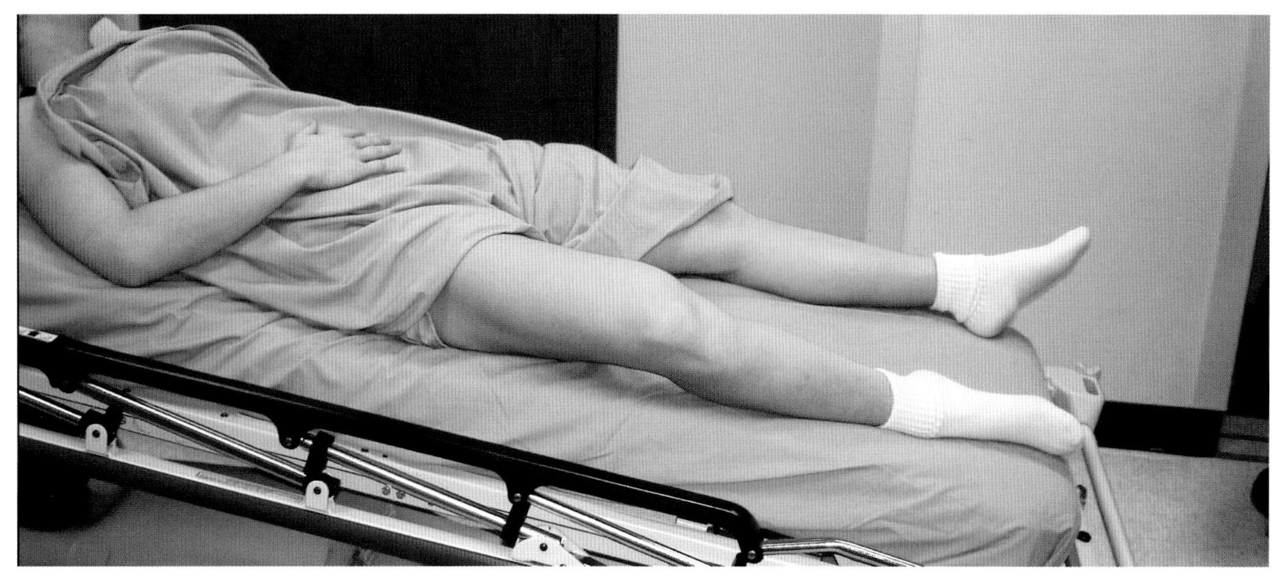

图 20-6 **将床头抬高 30° ～ 45° 使下肢静脉充盈，并使其更容易定位。**

脉中，血流是自发的，在呼吸周期中随着胸内压力的变化而出现周期性变化。如果怀疑盆腔静脉血栓形成，通常对股总静脉进行超声检查。如果其缺乏周期性表现应增加对回肠－下腔静脉段血栓的怀疑。此外，通过对小腿施加压力，可以增加通过腘静脉的血流量。当执行此操作时，顺行方向的血流量增加表明静脉通畅。若多普勒辅助诊断发现异常应增加对静脉血栓形成的怀疑。

将患者置于仰卧位，床头抬高 30° ～ 45°（图 20-6），可使下肢静脉的血液淤积，下肢静脉扩张。伸展被检查的下肢并稍微向外旋转，使膝关节弯曲，检查大腿近端的血管（图 20-7）。肥胖患者可能会有遮挡大腿近端的腹部赘肉，应将其抬起来。通常，患者可以协助解决这个问题，但如果不能，可能需要助手帮助。在大腿近端应用大量的超声耦合剂，并将超声探头放置在腹股沟皱褶水平处。

定位股动脉和股静脉，并调整超声探头，使其垂直于血管的长轴（图 20-8）。在腹股沟皱褶水平，股总静脉几乎总是位于动脉的内侧，但这种关系会随着与腹股沟韧带距离的增加而改变。观察股总静脉和大隐静脉的连接处，因为这是血栓的常见位置，也是下肢静脉有限 CUS 检查的近端起点（图 20-9A）。

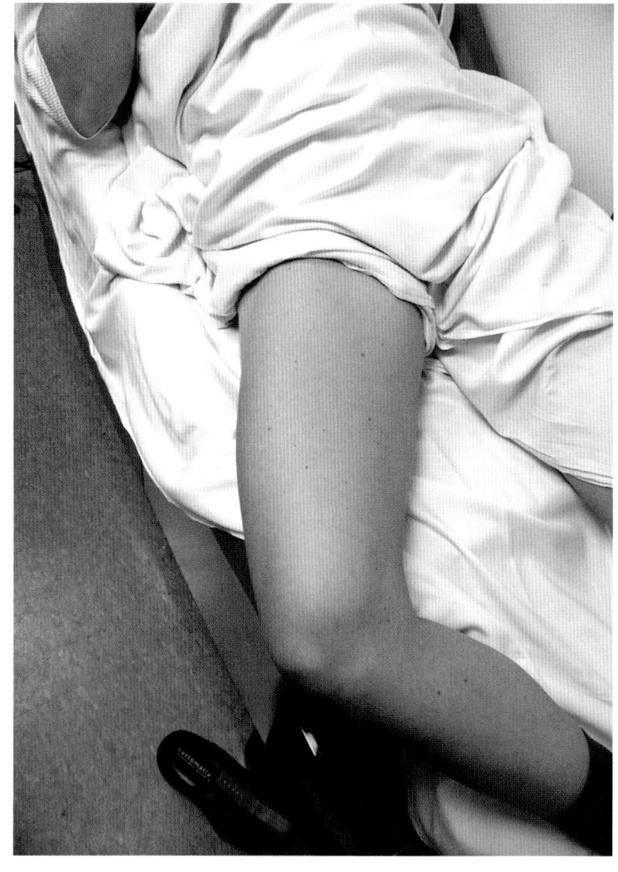

图 20-7 **下肢膝关节处弯曲并外旋，暴露腘窝，观察股总静脉、股静脉及股深静脉。**

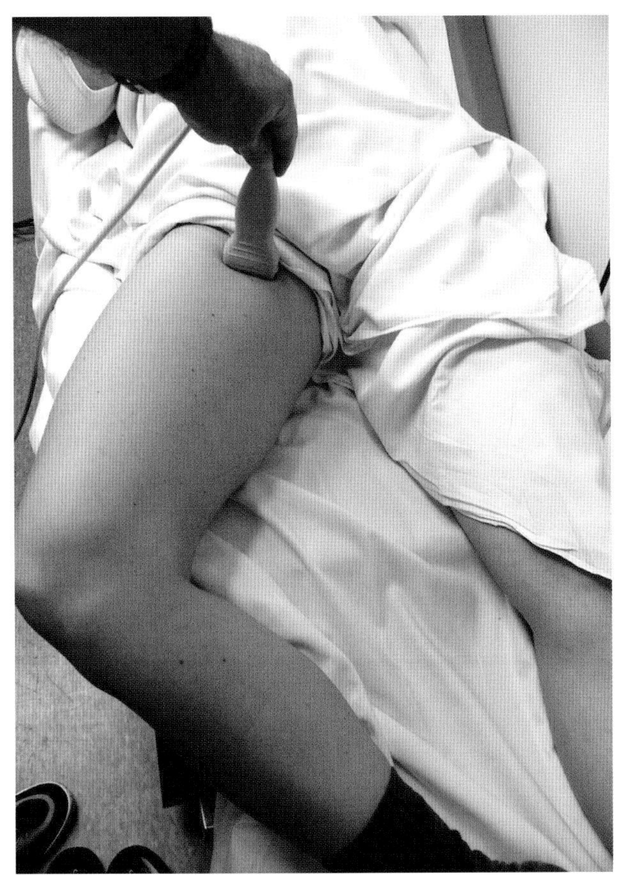

图 20-8 **线阵探头垂直放置于股总静脉的大致位置。操作者手握探头手柄远端以便于演示。**

应用超声探头对静脉施加压力（图 20-10）。在股总静脉和大隐静脉的近端都应该是可压缩的（图 20-9B）。如果显示静脉壁的完全压缩可以排除深静脉血栓的形成。必须对超声探头施加足够的压力，以达到静脉的完全压缩。存在深静脉血栓时，常可看到股动脉受压，这表明已经施加了足够的压力。新手临床医生可能难以完全压缩正常的股静脉。这通常是由于压力不足或压力与血管成斜角，而不是真正垂直于血管。

一些专家认为，最好沿着股总静脉远端，每隔 2cm 压迫一次，直到股静脉和股深静脉分支处（图 20-11），或距离腹股沟韧带 10cm 处（图 20-9）。一旦完成股总静脉检查，就开始对腘静脉进行检查。

对于腘静脉的评估，患者的体位通常更具挑战性（图 20-12）。腘窝区比腹股沟区更难获得足够的进入路径，尤其是肥胖患者。一种常用的方法是让患者处于侧卧位，受检腿放于另一条腿上，膝关节轻微弯曲。这种体位可以获得更好的腘窝检查路径，以更好地显示静脉。

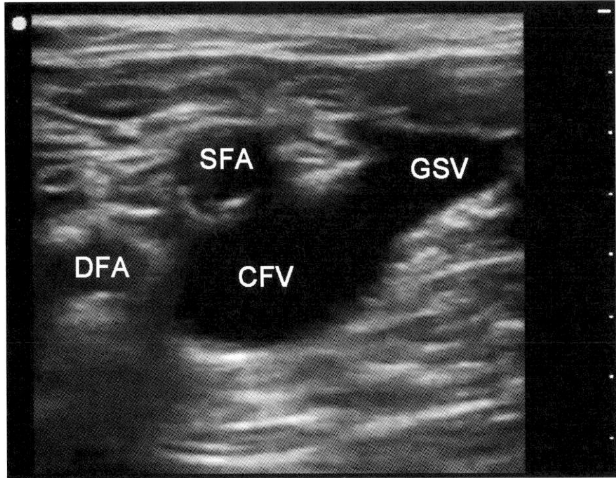

A

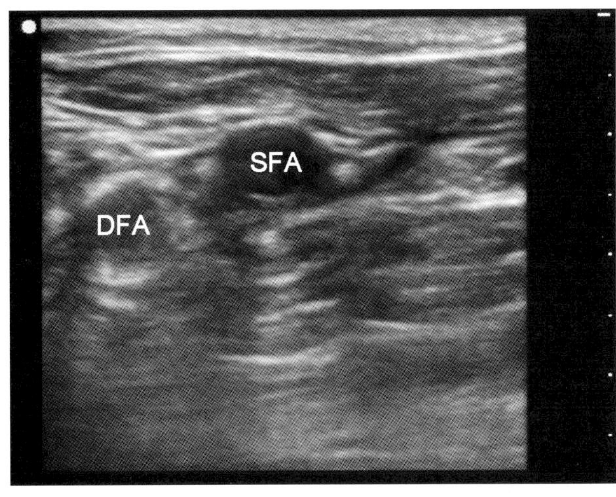

B

图 20-9 **右侧股血管 - 横切面图，线阵探头：常规检查视图（A）显示股总动脉已经分为股深动脉（DFA）和股浅动脉（SFA）。加压检查视图（B）显示股总静脉（CFV）完全塌陷。大隐静脉（GSV）在前内方可见其分支，在此图中几乎完全塌陷（如果要在该血管中排除细微的血栓，应稍微调整探头位置并施加压力以确保完全塌陷）。**

腘静脉位于腘窝中部腘动脉附近浅表面（图 20-13A）。静脉腔完全塌陷，显示静脉通畅，无血凝块（图 20-13B）。腘窝面积较小，可以快速完成多个部位的静脉加压检查。我们建议压迫腘窝近端、中部和远端，当腘窝静脉到达其三分叉处时，确定为腘窝远端。

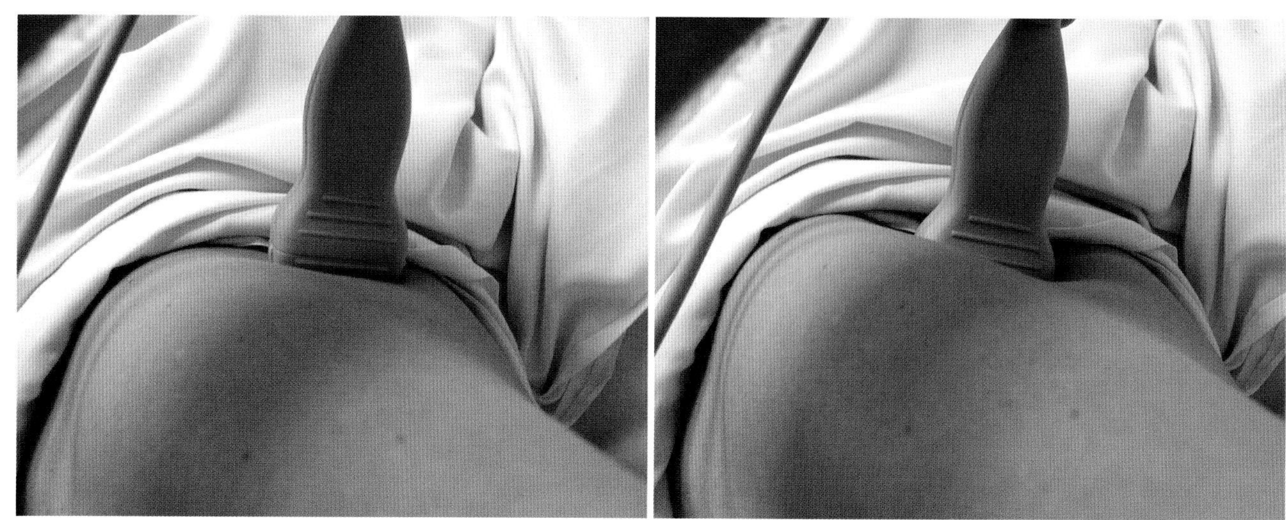

图 20-10 如右图所示，对下肢施加了适量的压力。压力不足会导致静脉不完全塌陷。

通常会在腘血管附近或表面看到较小的静脉，5% 的患者有真正第二条腘静脉。由于血管深度和患者体位不良，识别肥胖患者的腘静脉可能很困难。重要的是要认识到腘静脉无论是正常的还是第二条，浅的还是深的，总是伴随着腘动脉。

此外，从后部观察腘窝时，腘静脉是腘窝中最深的静脉，几乎位于股骨的表面，这进一步证实了被检查的静脉是腘静脉，而不是更浅的血管。如果没有意识到这一点，浅静脉可能会被误认为腘静脉，深静脉血栓可能会被遗漏。对于肥胖患者，可以用一只手压住髌骨，另一只手用超声探头进行加压，直到能够感觉到搏动的腘静脉。放松压迫，可以看到更浅的静脉。彩色多普勒也有助于观察难以找到的腘窝血管。通过彩色或频谱多普勒压缩小腿肌肉的增强检查可以帮助静脉定位，并证明有无血栓（图 20-13C）。

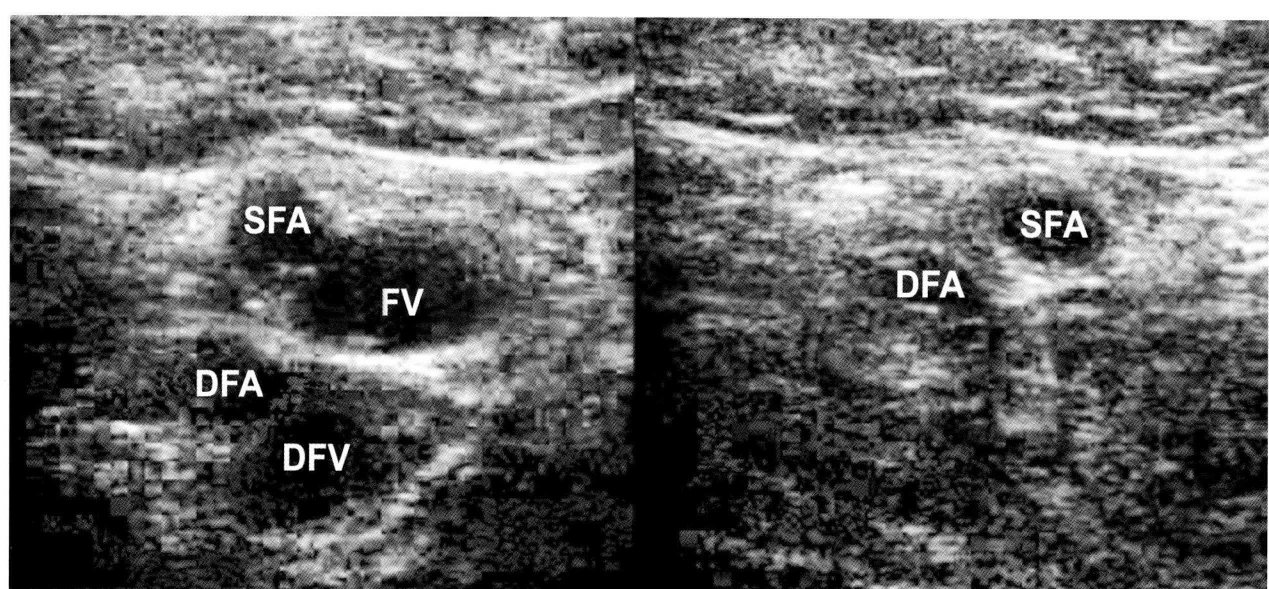

图 20-11 图像左侧，探头位于股浅动脉和股深动脉（分别为 SFA 和 DFA）以及股静脉和股深静脉（分别为 FV 和 DFV）上。图像右侧，施加压力后，两条静脉都完全塌陷，只有两条动脉可见。

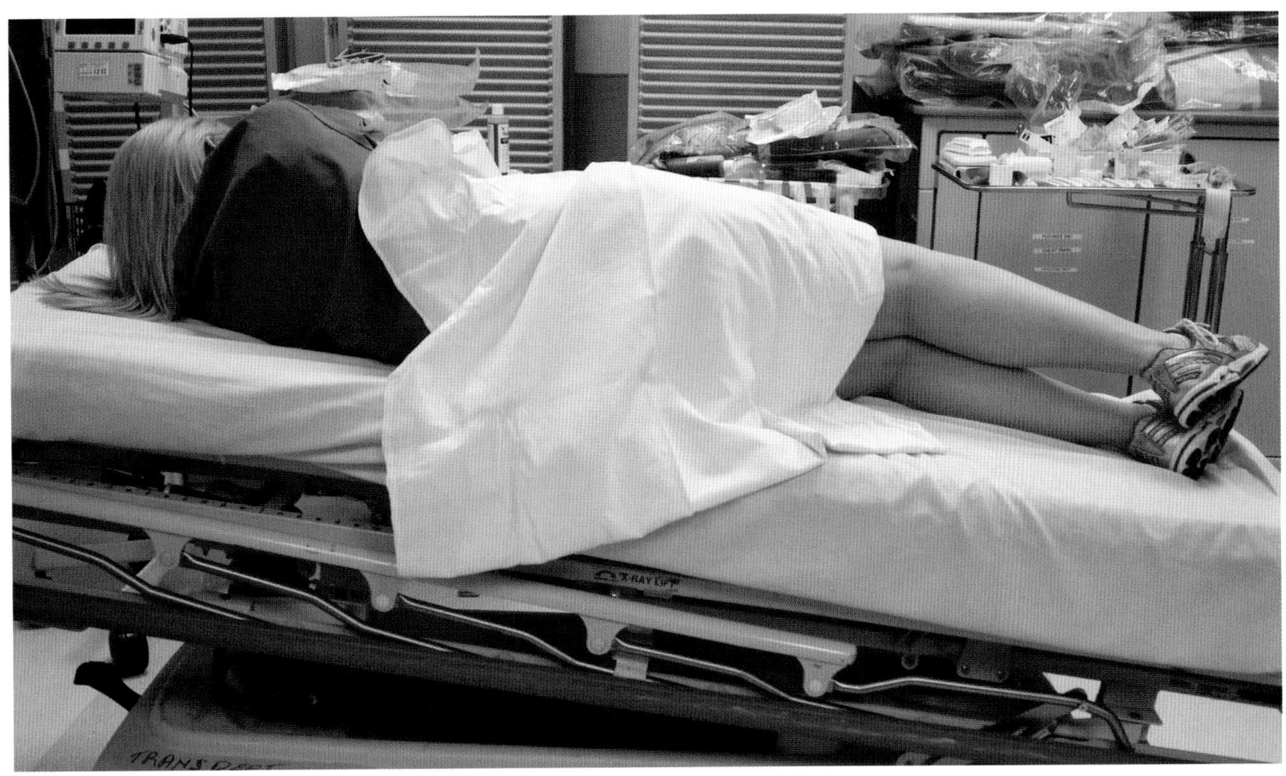

A

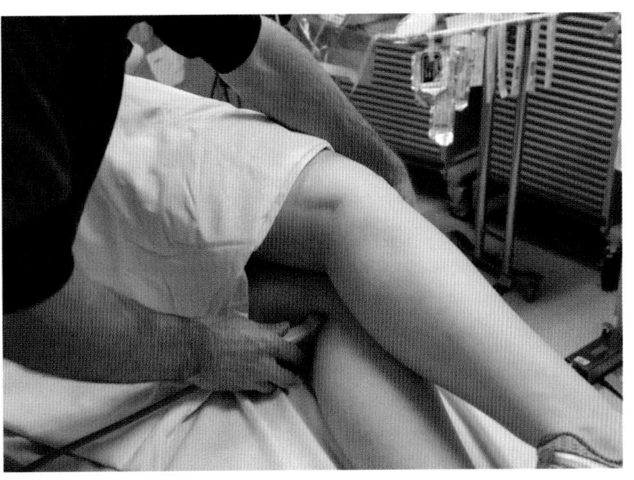

B

图 20-12　**理想情况下，患者患侧朝下，呈反 Trendelenburg 体位，以最大限度地扩张腘静脉（A）。另一只手可通过将膝盖保持在适当位置来帮助按压（B）。**

对于单侧下肢不适接受有限 CUS 检查的患者是否需要常规检查对侧下肢存在争议。在一些患者，特别是住院患者中，对侧无症状下肢血栓的发生率高达 34%，尤其是住院患者、患有活动性恶性肿瘤或伴有其他重要的DVT危险因素的患者[26]。

虽然一些学者认为双侧扫查应该是操作标准，但另一些学者认为扫查无症状肢体不具有成本效益，且浪费资源[27-29]。在高危患者中扫查双侧肢体，而在大多数门诊患者中扫查有症状肢体可能更合理的[26]。一项研究建议门诊患者进行单侧下肢扫查，如果发现患者有症状的肢体存在深静脉血栓，则进行对侧肢体扫查。

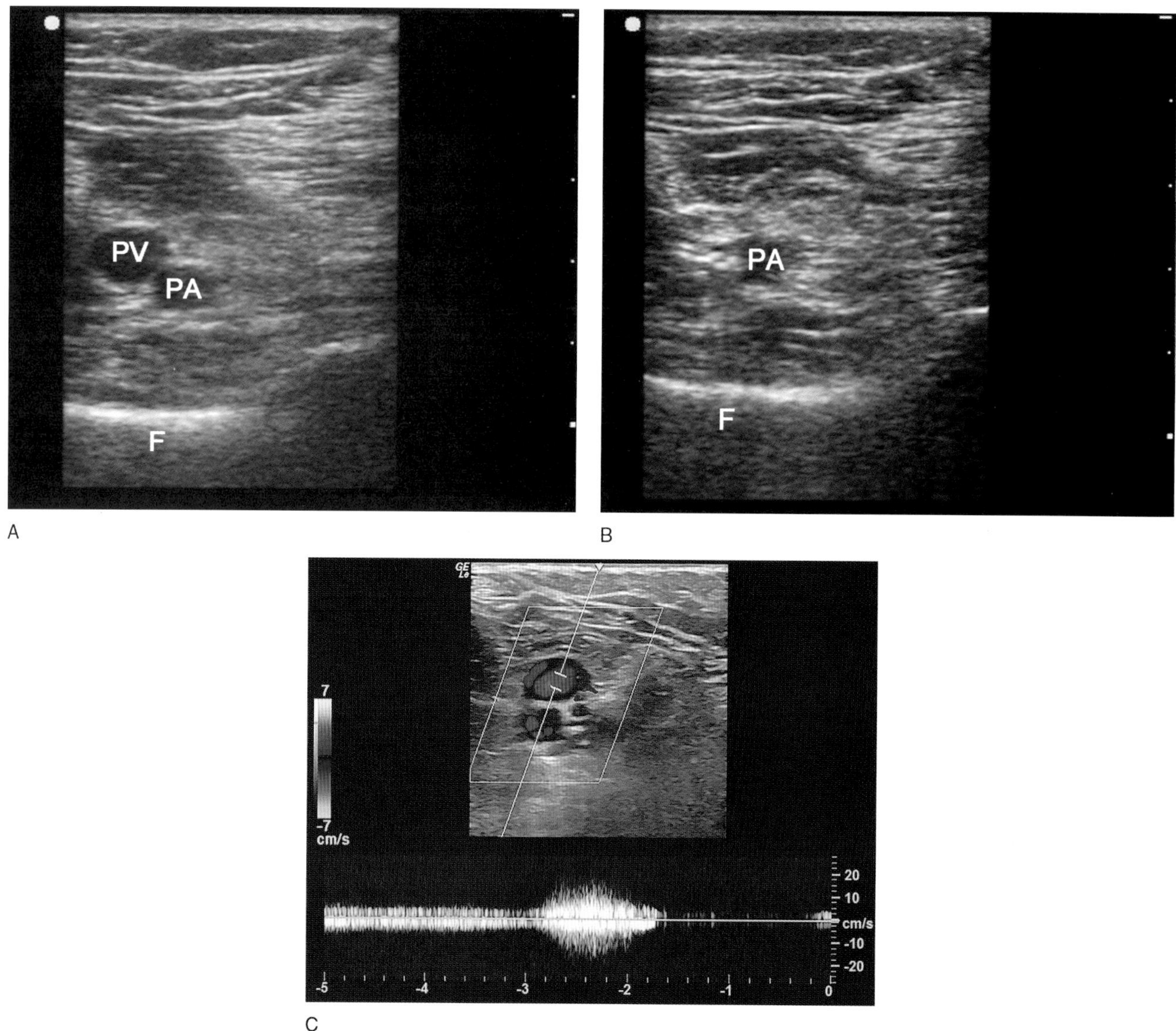

图 20-13 左侧腘窝血管－横切面图，线阵探头：常规检查视图（A）。对探头施加压力（B）会导致腘静脉（PV）的完全塌陷，其位于腘动脉（PA）的浅方。在屏幕底部显示股骨（F）可以确保被成像的血管是腘窝血管，而不是表浅的或重复的血管。通过压迫小腿肌肉使腘静脉扩张（C），表明通过腘静脉的血流量增加。

与传统的血管实验室双功检查相比，有限的 CUS 要快得多，因此扫查双下肢的可能性更大。然而，在繁忙的急诊科（ED），如果只有单侧下肢有症状，对侧下肢的扫查通常是没有必要的。

（二）上肢

使用 5 ～ 10MHz 的线阵探头进行上肢血管成像。使患者处于仰卧位或 Trendelenburg 位，这样可以使颈部和上肢静脉充血，有助于解剖结构的识别和图像采集。在横切面上定位颈内静脉的远端开始检查（图 20-14）。如果颈内静脉定位困难，彩色多普勒可能有助于识别。用探头施加温和的压力，以 1cm 的增量使静脉完全塌陷。将施加在颈内静脉上的压力尽量降至完全压垮静脉所必需的程度。检查颈内静脉近端至其进入头臂静脉或锁骨下静脉的位置。颈内静脉的近端部分由于骨性结构覆盖而难以压迫。

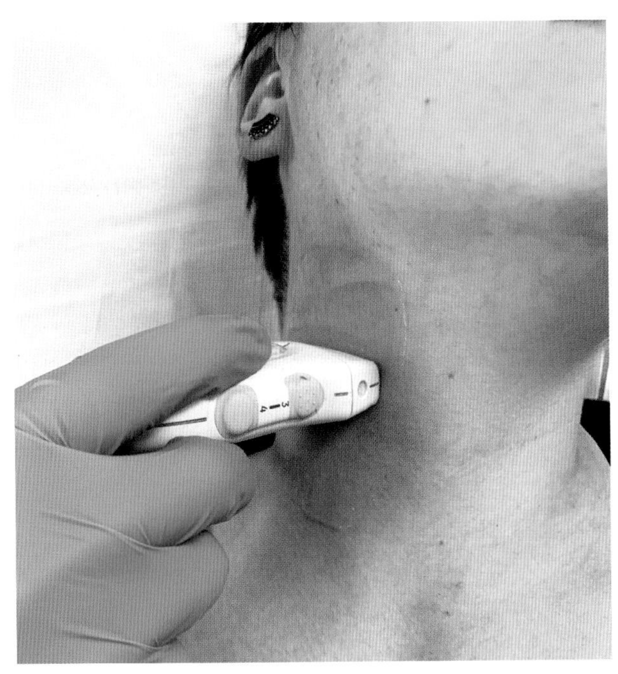

图 20-14 **线阵探头保持在横切平面的颈内静脉水平，可以追踪整个颈静脉的长度并评估血栓。该区域应避免过度压迫，尤其是老年患者。**

血栓的直接显示或彩色多普勒可有助于识别任何异常。锁骨下静脉近端通常可以通过锁骨上窗口观察到，探头的方向与血管平行。锁骨下静脉近端无法压迫，因此检查依赖于血栓的直接观察或彩色多普勒血流的直接显示。当锁骨下静脉远端到达锁骨外侧，并继续延伸至腋窝处腋静脉近端时，应予以压迫（图 20-15）。这种压迫可持续至远端腋静脉（图 20-16）。肱静脉和贵要静脉从腋静脉分支后，继续压迫延续至远端到肘窝前水平。单独压迫这些静脉，以确保其完全塌陷。如果高度怀疑腋静脉或锁骨下静脉有深静脉血栓，且超声不能充分显示，则考虑使用 CT 辅助诊断 [31]。

（三）检查记录

记录诊断性超声检查结果，包括医疗记录和计费目录。检查记录一般应包括 [32] 以下内容：

- 检查的适应证
- 获得的视图
- 相关检查结果
- 医生对结果的解读

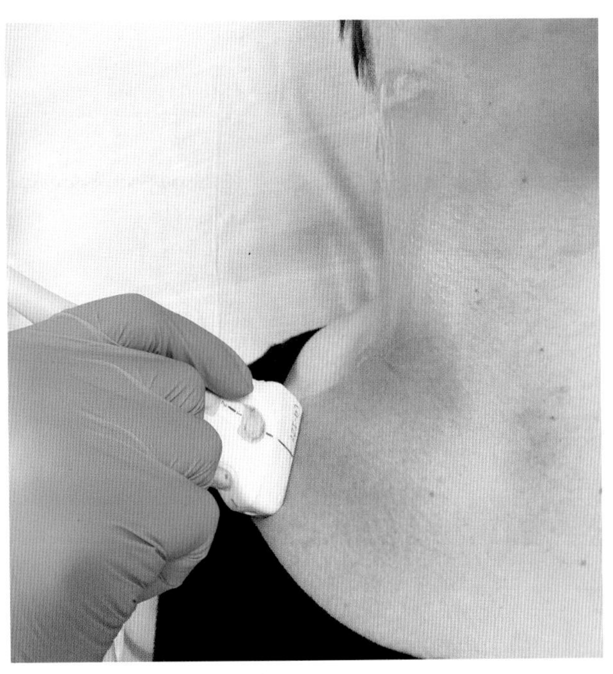

图 20-15 **将线阵探头放置于锁骨下方，以压迫锁骨下静脉。当静脉向内侧走行时，它穿过锁骨下方，该处无法压迫。**

获取并存储相关解剖结构的图像 [33]。存储静脉压迫的视频剪辑是记录该检查的最佳方法。如果没有视频，可以使用分屏静止图像来记录静脉压缩情况（图 20-9 和图 20-13）。

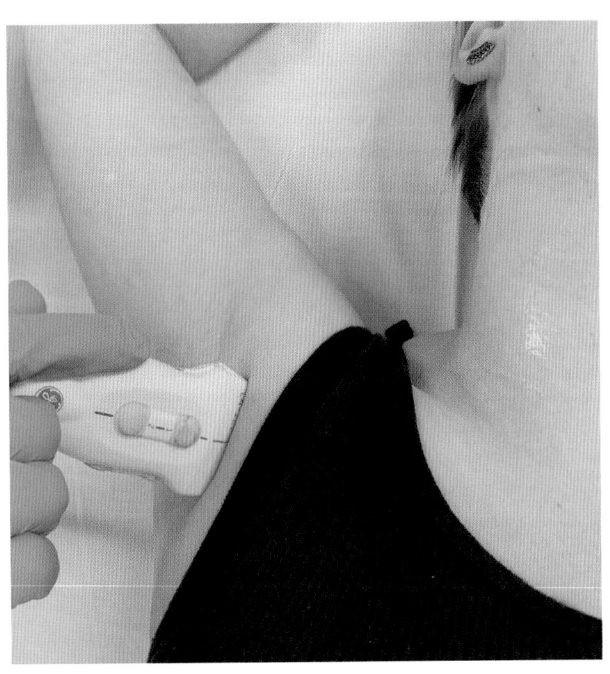

图 20-16 **线阵探头放置于腋窝处。可在横切面观察并压迫腋静脉。**

六、普通急症及危重病症

受压后静脉管腔不能完全塌陷提示存在静脉血栓。正常情况下，静脉很容易被压缩，而动脉则难以被压缩。如果压力不足或以斜角施加，那么静脉可能不会被完全压缩，并可能导致假阳性的结果。

（一）急性 DVT

急性深静脉血栓的表现是在超声探头直接压迫静脉时，静脉壁不能完全塌陷（图 20-17）。一般来说，急性深静脉血栓位于静脉中央，并可能漂浮在静脉腔内（图 20-18）。急性深静脉血栓通常有更光滑的边缘，并且比慢性深静脉血栓的回声更低，但回声的程度可能是可变的。一些急性深静脉血栓可能是回声透明的，只能通过血管受压时不完全塌陷来识别（图 20-19）。偶尔，在压迫前，静脉内会出现明显的有回声性的深静脉血栓（图 20-20）。无论是在颈内静脉（图 20-21A）还是在锁骨下静脉（图 20-21B），上肢血栓通常具有相似的外观。尚未见任何医源性并发症的报道，如在有限的 CUS 检查中因压迫 DVT 引起 PE。如果仅凭回声外观进行诊断，则会导致假阳性结果。

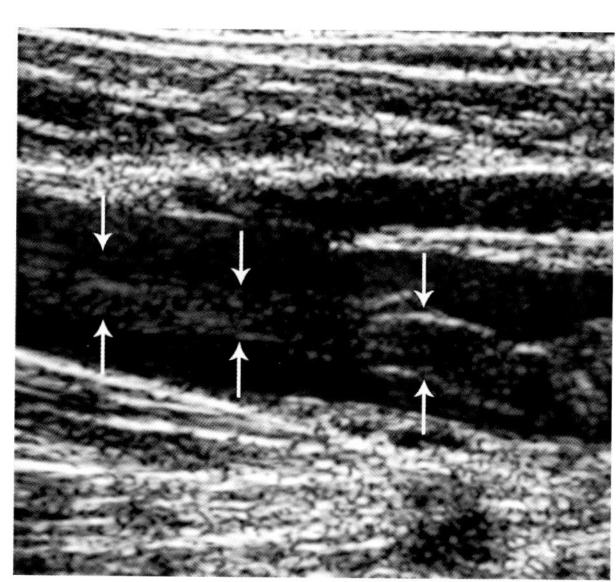

图 20-18　箭头所示为股静脉内漂浮的栓子，在这幅图像中栓子与静脉的前后壁均不接触。

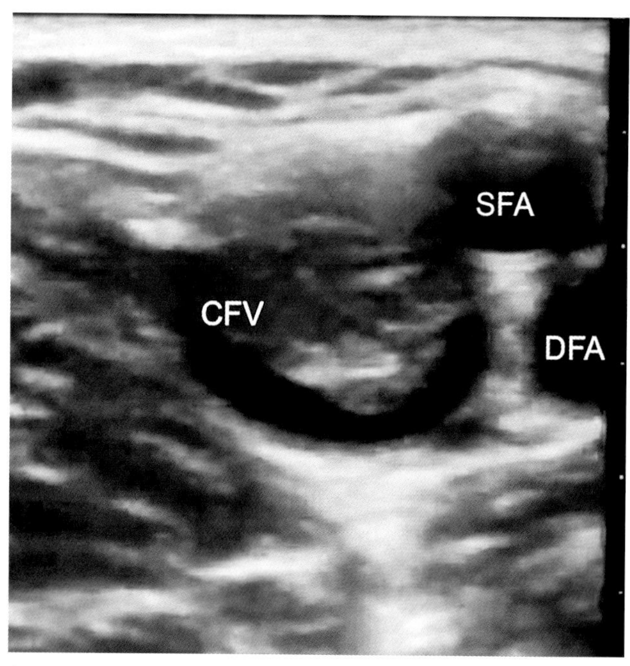

A

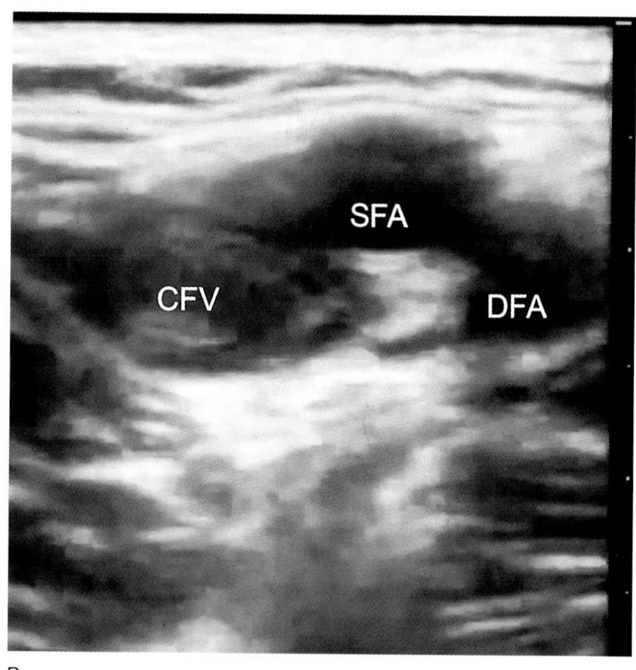

B

图 20-17　左股总静脉急性深静脉血栓形成（CFV）。在常规检查图像（A）中，血栓可表现为一个回声团，依靠管腔内的回声结构作为诊断 DVT 的唯一标准，可能会由于伪影导致假阳性。在施压图像（B）中，施加了足够的压力来压缩股浅动脉（SFA）和股深动脉（DFA），但静脉并没有完全压缩。虽然血栓在施压视图上很容易被看到，但静脉在足够的压力下无法完全塌陷是诊断深静脉血栓最重要的指标。

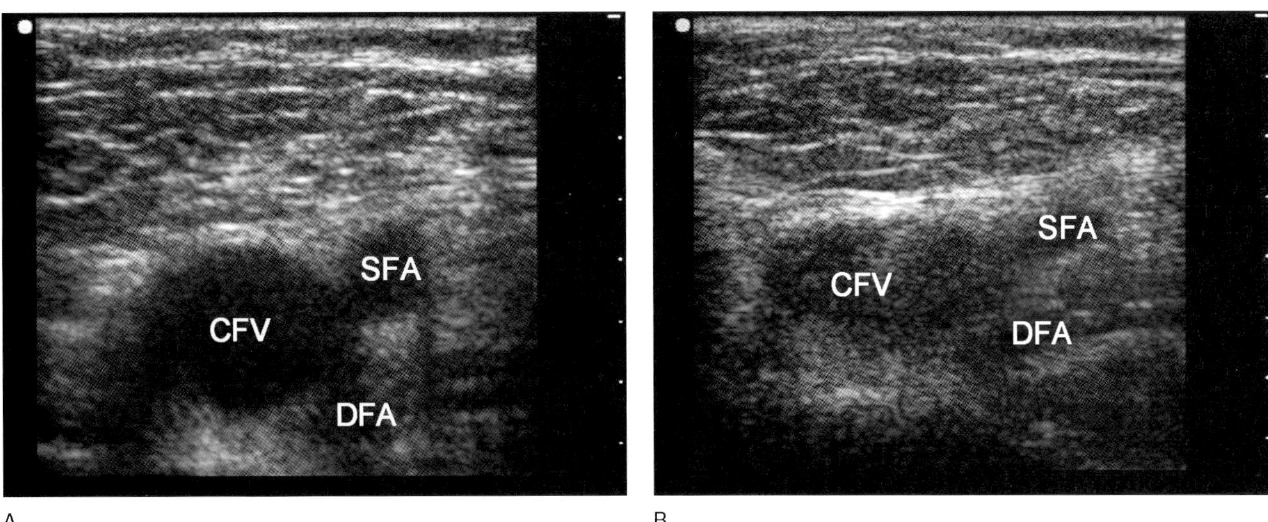

图 20-19　左下肢 DVT。血栓在常规检查视图（A）中具有回声特性，然后向探头（B）施加足够大的压力，使 SFA 受到一定程度的压缩。在视图（B）中诊断 DVT，CFV 管壁仅部分塌陷。还要注意，在本例中，压迫视图中显示的静脉内细微的回声（血栓）。DFA= 股深动脉，CFV= 股总静脉，SFA= 股浅动脉。

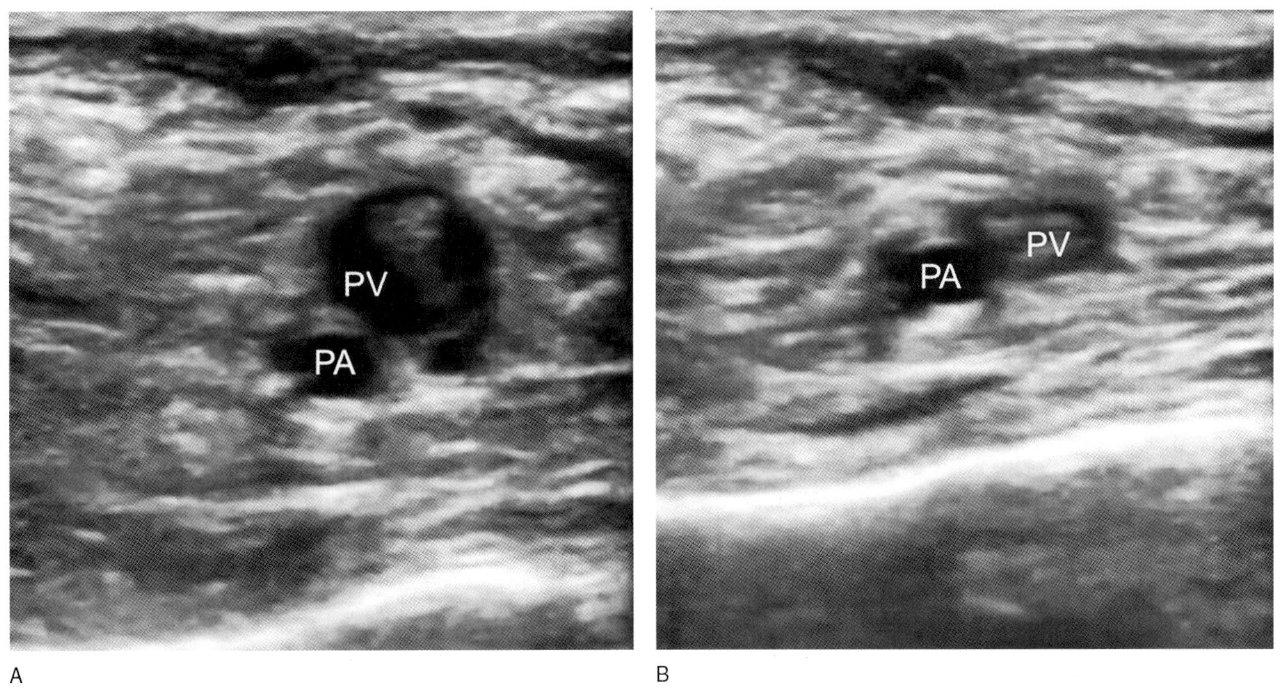

图 20-20　急性腘静脉内深静脉血栓形成（PV）。静脉（A）内的回声增加，当施加压迫时不能完全压缩（B）。PA= 腘动脉。

（二）慢性 DVT

慢性深静脉血栓是指急性深静脉血栓随着时间的推移而再通，管腔内存在陈旧性栓子，使静脉血流经过或围绕栓子流动，静脉管腔受压时也不能完全塌陷。一些学者倾向于使用“慢性血栓后改变”一词来代替“慢性深静脉血栓”[22]。静脉血栓可引起脉瓣膜损伤，导致静脉高压、肢体肿胀、红斑和疼痛，症状类似于急性深静脉血栓。慢性 DVT 时静脉不会完全塌陷，类似于急性 DVT。一般来说，慢性深静脉血栓比急性深静脉血栓回声更强，边缘更不规则。此外，急性深静脉血栓倾向于中央再通，而慢性深静脉血栓似乎黏附在静脉壁上（图 20-22 和图 20-23）。有时可在矢状面检查静脉以区分急性和慢性 DVT。尽管急性和慢性深静脉血栓

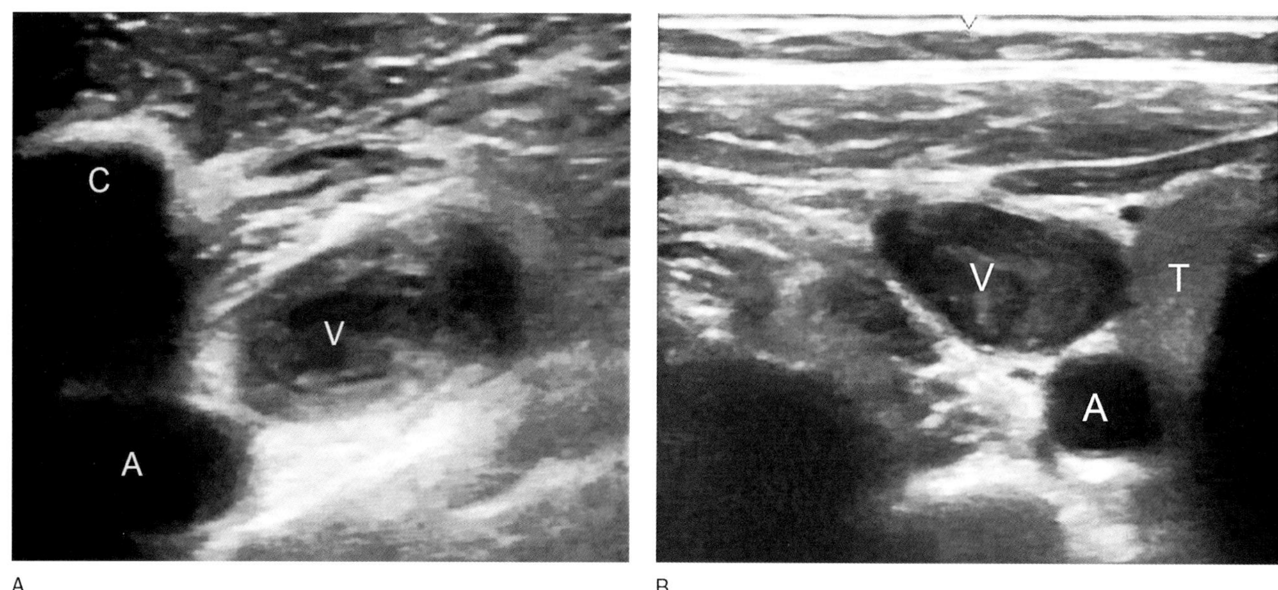

图 20-21　（A）锁骨下静脉近端短轴视图显示在锁骨（C）下的锁骨下动脉（A）附近的锁骨下静脉（V）中可见血栓，由于锁骨遮挡的原因，在这一点上很难压缩血管，当有血栓形成时，在血块延伸的地方，外侧静脉也不可压缩。（B）横切图显示颈内静脉（V）有明显的血栓，位于颈动脉（A）表面和甲状腺（T）的外侧，静脉不可压缩。

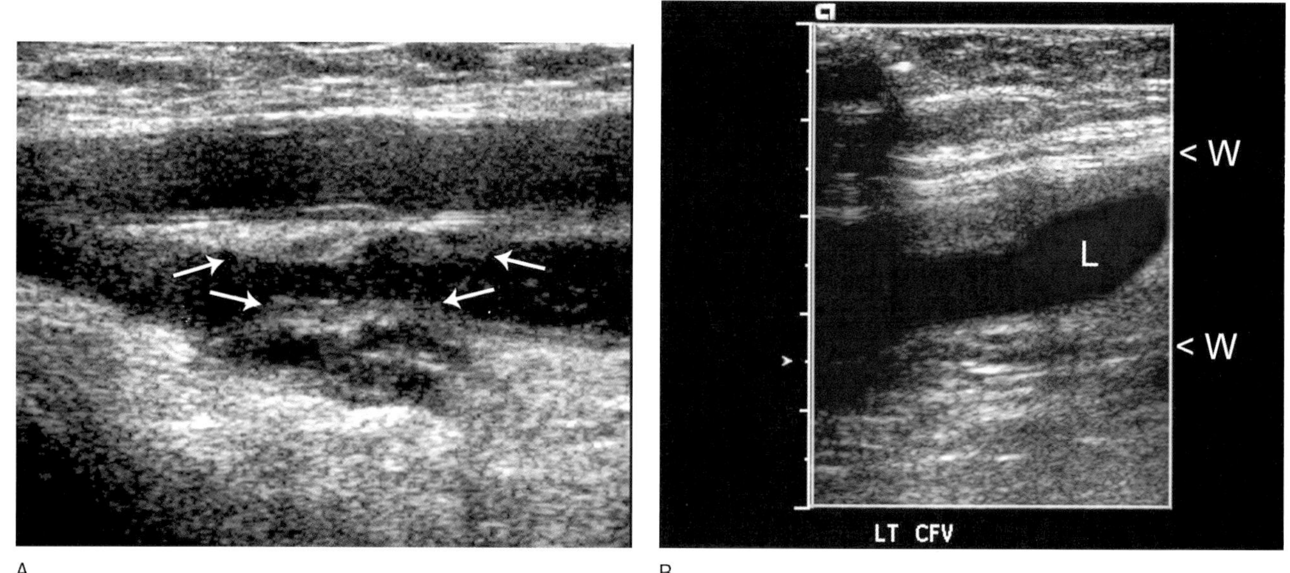

图 20-22　慢性 DVT。（A）股深静脉可见深静脉血栓。箭头指向沿着静脉壁的血栓回声区域。在附壁血栓或慢性深静脉血栓的两个区域之间有一个开放的血流通道。（B）股总静脉纵切面视图显示沿血管壁的慢性血栓回声（W），管腔中央再通（L）。

在病史和超声外观上存在差异，但应注意，患有慢性深静脉血栓的患者更有可能在同一血管内发生急性深静脉血栓。如果不确定是否存在慢性 DVT，则对急性深静脉血栓超声检查阳性的患者进行治疗。

（三）浅静脉血栓

在进行肢体 CUS 检查时，医生偶尔会注意到浅静脉血栓形成。这最常发生在大隐静脉，但也可能发生在上肢或下肢的任何浅静脉。根据所涉及的静脉，可能需要进行 5 ～ 7 天的随访观察，评估血栓是否延伸到深静脉系统。大多数治疗方案都不建议对浅表血栓进行抗凝治疗。一个重要的例外是当近端大隐静脉血栓形成靠近股静脉或“悬挂”入股静脉时（图 20-24）。而在这种情况下，推荐使用抗凝治疗。而在其他情况下，如肘前静脉或贵要静脉血栓，除了密切随访并在 1 周内复查外，在治疗建议上没有明确的共识（图 20-25）。

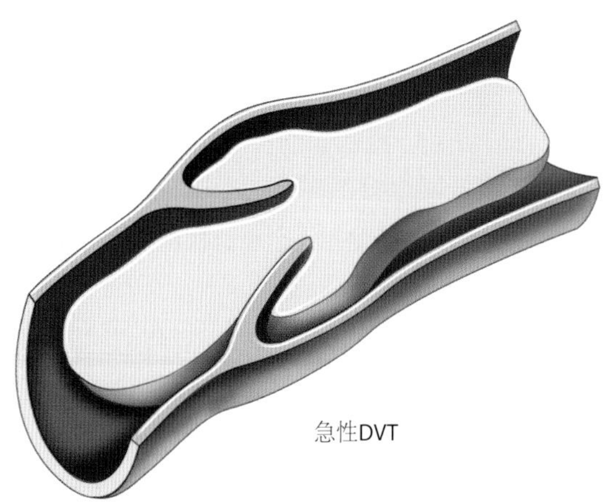

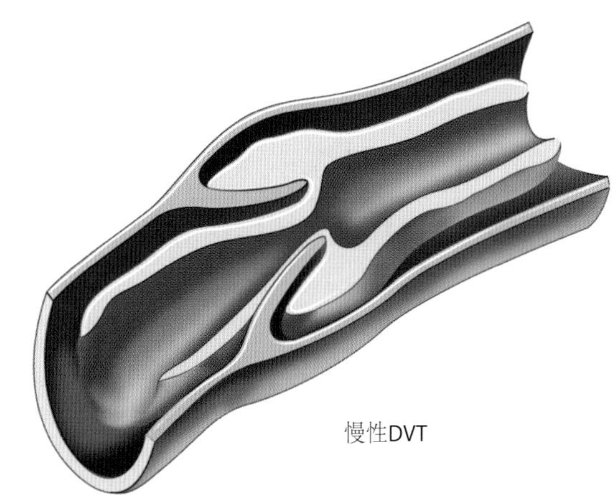

图 20-23　**上图显示早期的急性血栓，它可以使血管管壁扩张并阻碍血流通过。下图显示再通的慢性血栓。**

七、鉴别诊断

检查下肢静脉时，可能会误将其他囊性结构当做正常或异常的静脉。检查股总静脉及静脉汇合处时可能会发现淋巴结（图 20-26）。肿大的淋巴结由于回声相似可被误认为不能压扁的静脉。仔细检查将发现淋巴结为近似球形的结构而非管状的血管。同名动脉会有 2 条伴行静脉，应仔细检查每条静脉，明确其通畅与否。

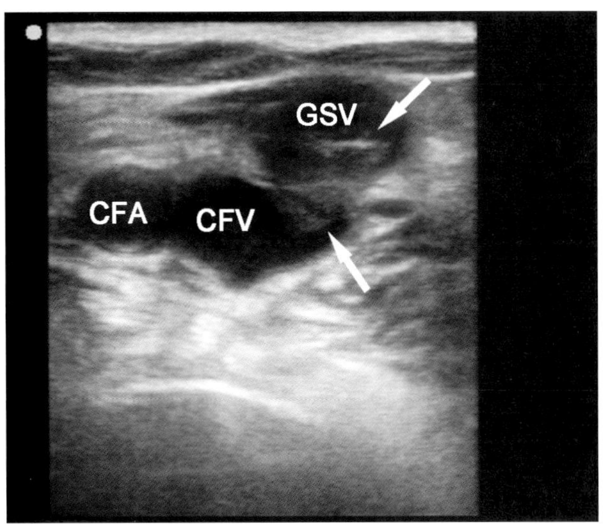

图 20-24　**大隐静脉（GSV）是股总静脉（CFV）的分支。在 GSV 中可以看到一个凝血块“悬挂”在 CFV 中（箭头）。尽管 CFV 被探头压力完全压缩（GSV 没有），“悬挂”凝血块的存在提示应进行抗凝治疗（注：为了增强血栓的可视化，图像的总体增益很高）。**

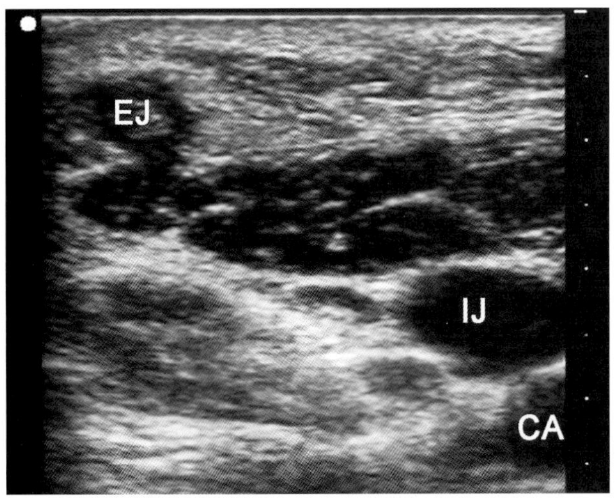

图 20-25　**颈外静脉血栓极为罕见。虽然该血栓未累及颈内静脉（IJ），但该患者进行了抗凝治疗。一些学者认为颈外静脉血栓是不应采用浅静脉血栓常规的保守治疗的一个例外。CA= 颈动脉，EJ= 颈外静脉。**

深静脉总是伴有动脉，而浅静脉或“穿支”静脉则没有。

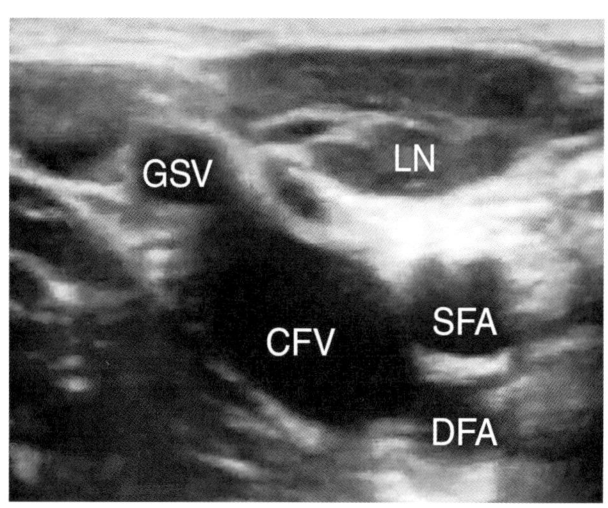

图 20-26　腹股沟淋巴结（LN）的典型表现。增厚的包膜通常呈低回声，而中央的淋巴门为有回声结构。GSV= 大隐静脉，CFV= 股总静脉，SFA= 股浅动脉，DFA= 股深动脉。

在腘窝处会遇到腘窝囊肿，当囊肿较小时可能与静脉混淆（图 20-27 和 20-28）。腘窝囊肿表现为一个有不规则边界的液体囊袋，突入腘窝间隙，有时突入小腿，很少突入大腿。腘窝囊肿是与膝关节相通的囊性结构，内衬有滑膜。超声可以看到腘窝囊肿与膝关节腔之间相连的通道，或滑膜“颈部”，仔细检查可与腘静脉相区别。有慢性关节炎或膝关节渗液病史的患者出现小腿肿胀应考虑腘窝囊肿破裂的可能。囊肿破裂会引起明显的肿胀、疼痛，超声可显示膝盖后方及其以下部位软组织内出现液性无回声区（图 20-29）。偶尔会遇到腘动脉瘤，此时将很难按压腘静脉。动脉瘤直径超过 2cm 会出现并发症，应密切随访。

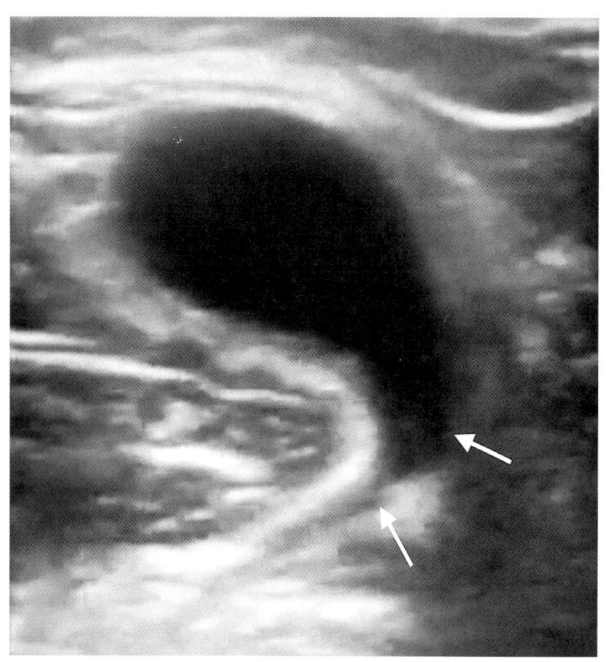

图 20-27　膝关节后部的纵向视图显示有一个腘窝囊肿。箭头表示滑膜的“颈部”，是囊肿和膝关节之间的通道。

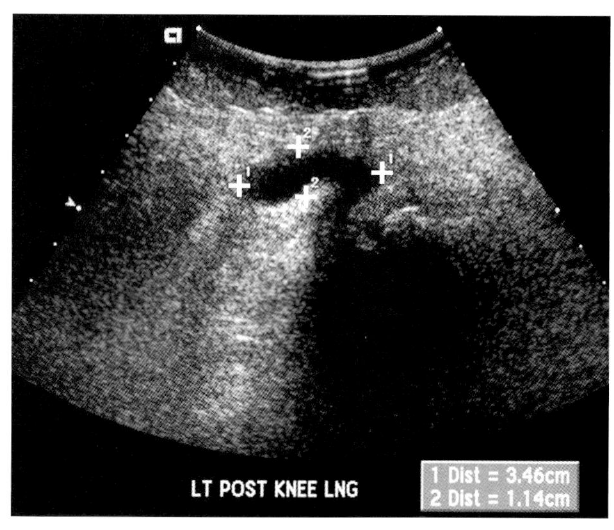

图 20-28　腘窝处长轴切面显示一个小的腘窝囊肿。

八、注意事项

1. 禁忌证。超声检查下肢深静脉没有绝对禁忌证。患者的舒适及配合程度会影响检查。可考虑在检查前给予镇痛，以协助加压检查。尚无因 CUS 检查导致深静脉血栓栓塞的病例记录。

2. 操作困难的检查。对肥胖或下肢严重肿胀患者的检查会很困难。超声声能随着距离的增加会大幅衰减。可以对设备进行调整或更改，以优化图像质量。调节选项包括组织谐波、空间分辨率和其他图像处理参数。使用低频探头也是一种选择。检查肥胖或严重肿胀的大腿时，确保感兴趣的血管直接位于探头和股骨之间，否则很难实现血管的完全压缩。最重要的调整通常是使患者处于正确体位。

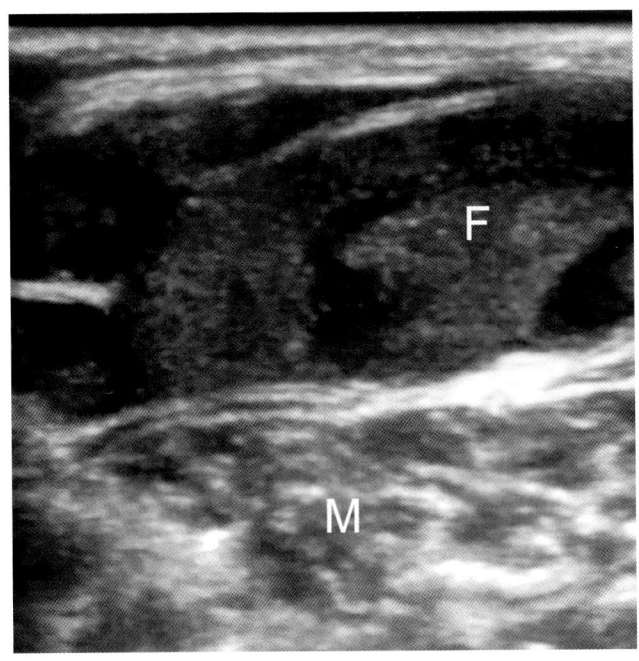

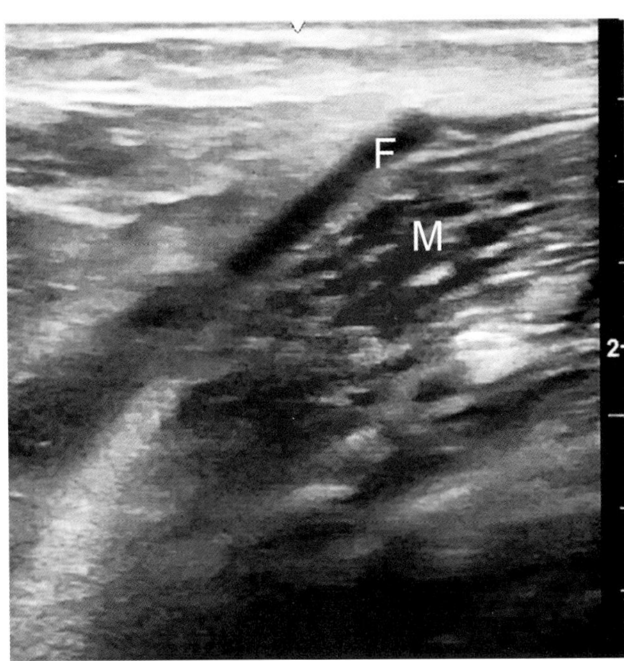

图 20-29　**腘窝囊肿破裂。腘窝囊肿可能会出血，导致囊肿液（A）中出现有回声物质或破裂沿小腿近端肌肉（B）延伸。F= 血肿。M= 腓肠肌。**

3. 节段性 DVT。 检查时需考虑到节段性 DVT 的可能，如股静脉中段存在几厘米范围的血栓而其他部位均未累及。节段性血栓的真实发病率尚不清楚，但有证据显示这种情况很少见。然而，正如对所有中度及高危患者建议的那样，5 ～ 7 天后应复查下肢静脉超声以排除之前未发现的已发展了的小腿静脉血栓。这样的复查同样也能够发现进一步发展了的节段性血栓。如果患者能够明确指出大腿肿痛的具体部位，在该部位检查可能存在的 DVT 是有意义的。

4. 对超声技术局限性的误解。尽管超声是诊断下肢 DVT 的方法之一，但其准确率并非 100%。检查者应认识到该技术的局限性，特别是本章介绍的方法并不适用于小腿静脉的检查。另外如果临床医师认为仅有阳性的检查结果才有帮助，那么使用双下肢的超声检查来排除 PE 则存在潜在的风险。许多肺栓塞患者在下肢超声检查中不会发现下肢近端深静脉血栓，而是由于下肢深静脉远端血栓或其他部位血栓栓塞到肺动脉 [34]。

5. 把浅静脉误认为深静脉，或者把动脉误认为深静脉。这在腘窝检查中最常见，患者的腘窝深血管上覆盖有较多软组织。同样地，大隐静脉也可能被误认为是股静脉，并可能导致检查的假阴性结果。重要的是要记住，深静脉与动脉伴行，在腘窝静脉中，深静脉位于腘窝深处。此外，新手操作者应该意识到，在某些情况下，动脉可能足够柔韧，在适度的探头压力下会塌陷，而静脉管腔因存在血块不能被压闭。在可能的情况下，利用彩色及脉冲多普勒可很容易鉴别动脉与静脉的血流。

6. 将淋巴结误认为 DVT。有时会将腹股沟区的淋巴结误认为不能压扁的静脉，特别是淋巴结肿大时。图 20-30 显示了 1 例将肿大淋巴结误认为股静脉 DVT 的情况。淋巴结是有边界的，上下移动探头扫查可明确其边界。旋转探头也常常可帮助显示出淋巴结的边界及其不同于血管的形态。从位置来看，淋巴结较深静脉表浅，更接近皮肤。

7. 盆腔静脉血栓。盆腔静脉如髂外静脉血栓常与股静脉及其远端静脉的 DVT 同时存在。因此，当发现有股总静脉血栓且已给予患者抗凝治疗时，明确髂静脉内是否有栓子并不重要。然而在少数患者中盆腔静脉血栓是独立存在的。孤立的盆腔静脉血栓很难诊断且发生栓塞的可能性很大。当患者较瘦且无肠气干扰时，超声可显示髂总、髂外静脉及近端髂内静脉。

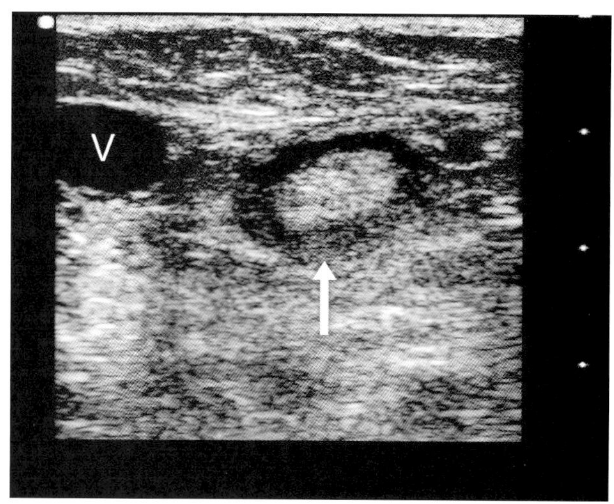

图 20-30　**股静脉旁淋巴结(箭头)的图像与静脉管腔内(V)充满血栓的图像非常类似。**

超声可显示大多数患者的髂总及髂外静脉且可压闭。如怀疑有盆腔静脉血栓，而超声无法显示清晰的图像，则可采取其他方法如 CT 检查。即使不能直接显示髂静脉，如果髂总静脉的流速曲线随呼吸的波动性消失，应怀疑有 DVT。正常情况下，静脉流速曲线随呼吸出现波动（图 20-31）。如果这种波动性消失则提示其近端静脉阻塞，如同侧髂外或髂总静脉存在栓子。相反，如果静脉血流随呼吸的波动性存在，则其近端静脉完全阻塞的可能性很小。

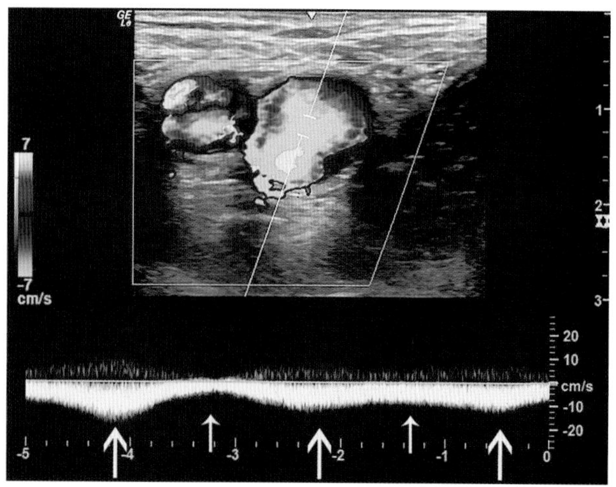

图 20-31　**该患者的静脉血流频谱随呼吸而变化(期相性)。股总静脉的频谱显示有交替出现的波峰和波谷，分别由大箭头和小箭头表示，提示右心房与股总静脉之间无血栓。**

8. 低速静脉血流。有时一段静脉内的血流很缓慢，超声可显示管腔内的涡流。后者可在静脉管腔内产生回声，会误认为是血栓。为避免发生这类错误，检查时探头不要移动太快。这种情况下按压静脉可见静脉完全塌陷，管腔消失。

9. 深静脉血栓的有限压缩超声检查。过分简化这种检查是有风险的，作为“有限的”检查，并不意味着 POCUS 不能成为一个彻底的检查。患者和设备的准备工作可能比实际的超声检查需要更多的时间。超声成像仅限于下肢的两个主要区域，但建议在每个区域压迫几个节段（见技术和正常超声检查结果部分）。早期血栓形成常发生在静脉分支点，因此临床医生应尝试观察并压缩这些主要分支的汇合处（图 20-32）。

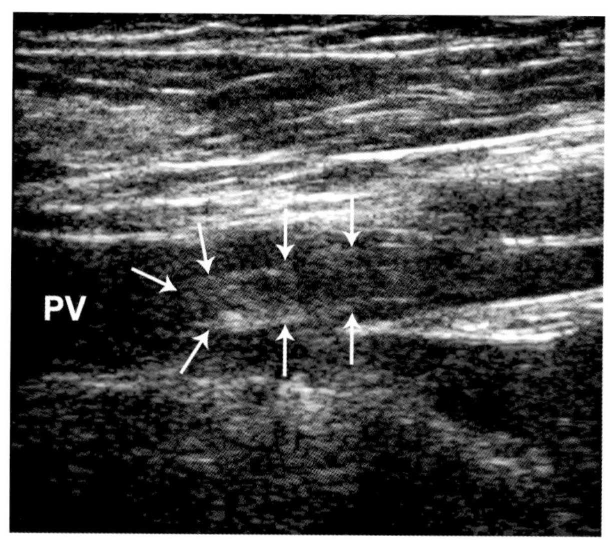

图 20-32　**腘静脉（PV）的纵向图像**

PV 在图像的左侧，在图像的右侧 PV 开始分支。箭头显示一个自由浮动的血栓从小腿静脉进入腘窝的最远端。如果压迫没有包括腘静脉近端部分，这个血栓不会被发现。

参考文献

完整的参考资料列表可在网上找到 www.mhprofessional.com/mamateer4e.

第 21 章
肌肉骨骼

Robert Jones and Rick Davis

对于临床医生来说，因肌肉骨骼疾病就诊于急诊科或其他急症护理机构的患者可能是一种诊断挑战。1958 年，Dussik 及其同事首次报道了以超声波评估肌肉骨骼系统的研究[1]。在其研究中，作者测量和描述了关节和关节周围组织的声波衰减，这标志着肌肉骨骼超声的起点[1]。超声具有准确显示软组织和肌肉骨骼层的独特能力。这一优势，加上超声技术的重大进步，使其在急诊床旁获得了广泛的使用。

一、临床概况

更小、更便携的超声波单元、分辨率达到几分之一毫米的高频小部件探头、组织谐波、复合成像技术和扩展视野功能，使超声成为放射科医生、骨科医生、风湿科医生和急诊科医生评估肌腱疾病的诊断工具。虽然通常磁共振成像（MRI）被认为是肌肉骨骼成像的金标准，但它并不是一种在急诊环境中很容易获得的成像方式。此外，它还要求患者对 MRI 无绝对的禁忌证。

超声已经成为体格检查的有力诊断工具，特别是存在肌肉肌腱病变的情况下[2]。与平片、计算机断层扫描（CT）和 MRI 等其他成像方式相比，超声有许多优点：可在急诊床旁对肌腱、关节和肌肉进行成像，可以帮助检查者迅速对一系列疼痛的肌肉骨骼疾病做出正确的诊断，并采取最佳的处理方案。此外，超声可用于急诊床旁指导肌肉骨骼疾病治疗过程，并提供肌肉骨骼疾病的动态评估。

风湿病学科报道了肌肉骨骼超声的自学计划，通过与超声专业医师一起审查图片，经过 24 小时和 8 ～ 9 小时的实操扫描后即可掌握阅片方法[3]。一个类似的自学项目已被纳入体能医学和康复住院医师的教育课程[4]。虽然超声有许多优点，但它高度依赖于操作人员的能力。由于肌肉骨骼的超声检查涉及复杂的解剖、生理和技术问题，具有较大挑战性[5]。因此，虽然在文献中描述了大量肌肉骨骼的超声诊断应用，但其中一些应用需要超声方面的专业知识，这超出了大多数床旁即时超声（POCUS）操作人员的专业知识，不在本章中讨论。

二、临床适应证

在急诊和急症护理中进行肌肉骨骼系统超声检查的适应证如下：

- 肌肉肌腱损伤
- 肌肉肌腱感染 / 炎症
- 肿胀关节评估 / 关节穿刺术
- 骨创伤
- 骨感染
- 肌肉肌腱引流或注射操作引导

（一）肌肉肌腱损伤

肌肉骨骼系统的创伤是患者到急诊室就诊的一个常见原因。POCUS 是临床评估和检查肌肉骨骼是否存在损伤、具体的定位，以及辅助平片检查的有用辅助手段。

肌肉挫伤和血肿可以很容易地用超声检测到，在急性期，挫伤或血肿会出现回声增高。随着时间的推移，挫伤或血肿会液化，回声也会减弱。最终，它们将在外观上变得模糊。这些肌肉内积液的超声表现与脓肿积液聚集相似，不能用超声来区分两者。

急性肌肉撕裂根据纤维破坏的存在与否和程度进行临床分类：1 级损伤，超声检查未见明显的纤维破坏；2 级损伤为肌肉部分撕裂，超声检查肌肉纤维断裂，体格检查肌肉力量减弱；3 级损伤为肌肉完全撕裂，超声检查纤维完全断裂。

肌腱撕裂可以是部分的或完全的撕裂。在大多数情况下，完全撕裂可以通过临床诊断，但超声可以用于体格检查后诊断仍不确定的病例。对于诊断肌腱异常，超声与 MRI 一样有效 [6]。肌腱部分撕裂会破坏纤维结构，但不会引起肌腱回缩；如果受影响肌肉的被动运动显示撕裂部位的肌腱回缩，可以诊断为完全撕裂。在某些情况下，由于肌肉收缩可能看不到肌腱边缘。

（二）肌肉肌腱感染 / 炎症

肌腱炎和腱鞘炎可由炎症、过度使用、感染或创伤引起。POCUS 对于腱鞘炎的诊断非常准确，因为其特征性的超声表现（肌腱或肌腱周围的低回声液体）很容易识别。对于手或脚肿胀疼痛的患者，快速且准确地诊断出腱鞘炎的能力可改善患者的预后，并有助于实施适当的治疗。同样，特定的肌腱病变可以通过超声评估来诊断，超声可以显示肌腱的特征性局灶性低回声区域以及腱鞘内可能存在的液体。彩色多普勒可以显示肌腱周围存在血管增生。

（三）关节肿胀

急诊和急症护理人员通常需要对关节疼痛或肿胀的患者进行评估，最终的诊断和治疗取决于对关节液进行的分析。通常需要明确的一个问题是关节周围的肿胀是关节性的还是关节周围的。已发现 POCUS 有助于区分关节周围和关节肿胀，并防止不必要的关节穿刺 [7]。

超声还可以通过检测双轨征和关节内出现的痛风石样沉积物来有力地支持痛风的诊断 [8－11]。在假性痛风中，由于关节软骨中焦磷酸钙晶体沉积，超声检查可发现关节软骨呈点状外观 [9,12]。超声检查已被纳入美国风湿病学会（ACR）/ 欧洲抗风湿病联盟（EULAR）2015 年痛风分类标准 [10]。

随着超声在临床实践中的应用越来越多，超声有可能用于监测疾病进展。一些小型研究已经表明，随着血清尿酸水平的降低，痛风导致的双轨征可消失 [13,14]。另一些小型研究结果显示，尿酸水平降低可使痛风石体积缩小 [15,16]。

一些患者只需要通过手术将积液抽出，而另一些需要抽取积液用于明确诊断，还有很多患者需要关节内类固醇注射治疗。虽然许多急诊医生能够熟练使用标准的临床检查技术抽取膝关节积液，但在其他关节进行穿刺术却存在一定难度。操作者对该操作熟练程度的欠缺可能由于多种原因，包括缺乏在给定位置进行关节穿刺的经验，缺乏相关关节的区域解剖知识，或对该操作的技术不熟悉，或肥胖患者缺乏可识别的标志。过去肘关节、踝关节、肩关节、髋关节、肩锁关节或跖趾（MTP）关节相关疾病的患者只能被转诊给风湿病医生、介入放射科医生或骨科医生进行进一步治疗。将超声应用于手术引导正在改变这种治疗模式，了解基本操作原则和肌肉骨骼超声解剖的急诊和急症护理人员都可执行这些关节的穿刺术。POCUS 在风湿病学领域的应用正变得越来越普及。

许多研究表明，当 POCUS 用于关节穿刺术和 / 或关节内类固醇注射时，可以改善其操作过程和结果 [17]。在一项针对 89 例患者的注射研究中发现，超声引导下骨关节炎膝关节透明质酸注射的注射准确率明显高于盲法注射（95.6% *vs* 77.3%，$P=0.01$）[18]。一项比较超声引导与触诊引导下膝关节穿刺和类固醇注射的研究表明，超声使抽吸的液量增加 183%，并减少了 48% 的手术相关疼痛，改善了临床预后 [19]。一项关于膝关节积液抽吸的研究指出，当使用超声引导时，疼痛更少，手术时间更短，抽吸的液体量更多，医生操作更加简单舒适[20]。对其他关节的研究报告称，当使用超声引导时，类似的操作过程也有所改善。一篇综述的结果显示，注射类固醇治疗肩痛的患者，超声引导与根据体表标志引导注射相比，在6周时患者的疼痛和功能改善更显著[21]。在一份相关报告中，与盲法注射技术相比，超声引导下注射治疗肩峰下滑囊炎可显著改善肩关节的活动范围[22]。在一项对不同关节注射类固醇的研究发现，由风湿病住院医师进行的超声引导注射比由更有经验的风湿病医生进行的临床检查引导注射更准确（83% *vs* 66%，$P = 0.010$）。更准确的注射也能使6周时患者关节功能的改善更显著[23]。在一系列触诊引导类固醇注射与超声引导注射技术的比较中，超声引导可使手术性疼痛降低43%，2周时绝对疼痛评分降低58.5%，应答率增加25.6%。超声使积液检测的准确性增加了200%，抽吸液体量增加了337%[24]。当超声引导穿刺近端指间关节（PIP）和掌指关节（MCP）时，手术成功率也有所提高。96%的超声引导注射可了解关节内穿刺针位置，而触诊引导技术的成功率仅为59%[25]。

（四）骨外伤

因为两种组织之间的声阻抗有很大的差异，采用超声检查可以识别软组织和骨骼之间的界面。当探头垂直于一个给定的骨表面检查时，大部分入射的超声波束被反射回探头，声像图上界面表现为骨皮质的一条明亮的强回声线。虽然X线平片仍然是医院中大多数骨折的一线成像技术，但因为超声很容易看到骨皮质，可以提供一种快速和便携的方法来评估骨折，对于POCUS操作者而言，超声主要用于评估潜在的长骨骨折，包括肋骨和胸骨骨折[26－31]。虽然超声可以用于检查腕骨和跗骨骨折，但超声检查这些骨折的准确性尚未得到很好的研究。在儿科患者中，临床医生需要关注生长板的超声表现，因为新手可能会将它们与骨折相混淆。

超声在成人上肢和下肢骨折的检查中具有良好的诊断准确性，特别是在足部和踝关节骨折中[29]，长骨骨折，尤其是儿童前臂骨折[28]。超声已被证明是长骨骨折平片的合适辅助手段，但在推荐POCUS作为一线成像方式之前，还需要进行进一步的研究[28,29]。

超声可用于指导长骨骨折的骨折复位[28]。X线透视是最常用的指导成人和儿童长骨骨折复位的检查手段，但透视对临床医生和患者都有显著的电离辐射暴露的风险，这就需要减少引导操作所需的透视时间。一项研究证明了超声对识别和复位腕部骨折的有效性[32]。所有患者最初都接受了由骨科医生和放射科医生进行的手腕超声检查，随后进行了平片检查。超声检查对骨折诊断的敏感性为100%。所有桡骨远端骨折患者均接受超声引导下的骨折复位，确定满意复位的敏感性为76%～93%，特异性为93%～94%。

（五）骨感染

骨髓炎是一种骨内感染，分为急性和慢性。骨髓炎是根据疾病的持续时间和感染的机制进行分类的。急性骨髓炎患者的症状可持续几天至几周，而慢性骨髓炎患者的症状可持续数月至数年。非血源性骨髓炎是通过直接感染或创伤导致感染扩散到骨的结果，而血源性骨髓炎是菌血症传播的结果，两者都可能有相似的临床表现。

传统上，平片是骨髓炎的一线成像方式，但急性感染的患者不一定有平片可见的坏死骨（死骨）。因此，对于症状持续时间小于2周且X线平片阴性的患者，MRI是首选的成像方式，CT可用于有MRI禁忌证的患者。

超声可以比X线平片更早地检测到骨膜反应[33]。然而，使用超声诊断骨髓炎的证据很少，只有少数在儿童中进行的小型研究[34－36]相关报道。虽然超声不是骨髓炎的主要成像方式，但临床医生应该关注骨髓炎的超声表现，因为骨髓炎可在评估软组织感染时偶然发现。

（六）肌腱注射或注射操作引导

超声引导可用于肌腱系统疼痛治疗时的精确经皮穿刺，特别是腱鞘、关节和滑囊注射，以及筋膜注射用于治疗肌腱炎、滑囊炎、关节炎和筋膜炎。长期以来，人们已经知道，在肌腱内使用糖皮质激素会增加患者肌腱断裂的风险。实时超声成像可以连续观察穿刺针的位置和药物注射情况，因此非常适合用于这些情况下对皮质类固醇和局部麻醉的监测[37]。肌骨超声引导穿刺过程的一个注意事项是，它们应该使用平面内技术，以便可以精确定位针尖。

一项对107项研究的系统回顾得出的结论是，在临床和尸体研究中，超声引导技术用于盂肱关节、肩锁关节、肘关节、腕关节、手关节、髋关节、膝关节、踝关节肌腱的注射比体表标志引导技术更准确[38]。但这些研究未得出任何关于临床疗效或改善结果的结论。

超声引导肩峰下滑囊炎患者的治疗研究提示，超声引导可改善预后。在一项研究中调查了超声引导下注射治疗的效果，在一组超声诊断为肩峰下滑囊炎的40例患者中，给予标准盲法注射或超声引导注射[22]。结果测量指标为注射前、后1周肩关节外展活动范围。盲法注射组在1周时的肩部活动范围较注射前无统计学差异，而接受超声引导注射组的肩部活动范围较注射前差异有统计学意义。研究表明，超声可准确引导穿刺针进入有炎症的滑膜囊，具有显著的治疗效果。超声引导下的注射对肩袖疾病可能没有那么有效。在一项对106例患者进行的随机双盲研究中，比较了超声引导下与全身类固醇注射给药治疗肩袖疾病，结果显示两组短期预后未发现显著差异[39]。

三、解剖概要

肌骨超声可用于识别皮肤和软组织、肌肉、肌腱、韧带、神经、骨骼、动脉和静脉（图21-1）。因此，临床医生对肌肉骨骼解剖学的了解至关重要，相关知识可以从任何大体解剖学教科书中获得。

骨骼肌的结构和形状会有所不同。骨骼肌可以根据其形状进行分类。扁肌，如外斜肌，有平行的纤维（图21-2）。羽状肌，如腓肠肌和三角肌，肌束呈羽毛状排列（图21-3）。在短轴上，骨骼肌呈“星

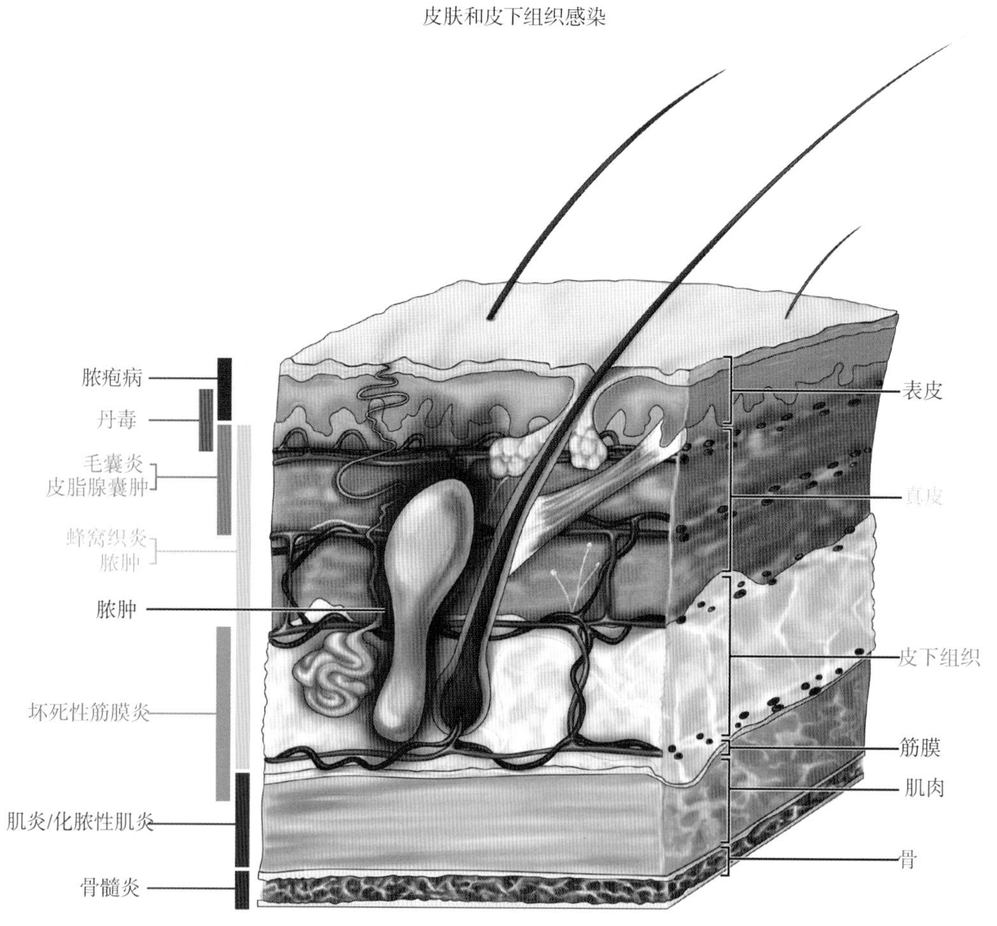

图21-1 **皮肤层、软组织层和肌肉骨骼层，每一层都可能发生感染。**

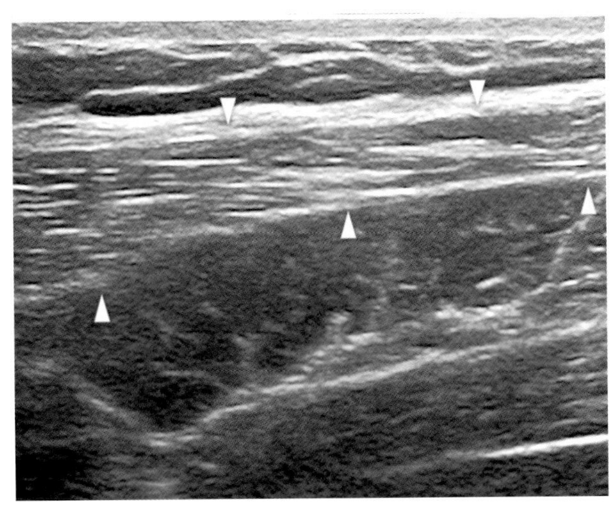

图 21-2 纵切图像显示，外斜肌上有平行的骨骼肌纤维（箭头）。

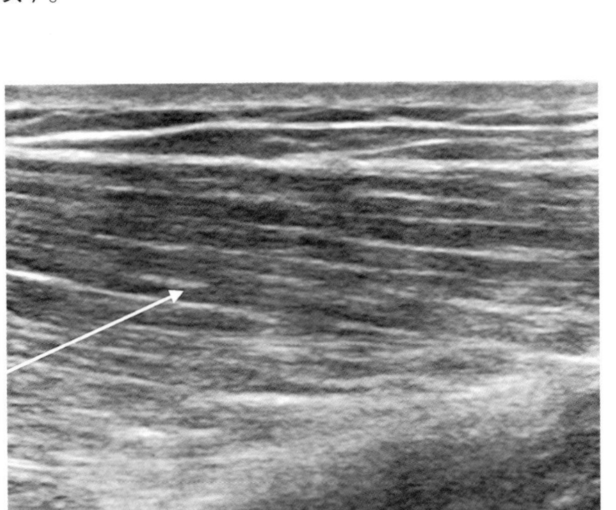

图 21-3 腓肠肌的纵切图像（箭头）显示了肌纤维束的羽毛状排列。

空”外观，周围明亮的肌筋膜内散布着低回声的肌纤维（图 21-4）。这些肌肉可以是单腹肌、双腹肌或多腹肌。双腹肌包含集中在中央肌腱两侧的肌束中。腓肠肌是双腹肌的一个代表。多腹肌包含多排对角线纤维，中央肌腱分支成两个或更多的肌腱。三角肌有前、中、后三个部分，是多腹肌的一个代表。方肌，如旋前方肌，有四个相等的边。梭形肌，如肱二头肌，呈纺锤形，肌腹厚而圆（图 21-5）。多头或多腹肌，如肱三头肌和肱二头肌，分别有一个以上的肌腱附着头或一个以上的收缩肌腹。这些肌肉的外观会根据肌肉收缩的程度而有所不同。

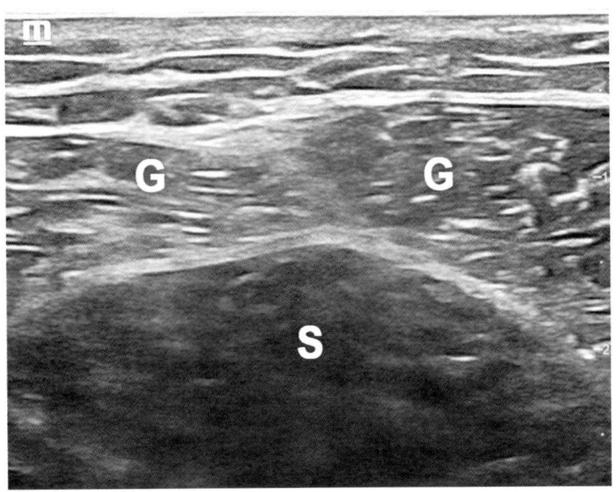

图 21-4 腓肠肌的短轴切面图像（G）显示了“星空”外表。S= 比目鱼肌。

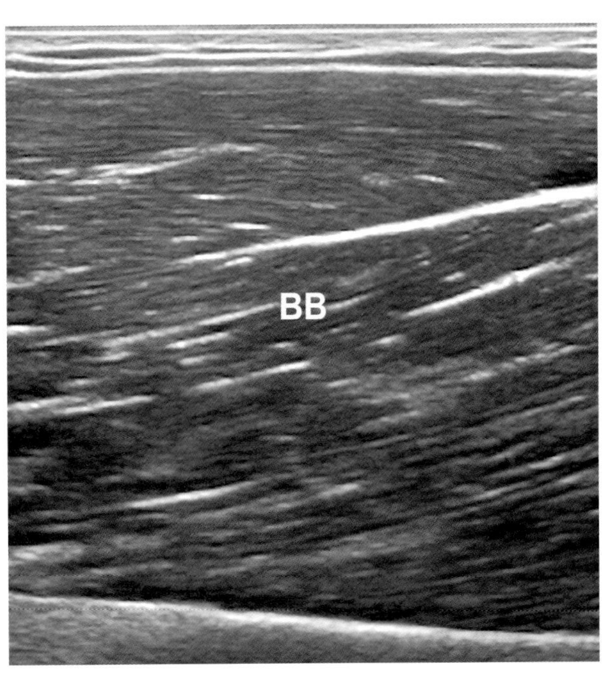

图 21-5 肱二头肌（BB）的纵切图像显示呈纺锤形，肌腹厚而圆。

肌腱由相互连接和交织的平行胶原纤维束组成（图 21-6）。肌腱被滑膜鞘（或被称为鞘膜）的致密结缔组织层所包裹。在带有滑膜鞘的肌腱中，滑膜鞘的厚度通常不到几毫米，并且会含有非常少量的液体作为润滑剂。在没有滑膜鞘的肌腱中，围绕肌腱的致密结缔组织层与肌腱紧密相连。

滑囊是指在正常情况下只含有一层薄薄的黏性液体的囊。一些滑囊与相邻的关节彼此相通。而部分滑囊则不与相邻的关节相通。滑囊也可以根据其位置分为深层或浅层。浅表滑囊通常位于覆盖的皮肤和骨骼之间，而深层滑囊可位于筋膜深处的各种位置。

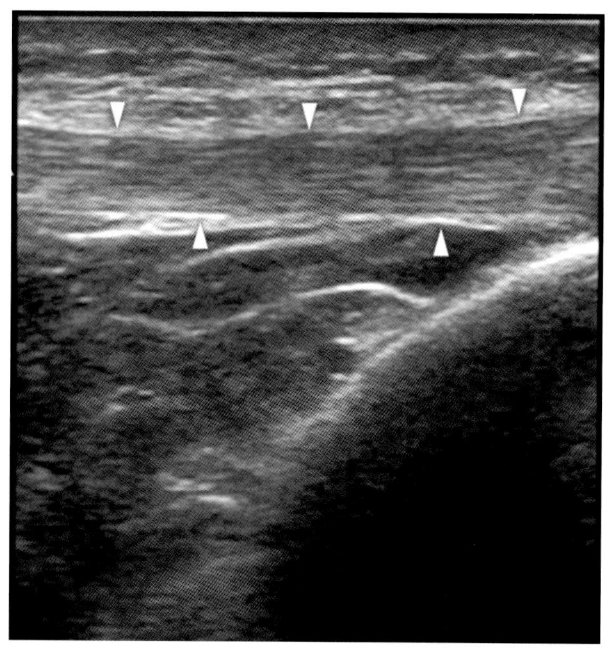

图 21-6 髌腱的纵切图像（箭头）显示胶原纤维束呈平行走行。

骨骼是人体的一种支撑组织，具有多种功能。骨骼可分为长骨、短骨、扁平骨、不规则骨和籽骨。所有的骨骼都有一层薄薄的致密骨包裹着海绵状的松质骨。致密骨与松质骨的比例根据骨骼的功能不同而有所不同。在长骨中，为了提供最大程度的结构支撑，致密骨与松质骨的比例在骨的中心部分最大。

关节是两个或多个骨的连接处，具有多种类型和功能。滑膜关节具有覆盖骨关节面的关节软骨，并被关节囊包裹，关节囊由包围关节腔的浆液性滑膜形成。在正常情况下，关节内只含少量的起润滑作用的滑膜液。

四、检查前准备

使患者保持最佳体位，以利于检查和获得高质量的超声诊断图像。由于肌骨超声包含了各种各样的扫描位置，对于理想的患者体位要求会有所不同，但在大多数情况下，患者应该保持在舒适的体位。肌骨超声检查可能包括患肢的动态运动，因此可在检查时向患者解释其原因。当扫查区域出现开放性伤口时，在皮肤上涂抹无菌耦合剂，并适当地在探头上涂抹无菌耦合剂。首先对正常组织进行检查，以便临床医生了解正常的解剖结构。当对某一超声检查结果有疑问时，扫查对侧肢体以进行对比。

五、检查技术和正常超声表现

探头的选择对图像质量起着重要的作用。在选择探头时，要考虑目标结构的深度和要扫查的区域。由于超声在大多数肌肉骨骼检查的深度较为浅表，所以最常用的是 12 ～ 5MHz的高频线阵探头。高频线阵探头可用于表面结构，尤其是手和足部（图 21-7）。对于更深的结构，如成人髋关节，使用 2 ～ 5MHz 的凸阵探头。

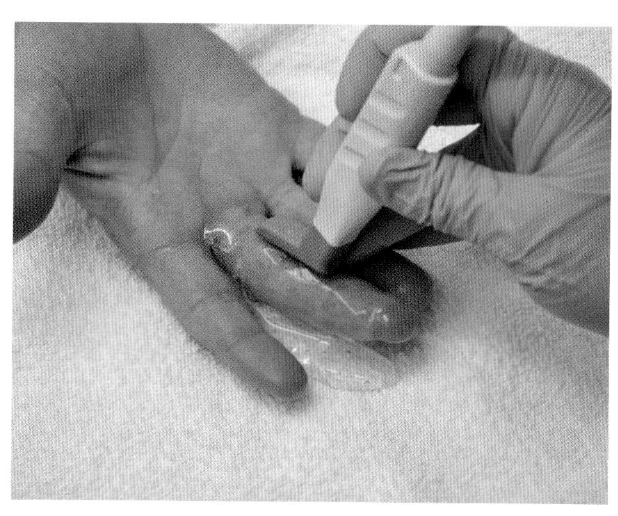

图 21-7 高频的曲棍球杆式探头被用于扫查中指掌侧，寻找可能残存的异物。

在扫描区域应用足够量的耦合剂，以获得最佳的图像。对于非常浅表的结构，在扫查区域使用隔垫可帮助优化图像。手指或脚趾的扫描可以使用水浴技术进行，即将受影响的手指放置在水中（图 21-8）。不应在溶液中添加伤口抗菌清洁液，因为它们会损坏探头。

握持探头的手可借助检查床或患者身体固定，以保持对探头的充分控制。肌骨超声检查可能包括对非常小的结构的评估，如果没有良好的探头控制，将非常难以获得高质量的图像。

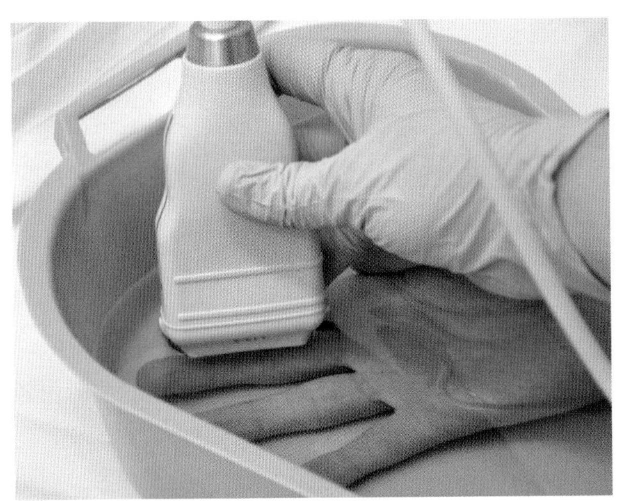

图 21-8　使用水浴来扫查手指的掌侧面。请注意，只有探头的覆盖区被放置在水中。

一旦扫查区域在屏幕上显现，就需要对图像进行优化。通过使用肌骨超声的检查预设，使需要进行调整的“旋钮”的数量最小化。使用最高频率的设置，将感兴趣的结构在屏幕上居中显示。接下来，优化增益和时间增益补偿（TCG）控制。如果屏幕上存在无回声结构，可以增加增益，直到出现伪像，此时，再将增益调低，直到伪影消失。优化 TCG，确保具有相似回声特性的组织在近场和远场中都具有相似的外观。如果机器有焦点区域控制装置，请将焦点区域放置在目标结构的水平上。可以使用多个焦点区域，但添加更多的焦点区域会降低帧频，如果正在执行动态扫查，则会使图像看起来不连贯。

除了图像优化之外，还要注意检查的局限性和伪像。所有的成像方式都会受到伪像的影响。POCUS 操作者应熟悉彗星尾、后方声影、后方回声增强等伪像，但在肌骨超声中，应熟悉各向异性及其对肌肉骨骼结构外观的影响。未能正确识别伪像可能会导致误诊，伪像的正确识别有助于关键结构或病理的诊断。

当超声波被反射或折射时，就会发生后方声影。这将在声波反射或折射的界面深处产生一个无回声区域。可产生后方声影的结构包括一些异物、气体 / 空气、骨骼和软组织钙沉积物（图 21-9）。由于折射而造成的后方声影，也被称为边缘伪像，可以发生在圆形结构的边缘。这通常见于撕裂肌腱的边缘（图 21-10）[40]。

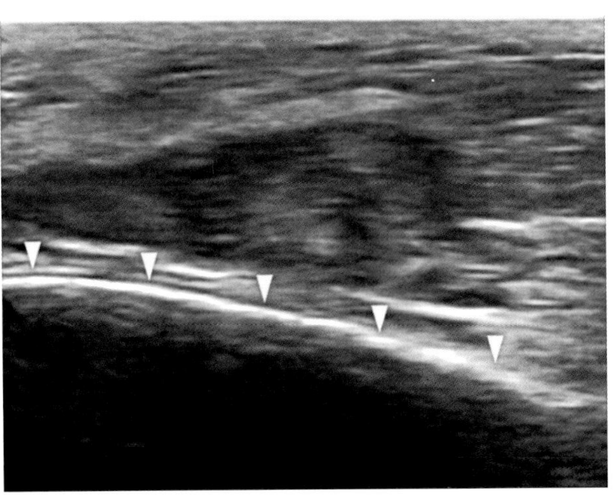

图 21-9　胫骨的纵向图像显示位于骨皮质下方的后方声影（箭头）。

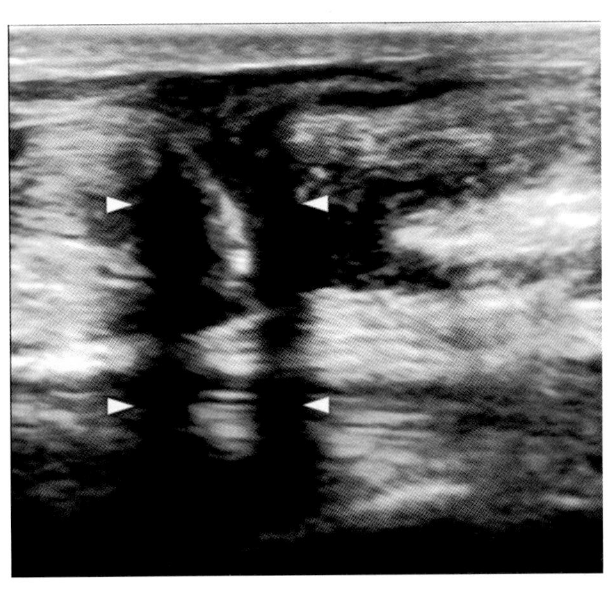

图 21-10　跟腱的纵向图像。在撕裂的跟腱边缘可以看到边缘伪像（箭头）。这些伪像是由于折射而造成的后方声影的结果。

后方回声增强是由于声波在通过液体或固体时衰减较小。在受影响区域深处的组织会出现高回声（与邻近的类似软组织相比），这是一种伪像，而不是病理改变的结果。

当声波在两个强反射物体之间来回反射时，就会出现混响伪像。当存在金属异物或空气时，在肌肉骨骼超声检查中可以看到这种伪像。在扫查过程中，小金属异物很容易被忽略，但异物后混响伪像的存在可能是临床医生发现其存在的第一证据（图 21-11）。同样的情况也适用于软组织中气体的存在，这对诊断至关重要，因为在肌肉骨骼感染中存在气体意味着更严重的感染（图 21-12）。

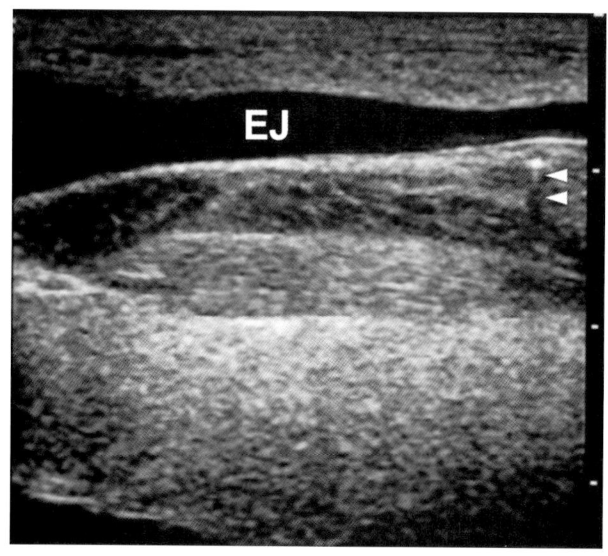

图 21-11 金属异物后方的混响伪像（箭头）。金属异物位于颈外静脉（EJ）后方肌肉内，为一个高回声病灶。

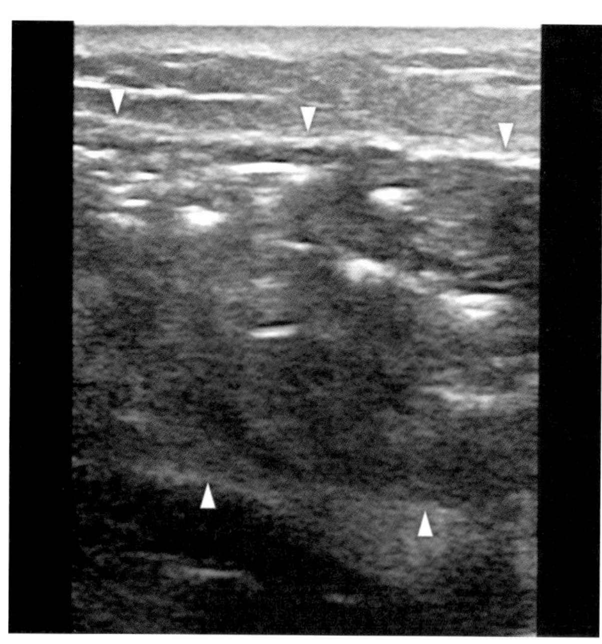

图 21-12 肌肉感染患者的右肩前部纵向图像。请注意，在三角肌（箭头之间）内存在大量的高回声病灶（气泡），从而产生不同程度的混响和后方声影伪像。

当扫查的角度发生改变时，会发生各向异性伪像，而使扫查结构的超声表现发生变化。各向异性伪像通常涉及肌腱、韧带，偶尔也包括肌肉。在正常情况下，垂直于肌腱扫查会显示为典型的高回声，当扫查角度改变时，肌腱在非垂直区域出现低回声，与肌腱病理改变相似（图 21-13）。当角度改变时，低回声的焦点区域消失是由于各向异性；在扫查角度变化的过程中持续存在的异常可能代表了真正的肌腱病理改变。与其他伪像一样，各向异性可以用来帮助识别关键结构。随着扫查角度从垂直变为非垂直，肌腱在外观上出现低回声，而相邻的无各向异性的高回声结构保持不变（图 21-14）。

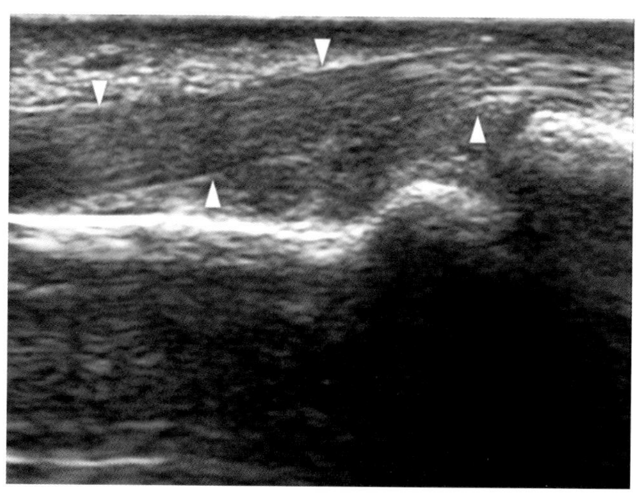

图 21-13 中指掌侧的纵向图像。指屈肌腱（箭头）是正常的，但以非垂直角度扫查肌腱时，会出现各向异性伪像，这时在肌腱内会出现低回声结构，应注意与肌腱内发生病理改变时相区分。

（一）肌肉

骨骼肌纤维被肌内膜包裹，并被肌束膜包裹成束。一束肌纤维构成一个肌纤维束。骨骼肌的内部结构因其功能而异。肌纤维可以平行于肌肉的长轴排列，也可以呈羽毛状排列，如腓肠肌和三角肌。这些肌肉可以是单腹肌，双腹肌，或多腹肌。腓肠肌是双腹肌的一个代表，而三角肌是多腹肌的一个代表。这些不同的排列可以在超声上显示。由于肌筋膜内的纤维束的不同。肌肉具有混合的低回声和高回声模式，纵切面上，羽状肌呈羽毛状或叶脉状（图 21-3），而横切面上，它们呈现“星空”状外观（图 21-4）[41]。可见肌筋膜的纤维脂肪间隔为分隔低回声肌束的高回声线（图 21-15A）。骨骼肌纤维在肌肉收缩时缩短，肌肉变厚，回声减低（图21-15B）。

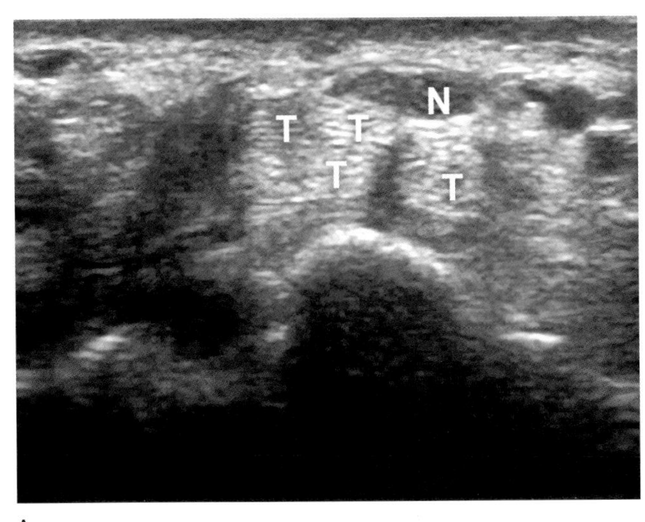

A

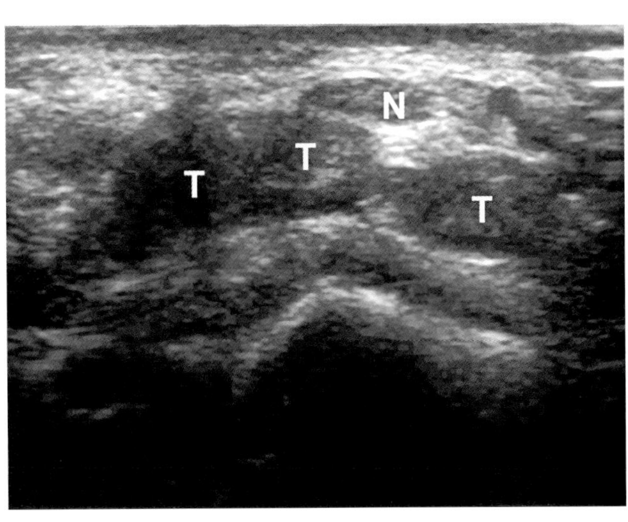

B

图 21-14 手腕掌侧的横切图像。（A）以垂直角度扫查手腕，可见高回声肌腱（T）和正中神经（N）。（B）以非垂直角度扫查手腕。需要注意的是，肌腱（T）现在呈低回声状态，但正中神经（N）的回声强度几乎没有变化。值得注意的是，在非垂直扫查过程中，周围的脂肪没有各向异性的特性，其超声外观也没有发生变化。这种伪像有助于识别关键的肌肉骨骼结构。

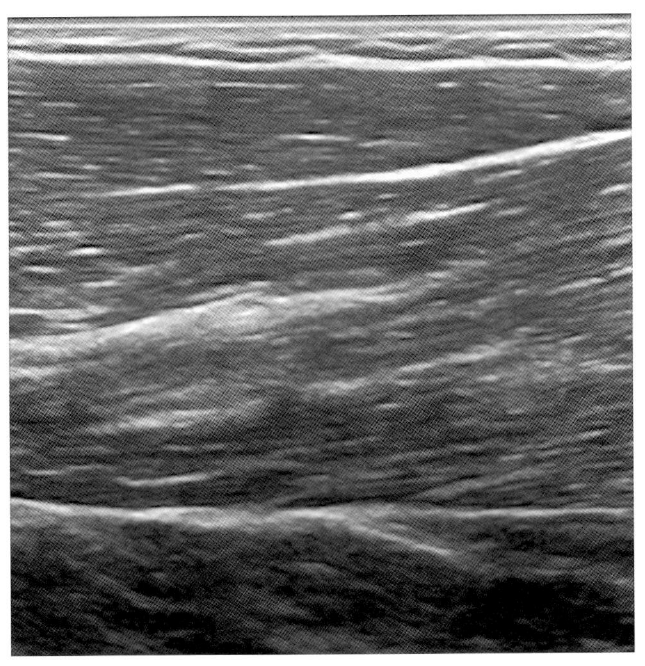

A

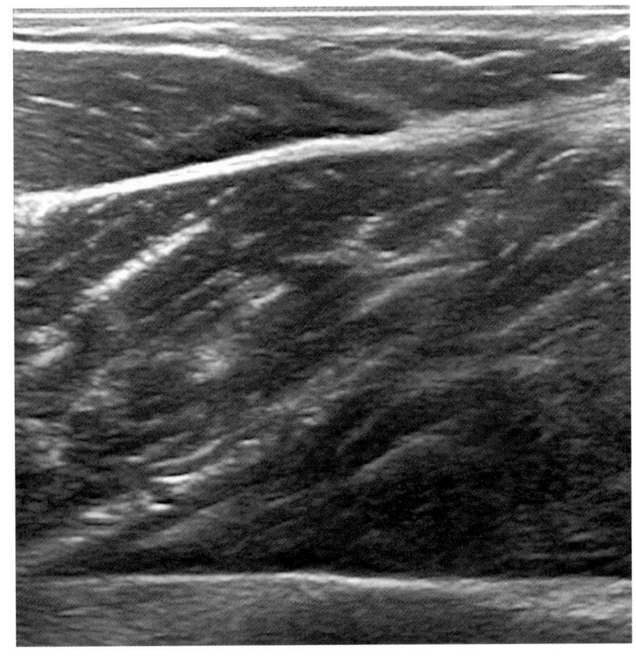

B

图 21-15 肱二头肌的纵切图像。（A）肌肉放松时的纵向图像。注意高回声的线状纤维肌间隔和低回声肌肉。（B）肌肉收缩时的纵向图像显示回声减低。

（二）肌腱

肌腱由平行的胶原纤维束组成；它们可以形成一个单一肌腱，也可以组成多个肌腱，在这种情况下被称为复合肌腱（图 21-6）。肌腱周围有一层薄薄的结缔组织，即腱周组织，包裹着所有的肌腱。滑膜周围鞘通常围绕着肌腱弯曲走行。鞘内含有一层薄薄的滑液，有助于减少肌腱的摩擦和擦伤。肌腱周围的滑囊可以减少运动过程中肌腱和相邻骨骼之间的摩擦。肌腱血管分布稀疏，其营养主要来自于腱周节段分布的血管[42]。在没有滑膜鞘的肌腱中，腱膜（一种致密的结缔组织层）与肌腱紧密结合。肌腱是紧密排列的胶原纤维束，会导致明显的各向异性。因此，必须以垂直于肌腱纵轴的角度对肌腱进行扫查。应关注各向异性现象，并改变扫查角度，以便在诊断肌腱病变前更好地评估各向异性。肌腱可以通过被动、主动或抵抗的关节运动进行动态检查，以评估肌腱的功能和完整性。除非有明显扩张，大多数与肌腱相邻的滑囊不可见，但肩峰下－三角肌下、跟骨后和髌下深层除外[41]。

（三）滑膜关节

关节有三种类型：纤维性、软骨性和滑膜性[43]。超声最常用于检查滑膜关节。滑膜关节是由关节状的骨表面、纤维囊、韧带以及其他关节内结构，如脂肪垫、半月板和关节唇组成的。滑膜内的所有结构都被认为是关节内的，而滑膜外的所有结构都被认为是关节周围的。仅用体格检查来区分关节内病变和关节周围病变是非常困难的[7]。

超声检查显示，正常关节表面覆盖有一条光滑的低回声线性条带，代表透明软骨（图 21-16）。关节囊表现为围绕在关节周围的高回声线，并与关节周围组织相互作用（图 21-17）。构成关节表面的软骨下骨在超声上呈规则的高回声线（图 21-16）。关节内存在纤维软骨结构，如髋部的唇状结构或膝关节的半月板，呈均匀的高回声，附着在骨或关节囊上（图 21-18）。

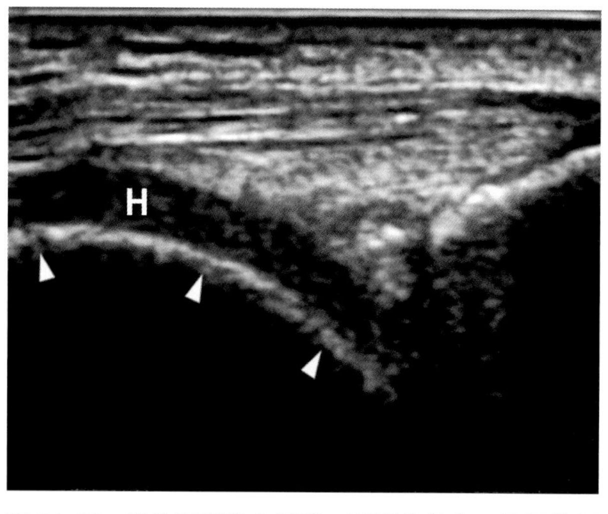

图 21-16　**股骨远端纵向图像，透明软骨为一平滑的低回声线性带（H）。股骨远端软骨下骨呈规则的高回声线（箭头）。**

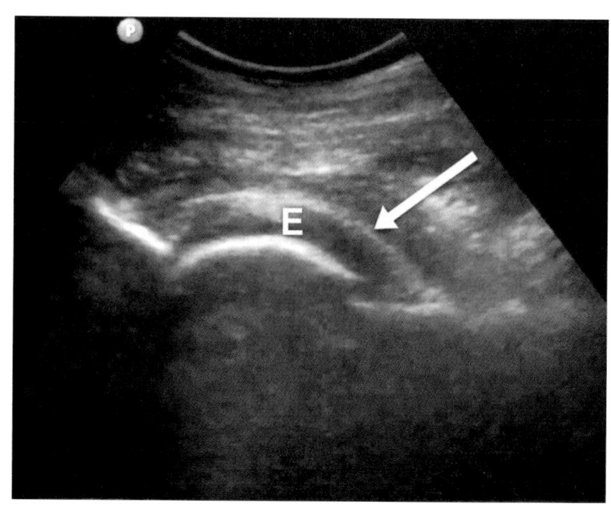

图 21-17　**右髋关节的纵向图像**

患有关节积液（E）的患者。可见关节囊为一条围绕着关节的高回声线（箭头）。

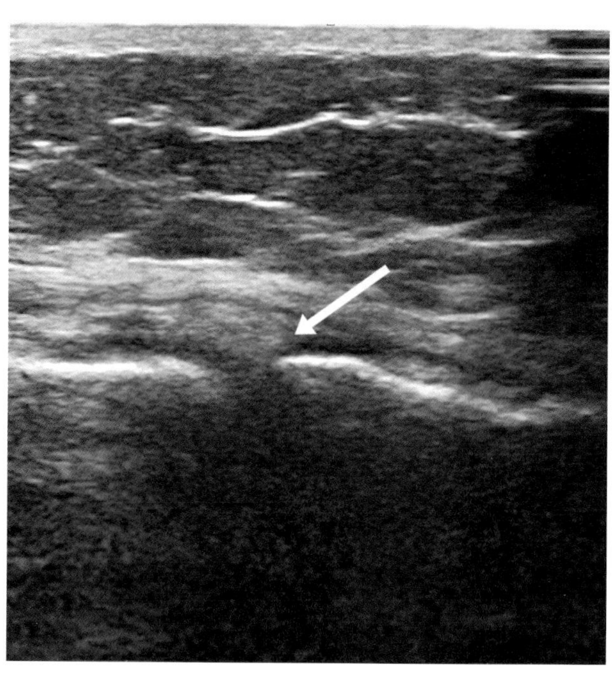

图 21-18　**膝关节内侧的纵向图像，注意半月板（箭头），其显示为附着在骨上的均匀的高回声结构。**

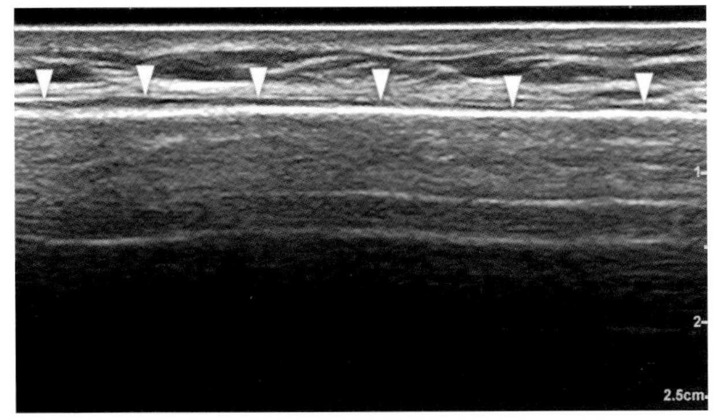

A

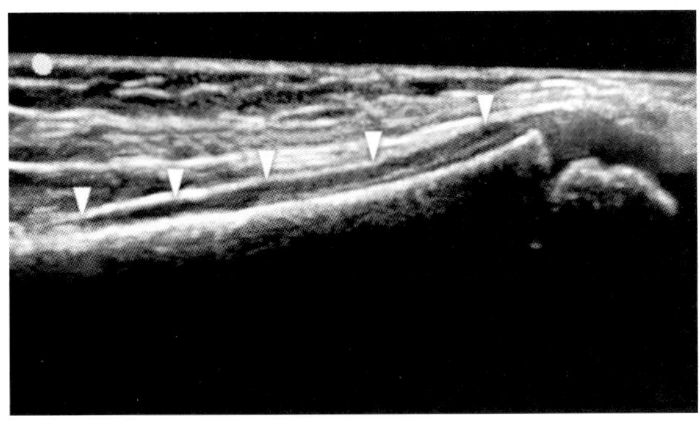

B

图 21-19　骨膜的正常超声表现。（A）在成人中，骨膜通常不可见，但可以看到覆盖在骨皮质上的低回声带。注意成人胫骨（箭头）上覆盖的薄的低回声带状骨膜。（B）在儿童中，骨膜是位于骨皮质上的薄或厚的低回声带。注意儿童桡骨（箭头）上的骨膜呈厚的低回声带。

（四）骨

钙化的骨基本上反射了所有的超声波。因此，骨皮质表面通常可以很好地显示，但骨皮质深处的结构显示不清 [33]。长骨在正常情况下呈线性的高回声结构。正常成人的超声检查几乎看不到正常骨膜，但在儿童骨皮质表面清晰可见一条薄薄的低回声带（图 21-19）[44]。

六、常见疾病

（一）肌肉损伤

肌肉撕裂可以是部分的或完全的撕裂。部分撕裂通常表现为不明显的低回声区域，并伴有纵向成像上羽状肌正常回声结构变模糊，以及横向成像上正常“星空”回声变模糊（图 21-20）。

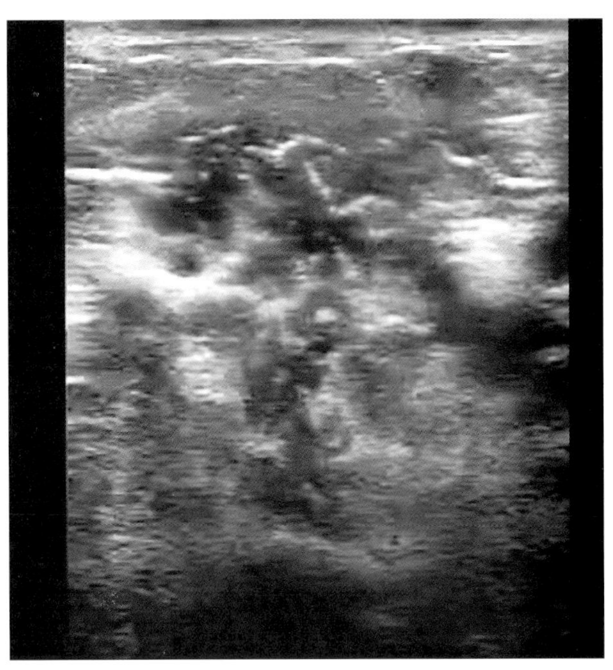

A

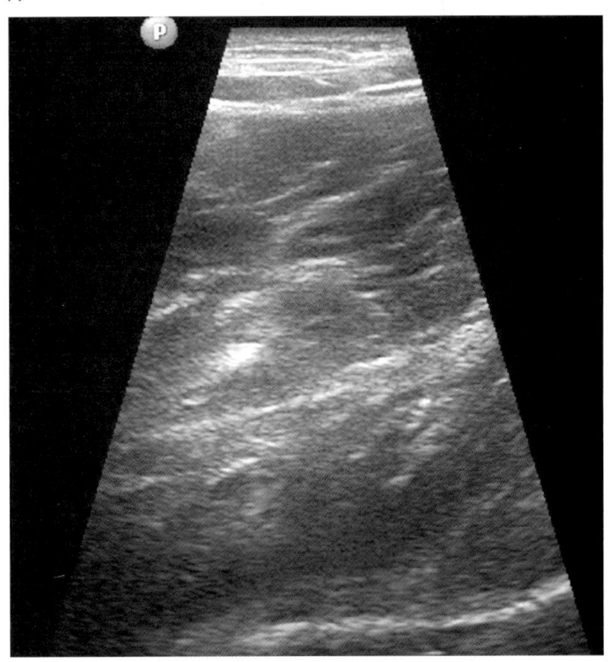

B

图 21-20　部分肌肉撕裂。（A）腓肠肌部分撕裂患者的横切图像。注意正常肌肉的“星空”回声纹理变模糊。（B）肱三头肌部分撕裂的矢状面图像。注意那些不明显的低回声区域，伴随着羽状肌回声结构变模糊。

更严重的劳损和挫伤通常表现为不同程度的纤维断裂和血肿典型的不均匀液体表现，损伤的严重程度反映了血肿的大小和范围（图 21-21）[41]。

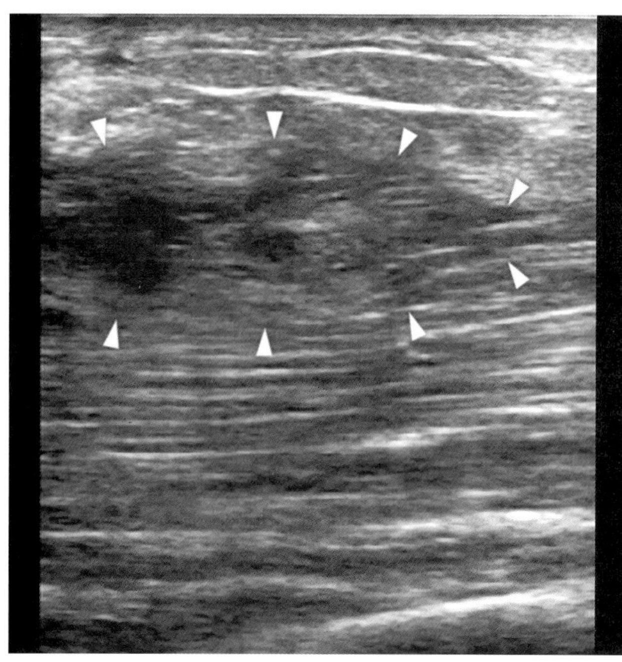
A

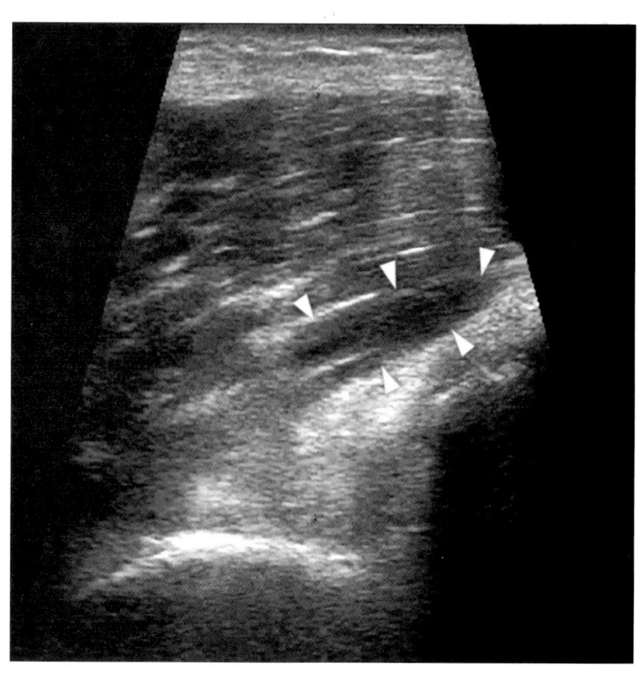
B

图 21-21 部分肌肉撕裂。(A)肱二头肌部分撕裂的纵切图像。注意明显的纤维断裂和血肿典型的不均匀液体表现(无尾箭)。(B)肱三头肌的纵切图像，由于部分肌肉撕裂而导致了明显的纤维断裂和不均匀液体表现(无尾箭)。

在完全性肌肉撕裂的情况下，会出现一定程度的肌肉回缩(图 21-22)。轻度部分撕裂可以通过使受影响的肌肉回缩来更好地评估，因为在回缩状态下，肌束回声较厚且较低[41,45]，必要时对比双侧扫查。

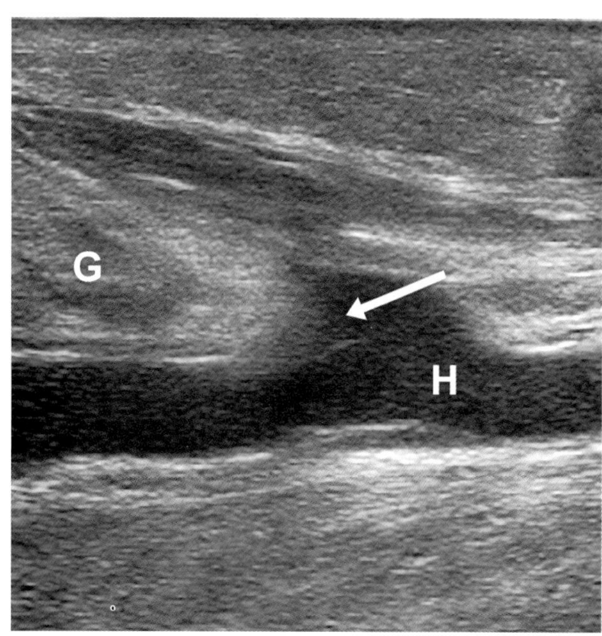

图 21-22 腓肠肌(G)在其肌腱撕裂处的纵向图像。该图像为肌腱的完全撕裂(箭头)。注意撕裂肌腱周围的出血(H)和肌肉回缩的存在。

肌肉血肿的超声表现取决于损伤程度和血肿形成的时间长短等因素。急性期的肌肉血肿呈高回声(图 21-23)。随着时间的推移，它们的回声会减弱，最终可显示为无回声(图 21-24)。在这个演变过程中，血肿会短暂地与周围的肌肉呈等回声，所以要注意与正常肌肉结构的鉴别，以免漏诊。

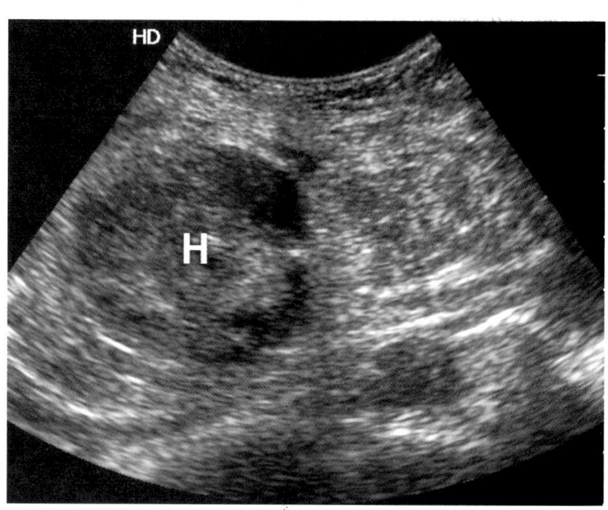

图 21-23 抗凝治疗患者的腹壁横向图像，该患者由于当天早些时候发生的轻微外伤而出现腹直肌鞘血肿(H)。注意血肿的回声强度。

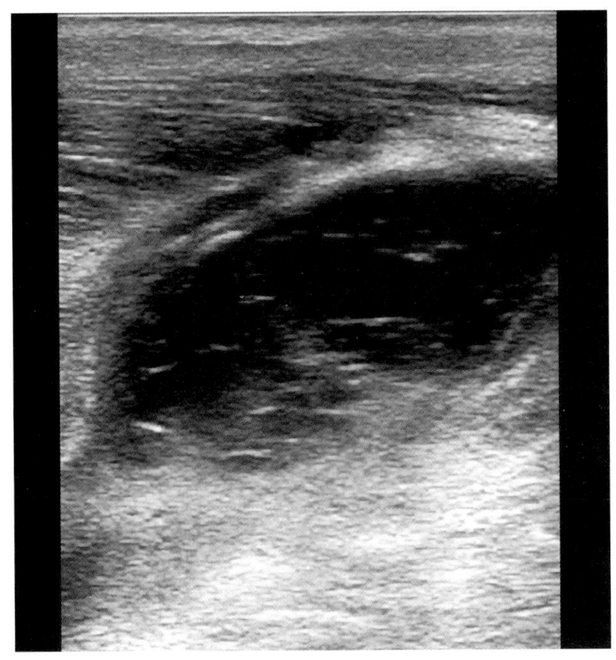

图 21-24　亚急性血肿。被棒球击中小腿导致血肿形成 10 天后的纵向图像。注意其为低回声，积液范围呈椭圆形，内部可见线性回声。

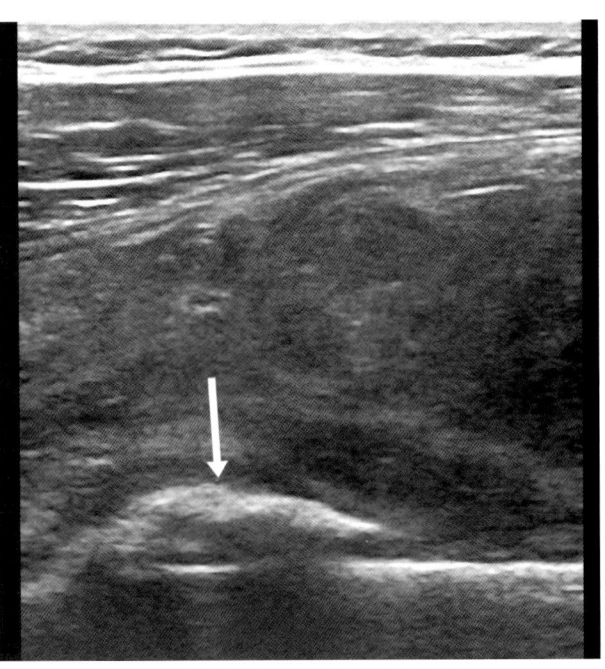

图 21-25　骨化性肌炎。与骨骼骨一样，骨化性肌炎的骨化病变（箭头）显示为强回声后伴声影。

肌肉血肿的超声表现与脓肿相似，超声不能用来鉴别两者。在涉及感染的情况下，可能需要进一步检查或穿刺来作出诊断。

骨化性肌炎是指肌肉或其他软组织损伤后发生钙化而形成骨组织。它通常累及手臂或腿部的大块肌肉。超声对发现肌肉内钙化非常敏感，肌内钙化表现为强回声后伴声影（图 21-25）。超声也被用于骨化性肌炎患者恢复活动期间的监测[46]。

骨筋膜室综合征仍然是骨科创伤中最严重的急症之一[47,48]。如果不能及时做出准确诊断可能会导致严重的顽固性疼痛、瘫痪和感觉缺失。一项尸体研究发现，超声检查指标显示出与肌间室压力极好的相关性，表明其可能在未来的临床上有应用价值[49]。在此研究中，将超声探头与探头压力相结合，在测量下肢皮肤压力的同时获得下肢前腔室的 B 型超声图像。随着肌间室压力从 0 增加到 75mmHg，测量前腔室的宽度和使前腔室筋膜变平所需的压力。前腔室的宽度和使筋膜变平所需的压力都与肌间室压力具有高度相关性。

（二）肌肉感染 / 炎症

脓肿的超声表现是可变的。它们通常表现为形状不规则、不均匀的液体混合物（图 21-26）[50]。

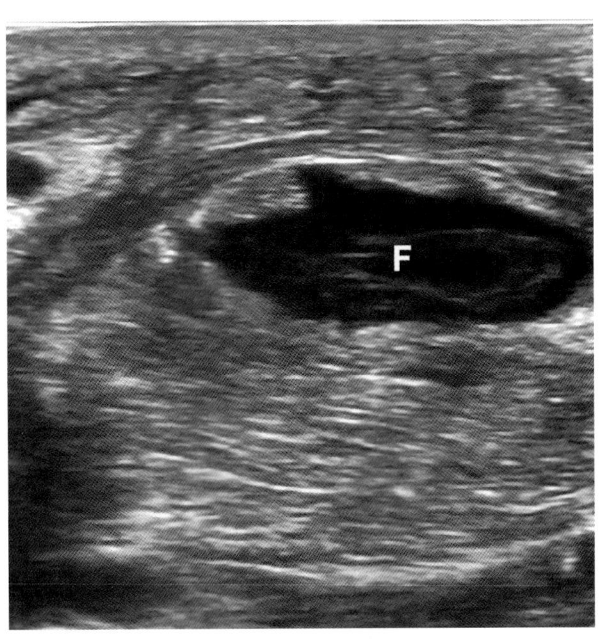

图 21-26　肌肉脓肿。静脉注射吸毒者肱二头肌的矢状面图像，患者试图通过深部静脉注射毒品，导致肌肉脓肿。注意形状不规则的低回声积液。彩色多普勒显示内部无血流。经手术探查，确定为肌肉脓肿。

在积液中出现气体的彗星尾伪影，可能预示更严重的感染（图 21-27）。对积液进行多普勒检测，以排除内部血管的存在（图 21-28）。超声不能用来鉴别血肿和脓肿。

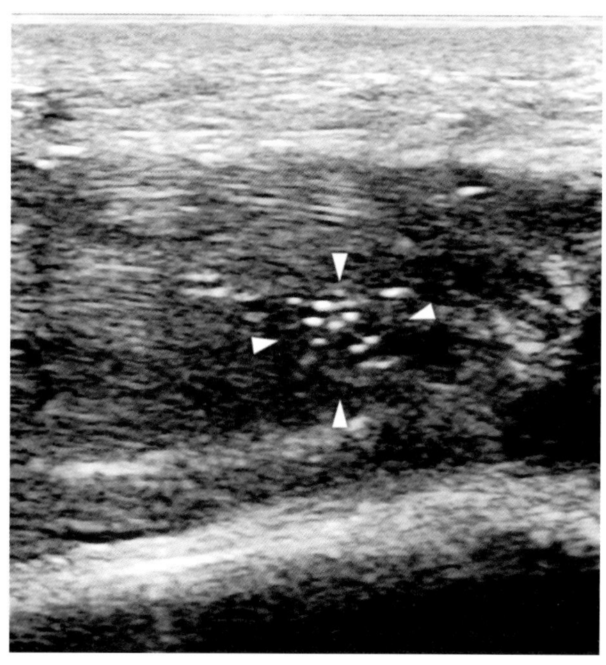

图 21-27 坏死性感染患者右侧三角肌的纵向图像。注意肌肉内存在的空气（高回声病灶），以及少量积液（箭头）。

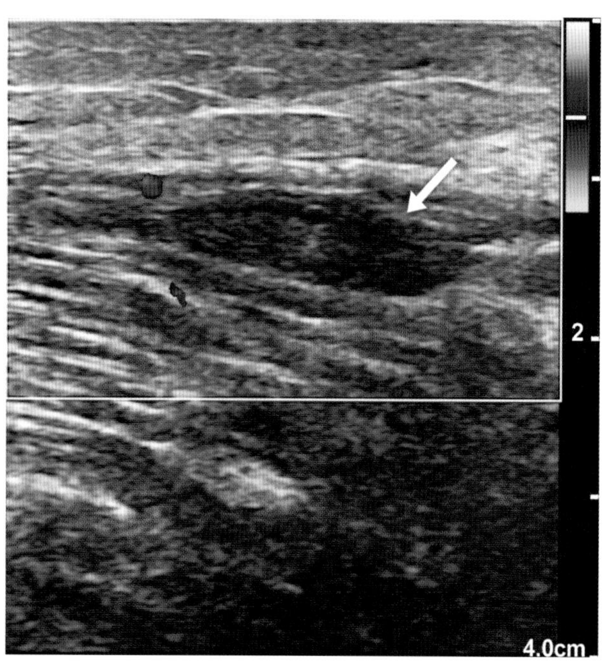

图 21-28 肌肉脓肿（箭头）。彩色多普勒检测显示肌肉脓肿内部无血流。

（三）肌腱损伤

肌腱损伤可导致部分或完全撕裂。扫查损伤肌腱的矢状面和横切面。肌腱矢状面扫查可获得最有用的信息。在急诊评估的受伤肌腱通常比较浅表，可以使用高频线阵探头来成像，通过多涂耦合剂适当增加探头与皮肤之间的距离间隙。部分撕裂会破坏局部的内部纤维结构，但不会引起肌腱收缩（图 21-29 和 21-30）。在诊断部分撕裂之前，需要考虑和排除各向异性，因为各向异性可能会导致肌腱内存在类似损伤的低回声区域（图 21-13）。通过改变扫查的角度来评估各向异性，从而使探头垂直于肌腱内所关注的区域。肌腱的被动或主动运动可用于撕裂严重程度的分级。

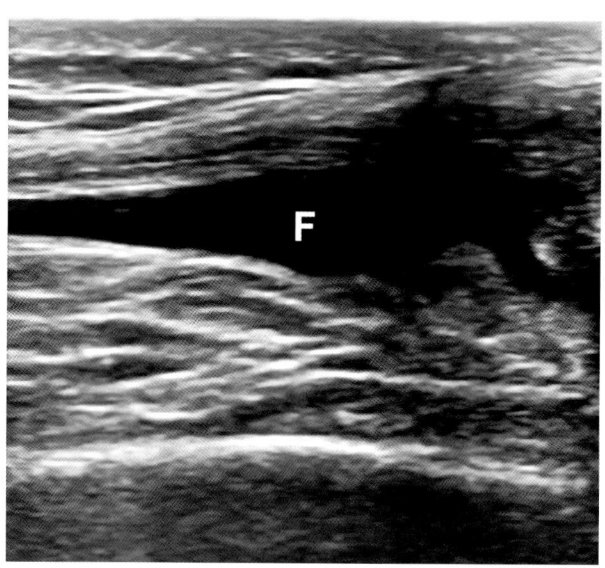

图 21-29 部分肌腱撕裂。股四头肌肌腱部分撕裂患者的纵切图像。注意由于撕裂导致肌腱纤维之间的出血引起的积液（F）。

在肌腱完全撕裂的患者中可见到更多的超声表现[6]。在撕裂部位，内部纤维结构可被完全破坏（图 21-31）。由于急性损伤出血，肌腱周边可能会有积液（图 21-32）。由折射引起的边缘伪像常见于撕裂肌腱的边缘（图 21-10）。肌肉或肌腱收缩可能导致近端肌腱边缘不可见。在这些情况下，应在矢状面或横切面扫查肌腱的整个走行区域，直到看到边缘。与部分撕裂一样，损伤肌腱的被动或主动运动可用于评估撕裂的严重程度和评估撕裂肌腱边缘的情况。

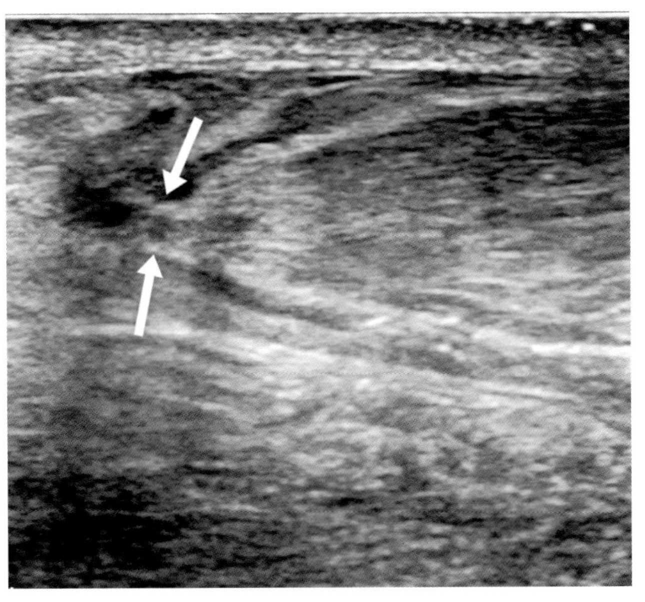

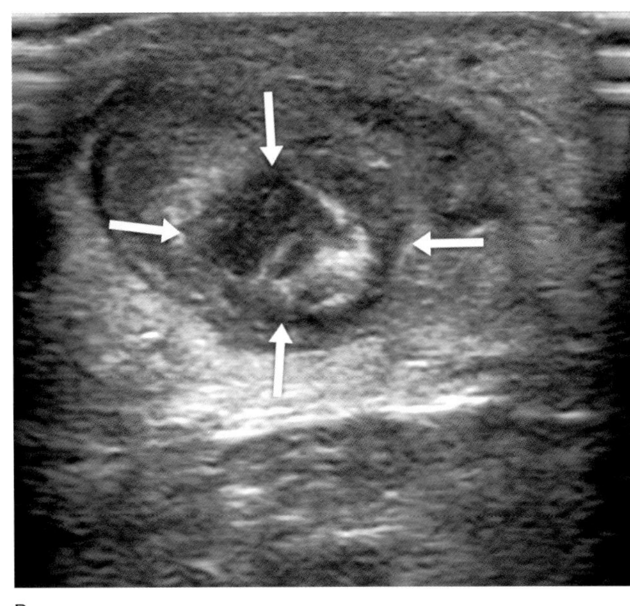

图 21-30　（A）跟腱部分撕裂患者的纵切图像。注意存在完整的肌腱部分（箭头）。（B）跟腱部分撕裂患者横切图像。注意部分撕裂范围内正常纤维结构的破坏（箭头）。

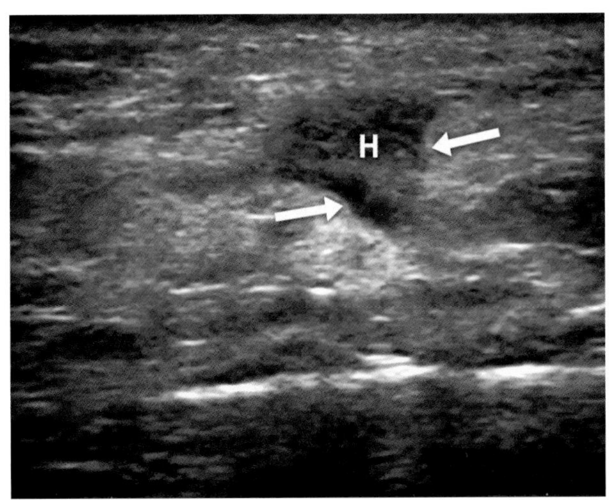

图 21-31　跟腱完全撕裂患者的纵切图像。注意肌腱边缘及内部纤维结构完全破坏（箭头），以及肌腱周围出血引起的积液（H）。

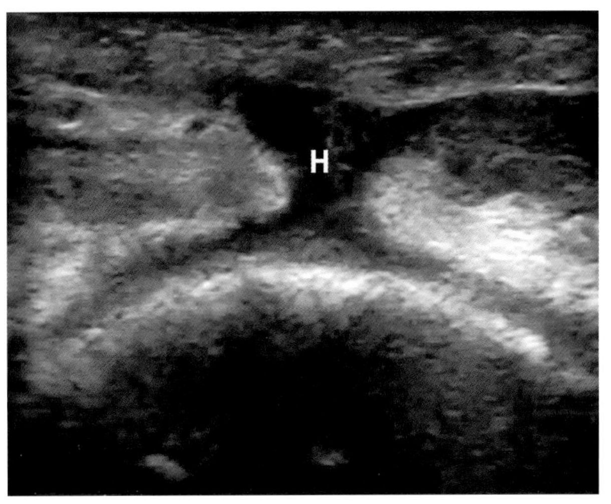

图 21-32　髌腱完全撕裂患者的纵切图像。注意由于肌腱边缘撕裂导致的出血（H）。还要注意，肌腱边缘及内部纤维完全被破坏。

（四）肌腱感染 / 炎症

肌腱炎或腱鞘炎可能是创伤、劳损、衰老、外部撞击以及感染或炎症过程的结果。在早期或轻度病变的病例中，肌腱出现增厚，但随着炎症的进展，正常的纤维结构被低回声肿胀结构所取代，会掩盖肌腱纤维断裂的现象（图 21-33）[6]。彩色多普勒可能显示炎症肌腱周围血运丰富，但这是非特异性的表现。在钙化性肌腱炎患者中，可见高回声后伴声影（图 21-34）。

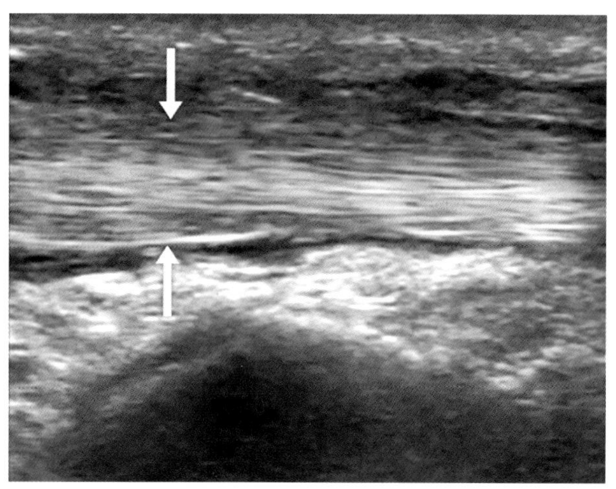

图 21-33　足部伸肌腱肌腱炎的纵切图像。肌腱增厚（箭头），正常的纤维结构被低回声区域所取代（箭头），但未看到肌腱纤维破坏的现象。

带有滑膜鞘的肌腱在腱鞘内可能显示存在积液。根据其成分不同，积液可以有不同的表现，从无回声到有回声（图 21-35）。积液的超声表现不能用于对积液成分的明确诊断。除了诊断腱鞘内是否存在积液外，超声还可用于引导积液抽吸（图 21-36）。

某些肌腱，如跟腱，没有滑膜鞘，取而代之的是周围有一个叫做腱围的鞘。腱围由Ⅰ型和Ⅲ型胶原纤维、一些弹性蛋白原纤维和滑膜细胞内层组成[51]。腱围从多个水平上向肌腱供应附近血管的血液，允许肌腱向上下方向移动。当肌腱过度摩擦骨突起时，就会发生腱围炎。因为腱围和腱外膜构成了腱周称为腱围炎或腱周炎，在超声检查中，可以看到肌腱周围的积液（图 21-37）。

（五）关节积液 / 关节炎

人体中的关节虽然构造相似，但其各自的结构和大小有所不同。从每个关节中抽取积液都需要了解特定关节的解剖结构。下一节简要讨论了关节积液的超声表现，以及超声引导下抽取积液或注射的方法。

大多数在床旁的超声仪都配备了适合进行关节穿刺术的线阵探头。除成人髋关节使用 5 ～ 2MHz 的凸阵探头外，大多数关节均使用 12 ～ 5MHz 的线阵探头，根据经验，12 ～ 5MHz 的线阵探头只适用于深度为 6cm 或更浅表的结构。针对相关关节适当调整图像深度（适用 80/20 规则：图像的 80% 应聚焦在感兴趣的解剖区域，20% 留在远场，以便看到相邻的解剖结构），并优化所检查关节的

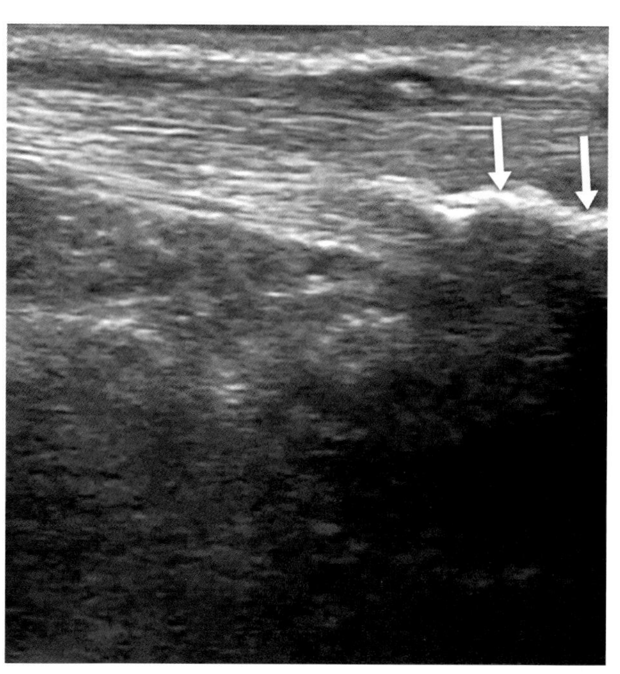

A

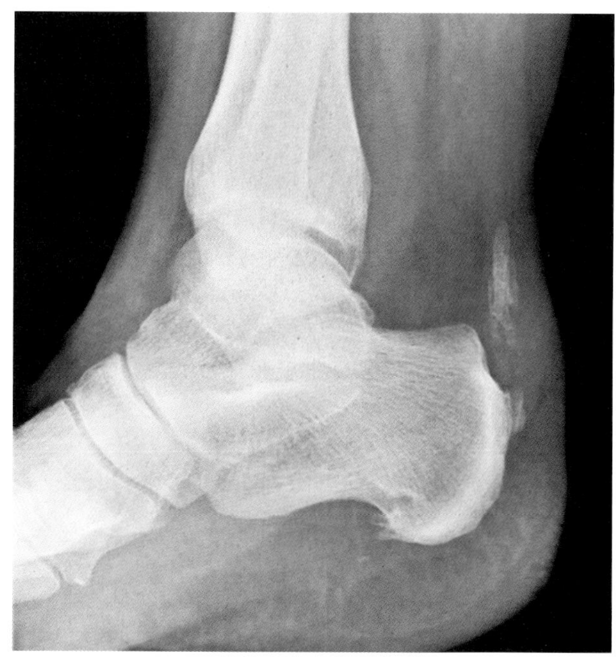

B

图 21-34　钙化性肌腱炎。（A）跟腱钙化性肌腱炎的纵切图像。注意肌腱内的高回声区（箭头）以及后方声影。这是肌腱内钙沉积的结果。（B）同一患者的平片（脚踝侧位片）显示跟腱内存在钙化。

图像焦点。

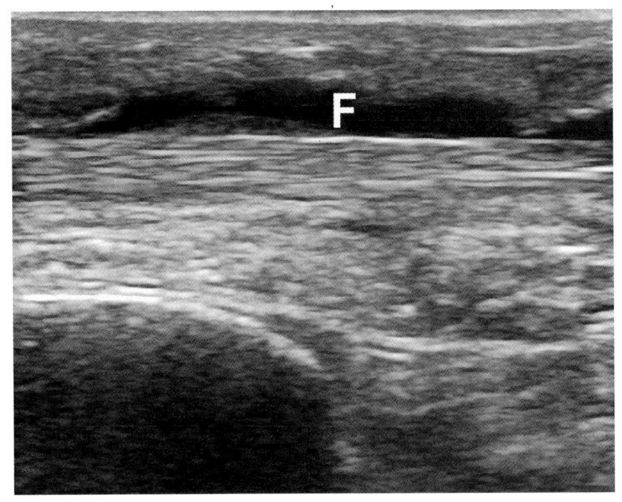

A

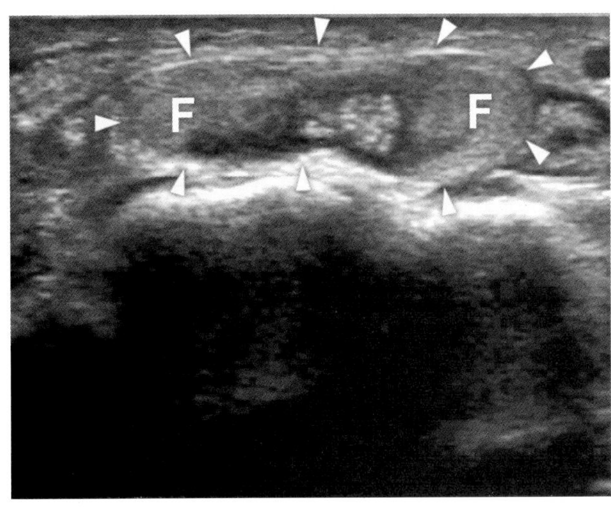

B

图 21-35 肌腱炎患者腱鞘内的积液（F）。（A）因穿刺伤致蜂窝织炎及肌腱炎患者胫骨前肌腱的纵切图像。（B）一例猫咬所致腱鞘炎患者的腕部伸肌肌腱横切图像。注意肿胀增厚的腱鞘（箭头）内存在积液（F）。

滑液关节积液根据积液的内容物而有不同的超声表现。关节积液可以是无回声的或有回声的。积液的超声表现不能用于区分炎症性关节炎和非炎症性关节炎，或脓毒性关节炎和非脓毒性关节炎（图 21-38）。探头加压和能量多普勒可以帮助区分滑膜增生导致的复杂积液或凝块，关节积液由于探头加压可发生移动，滑膜间可见彩色多普勒信号。在关节积液中偶尔会看到自由移动的游离体，可通过高回声后伴声影的声学特征来识别它们。

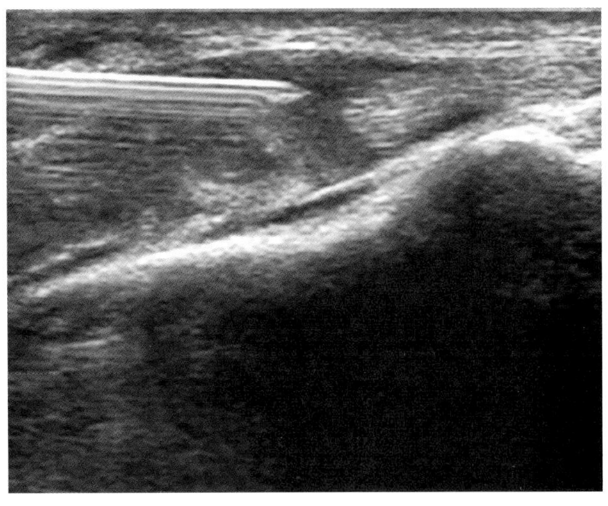

图 21-36 超声引导下腱鞘内积液的引流。注意在腱鞘中存在可见带有后部混响伪影的穿刺针。

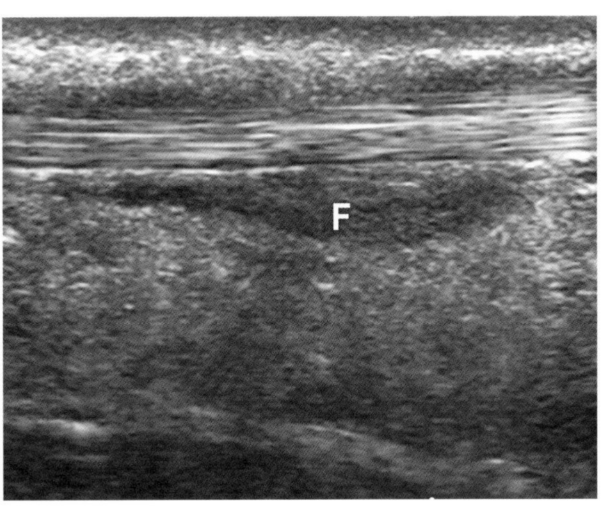

图 21-37 跟腱的纵切图像。注意肌腱前部（F）存在积液，没有肌腱病变的超声表现。

关节游离体常出现在髌上囊或肘关节，可以通过轻轻触诊积液或探头加压而使其移动。

除了评估关节积液外，特定的关节疾病和创伤性疾病具有各自的超声特征。对于非创伤性病变，有些发现可以在所有炎症性关节病中观察到，有些发现是疾病特异性的。一般的表现包括存在关节积液、滑膜增生和骨侵蚀（图 21-39）。虽然骨侵蚀的存在被认为是一个一般性的表现，但骨侵蚀的分布可有助于识别特定的病变。例如，痛风患者的骨侵蚀通常是在关节外，这与其他炎症的骨侵蚀分布恰恰相反[52]。

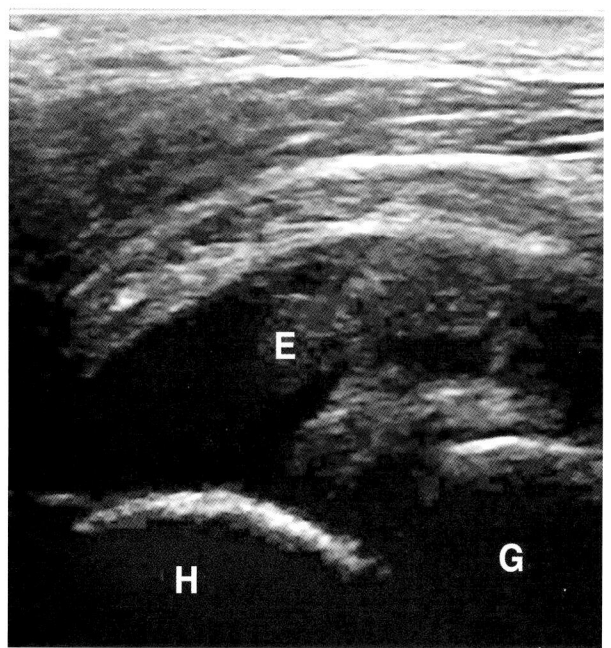

A

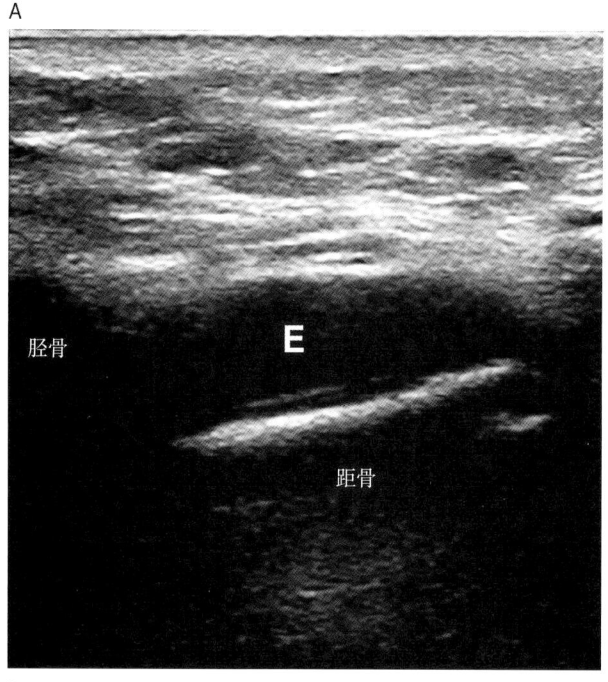

B

图 21-38 关节积液。（A）右肩后部横切图像，可见有回声的关节积液（E）。可以看到肱骨的头部（H）和关节盂（G）。该患者被诊断为假性痛风。（B）右踝关节的纵切图像，踝关节的胫距关节处可见无回声积液（E）。该患者关节积液分析示白细胞数为 86 000，革兰氏染色阳性，提示脓毒性关节炎。

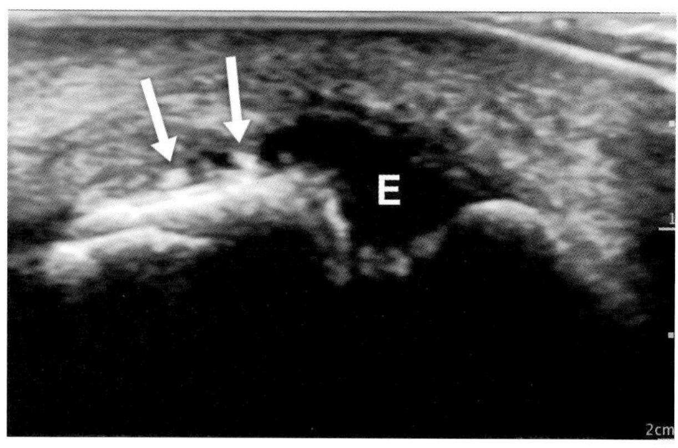

A

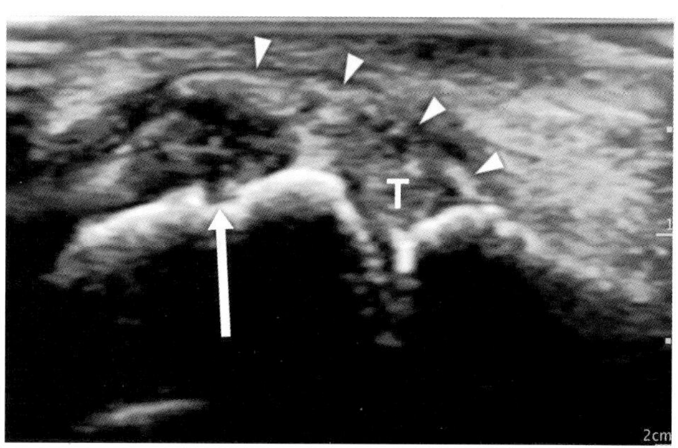

B

图 21-39 痛风性关节炎。（A）第一跖趾关节（MTP）的纵切图像，可见关节积液（E）。晶体（箭头）沉积被认为是特征性的，其为高回声伴后方声影。（B）第一 MTP 关节的纵切图像，可见滑膜增生（无尾箭）和关节外骨侵蚀（箭头）。请注意，痛风石（T）也存在于这个关节中。

痛风的特异性表现包括关节和肌腱中的晶体沉积[9]。2015 年，风湿病学检测（OMERACT）超声工作组制定了痛风的诊断共识[53]。“双轨征”标志被认为代表软骨表面的单钠尿酸盐晶体的沉积。超声上正常的关节软骨表面显示为是一条薄的高回声线，当声波垂直于软骨表面时显示效果最好。双轨征可以通过观察增厚的高回声线来诊断，这种高回声线与角度无关，通常厚度与软骨下骨的高回声线一样。在假性痛风中，焦磷酸钙晶体的沉积通常发生在关节软骨内，而痛风的晶体沉积发生在关节软骨的表面（图 21-40）[12]。痛风石是嵌入炎症组织中的大量单钠尿酸盐晶体，而聚集物是关节或软组织中的晶体沉积，其大小不足以定义为痛风石（图 21-39）[53]。痛风石在超声上的表现类似于“糖团”。痛风患者的骨侵蚀表现为两个垂直平面的骨皮质断裂，常见于关节外[52]。

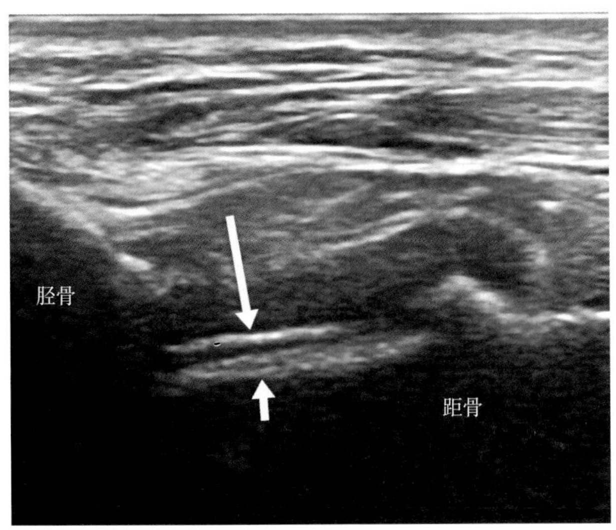

A

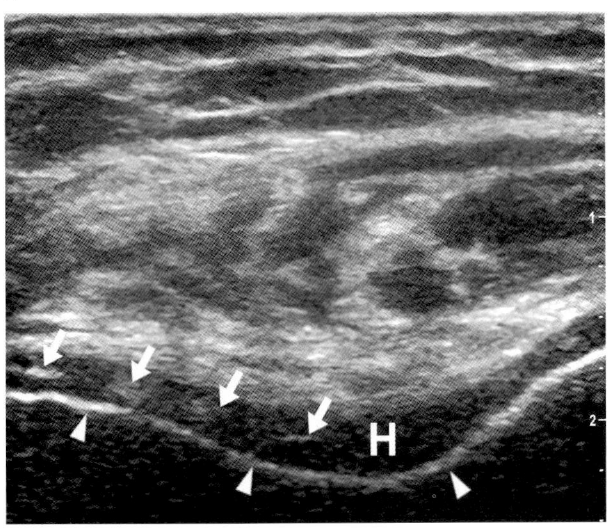

B

图 21-40　**晶体沉积性关节病。痛风：（A）左踝关节内侧的纵切图像，具有明亮的双轨征标志，与角度无关。（长箭头）。该线的厚度可以和软骨下骨的高回声线一样（短箭头）。假性痛风：（B）左膝横切图像，在骨皮质（箭头）附近的透明软骨（H）中有高回声结晶物质（无尾箭）。**

超声可准确判断原因不明的关节炎患者是否患有类风湿性关节炎[54]。在一项研究中，超声可发现多种腱鞘炎、骨侵蚀和滑膜炎。滑膜炎更常见于第二 MCP 关节，其次是第二和第五 MTP 关节。受影响最严重的肌腱是腕部肌腱和第二、三手指的肌腱。第二 MCP 关节和第五 MTP 关节的骨侵蚀最为严重。

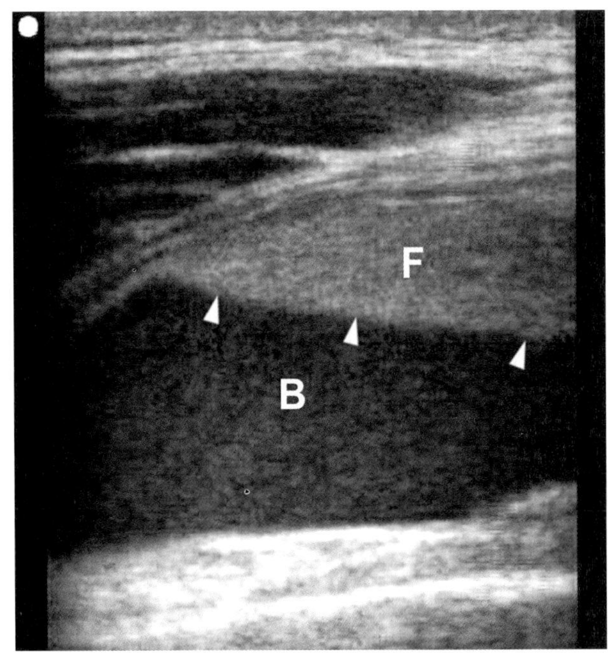

图 21-41　**关节积脂血症。左膝髌上囊的纵切图像，可见脂肪 - 血界面。脂肪（F）是线前较高回声的区域（箭头），而血清和血液（B）是线后的低回声区域。**

关节血肿和关节脂肪血肿是创伤性关节病变的特殊征象。在关节内骨折患者中，脂肪和血液从骨髓中溢出，导致关节积脂血症，这是一种容易在超声上识别的脂肪 - 血液界面（图 21-41）。对于怀疑有关节积脂血症的患者，可挤压关节使关节液发生混合，暂时消除脂肪 - 血液界面[55]。

七、关节穿刺术

超声可以通过静态标记（辅助）或实时引导来辅助进行关节穿刺术。决定进行超声静态辅助还是超声引导下的抽取取决于操作者的经验和偏好，以及关节积液的大小和位置等因素。体积较小或非典型位置的滑膜积液最好通过实时超声引导抽取。为了使用静态标记进行精确定位，在两个垂直平面上扫查关节积液的图像，并用不可擦除的皮肤标记物在皮肤上做好标记。一旦与耦合剂接触，大多数标记物往往变得模糊不清或消失，最好选用一种不易擦除的龙胆紫皮肤标记物，即使与超声耦合剂接触，也能很好地显示标记线。标记线的中心即为进针部位。除了确定穿刺针进入皮肤的最佳点外，超声还能评估最佳的穿刺角度和深度。

大多数积液可以使用这种标记技术进行抽取。一旦患者已做好标记，他们应该保持在相同的体位，直到操作完成，因为不同的位置积液量不同，可能需要重新定位标记。如果使用实时引导，则无需进行皮肤标记。将穿刺针实时引导至关节积液部位，类似于超声引导下的血管穿刺技术。实时引导中，在平面内操作是操作者的首选技术，但有些方法可能需要平面外技术。实时引导需要无菌探头保护套，除非探头远离进针部位。

1. 膝关节

髌上囊是一个大的滑膜囊，是膝关节空间的延伸。它位于股骨远端前部，在成人膝关节上方约一手宽，上方以皮肤、皮下组织和股四头肌肌腱为界，下方以股骨前脂肪和股骨为界。当膝关节因积液膨胀时，最深的积液出现在髌上囊（图 21-41）或髌上囊在股四头肌腱两侧凸出的地方，特别是外侧髌上隐窝（图 21-42）。髌上囊是体内最大的囊，可以扩张以容纳大量的液体。疑似需要穿刺的膝关节积液不应与该关节周围的其他积液相混淆。两个具有临床相关性的是腓肠肌内侧头滑液囊（发现于内侧腘窝）和髌前皮下囊。

腓肠肌内侧头滑液囊常与膝关节腔相通，通常被称为贝克（Baker）囊肿（图 21-43）。当扩张时，Baker 囊肿可能会引起腘窝疼痛和肿胀。

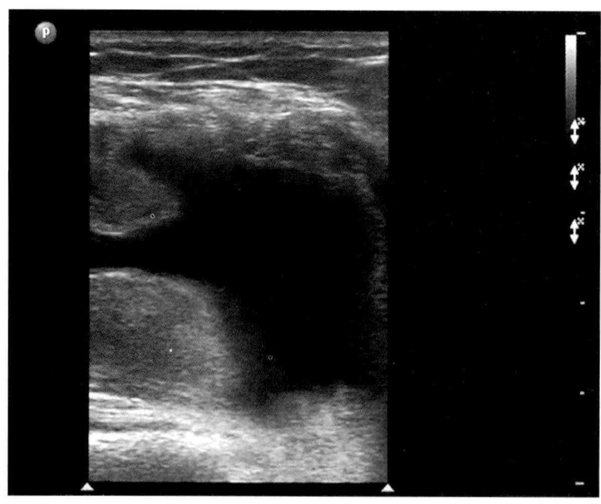

图 21-42　膝关节髌外侧隐窝积液的横切图像。无回声的髌上囊内见增厚的滑膜，提示慢性关节炎。

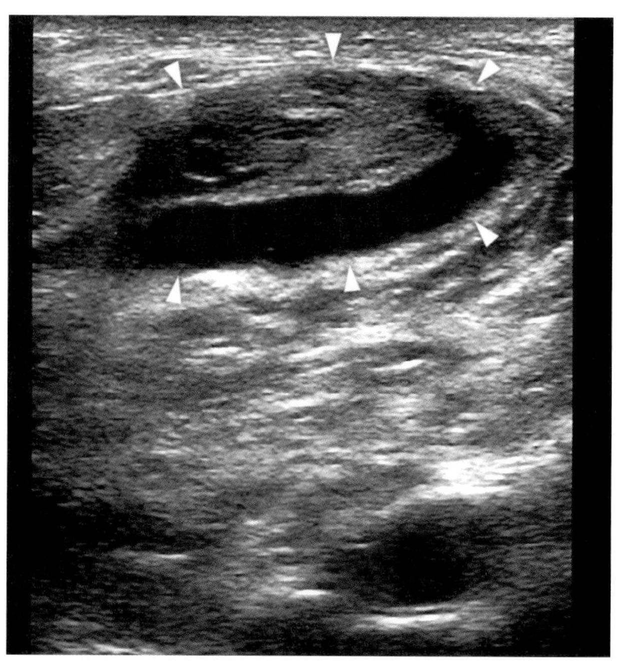

图 21-43　Baker 囊肿。腘窝内侧的横切图像。注意有回声的 Baker 囊肿（无尾箭）。

Baker 囊肿的超声表现，可以从无回声到有回声（图 21-44）[56]。因为有回声的 Baker 囊肿易与其他囊性软组织肿块相混淆，应识别囊肿颈部，可延伸到半膜肌腱和腓肠肌内侧头之间的关节间隙，这是确诊的指标（图 21-45）。

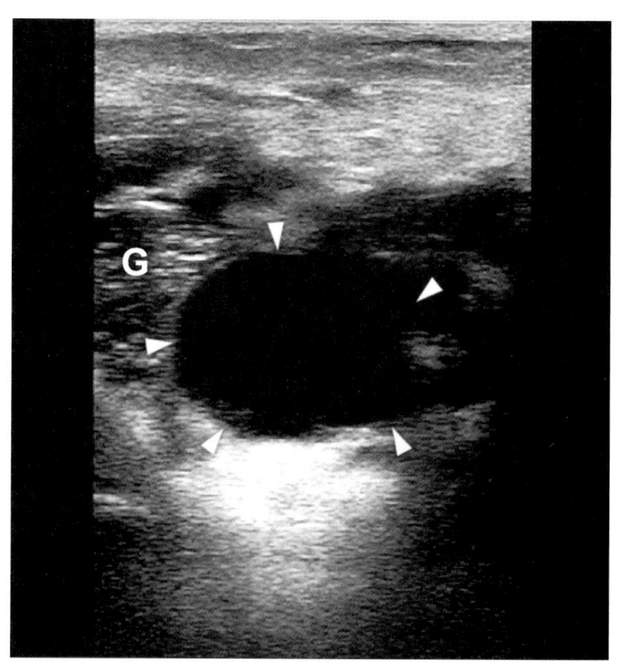

图 21-44　腘窝内侧的横切图像。注意邻近腓肠肌内侧头的无回声 Baker 囊肿（无尾箭）。

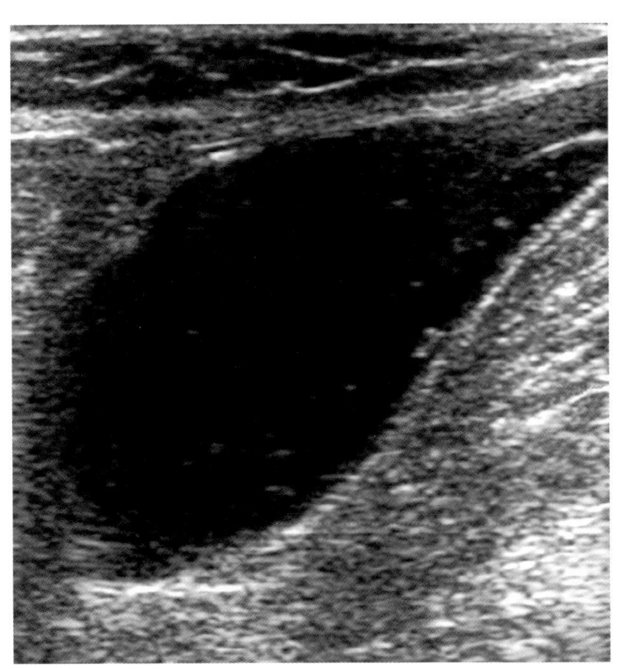
图 21-45　腘窝内侧 Baker 囊肿的纵切图像，其颈部延伸至后关节间隙。

髌前皮下囊位于髌骨和近端髌韧带浅层的皮肤正下方，与膝关节不相通，发病原因可能为局部创伤而肿胀和感染。它经常被称为“女仆膝”。在超声检查中，髌前滑囊炎表现为在髌骨表面和髌腱前方的低回声积液，有时含有碎片（图 21-46）。

正常膝关节的关节腔内很少或没有液体（图 21-47）。检测积液的最常见部位是髌上囊的外侧和内侧隐窝，如果积液很少，压迫对侧隐窝将有助于积液检测。单纯积液表现为低回声液体聚集，与高回声的股骨皮质被一薄层高回声的股骨前脂肪隔开（图 21-48）。在更为慢性的过程中可能发现，炎症性滑膜改变（血管翳）表现为滑膜增厚或关节间隙内的高回声结构（图 21-49）。由关节内出血引起的积液最初可表现为无回声，但随着时间的延长可表现为均匀的中等强度回声，提示血液凝固或部分凝固（图 21-50）。膝关节积液不应与该关节周围的其他积液相混淆。

扫查膝关节时患者取仰卧位，用床单或毛巾从后面支撑膝关节，使其轻微弯曲，应使患者感到舒适。扫查在髌骨正上方的旁正中纵向平面上最容易进行。首先在髌上囊的外侧或内侧隐窝可见少量液体。通过在膝关节对侧施加压力，使积液最大限度地聚集在所选择的扫查 / 抽吸位置，可以增强对较少积液的检测和抽吸。

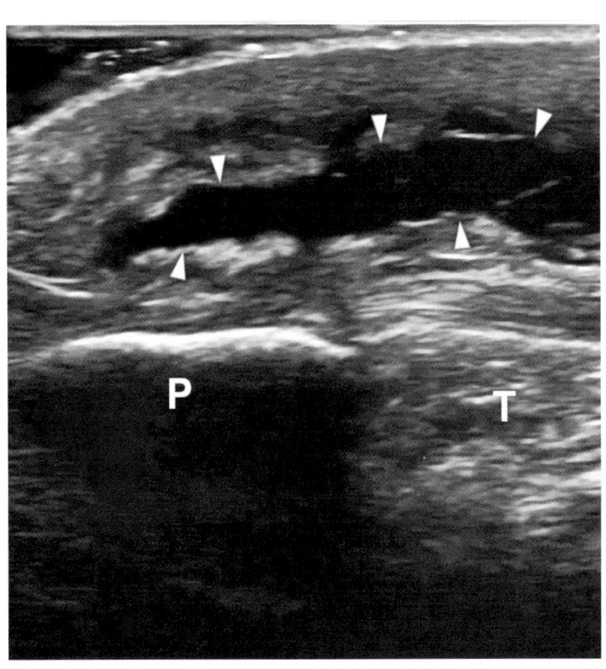

图 21-46　髌骨和近端髌腱浅层的膝关节前部纵切图像。髌前滑囊炎（箭头）表现为髌骨（P）和髌腱（T）前的无回声积液。

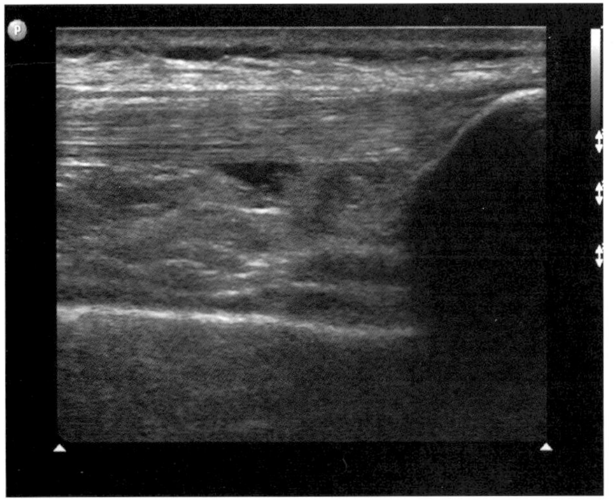
图 21-47　正常膝关节的中部纵切超声图像。在皮肤和皮下组织深处，可见条纹状的股四头肌腱附着于髌骨上缘。生理性关节液很少，在积液的右侧可以看到髌上脂肪垫。股骨的前表面回声如图所示；在这个视图中，通常可以看到在股骨前面有一层股骨前脂肪。

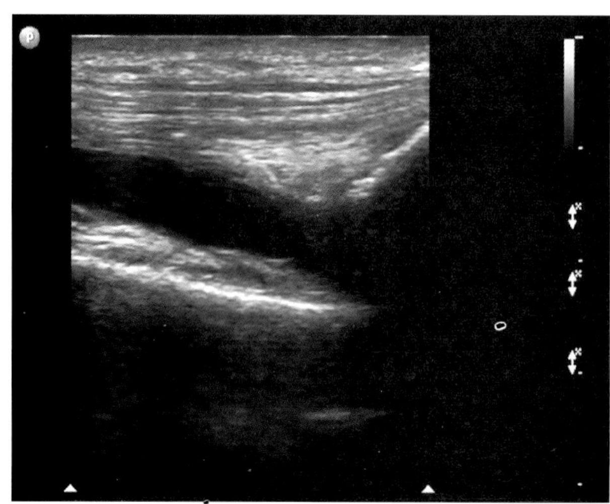

图 21-48 单纯性膝关节积液在中线处的纵切超声图像。图像聚焦于髌上囊，远场可见股骨和股骨前脂肪，右侧可见髌骨上部分。

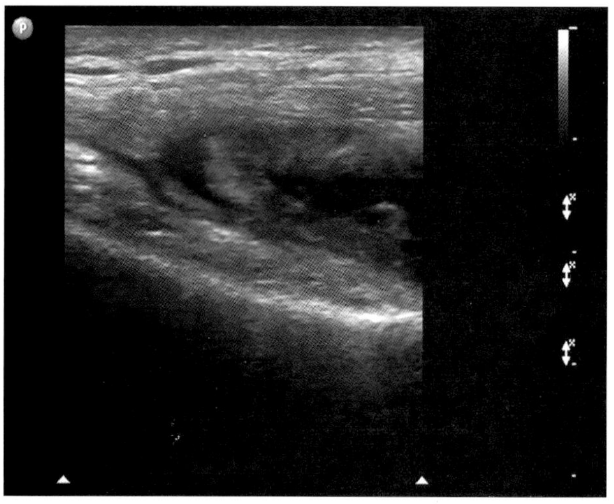

A

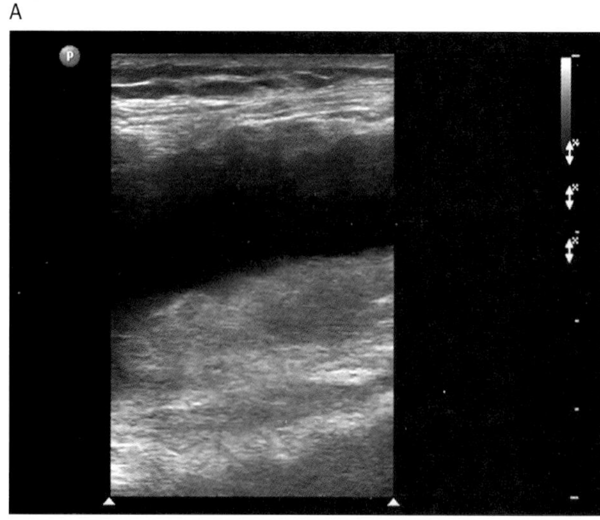

B

图 21-49 膝关节积液伴明显慢性炎症表现，滑膜肥厚可表现为分层、光滑增厚或分叶状，这取决于病程的进展速度。

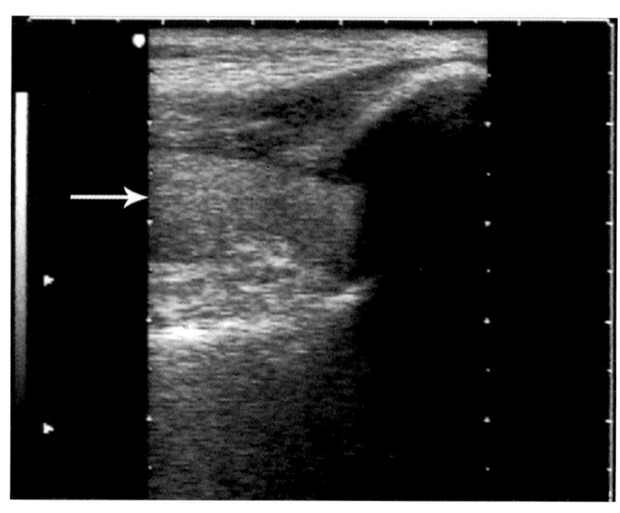

图 21-50 膝关节积血在中线处的纵切超声图像。图像右侧可见髌骨的弧形骨面阴影，下方为股骨前骨皮质的明亮高回声。在股骨前脂肪上方有一个与血肿一致的均匀中等强度回声层（箭头）。

如果确定超声标记技术是首选方法，则对积液进行纵向和横向扫查后，用不褪色墨水标记皮肤，形成“+”，指定最佳抽吸位置（图 21-51）。注意从皮肤表面到积液的深度和最佳的抽吸角度，并使患者保持在做标记的体位，直到操作结束。按照常规的无菌技术进行操作。如果是直接的超声实时引导穿刺，首选使用无菌探头套和无菌耦合剂。超声操作者应在穿刺平面内显示穿刺针长轴，这与其他

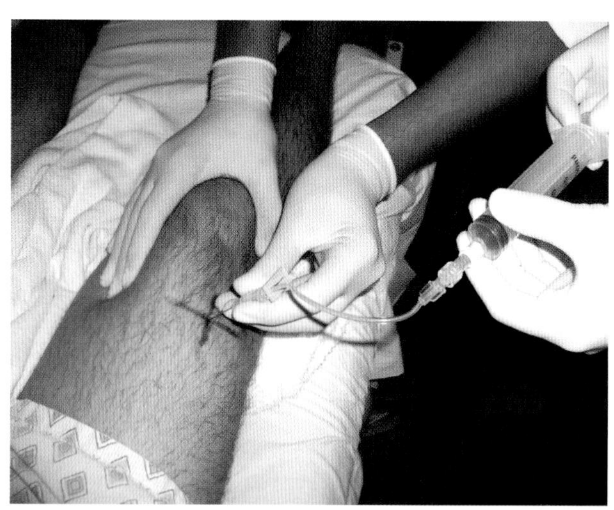

图 21-51 膝关节髌上外侧隐窝穿刺抽吸标记技术：需要两人同时进行操作，可在对侧隐窝施加压力，以使积液最大限度地聚集在穿刺部位，有利于积液抽取。该图片为了更好的演示，省略了无菌探头套。

穿刺引导技术相同。由于许多膝关节大量积液患者患有慢性关节炎，关节穿刺抽吸术可能经常联合关节内注射类固醇（80mg 醋酸甲泼尼龙混悬液）和局部麻醉剂（图 21-52）。

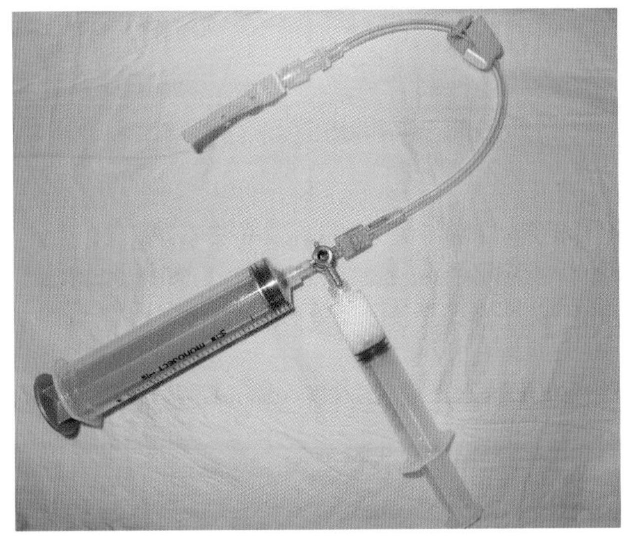

图 21-52 联合膝关节积液抽吸和关节内类固醇注射的装置。在出现大量积液的情况下，可以增加几个大容量的注射器。当液体最大限度地排出后，旋塞切换到含有类固醇和局部麻醉剂的注射器，将药物注入关节内。两人同时操作是最佳的，这样穿刺针就可以保持在正确的位置。注射后膝关节可做适度活动，有助于让药物分布到整个关节。

2. 髋关节

髋关节的超声评估可以使用各种不同的探头，成人患者可用 2 ～ 5MHz 凸阵探头，儿童患者可用 5 ～ 12MHz 线阵探头。当探头沿着股骨颈的长轴扫查时（示标指向头侧），正常的髋关节显示为皮肤表面以下约 3 ～ 6cm 的明亮曲线，在图像的左侧可见股骨头，右侧可见股骨颈。股骨颈前面的区域称为关节前隐窝，代表股骨颈和股骨头之间的潜在腔隙，是髋关节最早出现积液的部位（图 21-53）。在股骨头皮质附近可能有一条薄薄的低回声线，这条线为关节透明软骨（图 21-16）。髋臼唇通常表现为股骨头正左侧的高回声区域。关节囊有时回声不一，难以识别，清晰可见时可显示为从髋臼唇到股骨颈底部 3 ～ 8mm 厚的回声层（图 21-54）。当有积液时，关节囊通常很容易被识别。诊断儿童髋关节积液的常用超声标准是股骨颈前部的前后关节囊层分离 2mm[57]。诊断成人髋关节积液的标准包括：关节囊凸起，与未受影响的髋关节相比，液体深度＞ 5mm 或双侧不对称＞ 2mm[58]（图 21-55）。

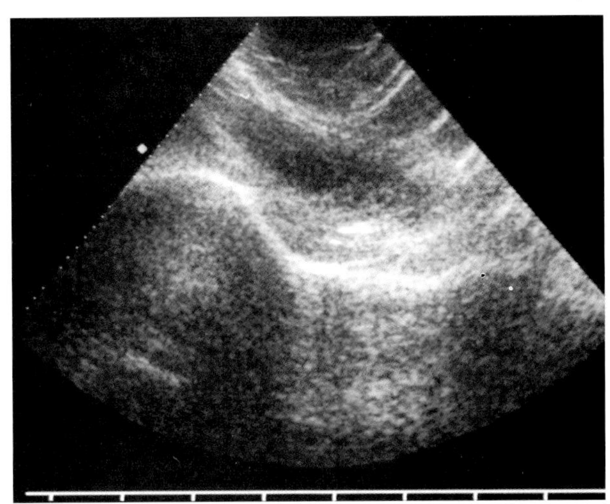

图 21-53 正常髋关节前部斜向超声检查。在图像的左侧可见明显的股骨头的曲线，并可见沿着股骨颈的凹陷区域，该区域是积液最先聚集的部位。

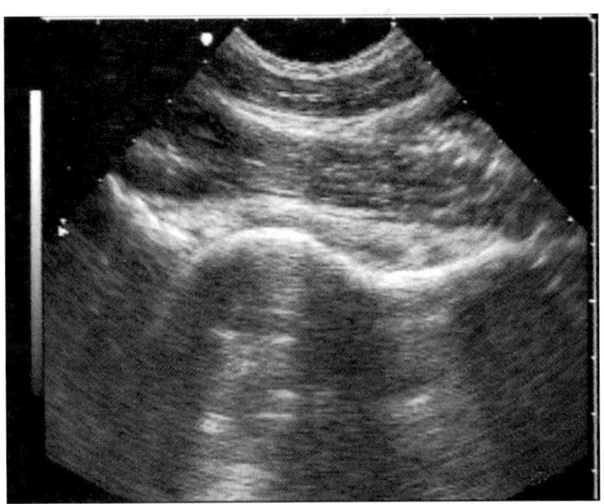

图 21-54 髋关节前部斜向超声检查。关节囊由髋臼唇沿股骨水平方向延伸至股骨颈。在关节囊下方有少量的关节积液。

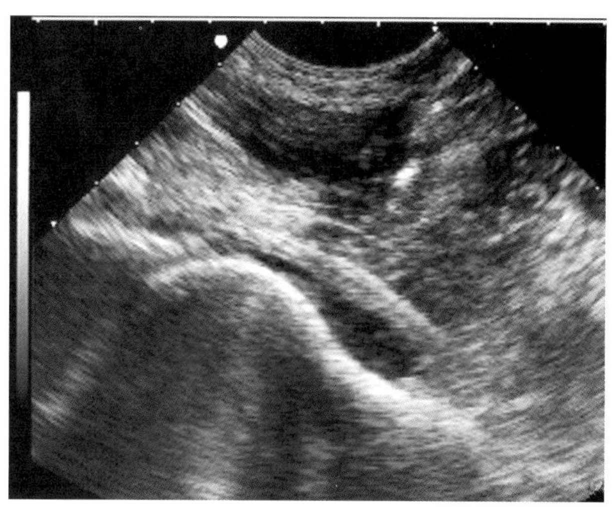

图 21-55 反应性关节炎患者髋关节积液的前部斜向超声检查。关节前隐窝积液，肿胀，关节囊向前方凸起。在图像的右上方可以看到强回声的穿刺针。

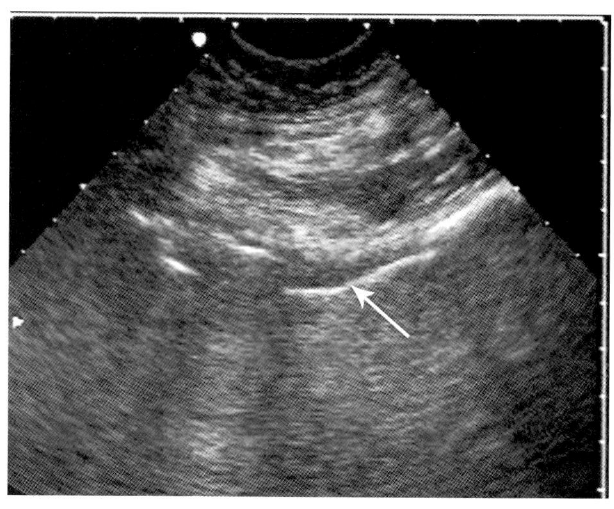

图 21-56 正常人工髋关节假体腹侧斜向超声检查。显示了四条回声线。从左到右依次为：一个很短的线段，它对应于假体的髋臼组成部分；接下来，一个稍宽的、位置更表浅的线，对应于股骨头（有明显的金属混响）；下面是假体股骨颈；最后，一个位置更为表浅的回声线，对应于天然股骨最近端的骨皮质回声。假体股骨颈的前面通常可见少量积液（箭头）。

在髋关节假体中，超声标志会明显不同。探头仍应对准股骨颈假体的长轴切面。可观察到四条水平方向的高回声线。首先，假体髋臼显示在图像的左侧。与这条线相邻的是一条稍宽、位置更浅的水平线，代表假体的头部。在实时扫查过程中，可以看到明显的金属混响或环形伪影。在右边，将看到一条更长、位置更深的回声水平线，对应于髋关节假体的颈部，这里还会看到一个金属环状伪影。最后，在图像的最右侧可看到一个明亮而又稍厚的回声。这条回声线位于假体股骨颈回声浅方几毫米处，代表已插入假体的剩余天然股骨最近端部分的前表面。一般在假体颈部周围有少量的低回声积液。值得注意的是，天然关节囊将不再存在，因为它在髋关节置换手术中已被移除（图 21-56）。垂直测量位于剩余的天然股骨最近端皮质上表面和上面的假包囊之间的积液深度。该深度＞ 3.2mm 被认为是异常的（图 21-57）[23]。

在儿童中，髋关节的超声表现与成人稍有不同。股骨头骨骺的生长板在股骨头凸起处产生一个弧形切迹，根据骨化程度，在股骨头前部呈线性透明结构。股骨头骨骺前的低回声区域代表软骨性髋臼，不应被误认为是积液（图 21-58）。

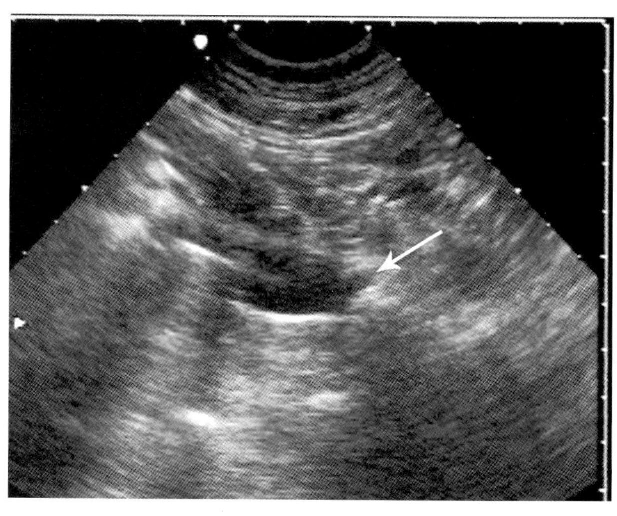

图 21-57 脓毒性假体髋关节的腹侧斜位超声检查。从假体股骨头中可以看到一个混响伪影。在假体股骨颈前可见大量积液。天然股骨近端骨皮质至假包膜之间有 5mm 积液（箭头）（＞ 3.2mm 被认为是异常的）。

髋部积液的抽取可以使用静态或动态的穿刺引导来进行。静态技术包括术前超声测量积液和标记穿刺的最佳部位，然后在没有超声引导的情况下穿刺进针。而动态技术采用实时进针引导，需要一个无菌探头套和无菌耦合剂。由于髋关节的位置较深，操作者更喜欢动态的引导技术。对于这种技术，如前所述，沿着股骨颈的长轴放置探头，并注意避开股血管，以免损伤它们。一旦发现积液，将其最佳位置聚焦在显示屏上。使用无菌技术，将穿刺针插入探头下边缘，在穿刺进针过程中，注意实时观察穿刺针的位置（图 21-59）。

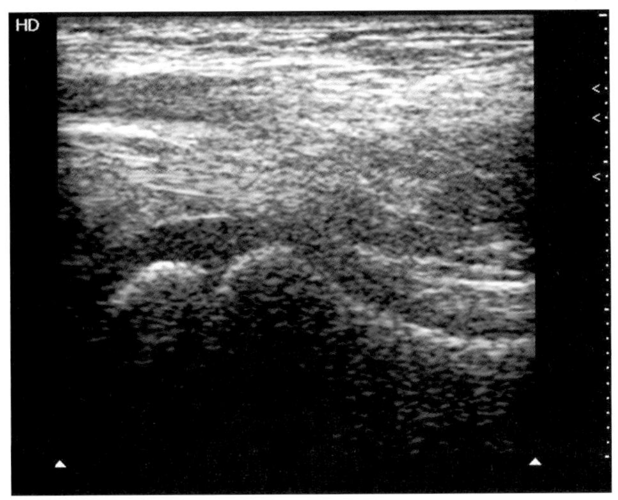

图 21-58　**儿童髋关节腹侧斜向超声检查。股骨头有一个与股骨头骨骺相对应的生长板。与骨骺相邻的低回声区域为软骨性髋臼，不应被误认为是积液。**

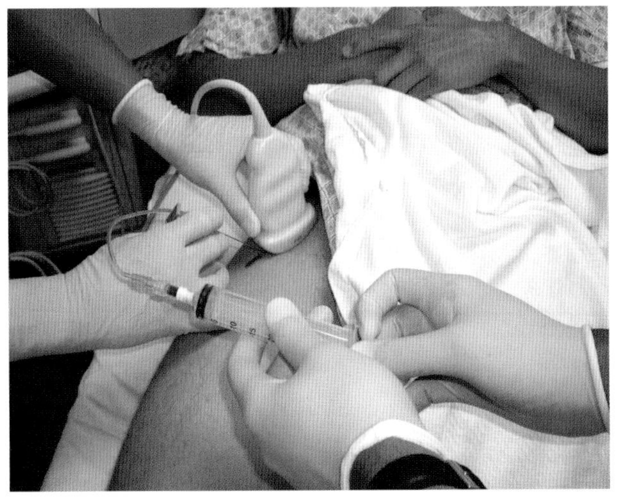

图 21-59　**实时超声引导下的髋关节抽吸技术。穿刺针在探头的长轴扫描平面内直线推进，利用其特有的混响伪影引导针尖进入积液区域。为了便于说明，该图没有显示无菌单和无菌探头套。**

3. 踝关节

用 12 ～ 5MHz 的线阵探头扫查踝关节。在胫骨远端的矢状面上扫查，距皮肤表面约 1cm 处，会发现一条对应于胫骨前皮质的明亮的强回声线。当探头进一步向远端移动时，图像的右侧将出现一个 V 形凹陷，由左侧的胫骨远端和右侧的距骨穹隆组成。该位置是踝关节前滑膜隐窝所在的区域，通常由前囊内脂肪垫填充（图 21-60）。在这个凹陷的底部可看到少量的无回声积液，深度＜ 3mm 的积液被认为是正常的。在正中矢状位，踝关节积液显示为一个明显的三角形超声透明区域，充满 V 形隐窝。关节囊是一个明显的有回声结构，水平位于积液上缘的前方（图 21-61）。若积液位置居中，通常呈矩形（图 21-62）。有时，伴随关节内炎症过程，可能会有覆盖皮肤的相关软组织肿胀。在通过关节的横向图像上，胫前 / 足背动脉连接处位于中线内侧，在低回声积液上方显示为一个低回声圆形区域（图 21-63）。

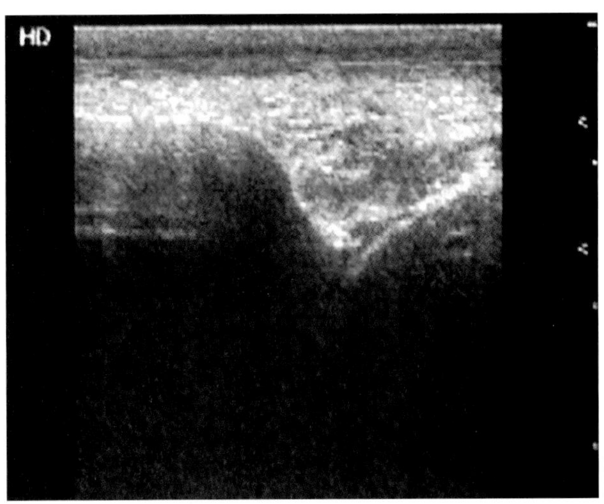

图 21-60　**正常踝关节的矢状面中线处的超声图像。V 形凹陷由左侧胫骨远端和右侧距骨穹隆形成，由前囊内脂肪垫填充。在本例中没有看到积液。**

强烈建议使用超声辅助进行抽吸操作。若进行静态标记，在长轴方向上识别积液位置，并定位探头，使 V 形凹陷的最深部分位于图像的中心。在皮肤上画一条水平线，在探头中线的两侧用不可擦除标记物进行标记，则对应于积液的最深部分。接下来，取横断面视图，并在皮肤上做一个“ø”标记胫前 / 足背动脉的位置，以便在抽吸时避开它。请注意探头的角度，以及踝关节跖屈的程度。这些信息将有助于在抽吸过程中将穿刺针对准适当的方向。对患者进行无菌准备后，使用上述标记进行抽吸（图 21-64）。如果需要实时引导技术，显示积液最深位置的图像，同时显示动脉。在直视下用上或下入路穿刺至动脉外侧。

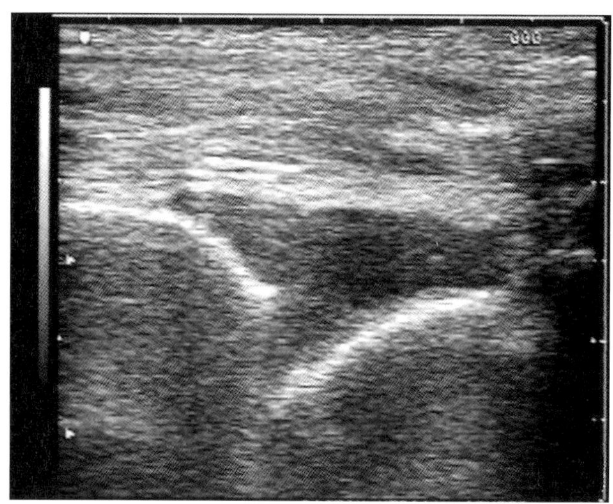

图 21-61　踝关节积液的矢状面中线超声图像。关节囊在无回声积液的上方显示为有回声结构。来自胫骨远端和距骨穹隆的骨皮质回声勾画出三角形积液的后表面。

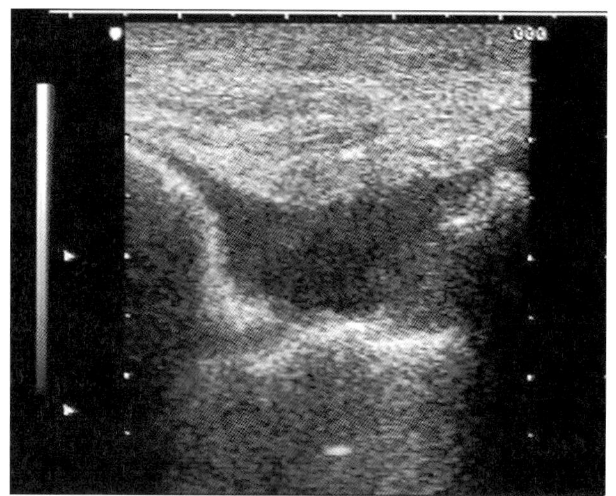

图 21-62　踝关节积液的矢状面内侧旁正中超声图像。这个部位的踝关节积液通常呈矩形。

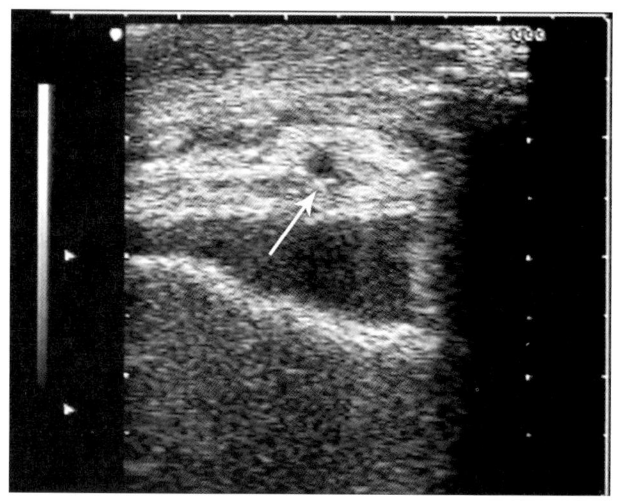

图 21-63　踝关节积液的横向超声图像。对应低回声的胫前 / 足背动脉交界处（箭头）在皮肤上做一个“ø”标记，以便在抽吸操作时避开。腓深神经正好位于动脉的内侧。

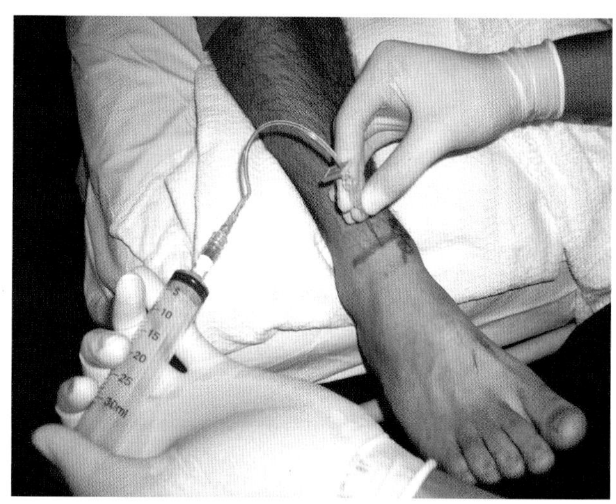

图 21-64　踝关节抽吸标记技术。在前隐窝的最深部和胫前 / 足背动脉连接处的皮肤上已做出标记。针头从动脉的侧面进入。当引流出液体时，可以用一只手将针固定在适当位置，而另一只手用注射器抽吸积液。该图为了便于说明，省略了无菌单。

4. 肘关节

患者坐于诊床上，肘部屈曲 90°，前臂保持中立放在患者膝盖折叠的毛巾上。从患者后方横平面扫查后肘，方向标记面向左侧。肱骨弯曲的后表面回声在内侧和外侧上髁水平变平（图 21-65），在稍远侧，形成一个位于中心位置的“U”形凹陷回声，与鹰嘴窝相对应（图 21-66）。这个空间通常充满脂肪垫，显示为中等水平回声区域，部分区域内回声增强。在肘关节远端的纵向中线方向（示标指向头侧），图像左侧可见肱骨的后表面回声，鹰嘴窝和后脂肪垫出现在中心的"V"形凹陷中，图像右侧可见鹰嘴的后表面回声。肱三头肌表现为明显的低回声横纹层，其厚度取决于患者的健康状况和体质。肱三头肌肌腱在皮肤下方水平走行，当探头垂直扫描时，显示为高回声结构。肱三头肌的远端在该位置表现为肌腱下方的低回声结构，位于后脂肪垫的表面（图 21-67）。

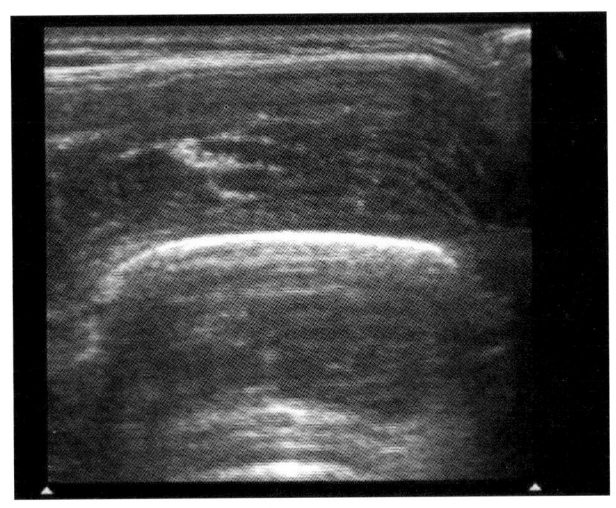

图 21-65 肱骨内侧和外侧上髁的横切超声图像。在浅层可见皮肤和低回声的肱三头肌。如图所示，回声明亮的肱骨后表面从上面的圆形轮廓过渡到这里看到的平面轮廓。当探头向远端移动时，肱骨皮质会出现一个 U 形凹陷，与鹰嘴窝相对应。

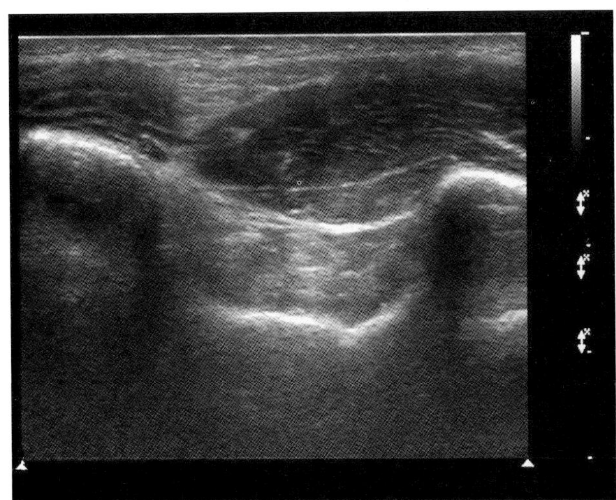

图 21-66 正常肘关节后部在鹰嘴窝（也称为后隐窝）水平的横切超声检查。在图像的两侧可见内侧和外侧上髁的高回声后表面；肱骨中心的 U 型凹陷与鹰嘴窝相对应，由后脂肪垫填充。鹰嘴窝浅面短轴可见肱三头肌低回声。

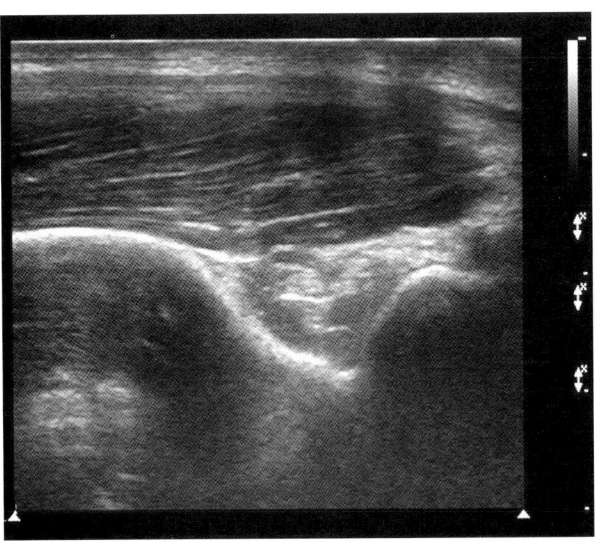

图 21-67 正常肘关节后矢状面超声图像。肱骨中线的后表面显示为一条水平线，稍远端为鹰嘴窝。在这个切面中鹰嘴窝呈 V 形，可见脂肪垫填充。浅层为肱三头肌长轴切面。在此图中没有看到鹰嘴突。

在横向扫描平面上，肘部积液显示为鹰嘴窝内的低回声，有时扩展到内侧和外侧上髁的后表面（图 21-68）。在纵向后正中位，肘关节积液为无回声的液体聚集，将后脂肪垫向上推移（图像左侧），并向后扩张关节囊（图 21-69）。当脂肪垫被积液推到上方时，在肘关节侧位 X 线片上就可以清晰显示，形成了后脂肪垫征。

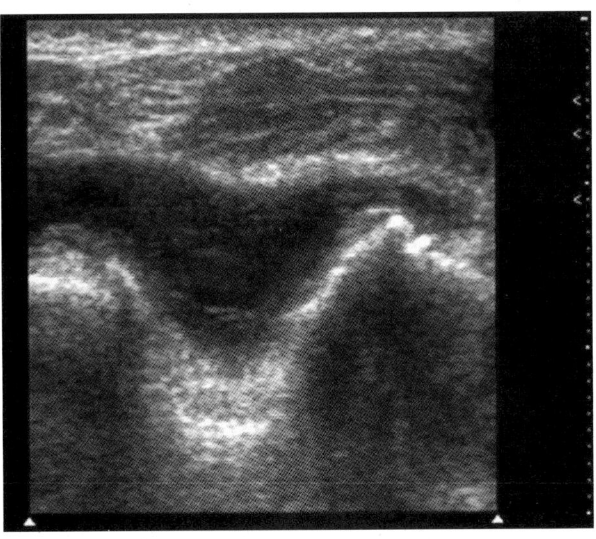

图 21-68 肘关节大量积液。积液充满鹰嘴窝，并延伸至内外侧上髁的后表面。上髁轮廓不规则。

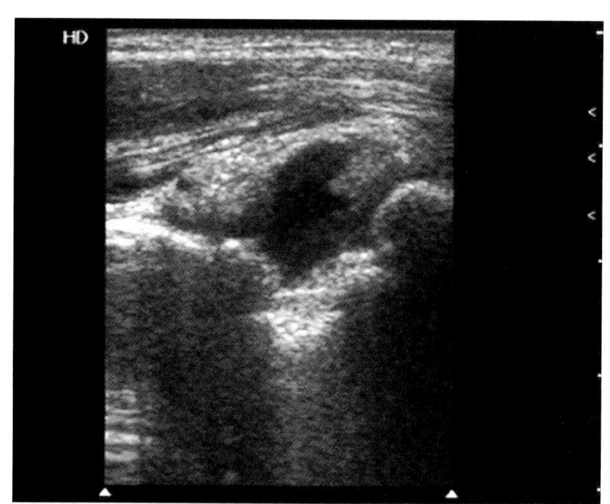

图 21-69　图 21-68 中同一患者的长轴超声图像。积液已将后部脂肪垫推向上方。后关节囊内衬有增厚的滑膜。

在肿胀的肘关节中偶尔可以看到游离体和滑膜增厚（图 21-70）。根据病因不同，积液可表现为低回声或复杂回声（图 21-71）。

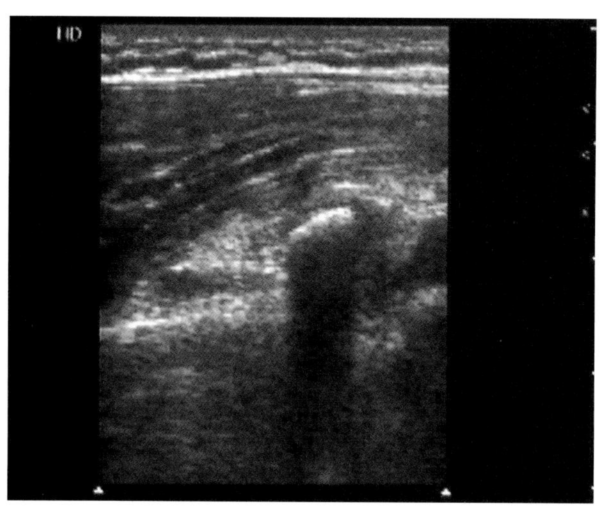

图 21-70　与图 21-68 同一患者，肘关节后正中线旁超声图像可见高回声游离体，伴后方声影。该部位的关节囊内遍布增厚的滑膜，几乎没有积液。

对肘关节积液的筛查最好在横切面上完成。如果发现积液，定位探头位置，使鹰嘴窝内积液量最大的位置显示在显示屏中心。在探头两端用不褪色的墨水标记皮肤，用水平线将两端连接。或者，可以通过在中线矢状位扫查（示标朝上），并在探头中心的任一侧标记积液的最深部分来构建该线。这些标记线将确定抽吸的最佳垂直位置。进针位置应始终位于中线外侧 1 ～ 2cm，从而远离位于内侧的尺神经，并远离位于中央的肱三头肌肌腱。应将穿刺针对准中线，以便进入位于中间的鹰嘴窝的最深处。皮肤消毒后，使用标记技术进行抽吸（图 21-72）。如果首选实时引导技术，则应将探头定位在横切扫查平面上，并从肘关节的外侧进针。

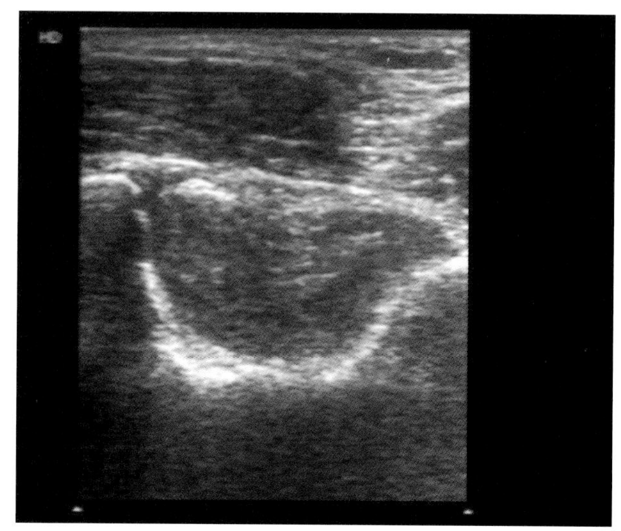

图 21-71　一名服用华法林的非创伤性肘痛患者的肘关节后部横切超声图像，其国际标准化比值（INR）升高。鹰嘴窝内充满了凝结的血液。由于后方回声增强，鹰嘴窝的轮廓比正常时更清晰。

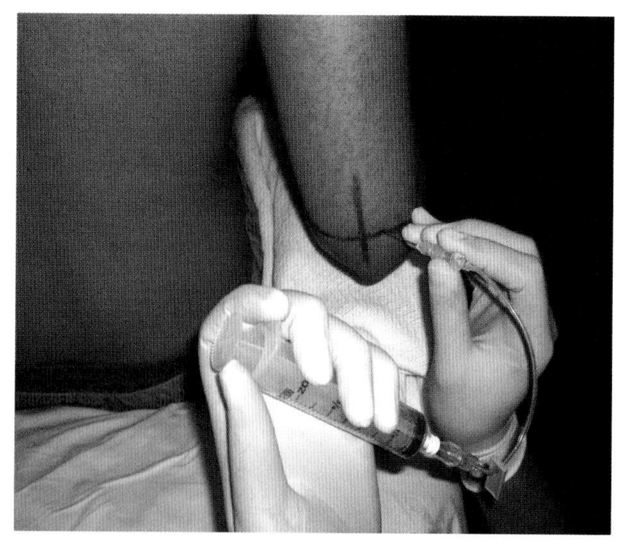

图 21-72　肘部标记技术后入路方法。已做好积液抽吸的位置标记。进针位置在中线的外侧，以避免损伤肱三头肌肌腱，并远离尺神经（“内侧为危险区！”）。穿刺针应该向内侧倾斜，这样它将到达位于中心位置的鹰嘴窝的最深处。

5. 肩关节

在肩关节前部喙突水平的横切面超声图像上，可以看到浅层的皮肤和皮下组织覆盖着较厚的低回声的水平条纹层，此为三角肌的前部。在三角肌深处有两条清晰明亮的回声线，它们代表肱骨头内侧（在图像的外侧部分显示为一个大的、平滑弯曲的回声）和喙突的前表面（在图像的内侧部分显示为一个扁平的回声）。肱骨头周围薄薄的低回声边缘代表透明软骨，不应误认为是积液层。可显示后方的密集声影（喙突具有独特的声像图特征，图 21-73）。如果肱骨内侧的轮廓显得扁平（图 21-74），则稍微向外旋转手臂，以获得更理想的肱骨头的圆形轮廓。在这两个骨回声之间可识别沿着关节内积液的垂直线，通常比喙突水平低几厘米。肩关节积液表现为低回声液体集合，通过中线延伸到关节囊的腋隐窝。

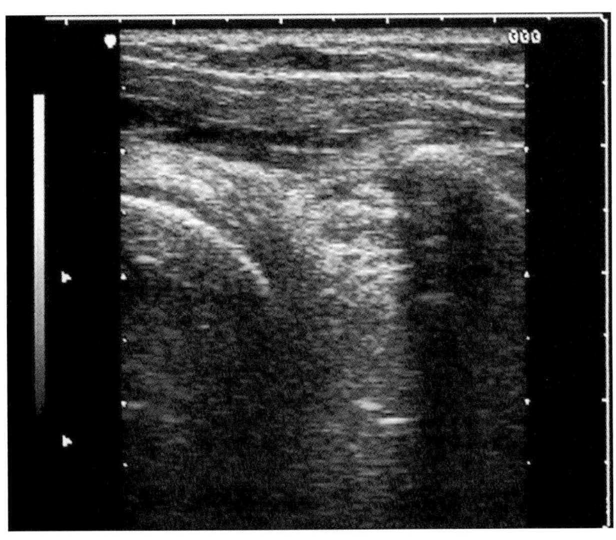

图 21-73　右肩关节前部横向超声检查。三角肌显示为皮肤下面的一层薄薄的低回声层。图像左侧为弯曲的肱骨头内侧，右侧为带有明显声影的喙突。

在肩峰后角正下方的肩部横向超声图上，可以看到浅层的皮肤和低回声的皮下组织覆盖着较厚的低回声层，此为三角肌的后部。在三角肌深处，可以看到三角形或喙形的冈下肌（低回声）和肌腱（高

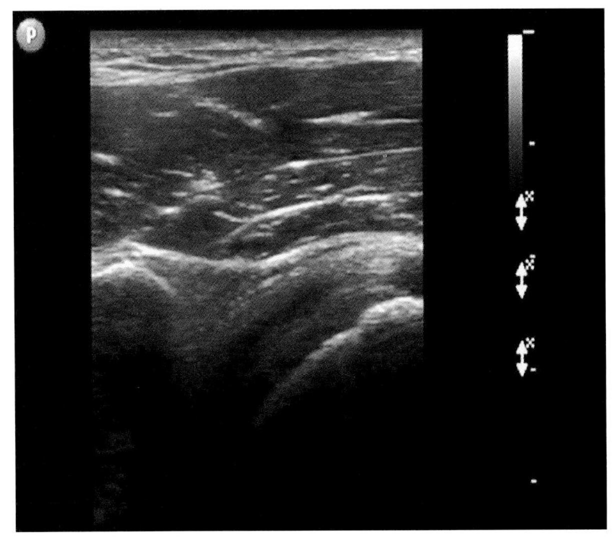

图 21-74　左肩关节前部横向超声检查。在肌肉发达的患者中，近场的低回声三角肌似乎要厚得多。图像左侧为喙突，右侧为肱骨头。肱骨内侧的轮廓显得有点平坦，因为其内部的手臂过于旋转。通过手臂轻微的外旋，可以获得更理想的肱骨头弯曲轮廓。这两个结构之间的中线处为抽吸的矢状面。实际的抽吸部位应该在喙突水平以下几 cm，可通过中线延伸至腋隐窝水平。

回声或低回声，取决于超声角度）指向肱骨头对应的弯曲回声线（图 21-75）。在肱骨头部边缘可能有一层薄薄的低回声透明软骨。在肱骨头内侧，还有两条线：稍浅的回声线对应于关节盂唇背侧，较深的水平回声线对应于肩胛骨后表面。如果使用窄孔径探头，那么，只能看到肱骨头和关节盂唇（图 21-76）。关节内积液在肱骨头和背侧关节盂唇之间的凹陷内显示为无回声区（图 21-77）。手臂的外旋可增加关节内积液的显示率。慢性肩周炎患者经常出现的肩峰下 / 三角肌下滑囊积液表现为低回声或轻微复杂的液体回声，紧邻三角肌下方，位于冈上肌腱表面（图 21-78）。从前方喙突水平横切入路（相当于评估肱二头肌肌腱时使用的扫查方法和部位）可以清晰地观察到积液。在该部位也可发现钙化性肌腱炎和少量滑囊积液（图 21-79）。肩峰下 / 三角肌下滑囊炎所见的积液不会明显延伸至喙突下方；这一特征有助于将其与肩关节前方的关节内积液相区别。

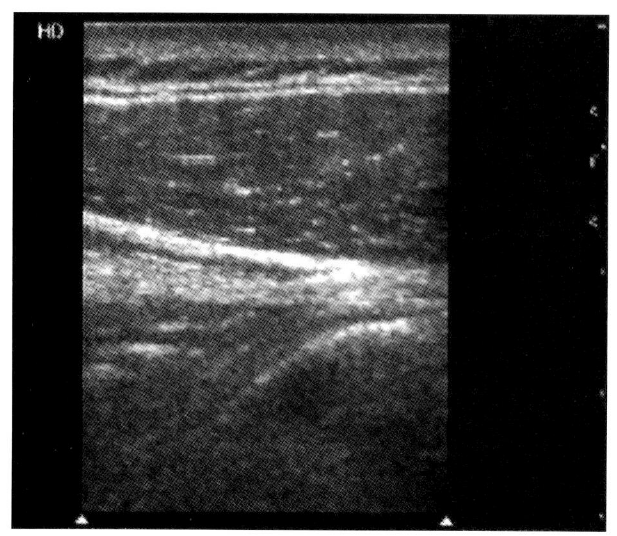

图 21-75　右肩关节后部横切超声检查。三角肌显示为在浅层皮肤及皮下组织深方的一层较厚的低回声层。三角形或喙形的冈下肌和肌腱指向右侧弯曲的肱骨头。关节盂边缘在肱骨头内侧显示为一条模糊的回声线。

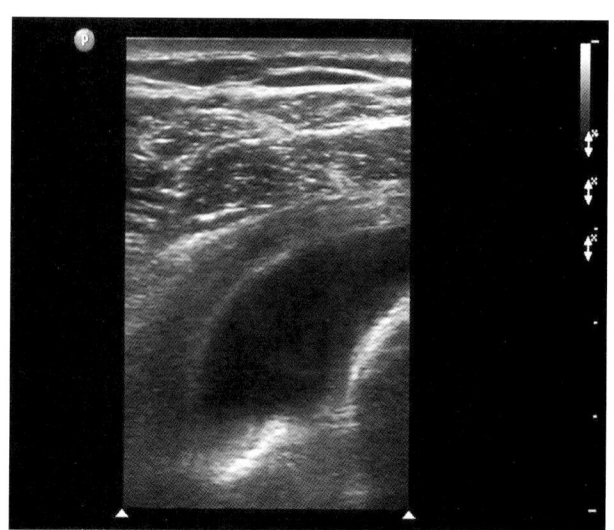

图 21-77　右肩关节后部横切超声检查。在肱骨头和关节盂唇之间的中心区域可见大量低回声积液。关节囊增厚。这种情况下，关节穿刺术最好通过超声引导完成；可见穿刺针从右侧进入，并对准关节盂唇和肱骨头之间的区域。

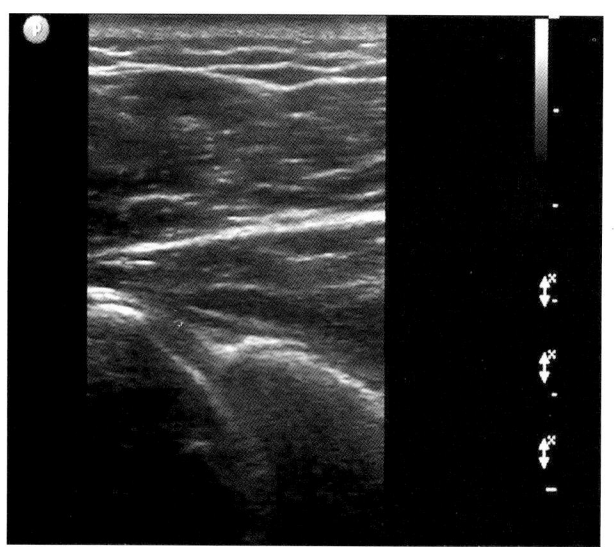

图 21-76　左肩关节肩峰后角正下方的横切超声图像。在皮肤和皮下组织深方有一层厚厚的低回声三角肌。三角形的冈下肌层在外侧。在图像远场左侧可见肱骨头后部，右侧可见关节盂唇的表面回声。如果存在关节内积液，将出现在关节盂唇和肱骨头之间的空隙。

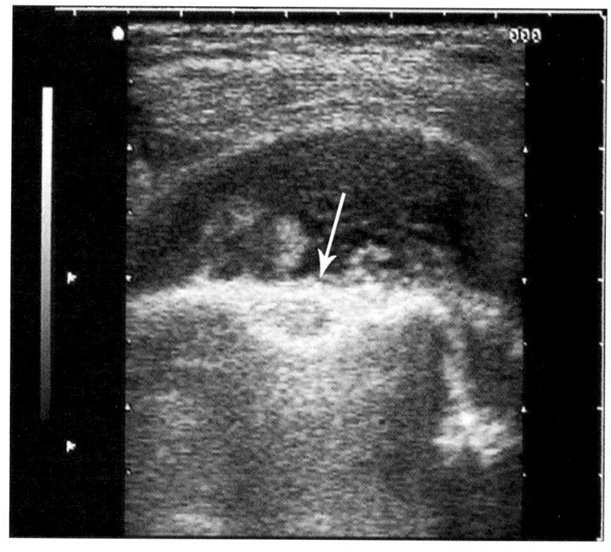

图 21-78　慢性肩峰下 / 三角肌下滑囊炎患者右肩关节前部横切超声检查。在三角肌的正下方可以看到一个大的、复杂的低回声积液。积液内含有一些回声碎片，滑膜增厚，下方呈分叶状。积液下可见肱骨近端的强回声前表面，低回声圆形肱二头肌肌腱位于肱二头肌腱沟内（箭头）。可见滑囊内积液延伸至图像右侧的肱骨近端内侧。

肩关节穿刺术通常从前路或后路进行，也可以采用超声静态辅助或超声引导。如果可能的话，操作者更倾向于使用超声辅助的后入路，对于坐位或仰卧位的病人，可以使用前入路（图 21-80）。伸展手臂，轻微外展，手掌朝上。用 12 ～ 5MHz 的线阵探头在喙突水平横向扫查。将喙突和肱骨头内侧之间的“V”形凹陷置于图像中心。在探头中间两侧的皮肤上做标记，使标记位于凹陷底部的精确位置，并沿该轴画一条垂直线。抽吸的最佳位置即在这条线上，但低于喙突水平几厘米。如果未在超声引导下进行抽吸，请垂直于皮肤表面进针。

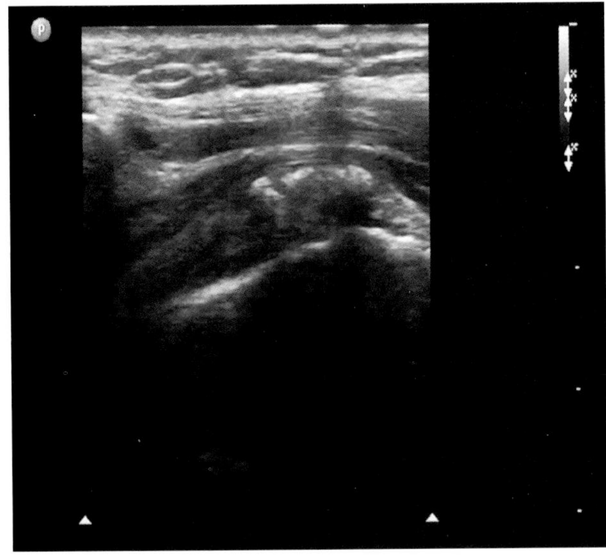

图 21-79 钙化性肌腱炎患者肩关节前部超声检查。近场可见皮肤、皮下组织和一层薄薄的三角肌。在三角肌和下方的冈上肌腱之间的肩峰下滑囊处有一层薄薄的液体。在冈上肌腱内可见强回声钙化。肌腱下方可见回声不规则的肱骨头。

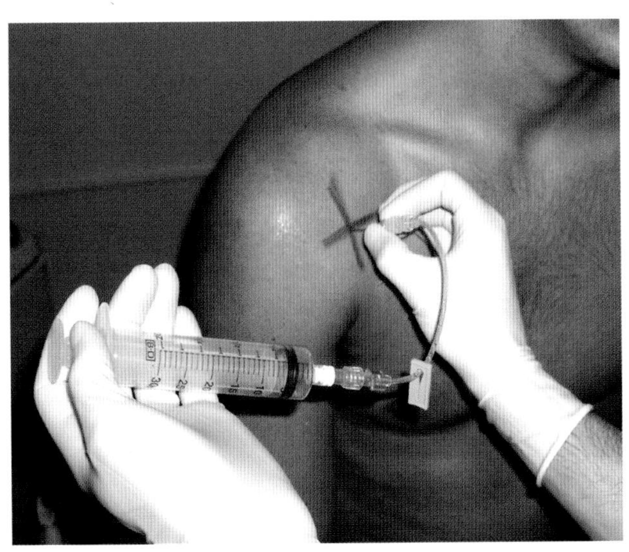

图 21-80 肩关节穿刺标记技术——前入路。喙突和肱骨头内侧之间的区域已经用垂直线标出。穿刺应垂直于喙突水平以下几厘米处的皮肤（在水平线处），穿刺针应始终保持在喙突的外侧。

对于后入路手术，患者取坐位，肘部弯曲，前臂处于中立位置（图 21-81）。将探头横向放置在肩峰后部隆起处下方约 2 ～ 3cm 处，距内侧约 1 ～ 2cm。通过从水平面稍向下倾斜探头的侧缘，获得关节空间的最佳图像。三角形或喙形的冈下肌和肌腱覆盖在肱骨头内侧的回声曲线上。稍深一点，肱骨内侧会有一个不明显的回声，对应于背侧关节盂唇。积液表现为肱骨头附近的无回声或低回声聚集，填充其与内侧关节盂唇之间的凹陷。进针部位应位于超声波束平面内探头的外侧缘。用无菌套覆盖探头，在消毒准备后，将穿刺针对准肱骨头内侧和关节盂唇之间的凹陷中聚集的液体。抽吸路径与探头位于同一水平面；这有利于对穿刺针的观察，并有助于指导针尖的精确位置。沿肱骨头内侧边界盂肱关节稍外侧穿刺关节囊，以避免损伤位于肩胛骨边缘内侧的肩胛上血管和神经。

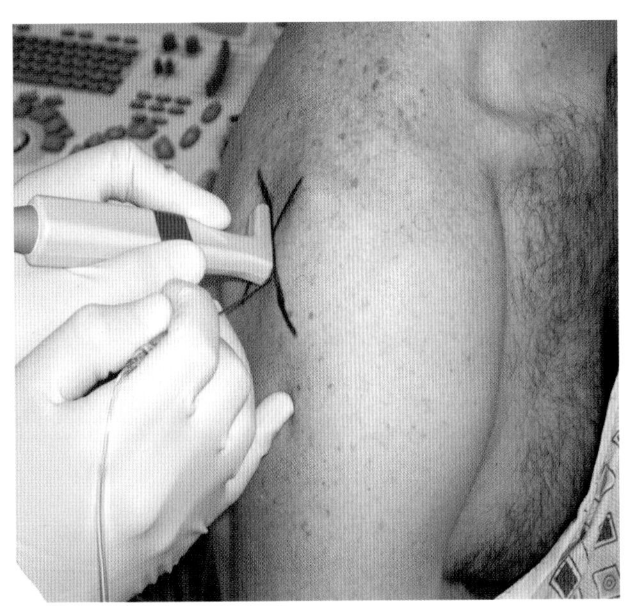

图 21-81 肩关节穿刺术——直接超声引导下的后入路。积液位于肩峰后角凸起的下方内侧几厘米处，并已做出标记。在超声引导下，引导穿刺针进入关节盂边缘与肱骨头内侧之间的间隙。为便于说明，该图省略了无菌单和探头套。翻转曲棍球杆式探头的标记方向，将探头的尖端指向右边。使探头手柄从进针部位移开。

6. 腕关节

腕关节穿刺术采用背侧入路进行。腕关节包括三个部分：桡腕关节远端、桡尺关节和腕关节中部。操作者更倾向于在桡腕关节远端使用超声辅助标记技术进行操作。具体的穿刺点取决于解剖结构和积液的位置。在手腕掌侧下方放置一条毛巾卷，使腕关节轻度屈曲，同时由助手施加温和的牵引力（图 21-82）。将线阵探头放置在关节的矢状面上，并将探头的长轴中间部分直接放置在关节上。在相应的正常关节的超声图像上，桡腕关节远端位于图像的中心位置（图 21-83）。桡腕关节远端的关节积液在纵切面上表现为桡腕关节间隙内无回声或有回声的液体聚集（图 21-84）。在探头长轴中间的两侧进行标记，在两个标记之间进针（图 21-85）。在常规的无菌条件下进行操作，针头在两个标记之间向前进入，使患者保持在进行标记时的相同体位。如果患者在做标记和穿刺操作之间发生体位改变，应重新标记，因为标志位置可能已经改变。

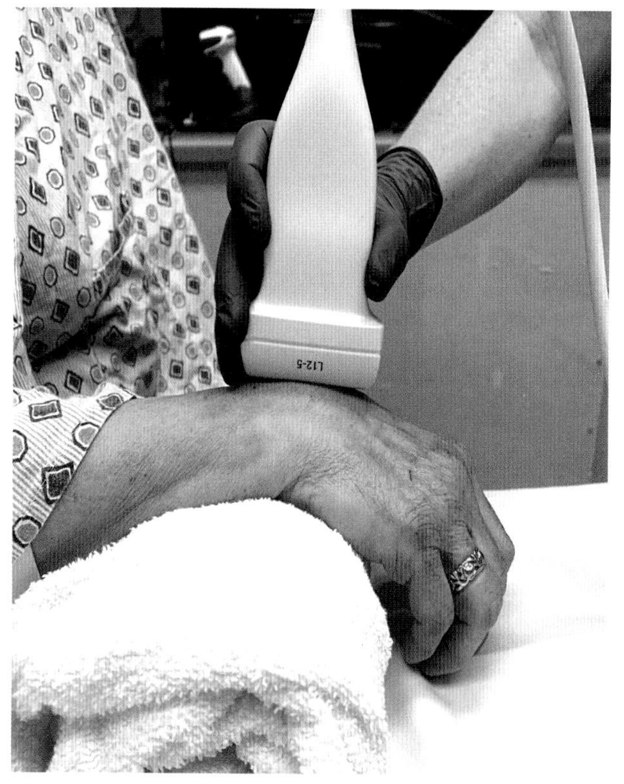

图 21-82 腕关节穿刺术——超声标记技术。在患者腕关节掌侧放置一条卷起来的毛巾，使患者手腕轻度屈曲。助手使用温和的牵引力，以打开腕关节（未显示）。探头放置在桡腕关节上，而探头的长轴中间位置直接放置在关节上。

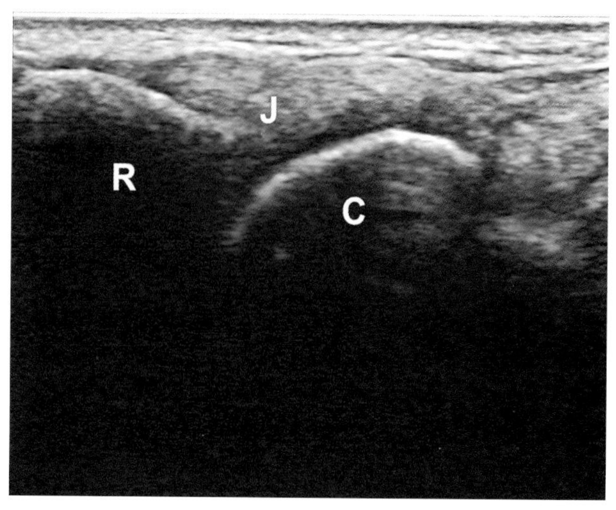

图 21-83 正常腕关节桡侧的纵切图像，可见桡骨（R）和腕骨（C），以及桡腕关节（J）。

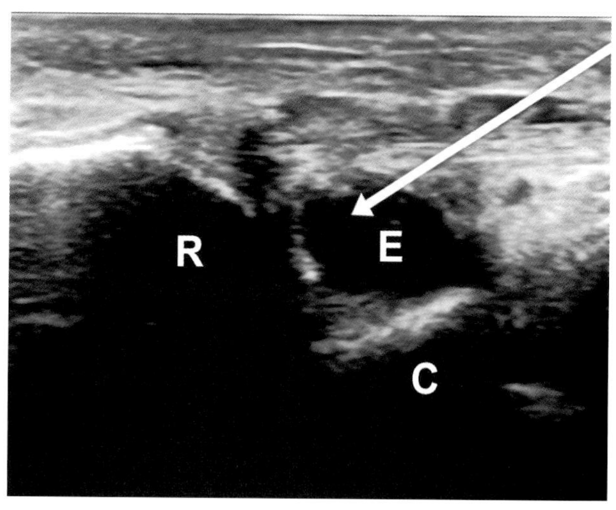

图 21-84 桡腕关节远端背侧的纵切图像，可见无回声关节积液（E）。箭头突出显示了通过直接超声引导穿刺的模拟穿刺路径。R= 桡骨远端，C= 腕骨。

如果在尝试超声标记技术失败后需要或要求直接超声引导，请采用常规无菌方式为患者进行准备，并使用无菌探头套和耦合剂。直接超声引导下腕关节穿刺术首选平面内技术。在矢状面上扫查腕关节，探头的边缘位于桡腕关节积液的远端边缘上方（图 21-86 和图 21-84）。进针部位位于探头的尾部，穿刺针的轨迹指向头部。

7. 其他关节和滑囊

由于肩锁关节，胸锁关节，或 MCP、MTP 关节的病理改变，患者偶尔会出现关节疼痛，超声可以快速确定积液的存在，并精确定位这些表浅关节。肩锁关节和胸锁关节分别位于锁骨的外侧端和内侧端，并包含一个关节盘，将锁骨与相邻的肩峰或胸骨关节面分开并起缓冲作用。纤维软骨板位于

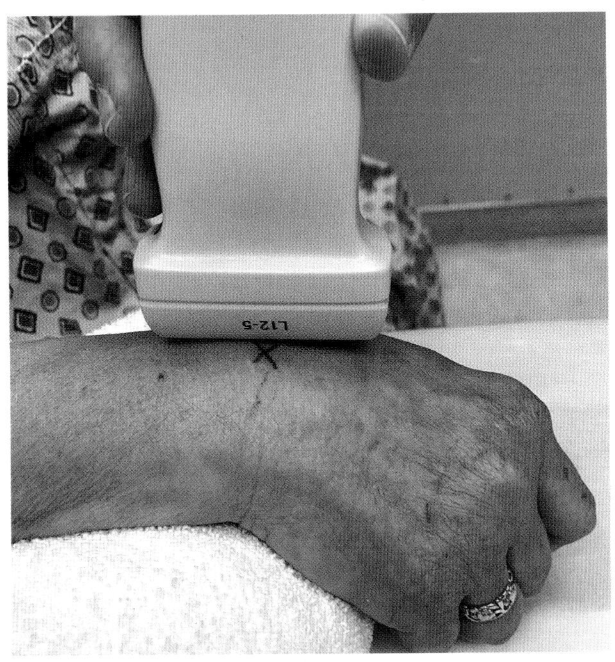

A

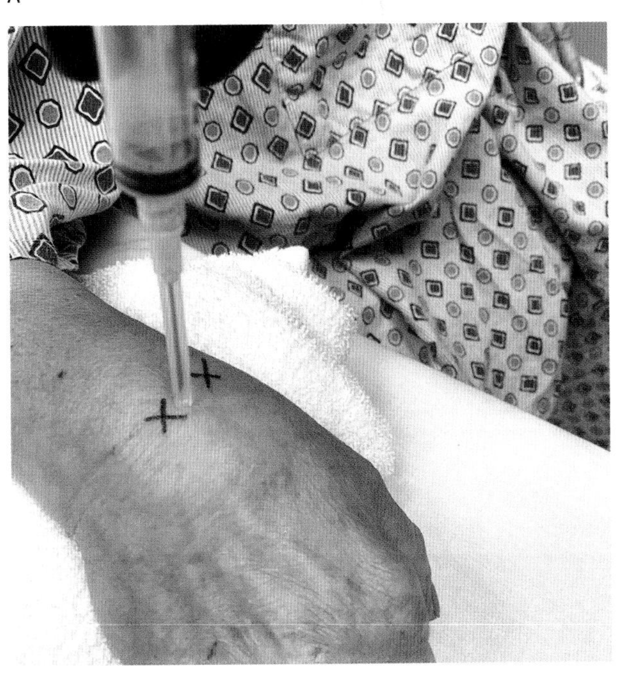

B

图 21-85　**腕关节穿刺术——标记技术（续）。（A）探头以桡腕关节远端矢状面为中心，并在探头的两侧标记该关节。（B）穿刺点位于这两个标记之间。**

紧邻关节的骨面上。MTP 关节囊包围着关节，从远端跖骨的非关节骨面延伸到近端趾骨的近端部分。

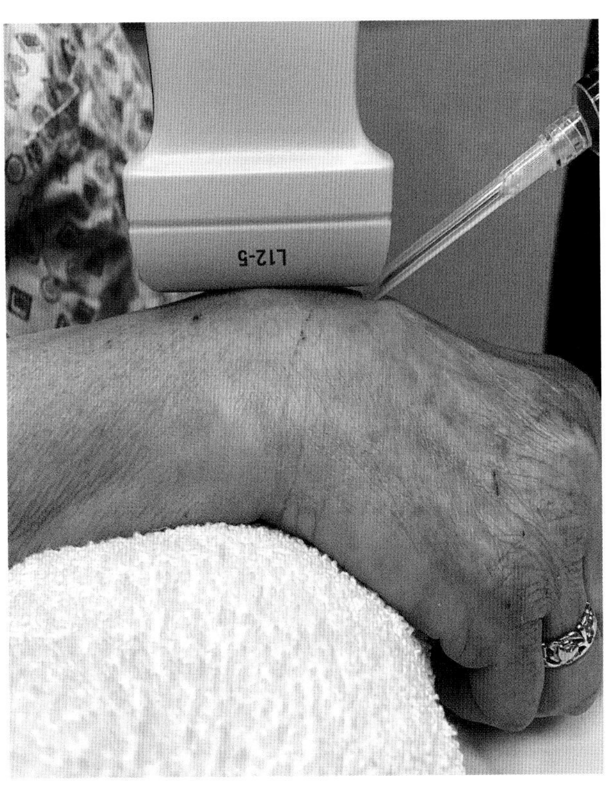

图 21-86　**直接超声引导下的腕关节穿刺术。腕关节矢状面超声成像，探头的边缘超过桡腕关节的远端边缘。穿刺针通过探头短轴中间以一定角度进入。为了演示，这里没有显示无菌单和探头套。**

扫查肩锁关节和胸锁关节，首先将探头放置在上胸部的矢状面，以识别锁骨明亮的表面回声。向内侧或外侧滑动探头，一旦扫查到肩锁关节，沿着锁骨的长轴旋转，跨越关节间隙。标记低回声“V”形凹陷，该凹陷对应于探头两侧的关节间隙。然后在探头垂直转动时再进行标记。连接这两条线，并标记出“+”的中心作为穿刺的位置。痛风性肩锁关节如图 21-87 所示。

轴向扫查 MTP 关节的背侧关节间隙，并使用类似的标记技术。或者，在这里使用回形线来绘制所需的穿刺部位。常规无菌准备后，在标记部位垂直穿刺和抽吸。穿刺时稍微偏离中线，避免刺穿伸肌腱。痛风导致肿胀的第一 MTP 关节如图 21-88 所示。

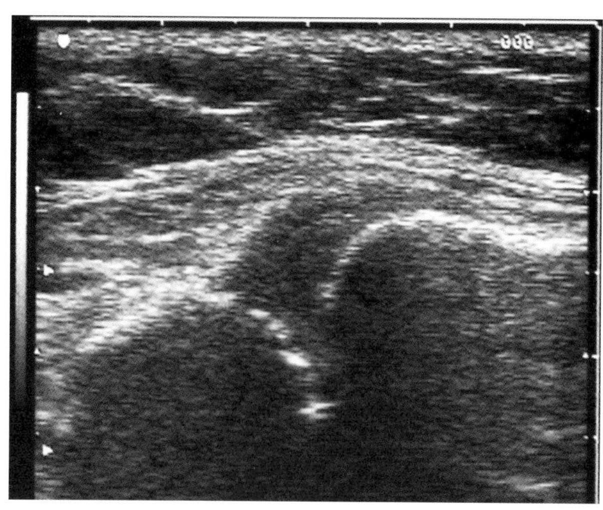

图 21-87　痛风患者右肩锁关节纵切超声图像。图像左侧肩峰和右侧锁骨之间的低回声 V 形凹陷为抽吸或类固醇注射的位置。

（六）肌腱穿刺和注射

超声引导下软组织注射治疗或抽吸所用技术，与第 27 章“其他超声引导操作”所述的“平面内”和“平面外”技术相同。关节内注射技术与上述关节穿刺术相同。图 21-89 显示了一种常见的肌腱病，

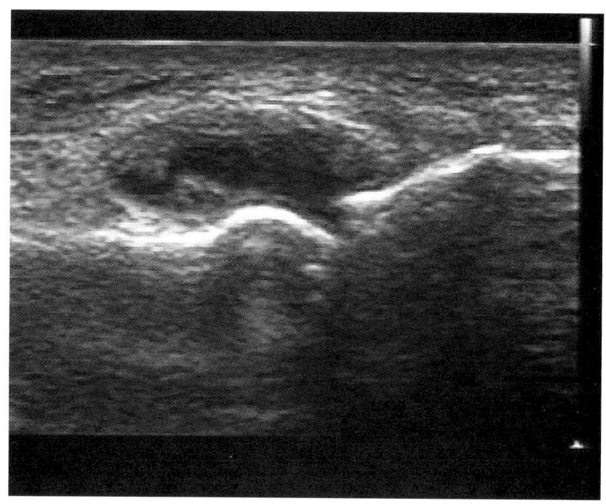

图 21-88　痛风患者第一 MTP 关节的纵切超声图像。跖骨头背侧表面位于图像中央，图像右侧为近节趾骨背侧。MTP 关节的关节囊通常非常扁平，几乎看不见；图像中关节囊肿胀，内充满液体，滑膜明显增厚且不规则。扫查确定积液位置并做出标记，很容易从旁正中位置触及积液，通过对积液的检测确定痛风结晶体。

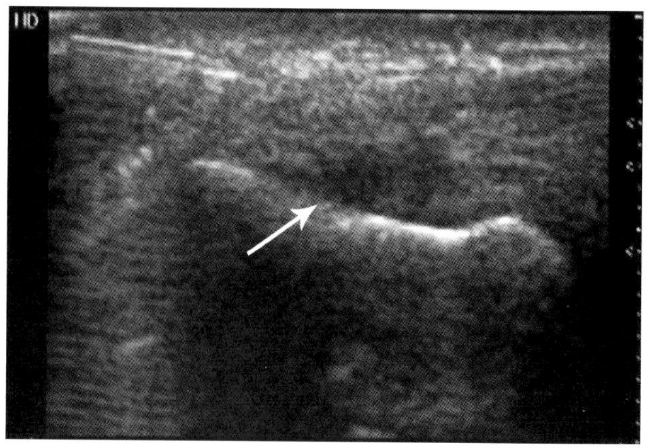

图 21-89　临床诊断为肱骨外上髁炎患者的外上髁长轴声像图。在关节线以上几厘米的最大压痛部位进行超声引导类固醇注射（关节线出现在图像的最右侧，邻近外上髁远端的曲线）。注射针（位于图像的左上角）尽可能垂直于声束通过，以获得最大反射率，并且容易通过其混响伪像来识别。最佳注射部位在伸肌总腱正上方，这样可避免类固醇腱内给药可能导致的肌腱断裂。邻近骨性上髁的深层纤维（箭头）显示了典型的外上髁炎的低回声灶。

即肱骨外上髁炎。内侧或外侧上髁炎被认为是屈肌总腱和伸肌总腱的慢性重复应力和肌腱微创伤的结果[59,60]。从超声图像来看，在上髁的伸肌或屈肌肌腱的起源附近可能会有一些肿胀。据报道，外上髁炎易导致深部肌腱纤维损伤。通过彩色血流评估，还可以发现肌腱内充血。

POCUS 也可以在肩峰下滑囊炎患者的治疗中发挥有益的作用。在肩峰下扫查切面（患者坐位，手臂在背后，肘部弯曲），肩峰下滑囊炎表现为在三角肌和冈上肌腱之间的低回声液体聚集。

八、鉴别诊断

超声可以很好地显示骨皮质表面，并可以检查到细微的皮质变化。长骨骨折的最佳检查方法是以长轴扫查，浅表骨骼采用高频线阵探头，较深的骨骼采用凸阵探头。超声检查显示，骨折表现为与骨皮质表面相对应的回声线的明显断裂。常见长骨骨折的例子如图 21-90 至图 21-92 所示。在存在生长板的儿童患者中，干骺端和骨骺之间的回声线很容易看到，不应与骨折混淆。

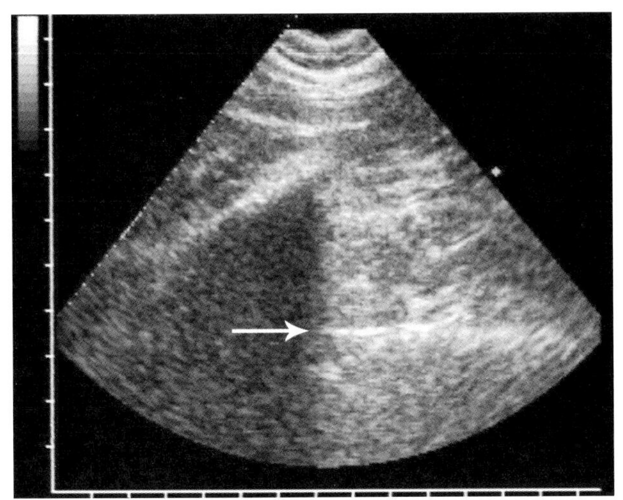

图 21-90 股骨骨折患者股骨干近端长轴超声图像。近端骨块向前倾斜可见成角，并有明显的后方声影。股骨远端显示为一条水平的回声线（箭头），距离前部骨块约 4cm。

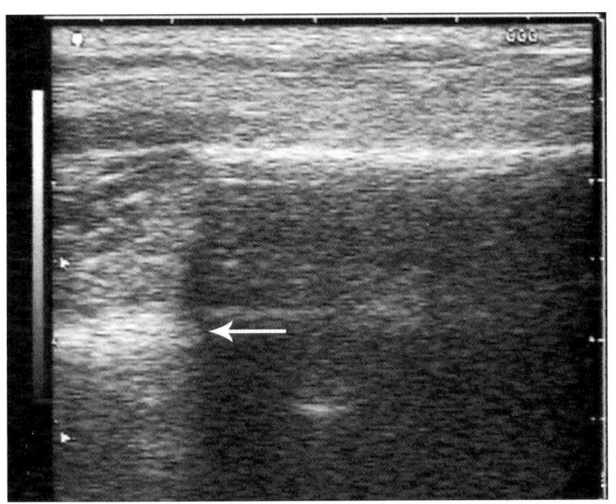

图 21-91 胫骨骨干骨折的长轴声像图。在此图像中，在近端（箭头）和远端骨折碎片之间可见大约 1cm 的骨质移位。

肋骨或肋软骨交界处的骨折可通过肋骨、肋软骨交界处或肋软骨的近场皮质回声明显不连续来识别（图 21-93），或通过局部探头加压下骨折线增宽来识别[30]。彗星尾伪影可从可移动骨折部位的后端发出（图 21-94），骨折附近经常出现低回声骨折血肿。

胸骨骨折表现为胸骨前部皮质回声中断；在实时扫描中可以发现胸骨骨折碎片随呼吸运动。并在靠近骨折部位可以看到一个低回声的血肿（图 21-95）。超声对胸骨骨折的诊断优于传统的放射学检查[61]。

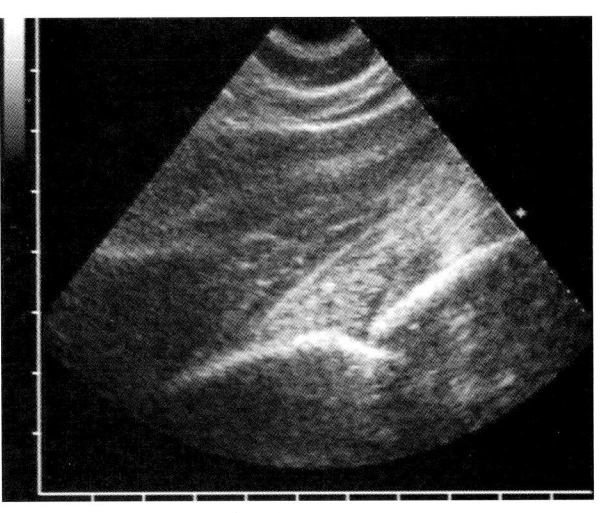

图 21-92 肱骨骨折的长轴声像图。在这张图片中，骨皮质表面明显断裂。

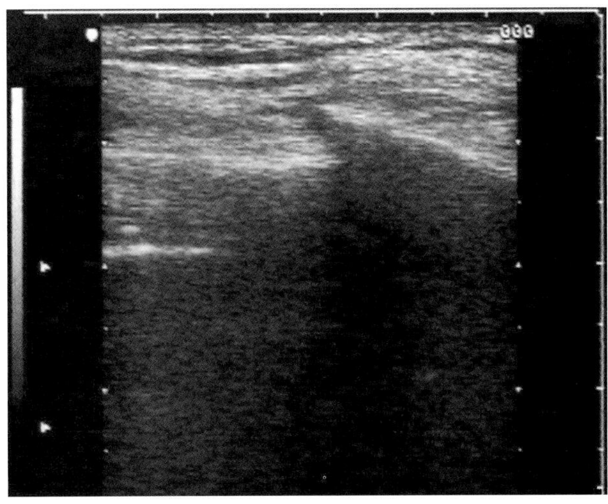

图 21-93 肋骨骨折伴部分骨质移位的长轴超声检查。实时成像显示，在骨折部位可见彗星尾伪影。

（一）骨髓炎

评估骨髓炎并不是 POCUS 的常规应用指征，但掌握与骨髓炎相关的超声检查表现是很重要的，因为骨髓炎可能在评估软组织或关节感染时偶然被发现。对浅表骨，用高频线阵探头扫查患骨的长轴方向；对位置较深的骨，采用凸阵探头。在评估骨感染时，常规扫查对侧以进行比较成像。骨髓炎可导致局部骨膜反应，此时超声检查可先于普通 X 线摄影[44,62]获得阳性发现。急性骨髓炎的超声表现包括：①软组织的高回声水肿浸润，这是最早的征象，但为非特异性；②骨膜增厚和隆起，形成一薄层（＜3mm）低回声骨膜下液体，这代表早期骨膜下反应；③一个较大的梭形骨膜下积液，提示骨膜下脓肿形成，根据脓液的稠度显示不同的回声（图 21-96）；④多普勒成像显示骨膜内及周围软组织的充血[44]。骨皮质缺损、瘘管和死骨存在可能提示慢性骨髓炎[63]。许多与骨膜相关的超声检查结果是非特异性的，因此需要结合临床病史和平片结果来确定诊断。

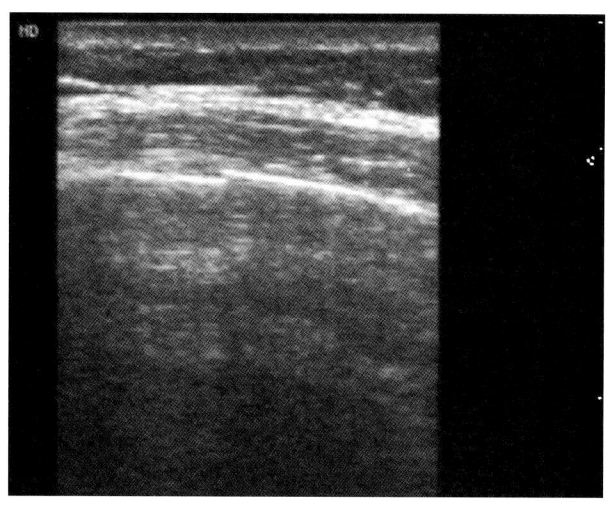

图 21-94　肋骨骨折的长轴超声检查。皮肤、皮下组织、筋膜和胸壁肌肉组织在薄薄的肋骨表面回声上方分层显示。尽管骨折断端移位不到 1mm，但在超声图像上也能清晰显示。

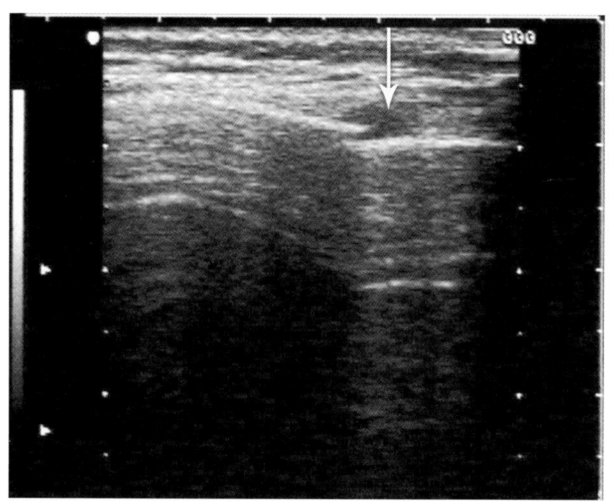

图 21-95　胸骨体骨折的长轴超声图像。在图像右侧的近场区域可见骨皮质不连续，并伴有一个小的低回声骨折血肿（箭头）。

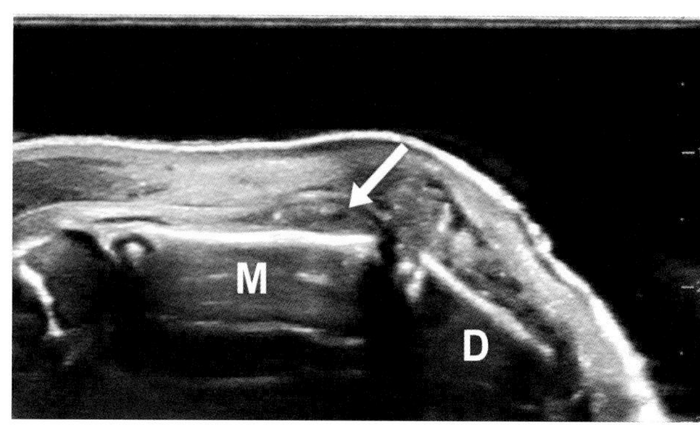

图 21-96　中节指骨远端骨髓炎患儿的中指纵向图像。注意不均匀的骨膜下积液（箭头）。患儿有骨膜下脓肿。M= 中节指骨，D= 远节指骨。

（二）坏死性筋膜炎

坏死性筋膜炎是一种罕见的软组织感染，特征为组织坏死（特别是累及筋膜）和暴发起病。虽然早期识别和治疗有利于预后[64]，但仅凭临床表现来诊断坏死性筋膜炎往往具有挑战性。超声对诊断坏死性筋膜炎的作用从未被系统地研究过，它也不能用于排除诊断。然而，台湾的两组研究人员总结了 21 例成人和儿童坏死性筋膜炎[65,66]，描述了该病的特征性超声表现。皮下筋膜通常表现为一条薄而明亮的高回声线，发生病变时可明显增厚和出现水肿，覆盖的皮下组织也是如此。一些学者认为，出现靠近深筋膜附近＞4mm 的无回声液体层可诊断为坏死性筋膜炎[65]。在某些情况下，在筋膜平面内和周围可见不明显的肿块，脓液可从该处吸出。坏死性筋膜炎的超声表现包括：①明显的皮肤增厚；②脂肪组织肿胀，回声增强，积液交错；③皮下气肿沿深筋膜扩展[67,68]。皮下气肿的存在可以迅速通过 POCUS 得到确认，通常表现为高振幅回声的焦点区域，带有不清晰的后方声影以及混响伪影（图 21-97）。虽然脓肿腔内偶尔会发现小气泡，但脓肿内的皮下气体或筋膜平面后的气体提示坏死性筋膜炎可能性增加。

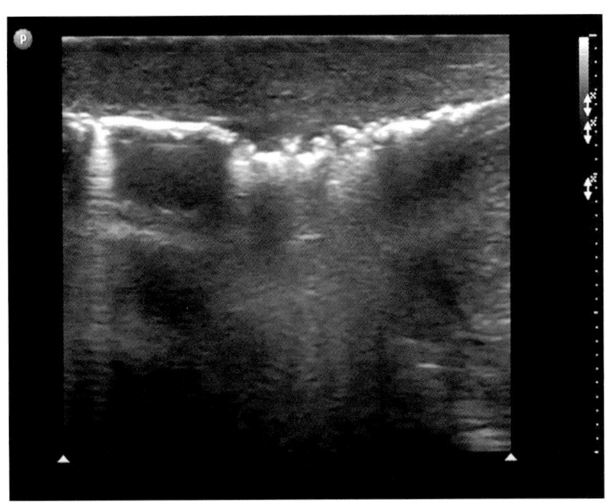

图 21-97 会阴和阴囊坏死性筋膜炎（Fournier 坏疽）患者的声像图。阴囊皮肤较正常皮肤明显增厚。皮肤下方有一层不规则的高振幅回声。不清晰的后方声影和多个区域的混响伪影是很明显的。这是皮下气肿的超声特征。CT 扫描显示，整个阴囊都充满了气体。

（三）软组织肿块

POCUS 检查时可能会遇到软组织肿块，虽然这些肿块中绝大多数是良性的，但临床医生应识别出恶性肿瘤相关的超声表现[69]。高危表现包括边界不清、位置较深和内部血管增生。肿块快速增长也是一个高风险因素。无内部多普勒血流的浅表囊性病变被认为是低风险的。虽然许多软组织肿块可以通过超声诊断，但这可能超出了 POCUS 的范围。当诊断不明确时，应考虑进行全面的超声或 MRI 成像检查[70]。

腱鞘囊肿是一种良性的由黏液蛋白组成的囊性肿块，其纤维囊与关节或腱鞘相关。它们是手和手腕最常见的软组织肿块。在手部，腱鞘囊肿通常出现在舟月韧带旁的腕背桡侧或桡动脉区域的腕掌侧[71]。超声检查显示，腱鞘囊肿有清晰的边缘，外观为无回声或低回声（图 21-98）[69]。有些可能外观复杂，带有内部回声或分隔。

软组织脂肪瘤是一种由脂肪组织组成的良性肿瘤，可位于身体的任何含有脂肪的区域。超声对脂肪瘤诊断的敏感性和特异性分别为 52% ～ 100% 和 86% ～ 100%[72]。软组织脂肪瘤可以是表浅的，也可以是深层的，边缘清晰或不清晰，回声从高回声到低回声（图 21-99）。高回声脂肪瘤内部结构的区分较为困难。

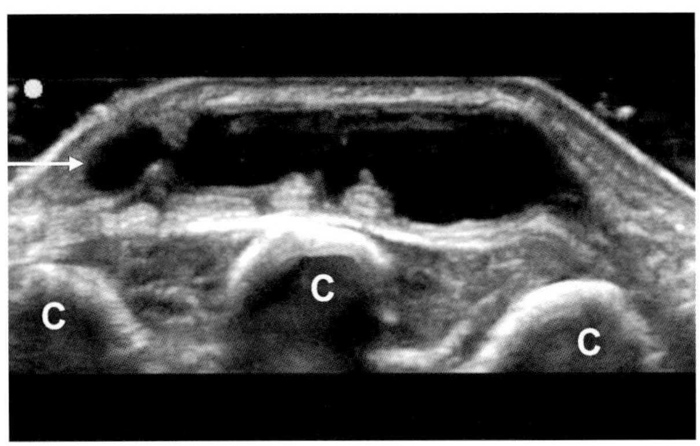

图 21-98 腱鞘囊肿。腕背侧腱鞘囊肿（箭头）。注意掌骨表面的多个分隔和位置（C）。

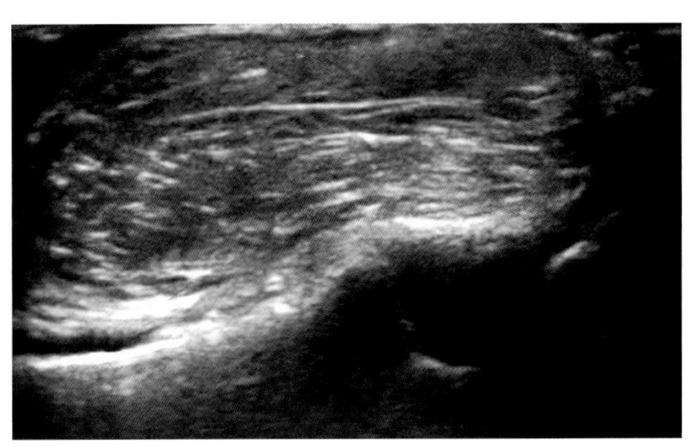

图 21-99 脂肪瘤。图片显示巨大脂肪瘤压迫腕关节。注意大的不均匀回声区和小的后方阴影。

关于脂肪肉瘤的检查结果包括体积增大、内部血管增生和回声不均（图 21-100）。

足底纤维瘤病是指足底筋膜的良性成纤维细胞增生。它也被称为“懒人病”。患者通常表现为与站立或活动相关的足部疼痛，并在患足的足底有可触及的结节。足底纤维瘤可以是多灶性的或双侧的。超声检查显示为一个清晰的低回声梭状肿块，靠近足底筋膜，但与跟骨止点分离（图 21-101）[73,74]。

Morton 神经瘤是足底趾神经周围有症状的神经周围纤维化的局部病灶。患者通常表现为从中足向脚趾放射的前足疼痛，这是趾间疼痛的常见原因。当根据临床病史和体格检查不能确定诊断时，可使用超声查找趾间疼痛的来源。有两种用于评估 Morton 神经瘤的超声技术[75]：第一种技术为背侧入路，通过脚趾的跖屈和对足底施加压力扫查跖骨间间隙；第二种技术为足底入路，通过脚趾背屈扫查跖骨间间隙[75]。

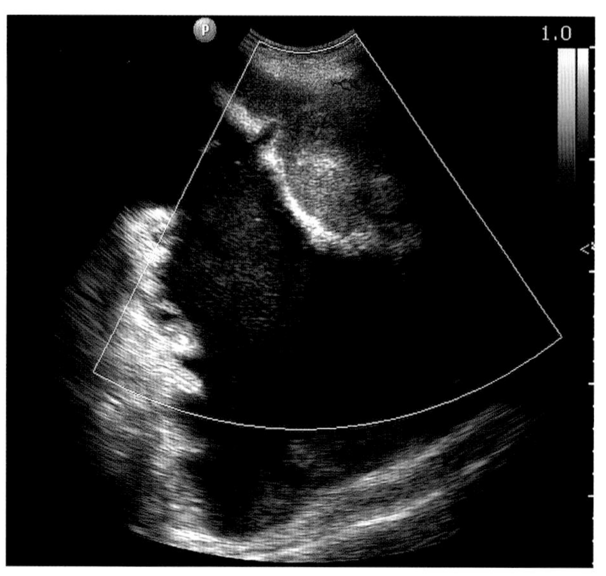

图 21-100　脂肪肉瘤。患者大腿处大且快速增长的肿块。患者最终被发现患有脂肪肉瘤。由于肿块的尺寸较大，所以使用凸阵探头扫描。肿块体积巨大，内部血管增生，回声不均匀。

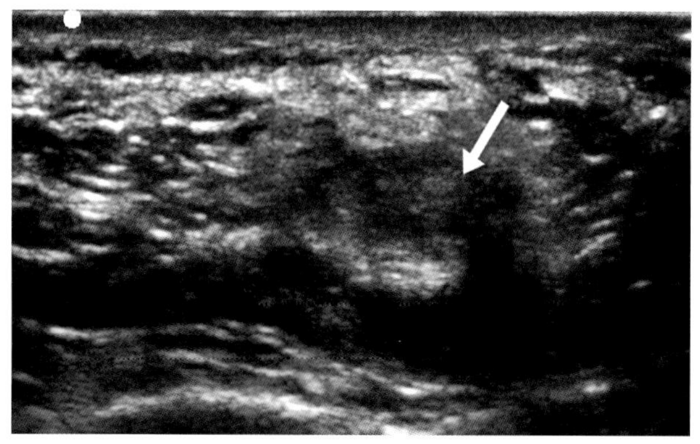

图 21-101　足底纤维瘤病。注意小的不均匀结构（箭头），带有一些小的隔膜。可见结节状纤维增生。

Morton 神经瘤表现为靠近跖骨头的跖骨间隙内边界清晰、圆形至卵圆形、不可压缩的低回声肿块（图 21-102）[76]。超声检查过程中可以评估 Mulder 征[75]。Mulder 征（1951 年首次描述）包括用左手手指夹住跖骨头，同时右手拇指在怀疑神经瘤部位对足底施加压力[75]。患者于仰卧位进行 Mulder 征检查。操作者以非惯用手握住患趾跖骨头部，而惯用手握住探头。将探头置于跖骨间区域的足底面，并在冠状面和矢状面分别评估跖骨间间隙。如果超声检查提示 Morton 神经瘤，此时 Mulder征测试可以通过将探头紧紧压在足底表面，将肿块移至跖骨头之间来进行。此时，握住足部的手紧紧地挤压跖骨头，随后释放探头压力，这将使肿块移向足底表面。这可能会诱发患者的特征性症状[75]。

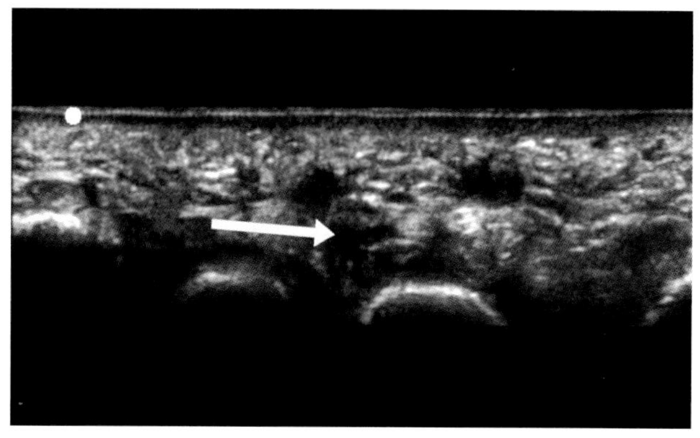

图 21-102　Morton 神经瘤（箭头）。跖骨间可见小的无回声区。在实时成像过程中注意后方回声增强。

九、注意事项

1. 有时会因没有垂直扫查而未能发现骨折或骨缺损。当探头的方向平行于骨折线时，不能很好地看到骨折和骨缺损。在多个平面和垂直于断裂线的扫查将有助于骨折的观察。

2. 由于各向异性导致肌腱撕裂的误诊。当垂直于肌腱进行扫查时，它具有特征的高回声纤维外观。当扫查的角度从垂直方向改变时，肌腱会出现低回声(由于各向异性)，类似于肌腱撕裂的外观。伴随探头角度变化的低回声聚焦区是由于各向异性；在扫查角度变化过程中持续存在的缺损可能代表真正的肌腱断裂。

3. 深部肌肉骨骼结构成像较差，特别是在肥胖患者。我们可以考虑使用凸阵探头来改善深层结构的显示，如果超声显示不清晰，可使用不同的成像方式。

参考文献

完整的参考文献列表可以在 www 网站上找到。mhprofessional.com/mamateer4e.

视频

第22章
软组织感染

Elaine Situ-LaCasse and Srikar Adhikari

一、概述

许多医生都需要处理皮肤和软组织感染的患者，这些感染包括蜂窝织炎、脓肿、坏死性筋膜炎和化脓性肌炎。当患者出现红斑、发热和压痛等典型体征时，仅通过体格检查通常可以直接诊断蜂窝织炎。同样，当出现波动感或局灶性皮肤坏死时，确诊皮下脓肿也很简单。

然而，当皮肤脓肿很小，位于皮肤深部，在其形成的早期，在厚的皮下脂肪中有硬结或既往的疤痕组织时，体检结果可能会产生误诊。当临床表现似乎与单纯性蜂窝织炎表现一致时，还有隐匿性脓肿可能。化脓性肌炎时，由于脓肿形成局限于肌腹，仅依靠触诊往往不能明确诊断，不明确的临床发现可能会导致临床医生无法判断是否需要紧急引流或外科会诊，因此床旁超声（POCUS）是诊断软组织感染的一个非常有价值的工具。

二、临床概况

超声被越来越多地用于急诊和门诊检查，以发现隐匿性脓肿，进而进行脓肿及时引流，并且可使那些没有真正脓肿的患者避免不必要的手术。超声可以及时诊断更深部位和 / 或急性期感染，以便对疾病进行及时的干预和治疗。

其他成像方式也可有助于诊断软组织感染，但它们不能在患者的床边使用。计算机断层扫描（CT）和磁共振成像（MRI）都对坏死性感染中的软组织气体有更高的灵敏度[1]，但更耗时，而且对于急诊科的患者有时并不可行。

三、临床适应证

超声检查软组织感染的临床适应证包括：

- 当临床表现不确定时，用于检查隐匿的皮下、深部组织、血管周围或血管内脓肿。
- 确定脓肿切开引流或抽吸的最佳位置。
- 评估软组织炎症，以确定它是否来源于邻近的关节炎或肌腱炎而不是蜂窝织炎的结果。
- 发现迅速进展的软组织感染，需要立即进行外科会诊。

（一）检测隐匿性皮下脓肿

自 20 世纪 80 年代以来，超声检测软组织脓肿和指导后续的切开和引流的能力就开始受到重视[2-6]。在针对注射吸毒者的报告中，特别是那些有腹股沟炎性病变的患者，超声已被证明可以成功区分蜂窝织炎和脓肿，此外还可用于检测淋巴结炎、脓毒性血栓性静脉炎和假性动脉瘤[2,5]。超声还被发现在诊断和治疗牙源性面部脓肿[7]以及评估口腔肿胀患者方面具有价值[8]。

在ED进行的研究已经证实了POCUS在评估皮肤和软组织感染方面的效用；其中四项研究评估了超声诊断脓肿的准确性，并根据预测的脓肿可能性对病例进行了分类[9-12]。总的来说，应用超声评估使17%～56%的病例的治疗方式发生了改变。研究的共同发现是，在临床分类为不太可能有脓肿的患者中，超声经常可发现隐匿的脓肿，并经引流证实。这种情况发生在14%～58%的“低”风险病例中。

当临床评估认为存在脓肿时，超声也很有帮助。在这种情况下，对于实际并不存在脓肿的阴性病例，超声评估可以准确地排除脓肿，从而避免不必要的引流手术。如果用于儿科患者治疗方案的确定，阴性的超声评估结果，也可能意味着避免了镇静剂的应用。

在一项研究中，随着将超声检查加入到体格检查，阳性预测值从81%增加到93%，阴性预测值从77%增加到97%[10]。由于方法上的局限性，无法确定这些研究中检测脓肿的实际假阴性率。从上述研究中可以得出如下结论：①POCUS提高了成人和儿童患者浅表脓肿诊断的准确性；②有助于避免不必要的侵入性操作；③提供了关于患者是否需要进一步检查或会诊的指导。

POCUS还可用于指导已知或疑似蜂窝织炎或软组织脓肿患者的其他临床护理。在一项对101例浅表皮肤脓肿患者的研究中，将切开引流与超声引导穿刺进行比较。结果显示，切开引流组的成功率（第7天超声和临床治愈）为80%，而穿刺组仅为26%，提示超声引导穿刺不足以治疗皮肤脓肿[13]。另一项研究分析了静脉超声在240例下肢蜂窝织炎患者中的应用，发现深静脉血栓（DVT）的患病率仅为6.25%。该研究的结论是，深静脉血栓与蜂窝织炎并发并不常见，除非存在其他危险因素，否则这类患者的深静脉血栓的发生率较低[14]。在另一项关于蜂窝织炎患者的报告中，抗生素治疗开始后4天对病变区域进行的超声检查显示，与皮下为鹅卵石样改变的患者相比，仅皮下增厚的患者需要更短的治疗时间，且早期治疗反应率更高[15]。

2017年的一项系统回顾和荟萃分析显示，当POCUS用于诊断ED患者的皮肤和软组织感染时，敏感性为96.2%（95%CI，91.1～98.4），特异性为82.9%（95%CI，60.4～93.9）[16]。亚组分析结果显示，儿童患者的敏感性相似，为94.9%（95%CI，88.0～97.8），特异性为83.1%（95%CI，46.6～96.5）。研究的结论是，POCUS可以准确地区分成人和儿童的蜂窝织炎和脓肿。

（二）软组织炎症过程评估

关节局部疼痛和红斑可能是由于关节炎症导致，而不是蜂窝织炎。在一项对54例表现为红斑、肿胀和关节疼痛患者的研究中，超声被发现是鉴别软组织异常和关节积液并指导后续治疗的有用工具。该研究报告了在治疗计划上有统计学意义的差异，当使用超声检查时，关节穿刺术的应用减少了35%[17]。

四、解剖概要

当评估脓肿时，充分了解感兴趣区域的解剖学特点是必要的。皮下脓肿几乎可发生在任何部位，常见于手、面部、颈部、前臂、腹股沟、下肢、臀部和肛周区域，也可能出现在静脉、动脉、神经、肌腱、骨骼和肌肉附近。认识邻近结构，熟悉其正常的超声表现，并了解手术选择性切口的最佳位置是必要的。

五、检查前准备

对疑似脓肿的皮肤和皮下组织采用高频（12～7MHz）线阵探头进行超声评估（也可以使用环阵或扇形探头）。如果使用低频探头，或者脓肿很浅，且没有线阵探头，则用声学缓冲垫或涂大量的耦合剂可以提高图像分辨率。如果评估手或足部的软组织感染，可使用水囊代替耦合剂（视频22-1：手指异物脓肿的横切水囊视图），因为将探头放置在一个小的、有压痛的部位上非常困难。

调整扫查深度和聚焦设置，将感兴趣区域放置在探头的最佳聚焦区域内。如果考虑有脓肿深层感染或蜂窝织炎的可能，增加扫查深度以评估底层肌肉，或转换为低频探头以获得更好视图。将探头的压力保持在最低限度，以避免浅静脉塌陷。系统地在两个垂直的平面上扫查感兴趣区域。使用彩色多普勒来识别可能穿过脓肿的血管或区分脓肿和假性动脉瘤。多项研究证明，准确诊断软组织感染所需的训练时间和次数似乎很容易实现[18]。最严格的培训方案之一是为期 1 ～ 2 天的培训课程，并由急诊超声专家对受训者至少 25 次皮肤和软组织感染的检查结果进行评估，以确保准确性[19]。而另一项研究表明，让受训者简单地完成 30 分钟的教学和实践训练，即可掌握此项技术[20]。还有一项研究表明，未接受过超声训练的儿科急诊医生可以通过 6 小时的训练计划，学习操作和解读 POCUS 结果来评估皮肤和软组织感染[21]；这些医生能够完成符合技术要求的检查，与超声专家的结果有良好的一致性（临床医生与超声专家的评分之间的可靠性 kappa 统计值为 0.8）。

六、检查技术和正常超声表现

以高频线阵探头开始检查。由于感兴趣区域通常是有压痛的，应使用大量的耦合剂，并注意施加在患者皮肤上的压力。要在至少两个不同的平面上扫查该区域，使用彩色多普勒来评估血管结构，并调节深度，使感兴趣区域位于超声图像的中心。如果考虑更深部位的感染，如厚的脂肪组织（臀部、大腿等），或者感染在深部肌肉中，可调节扫查深度或切换到低频探头，通常可用凸阵探头。脓肿横切和纵切评估的探头放置位置如图 22-1 所示。

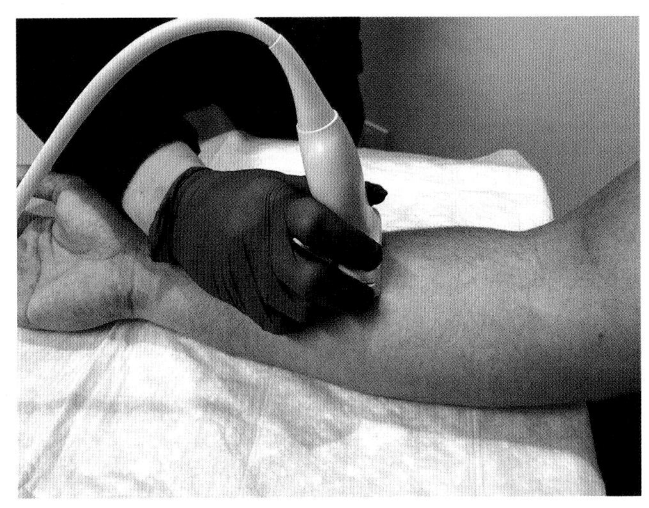

A

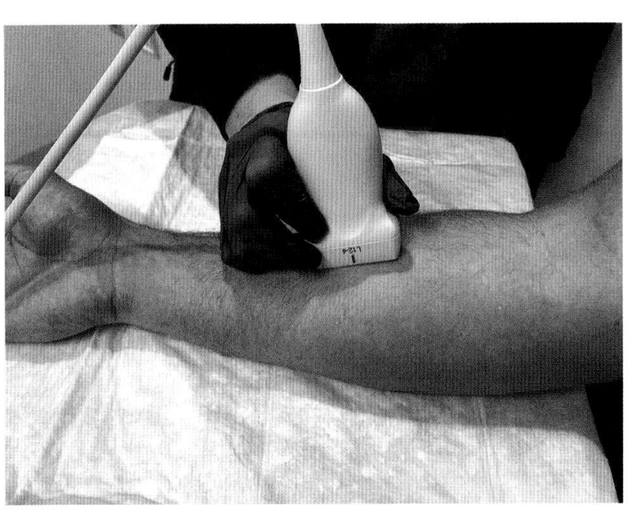

B

图 22-1　超声检查的两个主要平面：横切和纵切（矢状面）。在横轴上，探头示标指向患者的右侧（A）。在矢状面，探头示标朝向患者头侧（B）。

正常软组织超声检查结果如下：正常皮肤（表皮和真皮）通常表现为探头下方的一个薄而均匀的高回声层。皮下组织主要由皮下脂肪组成，位于正下方，呈低回声，脂肪小叶之间有网状的薄回声结缔组织。

筋膜和结缔组织平面在超声图像上表现为水平的回声或轻微弯曲的线，跟随底层肌肉的轮廓走行。动脉和静脉根据探头相对于血管的方向，呈无回声的圆形或管状结构。彩色多普勒的使用可以进一步区分动、静脉。静脉通常在轻或中等的探头压力下可以被压缩；动脉被压缩则需要一定的压力，并会出现有节律性的动脉壁搏动。肌肉表现为相对低回声，长轴呈有规则的内部条纹，短轴呈斑点状。骨皮层具有明亮的强回声，伴有远场声衰减。前臂各层软组织的正常声像图表现如图 22-2 和图 22-3 所示。

七、普通急症和危重病症

（一）蜂窝织炎

虽然蜂窝织炎的超声表现不具有特异性，但熟悉其表现依然很重要，有两个原因：第一，蜂窝组织的边缘几乎总是包围着脓肿腔，第二，当对未分化的皮肤和软组织感染进行超声检查时，蜂窝织炎通常是需要排除的诊断。蜂窝织炎是一种弥漫性皮肤感染，累及真皮深层和皮下脂肪[22]，蜂窝织炎的典型超声表现是水肿液的积聚，水肿液经常与皮下脂肪交错，称为“鹅卵石样变”（图 22-4）。其他的发现包括皮肤增厚、异常高回声和皮下组织回声增加，细节分辨率较差。“鹅卵石样变”也是一种常见的发现，其特征是低回声水肿区域，以网状结构的形式穿过皮下脂肪（图 22-4）[23-25]。与未受影响的肢体或邻近的正常软组织进行比较，可能有助于识别细微异常。蜂窝织炎的超声表现仅仅表明是水肿，因此是非特异性的，坏死性筋膜炎和脓肿周围的炎症组织都有可能呈现出蜂窝织炎的超声表现。在慢性淋巴水肿患者中，皮下组织相对于正常组织出现高回声，但皮肤不像蜂窝织炎那样增厚或模糊。此外，还可以看到明显的低回声水肿带穿过皮下组织。最后，软组织蜂窝织炎区域的淋巴结往往会变大伴明显压痛；重要的是要识别它们的超声外观，不要将它们与脓肿或其他软组织肿块相混淆（图 22-5）。

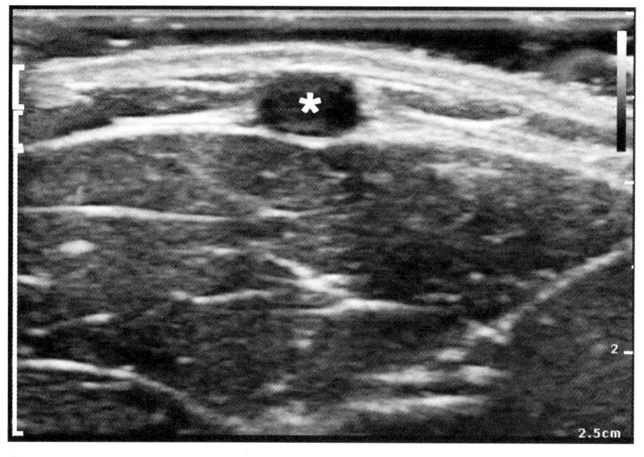

A

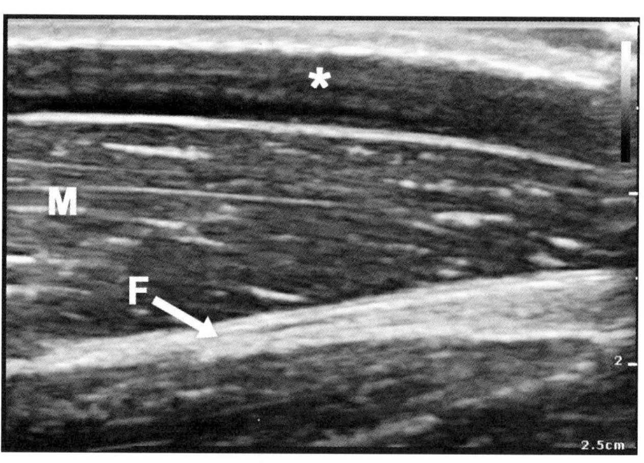

B

图 22-2　正常皮肤和软组织的横断面超声表现图（A）。最表层是表皮和真皮层，下一层是皮下层，脂肪和血管结构位于此层。在本例中，星号（*）表示皮下浅静脉的横切面图。深层是肌筋膜和肌腹。肌肉呈大理石状的高回声条纹。图像（B）显示了相同结构的纵切面表现。星号（*）表示静脉的纵切面视图（长轴）。在这个视图中，肌肉和筋膜呈更明显的条纹状。M= 肌肉，F= 筋膜。

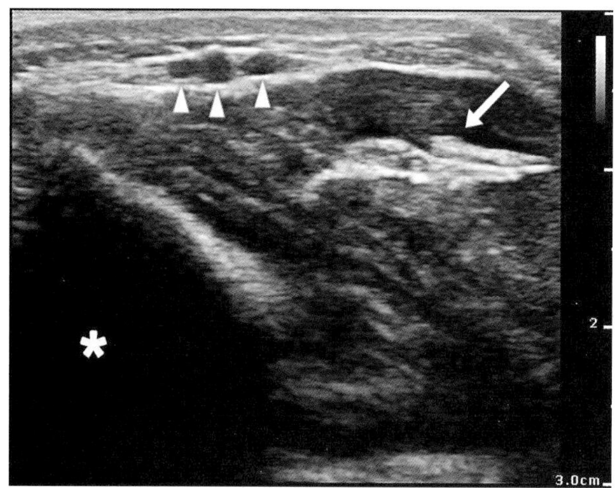

图 22-3　在计划切开和引流时，仔细观察邻近的结构是至关重要的。这是右腕掌面的横切面视图。值得注意的是，在这个小区域有许多结构：皮下层的三条血管（无尾箭，中间为桡动脉，两侧为桡静脉），合并成肌肉的高回声肌腱（箭头），桡骨的高回声骨皮质（*）。

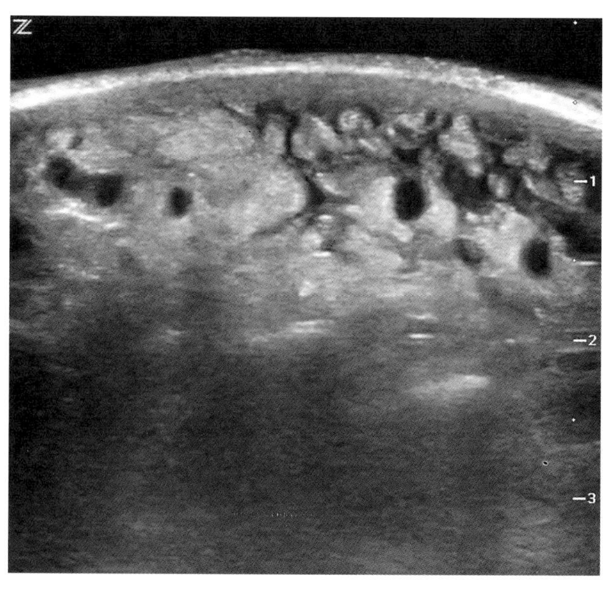

图 22-4　被水肿分隔的皮下脂肪小叶形成“鹅卵石样变”，由于水肿，脂肪回声增强，看起来更明亮。该患者患有足背蜂窝织炎。

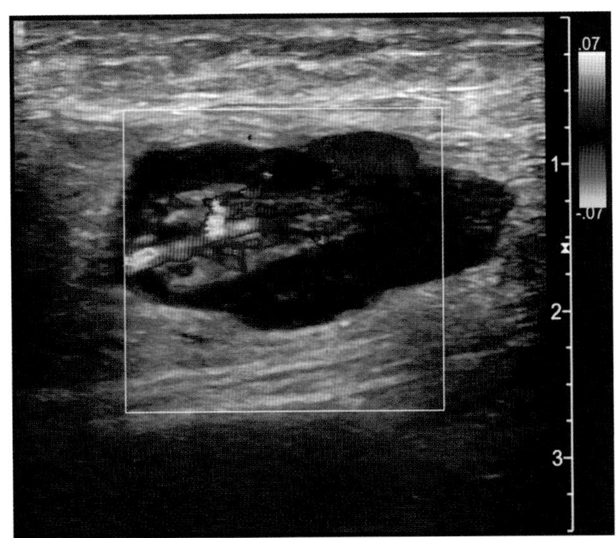

图 22-5 **肿大淋巴结失去了正常的圆形结构，体积增大。在这一病例中，肿大淋巴结的形状变得不规则。由于淋巴门血管分布增加，淋巴门增大，出现充血。**

（二）脓肿

皮下脓肿可能有多种超声表现[5,23,25,26]，但常被水肿软组织或蜂窝织炎所包绕，相对于正常皮下组织，表现为位于真皮和深层皮肤组织的高回声区[22]。脓肿腔的形状各不相同，脓肿腔内的液化内容物通常表现为后部回声增强。脓肿腔可能表现为从低回声到等回声的多种超声模式，最常见的是，相对于周围的软组织，表现为低回声（由于其液体含量）（视频 22-2：低回声脓肿）。但不要被误导，因为内容物的回声也可能是异质性的，特别是含有坏死脂肪和 / 或血液的混合物时。有时，化脓性脓肿腔可能呈等回声，甚至是高回声，因此更难以识别（图 22-6 和图 22-7）。有时可能会出现脓肿形状不规则或呈分叶状，脓肿腔可在组织平面之间交错，或在周围的软组织内不规则走行（图 22-8）。研究发现，小的、形状不规则的、没有清晰边缘的耐甲氧西林金黄色葡萄球菌（MRSA）感染引起的脓肿为其他类型感染的 7 倍[27]。

偶尔因皮下脓肿太大，以至于图像不能在探头下视野完整显示。在这种情况下，可增加扫查深度或更换低频探头来扩大视野，以显示脓肿的确切位置和范围。脓肿腔可能含有高回声碎片、隔膜或气体。气体在脓肿腔内表现为明亮的高回声灶，并伴有相关的振铃效应。用探头在脓肿部位轻轻施加压力，可引起脓肿腔内化脓性物质的旋转运动（称为“超声波动”、“旋转征”或“挤压征”），有助于确认脓肿的性质（图 22-9）。脓肿内容物为等回声时，异常的液体积聚可能很难被发现，而“超声波动征”在这种情况下可能具有特殊的诊断价值[23]。彩色多普勒可显示脓肿腔附近的充血，

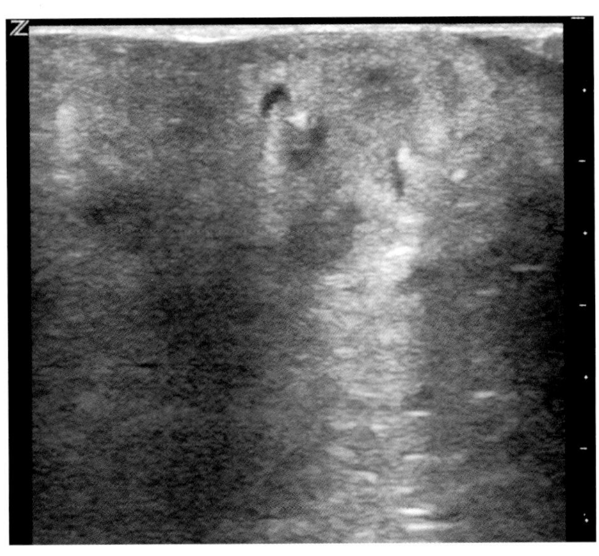

图 22-6 **当脂肪层较厚时，如臀部或大腿，超声很难发现脓肿的存在。脓肿的液化脂肪可能与周围脂肪具有相同的回声强度。鉴别要点是要对探头施加外部压力，以寻找“超声波动”或“旋转征”或“挤压征”阳性区域。在这张静态图像中，乍一看，很难看到脓肿，但超声医生施加压力后，可看到化脓性液体的“旋转征”，证实了脓肿的存在。**

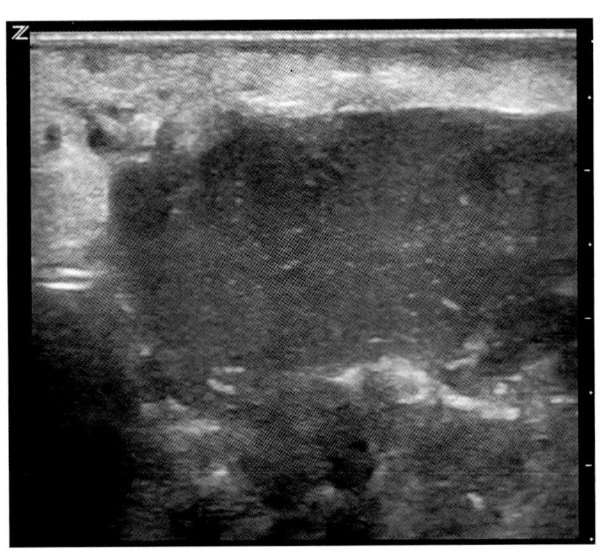

图 22-7 **脓肿中的脓液也可以显示为回声均匀，而不是含有各种回声物质的复杂液体集合。**

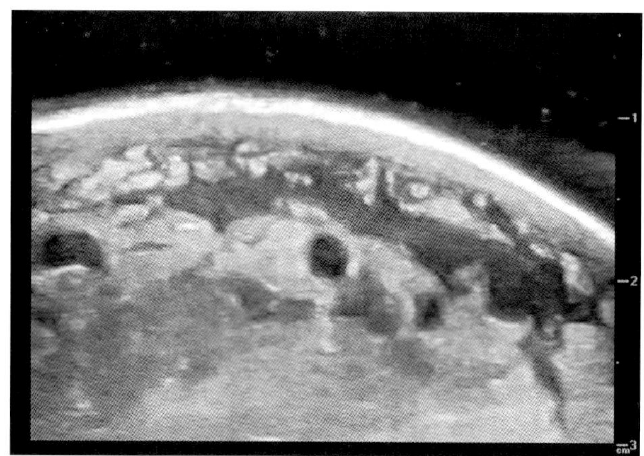

A

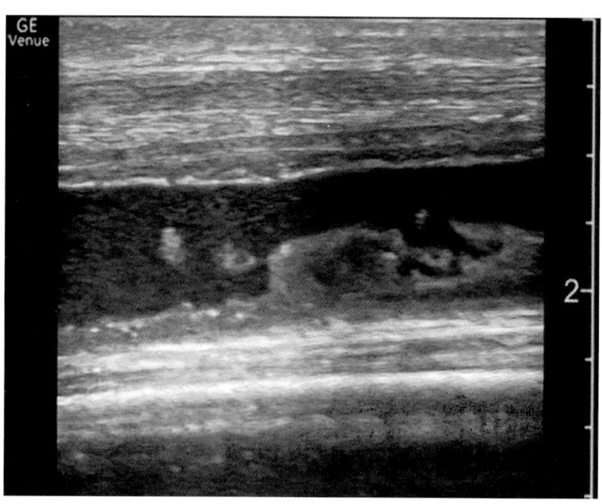

B

图 22-8　脓肿的形状可能不规则，尤其是蜂窝织炎时。在图（A）中，患者同时患有足部蜂窝织炎和脓肿。注意低回声的脓肿，蔓延至“鹅卵石样变”的软组织边缘。脓液也可以沿着筋膜层蔓延。在图（B）中，化脓性液体沿着浅表和深层筋膜平面走行。

并可帮助确认其中有无血流[25]。如果在长骨附近发现低回声液体聚集，应诊断为骨髓炎。脓肿还可能位于某些重要解剖结构附近，如血管、肌肉、肌腱和骨骼。在进行穿刺治疗之前，识别相邻的解剖结构是非常重要的。

1. 乳腺脓肿

乳腺脓肿通常是乳腺炎的并发症，可以在急诊通过超声检查确认[28]。乳腺脓肿的危险因素包括肥胖、糖尿病、吸烟史、黑人种族和乳腺穿刺[28]。真正的乳腺脓肿的外观与常见的皮肤脓肿相似，表现为典型的圆形不均匀液体聚集，后部回声增强（图 22-10）。然而，也有其他疾病的表现与脓肿类似，诊断时应注意鉴别。

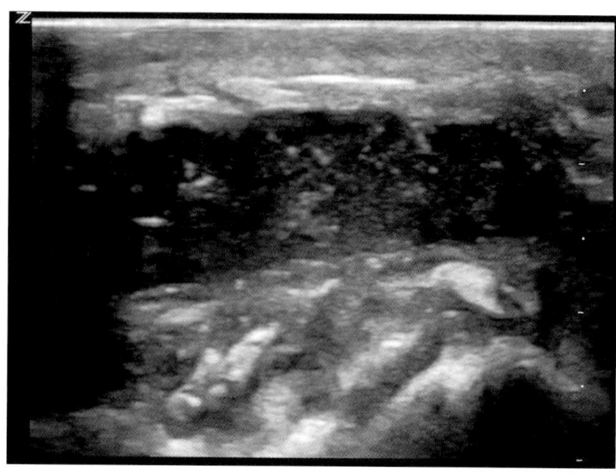

A

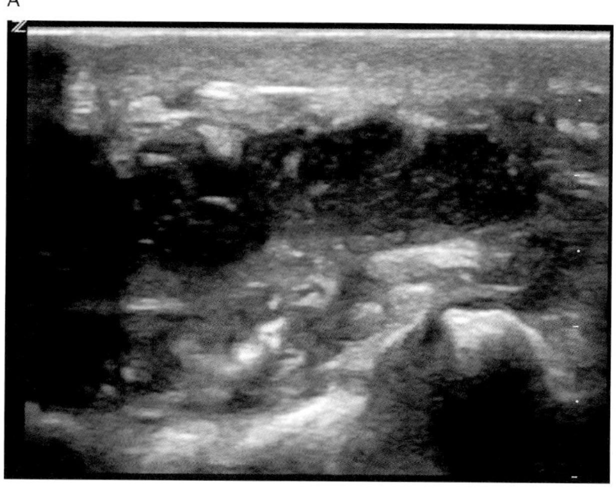

B

图 22-9　“超声波动征”也被称为“旋转征”或“挤压征”，即当脓肿受到外部压迫时，脓液发生“旋转”或“挤压”。图（A）和图（B）显示了受压前后的脓液。注意脓肿内脓性液体的移位。

非专业乳腺超声医生需要进行专门的乳腺超声培训。在一项对 581 例患者连续进行乳腺超声检查的研究中，由一名普通（非乳腺专科医师）超声医师扫查，并由未接受乳腺专科培训或接受乳腺培训的放射科医师解读结果[28]。在 581 例疑似乳腺脓肿的患者中，只有 26% 的超声检查显示有脓肿，5% 为恶性肿瘤，7% 为肉芽肿性乳腺炎，21% 为正常，39% 为其他诊断，2% 为不确定。在超声检测出的脓肿中，假阳性率为 2%。在 29 例乳腺恶性肿瘤患者中，有 6 例未被确诊。

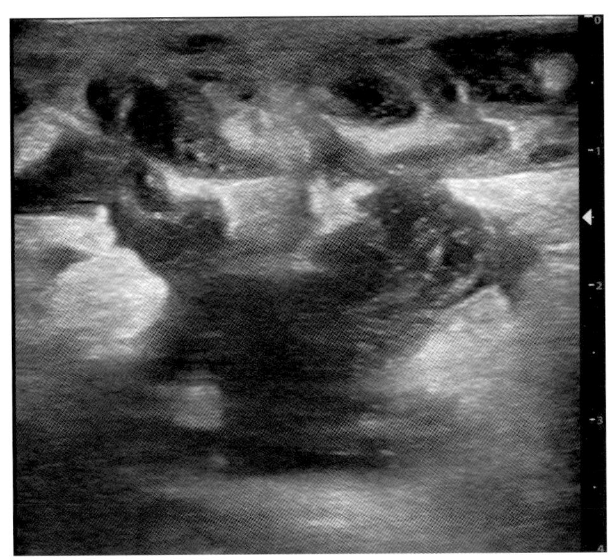

图 22-10 乳房组织比较复杂，而且乳房脓肿的治疗可能需要外科手术。该患者哺乳期出现乳房发红和触痛，口服抗生素治疗后，疼痛仍加重。超声检查显示了一个面积较大、不规则形状的脓肿，有“旋涡征”。

关于乳腺床旁超声检查的文献很少，这可能是由于乳腺组织的超声检查比较复杂，另外，床旁乳腺超声检查漏诊恶性肿瘤的比率相对较高（0.5% ～ 5%）[28,29]。此外，乳腺脓肿的切开和引流可能会留下难看的疤痕，并可能出现瘘管。建议在 ED 进行乳腺超声检查后，还应在专门的检查中心进行专门的乳腺成像 [28]。

2. 扁桃体周围脓肿

扁桃体周围脓肿是 ED 中最常见的头颈部深部感染 [30]。它通常是扁桃体炎的并发症，并伴有腭扁桃体和咽肌之间的脓液聚集。扁桃体炎、扁桃体周围蜂窝织炎与扁桃体周围脓肿最初的临床表现比较相似，临床诊断时很难鉴别。超声已成为评估疑似扁桃体周围脓肿的一种有价值的工具，已被证明可以有效地鉴别扁桃体周围脓肿和扁桃体周围蜂窝织炎以及扁桃体炎。超声诊断扁桃体周围脓肿的敏感性为 89% ～ 100%[31,32]。超声不仅可以帮助诊断扁桃体周围脓肿，还可以为抽吸引流提供手术引导。口腔内使用腔内探头是最常用的方法；然而，对于有明显牙关紧闭症的患者，也可采用低频凸阵或高频线阵探头的经颈入路。

超声检查显示，正常的扁桃体为均匀低回声卵形结构，边缘呈分叶状（图 22-11）。由于存在扁桃体隐窝，扁桃体的实质呈现出交替的线性高回声和低回声带。颈动脉是一个小的、无回声的管状结构，位于扁桃体后面。使用彩色多普勒可以帮助识别颈动脉。扁桃体炎的超声表现为扁桃体肿大，至少有一个径线大于 2cm，但回声均匀（图 22-12）。扁桃体周围蜂窝织炎的超声表现因炎症程度不同而不同。此时，扁桃体的体积通常增大，实质回声不均匀，周围环绕有高回声的软组织水肿（图 22-13），扁桃体实质内水肿、出血、坏死或脓肿表现为不明确的内部低回声区域。扁桃体内脓肿（扁桃体实质内的离散液体聚集）显示为一个低回声区域，周围被扁桃体实质的边缘包围（图 22-14）[32]。扁桃体周围脓肿表现为复杂的低回声或无回声液体聚集，边缘不清，距离颈内动脉前内侧 5 ～ 25mm，通常沿着扁桃体后外侧走行（图 22-15）[32]。使用探头加压，可以看到脓肿腔内碎片的移动。

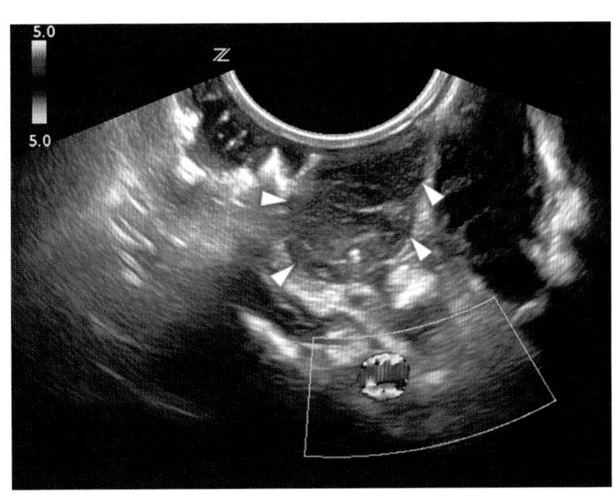

图 22-11 正常扁桃体呈均匀低回声卵圆形（箭头）。彩色多普勒显示颈动脉位于扁桃体后方。

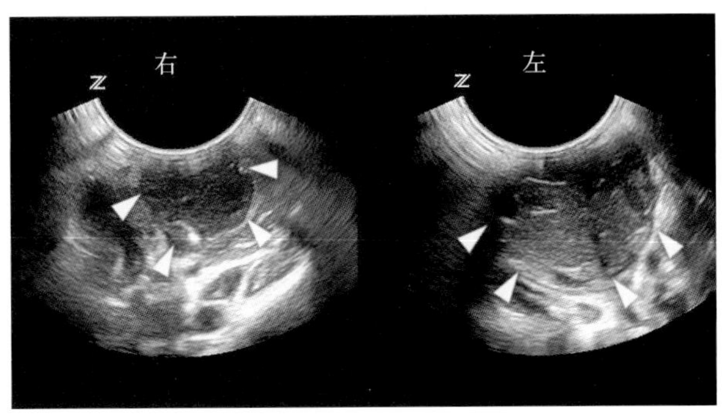

图 22-12 扁桃体炎。左侧扁桃体（箭头），仍显示均匀的回声。

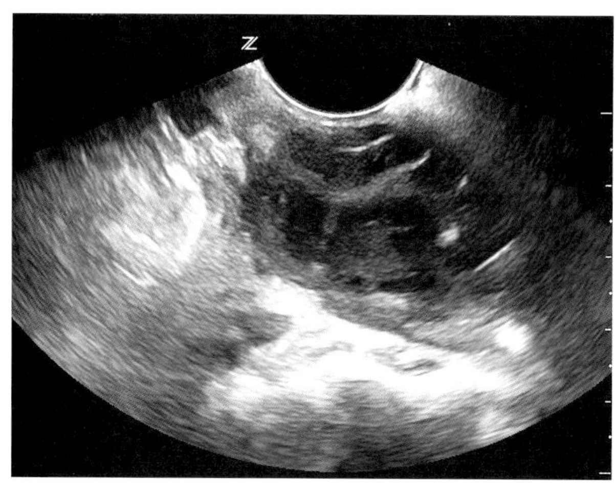

图 22-13 扁桃体周围蜂窝织炎，扁桃体增大，实质回声不均匀，周围伴有炎症改变的高回声软组织。扁桃体内散在的低回声区域可能代表局部进展性水肿、出血、坏死或脓肿。

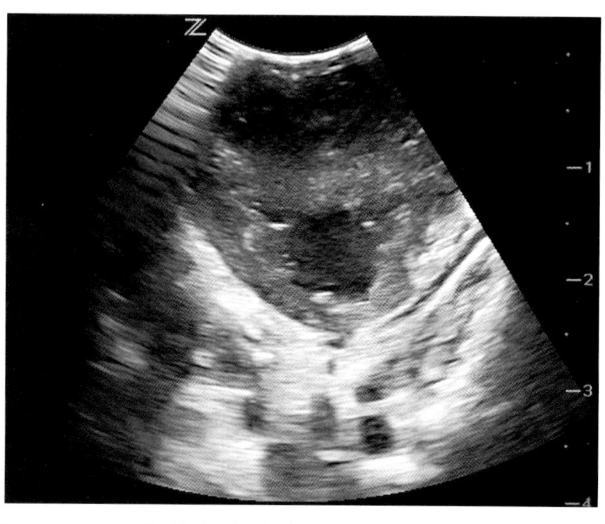

图 22-14 扁桃体内脓肿。肿大扁桃体内的低回声液体聚集，周围被扁桃体实质所包围。

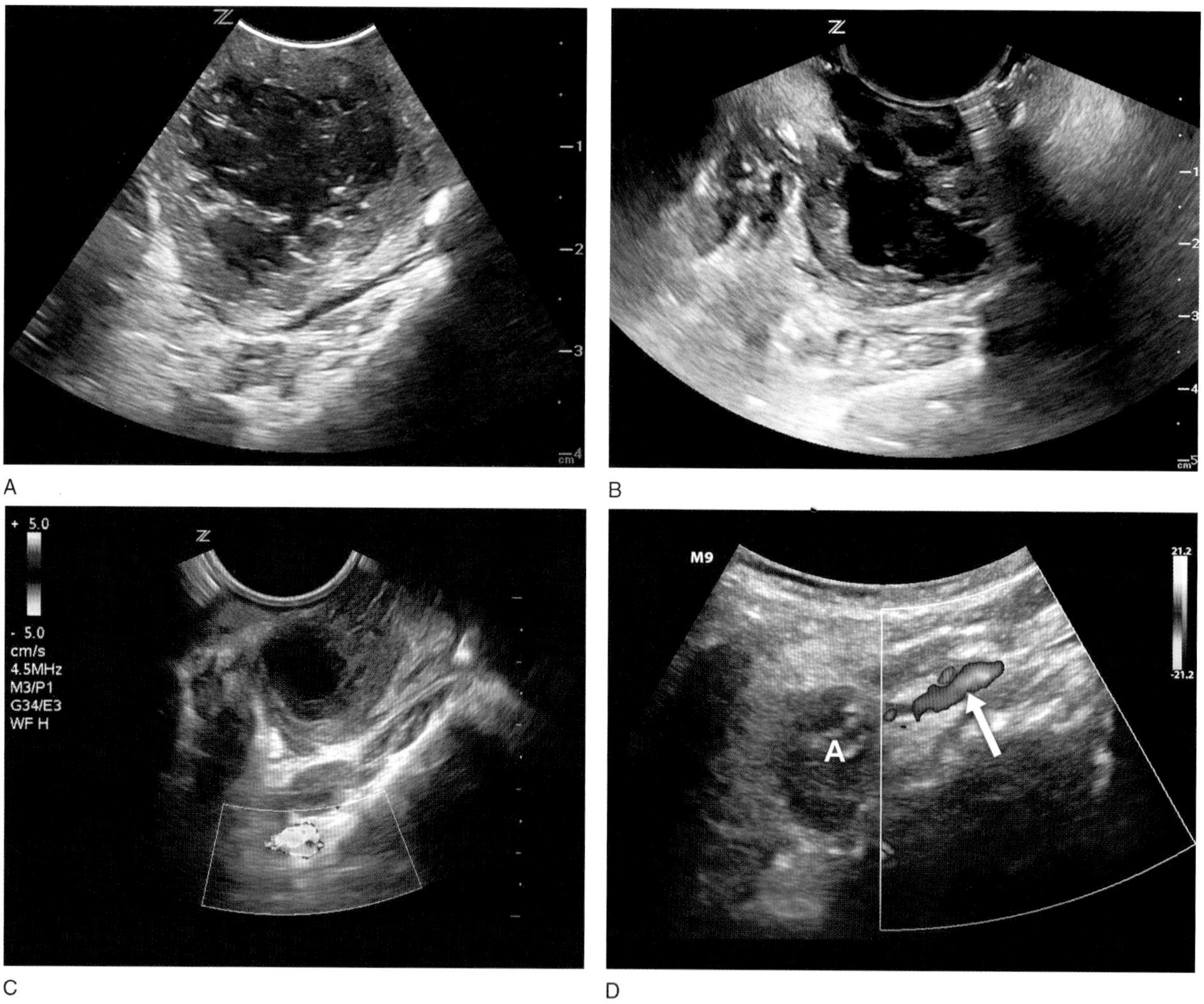

A

B

C

D

图 22-15 扁桃体周围脓肿。（A）复杂的低回声液体聚集与内部碎片。（B）复杂的无回声积液聚集，边缘不清晰。（C）位于颈内动脉前内侧的支气管周围脓肿。（D）经颈入路观察扁桃体周围脓肿（A）和颈动脉（箭头）。

研究表明，超声引导下扁桃体周围脓肿抽吸优于传统方法，这是具有里程碑意义的方法[31]。

超声有助于在黏膜表面确定脓肿腔的大小和深度，并确定脓肿腔与邻近血管结构的关系（图22-16），通过对抽吸针头的实时引导，提高了手术的安全性。通常，抽吸由一位操作者进行即可，一只手握持探头，另一只手用连接在注射器上的针头进行脓肿抽吸（图22-17）。在咽后区应用局部麻醉喷雾剂可以减少咽肌紧张和改善牙关紧闭，有利于探头的插入。扁桃体周围脓肿应通过扫查两个垂直平面的扁桃体周围区域来确认。抽吸前应确定脓肿腔的深度，以选择足够长度的抽吸针。扁桃体、脓肿腔和邻近颈动脉的关系通常在横切面进行评估。定位好穿刺部位，将一根18号穿刺针连接到5～10mL的注射器上，并对探针进行适当的调整，以使其可视化。采用实时引导，穿透脓肿腔，抽吸脓肿，监测脓肿腔是否缩小（图22-18和图22-19）。如果不能使用口腔入路进行手术，则可以使用经颈入路来抽吸脓肿（图22-20）。

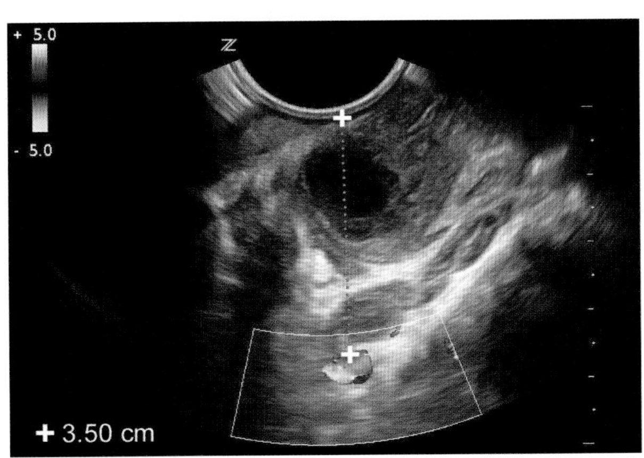

图22-16　**在抽吸前评估脓肿腔与颈动脉的距离和毗邻关系。**

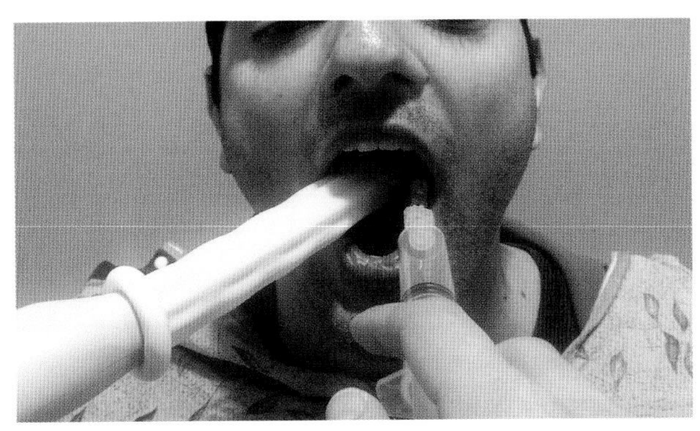

图22-17　**扁桃体周围脓肿抽吸技术。**

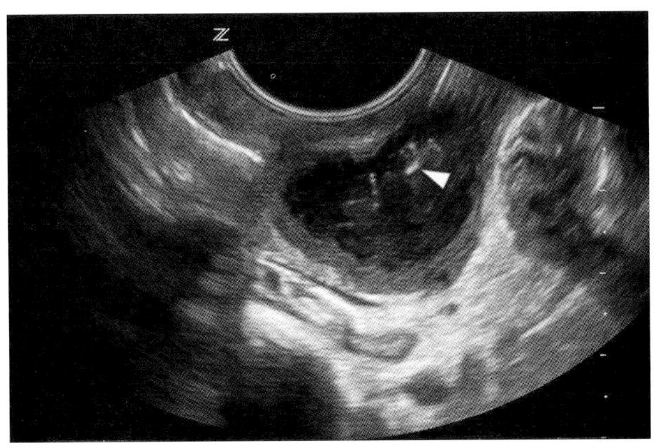

图22-18　**B型超声图像显示抽吸过程中脓肿腔内针头（箭头）。**

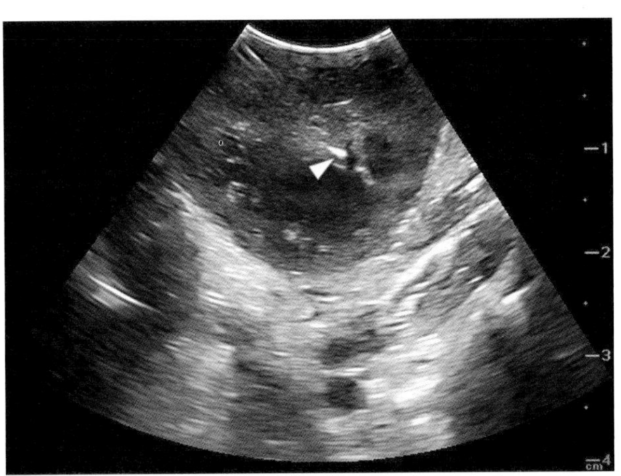

A

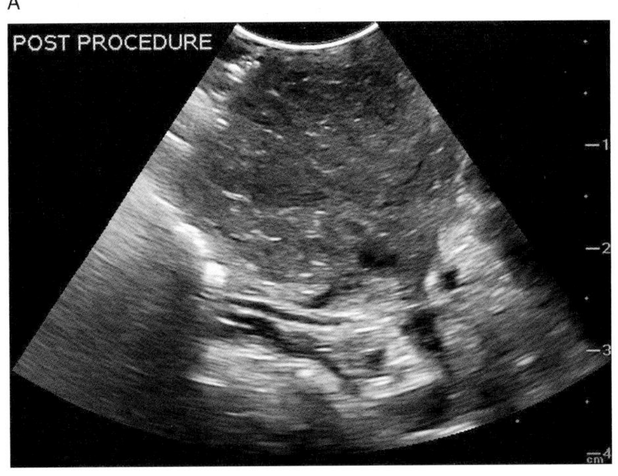

B

图22-19　**（A）脓肿腔内可见针尖（箭头）；（B）术后图像显示脓肿腔完全塌陷。**

八、鉴别诊断

（一）坏死性筋膜炎

坏死性筋膜炎是一种侵袭性软组织感染，以组织坏死（沿筋膜层扩展）和暴发性病程为特征。虽

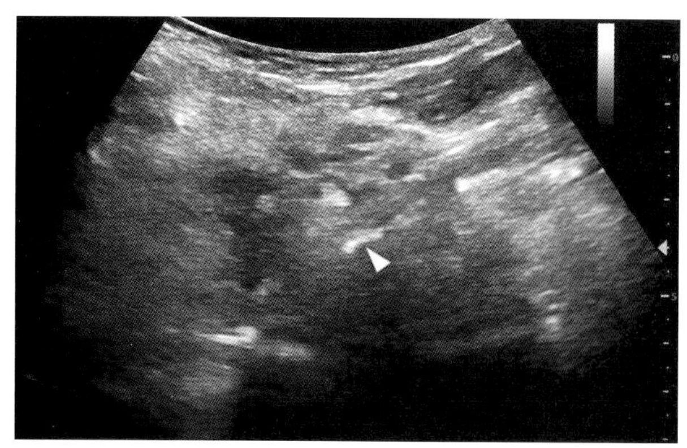

图 22-20　经颈入路脓肿腔内的针尖（箭头）。

然尽早诊断和治疗有利于改善预后[33]，但仅凭临床依据来诊断坏死性筋膜炎往往较为困难。体格检查中发现皱纹样外观往往是晚期表现。超声在诊断坏死性筋膜炎中的作用从未被系统地研究过，但其不应该仅用于排除诊断。台湾地区的两组研究人员描述了坏死性筋膜炎的超声检查特征，共报告了 21 例成人和儿童坏死性筋膜炎[34,35]。正常的皮下筋膜超声图像通常看起来是一条薄而明亮的高回声线，出现坏死性筋膜炎时，筋膜可明显增厚和水肿，覆盖的皮下组织也是如此。一些学者认为，在深筋膜附近发现＞ 4mm 的无回声积液层是坏死性筋膜炎的诊断标准（图 22-21）[34]。在某些情况下，筋膜层内和周围组织可见不明显的肿块，并可以从

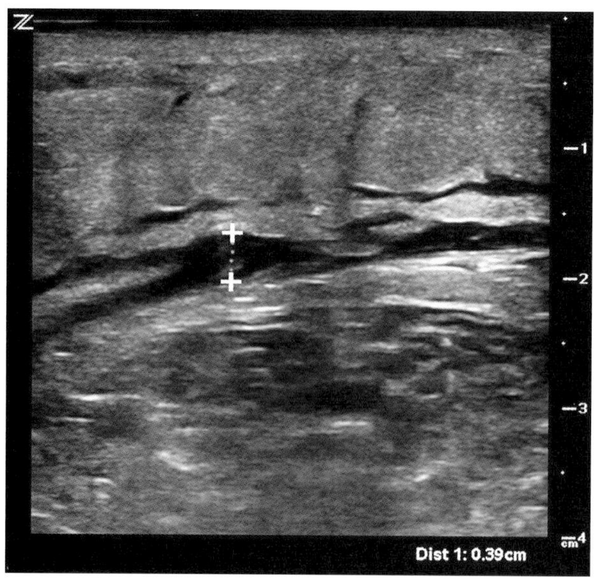

图 22-21　结合临床表现，如果患者沿筋膜层有 4mm 或更深的积液层，应高度怀疑坏死性筋膜炎，应及时进行手术治疗。

那里吸出脓液。超声检查中，坏死性筋膜炎病例的超声表现包括：①明显的皮肤增厚；②覆盖的脂肪组织肿胀和回声增强，并伴有交错的液体聚集；③沿深筋膜扩散的皮下气肿[36,37]。皮下气肿可以通过 POCUS 快速确认，通常表现为强回声后伴有不清晰的声影以及混响伪影（图 22-22）。虽然脓肿腔内偶尔会发现小气泡，但若存在脓肿内的皮下气体或筋膜层后的气体，则应注意排除坏死性筋膜炎的可能。

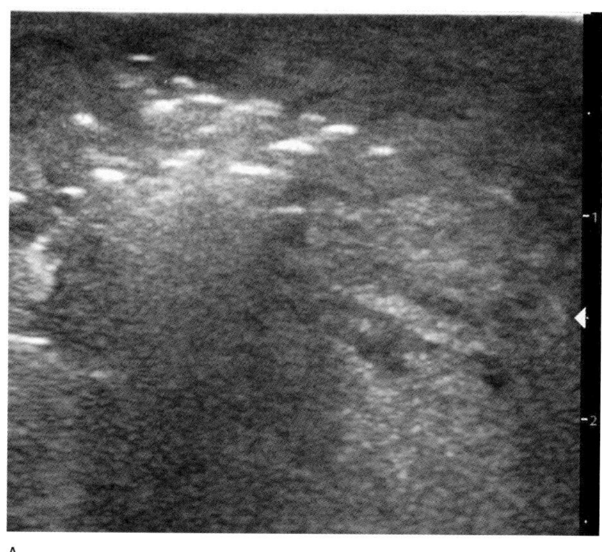

A

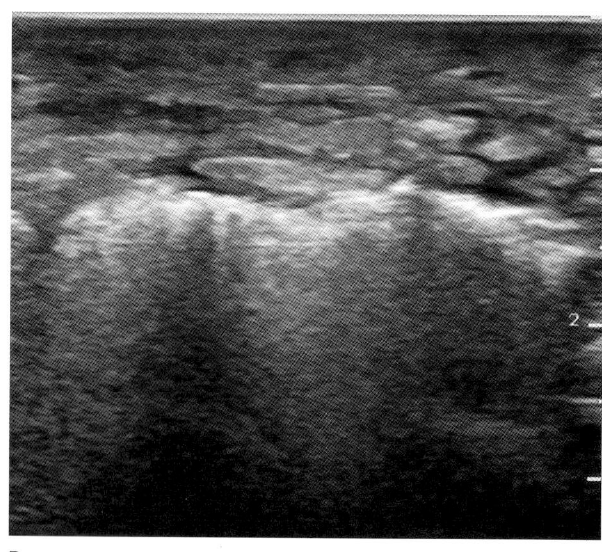

B

图 22-22　坏死性感染或坏死性筋膜炎可能有皮下气肿，在超声上显示为“模糊声影”，为灰色的阴影，是由高回声组织或气体边缘形成的灰色混响伪影。如果皮下气肿沿着筋膜层扩展，灰色的阴影也沿着这个层面延伸（B）。

即使未发现没有皮下气肿，也不能排除坏死性筋膜炎的诊断，因为许多病例没有皮下气肿[38]。皮下软组织的钙化超声表现也可以类似于皮下气肿，与坏死性筋膜炎不易区分。其显著的特征是皮下气肿的后部表现为模糊声影，并非完全无回声[38]。钙化形成的声影类似于胆结石形成的声影，为完全无回声（图 22-23）。

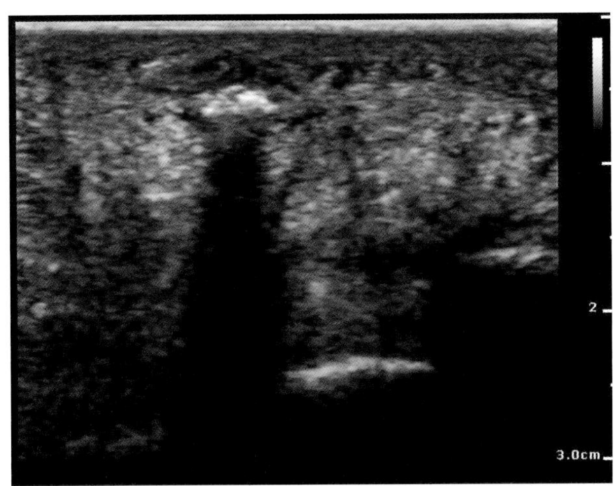

图 22-23　软组织钙化超声表现类似于皮下气肿。请注意声影的异同点。钙化的后面会有一个完全无回声的，或深色的阴影。在外部压力下，气体会移动，但钙化不会。

（二）脓性肌炎

脓性肌炎是一种累及骨骼肌的深层脓性感染。近期有外伤史的患者应考虑这一诊断的可能。通常患者会有二重感染，但化脓性肌炎的特征是全身感染和受影响肌肉的痉挛，可能没有皮肤表面症状[22]。由于超声在急诊科方便易行，建议使用超声诊断脓性肌炎[39]。与皮下脓肿一样，肌肉脓肿表现为感染肌肉内出现低回声，即肌炎，也会出现后方回声增强（图 22-24）。积液也可以通过探头施加压力被压缩，并且内部无血液流动而确认。虽然 MRI 被认为是诊断化脓性肌炎的金标准，但由于临床及时治疗对于脓性肌炎至关重要，超声被认为是诊断这种深部感染的首选成像方式[39]。

（三）周围静脉脓毒性血栓性静脉炎

脓毒性血栓性静脉炎的特征是周围静脉炎症和血栓形成，表现为发热、红斑、压痛和脓性分泌物[40]。静脉注射吸毒者发生这种感染的风险较高，通常还伴有深部脓肿或皮肤感染。超声显示，静脉腔内可见血栓，血管壁增厚，这是血管周围炎症和感染的证据（鹅卵石样变、化脓等）（图 22-25）。血栓形成时，彩色多普勒表现为静脉未塌陷且无血流（图 22-26）。应尽早识别这种感染并及时手术治疗，切除病变静脉部分，以防止细菌栓塞感染。

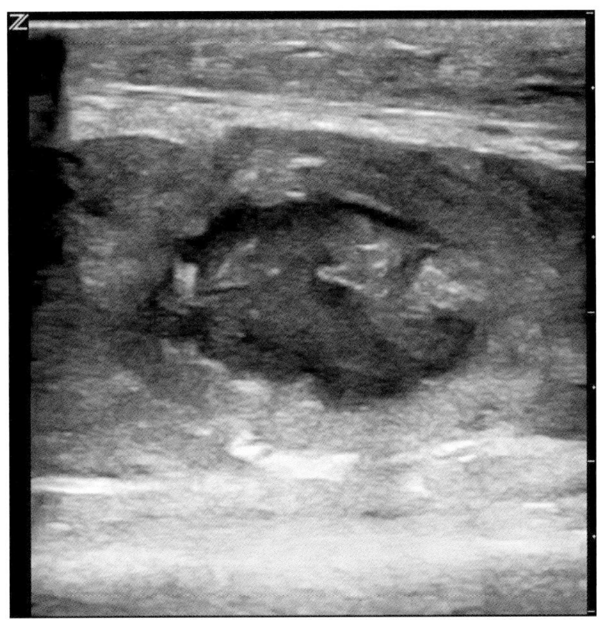

图 22-24　脓性肌炎是肌肉脓肿的进展性改变。值得注意的是，脓肿位于两个肌筋膜之间。脓肿破坏了正常肌肉的结构，并伴有肌炎。

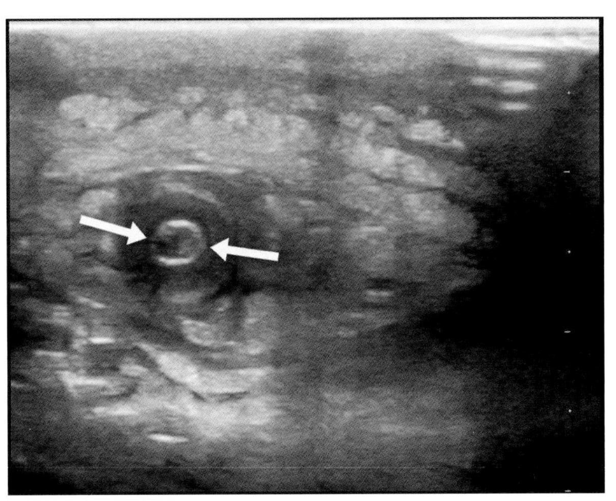

图 22-25　脓毒性血栓性静脉炎常见于静脉注射吸毒者。图中所示为细菌栓塞感染静脉的管腔，周围有炎症和 / 或脓性感染。箭头表示闭塞的静脉，其周围为低回声脓液。皮下脂肪中可见鹅卵石样变。

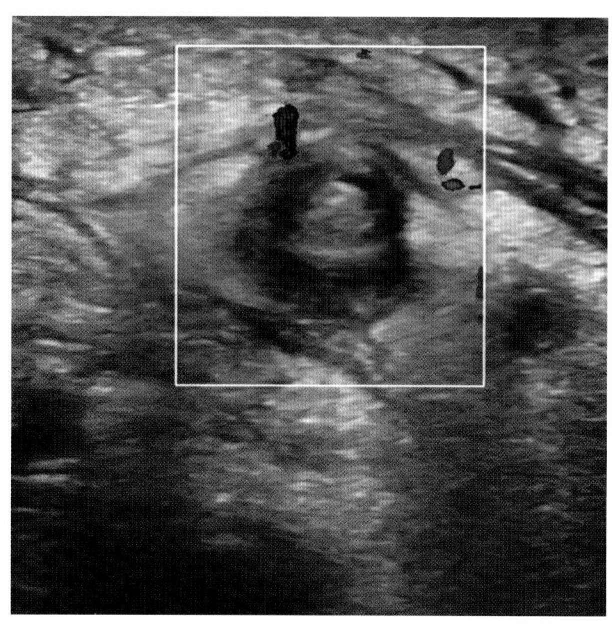

图 22-26　**周围静脉脓毒性血栓性静脉炎，静脉腔内有回声血栓，血管周围炎症，彩色多普勒无血流显示。**

九、注意事项

1. 脓肿并不总是表现为低回声，它们有时在声像图上的表现并不典型。等回声聚集的脓液，特别是在肌肉组织内或周围或皮下脂肪内，如臀部或大腿等区域的脓液，或被高回声软组织覆盖的深部脓肿，可能会导致假阴性超声检查结果。这时临床医师凭借自己的经验才能减少假阴性结果。应使用适当的频率、聚焦和深度设置，以及适当的探头压力来优化图像，以评估超声波动，避免漏诊。对临床怀疑脓肿但超声结果明显阴性的病例进行针刺抽吸可能是合理的。

2. 坏死性软组织感染。一个不常见但潜在的误区是，一旦超声排除脓肿，就不再考虑坏死性软组织感染的诊断。虽然研究认为使用 POCUS 检查坏死性筋膜炎具有一定的诊断能力，但超声不应该用来排除坏死性筋膜炎的存在，皮下气肿沿着筋膜层扩展是一个疾病情况恶化的发现，表明需要 CT 来明确诊断以及紧急外科会诊。

3. 无法识别相邻的结构。脓肿可能发生在肌腱、神经、动脉和静脉附近。虽然超声对诊断和定位脓肿的位置非常有帮助，但引流靠近重要结构的脓肿是否可行应根据操作者的经验，并进行实时超声引导。

4. 鉴别脓肿类似物。有许多病理改变超声检查时最初看起来可能像脓肿，要区分脓肿和其他病理改变需要详细了解病史和彩色多普勒检查，或通过探头施加压力来进一步评估。假性动脉瘤可表现为浅表区域有压痛的肿块，如果患者近期有桡动脉或股总动脉导管插入史，更应该怀疑此项诊断。囊肿，尤其是在颈部囊肿，可能类似于脓肿或淋巴结，这时使用彩色多普勒来确定血流的存在至关重要。同样，在近期接受手术的患者中，出现渗液和血肿（图 22-27）可能会混淆诊断，因为他们在近期手术后触诊时有压痛。如果有全身感染的症状，应咨询进行手术的外科医生或考虑针吸，以确定是否存在感染。

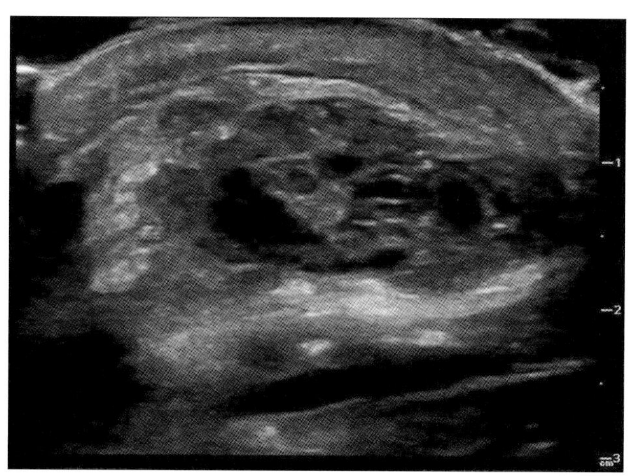

图 22-27　**感染的血肿也可能需要切开引流。由于出血时间长短不同，使其看起来可能很复杂，出现分层或分隔现象。如图所示为脓肿类似物。**

肿瘤和炎症 / 恶性淋巴结在超声上也会出现低回声和充血，但内容物不会因外部压迫而波动。化脓性淋巴结会充血，并且在淋巴门内有无回声积液区域。

除了评估腹股沟区域的淋巴结外，也要注意腹股沟疝。特别是缺血性疝，触诊时肿块会有压痛，并可能有皮肤坏死。随着水肿的进展，肠壁的层次变得更加明显。同样，由于压迫，肿块的内容物不会像脓肿一样波动。如果不能确诊肿块的性质或来源，则建议进行横断面扫查。

参考文献

完整的参考资料列表可在网上找到 www.mhprofessional.com/mamateer4e.

视频

第 23 章
眼科超声

Matthew Lyon and Matthew Riester

眼球和眼眶的超声检查可以作为评估严重眼病患者的一个有价值的工具。超声检查甚至可以扩展到那些怀疑颅内压（ICP）升高的患者。对于很多眼科急症来说，物理检查既难以操作，而且结果常常不可靠。急诊科（ED）经常无法提供专门的眼科设备和咨询。超声是解决上述问题的有效手段，可用来检查包括穿透伤、视网膜脱离以及视盘水肿等在内的多种眼科疾病。

眼睛的前房及玻璃体富含液体，是超声检查的理想器官，超声可以准确安全地评价眼球、眼眶及球后结构。检查时，通过患者动眼配合，再结合探头的偏转和移动，超声可以显示整个眼球。尽管在眼科诊所内通常使用专业超声探头进行检查，在急诊室里，普通床旁超声仪的探头也足可胜任。超声可以准确鉴别哪些眼科疾病需要紧急处理，哪些只需随访即可。

一、临床概况

眼底镜和裂隙灯检查是大多数眼部疾病的主要检查方法。在许多情况下，物理检查可能无法奏效，需要进一步的影像学检查。眼睛的超声检查在急诊的许多情况下是有用的。由于标准的体格检查需要清晰的视线来检查眼睛的结构，任何障碍物，如前房血液或玻璃体血液，都会影响检查效果。超声检查则不受上述限制，即使是那些肉眼很难看到或不可能看到的球后结构（例如，玻璃体出血），超声波也能越过障碍物成像，超声信号几乎没有衰减，可以获得球后结构清晰、高分辨率的图像。

在面部创伤所致眼睑病变、严重水肿、皮下气肿或既往手术史等多种情况下，单凭肉眼很难或无法清楚观察眼球内部结构。面部创伤肿胀时，必须用力操作，否则很难获得满意检查结果，如此一来，会加重患者痛苦，如果患者有眼球穿孔，甚至会导致进一步的伤害。角膜瘢痕、白内障、前房出血、前房积脓、玻璃体出血等也可妨碍检查视线。另外，如果不使用药物，某些正常生理变化，如瞳孔缩小等也会增加视网膜观察的难度。

单靠物理检查不能满足需要时，超声也是很有效的选择。周边视网膜脱离就是一个例证，有视网膜脱离病史的患者眼科常规检查可能没有异常发现。包括瞳孔扩张在内的全面检查在急诊环境中并不总是实用的，而超声却能显示整个视网膜的情况，而无需扩张瞳孔。

CT 是创伤后眼球检查的常用方法，对眼眶骨折、异物、球后血肿等有很高的敏感性。2mm 薄层 CT 扫描可以发现小至 0.7mm 的异物。对猪模型的实验研究显示，与 CT 相比，检测同样大小的金属异物，超声的检出敏感性稍差，而阳性预测值相当。疑诊异物及超声检查阴性的患者应行眼眶 CT 扫描。

二、临床适应证

眼科超声检查的临床适应证如下：

- 眼部创伤
- 急性视觉改变
- 头痛、头部外伤或精神状态改变（可能导致颅内压升高）

（一）眼部创伤

在美国，创伤是导致单侧视力下降的首要原因，占 ED 就诊人数的 2%，每年相关医疗费用约 2 亿美元。可损害视力的损伤包括球后水肿、视网膜脱离、晶状体脱位、视神经创伤、开放性或闭合性眼球损伤等，失明是损伤后最常见的临床表现，然而部分患者由于创伤隐匿，其视力呈渐进性下降，部分患者因眼睑水肿或意识障碍，无法提供失明主诉。因此，非眼科专业医师在初诊创伤患者时常常会忽略其眼部损伤。对可能存在眼部损伤的创伤患者的回顾性研究表明，非眼科专业医师经常遗漏或低估患者眼部创伤，诊断符合率只有 72%，只有 27% 的患者会被要求做眼科检查。

面中部或额面部的骨折可导致严重的眶周软组织水肿，增加眼部损伤的风险。一组研究发现，283 例面部骨折的患者中，71 例发生了眼部损伤，32 例（12%）为严重损伤。理论上说，所有可疑眼部损伤的面部创伤患者均需接受眼科医师及时检查，但实际上，这是难以做到的。因为此时通常会有更严重和危及生命的伤害需要紧急评估和治疗。

眼科超声检查可以在床旁进行，这项检查无创伤性，操作得当的话不会加重患者伤情。即使患者因用药或缺氧等导致瞳孔功能改变也不会影响检查效果，这对于临床初步评价患者瞳孔大小、对光反射以及是否存在相对性传入性瞳孔障碍等方面很有价值。如果发现明显血肿，诊断球后出血很容易，但这种严重威胁视力的病变经常难以觉察，尤其在伤者处于意识不清的状况时，延误诊断会造成视神经不可逆损伤。CT 常可见视神经受牵拉以及后巩膜被顶压隆起。球后血肿损伤视神经的机制包括：直接压迫导致神经缺血、向前推挤眼球对神经产生摩擦及牵拉作用。球后血肿通常是由眼外肌形成的肌圆锥内部及周围出血所致。肌圆锥和骨性眼眶共同形成了一个腔隙，腔隙内的进行性出血可引起眶压力升高，进而压迫眼及视网膜血管，最终造成缺血甚至失明。这种与局部缺血有关的损伤必须迅速治疗，因为不可逆损伤可以在短短 60 分钟内发生 [18]。

眼球开放性损伤是累及角膜和巩膜的全层性损伤，通常由钝性外力所致，最常见于眼眶前外侧区，也可由异物划伤引起。有些开放性损伤因可造成玻璃体液体流出而易于诊断，但大部分损伤不易被发现。出现泪中带血、眼睑撕裂、结膜下血肿、前房出血等表现都提示可能存在眼球开放性损伤，但均为非特异性诊断指标。另外，由高速抛射体导致的损伤，外部可能没有明显的穿孔迹象。CT 诊断眼球开放性损伤的敏感性和特异性分别为 75% 和 93%[20]。

超声的敏感度与标准的 CT 扫描相似。人们经常会担心使用眼部超声会升高眼压（IOP），并且在眼球存在开放性损伤时，有玻璃体液挤出的风险 [21]。很少有研究探讨过这一问题。一项研究表明，即使探头与眼睛直接接触，超声也仅使 IOP 升高 1.8mmHg[22]。IOP 轻度增加的临床意义尚不明确。然而，如后面所述，当眼睑表面覆盖大量无菌耦合剂时，探头不会与眼睛直接接触，因此增加 IOP 的风险很小。使用正确的技术，用眼部超声评估眼球损伤是安全的。诊断眼球损伤的最佳检查方法是薄层 CT（2mm）重建，其特异性为 97%，可以识别出巩膜不连续等。细微的改变，薄层 CT 的敏感度与标准 CT 相当（75%）；因此，如果高度怀疑存在眼球开放性损伤但影像检查结果为阴性时，建议进行专家会诊 [13]。

薄层 CT 也是眼内异物定位的首选检测方法。此时超声的应用价值稍逊。在动物实验中，超声检测球内异物的敏感性、特异性分别为 87.5% 和 95.8%。一项研究比较了采用 CT 和超声检查不透明眼内异物的前瞻性研究，结果显示 90% 的病例超声检查结果与手术或临床随访结果一致。多项研究得出结论，虽然 CT 是首选的检查方法，但在评估视网膜或脉络膜脱离和玻璃体出血时，超声可用于被睫状体和虹膜遮挡的异物的定位 [23]。

（二）急性视觉改变

急性视觉改变是急诊和重症监护患者的常见主诉，相应症状包括飞蚊征、闪光感、复视、失明等。尽管这些症状可能并非由眼疾所致，但诊疗中切不可大意，应排除是否存在晶状体脱位、玻璃体出血、视网膜脱离、玻璃体脱离等情况。

晶状体脱位多为钝性创伤引起。在一组 71 例眼部创伤患者的研究中，12 例发生晶状体脱位。除此之外，一些非创伤因素、先天异常或遗传性疾病（马凡综合征）等也可导致晶状体脱位。晶状体位置浅表，易于用超声检查。检查时，医生可以观察晶状体的固定支撑结构，了解晶状体是半脱位还是完全脱位。即使是对有经验的临床医生来说，诊断细微的晶状体半脱位也比较困难。

自发性玻璃体出血的发生率为 7/100 000。增殖性糖尿病视网膜病变，伴或不伴视网膜撕裂的玻璃体后脱离以及视网膜脱离是最常见的病因。自发性玻璃体出血的典型症状是飞蚊征或浮云征，患者还可有诸如闪光感等症状。但上述症状均为诸如视网膜脱离等导致出血的疾病所引起。玻璃体出血后，会形成一膜状结构黏附于视网膜，膜随后会收缩，在出血发生几周后引起视网膜脱离。超声可以显示玻璃体出血并明确其病因。事实上，超声是确定视网膜解剖位置的唯一可靠影像方法。

玻璃体出血的常见病因为视网膜脱离和视网膜裂孔（视网膜脱离的前兆），两者均可导致视网膜感觉层（即视网膜神经上皮层）和色素层分离。视网膜剥离有 3 种类型：裂孔性、牵拉性、渗出性。多数裂孔性视网膜脱离与玻璃体后脱离有关，是由液体进入视网膜感觉层下的裂隙内所致。牵拉性视网膜脱离是由于玻璃体纤维膜的牵拉导致视网膜与其后方色素上皮层分离所致，常见于增殖性糖尿病视网膜病变以及老年退行性病变，也与早产儿视网膜病变、镰刀形贫血视网膜病变、陈旧性玻璃体出血等疾病有关。渗出性视网膜脱离是由可致视网膜-血液屏障功能异常的疾病引起，大量液体积聚于视网膜下并最终导致视网膜脱离，患者的主诉包括闪光感、飞蚊征、纱帐样视物模糊。随着视网膜撕裂程度的加重，视网膜血管也会撕裂，最终导致玻璃体出血。此发病机制可用来解释为何通常患者在出现周边或完全失明前，先感觉有飞蚊征的原因。

玻璃体后脱离（PVD）是玻璃体与视网膜分离（图 23-1），它起病急骤，患者无疼痛。患者先有闪光感，而后合并出现飞蚊征。患者病史多与视网膜脱离相似，最早主诉均为出现闪光感。由于 PVD 是正常衰老的结果，因此 PVD 是急诊患者中导致视力突变的常见原因。超过 75% 的 65 岁以上的人会出现玻璃体脱离 [28]。玻璃体脱离通常是良性的临床病程，不会明显威胁视力；然而，15% ～ 30%的视网膜脱离患者先形成视网膜小孔，进而导致视网膜脱离。玻璃体后脱离也与玻璃体出血有关 [29]。超声是评估视网膜和玻璃体的首选方式。超声可能是检测 PVD 的唯一方法，并且对识别其相关并发症（视网膜脱离或出血）更为准确。

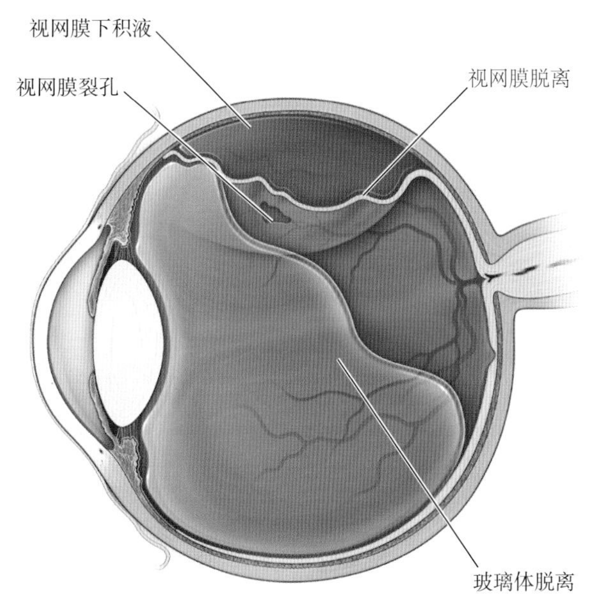

图 23-1 **视网膜和玻璃体后脱离的眼部图片。**

（三）头痛、头部创伤或意识改变

头痛或意识改变是急诊患者的常见症状。有时候这些症状是由创伤或卒中后继发颅内出血导致颅内压力升高所致。虽然鉴别颅内压升高原因的方法很多，但各有其局限性。对于急性创伤患者，很难用眼底镜观察有无视盘水肿。而且，创伤所致视盘水肿需数小时才会出现。腰椎穿刺法测量颅内压有一定风险，而 CT 检查也不是所有患者都能适用，如因腹部外伤情况危急需马上手术的患者就没有时间做头部 CT 检查。遇有上述情况，眼科超声检查可用来对颅内压进行粗略评估。而且，超声可以对患者同时进行多项内容的检查。

尸检及动物模型研究证实，脑室的蛛网膜下腔与视神经的外鞘直接相通。在用恒河猴进行的实验研究中，研究者将气囊植入猴蛛网膜下腔，通过调整气囊压力改变颅内压，结果表明，视神经鞘的直径会随颅内压改变发生相应变化。急诊患者的多中心临床研究也证实了这一效应。一项旨在比较 CT 和超声测量可疑颅内出血患者视神经鞘直径的研究显示，超声的敏感性和特异性分别是 100% 和 95%。这种估计颅内压的方法也已在儿科患者中被应用过[33]。

三、解剖概要

眼球呈椭圆形，平均上下径 23.5mm，平均前后径 24mm。眼球位于眼眶内，被眼睑覆盖。眼部周围的面部骨骼在超声图像上表现为强回声伴后方声影，眼睑呈中等回声，被低回声的睑板分为两层。

眼球分前后两部分。前部由前房和后房组成，前房由角膜和晶状体前囊构成。角膜在超声上表现为一细薄高回声结构，周边与巩膜相连。巩膜是一层致密膜，其上附着眼外肌肉，声像图上与眼球侧方结构不易区分。前房内充满无回声的房水，出现其他回声提示发生病变。前房和后房以虹膜分开。后房由虹膜的后表面、晶状体的前侧面及其支持韧带共同构成。声像图上，晶状体为高回声凸面结构，前表面可见混响伪像（图 23-2）。

后部占眼球的 80%，内含玻璃体，由无色无结构的透明胶样物质组成，其成分中 99% 为水分。正常玻璃体在声像图上表现为无回声区，但有时可出现超声伪像。

眼球壁的后部由视网膜和脉络膜构成，两者外部被巩膜包裹。视网膜是眼球的神经感受层，非常细薄，厚度只有 0.56mm（视盘周围）到 0.1mm（前部）。视网膜前面与玻璃体相贴，后部与脉络膜紧密相连。黄斑约位于视网膜后部中央，此处视觉最敏感。黄斑处的视网膜非常薄，只有几层细胞的厚度。脉络膜是覆盖于眼球后部的一层薄膜，血供极其丰富。脉络膜与巩膜紧密相连，视神经穿过处向后增厚。其内侧面与视网膜的色素层紧密相连。声像图上，正常眼球的视网膜、脉络膜、巩膜合并为一层回声均匀结构，视网膜脱离时，才可分辨各层结构。

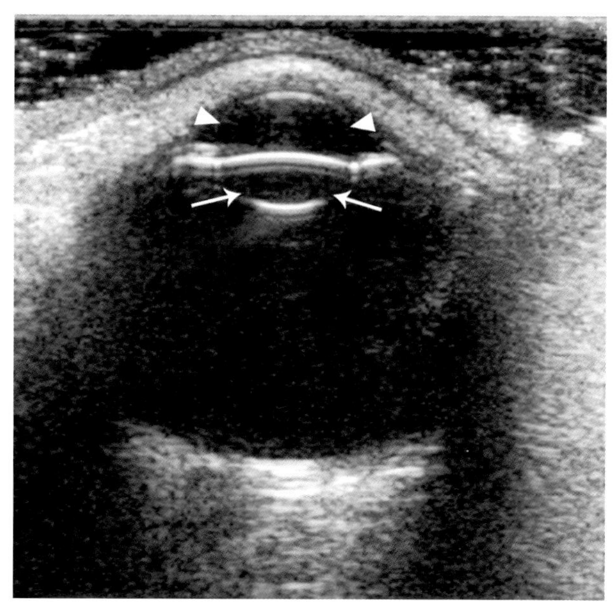

图 23-2　正常眼部超声检查图像。前房（无尾箭）和晶状体（箭头）清晰可见。玻璃体呈黑色（无回声）。

视神经及神经鞘可于球后显示，向视交叉走行。神经在超声上表现为均匀的低回声（图 23-3），与回声更高的神经鞘呈鲜明对比。测量神经鞘应选择球后 3mm 处（图 23-4）。神经鞘正常值因年龄不同而有差异，成人为 5mm，1 ～ 15 岁的儿童为 4.5mm，1 岁以下的幼儿为 4mm。由于视神经鞘与蛛网膜下腔相通而且易于膨胀，颅内压升高可导致视神经鞘扩张。彩色多普勒超声可以显示眼部动静脉，眼动脉与视神经伴行，是眼部最大的动脉。视网膜中央动脉位于视神经投影的前部，视网膜中央静脉位于中央动脉附近，脉冲多普勒检查可鉴别二者。

四、检查前准备

患者体位各不相同。眼科超声检查时仪器置于患者右侧。患者可采用多种体位，创伤患者通常取仰卧位，其余可选择部分后倾或正坐位，可能有贯通伤的患者通常后倾 45°。必要时，通过口服或注射药物确保患者舒适。当怀疑眼球破裂时，可考虑使用止吐药来防止干呕和 IOP 升高。眼部超声检查不需要局部麻醉和睫状体麻痹药物。

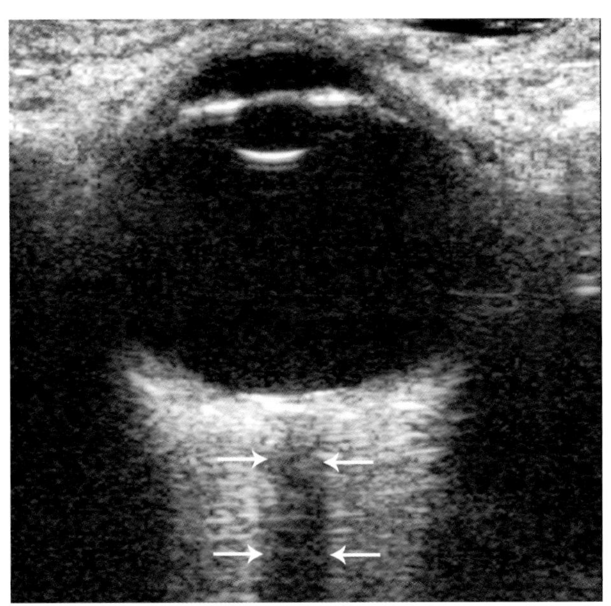

图 23-3 视神经位于眼球后部，呈低回声（箭头）。降低增益减少回声，以准确定位视神经鞘的边界。

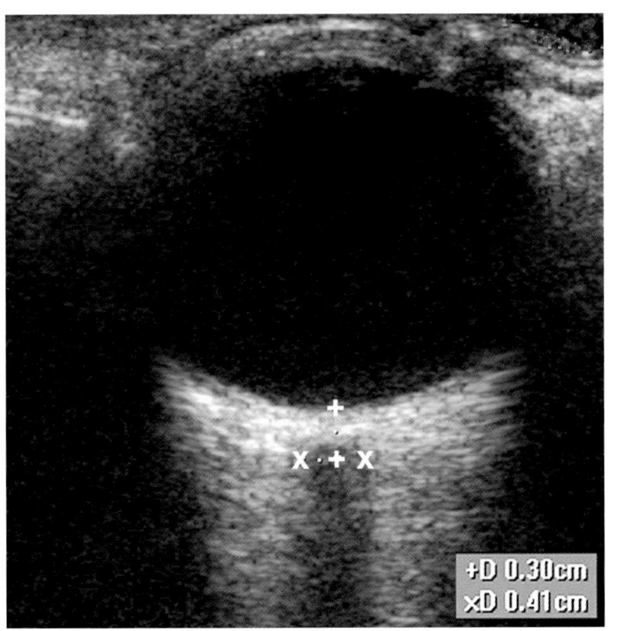

图 23-4 正常视神经鞘的测量。测量位置应在球后 3mm 处。

早期的研究表明，眼部超声可能会引起热损伤，并诱发白内障的形成。进一步的研究表明，较低的能量水平不会对眼睛造成任何直接的伤害[37]。通过利用超声仪上的眼部预设，施加于眼部组织的能量是有限的。在大多数机器上都有眼部检查参数设置，这些仪器已经被美国食品药品监督管理局（FDA）批准用于眼部检查。即便如此，也应谨慎遵循 ALARA（合理范围内尽可能低）的原则，以确保总超声能量保持在产生生物效应的水平以下，同时保留诊断信息。如果使用没有眼部检查预设的机器，其他预设，如甲状腺、肌肉骨骼和浅表检查设置可能也适用。使用 7.5 ～ 15MHz 频率范围的线阵探头（同样用于血管、软组织和肌肉骨骼检查）。更高频率的探头提供更好的分辨率，但穿透性降低可能会限制更深的眶后结构的检查。具有较大覆盖面积的线阵探头可能由于眉毛和上颌骨的邻接而不便于对眼部的检查，因此，首选具有较小覆盖区的探头。使用腔内探头可有效解决线阵探头存在的这一问题；然而，在眼睛上操作腔内探头可能会很尴尬，并且成像可能有些受限。彩色和频谱多普勒可用来评估眼眶血管系统，并在特定的情况下可能有所帮助。通常不需要无菌耦合剂，但也可以使用。

眼部超声所需的超声耦合剂的量视情况可以变化。如果怀疑眼球破裂或近场病变，则应使用大量的耦合剂填充眶前空间。在检查过程中眼睑闭合（图 23-5），让探头“悬浮”在超声耦合剂上，但不接触眼睑。如果不接触眼睑，就没有压力传递到眼球，那么玻璃体从穿孔的眼球中挤出的可能性是最小的。在超声检查中，探头和眼睑之间的空间可以清晰地看到，屏幕顶部和眼睑之间的无回声空间，证实在检查过程中没有对眼球施加压力（图 23-6）。如果怀疑有眼球破裂，建议让患者闭上双眼，这样他们就不太可能在无意中睁开被检查的眼睛。如果不存在眼球破裂可能，那么允许探头与眼睑轻微接触，但仍然需要适量的耦合剂。耦合剂应对眼部结构无毒；然而，对于眼睛疼痛的患者来说，在眼睑上敷上耦合剂可能是困难的。此外，一些患者抱怨说，如果耦合剂接触到角膜，就会有烧灼感。在将耦合剂敷在病人的眼睛上之前，可以使用透明的粘性敷料，如硅胶，以使患者感到舒适并易于清洗。此时，应确保没有气泡留在敷料下面（图 23-7）。

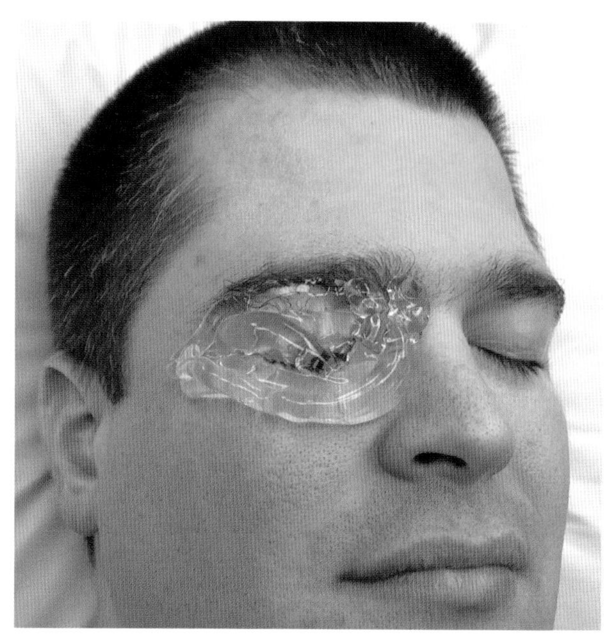

图 23-5 在怀疑眼球破裂的患者眼部，将大量的耦合剂敷在紧闭的眼睑上，这可以使探头和眼睑之间没有直接接触。

而当探头直接接触眼睑时，由于近场结构离探头太近，不能清晰地显示出来。这与探头在超声耦合剂中“悬浮”检查的图像形成了鲜明对比（图 23-6B）。

五、检查技术和正常超声表现

检查时，探头应轻轻地放在耦合剂中，探头按常规标准放置（长轴切面时，探头指示点指向患者头部，短轴切面时，探头指示点指向患者右侧）。超声医师需细致观察超声图像，眼睑前方应始终保留部分耦合剂，将探头与眼睑隔开，这对眼球有破裂可能的患者尤为必要。探头在眼睛上方悬空检查时，医师难免会手臂疲劳，导致图像晃动和眼球受压。可将握持探头的手部分靠在患者面部的骨性部分如眉骨、鼻梁上，稍事休息，借此可稳定探头，避免将探头直接放在眼睑上。在进行腹部超声时，通常使用压力改善超声成像；然而，对于眼部超声，必须避免眼球受压（视频 23-1：眼部超声正常表现）。

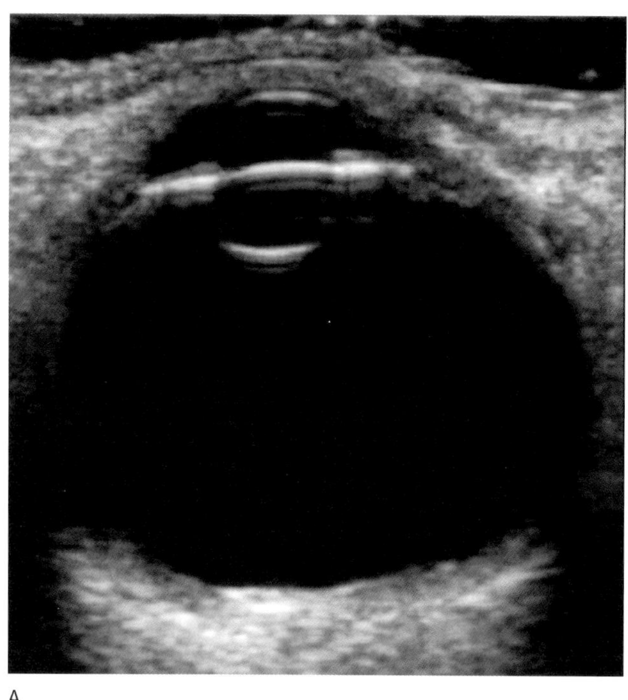

A

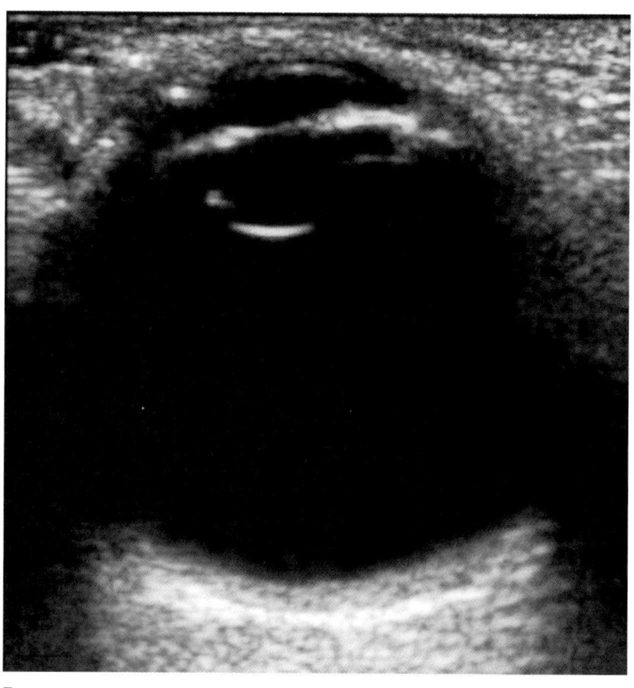

B

图 23-6 图像（A）显示了眼睛近场结构的更好的细节，因为探头在超声耦合剂中“悬浮”，而不直接接触眼睑。图像（B）显示，由于探头与眼睑直接接触，眼睛表面的分辨率较低，近场结构显示欠清晰。

检查中要随时调节仪器的增益。初始增益调得太高，易造成伪差，影响检查（图 23-8），但增益太低会遗漏小的玻璃体出血及视网膜轻微脱离。因此，如果仪器的初始增益为常规设置，观察细微病变时要将增益提高。焦点也要置于感兴趣区，并随目标区所处深度变化做相应调整。

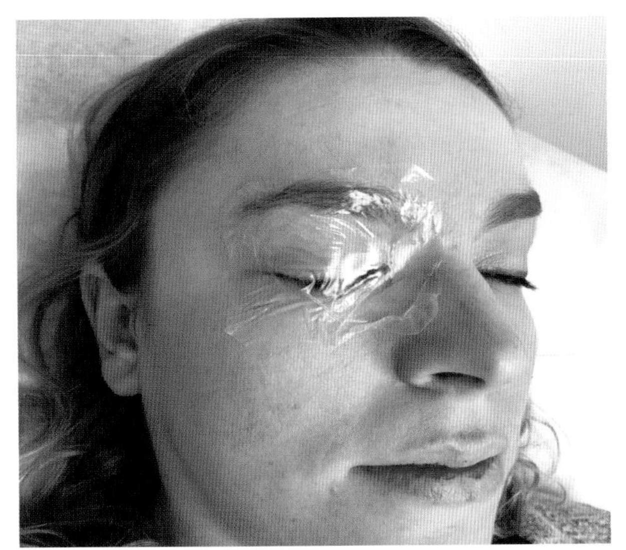

图 23-7 **透明的粘性敷料涂在眼睑上，作为耦合剂和眼睑之间的屏障。**

超声检查通常需在两个相互垂直的平面中观察同一结构。由于每个平面只能提供观察对象的二维图像，检查者必须综合所见，想象出相应的三维画面。一个全面的眼部检查必须既有横切也有纵切扫查（图 23-9）。

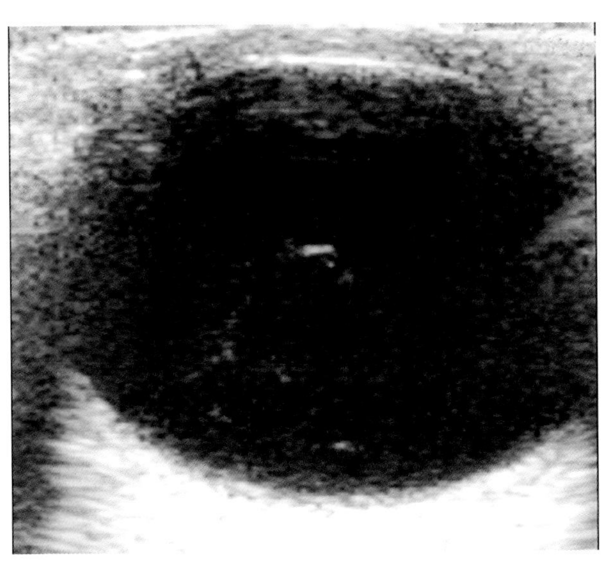

图 23-8 **此图中，由于增益过大，图像浅部及两侧出现伪差。**

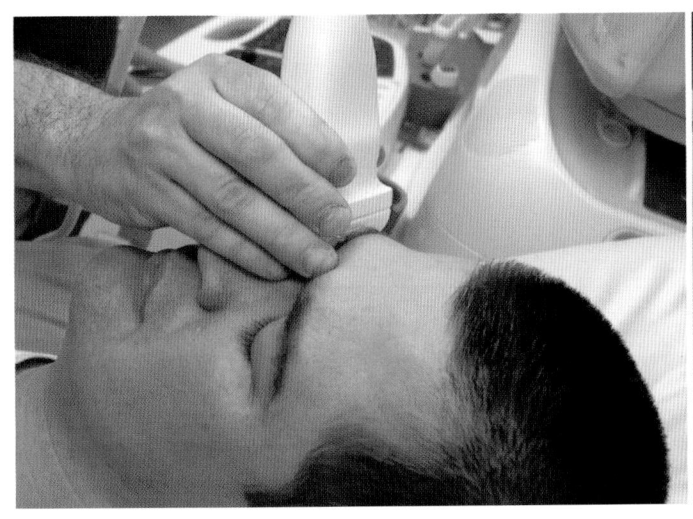

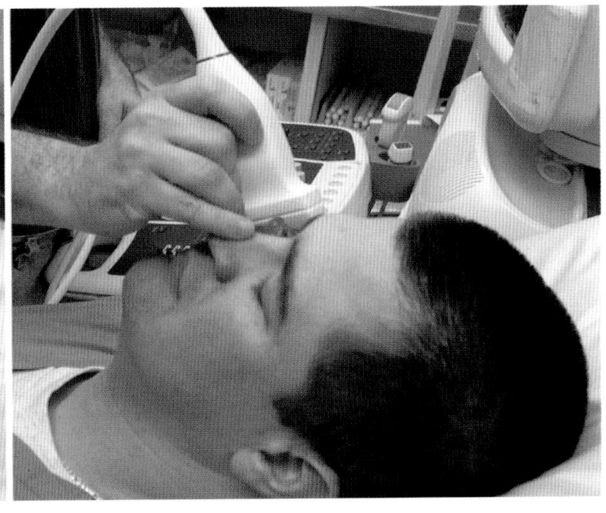

图 23-9 **纵向和横向切面扫查时探头的位置。**

在两个平面上从一侧到另一侧扫查，以显示整个眼部结构，尤其是在检查视网膜周围时。如果患者可以配合，指导患者看向所有四个象限，以避免遗漏任何病变。这可以用更少的探头移动来完成整个视网膜的检查。此外，眼睛的运动有助于分类脱离的类型。响应快速眼球运动的脱离运动被称为“后运动”。玻璃体脱离非常容易移动，在眼科文献中经常被称为“不稳定的”。视网膜脱离随眼球运动而运动，但其程度小于玻璃体脱离。脉络膜脱离不会随着快速眼球运动而出现任何运动[19]。

视神经经球后离开眼球，超声无法清晰地显示视神经。扫查视神经鞘时应微微摆动探头，取其最佳画面，测量视神经鞘直径通常选择视神经节后方 3mm 处。成人的视神经鞘直径超过 5mm 为异常，偶尔在颅内压正常者中也可观察到视神经鞘扩张。如果对测量结果有疑问，可以采用 30° 测试法。先在患者初始凝视位置测量，然后将凝视角度偏转 30° 再测量。颅内压升高时，视神经和神经鞘受牵拉，液体分布于拉长的鞘内，导致偏转 30° 后神经鞘的直径缩小。如果是由于视神经实质浸润或自发增粗引起的继发性神经鞘扩张，前后的测量值不会有变化。

彩色多普勒和脉冲多普勒有助于某些疾病的诊断。彩色或能量多普勒可以显示视网膜或眼球后部的血流。脉冲多普勒可以描记血流的信息。检查时应首先找到视神经，再用彩色和脉冲多普勒观察，根据不同的波形区别不同的血管。眼动脉与颈内动脉的流速曲线波形相似，都有双重波切迹，视网膜中央动脉的波形较眼动脉圆钝、平坦。由于多普勒超声是一种高能量模式，尽管没有不良反应的报道，建议这些检查时间尽可能短。

六、普通急症及危重病症

（一）虹膜和前房评估

面部创伤时，部分患者由于面部肿胀，很难评价眼睛及瞳孔的运动。如果患者配合，医生可以将探头放在眼球的下部，嘱患者向上方看，超声检查可以很容易地观察虹膜及瞳孔的情况。测量及评价瞳孔大小和功能可用光束照射患者健侧眼睛，通过观察眼球在眼眶内的运动，还可以评估眼外肌的功能。M 模式可用于记录瞳孔反应（视频 23-2：眼部超声异常表现）。使用高频探头和适当的非接触技术（见上文），可以观察到前房的病变。前房积血或积脓可能在房水内显示为有回声区域（图 23-10）。裂隙灯检查是首选的诊断方法，但超声可能对患有严重的眼睑痉挛或肿胀的患者有一定作用。

（二）眼外肌运动

通过观察眼眶内的眼球运动，可以评估眼外肌的功能。如果肌肉被骨折卡住，运动将受到限制。

（三）玻璃体出血

玻璃体出血常由面部创伤引起，也可为自发性。自发性玻璃体出血可见于视网膜脱离、糖尿病视网膜病变并发症以及中央静脉阻塞。超声表现与出血的时间及严重程度有关。轻微的新鲜出血，表现为玻璃体内小片可移动的玻璃状低回声（图 23-11，视频 23-3）。随着时间延长，尤其是严重出血的病例，出血会机化并形成膜状物（图 23-12）。声像图表现为玻璃体内多个较大高回声不透明体，其内可因重力作用发生分层。存在穿透性异物

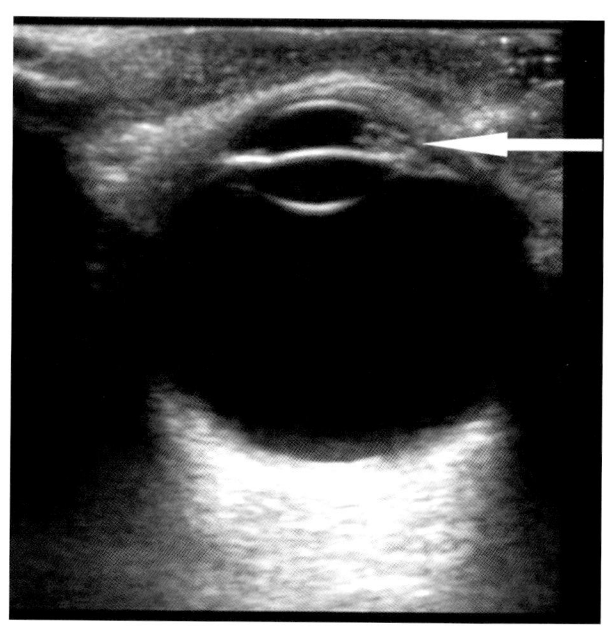

图 23-10 前房积血。眼睛的纵切视图显示了在前房水（坐姿患者的相应区域）内积血的回声区域（箭头）。注：对已知有前房积血的患者应进行非接触轻柔扫查，因为检查或去除耦合剂所产生的最小压力可能会增加眼压并加重出血。另一方面，超声可能是评估有明显前房积血的患者眼睛后部结构的唯一方法，因为在这种情况下，眼底镜可能无法看到这些结构。

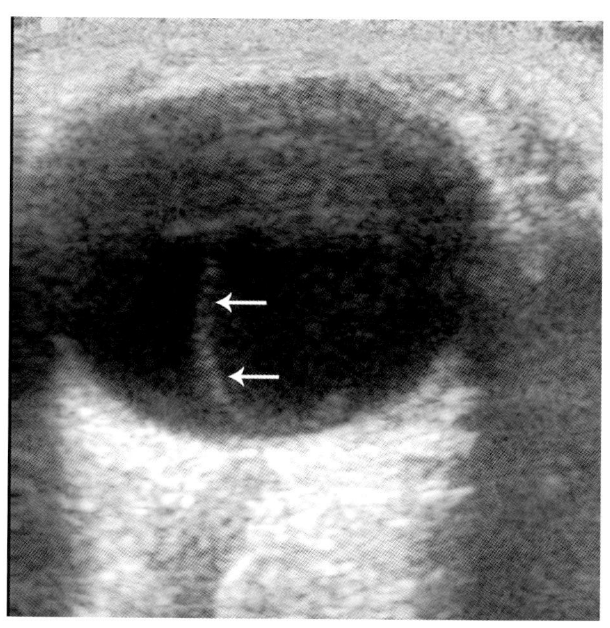

图 23-11 这例玻璃体出血在常规增益条件下无法显示，提高增益后，玻璃体内可见出血所致的带状回声（箭头），随眼球活动来回摆动。

时，在异物的穿入路径上会形成一层膜，如果超声能显示穿入路径，就可帮助找到异物。

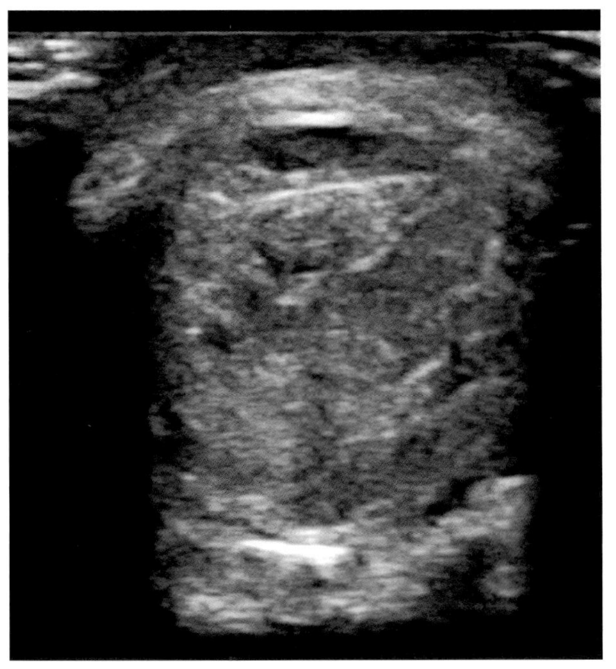

图 23-12 **严重眼内出血。后房含有大量机化血肿。前房也显示有积血。**

（四）眼球穿孔

眼球穿孔一般都与创伤有关。声像图上可见眼球缩小，提示有眼压下降，玻璃体流失，另外还可见巩膜皱褶，玻璃体出血亦多见（图 23-13）。如果穿孔很小玻璃体漏出很少，则穿孔可能不易察觉。仔细观察前房是必要的，因为它可能会因为一个小的穿孔而塌陷。

（五）异物

超声能发现大多数眼内异物，更准确地进行异物定位。眼内异物多为强反射体，可位于玻璃体内（合并玻璃体出血），嵌在视网膜上或藏于球后脂肪中（图 23-14A）。由于球后脂肪内的异物回声和周围组织相似，常容易漏诊。彩色多普勒检查时，强回声异物后方会产生“闪烁”彩色伪差（图 23-14B），呈快速变化的红蓝混合形态。钙化等强反射体也可引起这种彩色伪差。

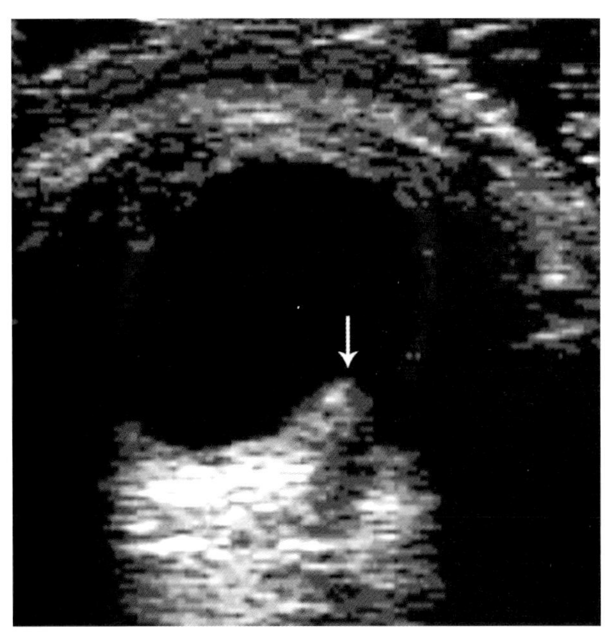

图 23-13 **穿透伤导致眼球缩小，球后部可见皱褶（箭头）。**

（六）晶状体脱位

显著的晶状体脱位很容易被发现。晶状体脱位可以是部分（半脱位），也可以是完全脱位（图 23-15）。半脱位时，晶状体起初可无明显异常，但当眼睛运动时，会出现和周围结构无关的独立运动。全脱位时，晶状体脱离正常位置，呈明显异常。

（七）玻璃体脱离

玻璃体脱离最常见的原因是衰老的正常结果，但也可能发生在创伤或眼内手术后。玻璃体脱离通常呈 C 形，向上凹陷。玻璃体膜随着眼球运动而出现“抖动”，比视网膜脱离更薄（可能是一个细微的区别），并且不附着在视盘的边缘。后一点有助于区分玻璃体后脱离（PVD）和视网膜后部脱离（图 23-16）。如果伴有视网膜脱离或撕裂，PVD 偶尔也会导致后出血。玻璃体出血导致的视网膜脱离可在玻璃体内出现纤维素性膜状物。

（八）视网膜脱离

视网膜脱离早期诊断很关键，因为随着病情进展，视网膜可完全脱离，不及时治疗会导致失明。视网膜撕裂是视网膜脱离的前兆，除非有明显撕裂，否则不易发现。超声可检出的视网膜撕裂表现为伸入至玻璃体内的短线状高回声结构，有视网膜下积液表现也可提示视网膜撕裂。脱离的视网膜表现为膜状高回声，看起来像浮在玻璃体内（图 23-17、23-18 和视频 23-4）。与脉络膜分离相反，脉络膜分离中的膜不随眼球运动，新鲜的或新近的视网膜脱离随着眼球运动而运动（视频 23-5）[19]。随着视网膜脱离时间的延长，这种运动丧失灵活性，视网膜变得僵硬并轻微增厚（图 23-19）。当视网膜完全脱离时，尖端连于视乳头，另一端止于锯齿缘，玻璃体腔内的膜呈 V 形或漏斗形。横跨眼球

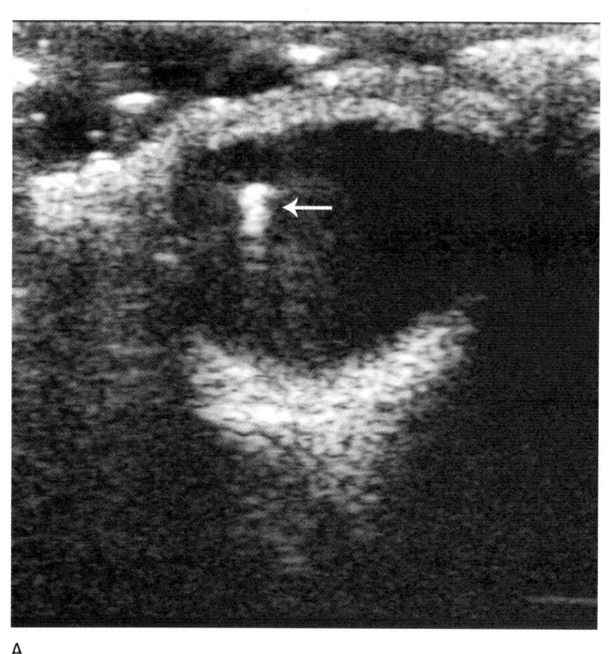

A

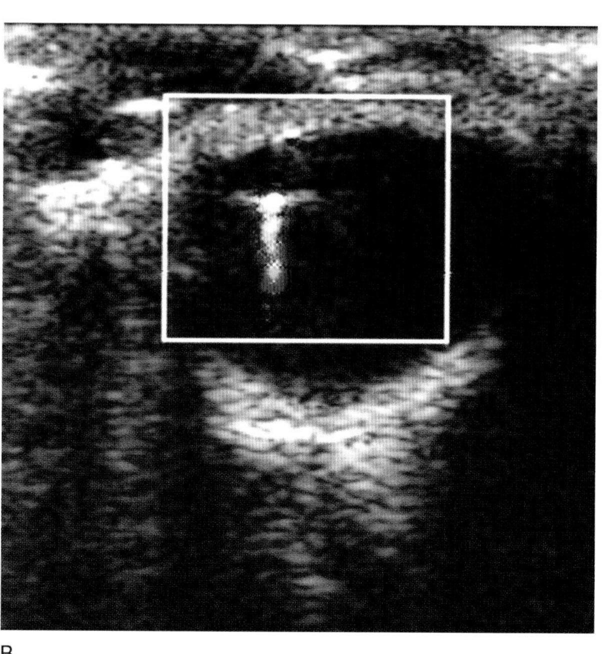

B

图 23-14　（A）眼球内可见金属异物（箭头），眼球由于玻璃体漏出而稍有变形。（B）用彩色多普勒勾画出相同异物的轮廓，利用彗星尾伪影，可轻松检出异物。

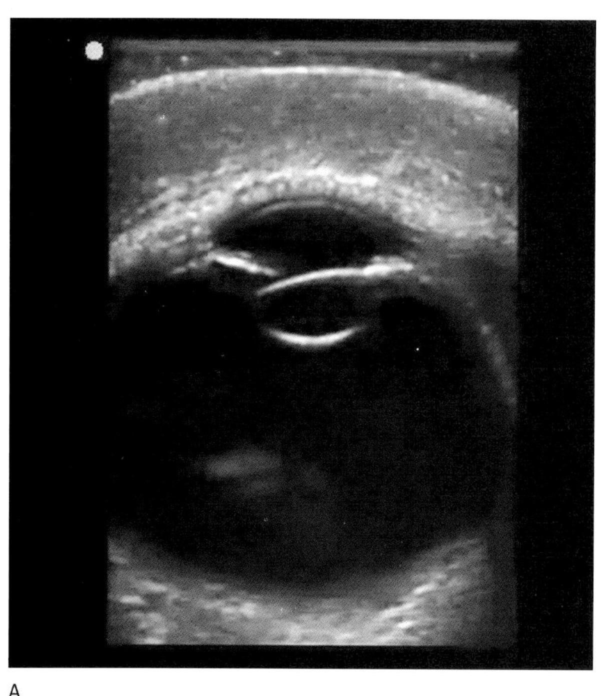

A

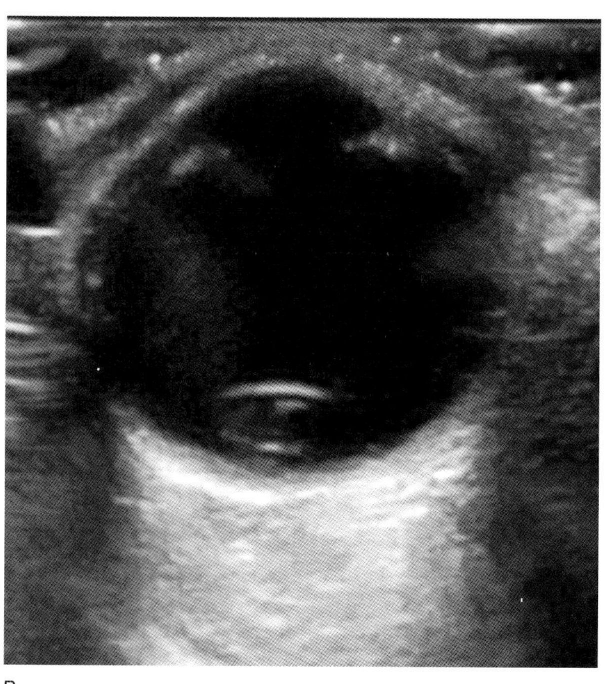

B

图 23-15　晶状体脱位。（A）部分脱位：可见明显的晶状体半脱位。细微的发现可能会通过眼球运动或瞳孔收缩而变得明显。（B）完全脱位：晶状体位于玻璃体后部。

后部的不完全视网膜脱离连于视盘边缘。这一发现有助于区分视网膜脱离和玻璃体脱离（图 23-1 和 23-16）。

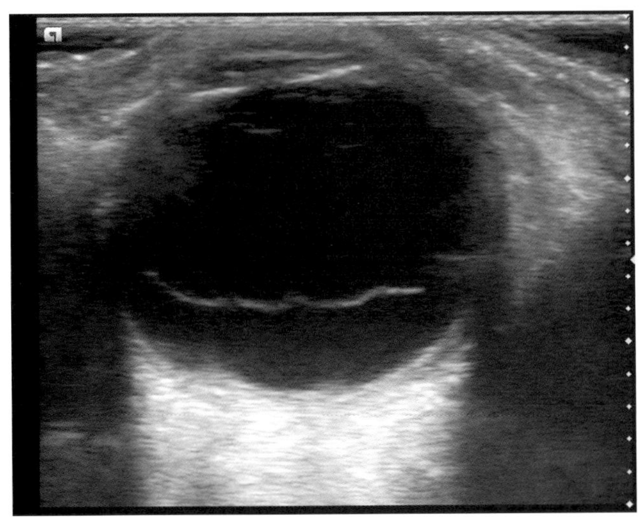

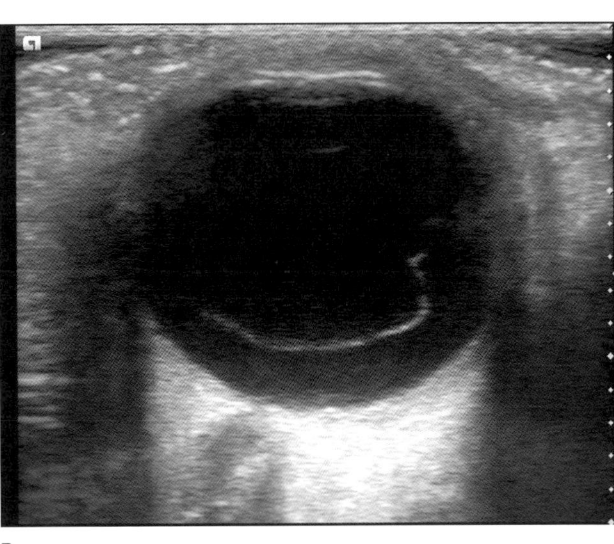

A　B

图 23-16　玻璃体后脱离。（A）一层纤细的花边状薄膜横跨眼球后部。这种结构会随着眼球的运动而来回浮动。（B）同一病人眼球运动后。可见视神经从眼球后部穿出。玻璃体膜未固定在视盘的边缘。

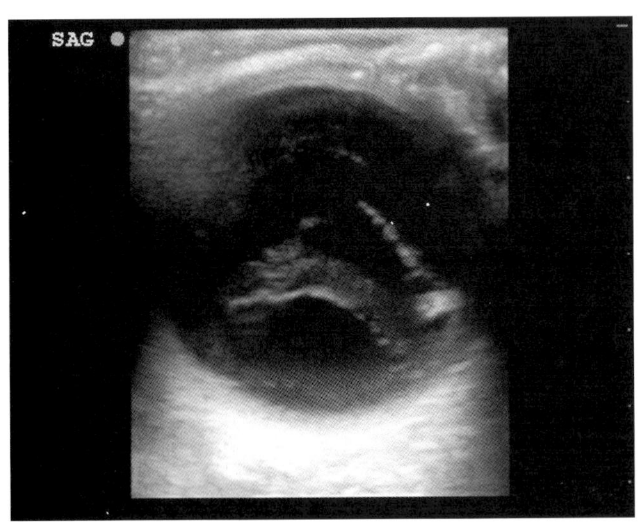

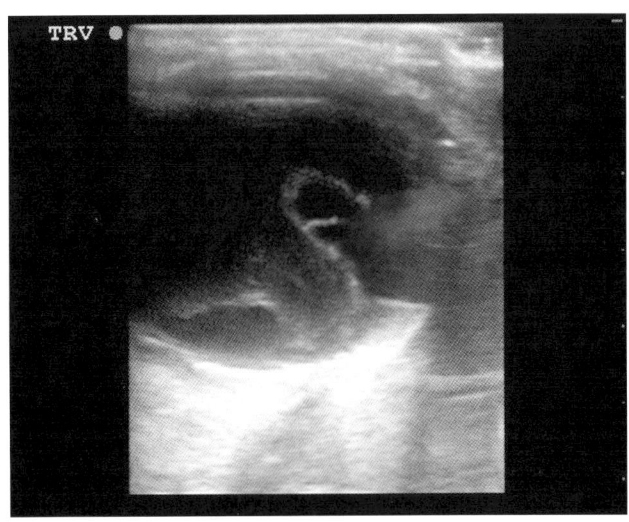

A　B

图 23-17　急性视网膜脱离。（A）漏斗状视网膜脱离并伴有玻璃体出血。脱离的视网膜随着眼球的运动而漂浮到不同的位置。（B）在不同的平面上，视神经可见，脱离视网膜与视盘的连接点可见。

（九）脉络膜脱离

脉络膜脱离是指由于血管破裂、血液积聚所致的脉络膜与巩膜分离，偶见于眼部或面部创伤后，经常由眼内手术引起。脉络膜脱离的声像图表现为与眼球后部分离的光滑、穹隆状、单层增厚结构（若发生多次自发性出血，可呈多层结构）（图 23-20）。如果这层穹隆状结构大到与玻璃体接触，即称为“接吻征”。虽然脉络膜本身不会随着眼球运动而显示运动（后运动），但脉络膜脱离内的血液回声可能会随着眼球运动而运动。

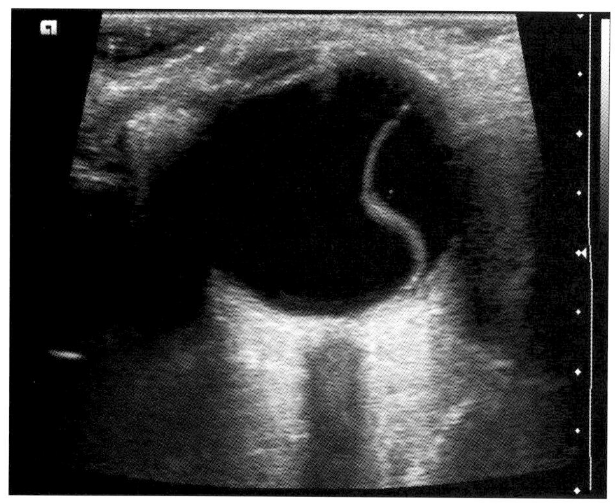

图 23-18 急性视网膜脱离。漂浮膜明显比典型的玻璃体后脱离更厚，并且也不包括视盘前的区域。

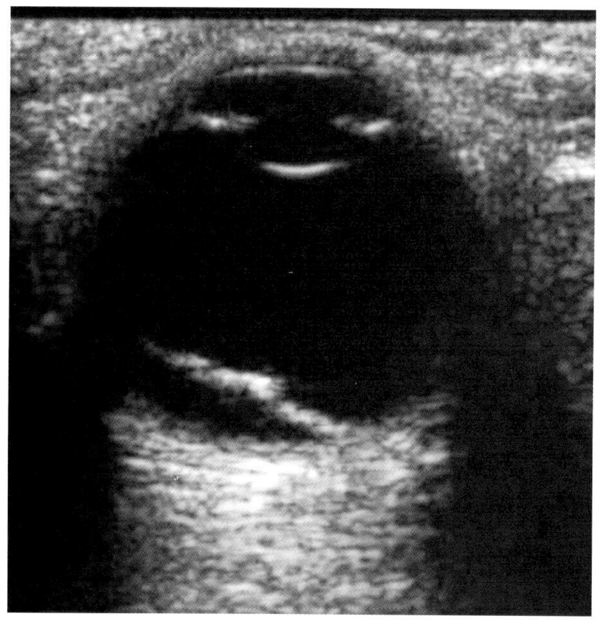

图 23-19 慢性视网膜脱离。在眼球后外侧可见不完全性视网膜脱离。视神经在这个视图中不可见。

（十）球后血肿及球后出血

球后血肿表现为眼球后方的透声区。由于眼眶是个封闭空间，血肿会导致球后压力升高。超声可以观察到压力升高造成的球后形变（图 23-21）。积血增多时，可压迫视网膜血管，导致其流速曲线波形改变。虽然超声成像对于疑似球后血肿的病例非常有用，但可能难以观察到出血，因为血液可能与其他后部结构呈等回声。与 CT 相比，床旁即时超声（POCUS）的敏感性为 96%，特异性接近 100%[40]。这种检查对没有经验的学员来说可能很困难，但经验丰富的医师使用时，POCUS 的敏感性接近 100%[41]。

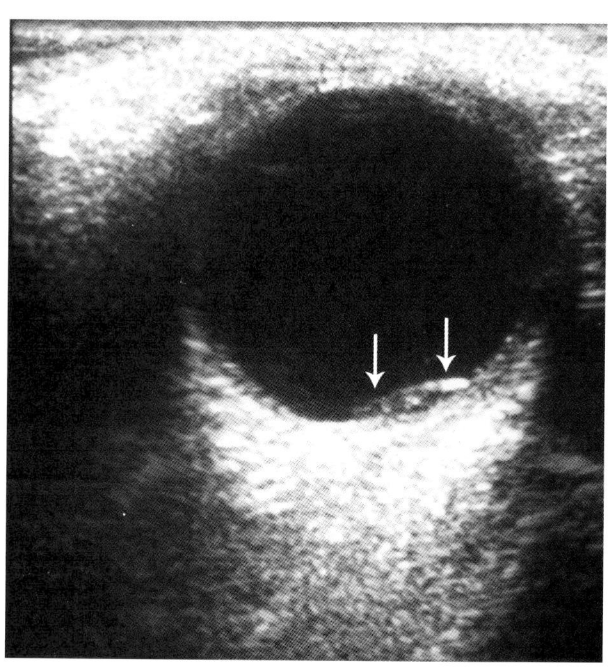

图 23-20 眼后部小片脉络膜脱离（箭头）。

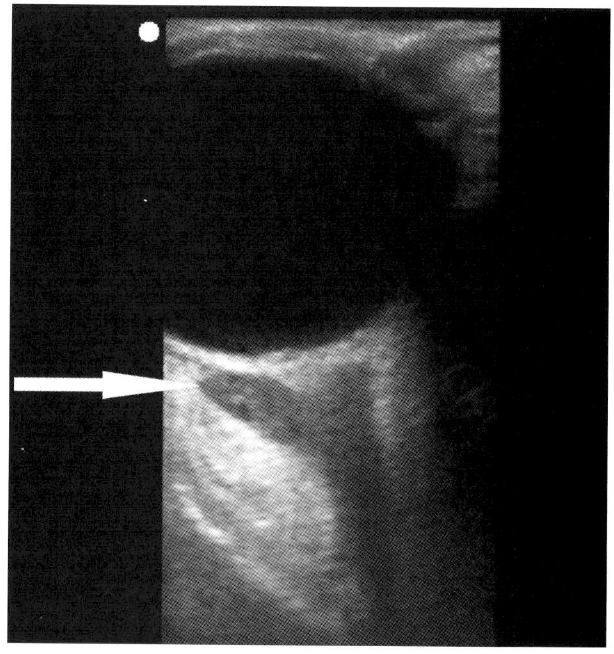

图 23-21 球后血肿。卵形低回声血肿（箭头），位于远端视神经鞘附近。

（十一）视神经

视神经超声可在眼球的后方显示视神经及其周围的神经鞘（图 23-3）。视神经鞘的直径可用来判断有无颅内压升高，正确测量点位于视神经节后方 3mm 处（图 23-4）。视神经鞘直径的最大测值因年龄而异，成人的正常值上限为 5mm。1 岁以上儿童为 4.5mm，1 岁以下幼儿为 4mm[2,34]。当有禁忌证或不容易获得侵入性颅内检查时，超声测量视神经可能有助于评估颅内压升高[31]。视神经鞘直径的增加与颅内压的增加具有显著的相关性（图 23-22）。视神经测量值＞ 5mm，对颅内压升高的敏感性为 99%，特异性为 75%[42]。对于临床意义上的颅内压升高，成人 5mm 的标准上限已受到质疑。多项研究表明，正常范围存在变异，最高上限可达 5.7mm，也可因患者种族而不同[43 45]。文献支持视神经测量值＞ 5.8mm 需要干预[45]。随着视神经鞘直径的增加，诊断颅内压升高的特异性增加。但还需要进一步的研究来探索这一诊断标准，并达成共识。

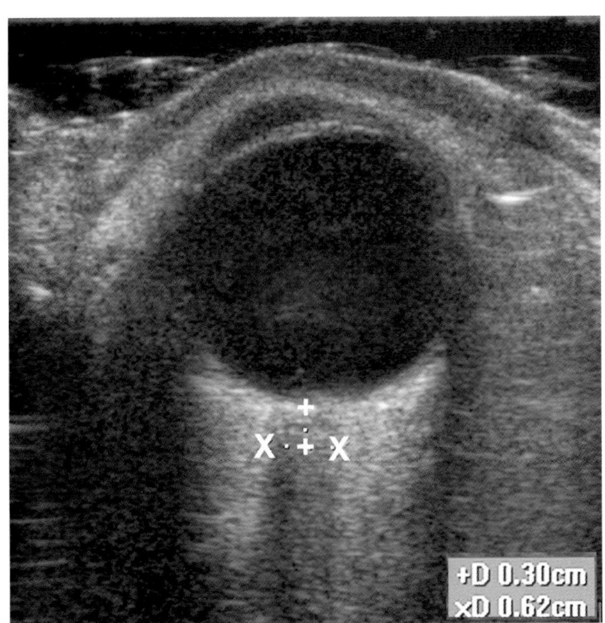

图 23-22　球后视神经鞘增宽（直径 0.62cm）。

即使在非常高的颅内压下，测量值通常也稳定在大约 7.5mm 左右。颅内压升高数小时至数天后，可以看到视盘的“隆起”（图 23-23），这是眼底视乳头水肿的必然结果，通常出现在慢性颅内压升高的情况下，如假性脑瘤。视盘高度＞ 0.6mm 与视乳头水肿的眼底检查结果密切相关[46]。视乳头水肿的存在是颅内压升高的一个特定指标（98%），尽管视乳头水肿的敏感性可能随着患者年龄的不同而变化[47]。基于尸体的研究表明，视神经鞘的扩张与颅内压的升高同时发生。然而，视神经鞘的扩张程度最初并不与颅内压的变化成正比[48]。我们认为，颅内压升高和视神经鞘扩张之间的变化速率的不同是由于脑脊液的再分布引起的。

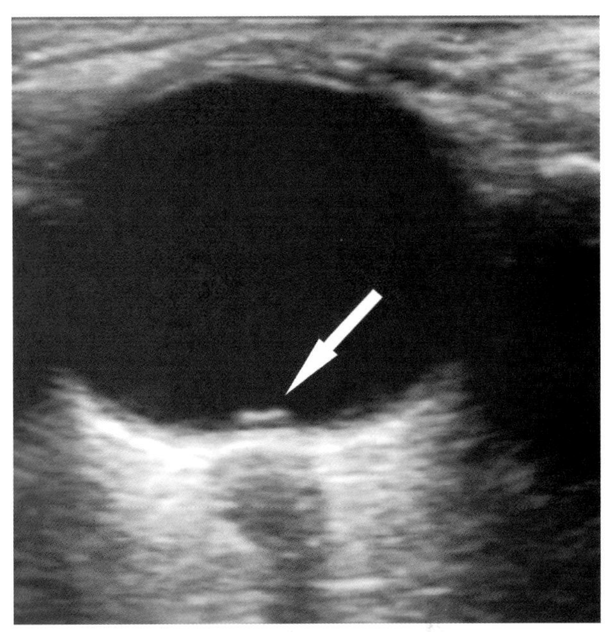

图 23-23　“隆起”是视乳头水肿的超声表现。

七、鉴别诊断

（一）肿块

眼科急诊检查时，会遇到一些非急性病变，偶然发现的肿块即是其中一种。眼部原发性肿瘤或转移性病灶可表现为视物模糊、视物变形、视野盲点、白瞳、红眼、眼睛疼痛、视力下降等一系列症状。其中一些症状既不是肿瘤特异性表现，检出肿瘤的敏感性也很低。况且，还有很多眼部肿瘤根本没有任何症状。眼部肿瘤不是本章的讨论范围，检出眼部肿瘤需要转诊至眼科。

（二）视网膜劈裂

视网膜劈裂是指视网膜的数层之间发生分离，

急诊超声检查时偶可遇到。视网膜分层脱离与视网膜脱离很难鉴别，声像图上，视网膜劈裂比视网膜脱离病灶更加局限、光滑，穹隆状特征更加明显。对于急诊医师来说，通过超声检查发现视网膜脱离并及时请眼科会诊远比鉴别脱离类型更有意义。

（三）视网膜中央动脉和静脉阻塞

视网膜中央动脉或中央静脉阻塞表现为无痛性的部分或全部视力丧失。用彩色及脉冲多普勒可以观察球后血管，评估眼球的血供（图 23-24）。彩色多普勒可显示两种方向的血流（以红蓝两种相对颜色显示，通常红色朝向探头，蓝色远离探头）。将脉冲多普勒的取样门置于管腔内可得到动脉和静脉两种血流（图 23-25）。如果脉冲多普勒测不到动脉或静脉信号，高度提示患者的急性无痛性视力下降是由血管病变引起。使用多普勒超声来评估这些情况通常需要丰富的经验；然而，由于病变通常发生在单侧，比较患侧和健侧眼睛的血流可以使相对缺乏经验的检查者获得有价值的信息[35]。

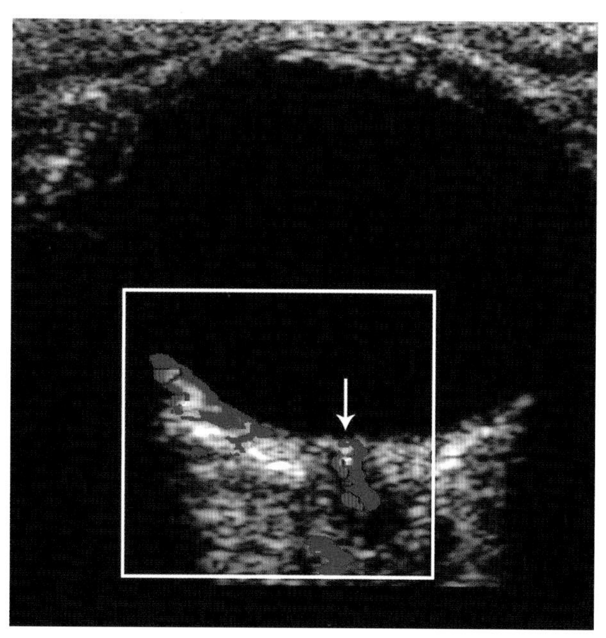

图 23-24　**球后部探测到正常动静脉彩色血流（箭头）**

（四）与年龄相关的玻璃体变化

随着年龄增长，玻璃体会发生脱水收缩，这时会在玻璃体内形成低回声的不透光物，后部的玻璃体还可发生分离。星状玻璃体变性是另一种超声可检出的良性病变，表现为玻璃体内多个针尖状强回声，是由玻璃体内钙盐沉积所致。

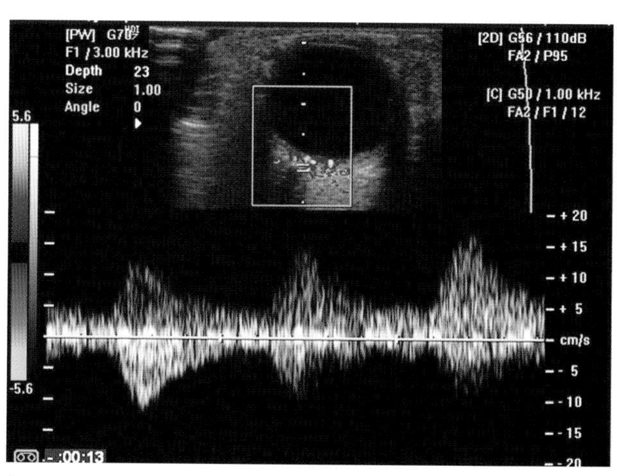

A

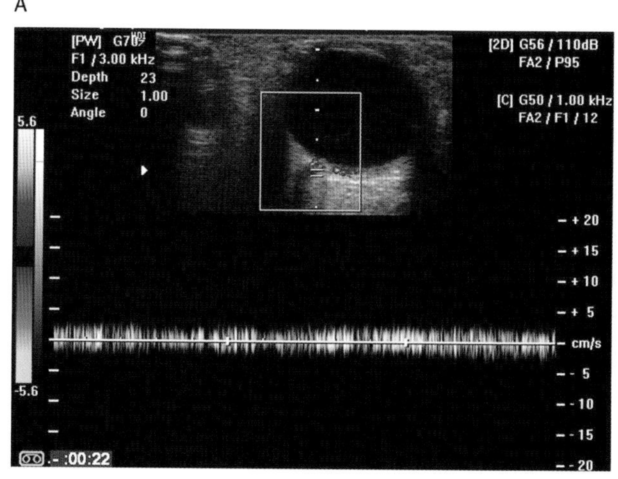

B

图 23-25　**脉冲多普勒显示球后部正常动静脉的血流**

（五）眼内压测量

脉冲多普勒可以发现眼内压升高。眼内压升高会压迫视网膜中央动脉，当压力继续增加，视网膜中央动脉的收缩期峰值流速和舒张期末流速会下降，而视网膜中央动脉的阻力指数会升高。阻力指数是 PSV 与 EDV 的差值与 PSV 的比值，即 RI=（PSV-EDV）/ PSV。对正常眼模型的研究发现，血流的这些参数变化可以准确预测有无眼内压升高。

八、注意事项

1. 安全问题。如果超声检查能按照本章中的要求进行，不会加重患者原有的损伤。对于有潜在眼球穿孔风险的患者，可以通过使用大量耦合剂，并将探头“悬浮”在耦合剂上，可以安全地进行眼部超声，这样探头就不会接触眼睑或对眼球造成任何压力，可以在检查过程中通过观察超声图像上探头表面和眼睑表面之间的无回声间隙来扫查和记录。和其他超声检查相同，不同组织的超声辐照能量都应限定于检查所需的大小，多普勒检查时更应严格遵守。脉冲多普勒的声能强度大于一般的二维超声成像，现代超声诊断仪的最大输出功率几乎不会产生高温，损坏组织。但还没有长期随访数据可以证明眼科超声检查是绝对安全的。因此，在没有更多研究数据之前，进行这种高度聚焦的超声检查要限制检查时间，输出能量也要降到最小，能满足检查需要即可。

2. 超声耦合剂用量不足。眼科超声检查需要足量的耦合剂。耦合剂是匹配超声探头和皮肤之间的声学媒介，可以减少两个界面间的声阻抗差异。耦合剂用量不足，一方面会导致伪差增多，降低成像质量，另一方面，会迫使超声医师用力压迫眼球以增加接触，这对有眼球穿孔的患者是极其有害的，因为可能会加重眼球穿孔的损伤。

3. 易混淆的病变。在临床实践中，多种视网膜病变的超声表现可以相互重叠。单凭超声表现很难区分视网膜脱离与后部玻璃体脱离，二者都有一些类似初始症状，但玻璃体脱离病情进展缓慢，而视网膜脱离却需要眼科紧急处理。如果患者出现固定位置的视野缺失，同时超声显示可移动的膜状结构，则可提示视网膜脱离。脱离的膜与视盘边缘的连接存在（视网膜脱离）或不存在（PVD）也可以非常有助于区分这两种病变。

4. 视网膜撕裂。眼科超声检查对视网膜脱离的诊断敏感性高于直接肉眼观察。对检查玻璃体出血也是如此。但视网膜撕裂可能很小，难以定位。因此，如果病史提示有视网膜撕裂或脱离，即使超声没有发现异常，急诊医师也应该请眼科急诊会诊。

参考文献

完整的参考资料列表可在网上找到
www.mhprofessional.com/mamateer4e.

视频

第24章 气道和颌面部超声

Tarina Kang and Arielle Chudnofsky Paul

床旁即时超声（POCUS）检查可用于急症护理，以评估患者气道和面部状况，包括复杂气道评估、气管插管的确认、外科气道标志物识别、会厌炎诊断、涎腺评估和上颌窦评估等。

一、气道

（一）临床概要

喉和上呼吸道的解剖结构位置表浅，因此非常适合POCUS评估。虽然气道超声技术用于上呼吸道的评估并不普遍，但越来越多的证据表明，超声可以提供关于上呼吸道解剖的有价值信息，并可用于确认气管插管的正确放置。

（二）临床适应证

POCUS在气道管理中的适应证如下：

1. 插管前对上呼吸道的评估；
2. 评估解剖结构，用于外科气道管理；
3. 气管插管的位置确认；
4. 对声带功能的评估；
5. 会厌炎的评估。

1. 插管前评估

POCUS已被证明是成人和儿童患者插管前评估的有用工具，可以在插管前用于预测困难气道。已发现舌骨下气道结构的超声测量与计算机断层扫描（CT）或磁共振成像（MRI）有很好的相关性[1]。在环状软骨水平的气道超声成像发现，测量的气管内径与MRI测量的相关性为99%。测量数据能够帮助临床医生根据测量的气管内径选择适当型号的气管插管，避免使用过大的气管内插管发生的并发症。一项对192例1个月至6岁的儿童患者的研究发现，超声测量的气道直径与根据标准的年龄和身高公式计算的声门下气道直径相比，更有助于选择正确的气管插管大小[2]。研究也支持如下的观点，即超声可以通过评估前颈软组织的厚度来帮助预测困难气道。舌骨到皮肤的平均距离＞0.88cm的患者比平均距离＞1cm的患者更容易插管[3-5]。

2. 评估解剖学结构，用于外科气道管理

当考虑实施经皮环甲膜切开术或气管切开术时，上呼吸道超声可以发挥重要的作用。对肥胖患者来说，使用体表标志定位可能是不可靠的。一些研究表明，通过单独使用体表标志定位解剖结构定位不佳的患者，需要一种更好的定位方法。一项针对性的研究发现，环甲膜只有30%的概率可通过体表标志被正确定位，而经皮环甲膜切开术的理想目标位置只有10%的几率被正确定位[6]。在模拟模型和人体研究中，超声显著提高了手术成功率，并显著缩短了插管成功的时间[7-8]。

3. 气管插管的位置确认

文献证实，超声在确认气管插管位置中的作用是可靠的。检查时可以横向放置线阵探头或凸阵探

头。了解气管插管和食管插管的超声表现有助于插管的快速确认。在准确评估气管内置管方面，超声与二氧化碳测定法和体格检查的敏感性相当，且速度更快[9]。超声静态成像和动态成像的作用均已被研究。超声可直接显示环甲膜水平和胸骨上切迹水平插管的位置是否正确，对于成功气管插管有积极的作用。环甲膜水平的动态成像对气管插管正确放置的敏感性为99.7%，特异性为97%[10]。同样，两项关于超声动态成像观察插管置于气管或食管的研究证实，其敏感性和特异性均为100%[11-12]。一项对150例患者的研究证实，超声在插管后3秒内即可识别气管插管的放置位置[11]。另一项研究发现，动态超声和静态超声在识别正确的气管插管的放置方面没有统计学上的显著差异[13]。

通过超声观察其他方面，如胸膜和膈肌运动可以提高确认的敏感度。结合环甲膜动态超声成像和肺滑动及初始通气，确定气管插管的放置位置具有100%敏感性和100%特异性[14]。在儿童患者中，通过气管插管通道扩张声门和在初始通气时识别肺滑动是气管插管放置正确与否的可靠指标[15]。超声也可通过直接观察膈肌运动或在通气时识别肺滑动来再次确认气管内插管的位置。一项对59例新生儿至17岁的紧急插管患者的研究中，采用实时B型和M型超声于剑突下声窗来评估通气过程中的膈肌运动。膈肌运动的POCUS被认为是一种“有效、快速、无创、便捷、直接的评估气管内插管位置的检查方法”[16]。在一项前瞻性研究中，肺滑动作为气管内置管的预测因子具有极好的敏感性和特异性，分别为95%～100%和100%[17]。然而，膈肌超声对区分支气管内插管的可靠性不高，在一篇综述中只有50%的特异性[18]。一个主要原因是支气管插管患者单侧无肺滑动不能轻易与其他胸膜疾病（如气胸）等区分[19]。

由于软组织和充满空气的气管之间的声阻抗不匹配，除非插管直接与气管壁接触，否则很难在气道内显示气管插管。使用生理盐水或微泡填充的气管插管球囊可以更好地在超声检查中显示气管。如果盐水或微泡的球囊接触气管，可表现出特异性的超声声像图，有助于使用超声识别[20]。

4. 对声带功能的评估

通过超声获得前庭声带（假声带）、声带（真声带）和杓状软骨的动态图像来评估声带功能[21-23]。

5. 对会厌炎的评估

在横向扫查平面的舌骨下声窗可以很好地显示会厌。一项研究显示，正常成人会厌的前后位（AP）直径变化不大，平均AP为2.39 ± 0.15mm[24]。会厌的矢状轴视图可以从中线或甲状舌骨膜水平的气管旁位置获得。在矢状面显示会厌的成功率为71%，而横向放置探头的成功率为100%。虽然通常临床诊断会厌炎的金标准是直接视诊，但会厌炎患者超声图像的“字母P征”，即患者X线片上的“拇指征”，也可以作为诊断标准。“字母P征”表现为一个高回声的舌骨，带有后阴影（字母P左边的一竖），毗邻一个低回声和水肿的会厌（字母P右边的半圆）[25]。

（三）解剖概要

甲状软骨和环状软骨、环甲膜和上气管均位于颈部前中线的浅表位置。甲状软骨由两个扁宽的矩形翼板组成，在前中线以约90°角相交。在上方，甲状软骨通过甲状舌骨膜与舌骨相连。在后方，甲状软骨的上角和下角分别连接与舌骨和环状软骨相连。在下方和前方，甲状软骨通过环甲韧带或膜与环状软骨相连；成人甲状软骨平均大小约为2cm × 1cm。一个V形的间隙将甲状软骨上部的中线分开，这个间隙的基部形成了甲状腺上切迹或喉结。带状肌（胸舌骨肌、舌骨肌和甲状舌骨肌）位于甲状软骨的前面。环甲肌从甲状软骨的下缘延伸到环状软骨的下侧，并环绕着环甲膜和环状软骨的前外侧面。甲状腺包围着环状软骨的外侧部分，并向上延伸到甲状软骨的下缘，向前延伸到气管软骨之上。甲状腺狭窄的矩形中段被称为甲状腺峡部。

前庭襞（假声带）由厚厚的黏膜皱襞和结缔组织组成。它们位于声带上方，保护着下面更娇嫩的声带。声襞（真声带）由内侧的声韧带和外侧相邻的声肌和甲杓肌组成。声襞被黏膜覆盖，从甲状腺中部软骨水平向前延伸到成对的杓状软骨后方。杓状软骨位于宽阔的后环状软骨上，并与附加于声带的甲杓肌相连。两侧声韧带之间的裂隙称为声门裂。

会厌的基部通过甲状会厌韧带连接到甲状软骨上缘；更上方的会厌韧带为会厌提供前支撑。会厌前脂肪垫将会厌与甲状舌骨膜分开。会厌最宽处位于舌骨正下方水平。

环状软骨是气管周围唯一完整的软骨环，通过环气管韧带与远端第一气管环相连。气管的第五或六气管环位于环状软骨和胸骨上切迹下部之间的皮肤下方。环状软骨水平的气道直径决定了气管插管大小的选择，因为这是儿童上气道最窄的部位。

（四）检查技术和正常超声表现

1. 探头

上呼吸道的浅表结构最好用高频线阵列或曲棍球阵列探头观察。根据需要检查的气道选择应用短轴（横向）中线、长轴中线或长轴气管旁视图。如果患者的颈部较短或探头面长，探头面的长度可能会限制其在长轴上的使用。应用大量超声耦合剂有助于在胸骨上切迹获得足够的图像。对于下颌部的成像，凸阵列探头可能更合适，并能提供更广泛视野的结构成像。

2. 甲状软骨

甲状软骨最好在上颈部的横切扫查平面上成像，使患者颈部略后伸展。在皮肤和皮下组织下，甲状软骨表现为倒 V 形结构，有多种回声表现，从年轻患者的近等回声到软骨钙化时的高回声。低回声的周边带状肌覆盖在甲状软骨两侧的翼板上。当甲状软骨为高回声时，下方区域几乎呈无回声（图 24-1），当甲状软骨与周围肌肉等回声时，容易识别出下方的喉部结构（杓状软骨、声襞和声带）（图 24-2）。在甲状腺上切迹上方横切面扫查时，倒 V 结构的前部出现低回声，可见甲状舌骨韧带前部对应的纤细的回声线（图 24-3）。如果探头放置在甲状软骨上部中线的长轴上，横截面可见舌骨，其后可见明显的声影（图 24-4）。

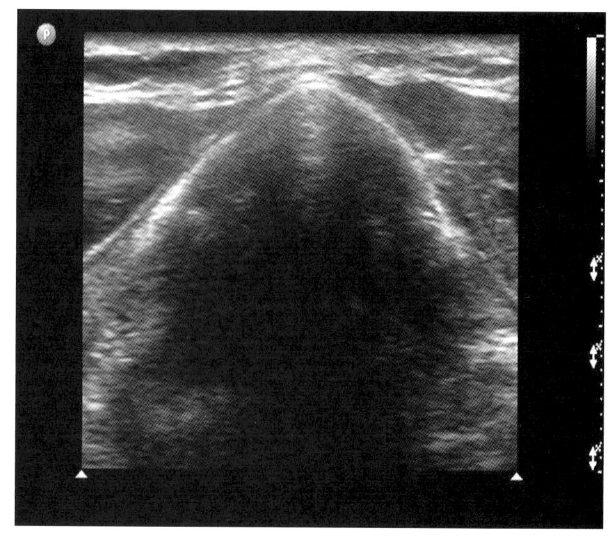

图 24-1 甲状腺切迹水平以下甲状软骨短轴超声。在一层薄薄的皮肤和皮下组织下，甲状软骨的两层翼板在前中线以约 90° 角相交，呈倒 V 形。在一些患者中，如本例，软骨会表现高回声，低回声区域无回声。软骨两侧的低回声结构是带状肌。

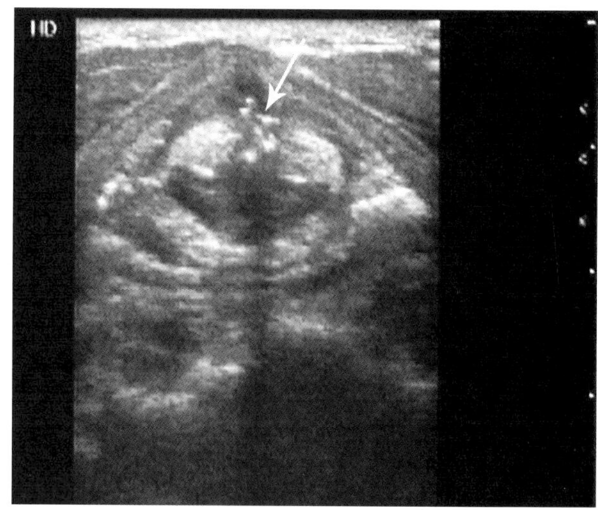

图 24-2 甲状软骨短轴超声检查。图中甲状软骨与两侧的带状肌几乎呈等回声。倒 V 型显示很明显，喉内部结构清晰可见。这里可以看到杓状软骨（中线附近的高回声和圆形结构）、声门开口（箭头）（前回声，后阴影）和环状软骨后部（杓状软骨后方的中等回声弧形结构）。

3. 环状软骨和环甲膜

当沿着甲状软骨的长度横向扫查时，甲状软骨的倒 V 形突然消失，气道呈现出更圆形的外观。在环甲膜水平的前中线可见一个明显的回声。当超声波遇到充满空气的气道时，大的声阻抗差异产生回声周期性共振伪影，使得环甲膜的识别更加简单(图 24-5)。环甲肌环绕环状软骨，两侧呈无回声的新月形环状软骨的回声轮廓。环状软骨是气道中唯一完整的软骨环，横向呈圆形，纵向呈楔形，并随着横向和向后移动而逐渐抬高。环状软骨在超声图像的中心呈一个较小的圆形结构。甲状腺峡部覆盖在环甲膜前方，除非患有甲状腺疾病，否则呈均匀的中灰色回声。在此层气管两侧可见甲状腺左右叶，通常表现为均匀的颗粒状中灰色回声结构(图 24-6)。当以纵向中线或旁中轴扫查气道时，环状软骨通常呈卵圆形低回声。有时，它可能包含钙化区域，这些钙化区域会出现高回声。环甲膜表现为一条高回声的水平线，位于图像左侧向下倾斜的甲状软骨与右侧环状软骨的椭圆形低回声横截面之间(图 24-7)。通常情况下，在图像的尾侧会有两个低回声的椭圆形；环甲膜正下方的明亮回声代表镜像伪影。结合短轴视图和长轴视图，可以快速、精确地定位环甲膜。

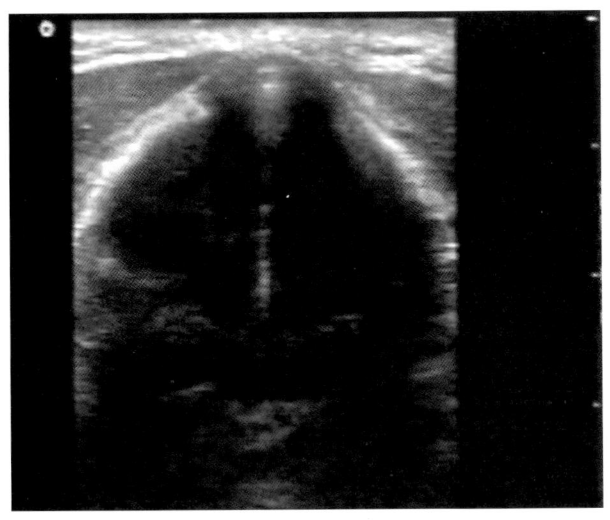

图 24-3 甲状腺上切迹上方水平的甲状软骨短轴超声图。在甲状软骨翼板之间可见一个低回声间隙。图像中心的细回声线为声韧带。

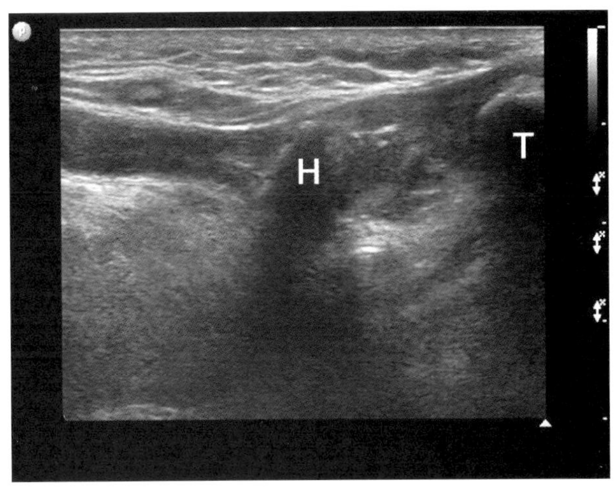

图 24-4 上颈部中线的长轴超声图。在图像的右侧可见甲状软骨最上部前表面的回声。在图像中间的横截面上可见舌骨及其突出的后声影。舌骨肌(有一个邻近的小淋巴结)在图像的左上方表现为一个低回声的矩形区域。T= 甲状软骨，H= 舌骨阴影。

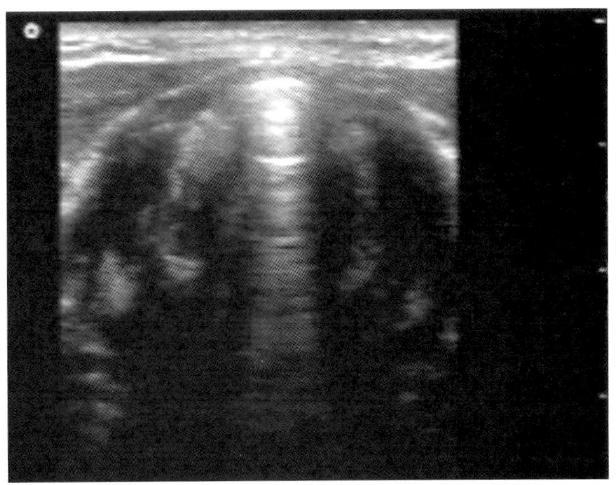

图 24-5 环甲韧带或环甲膜水平的短轴超声波图。气道已经从倒 V 形变为近椭圆形。在图像的中心，可见一个明显的回声及与环甲膜和充满空气的气管腔相关的周期性共振伪影。椭圆形两侧的新月形无回声结构为环甲肌。在图像的中央可见一个细小回声的圆形结构，代表环状软骨。

4. 声带

检查声带时，患者取坐位或仰卧位，颈部处于放松的中立位。假设甲状软骨是低回声的，在甲状软骨下部用线阵探头横向扫查肌腱突和声带。杓状软骨呈圆形的回声结构，很容易被识别它们在喉部的后旁正中位置以及它们在外展和内收时的典型运动（图 24-8）。

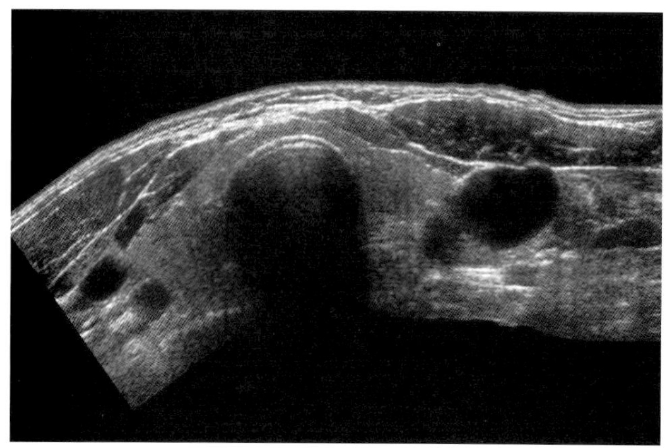

图 24-6 颈部甲状腺水平的全景图。正常甲状腺和峡部在气管两侧呈均匀的细颗粒中灰色回声结构。胸锁乳突肌在颈部两侧的皮肤下方可见。带状肌在甲状腺峡部的前方。颈总动脉（更内侧）和颈内静脉（外侧）位于双侧甲状腺外侧。注意颈内静脉直径的明显不对称性；这是一种相当常见的现象。

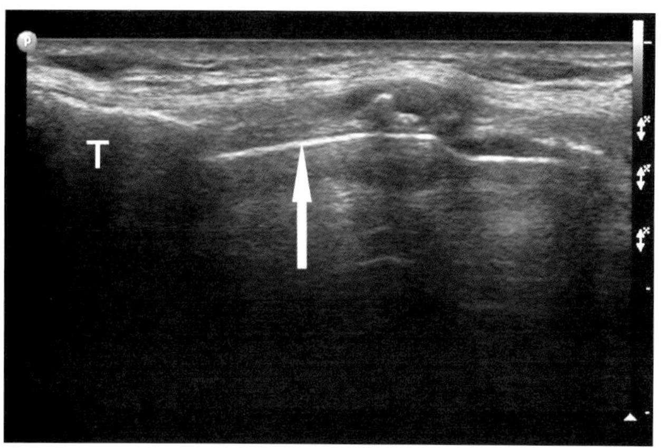

图 24-7 环甲韧带上方水平喉前部的长轴超声图。左上角向下倾斜到图像的中心线状回声，对应于甲状软骨的前下表面。环甲膜在图像中心显示为一条高回声水平线（箭头）。其右上角的低回声卵形结构在横截面上对应于环状软骨。在环状软骨内可见一些内部钙化，并伴声影。通常在环甲膜的另一侧可以看到环状软骨的镜像伪影，从而出现两个相邻的低回声椭圆形。右侧和略低于环状软骨的低回声矩形区域代表第一个气管软骨环。T= 甲状软骨。

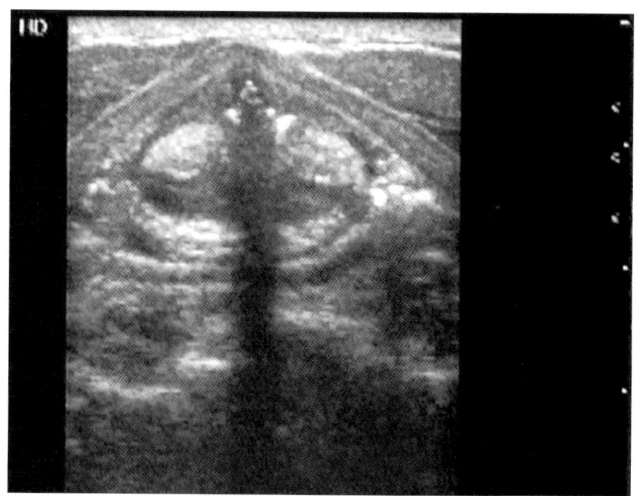

图 24-8 喉下短轴超声显示正常呼吸时的声门。声门外观呈三角形，有声韧带的后声阴影。圆形杓状突出现在声门开口的两侧，后环状软骨是弯曲的，为有一些回声的结构。

真声带可以通过定位高回声的前连合找到；声韧带的倒“V”表现为两个位于中央的狭窄的高回声线，随呼吸运动，并在发声时出现颤动。假声带较厚，回声更高且不会随发声而颤动。

5. 气管

在中线或气管旁长轴方向，气管环表现为小的低回声矩形结构，呈串珠样。它们可能呈完全低回声（在这种情况下看不到阴影）或有些钙化，并有一个强回声表面并伴声影。气管腔在软骨后方呈明亮的回声线（图 24-9）。其上方的环状软骨更大，更接近卵圆形，通过环状软骨可以准确定位其他气管软骨环。

6. 食管

食管的位置刚好在甲状腺左叶的后面，位于相邻椎体回声表面的前面，颈动脉的内侧（图 24-10，视频 24-1）。正常甲状腺在超声上有均匀细粒的灰色回声纹理。虽然食管不能总是在超声上清楚地看到，但在超声上，它表现为扁平的圆形或卵圆形结构，交替出现低回声和高回声环。

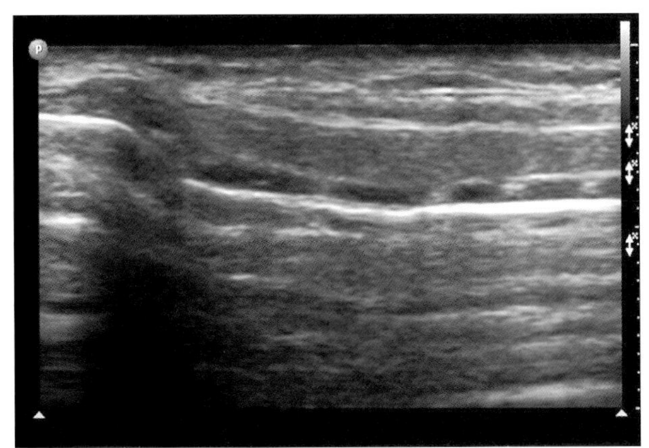

图 24-9　颈部气管软骨的长轴中线超声图。环状软骨位于图像的左上角；气管软骨在横截面上呈低回声矩形，呈串珠样分布。气管环下面明亮的回声表面代表气管黏膜 - 空气界面。在这条亮线下面，经常出现低回声气管环的镜像伪影。如果气管软骨钙化，则会出现强回声，并伴声影。

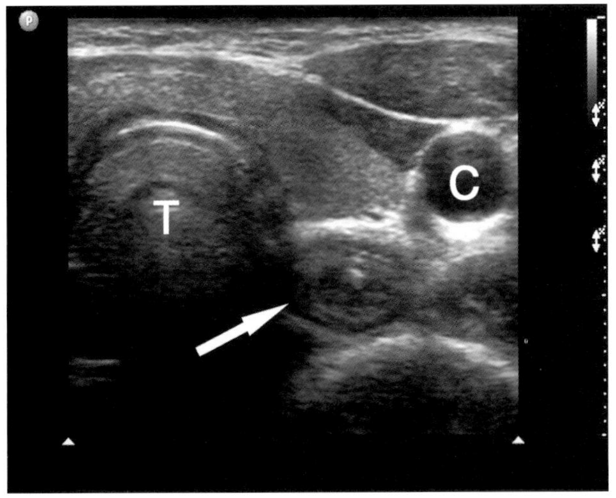

图 24-10　气管上部的横切超声检查。在近场可见甲状腺峡部和腺体，气管紧靠甲状腺峡部的下方。左颈动脉位于低回声胸锁乳突肌的下方。食管（箭头）是一个低回声和高回声交替的卵圆型环，在甲状腺左叶下方，紧贴弧形高回声的椎体前面。这是食管的典型位置。T= 气管，C= 左颈动脉。

7. 气管插管的确认

同时使用横向和长轴视图来评估气管内插管和球囊的位置。超声引导越来越受欢迎的两个原因就是超声影像下食管和气管插管区别明显，以及超声获得图像的便捷和快速。正确的气管插管不会影响气管和食管的超声图像，环甲膜上只有一个高回声环，后见混响伪影。食管的轮廓不会改变。如果患者同时有食管插管，可以看到两个带有后部伪影的高回声环，分别来自气管和食管。

用 8 ～ 10mL 的生理盐水填充气管插管球囊可以增强球囊的显像，并帮助将其准确地放置在位于声带和隆突中间的胸骨上切迹水平。气管插管与前气管壁接触的部分显示为两条紧密间隔的平行回声线（短轴为弧形，长轴呈线状），代表气管插管的外壁和内壁。与未插管气管和周期性共振伪影相比，插管通常会显示出明显的彗星尾征或混响伪影。未充气的球囊和充气的球囊显像是不同的，充气的球囊可以通过其弧形轮廓和相关的彗星尾伪影很容易地识别（图 24-11 到 24-14）。推荐采用如下方法，从环甲膜水平的横向方向开始扫查，快速确认气管插管不在食管内，然后向长轴方向旋转，以通过气管中球囊的小幅移动来确定气管中球囊的放置。

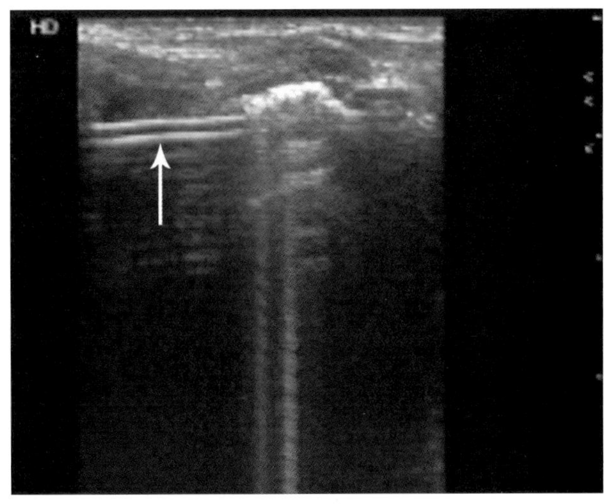

图 24-11　气道内气管插管的长轴超声图。气管插管呈两条紧密间隔的回声平行线，后面有一个相关的混响伪影（箭头）。充满空气的球囊看起来很明显，为弧形、明亮的回声结构伴有彗星尾征。低回声的甲状软骨在左侧近场向下倾斜，在图像右侧可见环状软骨。对于此例，球囊需要进一步向胸骨上切迹移动一些，球囊放置在这个位置气管插管的位置才更理想。

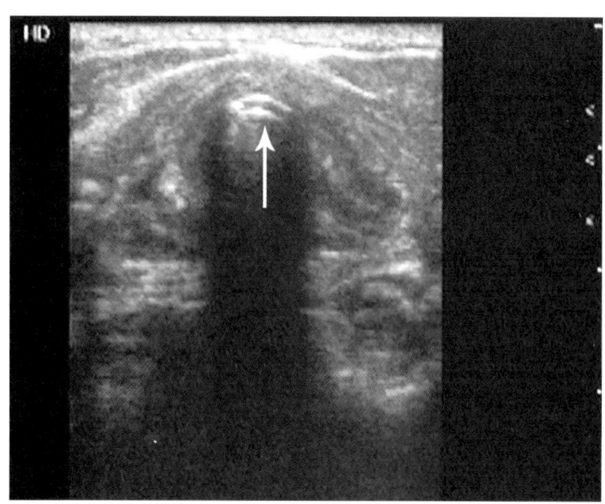

图 24-12　**甲状软骨水平气管插管的短轴超声图。气管插管为两条平行弯曲的回声线（箭头）。其后可见明显的后方声影。**

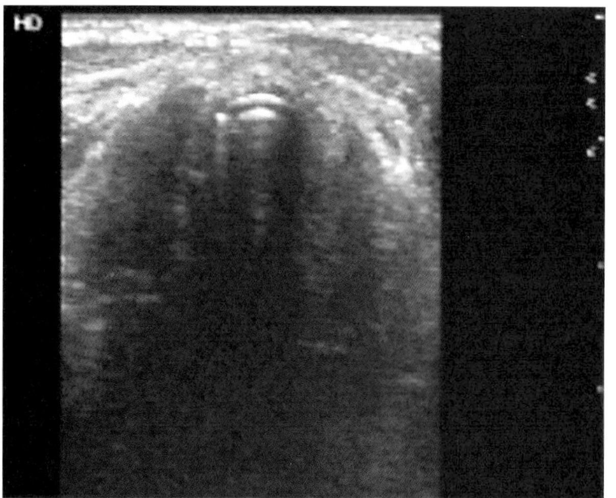

图 24-13　**环状软骨下方 1cm 处气管插管的短轴超声。在气道前部再次看到两条平行弯曲的回声线。**

这项技术适用于插管初学者、二氧化碳测定法不能确定插管是否正确时作为术后患者的快速验证试验。

8. 气管插管是否正确的再次确认

使用凸阵腹部探头可以从剑突下声窗实时观测到膈肌运动。使用宽景扇形扫查，可以很容易地将全部膈肌显示于一个扫查平面内。当不能显示时，可以使用右斜位左胸前至腋中线矢状面扫查。使用 B 超和 M 超的组合图像，实时观察膈肌运动的方向和深度。在正常呼吸或机械通气的情况下，M 型超声显示膈肌对应的回声线随着吸气朝向探头方向移动，呼气时向远离探头方向移动（图 24-15）。气管插管位置正确时，可以观察到膈肌随呼吸呈对称性运动。在气管插管误入食管时，胃部会在吸气时充气，从而推动膈肌远离探头。插管误入右支气管主干可导致双侧膈肌运动不对称。以类似的方式，肺滑动也可用于评估导管是否正确放置（视频 7-1）。没有肺滑动意味着被评估的胸腔侧要么没有通气，要么存在气胸。

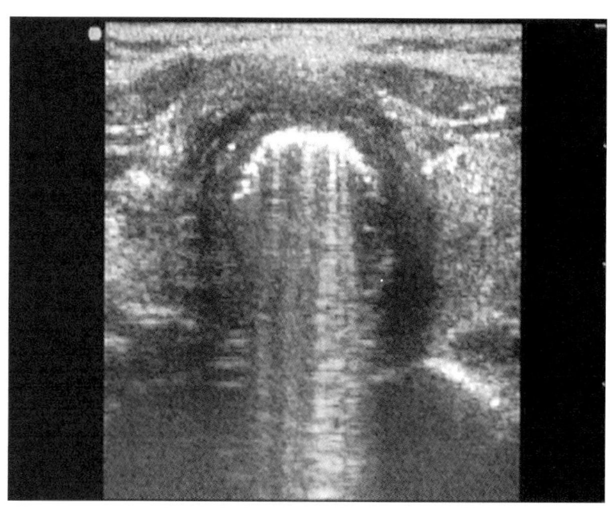

图 24-14　**在充气球囊水平的气管插管的短轴超声图。充气气管插管球囊的高回声表现与气管插管不同：球囊表面呈回声，但轮廓不规则，有明显的多个彗尾伪影。**

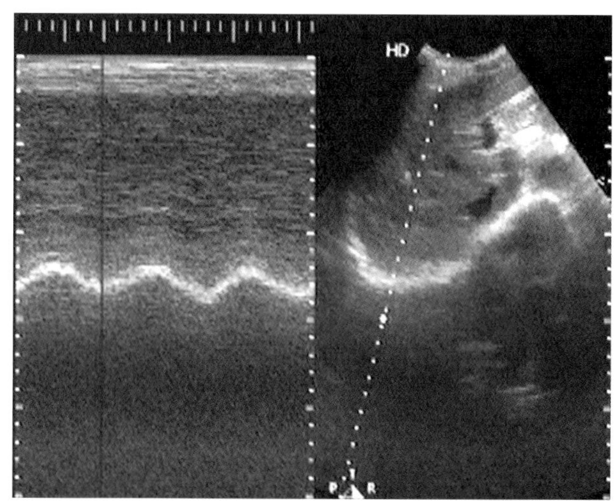

图 24-15　**在安静呼吸过程中，采用凸阵探头的联合 B 型和 M 型超声的剑突下视图。M 型图像追踪呼吸周期中回声膈肌的偏移；在吸气时，膈肌回声向探头移动，在呼气时远离探头移动。气管插管插入食管时，吸气时膈肌会远离探头。左右膈肌的不对称运动可能表明需调整插管位置。**

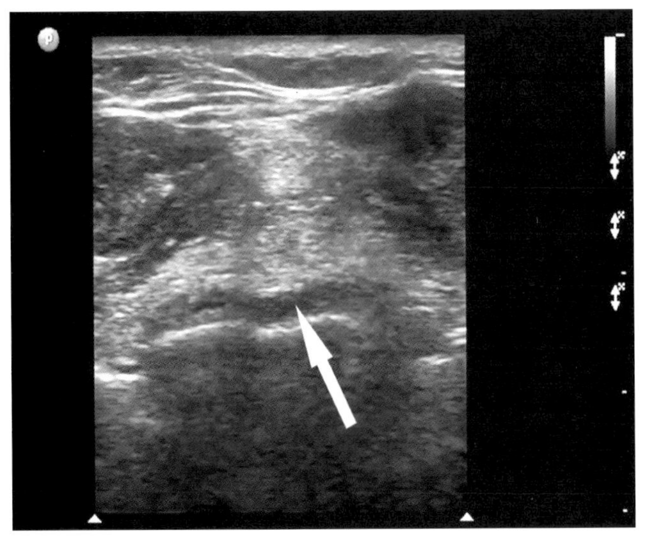

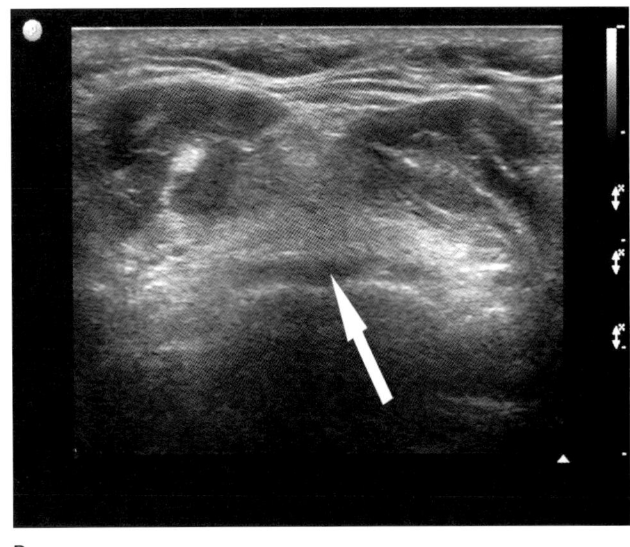

A　B

图 24-16　通过甲状舌骨膜进行正常上颈部的短轴超声检查。这两名患者的超声图像（A、B）类似鸟脸或面具。卵圆形的“眼睛”代表横截面上的带状肌。高回声的“鼻子”代表甲状舌骨肌下的会厌前脂肪垫。低回声向下的“嘴”是会厌（箭头）横截面的超声表现。会厌下方的高回声线代表空气 - 黏膜界面。

9. 会厌

横向扫查颈前上方，可以看到舌骨下方的会厌。它的超声图像呈鸟脸状或面具状；两个卵形低回声的“眼睛”代表四条带状肌中的三条带状肌的横截面（胸骨舌骨肌、肩甲舌骨肌、甲状舌骨肌）；高回声的三角形“鼻子”为位于甲状舌骨韧带深处的会厌前脂肪垫，向下的低回声“喙”或“嘴”代表横截面的会厌下部（图 24-16）。由于黏膜 - 空气界面的阻抗不匹配，会厌的后表面表现为一条线状高回声。

（五）普通急症和急重病症

1. 误入食管

气管插管误入食管时，松弛扁平的食管被气管插管撑开。在短轴视图下，气管插管的前表面表现为两条紧密间隔的平行弯曲回声线，后方伴声影。它可以在甲状软骨左后外侧下缘的后面，也可以在环甲膜水平的气管外侧或者直接在甲状腺的左叶后面。气管内不会显示任何气管插管存在的证据，可作为误入食管插管的进一步确认。据报道，最佳扫查位置在环状软骨下方约 1cm 处（图 24-17）。

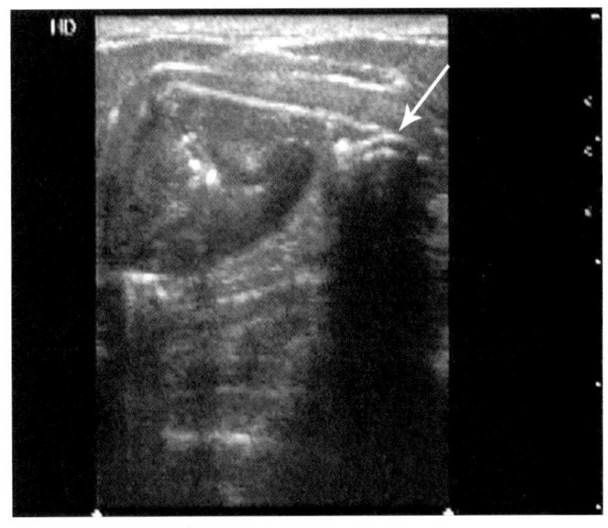

图 24-17　在甲状软骨水平看到稍倾斜的误入食管插管的横向超声图。近场甲状软骨倒 V 形明显，内收到声带。气管插管（箭头）位于声门的外侧和后侧，可通过成对的平行弯曲回声和后声影识别。

然而，不少患者食管的位置可能会存在异常。85% ～ 88% 的病例可见食管位于气管左侧，12% ～ 15% 的病例可见食管位于气管右侧或后部 [11, 12]。鼻胃管同样可支撑打开松弛和扁平的食管，但直径较小，具有相似的平行回声线和后方声影（图 24-18）。

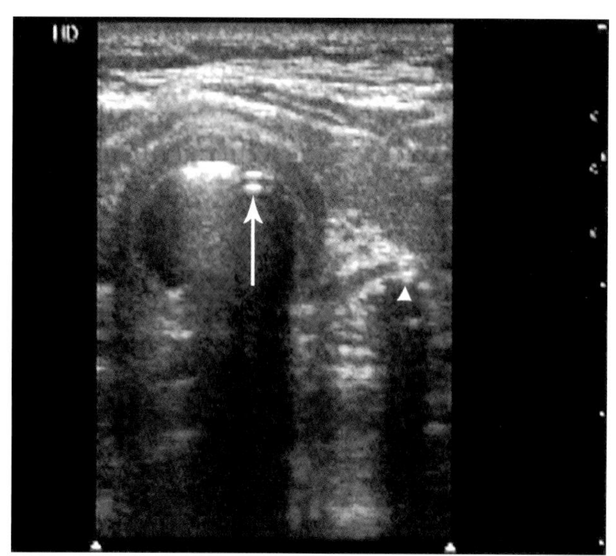

图 24-18 气管软骨水平的气管插管短轴超声图。部分甲状腺表现为气管软骨前、外侧均匀的中灰色回声区域。气管软骨表现为向后方开口的“C”形低回声。气管插管壁的特征性双重回声(箭头)明显靠近气管环；在中线的空气-黏膜界面可见彗尾伪影。同时放置的鼻胃管（箭头）显示食管位于气管的后外侧。气管插管和鼻胃管均表现出强烈的后方声影。

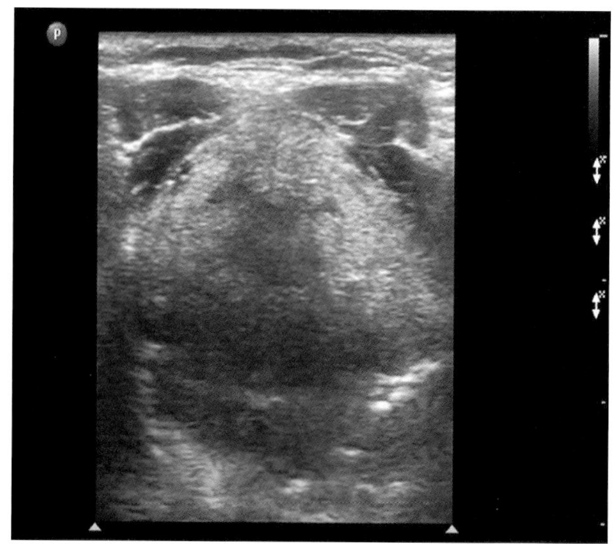

图 24-19 会厌炎患者甲状腺膜横切超声表现。与正常状态下鸟脸状外观相比，现在的图片看起来像一只狗的鼻子。带状肌呈现的低回声“眼睛”，似乎与正常情况相似。高回声的“鼻子”看起来更大，回声减低，会厌的低回声“喙”现在看起来相当厚，整体外观更像狗鼻子。

2. 会厌炎

在会厌炎患者中，通过甲状舌骨膜的横切扫查可显示出鸟脸状图像会发生显著改变。与正常情况相比，正常薄且低回声的下会厌（“喙”）的横断面图异常增厚，会厌前脂肪垫（代表“鼻子”）由于局部水肿而增大。图像不再像鸟脸，而是像狗的鼻子（图 24-19）。

3. 声带麻痹

长时间发单元音时（如“e”)，可实时显示出声带的不对称运动和异常的杓状肌运动。假设甲状软骨没有钙化，这些现象应该在动态检查中很明显的显现。受累声带在超声上显示长度较短、位置较低，声带松弛而向前弯曲[21]。

（六）注意事项

1. 皮下气肿、明显的颈部水肿、出血或前颈部上方的开放性伤口可使气管上段的超声检查难度加大。

2. 颈部过度前屈可能会导致扫查不足，使探头难以放置（特别是在长轴方向）在颈部的前表面。

3. 由于探头与皮肤接触不良，在胸骨上切迹可能难以获得良好的图像。使用大量的耦合剂可以显著提高图像质量。

4. 对于颈部较短的患者，插管时的动态扫查可能会很困难，并且可能会干扰喉镜手柄的喉外操作。

二、涎腺

当评估耳前或下颌下肿胀或压痛的患者时，该区域的 POCUS 检查可有助于鉴别腮腺疾病还是下颌腺疾病，或肿胀是否与这些结构有关。虽然 CT

是腮腺和下颌下炎症的常规成像方式，腮腺和下颌下肿瘤可选择MRI检查，但超声可作为评估涎腺区域任何病变的基础或辅助的检查方式[26－28]。超声可以明确病变是位于腺内还是腺外，并提供有关病变范围是局灶性还是弥漫性的信息。超声检查也可显示周围淋巴结肿大或血管增生。

涎腺疾病可大致分为四类：急性涎腺炎（病毒性或细菌性）、慢性涎腺炎（感染性或非感染性）、涎石症和肿瘤（良性和恶性）。

涎石症是一种常见的涎腺疾病。超声可用于评估疑似涎石症，敏感性为94.7%，特异性为97.4%[29]。假阴性多位于远端导管或结石小于2mm[29-30]。涎腺结石可发生在腮腺，但80%于颌下腺发病[31]。大多数涎腺肿瘤发生在腮腺，其中85%～90%为良性多形性腺瘤，它们为生长缓慢的无痛性肿块，常呈分叶状伴后方回声增强，最常见于中年患者，多见于腮腺浅叶。相比之下，在颌下腺发现的50%的肿瘤是恶性的。值得注意的是，CT和MRI在鉴别涎腺的良恶性肿瘤方面未发现优于超声[27]。因此，所有的涎腺肿块都应转诊进行紧急活检以确诊。

（一）解剖概要

腮腺位于耳前，其上部大致与外耳道平行，向下和向后延伸至下颌角。腮腺管（Stensen管）起源于腺体的前缘，位于颧弓以下约1～2cm处的咬肌表面，沿颊脂肪垫水平延伸，穿过颊肌入口，开口于上颌第二磨牙处的腮腺管乳头。正常的腮腺导管直径约为2～3mm，长度约为4～6cm。偶尔可以看到一个副腮腺位于腮腺导管的前面或后面。腺体表面宽而扁平，其后部和深层呈楔形。腺体的大部分覆盖在咬肌和下颌骨之上。面神经、下颌后静脉和颈外动脉位于腺体深部。小的淋巴结通常存在于腮腺内[31]。

颌下腺位于下颌三角皮下组织下方，位于二腹肌前腹的外侧。较大的浅叶和较小位于后侧的深叶长轴呈C形，并在舌骨肌后外侧边缘连接。腺内导管汇入从颌下腺门起源的颌下腺导管（Wharton管）。颌下腺导管穿过腺体内侧，向上穿过舌骨肌后外侧边缘，在舌下腺内侧到达口腔前底与舌系带相邻的乳头。颌下腺管长约5cm。与腮腺不同的是，在颌下腺内没有发现腺内淋巴结。Küttner淋巴结位于颌下腺后缘和腮腺下侧前缘之间的间隙[31]。

舌下腺位于口底黏膜下方，毗邻下颌骨和颏舌肌。它分泌的液体通过大量的小口径导管引流，要么直接汇入口腔底部，要么汇入颌下腺管。

（二）检查技术和正常超声表现

腮腺和颌下腺最好用7.5～15MHz的线阵探头进行检查。腮腺可以在下耳前部的冠状面上以长轴成像。探头上部前倾，以检查颌骨角至耳下方的腺体部分。腺体主要位于浅表位置，腺体的一些深层部分隐藏在下颌骨深面。在评估腮腺导管的长轴时，使用横切面，其中探头的方向在脸颊中部几乎是水平的。腮腺导管呈两条紧密间隔的平行回声线，在它们之间有一薄层透明区域，位于咬肌表面。由于腺体由脂肪样腺体组织组成，正常的腮腺表现得相当均匀，呈细颗粒状的回声结构，类似于脂肪肝。腮腺内导管在腺体内呈线状回声。腮腺内淋巴结常见，特别是在耳前区。淋巴结呈典型的椭圆形，周围有低回声，淋巴门为高回声（图24-20至图24-22）。在以长轴方向扫描腮腺时，下颌后静脉和颈外动脉会在腺体下方表现为两个平行的低回声管道；最好使用彩色多普勒成像。面神经是一个薄的覆盖在较浅的静脉上的纤维状结构。

当扫查颌下腺时，将探头放置在下颌骨内侧颏下区域，对准下颏中部。将方向标记指向操作员的左侧。这样当扫查右侧颌下腺时腺体出现在图像右侧，扫查左侧颌下腺时腺体出现在图像左侧。颌下腺的大部分位于下颌舌骨肌下方，呈圆形的小叶结构，具有均匀的细颗粒结构，与脂肪样腮腺相似，但更明显。Küttner淋巴结位于下颌腺和腮腺之间，紧邻下颌腺（图24-23）。下颌舌骨肌在图像的近场呈水平方向、呈条纹状低回声矩形区域，在靠近腺体时逐渐变细。下颌骨联合的下侧表现为一个轻微弯曲的高回声区域，后方伴随声影。颌下腺管的口径比腮腺导管稍细，类似高回声管状结构，在病理扩张时表现明显。当扫查颏下区域时，记住患者在超声图像上的解剖结构是倒置的；获得的图像代表了患者的略倾斜的矢状面的倒置图。

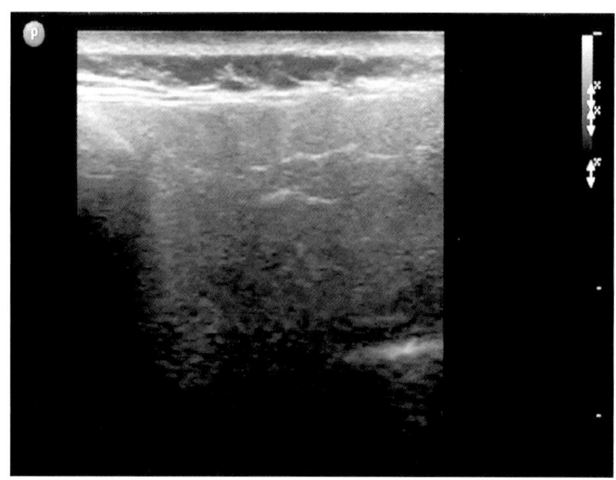

图 24-20　正常腮腺的长轴超声图。腺体显示出细小均匀的颗粒状回声结构，类似于脂肪肝。在腺体的正下方是下颌后静脉，其下方为颈外动脉。推荐使用彩色多普勒成像，但在这张图像上无法呈现下颌后静脉和颈外动脉。

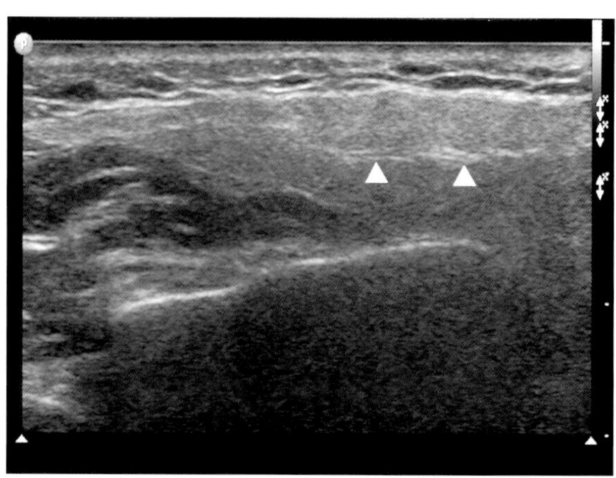

图 24-22　左侧腮腺导管的横向超声图。探头呈水平方向放置在耳垂前方。正常的腮腺导管（箭头）表现为两条狭窄的回声线；它在咬肌上方前行，然后开口于上颌第二磨牙旁边的腮腺管乳头。在腺体下的横切面上可见部分低回声的咬肌。在咬肌的深处，可以看到部分下颌骨的回声表面和声影。

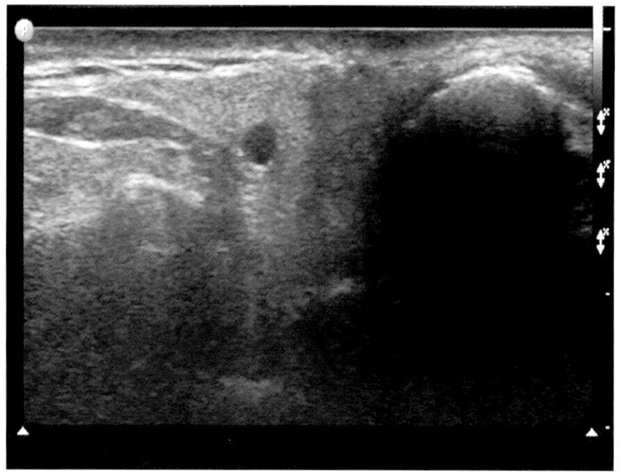

图 24-21　左侧腮腺短轴超声图。在均匀的、细颗粒状的腮腺组织内可见一个小的低回声腮腺内淋巴结；这很常见。图像右侧的弧形强回声为乳突回声。

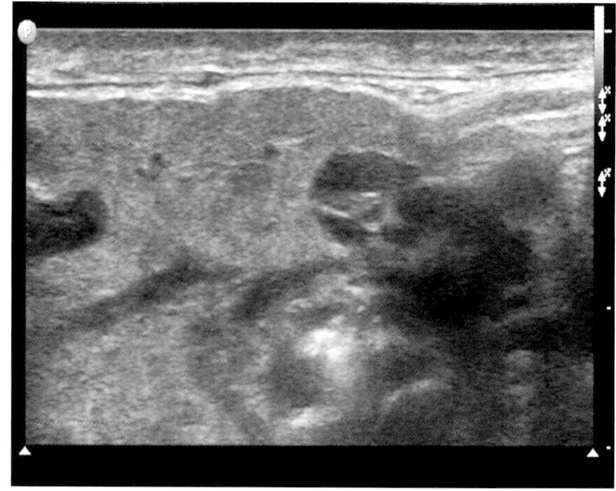

图 24-23　左下颌腺长轴超声图。探头在下颌骨水平放置，显示腺体位于皮肤和皮下组织的下方，具有均匀颗粒的中等回声结构，比腮腺组织更明显。Küttner 淋巴结就在腺体的右侧；左侧可见部分低回声的下颌舌骨肌。下颌腺图像有点像“C”形，部分腺组织延伸到下颌舌骨肌上方和周围。

通过以短轴方向扫查下颏的前下侧，可以很容易地看到舌下腺。它们表现为成对的均匀三角形结构，就在低回声下颌舌骨肌深处，回声结构与颌下腺相似。

（三）普通急症和危重病症

1. 涎腺炎

腮腺和颌下腺疾病会有多种超声表现。与正常的涎腺组织相比，急性病毒性涎腺炎和急性细菌性涎腺炎时，腺体会出现肿大和回声增强，且回声不均（图 24–24 和图 24–25）。细菌性涎腺炎时腺内导管内可产生气体，超声表现为其内高回声病灶伴有彗星尾征。如果脓肿已经形成，通常表现为低回声，或混合回声，并表现出类似于皮下脓肿的后方回声增强。在任何急性炎症时，彩色多普勒成像均可发现血流增加。慢性硬化性涎腺炎（也称为 Küttner 肿瘤）是慢性感染的结果，表现为一个明确的低回声肿块。腺体大小可能正常，也可能小于正常，回声不均匀。干燥综合征是一种系统性自身免疫性疾病，影响外分泌腺，涎腺表现出不同程度的硬化，涎腺体积减小，腺导管呈低回声扩张。超声影像回声不均匀是干燥综合征诊断的指征之一[27]。

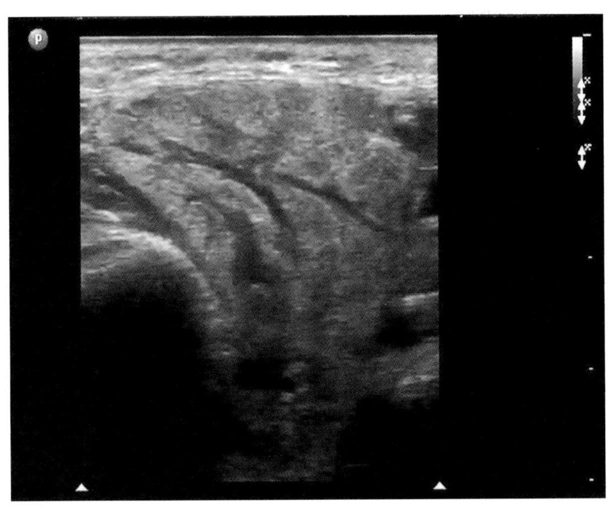

图 24–24　**细菌性涎腺炎横切超声检查。左侧腮腺增大，呈分叶状，回声结构不均匀。与正常腺体相比，实质回声增强；低回声区域对应于多普勒成像显示的丰富血管分布区域。Stensen 导管中唾液呈云雾状回声。**

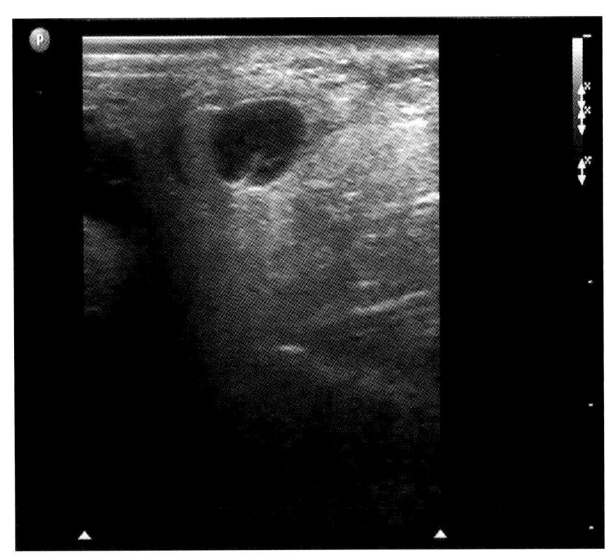

图 24–25　**病毒性唾液腺炎的横切超声检查。右侧腮腺肿大，回声增强；腮腺内淋巴结肿大。**

2. 肿瘤

大多数腮腺的涎腺肿瘤是良性的。实性病变通常表现为低回声，囊性病变通常表现为无回声，而两者都可能表现为后方回声增强。多形性腺瘤是最常见的良性腮腺实性肿瘤，占腮腺肿瘤的 85% ～ 90%。超声表现上呈圆形或小叶状，边界清楚，均匀低回声，后方回声增强。颌下腺肿瘤较少见，但恶性肿瘤发生率要比腮腺高得多。涎腺良恶性肿瘤在肿瘤形状、边界和后方回声方面均不同，但其内部回声相似[32]。涎腺恶性肿瘤多表现形状不规则、边界不规则、边缘模糊、不均匀低回声，但也可能缺乏这些特征，看起来与良性肿瘤相似[33]。最常见的恶性实体瘤是黏液表皮样癌，最初可表现为多形性腺瘤[26]。因此，要把所有孤立的涎腺肿块视为肿瘤，并通过活检进行明确诊断。该区域外伤和隐匿的唾液管损伤可能会引起涎腺囊肿，并表现为低回声的囊性肿块。

3. 涎石病

唾液管结石（结石）表现为高回声病灶，并有明显的后方声影。结石通常位于颌下腺的唾液管内，较少在导管开口处。极少情况下，可发现腮腺管或腺体内的结石。当涎腺管完全阻塞时，结石会导致涎腺管扩张，超声表现为在长轴上出现明显的无回声管状结构。腺体可表现为类“肾积水”样外观（图 24-26 和图 24-27）。

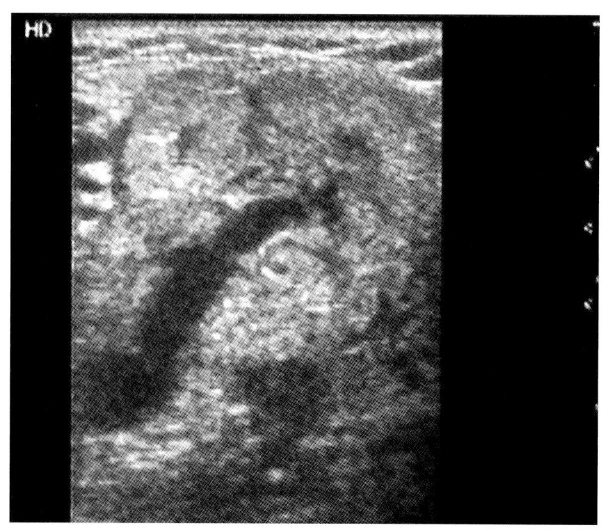

图 24-26 结石性涎腺炎患者的左下颌下腺超声图。腺体增大，结石引起远端流出道梗阻，导致导管扩张，在腺体开口处有低回声区域。唾液导管从腺体发出，向上穿过下颌舌骨肌的后外侧缘。

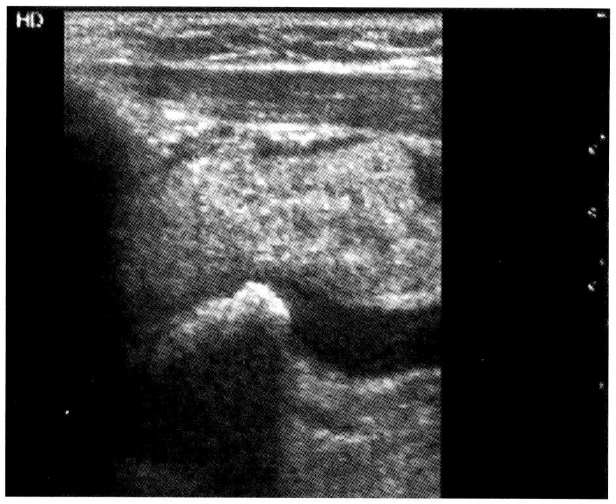

图 24-27 左下颌下腺导管远端长轴超声检查。扩张的下颌下腺导管在长轴上表现为无回声管状结构。在远端导管内有一个巨大的强回声涎腺管结石后伴明显声影。在图像顶部的皮肤和皮下组织下方可见低回声横纹肌，在图像左侧可见其附着于下颌骨。在图像的最左边下颌骨的下边缘呈弯曲的回声，有声影。为了定位方向，重要的是要记住方位，患者的头顶部显示在图像的底部。

4. 淋巴结

耳前肿块或局限性压痛有时会是因为反应性淋巴结肿大。淋巴结典型表现为椭圆形，周围回声较低，中心淋巴门回声较高（图 24-28）。

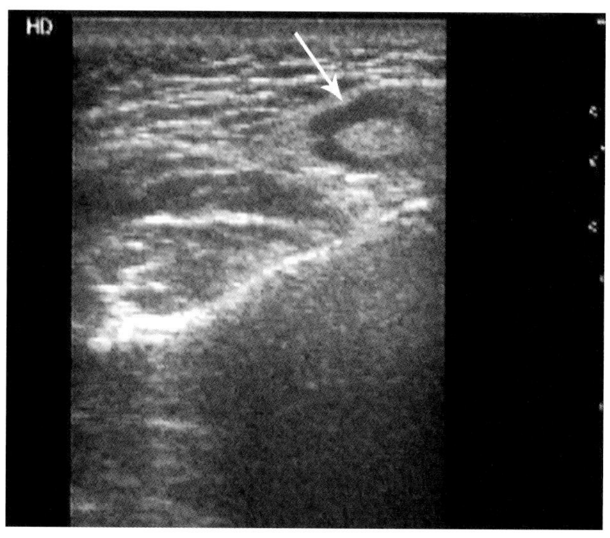

图 24-28 耳前肿大淋巴结的长轴超声表现（箭头）。临床发现耳前有压痛的肿块；超声检查显示腮腺内耳前淋巴结增大（长轴椭圆形，周围低回声，淋巴门高回声）。淋巴结周围为薄层颗粒状中灰度回声区，与正常腮腺组织类似。

（四）注意事项

超声无法对涎腺肿瘤的良恶性做出判断。POCUS 对潜在的涎腺病变可确定是否存在局灶性病变，是否为腺内病变，并确定涎腺管结石是否为肿胀或疼痛的原因。除了弥漫性多腺体肿大（见于腮腺炎）、弥漫性单腺肿大和压痛（见于急性涎腺炎）或局部反应性淋巴结外，几乎所有其他涎腺疾病都需要进一步病理评估。

三、上颌窦

鼻窦炎是门诊中十大最常见的疾病之一，也是使用抗生素的第五大常见病种[34]。据估计，只有 2% ～ 10% 的成人急性鼻窦炎是细菌性鼻窦炎[35]。细菌性鼻窦炎是一种推荐使用抗生素治疗的临床疾病。细菌性鼻窦炎的体征和症状可能是非特异性的，与病毒性鼻窦炎的临床相似表现，难以区分。虽然放射学检查在某种程度上提高了诊断的准确性，但由于这些检查耗时长、成本高和电离辐射暴露等弊端，因此不建议使用平片和CT来检查无并发症的门诊鼻窦炎患者[36]。POCUS是一种快速和安全的诊断方法，可用于检测上颌窦内的积液。

（一）临床适应证

在门急诊，上颌窦超声检查的主要指征如下：

- 鉴别临床有上呼吸道症状的患者是否患有上颌窦炎。
- 在重症监护病房（ICU）插管患者中检测上颌窦积液，以排除医源性鼻窦炎。

1. 上颌窦炎

CT和MRI是诊断鼻窦炎较敏感的影像学检查方式。在门急诊进行的几项研究发现，POCUS在诊断急性上颌鼻窦炎方面可与放射影像或MRI相媲美[37-40]。仅存在鼻窦积液或黏膜增厚并不一定意味着细菌感染。诊断细菌性鼻窦炎的“金标准”是通过穿刺获得的鼻窦积液的细菌培养阳性。专业人员（全科、亚专科或ICU）在研究超声对细菌性鼻窦炎诊断标准时采用的方法（鼻窦穿刺、X线摄影、MRI）和标准存在很大差异。

2. 插管患者的上颌窦积液

在ICU中，POCUS是一种简便的医源性鼻窦炎的筛查方式，因为平片对卧位患者的鼻窦积液显影不准确，而CT检查繁琐且时间成本相对较高。POCUS可以快速、准确地评估上颌窦内的积液。如果确定有积液，随后可进行鼻镜检查或鼻窦穿刺，以获得积液进行培养。在不同的研究中，细菌性鼻窦炎的患病率差异很大，从5%到60%不等[41-43]。最可信的三项研究报道表明，在ICU中使用上颌窦超声检查的敏感性为67%～100%，特异性为86%～97%[42，44，45]。当鼻窦壁均显影时，超声检查的特异性为100%，与一般的放射影像检查无差异。

当上颌窦超声只显示上颌窦前壁回声时，被认为是正常的，在这种情况下鼻窦炎的诊断通常可以排除。鼻窦炎患者的超声检查图像应该能够显示所有上颌窦壁（后、内侧和外侧），这对确诊鼻窦炎具有很高的特异性。

对于超声检查只能显示上颌窦前壁和部分后壁的患者，诊断较困难。在这种情况下，应改变体位进行检查，有助于确定是否存在气液界面或者黏膜增厚是否为部分窦壁可显示的原因。一项研究评估了超声检查只能显示部分窦壁的ICU患者改变体位后再次检查的效果[46]，上颌窦超声检查首先以患者的“半卧位”进行，随后对于只能显示部分窦壁的患者，改为仰卧位进行重复检查。如果患者仰卧时窦壁显示完全（表明鼻窦内存在积液），则认为鼻窦炎检查呈阳性。如果在两个体位下均只可见部分窦壁（表明黏膜增厚），则认为该检查结果为阴性。与使用CT检查的300例患者进行的对照结果显示：① 98例发现完整的窦壁，均被放射学诊断为鼻窦炎；②超声检查显示正常鼻窦112例，其中95%经CT确认；③ 90例超声检查显示部分窦壁的患者，CT证实存在鼻窦炎；④对所有只能显示部分窦壁的患者进行改变体位扫查，使鼻窦炎超声确诊率从61%提高到91%。同样的研究也报告了合格的上颌窦超声扫查需要采集20张窦壁图像[46]。

A型超声对诊断上颌鼻窦炎也很有用。在一系列ICU插管患者的140例鼻窦成像中，发现鼻窦A型超声成像特异性为95%，阴性预测值为92%[47]。此外，使用这种技术，所有的空鼻窦都能被正确识别。

（二）解剖概要

上颌窦是成对的位于鼻两侧的上颌骨内的锥形空腔。顶壁为眶底，内壁为鼻外侧壁，底壁为牙槽突和硬腭，外壁为颧骨。平均上颌窦容积为15.7 ±5.3cm^3。一份报告对120个上颌窦进行了分析[48]，结果显示上颌窦的正常深度为2～4cm，窦内的积液使超声可见窦的后壁。筛窦位于上颌窦的内上方，蝶窦位于颅骨内较深的中线处。因为额骨较厚，额窦在超声很难显现。

（三）检查技术和正常超声表现

上颌窦超声可以使用多种探头，从相控阵到

微凸阵 3.5MHz 探头（例如典型的心脏探头），或 3 ～ 12MHz 线阵探头。因为上颌骨不平整且坚硬，首选皮肤接触面小的探头。虽然有人可能认为需要较低的频率才能充分穿透鼻窦的前骨壁，但实际并非如此；任何一种探头都可以看到充满积液的鼻窦。检查时患者应取坐位或稍微向前倾斜，以确保鼻窦液体（如果存在）紧贴前壁。在矢状面和横切面扫查鼻窦，在鼻窦和颧骨中间，眼眶边缘的正下方进行扫查。当使用线阵探头时，通过将探头略微倾斜，平行于鼻唇沟，更容易获得矢状面图像。请注意适当的深度设置（通常为 5 ～ 7cm），以使鼻窦图像占据切面图像约 75%。调整探头角度，使上颌骨前表面在超声图上显示为一条水平线。与未受累的鼻窦比较以协助诊断，特别是在诊断不明确的病例中。

在正常的充满气体的鼻窦中，会有明显的周期性共振伪影，由一系列均匀间隔的回声线组成，平行于上颌骨前表面的形状，并在深度增加时强度减弱。在窦前壁清晰的回声下，会出现模糊的“暴风雪”外观，而使窦的后壁则显示不清。不要将较深的周期性共振伪影误认为鼻窦的后壁（图 24-29）。这些伪影总是平行于上颌骨的前表面，而鼻窦的后壁，当它很明显时，呈弯曲状。

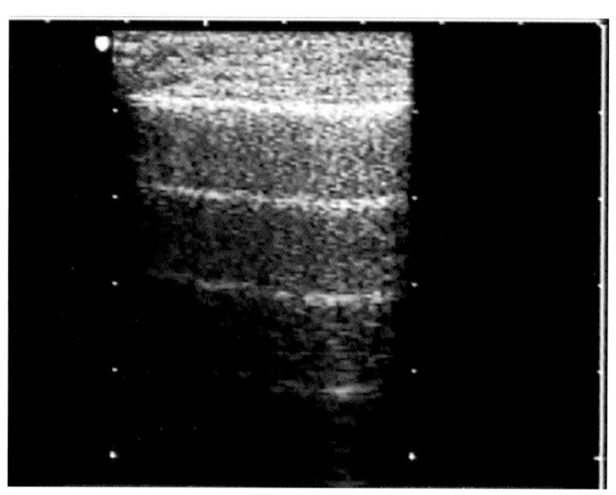

图 24-29 线阵探头在矢状面显示正常鼻窦。近场可见皮肤和皮下组织呈弥漫性高回声。在上颌窦前壁水平可见一个明亮的回声。前壁后方均匀分布的水平回声随着深度增加而强度减弱，代表了鼻窦前壁产生的周期性共振伪影。“暴风雪”样回声通常在非混浊窦内可见。

（四）普通急症及危重病症

高达 87% 的急性病毒性鼻窦炎病例有上颌窦内的异常表现，典型的表现是鼻窦黏膜增厚和分泌物增加。偶尔会有大量的积液在窦内积聚，并在 CT 可显示气 - 液界面[49]。鼻窦的 POCUS 显示积液阳性，也可能为细菌性上颌窦炎的假阳性结果。有报道，1% ～ 2% 的病毒性鼻窦炎可并发细菌性鼻窦炎，通常在症状出现 5 ～ 7 天之后发生[50]，可伴有黏脓性鼻涕和上颌炎症的表现，如局灶性单侧窦痛和压痛。随着炎症进展，脓液在鼻窦内积聚，导致出现气 - 液界面或在 X 线片上表现完全混浊，透光度减少，鼻窦超声检查呈阳性。

对于鼻窦完全充满积液的患者，矢状超声远场可见明显的弯曲、连续、明亮的后鼻窦壁，通常不会发现周期性的共振伪影（图 24-30）。在横断面上，鼻窦的内侧壁和外侧壁也清晰可见。这一系列超声征象被称为一个完整的鼻窦炎图像[47]。如果鼻窦只部分充满积液，可以看到混合的图像。窦的后壁仅在窦的下部充满积液的部分（矢状超声图像的右下方）明显，在窦的上部含空气的区域（图像的左侧）可以看到周期性的共振伪影。而鼻窦的横视图则不能显示窦内侧壁或外侧壁。这组超声征象被称为部分鼻窦炎征象[45-47]。通过改变体位扫查（坐位和仰卧位）来鉴别部分鼻窦炎征象是积液所致还是黏膜增厚所致。图 24-31 显示了 CT 上部分鼻窦内混浊的病例及其相应的超声表现。

（五）注意事项

1. 未将成像结果与检查前的临床疑诊和其他严重程度指标综合考虑。超声对上颌鼻窦炎的加权平均敏感性不超过 85%，尚不能评估其他鼻窦的受累情况。因此，在临床高度怀疑鼻窦炎的病例中，特别是老年或糖尿病患者，推荐进行 CT 检查以提供明确的诊断。

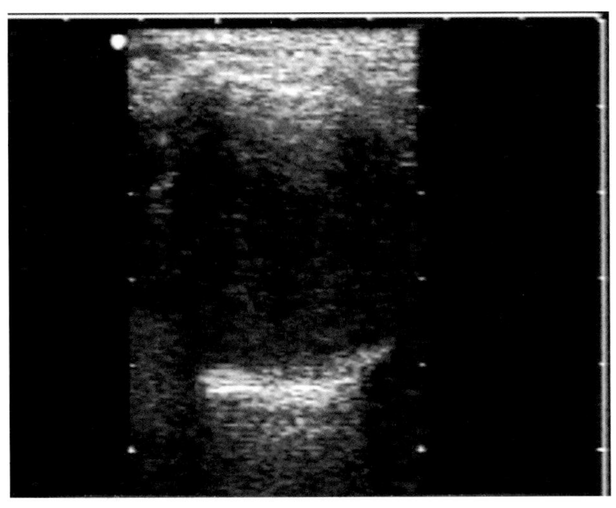

图 24-30　急性上颌窦炎患者的矢状面超声图。在图像的远场中，明亮的回声曲线代表了鼻窦的后壁。窦腔呈低回声，无周期性的共振伪影。

2. 除鼻窦炎外，也有一些其他病变会导致超声束能够穿过鼻窦，并导致鼻窦后壁显像。明显的黏膜增厚、息肉、充满积液的囊肿、实性肿块和面部创伤引起的积血都可导致超声检查呈阳性（图 24-32 和 24-33）。

3. 技术缺陷。其中包括未能准确地将图像深度设置为包括鼻窦后壁的水平（通常为 5 ～ 7cm），误将周期性共振伪影当作鼻窦后壁影像（共振伪影为水平的，鼻窦后壁影像为弯曲的），以及除非鼻窦炎征象明显阳性，否则只在患者的仰卧位扫查。仰卧位扫查阴性的患者不能排除鼻窦炎的诊断，在这种情况下应改变体位进行扫查，以确定"半坐位"扫查是否也存在部分鼻窦炎征象。

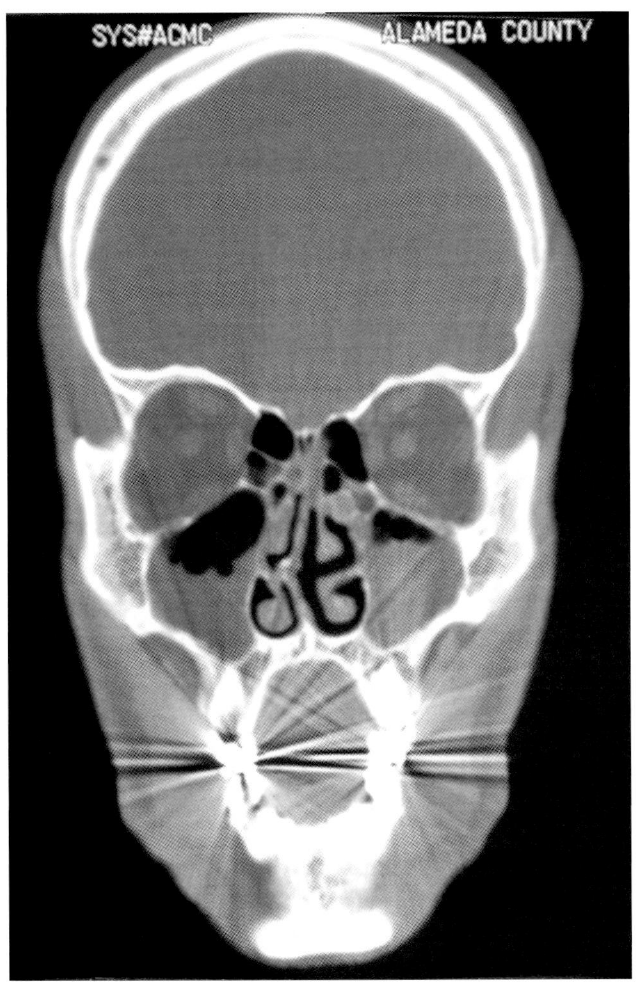

A

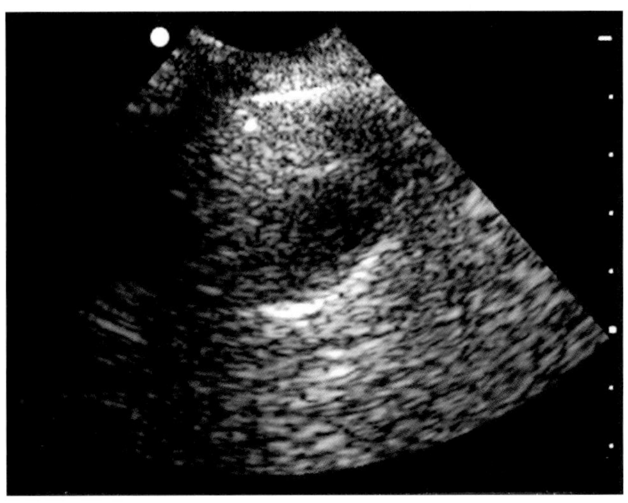

B

图 24-31　双侧上颌窦炎和筛窦炎患者的冠状面 CT 图像（A）。左上颌窦几乎完全充满积液；右侧的上颌窦仅部分积液。虽然 CT 成像是鼻窦的首选检查，但超声扫查上颌窦时获得的声像图与 CT 检查一致。右上颌窦部分积液的矢状面超声图（B），用 3.5MHz 小探头获取的声像图。在图像的右侧（对应于上颌窦后部部分积液），窦后壁清晰显示为一条明亮的回声线。在图像的左侧（对应鼻窦的积气部分），窦后壁不明显。由于增益设置过高，因此存在大量的近场伪影。

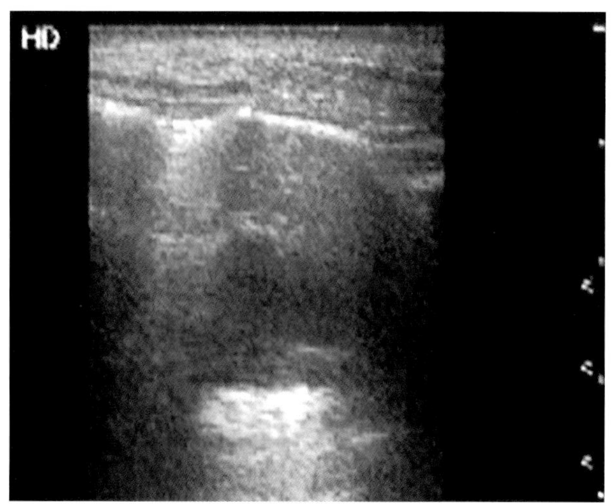

图 24-32　右上颌窦下部息肉矢状面图。窦下部可见窦后壁（图像右侧），后方回声明显增强。窦上部（图像的左侧）更多的是“暴风雪”样图像，带有细微的混响（空气）和周期性的共振（骨表面）伪影，窦后壁不可见。“部分鼻窦炎征象”在坐位和仰卧位扫查时均无改变。

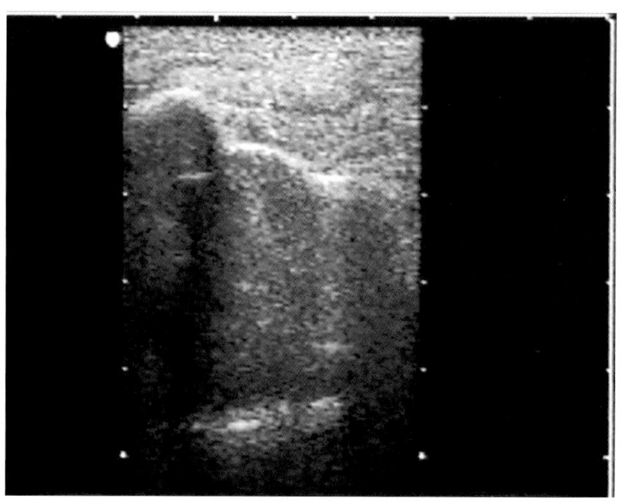

图24-33　上颌骨前壁骨折和上颌窦积血患者的矢状面图。注意近场上颌骨前壁有明显的软组织肿胀和皮质不规则。在远场中可见鼻窦的后壁。

参考文献

完整的参考资料列表可在网上找到
www.mhprofessional.com/mamateer4e.

视频

第 25 章 血管通路

John S. Rose, Patrick J. Sylvester, and Alyssa M. Abo

急诊条件下建立可靠的血管通路非常重要。在许多情况下，诸如体型特异、脱水、休克、静脉注射毒品史、先天畸形、心脏停搏、危重或创伤时，患者的血管通路建立非常困难。应用实时床边超声可以辅助建立急诊血管通路，使操作变得更加迅速、更易成功。

一、临床概况

根据体表解剖标志建立中心静脉通路是传统的操作方法。颈内静脉定位传统上以胸锁乳突肌和锁骨为标志，股静脉定位根据腹股沟韧带和股动脉搏动，锁骨下静脉定位根据锁骨标志。然而许多患者的这些体表标志出现缺失或模糊不清。另外，颈内静脉解剖关系的正常变异也使得置管变得非常困难。紧急情况下，在体表标志不明确时，中心静脉穿刺多采用估计的方法定位血管，这会导致穿刺次数增加。大量出血、误穿动脉、血管损伤、气胸和血胸是中心静脉穿刺的潜在并发症。置管并发症的发生率随着操作次数增加而增加。对于潜在凝血障碍（病理性或治疗性）者，多次操作可增加出血的发生率。

有大量的证据支持超声在中心静脉通路、外周深静脉通路和护理辅助静脉通路中的应用。与使用体表标志相比，超声引导下颈内静脉穿刺的并发症更少，置管更高效，一次成功率更高。心脏停搏时，超声引导下股静脉穿刺较应用体表标志穿刺更易成功。

2001 年，健康护理研究与质量管理机构（AHRQ）发表论文中的某一章节强烈推荐应用超声引导辅助中心静脉置管。较之超声在急诊医学领域中的其他应用，学术与政策咨询机构更推荐应用超声引导辅助建立中心静脉通路。英国国立健康与临床优化研究所（NICE）也推荐应用超声引导辅助中心静脉置管。因此，在大多数机构中，使用超声引导中心静脉置管已经成为确保患者安全的最佳做法，而对于置管困难的静脉，超声引导正成为置管的标准做法。采用超声引导中央静脉置管的做法显著提高了急诊科的超声配置率。此外，最近的一项关于儿科患者的综合分析数据显示，因为可以提高成功率和减少静脉穿刺的次数 [16]，支持使用超声引导辅助建立儿童中心静脉通路。

建立外周静脉通路的侵入性较小，在急诊和急症护理中比中央通路更常用。传统方法认为，首先必须能看到或触及静脉，才能成功进行静脉置管，对于一些体表外周静脉定位不确切的患者，可以应用超声清晰地显示，以避免中心静脉穿刺 [13、17]。中长导管（MC）可以顺利进入周围深部静脉。在儿科患者中，既往置管困难的儿童可受益于超声引导。

总的来说，使用超声引导来建立血管通路是一种已被专业机构广泛认可和采用的做法，它已成为内科、急诊、危重症、外科和其他各种亚专科医师培训的常规内容。许多其他急症相关科室的医护人员，包括护理、呼吸科和急诊科人员都应熟练掌握超声引导下建立血管通路这项技能。普及各科室成员使用超声引导的能力已被证明可以提高静脉置管的成功率，增加患者的舒适度，并使医生对体表标志定位困难患者的置管操作变得相对容易些[18−22]。

二、 临床适应证

超声引导下建立血管通路的指征如下：

1. 用于常规中心静脉置管或外周静脉置管。实时床边超声对辅助引导中心静脉置管非常有用。许多学科都描述过超声辅助下的颈内静脉插管，包括急诊科、危重症监护科、麻醉科、妇产科、肾病科、外科和放射科[2,3,23−25]。与单纯依靠体表标志相比，超声引导颈内静脉插管并发症更少，插管时间更短和一次成功率更高[2,6,8−12]。在超声引导下进行心脏停搏患者的股静脉置管，比单纯依靠体表标志定位置管成功率更高[13]。

2. 在技术上困难的情况下获得外周静脉通路。静态或动态超声技术均可用于定位和协助外周血管的插管。一般情况下隐静脉、贵要静脉和头静脉都很容易用超声定位，而体表定位较困难。因解剖原因而难以体表定位时也可用超声引导颈外静脉置管。

3. 通过体表标志定位血管前，先确定血管位置，即超声引导建立静脉通路的静态途径。患者固定体位后，将超声探头置于体表，确认体表标志对应的解剖结构，然后移开探头，嘱患者调整为根据标准的体表标志途径建立血管通路的体位。这个操作可由一人完成，不需要消毒的探头及隔离套等辅助设备。这一方法在患者不能承受标准置管体位，而操作者希望确认血管位置时尤其有效。一项随机试验证实，静态途径较传统利用体表标志进行中心静脉置管有更好的效果。

4. 实时超声引导下置管，即动态途径。患者体表消毒后，将超声探头放入消毒的隔离套内，然后置于患者体表。操作者在实时超声引导下，监视穿刺针进入血管，这个方法需要一到两个操作者。有两个操作者时，整个过程中都可实时显示血管位置；而仅有一个操作者时，在导丝进入血管前必须先放下探头以腾出辅助手。这个方法更能发挥超声引导血管置管的优势。动态途径是健康护理研究与质量管理机构（AHRQ）推荐的方法。虽然这一方法可能需要更多的准备时间，但在危重患者体表标志不明显时，较应用传统方法可以节省宝贵的抢救时间。

5. 减少血管穿刺操作次数。在某些临床条件下，危重患者可能因多次血管穿刺导致严重并发症，因此需建立确切的血管通路。抗凝治疗、弥散性血管内凝血（DIC）、血小板减少症、血友病以及任何增加血管穿刺次数导致风险的情况，均能受益于超声引导下较高的首次穿刺成功率。

6. 协助放置先进的静脉通路装置。一些临床情况需要建立血管通路，但如前所述，传统方法建立中心通路可能会增加不必要的风险。某些情况下，患者会需要在较长一段时间内反复抽血或建立静脉通路。一些先进的装置能够有效地解决这些问题，这些装置包括中长导管（MC）和经外周静脉置入中心静脉导管（PICC 导管）。这些装置的好处是通过静脉系统直接或使用 Seldinger 技术进行外周置管。既往大量经验和研究表明，主要由护士组成的血管通路建立团队，可以成功地放置 PICC 和 MC，他们偶尔会与医生、医助合作[27、28]。与临时放置中心静脉导管相比，这些装置发生气胸等机械性并发症的风险较低，并增加了患者的舒适度。尽管有证据表明中央导管相关血流感染（CLABSI）率有所降低，但是对于门诊患者，建议经常对持续留置的血管通路进行评估，并在临床需要时尽快拔出[29]。这些装置中，对于建立静脉通路较为困难的患者，中长导管（MC）越来越被认为是一个有吸引力的选择。

7. 这些导管的长度从 7.5cm 到 20cm 不等，最终到达上臂/腋窝的某个部位，每次可以留置 2～4 周以上[30,31]。在不具备这些装置的医疗中心，也可放置类似长度的动脉导管作为替代。

8. 辅助动脉穿刺和置管。超声能定位需要穿刺或置管的动脉，超声很容易定位桡动脉、尺动脉和股动脉。动态和静态途径都能辅助动脉穿刺。

三、解剖概要

有时候二维超声不易区分动脉与静脉，识别关键的超声声像图有助于鉴别动静脉。与动脉相比，静脉有几个声像图特点：①静脉易受压变形；②壁薄；③ 没有动脉的搏动性。另外，中心静脉有特征性的三相波，可与动脉鉴别。彩色多普勒对于血管鉴别非常有用。

（一）颈内静脉置管

超声很容易定位颈内静脉，并可区别颈动脉与颈内静脉。颈内静脉位于胸锁乳突肌深面，在颈动脉外侧及浅表部，以胸锁乳突肌作为体表标志，颈内静脉位于胸锁乳突肌的胸骨、锁骨头分叉处深面（图 19-1，图 19-2）。需要特别注意的是，颈动脉与颈内静脉的相对位置会随着头部方位变化。颈内静脉置管的特殊操作技术细节如下所述。

（二）经锁骨上行锁骨下静脉置管

在颈内静脉与锁骨下静脉交汇处行中心静脉置管可借助超声引导（图 19-3）。超声引导进行常规的经锁骨下行锁骨下静脉置管会受到锁骨后方明显声影的影响。相比之下，锁骨上入路超声可充分显示锁骨下静脉近心端和颈内静脉 / 无名静脉汇合处的解剖结构。

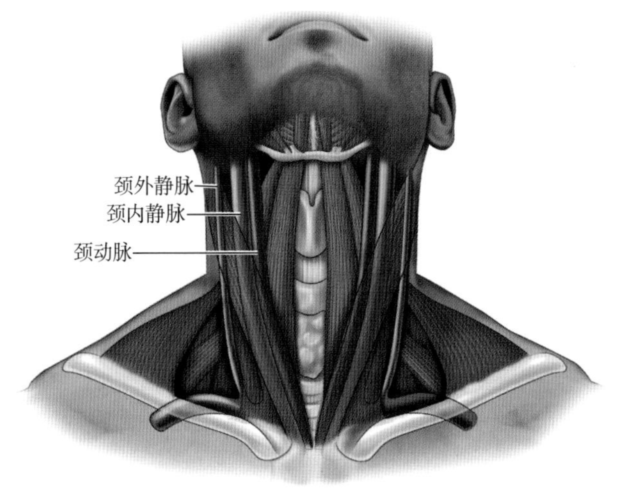

图 25-1　**颈前浅表结构**

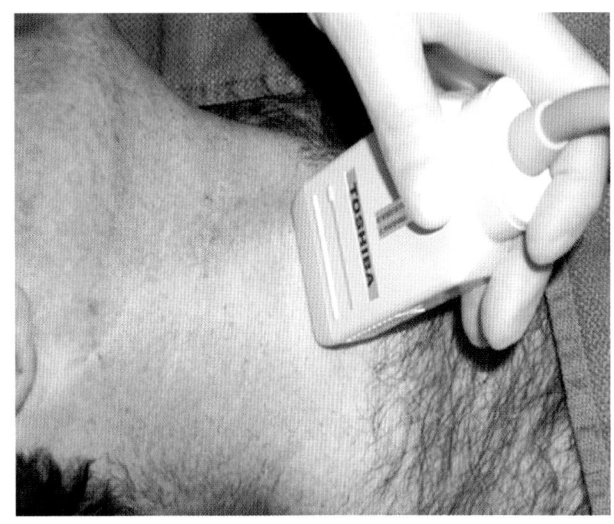

A

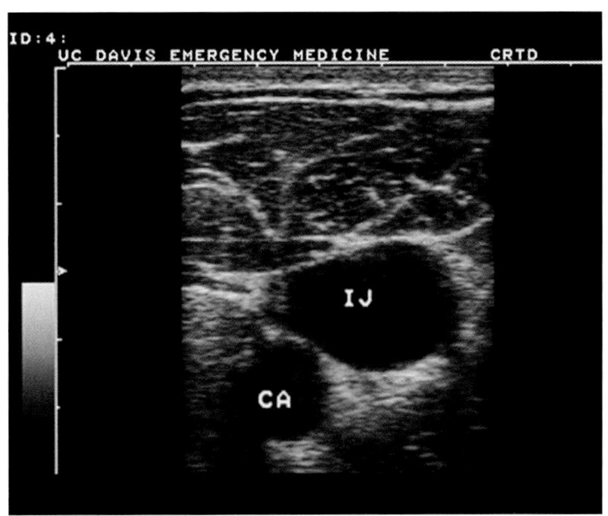

B

图 25-2　**颈部血管超声图像：较粗的是颈内静脉，较深的是颈动脉；图 A 示探头位置，图 B 示对应的超声图像；CA= 颈动脉，IJ= 颈内静脉**

（三）经锁骨下入路行锁骨下静脉 / 腋静脉置管

经典的锁骨下入路行锁骨下静脉置管被认为是一种里程碑式的技术；超声可以用静态和动态的方式来辅助这一过程。对于静态辅助技术，沿着锁骨长度扫查可以在短轴上确定锁骨下方和第一肋骨上方腋静脉和锁骨下静脉的移行处，从而以通常的方式标记穿刺点。动态辅助技术可以使用平面内（长轴）或平面外（短轴）技术。平面内技术将超声探头先放置在锁骨下方紧贴锁骨，声束朝向腋静脉近端的长轴，平行于三角胸肌间沟移动。另一种方法更接近锁骨，将探头置于锁骨上，纵向（平面内）显示穿刺针或导管进入（图 25-4）。

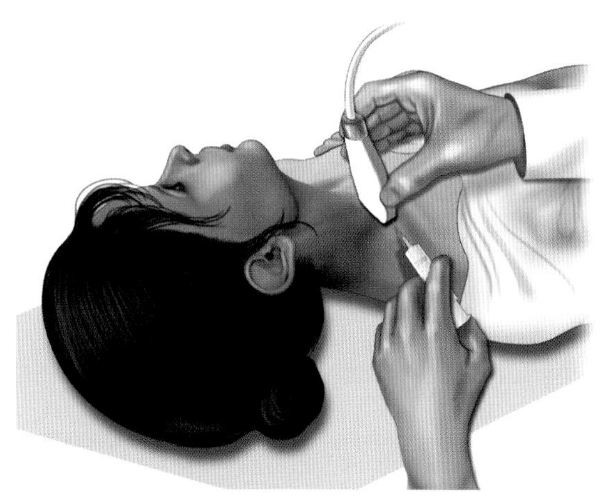

A

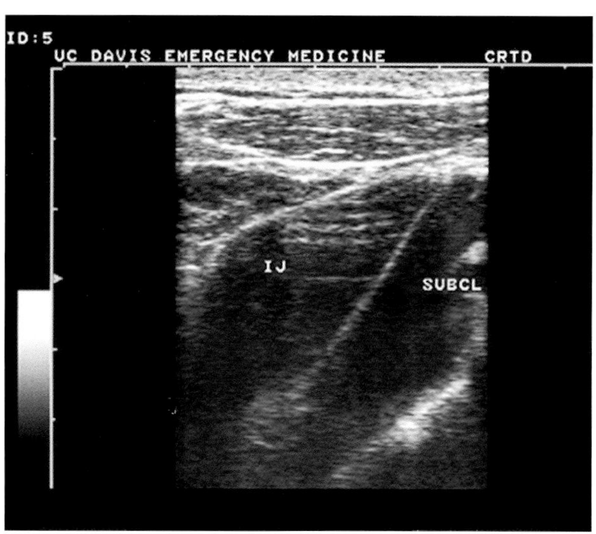

B

图 25-3 图 A 示从锁骨上显示颈内静脉和锁骨下静脉汇合处探头的放置位置，对于某些患者，需将探头置于稍外侧；图 B 示横断面上锁骨下静脉和颈内静脉形成的“静脉湖”。IJ = 颈内静脉；SUBCL = 锁骨下静脉

平面外技术是从靠近腋前线或锁骨中线的更外围位置进行腋静脉置管，使穿刺针或导管在锁骨下静脉之前进入静脉。

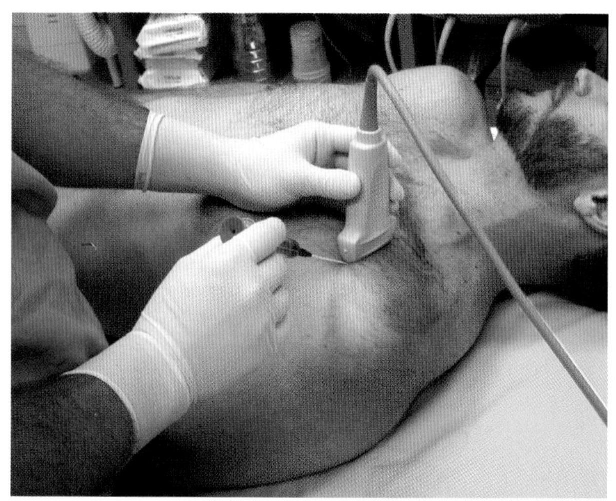

图 25-4 经锁骨下行锁骨下静脉、腋静脉置管时探头的放置位置。

（四）股静脉置管

将探头置于腹股沟韧带中下方的横向位置。从腹股沟韧带下方和股动脉搏动中心开始确认主要的血管结构。探头加压可将易受压变形的静脉和不易变形的动脉区分开来（图 25-5）。另外，熟悉血管随体位变化而产生的相对位置变化很重要。静态和动态技术都能引导股静脉置管。近年来的研究表明，鉴于存在较高的并发症发生率，应减少常规将股静脉作为成年人的中心静脉通路。

（五）外周静脉置管

超声能定位无固定解剖关系或位置较深不能触及的静脉（视频 25-3：周围血管通路）。需注意的是，探头在体表上轻度加压能使浅静脉腔塌陷，利用这个特点可以区分动静脉。然而不经意的探头加压，可使浅静脉腔塌陷而不易显示。建议在肢体上放置止血带使静脉扩张最大化。一旦发现合适的静脉，置管过程与常规静脉置管标准操作一样。静态或动态技术都能成功引导建立外周静脉通路。应用超声引导能够减少静脉置管的穿刺次数和时间，这对于新手而言也不困难[13, 17]。

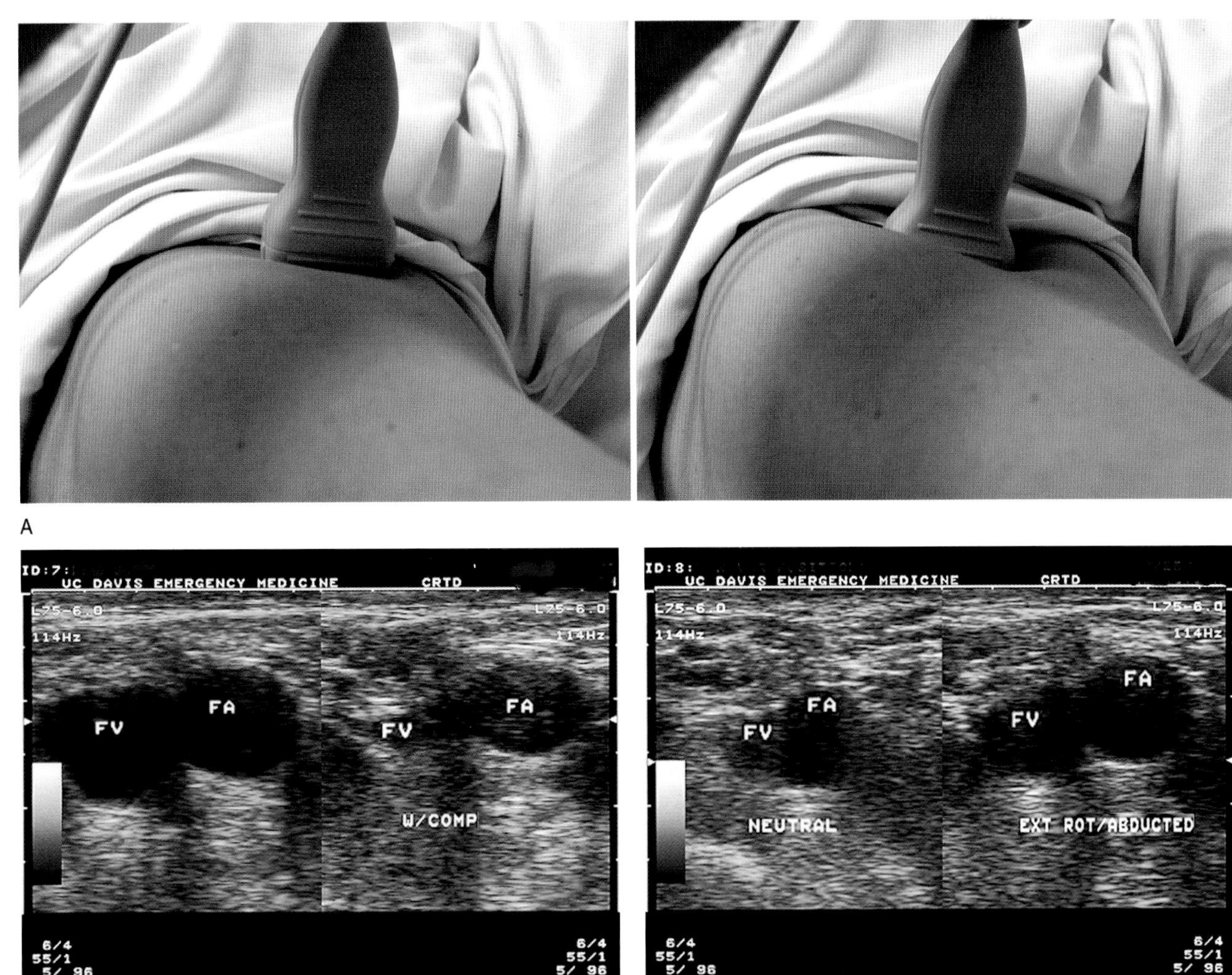

图 25-5　**股静脉（FV）：探头轻压可使静脉塌陷以确定静脉。A. 股静脉（FV）受压变形，股动脉（FA）不变形；B. 髋关节外展外旋时，股静脉移位，C. 中立位时，股静脉紧贴股动脉后方（左图）；髋关节外展外旋时，股静脉远离股动脉（右图）。**

（六）上肢头静脉 、贵要静脉和肱静脉插管

上肢的肘前静脉是急诊常用的静脉通路，如近心端的头静脉和肱静脉（图 25-6A）。头静脉和肱静脉位置较深不易触及，因此，在无超声引导时这些静脉很少行静脉置管。例如，在建立其他静脉通路较困难的急诊患者中，贵要静脉置管已被证实是非常成功的，并且新手很容易学习[32,33]。

然而，头静脉近心端与尺神经和正中神经毗邻，操作需更小心。对于大部分患者，因这些血管的深度和角度原因，置管需要用更长的导管（2.5in）。具体来说，有研究发现当导管总长度的65% 位于血管腔内时，超声引导的外周静脉置管成功率和置管时长是最佳的。但在肱静脉内放置外周静脉导管仍然有很高的失败率，因此，它们不适合作为静脉造影剂或高腐蚀性或高渗溶液的静脉通路[34]。图 25-6 展示了用于近心端浅静脉置管的探头放置和血管的声像图。这里显示的是经外周静脉置入中心静脉导管（PICCs）和放置中长导管的常用位置，其优点是血管管腔内能够容纳足够长的导管，从而减少了无意中导管移位和渗液的风险。

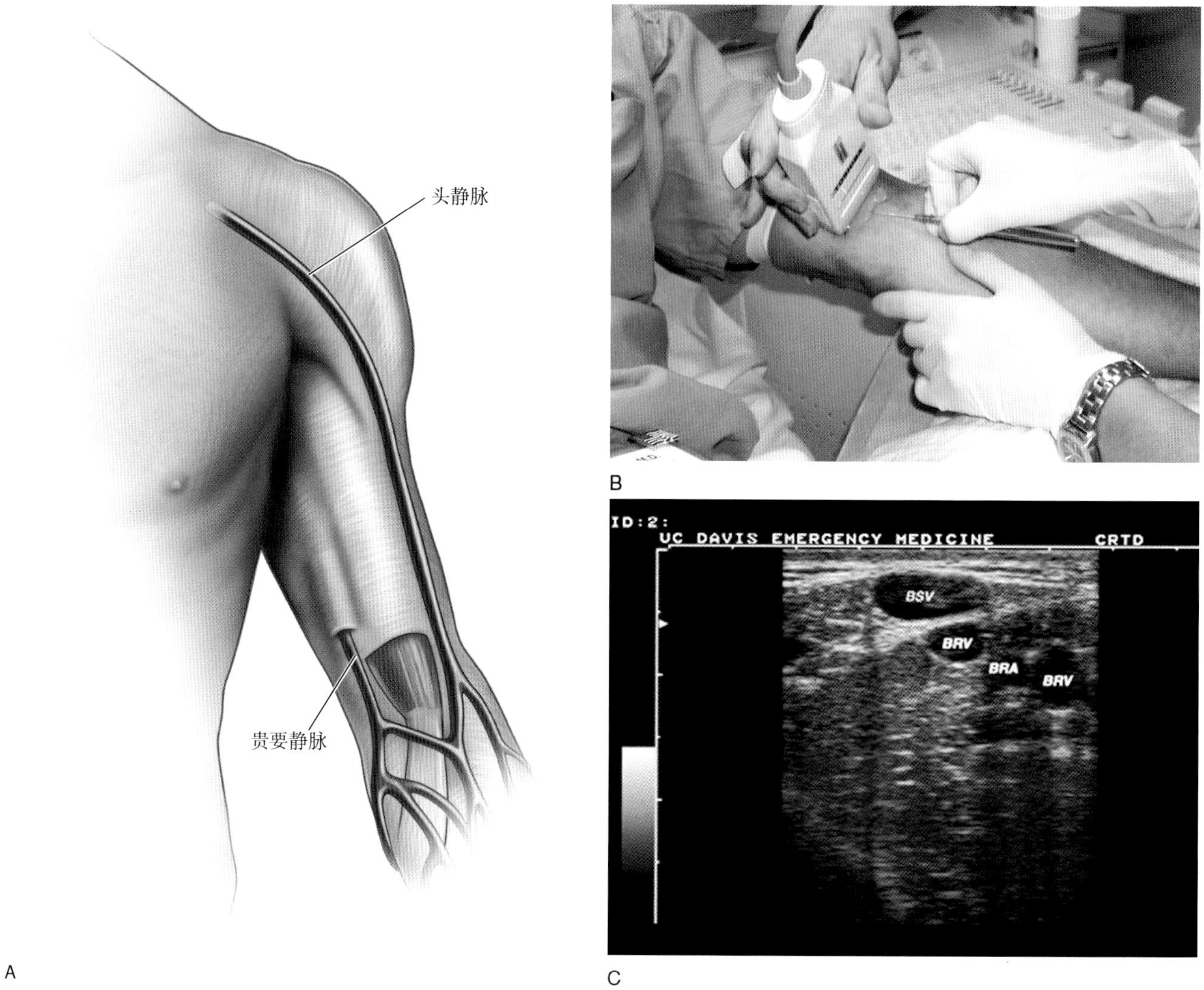

A　　C

图 25-6　A. 上肢近心端的浅表静脉；B. 贵要静脉置管时的探头放置位置；C. 横断面超声图像显示相对浅表的贵要静脉（BSV）和深部的肱动、静脉（BRV，BRA），注意肱动脉与其伴行静脉紧贴，可能会误穿动脉。

（七）颈外静脉置管

颈外静脉位置浅表，不用超声也较易看到和触及（图 25-7）。然而，少量位移（例如颈椎僵直）或者肥胖者可使该静脉置管在无超声引导时难以成功。

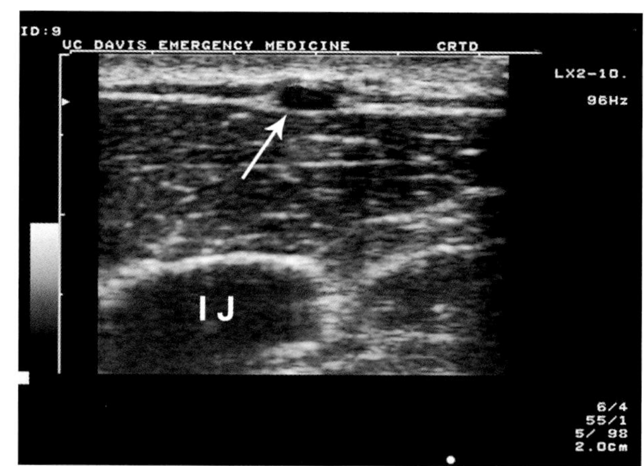

图 25-7　颈外静脉（箭头）和颈内静脉（IJ）的超声横切超声图像。

（八）动脉置管

在B型超声中，可以通过实时观察动脉搏动、动脉壁厚度和受压不变形来识别和区分动脉、静脉。一旦确认了相关的解剖结构，可通过传统技术进行动脉置管或穿刺。

四、检查技术及正常超声表现

（一）探头和穿刺针的定位：纵向、横向和斜向

图 25-8 显示超声引导穿刺针最常见的方法，其中扫查平面分别与穿刺目标和针杆呈纵向或横向关系。然而，某些情况需要结合两个平面的观察。由于这些术语容易引起混淆，应将进针方向与穿刺目标的方向分开描述。穿刺针的长轴视图被描述为“平面内”，而短轴视图被描述为“平面外”，而穿刺目标的超声图像被描述为纵切面或横切面。变换探头位置可以显示血管及穿刺针的不同关系。横切面利于显示穿刺针内侧 / 外侧信息，纵切面利于显示斜向和深度信息（图 25-9）。横切面最有助于观察与其他比邻解剖结构的关系。新手操作者可以考虑使用横切面引导，因为与纵切面引导相比，成功穿刺用时更短[35]。纵切面有利于显示针进入目标血管的深度。

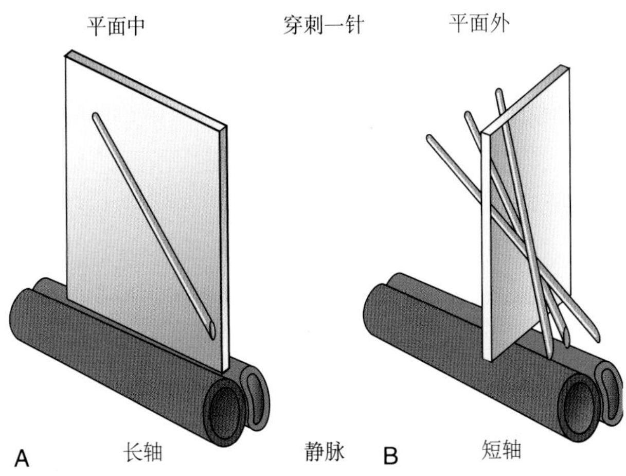

图 25-8　**示意图显示四种进针路径中可能出现的错误。注意（B）虽然三根针处于不同平面中，但在横切面中交汇在一点上。穿刺针进入血管在横切图像平面之外，只会在切面上显示一个点状回声。在纵切平面（A）中，可以在切面内看到穿刺针的整个针杆和针尖，但是保持穿刺针一直在切面中显影是相当困难的，这也说明从皮肤进针到穿刺针进入目标血管的全程显示非常重要。**

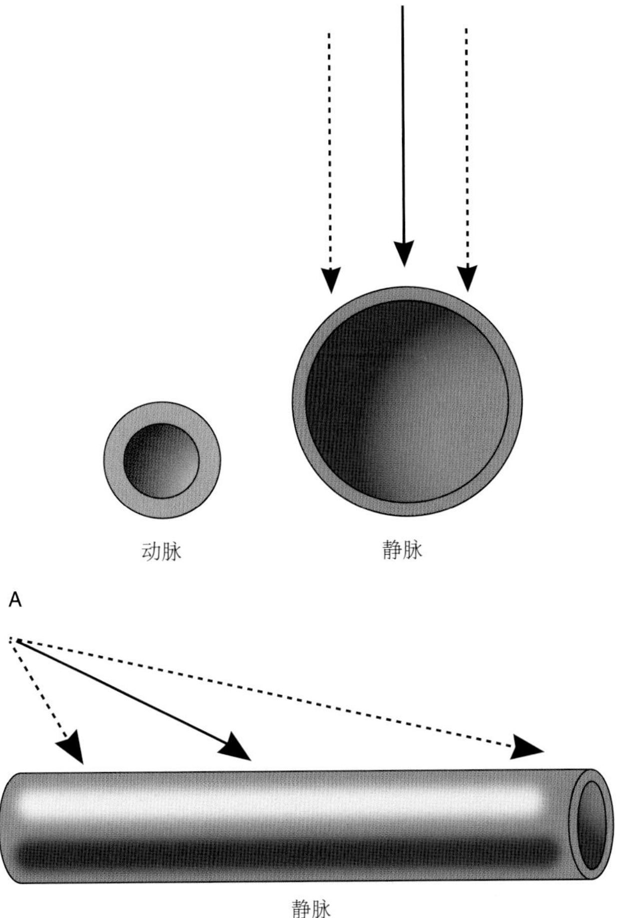

图 25-9　**横切面和纵切面示意图。横切面能更好显示穿刺针的外侧 / 内侧信息（A）。纵切面有利于显示穿刺针斜向和深度信息（B）。**

横切引导的缺点是不能观察到穿刺针是否穿透静脉后壁。有初步证据表明，纵切引导穿刺可以有效减少穿透静脉后壁[36]。纵切引导穿刺颈内静脉的一个显著缺点是看不到相邻颈动脉，有可能造成颈动脉误穿（图 25-10）。穿刺中当导丝遇阻时，将探头旋转到纵切方向，有利于显示导致产生阻力的位置以便通过细微调整导丝，顺利进入血管。在适当的情况下，使用纵切引导血管穿刺的另一个好处是，每次引导静脉置管时，相当于超声医生练习其他超声引导下的穿刺手术，如心包穿刺术、关节穿刺术或周围神经阻滞。

斜切引导是一种替代方法，它很好地兼顾了横切和纵切的优点[37]。这种方法可以更好地显示针轴和针尖，同时兼顾实时显示相邻的重要解剖结构

（图 25-11），常用于颈内静脉插管。探头方向介于血管短轴和长轴之间并置于血管最表浅的位置。一般情况下，探头位置稍微偏向冠状位（颈侧），使探头的边缘靠近胸锁乳突肌的后边缘，穿刺针在胸锁乳突肌的后缘下方进入。避免穿刺肌肉能减轻患者的不适感，并可减少出血。在观察颈动脉的同时，引导针尖进入椭圆形的颈内静脉（图 25-12）。斜切引导对于婴儿、其他因需要加大穿刺部位与肺胸膜的距离（COPD 患者）、穿刺位置受限的患者很有益处。

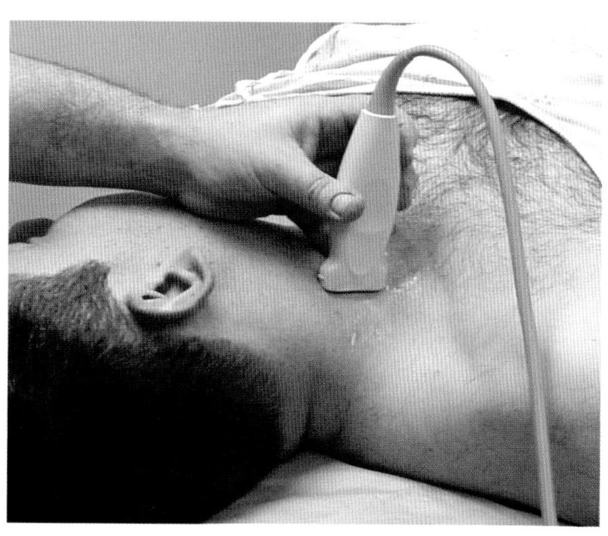

A

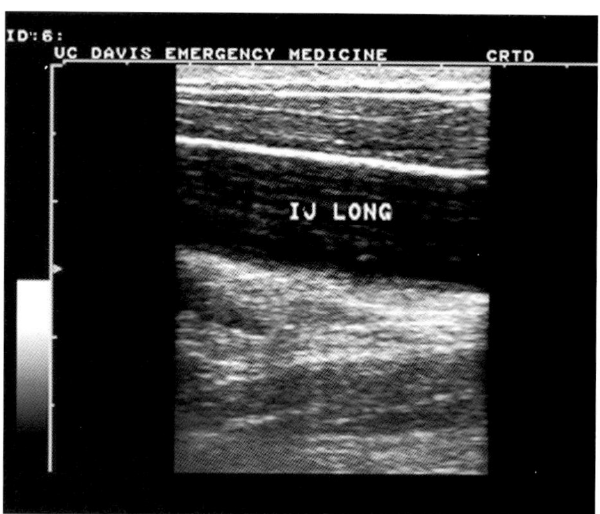

B

图 25-10　颈内静脉纵切的探头放置（A）和超声图像（B）。由于不能观察到邻近颈动脉的限制，有可能造成颈动脉误穿。

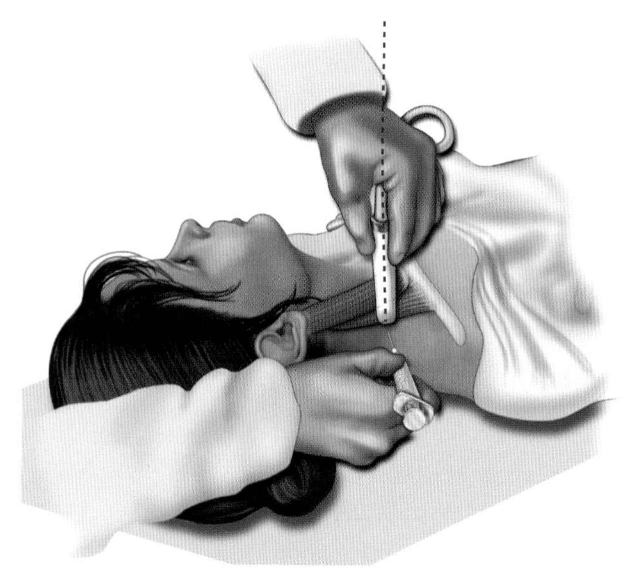

图 25-11　斜切视图显示颈内静脉的方向和穿刺方法。超声探头的示标指向患者左侧。

（二）静态与动态置管技术

超声引导下静脉置管的应用依赖于临床方案、辅助的有效性、严格消毒技术的必要性而定。动态技术的优点是能够实时观察穿刺针的位置和目标血管结构。但是，动态技术需要无菌操作和一名助手参与[26]。两个人操作，就可以实现整个置管过程的实时可视化引导。如果只有一个术者，在导丝插入前必须停止超声引导，因为术者需要腾出非优势手来辅助导丝的刺入。动态技术充分体现了超声引导建立血管通路的好处，这也是 AHRQ 报告中所提倡的方法。需要强调的是，该操作所需的精细引导技能需经过训练才能获得。建议在模型上多加练习，以实现对探头的稳定控制（非优势手）以及保证在探头成像的狭窄区域内能够准确地显示穿刺针和目标血管。当体位标志解剖结构清晰时，静态技术的优点是操作简单。

静态（标记）技术只需要简单的检查来确认血管的位置，而无需随后的超声实时引导。静态和动态两种引导方法都被证实优于传统的体表标记定位方法，但动态技术更准确[11]。

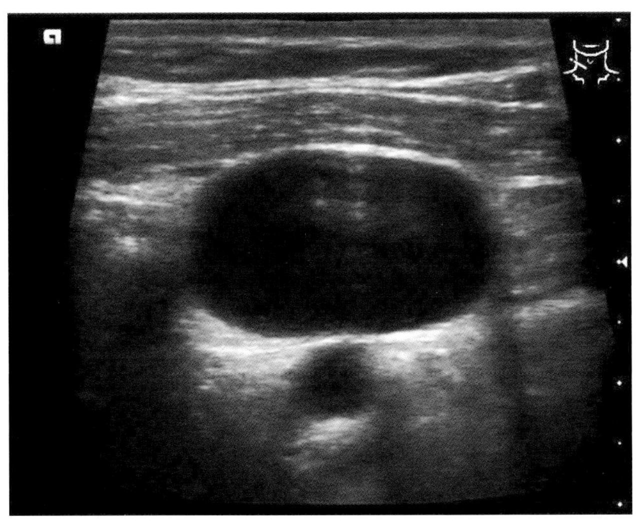

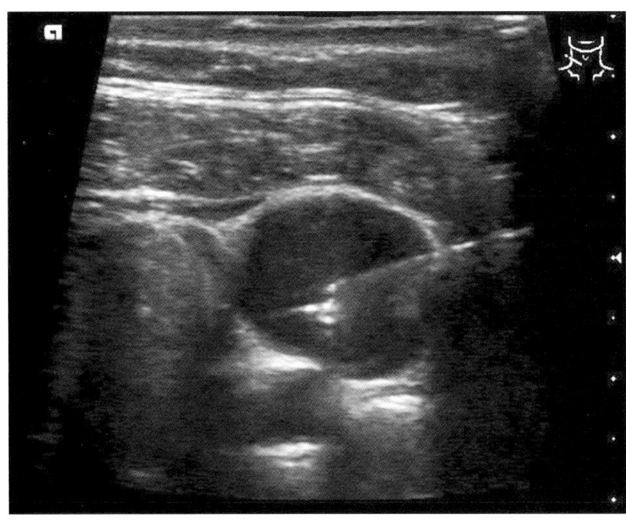

A　B

图 25-12　斜切引导颈内静脉置管。当探头沿颈内静脉长轴旋转约 45° 时，血管显像体积更大，呈椭圆形（A）。在本病例中，可以直接观察到颈动脉位于颈内静脉的后方，所以横切引导可能不是最佳的方案。进针路线显示在（B）平面内，自胸锁乳突肌下方进针，并指向颈动脉上方。

（三）动态技术：4 个 "P"

动态技术可以概括为 4 个 "P"：预扫查（Prescan）、准备（Preparation）、进针（Poke）和路径（Path）。操作中使用高频线阵探头。

1. 预扫查

预扫查的目的是在术前检查穿刺范围内的血管，确认目标血管的适用性，并调整好患者的体位和机器的设置（图 25-13）。在行颈内静脉插管时，应仔细观察三个结构：甲状腺、颈内静脉和颈动脉。在继续操作之前，扫查图像中应观察到这三个结构。颈内静脉和股总静脉很容易被压缩，特别是在血容量不足的患者中，这有助于确认目标血管。当管腔压缩不明显（或者更准确地说，血管壁有附着物）提示术者应使用替代的血管通路，并考虑该处是否存在已知或疑似深静脉血栓形成。

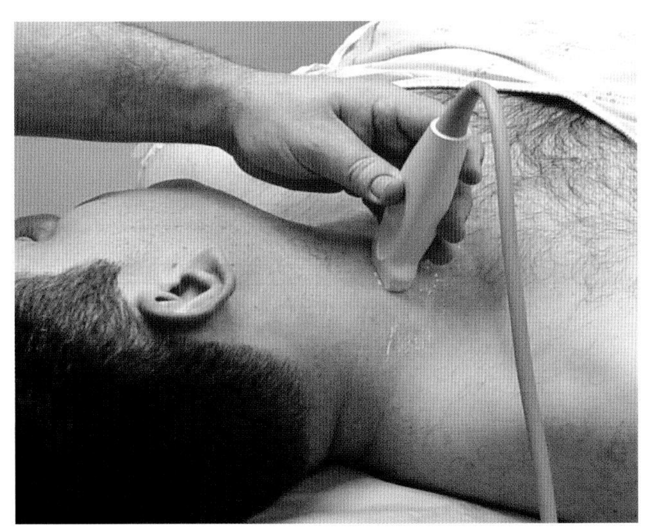

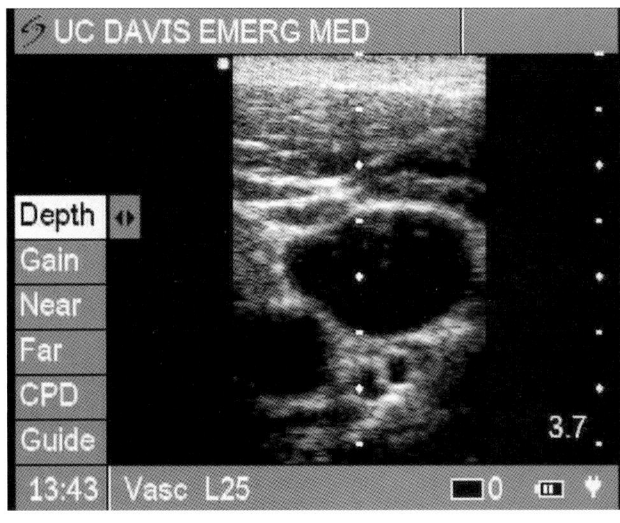

A　B

图 25-13　A. 颈内静脉穿刺的第一个 P：Prescan（预扫查）；B. 颈内静脉和颈动脉横断面图像，注意图像上的穿刺引导线针。

对于外周静脉插管，加压扫描是对上肢血管系统进行详细评估的方法，以确定条件良好的靶血管。在上臂近端扎止血带，可以快速评估前臂近端头静脉和上臂、肘窝的肘正中静脉、内侧臂的臂静脉以及贵要静脉等常见血管。轻度加压可以用来区分外周静脉和邻近的动脉及神经。理想的靶血管走行相对平直，其长度（相对平直部分）应该超过探头的长度且能够预留出穿刺部位。粗略的评估也应包括血管直径是否符合要求、静脉血流是否通畅和排除血栓性静脉炎。根据 PICC 置管的研究结果，一般建议靶血管管径至少是置入导管直径的 2 ～ 3 倍[38]。一旦确定了靶血管，就可以使用针盖的钝端在皮肤上做一个小的压痕，以标记穿刺部位，同时放开止血带并开始穿刺部位的准备工作。

当使用超声引导建立血管通路时，探头位置和显示器的校准是必要的。确定探头前缘的位置，并确保其与屏幕上的位置指示器的方向相同，从而使屏幕上获得的图像与组织解剖结构相一致。例如，当为患者右侧颈内静脉插管时，甲状腺、颈动脉和颈内静脉的解剖位置和超声显示的位置都应是从左向右排列。因此，当针向内侧或向左移动时，在监视器上也表现为向左移动。将针向外侧或向右移动时，在显示器上也表现为向右移动。

如果条件允许，将检查床调整到舒适的高度，并适当倾斜使患者静脉扩张。在开始无菌准备之前，调低房间灯光亮度并调节显示器增益（亮度）和深度。

2. 准备

第二个“P”代表准备工作（图 25-14）。按照标准对病人的皮肤进行无菌处理。对于动态引导穿刺，准备无菌隔离套和耦合剂。有几种类型的隔离套可用于超声探头。能覆盖探头和电缆的隔离套是首选的，因为它们可以放置在无菌部位，并易于定位，可供单个操作人员使用。在探头放入无菌隔离套之前，必须在探头上仔细涂抹耦合剂，以避免气泡滞留。在扫查之前，用橡皮筋固定无菌隔离套，并将无菌耦合剂涂抹到探头隔离套的外部。无菌屏障到位后，探头就可以使用了。

3. 进针

第三个“P”代表最初的皮肤穿刺（在实际的静脉穿刺之前），将穿刺针刺入在皮下组织中，在继续推进之前在扫查平面确定穿刺针的位置。穿刺针初始刺入和随后的定位是非常重要的步骤。在定位之前推进穿刺针可能会导致穿入错误的方向。图 25-15 显示了初始刺入时穿刺针的正确位置。要注意穿刺针与探头的距离非常近。由于涂抹了厚厚的无菌耦合剂，要防止皮肤跟随穿刺针下陷时产生的气泡干扰超声图像。

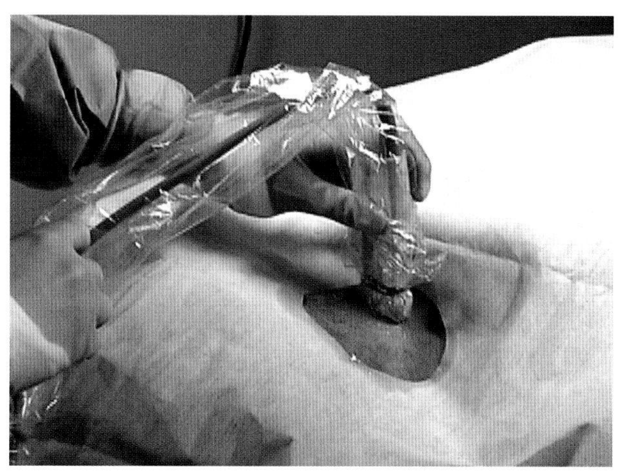

图 25-14　**第二个 P：Preparation（准备）**

注：注意探头被包于长的消毒隔离套内，在消毒区域使用方便

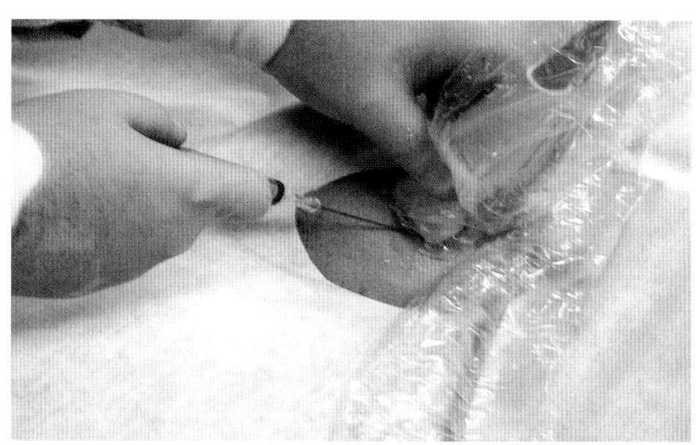

图 25-15　**第三个 P：Poke（进针）**

注：注意穿刺针与探头位置非常靠近，以便穿刺后立刻定位针尖

4. 路径

沿着进针路径调整探头实时显示穿刺针是成功置管的关键。在开始进针时观察周围组织的运动可以帮助定位穿刺的大致区域。穿刺针在超声

图像上被显示为强回声点和环状伪影（短轴）或线状强回声伴声影或阴影或混响伪影（长轴）（图25-16）。将穿刺针指向血管的同时在显示器上定位针尖。确保每次推进之前针尖都被显示。常见的错误是将针体误认为针尖，从而错误判断实际的针尖位置。图25-8展示了使用不同的进针方向和扫描切面的成像。注意三个针体在横切面上都在同一个点上，然而每个针尖相对于血管都在不同的位置。在横切面上精确引导需要探头在横切面上来回运动来准确定位针尖。

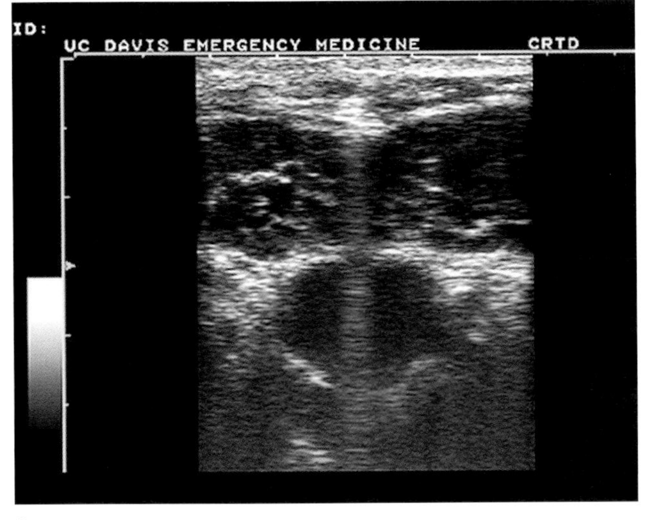

A

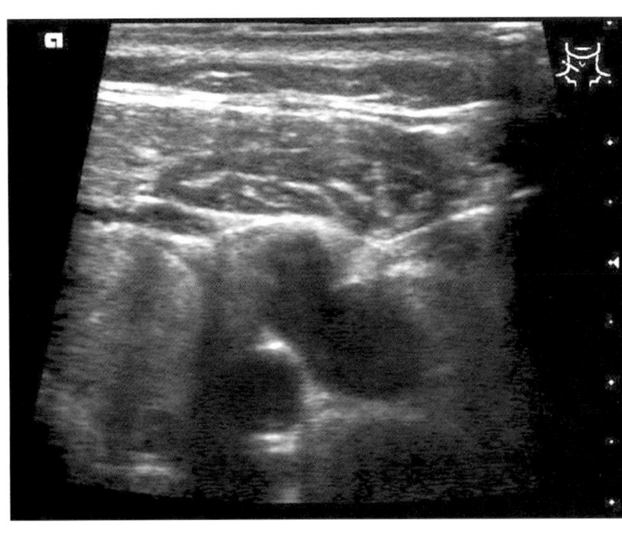

B

图25-16 **静脉和针头的横断面示图。（A）初次穿刺后穿刺针的环状伪影，这用来在推进之前定位穿刺针的位置。（B）血管的横切视图，以及穿刺针的纵切（平面内）视图。穿刺针从右边靠近，针尖刚刚进入静脉。**

使用穿刺针的长轴视图具有一定优势，它可以显示穿刺针从皮肤到静脉的整个穿刺过程；然而，如果操作过程中探头有轻微的倾斜，就有可能穿刺至邻近的错误目标（如颈动脉）。

在穿刺成功之前，随着穿刺针的推进压力，静脉会变形（图25-17）。确认静脉穿刺成功的标志是静脉血进入注射器或后置的周围静脉注射装置。无论是静态引导还是动态引导，置管过程（即使用Seldinger技术）都与标准操作相一致。

（四）穿刺针的显示

随着超声引导穿刺置管经验的增加，临床医生已经认识到在整个穿刺过程中针尖在监视器上清晰可见的重要性。一些特定的调整可以使针的显示更明显。如：调整超声频率、焦点和增益来优化近场的分辨率。如果可能，倾斜探头，使超声束更垂直于针，会产生更强的回声（更亮的针尖或针体）。

制造商已经意识到临床对回声增强针头的需求。虽然没有研究发现回声增强的穿刺针能提高新手穿刺的成功率[39]，但经验丰富的操作者的反馈表明，这可能会有帮助。更新的机器增加了回声增强穿刺针的显示选项，一些探头被设计为与穿刺架配套使用，以确保穿刺针的稳定性，并且穿刺针只能在扫描平面内推进。

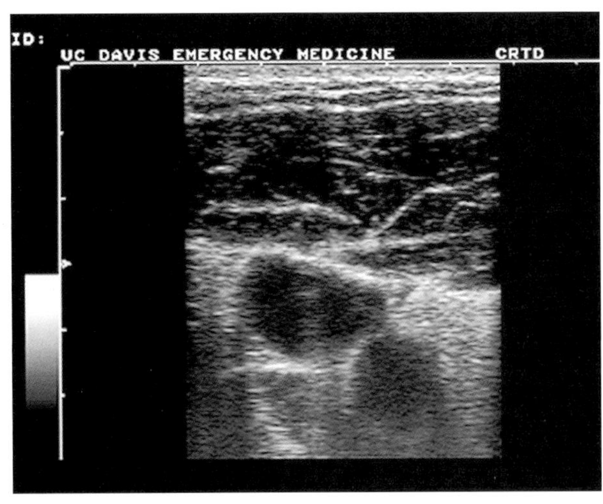

图25-17 **穿刺前血管会发生变形。在本例中，血管发生了轻微的塌陷。实时观察可见血管壁轻度凹陷，随着穿刺针进入迅速反弹。**

不管使用何种方法，准确观察穿刺针从皮肤到目标血管的重要性都不言而喻。

（五）消毒技术

有几种方法消毒，最好的是用预先包裹好的消毒探头隔离套，其目的是确保使用探头和探头电缆线无菌（图 25-18）。无菌耦合剂足以作为隔离套和皮肤之间的耦合介质。

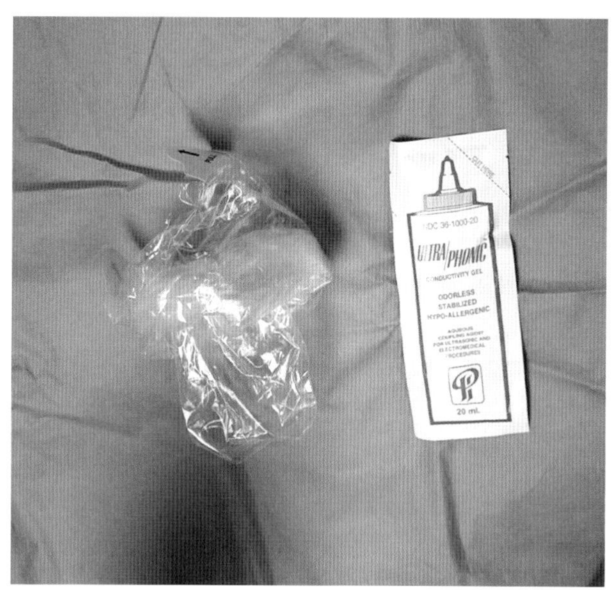

图 25-18 **预先包装好的消毒探头套及消毒耦合剂。**

通过体表标志定位技术进行周围静脉置管被普遍认为是一种无菌技术(尽管技术上不是“无菌”)，目前还没有共识或指南来规范超声引导的静脉置管的无菌操作。然而，有学者认为，随着穿刺血管深度的增加（如贵要静脉、肱深静脉），感染的风险随之增加[40]。应该努力确保超声探头使用一次一消毒，并为每个患者使用无菌耦合剂。尽管其必要性尚不清楚，但使用无菌探头盖是必需的。

五、鉴别诊断

（一）正常静脉解剖变异

人体内大的中心静脉解剖位置相对固定，而外周静脉位置变异较大。然而，用超声辅助寻找血管和置管时，掌握典型的静脉走行和重要的相邻结构很有必要。

（二）患者体位

中心及外周静脉置管时应进行一些体位调整，头低脚高位有助于使头颈部静脉轻度扩张。另外，超声能够通过显示周围动脉解剖来帮助判断最合适的患者体位。个别患者上肢外展外旋将明显改变动静脉相对皮肤的关系。需要强调的是，改变下肢体位可致部分患者的股动脉覆盖于股静脉上方。因此，在特定体位应用传统技术（非超声引导）时，可能导致动脉损伤或静脉置管失败。

（三）儿科患者注意事项

本章所涉及的许多技术和注意事项都适用于儿科患者。对于婴儿和较小的儿童，超声探头加压可能会导致靶血管塌陷。在这种情况下，临床医生应注意减轻对目标静脉的压力。最常用的方法是，涂抹厚厚的耦合剂作为介质，以便在耦合剂中显示穿刺针，而不是穿刺针接触儿童皮肤后才显示，以便更好地显示目标血管。

六、注意事项

超声引导建立血管通路无绝对禁忌证，但仍有一些常见的易犯错误。

1. 误判穿刺针在组织中的位置。应用动态技术时需通过针的振铃伪像，或静脉受压来准确判定针的位置。无论用横切还是纵切，在穿入深部结构前，用超声判断针的位置非常重要。确保准确置管和并发症最少化是很重要的。横断面能更好显示针的侧面，而纵切能够更好显示针的深度和斜向方位。

2. 通过加压及彩色多普勒仍不能区分动静脉。动脉搏动性有时很微弱，动静脉可能看上去非常相似（特别在低血压患者）。无彩色多普勒功能时，需通过加压确认其是否为静脉。静脉轻微受压时管腔易塌陷。应用彩色或能量多普勒可能有帮助。脉冲多普勒能让操作者准确判断血管，确认血管的类型。

3. 在患者处于合适的体位时应用静态超声定位血管。临床医师需让患者处于合适的体位后再进行血管定位。正如先前所强调的，许多血管会因患者体位的改变而发生轻微的位置改变。

4. 无法准确地跟踪针尖。因超声显示的是二维图像，穿刺针穿入血管前，超声声束需偏向穿刺针所在平面。有时候，需要调整超声束的角度以获得最佳的位置。图 25-8 示意在短轴切面上穿刺针似在血管前方，但针尖实际不在血管内。注意位于不同平面的三根针相交于血管前方，但最终针尖位于不同的位置。在短轴切面上，需要针体和探头的交替推进，这样随着探头的每一次推进，切面中都失去针尖的显示，然后在针体前进时又显示出来。

5. 未能将针 / 导管充分推进到血管腔内。由于许多使用超声引导进入的血管比外部可见或触摸到的更深，入路的角度通常会比平时更大。因此，新手经常发现，在看到血管被刺穿的“闪光”后，他们在穿入导丝或留置导管时会遇到困难。使用动态方法可以在血管腔中心内看到针尖的影像。小心地以稍微浅一点的角度向前推进几毫米，可以更容易地穿入导丝或推进导管。常见导致导丝或导管推进困难的情况包括如图 25-19，显示导丝在血管内打结，图 25-20 显示导丝卡在旁边的静脉瓣，图 25-21 显示穿刺太深，穿刺针缩回时，牵拉远侧血管壁牵拉，导致管壁反向隆起。

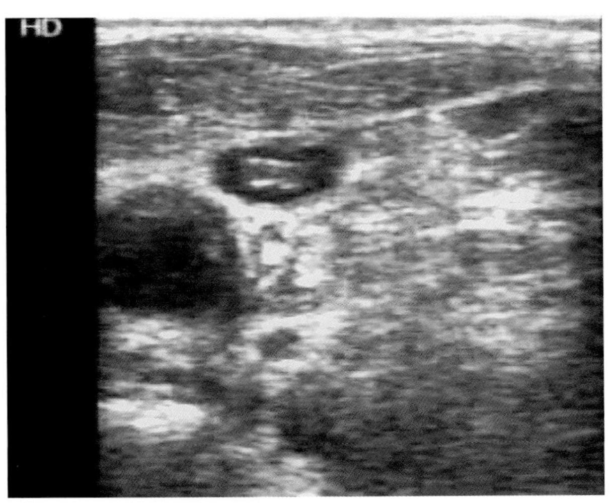

图 25-19　导丝在多次推进后打结。图像显示导丝尖端回声与结一致。

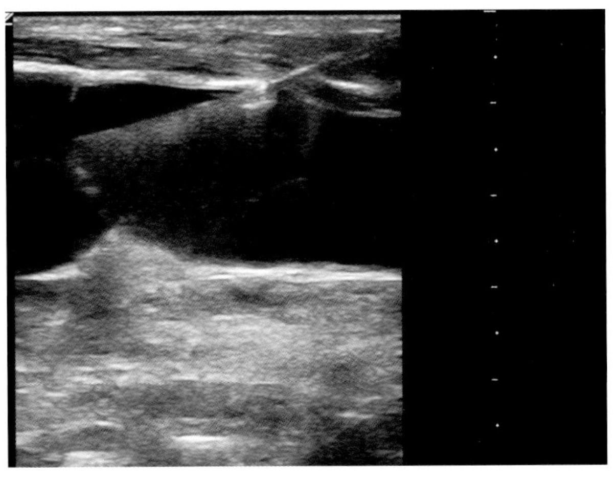

图 25-20　导丝通过颈内静脉瓣膜的长轴图像。导丝可能会卡在瓣膜的底部而不能前进。

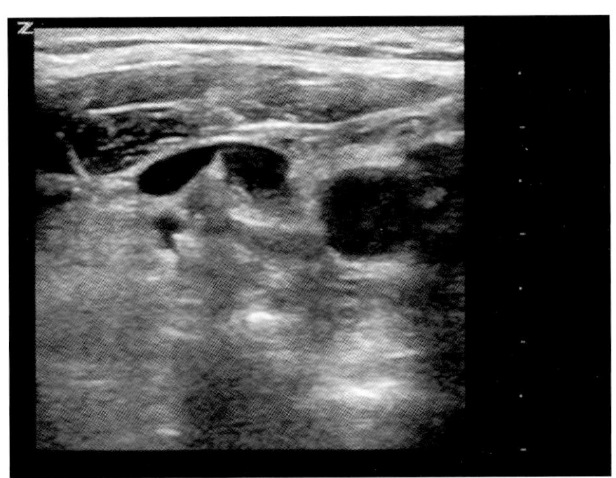

图 25-21　“反向隆起”——静脉的短轴视图。当针穿透远侧血管壁时，在穿刺针抽回时牵拉远侧血管壁牵拉，发生了这种情况。

参考文献

完整的参考资料列表可在网上找到 www.mhprofessional.com/mamateer4e.

第 26 章 超声引导下的区域麻醉

Donald V. Byars, Marc L. Martel, and Mark Noble

一、概述

60 多年来，区域神经和神经丛阻滞一直是麻醉学实践中不可或缺的一部分，常用于手、手臂、髋关节、膝关节和足部手术。最初，区域麻醉依赖解剖标志定位，靠钝尖针穿过筋膜平面发出的声音及术者手感来感知和实施。几十年后，神经刺激器开始在阻滞手术中应用，以协助麻醉穿刺针更精确地靠近目标神经或神经丛。然而，区域麻醉阻滞的成功仍然高度依赖于操作者，即使熟练操作人员借助神经刺激器，阻滞失败也不少见，根据阻滞位置的不同 [1, 2] 失败率可达 10% ～ 30%。

在过去的 15 ～ 20 年里，越来越多的麻醉学和急诊医学文献证明了超声在增强各种区域阻滞的效果和成功率方面所起的重要作用 [1-11]。研发更加便携的超声设备、更高的分辨率和更小巧的超声探头，以及改进的图像处理技术，如复合成像技术和增强的针头识别的软件，所有这些都有助于提高超声在区域麻醉中的适用性。毫无疑问，超声在局部麻醉阻滞的应用正逐渐成为新的标准。对于常见的神经阻滞，超声成像可以实时显示大多数患者的目标神经。在超声引导下，操作者可以直接观察到麻醉针的进针过程，并以非常精确的方式推注局部麻醉药，给药量更小。这是所有手术都梦寐以求的特点，并可最大限度地减少并发症发生。

二、临床概况

一项研究表明，在 40 例接受前臂或手部手术的患者中，超声引导下锁骨上和腋窝臂丛神经阻滞的成功率为 95%，无并发症报道；这与既往该部位使用神经刺激器的 70% ～ 80% 的成功率形成了鲜明的对比。更重要的是，受益于超声引导下锁骨上臂丛神经阻滞技术，可以将肌皮神经麻醉引起的气胸等并发症风险降至最低 [8]。

在一项研究中，40 例髋部骨折患者术前接受股神经阻滞镇痛，超声引导组股神经感觉阻滞的起作用时间（16 分钟）明显快于神经刺激器组（27 分钟），在超声引导下，整体阻滞成功率从神经刺激器组的 85% 提高到 95%[9]。在随后的一项研究中，60 例髋关节骨折患者被随机分配接受超声或神经刺激器引导下的股神经阻滞。超声组神经阻滞成功率更高（超声引导组为 95%，而神经刺激器组为 80%），起效时间更快（感觉缺失），所需麻醉药品剂量更少（超声引导组使用 0.5% 布比卡因 20mL，神经刺激组使用 0.5% 布比卡因 30mL）[10]。

超声引导区域麻醉已被许多研究者证明可以提高神经阻滞的成功率，完全镇痛更快速，减少了阻滞所需的麻醉剂量并减少了手术并发症的发生。2005 年对德国、奥地利和瑞士 387 例在麻醉科实施的超声引导区域阻滞的综述指出，区域阻滞成功率已从 70% ～ 80% 的基线提高到近 100%。研究的结论是，在超声引导下神经阻滞更容易、更有效，很大程度上是因为它能辅助局部麻醉剂精确浸润靶神经[11]。

区域神经阻滞和神经丛阻滞的并发症随着穿刺部位的不同而不同，包括：①因注射针头直接刺激神经而引起的疼痛；②定位困难或阻滞发作延迟，导致手术时间延长；③阻滞失败；④斜角肌间隙阻滞导致脊髓损伤；⑤膈神经或喉返神经麻痹；⑥斜角肌间隙和胸锁骨上臂丛神经阻滞误穿导致气胸；⑦误穿血管致出血；⑧局部麻醉药的全身反应；⑨感染；⑩血管迷走神经反应。

神经阻滞中周围神经损伤（PNI）的发生率为 0.0003% ～ 0.0005%，以往归因于神经内注射。然而，有研究表明，神经内注射本身与 PNI 无关，并因此对医源性神经损伤发生的机制提出了质疑[12,13]。其确切的机制尚不清楚，但诸如注射压力高、手术过程中的感觉异常、局部麻醉药物的免疫或神经激素效应以及麻醉肢体位置不良导致的压迫神经损伤等都是潜在因素。此时，大多数学者建议应避免有意的神经内注射，并在阻滞期间出现高注射压力或感觉异常时停止注射，并重新定位针尖，并注意保护麻醉肢体不受压迫损伤。

三、解剖概要

执行区域神经阻滞的临床医生应熟悉被刺穿区域的详细解剖结构。

（一）锁骨上区域

锁骨上区域的解剖层次如下：皮肤、从下颏向下外侧延伸到锁骨的颈阔肌纤维，胸锁乳突肌形成内侧缘，锁骨形成前缘，斜方肌为这个三角形区域的后缘。构成臂丛的 C5 ～ T1 神经根从前、中斜角肌之间的椎间孔中发出，并向下外侧延伸，合并成锁骨上区臂丛神经的上、中、下干。神经干随后分为前、后两股，然后分为内侧束、外侧束和后束，最后在腋窝上部成为臂丛神经（桡神经、正中神经和尺神经）的末端分支。三条斜角肌（前、中、后）起自颈椎横突，并止于第一根肋骨的上表面。在锁骨上窝的前缘紧贴锁骨的后方，臂丛的神经干和分支汇聚在紧靠下锁骨动脉外侧的筋膜平面上。前斜角肌位于第 1 肋骨的内侧，正好位于锁骨下动脉的内侧；第 1 肋骨位于联合动脉和神经丛的下方或附近，中斜角肌位于神经丛的外侧。锁骨下静脉穿过前斜角肌插入处内侧，沿第 1 肋骨扁平的表面走行。肺组织位于肋骨的下方，肺尖位于第 1 肋骨的水平上方。膈神经沿着前斜角肌的前内侧表面纵向延伸。

（二）腋窝

在腋窝最上部的腋窝皱褶水平，腋动脉、静脉和臂丛神经的分支分布在皮下神经血管筋膜鞘内，位于内侧臂肌间隔的筋膜平面上。这个筋膜平面将臂屈肌（肱二头肌和喙肱肌）与臂伸肌（肱三头肌）分开。臂丛神经的终末分支（正中神经、尺神经和桡神经）位于这个神经血管筋膜鞘内，靠近腋窝血管，通常围绕着腋动脉。肌皮神经通常位于腋窝动脉的上外侧，通常位于喙肱肌和二头肌之间的筋膜平面。

（三）手腕

正中神经位于腕横纹近心端中线皮肤表面正下方，屈肌腱表面。阻滞正中神经的最佳位置位于腕横纹近心端 5 ～ 10cm，此处正中神经位于浅屈肌和深屈肌之间的筋膜的前方。尺神经的定位可以先通过在腕横纹近端处高回声的腕屈肌腱下方找到低回声的尺动脉，然后沿着尺动脉向上约四分之三的前臂长度可以看到低回声的尺动脉和相邻的高回声尺神经（位于尺动脉尺侧）彼此分开。桡神经通常在肱骨远端外侧，肘关节上方约 5cm 处，于外上髁前方容易看到。沿桡神经束向下，在肘前皱襞处分为浅支和深支。桡神经的浅支（位于桡动脉的桡侧）在臂肱桡肌下沿着前臂掌侧向远端延伸，最初有些分开，然后靠近桡动脉。在手腕上方约 7cm 处，在肱桡肌腱的下方穿过。

神经阻滞作用的麻醉区域如下：如果肌皮神经在腋窝处被阻滞，肘部、前臂和手将完全失去痛觉。如果肌皮神经未被阻滞，则在前臂外侧皮神经支配的区域（前臂背侧和掌侧的桡侧半部）不会产生麻醉效果。更近端的锁骨上臂丛神经阻滞可获得从肱骨上部到手的麻醉效果，由于该技术用于手臂很多部位的麻醉，故被称为“手臂的脊髓麻醉”。当需要对整个前臂或肘窝进行完全麻醉时，它特别有价值。当需要更大区域的麻醉时，例如患者外伤造成的多发前臂撕裂伤或严重的肘前脓肿的情况下，可以使用这种阻滞方法。需要注意的是，这两种阻滞都不能为肩部手术提供足够的麻醉；在需要肩关节麻醉时，应使用斜角肌间阻滞。在手部，正中神经支配大部分的掌侧面的感觉，包括中指、无名指，尺神经的掌侧和背侧支支配小指和无名指的感觉，浅桡神经支配手背桡侧的感觉。

（四）大腿

在腹股沟皱褶水平的股骨区域（仅在腹股沟韧带下方），与股神经阻滞相关的解剖层次如下：皮肤、皮下组织、阔韧带筋膜（覆盖臀部和大腿肌肉的致密结缔组织）、髂筋膜，以及从内向外排列的股静脉、动脉和神经。股动脉和股静脉被较厚的结缔组织鞘包裹。股神经位于股动脉的外侧，位置稍深。股神经靠近腹股沟韧带，位于腰大肌外侧缘较深处。股神经位于腰大肌后方，途经腹股沟区域，然后向髂耻弓深部走行。尽管股神经非常靠近股动脉，但它被髂筋膜与股鞘内的血管隔开。髂耻弓筋膜是一个较厚的结缔组织筋膜层，起自腰小肌腱，覆盖髂肌和股神经的内侧远端部分，然后在毗邻的股动脉和静脉下方向内侧延伸至股静脉下方和内侧耻骨肌前表面。耻骨和髋臼的髂耻隆起刚好位于股血管和神经的深处。

（五）下肢

隐神经是支配股四头肌的股神经的皮支。沿下肢向下走行，它位于收肌管内的股骨鞘内，大约横跨股骨的中间三分之一。收肌管是一个由三块肌肉组成的三角形空间：长内收肌、股内侧肌和缝匠肌。其内还包括股静脉和股浅动脉。隐神经为支配下肢和足部的前内侧以及髌骨和内踝的感觉神经。

坐骨神经起源于 L4 ～ S3 神经根，沿下肢后部走行。在腘窝的上缘，它分为腓总神经干和胫神经干。神经干位于腘动脉和静脉的外上方。这一水平的坐骨神经为支配小腿的后外侧以及足背部和足底的皮肤神经。它还负责所有小腿和足部肌肉的神经支配以及腓骨、大部分胫骨、脚踝和足骨的骨性感觉。

周围神经没有严格的固定位置，它们有可能在周围注射的麻醉溶液中出现一定程度的移动。短轴切面的神经或神经丛的形状可能为圆形、扁平、三角形或椭圆形，这取决于其长轴的位置及与下方骨结构或筋膜平面的关系。通常神经阻滞的部位位于皮下非常浅的位置。一项对 15 名志愿者的研究中，锁骨上区域臂丛神经最浅表部分的皮肤到神经的平均距离为 0.9 ± 0.3cm。类似的结果在腋窝区域也有报道。

四、临床适应证

适用于在任何部位的区域神经阻滞。

（一）神经阻滞的禁忌证

- 精神意识异常（患者必须能够在手术过程中表达感觉异常，并配合阻滞前和阻滞后的神经系统评估）。
- 神经阻滞处皮肤感染。
- 有严重骨筋膜室综合征风险的患者应咨询医师，以确保在出现骨筋膜室综合征时进行适当监测和及时诊断。
- 相对禁忌证包括抗凝治疗和已存在的神经病变。

五、检查技术和正常超声表现

神经组织相对于周围的皮下组织可出现低回声或高回声，直径小至 2mm 的神经（如近端指皱褶处的指神经）可用高频线性探头扫查显示。解剖相关性研究中结果显示，约有 1/3 的显微镜下才能看到的神经可以用频率 15MHz 的探头显示。神经根表现为低回声的超声图像，在短轴切面上，表现为圆形低回声结构，周围有明亮回声的筋膜组织包绕。神经通常比血管回声更高，而且与血管不同，神经是不可压缩的。根据这一特征，以及彩色或能量多普勒表现，可以帮助区分神经和邻近的血管。

当神经束更粗或位置更远时，它们通常会表现出更明显的内部回声。由于回声更高的结缔组织（神经外膜和神经周）将神经束固定在一起，使神经束内部回声更明显。根据被成像神经的粗细和所使用探头的分辨率，尽管不如肌腱那样表现明显，神经束也会表现出一定程度的回声差异。

正中神经是练习超声识别神经的能力的极好的靶神经。用10MHz或高频探头可以在腕横纹近端中线的横切面上很容易显示。在短轴上，它表现为低回声的扁平椭圆形结构，具有边缘高回声。其回声结构被描述为束状结构，与相邻屈肌腱典型的纤维样结构有明显的区别（图26-1）。当探头向手臂上近端移动时，正中神经更接近圆形或三角形，可以在前臂中部，分离浅屈肌和深屈肌的筋膜中找到（图26-2）。

尺神经可以通过腕横纹近端定位尺动脉而找到。尺动脉和较小的成对尺静脉呈低回声，位于尺腕屈肌腱的下方和桡侧；尺神经位于动脉的尺侧，在这个位置通常难以识别（图26-3）。沿尺动脉向近端移动探头，可清晰看到与前臂中部动脉伴行的尺神经，然后在前臂上部与动脉分离（图26-4）。

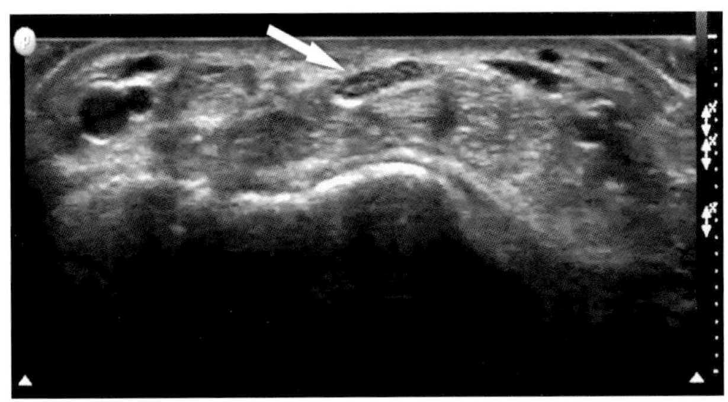

图26-1 右侧正中神经（箭头）。神经在图像中心呈一个非常表浅的低回声矩形结构，位于腕管中纤维状屈肌腱的上方。图像左侧可见桡动脉和成对的桡静脉；图像右侧的尺动脉和成对的尺静脉稍不明显。在图像左半部分的远场中可以看到远端桡骨骨皮质回声。

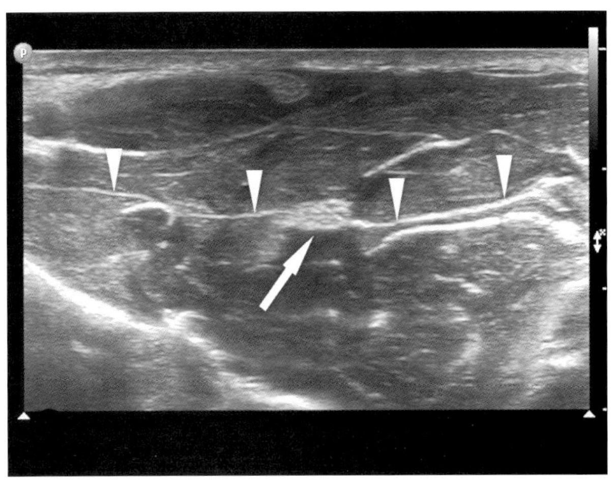

图26-2 腕横纹上方5cm处横切面的正中神经。前臂中部水平的正中神经呈高回声椭圆形结构（箭头）。在分隔前臂浅屈肌和深屈肌的筋膜平面（无尾箭）是识别此处正中神经的可靠标志。

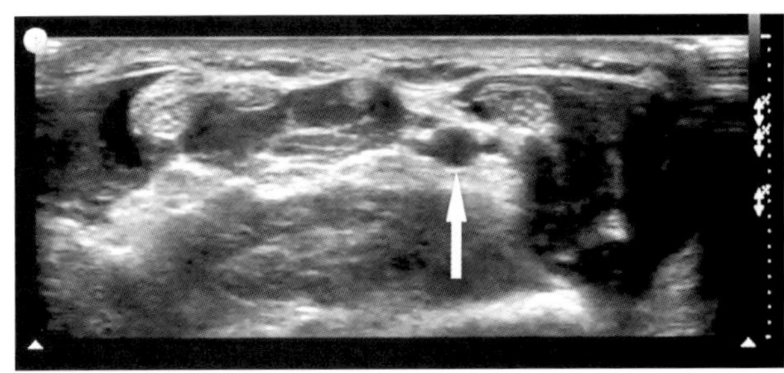

图26-3 腕部掌侧的右尺神经横截面。尺动脉（箭头）和小的成对尺静脉呈低回声，位于尺腕屈肌腱的下方和桡侧。尺神经位于尺动脉的内侧（尺侧），在这个位置通常很难清晰可见。

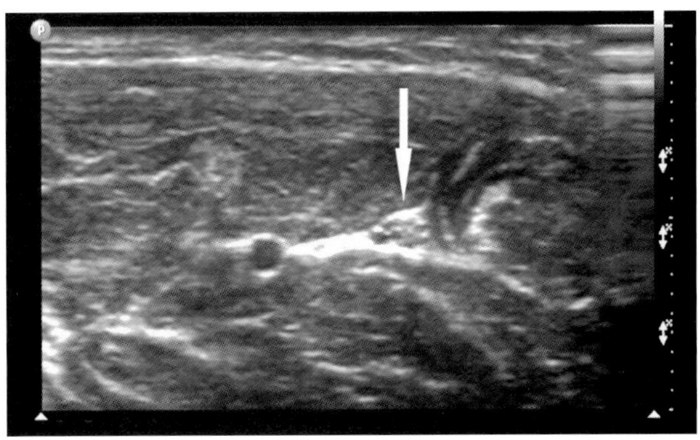

图26-4 前臂上四分之三处的右尺神经横截面。高回声的尺神经和低回声尺动脉彼此分离。可在超声横切面或纵切面引导下安全地实施尺神经（箭头）阻滞。

桡神经位于肘关节上方约 5cm 处。肱骨外上髁回声表现为山峰样结构，桡神经表现为外侧上髁前的圆形或扁平的束状结构（图 26-5A）。神经向下延伸进入上前臂。此处可见桡浅神经，刚好位于肱桡肌下方，靠近附近低回声的桡动脉（图 26-5B）。随着桡动脉和神经向远端延伸，它们彼此相邻（图 26-5C），到达肱桡肌远端水平，桡神经浅支向背侧移行，不再靠近桡动脉。

在锁骨中上区域，可见圆形无回声的锁骨下动脉，或紧邻第一肋骨回声的上缘。肋骨下明显的后方声影有助于确认识别。可以看到稍深侧的回声线代表肺尖的胸膜表面；肺滑动和彗星尾伪影通常会在这个界面的实时超声中看到。在这个平面上可以看到臂丛的神经束，通常略高于锁骨下动脉的水平。臂丛神经束和分支表现为许多椭圆形或圆形的低回声结构（有时称为“葡萄簇”），为周围的高回声筋膜组织。包绕臂丛神经的筋膜鞘位于呈低回声的内侧前斜角肌和位于外侧中斜角肌之间（图 26-6）。锁骨上臂丛和斜角间臂丛神经的彩色多普勒成像可以识别颈横动脉，这对于避免意外的血管内注射至关重要。

在位于腋窝前皱褶水平的上臂短轴视图中，搏动的腋动脉在近场显示为一个圆形无回声结构，位于皮肤表面下约 1 ～ 1.5 cm 处。由于腋窝血管在这个水平上相当表浅，即使是施加轻微的探头压力也会使腋静脉（或其他静脉）压闭，使其不可见。因此，只有当患者进行 Valsalva 动作时，腋静脉才会变得明显。腋部血管和臂丛神经的分支分布在

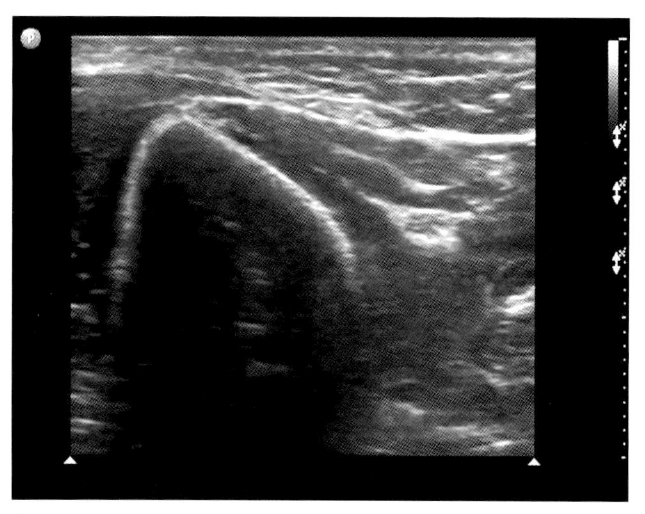

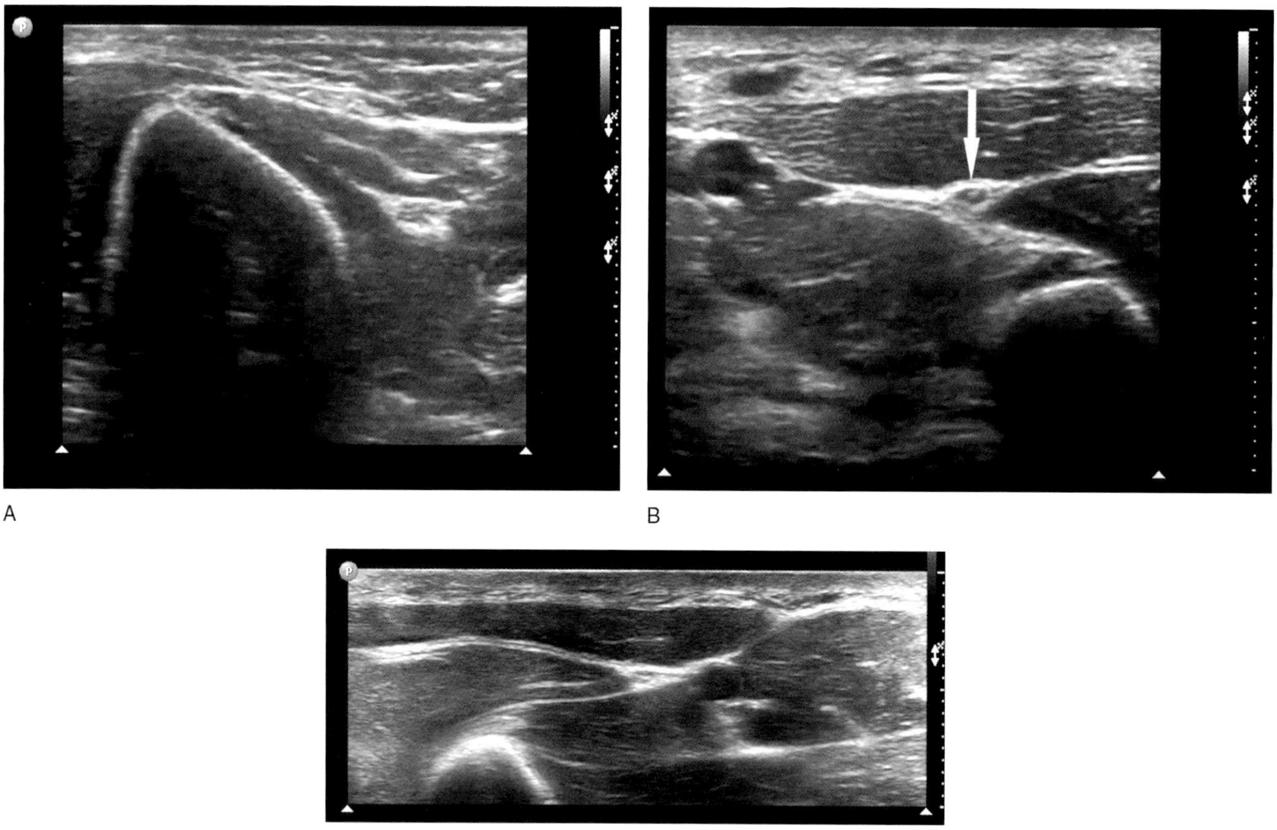

A

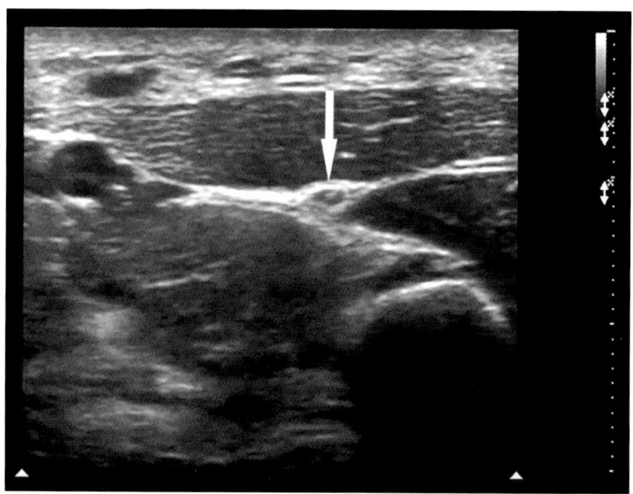

B

C

图 26-5 （A）肘关节上方桡神经：右侧桡神经横切面为圆形回声结构，位于肱骨外上髁高回声轮廓之前。（B）在前臂上部的横截面上的左桡神经。近场可见低回声的肱桡肌。左侧近场可见桡动脉和成对的桡静脉，高回声桡浅神经（箭头）位于肱桡肌下方的三角形回声筋膜上。在图像的右侧远场中可以看到桡骨的掌侧曲面强回声。（C）前臂中部横切面上的右桡神经。左侧远场可见桡骨的回声曲面；桡浅神经呈三角形回声结构，紧邻筋膜平面，将上方低回声远端肱桡肌与下方桡侧腕屈肌分开。

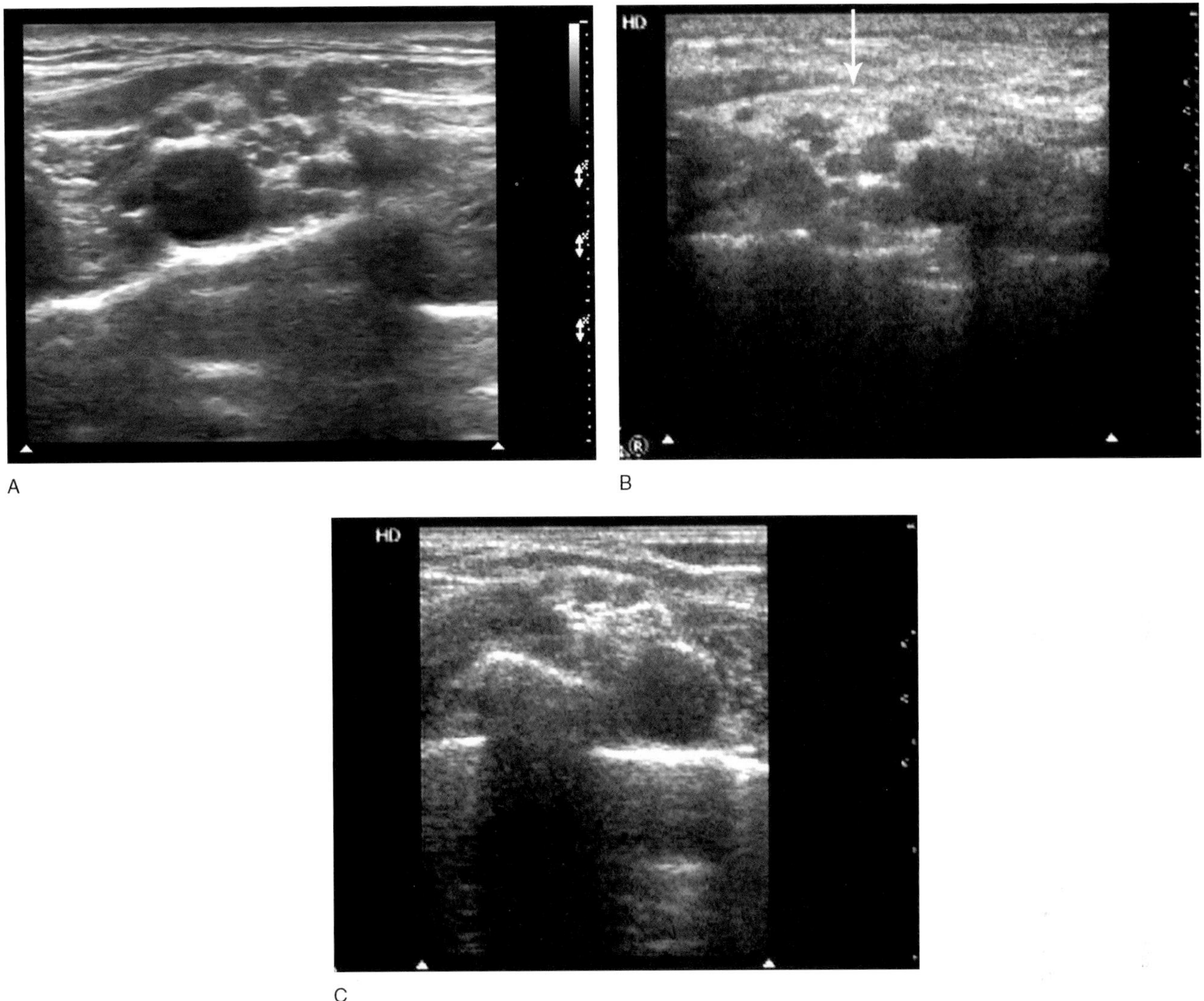

图 26-6　**锁骨上臂丛神经。（A）左锁骨上臂丛神经。可见低回声神经干和分支聚集在无回声锁骨下动脉的外侧和上方。锁骨下动脉位于高回声的第 1 肋骨表面，胸膜线在图像的右侧远场表现为一条回声线。在实时扫描中，肺滑动和彗星尾伪影很明显。（B）右锁骨上臂丛神经的神经干和分支在高回声筋膜鞘内形成一簇表浅的低回声圆形结构（箭头）。中间斜角肌呈低回声结构，就在神经丛的外侧（图左侧），锁骨下动脉为图像中心附近的最大的圆形低回声，前斜角肌在锁骨下动脉内侧（图像左侧），为模糊的低回声结构。（C）右锁骨上臂丛神经丛。第一肋骨形成明显后回声阴影，明亮的回声胸膜线在无回声的锁骨下动脉下方。该患者的臂丛神经稍不明显，在锁骨下动脉的上外侧。**

臂内侧肌间隔的筋膜平面上；这个筋膜隔将上面的臂屈肌（二头肌和喙肱肌）与下面的伸肌（三头肌）分开。在腋窝水平的短轴方向上，臂丛的三个末端神经分支（正中神经、尺神经和桡神经）通常表现为环绕腋动脉的圆形低回声；偶尔会发现两条神经。肌皮神经通常在更侧方找到，最常见的是在肱二头肌和喙肱肌之间的筋膜平面，它显示为扁圆形或三角形，具体取决于成像的位置（图 26-7）。

在股骨区，股神经在短轴方向上可呈圆形、椭圆形或三角形结构，并可表现出比臂丛神经更高的回声。股神经位于无回声的股总动脉外侧，在髂肌内侧稍深的位置（图 26-8）。

在大腿内侧的收肌管内可见隐神经。收肌管是由长内收肌为内侧壁，股内侧肌为外侧壁，缝匠肌肌腹为顶围成。隐神经通常与股浅动脉和股静脉相邻，但稍向外侧延伸（图 26-9）。

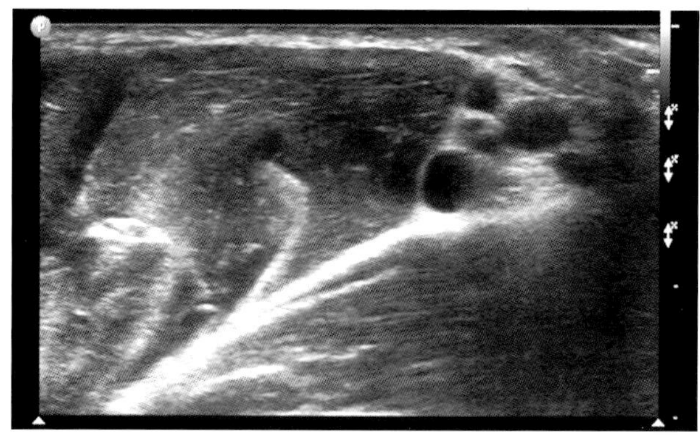

A

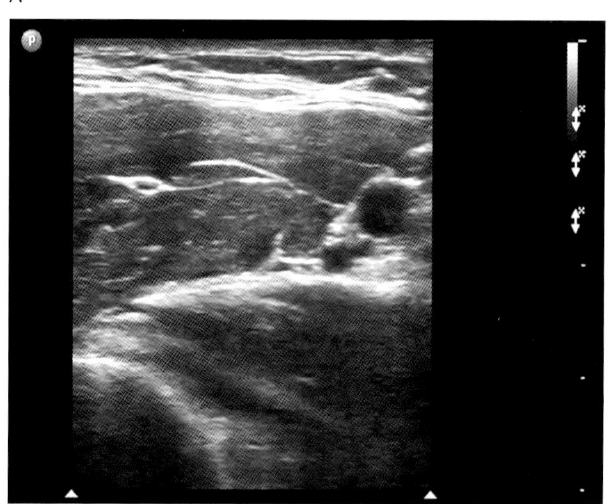

B

图 26-7　(A) 右腋窝臂丛神经。在图像的右侧远场可见腋动脉、静脉和低回声的神经分支（正中神经、尺神经和桡神经）。采用不同力度的加压可以帮助区分动脉、静脉和低回声的神经。血管和神经丛所处的筋膜平面被称为臂内侧肌间隔，将上面的伸肌（二头肌和喙肱肌）与下面的屈肌（三头肌）分开。这个肌间隔可以倾斜或水平显示在图像中，这取决于探头的探查位置。肌皮神经表现为左侧中场的椭圆形结构。(B) 右腋窝臂丛神经。左侧远场可见肱骨近端表面弯曲的强回声，臂内侧肌间隔呈水平状。右侧近场可见腋动脉和部分神经丛。肌皮神经是一个椭圆形结构，在筋膜平面有一个高回声边缘，将二头肌和喙肱肌分开。

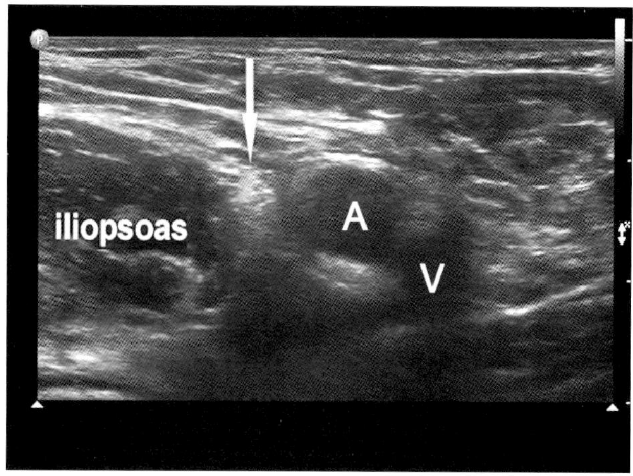

A

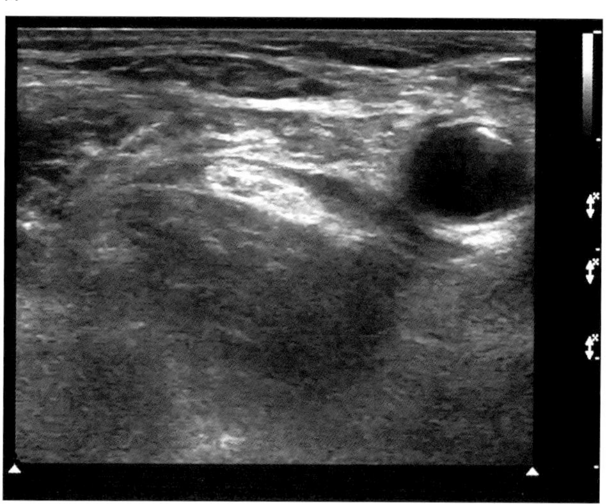

B

图 26-8　(A) 右股神经横切扫查。腹股沟皱褶水平的股神经(箭头)是位于股动脉和静脉外侧的高回声椭圆形结构。髂腰肌位于神经的外侧深部，髂筋膜覆盖于肌肉和神经表面，然后穿过股动脉的下方。注射麻醉剂必须深至髂筋膜，以确保成功阻滞。(B) 右股神经横切面特写。阔筋膜是中央近场的一条水平高回声带，与股动脉无回声的上缘保持一致。股神经表现为一个扁平的高回声结构，位于图像中心的动脉外侧，稍深。髂筋膜表现为位于股神经上方的细线，呈高回声，延伸至股动脉内侧。A= 股动脉，V= 股静脉。

腘窝部坐骨神经的外观因人而异。具体来说，它分支为胫神经和腓总神经干的位置是可变的，但通常位于腘窝的上界，这里是区域神经阻滞的目标位置，可以确保两个神经干都被麻醉。在此水平上，坐骨神经位于腘动脉和静脉的上外侧（图 26-10）。

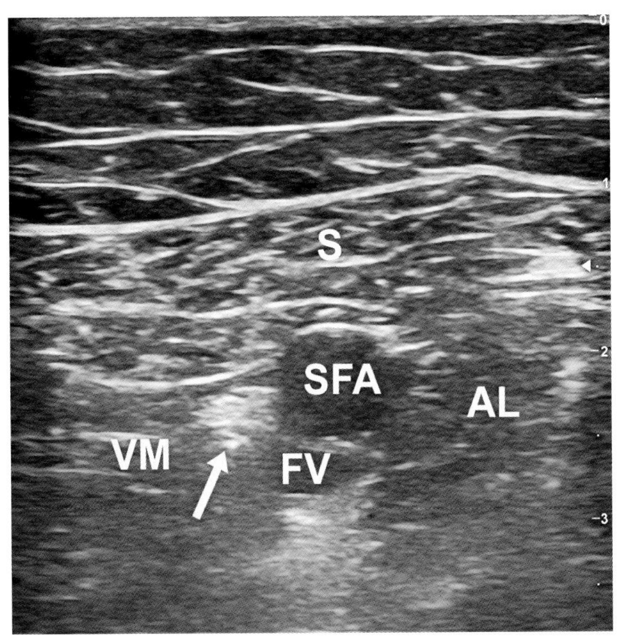

图 26-9　隐神经（箭头）。隐神经位于大腿中间 1/3 的收肌管中。收肌管由外侧的股内侧肌（VM）、内侧的长内收肌（AL）和上方的缝匠肌肌腹（S）组成。其内包含隐神经鞘、股浅动脉（SFA）和股静脉（FV）。

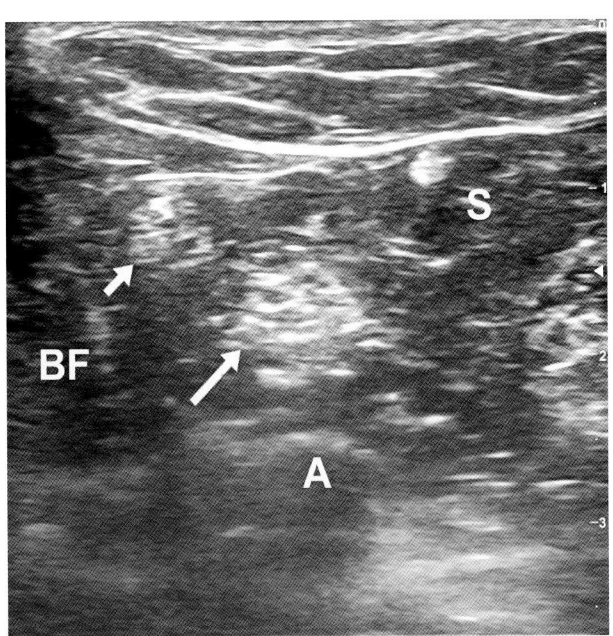

图 26-10　坐骨神经分支为腓总神经（短箭头）和胫神经（长箭头）干。神经位于股二头肌（BF）和半膜肌（S）之间的肌间沟内。腘动脉（A）位于神经下方。这是腘窝水平坐骨神经阻滞的主要目标部位。

锁骨上和腋窝臂丛神经阻滞推荐使用频率范围 7.5 ～ 15MHz 的高频线阵探头，频率 5 ～ 10MHz 线阵或凸阵探头用于股神经阻滞。曲棍球棒式探头高频且小巧，是理想的用于引导较小周围神经阻滞的探头。通常在所有神经阻滞术前都需要消毒、铺单和探头无菌准备，并使用合适的麻醉剂和针头。

对于不涉及神经周围置管的单次注射，探头的准备可以使用无菌粘合敷料或无菌探头套来完成。如果需要置管，则必须使用灭菌探头护套。很多麻醉师喜欢使用在急诊科不常用的阻滞针。虽然大多数急诊科中发现传统穿刺针更容易损伤周围神经，但它们也具有更易准确定位，穿刺时疼痛更轻的特点，但是在动物研究中发现，使用传统穿刺针与神经损伤发生率的显著增加无关。笔者所在医院急诊科的做法是使用标准的穿刺针或昆克斜面脊髓阻滞针实施绝大多数神经阻滞。我们认为，在避免医源性神经损伤方面，针尖在筋膜平面内保持与目标神经适当的安全距离远比选择针尖更重要。

针头可以使用“手动针”技术，即针头通过无菌延长管连接到装有麻醉溶液的注射器上。操作者用非惯用手操作超声探头，惯用手手持阻滞针。助手持注射器，按术者的指示抽吸和注射。或者，针头可以通过大多数急诊医生更熟悉的“手动注射器”技术直接连接到注射器上。术者用非惯用手操作超声探头，惯用手手持注射器，注射器在没有助手帮助的情况下完成抽吸和注射。

在急诊科中通常使用的麻醉剂包括利多卡因、布比卡因和罗比卡因。关于这些药物的详细说明可以在任何标准的急诊医学教科书中找到，本章不再赘述。重要的是应针对实施神经阻滞的特定临床适应证选择适当的麻醉剂和辅助药物，并能够快速识别和管理局部麻醉药的毒性。利多卡因是大多数不需要长效麻醉的手术的首选药物，如撕裂伤修复或单纯的脓肿引流。布比卡因是小范围但需要较长时间神经阻滞的首选药物，如单根肋骨、手指或牙神经阻滞。然而，如果不慎在血管内注射了布比卡因将会产生明显的神经毒性和心脏毒性，并可能导致心衰。因此，如果需要用大剂量的长效阻滞剂，罗比卡因通常是首选药物[14]。与布比卡因相比，罗比卡因具有更好的安全性，且神经毒性和心脏毒性较低[15]。虽然罗比卡因的作用时间可能略短，但安全性更好，因此是大剂量、长效阻滞的首选药物[16]。作为长效局麻药的辅助药物，地塞米松已被证明可以显著改善感觉神经阻滞的持续时间。《英国麻醉杂志》报道，加入6mg地塞米松可将布比卡因的阻滞时间从14小时延长到24小时，在罗比卡因中加入地塞米松可将阻滞时间从11小时延长到22小时[17]。考虑到由于不慎在血管内注射长效局部麻醉药导致的毒性，我们建议新手在达到熟练使用超声实时引导的神经阻滞技术前使用利多卡因或新的酰胺麻醉药。需要特别指出，将利多卡因与布比卡因混合的做法应该停止，因为添加利多卡因并不能改善感觉神经阻滞的起效时间，但确实能显著减少布比卡因的作用时间[18]。

医生应熟悉局麻药全身毒性（LAST）的诊断和管理，以及血管内脂质乳剂的使用。美国局麻和疼痛医学协会（ASRA）发表了一份关于有效降低、诊断和管理LAST风险的清单[19]。他们提倡"三管齐下"的方法：①"合理"；②"警觉"；③"积极处理"。"合理"的做法指采用最佳的操作方法，如在注射前抽吸、缓慢进针和渐进注射。"警觉"是指医生在麻醉过程中必须持续监测并与患者沟通，以发现口中金属味或口周麻木的早期症状，包括精神运动性躁动或抑郁等，这通常先于心脏毒性等晚期症状出现。最后，强烈建议任何使用长效局麻药的部门制定LAST治疗方案，其中包括立即停止注射、终止手术和使用脂质乳液等措施[19,20]。但一般医生很难记住推荐的局部麻醉药的最大安全剂量，特别是当最大安全剂量的单位为每公斤毫克时，临床医生必须将其转换为可用的剂量，这增加了计算错误的可能性。表26-1列出了70kg和100kg患者最常用的局麻药浓度和安全的最大剂量，以供快速参考。

对于大多数神经阻滞，我们建议用于麻醉剂注射的针尖应显示在超声图像平面内，以便进行动态实时的精确针尖定位。最好的方法是在探头一端进针，短轴显示神经束，长轴显示阻滞针，让前进的阻滞针的尖端可以在整个过程中可视，以确保精确的麻醉剂注射。

表26-1 局麻药的最大推理单次剂量

局部麻醉（%）	70kg 患者（mL）	100kg患者（mL）
利多卡因 1	20	30
利多卡因 2	10	15
布比卡因 0.25	56	60
布比卡因 0.5	28	30
布比卡因 0.75	18	20
罗比卡因 0.2	105	150
罗比卡因 0.5	42	60

这个快速参考表显示了在区域麻醉中最常用的麻醉药的推荐安全最大剂量。值得注意的是，急性病人或老年人可能更容易出现局麻药毒性。

术者通常围绕周围神经的筋膜平面，将针尖刺入在适当的筋膜平面内推注麻醉剂，以使麻醉剂在神经周围扩散，而不需要将针尖靠近神经。如果进针过程中患者出现感觉异常，注射遇到高阻力，或在注射过程中在超声屏幕上未显示局麻药注入，应轻微移动针头，以避免神经内或血管内注射。如果针尖斜面朝上，针尖的显影可以进一步增强。随着经验增加，术者可能会发现许多神经阻滞更容易在平面外引导下进行，阻滞针在探头的中间部进针，穿过垂直于探头长轴的探头平面。这种技术缩短了皮肤到目标的距离，但针尖显影往往比使用平面内引导技术更困难。

1. 锁骨上和斜角肌间隙入路神经阻滞的特殊注意事项

斜角肌间隙和锁骨上臂丛神经阻滞常会出现膈神经短暂麻痹的并发症，导致同侧半膈肌麻痹。这种情况几乎普遍发生在斜角肌间隙入路，锁骨上入路发生率超过50%。在健康受试者中，这种现象对呼吸状态没有临床影响，但对于已存在呼吸功能损害的患者，必须避免这两个部位的神经阻滞。此外，由于有可能出现膈神经麻痹，任何情况下都要避免双侧臂丛神经同时阻滞。

2. 锁骨上臂丛神经阻滞

锁骨上臂丛神经阻滞被一致认为是最有效的臂丛神经阻滞入路[21]。虽然这种阻滞对大多数上肢有极好的麻醉效果，但对肩部的麻醉可能并不完全[22,23]。实施此区域的神经阻滞时，使患者仰卧或取 30° 左右半坐位，手臂置于身体两侧，头部向对侧旋转 45°。在锁骨上窝内消毒铺巾。用无菌粘合敷料或无菌探头套盖覆盖探头，并在皮肤上涂抹无菌耦合剂。将探头放置在锁骨后方和胸锁乳突肌外侧的斜冠状面上，探头标记面向术者的左侧。探头的内侧部分比冠状切面更向前成角，与锁骨的角度一致（图 26-11）。在超声引导下用利多卡因麻醉进针处的皮肤。从探头后外侧边缘进针，在实时引导下将针尖向臂丛神经丛移动。当针尖靠近神经丛时，保持控制状态下短时间快速进针，使其穿过神经丛周围的筋膜鞘。将针固定到位，而术者（或手持注射器的助手）在第一次抽吸后推入 1 ～ 2mL 测试剂量的麻醉剂，以确保不会发生血管内注射。如果药剂在目标神经周围扩散，继续缓慢地推注麻醉剂；如果没有，则重新定位针，并相应推注另一个测试剂量。建议在超声引导下在多个部位注射麻醉剂，以确保麻醉剂在整个神经丛横截面区域的均匀分布。特别注意麻醉剂应到达靠近第一肋骨附近臂丛神经下部，以确保成功的阻滞。我们建议每 30 ～ 60 秒注射 3 ～ 5mL，每次注射之间抽吸注射器，总共注射 10 ～ 15mL 麻醉剂。

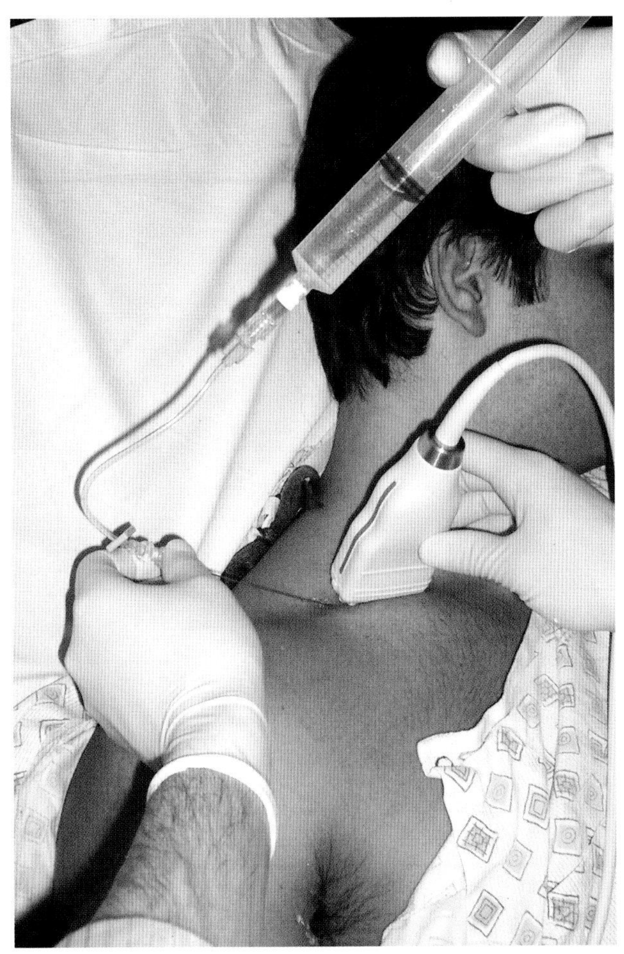

图 26-11　**锁骨上臂丛神经阻滞的“手动针”技术。患者的头部转向对侧，探头在锁骨后面的斜冠状面上保持不变。阻滞针在探头的外侧进针，并在超声直接引导下定位。当针尖到达所需位置时，操作者可以将其固定，而助手提供测试剂量（1 ～ 2mL）麻醉液，以确定针尖位置是否合适。为了便于说明，没有显示无菌铺巾和探头套。**

3. 斜角肌间隙入路臂丛神经阻滞

斜角肌间隙臂丛神经阻滞的适应证包括肩部疼痛的麻醉，如肩部脱位复位和肱骨近端骨折麻醉[21]。患者取仰卧位或 30° 半坐位，稍微向对侧转身（可以用毛巾卷来帮助固定体位）。将患者的手臂置于身体一侧，并将头部向阻滞侧的对侧转 45°。消毒外侧颈部的皮肤。用无菌粘合敷料或无菌探头套覆盖探头，并在皮肤上涂抹无菌耦合剂。有两种常用的技术用于定位斜角肌间隙臂丛神经：一种方法是将探头放置在锁骨上窝水平，并定位颈动脉和颈内静脉；向后外侧移动探头，识别胸锁乳突肌的后缘。就在胸锁乳突肌后缘的深处，是前、中斜角肌之间的斜角肌间隙。臂丛神经根呈三个无回声的圆形结构，垂直排列，被称为“交通灯标志”（图 26-12）。另一种方法是，如前所述，通过定位锁骨上臂丛神经来识别斜角肌间臂丛，然后向头侧移动探头，追踪臂丛近端进入斜角肌间隙。用利多卡因麻醉皮肤穿刺部位，并从探头的后外侧边缘进针。采用平面内技术实时引导将针穿过中斜角肌向斜角肌间隙移动，然后固定针头。手持注射器的助手在第一次抽吸后推注 1 ～ 2mL 测试剂量的麻醉剂，以确保不会发生血管内注射。如果药剂在目标神经周围扩散，继续缓慢地推注麻醉剂；如果未见麻醉剂扩散，则重新定位针，并相应地推注另一个测试剂量。一般无需重

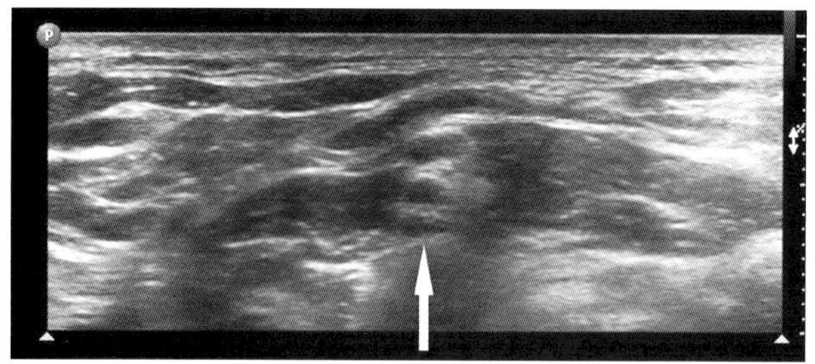
A

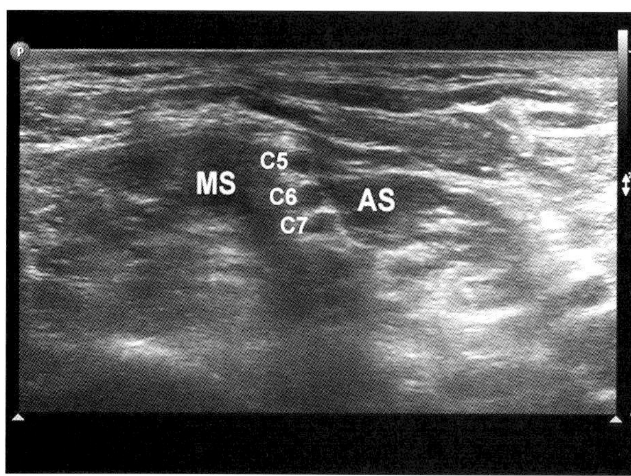

B

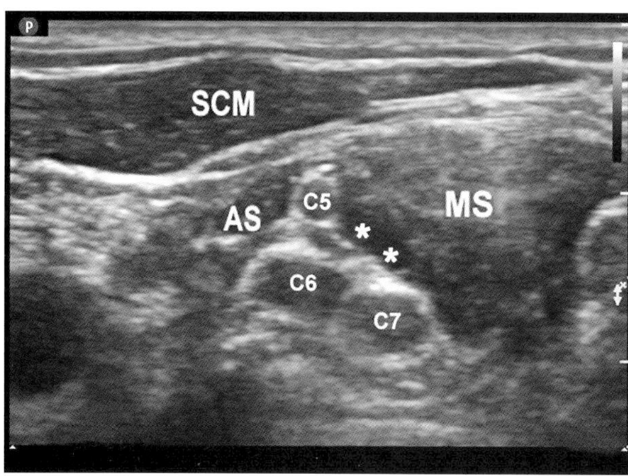

C

图 26-12　（A）左斜角肌间隙臂丛神经阻滞。在左侧近场可见部分扁平的低回声胸锁乳突肌（SCM）。超声图中心的三个垂直方向的低回声圈代表 C5、C6 和 C7 神经根（箭头）。它们通常呈垂直排列，称为“交通灯标志”，被高回声筋膜边缘包围，位于前斜角肌和中斜角肌之间的斜角肌间隙中。（B）右斜角肌间隙臂丛神经阻滞。部分低回声的 SCM 肌肉现在可以在右侧近场看到。神经丛（C5、C6 和 C7）位于斜角肌间沟，周围有高回声筋膜，位于前斜角肌（AS）和中斜角肌（MS）之间。（C）左侧斜角肌间隙臂丛神经阻滞。在靠近 C5、C6 和 C7 神经根的斜角肌间隙中可以看到无回声的局麻药溶液（*）。SCM 位于表面，AS 和中斜角肌（MS）分别为斜角肌间隙的内侧和外侧边界。

新定位，通常若穿刺针位置正确，麻醉剂可分布到斜角肌间隙中。我们建议每 30 ～ 60 秒注射 3 ～ 5mL 的增量，每次注射之间抽吸注射器，总共注射 10 ～ 15mL 所需的麻醉剂 [24-26]。

4. 腋窝血管周围臂丛神经阻滞

腋窝血管周围臂丛神经阻滞在急诊医学中应用较少，但可有效用于肱骨远端骨折镇痛 [27-30]。患者仰卧或上身抬高 30°，手臂外展 90°，肘部弯曲 90° ～ 100°，手向上置于床上（“high-5” 体位），或完全伸展并放在桌子上。消毒并覆盖腋窝前皱褶处皮肤。用无菌粘接剂敷料或无菌探头套覆盖探头，并在皮肤上涂抹无菌耦合剂。将探头置于腋窝前部的高处，与腋窝前皱襞平齐（肱二头肌和三角肌交界处）。将探头垂直于肱骨长轴，方向标记朝向头侧，以便获得腋窝血管和神经的短轴视图（图 26-13）。用利多卡因麻醉皮肤穿刺部位，在超声直接观察下，从矢状位放置的探头的上边缘入针，并在实时引导下将针向腋动脉方向移动，类似于血管置管的长轴入路。当针尖接近腋动脉的正上方，通常在近正中神经的位置入鞘。然后将针固定，而手持注射器的助手先回抽确认未刺入血管，然后推注 1 ～ 2mL 测试剂量的麻醉剂。如果发现药物在目标神经周围扩散，继续缓慢推注麻醉剂；如果没有，重新定位针头，并相应的推注另一个测试剂量，每隔 30 ～ 60 秒注射 3 ～ 5mL 麻醉剂，注射间隔抽吸注射器，注射总共 10 ～ 15mL 麻醉剂。与锁骨上臂丛神经阻滞一样，建议在超声引导下在多个部位注射麻醉剂，以确保麻醉剂在整个神经丛内的均匀分布 [31]。

5. 肋间神经阻滞

在超声引导下，局部麻醉时可以很容易地定位肋间神经（图 26-14）。肋间神经阻滞的区域麻醉可以用于创伤（肋骨骨折、穿透伤和明显的挫伤）和一些皮肤病变（如严重的带状疱疹）引起的疼痛 [32,33]。

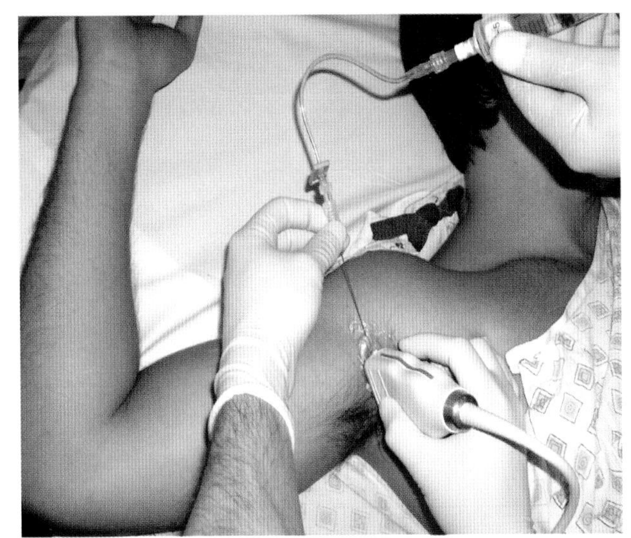

图 26-13　臂丛神经阻滞“手动针”技术。患者处于“high-5”体位，探头放置在腋窝前部皱褶水平稍高处（在肱二头肌和三角肌之间的边界）。探头的方向垂直于肱骨的长轴。麻醉针从探头的上方插入，并在超声直接引导下进入。当针尖到达所需位置时，操作人员可以将其固定，而助手推注测试剂量（1 ～ 2mL）麻醉剂，以确定针尖位置。为了便于说明，没有展示消毒铺巾和探头套。

肋间神经起源于胸脊神经的腹侧支。神经位于胸膜和后肋间膜之间，（离开脊髓后）沿肋下缘与肋间肌内的血管束移行。肋间神经的侧支沿着下方肋骨的上缘延伸。肋间神经的侧支在腋中线处分支为外侧胸壁的前支和后支。前支在中线附近变得更表浅，分支为内侧和外侧分支支配前胸壁。

首选要定位受伤的肋骨，开始使用线阵探头在第 12 肋水平处的横平面上进行扫查。可见典型的圆形高回声的轮廓伴后方声影的肋骨。术者可以在皮肤上做数字标记，以便在头向扫描时识别肋骨。一旦确定了肋骨水平，调整深度，以便清晰地显示胸膜和肋间血管。在采用传统入路时，消毒范围覆盖棘突旁肌肉外侧的皮肤，可以在肋上的任何点进行单一肋间神经阻滞。将线阵探头覆盖无菌探头套。在皮肤上涂抹无菌耦合剂。局部麻醉注射部位。采用横切或纵切引导，进针至内侧肋间肌的深处，靠近肋骨和肋间血管。注射 2 ～ 5mL 的 0.5% 罗比卡因。术后观察有无正常的胸膜滑动征，确保不发生医源性气胸。

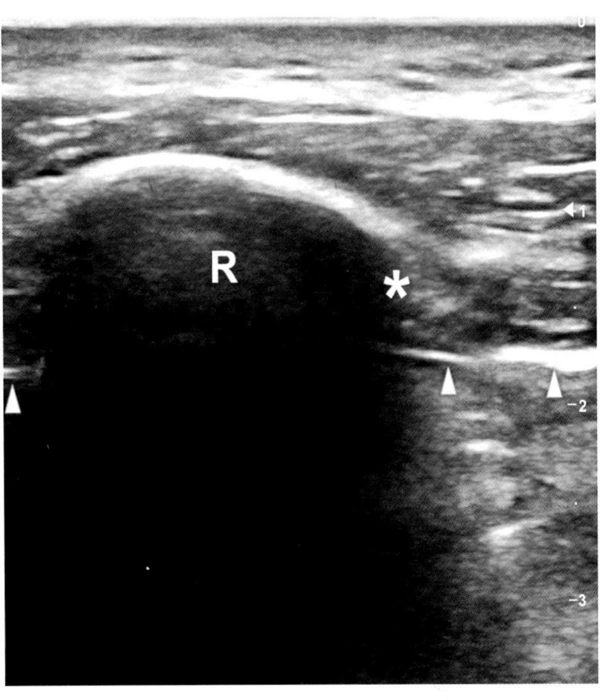

图 26-14　肋间神经阻滞。椎体旁区域纵切视图，可见伴随后方声影的肋骨（R）横断面和下方的胸膜线（箭头）。在肋骨的下缘注射局部麻醉药物，其中星号（*）表示注射的目标部位。

6. 竖脊肌平面神经阻滞

竖脊肌平面阻滞（ESPB）与肋间神经阻滞具有相同的适应证，但仅适用于涉及多根肋骨的损伤[34]。与单一肋间神经麻醉相比，这种阻滞的优点是，它可以控制更广范围的疼痛，因为麻醉剂具有显著的颅 - 尾扩散效应（图 26-15）。即使是“单次”阻滞的方式也很有效[35]。ESPB 是深于竖脊肌但浅于胸椎横突的椎旁筋膜平面阻滞。该平面远离胸膜和其他重要的神经血管结构，但麻醉剂可以扩散到背支、腹支和肋间神经，为整个半侧胸壁提供较大面积的麻醉（图 26-16A 和 B）。

患者首选坐位，也可以侧卧位。识别受损伤肋骨的横突（多个肋骨受损伤时选择位于中间的肋骨），用线阵探头在棘突外侧的纵向旁矢状面进行扫查。横突具有典型的团块状外观（图 26-17A），其外侧可见圆形的肋骨图像（图 26-17B）。如果探头放置太靠内侧，可以看到椎板的线状回声结构（图 26-17C）。该平面位于竖脊肌的深处，但在紧贴横突之前。确认该平面后，消毒覆盖皮肤。用无菌探头套覆盖探头。在皮肤上涂抹无菌耦合剂。在进针部位注射少量局麻剂。探头长轴引导穿刺针，实时监测定位针尖，并将其推入横突正上方的平面（视频 26-1）。在推注 3 ～ 5mL 的试验剂量确认筋膜平面后，注射 20 ～ 30mL 0.5% 罗比卡因，可以选择性加入 6mg 地塞米松以延长阻滞时间（视频 26-2）。

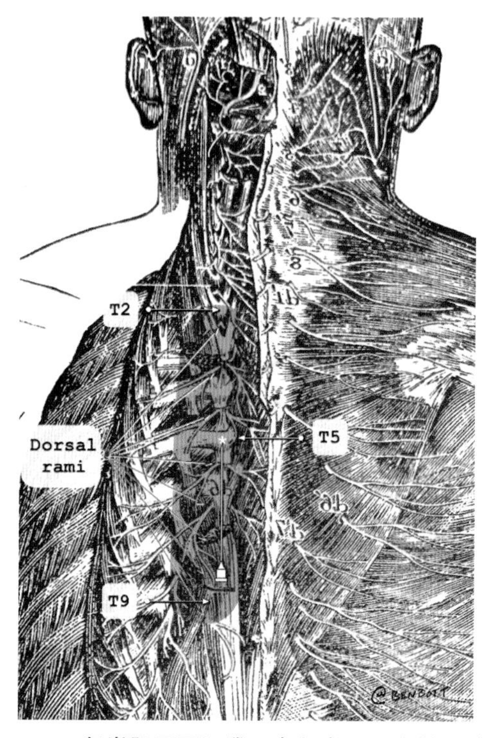

图 26-15　**竖脊肌平面阻滞。在竖脊平面注射麻醉剂的颅尾扩散效应。**

7. 前锯肌平面神经阻滞

前锯肌平面阻滞（SAPB）可以缓解多根肋骨骨折的疼痛[36-38]。肋间神经在腋窝中部区域分支为外侧皮支，其神经支配区域包括内外肋间肌和前锯肌。阻滞平面位于背阔肌到锯肌之间。需要大剂量稀释的局麻剂注射。我们建议使用 30 ～ 40mL 的 0.2% 罗比卡因加 6mg 地塞米松混合。

患者取仰卧位或侧卧位。最佳体位是将上肢置于胸部上方。无菌准备并消毒第 5 肋骨周围的区域。在皮肤上涂抹无菌耦合剂。将探头置于乳头水平的腋后线做冠状面扫查。具有后方声影的高回声肋骨很容易被识别，薄而扁平的前锯肌就在肋骨的前上方。虽然背阔肌常被认为是前锯肌肌腹上方的标志（图 26-18A），但无需超声显示背阔肌。注射平面位于前锯肌前面（上面）（图 26-18B）。表皮麻醉后，采用长轴引导方法将针推进，直到针尖位于锯肌前方（上方）。注射 3 ～ 5mL 稀释麻醉剂确认筋膜平面后，逐步注入剩余的局部麻醉（视频 26-3）。

8. 髂筋膜平面神经阻滞（腹股沟下入路）

该阻滞是对传统股神经阻滞联合髂筋膜平面阻滞的一种改进。该阻滞在文献中也被称为“三合一”阻滞，指的是用一次注射麻醉股神经、闭孔神经和外侧皮神经[39,40]。该阻滞主要用于髋关节和股骨骨折，已以证明与阿片类药物相比，此方法可显著降低整体疼痛评分，并显著减少挽救性镇痛[6]。单次阻滞的麻醉剂选用 30 ～ 40mL 0.25%（或 0.5%）罗比卡因与 6mg 地塞米松混合，可缓解骨折患者疼痛近 24 小时[17]。患者取仰卧位，双腿伸展；待阻滞的一侧可以稍微向外旋转。在腹股沟皱褶和股血管区域消毒皮肤并覆盖洞巾，并用无菌套覆盖探头，在皮肤上涂抹无菌耦合剂。选择线阵高频探头（除非习惯使用凸阵探头），将探头置于稍倾斜的横向位置与腹股沟皱襞平齐（图 26-19A）。可以观察到股神经位于股总动脉的外侧，定位神经的位置，使其位于图像的中心（图 26-19B）。用 1% 利多卡因麻醉皮肤穿刺部位。最好是使用长轴引导来实时显示针尖。在探头的外侧边缘推入针尖，长轴动态引导进针。穿刺针需要通过两个筋膜层：位置较浅的阔筋膜和较深的髂筋膜。当针尖刺穿髂筋膜靠近股神经后，将针固定在此位置，同时助手推注 1 ～ 2mL 测试剂量的麻醉剂，抽吸确保未发生血管内注射后，开始注射。如果看到麻醉剂在股神经周围扩散，继续缓慢地推注其余的麻醉剂。如果没有，则重新定位针头，并推注测试剂量，直到发现麻醉剂在股神经周围扩散。发现麻醉剂扩散后，每 30 ～ 60 秒增量注射 5mL 麻醉剂，注射之间抽吸注射器，注射总量 30 ～ 40mL 麻醉剂（视频 26-4）。接下来，在注射部位的远端适度加压 1 分钟，促使麻醉剂在大腿内侧和外侧扩散。再次强调，一旦股神经周围可见麻醉剂扩散，针尖明显位于髂筋膜以下，不建议重新定位，因为针移动可能误致血管内注射。

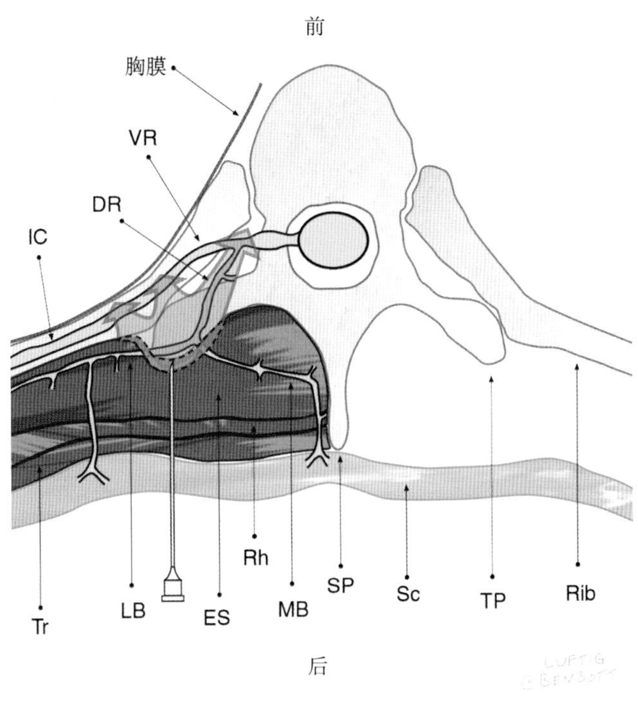

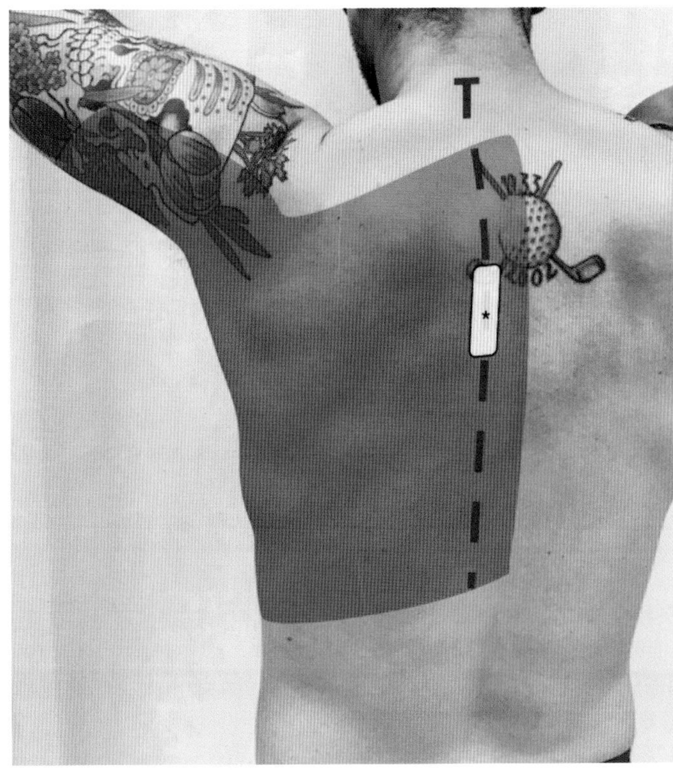

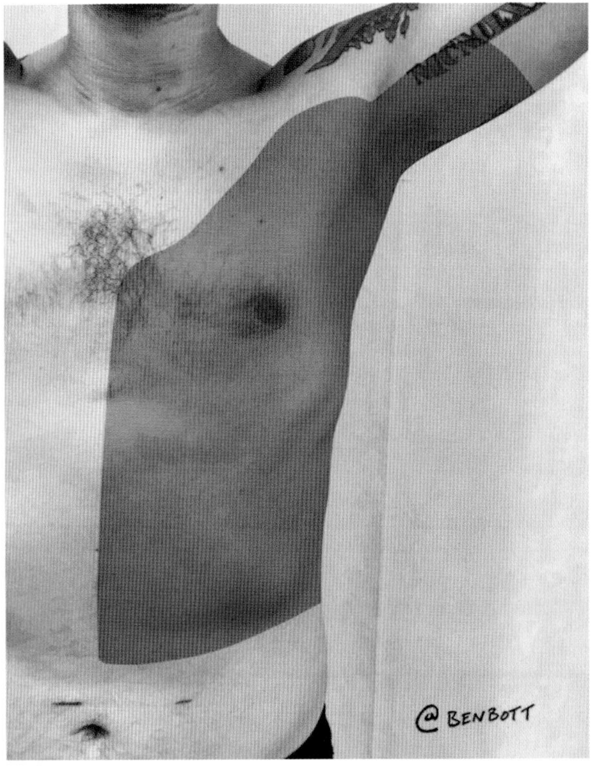

B

图 26-16　竖脊肌平面神经阻滞。（A）麻醉剂从竖脊肌平面扩散到胸壁神经。（B）左侧竖脊肌平面阻滞的麻醉区域。IC = 肋间神经，DR= 背支，VR = 腹支，Tr = 斜方肌，LB = 背支外侧支，ES = 竖脊肌，Rh = 菱形肌，MB = 背支内侧支，SP = 棘突，Sc = 皮下组织，TP = 横突。

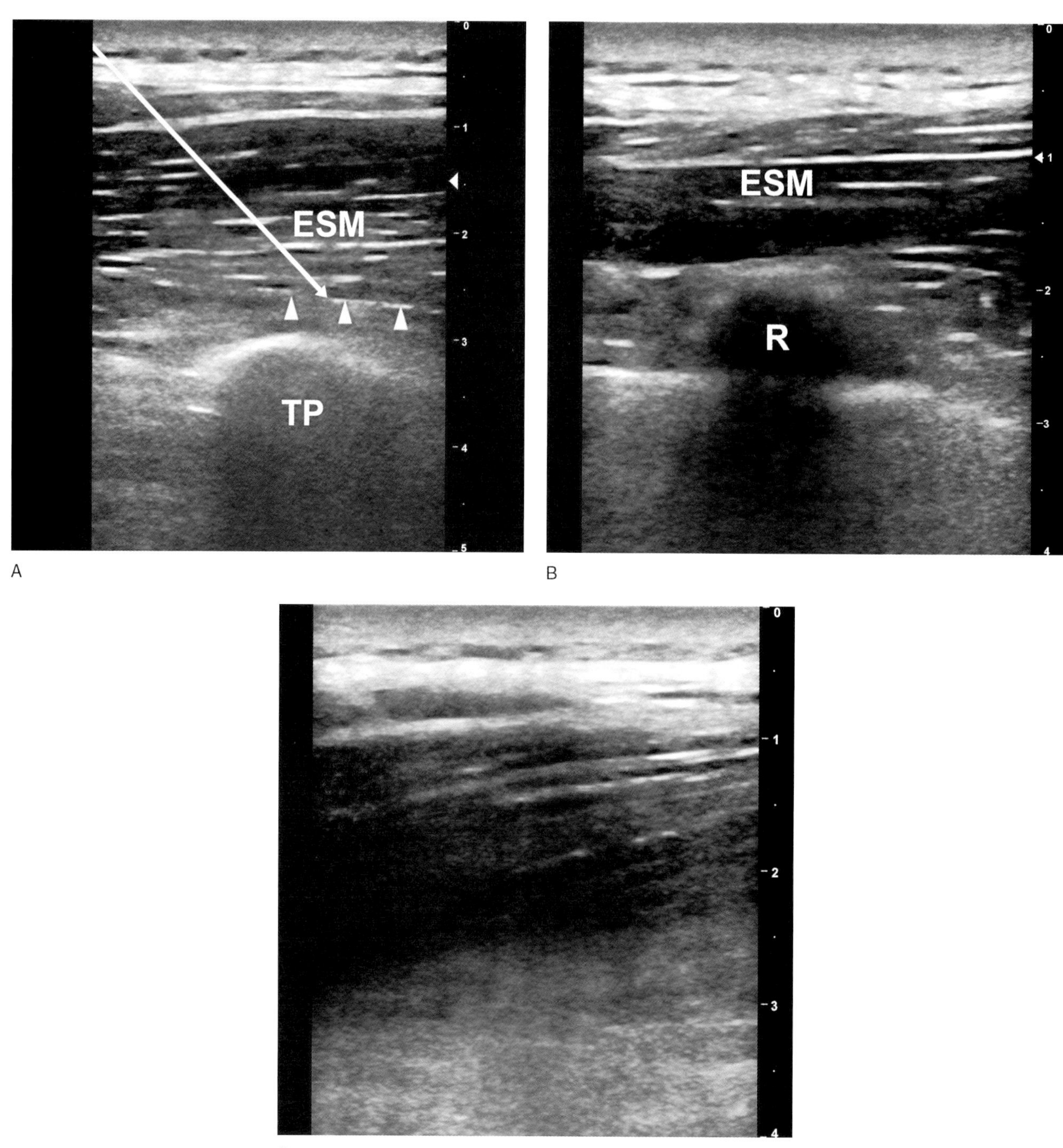

图 26-17　竖脊肌平面神经阻滞。（A）横突（TP）旁纵向矢状视图。注意横突方形的团块状外观。麻醉注射的平面是在竖脊肌（ESM）筋膜平面（无尾箭）下方和横突上方。长箭头模拟进针路径。（B）如果探头偏向侧方，那么切面中显示的则是更偏圆形的肋骨（R）图像。如果看到这个视图，就应该有意识地将探头向内侧平移，以显示椎体的横突。（C）如果探头太靠近内侧，则视图为椎弓板区域。如果看到这个视图，就应该向外侧平移探头，直到显示横突。

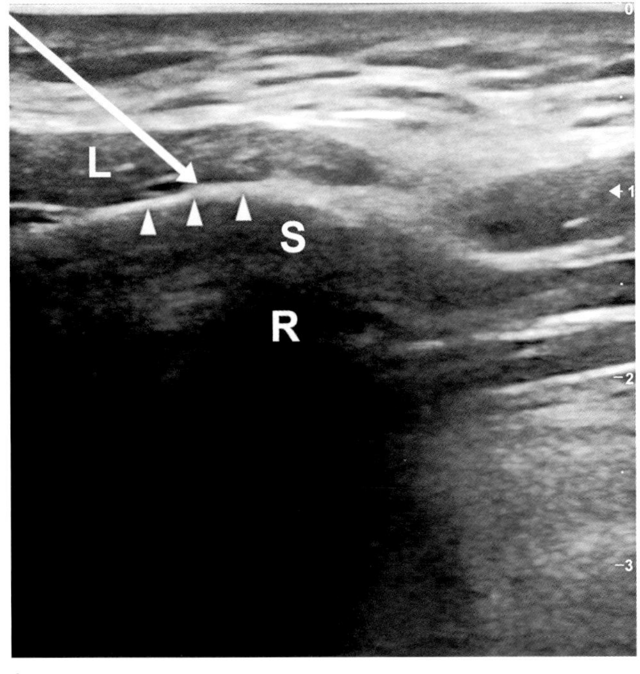

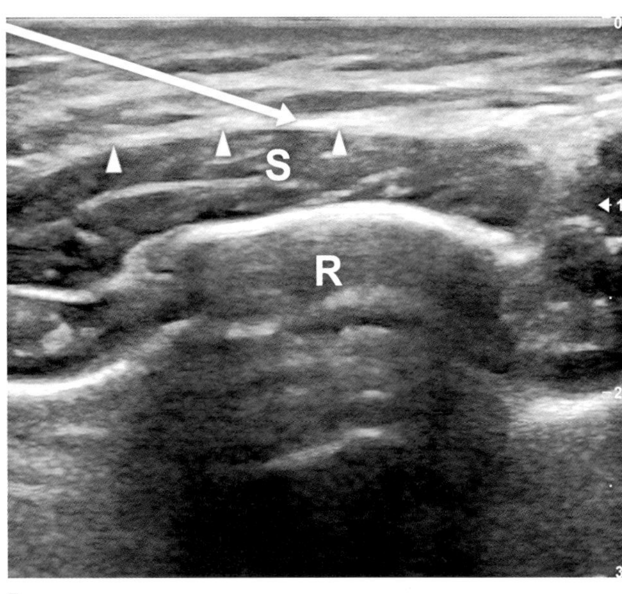

A　B

图 26-18　前锯肌平面神经阻滞。（A）探头纵置，于腋后线的冠状面扫查肋骨（R）。肋骨因为后方声影很容易被识别，前锯肌（S）紧贴其上方。注意覆盖在前锯肌肌腹的背阔肌（L）的三角形。麻醉剂注入的目标就是前锯肌之上和背阔肌之下的筋膜平面（无尾箭）。箭头模拟显示进针路径。（B）在这个视图中，探头更靠前，因此看不到背阔肌。前锯肌（S）和它的前筋膜平面（无尾箭），仍然可以很容易地识别出来。胸膜线清晰可见。长箭头模拟显示进针路径。

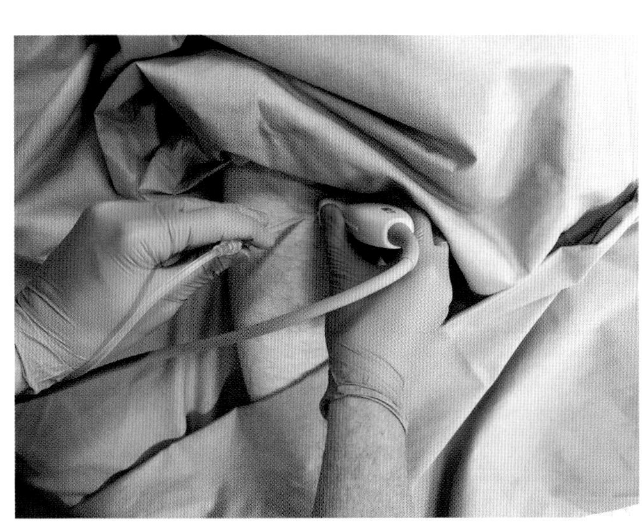
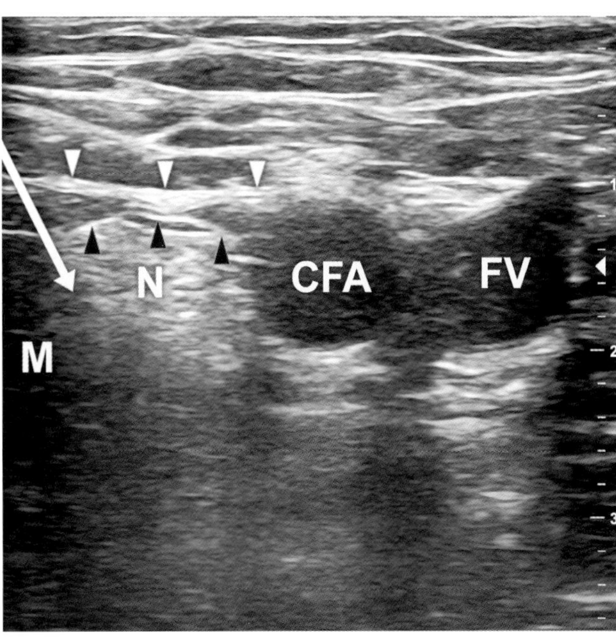

A　B

图 26-19　腹股沟下入路髂筋膜平面阻滞。（A）注意，探头以稍微倾斜的角度平行于腹股沟皱褶。该图展示了“手动针”的纵向引导方法。探头必须保持非常接近腹股沟皱褶，以确保最佳阻滞效果。（B）注意位于股总动脉（CFA）外侧的股神经（N）的位置，而股静脉（FV）位于 CFA 的内侧。麻醉剂注入的目标是髂腰肌（M）和股神经之间，应使针尖远离血管。重点提示，有两个筋膜平面，分别为阔筋膜（白色无尾箭）和髂筋膜（黑色无尾箭），阻滞针要穿透两层筋膜，以确保麻醉剂正确扩散。长箭头模拟显示进针路径。

9. 髂筋膜神经阻滞（腹股沟上入路）

髂筋膜平面阻滞是股骨近端骨折患者的替代股神经阻滞的方法。它还可以用于某些大腿前部和膝关节损伤的镇痛。由于股神经和股外侧皮神经走行深至髂肌筋膜，需要注射足够量的稀释麻醉剂来阻滞筋膜平面并使麻醉剂沿筋膜扩散。罗比卡因是首选的局部麻醉剂。可使用 40 ～ 60mL 的 2% 罗比卡因溶液与 6mg 地塞米松混合溶液。

实时超声引导是该阻滞成功的关键。患者取仰卧位，伸展双腿。受累髋关节的轻微内旋可以提高显示效果。首先，触诊髂前上棘（ASIS）。在腹股沟皱褶区域(包括 ASIS 周围区域和脐部内侧区域）消毒并覆盖皮肤。用无菌探头套覆盖线阵探头。在皮肤上涂抹无菌耦合剂。将探头垂直于腹股沟韧带的 ASIS 水平，探头指示标志朝向脐部。让探头略高于腹股沟韧带，观察覆盖髂肌外侧和缝匠肌之间的髂筋膜（图 26-20），以确定注射的理想位置。在筋膜平面内可以看到髂内动脉的一个分支。

首先在进针部位直接注射少量利多卡因。在探头外侧边缘进针（长轴引导），越过髂前上棘（ASIS），在超声实时引导下在髂筋膜平面向前推进。当针尖刺穿髂筋膜平面后，将针固定，助手在先抽吸后注入 3 ～ 5mL 稀释麻醉液。如果看到麻醉剂通过平面扩散，继续缓慢注射剩余麻醉剂；如果未发现扩散，则重新定位针头，并相应地重新推注测试剂量，成功后每隔 30 ～ 60 秒注射 3 ～ 5mL 稀释罗比卡因溶液，注射之间抽吸注射器，总共注射 50 ～ 60mL。

10. 超声引导下前臂神经阻滞

正中神经、尺神经和桡神经

超声引导下前臂神经阻滞可在不使用阿片类药物的情况下为手部急诊的成人和儿童患者缓解急性疼痛 [41,42]。此外，超声引导比传统的依靠体表标志神经阻滞可提供更高、更充分的阻滞 [43]。进行前臂神经阻滞时，要求患者在托盘桌上伸展前臂，并在近端腕部皱褶处进行短轴超声扫查。找到位于手腕中部的正中神经，探头沿正中神经向近心端移动约 5 ～ 10cm，该处正中神经呈三角形，被手腕和手的浅、深屈肌包围。对于所有的超声引导下前臂神经阻滞，术前准备相同，即消毒铺巾，涂抹无菌耦合剂。用无菌粘合敷料覆盖探头。长轴或短轴引导阻滞针插入，针尖指向靠近神经的分隔指深屈肌和浅肌的筋膜平面。根据需要推注 3 ～ 7mL 麻醉剂，然后重新定位针尖，以确保麻醉剂能够充分在神经周围扩散（图 26-21 和图 26-22，视频 26-5）。

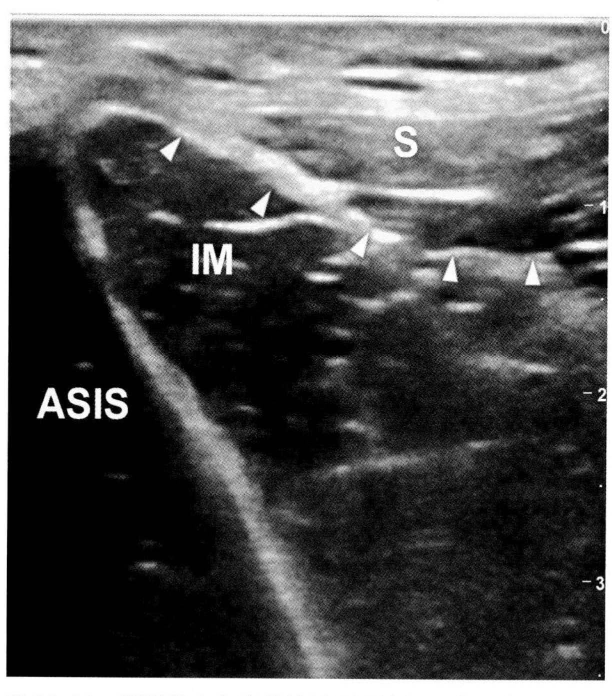

图 26-20 腹股沟上入路髂筋膜平面神经阻滞。髂肌（IM）位于髂前上棘（ASIS）上方，并沿着骨盆边缘延伸。髂筋膜平面（箭头）位于髂肌和缝匠肌（S）肌肉组织之间。

使用上述类似的定位和准备，在腕关节尺侧的腕部近端皱褶处进行尺神经定位。横切扫查，尺动脉表现为一个紧靠尺侧腕屈肌肌腱下方的小的圆形低回声结构。沿尺动脉走行上移探头至前臂上 3/4 处，该处可见尺神经和动脉彼此分离。在这个位置，使用平面内或平面外引导下注射，使麻醉剂在神经周围扩散。近端的尺神经阻滞将同时麻醉尺神经的背侧和掌侧分支（图 26-23 和图 26-24）。

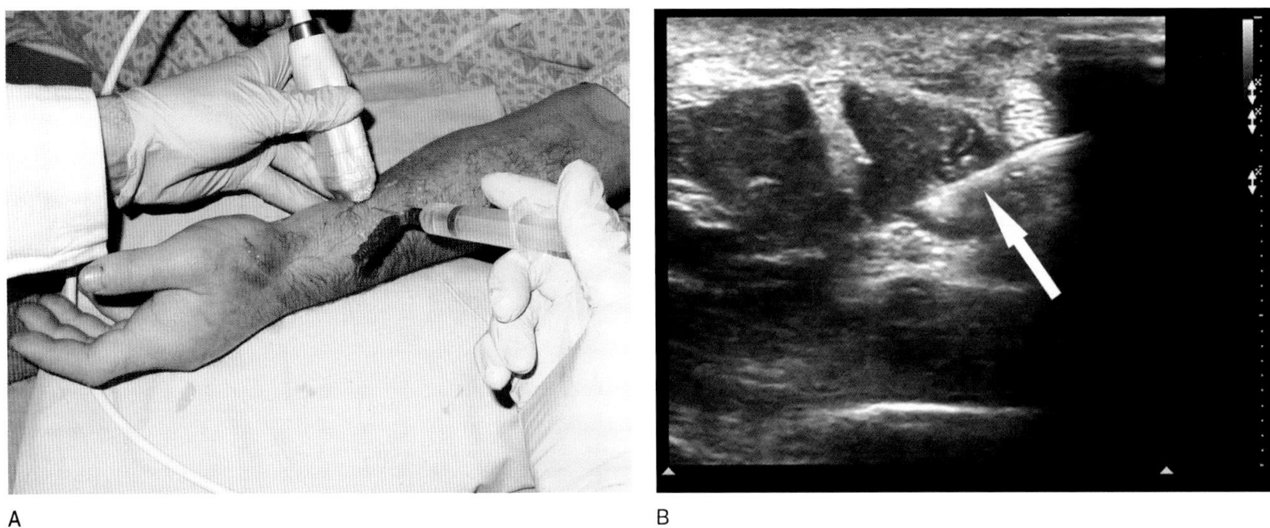

图 26-21　（A）前臂正中神经阻滞。在平面内引导下“手持注射器”及相应的视频（视频 26-5）。手臂放在一个托盘桌上，探头用无菌粘合剂敷料覆盖，准备好皮肤，使用无菌耦合剂。超声扫描实时显示进针过程。（B）同一患者的横切超声检查：高回声阻滞针（箭头）位于正中神经中央的正上方。

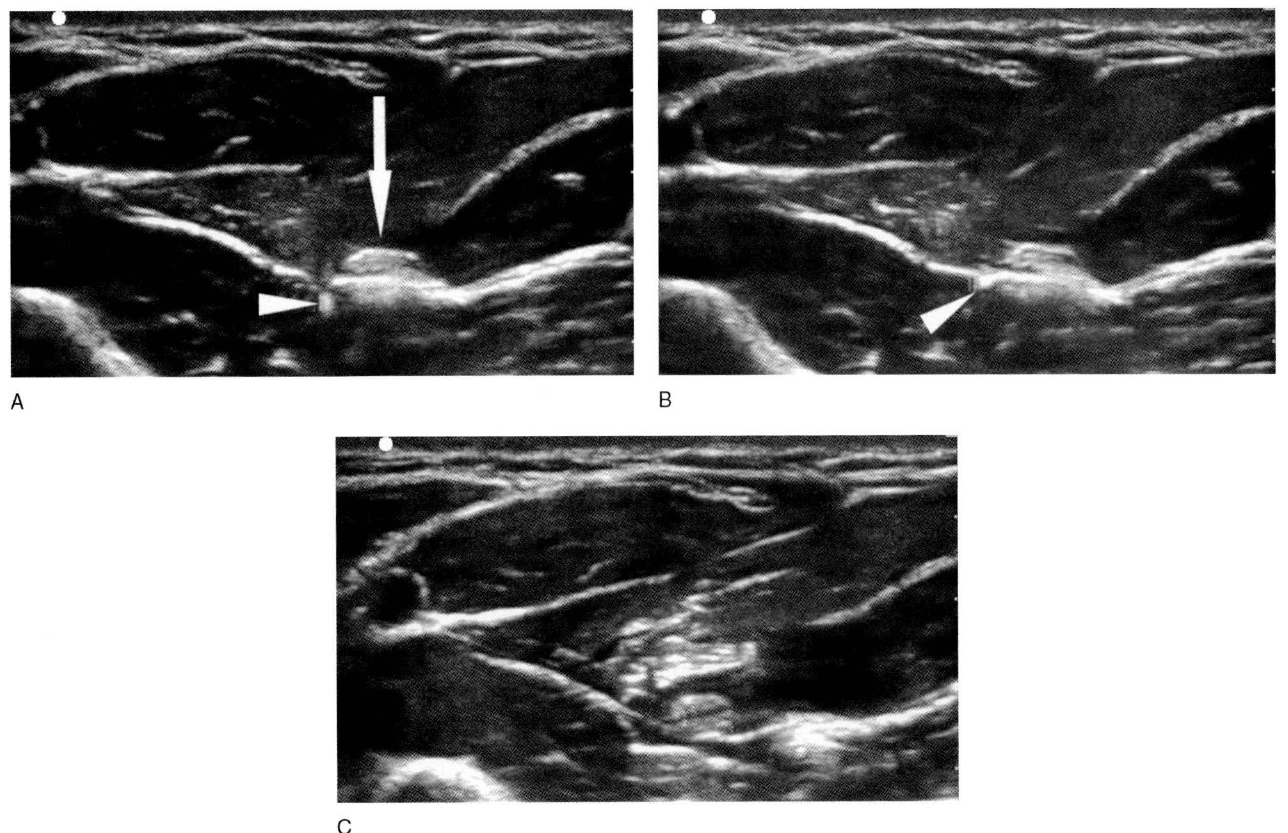

图 26-22　平面外引导正中神经阻滞的超声图。（A）针尖（短箭头）位于正中神经（长箭头）附近，略深于分隔前臂深屈肌和浅屈肌的筋膜。（B）针稍微抽出，直到尖端位于筋膜平面内。（C）注射后，正中神经周围可见无回声局部麻醉液。

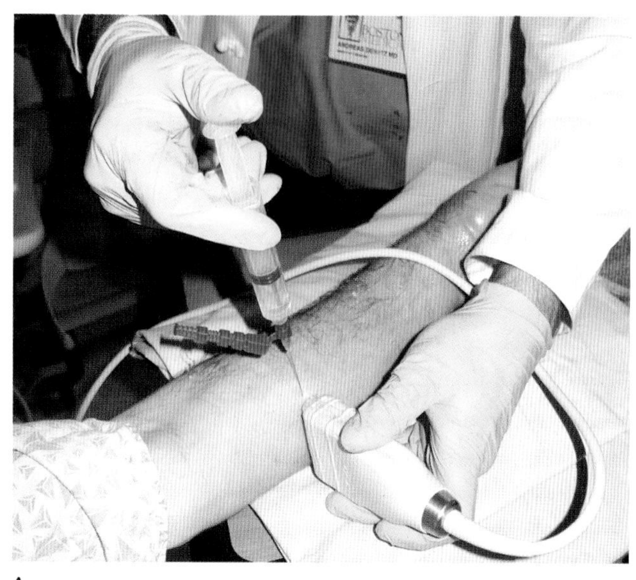

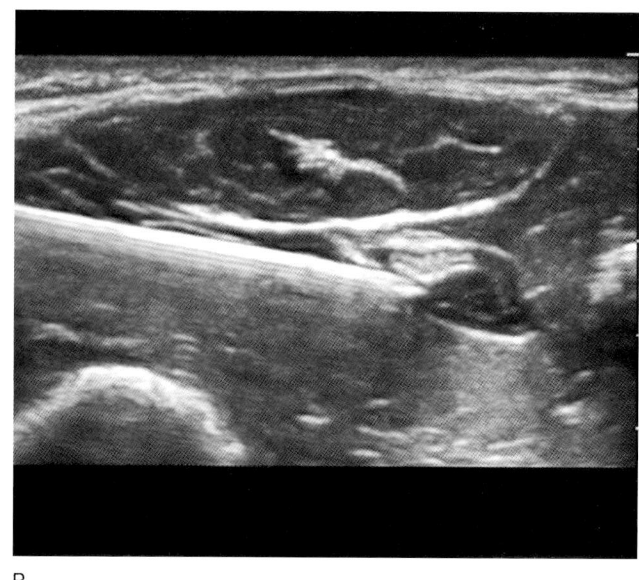

A B

图 26-23 （A）平面内引导前臂尺神经阻滞技术。探头横向放置在掌侧中部到上前臂的尺侧。在超声引导下，阻滞针在平面内引导下自探头下方插入。（B）平面外引导右臂尺神经阻滞的超声声像图。将针尖靠近神经后，注射时可见局麻药在神经周围扩散。

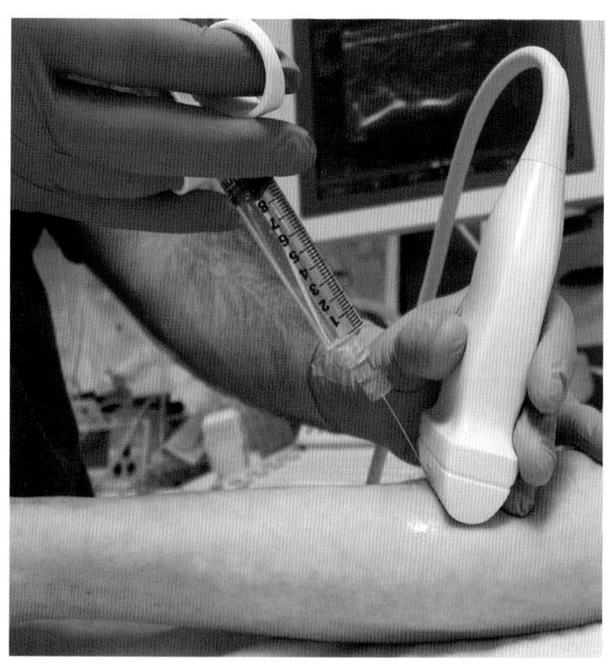

图 26-24 平面外引导尺神经阻滞技术。

可以将前臂上部的桡神经阻滞看做尺神经阻滞的镜像。使用类似的操作准备和病人体位，扫查前臂桡侧，识别肱桡肌、桡动脉、桡浅神经和桡骨的近端骨干。可以采用平面内或平面外引导技术（图 26-25）。如果在肱骨外上髁水平进行阻滞，则远端感觉分支和腕部伸肌将同时被阻滞。

11. 隐神经阻滞（收肌管阻滞）

隐神经阻滞通常与腘窝坐骨神经阻滞一起进行，以完成对下肢的神经阻滞。然而，如果患者在小腿内侧有一个大的撕裂伤，也可以只进行隐神经阻滞。隐神经位于收肌管内的股浅动脉附近，且通常位于稍外侧位置（图 26-26）。患者应采用仰卧位，膝关节轻度弯曲接近 20° ～ 30°，髋关节轻度弯曲并外旋（图 26-27）。阻滞位置位于收肌管内接近股浅动脉的深度，理想情况下不大于 4cm。标记这个位置，然后用无菌技术消毒皮肤。使用高频线阵探头的长轴实时监测进针，将针尖推进到缝匠肌后方，通过股骨鞘，直到靠近股浅动脉。抽吸后，注射 1 ～ 2mL 的麻醉剂，以确保针尖处于鞘内的适当位置。确定位置后，在隐神经周围注射 10 ～ 15mL 麻醉剂，当然这个位置也靠近股浅动脉。这种阻滞虽然主要是感觉神经阻滞，但偶尔也会产生股内侧运动神经阻滞[44]。

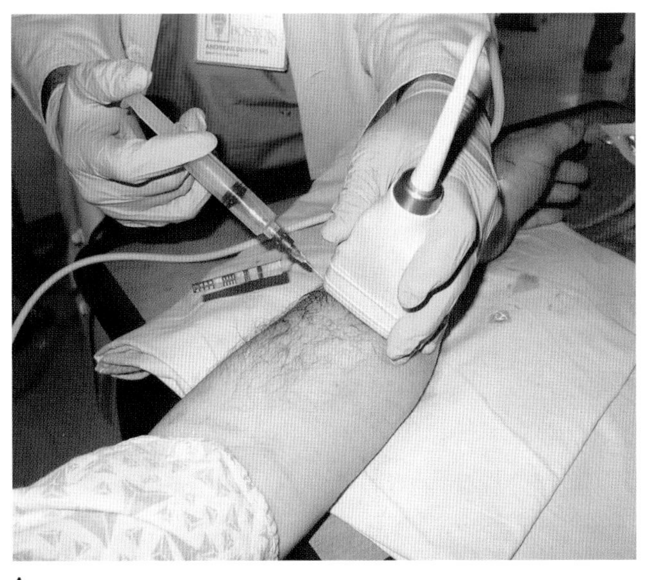

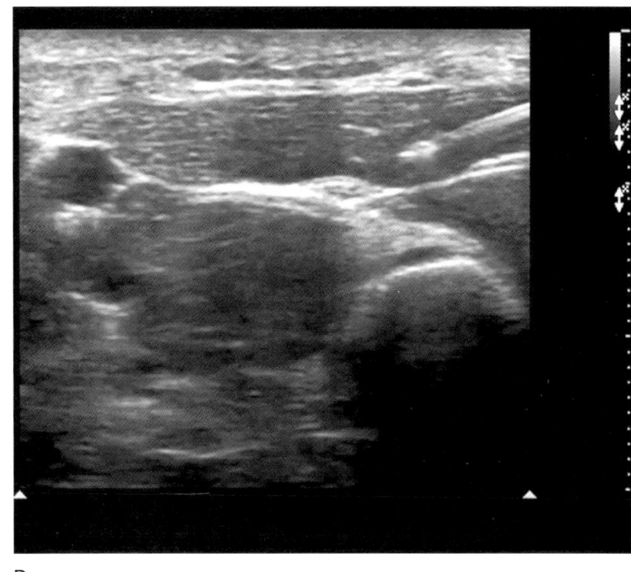

A B

图 26-25 （A）长轴引导桡浅神经阻滞技术。将探头横向放置在前臂中上部，阻滞针在长轴引导下自探头外侧下方进入。（B）左臂桡浅神经阻滞横断面超声图。阻滞针从外侧靠近桡浅神经。低回声的桡动脉位于内侧，桡骨骨干位于下方。

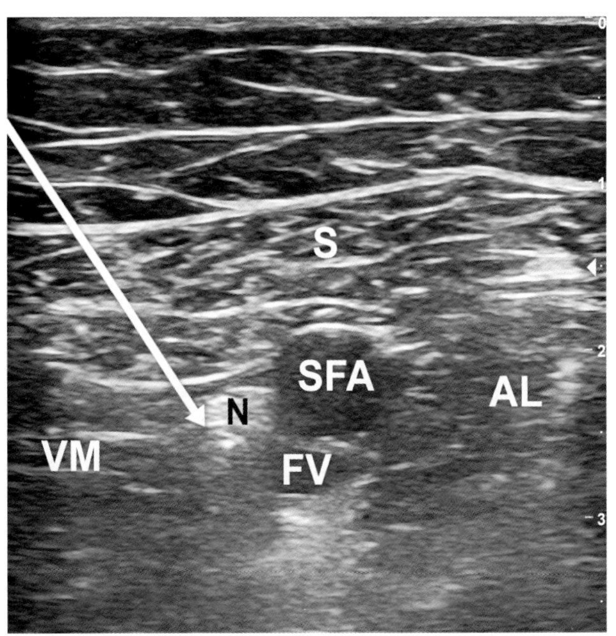

图 26-26 隐神经（收肌管）阻滞。这是由股内侧肌（VM）外侧、长内收肌（AL）内侧和缝匠肌肌腹部（S）组成的收肌管的横切图。隐神经（N）位于缝匠肌肌腹和股鞘内的股浅动脉（SFA）之间。模拟的穿刺针路径用箭头突出显示。

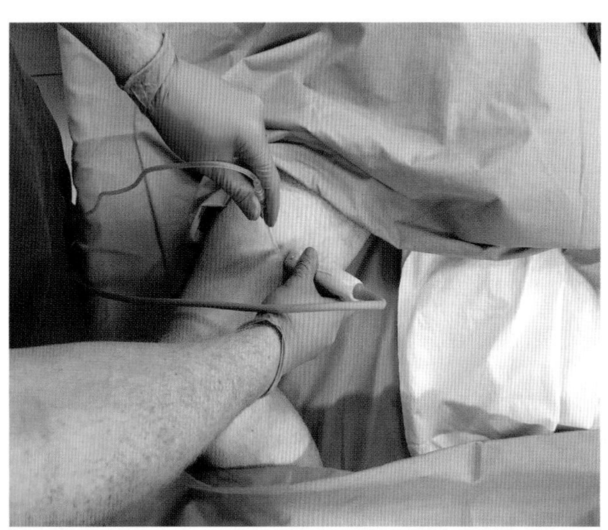

图 26-27 隐神经（收肌管）阻滞。患者取仰卧位，膝关节轻度弯曲，髋关节外旋。阻滞针于大腿中下 1/3 处横向进入。

12. 坐骨神经阻滞（腘神经阻滞）

当与隐神经阻滞联合实施时，坐骨神经阻滞为小腿、踝关节、足部提供完全的麻醉，如踝关节骨折、踝关节脱位、足部烧伤或引起疼痛的操作。腘窝平面阻滞坐骨神经的位置位于腘窝的上部。在坐骨神经分支为腓总神经和胫总神经的位置，是阻滞的最佳目标（图 26-10）。有两种定位方法可以为病人进行阻滞，我们倾向于患者取侧卧位，与被阻滞腿相对（即阻滞左腿为右侧卧）（图 26-28）。识别出神经后，于膝关节外侧进针。可以实时平面内引导阻滞针，将针插入股二头肌肌腱的前面，直到靠近神经干。最佳的针尖位置就在围绕腓总神经和胫总神经的共同神经鞘附近。抽吸后，注射 1 ～ 2mL 麻醉剂，确认麻醉剂在两条神经之间扩散，然后注射 15 ～ 25mL 麻醉剂，浸润神经（视频 26-6）[45-48]。

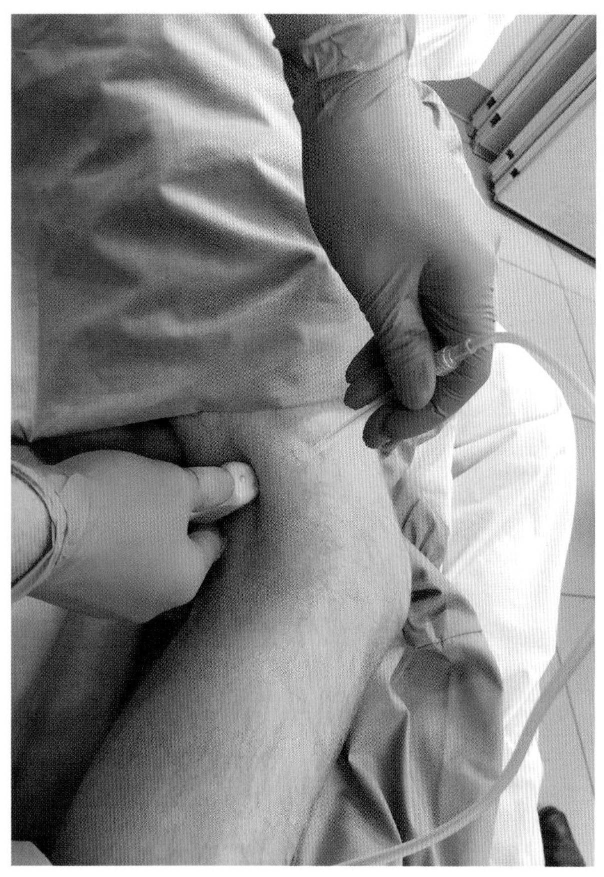

图 26-28　**坐骨神经（腘窝）阻滞。患者侧卧位，患肢在上，膝关节弯曲。探头放置在腘窝上缘或正上方。**

连续给药区域麻醉

有新的证据表明，在某些被认为需要超声引导神经阻滞的患者中，需要放置临时（最多 7 天）麻醉导管发挥持续作用[49-56]。肋骨骨折患者可受益于置管连续给药区域麻醉（SAPB 、ESPB 或肋间阻滞），以减轻排痰时的疼痛，避免发生肺炎。对于髋部骨折的患者会减少手术干预前后对阿片类药物需求。对那些不适合手术复位和内固定的患者在急性期和早期亚急性期也存在同样的好处。

从技术方面讲，任何神经阻滞都可以使用针式或类似的导管系统进行，然后过渡到通过导管或输液泵连续给药。针式的区域麻醉导管已在市场有售。它可以进行间歇性推注，但一般选择连续给药模式进行神经阻滞。结合输液泵使用时，可以实现持续的区域麻醉。市面上有几种独立的系统可供购买。这些系统可以通过输液泵自动持续注入稀释的局部麻醉药物。一份报告建议，急诊医生可以安全有效地使用这些系统为髋部和肋骨骨折患者实施持续区域麻醉[57]。

六、注意事项

1. 对神经血管结构的错误识别可能导致血管内注入大量麻醉剂，以及阻滞失败。在阻滞前应使用不同力度加压或彩色多普勒扫查该区域，以识别并避开所有血管结构。

2. 注射压力过高、感觉异常和 / 或注射过程中无麻醉范围扩散，可能表明麻醉剂无意中注入神经或血管内。如果发生这种情况，应停止注射并重新定位针头。

参考文献

完整的参考资料列表可在网上找到
www.mhprofessional.com/mamateer4e.

视频

第 27 章
超声引导下的穿刺

Robert Jones and Robert Strony

急诊科经常进行介入性的操作。按照以往的传统，这些介入性的操作是由急诊医师完成，他们依据体格检查做出正确评估，并根据体表标志决定这些介入性操作的正确方法。近年来，床旁超声与急诊医生的临床实践相结合，已在许多介入性的操作中发挥了引导或辅助性的作用。

正确使用超声实时引导或静态辅助完成某一项操作可以减少并发症。在此之前，临床医师对声像图的解剖、超声基本原理的透彻理解以及在模型或假体上训练手-眼协调配合能力是非常必要的。不熟悉超声和显示屏上图像代表的方位，即使是那些介入性操作很熟练的医师，盲目操作也会导致许多并发症的发生。

一、培训

超声是一种高度依赖操作者的技术，超声引导穿刺的成功取决于执行手术的医生的技能。文献中没有具体提及成功执行这些操作所需的训练次数。在 2016 年美国急诊医师学会（ACEP）急诊超声指南中，建议应至少完成 5 次在医院质量审查下的超声引导操作或在高仿真超声训练模型上的超声引导操作 [1]。然而，必须承认，床旁超声的培训过程应注重经验和能力的培养，而不仅限于训练的次数。

二、实时引导和静态辅助的一般原则

超声引导可减少严重的并发症，如气胸和出血，并降低与侵入性操作相关的医疗费用 [2]，如与穿刺相关的血栓形成。

穿刺可以在动态（实时）或静态超声引导下进行。动态超声引导需要在穿刺过程中对靶目标和穿刺针实时成像。静态超声辅助则需要超声扫查了解患处解剖结构及病理改变并标记穿刺点之后以传统方式进行穿刺。

决定采用动态或静态超声引导取决于穿刺本身的需要。涉及小目标结构或需要精确定位穿刺针的操作最好在动态引导下进行。腹腔穿刺术、胸腔穿刺术和脓肿引流等手术通常使用静态辅助，因为积液体积往往较大，超声扫查标记后，盲穿通常是安全的。

（一）探头选择

探头的选择取决于扫查区域的大小和目标结构的深度。目标结构的深度决定了频率的选择。表浅的结构最好使用高频探头成像，而更深的结构最好使用低频探头成像。阵列探头的选择是基于扫查面积的大小。易于扫查的表浅结构最好使用高频线阵探头成像，而难以扫查的表浅结构最好使用高频、小面积凸阵探头成像。扁桃体周围脓肿最好使用高频腔内探头或“曲棍球棒”小面积线阵探头进行成像。易于扫查的较深结构最好选用低频凸阵探头。

（二）穿刺针和探头方向

超声引导的穿刺需充分结合扫查切面和针轴切面。在描述穿刺过程时，最好准确地说明超声扫查切面（指相对于目标结构为长、短或斜轴），以及穿刺针长轴所在平面。相对于探头而言，针可以平行于超声扫查切面或垂直于扫查切面移动。临床医生通常将这些引导方法称为“平面内”（长轴）或“平面外”（短轴）引导进针。当未明确成像平面时，“长轴入路”表示探头与穿刺针长轴在同一平面内（图 27-1）。轴向是相对于探头接触面与穿刺针的关系而言的，短轴入路是指探头接触面长轴与针成 90°（图 27-2），长轴入路中探头接触面长轴与针的方向一致（图 27-3）。长轴入路的优点是可显示针的长轴，因此针尖与靶结构的关系在整个路径上能被确定（图 20-5）。其缺点是穿刺针与声束必须保持在一个平面上，这需要恰当的手－眼配合保持稳定的手法和一些实践经验。如果不能使声束与针的方向在一个切面（即使是稍微移动一下探头）也能导致完全不能显示穿刺针（图 27-4）。

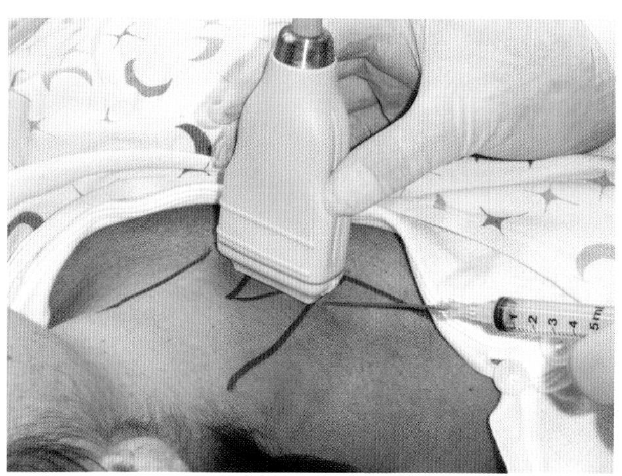

图 27-1　长轴（或平面内）入路。穿刺针与探头接触面长轴方向一致。

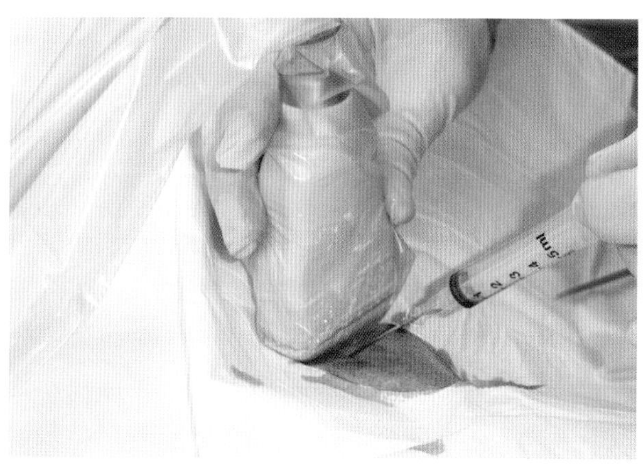

图 27-2　短轴（或平面外）入路。请注意，穿刺针与探头接触面长轴方向垂直。

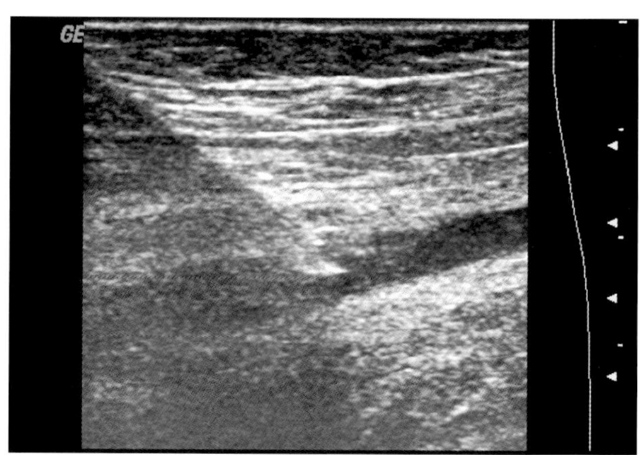

图 27-3　长轴（或平面内）入路，针尖位于血管腔内。

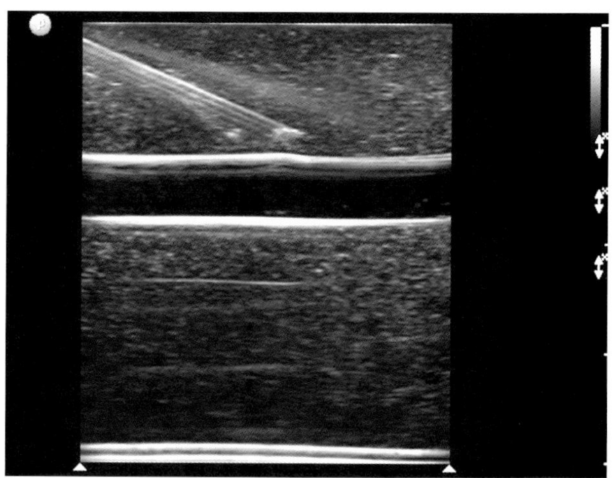

A

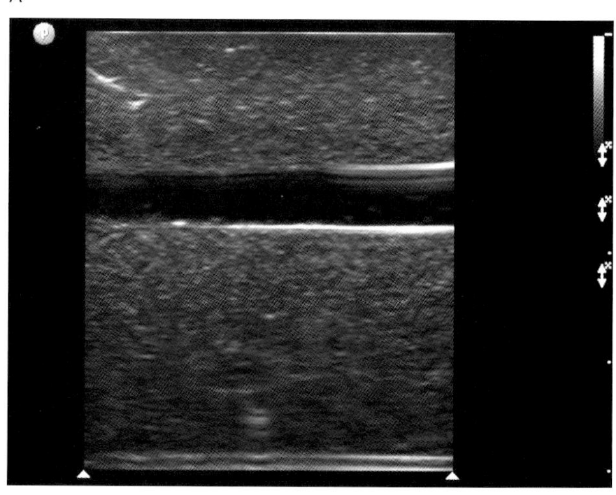

B

图 27-4　（A）长轴（或平面内）入路，可实时显示穿刺针。（B）长轴入路，由于探头的轻微运动，穿刺针完全不能显示。

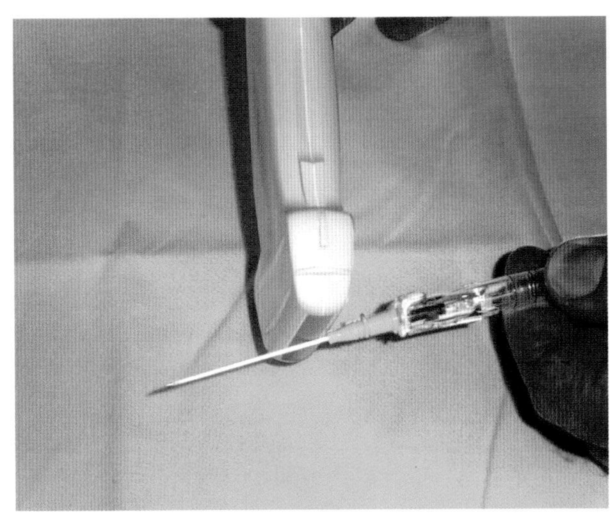

图 27-5　**短轴（或平面外）入路。请注意，穿刺针与探头声束轴线垂直。**

短轴入路需将目标血管或靶目标结构显示在屏幕中央，以探头长径的中央作为进针点（图 27-5）。使用这种方法，只能从短轴方向上看到穿刺针（图 27-6）。该方法的主要缺点是针尖难以定位。当使用这种方法时，我们经常会穿透血管的前壁和后壁，偶尔也会穿透靶血管后部的其他结构（图 27-7）[3,4]。因此，如后方毗邻动脉或神经等重要组织，在进行短轴入路引导时，应慎之又慎，尽量减少意外穿刺的风险。

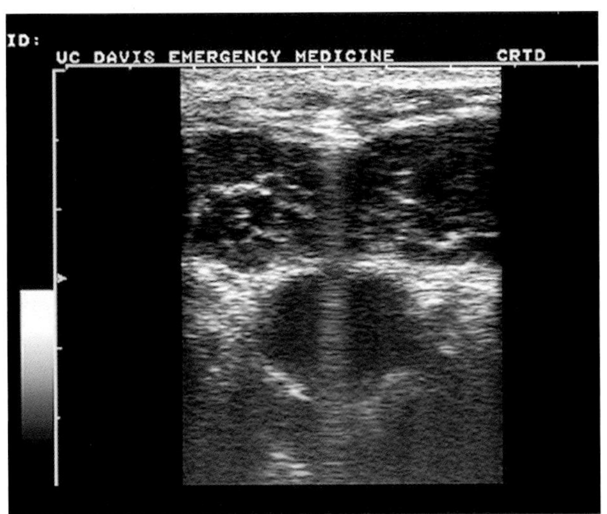

图 27-6　**用短轴方法获得的图像。请注意，静脉正上方穿刺针的伪像。**

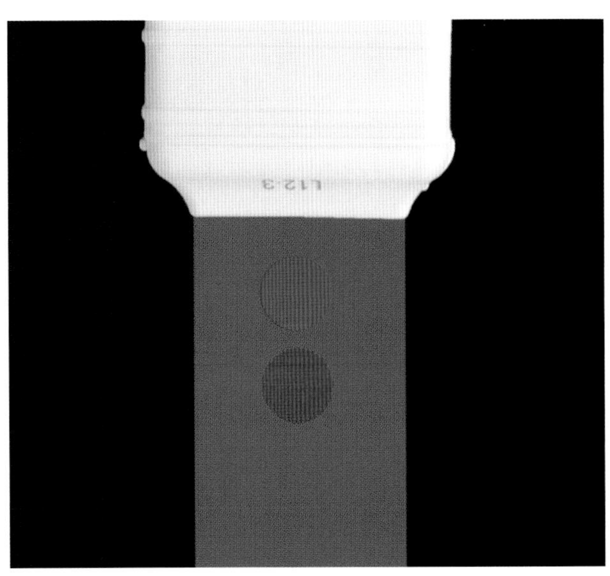

图 27-7　**注意位于线阵探头声束中心下方的目标结构（蓝色圆圈），及位于目标结构正后方的结构（红色圆圈）。要注意避免重要结构出现在目标结构后面。**

不管使用何种器械及何种穿刺路径，穿刺针一旦进入皮下，操作者必须明确穿刺针应位于图像的哪个位置。使用长轴入路时，需要谨慎决定穿刺针显示在屏幕的右侧或是左侧，在既定的方向上决定完成操作需将探头究竟放置在什么体表位置。用手指在探头一侧按压皮肤，此处穿刺针穿过皮肤，只要保持针与声束在同一方向平面，皮下的穿刺针将出现在超声显示屏上的相应按压处。对于短轴入路，感兴趣结构应与探头中央对齐，穿刺将在探头中央的下方进行。有些人发现在线阵探头中央放置一个固定的标记非常有用。

（三）技术方法

为了使超声引导或辅助操作成功，目标结构必须容易且清晰地显示。当通常情况下容易显示的结构显示不清时，往往是由于一些技术因素造成的，如难以显示扫描平面、体位、耦合剂不足以及邻近的结构干扰。如果在设法排除上述影响图像显示的因素后仍不能清晰显示目标结构，最好选择一种替代性的方法。试图穿刺一个不能被清晰显示的目标结构，会降低手术成功率并增加手术并发症的发生率。

一旦术前超声检查明确超声引导穿刺可行，接着就是操作和器械的准备，这是介入性操作所必需的。操作之前，患者应选择最佳体位。预先尝试患者不同的体位，测试哪种体位能提高成功率。如果是利用超声来定位，介入性操作时患者保持同样的体位很重要。改变体位，液体则可能流走而远离穿刺针，这样就有可能穿到肠道。更严重的是，体位改变时，小的但是比较重要的血管的位置也会改变（图 27-8）。

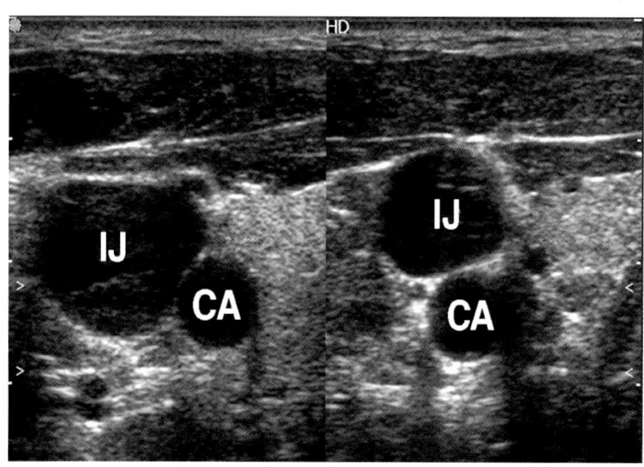

图 27-8　双幅图像显示头部转动对颈内静脉和颈动脉位置关系的影响

注：此图意在强调穿刺操作时应与完成扫查时的位置相同。IJ= 颈内静脉，CA= 颈动脉

应仔细考虑超声仪与操作者及患者的位置。机器应放在操作者容易看到显示屏的位置，理想的状态是操作者不需要转动头部，而只需眼睛轻轻一瞥（图 27-9）。如果仪器的位置摆放不佳，需操作者被迫转动身体或采用一个别扭的体位，这样操作者就会很不舒服，失败的概率会增加（图 27-10）。在操作之前将超声仪器调节好，操作中双手就得以解放，且能保持戴手套和无菌的状态。

三、操作前准备

（一）稳定探头

培养好的手 - 眼协调能力和熟练操作探头对操作成功是非常必要的。如果患者有 10L 的腹水需要抽吸，即使操作者技术较差，可能不至于在简单病例操作中失败。但对于小的扁桃体周围脓肿，技术较差则会导致穿刺失败，并可能引起损伤。

当扫查患者时，应自然地握住探头并保持与患者轻柔接触。探头握得太靠近缆线将限制其在患者皮肤上的细微移动，可能导致操作者施加更大的压力在皮肤上，从而引起靶结构变形（图 20-13）。将声束与穿刺针保持在同一切面上需要稳稳地握住探头，这有可能需将手指或手的边缘紧贴患者的皮肤。

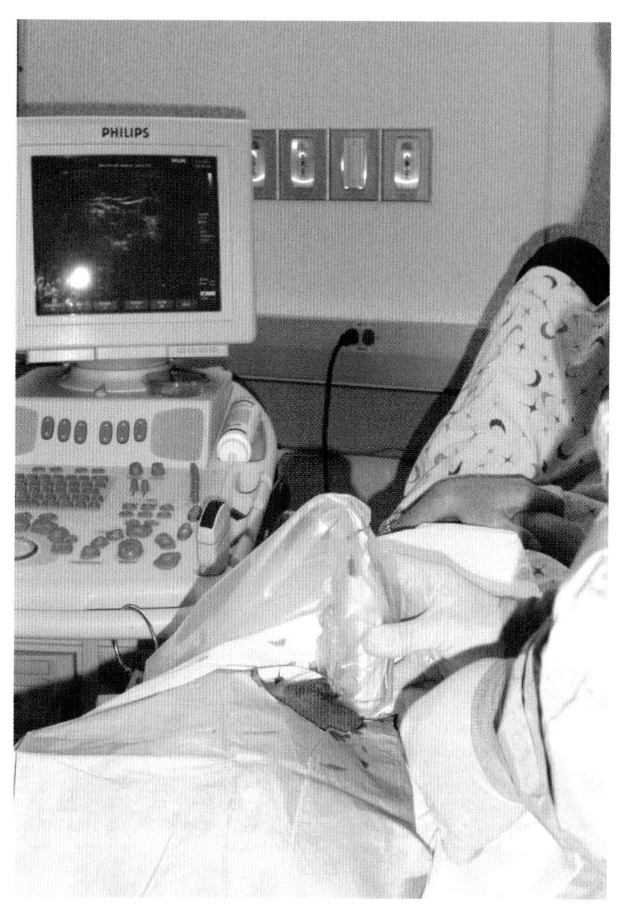

图 27-9　超声仪器的恰当位置

注：注意显示屏在操作者的视野内

（二）器械控制

超声引导下操作时，穿刺针、止血钳或其他的器械应该缓慢并可控地进入。过快则可能导致图像未能显示穿刺器械或使操作者分辨不清图像上穿刺器械的位置。采用小步可控地将器械进入软组织是最好的方式。有时一次轻轻地刺入便可使器械进入到软组织，但应掌控好操作以避免穿入过深而损伤重要组织。

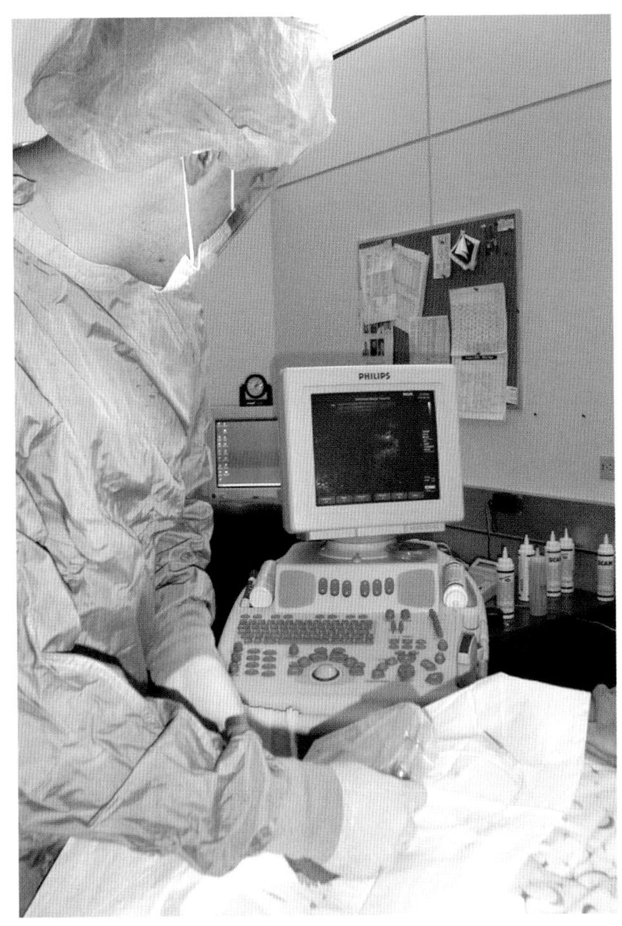

图 27-10　超声仪位置不当。请注意，操作员不得不回头看屏幕。

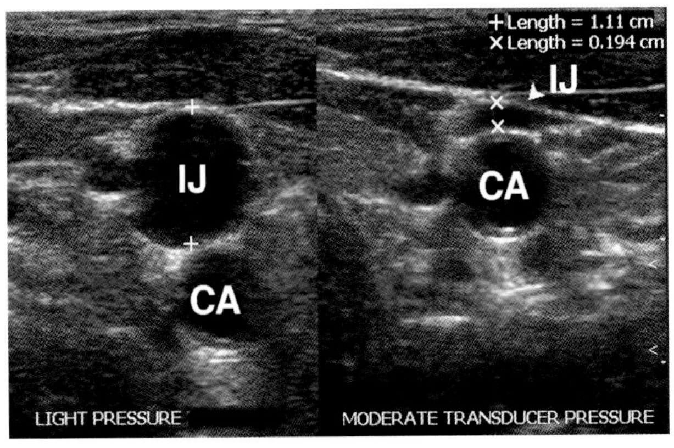

图 27-11　双幅图像显示探头加压对颈内静脉（箭头）的效果；IJ= 颈内静脉，CA= 颈动脉

（三）操作指南

有时借助机械装置可辅助超声引导操作，可用于平面外（短轴）和平面内（长轴）引导（图 27-12）。对于超声引导下的穿刺过程使用穿刺导向器所起到的作用是有争议的[5,6]。它可以大大减少超声声束与针对准的难度，对经验不足的操作者有帮助，但它们也限制了针的方向调整。导向器引导可以使针保持在可预测的路径上，这样在短轴引导时，针和超声束的交叉发生在可预测的深度。有研究发现，在超声引导针活检中使用导向器引导（平面外入路），能够显著减少操作时间，特别是对于经验不足的操作者[7]更为有用。然而，对于直径＜3cm 的小目标的活检，徒手技术的表现要优于借助导向器短轴引导，这表明借助导向器定位针尖的精度可能不够[8]。使用导向器将针置于探头扫查切面内，可直接在超声下显示穿刺针的移动，可减少一些对手眼协调和调整的要求。使用导向器的主要缺点是导轨的角度是固定的（图 27-13）。此外，在靶结构位置较深的情况下，导向器自身会占用相当的穿刺针长度，导致穿刺针很难到达超过 2 ～ 4cm 深的区域。

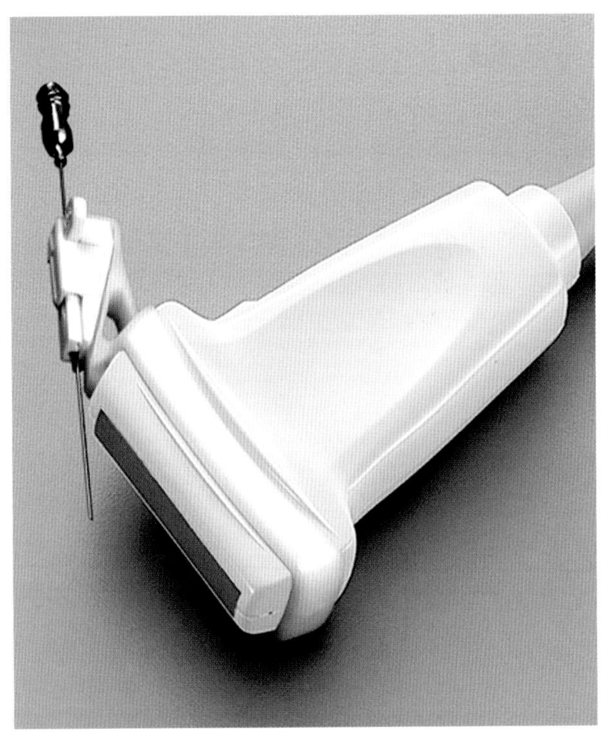

图 27-12　固定在探头上的穿刺导向器（平面内技术）。

（四）影响器械显像的因素

不管器械是穿刺针、止血钳、套管针还是某种探针，器械在显示屏上的显示是超声引导穿刺的关键。不管器械与超声束调节得多么好，有时其图像显示还是非常困难。软组织结构、器械类型、穿刺针粗细、器械倾斜角度和声束的角度均影响屏幕上的成像。

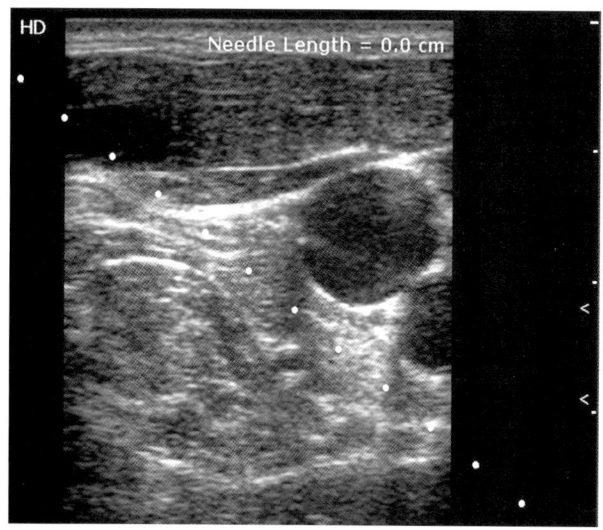

图 27-13　**当使用导向器时，注意针进入的固定轨迹。针的路径用虚线表示。如果颈内静脉是目标血管，那么探头需要重新定位，因为颈内静脉目前不在进针的路径上。**

使用直径较粗的针，使其与声束尽可能垂直，将使穿刺针显示得到改善。但超声工作者不能保证在所有情况下将穿刺针或其他穿刺器械与声束垂直。这种情况下，使超声束与穿刺针接近60°将使成像得到改善（图 27-13）[11]。可以增加对超声波反射回声的穿刺针已面市。当传统穿刺针的可视化效果不佳时，可以使用回声针帮助提高针的显示 [10]。

如果将针尖的斜面朝向或背离声束，成像将得到改善（图 20-14）。将针的斜面向任一方向旋转 90°，针尖将不能清晰显示。这提示针尖的斜面与声束成 90° 时，超声的散射波偏离了探头，导致到达探头的回声很少。在操作难度较大的患者或针的角度不理想时，使用能产生回声的穿刺针可能更有利（图 27-15）。传统的表面光滑的穿刺针反射声波明显减少（而且针的显像效果很差），特别是当针的角度不垂直于超声波束时。

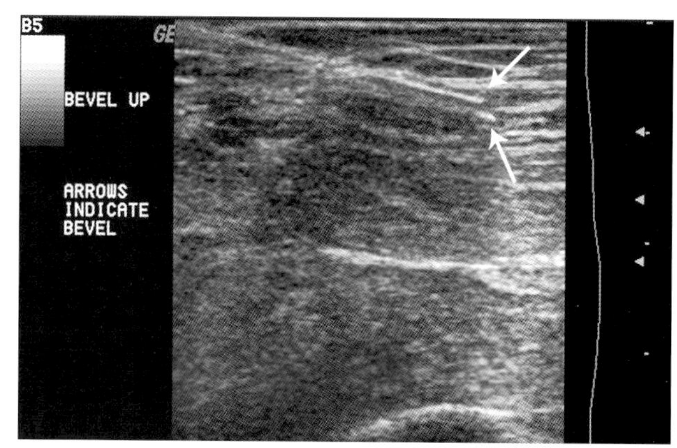

图 27-14　**针尖的显像效果良好（箭头）针尖的斜面朝向探头。**

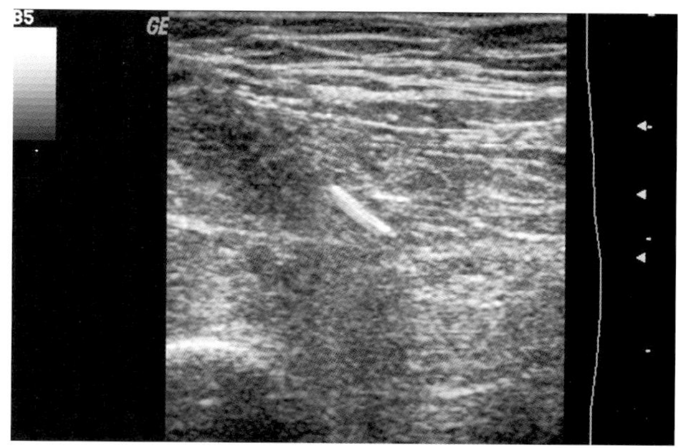

图 27-15　**回声针有一表面粗糙的针尖，注意针尖的显像得到改善。**

（五）皮下器械的定位

当穿刺的器械很难或不能显示时，首先应再次估计声束平面与器械的关系。最常见的原因是穿刺针与声束平面没有对准。如果穿刺针与声束平面不一致，继续进针并不能改善显像质量，所以不提倡继续进针。这时应轻柔地移动探头再次定位，平移或左右来回摆动探头，直到显示器械。如果器械在此点清晰显示，轻轻地抖动看看图像能否得到改善。避免大幅度的抖动，因为这可能导致尖锐的针具刺破深层结构。在仍不能清晰识别针尖的情况下，可向软组织内迅速注入少量无菌生理盐水，从而形成少量液性暗区。如果针具在声像图中显示出来，就在同一平面上将探头向目标移动，重新定向针具指向目标，同时注意探头被移动的方向。如果仍不能显示，可以考虑尝试更换进针点，针具退出后改变进针角度，或使用回声更强的针具。

四、异物定位

（一）临床概要

正确诊断和处置含有异物的伤口是有一定难度的，特别是当异物透声的时候。更复杂的情况是，带有异物的伤口经常发生在手或是脚，盲目的伤口探查造成医源性损伤的可能性和随后并发感染的可能性很高。通常位于浅表软组织的异物最初可能不会引起症状，很容易被忽视。在对200例异物残留患者的回顾性研究中发现，38%的患者存在误诊[14]。即使在高度怀疑、有X线检查和探查的条件下，软组织异物仍可能被漏诊。这种漏诊可能造成的感染，从医学和法律层面讲，对于病人和医者都是不幸的。据报道，异物漏诊是对急诊医生提出医疗事故索赔的最常见原因之一[15]。

金属和玻璃是不透光的，通常在标准的双视角X线片上很明显，但其他常见的异物，特别是有机材料，如木材或棘刺，几乎都是射线能够穿透的。塑料也是典型的辐射透光材料。计算机断层扫描（CT）或磁共振成像（MRI）可能对评估疑似异物有帮助，但这些方法费用高、耗时长，而且并不能随时随地进行。此外，CT检测木质异物的灵敏度较低，为0%～60%[16-17]。在这种情况下，超声则优势明显。对于检测总是遗漏的木质异物，超声的敏感性为79%～95%，特异性为86%～97%[16,18,19]。如果怀疑有射线能够穿透的异物，应考虑对伤口进行超声检查。无论是不透射线还是透射线，一旦软组织异物被识别出来，随后面临的问题就是如何以最佳方式清除它。正如大多数有经验的临床医生证实的那样，清除皮下异物是件非常棘手的事。超声可用于提供精确的术前异物定位，如果需要，也可在直接超声引导下移除异物。虽然超声对检测各种软组织异物具有良好的灵敏度，但它不是100%敏感的，应该作为一种常规检查，而不是排除检查。敏感度显然与操作者的经验有关。X线平片是对超声检查的补充，在检测软组织的异物时，应尽可能一起使用。

（二）临床适应证

使用超声处理可疑软组织异物的临床指征包括：

- 对异物的检测和定位；
- 移除异物。

关于软组织异物的超声检测的文献涉及广泛的专业和多种方法[16,18,20-31]。目前已报道的异物包括金属、木材、石墨、塑料、砾石、沙子、棘刺、仙人掌棘和竹枝。在这些研究中，包括未接受过正规培训的急诊医生、全科医生和受过肌肉骨骼超声专门培训的放射科医生以及具有不同技术水平的临床医生来实施超声检查，在几乎每项研究中，超声机型和探头都是不同的。虽然这些文献难以综合分析，但仍可以得出一些有用的结论。

在实验研究中，检测异物的成功率差异很大，结果部分取决于所检测的组织和异物的类型。在一份报告中，使用一个均匀的牛肉立方体作为组织模型，超声波在识别各种嵌入的异物方面具有98%的敏感性和特异性[21]，而另一项使用鸡大腿模型（更接近人手的模型）的研究报告称，检测木质异物的总体敏感性仅为79%[18]。在针对刚刚解冻尸体的足和手的研究中，诊断的敏感性和特异性分别为90%～94%和90%～97%[24,29]。与这些较好的结果相反，另一项使用超声检测鸡大腿异物的研究报告，总体敏感性和特异性分别为43%和70%，检测1cm长的木材的敏感性仅为50%[23]。回顾本研究中使用的方法显示，在异物放置之前，鸡大腿被切开并用止血钳将肌肉组织分离。这种组织破坏可能导致空气进入皮下组织，可能超过了在自然伤口中发生的破坏，并可能使后续的超声检查更加困难。在一项尸体研究中，6名急诊医生进行了900次评估，寻找＜5mm的异物，发现诊断的敏感性和特异性分别为53%和47%[32]。该模型将皮肤切口技术、异物放置深度、异物类型和大小作为变量，这些变量都可以显著影响此类实验研究的结果。值得注意的是，强力的伤口冲洗本身可以引入皮下气泡，会干扰超声定位小玻璃碎片。然而，在一项研究中，将空气注射到含有玻璃、金属和骨骼的火鸡胸部，软组织中的气体似乎并没有降低超声定位异物的能力[33]。

软组织异物检测的成功与否也取决于异物的大小。因此，在各种研究报告中，必须认识到超声测试结果与被成像的实验异物的大小相关。一份报告显示，小的玻璃碎片和仙人掌刺难以被发现，可能是因为异物太小，已经超过了超声探头分辨率的极限[21]。据报道，将两种不同长度的木牙签插入新鲜解冻的尸体足部时，检出率有所不同。检出率从 5.0mm 长牙签的 93% 下降到 2.5mm 长牙签的 87%[24]。所有研究的特异性都很高，这表明如果超声提示不存在异物时，一般不会有误。

虽然直观上似乎操作者的经验和专业知识可能是异物定位成功的关键决定因素，但几乎没有实验证据支持这一假设。只有一项研究直接比较了不同专业的临床医生用超声在鸡大腿模型中定位异物的能力[18]。研究发现，一名专业的放射科执业医生、两名超声医生和三名急诊住院医师之间的诊断准确性没有统计学上的显著差异。急诊医生诊断的敏感性为 74%，而放射科医生和超声医生的敏感性分别为 83% 和 85%。

在系列临床病例报道中，木材是最常见的透射性材料。以手、足、小腿和前臂异物损伤为主，大多数异物均较表浅[19,34,35]。对 50 例透射性异物患者的研究发现,50 例损伤中有 45 例涉及手或足[19]。本报告中手术取出的 21 个异物均离皮肤表面小于 2cm。在另一个评估足部疑似木质异物的系列病例中，超声发现的 10 个木质异物均位于距离皮肤表面 0.4 ～ 1.4cm 之间[16]。超声还可以用来检测和取出意外刺入舌头或脸颊表皮下的首饰，或检测有自残行为患者的疑似透射性异物。

（三）解剖概要

在评估软组织异物时，了解局部解剖结构的超声影像是很重要的（图 27-16）。由于手和足伤口是最常见的损伤，可能包含皮下异物，因此掌握手和足的解剖对临床医生的扫描成像是必要的。由于这些复杂解剖区域的软组织深度相对较浅，且存在多种声学界面，临床医生应对正常的手和足进行扫查练习，以熟悉这些常见损伤区域的正常超声表现。当遇到令人困惑的超声表现时，对比检查对侧未受伤肢体的作用如何强调都不过分。特别是对于射线不能穿透异物的病例，要将超声检查与 X 线平片检查相结合。

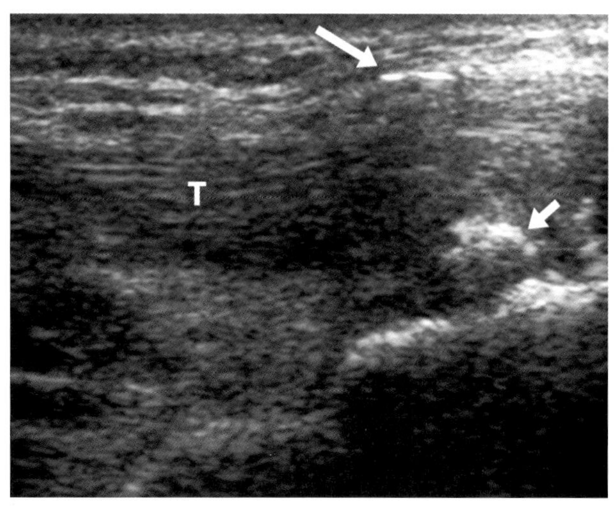

图 27-16 一名摔倒在碎玻璃和砾石上的患者髌下区域的纵向超声图像。在髌腱（T）前的近场（长箭头）可见一个高回声病灶，代表一个玻璃异物。此外，在胫骨附近有一个形状不规则的高回声区域（短箭头），临床医生怀疑其是否为其他的异物（这个形状不规则的结构实际上是胫骨结节的一部分）。

（四）超声检查与操作技巧

在寻找皮下异物时，可使用高频线阵探头，因为绝大多数异物都被发现位于皮肤表面以下 2cm 内。一般推荐采用 12 ～ 5MHz 范围内的线阵探头。7.5MHz 的凸阵探头，如腔内探头，也非常适合此项应用，且其额外的优势在于具有更小的圆形皮肤接触面积，可用于指底间隙扫查[20,36]。5 ～ 2MHz 的凸阵探头在寻找深层异物时可能很有用。高频小体积探头（通常在 10 ～ 15MHz 范围内）具有识别非常小的异物的能力：据报道，12MHz 的探头可以检测到 1 ～ 2mm 的异物。小体积“曲棍球棒”探头已经成为超声设备中非常常见的附件。由于成像高分辨率（15 ～ 7MHz），与皮肤的接触面积较小，使得这些探头对手指和指底间隙异物的成像特别有用（图 27-17）。

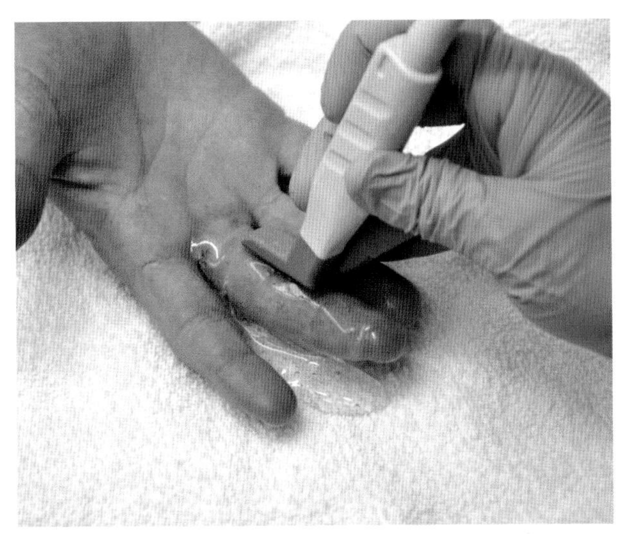

图 27-17　**一种用来扫查手指掌侧的曲棍球棒探头。**

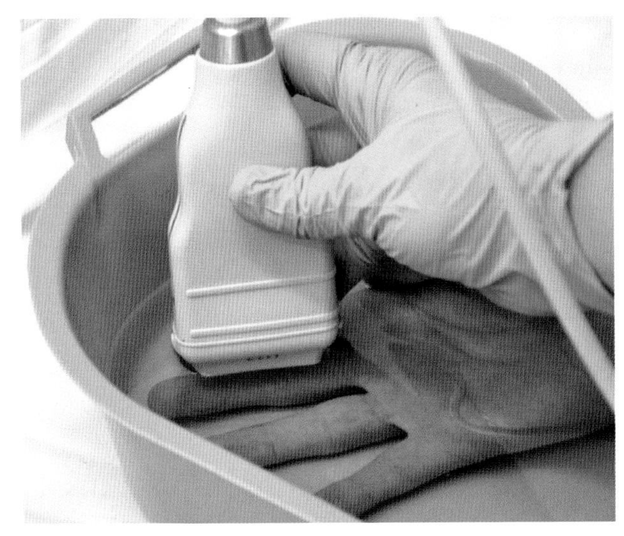

图 27-18　**水浴技术。**

有些探头需要使用透声垫，以充分显示表面软组织。透声垫提供了一个声窗，使探头与皮肤表面的距离增加了 1 ~ 2cm，并将皮下感兴趣的区域从极端近场（以及探头的“盲区”）移到一个更合适的焦点区域。虽然在超声检查中使用透声垫需要技术更加灵活和更多的练习，但可以提高近场图像质量。可以购买便宜的耦合剂垫，也可以将其切开分成更小的块，供单个患者一次性使用，也可以使用水或耦合剂填充的手套或手套的手指部作为透声垫。当使用充满水的手套时，必须排除任何可能妨碍后续成像的气泡。还有一种水浴技术，在扫查过程中将患者肢体浸入一盆水中，作用与使用透声垫或大量使用无菌手术凝胶相似（图 27-18）。与直接涂耦合剂相比，水浴技术更容易操作，并提供了优越的肌腱和异物的图像 [37]。因为图像获得时患者和探头之间的没有直接的接触 [37]。水浴技术也可减少患者的不适，操作者应确保只有探头的密封部分浸没在水中，也可以使用防水探头套。

当使用超声寻找一个小的皮下异物时，优化深度和焦点尤为重要。保持探头与皮肤表面垂直，并在两个正交的成像平面上系统地扫查感兴趣的区域。当探头的超声束长轴与异物长轴平行时，异物的显示最佳。当只是以短轴方向进行扫描时，小的异物很容易被遗漏。然而，对于一个小的木质异物，有时在短轴视图上突出的后声影会提示它的存在。因为含有异物的伤口可以发生在身体的任何部位，因此扫查过程中，会看到很多正常的超声图像。然而，大多数疑似隐匿异物的伤口发生在手和足，扫查时会遇到许多解剖结构和界面，每个都有特异的超声外观。表皮是最表浅的结构，最靠近探头表面（或者，如果使用透声垫，靠近透声垫远端）。在手部，尤其是足部，这一层结构明显比身体的其他部位要厚。皮下脂肪呈低回声，脂肪小叶之间有网状回声的结缔组织。这一层的厚度因所处身体部位和患者体质的不同而变化很大。筋膜平面呈薄而高的回声，通常呈紧邻肌肉的水平线。肌肉组织呈相对低回声，内部有规则的条纹（长轴呈线性或笔状，由于肌肉纤维的各向异性，短轴呈斑点状）。肌腱具有中度回声，短轴呈卵形有细小斑点，长轴方向具有典型的纤维超声回声特征。有趣的是，当斜向成像时，肌腱会出现更明显的低回声；肌腱成像的这种特征被称为各向异性（见第 21 章“肌肉骨骼”）。当相应的关节运动时，可以实时观察到肌腱的运动。骨骼最靠近探头的皮质表面呈现明亮的回声，并有明显的后方声影。关节间隙可以很容易地通过相邻明亮骨皮质回声中不连续的 V 形影来识别。血管无回声，在短轴或长轴扫查时分别呈圆形或管状结构。如有必要，可以用彩色血流多普勒进一步鉴别。一般来说，静脉很容易被探头压缩，而动脉则会保持搏动。图 27-19 和图 27-20 显示了正常手和鸡大腿的超声图像（通常用于异物的组织成像模型）。

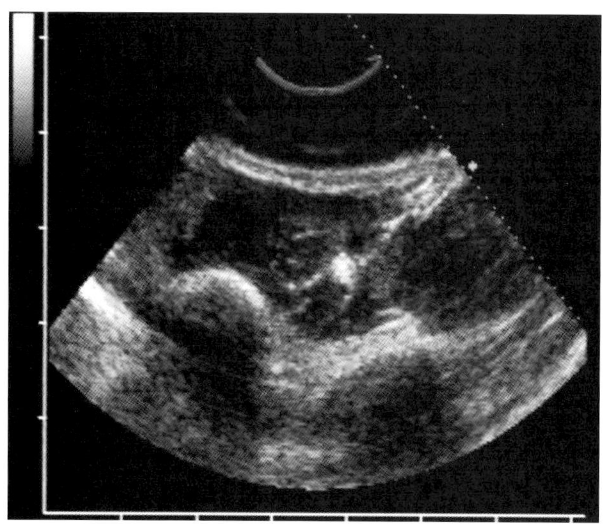

图 27-19 **使用 7.5MHz 环形阵列探头和透声垫的正常手大鱼际声像图。首先出现的是无回声的透声垫，然后是高回声的皮肤表面，其后是下面的低回声的鱼际肌。拇长屈肌肌腱在图像的中间显示为一个高回声的圆环。在远场中可见第一和第二掌骨皮质的弧状高回声，并伴有相应的后方声影。**

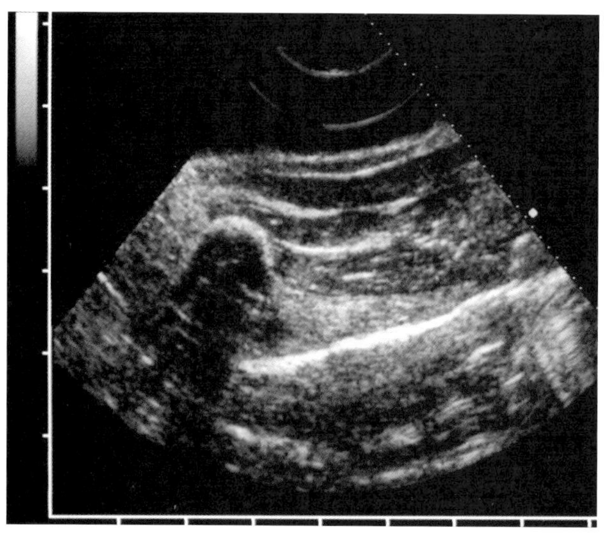

图 27-20 **使用 7.5MHz 环形阵列探头和透声垫对鸡大腿进行超声成像（以后所有实验的异物图像都使用类似的技术）。请注意，其组织的厚度和外观与手的组织厚度和外观相似。皮肤已切除，大腿肌肉组织低回声，图像左侧大腿骨呈高回声，后伴声影，远场可见水平的筋膜平面。**

软组织异物超声表现各种各样，取决于异物的类别、大小和异物在组织中存在的时间长短。常见的材料，如木材、玻璃、金属、塑料和砾石，通常会表现为超强回声，伴有不同程度的后方声影、混响或其他与物质和形状相关的伪影。伪影往往是首先被识别的，所以扫查时寻找伪影很重要。木质的异物通常会形成低回声的后方声影，便于其被发现（图 27-21）。线性金属异物通常会显示混响假象，表现为在实际物体远处有明亮的、等距离的平行线（图 27-22）。小的或圆形的金属物体可能显示彗尾伪影（图 27-23，视频 22-1：带异物的手指脓肿的水浴横向视图）。然而，玻璃的声学伪影表现不太一致，在扫查过程中可能表现为声影、混响伪影或散射等（图 27-24）。存在超过 24 小时并引起炎症反应的异物经常被水肿、脓液或肉芽组织引起的低回声“晕”包围（图 27-25）。惰性异物，如金属或玻璃，通常不会引起这种炎症反应，但也不排除有例外，这是细菌进入软组织并继发感染的结果。异物周围的低回声区域通常有助于异物的识别和定位。用类似的方式，在异物附近注射的局部麻醉剂可以使其显示更明显。图 27-26 和图 27-27 给出了不太常见的异物的超声声像图，如塑料（具有明显的混响伪影）和砾石（具有类似胆结石的明显后方声影）。

伤口的各种不同特征会增加软组织异物超声评估的复杂性。在损伤过程中、伤口探查或伤口冲洗过程中，或使用麻醉剂过程中不慎注入的气泡均可能造成空气进入伤口之中，会导致查找异物更加困难。气泡或其他气体的形态可能会掩盖异物，或造成异物假阳性。在伤口冲洗过程中进入伤口的气泡可能会使随后定位小玻璃碎片更加复杂。气泡有时可以通过加压探头来消除，从而提高图像质量。由于出血、损伤的组织扭曲或患者不适等因素，采用超声检查大的开放性伤口有一定困难。

清除软组织异物可以在动态或静态超声引导下进行。使用哪种技术取决于异物的位置和操作者的经验。虽然使用透声垫和水浴技术可以有利于诊断，但它们会使清除异物过程变得复杂，所以不建议使用。

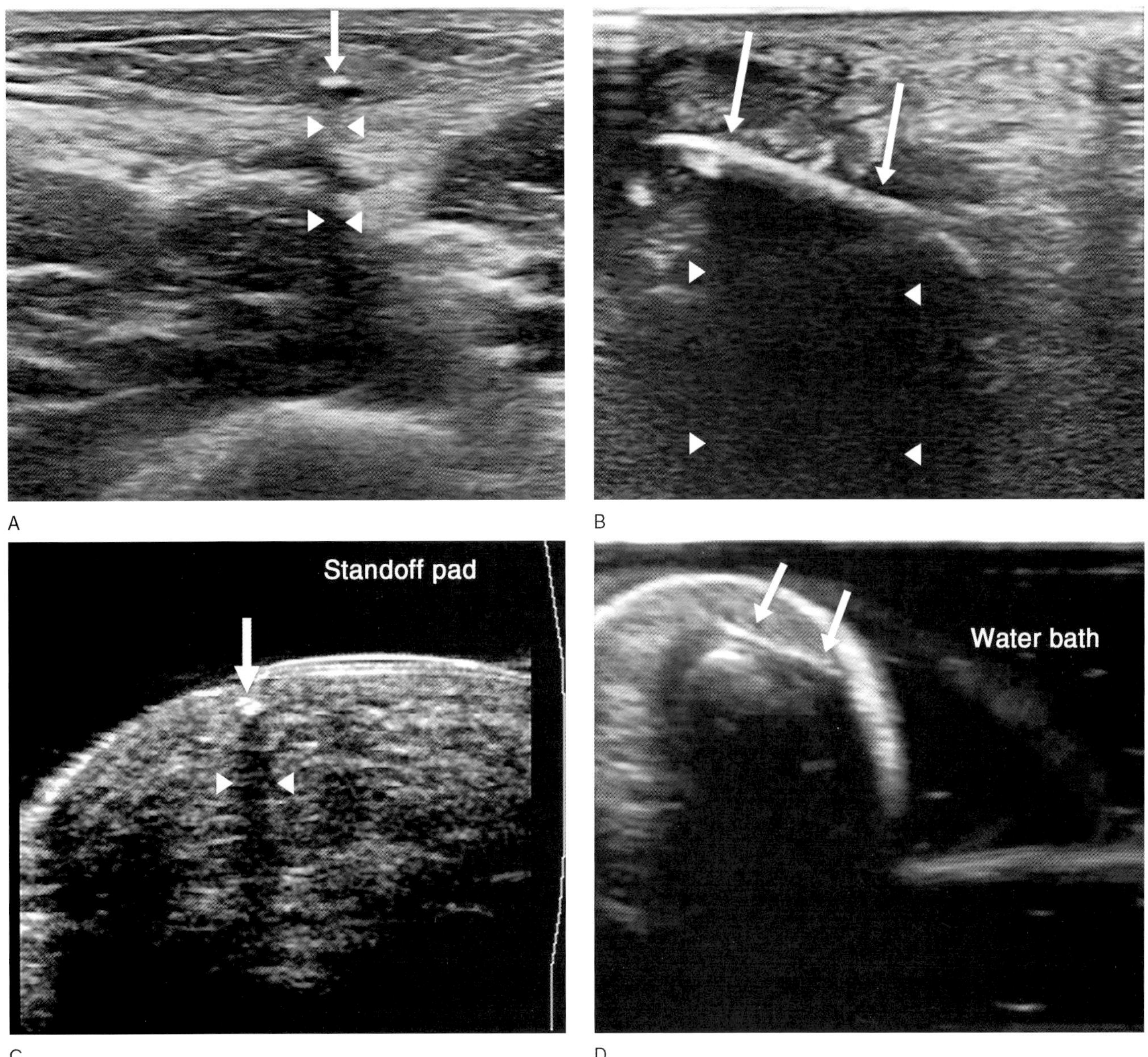

图 27-21　木质异物。（A）肢体软组织中木屑异物的横切图像。注意木屑的回声（长箭头）和后方声影（短箭头）。（B）足部牙签异物的矢状面声像图。注意牙签回声（长箭头）和后方声影（短箭头）。（C）足部横切图像，足跟浅表部位木质异物（长箭头），后部有声影（无尾箭）。（D）水浴中的手指横切图像。软组织（箭头）中的木屑异物表现为线性高回声。后方没有显示混响伪像。

对于超声引导下的异物清除，应该在无菌条件下进行，并使用无菌探头套和无菌耦合剂。在清除异物之前，相关区域要进行麻醉，这可以通过区域麻醉或局部麻醉来完成。如果使用局部麻醉，在超声引导下使用长轴技术引导注射麻醉剂。麻醉剂应该浸润异物周围软组织（图 27-28）。

异物周围浸润的麻醉剂会形成“水剥离”效应，使异物清除更容易。在使用区域麻醉的情况下，使用麻醉剂浸润（或无菌水）仍然可以完成“水剥离”。

相对于止血钳，鳄鱼钳是软组织异物清除术的首选。鳄鱼钳的钳口较小，更容易在软组织中操作（图 27-29）。急诊中常用的大口止血钳在软组织中难以操作，抓取异物比较困难。

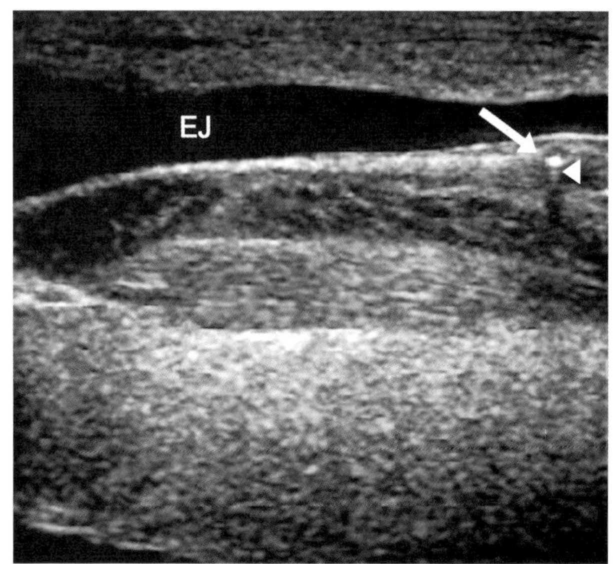

A

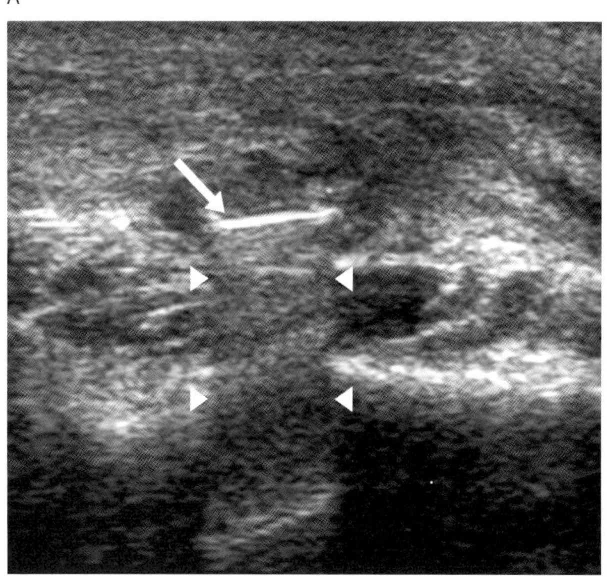

B

图 27-22 金属异物。（A）静脉吸毒者颈外静脉（EJ）后断针的颈部纵向图像。断针短轴图像回声（长箭头）及后方混响（无尾箭）。（B）患者足背软组织异物为订书钉的纵切图像（长箭头）。混响出现在金属异物线状高回声的后面（无尾箭）。

因为可以实时显示钳子或止血钳的尖端，建议使用平面内技术来清除异物。对于长条形异物，需要在异物的长轴平面上进行清除（图 27-30）。如果不沿着异物的长轴清除异物，可能会导致异物碎裂或损伤异物周围的软组织。要仔细识别钳子或止血钳的近场路径中的任何组织结构，以避免不慎损伤神经、血管。

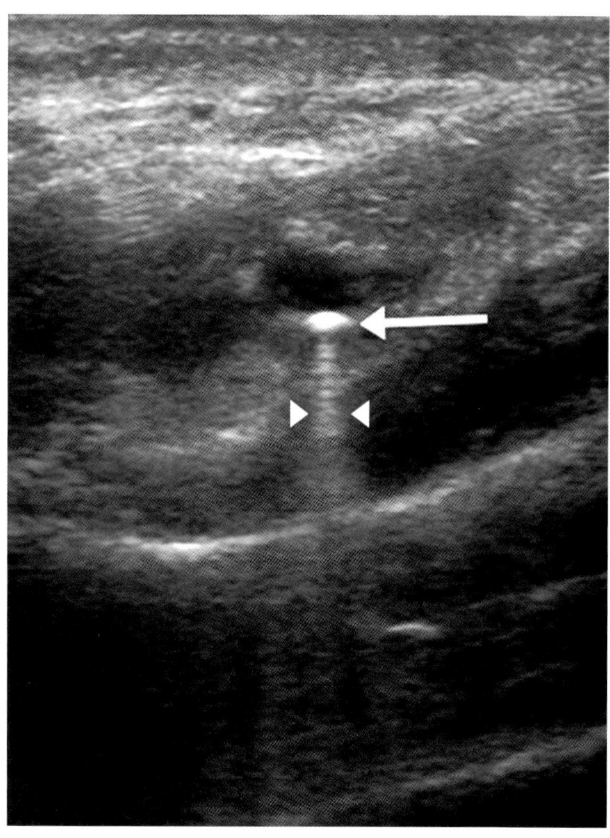

图 27-23 被 BB 枪击中的急诊患者手掌部纵切图像。BB 弹表现为一个圆形的强回声（长箭头），后方伴混响（无尾箭）。异物前部是一个小的无回声积液，这是 BB 弹损伤出血导致的。

在皮肤做一个小切口后，将钳子或止血钳口闭合，超声动态引导下沿“水剥离”途径接近异物。一旦钳口对准异物，张开钳口，抓住异物。过早张开钳口会导致软组织咬入钳口，使异物清除困难。可以再注入局部麻醉剂或无菌水进行“水剥离”，使异物更易清除。

静态超声引导时，建议麻醉针头留置于皮下，并做好皮肤标记，以协助清除异物。清除长条形异物时，麻醉针头注入局部麻醉剂浸润软组织和异物周围后，针直接留在异物的后方（图 27-31）。在皮肤上画一条线来确定异物的轮廓。位置有移动风险的异物可以在软组织中使用三根针进行定位，以便将异物固定到该位置。将针以 120° 角刺入异物周围，使每根针的针尖位于异物的后面。清除异物的进口要位于三个针形成的三角形的中心（图 27-32）。

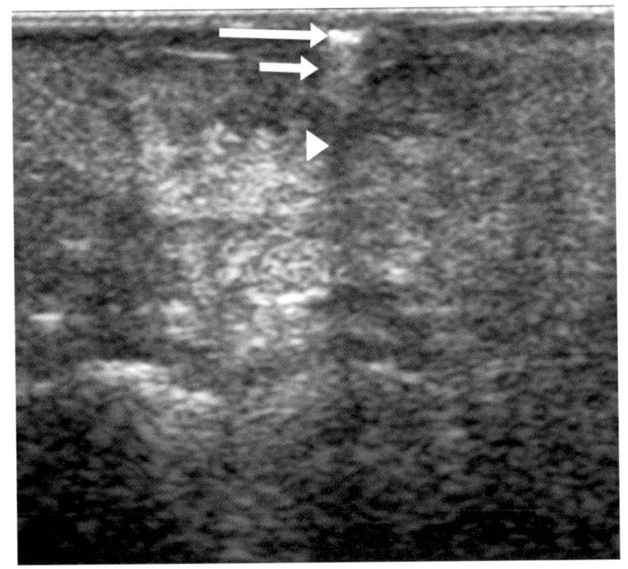

A

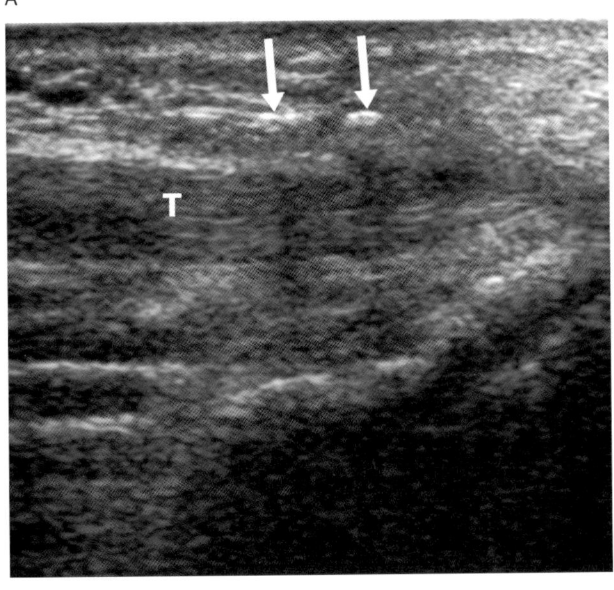

B

图 27-24 玻璃异物。(A)足跟残留玻璃异物的横切图像。玻璃异物的回声(长箭头),其后伴混响(短箭头)和后方声影(无尾箭)。(B)髌腱(T)前有两块玻璃残留(箭头)。玻璃呈强回声灶,后伴声影。由于周围软组织的回声影响,左侧的异物很容易被遗漏,但后方声影有助于诊断。超声检查结果与X线平片检查结果相一致。

无论使用哪种技术,都有可能因各种原因导致无法清除异物。术者需要在术前对手术时间设定一个限制,应该知道长时间多次操作会增加相应的手术并发症。

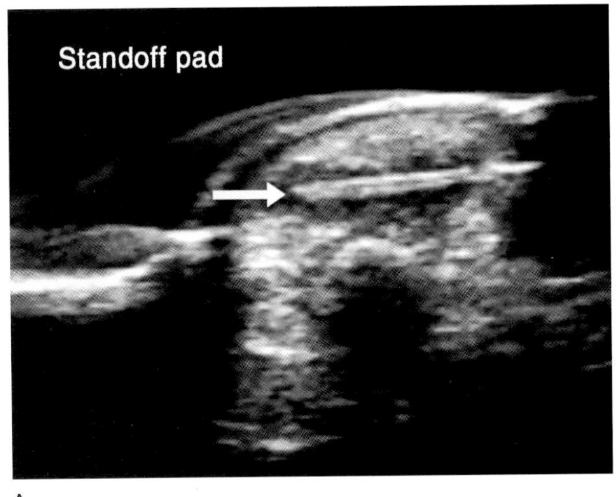

A

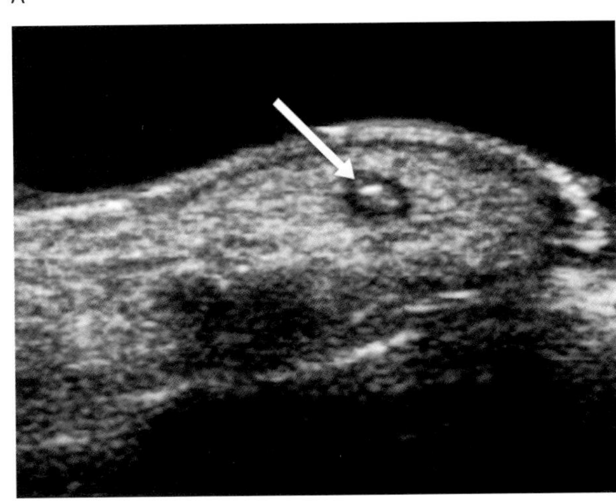

B

图 27-25 手指上的木质碎片。(A)使用透声垫检查的手指横切图像。该患者的指腹内有一个残留4天的碎片。注意在线状回声的木质碎片周围存在低回声液体(箭头)。(B)在异物的短轴成像上,周围可见低回声晕(箭头)。

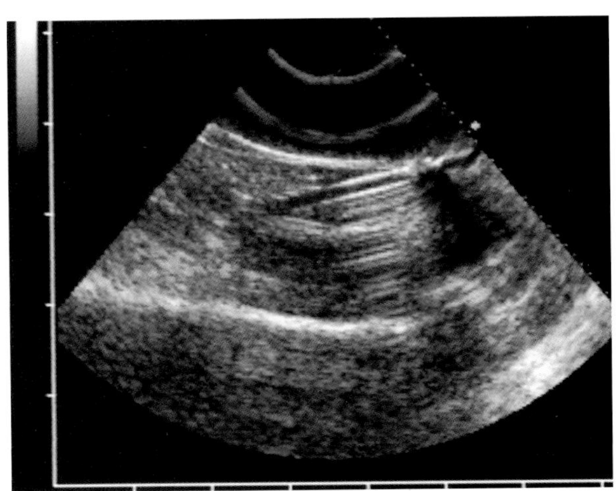

图 27-26 鸡大腿内塑料牙签的长轴图像。塑料牙签表面呈高回声,后伴明显的混响伪像。

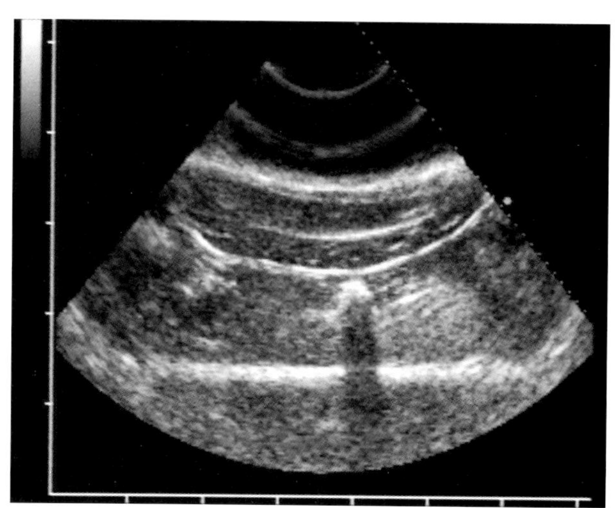

图 27-27　鸡大腿内一块碎石的超声图像。在碎石的高回声后可见明显的后方声影。

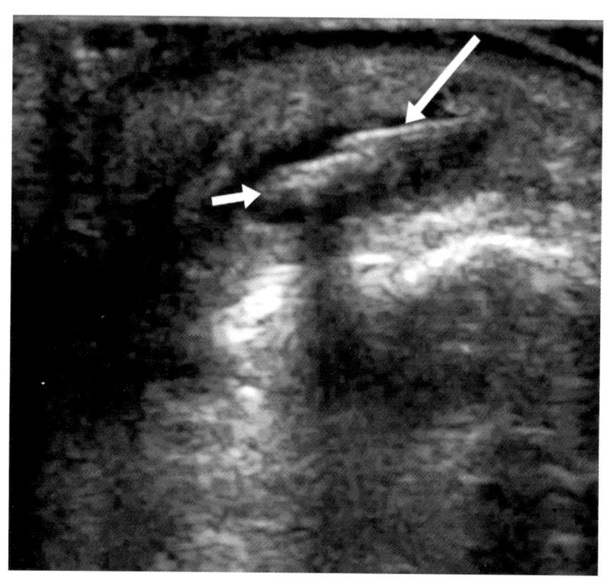

图 27-28　“水剥离”。用针（长箭头）推注利多卡浸润后伴声影（短箭头）的长条形木质碎片的超声图像。注意异物周围存在无回声液（利多卡因）。

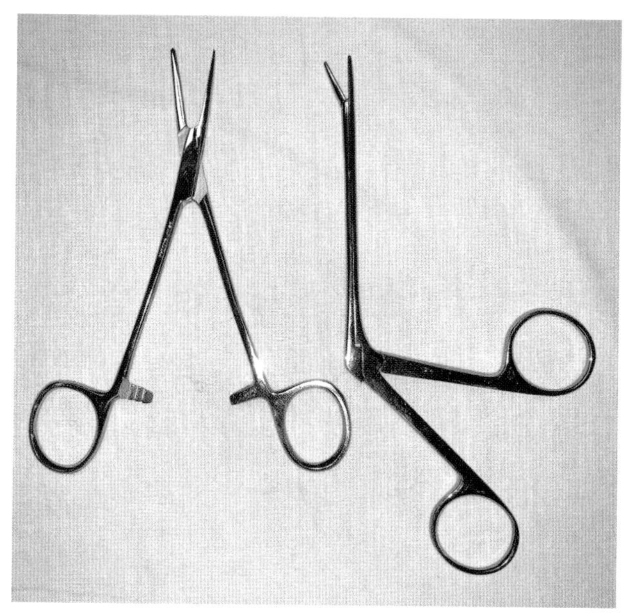

图 27-29　鳄鱼钳和止血钳。
注意止血钳口的大小。

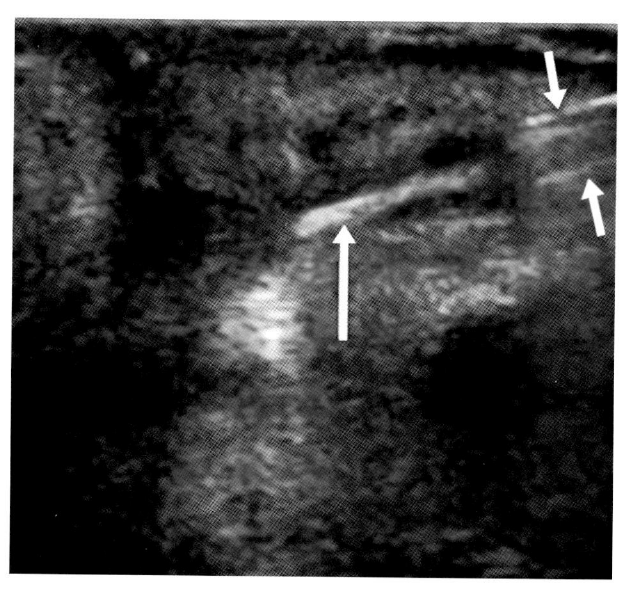

图 27-30　超声显示使用平面内技术用鳄鱼钳（短箭头）清除软组织内木质碎片（长箭头）。

（四）注意事项

1. 局部超声解剖知识不足。不熟悉正常的局部超声解剖，特别是手、足部，会使正确解读超声图像变得困难。来自骨骼的正常声影，高回声的组织界面和筋膜，以及血管钙化产生的伪影，都会导致对正常图像产生误读。籽骨、腕骨和掌骨（或跗骨和跖骨）以及趾骨都有可能被误认为异物，要注意与异物区分。

2. 未能完善对小而表浅异物的扫查。扫查皮下异物，特别是手和足部，需要大量的时间、耐心和对某些扫查细节的关注。扫查时有时需要借助透声垫或水浴。调整探头的频率、深度和焦点至关重要。此外，伤口的位置与探头的大小、形态可能会导致扫查成像困难。扫查小的不平整区域，如指底间隙等，有时需要一个小巧的探头或腔内探头，有时要借助透声垫和助手的帮助。

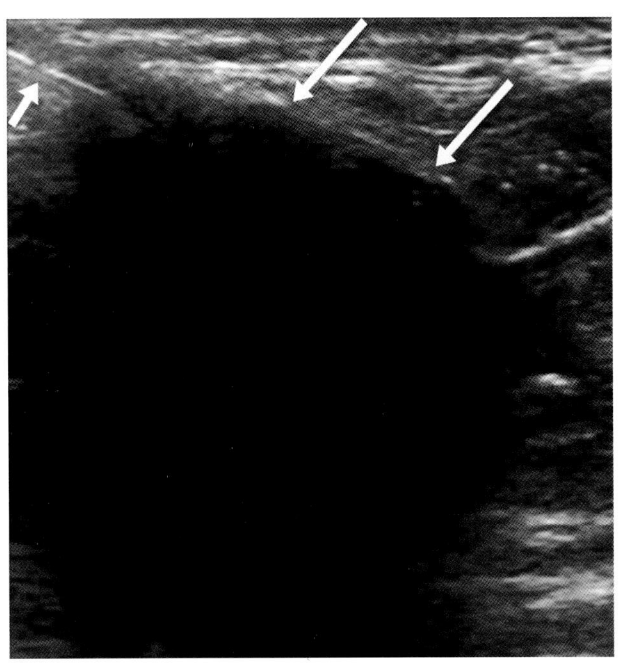

图 27-31　超声引导穿刺。针（短箭头）插入到木屑（长箭头）后面。

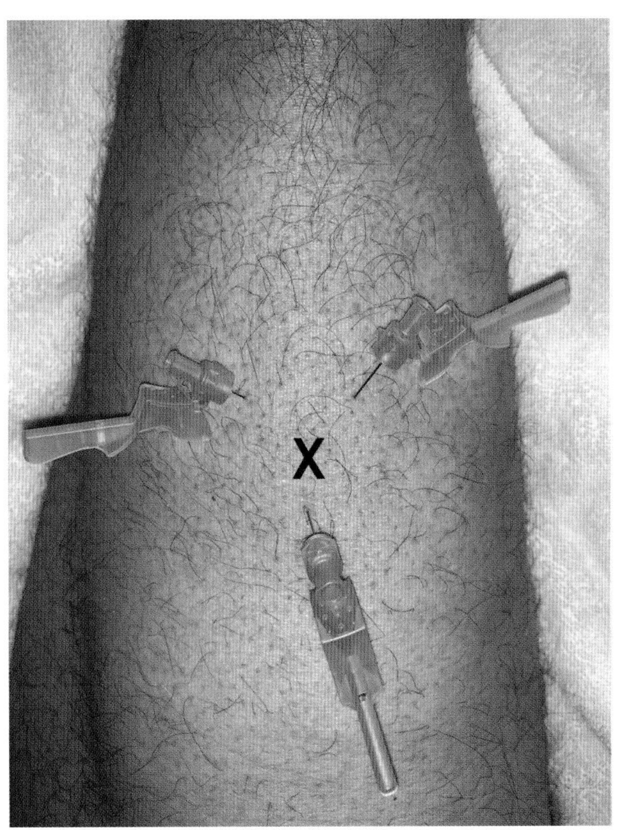

图 27-32　超声引导下清除子弹的过程。三根针以 120° 角放置，针尖刺入至子弹下面。入口（X）位于由三个针形成的三角形的中心。

3. 未将 X 线平片检查与超声检查相结合。超声检测异物的灵敏度与操作者的专业知识有关，应该被视为一种常规的检查，而不是金标准。相对于 X 线不能穿透的异物或材质未知的异物，应尽可能拍摄 X 线平片，以与超声检查结果相互补充。

4. 异物清除。一旦找到软组织异物，就必须确定异物能否成功取出，以及技术上是否可行。明智的做法是给探查和清除异物设定一个时限，并进一步制定评估或转诊的计划。制定异物清除方案需要考虑多种因素，包括操作者的技能、受伤的部位、用于手术的时间，以及所涉及的异物的大小和类型等。如果伤口较深，异物难以接近，或紧邻神经血管结构，建议咨询或转诊给适当的外科专家。能够实时了解异物的深度和位置以及它邻近的组织结构正是使用动态超声引导的优势所在。

五、腹腔穿刺抽液术

（一）临床概要

穿刺前明确积液存在及部位仅仅是经典的超声重点创伤评估（FAST）的延伸。急诊腹部穿刺的适应证包括：评估新出现的腹水，患者疑有癌性腹水或自发性细菌性腹膜炎需抽液明确诊断；为减轻大量腹水导致的不适或呼吸窘迫而行介入性治疗。有时，在 FAST 检查阳性患者发现腹腔积液，但病史不明，穿刺可明确其性质。

超声检查腹水被认为是一个金标准检查，能可靠地确认＜ 100mL 的游离积液，有时能探测到膀胱周围 5 ～ 10mL 少量积液。大量腹水穿刺成功率高，但是，有报道 300mL 的积液，穿刺成功率仅 44%，积液增加到 500mL 时，成功率提高到 78%。左下腹一直是公认的进行盲穿的标准位置，患者此区域有少量积液可能无法用超声证实，强烈推荐急诊科在行每个穿刺术之前常规进行床边超声检查。一篇 100 例急诊患者腹腔穿刺的报道表明，超声辅助的成功率显著高于传统的无影像引导的穿刺（95% *vs* 65%）。

典型的诊断性腹腔穿刺包括收集少量积液做常规分析（常＜ 60mL）。中等量的治疗性穿刺指＜ 2L 的腹腔抽液，大量抽液的治疗性穿刺指＞ 4L 的情况。在一份研究 29 例大容量腹水患者的报告中指出，测量穿刺部位的液体深度与引流的液体量相关：最小液体深度每增加 1cm，引流的液体量平均增加 1L[40]。

穿刺的并发症不常见，包括：腹壁出血、腹壁下动脉假性动脉瘤、肠系膜血肿、腹腔内出血、膀胱和肠道穿孔、腹壁脓肿、持续的腹腔积液渗漏和腹膜炎。

（二）解剖概要

尽管看到积液区很重要，但引导穿刺有许多方面需要注意：避开上腹部（肝脾肿大）、避开瘢痕（可能有附着物和粘连肠管）、避开腹直肌侧边(此处上下腹壁部血管可能被穿刺到)、避开腹壁上可见的静脉侧支血管、避开右下腹（常有使用乳果糖后盲肠胀气，并且此处可能有阑尾切除后瘢痕），最后，选择相对较细的穿刺针。3cm 深度的积液足够保证穿刺成功。确定穿刺点，此点既要积液最深又要腹壁最薄。一项研究利用超声在 62 个肝硬化患者上获得的图像确定 2 个标准位置：左下腹（定义为左髂前上棘内侧 2 指朝向头侧）和中线脐下区（定义为脐下 2 指）。在这两处的腹壁厚度范围变化大（左下腹有 0.6 ～ 9.1cm，中线脐下有 0.9 ～ 9.5cm），但左下腹要薄些（平均 1.8cm *vs* 中线脐下平均 2.4cm）。当患者左侧斜卧体位时，腹水的深度从平均 2.8cm 增加到 4.6cm。

（三）临床适应证

1. 诊断性腹腔积液取样。
2. 腹腔积液治疗性引流。

（四）超声检查与操作技巧

单纯漏出性腹水表现为腹腔内相通的无回声区。下腹部中线纵轴切面上，图像的右侧可见膀胱顶部回声，膀胱内有无回声液体，邻近膀胱可见环状的肠管回声（图 27-33）。腹水内有时可见纤维束带样回声，常常可见漂浮在腹水中蠕动的小肠，并伴有不同程度的“雾状”声影出现，这取决于肠腔内积气的多少（图 27-34），附着小肠系膜的带也可显示。谨记超声检查见有积液并不总是意味着腹水，这一点很重要。急性腹腔出血（图 27-35）也可表现为无回声积液区。如果对积液的性状难以判别，可进行诊断性穿刺或进一步的影像检查。超声检查显示肝脏萎缩，呈结节性、回声增强，提示肝硬化的存在（图 27-36）。增厚的

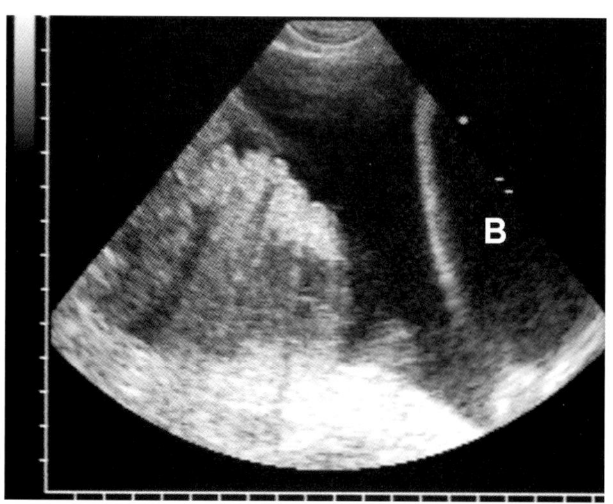

图 27-33 **中线矢状切面，患者有大量的单纯性腹水。**
注：图像的右侧可见膀胱顶部回声，尿液和单纯腹水同样都表现为无回声；图像的左侧可见带环状的小肠回声，伴有“雾状”声影，声影因肠腔内积气导致。B= 膀胱

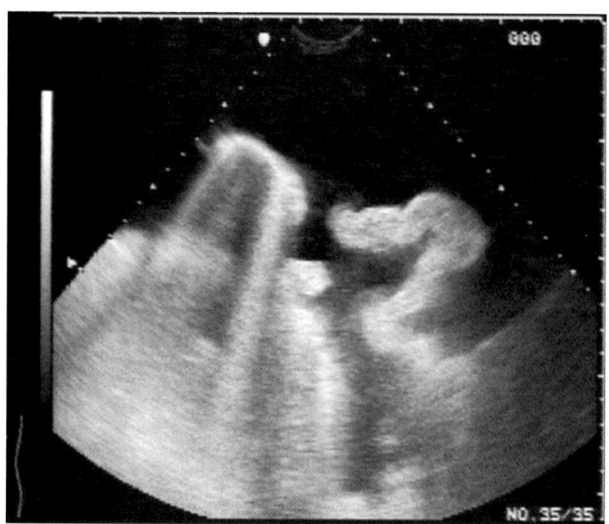

图 27-34 **大量单纯性腹水伴有高回声的带环状的小肠。**
注：注意有一些“雾状”的声影和高回声的混响伪影来自肠腔内气体；调节增益设置使单纯积液表现为均一的黑色。

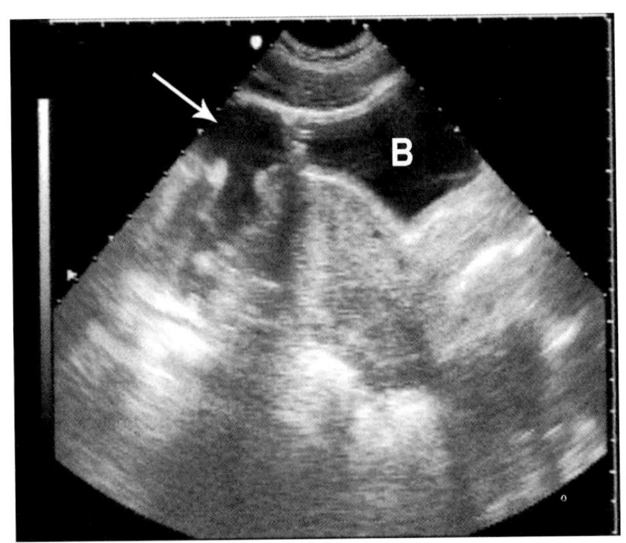

图 27-35　**女性正中矢状切面显示腹腔积血。**

注：膀胱和子宫在图像右侧，在膀胱顶上方低回声的液体区（箭头）表示未凝的血液，超声无法将其与腹水鉴别；B= 膀胱

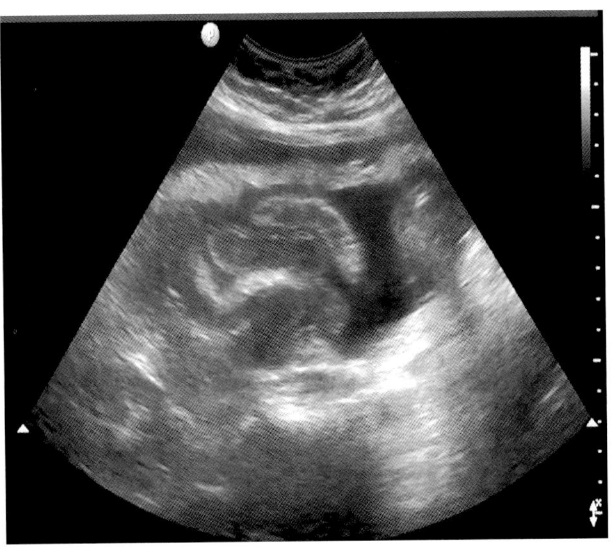

图 27-37　**一例女性新发腹水患者的上腹部超声检查图像。在近场，可见明显增厚的高回声大网膜就在小肠的正上方。这种“网膜饼征”最常见于腹腔或盆腔恶性肿瘤。结核性腹膜炎也可能引起这种超声表现。**

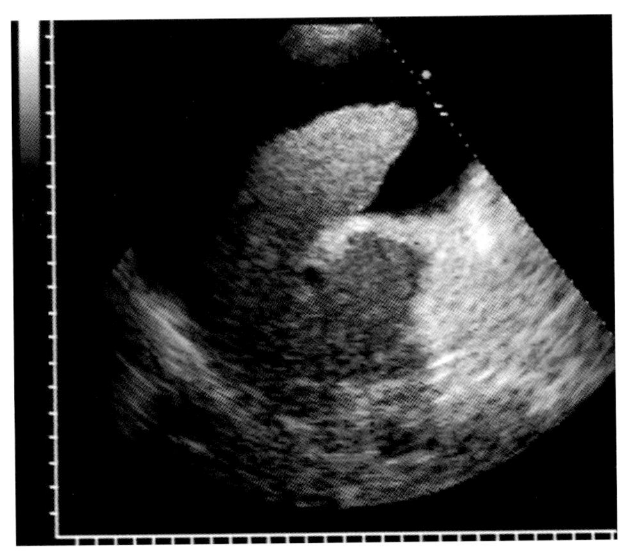

图 27-36　**FAST 右上腹腹腔内看到大量无回声区，考虑到肝脏萎缩和高回声结节状表现，考虑积液为腹水。**

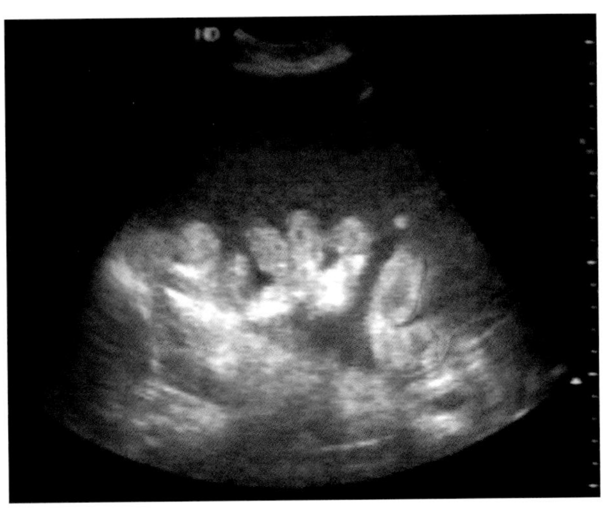

图 27-38　**血性腹水。**

注：此患者有肝硬化，腹水表现为回声增加的复杂图像；最近一次随访发现患者的血细胞比容（HCT）下降了 10%，为肝癌破裂出血。

高回声大网膜（“网膜饼征”）可能是诊断恶性腹水首先出现的超声指征（图 27-37）。腹水内有时有微颗粒，内部回声强度不一则为复杂性积液，表明积液内存在白细胞、红细胞、蛋白颗粒或纤维等（图 27-38）。

在进行手术之前，需要评估患者的出凝血时间。腹水患者经常有潜在的肝病和相关的凝血疾病。穿刺术的相对禁忌证包括凝血功能障碍（INR ＞ 2.0），血小板减少（血小板计数＜ 20×10^9/L），妊娠、弥散性血管内凝血、原发性纤维溶解、膀胱膨胀、腹壁蜂窝织炎、肠道扩张或大肠梗阻和腹腔内粘连等。一项回顾性研究分析了 3116 例 2 年

中在同一机构接受实时超声引导穿刺的患者，发现6例患者发生了明显的术后出血（0.19%），其中1例患者需要进行栓塞血管造影[42]。作者得出的结论是，即使未进行预防性输血纠正凝血功能异常，在使用动态超声引导下进行穿刺，术后出血也是非常罕见的。

对于血小板减少症患者更是如此，一项研究回顾了血小板计数低于 50×10^9/L 且未接受干预的患者实施超声引导下穿刺的结果[43]。在205例血小板减少症患者的304次引流术中，超声引导下的穿刺术后发生大出血的风险非常低。只有3例患者术后出现大出血，但没有一例因出血而死亡或需要手术治疗。

在计划实施穿刺引流大量腹水的患者中，输注白蛋白与死亡率显著降低相关[44]。穿刺引流大量腹水会对全身血流动力学产生显著影响，在没有使用血浆扩张容量的情况下，大量穿刺引流腹水的患者中超过70%可能会发生穿刺引流导致的循环功能障碍[45]。在诊断性穿刺术中，无需使用血浆扩容。

对腹水的诊断性评估采用5～2MHz凸阵探头。调整增益设置，假设患者有单纯性腹水，要使液体呈现无回声。传统上推荐的穿刺区域是脐下中线区，以及双侧下腹部髂前上棘上方内侧4～5cm处。一般情况下，腹水穿刺首先考虑选择这些部位，但超声的优势在于可以根据积液分布的具体情况提供传统穿刺部位以外的选择。在扫查侧腹部时，抬起床头，如果有必要，可让患者呈稍左侧倾斜体位，以使左下腹的腹水深度最大化，同样，也可稍微向右侧倾斜。注意膀胱穹隆的位置，在计划脐下中线区域穿刺时，避免损伤膀胱。此外，如果使用中线脐下位置穿刺，需避开腹壁下动脉或其他血管（图27-39）[46]。

该操作可以在超声动态或静态辅助下进行，具体使用哪种方法取决于穿刺位置和腹水的多少，以及术者的专业知识。对于静态超声辅助，在两个垂直切面扫描，找到腹水最深处并用不可擦除的甲紫在皮肤表面标记穿刺部位，在标记位置进行穿刺引流。如果患者在标记后和手术前改变体位，则需要再次扫查以重新定位。记录腹壁厚度、积液深度及与小肠或膀胱的距离、预期的穿刺角度。穿刺器材的选择取决于穿刺抽液的量。对于诊断性的少量抽液，只需要一个18～20号的针头、一个短的延长管和一个60mL的注射器（图27-40）。对于较小量的治疗性穿刺，可用商用的穿刺包，一根带有多个侧孔的8F导管，引流袋（或空瓶）来收集积液（图27-41）。

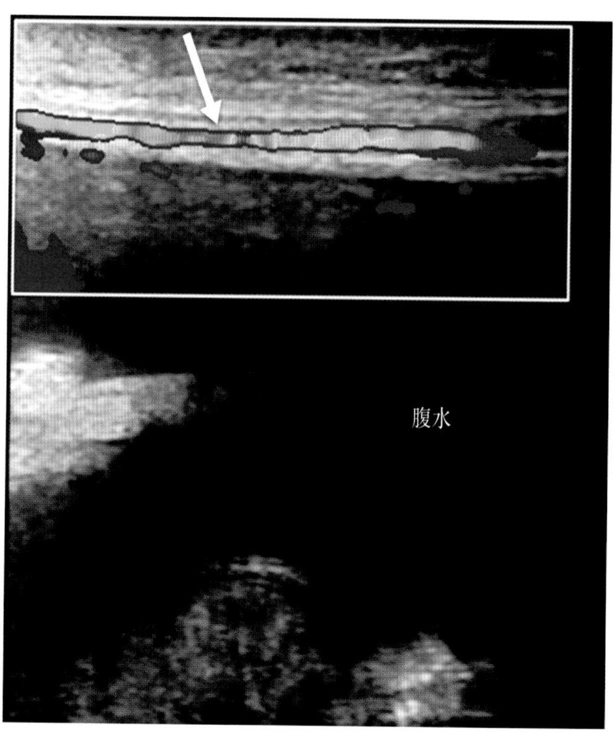

图27-39 **使用线阵探头引导前腹壁脐下区域的纵切图像。注意在腹膜线和腹水的近场（箭头）可见腹壁下动脉。该患者最初计划行中线入路，但在发现腹壁下动脉后改变了计划。**

大多数的穿刺，只需术前定位便能成功完成。实时引导在发现少量腹水时可能有用，这种情况需要在探头上使用无菌胶粘剂，或无菌探头护套，以及无菌耦合剂。超声引导下的穿刺术采用平面内穿刺方式，可见完整针身，准确定位针尖（图27-42）。最后，在进针时要求患者咳嗽或鼓起肚子，这样便于穿刺并减少不慎穿刺深层结构的几率。无论是使用静态还是动态超声引导，一旦抽出液体后，其余的操作都以常规方式进行。

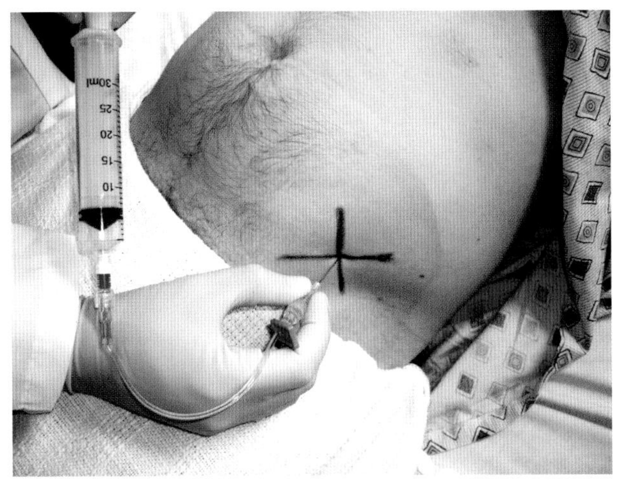

图 27-40　**腹腔穿刺术：少量积液抽吸。**

注：积液区用正交的两切面探明并标记，皮肤消毒后，麻醉直到腹膜层；穿刺时，患者保持定位时的位置以利于进针并防止不慎穿到深部结构，延长管确保穿刺针位置固定；因演示目的，图中未铺巾。

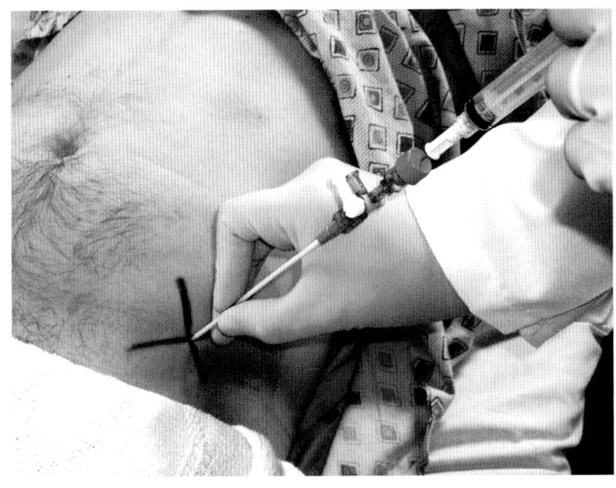

图 27-41　**腹腔穿刺术：大量积液抽吸。**

注：操作的过程与少量积液抽吸相似，但也有不同点；用穿刺包中的刀片斜面划开皮肤，有利于 8F 的导管通过，一抽到积液即固定导管针，导管再进入几厘米后将大号针从导管套内抽出，连接管可附有侧孔开关，引流液可流入穿刺包内附有的引流袋内，或进入带有真空装置的玻璃瓶内；因演示目的，图中未显示消毒铺巾。

（五）注意事项

1. 当使用静态超声引导时，积液定位后若患者移动有可能导致抽吸失败或穿到肠管。

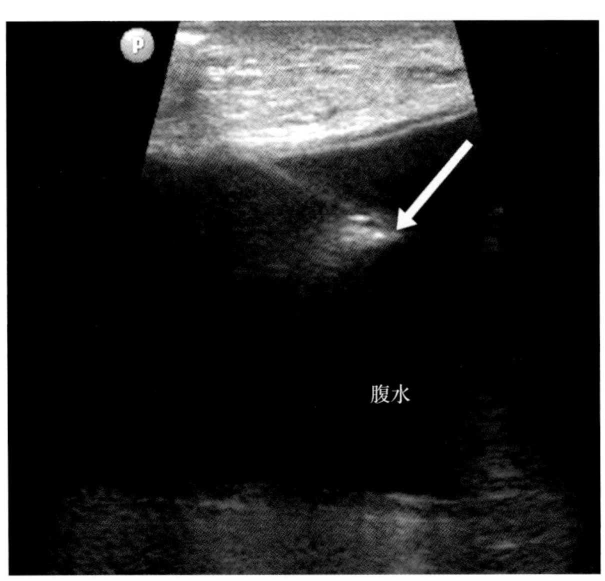

图 27-42　**平面内技术实时引导右下腹穿刺引流。针尖（箭头）位于无回声的腹水内。**

2. 为避免将大片的囊性结构如充盈的膀胱、囊肿或充满液体的小肠误为腹腔积液，明确是否有小的积液区也很重要。通过穿刺前对整个腹部进行简要的超声检查来验证积液的性质是很重要的。

3. 如果在腹中线脐下区域进针，要扫查腹壁进针路线中是否存在血管以及膀胱穹隆等组织结构。

六、腰椎穿刺术

（一）临床概要

腰椎穿刺术（LP）是急诊科的常规操作。即使没有影像检查辅助，熟练的医师也常能成功完成该操作。然而，仍然有少部分患者即使熟练的医师也不能成功完成。在这些患者中发生的操作失败，常因临床医师不能识别骨性标志或这些患者椎间结构退行性变所致。超声可以用于辅助定位，避免上述情况发生，有利于在床边完成操作。

传统的定位方法是依靠识别腰椎棘突的中线和嵴间线或 Tuffier 线（即髂嵴最高点连线）。在两髂嵴最高点画一条假想线。两线相交处被认为是 L4 棘突位置或 L4 ～ L5 间隙。

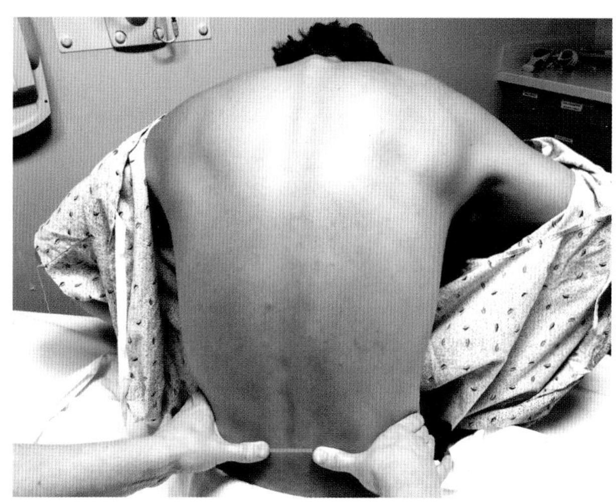

图 27-43　从髂前上棘绘制的一条虚线（蓝线）——嵴间线（Tuffier 线）示意图。双手对应放在髂嵴的最高点上，拇指应指向脊柱。然后从拇指到拇指之间画一条虚线，近似于 L4 ～ L5 的间隙。

在距 Tuffier 线最近的椎间隙插入 LP 针，该处距离脊髓圆锥足够远（通常脊髓圆锥位于 T12/L1，但有时高达 T12，低至 L3/L4 椎间盘）[47]。但依靠骨性标志穿刺技术的准确性受到了许多研究者的质疑。最近在 114 名成人受试者中，以凸阵超声探头放置在 Tuffier 线位置来识别椎间隙，L3/L4 间隙占 75%，L4/L5 间隙占 14%，L2/L3 间隙占 13%[48]。在另一份质疑依靠骨性标志定位技术的报告中选取 50 例患者，以腰骶部 X 线片识别椎间隙为金标准比较依靠骨性标志触诊定位椎间隙与超声定位椎间隙，发现触诊成功识别率只有 30%，而超声正确识别率为 71%。定位误差过大（定位误差超过两个椎间隙以上）仅在触诊组中出现 [49]。

十多年来，超声一直被麻醉师用于硬膜外麻醉前的腰椎定位。在一份对 300 例接受硬膜外麻醉的患者调查表明，腰椎穿刺前进行超声检查，为更快捷的“穿刺过程”和显著减少穿刺次数创造了条件。术前超声检查有助于提高穿刺成功率的原因是它可以帮助确定最佳的皮肤穿刺部位及针头推进的理想方向，更为重要的是超声能够确认从皮肤到硬膜外腔的深度 [50]。在接受脊髓麻醉的剖宫产患者中，对于无法触诊棘突，棘间间隙不明显的患者，超声减少了皮肤穿刺的次数（$P < 0.001$），改善了第一次尝试进入蛛网膜下腔的通路（$P < 0.1$）[51]。并且，它还明显增加了麻醉作用的持续时间（$P < 0.001$）[51]。在另一项对 120 例病态肥胖或依靠骨性标志触诊定位困难的骨科患者的研究表明，脊髓麻醉依靠超声定位与传统的依靠骨性标志定位技术相比，在超声组中，一次脊髓麻醉的成功率是对照组的两倍多（65% *vs* 32%，$P < 0.001$）[52]。

对于不易成功的新生儿腰椎穿刺，超声也可在评估中发挥重要作用。由于此类患儿相关的解剖结构更为表浅，脊柱的后面部分还未骨化好，超声可获取脊柱间和脊柱外的高分辨力解剖图像。在对一组 32 例年龄 3 ～ 86 天的患儿 LP 失败后，参照透视结果后，作者强调超声在评估硬膜外或蛛网膜下腔血肿中的作用。部分患儿透视难以明确蛛网膜下腔，此时腰穿成功率低，故应避免或推迟透视检查。在儿科患者中，超声引导下的腰穿比透视下的腰穿有以下几个优点 [55]：超声可以显示和识别重要的软组织标志物，并允许在 LP 前定量硬膜囊中的脑脊液。透视引导下的 LP 因资源有限，并非所有医院都能使用，并且会使患儿的脊髓暴露于电离辐射中，另外，透视对儿童患者不完全骨化的后方结构分辨率有限 [55]。超声可以帮助确定皮肤到后硬脊膜和脑脊液的距离，有助于选择合适长度的腰穿针，并估计出现脑脊液回流的穿刺深度（图 27-44 和图 27-45）。

2005 年在一份报告中首次描述采用急诊超声识别 LP 相关标志的效用与体重指数（BMI）呈负相关 [56]。尽管如此，在难以触摸到骨性标志的患者中，76% 的受试者通过超声可以识别出 LP 的相关标志 [57]。在另一项对急诊医生使用超声识别相关脊柱解剖结构的能力研究中，对 76 例平均 BMI 为 31.4 的患者进行了调查，88% 的患者在不到 1 分钟内可获得高质量图像，100% 的患者在 5 分钟内获得高质量图像 [58]。在一个案报告中，对一名 BMI 为 34，骨性标志难以触摸的患者进行了静态超声引导下的 LP 检查，使用凸阵探头进行中线纵切扫查，识别并标记相关的脊柱解剖（棘突和黄韧带），然后安全实施了 LP[59]。在一项小样本研究中，39 例接受急诊诊断性 LP 的患者，以超声作为确定皮肤穿刺部位、针的推进角度、进入蛛网膜下腔所需的深度的首选检查，92% 的患者获得一次穿刺成功。并且超声测量的硬脊膜的深度与最终进针深度密切相关[60]。

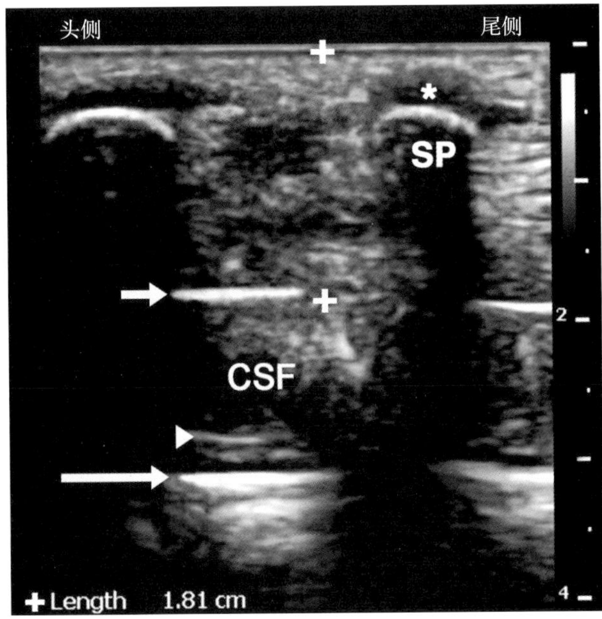

图 27-44　小儿超声中线矢状面图像显示棘间空隙、前后硬脊膜以及脑脊液。可以测量从皮肤到后硬脊膜的距离（+卡尺）来确定腰穿针的长度。*= 棘突软骨，SP= 棘突，CSF= 脑脊液，短箭头 = 后硬脊膜，长箭头 = 前硬脊膜，无尾箭 = 马尾神经。

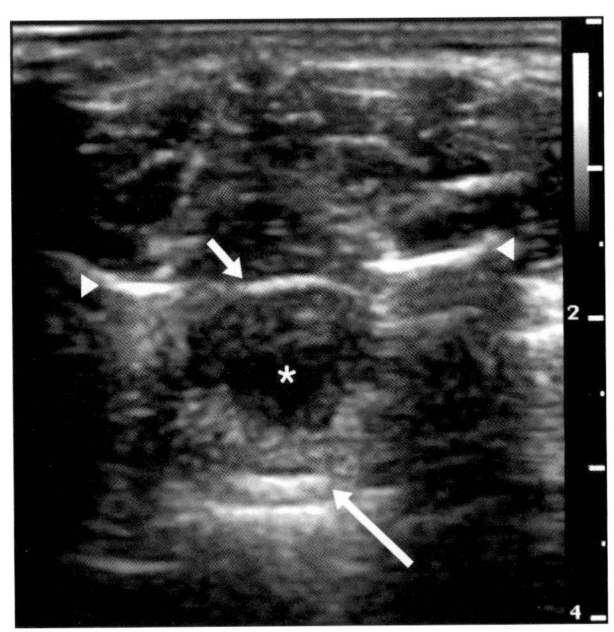

图 27-45　小儿超声横切中线视图。星号（*）表示椎管和脑脊液。注意没有棘突的声影。这是一个适合进针的地方。长箭头 = 前硬脊膜，短箭头 = 后硬脊膜，无尾箭 = 椎弓板。

一项随机对照试验纳入了 46 例患者（12 例 BMI > 30），对比分析了超声定位（ULs）和触诊定位（PLs）的效果。所有患者都由 3 名受过超声训练的研究人员之中的一位进行定位。超声定位成功率为触诊定位成功率的 1.32 倍（RR，1.32；95% CI，1.01 ～ 1.72），超声定位的 24 例患者只有 1 例失败，而 22 例触诊定位患者中有 6 例失败。在 BMI > 30 的肥胖患者的子集分析中，所有经超声定位的肥胖患者都成功进行了 LP，超声定位成功率是触诊定位的 2.3 倍（RR，2.33；95% CI，0.99 ～ 5.49）[61]。

尽管超声标记已被证明可以提高具有超声专业知识的临床医生的腰椎穿刺的成功率，但没有研究证明急诊住院医师进行超声引导 LP 有类似的结果。在一项针对住院医师和急诊医师的研究中（他们经超声培训的程度各不相同）结果表明：超声定位相较于触诊定位在穿刺成功率、穿刺次数、穿刺创伤、患者满意度评分、疼痛（视觉模糊评分）以及手术时间上并没有显示出有统计学意义的优势[62]。另一项针对 35 例患者的小样本研究显示，急诊住院医师执行腰穿时超声定位与触诊定位的总体成功率没有统计学上的显著差异，且采集脑脊液、采样时间、穿刺时及穿刺后疼痛均无显著差异[63]。

（二）解剖概要

当 LP 针通过中线进入硬脊膜间隙时，穿过的解剖层顺序如下：皮肤、皮下脂肪、棘上韧带（将棘突后端连接在一起）、棘间韧带（棘突之间的一条薄薄的扁平韧带）和黄韧带。黄韧带是主要的弹性组织，中线厚达 10mm，横向厚达 5mm，从一个椎弓板延伸到另一个椎弓板并闭合椎弓之间的空间。黄韧带从上一个椎弓板的前下表面一直延伸到下一个椎弓板的后上表面。

在下腰部区域中线部位最表浅的骨性结构是棘突，它们位于皮肤下的深度依体型不同而变化，棘突在冠状切面呈宽 3 ～ 8mm 的三角形结构（尾部最宽），高 15 ～ 20mm，在中线矢状方向上呈四边形，最高和最低的边界向尾部倾斜，长 3 ～ 4cm。第 5 腰椎的棘突比其他腰椎的要小，这有助于确定一个穿刺精确的平面。对于一个体重指数正常的患者，腰椎棘突通常只位于皮肤表面以下 3 ～ 5mm 处。当棘突距离皮肤表面超过 15mm 时，就很难通过触诊评估。超声定位腰椎棘突的深度随 BMI 呈现线性变化，因为随着 BMI 的增加，棘突至皮肤的深度越来越深，导致很难用超声检测。一份报告指出，在一名 BMI 为 34 的患者超声扫查图像中，在距离皮肤表面 6cm 深的地方发现了棘突，同一患者的皮肤与黄韧带的距离为 10.5cm[59]。

从腰椎后方横断面看，棘突表现为一长柄状“Y”形，呈喇叭样分开成 2 个宽的椎弓板，椎弓板形成椎管的后壁，以 30° ～ 45° 向棘突两侧展开，在垂直切面上前后位倾斜，看似像屋顶覆盖的瓦片。椎弓板与相邻腰椎的上下关节突相连。两横突长且薄，水平突向两侧，起自椎弓板和腰椎体上下部的椎弓根的相接处。两椎弓根将所有腰椎椎体后方的结构与椎体相连接。

后硬膜外腔通常为 5 ～ 6mm，包含鞘囊周围的脂肪和血管，呈三角形，顶端位于背中线。如果穿刺时伤及这些硬膜外血管通常会出现“创伤性穿刺”的并发症。一项研究显示，72 例产妇的皮肤表面到硬膜外腔的距离变化幅度相当大，从 20 ～ 90mm 不等。皮肤到黄韧带的平均距离是 51.2mm。注意如果从尾部方向进针，皮肤到硬膜外腔的距离相应增加。

椎管本身相对较小。早期使用 A 型超声和旁正中窗口扫查的研究发现，正常腰椎管的平均斜向矢状面直径为 1.7cm[66]。假设黄韧带的平均厚度为 5mm，后硬膜外间隙的平均厚度为 5mm，因此通常从黄韧带背侧表面至硬脊膜的深度约 1cm。在一项研究中，依据 BMI 对 62 例患者进行分组以分析采用超声识别 LP 相关标志。研究表明从皮肤到黄韧带的距离与 BMI 直接相关，正常 BMI 组平均为 44mm，超重组平均为 51mm，肥胖组平均为 64mm[58]。

（三）临床适应证

1. LP 时通过触诊定位不清或无法触及解剖标志；

2. 测定新生儿和儿童患者的硬脊膜腔距离和脑脊液定量。

（四）超声检查与操作技巧

各种超声探头均可用于超声引导下的 LP。最常见的是通过静态标记技术，同时使用实时动态引导的新技术也已经出现 [67-69]。在新生儿中使用曲棍球棒探头，其优点是皮肤接触面积小，而对穿透深度的要求不是那么高。在较大的儿童和成人中使用线阵探头，而凸阵探头通常是对肥胖患者进行扫查的唯一选择。可以根据工作习惯选择中线横切和纵切扫查，以及左右正中旁纵切切面，横切扫查用于快速找到脊柱中线。使用中线纵切扫描来识别腰椎棘突；当直接以棘突为中心时，可以在探头上、下边界的皮肤进行标记，指示脊髓中线。在纵切扫查图像上识别的腰椎椎弓板间的间隙为相邻棘突之间的间隙。将探头对准这个区域，然后旋转 90°。在此时水平方向放置的探头的任意边缘做皮肤标记，以指示被扫查间隙的垂直位置。正中旁纵切切面是显示椎弓板、黄韧带、硬脊膜和成像的硬膜外间隙的最佳切面 [58]。从骶骨中线图像开始计算腰椎间隙，然后向上移动探头来识别单个腰椎棘突。

患者取正确的体位非常重要，有助于增加椎间隙的宽度。为坐位患者增加一个足部支撑，可以使腰椎棘间间隙距离增加达 21%[70]。在 28 名中位年龄为 5 岁的儿童中，观察到当采用髋关节屈曲的坐姿时，腰椎棘间隙增加最大。侧卧位的髋关节屈曲也可小幅增加棘间隙的宽度。然而，颈部屈曲对增加棘间隙的宽度没有作用 [71]。

棘突、椎弓板、黄韧带、硬脊膜的解剖关系，以及获得腰椎中线和旁正中斜位纵向图像的推荐探头位置如图 27-46 所示。建议探头位于脊柱腰部正中矢状面或旁正中矢状面扫查。使用线阵探头，设置图像深度 4 ～ 5cm，在腰椎中线矢状扫查，可显示高回声突出的棘突后表面（图 27-48）。皮肤为高回声，皮下组织为低回声，其厚度的变化取决于体型（图 27-49）。可看到水平方向的胸腰筋膜和棘上韧带为一与棘突相连接的层状高回声。若将探头从中线移开，在长轴方向上可见脊柱旁肌肉位于胸腰筋膜层回声之下（图 27-50）。

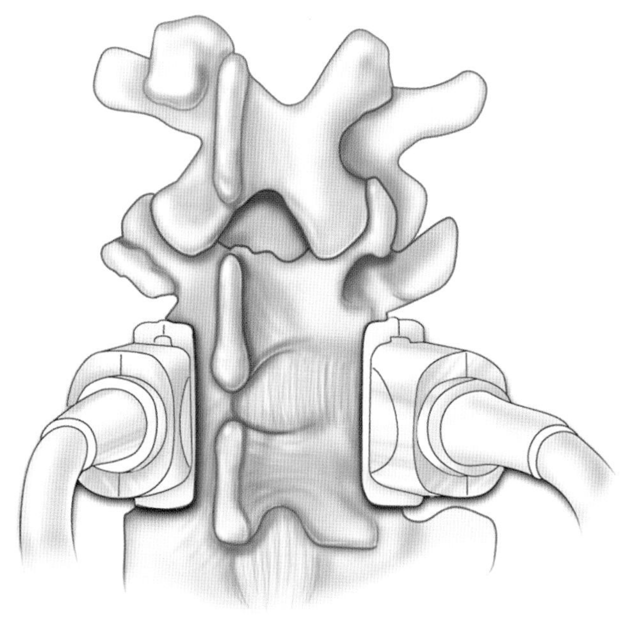

A

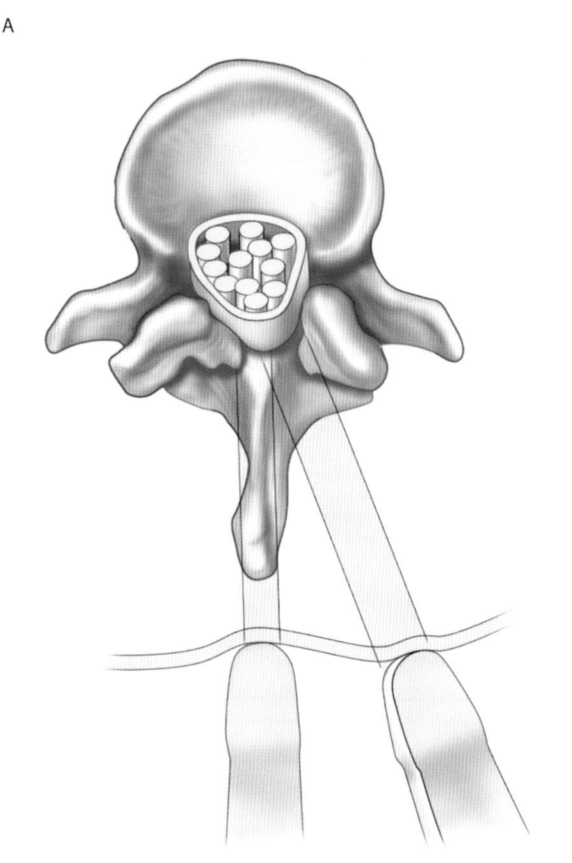

B

图27-46　图示腰椎矢状（A）和横断面（B）中棘突、椎弓板、黄韧带和硬脊膜的关系，以及腰椎扫查时探头在正中和旁正中位的两种推荐位置。

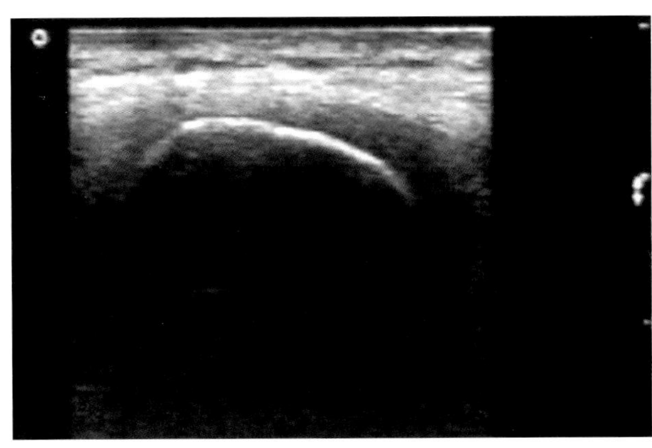

图 27-47　使用线阵探头扫查正常体型患者的腰椎棘突的正中线矢状面声像图，图像的近场区见一高回声的向后凸的棘突后表面，位于皮肤表面以下约 5mm。使用这个小孔径探头（35mm），在图像范围中只能看到一个棘突。

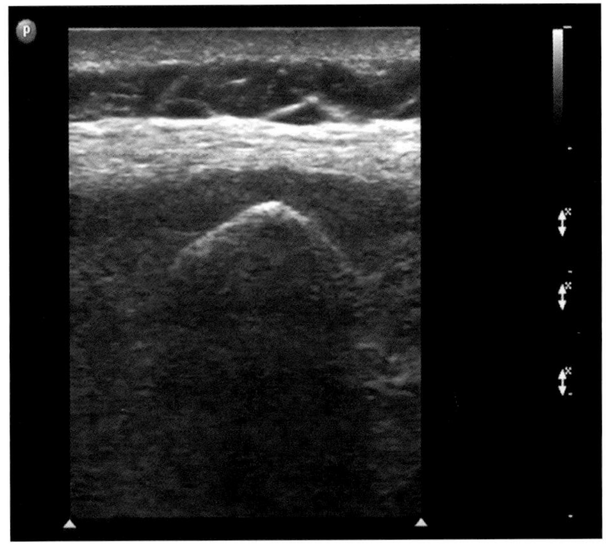

图 27-48　线阵探头扫查触诊无法触及腰椎棘突患者的中线矢状图。皮肤呈稍高回声，皮下组织呈低回声，胸腰椎筋膜和椎管上韧带呈高回声层，刚好位于皮肤表面以下约 1.5cm 的腰椎棘突回声轮廓上方。

以中线为中心，探头上下移动可准确定位上下相邻棘突的间隙。如果线阵探头的长度足够大（50mm），则可以同时看到两个腰椎棘突，并清楚地识别出它们之间的间隙（图 27-51A）。这种声像图表现有时被称为"蝙蝠翼征"。使用小孔径线阵探头（35mm），超声图上只能看到棘突的相邻部分（图 27-51B）。

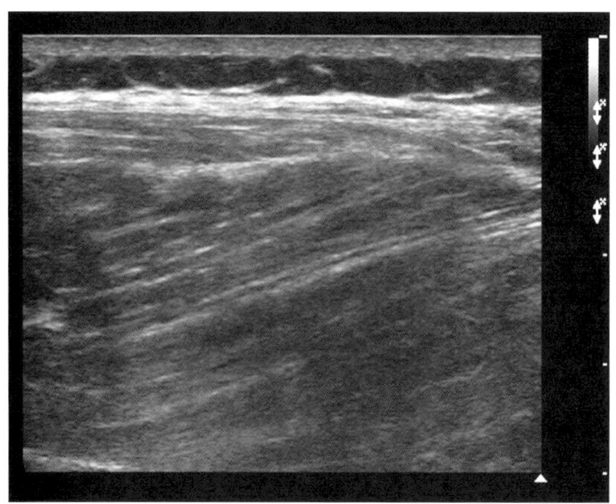

图 27-49 在皮肤正下方可见纵向排列椎旁肌纤维、低回声皮下组织和高回声胸腰椎筋膜，它并不位于腰椎中线的中央。

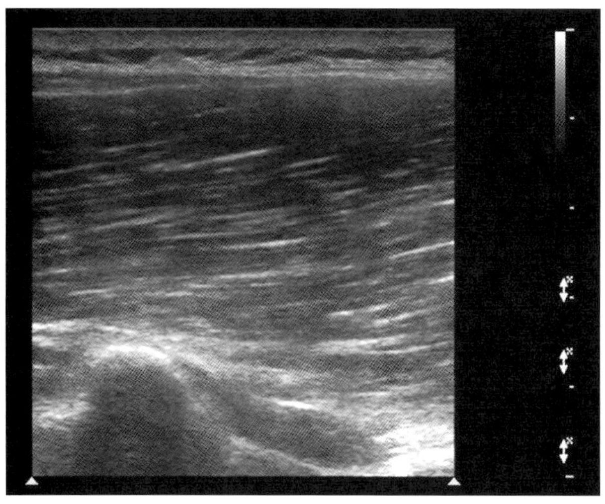

图 27-50 略偏离中线位置的矢状面腰椎超声图。在图像远场椎旁肌的横切面深处可以看到横突的一部分。不要将此结构误认为是一个棘突。

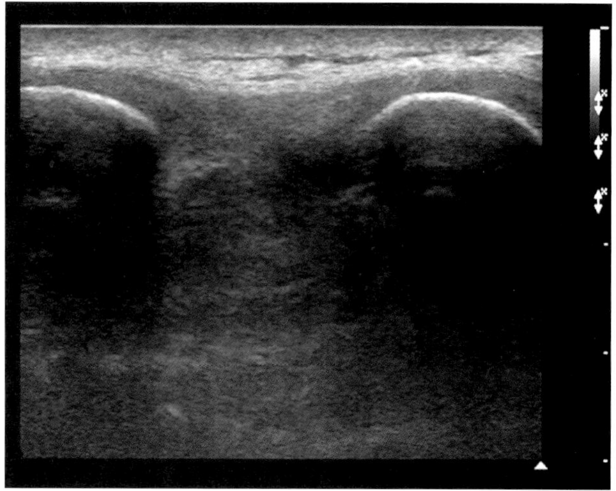

A

B

图 27-51 使用（A）大孔径（50mm）和（B）小孔径（35mm）线阵探头扫查两个相邻棘突的中线矢状图。在两张图像中，在皮肤下的近场可见薄薄的回声的棘上韧带，皮下组织稀少。棘突的弯曲背侧表面在图像的两侧对齐，椎间隙在超声图的中线位置。用小孔径探头只能看到每个棘突的一小部分。这一征象被称为“蝙蝠翼征”。

为了显示黄韧带和硬脊膜，需要加大扫查深度。使用线阵探头在中线位置成像深部结构的狭窄声窗难以显示这些结构。在正常 BMI 患者（BMI ＜ 30）中，黄韧带表现为一个 3 ～ 4mm 宽的结构，具有双壁回声，位于相邻腰椎间隙之间（图 27-52）。在 BMI 较高的患者中，由于线阵探头的扫查深度不足，需要使用凸阵探头在中线或偏中位倾斜扫查。凸阵探头具有更好的穿透性和更宽的视野，可以显示几条水平的线状回声，首先代表黄韧带，然后是硬膜囊的后壁和前壁。偶尔，从椎体的后表面，即椎管的前壁，也会发现一条水平线。

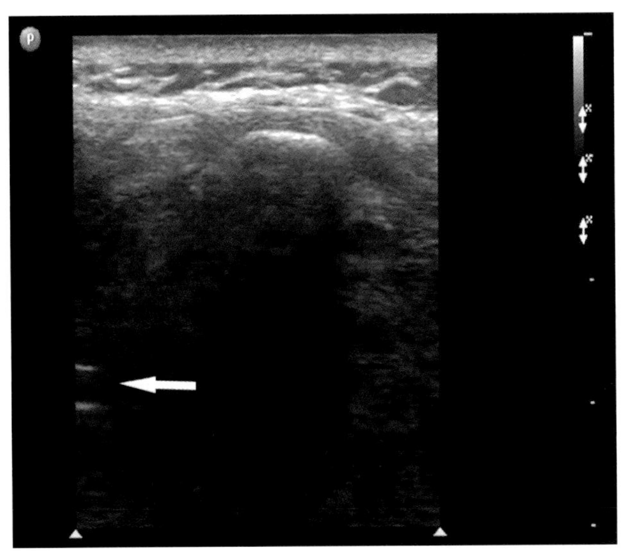

图 27-52　棘突和部分黄韧带的中线矢状线阵超声图。在图像左侧远场中，黄韧带的部分背侧和腹侧表面表现为双壁回声（箭头）。

旁正中线扫查可提供一个较大的声窗观察黄韧带、硬膜外腔和硬膜囊。许多人认为这是观察脊柱解剖的最佳位置。根据个体差异，图像的深度变化很大（6 ～ 14cm）。与中线成像相同，将探头的指示指向头侧。将线阵或凸阵探头放置在距离中线几厘米的位置，探头较真正矢状面略偏向中线。当使用小孔径线阵探头时，只能看到半椎弓板。线阵探头扫查图像左侧（图 27-53）可见一明亮稍有弯曲的高回声线，其后伴有清晰声影。这条回声线，向左下倾斜，代表在矢状面扫查的半椎弓板的背侧骨皮质表面。曲线右侧距其顶部几毫米深处见有两条水平线，分别为黄韧带的后表面和前表面。硬膜外腔就在黄韧带下方，通常硬膜外腔在后中线扫查中显示的宽度约为 6 ～ 8mm，旁正中线扫查中则没有那么宽。其后的另一条线状强回声代表硬脊膜囊后壁，其通常会在距黄韧带背侧表面约 8 ～ 10mm 的后方出现。皮肤表面到硬脊膜囊后壁的深度与穿刺抽取脑脊液的深度紧密相关。如果有更大孔径的线阵探头，可以同时显示两个相邻的半椎弓板和黄韧带、硬膜外腔和后硬膜囊（图 27-54）。如果使用视野更广、穿透力更强的凸阵探头扫查，在横截面上可以看到多个半椎弓板，以及黄韧带，硬脊膜囊的一个或两个管壁，偶尔也会显示在椎管的后表面（图 27-55）。即使在 BMI 较大且无法触及骨性标志的病态肥胖患者中，仍然可以识别出连续的半椎弓板和黄韧带（图 27-56）。

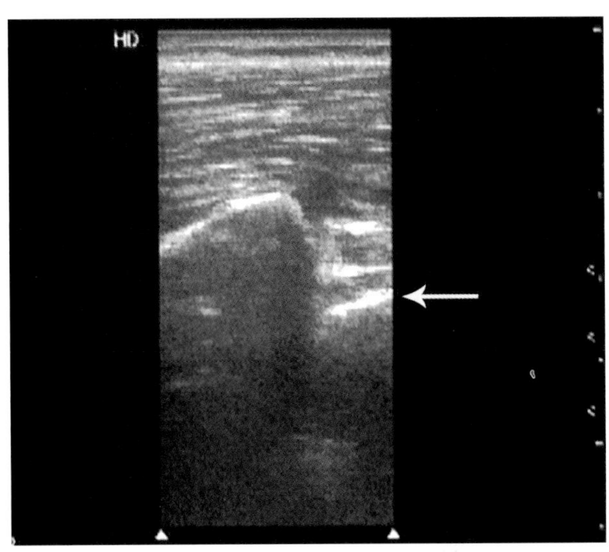

图 27-53　使用小孔径探头（35mm）的斜矢状线阵超声图。在图像的左侧可见半椎弓板的背侧表面强回声，伴明显的声影。位于椎弓板右侧的前两条水平线代表黄韧带的背侧和腹侧表面。紧邻硬膜外腔，紧接着是另一条强回声水平线，代表硬膜囊的后壁（箭头）。从黄韧带的背侧表面到硬脊膜囊的后表面的距离通常约为 8 ～ 10mm。

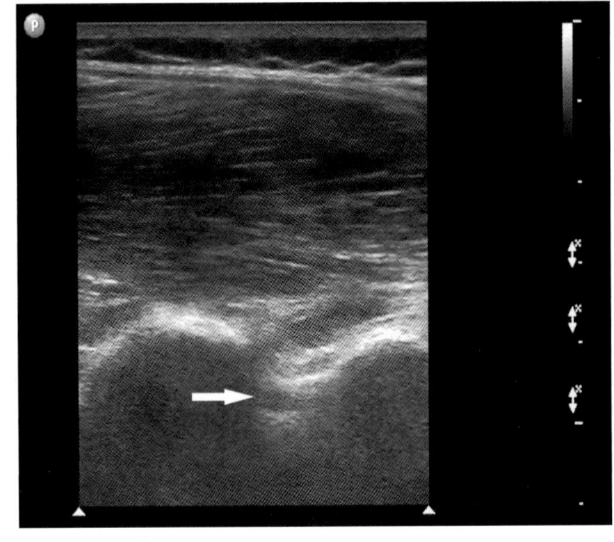

图 27-54　使用较大孔径探头（50mm）的旁正中矢状线阵超声图。在这张较大视野图像中，黄韧带的背侧和腹侧表面，硬膜外腔（箭头）和硬膜囊后壁均清晰显示。

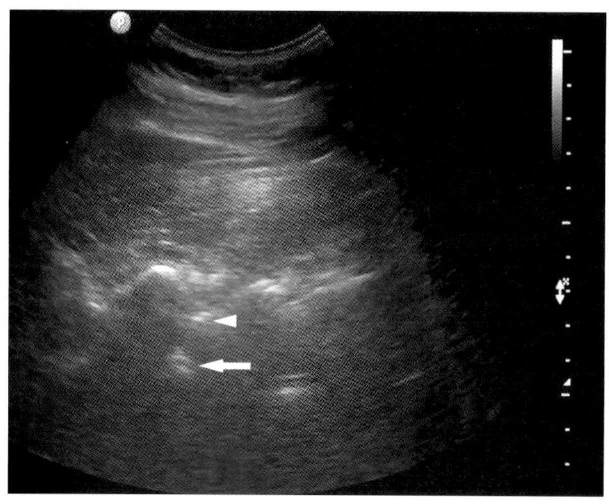

图 27-55　下部腰椎旁正中斜位纵切超声图。L4 和 L5 的背侧半椎弓板回声呈角状，并伴明显后方声影。黄韧带结构显示不十分清晰。在 L4/L5 声窗，前后硬膜外间隙和硬膜囊的后壁（短箭头）及前壁（长箭头）均清晰显示，表现为紧密贴合的水平线回声。在 L5/S1 声窗均可见前硬膜囊、硬膜外腔和前椎管。

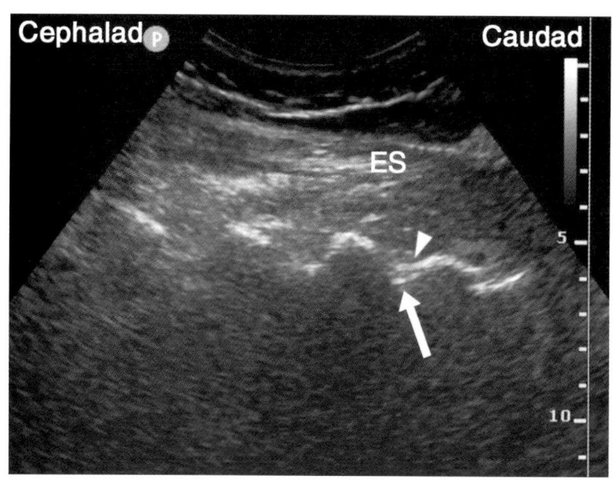

图 27-56　使用凸阵列探头对一名病态肥胖患者（BMI > 30）进行下部腰椎旁正中纵向斜位超声扫查。可见连续的半椎弓板回声以及黄韧带的背侧（无尾箭）、腹侧（长箭头）及表面回声（双壁回声）。这是一个在长轴上标记的最佳位置，或在骨性标志无法触及时用于动态引导。

在臀间褶皱水平，骶骨中线纵切扫查显示为线状回声，位于皮肤表面以下 3 ～ 5cm，通常向图像左下侧倾斜（图 27-57A）。如果其中一个在正中线上，则可以看到骶骨正中嵴的三个小弯曲。将探头向上移动，可以看到下部腰椎的间隙和棘突。使用骶骨的超声图像作为参考点，可以进行椎间隙的计数（图 27-57B）。

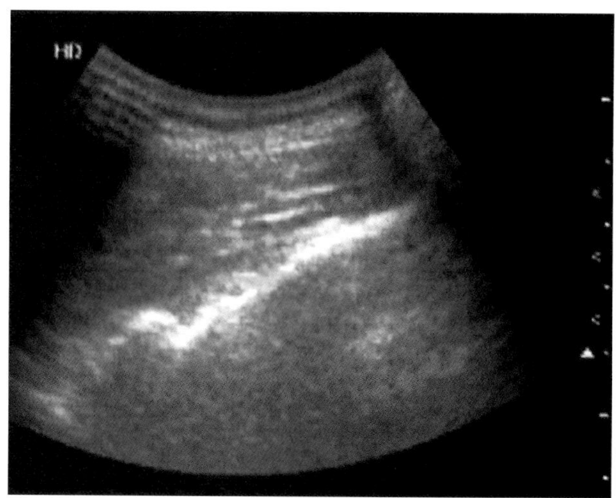

A

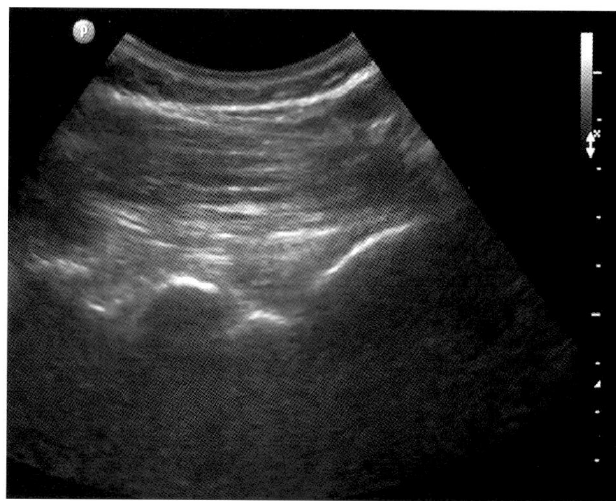

B

图 27-57　骶骨（A）在臀间褶皱水平的中线矢状凸阵扫描声像图，显示骶骨后表面为一条高回声线，向左向下倾斜。（B）在腰骶交界处的凸阵扫描声像图。屏幕中部右侧较长的弯曲回声线对应于骶骨的最上部。紧接着是 L5/S1 间隙，然后是 L5 棘突；上面是 L4/L5 间隙，然后是 L4 棘突。

难以识别骨性标志的患者可用腰椎横切图像快速定位中位线。在中位线两侧可见两个圆形斑点状低回声的椎旁肌。当横向的探头向上或向下移动时，在声像图上棘突会间断性地出现，呈倒“V”形低回声。棘突的背侧缘在中线呈 3 ～ 4mm 长的弯曲高回声。椎弓板在椎旁肌肉的正下方表现为明亮的高回声区域。在近场，高回声胸腰椎筋膜在中线处略微向下弯曲。当使用线阵探头以棘突为中心扫查时，整个图像通常呈蝴蝶状外观（图 27-58）。

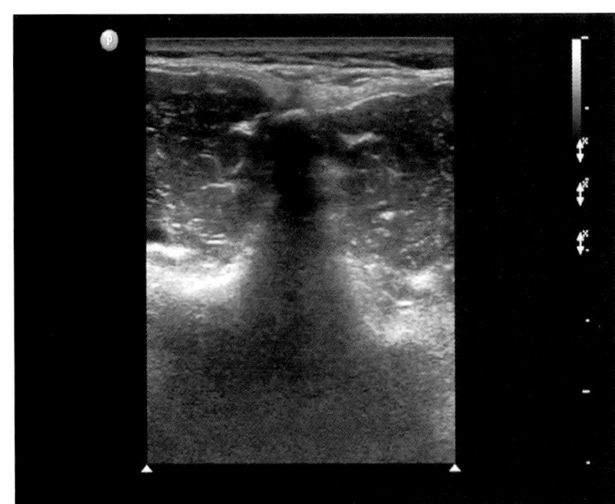

图 27-58 **以棘突为中心的腰椎中线的横切超声图。胸腰椎筋膜在中线处向下弯曲。图像两侧均可见斑点状低回声的椎旁肌。在近场，小的弯曲的强回声为部分棘突，其后伴倒置的“V”形声影，其旁可见椎弓板的轮廓。当以棘突为中心时，整个图像通常呈“蝴蝶”状。**

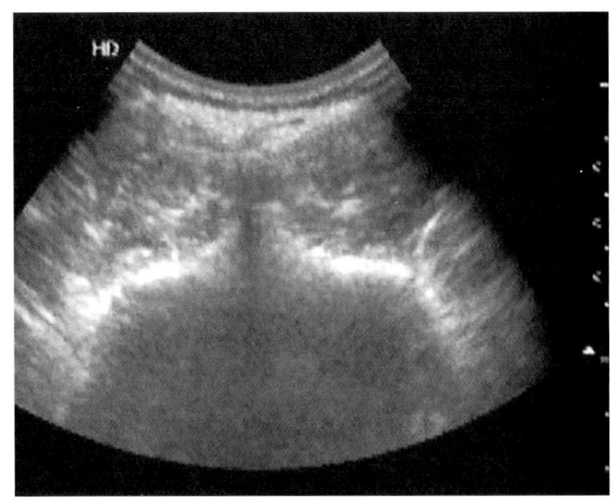

A

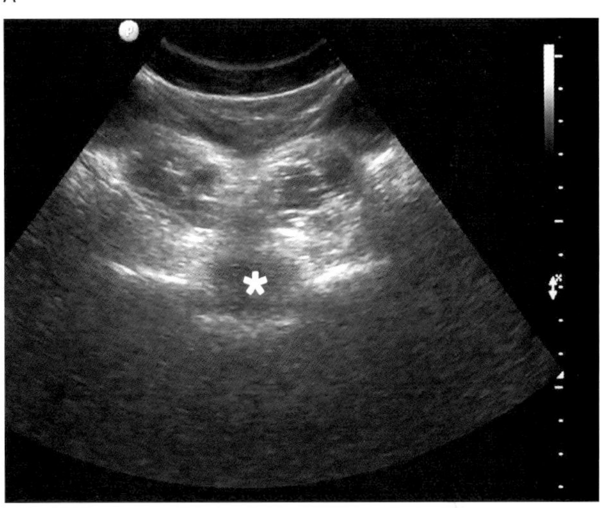

B

图 27-59 **凸阵探头横断面图像（A）。在中线处图像的近场区，其后方声影是发现腰椎棘突最好的方法，脊柱旁肌肉表现为棘突两侧的对称圆形束状回声，椎弓板后表面呈一岬状结构，其后有浓密的声影；凸阵探头稍向头侧的横断面声像图（B）在皮下几厘米可见低回声圆形椎旁肌束。椎旁肌下方短的成对线状回声对应于关节突，而较深处、较长、向背侧倾斜的成对回声线代表横突。中线上稍深处回声较低的线代表椎体的后表面（椎管的前壁）。椎管（星号）在这条线的正上方，呈圆形的低回声。**

对于高 BMI 患者（BMI > 30），需要使用凸阵探头来扫查更深的脊柱解剖结构。探头横切扫查，在皮肤和皮下组织下的近场可见低回声的圆形椎旁肌束。棘突表现为几乎难以确认的非常细小的强回声，但它的位置可以通过其后方伴随的声影和椎弓板形成的倒“V”形来推断。当探头位于黄韧带水平时，椎弓板呈岬角状结构，其后表面产生回声，其下方伴有明显的后方声影（图 27-59A）。当探头向头侧稍移动，将看到对应的关节和横突及椎体的后表面的回声。脊椎椎管表现为一圆形低回声，就在椎体回声的正前方（图 27-59B）。

根据患者病情、配合能力和医师操作的习惯，患者可取坐位，向前斜靠在一支架上，或者取侧卧位，膝与后背呈屈曲状。如果患者需要测量开放式脑脊液压力，则在侧卧位或俯卧位进行 LP 操作 [72]（图 27-60）。

对于棘突不易触及但距离皮肤表面不到 3cm 的患者，使用中线矢状方向的线阵探头来识别棘突。当在正上方扫查棘突时，标记探头上、下方的皮肤连线来显示脊柱的中线。如果使用小孔径线阵探头，在探头侧面用相应曲线标记棘突的上下范围。对三个最低的腰椎棘突进行同样的处理。如果使用一个较大孔径的探头扫查，两个相邻的棘突可以显示在声像图的左右两侧，那么此时椎间隙处在图像的中心部。在探头中线两侧的皮肤上标记该间隙，以描绘出中间间隙的位置。对几个相邻的间隙重复此操作。为了确定每个间隙的垂直水平，将探头放置在臀间褶皱水平的骶骨中线上。注意骶骨

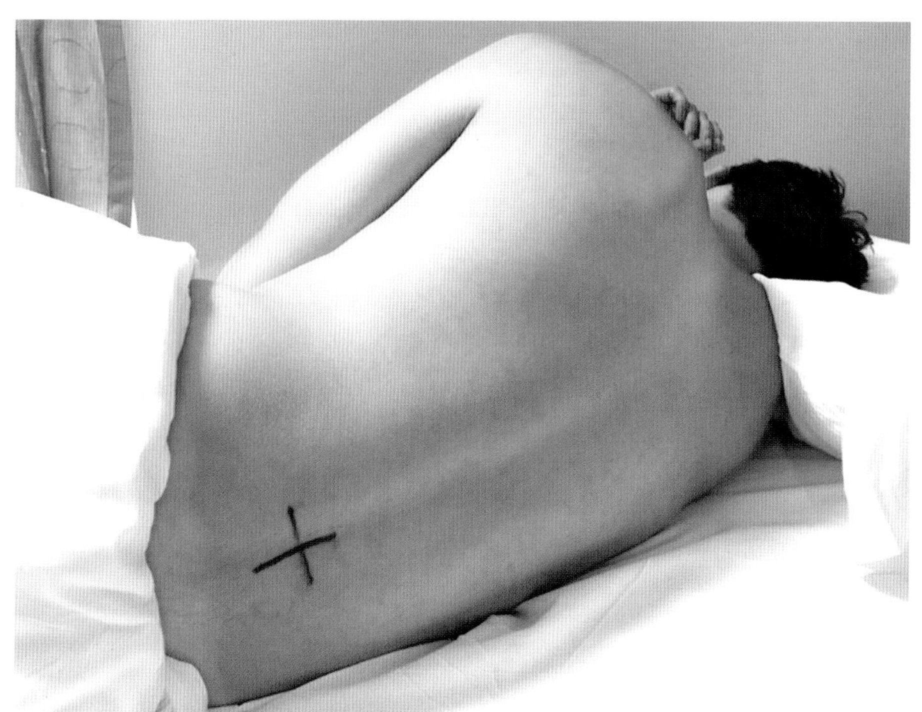

图 27-60　侧卧位定位，显示矢状面和横切面的连接标记线。在 X 的中心点进针，穿刺针稍稍向头侧倾斜。

皮质和骶骨正中嵴产生的线状强回声。当探头向头侧移动时，会显示出 L5 的棘突，比骶骨正中嵴更表浅，但通常比 L4 棘突略小、位置更深。腰椎棘突的计数可以此为参考点开始，然后与标测的腰椎间隙相关联。在 L3 ～ L4 中间的间隙处画一条水平线，以标记 LP 的最佳皮肤进针部位（图 27-61）。

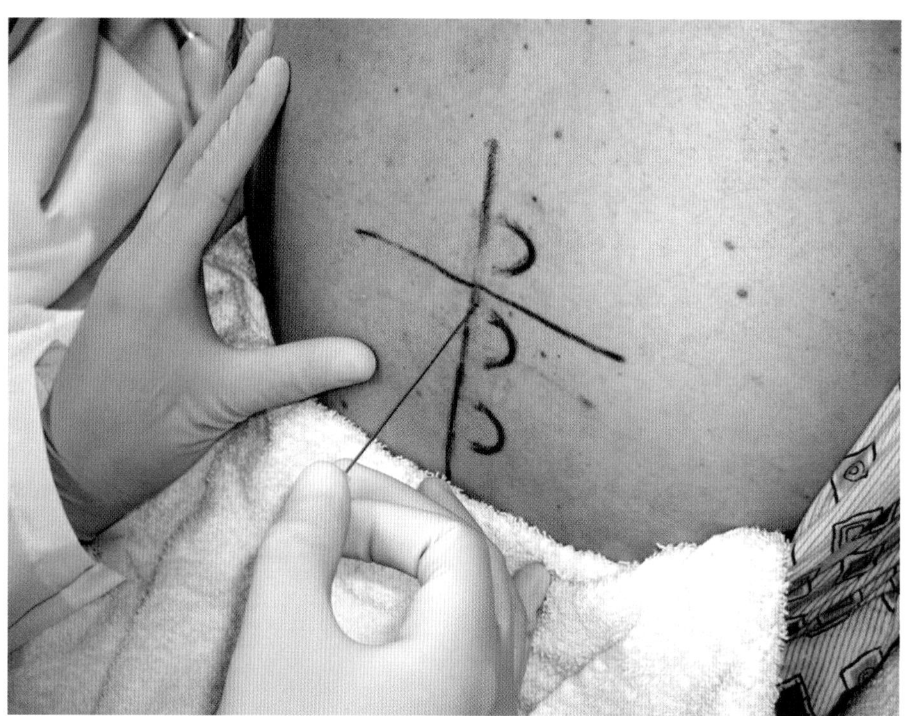

图 27-61　腰椎中线处准确定位，弯曲的棘突相对应的位置已用记号笔标记出；水平线是用于定位 L3 ～ L4 间隙，在椎间隙稍下部进针，角度向头侧以避开上方的棘突，进针直到硬脊膜囊；因演示目的，图中消毒铺巾未展示。

对于BMI高的肥胖患者（BMI > 30），线阵探头可能不足以定位棘突和间隙。在这种情况下，可以使用凸阵探头在正中线或旁正中斜向纵切，来标记和计数腰椎间隙。旁正中的扫查可能更合适标记这类患者的腰椎间隙的位置，并更利于后硬脊膜的图像显示。从靠近臀间褶皱的旁正中斜位开始扫查，可以精确确定腰椎间隙的位置，并测量硬膜囊的深度，以便为手术选择合适长度的针头。可以从正中线或旁正中线来标记。如果上述方法不成功，图27-62A～D展示了一种新的替代方法，使用带有M模式光标/中心线的横切扫查来标记旁正中入路进针，或者用无菌探头套覆盖探头，用动态超声引导穿刺针在适当的间隙推进到硬脊膜。

使用动态超声引导腰椎穿刺的新技术已经出现。一份报告描述了一种动态超声引导（UG）旁正中入路脊髓麻醉的方法[73]。在一项UG与触诊引导（PG）技术的随机对照试验中，UG技术在首次成功率（87% *vs* 43%，$P < 0.001$），单针穿刺成功（47% *vs* 20%，$P < 0.028$）以及硬脊膜穿刺成功用时（0.69分钟 *vs* 1.60分钟，$P < 0.002$）等方面均优于PG技术[73]。

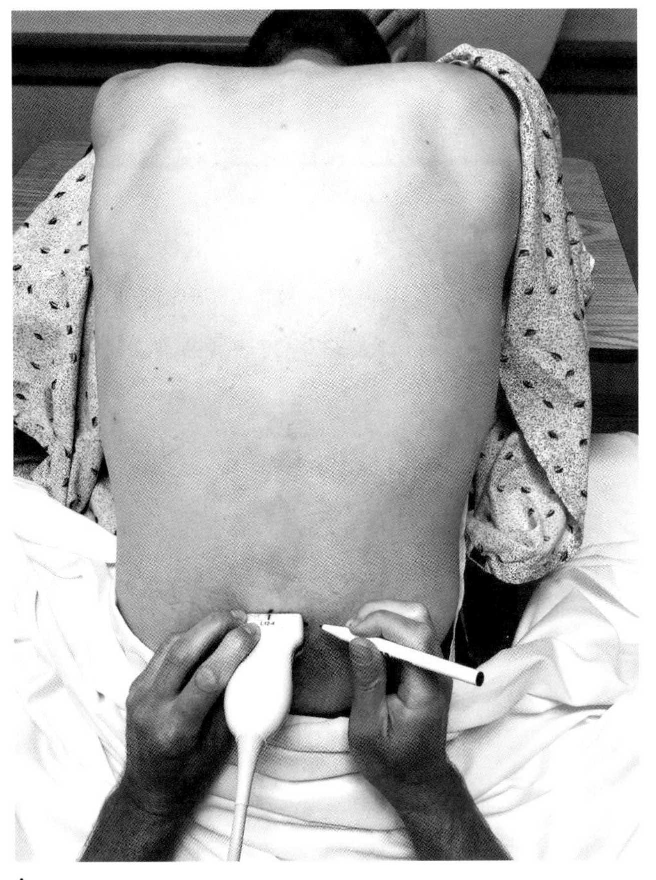
A

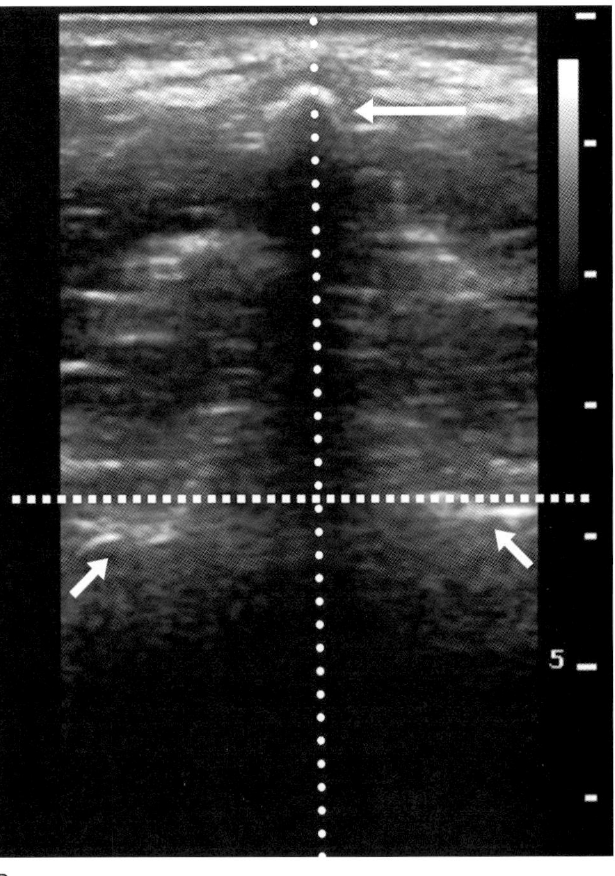

B

图27-62　**LP替代方法：旁正中入路方法。（A）利用横切平面，定位并标记两个连续的棘突和各自的椎弓板位置。（B）中心标记线（替代M型光标）应位于横切平面的棘突中心（长箭头）。此切面应能够显示椎弓板（短箭头），出于演示目的，沿着椎弓板设置了一条水平虚线。一旦获得该视图，（C）就在探头侧面中心处做一个标记（代表棘突中心所处垂直线位置）和探头的一端标记椎弓板的水平位置，这应该对两个连续的腰椎进行标记。做完连续的两个腰椎标记后，水平线连接到脊柱正中线。如图所示，椎弓板的水平标记线垂直连接脊柱中线。水平线之间的空间即为腰椎间隙（IS）。（D）水平线上方1cm和垂直线外侧1cm两直线的交点处即为进针点，穿刺针应呈内偏10°进入（白色箭头所示）。如果进针感觉到骨阻力，针可沿椎弓板向上移动，直到阻力消失。**

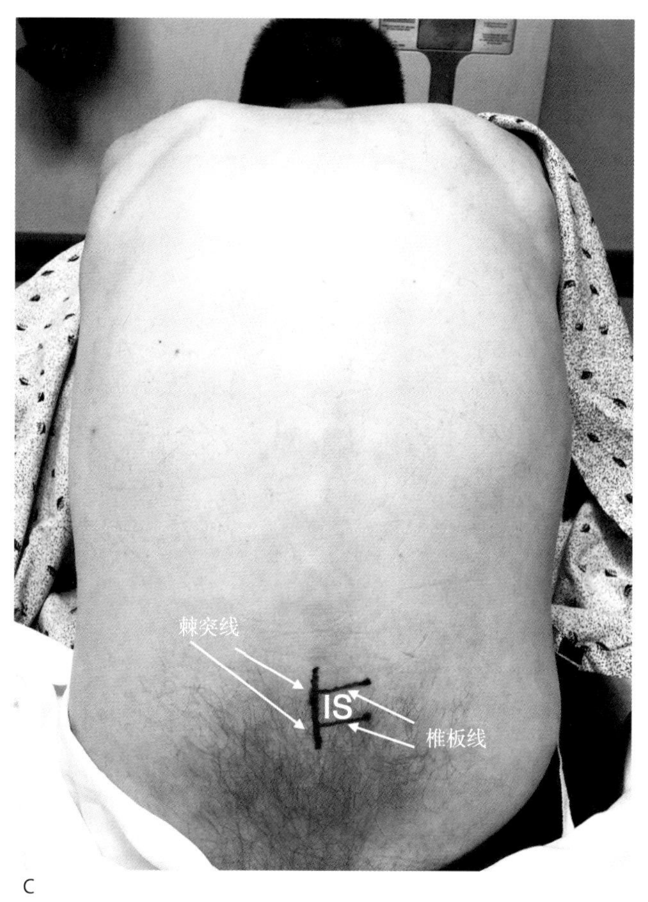

C

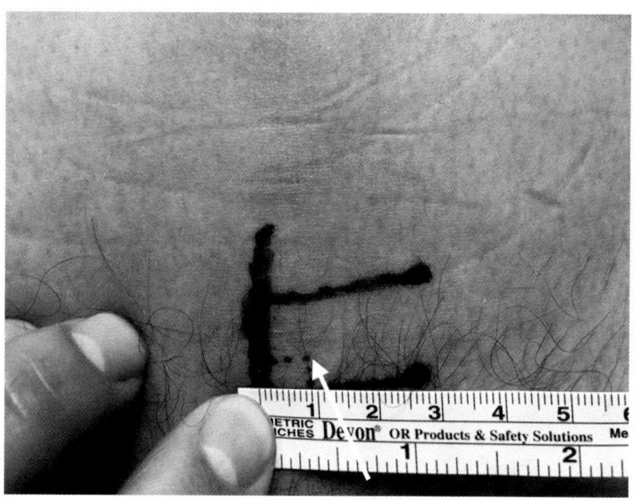

D

图 27-62 （续）

一些可能适用于临床医生的新技术的报告在不断被发表，一篇报告描述了使用动态旁正中横向入路进行脊髓麻醉[74]。可进一步深入研究这一方法，以确定是否适用于超声引导下 LP。有报道称使用针基单元超声成像和针引导系统来进行动态超声引导腰椎穿刺，但需要进一步的研究来确定其与超声标记引导、触诊标记引导相比在急诊或危重症护理中的疗效和实用性[67,69]。

（五）注意事项

1. 病态肥胖患者由于软组织过厚，图像质量较差，可能使显示标志物非常困难。

在这种情况下，通常需要放射线透视引导来完成腰椎穿刺。

2. 在新生儿和儿童患者中，超声可以用来确定针到硬膜囊的距离，并帮助量化脑脊液，这有助于确定使用穿刺针的大小，以及椎间隙是否有充足的脑脊液。

3. 对于无法触诊骨性标志的患者，可以考虑采用正中线或旁正中引导技术。实时显示进针过程的动态引导方式是一种新兴的技术。

参考文献

完整的参考资料列表可在网上找到 www.mhprofessional.com/mamateer4e.

第 28 章 院前急救超声检查

Mark Robidoux, Jimmy Bliss, Christopher Partyka, Kjell Lindgren, and John L. Hick

一、概述

院前超声使医护人员抢救患者的数量明显增加，并缩短了每位患者的诊断时间。所获得的诊断信息可有助于正确地调配医疗资源，以及时救治和提高诊疗措施的准确性。许多患者的院前诊疗会受到环境噪声、振动和其他在医院内遇不到的因素的影响，超声检查则不受这些因素的限制。

二、院前超声检查的现状

自 21 世纪初以来，院前超声从最初的个案报道 [1，2] 迅速发展到可行性研究，最近又通过对创伤及内科患者预后影响的 meta 分析，证实了其应用的快速发展。最新的几项研究得出结论，院前超声的使用能够明显优化患者的诊疗（表 28-1）。

1. 美国的现状

21 世纪初，超声在航空医疗上的使用被首次提及，随后在 2010 年，地面高级生命支持救护车示范项目开始使用超声检查 [1,2]。在随后的十年中，超声检查在院前急救的应用得到迅速发展，特别是在旋翼直升机重症监护病房中。尽管适应证不同，但大多数报道的应用都是针对创伤超声重点评估（FAST）。这些超声检查是有目标导向的（有限的探查部位，二元解释结果）来方便教学人员的培训并简化难度，因为在急救时进行实时检查和详细解释具有一定难度。

美国的急救医疗服务（EMS）包括 BLS（基本生命支持）或 ALS（高级生命支持）救护车以及重症护理设施间的运输工具。公立和私人机构都能提供 BLS 和 ALS 服务，但绝大多数重症护理服务都是由私人拥有和经营。全州范围内的标准化 EMS 协议中并没有规范超声检查，这导致在全美急救医疗超声检查的使用情况参差不齐。虽然 BLS 人员经过超声培训，但大多数超声应用是在 ALS，特别是重症护理环境中。美国的重症监护小组通常由护士和 / 或护理人员组成，医生很少。因此，图像的获取和解释依赖于非医生的检查者。这些操作者通常没有接受过超声方面的专业培训或认证，也不具备医生的解剖学和生理学知识，这可能会影响对超声结果的判断。

2. 国际现状

欧洲的院前高级护理模式将医生纳入护理团队，在转运过程中对患者进行有效处理。经过培训和认证的医生将超声用于建立血管通路，包括主动脉的复苏性血管内球囊阻断（RABOA）[8]，这在美国常规的护理人员配置中几乎不可能实现，非医生超声检查通常仅限于 FAST 和一些简单应用。澳

表 28-1 院前超声检查对患者护理影响的研究[5-7]

研究者	检查部位	操作者	例数	影响
O' Dochartaigh（2017）	肺、心脏、腹部	HEMS 护士和医护人员	455 人（318 名非医生，137 名医生）	医生进行的扫描检查比非医生对干预措施更有价值。最常见的干预是指导或停止复苏，改变静脉输液，补充报告，现场对多名患者进行分诊，以及早期启动创伤抢救。
Ketelaars（2018）	腹部	HEMS 医生	1495 人	因超声检查而改变了治疗方式的患者占 12.6%。改变的治疗决定包括提供给目的地医院的信息、转运方式、目的地医院的选择和液体管理
Ketelaars（2018）	心脏	HEMS 医生	56 人，共进行超声扫查 102 次	61% 的超声检查影响了心血管内科医生对 88% 患者的治疗决策，包括治疗与终止 CPR（57%）、液体管理（14%）、药物选择和剂量（14%）、目的地医院的选择（5%）。
Ketelaars（2013）	胸部	HEMS 医生	281 人	4% 的患者放弃了放置胸管的计划，4% 患者更改目标医院。
Walcher（2006）	腹部	HEMS 飞行护士和护理人员	202 人	21% 患者改变液体治疗（考虑出血性低血压），22% 患者改变了接收医院。

大利亚在政府的 EMS 系统中提供了使用超声的有力的依据。

由于澳大利亚幅员辽阔、人口密度低、三级医疗机构主要集中在大都市，所以需要拥有完善的急救系统。鉴于澳大利亚大陆的陆地面积，急救可能需要数小时才能完成。直升机和固定翼飞机急救服务遍布所有州和地区，其中大部分服务由政府资助。急救团队的组成因地区而异，但通常由一名重症护理人员或飞行护士和一名医生组成。值得注意的例外是维多利亚和昆士兰是由护理人员执行超声检查。

在澳大利亚，对使用超声检查有严格的审查制度，包括图像存储和回放。

大悉尼地区直升机紧急医疗服务中心（HEMS）在新南威尔士州南部的三个基地执行公路、旋翼直升机和固定翼飞机急救工作。于 2009 年引入超声，并应用于所有急救任务，主要用于开展 FAST（≈80%）和基础超声心动图（≈15%）检查。临床实践标准允许有超声资质认证的医生进行其他扫描。医生、护理人员和飞行护士先进行物理、仪器和图像优化方面的在线预读，然后接受每天 8 小时的讲座和实践扫描操作培训，内容涵盖 FAST 和基础超声心动图检查，可额外增加 6 小时的肺超声和高级超声心动图检查。图像上传数据库，由有资质的资深医生进行审查，并与住院检查金标准的结果进行比较。南澳大利亚的麦德斯塔尔也有类似的运营、培训和护理模式。昆士兰救护车服务快速反应单元（HARUs）提供了护理人员培训使用超声的实例。在独立操作之前，检查者接受外部培训和 50 次考核，独立操作时也有健全的管理和医生监督。澳大利亚的其他重症护理项目中超声检查的应用有限。

三、临床适应证及超声检查

院前超声检查的临床适应证与任何危重症患者的超声检查适应证相似。院前检查的主要区别是时间、空间、环境和操作者培训水平的受限[9]。

在评估院前超声准确性的研究中，院前超声所进行的扫查顺序与金标准比较存在明显的差异。但大多数研究表明，院前床旁即时超声（POCUS）与其各自的住院研究在诊断特异性方面有良好的一致性（表 28-2）。值得注意的是，大多数关于 FAST 的院前研究都是由欧洲医生进行的。经验丰富的创伤科护士能够准确地对住院创伤患者进行快速检查，与计算机断层扫描（CT）或手术结果相比，其敏感性和特异性分别为 85% 和 99%[10]。医

表 28-2　院前超声检查对患者准确性的研究[5,7,12-18]

研究	检查项目	操作者	例数	结果
Quick（2015）	通过肺滑动征识别气胸	HEMS 护士和护理人员	149	敏感性为 68%，特异性为 96%，总体准确性为 91%
Ketelaars（2013）	通过肺滑动征识别气胸	HEMS 医生	326	敏感性 38%，特异性 97%，阳性预测值 90%，阴性预测值 69%
Press（2014）	通过肺滑动征识别气胸	HEMS 飞行护士和护理人员	293	单独用于气胸诊断的敏感性与特异性分别为 18.7% 和 99.5%，对于需要胸腔造口的气胸敏感性和特异性分别为 50% 和 99.8%
Press（2014）	E-FAST	HEMS 飞行护士和护理人员	293	31% 的研究认为结果不确定。腹腔积血的敏感性和特异性分别为 46% 和 94.1%，需要手术干预的腹腔积血的敏感性和特异性分别为 64.7% 和 94%
walcher（2006）	FAST 检查	地面 EMS 医生和护理人员	202	敏感性、特异性和准确性分别为 93%、99% 和 99%
Brun（2014）	FAST 检查	地面 EMS 医生	98	现场敏感性、特异性、阳性预测值、阴性预测值均在第 90 百分位，在转运过程中重复检查可接近 100%
Ketelaars（2018）	FAST 检查	HEMS 医生	490	敏感度 31%，特异性 96.7%，阳性预测值为 72.9%，阴性预测值为 83.0%
Zadel（2015）	经口气管插管后确认导管位置	地面 EMS 医生	124	敏感性、特异性、阳性预测值、阴性预测值全部 100%
Laursen（2016）	心源性肺水肿的 B 线评估	HEMS 医生	45	敏感性 94.4%，特异性 77.3%，阳性预测值为 77.3%，阴性预测值为 94.4%
Prosen（2011）	心源性肺水肿的 B 线评估	地面 EMS 医生	248	敏感性 100%，特异性 94%，阳性预测值 100%，阴性预测值 96%；与当地医院血清 NT-proBNP 水平结合判断为 100%

院中，急诊医生也可以准确地进行 FAST 检查，其敏感性和特异性分别为 61% 和 96%[11]。

四、基础应用

扩展 FAST（E-FAST）检查是任何现场 POCUS 的很好的开端。任何有严重创伤或可能发生休克（急性冠状动脉综合征、脓毒症等）的患者都应进行该项检查。E-FAST 检查可以在几分钟内完成，且不会受到护理环境（如直升机）的显著影响[19]。及早发现出血或休克原因能够更快地实施干预以恢复容量（液体、血液制品）、减少运输期间的出血（氨甲环酸输注、骨盆固定、REBOA），以及更早通知接收机构，以调动额外的手术或专业资源[5-7]。

腹部右上象限（RUQ）视野是 FAST 检查中最简单的腹部声窗，也是发现腹腔内游离积液最可靠的声窗[12,20]。如果时间和培训资源有限，完善 RUQ 视图检查应该是新学员关注的重点。

基础的肺超声检查通过发现肺滑动来排除气胸非常实用，因为即使是张力性气胸只依靠体格检查来确诊的可能性也是有限的。这一点对于接受正压通气和高海拔地区的患者尤其重要[21]。超声检查也可以发现气胸以外的其他潜在的恶化病因（如气管插管偏移、心脏压塞、出血、休克），因此可以避免患者经受不必要的手术，因为即使胸腔置管造瘘术也并非没有风险[12-14]。

从剑突下或胸骨旁窗口进行的基本心脏切面超声检查可以评估心脏是否跳动，因为心脏停搏期间的脉搏检查已被证明是不可靠的[22]。医生、护理人员和急诊医生可据此获得濒死患者的可靠信息[23-26]。无规律的心脏搏动是院前心脏停搏的不良预后指标[27]。超声同时也可以评估是否有心包积液。在创伤患者中，必须考虑心包积液是否为心包血肿，如果存在心脏压塞，心包穿刺可作为权宜之计，直到患者能够得到明确的治疗。可在超声实时引导下进行心包穿刺术。

五、扩展应用

基本的胸部、心脏和腹部超声检查技术可以扩展到更复杂和更详细的评估。腹部左上象限（LUQ）视图可用于评估脾周间隙中的游离积液，也可以在 FAST 检查中增加盆腔视图。如果膀胱充盈不良，盆腔视图显示非常困难。女性患者更具复杂性。超声医生必须学会区分子宫，并正确识别盆腔内游离积液是否达到病理标准。

1. 肺

FAST 中左上象限和右上象限视图可沿腋窝间隙延伸，以评估横膈上方的积液。创伤患者诊断为血胸者可以确定出血 、休克和缺氧的病因。在内科患者中，大量的胸腔积液会导致压缩性肺不张，影响气体交换。可以通过 B 线或彗尾征等伪影来识别间质内液体。钝性创伤患者出现局灶性 B 线可提示肺挫伤。内科患者出现弥漫性 B 线可提示心源性肺水肿（即充血性心力衰竭）或非心源性肺水肿（如急性呼吸窘迫综合征），局灶性 B 线可提示肺炎。不明原因的呼吸窘迫患者的诊断较为困难，但B线存在有助于诊断患者是“湿肺”还是“干肺”，并有助于指导鉴别诊断和初步治疗[15,16]。

2. 胎儿评估

当妊娠状态不明，腹部检查提示妊娠时，超声可用于确认妊娠。嘈杂的环境和技术难度可能使传统的多普勒超声评估胎儿心率非常困难。超声可用于监测胎儿心率，根据双顶径或股骨长度评估胎龄[30]。确认胎儿存活可以为接生分娩人员及早提供重要的信息。

3. 血管通路

超声引导下的外周静脉通路建立对于插管困难的患者是有用的[31]。超声引导下建立中心静脉通路与传统标准技术相比，具有更高的成功率和安全性[32,33]。目前还没有研究证实超声引导建立血管通路在院前急救这一领域的优点，但没有理由怀疑结果会更差。在一项研究中，飞行医生使用超声协助建立静脉通路是第二大常用的操作[34]。

六、高级应用

1. 气道

上呼吸道超声检查可用于帮助确认气管插管的位置，并确保插管位于隆突上方（两侧有滑动标志），并已被证实对于确认气管插管放置正确与否具有 100% 的敏感性和特异性[17]。

2. 进一步心脏评估

除了基本的心脏超声检查外，还可以通过胸骨旁长轴、短轴和心尖视图来更详细地评估心脏结构和功能。左心室整体收缩功能评估有助于指导复苏。结合临床右心室扩张和收缩功能下降可提示肺栓塞。通过识别急性瓣膜病变如乳头肌断裂来指导治疗，并及时在早期调动手术资源。下腔静脉的内径和呼吸相位性扩张可作为中心静脉压评估的替代指标。这些评估有助于确定休克的病因，并指导临床救治[35,36]。

3. 腹主动脉瘤

在低血压或有其他相关症状的患者中，早期发现腹主动脉瘤可以及时将患者送到具有血管手术能力的医疗中心救治，并尽早准备手术资源。

4. 中枢神经系统

可通过超声测量视神经鞘直径来检测颅内压升高的程度，从而指导头部创伤的治疗和转诊[37-39]。经颅多普勒检查可在现场进行，是诊断急性卒中的可靠方法，可缩短溶栓治疗时间。经颅多普勒超声已被用于观察和测量大脑中动脉及其分支的血流，血流的不对称提示疑似血栓存在。然而，通过颞骨获得满意的超声图像在技术上是有困难的[40]。

5. 新技术

区域麻醉在超声引导下操作更简单、更安全，是创伤患者镇痛的重要辅助手段。超声引导下的区域神经阻滞已可在院前进行[41,42]，并已被提议作为多发挤压伤和骨损伤等灾难救治的镇痛手段[43]。

超声也可用于引导下股总动脉（CFA）插管。CFA 插管可用于放置 REBOA 和体外膜氧合的导管[8,44]。

七、项目的启动和管理

在建立院前超声检查项目之前，应考虑以下临床实际问题：

a. 超声检查在院前急救中有什么优点和缺点？

b. 使用（出现假阳性）与不使用的风险（不必要的检查，检查失败，检查未能发现关键的临床情况）是什么？

c. 开展此项目的投资回报是多少（成本与收益）？

i. 通过早期诊断节省时间 / 资源吗？（在转运时间快的城市 911 系统中获益较少，但在偏远地区获益较多，使用超声检查可以对患者进行早期分类，如早期要求飞行转运）。

ii. 能否改进干预措施？（例如，指导心脏停搏的治疗，引导血管通路建立，确定胸部减压的成功程度，对容积置换等干预措施的评估，以减少不必要的治疗措施）。

一旦决定进行超声检查，应考虑以下几点实际问题：

1. 短期和长期目标。在进行更复杂的解剖图像分析培训之前，应该先选择哪些超声图像用以分析？这有赖于培训数量、预期使用的频率、临床实践的需求。如上所述，在 Life link III 项目第一年教授基本超声图像，随后几年进行胸骨旁长轴切面评估左室和右心室功能、IVC 评估。

2. 预算。预算包括设备、技术培训和质量控制一系列内容（包括建立和维护、损坏设备的更换成本、软件和硬件成本、聘请培训师 / 检查者）。

3. 教学提供者注意事项。包括课程提供者的训练水平（他们对解剖学和生理学的理解），投入的训练时间。培训水平要求高，但可以胜任作为教学培训人员的数量少，应该与潜在的患者的病情复杂程度相适应。因此，在拥有数百名医务人员的城市急救医疗系统中，应在几个关键窗口培训相关人员掌握超声检查技术，而航空医疗系统仅有十几名医生，他们的超声设备和人员培训有限。

4. 问责和质量保证。应该建立一套体系来确保在图像采集和应用方面的水平。技能的提高基于训练有素的实施者对图像的审查，以确保图像采集充分和诊断正确（通常由有超声经验的急诊医生进行）。目前，共享实时图像能力有限，但这会随着 5G 和其他系统带宽的增加而改变。因为数据通信在院前环境中不可靠，所以提供者必须能够实时解读图像。通过对设备上或云系统存储的图像进行分析，诊断能力得到改进。在许多情况下，读片者可能是远程诊断，但能够通过质量保证软件系统提供明确诊断。

5. 存档。所获得的超声图像因临床指征而异。超声的使用可以记录在文字文档中；但这可能使找到对应的病例变得困难。

划定专门区域存储超声结果，以及超声结果是否对临床诊疗措施产生影响（诊断、治疗、选择目的地等），对医疗主任和提供质量保证的人更有帮助。尽管图表和图像存储系统之间的接口兼容需要大量的工作才能实现图像共享，但在患者病历中还是最好包含图像。

八、操作须知

1. 环境因素

对院前和运输过程中使用超声检查已进行了多项可行性研究。在这两种情况下进行图像采集非常困难，有些在院内患者救治中是几乎不可能遇到的（表 28-3）。

一项研究评估了在旋翼直升机转运过程中进行 FAST 检查的可行性[1]。21 项检查由内科医生、飞行护士和超声技术人员完成。他们的报告显示，患者的体位使检查实施“有些困难”，其他影响因素包括振动、病床上的用品、静脉导管、监测、肩带和衣服则并未明显影响检查。飞行员没有报告操作对飞行产生任何干扰。

表 28-3 院前超声的环境挑战

院前场景	运输环境
环境照明	空间限制
空间限制	体重和体型
极端温度	患者不配合
降水	振动
临床优先级考量	混乱
	照明不足
	短期转运时间不足
	设备电池寿命

院前 FAST 检查的敏感性和特异性分别为 93% 和 99%[45]，这与在医院进行的检查诊断效果一致[46]。另一项研究比较了院前急诊医生分别在现场、转运期间两种情况下进行的 FAST 检查。结果显示，不同地点的检查图像和检查时间没有差异[47]。所有的研究都表明，环境对图像采集的影响可以忽略不计。

2. 时间因素

不进行院前超声检查的一个原因是有可能延误转运。作者认为，只有超声检查结果可能会影响治疗或复苏决策时才现场进行超声检查。不应因为进行不必要的超声检查而延长救治时间。

紧急院前超声检查报告时间为 1 ～ 5 分钟[48]。一项对院前 FAST 检查腹腔内出血的多中心研究发现，平均检查时间为 2.4 分钟，5% 的病例因超声检查使现场救治时间增加了约 4 分钟[7]。

如果超声检查与其他干预措施一并在运输途中进行，延误治疗的风险可能最小。一项关于在飞行转移过程中进行 FAST 检查的准确性和检查所需时间的研究发现，经过独立的检查者盲法分析 150 份评估图像中有 143 份被认为是能够使用的，没有证据证明超声检查影响了转运时间，这一研究也被其他服务机构报告过[1,49]。

从院前超声中获得的信息实际上可以节省下游的时间，因为它确保患者被分诊到适当的治疗中心，保证医院及时采取应对措施，包括准备大量输液方案、召集相应的专科医生或外科医生等。

3. 设备

院前超声设备应具备重量轻、小巧、便于手持使用、易于在救护车或直升机上存储图像、足够耐用、满足暴露在极端条件下或其他易损环境中使用的特点。显示器能够在各种光照条件下很好地工作。理想的院前设备可以快速启动，增加成像时间，延长电池寿命，并密封或以其他方式保护其免受灰尘、湿气、高温和寒冷等环境危害。有些设备在低温条件下存在电池寿命短或快速过热等问题，会影响扫查完成。

理想的探头配备是相控阵或凸阵探头加线阵探头。相控阵探头可能比凸阵探头小巧，可进行腹部和心脏检查。线阵探头可以观察肺滑动征，并用于血管通路检查。在不关机断电的情况下，“热插拔”或快速更换探头能进一步缩短扫描时间。一些制造商生产的设备在一个探头的两端分别配备不同的探头，以方便在扫描期间切换。

应该避免图像无法保存到硬盘、只能依靠上传到云设备的方法，因为移动设备访问云空间可能不可靠。一些探索院前超声图像实时传输的研究发现，这一方法在模拟患者中似乎是可行的[50-52]；然而一项对真实的院前患者的研究出现了明显的传送失败[53]。超声技术正在迅速发生变化，基于现有智能手机平台运行的新型探头将在未来几年显著改变市场。

4. 培训

院前超声培训计划的核心组成部分包括知识培训、资格认证和质控管理[54]。根据疾病谱、发病区域不同，培训方案的制定以及实施方式可能会有所不同。作者提倡在制定培训计划之前，要研究受众对超声检查的特殊需求。

最初的培训应包括超声物理知识、图像采集方法、图像解读，并将超声纳入临床实践工作流程中。这可以通过讲座 、模拟训练、在线学习、演示和使用正常科目和模拟病理的扫查实践活动等形式进行。多项研究调查了超声培训项目对院前参与急救者的影响，包括护理人员、飞行护士和医生(表

28-4）。他们在1～2小时到2天的实践和学习中表现出明显的差异性[2,23,55-59]。学习曲线可能因不同的考试类型而有所不同，一般发生在图像诊断和截取上[60]。所有的培训项目都需要教师具有丰富的专业知识、充足的时间和必要资源。工作人员要掌握培训人员所携带的超声设备的具体操作方法。

表 28-4　探讨超声教育对院前临床医生影响的研究

研究	参与者	学习方式	结果
Krogh（2016）	40名医生，其中16名拥有超声资质认证证书	2小时在线学习，4小时实际操作（肺、心、腹部）	提高了理论知识、实际操作和图像解读水平
Rooney（2016）	4名医护人员，不具备超声检查经验	2小时理论，1小时操作（心脏复苏）	95%的检查是合格的，100%可以正确识别心脏活动和心脏停搏
Bhat（2015）	57名急救、护理人员和学生，无既往经验	1小时讲座（气胸、心包积液和心脏停搏）	理论测试分数从62.7%提高91.1%，1周后为93.1%
Paddock（2015）	36名医护人员，包括急诊医生（13人），护士（9人）和医生（14人），其中12人既往有超声检查经验	传统教学、模拟教学及两者结合的随机对照试验（FAST）	组间训练者理论和图像采集手法之间没有差异，但各组学生的知识得分提高
West（2014）	9名医护人员，无既往经验	4小时讲座和以对照和阳性病例进行的FAST实践培训	敏感性67%，特异性56%，假阳性率59%。
Press（2013）	33名医护人员和飞行护士，87.9%无既往超声检查经验	2小时讲座，4小时的实践、考核、在线学习和复习（E-FAST）	28/33通过理论考核，27/30通过操作实践考核
Chin（2012）	20名医护人员，既往无超声检查经验	1小时讲座，1小时实际操作（气胸、心包积液、心脏复苏）	20/20可以识别胸膜线。19/20可采集适合于诊断的心脏视图
Walcher（2010）	9名医护人员，包括医生（5人）和护理人员（4人），既往无超声经验	为期1天的课程；E-FAST理论和实践（30次/考生）	能够在事故现场进行超声波检查，敏感性100%，特异性100%
Heegaard（2010）	25名医护人员，无既往超声经验	6小时课程、考试和OSCE，两个小时的复习	7.7%无法获得图像。6/84可以观察到游离积液

5. 资格认证

必须在独立操作之前取得资格认证。认证所需的超声扫描次数因检查类型和认证机构而不同。获取临床执业证书的机构应熟悉专业或行业标准（表28-5）。

表 28-5　资格认证

E-FAST	生命支持中的基本超声
25次检查 5次阳性扫描	进行25项检查 5次血流动力学改变/心脏停搏
2项在直接监督下进行的检查	评估另外25次检查
由资格评估人员审核并签字确认	由合格的评审员审核并签字确认

6. 质量控制

质量控制既确保个人能力的持续提高，也为医疗服务提供了质量保证。包括以下内容：

- 尽可能保证充分的检查图像和准确诊断，并与其他“金标准”成像结果或手术结果进行比较
- 确保符合现有的操作标准规范
- 资格认证流程的持续改进
- 培训/教育计划的持续改进

九、注意事项

院前环境对人员和设备要求提出了许多挑战，在出现以下情况时，检查结果可能不会影响医院内

实施的治疗方案：

1. 在 EMS 急救转诊中应用的超声技术可能比转诊医院更先进。当医生是检查团队的一员时，这可能不是一个严重的问题，但当护理人员的超声检查结果与转诊医生的诊断和治疗相冲突时，可能会产生问题。例如，一个航空医疗小组将超声检查诊断为“感染性休克”的患者转送至医院，院内心脏超声检查显示有大量肺栓塞的表现，从而使临床决策发生较大改变。另外 1 例患者的护士 / 护理人员的超声评估和转诊医生的医嘱之间产生了严重的冲突。当需要改变治疗方法时，应由医疗质量管理部门制定相应的解决方案。

2. 图像共享问题。一些平台可以与医院使用的图像管理系统通过接口共享，但可能会干扰图像的解读，并可能出现一些如软件兼容性、程序是否允许访问、涉及健康保险和责任法案（HIPAA）等其他合规性问题，并有可能导致医生对图像的解读延迟。

3. 实用性不足。与医院项目一样，一些临床医生使用超声技术检查可能较慢。技术生疏可能会影响对图像的解读。一些团队成员可能会将成像检查留给其他团队成员。在生命链接 III 研究中，项目开始 1 年后，30% 的人员能完成超声检查及图像存储（注意他们只是使用超声设备，但其能力并未被认可）。应定期进行审核及进行更多的培训，以确保超声检查结果被临床采纳。

4. 误判。出现假阳性和假阴性很常见，特别是在检查的早期。比如肠管进入 Morison 囊(肝肾隐窝）可能被误认为游离积液，心脏收缩伪影可能被误解为肺滑动征。相关教育培训及视频评价能力测试可以帮助解决这些问题。

5. 过度解读。一些医务工作者可能会利用互联网或其他教育资源来拓宽他们的知识。这些知识可能超过其培训和标准操作程序的范围，如果解读不正确或有其他质疑，将使检查者和主治医师处于两难境地。

6. 与接收中心的沟通。在许多情况下，在超声项目早期，接收单位和临床医生可能不相信院前超声检查的结果。随着时间的推移，这些问题应该得到改善，但从一开始，应该采取与院前心电图发现 ST 段抬高型心肌梗死相同的方法（假设需要根据诊断结果准备相应的医疗资源）。

十、特殊的环境

超声为院前急救抢救者提供了多种第一手资料。研究的发展扩大了其在诊断中的作用，并实现了更小、更轻、高度便携以及高成像质量的技术进步。超声设备应用于病人诊疗中已经成为常态[61]。应用程序的培训和操作模式在很大程度上取决于设备和如何将成像结果与患者诊疗相结合。许多应用环境中并没有电源来给电池充电，所以电池的寿命和性能成为设备选择的关键问题。此外，极端的温度、湿度、灰尘等多种环境因素会使设备有潜在损坏的可能，需要硬的外壳或防水的装置以保护设备。

1. 突发事件医疗处置

根据美国急诊医师协会的要求，按照当地社区标准准备大规模召集医护人员，以保证当地医疗系统的救治能力，并对灾难性事件作出最佳响应[62]。通过适当的培训、应用和监督，超声是可以在突发情况下发挥不可替代作用的诊断工具。

不同类型的群体突发事件（场馆体育活动、大面积极限运动活动、赛车、音乐节等），参与活动者的年龄、并发症、环境条件、持续时间、药物或酒精的使用以及周围的医疗基础设施均有不同特点，配备的急救帐篷、医疗诊所、护理水平也都可能有所不同。

配置超声取决于如何使用诊断信息。如果急救现场配备了健全的医疗系统及急救人员，那么院前超声检查对分诊的影响不大。然而，如果现场不具备先进的医疗能力，那么通过超声确定是否需要进一步护理或优先配置资源，从而保留宝贵的救护（救护车、救伤直升机）资源是有益的。加拿大一个音乐节的一份报告提到，超声检查改变了 39% 病例的处置方案，并避免了 9 例（32%）不必要的转运[63]。

2. 战场医疗处置

战场中伤员存在爆炸伤和穿透性创伤的可能性

极大。超声有助于评估休克的原因、肺损伤、血管损伤，并可通过测量视神经直径评估颅内压升高情况[64]。此外，超声在特种作战部队人员中肌肉骨骼、阴囊损伤等个性化治疗中也得到进一步更广泛的应用[65]，超声对躯干穿透伤手术干预的分诊缺乏敏感性，但在识别优先条件和潜在干预方面具有良好的特异性。在一项关于战斗伤亡的研究中，发现超声的敏感性和特异性分别为 55.6% 和 97.8%[66,67]。在恶劣的战斗环境中超声显示屏的亮度会使其使用受到限制。

3. 野外

“野外”是指偏远、简陋的环境，没有医疗基础设施，例如登山探险[68,69]、漂流、洞穴探险或野外搜救任务中遇到的情况。在这些环境中，超声检查可以提供关于内伤和骨折的重要信息[70]，有助于确定治疗和救援方案选择，以及指导临床干预、协助完成神经阻滞等操作[41-43]。

4. 灾难

在包括地震[61,71,72]等灾害中，超声是为数不多可为现场急救提供可靠诊断的方式之一。美国卫生和公众服务部灾难医疗援助小组（DMAT）配备有超声设备，用于诸如建立血管通路、心脏功能评估、FAST 检查、异物定位和骨科评估等。超声在灾难救援中的使用与在中低收入国家的使用类似。在基础设施完整的大规模伤亡事件中，使用超声进行院前检伤分诊还没有得到很好的应用，但它是有价值的[57,73]。虽然超声在大规模穿透性创伤的现场评估中可能效用较小，但它可能对车辆撞击后的钝性创伤的检伤分诊非常有帮助[74]。城市搜救队可以用超声来帮助评估创伤，确定优先干预措施，指导液体复苏，并确定抢救行动的速度。

5. 近地轨道

近地轨道是使用超声最独特的环境之一。人类在国际空间站（ISS）连续生存近 20 年之后，超声仍然是唯一可用于医学研究和急症护理的成像方式（不包括光学相干断层扫描）。与在边远地区一样，超声设备是专门根据操作环境而定制的。1982 年，俄罗斯人在礼炮 -6 号空间站首次使用了超声检查，“Argument”系统只能支持 M 模式[75]。自此，超声技术逐渐成熟和小型化，并成为国际空间站的永久设施的一员。

飞行中超声图像通过一种独特的训练 / 操作模式获得，该模式可能应用于远程地面设置。机组人员接受约 40 小时的机组医疗官（CMO）培训，使他们熟悉医疗设备和程序，发挥控制中心飞行外科医生的作用。参与超声检查的机组人员将接受额外 4 ～ 6 个小时的训练。在简单熟悉检查之后，机组人员被指导如何放置超声探头，然后在超声专家的口头指导下学习倾斜、旋转、俯仰探头。键盘操作简化了超声机器的使用，将控制分为颜色组和按钮编号（“现在，按绿色 1”）。这种训练 / 操作模式大大减少了训练难度，同时可获得高质量超声图像[76-78]。

与其他偏远、恶劣的环境不同，在轨超声不受供电能力的严重影响。在轨超声机的体积和质量对于向近地轨道运输和在狭小的生存空间储存是一个需要关注的问题。幸运的是，目前 VividQ，GE Medical，Milwaukee，WI 提供了质量轻、体积小的笔记本形式的超声设备。该设备需要高数据通信速率，不仅用于实时传输超声图像，而且用于语音通信、机组人员和超声检查的实时视频（图 28-1）。这个附加视图向地面专家展示了机组成员是如何握持探头，以便可以给出适当的指示。未来的美国在轨研究可能需要更少的飞行前训练，通过

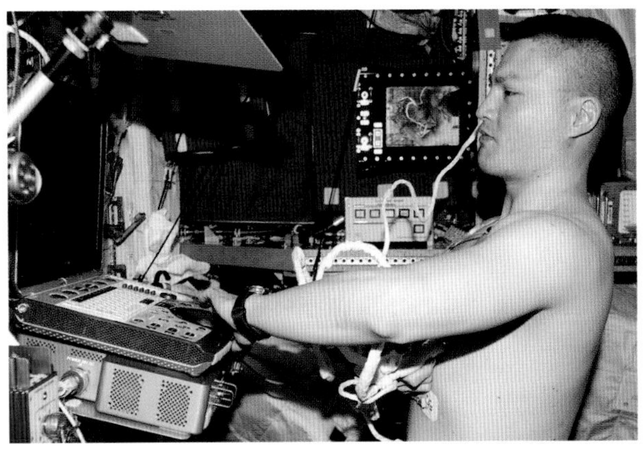

图 28-1 宇航员、急诊医生兼作家克杰尔·林德格伦在国际空间站上对自己进行了心脏超声检查。注意彩色编码的键盘和背景显示器上的实时视频图像（从上面看）。另外，请注意探头电源线漂浮在零重力环境中。

改进现有的产品（Orcheolite TE，Sonoscanner，Paris，France），Arbielle 等创建了一个带有远程控制功能的电动探头的设备，宇航员只需将探头放置在适当的解剖窗口上，其余的重新定位、图像调整和操作都可以从地面上完成。这项技术在地面远程医疗中已经被证明是可行的[79,80]。

在轨超声被用于评估血流量、心脏功能、眼部解剖和循环等研究[71,81,82]。超声可用于国际空间站上急性创伤和疾病处理的临床决策。例如，对于急性阑尾炎或超压损伤引起的急性气胸，超声检查可以确认是否需要进行介入性干预（穿刺减压）或从近地轨道撤离。超声检查人员应该意识到宇航员在轨图像诊断所面临的困难。在失重环境中，人体经历了一种“液体转移”即体内液体再分配，会导致面部水肿、“鸟腿”、眼部解剖结构和血流量的变化[81,82]。超声检查结果必须考虑“失重”时生理学和解剖学的变化进行诊断。腹腔内的器官可能会略微向上移动，腹腔内的游离液体不会聚集在“囊袋”中，而是在表面张力而不是重力的作用下分布在整个腹腔中[75,83]。

随着美国宇航局执行前往月球和火星的“探索”任务不断增多，使用诊断性超声的训练和操作模式将不得不发生改变。实时指导的地面专家将面临与宇航员通讯过程中存在延迟的挑战（月球 5 秒，火星 10 ～ 45 分钟）[84]，执行太空任务有可能需要一名接受过高级超声培训的机组人员，或需要支持自动超声扫描的机载资源。

参考文献

完整的参考资料列表可在网上找到
www.mhprofessional.com/mamateer4e.

第 29 章
医疗资源匮乏情况下的超声检查

Anst Gelin and Stephen J. Dunlop

一、概述

在医疗资源匮乏时，医生可能只能在资源有限、检查仪器有限和时间紧迫的环境中工作。当没有计算机断层扫描（CT）、平片、磁共振成像（MRI）、有创监测和先进的实验室检查条件时，床旁即时超声（POCUS）的重要性呈指数级上升。在高收入国家（HICs）的农村地区以及大多数发展中国家都可能遇到医疗资源短缺的情况，这使 POCUS 成为医学诊疗的关键设备。多种因素会导致先进的成像方法，如 CT 或 MRI 无法获得，或即使有设备，但大多数还是无法使用。这些限制因素包括：设备的成本高，无人维护，技术人员需要培训，或需要医师对检查结果作出诊断等。所有这些因素都导致了先进成像技术的使用极度受限。例如，在人口超过 1000 万的国家——海地，目前只在首都附近有 4 台 CT 扫描仪。而且由于这些机器需要维修，通常每天只能使用几个小时。

在世界上某些地区，拍摄普通 X 线平片通常需要 24 小时，有时患者不得不到其他医疗机构拍摄。POCUS 可以为患者节省数小时，有时甚至是几天时间。有许多患者在等待影像检查或者转运途中一直忍受着病痛折磨 [1]。

二、特殊注意事项

虽然图像采集和解读是 POCUS 的关键，但当在一个陌生环境中实施 POCUS 时，会遇到监管和物流带来的更多难题。

（一）出行前准备

就像所有旅行者在旅行开始前尽可能多地了解目的地一样，来访的临床医生也需要在到达前尽可能多地了解到访地的情况。在有些中低收入国家（LMICs）有专门的监管机构管理设备进口、移民身份许可证和资格认证。在过去许多项目未能启动的原因就是由于海关扣留了超声机或者临床医生的签证有问题。尽管许多项目在伦理和法律的灰色地带运作，但必须对当地政府的监管予以充分的考虑和尊重。寻找一个当地的合作伙伴共同应对这些问题通常非常有帮助。

（二）项目目标

在项目实施前明确项目目标将有助于确定你可能面临哪些障碍。在去医疗资源匮乏的地方进行医疗援助时，应携带必要的设备，以提供初级医疗保健，这与准备在一个陌生的环境中实施 POCUS 是完全不同的。应与当地的组织者会面，提前确定具体的项目目标，并朝着目标努力，对项目的成功实施很有好处。

（三）设备选择

设备价值和功能是选择的决定因素，尤其是设备电源的持续供电能力、充电能力和耐久性。如果是一个长期项目就要考虑使用与当地现有基础设施兼容的设备，能够接入当地的数据和图像管理系统，当设备发生故障时可以在当地维修或更换配件。最好选择在当地拥有区域销售代理的设备。

屏幕大小和医者的教育能力也是实施新项目时的重要考虑因素。较先进的技术使用移动设备作为处理平台比传统系统更具有优势。屏幕镜像（如iOS版和苹果电视上的蝴蝶版）可以让更多的人轻松地观看教学超声扫查。移动设备的即时连接与SIM卡支持实时无缝图像传输，使连续的高分辨率影像传输更同步和流畅，但是对于使用第三方云存储系统的超声机要考虑图像数据的保护和隐私。

（四）政治环境

要充分考虑到引入POCUS可能引起的意外后果。如：当地的卫生系统会不会对床旁超声检查收费？供应商会不会另起名目收费？ 由于超声检查的实施会不会使放射科医师或放射科整个部门检查的患者人数减少？项目实施后，谁将保留或可以操作该机器？超声机具有便携性，那它能够在其他地方使用吗？我们将采取哪些措施来防止机器被盗？所以我们建议一步一步地实施这个项目，并努力从各个方面了解POCUS的引入会对当地的卫生保健系统造成什么影响。

（五）超声教学

培训学习者的超声检查能力并没有固定的超声练习次数规定。所以在教学过程中应独立评估每个学习者的需求，尽量让每个学习者都能学有所成[2]。对于12项基础的急诊超声检查项目，许多专家认为每一项至少应进行25～50次练习，才能达到熟练掌握[1]。使用客观结构化临床考试（OSCE）在个人基础上进行评估也是一种评估进展的好方法[3]。

在急诊医学培训项目中，主治医生必须掌握超声检查技术，以便他们能够提供适当的培训和监督，这对学习者的教育是必要的。最好在新项目开始之前，医生应该用足够的时间去接受教育，这样他们才能达到足够的能力水平。如果核心超声教员是临时的访问学者，那么就应在当地选择一名主治医生来担任超声主任，因此需要这名主治医生必须掌握所需的所有先进技术。这是一个长期的过程，然而对于任何一个长期项目的成功都是至关重要。持续的学习和在急诊医学中的实践，是保证学习者能力的必要条件。

（六）图像审查

将图像保存在闪存盘、存储卡上或加载到Google Drive或Dropbox等平台上，以便日后可以亲自查看。要删除所有患者的个人信息，因为这些平台不符合健康保险流通与责任法案（HIPAA）。手机也可以用来获取图像和视频，并发送给专家。除了屏幕镜像之外，还有与HIPAA兼容的云存储的新型手持设备，以持续改善质量。使用密码保护、加密的数据存储和传输，应尽一切努力保护患者的隐私，同时遵守当地的法律和文化规范。虽然开始一个新的项目时通常需要一位外来专家进行指导，但要确保当地专家的成长，以便其能承担持续质量改进的责任[3]。

（七）设备采购和维护

除了教学者的时间成本之外，采购超声设备也是最重要的、费用最高的一环[3]。虽然通常很难做到，但超声设备可以通过供应商以打折成本购买，因为他们在提供慈善捐赠的同时也会将其视为进入未来市场的机会。为了开展全球范围内超声检查的教育培训项目，也可以较低的成本购买老式超声机。正在升级设备的机构可能会捐赠出旧型号的机器。

设备维护是确保任何超声项目长期稳定实施的一个重要因素。从财务角度来看，与从美国一家大型运营商购买昂贵的机器相比，通过网购购买价格更低的机器是一个更好的选择；但缺点是，有可能设备的耐用性较差且难以找到零配件或合格的技术人员进行机器的维修。

（八）设备运输

携带大量设备前往另一个国家时，要了解可能遇到的海关和进口障碍。可能需要提供具体的文件，也可能需要支付关税。虽然通常很难确切地知道会发生什么，但事先做一些研究，获得当地的支持，并咨询他人会减少很多麻烦。

提供设备的真正货币价值可能会导致海关官员要求支付大量的进口关税。低报这些设备的价值可能会引起一些怀疑。目前将超声机器申报为处理医疗图像的“个人计算机”是解决这一难题的方法。要让当地政府明白我们做这些不是为了获取更大的利润。

（九）额外费用

1. 清洁

在资金匮乏的情况下，要想找到一种既实用又便宜的方法来清洁超声探头是很困难的。美国疾病预防控制中心（CDC）和美国超声医学研究所（AIUM）推荐了许多市售的产品；然而，它们相当昂贵，对大多数资源有限的机构来说是不现实的。

美国疾病预防控制中心建议对接触过无损伤皮肤的超声探头进行中等水平消毒[4]。虽然含酒精的消毒剂确实能充分消毒，但它们会对探头产生不可逆的损伤，因此不能用于超声探头消毒。酒精和塑料之间的相互作用会导致探头干燥、开裂和降解，这在线性探头尤其明显[5,6]。作为一种节约成本的替代方案，可以使用一种家庭用漂白剂（5.25%～6.15% 次氯酸钠）。

具体方法是将 20% 漂白剂用 80% 清洁水稀释（1 ∶ 5稀释），这种消毒方式似乎不会损坏探头。研究数据表明，1 ∶ 50 稀释可以得到 1000ppm 的氯，足以杀死结核杆菌[4]，1 ∶ 10～1 ∶ 5 的稀释被推荐作为灭活 HIV（人类免疫缺陷病毒）必要的浓度（0.5%～1.0%）[7]。

与无损伤皮肤接触的探头和根据 Spaulding 分类用于超声引导的无菌探头，需要进行中等水平消毒。腔内探头需要进行高水平消毒。高水平消毒液含有过氧化氢、过氧乙酸、戊二醛和邻苯二甲醛（OPA），应严格按规范操作[4]。

2. 耦合剂

虽然商业超声耦合剂在美国等地很容易购买到，但在许多医疗资源匮乏的地方想要得到超声耦合剂可能非常困难或非常昂贵。通常这种水基产品的重量是其受限的主要因素。一项研究评估了将 1 份玉米淀粉和 10 份水混合制成的玉米淀粉耦合剂[8]。至少在这项研究中使用玉米淀粉制成的耦合剂与在售耦合剂的使用效果相当。如果在有些地方不容易找到玉米淀粉，可以选择木薯粉或木根粉。解决的方案是用水、木薯粉和盐按 32 ∶ 8 ∶ 1 的比例混合，与目前的市售产品相比，其效果相当好[9]。这些自制耦合剂的不足之处是保质期很短，需要在生产后的几天内使用。

三、常见疾病

（一）艾滋病和结核病

2017 年，世界卫生组织估计有 3600 多万人感染了艾滋病毒。艾滋病患者患活动性结核病（TB）的几率要高出正常群体 20 倍以上，而活动性结核病是导致艾滋病患者死亡的主要原因。在艾滋病毒高流行地区，鉴于肺外结核病的流行率高，艾滋病相关结核病的超声重点评估（FASH）应作为扩展创伤超声重点评估（E–FAST）的辅助手段。

FASH 检查用于诊断和指导肺外结核患者的治疗。FASH 检查可用于识别胸腔积液、心包积液、腹水、主动脉周围淋巴结和肝或脾脓肿。在相应的临床和流行病学环境下，这些发现与肺外结核有显著的相关性[10]。

在艾滋病毒流行率高的低收入国家（LICs）中，基本的抗酸杆菌（AFB）检测，如传统的 Ziehl–Neelsen 染色显微镜检查法，其诊断效用是有限的[11]。胸部 X 线片作为一种筛查手段在发达国家发挥的作用有限，在没有结核病 X 线检查诊断规范可用的中低收入国家的艾滋病毒患者中表现更糟[11]。超声引导下的穿刺，可以获得积液，并进行 Gene–Xpert 等检测。Gene–Xper 检测不仅快速，而且已被证明对包括涂片阴性的肺和肺外结核具有敏感性和特异性[12–14]。为了评估胸腔积液，应将探头放置在胸腔两侧腋中线膈肌水平附近的肋间隙。出现“脊柱征”，即超声图像显示膈肌上方的胸椎或后肋骨，也是肺底部存在积液的一个指征（图 29–1）[15]。此外，超声也可以用于评估腹部所有象限的腹水，并仔细评估主动脉周围淋巴结病变及肝脏和脾脏的脓肿、淋巴结或其他肿块。

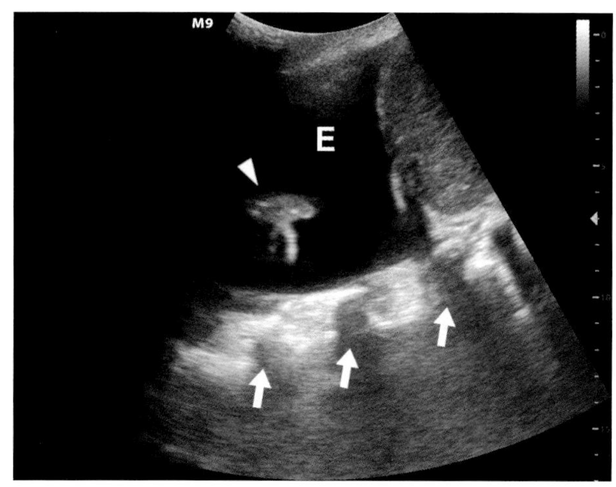

图 29-1　胸腔积液（E），可见的“脊柱征”。超声不能显示充满气体的肺脏，但能够通过胸腔内的液体显示脊柱或后肋骨（箭头）。无尾箭 = 肺。

结核病仍然是艾滋病毒阳性和阴性患者死亡的主要原因[16]。游离和包裹性腹水、腹膜增生、粘连、腹部淋巴结肿大和肝脾内病变均为腹部结核病的超声表现。虽然仅凭超声结果不足以做出诊断，但对临床高度怀疑和有相应流行病学史的病例，超声可以帮助制定适当的诊疗计划，特别是在结核病流行地区[17]。

（二）创伤

创伤是医疗资源匮乏地区患者死亡的主要原因。使用超声检查来得到及时的诊断有助于指导分配可用的有限资源。例如，对于两个创伤后就诊的患者，迅速诊断腹腔积血的患者并快速转到手术室控制出血，将减少输血的需要，节省中低收入国家最有价值的资源。超声的另一个优点是它可以连续检查。FAST 呈阴性的检查并不等于没有创伤，对于病情稳定的患者，在可能没有 CT 扫描仪时，可以使用连续超声检查来减少阴性患者不必要的剖腹探查术（见第 9 章“创伤”）。

要注意，在由于结核、肝功能衰竭或其他原因导致腹水高发的患者中，FAST 阳性（图 29-2A）可能会产生误诊。诊断性穿刺术可以快速明确诊断（图 29-2B）。此外，即使不存在气胸，在肺气肿、粘连或有其他胸腔病变的患者中也可能无肺滑动征。

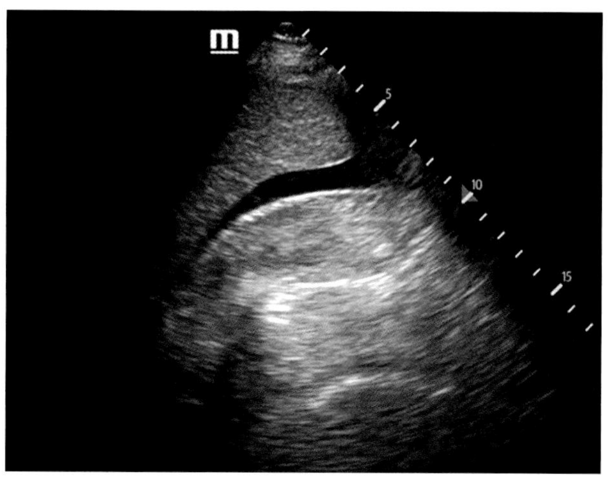

A

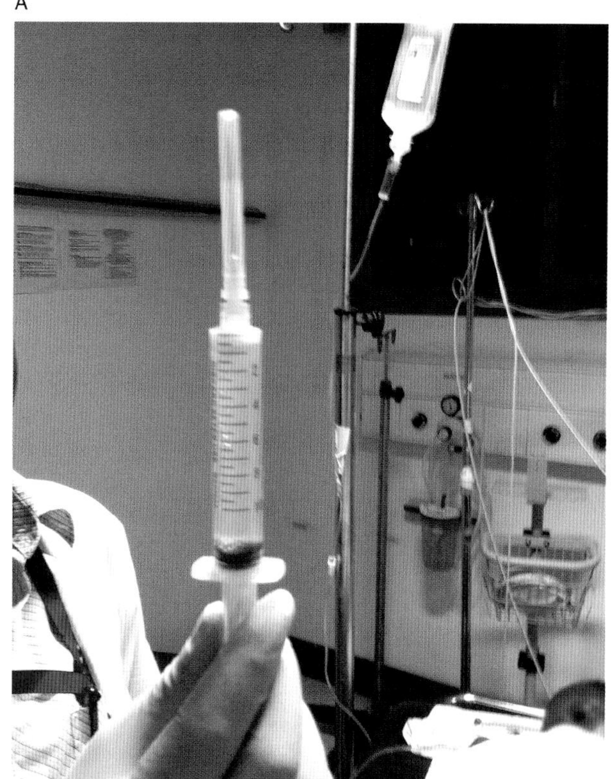

B

图 29-2　（A）阳性创伤超声重点评估图像；（B）床旁诊断性穿刺术确认腹部有游离积液的患者存在腹水。

（三）骨骼、骨折和关节

POCUS 已被证明在诊断骨折方面非常有用，特别是在儿童患者中[18-20]。在超声图像上可以很容易地看到骨皮质层的小错位（图 29-3），有助于对患者进行适当的处置。它还可以用于在放置夹板之前确认复位情况。超声也可用于关节脱位的诊断和复位，特别是对复发性脱位的患者。当担心存在感染时，可以使用超声快速评估关节，以确定是否存在积脓，同时可辅助关节穿刺术，以便抽取关节积液用于检验（见第 21 章“肌肉骨骼”）。

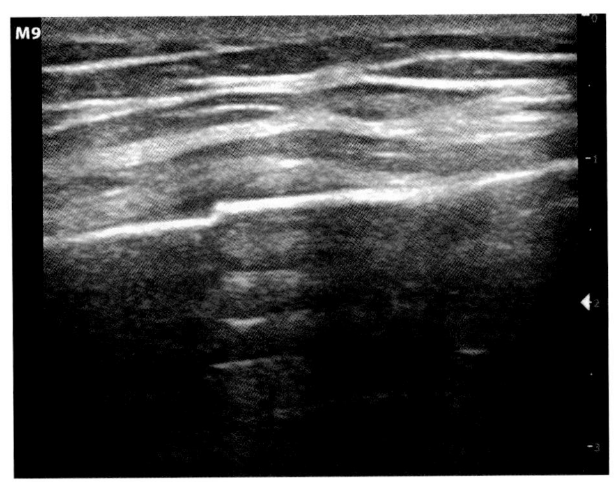

图 29-3　**骨折。轻微骨折中可以在骨皮质中看到一个明显的小错位。**

（四）异物

大多数异物都可以用 POCUS 显示出来（图 29-4）。POCUS 不仅诊断速度快，还有助于异物的清除。当医疗资源有限时，从肢体清除异物可以防止感染、脓血症、截肢甚至死亡（见第 27 章“超声引导下的穿刺”）。

（五）寄生虫病

超声影像有助于寄生虫病的诊断。泌尿生殖系统血吸虫病患者可见鞘膜积液、输尿管积水 、膀胱壁增厚和膀胱肿块等。肝吸虫和蛔虫感染可能导致胆管梗阻，超声可见胆管扩张。

阿米巴病和肝吸虫感染可见脓肿，而发现某些特征性的囊肿可直接对包虫病做出诊断，且其形态决定了治疗和预后。脾肿大和肝肿大可在疟疾、巴贝斯虫病、南美锥虫病、昏睡病、利什曼病、血吸虫病、吸虫感染等病例中看到。在淋巴丝虫病患者的淋巴系统中可看到蠕虫[21]。“丝虫舞蹈征”在任何淋巴管中都可以看到，但最常见于阴囊和腹股沟管周围的淋巴管[22-24]。脾脏小的脓肿或钙化的存在有助于缩小鉴别诊断的范围。

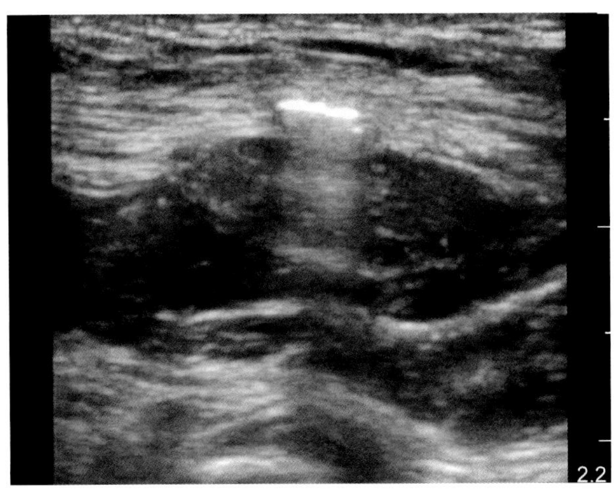

图 29-4　**异物。用超声显示的线性异物。**

（六）高原医学

在心源性肺水肿患者中，超声上的彗尾征在诊断上具有很高的特异性和敏感性（见第 7 章“胸部”）。在高海拔地区，高海拔肺水肿（HAPE）的超声表现也可有类似的结果。虽然数据有限，但有小样本研究表明，HAPE 患者超声检查出现了心源性肺水肿的超声诊断征象（图 29-5）[25]。此外，许多没有出现 HAPE 临床症状的登山者都出现了肺水肿的超声征象[25]。鉴于大量患者可能在超声上有亚临床肺水肿表现，目前尚不清楚是否仅仅根据超声表现就要求此类患者开始下撤。但是，出现肺水肿的超声征象是令人担忧的，应该引起登山者和临床医生的特别关注，对于这些患者应该密切监测 HAPE 的进展。对于已经出现临床症状及超声肺水肿征象的患者，应立即开始适当的治疗。

超声也可以通过测量视神经鞘的直径来帮助诊断颅内压升高（见第 23 章“眼科超声”）。高海拔脑水肿（HACE）患者最终会出现颅内压升高。虽然数据有限，但 HACE 患者可能会出现视神经鞘的明显扩张。研究表明，随着患者爬升海拔高度的增加，视神经鞘直径有增加的趋势[26]；然而，关于这个课题还需要更多的研究。根据既往经验，作者建议在继续向上攀登之前应重视视神经鞘直径随高度增加的任何显著变化。

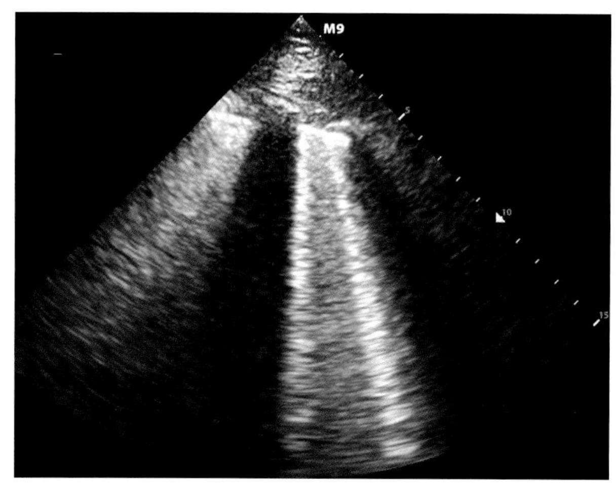

图 29-5 肺水肿。经胸肺超声检查图像。

（七）眼部超声

与上述用 HACE 测量视神经鞘类似，眼部超声也被用于识别和监测中低收入国家中 HIV 及隐球菌性脑膜炎患者的颅内压升高[27]。眼部超声的应用广泛，从眼外伤到头部创伤都可以使用超声检查。在缺乏眼科医生的地区，眼科超声的重要性怎么强调都不为过。通过一定的训练，视网膜脱离、玻璃体出血或视网膜中央动脉阻塞等原本对非眼科医生来说难度很大的诊断，通过超声可以很容易且专业地诊断出来（见第 23 章“眼科超声”）。

（八）肺炎

不管是对于成人还是儿童，多项研究支持使用肺超声作为肺炎诊断的替代方法。在一项对儿童患者的荟萃分析中发现，与胸片诊断相比，肺超声的敏感性为 95%，特异性为 93%[28]。在成人中也发现了相似的结果，其敏感性为 97%，特异性为 94%[29]。在没有条件拍摄 X 线片的情况下，使用 POCUS 来诊断肺炎是合适的（见第 7 章“胸部”）。对于超声检查阴性但临床表现符合公认的经验性治疗指南［如儿童疾病综合管理（IMCI）指南］的患者，目前没有足够的数据支持禁止这些患者使用抗生素。在流行病学特点不同于高收入国家（HICs）的患者中，在停用抗生素之前，还需要在这一领域进行进一步的研究。

（九）妊娠

当缺乏产前护理时，对所有阶段的孕妇都必须进行 POCUS 检查。在妊娠的前三个月，POCUS 的首要任务是确定宫内妊娠与异位妊娠（见第 16 章“早期妊娠”）。定期检查能够让孕妇和医务人员为怀孕后期的护理做好准备。在妊娠中期和晚期，医务人员可以使用超声诊断胎盘早剥和前置胎盘（见第 17 章“晚期妊娠”）。

在分娩前后，超声扫查可以识别出臀位，据此提示产妇应转诊至有剖宫产能力的机构。超声扫查也可以显示宫颈闭合与扩张，为临床实施正确的处置提供依据。

参考文献

完整的参考资料列表可在网上找到 www.mhprofessional.com/mamateer4e.